12th Edition

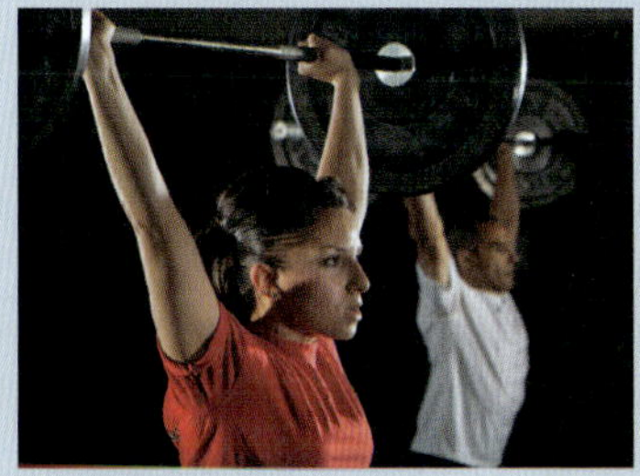
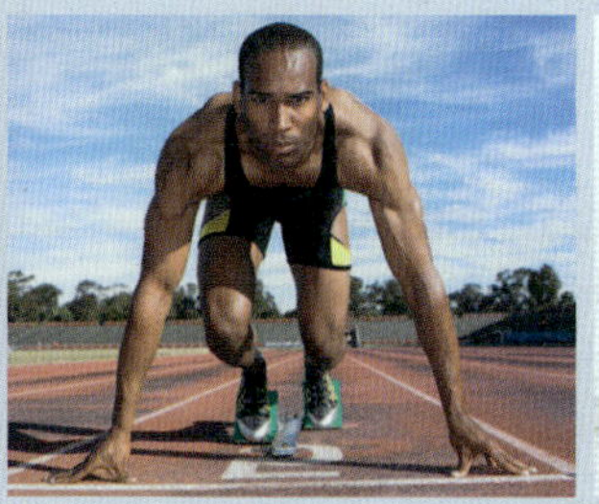
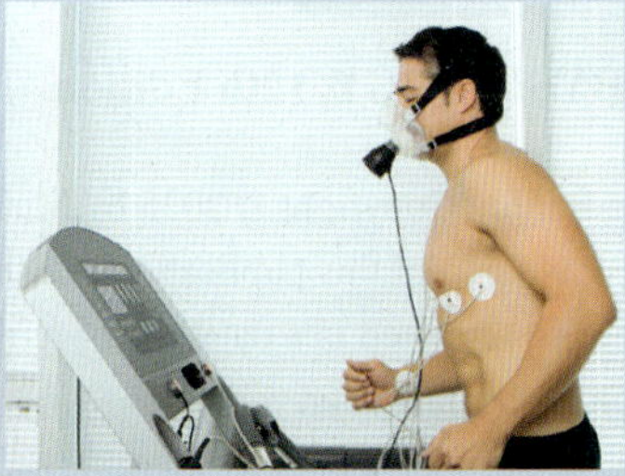

파워 운동생리학

EXERCISE PHYSIOLOGY Theory and Application to Fitness and Performance

Scott K. Powers | Edward T. Howley | John C. Quindry

| 구정훈 · 김도연 · 김언호 · 이규완 옮김 |

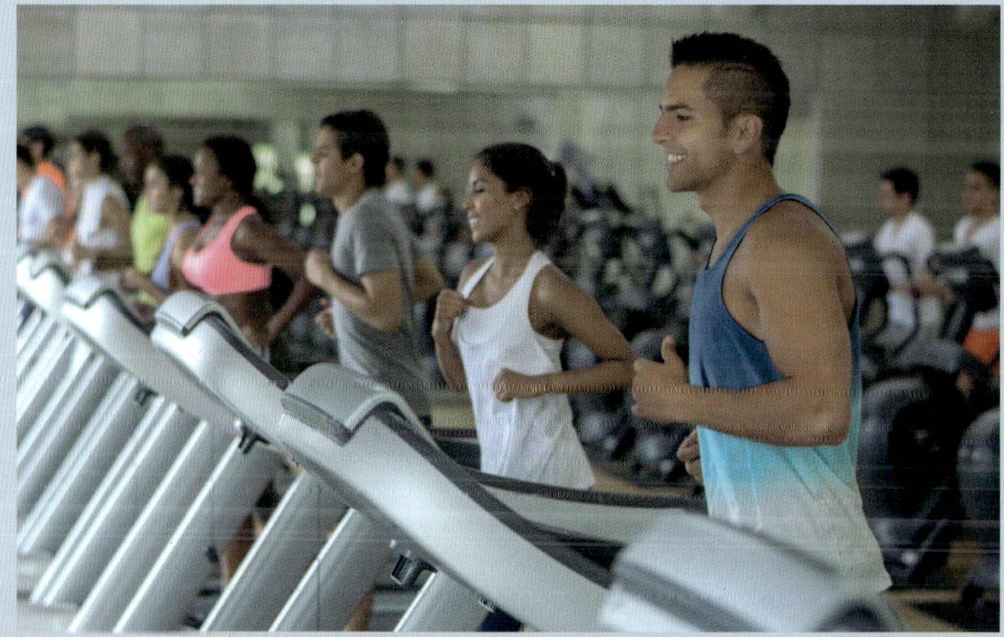

Mc Graw Hill

EXERCISE PHYSIOLOGY, 12th Edition

2 3 4 5 6 7 8 9 0 MHE-KOREA 20 26

Original: Exercise Physiology, Twelfth Edition
By Scott K. Powers, Edward T. Howley, John C. Quindry
ISBN 978-1-264-52981-0

Korean ISBN 979-11-321-1607-3 93690

Printed in Korea

파워 운동생리학

EXERCISE PHYSIOLOGY Theory and Application to Fitness and Performance

발 행 일 | 2025년 2월 26일 1 쇄
2026년 2월 27일 2 쇄
저 자 | Scott K. Powers, Edward T. Howley, John C. Quindry
역 자 | 구정훈, 김도연, 김언호, 이규완
발 행 인 | I AN EDWARD WHITE(이안에드워드화이트)
발 행 처 | 맥그로힐에듀케이션코리아 유한회사
주 소 | 서울시 마포구 양화로 45, 8층 801호(서교동, 메세나폴리스)
전 화 | (02)325-2351
등록번호 | 제 2013-000122호(2012.12.28.)
편집·교정 | ㈜우일미디어디지텍
인쇄·제본 | ㈜성신미디어

I S B N | 979-11-321-1607-3

판 매 처 | 사이플러스
문 의 | (02)332-6171
정 가 | 50,000원

역자 서문

Preface

본 교재는 파워 운동생리학의 열두 번째 개정판으로 대대적인 개정을 거쳐 더욱 완성도를 높였습니다. 체육학, 선수 트레이닝, 영양학, 건강학 등 체육과 관련된 분야에 관심이 있는 학생과 일반인을 대상으로 운동생리학의 핵심 개념부터, 운동이 건강에 미치는 이점 및 운동 수행과 관련된 최신 정보까지 폭넓게 다루고 있습니다.

이번 개정판에서는 단순한 형식 변경을 넘어, 운동생리학 연구의 최신 흐름을 반영하여 더욱 논리적이고 체계적인 내용으로 구성하였습니다. 본 교재는 생리학적 시스템별로 내용을 구분하여 정리하였으며, 운동이 인체 기능에 미치는 영향을 구체적인 예시와 함께 제시하여 학습의 이해도를 높였습니다.

특히, 최신 연구 결과를 반영한 추천 문헌과 참고자료가 추가되었습니다. 각 장에서는 새로운 연구와 이론뿐만 아니라 실습 사례와 텍스트 박스를 포함하여, 학문적 내용과 실제 응용을 균형 있게 다루었습니다. 또한, 다양한 시각 자료를 보강하여 내용을 보다 풍부하게 구성하고, 가독성을 높여 보다 쉽게 이해할 수 있도록 하였습니다. 이를 통해 독자들은 운동생리학의 기본 개념부터 임상적인 응용까지 폭넓게 학습할 수 있도록 하였습니다.

본 교재는 다음과 같은 특징을 갖습니다.

첫째, 기본 개념을 명확하게 전달하기 위해 다양한 도표와 그림을 활용하여 시각적 이해를 돕고자 하였습니다.

둘째, 핵심 개념을 강조하는 요약과 전문가에게 묻기를 통해 학습 효율성을 높였습니다.

셋째, 실제 임상 사례를 포함하여 생리학적 원리가 의학 및 건강 관리에 어떻게 적용되는지를 이해할 수 있도록 하였습니다.

이번 개정판은 네 명의 운동생리학 전공 교수들이 공동으로 참여하여, 교재의 내용을 보다 정확하고 자연스럽게 옮기기 위해 노력했습니다. 이 교재가 운동생리학을 처음 접하는 학생들에게는 기초를 탄탄히 다지는 데 도움을 주고, 보다 심화된 학습을 원하는 학습자들에게는 최신 연구와 실용적 적용을 탐구하는 데 유용한 자료가 되기를 바랍니다. 또한, 현장에서 운동 처방을 수행하는 전문가들과 운동을 통해 건강을 증진하고자 하는 모든 사람들에게 실질적인 도움이 되기를 기원합니다.

2025년 1월

옮긴이 일동

역자 소개

About the Author

구정훈
한국체육대학교 운동건강관리학과 교수

김도연
부산대학교 체육교육과 교수

김언호
동국대학교 체육교육과 교수

이규완
이화여자대학교 체육과학부 교수

요약 차례

Brief Contents

SECTION 1

운동 생리학 1

0 운동 생리학 입문 2
1 운동 생리학에서의 일반적인 측정 24
2 인체 내부의 환경 조절 39
3 생체에너지학 49
4 운동 대사 79
5 운동에 의한 세포 신호와 호르몬 반응 103
6 운동과 면역 체계 140
7 신경계: 움직임의 구조와 제어 157
8 골격근: 구조와 기능 184
9 운동과 순환계 211
10 운동 중 호흡 244
11 운동 중 산-염기 균형 279
12 체온 조절 292
13 훈련 생리학: 유산소성 훈련과 무산소성 훈련이 효과 317
14 저항성 훈련의 생리학 343

SECTION 2

건강과 체력의 생리학 365

15 운동이 약이다-1부: 만성 질환 예방 366
16 운동이 약이다-2부: 만성 질환 치료와 노화 관련 기능 장애 예방 395
17 운동이 약이다-3부: 건강과 체력을 위한 운동 처방 419
18 영양, 신체조성과 체중 조절 440

SECTION 3

운동수행을 위한 생리학 481

19 운동수행에 영향을 미치는 요인들 482
20 운동수행력 향상을 위한 트레이닝 504
21 여성선수, 아동, 특정 집단과 중장년 운동선수를 위한 훈련 536
22 영양과 신체 구성: 최상의 운동수행능력 559
23 운동과 환경 585
24 운동 보조제 614

부록 A 산소 섭취량과 이산화탄소 생성량의 측정 641
부록 B 영양소 섭취 기준: 에너지 필요 추정량 645
부록 C 영양소 섭취 기준: 비타민 646
부록 D 영양소 섭취 기준: 미네랄 및 원소 648
부록 E 남성의 체지방률 추정: 상완 삼두근, 흉부, 견갑하부 피부 두께의 합 650

부록 F 여성의 체지방률 추정: 상완 삼두근, 복부, 상장골부 피부 두께의 합 651

부록 G 운동, 일상생활 활동, 가사 작업의 대사 당량 652

용어풀이 661

찾아보기 675

차례

Contents

역자 서문 iii
역자 소개 iv

SECTION 1

운동 생리학 1

Chapter 0 운동 생리학 입문 2

운동 생리학 발전 과정에서 주요한 사건들 3
운동 생리학 연구: 새로운 지식으로 가는 길 12
과학 학술지 읽기 및 이해 15
운동 생리학/스포츠 과학 전문 단체 20
전문 기관의 인증 21
운동 생리학 및 관련 분야 커리어 21

Chapter 1 운동 생리학에서의 일반적인 측정 24

측정 단위 25
일과 파워 정의 25
에르고미터의 종류 26
일과 파워의 속성 28
에너지 소비량의 측정 29
산소 섭취량과 에너지 소비량의 일반적 표현 31
에너지 소비량 추정 32
운동 효율 계산 34
달리기 경제성 35

Chapter 2 인체 내부의 환경 조절 39

항상성: 동적 불변성 40
신체 제어 시스템 40
제어 시스템의 특성 41
항상성 조절의 예 42
운동: 항상성 시스템의 한계 테스트 43
운동은 세포의 적응을 통해 항상성 조절 능력을 개선시킨다 43
세포 항상성을 조절하기 위한 스트레스 단백질의 전략 47

Chapter 3 생체에너지학 49

세포 구조 50
생물학적 에너지 전환 50
운동을 위한 에너지원 57
고에너지 인산염 58
생체에너지학 59
유산소성 ATP의 계산 70
산화적 인산화의 효율 71
생체에너지 조절 71
유산소성 및 무산소성 ATP 생산의 상호작용 73

Chapter 4 운동 대사 79

운동 강도 범위 80
안정 시 에너지 소비량 81
안정 시에서 운동으로 전환 81
운동 후 회복: 대사 반응 82
운동에 대한 대사 반응: 지속 시간과 강도의 영향 86
운동 중 연료 이용의 평가 91
연료 선택을 결정하는 요인 92

Chapter 5 운동에 의한 세포 신호와 호르몬 반응 103
신경내분비학 104
호르몬의 조절과 반응 109
운동 중 기질 동원을 위한 호르몬 조절 123

Chapter 6 운동과 면역 체계 140
면역 체계 개요 141
운동과 면역 체계 148
극한 환경에서의 운동: 감염 위험 증가? 152
감기에 걸렸을 때 운동을 해야 하는가? 153

Chapter 7 신경계: 움직임의 구조와 제어 157
일반적인 신경계의 기능 158
신경계 조직 158
감각 정보 및 반사 166
근육 화학수용체 169
신체 운동 기능 및 운동 뉴런 169
전정 기관과 평형 감각 172
뇌의 운동 제어 기능 173
척수의 운동 기능 175
운동 기능의 조절 176
자율 신경계 178
운동 단위 노화와 운동 훈련의 예방적 영향 179
운동에 의한 뇌 건강 향상 180

Chapter 8 골격근: 구조와 기능 184
골격근의 구조 185
신경근 접합부 187
근수축 188
운동과 근피로 192
운동 관련 근경련 196
근섬유 유형 198
근육 작용 202
근육 작용 및 이완 속도 203
근육에서 힘 조절 203
힘–속도/파워–속도 관계 205

Chapter 9 운동과 순환계 211
순환계의 조직 212
심장: 심근과 심장 주기 214
심박출량 224
혈역학 229
운동 중 근육으로의 산소 전달 변화 231
순환계의 운동 반응 236
운동에 대한 심혈관계 조절 240

Chapter 10 운동 중 호흡 244
호흡계의 기능–전반적인 관점 245
호흡계의 구조 246
호흡의 원리 248
폐 환기 250
폐용적과 용량 251
가스의 확산 254
폐로의 혈류 257
환기–관류 관계 258
혈액 내 산소와 이산화탄소의 운반 259
환기와 산–염기 균형 263
운동에 대한 환기 및 혈액–가스 반응 263
점진적 운동 265
환기 조절 267
폐는 운동 트레이닝에 적응하는가? 271
폐는 최대 운동수행력을 제한할까? 273

Chapter 11 운동 중 산–염기 균형 279
산, 염기, 산도 280
운동 중 수소 이온 생성 281
운동 중 산–염기 조절의 중요성 283
산–염기 완충체계 283
호흡계가 산–염기 균형에 미치는 영향 287
신장을 통한 산–염기 균형 조절 287
운동 중 산–염기 균형 조절 288

Chapter 12 체온 조절 292
운동 시 열 평형 293
운동 시 체온 측정 294
열 생성과 열 손실 295

신체의 온도 조절 장치: 시각 교차 전방 시상하부 298
운동 시 체온 변화 300
열 지수: 체감 온도 측정 301
더운 환경에서의 운동 303
추운 환경에서의 운동 312

Chapter 13 훈련 생리학: 유산소성 훈련과 무산소성 훈련의 효과 317
훈련의 원리 318
지구력 훈련과 최대 산소 섭취량 319
훈련으로 최대 산소 섭취량이 어떻게 증가되는가? 321
지구력 훈련: 운동수행능력과 항상성에 미치는 효과 323
훈련에 의한 분자적 수준에서의 운동 적응 329
지구력 운동이 근육 적응을 일으키는 신호 전달 과정 333
지구력 훈련: 근육과 계통생리학 간의 연관성 334
지구력 훈련 이후 훈련 중단 337
무산소 운동 훈련에 의한 근육 적응 338

Chapter 14 저항성 훈련의 생리학 343
저항성 훈련의 생리적 효과 344
저항성 훈련으로 인한 근육 성장으로 이어지는 시간 경과 및 신호 349
근력 운동 후 운동 중단 355
골격근의 장기간 비활성화는 빠른 근위축으로 이어진다 356
근력 및 지구력 훈련 병행 358

SECTION 2
건강과 체력의 생리학 365

Chapter 15 운동이 약이다–1부: 만성 질환 예방 366
인구 운동 역학에서 사용되는 주요 용어 367
장시간 좌식 행동이 일반 사망률과 만성 질환의 위험을 증가시킨다 369
운동이 약이다 372
유산소 신체 활동이 사망률을 줄인다 373
유산소 신체 활동과 만성 질환 발생률 감소의 생물학적 연결고리 377
저항성 운동이 사망률을 감소시킨다 387
저항성 운동과 사망률 감소의 생물학적 연관성 389

Chapter 16 운동이 약이다–2부: 만성 질환 치료와 노화 관련 기능 장애 예방 395
운동과 심혈관 질환 396
암 환자 치료를 위한 운동 402
운동이 만성 폐쇄성 폐질환 환자에게 주는 치료 효과 405
운동이 제2형 당뇨병에 미치는 영향 408
운동이 노화 관련 생리학적 기능의 감소를 지연시키는 치료법으로서의 역할 410

Chapter 17 운동이 약이다–3부: 건강과 체력을 위한 운동 처방 419
운동량–반응 곡선 420
건강 증진을 위한 신체 활동 가이드라인 422
저강도의 신체 활동, 보행 수, 그리고 건강 423
심폐 체력을 위한 운동 처방 425
$\dot{V}O_2$ max의 평가 430
저항성 운동 432
유연성 향상을 위한 훈련 434

Chapter 18 영양, 신체조성과 체중 조절 440
영양—식품의 과학 441
영양소의 분류와 기능 441
다량영양소 442
미량영양소 445
영양 필요량과 식이 지침 451
식품의 영양 성분표 452
다량 및 미량영양소 섭취에 대한 영양 권장 사항 452
미국인의 식이 지침 457
신체조성 460
건강한 체지방률이란 무엇인가? 465
체중 감량: 식이와 운동의 역할 465

SECTION 3

운동수행을 위한 생리학 481

Chapter 19 운동수행에 영향을 미치는 요인들 482
- 피로 발생원인 483
- 탈진적 무산소성 운동수행능력을 제한하는 요인들 491
- 탈진적 유산소성 운동수행능력을 제한하는 요인들 494
- 기계처럼 다루어지는 운동선수 499

Chapter 20 운동수행력 향상을 위한 트레이닝 504
- 트레이닝 원리 505
- 트레이닝의 구성 요소: 준비운동, 본 운동, 정리 운동 509
- 유산소성 파워 향상을 위한 트레이닝 509
- 부상과 지구력 트레이닝 516
- 무산소성 파워 향상을 위한 트레이닝 517
- 근력 향상을 위한 트레이닝 518
- 복합 근력 및 지구력 트레이닝 프로그램 523
- 트레이닝으로 유도된 골격근 적응에 대한 영양의 영향 524
- 근육통 525
- 유연성 향상을 위한 트레이닝 527
- 연간 선수 컨디셔닝 529
- 일반적인 트레이닝 오류 530

Chapter 21 여성선수, 아동, 특정 집단과 중장년 운동선수를 위한 훈련 536
- 격렬한 훈련 중 여성 선수들의 고려사항 537
- 아동을 위한 스포츠 컨디셔닝 546
- 당뇨병 환자를 위한 훈련 548
- 천식 환자를 위한 훈련 549
- 간질 환자에 대한 훈련 550
- 중장년 운동선수를 위한 운동수행능력과 훈련 551

Chapter 22 영양과 신체 구성: 최상의 운동수행능력 559
- 탄수화물 560
- 단백질 565
- 수분과 전해질 570
- 미네랄 575
- 비타민 576
- 경기 전 식사 577
- 신체 구성과 운동수행능력 578

Chapter 23 운동과 환경 585
- 고도 586
- 열 597
- 체력에 대한 영향 599
- 퍼포먼스에 대한 영향 600
- 추위 601
- 대기 오염 607

Chapter 24 운동 보조제 614
- 연구설계 시 고려사항 615
- 식이 보충제 616
- 유산소성 운동수행능력 619
- 무산소성 운동수행능력 623
- 약물 625
- 기계적 운동 보조제 630
- 준비 운동(몸풀기 운동) 634

부록 A 산소 섭취량과 이산화탄소 생성량의 측정 641

부록 B 영양소 섭취 기준: 에너지 필요 추정량 645

부록 C 영양소 섭취 기준: 비타민 646

부록 D 영양소 섭취 기준: 미네랄 및 원소 648

부록 E 남성의 체지방률 추정: 상완 삼두근, 흉부, 견갑하부 피부 두께의 합 650

부록 F 여성의 체지방률 추정: 상완 삼두근, 복부, 상장골부 피부 두께의 합 651

부록 G 운동, 일상생활 활동, 가사 작업의 대사 당량 652

용어풀이 661

찾아보기 675

SECTION 1

운동 생리학

Physiology of Exercise

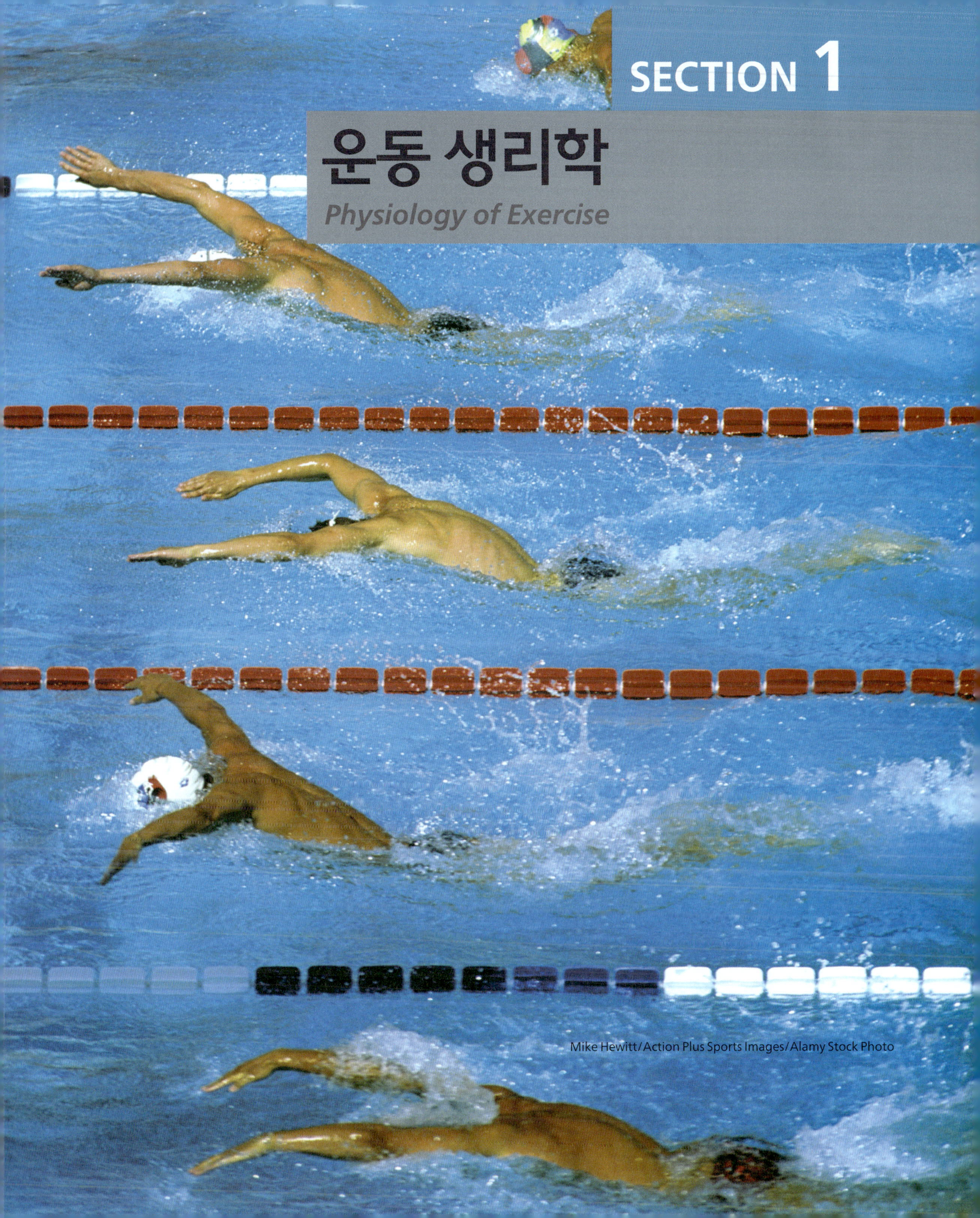

Mike Hewitt/Action Plus Sports Images/Alamy Stock Photo

0

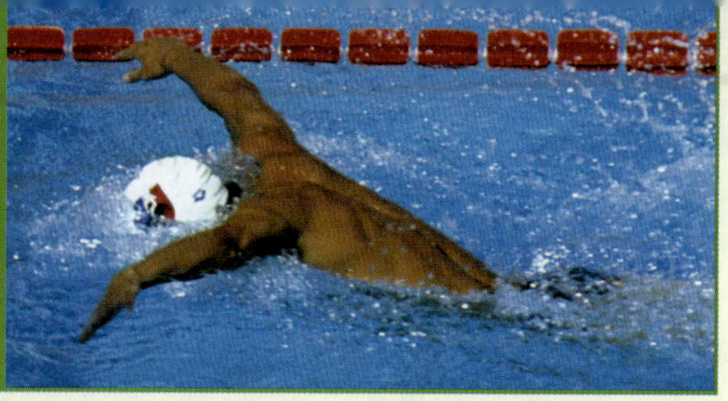

Mike Hewitt/Action Plus Sports Images/Alamy Stock Photo

운동 생리학 입문

Introduction to Exercise Physiology

■ 학습 목표

이 장을 공부함으로써 다음과 같은 내용을 할 수 있어야 한다:

1. 생리학 및 운동 생리학을 정의할 수 있다.
2. 1900년부터 현재까지 운동 생리학의 진화에서 중요한 이정표를 확인할 수 있다.
3. 과학적 방법과 관련된 단계를 나열할 수 있다.
4. 연구 설계의 두 가지 주요 범주를 설명할 수 있다.
5. 운동 생리학 연구가 수행되는 두 가지 주요 장소를 식별할 수 있다.
6. 기초 및 응용 연구를 정의할 수 있다.
7. 의학 및 운동 과학의 증거 기반 적용 방법에 대해 설명할 수 있다.
8. 검색 도구를 사용하여 문헌을 탐색하고 운동 생리학과 관련된 주제에 대해 동료 검토된 연구를 검색하는 과정을 간략하게 설명한다.
9. 과학 연구 보고서를 구성하는 각 절별 목적을 파악하고 토론할 수 있다.
10. 연구의 질을 평가하는 데 사용할 수 있는 5가지 주요 단계를 설명할 수 있다.
11. 운동 생리학 및 스포츠 과학과 관련된 6개의 중요한 전문 기관에 대해 파악할 수 있다.
12. 전문 기관에서 제공하는 피트니스/임상 인증 취득과 관련된 혜택을 설명할 수 있다.
13. 운동 생리학 및 운동학 관련 학사 학위를 취득한 학생을 위한 5가지 진로에 대해 나열할 수 있다.

■ 학습 목차

운동 생리학 발전 과정에서 주요한 사건들
- 운동 생리학의 발전 과정—초기 (1900~1950년)
- 운동 생리학의 발전 과정—20세기 후반 (1951~2000)
- 운동 생리학의 발전 과정—2001년부터 현재까지

운동 생리학 연구: 새로운 지식으로 가는 길
- 과학적 방법
- 연구 설계의 종류
- 현장 및 실험실 연구
- 기초 및 응용 연구

과학 학술지 읽기 및 이해
- 과학 문헌 검색
- 과학 연구 보고서의 구성 요소
- 연구의 질을 비판적으로 평가하는 방법

운동 생리학/스포츠 과학 전문 단체

전문 기관의 인증

운동 생리학 및 관련 분야 커리어

■ 핵심 용어

근거 기반 현상 작용(evidence-based practice)
기초 연구(basic research)
독립 변수(independent variable)
비실험적 연구(nonexperimental research)
사례 연구(case study)
세포 외 소포체(extracellular vesicles)
실험적 연구(experimental research)
위약(placebo)
응용 연구(applied research)
이행 연구(translational research)
종속 변수(dependent variable)

생리학은 살아있는 유기체를 연구하는 학문이다. 생리학자는 인간과 다른 동물의 세포, 조직 및 기관계 시스템이 어떻게 기능하는지에 관한 질문을 연구한다. 운동 생리학은 한 번의 운동(1회성 운동)과 반복적인 운동(즉, 트레이닝 프로그램)이 신체의 세포, 조직 및 기관계 시스템에 미치는 영향을 조사하는 생리학의 한 분야이다. 또한 운동 생리학은 극한 환경(예: 고산지대 및 고온)에서의 1회성 운동 및 트레이닝 프로그램에 대한 반응을 탐구하여, 운동 훈련을 수행하고 적응하는 능력에 대한 환경의 영향을 파악한다. 운동 생리학 연구는 건강한 사람과 질병을 앓고 있는 사람 모두를 대상으로 수행된다. 이 중요한 연구는 규칙적인 운동이 질병을 예방하고 만성 질환의 재활에 어떤 역할을 하는지 이해하는 데 도움이 된다. 마지막으로, 운동 생리학은 "개인이 뛰어난 장거리 달리기 선수가 되기 위해 유전적으로 타고나야 하는가, 아니면 충분한 훈련을 통해 누구나 뛰어난 지구력 운동선수가 될 수 있는가?"와 같은 다양한 운동수행능력의 연구 문제를 탐구한다. "규칙적인 저항 훈련을 하면 골격근에 어떤 현상이 일어날까?" "지구력 훈련 프로그램의 결과, 심혈관계와 골격근에 어떤 변화가 일어날까?" 운동 능력, 영양 및 운동의 건강 관련 이점과 관련된 이러한 질문과 기타 많은 질문에 대해 이 책 전체에서 전체적으로 다룰 것이다.

운동 생리학에 대한 지식은 수년에 걸쳐 이 분야의 연구의 양과 질이 향상됨에 따라 확장해 왔다. 이 장에서는 운동 생리학 연구, 전문 기관, 운동 생리학 및 운동학 교육을 받은 학생이 선택할 수 있는 직업에 대해 소개한다. 보다 구체적으로 운동 생리학의 연구 발전에 대한 간략한 역사부터 시작하여 연구 과정을 설명할 것이다. 또한 학술지에 게재된 연구를 읽고 이해하는 방법에 대해서도 살펴볼 것이다. 이후 운동 생리학 관련 전문 기관, 운동/피트니스 자격, 운동 생리학 관련 분야의 직업군에 대한 진로를 살펴보는 것으로 마무리하도록 하겠다.

운동 생리학 발전 과정에서 주요한 사건들

운동 생리학의 성장에 있어 몇 가지 사건들에 대한 간략한 개요는 운동 생리학 분야가 어디까지 왔으며 앞으로 어떤 방향으로 나아갈지 이해하는 데 도움이 될 것이다. 이 책에서는 저명한 운동 생리학자들을 여러 장에 걸쳐 소개하였다. 우리는 특정 과학자를 운동 생리학의 주요 업적과 연결함으로써 운동 생리학의 역사를 생생하게 느끼고, 이 흥미로운 분야에 대해 더 많이 배울 수 있는 자극이 되기를 기대해 본다.

본 절에서는 운동 생리학 연구의 발전 과정을 간략하게 다룰 것이며, 운동 생리학의 상세한 역사는 이 장의 범위를 벗어나므로 지난 120년 동안의 이 분야의 주요 내용을 중심으로 다룰 것이다. 또한, 수많은 단체와 수백 명의 과학자가 운동 생리학의 발전에 기여했지만, 본 책에서 모두 다룰 수 없기 때문에 중요한 몇 가지 사건만 다뤄 볼 것이다.

운동 생리학의 발전 과정—초기(1900~1950년)

그림 0.1은 20세기 전반의 운동 생리학 연구의 역사에 대한 주요 사건을 보여준다. 운동 생리학의 초기 시기에는 거의 모든 연구가 기술적인(descriptive) 방법을 사용했다. 즉, 이 시기에 발표된 대부분의 연구 보고서는 1회성 운동에 대한 생리적 반응(예: 심박수, 혈압 등)만 설명했다. 그럼에도 불구하고 덴마크의 과학자 크로그(August Krogh)와 린드하르트(Johannes Lindhard)가 등장하면서 운동 생리학은 방법론적으로 큰 변화를 겪게 된다. 이 연구자들은 운동 중 인체가 주요 장기 시스템을 조절하는 방법을 탐구했다. 예를 들어, 이들의 중요한 연구 중 하나는 운동 중 호흡계 및 순환계의 조절을 밝혀낸 것이다(12).

노벨 생리의학상은 매년 생명과학 또는 의학 분야에서 인류에 도움이 되는 뛰어난 발견을 한 사람에게 수여하는 상이다. 이 상은 다이너마이트를 발명한 스웨덴의 화학자 알프레드 노벨이 1895년에 제정한 5개 노벨상 중 하나이다. 노벨 생리의학상 또는 의학상의 오랜 역사 동안 골격근을 비롯한 운동 생리학에 초점을 맞춘 연구로 이 상을 수상한 연구자는 단 3명에 불과하다. 이 중 첫 번째 노벨상 수상자는 크로그이다. 크로그는 골격근의 모세혈관 혈류 조절에 관한 연구로 1920년 노벨 생리의학상을 수상하였다. 또한 영국 과학자 힐(A.V. Hill)과 독일 과학자 마이어호프(Otto Meyerhof)는 운동 생리학의 두 가지 개별 분야에 대한 연구로 1922년 노벨 생리학상 또는 의학상을 공동 수상하게 된다. 힐은 운동 중 골격근이 열을 생성한다는 사실을 발견한 공로를 인정받은 반면, 마이어호프는 운동 강도, 산소 소비량, 젖산 대사 사이의 관계를 이해하는 데 기여한 공로를 인정받았다.

1927년 하버드 피로 연구소의 설립은 미국의 운동 생리학 연구에서 중요한 기여를 하였다. 흥미롭게도 이 운동 생리학 연구소는 하버드 경영대학원에서 설립되었다. 경영대학원이 인체 생리학 연구의 전문 기관은 아니겠지만, 이 연구소는 산업 공장에서의 인간 피로가 주요 관심사였던 시기에 만들어졌다고 한다. 하버드 피로 연구소는 헨더슨(Lawrence Henderson)이 설립하고 딜(David Bruce Dill)이 총괄 관리를 맡았다. 하버드 피로 연구소는 전 세계적으로 운동 생리학 연구를 촉진하는 데 중요한 역할을 했다. 실제로 이 실험실은 뛰어난 미국 생리학자들의 연구 본거지였을 뿐만 아니라 전 세계의 저명한 운동 생리학자들이 정기적으로 방문한 곳으로 유명하다. 연구소가 존재하는 동안(1927~1948년)

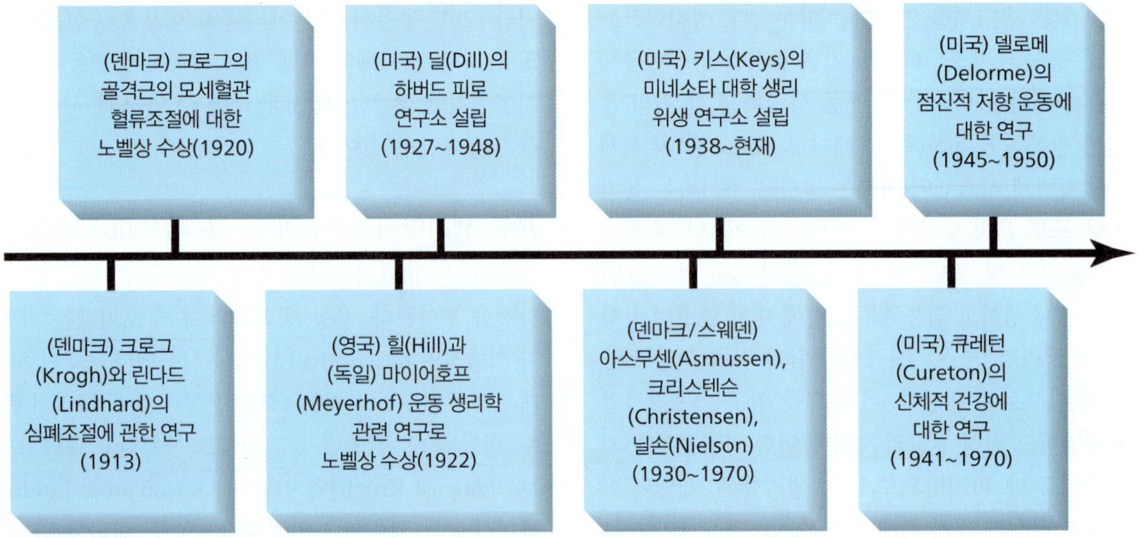

그림 0.1 1900년부터 1950년 사이에 발생한 운동 생리학의 역사적 사건. 자세한 내용은 본문을 참조.

하버드 피로 연구소의 연구원들은 운동의 내성에 대한 환경적 영향에 많은 조사와 함께 다양한 운동 생리학 주제에 대한 350개 이상의 논문을 발표하였다. 하버드 피로 연구소는 젊은 운동 생리학자를 양성하는 데도 중요한 역할을 하였다. 예를 들어, 하버드 대학에서 박사 학위를 받은 로빈슨(Sid Robinson)과 호바스(Steven Horvath)는 모두 국제적으로 유명한 운동 및 환경 생리학자가 되었다. 로빈슨은 인디애나 대학에서 연구를 수행했으며, 호바스는 UC 샌타바바라대학에서 환경 스트레스 연구소를 이끌었다. 이 환경 스트레스 연구소에 대한 자세한 내용은 추후 알아볼 예정이다.

1937년 키스(Ansel Keys)에 의해 설립된 미네소타 대학 생리 위생 연구소는 운동 생리학, 환경 및 영양 연구를 위한 중요한 연구소였다. 키스는 1930~1975년에 이르는 긴 기간 동안 영양학적 측면에 초점을 맞춘 중요한 연구를 많이 수행하였다. 키스의 가장 참신한 연구 중 하나는 굶주림이 신체에 미치는 생리적 영향을 규명한 것이다. 이 중요한 연구는 굶주림에 처한 개인을 치료하기 위한 영양 가이드라인을 확립했으며, 이 가이드라인은 경제적 어려움과 기근을 겪고 있는 개발도상국에서 여러 번 사용되었다. 키스는 미군을 위한 영양학 전략을 개발하는 연구에도 참여했다. 제2차 세계대전 당시 미군 병사들은 K-레이션(rations)이라는 식량을 제공받았다. 이 K(키스의 K)-레이션은 전투 중 병사들에게 충분한 에너지를 공급하기 위해 키스가 개발한 고열량 식품이었다. 또한, 키스의 연구는 높은 혈중 콜레스테롤이 심장 질환의 위험 요인이라는 사실을 밝히는 데 중요한 역할을 했다. 마지막으로 키스와 그의 아내 마거릿(Margaret)은 저지방 지중해식 식단의 건강상 이점에 관한 최초의 책을 출판하기도 했다.

테일러(Henry Longstreet Taylor)는 1941년부터 1983년 사망할 때까지 생리 위생 연구소의 중요한 역할을 한 연구원이였다. 또한, 테일러는 하버드에서 학부 교육을 받고 하버드 피로 연구소에서 근무한 경력이 있다. 미네소타 대학에서 박사 학위를 취득한 후 테일러는 키스와 함께 최대 산소 섭취량($\dot{V}O_2$ max)이 심폐능력의 표준 측정 단위로 지정되는 데 영향력 있는 연구를 비롯하여 수많은 중요한 연구를 수행하였다. 특히 테일러는 펜실베이니아 주립대학에서 운동 및 환경 연구 분야에서 뛰어난 업적을 쌓은 버스커크(Ellsworth Buskirk)를 비롯한 여러 운동 생리학 대학원생들 교육을 담당하기도 했다.

미국 외에도, 덴마크 과학자 아스무센(Erling Asmussen), 크리스텐슨(Eril Hohwu-Christensen), 닐슨(Marius Nielson)이 1930년대와 1940년대에 운동 생리학 발전에 중요한 공헌을 하였다. 이 스칸디나비아 과학자들은 대학원생 시절부터 오랜 친구 사이였으며, 졸업 후에도 종종 공동 연구를 진행하였다. 오랜 우정과 과학적 협력으로 인해 세 사람은 크고그로부터 "3총사"라는 별명을 얻었다. 이들의 연구는 운동 생리학에 대한 이해의 토대를 마련하는 데 크게 기여하였다.

미국에서 운동 생리학 연구의 발전에 있어 또 하나의 중요한 사건은 큐레턴(Thomas Cureton)이 1941년 일리노이 대학에 운동 생리학 연구소를 설립했을 때 발생하게 된다. 큐레턴 박사는 오랜 기간 동안 수많은 운동 생리학 대학원생을 양성했으며, 이들은 훗날 뛰어난 연구 업적을 쌓게 된다. 큐레턴과 그의 제자들의 연구는 규칙적인 운동이 건강한 신체를 만든다는 생리적 근거를 뒷받침하는 초기 증거 중 일부를 제시하였다.

20세기 전반의 또 다른 운동 생리학적으로 중요한 사건은 델로메(Thomas Delorme)가 저항 훈련의 치료 효과를 연구한 것이다. 델로메는 제2차 세계대전 당시 부상당한 군인을 치료하는 미군 병원에 배치된 의사였다. 평소 저항 훈련에 관심이 많았던 델로메는 저항 훈련이 부상당한 군인들의 재활 치료에 중요한 역할을 할 수 있다고 생각했다. 이를 검증하기 위해 델로메는 여러 실험을 통해 점진적 저항 운동이 뼈와 연부 조직 손상을 입은 환자의 근력 향상과 회복을 가속화한다는 사실을 밝혀냈다. 델로메의 연구 대부분은 1948년부터 1950년 사이에 발표되었으며, 이 초기 연구는 오늘날 물리 치료에서 사용되는 저항 훈련 프로토콜의 과학적 기초를 제공하게 된다(5-7, 9).

요약 *In Summary*

- 수많은 스칸디나비아 과학자들이 20세기 전반기에 운동 생리학 연구의 성장에 기여했다.
- 크로그, 힐과 마이어호프는 골격근 및 운동 생리학 관련 연구로 노벨상을 수상했다.
- 하버드 피로 연구소는 1927년부터 1948년까지 미국의 운동 생리학 연구에서 중심적인 역할을 담당하였다.
- 키스는 1937년 미네소타 대학에 생리 위생 연구소를 설립했으며, 이 중요한 연구 센터는 1930년대부터 1970년대까지 많은 중요한 운동 및 영양 연구를 완료했다.
- 큐레턴은 1941년부터 1970년까지 일리노이 대학에서 수많은 피트니스 관련 연구를 수행했으며, 많은 운동 생리학 대학원생을 지도하였다.
- 델로메는 점진적 저항 운동이 부상 회복에 미치는 이점을 연구한 선구자이다.

운동 생리학의 발전 과정—20세기 후반(1951~2000)

20세기 후반은 운동 생리학 연구에서 중요한 성과를 거둔 시기였다(그림 0.2). 운동 생리학 연구와 교육이 성장을 촉진한 주요 사건은 미국대학스포츠의학협회(ACSM)의 설립이었다. 이 전문 단체는 운동 과학, 스포츠 의학, 과학적 연구, 교육, 현장 적용을 촉진하기 위해 만들어졌다. ACSM은 1954년 설립 이후 회원 수가 50,000명 이상으로 성장했으며, 운동 생리학 및 스포츠 과학과 관련된 세계 최대의 전문 단체가 되었다. 중요한 것은 ACSM이 몇 가지 중요한 방식으로 운동 생리학 분야를 발전시켰다는 점이다. 첫째, 1970년대에 ACSM은 임상 운동가와 피트니스 분야 전문가를 위한 자격 인증 프로그램과 지속적인 교육을 마련했으며, 이러한 ACSM 자격 인증 프로그램은 오늘날까지 계속되고 있으며 전 세계적으로 건강 및 피트니스 자격의 표준으로 널리 인정받고 있다. 또한, ACSM 연간 미팅을 통해 운동 생리학 및 스포츠 의학 연구의 중요한 교류처 역할을 하고 있다. 마지막으로, ACSM은 (1)『*Medicine and Science in Sports and Exercise*』, (2)『*Exercise and Sport Sciences Reviews*』 등 2개의 권위 있는 동료 심사를 거친 학술지를 출판하여 운동 생리학 분야의 교육 발전에 기여한다.

1948년 하버드 피로 연구소가 문을 닫으면서 운동 생리학 연구와 박사 후 과정에 잠시 공백이 생겼다. 다행히 이 공백은 1962년 호바스가 UC 샌타바바라 대학에 환경 스트레스 연구소를 설립하여 그 명맥을 이어나가게 된다(그림 0.3). 하버드 피로 연구소와 마찬가지로 이 연구소는 운동 생리학/환경 생리학에 대한 연구를 수행했으며, 많은 운동/환경 생리학자들의 박사 후 과정 교육의 장소였다. 실제로 22년 동안 환경 스트레스 연구소는 수백 건의 중요한 연구를 수행했으며, 훗날 연구로 국내 및 국제적인 훌륭한 운동 생리학자들에게 탁월한 교육을 제공하게 된다.

홀로시(John Holloszy) 박사는 환경 스트레스 연구소에서 수행한 뛰어난 운동 연구 외에도 1960년대 후반 워싱턴 대학교(미주리주 세인트루이스)에서 운동 생리학에 대한 발전에 연구 프로그램을 구축했다. 실제로 1967년 지구력 운동 훈련이 훈련된 골격근의 미토콘드리아 부피를 증가시킨다는 획기적인 연구를 발표한 이후 많은 사람이 홀리시 박사를 "운동 생리학의 아버지"로

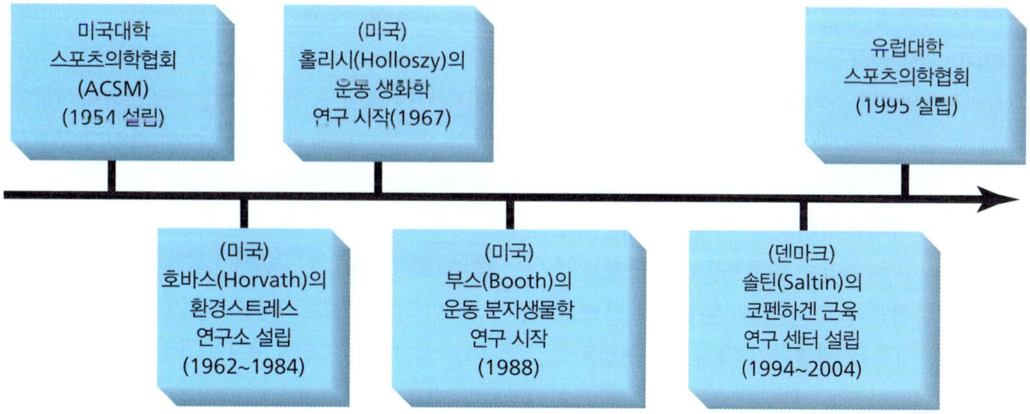

그림 0.2 1951년부터 2000년까지 발생한 운동 생리학의 역사적 사건. 자세한 내용은 본문을 참조.

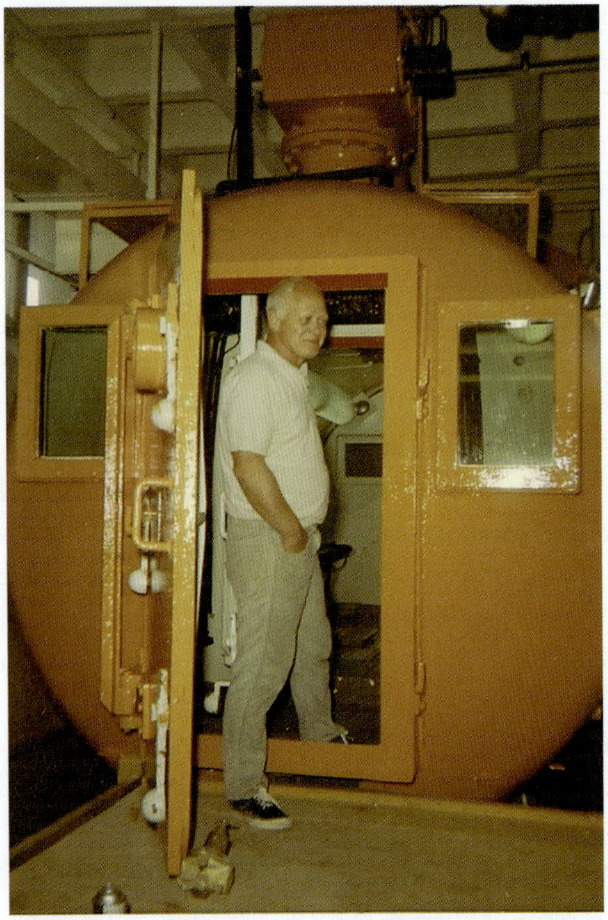

그림 0.3 높은 고도 조건을 연구하기 위해 설계된 환경 챔버 앞에 서 있는 스티븐 호바스 박사. 호바스 박사는 1962년부터 1984년까지 캘리포니아대학 샌타바바라 캠퍼스 환경 스트레스 연구소의 설립자이자 책임자였다.
Dr. Peter Horvath

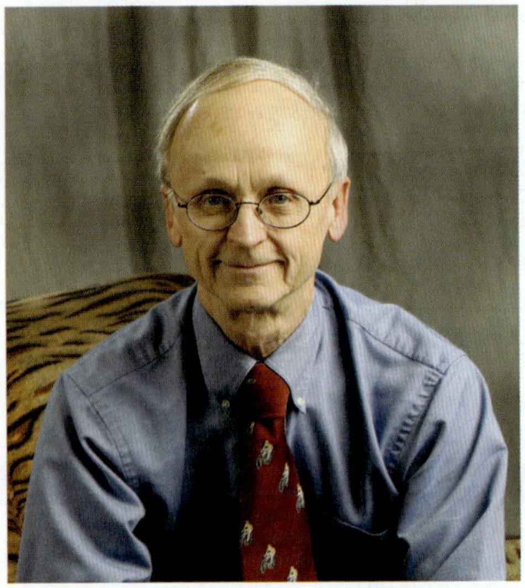

그림 0.4 프랭크 부스 박사는 운동 분자생물학 연구의 발전에 중요한 역할을 했다.
Dr. Frank Booth

여긴다. 홀로시 박사는 50년 넘는 재직기간 동안 380편 이상의 연구 보고서를 발표했으며 약 100명의 박사 후 과정 연구원의 지도자 역할에도 힘썼다.

운동이 근육에 미치는 영향에 대한 최초의 분자생물학 연구는 윌리엄스(Sandy Williams)와 동료들에 의해 발표되었지만(24), 운동의 분자생물학 분야는 1988년 부스(Frank Booth) 박사의 연구로 시작되었다고 널리 알려져 있다(21)(그림 0.4). 부스 박사는 자신의 연구와 저술을 통해 운동 생리학을 분자생물학적으로 접근하는 관점과 이에 따른 기계론적인 연구 문제(mechanistic questions)를 제시함으로써 운동 생리학 연구자들에게 영감을 주었다. 오늘날 운동 생리학 문헌을 검토한 결과, 운동으로 인한 조직의 변화와 관련된 중요한 질문을 해결하기 위해 분자생물학적 연구법을 사용한 연구로 가득 찬 연구 문헌을 통해 부스 박사의 비전이 실현되었음을 알 수 있다.

솔틴(Bengt Saltin) 박사는 1960년대부터 2018년 사망할 때까지 운동 생리학 연구에 큰 공헌을 했다. 솔틴 박사는 스웨덴의 카롤린스카 연구소(Karolinska Institute)에서 의학 및 생리학 교육을 받았으며, 저명한 생리학자인 아스트란드(Per-Olof Astrand)의 지도 아래 공부하였다. 1994년, 솔틴 박사는 덴마크 코펜하겐 대학에 코펜하겐 근육 연구 센터를 설립했으며, 이후 Henrik Galbo, Erik Richer, Bente Kiens, Carsten Juel, Niels Secher 및 Bente Pedersen 등 뛰어난 스칸디나비아 운동 생리학자들이 솔틴 박사와 함께 하게 된다(10). 이 센터의 연구 초점은 근육 대사 작용의 조절과 이에 따른 혈류를 연구하는 것이었으며, 이러한 연구를 통해 수많은 연구 논문이 작성된다(10).

마지막으로, 20세기 후반에 일어난 운동 생리학의 또 다른 중요한 사건은 1995년 유럽 스포츠과학대학협회(European College of Sport Science)가 설립되었다는 점이다. ACSM과 마찬가지로 이 중요한 전문 단체는 운동 과학의 교육과 연구를 촉진하는 데 전념하고 있다. 또한 유럽 스포츠과학대학에서의 연례 미팅은 운동 생리학 및 생체 역학 분야의 최신 연구동향을 공유하는 중요한 세계적인 행사이다.

요약 *In Summary*

- 미국대학스포츠의학협회(ACSM)는 1954년에 설립되었으며 지난 60년 동안 운동 생리학 연구를 촉진하는 데 중요한 역할을 해왔다.
- 환경 스트레스 연구소는 1962년 호바스에 의해 설립되었다. 이

중요한 연구소는 1962년부터 1984년까지 미국에서 운동 및 환경 연구의 중심지였다.

- 워싱턴 대학의 홀로시의 연구는 운동 생화학 연구의 시대를 여는 데 중요한 역할을 했다.
- 부스는 운동 분자생물학 연구를 촉진하는 데 중요한 역할을 했다.
- 코펜하겐 근육 연구 센터는 1994년 솔틴에 의해 설립되었으며, 이 연구소는 운동 생리학 연구에 상당한 기여를 했다.
- 유럽대학스포츠과학협회(European College of Sport Science)는 1995년에 설립되었으며, 이 단체는 생리학과 생체 역학에 대한 연구를 추진하고 있다.

운동 생리학의 발전 과정—2001년부터 현재까지

그림 0.5는 21세기의 첫 20년 동안 운동 생리학 분야에서 몇 가지 중요한 연구 도구의 출현과 성과를 보여주고 있다. 또한 지난 19년 동안 발표된 연구 논문 수가 크게 증가했음을 알 수 있다(그림 0.6). 실제로 매년 발표되는 운동 관련 연구 논문 수는 2000년에 13,968편에서 2021년에는 60,949편으로 증가했다.

운동 생리학의 역사에서 중요한 사건을 설명하는 이전 장에서는 이 분야의 발전에 크게 기여한 학자와 전문 단체를 알아보았다. 운동 생리학의 발전 과정을 설명하는 이 마지막 장에서는 연구 도구의 발전을 살펴보며, 지난 20년 동안 이어진 운동 생리학의 몇 가지 중요한 실험적 발견에 대해 설명할 것이다. 우선, 연구 도구의 발전에 대해 설명하도록 하겠다.

운동 생리학 연구 도구의 발전

지난 20년 동안 운동 생리학에 대한 지식은 부분적으로는 연구 기술의 발전으로 인해 크게 성장하였다. 실제로 운동 생리학자들은 1회성 및 지속적인 운동이 조직과 신체 전체에 미치는 영향을 연구하기 위해 다양한 새로운 연구 도구를 사용할 수 있게 되었다. 이러한 강력한 연구 도구는 환원주의적 접근법과 운동 생리학을 연구하는 통합적 접근법 모두에서 사용되었으며, 환원주의적 접근법은 신체의 기능을 더 잘 이해하기 위해 단일 유전자나 분자를 연구하는 생리학의 고전적인 실험 방법을 말한다. 즉, 이러한 연구는 신체 기관을 개별 단백질과 같은 조각으로 분해하고 이러한 부분 간의 연결을 결정하여 신체가 어떻게 작동하는지 더 잘 이해하기 위해 기관 시스템을 조사한다. 많은 운동 생리학자들은 이러한 환원주의적 접근법을 성공적으로 사용하여 생물학적 시스템(예: 골격근)을 구성 부분(예: 단백질)으로 분해하고 이를 개별적으로 연구해 왔다. 실제로 과학계에서는 하나의 유전자나 단백질만을 연구하여 그 기능을 이해하는 데 전념해 왔다. 예를 들어 근육 단백질인 마이오글로빈의 기능과 중요성을 이해하기 위해 환원주의 실험이 사용되었다. 이러한 연구에 따르면 마이오글로빈은 산소 저장소 역할 외에도 근육 섬유의 산화질소 수치를 조절하는 것으로 나타났다(마이오글로빈에 대한 자세한 내용은 10장 참조).

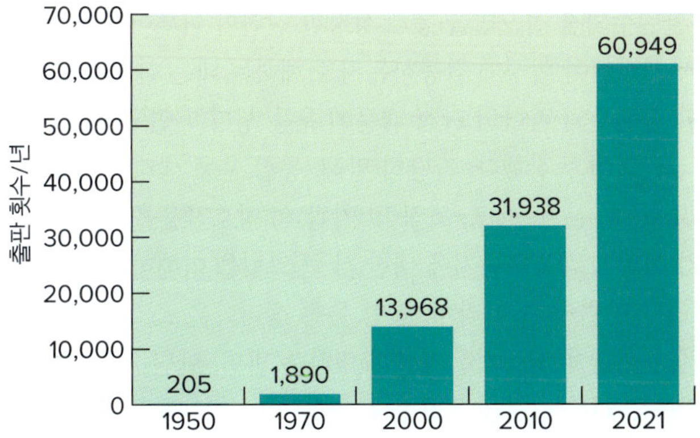

그림 0.6 1950년부터 2021년까지 운동 생리학 분야의 과학 출판물 증가 추이의 변화.

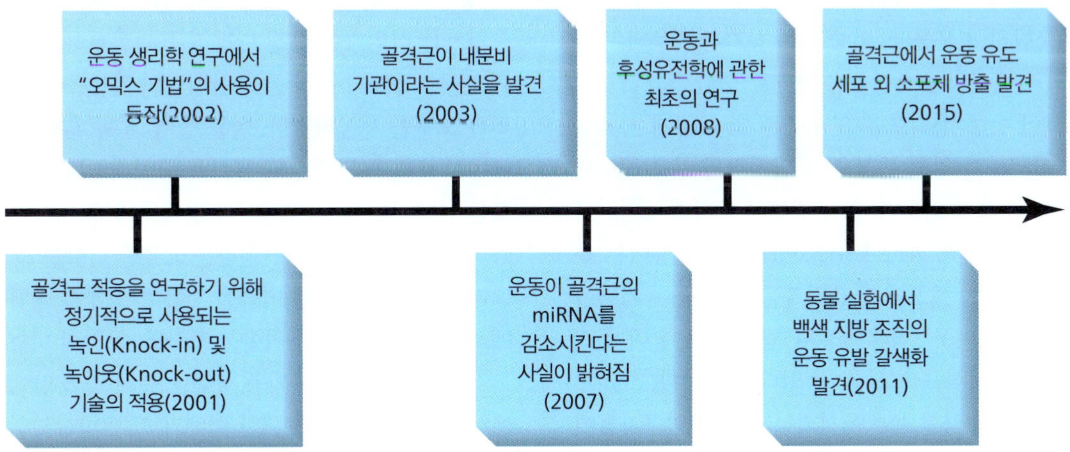

그림 0.5 **2001년부터 현재까지 발생한 운동 생리학의 역사적 사건.** 자세한 내용은 본문을 참조.

환원주의적 접근법을 통해 상당한 진전이 이루어졌지만, 전체 장기 시스템이 어떻게 작동하는지 이해하는 데는 한계가 있다. 이러한 환원주의 과학의 단점 때문에 운동 생리학 연구에서는 통합적 접근법이 등장했다. 간단히 말해, 통합 운동 생리학은 신체 구성 요소(즉, 분자, 세포, 조직 및 기관)의 상호작용을 연구하여 신체가 어떻게 작동하는지에 대한 더 큰 그림을 이해하는 데 사용되는 연구 방법이다. 따라서, 통합 운동 생리학은 조각을 조합하여 신체가 어떻게 작동하는지를 규명하는 반면, 환원주의 생물학은 조각을 분리하는 것을 포함한다. 다음 장에서는 통합 운동 생리학에서 사용되는 방법과 몇 가지 환원주의 연구 도구를 설명하도록 하겠다.

운동 생리학 연구에 사용되는 연구 기법: 환원주의적 접근법

골격근 섬유 내의 유전자를 조작하는 기술은 근육 생리학을 연구하는 데 큰 도움을 주는 도구이다. 실험용 동물의 세포에서 유전자를 추가하거나 제거하는 기술은 1980~1990년대에 발전했지만, 분자생물학에서 사용한 이러한 도구는 2000년대 초반까지 운동 생리학 연구에 널리 사용하지는 못하였다. 하지만 중요한 것은 이러한 강력한 도구 덕분에 지난 20년 동안 골격근에서 특정 단백질이 어떻게 기능하는지에 대한 이해가 현저하게 증가했다는 점이다. 이러한 도구가 운동 생리학에 대한 이해를 어떻게 발전시켰는지 간략한 개요는 다음과 같다.

유전학적 도구의 발달로 골격근 기능에 대한 이해를 상당히 향상시켰다(2). 실제로 이러한 방법은 단일 단백질이 근섬유에서 수행하는 역할을 연구하는 데 사용되는 정보를 제공해 준다. 이전 장에서, 유전자는 세포의 핵에 위치한 DNA의 한 부분으로, 각 유전자는 특정 단백질의 합성을 촉진한다(자세한 내용은 2장 참조). 대부분의 유전자는 일정한 수준에서 작동하여 일정하고 기준적인 수준의 단백질을 생산하며, 이를 단백질 생산의 구성 수준이라고 한다. 따라서 유전적 기술을 사용하여 단백질의 구성 수준(증가 또는 감소)을 조작하여 운동 훈련 중 또는 장기간 활동하지 않는 기간 동안 특정 단백질의 중요성을 결정할 수 있다.

환원주의 과학이 운동 생리학을 연구하는 데 어떻게 사용될 수 있는지 더 잘 이해하기 위해 특정 근육 단백질의 양을 줄이면 단백질 기능에 대한 정보를 얻을 수 있는 방법을 고려해 보자. "유전자 제거법(유전자 녹아웃, gene knockout)"이라는 용어는 특정 유전자를 비활성화(즉, 세포에서 유전자를 제거)하는 기술을 말한다. 최종 결과는 "녹아웃" 이후 영향을 받은 세포가 이 유전자가 생산하는 특정 단백질을 생산할 수 없다는 것이다. 그러므로, 골격근에서 특정 유전자를 녹아웃시키는 능력은 연구자들에게 특정 단백질이 제거되었을 때 골격근 섬유의 기능에 어떤 일이 일어나는지 확인할 수 있게 해주는 셈이다. 이러한 유형의 실험적 접근 방식을 일반적으로 "기능소실(loss of function)" 실험이라고 하며, 그 결과는 개별 근육 단백질의 기능에 대한 중요한 정보를 제공해 준다(그림 0.7).

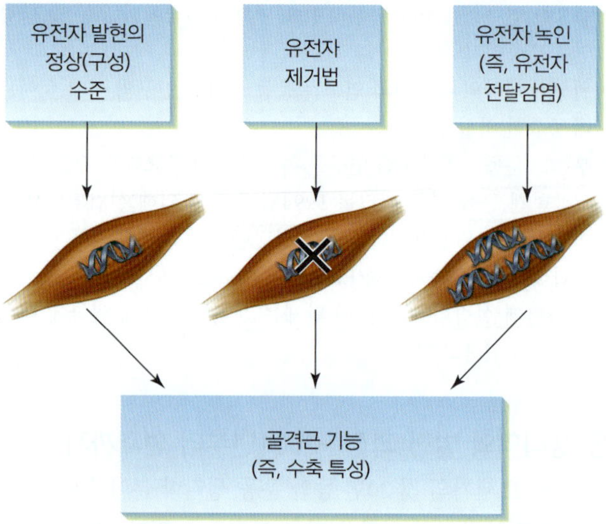

그림 0.7 골격근 섬유에서 특정 단백질의 기능을 연구하기 위한 과학적 도구로서 유전자 제거 및 유전자 전달감염(즉, 유전자 녹인).

특정 단백질에 대한 이해를 발전시킨 두 번째 연구 도구는 유전자 감염이다. 간단히 말해, 유전자 감염은 개별 단백질의 과발현을 초래하는 것이다. "유전자 과발현(gene overexpression)"이라는 용어는 특정 단백질을 더 많이 생산하도록 유전자의 "스위치 작용(switching on)"을 말하며, 이러한 실험적 접근 방식을 "기능 이득 실험"이라고 부르기도 한다. 세포에서 유전자 과발현을 촉진하는 방법 중 하나는 유전자의 추가 사본을 세포에 감염시키는 것이다. 세포에 특정 유전자를 삽입하는 과정[흔히 녹인, knock-in이라고도 함]을 말하며, 이 과정에서 해당 유전자에 의해 생성되는 단백질의 생산이 증가하게 된다(그림 0.7). 골격근에 유전자를 삽입하여 특정 단백질을 과발현하는 능력은 운동 생리학 연구자들에게 특정 근육 단백질의 기능을 이해하는 또 다른 강력한 도구를 제공하였다. 예를 들어, 운동 훈련은 훈련된 근육 섬유에서 수많은 단백질의 생성을 증가시킨다. 훈련은 골격근에서 많은 단백질의 양을 증가시키기 때문에 훈련으로 인한 근육 성능 향상에서 각 단백질이 수행하는 고유한 역할을 확인할 수 없었다. 그러나 유전자 과발현 기술을 사용하여 개별 단백질이 근육 기능에서 수행하는 고유한 역할을 조사할 수 있게 되었다.

기능 상실 및 기능 획득 실험을 통해 개별 단백질이 근육 섬유에서 수행하는 역할에 대한 이해가 크게 향상되었지만, 운동으로 인한 골격근의 적응을 완전히 이해하려면 유전자와 단백질의 전반적인 변화를 조사하는 연구도 필요하다. 지난 20년 동안 기술 발전으로 운동 훈련 중에 발생하는 다양한 생물학적 분자(예: 단백질)의 전반적인 변화를 측정할 수 있는 실험 도구가 개발되었다. 이러한 강력한 도구를 통칭하여 "오믹스(omics)"라고 하며 다음 부분에서 설명도록 하겠다.

운동 생리학을 연구하는 데 사용되는 연구 도구: "오믹스"의 등장

인간 게놈 프로젝트는 2003년에 완료되었다. 이 연구에는 국제적인 과학자 팀이 참여하여 신체의 모든 유전자, 즉 게놈을 성공적으로 매핑하고 염기서열을 분석하는 데 성공했다. 연구자들은 인간 게놈 프로젝트가 세포의 중요한 생물학적 분자를 전체적으로 측정할 수 있는 강력한 기술을 개발하는 데 자극제가 되었다고 생각한다. 실제로 이러한 기술 발전으로 이제 세포 내 분자를 대규모로 측정할 수 있게 되었으며, 이러한 기술을 통칭하여 "오믹스"라고 한다. 운동 생리학 연구에서 오믹스 기술의 중요성에 대해 좀 더 자세히 살펴보도록 하겠다.

접속사 -*오믹스*로 끝나는 생물 과학 연구 분야는 생물학적 분자의 수준과 기능을 분석하는 생명공학의 한 분야이다. 예를 들어, 유전체학(genomics), 전사체학(transcriptomics), 단백질체학(proteomics), 대사체학(metabolomics)은 각각 유전자, messenger RNA (mRNA), 단백질, 대사산물을 연구하는 데 사용되는 오믹스 기술이다(그림 0.8). 이러한 강력한 도구는 특정 종류의 생물학적 분자를 전체적으로 측정한다. 예를 들어, 유전체학은 신체의 모든 유전자의 구조와 기능을 연구하며, 유전자는 특정 단백질의 합성을 촉진하는 mRNA 분자를 생산한다는 점을 기억하자. 전사체학은 세포의 모든 mRNA 분자를 연구하는 학문이다. 단백질체학은 세포 내 모든 단백질의 양과 기능을 조사한다. 마지막으로, 대사체학은 세포나 체액에서 특정 대사산물(대사산물은 신진대사의 산물)의 양을 연구하는 과학이다. 전반적으로 오믹스 과학의 목표는 세포의 구조와 기능에 관여하는 모든 생물학적 분자를 식별하고 정량화하는 것이다. 유전체학은 1990년대 후반에 운동 생리학을 연구하는 도구가 되었지만, 오믹스 기술을 운동 생리학 연구에 광범위하게 적용한 것은 약 2002년 이후가 되어서야 등장했다(그림 0.5). 유전체학, 전사체학, 단백질체학, 대사체학이 운동 생리학에 어떻게 적용될 수 있는지에 대한 예는 다음과 같다. 먼저 유전체학이 지구력 운동 훈련에 대한 개인 간의 반응 차이에 대한 이해를 향상시키는 방법의 예로 시작하도록 하겠다.

지구력 훈련으로 인한 최대 유산소 능력($\dot{V}O_2$ max)의 증가 정도는 개인마다 다르다는 것은 잘 알려져 있다. 수십 년 동안 이러한 훈련 능력의 차이를 설명하는 원리는 알려지지 않았다. 그러나 운동 유전체학 연구를 통해 훈련으로 인한 최대 산소 섭취량 증가가 여러 유전자의 영향을 받는다는 사실이 밝혀지면서 이 미스터리가 풀렸다(18). 특히, 이러한 연구에 따르면 유전성이 개인 간 훈련 반응의 변동성의 47%를 설명하는 것을 보여준다. 이러한 획기적인 연구는 13장에 자세히 설명하도록 하겠다.

앞서 정의한 바와 같이, 전사체학은 세포의 모든 mRNA를 연구하는 학문이다. 한 번의 운동은 수많은 유전자를 활성화하여 유전자 발현을 증가시키고 새로운 단백질로 변환되는 mRNA를 생성한다(그림 0.8). 연구자들은 전사체학을 사용하여 운동 시합 후 골격근(또는 다른 조직)의 전체 유전자 발현을 측정할 수 있다. 예를 들어, 연구자들은 최근 스프린트 운동(즉, 30초간 전력을 다

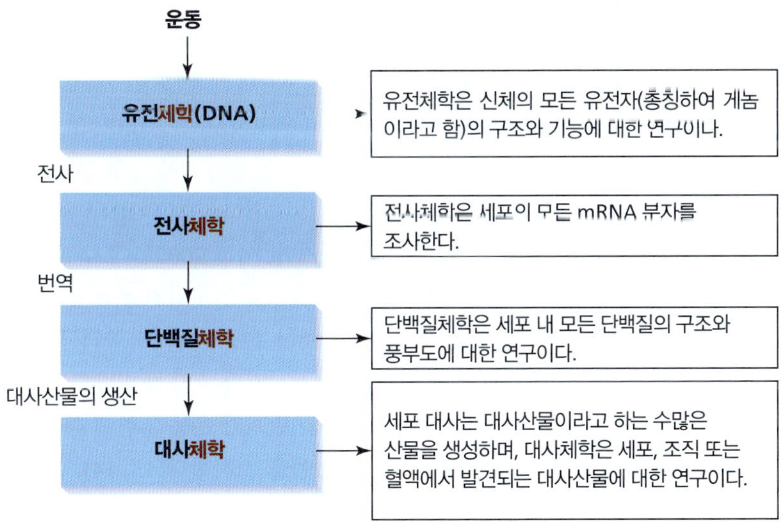

그림 0.8 운동 생리학에 적용된 "오믹스(omics)" 연구의 예시. 자세한 내용은 본문을 참조.

해 운동하는 것)이 인간 골격근의 전체 유전자 발현에 미치는 영향을 연구했다(17). 이 연구에 따르면 스프린트 트레이닝 운동 후 총 471개의 유전자가 상향 조절되며, 이러한 결과는 스프린트 운동 훈련에 반응하여 어떤 유전자가 활성화되는지에 대한 핵심 정보를 제공한다.

운동으로 인한 근육 mRNA의 증가는 번역(즉, 단백질 합성)의 하류 쪽으로(downstream) 증가와 관련이 있지만, 증가된 mRNA 수준이 항상 단백질 합성의 양을 정확하게 예측할 수 있는 것은 아니다. 따라서 운동 훈련 후 근육에서 어떤 단백질이 증가하는지 확인하려면 특정 근육 단백질의 양을 측정해야 한다. 다시 말하지만, 단백질체학은 세포 내 단백질의 구조와 풍부함을 연구하는 과학이다. 단백질체학은 운동 훈련이 골격근 단백질의 전반적인 변화에 미치는 영향을 조사하는 데 사용할 수 있다. 예를 들어, 운동 연구자들은 최근 10일간의 지구력 운동 훈련이 골격근의 풍부한 단백질에 미치는 영향을 조사했는데, 이 연구에 따르면 운동 훈련이 90여 가지의 다양한 근육 단백질의 풍부함을 변화시킨다는 사실을 밝혀냈다(19). 이러한 연구 결과는 골격근이 지구력 운동 훈련에 어떻게 적응하는지에 대한 중요한 정보를 제공한다. 또한, 운동 단백질체학 연구는 다양한 유형의 운동 훈련(예: 저항성 vs. 지구력 훈련)에 반응하여 골격근에서 발생하는 생리적 변화에 대한 정보도 제공할 수 있다.

마지막으로, 대사체학은 운동 생리학 연구에서 세포나 체액에 있는 대사물질의 전반적인 변화를 측정하는 데 사용되는 또 다른 오믹스 도구이다. 최근 연구자들은 대사체학을 사용하여 격렬한 운동 후 혈액에서 어떤 대사물질이 증가하거나 감소하는지 확인하였다. 놀랍게도 이 연구에 따르면 운동 후 혈액에서 9,800개의 대사물질이 증가하거나 감소하는 것으로 밝혀졌다(4). 운동 후 변화한 대사산물의 종류는 매우 다양하며, 일부는 신체 연료 공급에 관여하는 분자가 있는가 하면 면역 반응, 염증 예방, 손상된 조직 복구, 식욕 조절에 관여하는 분자도 있다. 중요한 것은 운동 대사체학 연구는 운동에 대한 생리적 반응에 대한 핵심 정보를 제공하고 건강한 사람과 질병이 있는 사람 모두에게 다양한 유형의 운동의 잠재적 이점에 대한 통찰력을 제공할 수 있다는 점이다.

요약하면, 운동이 골격근 및 기타 조직에 미치는 영향을 완전히 이해하려면 다양한 유형의 운동 훈련 중에 발생하는 게놈, 전사체, 단백질체 및 대사체 변화를 밝히기 위한 대규모 "중 오믹스(multi-omics)" 연구가 필요하다. 이러한 연구는 생물 정보학 기법을 사용하여 분석할 방대한 양의 데이터를 생성할 것이다. 특히 생물 정보학은 다양한 연구 기술을 통해 생성된 복잡한 생물학적 데이터를 수집하고 분석하는 과학이다. 오믹스 조사 외에도 골격근 및 기타 조직의 운동 유발 적응에서 개별 단백질의 중요성을 파악하기 위해 유전자 녹아웃 및 녹인 기술을 사용하는 단일 단백질에 대한 기존 연구(즉, 환원주의 연구)가 필요할 것이다. 종합적으로, 환원주의 및 통합 운동 생리학 연구는 운동 훈련의 건강 및 운동 능력 향상에 기여하는 원리에 대한 지식을 계속 늘려나갈 것이다. 운동 생리학을 연구하기 위한 오믹스 및 기타 유전자 기술의 사용에 대한 자세한 내용은 추천 문헌에서 Hoffman(2017)과 Zierath and Walberg-Henriksson (2015)을 참조.

운동 생리학의 새로운 연구 발견(2001~현재)

지난 20년 동안 수많은 중요한 연구 혁신이 이루어졌다(그림 0.5). 이 절에서는 운동 생리학의 다섯 가지 혁신적인 발견, 즉 (1) 골격근은 내분비 기관이다, (2) 운동은 골격근의 microRNA 생성을 자극한다, (3) 운동 훈련은 골격근의 후성적(epigenetic) 유전적 변화를 촉진한다, (4) 지구력 운동 훈련은 백색 지방세포의 "갈색화"를 초래한다, (5) 운동은 세포 외 소포체의 방출을 촉진한다. 먼저, 골격근이 내분비 기관이라는 독특한 발견에 대해 간략하게 살펴보도록 하겠다.

2003년에 페더슨(Bente Pedersen)과 그의 동료들은 골격근이 내분비 기관이라는 사실을 발견했다(16). 이 중요한 연구에 따르면 수축하는 골격근은 펩타이드, 즉 아미노산 사슬(chains of amino acids)을 순환계로 방출하는데, 이러한 순환계 근육 방출 "호르몬(hormones)"을 "마이오카인(myokines)"이라고 한다. 수축하는 근섬유에서 방출된 마이오카인은 순환계로 이동하여 온몸을 돌아다니며 다양한 조직에 변화를 일으키게 된다. 골격근이 마이오카인을 생성하고 방출한다는 사실은 골격근이 지방 조직(즉, 지방세포), 뼈, 간, 췌장 및 뇌와 같은 다른 기관과 어떻게 소통하는지에 대한 새로운 이해를 제공한다(11). 마이오카인에 대한 연구는 빠르게 발전하고 있으며, 이 새로운 지식은 근육 운동이 어떻게 건강을 증진하는지에 대한 이해를 크게 향상시킬 것이다.

microRNA(약칭 miRNA)는 전령 RNA (messenger RNA, mRNA)에 결합하여 특정 단백질의 생성을 방지함으로써 유전자 발현을 조절하는 작은 RNA 분자이다. miRNA는 1993년에 발견되었지만, 이는 2000년대 초반까지 골격근에서 중요한 생물학적 조절 요소로 인식되지 못하였다. 특히 2007년에 골격근의 과부하(즉, 저항 운동 훈련)가 골격근 섬유에서 두 가지의 특정 miRNA를 감소시킨다는 사실이 밝혀졌다(15). 이 중요한 발견은 miRNA 수준의 변화가 운동 훈련에 대한 골격근 적응에 중요한 역할을 할 수 있음을 시사한다(13, 14). 운동으로 인한 miRNA의 변화라는 흥미로운 분야에 대한 연구는 계속되고 있으며 이 중요한 주제에 대해 더 많은 것을 알아보아야 한다.

후성유전학(epigenetics)은 유전자의 DNA 염기서열에 변화가 없는 상태에서 발생하는 유전자 기능의 변화를 연구하는 새롭고 빠르게 발전하고 있는 분야이다. 후성유전학적 변화를 일으킬 수 있는 원리의 예로는 DNA 메틸화[즉, DNA에 메틸기(CH3)를 추가하는 것]가 있으며, 이러한 DNA의 변형은 유전자 발현의 변화를 초래한다. 운동이 조직의 후성유전학적 변화를 촉진한다는 발견은 2008년에 이루어졌다. 이 최초의 발견 이후 많은 연구에서 규칙적인 근육 운동이 수많은 조직에서 후성유전학적 변화를 일으키고 이러한 변화가 훈련된 개인의 자손에게 전달될 수 있다는 사실을 확인했다(8). 중요한 것은, 운동으로 인한 신체 조직 내 후성유전학적 변화 중 몇 가지가 운동의 건강상 이점에 기여할 수 있다는 점이다. 이 분야의 향후 연구는 다양한 운동 형태와 운동량(즉, 강도, 빈도, 지속 시간)이 신체의 후성유전학적 변화를 어떻게 촉진하는지에 대한 추가적인 통찰력을 제공할 것이다.

또 다른 중요한 발견은 지구력 운동이 백색 지방세포의 구조와 기능을 조정하여 전반적인 건강을 개선한다는 사실이다. 규칙적인 운동 훈련이 지방세포 크기의 감소를 포함하여 백색 지방 조직에 대한 적응을 촉진한다는 사실은 오랫동안 알려져 왔지만, 운동으로 인한 백색 지방세포의 변화가 운동의 건강상 이점에 중요한 역할을 한다는 사실이 점점 더 많은 연구를 통해 밝혀지고 있다. 운동 생리학 연구의 이 흥미진진한 새로운 영역에 대한 간략한 요약은 다음과 같다.

인간과 다른 포유류 동물의 지방(adipose) 조직은 (1) 백색 지방세포(white fat cells)와 (2) 갈색 지방세포(brown fat cells)라는 두 가지 주요 유형의 세포로 구성된다(20). 이러한 유형의 지방세포는 모양과 기능이 모두 다르다. 백색 지방 조직의 주요 기능은 에너지 저장과 호르몬 생산이다. 백색 지방세포는 신체의 여러 위치에서 발견되며 피부 아랫부분(피하 지방세포)과 복강(내장 지방세포)에 저장된다(20). 백색 지방세포와 달리 갈색 지방 조직은 성인 신체의 일부 부위(예: 목, 견갑골 주변, 신장)에서만 발견된다. 기능적으로 갈색 지방세포는 백색 지방세포와 여러 면에서 차이가 있다. 첫째, 갈색 지방세포가 갈색으로 보이는 것은 미토콘드리아(ATP의 유산소 생산을 담당하는 세포 소기관)가 풍부하기 때문이며, 이 미토콘드리아는 열을 생성하기 위해 칼로리를 태우는 독특한 역할을 한다. 또한 백색 지방세포에 비해 갈색 지방세포는 제한된 양의 에너지(예: triglycerides)를 저장한다. 특히 갈색 지방세포가 많은 사람은 제2형 당뇨병과 심장병 발병 위험이 모두 낮다(3). 중요한 것은 동물 실험의 지구력 운동 훈련이 백색 지방세포의 "갈색화", 즉 백색 지방세포가 갈색 지방세포로 전환된다는 연구 결과이다. 이 연구의 대부분은 하버드 대학의 굿이어(Laurie Goodyear) 박사에 의해 수행되었다(그림 0.9). 굿이어 박사와 그의 동료들의 연구에 따르면 운동으로 인한 백색 지방세포의 변화는 미토콘드리아 부피와 에너지 대사에 관여하는 기타 단백질의 증가로 인해 발생한다는 것으로 밝혀졌다. 동물에서 백색 지방세포가 갈색 지방으로 전환되는 것은 갈색 지방 조직의 증가가 더 높은 휴식 에너지 소비 및 혈당 조절 개선과 관련이 있기 때문에 중요하다. 따라서 운동으로 인한 백색 지방세포의 변화는 지구력 운동 훈련이 건강을 개선하고 심혈관 대사 질환의 위험을 줄이는 중요한 원리가 될 수 있다(3, 20, 23). 운동이 동물 실험에서 백색 지방의 갈색화를 초래한다는 사실은 확립되어 있지만, 인간을 대상으로 한 유사한 연구에서는 일관되지 않은 결과가 나왔으므로 동물에서 발생하는 백색 지방세포의 운동 유발 변화가 인간에게도 발생하는지 확인하기 위한 추가 연구가 필요한 시점이다. 이 흥미로운 주제에 대한 자세한 내용은 추천 문헌에서 Vidal and Stanford(2020)를 참조.

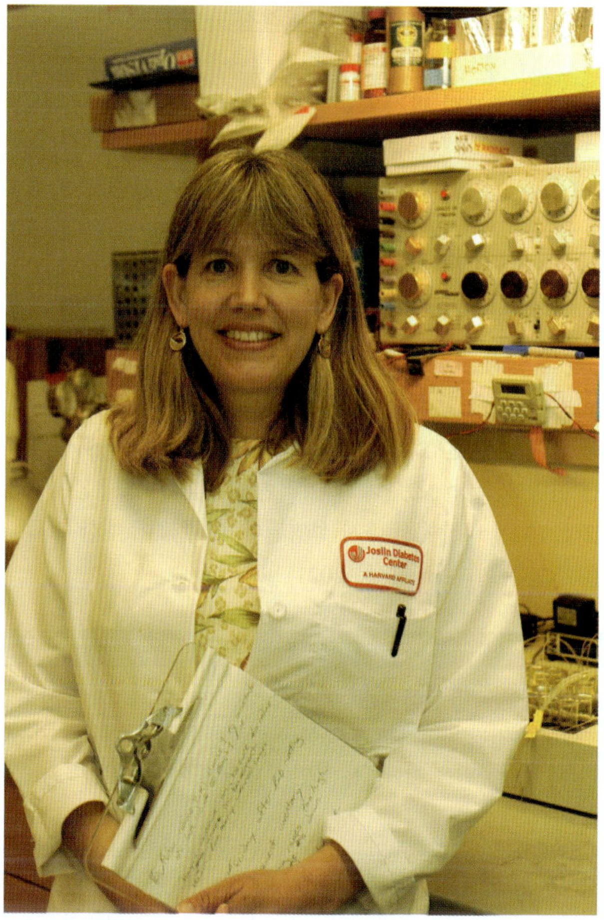

그림 0.9 굿이어 박사는 하버드 대학의 의학 교수이다. 굿이어 박사는 지구력 운동 훈련이 지방세포에 미치는 영향을 조사하는 연구의 선두 주자이다.
Dr. Laurie Goodyear

마지막으로, 지난 20년 동안 밝혀진 또 다른 중요한 발견은 운동이 골격근에서 세포 외 소포체의 방출을 촉진한다는 것이다(그림 0.5). 이 중요한 발견은 운동 생리학자들 사이에서 많은 흥분을 불러일으켰다. 이야기는 다음과 같다. **세포 외 소포체**(extracellular vesicles, EV)는 골격근에서 다른 세포로 중요한 분자를 운반할 수 있는 막에 결합된 소포체(즉, 작은 주머니)이다(19). 특히, EV는 근육 운동의 유익한 효과가 근육에서 몸 전체의 조직(예: 뇌, 간 등)으로 전달되는 잠재적 원리로 떠올랐다(22). 이러한 EV는 골격근 섬유에서 다른 세포로 기능적 화물(예: 단백질 및 mRNA)을 전달하여 세포 간 통신을 제공하며, 이러한 형태의 세포 간 통신의 발견으로 골격근이 다른 기관과 통신하는 방식에 대한 이해를 확장시켰다(22). 이러한 유형의 세포 통신에 대해서는 2장, 13장, 14장에서 다시 설명된다. 이 주제에 대한 자세한 내용은 추천 문헌 Vechetti 등(2021)을 참조.

요약 *In Summary*

- 선택적 사육법을 이용한 실험쥐에 대한 연구는 내재적 유산소 능력에 유전적 차이가 있는 동물을 만들어냈다. 이 연구는 지구력 운동수행능력을 제한하는 요인에 대한 중요한 통찰력을 제공하였다.
- 21세기 초반 20년 동안 운동 생리학에서 유전자 형질전환 및 녹아웃(knock-out) 동물을 이용한 응용 연구가 일반화되었으며, 이러한 연구는 골격근 및 기타 조직에서 특정 단백질이 수행하는 역할에 대한 핵심 정보를 제공한다.
- 패더슨과 동료들은 2003년에 골격근이 내분비 기관이라는 사실을 발견했으며, 이 연구는 운동을 수행하는 골격근이 신체의 다른 기관과 어떻게 소통하는지에 대한 최초의 단서를 제공했다.
- 운동이 근육 특이적 miRNA를 감소시킨다는 사실은 2007년에 밝혀졌다. 이 주요 관찰은 골격근이 운동 훈련에 반응하여 어떻게 적응하는지에 대한 중요한 통찰력을 제공한다.
- 운동과 후성 유전학에 관한 최초의 연구는 2008년에 발표되었다. 이 중요한 연구는 근육 운동이 수많은 조직 내에서 후성 유전학적 변화를 촉진하고 이러한 변화가 운동 훈련을 받은 개인의 후손에게 유전될 수 있다는 사실을 보여준다.
- 지구력 운동 훈련이 백색 지방 조직의 갈변을 촉진한다는 것을 입증한 최초의 연구는 2011년에 발표되었다. 이는 운동으로 인한 백색 지방 조직의 변화가 운동이 전신 대사 건강을 개선하는 기전의 일부일 수 있음을 시사하는 소중한 연구이다.
- 운동이 골격근에서 세포 외 소포체의 방출을 초래한다는 발견은 운동의 유익한 효과가 골격근에서 신체의 모든 조직으로 어떻게 전달되는지 설명할 수 있는 잠재적인 기전으로 부상했다.

운동 생리학 연구: 새로운 지식으로 가는 길

연구란 특정 문제를 체계적으로 조사하는 것으로, 운동 생리학 연구는 1회성 또는 지속적인 운동이 신체에 미치는 영향에 대한 과학적 연구를 포함한다. 다음 절에서는 과학적 방법을 소개하고, 운동 생리학 연구의 여러 유형을 간략히 설명하며, 연구가 엄격히 진행되어야 하는 중요성에 대해 논의할 것이다.

과학적 방법

과학적 방법은 연구자가 가설을 검증하고, 새로운 과학적 지식을 제공하기 위해 사용하는 체계적인 접근 방식이다. 간단히 말해, 과학적 방법에는 연구 질문의 구상부터 시작하여 연구 결과의 발표로 끝나는 6단계의 과정이 포함된다(그림 0.10):

1. 연구 질문 설정하기

연구는 질문에 답하기 위해 구성되었으며, 모든 연구는 과학적 질문에서 시작된다. 예를 들어, 운동 생리학자들이 가장 먼저 제기한 질문 중 하나는 "운동 강도를 높이면 심박수는 어떻게 될까?"에 대한 것이다.

2. 가설의 형성

과학적 방법의 두 번째 핵심 단계는 연구 가설을 세우는 것이다. 가설이란 과학적 질문에 대한 예상되는 답을 말한다. 정보에 입각한 연구 가설을 세우기 위해 연구자는 일반적으로 예비 연구를 수

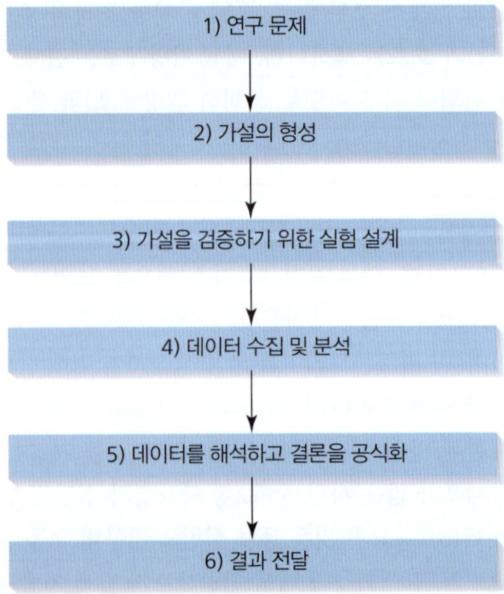

그림 0.10 과학적 방법과 관련된 단계. 자세한 내용은 본문 참조.

행하여 답하고자 하는 연구 질문에 대한 지식을 얻는다. 이 추가 지식은 연구 가설을 공식화하는 데 사용된다. 따라서, 가설은 과학적 질문에 대한 해답에 대한 "교육적 추측"이다. 예를 들어, "운동 강도를 높이면 심박수는 어떻게 되는가?"라는 위의 질문에 답하기 위해 연구 가설을 세우는 과정을 생각해 보자. 이 경우 연구자는 먼저 소수의 피험자의 안정 시 심박수를 기록한 다음 다양한 강도의 운동(예: 저강도, 중강도, 고강도 운동)을 하는 동안 동일한 피험자의 심박수를 측정한다. 운동에 대한 심박수 반응에 대한 이러한 예비 통찰력을 얻은 후 연구자는 가설(예: "운동 강도에 따라 심박수가 증가한다")을 수립한다.

3. 연구 가설을 검증하기 위한 실험 설계

과학적 가설은 잘 설계된 실험을 통해 검증할 수 있다. 실험 설계는 검증하는 가설의 복잡성에 따라 간단할 수도 있고 복잡할 수도 있다. 중요한 것은 적절한 실험 그룹(예: 대조군과 실험군), 적절한 표본 크기(예: 그룹당 피험자 수), 올바른 종속 변수(예: 기록된 생리적 측정값)를 포함하는 정밀한 실험 설계를 통해서만 과학적 가설을 신중하게 검증할 수 있다는 점이다.

4. 데이터 수집 및 분석

실험을 설계한 후 다음 단계는 실험 데이터를 수집하고 분석하는 것이다. 신중한 데이터 수집과 결과의 통계적 분석은 과학적 가설을 검증하는 데 필요하고 중요한 단계이다.

5. 결과 해석 및 결론 도출

과학적 데이터를 신중하게 해석하면 연구자는 연구 결과가 검증한 가설을 지지하는지 아니면 거부하는지 결정할 수 있다.

6. 연구 결과

전달 과학 연구는 그 결과가 다른 사람들에게 공개될 때 유익한 가치를 얻는다. 연구 결과는 동료 평가(peer-reviewed)를 거친 과학 학술지에 게재함으로써 다른 과학자들과 일반 대중에게 전달된다. 과학적 동료 평가 과정은 자격을 갖춘 두 명 이상의 과학자가 연구를 평가하는 것으로 시작된다. 이러한 "검토자"는 신중한 평가를 거쳐 검증한 가설의 중요성, 실험 접근법의 엄격성(예: 강력한 실험 설계, 적절한 방법론, 적절한 분석 및 데이터 해석), 글의 명확성 등 여러 기준에 따라 과학 연구의 출판을 수락하거나 거부할지 여부를 결정한다.

과학 학술지는 과학 발전에 필수적인 역할을 하며 운동 생리학에 관련된 수많은 학술지가 존재한다. 이 장의 뒷부분에서는 다양한 유형의 과학 학술지에 대한 자세한 설명과 함께 이러한 학술지에 보고된 연구를 읽고 해석하는 방법에 대한 정보를 제공할 것이다.

연구 설계의 종류

여러 유형의 연구 설계가 존재하지만 연구 설계는 일반적으로 (1) 비실험적 연구와 (2) 실험적 연구의 두 가지로 분류된다. 다음 부분에서는 이러한 연구 설계를 소개한다.

비실험적 연구

비실험적 연구(nonexperimental research)는 실험 변수의 조작을 포함하지 않으므로 기술(descriptive) 연구, 사례(case) 연구 또는 상관관계를 조사하는 경우가 많다. 기술 연구는 다양한 생물학적 특성이나 생리적 현상을 파악하기 위해 수행된다. 운동 생리학에 대한 기술 연구의 예로는 20주간의 지구력 운동 훈련 프로그램 후 안정 시 심박수의 변화를 조사하는 연구가 있다. 기술 연구의 또 다른 예로는 엘리트 장거리 달리기 선수 그룹의 체성분(즉, 체지방률)을 보고하는 연구이다. 이름에서 알 수 있듯이 기술 연구는 단순히 생물학적 현상(또는 생물학적 특성)을 보고하며 이러한 생물학적 현상이 발생하는 이유는 설명하지 않았다.

비실험적 연구의 또 다른 예는 사례 연구(case study)이다. **사례 연구**는 한 대상에 대한 집중적인 연구를 한다. 예를 들어, 운동 생리학의 사례 연구에서는 챔피언 운동선수가 수년간의 운동 훈련을 받는 동안의 생리적 변화를 보고할 수 있다.

마지막으로 상관관계 연구는 비실험적 연구의 또 다른 예이다. 상관관계 연구는 두 변수 간의 관계를 설명하며, 이 관계는 종종 상관 계수로 표현된다. 상관 계수는 한 변수의 변화가 다른 변수의 변화를 수학적으로 예측하는 정도를 나타내는 통계적으로 측정한 것이다. 상관 계수는 +1과 –1 사이의 값으로 표시되며, 상관 계수가 +1이면 두 변수 간에 완벽한 양의 상관관계가 있음을 의미하고 상관 계수가 –1이면 완벽한 음의 상관관계가 있음을 나타낸다. 상관 계수가 높다는 것은 두 변수 간에 강한 관계가 존재한다는 것을 의미하지만, 수치상 높은 상관 계수(예: 상관 계수 +1)는 두 변수 간의 인과 관계를 증명하는 것은 아니다. 즉, 상관관계가 반드시 인과 관계를 의미하지는 않는다.

실험적 연구

실험적 연구(experimental research)에는 실험 변수를 조작하는 작업이 포함된다. 신중하게 계획된 실험 연구는 원인과 결과를 설명하여 생물학적 기능의 변화를 일으키는 원리를 밝혀낼 수 있는 잠재력을 가지고 있으며, 간단한 실험 연구 설계에는 대조군(실험 처치를 받지 않는 그룹)과 실험군(실험 처치를 받는 그룹)을 비교하는 것이 포함될 수 있다. 대조군은 실험 그룹에 대한 치료의 효과를 판단하는 기준 역할을 하기 때문에 실험 연구에서 중요하다. 따라서 대조군은 실험군의 변화가 다른 요인(예: 노화 또는 계절)이 아닌 치료로 인한 것임을 확인시켜 준다.

앞서 언급했듯이 실험 연구는 변수를 조작한다는 점에서 비실험적 연구와 다르다. 특히 실험 연구에는 독립 변수와 종속 변수가 모두 포함된다. **독립 변수**(independent variable)는 연구자가 조작하는 변수인 반면, **종속 변수**(dependent variable)는 독립 변수에 반응하여 변화하는 변수를 말한다. 예를 들어 운동 강도가 심박수에 미치는 영향을 알아보기 위해 설계된 연구에서 운동 강도는 독립 변수(즉, 조작된 변수)이고 심박수는 종속 변수(즉, 독립 변수의 함수에 따라 변화하는 변수)이다.

연구를 연구 설계에 따라 두 가지 일반적인 분류로 나누는 것 외에도 (1) 연구가 수행되는 장소(예: 현장 또는 실험실), (2) 연구의 목적(기초 및 응용)에 따라 연구를 추가로 분류할 수 있다.

현장 및 실험실 연구

연구는 목표와 연구 유형에 따라 다양한 장소에서 수행될 수 있다. 예를 들어, 의학에서는 임상 연구는 종종 병원에서 수행된다. 그러나 운동 생리학에서 수행되는 연구의 대부분은 운동 생리학 실험실이나 현장 환경에서 수행된다. 다음 부분에서는 실험실 및 현장 연구에 대한 간략한 소개를 제공한다.

실험실 연구

이름에서 알 수 있듯이 실험실 연구에는 실험실 환경에서 데이터를 수집하는 것이 포함된다. 이러한 연구에는 인간 및 동물 실험이 포함될 수 있으며 트레드밀 달리기, 고정식 자전거 타기, 역도 등 다양한 운동 방법을 사용하여 운동을 수행할 수 있다. 실험실 실험은 현장 연구에는 존재하지 않는 몇 가지 장점을 제공한다. 예를 들어, 실험실 실험에는 현장 연구에 비해 더 침습적인(invasive) 실험 프로토콜(예: 혈액 채취 또는 근육 생검법)이 포함되는 경우가 많다. 또한 현장 연구에 비해 실험실 실험은 실내 온도 및 상대 습도와 같은 환경 조건이 통제되는 환경에서 수행된다는 장점이 있다. 또한, 실험실 실험에는 조직 샘플을 사용한 생화학 분석이 포함되는 경우가 많으며, 이러한 유형의 측정은 실험실에서만 수행할 수 있다.

현장 연구

현장 실험은 실내 또는 실외 운동 경기장에서 진행된다. 현장 연구는 연구자에게 "실제" 또는 시뮬레이션된 운동 경기에서 생리적 측정치(예: 심박수 또는 체온)를 기록할 수 있는 기회를 제공한다. 실험실 실험에 비해 현장 실험의 분명한 장점은 연구자에게 운동 경기라는 "현실 사회"에서 생리학적 데이터를 수집할 수 있는 기회를 제공한다는 것이다. 앞서 언급했듯이 현장 연구의 단점으로는 환경 조건에 대한 실험적 통제가 부족하고 생리적 측정 유형에 제한이 있다는 점을 들 수 있다.

기초 및 응용 연구

연구의 목적에 따라 기초 연구 또는 응용 연구로 분류되는 경우가 많다.

기초 연구

기초 연구(basic research)의 목표는 특정 연구 분야에서 새로운 지식을 창출하는 것이다. 기초 연구는 이러한 연구 결과가 현실 사회에 어떻게 적용될지 모른 채 수행되는 경우가 많다. 생명 과학에서 기초 연구는 생물학의 기본 주제에 대한 체계적인 연구를 의미하며, 이러한 연구는 세포, 조직 및 기관계에 어떻게 기능하는지에 대한 새로운 정보를 제공한다. 운동 생리학의 기초 연구를 통해 심장 및 골격근의 운동 유발 적응을 담당하는 많은 원리를 밝혀내었다. 앞서 언급했듯이 기초 연구 결과의 실제 적용은 결과가 발표된 후에도 오랜 기간 동안 불분명하게 남아 있는 경우가 많다. 그럼에도 불구하고 기초 연구는 인간의 운동 능력, 건강 개선 및 질병 치료로 이어지는 향후 응용 연구의 토대를 제공하기 때문에 매우 중요하다.

응용 연구

실제적인 문제를 해결하기 위해 고안된 연구는 **응용 연구**(applied research)로 분류된다. 예를 들어, 운동 생리학의 응용 연구는 근력 향상에 있어 여러 가지 저항 훈련 프로그램의 효과를 알아보는 연구일 수 있다. 다시 말하지만, 기초 연구의 발견에서 생성된 지식은 종종 연구 결과를 실제 적용으로 이끄는 응용 연구의 기초를 형성한다.

"이행 연구(중개 연구, translational research)"라는 용어는 응용 연구의 특정 하위 유형으로 등장한 것이다. 구체적으로, **이행 연구**는 기초 연구 결과를 사용하여 질병을 치료하거나 인간의 건강을 증진하기 위한 새로운 치료법을 개발하는 응용 연구의 한 범주를 말한다. 이행 연구는 때때로 "벤치 투 베드사이드(bench-to-bedside)" 연구 적용이라고도 불린다. "벤치 투 베드사이드"라는 용어는 다음과 같이 설명할 수 있다. 여기서 "벤치(bench)"는 기초 실험실 연구를 의미하고, "베드사이드(bedside)"는 환자의 질병 치료를 의미한다. 따라서 벤치에서 병상까지라는 표현은 기초 실험실 연구에서 얻은 지식의 임상 적용이 이행 연구로 이어져 인

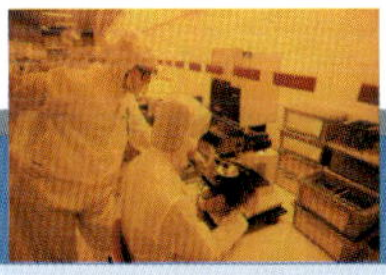

임상 적용 0.1

운동 생리학 연구로 근거 기반 현장 적용으로 이어진다

앞서 설명한 바와 같이 의학에서 근거 기반 현장 적용이란 환자를 위한 최선의 치료법에 대한 정보에 근거한 결정을 내리기 위해 잘 설계된 실험의 연구 증거를 평가하는 과정을 말한다. 보다 구체적으로, 의학에서 근거 기반 현장 적용의 적용에는 특정 임상 치료법이 특정 질병에 효과적인 치료법인지 판단하기 위해 기초 연구 및 이행 연구를 포함한 과학 문헌을 면밀히 검토하는 것이 포함된다.

운동 생리학 연구가 증거 기반 의료 행위에 어떻게 기여했는지를 보여주는 예로 심장 재활 프로그램에 운동 훈련을 포함시킨 것을 들 수 있다. 심장 재활은 심장마비를 겪은 사람이나 심장 수술을 받은 환자를 포함한 다양한 형태의 심장 질환 환자를 위한 치료 프로그램이다. 심장 재활의 목표는 심혈관 건강을 개선하고, 환자의 근력/지구력 회복을 돕고, 향후 심장 문제의 위험을 줄이고, 삶의 질을 개선하는 것이다. 심장 재활 프로그램에 운동 훈련을 포함하기로 한 결정은 수년간의 연구로 입증된 운동 기반 심장 재활 프로그램이 (1) 모든 원인에 의한 심혈관질환 사망률(즉, 환자 사망) 감소, (2) 병원 재입원 감소, (3) 삶의 질 개선을 포함한다 (1). 운동 훈련이 심장 질환자에게 미치는 이점에 대한 과학적인 근거에 대한 검토는 추천 문헌 Anderson 등(2016)을 참조하자.

근거 기반 현장 적용의 개념은 의학 이외의 분야에서도 널리 사용되고 있다. 예를 들어, 운동 과학에서도 근거 기반 현장 적용의 원칙이 점점 더 많이 사용되고 있다. 예를 들어 운동 과학자와 근력 및 컨디셔닝 코치는 운동선수를 위한 식단 및 운동 프로그램을 설계할 때 근거 기반 현장 적용을 사용하고 있다. 실제로 미래에는 모든 종목에서 가장 잘 훈련된 운동선수들이 연구 결과를 적용하여 운동선수를 위한 식단과 훈련 프로그램을 최적화하는 근력 및 컨디셔닝 프로그램의 결과가 될 것이다.

간의 건강을 개선하는 새로운 치료법으로 이어진다는 것을 설명한다. 연구 결과를 질병 치료법 개발에 적용하는 것을 흔히 "근거 기반 현장 적용(evidence-based practice)"이라고 한다. 구체적으로, 의학에서 **근거 기반 현장 적용**이란 질병을 가장 잘 치료하는 방법에 대한 정보에 입각한 결정을 내리기 위해 이용 가능한 모든 연구 증거를 평가하는 과정이다. 근거 기반 현장 적용은 운동 생리학에서도 적용될 수 있다. 운동 생리학의 기초 및 이행 연구가 어떻게 근거 기반 현장 적용으로 이어지는지에 대한 논의는 임상 적용 0.1을 참조.

요약 *In Summary*

- 과학적 방법에는 연구 문제 설정으로 시작하여 연구 결과를 동료 검토를 거친 학술지에 게재하는 6단계 절차로 구성된다.
- 연구 설계에는 (1) 비실험적 연구와 (2) 실험적 연구의 두 가지 범주가 있다. 비실험적 연구는 실험 변수의 조작을 포함하지 않는 반면, 실험적 연구는 실험 변수의 조작을 포함한다.
- 운동 생리학 연구는 연구실과 현장에서 모두 수행된다.
- 운동 생리학의 기초 연구는 운동이 세포, 조직 및 기관계에 미치는 영향에 대한 기초 지식을 제공한다.
- 응용 연구는 기초 연구에서 제공한 정보를 사용하여 실무 현장의 실질적인 문제를 해결한다. 따라서 규칙적인 운동의 건강상의 이점과 규칙적인 운동 훈련이 인간의 수행능력을 향상시키는 방법에 대한 이해를 증진하기 위해서는 기초 연구와 응용 연구 모두 필요하다.
- 이행 연구는 기초 연구 결과를 질병 치료 및/또는 인류 건강 증진을 위해 사용하는 응용 연구의 하위 유형이다.
- 의학에서 근거 기반 현장 적용이란 환자에게 가장 효과적인 치료법에 대한 정보에 근거한 결정을 내리기 위해 최고의 연구 증거를 평가하는 과정을 말한다. 운동 과학에서도 운동선수를 위한 최적의 훈련 프로그램을 설계하기 위해 근거 기반 현장 적용을 적용할 수 있다.

과학 학술지 읽기 및 이해

운동 생리학 및 건강과 관련된 질문에 대한 답을 찾을 때는 동료 검토를 거친 연구 논문에서 답을 찾는 것이 중요하다. 현재 생명 과학 분야에는 수천 개의 동료 검토를 거친 연구 학술지가 존재하며 매년 더 많은 학술지가 온라인에 게재되고 있다. 이러한 연구 학술지는 과학자, 고치, 언론인 및 일반 대중에게 새로운 연구 결과를 제공함으로써 과학 발전에 중요한 역할을 하게 된다. 연구 학술지와 관련하여 동료 검토라는 용어는 연구 보고서가 출판을 승인받기 전에 거치는 평가 과정을 의미한다. 동료 검토 과정은 다음과 같은 방식으로 진행된다. 과학자가 연구를 완료한 후 조사 결과와 결론을 표준 과학 학술지 형식을 사용하여 연구 보고서로 작성하고, 완성된 연구 보고서를 학술지에 제출하여 출판을 요청한다. 학술지에서 보고서를 받으면 학술지의 편집자가 간략하게 검토한 후 두 명 이상의 과학자에게 연구 보고서를 배정하여 비판적 검토를 의뢰한다. 이러한 검토자(리뷰어라고도 함)는 해당 분야의 전문가이며, 각 검토자는 논문을 독립적으로 검토하여 해당

연구가 학술지 게재에 필요한 연구 표준을 충족하는지 평가하게 된다. 예를 들어, 검토자는 연구에 누락된 정보, 실험 설계의 결함 및 연구 질을 떨어뜨리는 기타 문제와 같은 결함이 있는지 여부를 판단한다. 철저한 검토를 거친 후, 검토자는 해당 연구가 출판하기에 적합한지 여부를 편집자에게 권고할 것이다. 그러면 편집자는 검토자의 의견을 고려하여 논문이 출판하기에 충분한 수준인지 최종 결정을 내리게 된다.

과학적인 동료 검토의 목표는 결함이 있는 연구가 연구 문헌에 게재되는 것을 방지하는 것이다. 동료 검토 과정을 통해 불건전한 연구가 출판되는 위험을 크게 줄일 수 있지만, 동료 검토 과정은 완벽하지 않으며 동료 검토의 엄격성 수준은 과학 학술지마다 상당히 다르다. 예를 들어, 가장 엄격한 과학 학술지는 학술지에 제출된 모든 논문의 1~5%만 게재한다. 반면, 출판 기준이 훨씬 낮은 연구 학술지는 학술지에 제출된 논문의 50~70%까지 게재할 수 있다. 따라서 연구 학술지에 따라 게재되는 연구 보고서의 품질이 매우 다양하기 때문에 정보에 입각한 연구 소비자가 되는 것이 중요하다.

이제 "연구 학술지의 품질을 어떻게 평가할 수 있을까?"라고 궁금할 것이다. 안타깝게도 이 질문에 대한 간단한 답은 없다. 실제로 연구자들 사이에서 학술지의 품질을 판단하는 방법에 대한 보편적인 합의는 존재하지 않는다. 그럼에도 불구하고 학술지의 순위를 매기는 몇 가지 접근 방식이 제안되어 왔으며, 대부분은 학술지의 영향력을 기반으로 한다. 특히, 학술지의 품질과 영향력을 평가하는 데 널리 사용되는 방법은 "임팩트 팩터(영향 요인, impact factor)"이다. 학술지의 임팩트 팩터는 최근 학술지에 게재된 논문이 과학 문헌에서 인용된 횟수를 반영하는 수치화된 점수이다. 출판된 논문의 인용 횟수가 중요한 이유는 인용 횟수가 많을수록 해당 연구의 영향력을 반영하기 때문이다. 임팩트 팩터가 학술지의 영향력을 나타내는 지표인 것은 분명하지만, 임팩트 팩터는 학술지의 전반적인 질에 대한 정보도 제공하기도 한다. 예를 들어, 임팩트 팩터가 높은 과학 학술지는 일반적으로 많은 수의 연구 보고서를 검토하기 위해 접수하고 제출된 보고서 중 소수의 보고서만 채택한다. 따라서 거절되는 논문 비율이 높기 때문에 제출된 보고서 중 가장 높은 수준의 보고서만 게재가 허용된다. 임팩트 팩터가 학술지의 질을 측정하는 완벽한 도구는 아니지만, 학술지의 질을 평가하는 더 나은 방법은 현재 존재하지 않으며 더 나은 방법이 개발될 때까지 학술지의 임팩트 팩터는 여전히 널리 사용되는 기준인 셈이다. 그럼에도 불구하고 임팩트 팩터가 높은 학술지에서도 논문 평가에 오류가 발생하여 결함이 있는 연구가 게재되는 경우가 있다. 따라서 독자는 연구 결론을 사실로 받아들이기 전에 출판된 각 보고서의 질을 비판적으로 평가하는 것이 중요하다. 연구의 질을 평가하는 방법에 대한 구체적인 방법은 이 장의 뒷부분에서 제공된다.

표 0.1 운동 생리학 연구를 출판하는 저널의 예. 아래에 나열된 모든 저널은 스포츠 과학 또는 생리학 범주에서 상위 35%에 해당된다.[1]

저널 제목
Acta Physiologica
Applied Physiology Nutrition and Metabolism
European Journal of Applied Physiology
International Journal of Sports Medicine
Journal of Applied Physiology
Journal of Physiology
Journal of Sport and Health Science
Journal of Strength and Conditioning
Medicine and Science in Sports and Exercise
Scandinavian Journal of Medicine and Science in Sports

[1]스포츠 과학 또는 생리학 관련의 저널에 대한 2017년 저널 임팩트 팩터를 기준으로 한 상대적 순위. 위 목록에는 독창적 연구와 비평 연구를 모두 게재하는 저널만 포함되어 있다. 저널은 알파벳순으로 나열되며 임팩트 팩터로 순위가 매겨지지는 않았다.

과학 문헌 검색

운동 생리학 및 스포츠 과학의 과학 문헌은 독창적인 연구와 리뷰 논문을 모두 출판하는 많은 학술지로 구성된다(예시, 표 0.1). 원래 연구 조사에는 하나 이상의 질문을 다루는 실험 결과가 포함되어 있다. 이와 대조적으로, 과학 리뷰 논문은 특정 주제에 대해 출판된 연구의 요약을 제공한다. 운동 생리학의 특정 주제에 대한 수천 개의 보고서가 존재하기 때문에 질문에 답을 찾기 위해 과학 문헌을 검색하는 것은 어려울 수 있을 것이다. 그럼에도 불구하고 몇 가지 간단한 지침을 활용하면 누구나 연구 문헌을 능숙하게 탐색할 수 있다. 먼저 검색 엔진 선택에 대해 알아보도록 하겠다.

검색 엔진

과학 문헌 검색은 검색 엔진을 선택하는 것으로 시작된다. 검색 엔진은 사용자가 인터넷에서 정보를 찾을 수 있게 해주는 소프트웨어 프로그램을 말한다. Google, Yahoo 및 Bing 등 여러 가지 광범위한 주제를 알아볼 수 있는 검색 엔진이 존재하며, 이러한 검색 도구는 키워드나 문구을 사용하여 거의 모든 주제를 탐색하는 데 유용하다. 그러나 과학 문헌을 조사하기 위한 몇 가지 특정 검색 엔진도 존재한다. 예를 들어, 운동 생리학/스포츠 과학 분야에서 발표된 연구를 탐색하는 데 잘 알려진 세 가지 검색 엔진으로는 PubMed, Google Scholar 및 SportDiscus가 있다. PubMed는 미국 국립의학도서관에서 제공하는 강력한 무료 검색 엔진이다.

특히, PubMed는 생명과학 문헌에서 가져온 검색 정보를 제공하는 웹 기반 검색 시스템이다. 마찬가지로 Google Scholar는 여러 분야의 학술 문헌을 색인화하는 무료 검색 엔진이다. 마지막으로 SportDiscus는 스포츠, 체력, 운동, 스포츠 의학, 스포츠 과학, 체육, 코칭, 훈련 등을 다루는 또 다른 서지 데이터베이스이다. 그러나, 무료로 이용할 수 있는 PubMed 및 Google Scholar와 달리 SportDiscus는 유료 구독을 해야 한다.

검색 전문가가 되는 방법

누구나 쉽게 구할 수 있는 검색 엔진을 사용하여 운동 생리학/스포츠 과학 문헌을 검색하는 데 능숙해질 수 있다. 여기에서는 운동 생리학 관련 출판된 동료 검토 연구를 검색하기 위해 PubMed를 사용하는 방법에 대한 짧은 사용 지침서를 소개한다. PubMed는 PubMed 검색(https://www.nlm.nih.gov/bsd/disted/pubmedtutorial/020_010.html)을 구축하는 방법에 대한 사용 지침서도 제공하고 있다.

PubMed를 사용하려면 검색창에 키워드, 저자 이름, 저널 제목 또는 개념을 입력하기만 하면 된다. 대부분의 검색에서는 검색 범위를 좁힐수록 관련 없는 결과가 적게 검색되므로 더 많은 용어를 사용하는 등 구체적으로 검색하는 것이 좋다. 다음 키워드 검색의 예를 생각해 보면, 지구력 운동 훈련으로 인한 인간 골격근의 적응에 대해 알고 싶다고 가정해 보자. 단일 키워드인 "운동"으로 PubMed 검색을 시작하면 약 500,000개 이상의 출판된 논문이 검색되며, 이 중 상당수는 지구력 운동 및 인체 골격근과는 관련이 없다. 하지만 이제 검색창에 "지구력 운동 인체 골격근"이라는 단어를 입력하면 검색된 연구 목록이 약 6,400개의 보고서로 줄어들고, 이러한 논문 대부분이 사용자의 특정 관심사와 관련이 있을 것이다. 문헌 검색을 완료할 때 가장 최근의 연구가 가장 최신 정보를 제공하는 경우가 많으므로 가장 최근의 출판 날짜에 주의해야 한다.

개별 과학자가 수행한 연구를 조사하는 데 관심이 있는 경우 저자 이름을 사용하여 검색할 수 있다. 다음 그림이 있다. 이 서적의 공동 저자(Scott K. Powers, John C. Quindry, Edward T. Howley)의 연구에 대해 자세히 알고 싶은 경우 저자의 성과 이니셜을 입력한다. 예를 들어 Edward T. Howley의 출판물을 검색하려면 검색 상자에 "Howley ET"를 입력하면 최종 결과로 Howley 박사가 저술한 연구 보고서 목록이 표시된다.

마지막으로, 접속사(Boolean 연산자라고 함)를 사용해 검색에서 개념을 나누거나 결합할 수 있다. 데이터베이스 검색의 맥락에서 접속사는 검색 범위를 확장하거나 제한하는 데 도움이 된다. 접속사 OR, NOT 및 AND는 PubMed에서 검색어를 결합하거나 제거하는 데 사용할 수 있다. PubMed에서 이러한 접속사는 대문자(예: 모두 대문자)로 입력해야 한다는 점에 유의해야 한다. 이러한 접속사 사용 방법의 예는 다음과 같다:

OR(모두 대문자): 접속사 "OR"은 검색어에 동의어가 있을 때 검색 범위를 넓히고 검색 결과를 늘리기 위해 사용된다. 예를 들어, 근력 운동 및/또는 웨이트 트레이닝이라는 용어를 포함하여 저항 운동의 동의어가 여러 개 존재한다. 이 예를 사용하여 PubMed에서 "저항 훈련"과 관련된 보고서를 검색하면 27,800개 이상의 결과가 나온다. 하지만 이제 PubMed 검색창에 "저항 훈련 또는 웨이트 트레이닝 또는 근력 운동"을 입력하면 68,000개 이상의 보고서가 검색 엔진에 표시될 것이다! 따라서 접속사 "OR"을 사용하면 검색 범위를 넓히고 관심 있는 주제에 대한 중요한 보고서를 찾을 확률을 높일 수 있다.

NOT(모두 대문자): 접속사 "NOT"을 사용하면 원치 않는 용어를 검색에서 제외하는 데 유용하다. 예를 들어 지구력 운동이 골격근 적응에 미치는 영향에 대한 독창적인 연구를 찾고자 하는 경우 접속사 NOT을 통합하여 리뷰 검색을 제외할 수 있다. 다음은 이러한 유형의 검색의 예이다. 검색창에 "endurance exercise skeletal muscle NOT review"를 입력하면 된다.

AND(모두 대문자): 이 접속사는 검색 결과에 모든 용어가 포함되도록 검색어를 결합한다. 단, AND는 PubMed의 기본 연산자이며 검색에 접속사를 포함하지 않으면 PubMed는 자동으로 용어 사이에 AND를 사용한다. 다음은 해당 주제에 대한 리뷰가 아닌 독창적 연구만 검색하려는 문헌 검색에서 "AND"를 사용하는 방법의 예이다. 특정 저자의 운동으로 인한 골격근의 변화에 관한 독창적인 연구를 찾고자 하는 경우 검색창에 검색어를 입력한 다음 "AND"와 저자의 성 및 이니셜을 입력하면 된다. 이 검색에서 리뷰 논문을 제외하려면 "NOT review"라는 용어도 입력해야 한다. 다음은 운동으로 인한 골격근의 변화에 관한 파워스(Scott K. Powers)의 연구 보고서 원본을 찾는 방법의 예이다. 검색창에 다음과 같이 입력하면 된다: exercise AND skeletal muscle AND Powers SK NOT review. 이 검색은 SK Powers가 저술한 운동과 골격근에 관한 독창적 연구만 포함하는 결과를 얻을 수 있을 것이다.

과학 연구 보고서의 구성 요소

과학 연구 보고서에는 일반적으로 초록, 서론, 방법, 결과, 논의, 참고 문헌 등의 주요 요소가 포함된다(그림 0.11). 이러한 각 부분에 포함된 정보에 대한 간략한 개요는 다음과 같다.

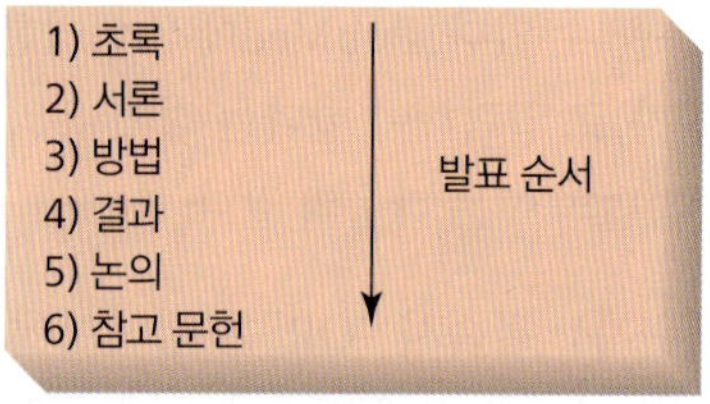

그림 0.11 과학 연구 보고서의 구성 요소. 자세한 내용은 본문을 참조.

초록*(Abstract)*

과학 보고서의 초록은 글의 첫 부분에 표시되며 연구에 대한 간략한 요약(즉, 100~300단어)을 제공한다. 특히 초록은 일반적으로 연구 주제를 소개하고, 검증한 가설을 명시하고, 실험 접근 방식에 대한 간략한 개요를 제공하고, 주요 결과를 보고하고, 연구의 전반적인 결론을 요약하는 문장으로 마무리된다.

서론*(Introduction)*

연구의 서론 부분은 간결하게 작성하는 경우가 많다(즉, 3단락 이하). 서론의 목적은 해당 주제에 익숙하지 않은 독자를 위해 연구 분야에 대한 간략한 배경 지식을 제공하는 것이다. 또한 서론에서는 연구가 왜 중요한지에 대한 사례를 만들고 연구 및/또는 검증된 실험 가설에서 다룬 질문을 간결하게 서술한다.

방법*(Methods)*

보고서의 방법 부분에는 연구에 참여한 대상(예: 사람 또는 동물)에 대한 설명, 연구 설계(예: 실험 그룹)에 대한 설명, 조사에 사용된 실험 절차/측정이 포함되어 있다. 이 부분에서는 데이터 분석에 사용된 통계적 접근법에 대해서도 설명한다.

결과*(Results)*

논문의 결과 부분은 독자에게 연구의 구체적인 결과에 대한 개요를 제공한다. 연구 결과는 일반적으로 그래프 및/또는 표로 표시된다. 그래프는 독자에게 결과를 전달하는 훌륭한 방법이므로 그래프를 해석하는 방법을 이해하는 것이 중요하다(자세한 내용은

중점연구 0.1

그래프를 이해하는 방법: 그림은 천 마디 말보다 가치가 있다

이미 발표된 많은 연구와 이 책 전체에서 운동 생리학의 중요한 개념을 설명하기 위해 선 그래프가 제공된다. 이러한 개념은 말로 설명할 수도 있지만 그래프는 복잡한 관계를 이해하기 쉽게 설명할 수 있는 유용한 시각적 도구이다. 선 그래프 구성의 기본 개념을 간략하게 다시 한번 살펴보도록 하자.

선 그래프는 두 변수 사이의 관계, 즉 한 변수가 다른 변수에 의해 어떻게 영향을 받는지 설명하는 데 사용될 수 있다. 수학 수업에서 변수는 변화하는 모든 특성을 총칭하는 용어라는 것을 기억할 것이다. 예를 들어 운동 생리학에서 심박수는 운동 강도에 따라 변화하는 변수이다. 그림 0.12는 심박수와 운동 강도 사이의 관계를 보여주는 선 그래프이다. 이 그림에서 운동 강도(독립 변수)는 축(가로)에, 심박수(종속 변수)는 y축(세로)에 배치되어 있다. 심박수는 운동 강도에 따라 변하기 때문에 종속 변수로 간주된다. 운동 강도는 심박수와 무관하기 때문에 심박수가 독립 변수가 되는 것이다. 그림 0.12에서 심박수는 운동 강도의 선형(직선) 함수로서 증가하며, 특히 심박수가 120회/분 이후에는 심박수가 증가한다는 것을 알 수 있다. 이러한 유형의 선 그래프를 사용하면 운동 강도를 높일 때 심박수에 어떤 변화가 일어나는지 쉽게 확인할 수 있다.

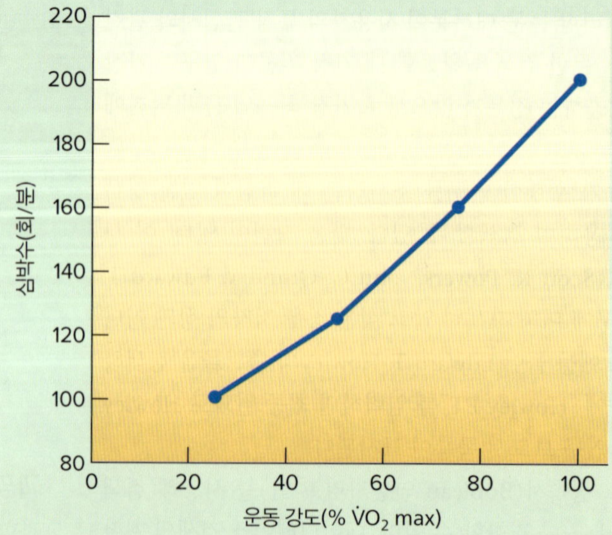

그림 0.12 운동 강도와 심박수의 관계를 보여주는 선 그래프. 운동 강도는 최대 유산소 능력($\dot{V}O_2$ max)의 백분율로 표시된다. 자세한 내용은 본문 참조.

중점연구 0.1 참조). 게재된 논문의 대부분의 결과 부분에는 단순히 데이터가 포함된 연결되지 않은 표와 그래프를 표시하는 것이 아니라 결과를 서로 연결하는 설명이 포함되어 있다.

논의*(Discussion)*

이름에서 알 수 있듯이 과학 보고서의 논의는 연구 결과에 대한 세부 정보를 제공하며 일반적으로 현재 연구 결과를 이전에 발표된 연구와 비교한다. 논의는 종종 연구의 결론에 대한 짧은 요약으로 끝난다.

참고 문헌*(References)*

연구에 인용된 논문 목록은 연구 보고서의 마지막에 제시된다. 실제로 연구 보고서에는 연구에 사용된 실험 기법에 대한 세부 정보를 제공하고 논문의 서론, 방법 및 토론 부분에서 특정 진술을 뒷받침하기 위해 수많은 인용문이 포함되어 있는 경우가 많다. 참고 문헌 목록에는 저자 이름, 논문 제목, 논문을 게재한 학술지 이름이 포함된다. 또한 참고 문헌에는 보고서의 권수, 페이지 번호 및 발행 날짜에 대한 세부 정보가 제공된다(자세한 내용은 이 장의 마지막에 있는 참고 문헌 참조). 따라서 연구에서 참조된 논문 중 하나를 읽고 싶은 경우 앞서 언급한 과학 검색 엔진 중 하나를 사용하여 저자 이름, 날짜 및 연구 저널 이름을 사용하여 출판된 보고서를 찾을 수 있다.

연구의 질을 비판적으로 평가하는 방법

실험 연구의 질을 읽고 평가하는 것은 운동 생리학을 처음 시작하는 학생과 평생 동안 공부한 학생 모두에게 중요하다. 앞서 언급했듯이 매년 수백 건의 운동 생리학 연구가 발표되고 있으며, 이러한 보고서 중 상당수는 훌륭한 연구이지만 발표된 연구의 질에는 종종 큰 차이가 있는 경우가 많다. 실제로, 동료 검토를 거친 연구조차도 심각한 실험적 문제가 있을 수 있으며, 따라서 이러한 결함이 있는 조사는 종종 유효한 결론을 제공하지 못한다. 이 부분에서는 잘 설계된 연구의 핵심 요소를 강조하고 연구 결과를 신뢰할 수 있는지 판단하기 위한 구체적인 기준에 대해 논의한다(그림 0.13).

1) 연구의 문제가 중요한가?
2) 연구가 동료 검토를 거쳐 임팩트 팩터가 높은 학술지에 게재되었는가?
3) 수행된 조치가 타당하고 신뢰할 수 있는가?
4) 연구가 잘 설계되었는가?
5) 표본의 크기가 연구에서 제시된 질문에 답하기에 충분한가?

그림 0.13 연구 보고서의 질을 비판적으로 평가하는 방법. 자세한 내용은 본문을 참조.

연구 문제가 중요한가?

중요 운동 생리학 연구는 중요한 과학적 문제에 답하기 위해 설계되었다. 중요한 질문이란 관련성이 있고 답이 없는 질문으로 정의할 수 있다. 따라서 의미 있는 연구란 단순히 운동 생리학에서 잘 알려진 사실을 확인하는 것이 아니라 새롭고 중요한 정보를 제공하는 연구이다.

연구가 동료 검토를 거쳐 영향력 지수가 높은 학술지에 게재되었는가?

앞서 논의한 것처럼, 동료 검토 학술지는 해당 분야에서 일하는 두 명 이상의 과학자가 만족스러운 검토를 거친 후에만 논문을 게재한다. 동료 검토 과정을 통해 문제가 있는 연구가 출판되지 않는 경우가 많지만, 동료 심사 과정은 완벽하지 않으며 때때로 결함이 있는 연구가 출판되기도 한다. 읽을 만한 가치가 있는 연구인지 판단할 때 고려해야 할 또 다른 기준은 학술지의 임팩트 팩터이다. 영향력 지수가 높은 학술지(즉, 해당 분야 저널의 상위 35%)에 실린 논문은 영향력 지수가 낮은 저널(즉, 해당 분야 저널의 하위 20%)에 실린 논문보다 더 가치가 있을 가능성이 높을 수 있다.

측정이 타당하고 신뢰할 수 있는가?

우수한 연구는 타당하고 신뢰할 수 있는 생리적 측정을 산출하는 기술을 사용한다. 타당한 측정이란 측정하고자 하는 대상을 정확하게 평가하고 있다는 것을 의미한다. 신뢰성은 측정의 재현성을 나타내는 지표이며, 따라서 신뢰성은 일관성의 다른 용어이다. 예를 들어, 인간의 운동 생리학 연구에서는 심박수를 종속 변수로 측정하는 경우가 많다. 심박수를 측정하는 여러 가지 기법이 존재하지만 이러한 기법의 타당성과 신뢰성은 현저하게 다르다. 따라서 발표된 연구 결과를 읽을 때는 연구에 포함된 측정값이 타당성과 신뢰성을 모두 갖추고 있는지 여부를 고려하는 것이 중요하다.

연구가 잘 설계되었는가?

"연구 설계"란 연구에 사용되는 방법, 절차 및 실험 그룹을 의미한다. 모든 과학 연구에서는 제기된 과학적 문제에 답하기 위해 적절한 실험 설계를 활용해야 한다. 예를 들어, 대부분의 실험 연구의 경우 연구에 대조군을 포함하는 것이 중요하다. 앞서 언급했듯이 대조군은 실험 처치를 받지 않는 집단이다. 따라서 대조군은 치료 그룹에서 관찰된 변화가 다른 요인에 의한 것이 아니라 치료 자체에 의한 것인지 확인하기 위한 비교 그룹 역할을 한다. 따라서 적절한 대조군을 포함하지 않은 조사는 실험 설계의 약점을 가지게 된다.

일부 연구에서는 전통적인 대조군 외에도 일반적인 대조군에 추가적인 목적을 부여하는 위약 집단(placebo group)을 포함하기도 한다. 예를 들어, 약물 또는 영양 보충제 연구에서 치료 그룹의 피험자는 종종 치료의 혜택을 기대한다. 따라서 이러한 유형의 연구에는 대조군 외에 위약군이라는 또 다른 실험군이 포함되는 경우가 많으며, **위약**(placebo)이란 치료 효과가 없는 물질 또는 치료법을 말한다. 이 예에서 위약 집단은 약물 또는 영양 보충제와 똑같이 생긴 불활성 물질(즉, 생리적 효과가 없는 물질)이 포함된 정제 또는 알약을 처치받는다. 위약 집단의 목적은 치료 자체가 아니라 치료에 대한 피험자의 믿음으로 인한 효과인 소위 "위약 효과"를 설명하기 위한 것이다.

또한, 잘 설계된 실험에서는 일반적으로 피험자를 실험 그룹에 무작위로 배정한다. 피험자를 그룹에 무작위로 배정하는 것은 실험을 시작할 때 각 치료 그룹의 구성원이 유사하도록 보장하기 때문에 매우 중요하다. 따라서 피험자를 처치 그룹에 무작위로 배정하면 실험이 끝날 때 그룹 간의 차이가 실험적 치료로 인해 발생할 가능성이 높다. 따라서 피험자를 실험 그룹에 무작위로 배정하지 않은 연구는 잠재적으로 결함이 있을 수 있으므로 이러한 조사는 신중하게 살펴봐야 한다.

마지막으로, 일부 실험은 교란 변수의 영향으로 인해 결함이 있을 수 있다. 교란 변수는 연구자가 실험 설계에서 고려하지 않은 "통제되지 않은" 변수로, 안타깝게도 교란 변수는 결과에 영향을 미쳐 연구를 무효화할 수 있다. 예를 들어 운동선수의 지구력 성능을 측정하기 위해 고안된 운동 생리학 연구에서는 실험 전과 당일 며칠 동안 운동선수의 식단을 신중하게 통제하는 것이 중요하다. 실제로 식단은 지구력 수행능력에 중요한 영향을 미칠 수 있기 때문이다. 따라서 발표된 연구의 결론을 받아들이기 전에 해당 연구에 혼동 변수가 있는지 확인하는 것이 중요하다.

연구에서 제기된 문제에 답하기에 표본의 수가 충분한가?

모든 실험 연구에서 핵심적인 문제는 실험에 사용된 실험 대상자(사람 또는 동물)의 수이다. 즉, 이 연구에서 제기한 문제에 답하기에 충분한 표본 크기가 포함되어 있는가? 실험 대상자 수가 적으면 연구에서 위음성(false-negative)인 결과가 나올 위험이 높아지게 된다. 연구에 적절한 수의 피험자가 포함되어 있는지 알기 어려운 경우가 많지만, 피험자 수가 적고 실험군과 대조군 간에 유의미한 차이가 없다고 보고하는 연구는 주의할 필요가 있다.

연구 평가—결론

영향력이 높은 대부분의 학술지에는 양질의 연구 보고서가 포함되어 있지만, 실제로는 완벽한 연구 보고서는 거의 없다. 따라서 발표된 연구 보고서의 결론을 받아들이기 전에 결론을 무효화할 수 있는 잠재적인 문제가 있는지 면밀히 검토하는 것이 중요하다. 좋은 연구의 필수 요소를 이해하는 것만이 높은 수준의 실험적 엄격성을 충족하지 못하는 연구에 의해 잘못된 정보를 얻는 것을 방지할 수 있는 유일한 방법이다.

다른 모든 과학과 마찬가지로 운동 생리학에 대한 우리의 이해는 뛰어난 연구의 수행과 발표에 달려 있다. 운동 생리학에 대한 이해를 최신 상태로 유지하려면 연구 문헌을 읽고 이해하는 데 평생 관심을 기울여야 한다. 과학 연구를 면밀히 조사하고 이해하는 능력을 향상하면 커리어 전반에 걸쳐 큰 도움이 될 것이다.

요약 *In Summary*

- PubMed, Google Scholar 및 SportDiscus는 과학 문헌을 검색할 수 있는 훌륭한 검색 엔진이다. 접속사(Boolean operators, 예: OR, NOT, AND)를 사용하면 PubMed에서 검색어를 통합하거나 제거할 수 있다.
- 과학 연구 보고서에는 초록, 서론, 방법, 결과, 논의 및 참고 문헌(인용 문헌)과 같은 요소가 포함된다.
- 실험 연구를 읽고 그 질을 평가하는 것은 운동 생리학을 공부하는 학생들에게 중요하다. 해당 연구를 신뢰할 수 있는지 판단하기 위한 주요 고려 사항은 다음과 같다. (1) 연구 문제가 중요한가? (2) 연구가 동료 검토를 거쳐 영향력이 큰 학술지에 게재되었는가? (3) 측정값이 유효하고 신뢰할 수 있는가? (4) 연구가 잘 설계되었는가? (5) 표본의 크기가 연구에서 제시된 질문에 답하기에 충분한가?
- 운동 생리학에 대한 최신 이해를 유지하려면 연구 문헌을 읽고 이해하는 데 오랜 기간 많은 관심을 기울여야 한다.
- 운동 생리학 연구는 중요하며, 운동이 만성 질환의 위험을 줄이는 방법에 대한 이해를 높이고 운동선수에게 운동을 처방하는 모범 사례를 개선할 것이다.

운동 생리학/스포츠 과학 전문 단체

오늘날 운동 생리학, 스포츠 과학 및 스포츠 의학과 관련된 수많은 전문 단체가 존재한다. 일반적으로 이러한 전문 단체의 목표는 운동 생리학 및 스포츠 과학/의학에 대한 이해를 증진하고 해당 직종에 종사하는 개인의 이익을 증진하는 것이다. 이러한 전문 단체는 운동 생리학 및 스포츠 과학/의학 분야의 감독을 맡는 고도로 훈련된 개인들로 구성되어 있다. 또한 운동 생리학 및 스포츠 과학 전문 단체는 다양한 유형의 운동의 이점과 위험에 대한 과학적 정보를 일반 대중에게 제공함으로써 공익을 보호하는 역할을 한다.

운동 생리학 및 스포츠 과학/의학 관련 주요 전문 단체로는 미국대학스포츠의학협회(American College of Sports Medicine), 유럽대학스포츠과학협회(European College of Sport Science), 미국 생리학회(American Physiological Society), 영국 스포츠 및 스포츠과학협회(British Association of Sport and Exercise Sciences), 호주 운동 및 운동과학협회(Exercise and Sports Science Australia) 및 미국 체력관리학회(National Strength and Conditioning Association, NSCA) 등이 있다. 이러한 각 전문 단체는 인간의 건강, 운동 능력 및 체력 향상을 위한 연구 기반 지식과 그 실제 적용을 지원하고 전파하는 데 전념하고 있다. 특히, 앞서 언급한 각 전문 단체는 매년 연구 회의를 개최하여 참석자들을 교육하고 해당 분야의 최신 연구를 홍보한다. 또한 이러한 모든 조직은 동료 검토를 거친 독창적인 연구 및 리뷰 논문이 포함된 연구 학술지를 하나 이상 출판한다. 이러한 각 전문 단체에 대한 자세한 정보는 검색 엔진의 "검색창"에 단체 이름을 입력하고 해당 단체의 웹사이트를 방문해 보자.

전문 단체에 가입하면 얻을 수 있는 혜택은 다양하다. 예를 들어, 하나 이상의 전문 단체에 가입하면 해당 분야의 일자리에 대해 알아보고 다른 전문가들과 상호 관심사에 대해 소통할 수 있는 기회를 얻을 수 있게 된다. 또한, 전문 단체 회원은 단체가 주최하는 연구 회의에 참석할 때 특별 할인을 받을 수 있고 단체에서 발행하는 과학 학술지를 구독할 때 비용을 할인받을 수도 있다.

전문 기관의 인증

앞서 언급한 대부분의 운동 생리학 및 운동 과학 전문 단체는 해당 분야의 다양한 측면에서 자격증을 제공한다. 예를 들어, ACSM은 1970년대에 운동 검사 및 처방의 특정 분야에 대한 전문성을 문서화하기 위해 자격 제도를 시작했다. 이러한 인증은 운동 전문가의 지식과 능력을 문서화하고 운동선수와 비운동선수 모두에게 서비스를 제공하는 사람들에게 존경과 신뢰를 제공해 준다. 전문 기관에서 자격증을 취득하려면 일반적으로 특정 수준의 과학적 지식을 습득했음을 확인하는 인증 시험을 통과해야 한다. 이와 관련하여 현재 ACSM은 현재 퍼스널 트레이너, 그룹 운동 트레이너, 운동 생리학 및 임상 운동 생리학 분야의 자격증을 제공한다. 마찬가지로 NSCA에서는 근력 및 컨디셔닝 전문가 자격증과 다른 범주의 자격증을 제공한다. 이러한 자격증은 건강 및 피트니스 업계에서 일하는 개인에게 피트니스 전문가로서의 지식과 능력을 증명하는 존경받는 자격증을 제공한다. ACSM 및 NSCA의 건강 및 피트니스 자격증에 대한 자세한 내용은 해당 기관의 웹사이트(https://www.acsm.org/get-stay-certified/get-certified) 또는 (https://www.nsca.com/certification/certification-overview/)를 참조하도록 하자.

운동 생리학 및 관련 분야 커리어

지난 30년 동안 운동 생리학 및 운동 요법 프로그램에 등록한 학생들의 직업 기회는 지속적으로 성장해 왔다. 실제로 운동 생리학 및 운동학 교육은 다양한 직업에 대한 학문적 배경을 제공하는 다재다능한 학위이다. 운동 생리학 및 운동학 학사 학위를 취득한 학생의 진로 기회는 다음과 같다:

- 개인, 상업, 직장 및 병원의 개인 트레이너
- 재활 및 스포츠 현장의 근력 및 컨디셔닝 전문가
- 피트니스 시설 관리자/소유자
- 임상 운동 생리학 전문가
- 심장 재활 전문가

또한, 많은 학생들이 운동 생리학 및 운동학 학사 학위를 다양한 의료 분야의 교육을 제공하는 전문 학교에 입학하기 위한 준비 과정으로 활용하고 있다. 실제로 운동 생리학 및 운동학 분야의 엄격한 학부 프로그램은 학생들이 다음 의료 직업 중 하나에서 경력을 쌓을 수 있도록 준비하는 전문 프로그램에 입학하기 위한 훌륭한 준비 과정이다:

- 카이오프락터
- 치과 의사
- 작업 치료사
- 물리 치료사
- 의사 보조원
- 내과 의사
- 족부 전문의

마지막으로, 운동 생리학/운동학 학사 학위를 마친 후 대학에서 연구 및 교수 경력을 쌓고자 하는 학생은 생리학, 운동 생리학, 운동학 또는 관련 분야의 고급 학위(예: Ph.D 또는 Ed.D)를 취득해야 한다. 또한, 주요 연구 대학에서 교수직을 얻으려면 박사 학위 취득 후 추가적인 박사 후 과정을 필요로 하는 경우가 많다.

요약 *In Summary*

- 운동 생리학/스포츠 과학 전문 단체의 목표는 이 분야에 대한 이해를 높이고 해당 분야 종사자들의 이익을 증진시키는 것이다.

- 미국의 주요 스포츠 과학 전문 단체에는 미국대학스포츠의학협회(ACSM), 미국 생리학회(American Physiological Society) 및 NASC (National Association for Strength and Conditioning) 등이 포함된다.
- 미국 외의 주요 스포츠 과학 전문 단체로는 유럽대학스포츠과학협회(European College of Sport Science), 영국 스포츠 및 운동과학 협회(British Association of Sport and Exercise Sciences), 호주 운동 및 스포츠과학협회(Exercise and Sports Science Australia) 등이 있다.
- 수많은 전문 기관이 자격 제도를 실시하고 있으며, 자격증은 운동과학 전문가에 대한 존중과 신뢰를 제공하기 위해 만들어진 자격증이다.
- 운동 생리학 및 관련 분야에는 다양한 진로가 존재한다. 운동 생리학/운동학 학사 학위를 취득한 학생의 진로로는 개인 트레이너, 근력 및 컨디셔닝 전문가, 피트니스 시설 관리자/운영자, 임상 운동 생리학, 심장 재활 전문가 등이 있다. 운동 생리학/운동학 관련 학과에서 이루어지는 교육은 학생들이 의사, 물리치료사 또는 의사 보조원으로서의 경력을 준비할 수 있도록 의료 전문 학교 입학을 위한 훌륭한 준비를 제공해 준다.

연구 문제

1. 생리학 및 운동 생리학을 정의하시오.
2. 1900년부터 현재까지 운동 생리학의 발전에서 몇 가지 주요 사건을 확인하시오.
3. 과학적 연구 방법과 관련된 단계를 나열하시오.
4. 연구 설계의 두 가지 주요 범주를 설명하시오.
5. 운동 생리학 연구가 수행되는 두 가지 주요 장소의 강점과 약점을 설명하시오.
6. 기초 연구와 응용 연구를 정의하고, 운동 생리학의 기초 연구와 응용 연구의 예를 제시하시오.
7. 근거 기반 연습을 정의하고 의학 및 운동 과학에서 근거 기반 연습을 어떻게 적용할 수 있는지 설명하시오.
8. 연구 검색 엔진을 사용하여 운동 생리학과 관련된 특정 주제에 대한 연구 문헌을 검색하는 과정을 나열하고 설명한다. 또한 접속사가 문헌 검색을 수행하는 데 어떻게 도움을 주는지 설명하시오.
9. 과학 연구 보고서의 각 부분의 목적을 나열하고 설명하시오.
10. 연구의 질을 비판적으로 평가하는 데 사용할 수 있는 주요 단계에 대해 논의하시오.
11. 미국 및 해외의 운동 생리학 및 스포츠 과학과 관련된 중요한 전문 기관을 파악하시오.
12. 운동 생리학 및 운동학 학사 학위를 취득한 학생을 위한 5가지 진로를 나열하시오.

추천 문헌

Anderson, L., N. Oldridge, D.R. Thompson, A.D. Zwisler, K. Rees, N. Martin, et al. 2016. Exercise-based cardiac rehabilitation for coronary heart disease: cochrane systematic review and meta-analysis. *Journal of the American College of Cardiology* 67: 1–12.

Baldwin, K.M., and F. Haddad. 2010. Research in the exercise sciences: where we are and where do we go from here—Part II. *Exercise and Sport Sciences Reviews* 38: 42–50.

Denham, J. 2018. Exercise and epigenetic inheritance of disease risk. *Acta Physiologica* (Oxf) 222 (1). doi.org/10.1111/ apha.12881

Hoffman, N.J. 2017. Omics and exercise: global approaches for mapping exercise biological networks. *Cold Spring Harbor Perspectives in Medicine* 7: a029884.

Joyner, M., M. Kjaer, and P.O. Larsen. 2015. The Copenhagen Muscle Research Centre (CMRC) 1994–2004. *Scandinavian Journal of Medicine & Science in Sports* 25 Suppl 4: 22–28.

Tipton, C.M. 2014. *History of Exercise Physiology*. Champaign, IL: Human Kinetics.

Vechetti, I.J., T. Valentino, C. Mobley, and J.J. McCarthy. 2021. The role of extracellular vesicles in skeletal muscle systematic adaptation to exercise. *Journal of Physiology* 599: 845–861.

Vidal, P., and K.I. Stanford. 2020. Exercise-induced adaptations to adipose tissue thermogenesis. *Frontiers in Endocrinology* 11: 270.

Zierath, J.R., and H. Walberg-Henriksson. 2015. Looking ahead perspective: where will the future of exercise biology take us? *Cell Metabolism* 22: 25–30.

참고 문헌

1. **Anderson L, Oldridge N, Thompson DR, Zwisler AD, Rees K, Martin N, et al.** Exercise-based cardiac rehabilitation for coronary heart disease: cochrane systematic review and meta-analysis. *Journal of the American College of Cardiology* 67: 1–12, 2016.
2. **Baldwin KM and Haddad F.** Research in the exercise sciences: where we are and where do we go from here—Part II. *Exercise and Sport Sciences Reviews* 38: 42–50, 2010.
3. **Becher T, Palanisamy S, Kramer DJ, Eljalby M, Marx SJ, Wibmer AG, et al.** Brown adipose tissue is associated with cardiometabolic health. *Nature Medicine* 27: 58–65, 2021.
4. **Contrepois K, Wu S, Moneghetti KJ, Hornburg D, Ahadi S, Tsai M, et al.** Molecular choreography of acute exercise. *Cell* 181: 1112–1130, 2020.
5. **Delorme TL, Schwab RS, and Watkins AL.** The response of the quadriceps femoris to progressive-resistance exercises in poliomyelitic patients. *The Journal of Bone & Joint Surgery* 30A: 834–847, 1948.
6. **Delorme TL and Watkins AL.** Technics of progressive resistance exercise. *Archives of Physical Medicine and Rehabilitation* 29: 263–273, 1948.
7. **Delorme TL, West FE, and Shriber WJ.** Influence of progressive resistance exercises on knee function following femoral fractures. *The Journal of Bone & Joint Surgery* 32A: 910–924, 1950.
8. **Denham J.** Exercise and epigenetic inheritance of disease risk. *Acta Physiologica* (Oxf) 222, 2018.

9. **Gallagher JR and De LT.** The use of the technique of progressive-resistance exercise in adolescence. *The Journal of Bone & Joint Surgery* 31A: 847–858, 1949.
10. **Joyner M, Kjaer M, and Larsen PO.** The Copenhagen Muscle Research Centre (CMRC) 1994–2004. *Scandinavian Journal of Medicine & Science in Sports* 25 Suppl 4: 22–28, 2015.
11. **Karstoft K and Pedersen BK.** Skeletal muscle as a gene regulatory endocrine organ. *Current Opinion in Clinical Nutrition & Metabolic Care* 19: 270–275, 2016.
12. **Krogh A and Lindhard J.** The regulation of respiration and circulation during the initial stages of muscular work. *Journal of Physiology* 47: 112–136, 1913.
13. **McCarthy JJ.** MicroRNA-206: the skeletal muscle specific myomiR. *Biochimica et Biophysica Acta* 1779: 682–691, 2008.
14. **McCarthy JJ.** The MyomiR network in skeletal muscle plasticity. *Exercise and Sport Sciences Reviews* 39: 150–154, 2011.
15. **McCarthy JJ and Esser KA.** MicroRNA-1 and microRNA-133a expression are decreased during skeletal muscle hypertrophy. *Journal of Applied Physiology* 102: 306–313, 2007.
16. **Pedersen BK, Steensberg A, Fischer C, Keller C, Keller P, Plomgaard P, et al.** Searching for the exercise factor: is IL-6 a candidate? *Journal of Muscle Research & Cell Motility* 24: 113–119, 2003.
17. **Rundqvist, HC, Montelius A, Osterlund T, Norman B, Esbjornsson M, and Jansson E.** Acute sprint exercise transcriptome in human skeletal muscle. *PLoS One* 14(10): e0223024, 2019.
18. **Sarzynski MA, Ghosh S, and Bouchard C.** Genonic and transcriptomic predictors of response levels to endurance exercise training. *Journal of Physiology* 595: 2931–2939, 2017.
19. **Sollanek KJ, Burniston JG, Kavazis AN, Mor ton AB, Wiggs MP, Ahn B, et al.** Global proteome changes in the rat diaphragm induced by endurance exercise training. *PLoS One* 12(1): e0171007, 2017.
20. **Stanford KI and Goodyear LJ.** Exercise regulation of adipose tissue. *Adipocyte* 5: 153–162, 2016.
21. **Tipton CM.** *History of Exercise Physiology*. Champaign, IL: Human Kinetics, 2014.
22. **Vechetti IJ, Valentino T, Mobley C, and McCarthy JJ.** The role of extracellular vesicles in skeletal muscle systematic adaptation to exercise. *Journal of Physiology* 599: 845–861, 2021.
23. **Vidal P and Stanford KI.** Exercise-induced adaptations to adipose tissue thermogenesis. *Frontiers in Endocrinology* 11: 270, 2020.
24. **Williams RS, Salmons S, Newsholme EA, Kaufman RE, and Mellor J.** Regulation of nuclear and mitochondrial gene expression by contractile activity in skeletal muscle. Journal of Biological Chemistry 261: 376–380, 1986.

Design element credits: (test tubes): George Doyle/Stockbyte/Getty Images; (scientists using microscope): Digital Vision/Getty Images; (magnifying glass): Kick Images/Photodisc/Getty Images; (runners): Chris Ryan/OJO Images/age fotostock; (scientist using microscope): Ingram Publishing; (lightbulb): Amasterphotographer/Shutterstock

1

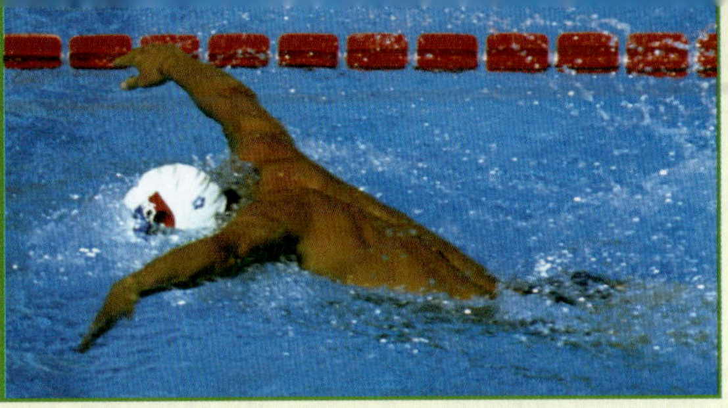

Mike Hewitt/Action Plus Sports Images/Alamy Stock Photo

운동 생리학에서의 일반적인 측정

Common Measurements in Exercise Physiology

■ 학습 목표

이 장을 공부함으로써 다음과 같은 내용을 할 수 있어야 한다:

1. 일, 파워, 에너지를 표준단위(SI)로 나타내고 이 단위를 운동 생리학에서 일반적으로 사용되는 다른 단위로 변환할 수 있다.
2. 사이클 에르고미터와 트레드밀 운동 시 운동량을 계산하는 방법을 설명할 수 있다.
3. (a) 직접 열량측정법과 (b) 간접 열량측정법을 사용해 에너지 소비 측정의 개념을 설명할 수 있다.
4. 산소 섭취량이 분당 리터(liters per minute) 또는 $ml \cdot kg^{-1} \cdot min^{-1}$로 주어졌을 때 에너지 소비량을 계산할 수 있다.
5. 수평 트레드밀 걷기와 달리기, 사이클 에르고미터 시 에너지 소비량을 추정할 수 있다.
6. 항정상태 운동 시 순효율의 계산과정을 설명할 수 있고, 효율성과 경제성을 구별할 수 있다.

■ 학습 목차

측정 단위
　미터법
　국제단위계(SI 단위)
일과 파워 정의
　일
　파워
에르고미터(ergometers)의 종류
　벤치스텝
　사이클 에르고미터
　암(arm) 에르고미터
　트레드밀
일과 파워의 측정
　사이클 에르고미터
　트레드밀
에너지 소비량의 측정
　직접 열량측정법
　간접 열량측정법
산소 섭취량과 에너지 소비량의 일반적 표현
에너지 소비량 추정
운동 효율 계산
　운동 효율에 영향을 미치는 요인
달리기 경제성

■ 핵심 용어

간접 열량측정법(indirect calorimetry)
개방회로 폐활량측정법(open-circuit spirometry)
경사도(percent grade)
국제단위계(system international units, SI units)
대사당량(metabolic equivalent, MET)
사이클 에르고미터(cycle ergometer)
상대적 산소 섭취량(relative $\dot{V}O_2$)
순 효율(net efficiency)
암 에르고미터(arm ergometer)
에르고메트리(ergometry)
에르고미터(ergometer)
일(work)
직접 열량측정법(direct calorimetry)
킬로칼로리(kilocalorie, kcal)
파워(power)

1마일을 달릴 때 얼마나 많은 에너지를 소비하고, 100미터를 얼마나 빨리 달릴 수 있으며, 얼마나 높이 뛸 수 있을까? 이러한 질문들은 에너지, 스피드, 폭발적인 힘에 관련된 것이며, 운동생리학을 공부하면서 배우게 될 것이다. 이 책에서는 *유산소와 무산소 파워*, *효율성*, *일량*, *에너지 소비*와 같은 개념을 설명할 것이다. 이 챕터에서는 이러한 용어들과 관련된 가장 일반적인 운동장비와 측정법을 소개한다. 이 책 전반에 걸쳐 이 내용을 다루기 때문에 처음부터 이해하는 것이 매우 중요하다. 기본적인 측정 단위에 대한 소개로 시작하겠다.

측정 단위

미터법

미국에서는 아직도 영국식 측정법이 흔히 사용되는 반면, 대부분의 국가에서 사용되는 미터법은 과학자들에게 표준 측정 시스템으로 사용되며, 과학학술지에서도 일반적으로 사용되고 있다. 미터법에서 길이, 부피, 질량의 기본 단위는 각각 미터(m), 리터(L), 그램(g)이다. 미터법은 그 기본 단위를 십진법을 채택하고 있다는 점이 큰 장점이다. 미터법에 익숙하지 않은 학생들은 표 1.1에서 미터법 측정에 사용되는 기본 접두사의 목록을 참조하면 된다.

국제단위계(SI 단위)

운동 과학에서 측정 단위를 표준화하기 위한 노력으로, 과학적 측정을 기록하는 통일된 시스템이 개발되었는데, 이 시스템은 **국제 단위계**(System International units, SI 단위)로 알려져 있으며, 대부분의 운동 및 스포츠 의학 저널에서 연구 데이터를 발표할 때 사용하도록 권장하고 있다. SI 시스템은 과학적 데이터를 보고할 때 표준화를 보장하고, 출판된 값들의 비교를 용이하게 한다. 표 1.2에는 운동수행 측정에서 중요한 SI 단위들이 포함되어 있다.

표 1.1	일반적인 미터법
메가(mega): 1,000,000	
킬로(kilo): 1,000	
센티(centi): 1/100 (0.01)	
밀리(mill): 1/1,000 (0.001)	
마이크로(micro): 1/100만(0.000001)	
나노(nano): 1/10억(0,000000001)	
피코(pico): 1/100조(0,000000000001)	

표 1.2 인간의 운동수행 측정에서 중요한 국제단위(SI)

인체운동측정항목	국제단위(SI)
질량(Mass)	kilogram (kg)
거리(Distance)	meter (m)
시간(Time)	second (s)
힘(Force)	newton (N)
일(Work)	joule (J)
에너지(Energy)	joule (J)
파워(Power)	watt (W)
속도(Velocity)	meters per second (m/s)
토크(Torque)	newton-meter (N/m)

요약 *In Summary*

- 미터법은 질량, 길이, 부피를 설명하기 위해 과학자들이 사용하는 측정체계이다.
- 에너지, 힘, 일, 파워 등의 측정 용어를 표준화하기 위해 과학자들은 국제단위계(SI 단위)라고 불리는 공통 용어 체계를 개발하였다.

일과 파워 정의

일

일은 힘과 그 힘이 작용하는 거리를 곱한 값으로 정의된다.

$$\text{일} = \text{힘(force)} \times \text{거리(distance)}$$

힘의 SI 단위는 뉴턴(N)이고, 거리의 SI 단위는 미터(m)이다. 다음 예제는 10 kg의 무게를 2 m 위로 들어 올렸을 때 일을 계산하는 방법이다. 지표면에서 1 kg의 물체는 중력 때문에 9.81 N의 힘을 발생시킨다. 따라서

1 kg을 N 단위로 변환한다, 1 kg = 9.81 N,
그러므로 10 kg = 98.1 N

일 = 98.1 N × 2 m
= 196. 2 newton-meters (N × m) 또는 196.2 Joules (J)

이 예제에서 수행된 일은 힘(N)과 이동 거리(m)를 곱하여 계산되었으며, 그 결과 일의 SI 단위인 줄(J)로 표현되었다(1 J = 1 N·m; 표 1.3).

운동수행과 에너지 소비를 정량화하는 데에는 SI 단위가 선호되지만, 일과 에너지를 표현하는 데에는 여러 전통적인 단위가 사

표 1.3 에너지 소비와 운동수행을 표현하는 데 사용하는 단위

용어	전환단위
Kilopond-meter (kpm)*	1 kpm = 9.81 J
Kilocalorie (kcal)	1 kcal = 4,186 J 또는 4.186 kJ
	1 kcal = 426.8 kpm
Joule (J)†	1 J = 1 N · m
	1 J = 2.39 × 10^{-4} kcal
	1 J = 0.102 kpm

* 킬로폰드(kp)는 힘을 나타내는 국제단위로 1 kg의 질량에 대한 중력의 영향을 나타낸다.
† 줄(Joule)은 에너지 소비나 일을 나타내는 국제단위이다.

용되는 것을 볼 수 있을 것이다. 예를 들어, 체중은 일반적으로 질량의 단위인 킬로그램(kg)으로 제공된다. 많은 이전의 연구에서는 *킬로폰드*(kp)를 힘의 단위로 사용하여 1 kg의 질량에 대한 중력의 영향을 나타냈다. 따라서, 킬로폰드를 힘의 단위로 사용할 때 일은 킬로폰드-미터(kpm)로 표현될 수 있다. 표 1.3에는 오늘날 일반적으로 사용되는 일과 에너지를 표현하는 용어들이 나열되어 있다. 기억할 점은 SI 단위로 일과 에너지를 모두 줄(J)로 표현한다는 것이다. 하지만 미국에서는 상업용 식품 제품의 에너지 함량이 종종 킬로칼로리(kcal)로 표시되지만 에너지 함량 및 소비의 SI 단위는 줄(J)이며, 1 kcal는 4186 J 또는 4.186 kJ와 같다.

파워

파워(power)는 단위 시간당 수행된 일의 양을 설명하는 용어로 파워의 국제단위(SI)는 와트(W)이며, 1초당 1줄(J)로 정의된다(표 1.4). 파워는 다음과 같이 계산할 수 있다:

$$파워 = 일 \div 시간$$

파워의 개념이 중요한 이유는 일이 수행되는 속도(운동량)를 설명하기 때문이다. 운동 강도를 설명하는 것은 운동량 또는 파워의 산출량이다. 충분한 시간이 주어지면, 건강한 성인은 누구나 총 20,000줄(J)의 일(work)을 수행할 수 있다. 하지만 이 정도의 일을 60초 안에 수행할 수 있는 선수는 고도로 훈련된 몇몇 선수에 불과하다. 이러한 운동선수들의 파워 산출량은 다음과 같이 계산할 수 있다:

$$파워 = 20{,}000\ J/60초$$
$$= 333.3\ W$$

표 1.4는 파워를 표현하는 데 사용되는 국제단위체계와 전통적인 용어 및 단위들이 나와 있다. 일, 에너지, 파워의 표현을 서로 변환하는 능력은 매우 중요하며, 이는 나중에 기계적 효율을 계산할 때 보게 될 것이다. 운동 생리학 실험실에서는 일과 파워를 에르고미터라는 장치를 사용하여 측정할 수 있으며, 자주 사용되는 에르고미터는 다음과 같다.

표 1.4 파워 용어와 단위

용어	전환단위
Watt (W)*	1 W = 1 J · s^{-1}
	1 W = 6.12 kpm · min^{-1}
Hosrepower (hp)	1 hp = 745.7 W 또는 J · s^{-1}
	1 hp = 10.69 kcal · min^{-1}
Kilopond-meter · min^{-1} (kpm/min^{-1})	1 kpm · min^{-1} = 0.163 W

* 와트(watt)는 파워를 나타내는 기본적인 국제단위(SI unit)이다.

에르고미터(Ergometer)의 종류

에르고메트리(ergometry)는 일량(work output) 산출의 측정을 의미하며, 특정 유형의 작업을 측정하는 데 사용되는 장치나 기구를 **에르고미터**(ergometer)라고 한다. 일과 파워를 결정하는 데 있어 힘이 저항에 맞서 움직여야 한다는 것을 알아야 하며, 이는 사람의 체중(힘)이 중력(저항)에 맞서 계단을 오르거나 저항이 가해진 고정식 사이클의 페달을 밟는 것으로 설명할 수 있다. 오늘날 운동 생리학 실험실에서는 다양한 종류의 에르고미터가 사용되고 있으며(그림 1.1), 여기에서는 운동 생리학에서 흔히 사용되는 네 가지 종류의 에르고미터를 소개하고, 이 에르고미터를 사용하여 일과 파워를 측정하는 방법에 대해 알아보고자 한다.

벤치스텝

인간의 작업 능력을 측정하기 위해 사용된 최초의 에르고미터 중 하나는 벤치스텝(bench step)이었다. 이 에르고미터는 오늘날에도 여전히 사용되고 있으며, 피험자가 정해진 속도로 벤치 위로 올라갔다 내려갔다 하는 동작을 포함한다. 피험자가 벤치 위로 올라갔다 내려갔다 하는 모습이 그림 1.1(*a*)에 나타나 있다.

사이클 에르고미터

사이클 에르고미터(cycle ergometer)는 100년 전에 개발되었으며 오늘날에도 운동 생리학 실험실에서 널리 사용되고 있다("과학에서 중요한 인물 되돌아보기" 참조). 이 유형의 에르고미터는

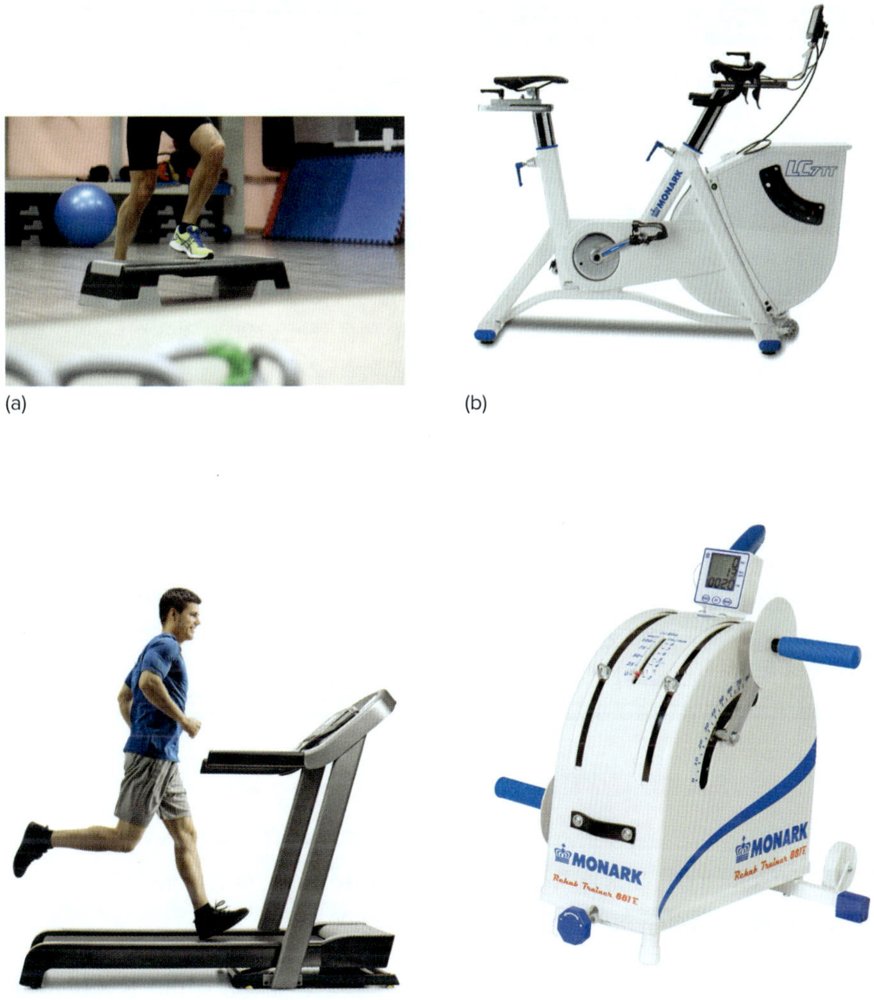

그림 1.1 인간의 일량과 파워를 측정하는 네 가지 다른 에르고미터를 보여준다. (*a*) 벤치 스텝. (*b*) 마찰 제동식 사이클 에르고미터. (*c*) 모터 구동 트레드밀. 트레드밀은 경사도와 수평 속도 모두 전자 제어로 조절할 수 있다. (*d*) 암 에르고미터. 암 에르고미터는 팔을 사용하여 일량을 측정할 수 있으며, 이는 사이클 에르고미터와 동일한 원리이다.

(a) Ninikas/Shutterstock; (b) Monark Exercise AB; (c) Ljupco/istock/Getty Images; (d) Monark Exercise AB

고정식 운동 사이클로, 수행된 일량을 정확하게 측정할 수 있다. 전형적인 사이클 에르고미터에는 모나크 마찰 브레이크 사이클이 있으며, 이는 바퀴(플라이휠이라 불리는) 주위에 둘러싸인 벨트가 장치되어 있다(그림 1.1(*b*)). 이 벨트는 저항을 변경하기 위해 느슨하게 풀거나 팽팽하게 조여질 수 있다. 바퀴가 이동하는 거리는 페달의 회전당 이동 거리(표준 모나크 사이클에서 1회전당 6 m)에 페달의 회전 수를 곱함으로써 결정된다.

암(Arm) 에르고미터

암 에르고미터는 사이클 에르고미터와 유사한 방식으로 작동하지만, 대상자가 다리 대신 팔을 사용한다는 점이 다르다(그림 1.1(*d*)). 이 유형의 에르고미터는 암 크랭크 에르고미터라고도 불리며, 암 에르고미터는 하지 장애가 있는 사람들의 운동 테스트를 위해 사이클 에르고미터나 트레드밀 대안으로 사용할 수 있다. 사이클 에르고미터와 마찬가지로, 암 에르고미터도 플라이휠의 저항과 바퀴가 이동하는 거리를 측정할 수 있다.

트레드밀

실험연구용으로 최초의 전동 트레드밀(treadmill)은 독일 생리학자 나단 준츠(Nathan Zuntz)에 의해 1889년에 설계 및 제작되었다. 트레드밀은 걷거나 달리는 중에 에너지 소비량을 편리하게 측정할 수 있어 운동 생리학 실험실에서 널리 사용되고 있다.

과학에서 중요한 인물 되돌아보기

아우구스트 크로그(August Krogh): 노벨상 수상자이자 발명가

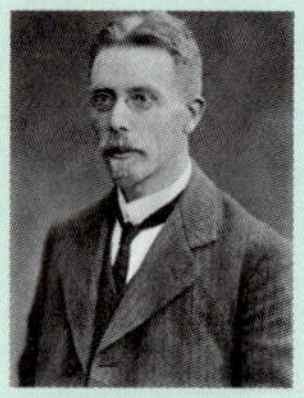

LOC/Science Source

아우구스트 크로그(August Krogh, 1874~1949) 박사는 골격근 모세혈관을 통한 혈류 조절에 대한 연구로 1920년 생리 · 의학 분야에서 노벨상을 수상했다. 그는 1874년 덴마크에서 태어나 1893년 코펜하겐 대학에 입학한 후 의학을 공부하기 시작했으나, 연구에 큰 흥미를 느껴 의학 공부를 중단하고 생리학 연구에 전념하였다. 크로그는 1903년에 박사 과정을 마치고, 덴마크의 유명한 생리학자인 크리스티안 보어(Christian Bohr)의 코펜하겐 대학교 의학 생리학 연구실에서 연구 경력을 시작했다.

크로그 박사는 호기심이 많은 헌신적인 생리학자였으며, 생리학을 이해하기 위해 평생을 바쳤고, 연구 목표를 달성하기 위해 밤낮으로 실험실에서 연구했다. 실제로 크로그 박사는 결혼식 날에도 생리학 실험을 했다!

크로그 박사는 뛰어난 연구 경력 동안 생리학에 많은 중요한 기여를 했다. 예를 들어, 그의 연구는 포유류와 곤충의 호흡 가스 교환에 대한 이해를 크게 발전시켰다. 그럼에도 불구하고, 크로그 박사는 골격근의 모세혈관 내 혈류 조절에 대한 연구로 가장 잘 알려져 있다. 그는 조직의 대사 요구에 따라 근육으로의 혈류 변화에 대해 처음으로 설명한 생리학자였다. 그의 연구는 근육 수축 시 혈류 증가가 소동맥과 모세혈관의 개방을 통해 이루어진다는 것을 보여주었다. 이 연구로 인해 그는 노벨상을 받았다.

크로그 박사는 생리학 연구 외에도 많은 중요한 과학 기구를 발명했다. 예를 들어, 그는 폐활량계(폐 용적을 측정하는 장치)와 대사율 측정 장치(산소 소비량을 측정)를 개발했다. 비록 크로그가 최초의 사이클 에르고미터를 발명한 것은 아니지만, 그는 1913년에 자동 제어 사이클 에르고미터를 개발한 공로를 인정받았다. 이 에르고미터는 당시의 사이클 에르고미터에 비해 큰 개선을 이루었고, 크로그와 그의 동료들이 운동 생리학 실험 중 수행된 운동량을 정확하게 측정할 수 있게 했다. 크로그가 개발한 것과 유사한 사이클 에르고미터는 오늘날에도 운동 생리학 실험실에서 사용되고 있다.

일과 파워의 측정

앞에서 논의했듯이, 에르고메트리(ergometry)는 일량을 측정하는 것을 의미하며, 에르고미터(ergometer)는 특정 유형의 작업을 측정하는 데 사용되는 장치나 기구이다. 일과 파워를 결정하는 데 있어 저항에 맞서 힘을 발생시켜야 하는데, 이는 사람의 체중(힘)이 중력(저항)에 맞서 계단을 오르거나 저항이 가해진 고정식 사이클의 페달을 밟는 것으로 설명할 수 있다. 사이클 에르고미터와 트레드밀을 사용한 일과 파워 측정에 대한 간단한 소개는 다음과 같다.

사이클 에르고미터

앞에서 언급하였듯이, 일반적인 사이클 에르고미터 유형 중 하나인 모나크 마찰 브레이크 사이클은 바퀴(플라이휠이라 불리는) 주위에 둘러싸인 벨트가 장치되어 있다(그림 1.1(*b*)). 이 벨트는 저항을 변경하기 위해 느슨하게 풀거나 팽팽하게 조여질 수 있다. 바퀴가 이동하는 거리는 페달의 회전당 이동 거리(표준 모나크 사이클에서 1회전당 6 m)에 페달의 회전 수를 곱함으로써 결정된다. 사이클 에르고미터를 사용하여 일과 파워를 계산하는 예시는 다음과 같다.

운동시간 = 10분
플라이휠에 대한 저항 = 1.5 kp 또는 14.7 N
페달 회전당 이동 거리 = 6 m
페달 밟는 속도 = 60 rev/min^{-1}
따라서, 10분 동안의 총 회전 수 = 10 min × 60 rev · min^{-1}
= 600 rev

그러므로, 전체 일량 = 14.7 N × (6 m · rev^{-1} × 600 rev)
= 52,920 J 또는 52.9 kJ

위의 예시에서 파워는 수행한 전체 일량을 시간으로 나누어 계산할 수 있다.

파워 = 52,920 J ÷ 600초
= 88.2 W

다음 단계는 다른 단위를 사용하여 계산하는 방법이다:

일 = 1.5 kp × 6 m · rev^{-1} × 60 rev · min^{-1} × 10 min
= 5,400 kpm
파워 = 5,400 kpm ÷ 10 min = 540 kpm · min^{-1}
= 88.2 W(변환 시 표 1.4 참조)

트레드밀

사람이 경사도 0%인 트레드밀에서 걷거나 달릴 때, 그 사람의 질량 중심(엉덩이 부분을 상상해 보라)은 각 보폭마다 올라가고 내

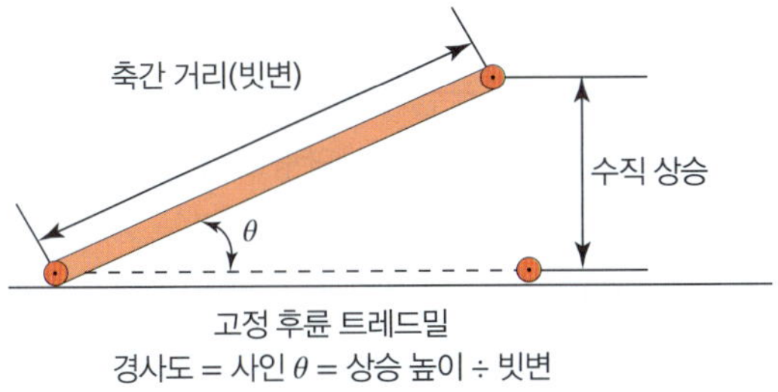

그림 1.2 "경사도"를 결정하는 방법을 보여준다. 세타(θ)는 경사각을 나타내고, 경사도는 각 θ의 사인(sine)값에 100을 곱하여 계산된다.

려간다. 그러나 질량 중심의 이 작은 수직 이동을 측정하는 것은 어렵기 때문에 수평 트레드밀에서 걷거나 달릴 때 "일(work)"을 쉽게 결정할 수는 없다. 반면에, 사람이 경사(grade)로 올라가는 동안 걷거나 달릴 때는 일을 측정하는 것이 매우 간단하다. 트레드밀의 기울기는 "**경사도**(percent grade)"로 특정되는데, 이는 벨트가 수평 이동 100단위당 수직 이동으로 정의된다. 예를 들어, 10% 경사도의 트레드밀에서 걷는 경우, 벨트 이동 100 m마다 수직으로 10 m를 걷게 된다. 경사도는 트레드밀의 사인(sine) 각도 값에 100을 곱하여 계산된다. 트레드밀 각도는 간단한 삼각함수 계산(그림 1.2)이나 경사계 측정 도구를 사용하여 결정할 수 있다(9).

트레드밀 운동 중 일량을 계산하려면, 피험자의 체중과 수직 이동 거리를 알아야 한다. 수직 이동 거리는 벨트가 이동한 거리에 경사도를 곱한 값으로 계산할 수 있다:

수직 이동 거리 = % 경사도 × 거리

경사도는 백분율로 표현되고, 총 이동 거리는 트레드밀의 속도(m/min^{-1})와 총 운동시간을 곱하여 계산된다. 트레드밀 운동 중 일량의 예시 계산은 다음과 같다.

체중 = 60 kg(힘 = 60 kp 또는 588.6 N)
드레드밀 속도 = 200 $m \cdot min^{-1}$
트레드밀 각도 = 7.5% 경사
(7.5 ÷ 100 = 0.075 = 분수로 0.075)
운동시간 = 10분
총 수직 이동 거리 = 200 $m \cdot min^{-1}$ × 0.075 × 10분 = 150 m
따라서 수행된 총 일량 = 588.6 N × 150 m
= 88,290 J 또는 88.3 kJ

요약 *In Summary*

- 인간의 일량과 운동효율성을 계산하기 위해 *일*과 *파워*의 개념을 이해하는 것이 필요하다.
- 일은 힘과 거리를 곱한 값으로 나타낸다:
  일 = 힘 × 거리
- 파워는 일을 시간으로 나눈 값이다:
  파워 = 일 ÷ 시간

에너지 소비량의 측정

개인의 안정 상태나 신체 활동 중 에너지 소비량을 측정하는 것은 여러 분야에 적용된다. 이 중 한 가지는 운동을 통한 체중 감량 프로그램에 직접적으로 적용된다. 걷기, 달리기, 수영을 할 때 다양한 속도에서의 에너지 소비량을 아는 것은 이러한 운동 형태를 체중 감량에 도움을 주기 위해 사용하는 사람들에게 유용하다. 또한, 산업 기술자들은 작업 현장에서 다양한 작업의 에너지 소비량을 측정하고 이 정보를 사용하여 작업자에게 적절한 작업 할당을 할 수 있다(17, 36). 이와 관련하여 기술자는 관리자에게 에너지 소모가 많은 작업을 신체적으로 건강하고 작업 능력이 높은 작업자에게 할당하도록 권장할 수 있다. 일반적으로 인간의 에너지 소비량을 측정하는 데 사용되는 두 가지 방법에는 (1) 직접 열량측정법과 (2) 간접 열량측정법이 있다.

직접 열량측정법

신체가 일을 하기 위해 에너지를 사용할 때 열이 발생된다. 세포가 생성하는 이 열은 세포 호흡(생체 에너지론)과 세포 작용을 통해 발생한다. 일반적인 과정은 다음과 같이 도식으로 표현할 수 있다(5, 35, 37):

영양소 + 산소 → ATP + 열
↓
세포 작용(예, 근수축) + 열

세포 생체 에너지론에 대해서는 3장에서 자세히 다룬다. 개인의 열 생성 속도는 대사율에 직접 비례한다는 점에 유의해야 하며, 사람의 열 생성(열량측정법)을 측정하면 대사율을 직접 측정할 수 있다.

열 에너지를 측정하는 국제단위(SI)는 줄(joule)이다(일을 측정하는 단위와 동일). 하지만, 열 에너지를 측정하는 데 자주 사용되는 단위는 칼로리(calorie)이다(표 1.3). 칼로리는 1 g의 물의 온도를 섭씨 1°만큼 올리는 데 필요한 열의 양이다. 칼로리가 매우 작기 때문에, 에너지 소비량과 음식의 에너지 양을 표현하는 데 **킬로칼로리**(kcal)라는 용어가 일반적으로 사용된다. 1킬로칼로리(kcal)는 1000칼로리에 해당한다. 킬로칼로리(kcal)를 국제단

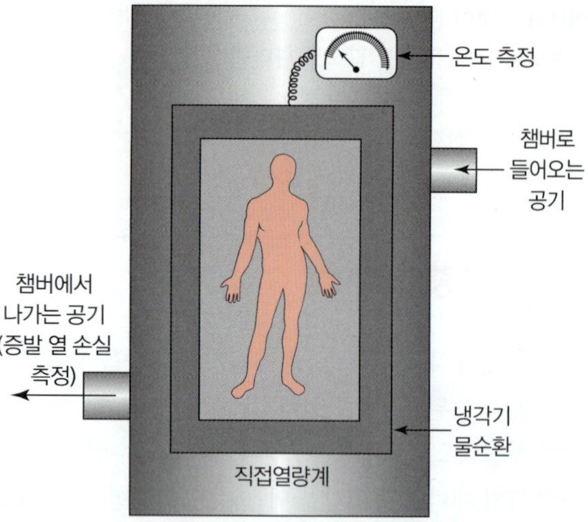

그림 1.3 신체 열 생산을 측정하여 대사율을 측정하는 간단한 열량계를 그림으로 나타냈고, 이 방법을 직접 열량측정법이라고 한다.

위(SI)로 변환할 때, 1 kcal는 4186 J 또는 4.186 kJ에 해당한다(표 1.3). 열 생산 측정을 통해 사람의 대사율을 측정하는 과정을 **직접 열량측정법**(direct calorimetry)이라고 하며, 이는 18세기부터 과학자들에 의해 사용되어 왔다. 이 기법은 산소와 이산화탄소의 자유로운 교환이 가능한 밀폐된 좁은 챔버(chamber, 열량계)에 사람이 들어가면 이 챔버를 외부 환경으로부터 단열시킨다(보통 챔버 주위에 물이 흘러가게 만든 공간을 통해)(그림 1.3). 사람의 체온이 챔버 주위를 순환하는 물의 온도를 높이게 되므로 시간 단위로 온도 변화를 측정하여 열 생산량을 계산할 수 있다. 또한, 사람의 피부와 호흡 기관에서 물이 증발함으로써 열이 손실된다. 이 열 손실은 측정되어, 그 값을 물이 흡수한 총 열에 더하여 사람의 에너지 소비량을 추정하는 데 사용된다(5, 9).

간접 열량측정법

직접 열량측정법은 대사율 측정에 있어 정확한 기술로 여겨지지만, 인간을 대상으로 운동 생리학 연구를 수행할 수 있을 만큼 큰 방을 설치하는 것은 비용이 많이 든다. 또한, 에르고미터 자체가 열을 발생시키기 때문에 직접 열량측정법을 사용하여 운동 중 대사율을 측정하는 것은 복잡하다. 다행히도, 대사율을 계산하는 데 사용할 수 있는 또 다른 방법이 있다. 이 기술은 **간접 열량측정법**(indirect calorimetry)이라고 하는데, 이는 열 생산을 직접 측정하지 않기 때문이다. 간접 열량측정법의 원리는 다음과 같은 관계로 설명할 수 있다:

영양소 + 산소	→	열 + 이산화탄소 + 물
(간접 열량측정법)		(직접 열량측정법)

산소 섭취량과 신체에서 생성되는 열의 양 사이에는 직접적인 관계가 있기 때문에 산소 섭취량을 측정하면 대사율을 추정할 수 있다(3, 5, 15). 소비된 산소량을 열당량(heat equivalent)으로 변환하기 위해서는 어떤 종류의 영양소(탄수화물, 지방, 단백질 등)가 대사작용이 되었는지를 알아야 한다. 지방만 대사될 때 방출되는 에너지는 4.7 kcal(또는 19.7 kJ) · L O_2^{-1}이며, 탄수화물만 사용될 때 방출되는 에너지는 5.05 kcal(또는 21.13 kJ) · L O_2^{-1}이다. 정확하지는 않지만, 운동 시 칼로리 소비량은 소비된 산소 1 L당 약 5 kcal(또는 21 kJ)로 추정된다(19). 따라서 산소 섭취량이 2.0 L · min^{-1}인 상태에서 운동하는 사람은 분당 약 10 kcal(또는 42 kJ)의 에너지를 소모하게 된다.

오늘날 산소 섭취량을 측정하는 가장 일반적인 기술은 **개방회로 폐활량측정법**(open-circuit spirometry)이다. 전통적인 기법에서는 피험자가 코로 숨쉬는 것을 방지하기 위해 코 클립(nose clip)을 착용하였고, 호흡 밸브를 이용하여 실내 공기를 들이마시고, 배출되는 가스는 더글라스 백(Douglas bag)으로 유도되어 나중에 더글라스 백 안의 가스 부피와 산소 및 이산화탄소 비율을 분석할 수 있다. 가스 부피는 가스탱크로 측정되며, 산소와 이산화탄소는 화학적으로 분석하거나 전자 가스 분석기를 이용하여 분석된다(4). 부록 A에 제시된 단계를 따라서 산소 섭취량과 이산화탄소 생산량을 계산할 수 있다. (모든 부록은 Connect의 강사 자료를 통해 이용할 수 있다.) 현재의 개방회로 폐활량측정법(그림 1.4)은 컴퓨터를 이용하여 호흡방법 중 하나인 breath-by-breath로 호기 가스의 양을 측정하며, 이후 이 호기가스는 혼합 챔버(mixing chamber)로 유도되어 가스 샘플이 얻게 되어 산소와 이산화탄소 비율을 지속적으로 분석한다. 이 분석 정보는 산소 섭취량과 이산화탄소 생산량의 계산을 위해 컴퓨터로 전달된다.

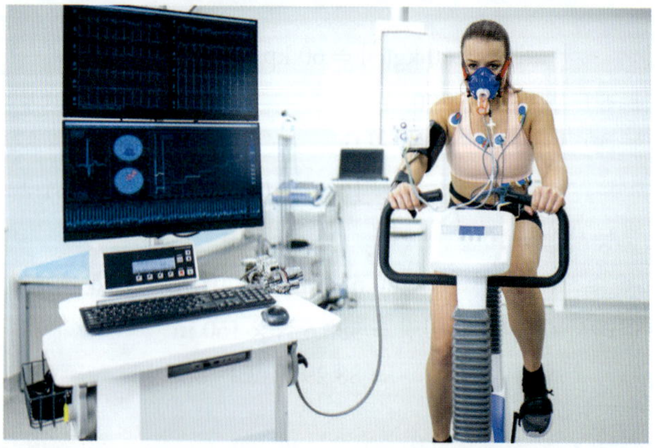

그림 1.4 최신 대사 측정 시스템은 전자 유량 센서(flow sensor), 가스 분석기, 컴퓨터 기술을 활용하여 안정 시와 운동 중 산소 섭취량과 이산화탄소 생산량을 측정한다.

요약 *In Summary*

- 안정 상태나 운동 중에 에너지 소비량을 측정하는 것은 직접 또는 간접 열량측정법을 사용하여 가능하다.
- 직접 열량측정법은 열 생산 측정을 통해 대사율을 나타낸다.
- 간접 열량측정법은 산소 섭취량 측정을 통해 대사율을 추정한다.

산소 섭취량과 에너지 소비량의 일반적 표현

안정 상태와 운동 중 산소 섭취량은 절대적으로 표현할 수도 있고(분당 산소 리터), 상대적으로 표현할 수도 있다(체중당 산소 mL). 또한, 산소 섭취량 측정은 안정 상태 및 운동 중 에너지 소비량을 추정하는 데 사용될 수 있다(21). 이 부분에서는 산소 섭취량을 표현하는 여러 예시와 에너지 소비량을 표현하는 여러 다양한 방법을 제시한다.

산소 섭취량[$\dot{V}O_2$ ($L \cdot min^{-1}$)]

부록 A에 나와 있는 단계를 따르면 산소 섭취량($\dot{V}O_2$)을 분당 사용된 산소 리터(L/min)로 계산할 수 있다. (모든 부록은 Connect의 강사 자료를 통해 이용할 수 있다.) 예를 들어, 훈련이 잘 된 60 kg의 여성이 트레드밀에서 최대하 운동을 하는 동안 수집된 데이터는 다음과 같다:

$$\text{환기량(STPD)} = 60\ L \cdot min^{-1}$$
$$= \text{흡기한 산소 } 20.93\%$$
$$= \text{호기한 산소 } 16.93\%$$
$$\text{산소 섭취량}(\dot{V}O_2)\ (L \cdot min^{-1}) = 60\ L \cdot min^{-1} \times (20.93\%\ \text{산소} - 16.93\%\ \text{산소}) = 2.4\ L \cdot min^{-1}$$

$kcal \cdot min^{-1}$

앞서 논의된 바와 같이, 산소 섭취량 측정을 통해 분당 소비되는 에너지 소비량을 킬로칼로리 단위로 계산할 수 있다. 1 L의 산소에 해당하는 칼로리 값(caloric equivalent)은 지방의 경우 4.7 $kcal \cdot L^{-1}$에서 탄수화물의 경우 5.05 $kcal \cdot L^{-1}$로 다양하다. 하지만 현실적인 이유와 큰 오차가 없어 산소 섭취량을 분당 킬로칼로리로 변환할 때 1 L의 산소를 5 $kcal \cdot L^{-1}$로 사용한다. 몇 분 동안의 휴식 또는 운동 중 에너지 소비량을 계산하기 위해, 분당 소비된 킬로칼로리($kcal \cdot min^{-1}$)에 분당 활동 시간을 곱하여 총 에너지 소비량을 계산한다. 예를 들어, 앞서 언급한 60 kg의 여성이 트레드밀에서 30분 동안 산소 섭취량($\dot{V}O_2$) = 2.4 $L \cdot min^{-1}$로 달린다면, 총 에너지 소비량은 다음과 같이 계산할 수 있다.

$$2.4\ L \cdot min^{-1} \times 5\ kcal \cdot L^{-1}\ O_2 = 12\ kcal \cdot min^{-1}$$
$$12\ kcal \cdot min^{-1} \times 30\ min = 360\ kcal$$

산소 섭취량[$\dot{V}O_2$ ($mL \cdot kg^{-1} \cdot min^{-1}$)]

산소 섭취량을 분당 리터로 표현하는 것 외에도, 산소 섭취량은 체중 1 kg당 분당 소비된 산소를 밀리리터 단위로도 표현할 수 있다. 측정된 산소 섭취량을 분당 리터 단위로 표현한 후, 이를 1000으로 곱하여 분당 밀리리터 단위로 변환한 다음, 대상자의 체중을 킬로그램 단위로 나누면, 그 값은 체중 1 kg당 분당 산소 밀리리터 단위로 표현되고, $ml \cdot kg^{-1} \cdot min^{-1}$로 나타낼 수 있다. 이렇게 하면 체격이 다른 사람들 간의 비교가 가능한데, 예를 들어 산소 섭취량($\dot{V}O_2$) = 2.4 $L \cdot min^{-1}$인 60 kg 여성의 경우:

$$2.4\ L \cdot min^{-1} \times 1{,}000\ ml \cdot L^{-1} \div 60\ kg$$
$$= 40\ ml \cdot kg^{-1} \cdot min^{-1}$$

대사당량*(METs)*

개인의 안정 시 대사율은 보통 누운 자세에서 조용히 휴식을 취하는 동안 측정되며, 측정 전 24시간 동안 금식과 운동을 하지 않은 상태에서 이루어진다. 안정 시 대사율은 나이와 성별에 따라 다르며, 일반적으로 여성의 안정 시 대사율은 남성보다 낮으며, 나이가 들수록 남녀 모두에서 감소한다(23). **대사당량**(metabolic equivalent, MET)은 안정 시 대사를 나타내는 용어로, 일반적으로 3.5 $ml \cdot kg^{-1} \cdot min^{-1}$로 정의된다. 이것을 1 MET라고 하며, 신체 활동의 에너지 소모량은 MET 단위의 배수로 표현할 수 있다. METs는 다양한 활동의 상대적 강도를 비교하는 데 유용하며, 운동의 상대적 강도를 METs로 계산할 수 있다.

$$40\ ml \cdot kg^{-1} \cdot min^{-1} \div 3.5\ ml \cdot kg^{-1} \cdot min^{-1} = 11.4\ METs$$

METs는 운동의 강도와 양을 정의하는 도구이다

다시 말해, 여러분의 안정 시 대사율은 1 MET으로 정의되고, 다양한 신체 활동의 에너지 소비는 METs의 배수로 표현할 수 있다. 예를 들어, 3~6 METs가 필요한 신체 활동(예: 빠른 걷기, 가벼운 근력 운동 등)은 중강도 신체 활동으로 분류된다. 그에 반해, 6 METs 이상의 운동(조깅, 달리기, 시속 10마일 이상의 사이클 타기 등)은 고강도 활동으로 분류된다.

주목할 점은 일주일에 수행된 신체 활동의 전체 양을 추적하기 위해 MET-hours와 같은 단위를 사용하는 것이 일반적이다. 예를 들어, 매일 30분(0.5시간) 동안 중강도 신체 활동(4 MET 에너지 소비량의 빠른 걷기)을 한다면 일주일 동안의 총 MET-hours 신체 활동량은 다음과 같다.

자세히 살펴보기 1.1

트레드밀 걷기 운동 시 산소 섭취량 추정

수평 트레드밀에서 걷는 동안의 산소 섭취량은 속도가 50~100 m · min–1 사이일 때, 다음 공식을 사용하여 정확하게 계산할 수 있다.

$$\dot{V}O_2\ (ml \cdot kg^{-1} \cdot min^{-1}) = 0.1\ ml \cdot kg^{-1} \cdot min^{-1} \times \text{속도}(m/min^{-1}) + 3.5\ ml \cdot kg^{-1} \cdot min^{-1}(\text{안정 시 산소 섭취량})$$

예를 들어, 80 m · min–1로 걷는 데 산소 섭취량은

$$\dot{V}O_2\ (ml \cdot kg^{-1} \cdot min^{-1}) = 0.1\ ml \cdot kg^{-1} \cdot min^{-1} \times 80\ m \cdot min^{-1} + 3.5\ ml \cdot kg^{-1} \cdot min^{-1}$$
$$= 11.5\ ml \cdot kg^{-1} \cdot min^{-1}\ \text{또는}\ 3.3\ METs\ (11.5 \div 3.5)$$

트레드밀 달리기 시 산소 섭취량 추정

134 m · min^{-1} 이상의 속도로 수평 트레드밀 달리기 시 산소 섭취량은 트레드밀 걷기의 산소 섭취량을 추정하는 방법과 유사하게 계산할 수 있다. 수평의 산소 섭취량은 다음 공식을 사용해서 계산할 수 있다.

$$\dot{V}O_2\ (ml \cdot kg^{-1} \cdot min^{-1}) = 0.2\ ml \cdot kg^{-1} \cdot min^{-1} \times \text{속도}(m/min^{-1}) + 3.5\ ml \cdot kg^{-1} \cdot min^{-1}\ (\text{안정 시 산소 섭취량})$$

한 사람이 시속 6 mph (161 m/min 또는 9.7 km/h)로 달릴 때의 산소 섭취량은 얼마일까?

$$\dot{V}O_2\ (ml \cdot kg^{-1} \cdot min^{-1}) = 0.2\ ml \cdot kg^{-1} \cdot min^{-1} \times 161\ m/min^{-1} + 3.5\ ml \cdot kg^{-1} \cdot min^{-1}$$
$$= 35.7\ ml \cdot kg^{-1} \cdot min^{-1}\ \text{또는}\ 10.2\ METs\ (35.7 \div 3.5)$$

위의 공식은 참고 문헌(2)에서 발췌하였다.

매일 0.5시간 × 주당 7일
= 주당 3.5시간 운동

주당 3.5시간의 운동 × 4 METs = 주당 중등도 신체 활동으로 14 MET-hours

주당 MET-hours 신체 활동량의 사용은 규칙적인 운동과 관련된 건강 혜택을 연구하는 역학적 연구에서 널리 사용된다. 예를 들어, 연구에 따르면 중강도 운동을 주당 약 8.25 MET-hours만 해도 전체 사망률을 약 30% 정도 감소시킬 수 있다(25). 이 중요한 주제에 대해 더 많은 내용은 15장에서 다룰 예정이다.

요약 *In Summary*

- 에너지 소비량은 산소 섭취량($\dot{V}O_2$)을 L · min^{-1}와 ml · kg^{-1} · min^{-1} 단위로 표현할 수 있다.
- 산소 섭취량($\dot{V}O_2$)을 기준으로, 에너지 소비량은 METs로도 표현될 수 있으며, 1 MET = 3.5 ml · kg^{-1} · min^{-1}이다.
- 주당 MET-hours이라는 용어는 매주 얼마나 많은 중강도 신체 활동이 이루어지는지를 설명하는 데 사용된다.

에너지 소비량 추정

운동으로 인한 산소 섭취량(O_2 cost = 안정 상태의 $\dot{V}O_2$)을 연구하는 연구자들은 많은 유형의 신체 활동 중 소비되는 에너지를 합리적인 정확도로 추정할 수 있음을 입증했다(8, 10, 11, 19, 31). 걷기, 달리기, 자전거 타기는 자세히 연구된 활동들이며, 걷기와 달리기의 산소 요구량을 속도의 함수로 나타낸 그래프는 그림 1.5에 제시되어 있다. 체중에 대한 산소 섭취량을 **상대적 산소 섭취량**(relative $\dot{V}O_2$)이라고 하며 걷기, 달리기, 계단 오르기와 같은

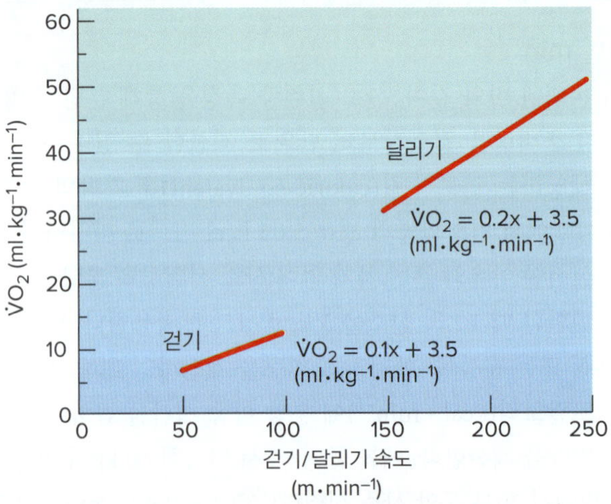

그림 1.5 속도와 $\dot{V}O_2$ 섭취량의 관계는 걷기와 달리기 모두에서 직선적이다. 여기서 x는 분당 미터(m · min^{-1})로 나타낸 걷기/달리기 속도를 의미한다.

자세히 살펴보기 1.2

자전거 타기의 산소 요구량 평가

걷기와 달리기의 에너지 소모와 비슷하게, 자전거 타기의 산소 요구량도 약 200 W까지의 운동량 범위에서 직선적이다(그림 1.6). 이러한 직선적인 관계 때문에 자전거 타기의 산소 요구량은 50~200 W(약 300~1200 kpm · min^{-1})의 파워 범위에서 쉽게 추정할 수 있다. 사이클 에르고미터에서 자전거 타기의 총 산소 소모량은 세 가지 구성 요소로 이루어져 있다. 여기에는 안정 시 산소 섭취량, 부하가 없는 자전거 타기와 관련된 산소 요구량(다리를 움직이는 데 필요한 에너지 소모량), 그리고 사이클에 걸리는 부하에 비례하는 산소 요구량이 포함된다. 자전거 타기의 산소 소모량이 어떻게 계산되는지에 대한 설명은 다음과 같다:

첫째, 안정 시 산소 섭취량은 3.5 ml · kg^{-1} · min^{-1}이다. 둘째, 50~60 rpm 속도일 때, 부하가 없는 자전거 타기의 산소 소모량도 약 3.5 ml · kg^{-1} · min^{-1}이다. 마지막으로, 외부 부하에 대한 자전거 타기의 상대적인 산소 섭취량은 1.8 ml · kpm^{-1} × 운동 강도 × 체중$^{-1}$이다. 이 세 가지 요소를 종합하면, 자전거 타기에서 산소 섭취량을 계산하는 공식은 다음과 같다:

$$\dot{V}O_2\ (ml \cdot kg^{-1} \cdot min^{-1}) = 1.8\ ml \cdot kpm^{-1}(\text{운동 강도}) \times M^{-1} + 7\ ml \cdot kg^{-1} \cdot min^{-1}$$

- 사이클 에르고미터에서 운동 강도는 kpm · min^{-1}로 표현된다.
- M은 몸무게로 kilogram을 의미한다.
- 7 ml · kg^{-1} · min^{-1}은 안정 시 산소 섭취량(3.5)과 부하가 없는 자전거 타기의 산소 섭취량(3.5)을 합한 값이다.

예를 들어, 70 kg 남성이 자전거를 600 kpm/min (~100 W)으로 타는 경우 산소 섭취량은 다음과 같다.

$$1.8\ ml \cdot kpm^{-1}\ (600\ kpm \cdot min^{-1}) \times 70\ kg^{-1} + 7\ ml \cdot kg^{-1} \cdot min^{-1} = 22.4\ ml \cdot kg\text{–}1 \cdot min^{-1}$$

위 공식은 참고 문헌(2)에서 발췌하였다.

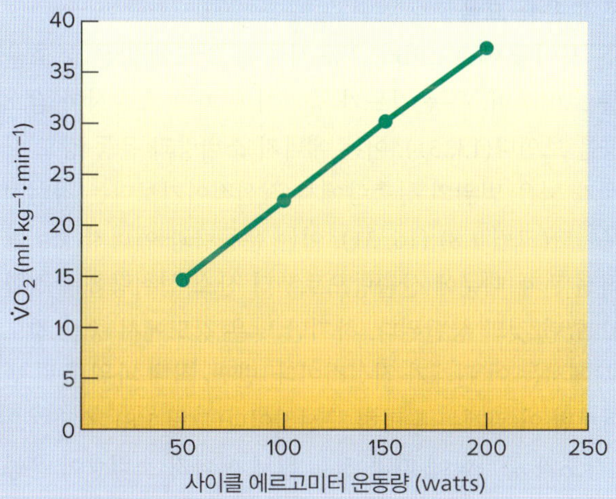

그림 1.6 자전거 타기의 운동량과 산소 섭취량($\dot{V}O_2$) 사이의 관계는 다양한 운동 강도에서 직선적이다. 이 그림은 체중이 70 kg인 개인이 자전거 타기에서 상대적인 산소 섭취량(체중 1 kg 당 $\dot{V}O_2$)을 보여준다.

체중을 지탱하는 활동의 산소 섭취량을 설명할 때 적절하다. 상대적 산소 요구량(ml · kg^{-1} · min^{-1})과 걷기/달리기 속도 사이의 관계는 선형적(직선)임을 유의해야 한다(2, 19). 자전거 타기에서도 출력이 약 200 W까지는 유사한 관계가 존재한다(그림 1.6) 다양한 범위의 속도와 출력에서 선형적이라는 사실은 산소 섭취량(또는 에너지 소비량) 계산을 매우 쉽게 할 수 있다(자세히 살펴보기 1.1, 1.2). 다른 유형의 활동에 대한 에너지 소비량을 추정하는 것은 더 복잡하다. 예를 들어, 테니스 경기 중 에너지 소비량을 추정하는 것은 경기가 단식인지 복식인지에 따라 다르며, 참가자들의 실력 수준에 의해서도 영향을 받는다. 즉, 현대의 휴대용 산소 섭취량 측정 장치는 실험실 밖에서도 거의 모든 활동의 에너지 소비량을 추정하기 위해 $\dot{V}O_2$를 직접 측정할 수 있게 해준다. 다양한 신체 활동의 산소 섭취량(MET 값)에 대한 내용은 신체 활동 개요(Compendium of Physical Activities)에 자세히 설명되어 있다(1) (https://cdn-links.lww.com/permalink/mss/a/mss_43_8_2011_06_13_ainsworth_202093_sdc1.pdf).

요약 *In Summary*

- 수평 트레드밀에서 걷거나 달리는 것과 자전거 타기의 에너지 소모량은 속도와 힘에 따라 산소 요구량이 선형적으로 증가하기 때문에 비교적 정확하게 추정할 수 있다.

운동 효율 계산

운동 효율은 신체 활동 중 에너지 생성 대비 운동량의 비율을 나타내는 용어이다. 간단히 말하면, 더 효율적인 사람은 동일한 양의 작업을 수행하는 데 더 적은 에너지를 사용한다. 운동 생리학자들은 오랫동안 인간의 움직임 효율을 수학적으로 설명하는 방법을 찾아왔다. 운동 효율을 설명하기 위해 다양한 방법이 사용되었지만, 일반적이고 간단한 표현으로 **순 효율**(net efficiency)이 있다(6, 7, 10, 13, 16, 30, 31, 38, 39). 순 효율은 안정 상태 이상의 에너지 소비량에 대한 운동량의 수학적 비율로 정의된다.

$$\text{순 효율(\%)} = \frac{\text{운동량}}{\text{안정 상태 이상의 에너지 소비량}} \times 100$$

어떤 기계도 100% 효율적일 수는 없는데 이는 움직이는 부품의 마찰로 인해 일부 에너지가 손실되기 때문이다. 마찬가지로, 인간의 신체도 100% 효율적이지 않으며 에너지가 열로 손실된다. 휘발유 자동차 엔진의 효율성은 약 20~25% 정도로 추정된다. 마찬가지로, 사이클 에르고미터에서 운동하는 사람들의 순 효율은 운동 강도(운동량)에 따라 15~27%이다(13, 16, 31, 34, 39).

사이클 에르고미터나 트레드밀 운동 중 순 효율을 계산하려면 운동 중과 안정 시 수행한 운동량과 에너지 소비량을 측정해야 한다. $\dot{V}O_2$ 측정은 반드시 항정상태에서 이루어져야 한다는 점이 중요하다. 사이클 에르고미터나 트레드밀에서의 운동량은 앞서 설명한 대로 계산되며, 일반적으로 $kpm \cdot min^{-1}$로 표현된다. 이러한 종류의 운동 중 에너지 소비량은 일반적으로 먼저 개방회로 폐활량측정법을 사용하여 $\dot{V}O_2$ ($L \cdot min^{-1}$)를 측정한 다음, 특정 영양소가 연료로 사용되는 것을 기반으로 정확한 변환을 통해 kcal 또는 kJ로 변환하여 추정된다(4장 참조). 다음 예에서는 $5\ kcal \cdot L^{-1}\ O_2$를 사용하여 이 계산을 하는 방법에 대해 설명하겠다. 순 효율 공식을 사용하여 계산을 하려면, 분자와 분모 모두 비슷한 단위로 표현되어야 한다. 분자(운동량)는 $kpm \cdot min^{-1}$로 표현되고 에너지 소비량은 $kcal \cdot min^{-1}$로 표현되기 때문에, 둘 중 하나의 단위를 맞추기 위해 변환해야 한다. 다음은 최대하에서 사이클 에르고미터 운동 시 항정상태에서의 순 효율을 계산한 예시이다.

사이클 플라이휠 저항 = 2 kg (19.6 N)
페달 속도 = 50 rpm
안정 시 산소 섭취량 = $0.25\ L \cdot min^{-1}$
항정상태 시 산소 섭취량 = $1.5\ L \cdot min^{-1}$
회전당 이동 거리 = $6\ m \cdot rev^{-1}$

따라서

$$\text{운동량} = [2\ kg \times (50\ m \cdot rev^{-1} \times 6\ m \cdot rev^{-1})]$$
$$= 600\ kpm \cdot min^{-1}$$

$$\text{순 에너지 소비량} = [1.5\ L \cdot min^{-1} - 0.25\ L \cdot min^{-1}] \times 5\ kcal \cdot L^{-1}$$
$$= 6.25\ kcal \cdot min^{-1}$$

kpm을 kcal로 변환하면 다음과 같다.

$$600\ kpm \cdot min^{-1} \div 426.8\ kpm \cdot kcal^{-1} = 1.41\ kcal \cdot min^{-1}$$

그러므로 순 효율은

$$\frac{1.41\ kcal \cdot min^{-1}}{6.25\ kcal \cdot min^{-1}} \times 100\% = -22.6\%$$

운동 효율에 영향을 미치는 요인

운동 효율에 영향을 미치는 요인은 (1) 운동 강도, (2) 운동 속도, (3) 운동수행에 동원되는 근섬유의 분포로서 각 요인에 대한 설명은 다음과 같다.

운동 강도와 운동 효율

그림 1.7은 사이클 에르고미터 운동 시 운동 강도에 따른 순 효율의 변화를 보여주며, 운동 강도가 증가함에 따라 효율성이 감소하는 경향을 보인다(13, 31). 이는 에너지 소비량과 운동 강도 사이의 관계가 넓은 범위의 산출량에서 직선적이기보다는 곡선적이기 때문이다(그림 1.8) (16, 31). 이는 운동량과 에너지 소비량 사이의 직선 관계 때문에 산출량으로부터 산소 섭취량을 추정할 수 있다고 했던 것과 상반된다. 하지만 낮은 강도에서 중간 강도(<200 W)에서는 이 관계가 직선적이다. 반면, 최대 파워 출력 범위를 살펴보면 이 관계는 분명히 곡선적이다(그림 1.8). 결과적으로, 운동 강도가 증가함에 따라 전체 신체 에너지 소비량이 운동

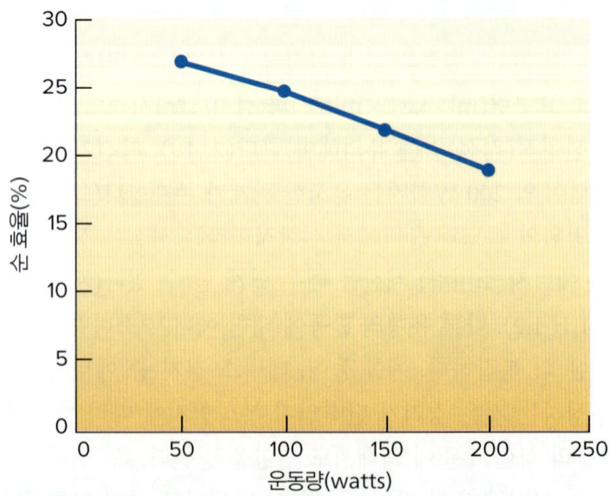

그림 1.7 운동 강도에 따른 암 에르고미터 운동 시 순 효율의 변화.

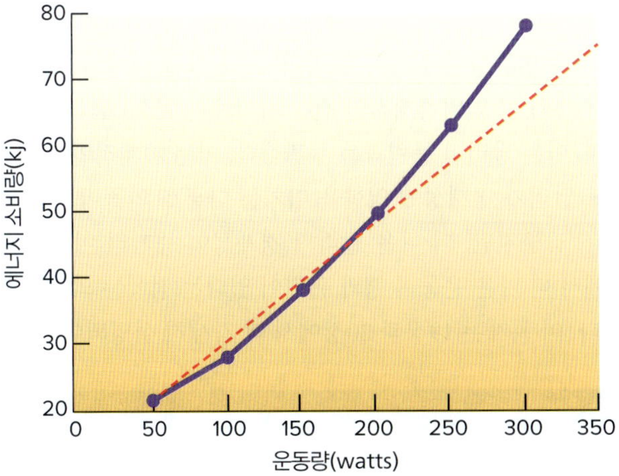

그림 1.8 **실선은 에너지 소비량과 운동 강도 사이의 관계를 나타낸다.** 에너지 소비량이 운동 강도에 따라 곡선적으로 증가한다.

강도에 비례하여 증가하지 않지만 이는 파워 출력에서 효율이 낮다는 것을 나타낸다.

운동 속도와 효율

연구에 따르면, 주어진 운동 강도에 대해 "최적"의 운동 속도가 존재하며, 최적의 운동 속도는 파워 생산량이 증가함에 따라 증가한다(8). 다시 말해, 최대 파워에서는 최적의 효율을 얻기 위해 더 빠른 움직임 속도가 필요하다. 암이나 사이클 에르고미터에서 40~60 rpm의 저강도에서 중강도 페달 속도가 일반적으로 최적이라고 간주된다(12, 14, 16, 28, 31, 33). 최적의 속도에서 벗어난 운동 속도의 변화는 효율성 감소를 초래한다(그림 1.9). 느린 속도의 운동에서 효율성이 감소하는 것은 아마도 관성 때문일 것이다(31). 즉, 움직임이 느리거나 몸의 움직임이 반복적으로 멈추고 시작해야 할 때 일을 수행하는 데 에너지 비용이 증가하기 때문이다. 하지만 빠른 속도의 운동에서 효율성이 감소하는 이유는 속도가 증가함에 따라 근육의 마찰이 증가하고, 그로 인해 내적 움직임이 증가할 수 있기 때문이다(6, 31).

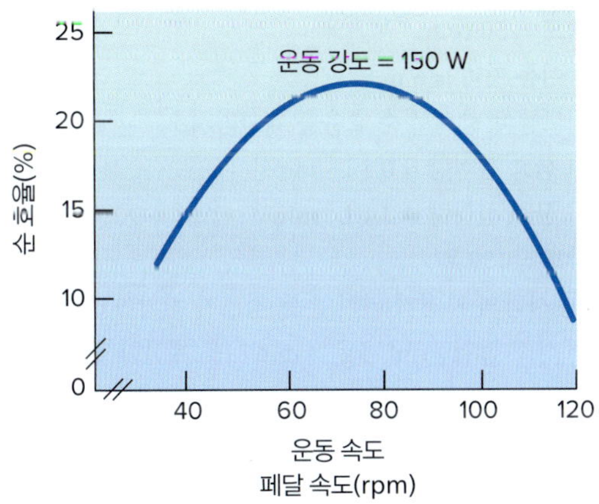

그림 1.9 150 W에서 운동 속도(페달 속도)가 운동 효율에 미치는 영향을 나타내며, 이 운동 강도에서 최대 효율성을 위한 최적의 페달 속도이다.

근섬유 형태와 효율성

사람마다 사이클 에르고미터 운동 중 순 효율에 차이가 나는 이유는 무엇일까? 최근의 연구에 따르면 지근 섬유 비율이 높은 사람들이 속근 섬유 비율이 높은 사람들에 비해 운동 효율성이 더 높다는 것이 밝혀졌다(근섬유 유형에 대한 내용은 8장 참조) (20, 22, 26, 32). 이러한 연구에 대한 생리학적 설명은 지근 섬유가 속근 섬유보다 더 효율적이며 지근 섬유는 동일한 운동수행을 하더라도 속근 섬유보다 적은 ATP를 필요로 한다. 더 높은 효율성이 종종 지구력 운동에서 더 나은 운동수행을 보이기 때문에 중요하다(20).

요약 *In Summary*

- 순 효율은 운동량을 안정 시 에너지 소비량으로 나눈 수학적 비율로 정의되며, 백분율로 표현된다.

$$\text{순 효율(\%)} = \frac{\text{운동량}}{\text{안정 상태 이상의 에너지 소비량}} \times 100$$

- 운동 효율성은 운동 강도가 증가함에 따라 감소하는데, 이는 운동 강도와 에너지 소비량 간의 곡선적인 관계를 갖기 때문이다.
- 어떤 운동 강도에서든 최대 효율에 도달하기 위해 최적의 운동 속도가 있다.
- 지근 섬유 비율이 높은 사람들은 속근 섬유 비율이 높은 사람들에 비해 운동 효율성이 더 높은데, 이는 지근 섬유가 속근 섬유보다 더 효율적이기 때문이다.

달리기 경제성

앞서 설명한 바와 같이, 수평 트레드밀 달리기 시 일의 계산이 어려워 운동 효율성을 계산할 수 없다. 하지만 다양한 속도로 달릴 때 항정상태에서의 산소 섭취량(산소 비용)을 측정하면 두 명의 달리기 선수나 두 그룹의 달리기 선수 간의 달리기 경제성(효율성은 아님)을 비교할 수 있는 방법을 제공한다(10, 18, 19, 27, 29). 비록 이 용어들이 비슷하게 보일 수 있지만, 효율성은 일량과 에너지 소비량의 비율을 의미하며, 만약 "일"을 측정할 수 없다면 효율성을 계산할 수 없다는 차이가 있다. 반면, 특정 달리기 속도에서 개인의 에너지 소비량(산소 섭취량)을 측정하는 것은 달리기 경제성을 결정하는 데 매우 쉽다. 그림 1.10은 엘리트 선수부터 일반인에 이르기까지 달리기 능력이 다른 그룹들 간의 산소 비용을 비교한 것이다(29). 달리기 경제성은(y축) 킬로미터당 체중

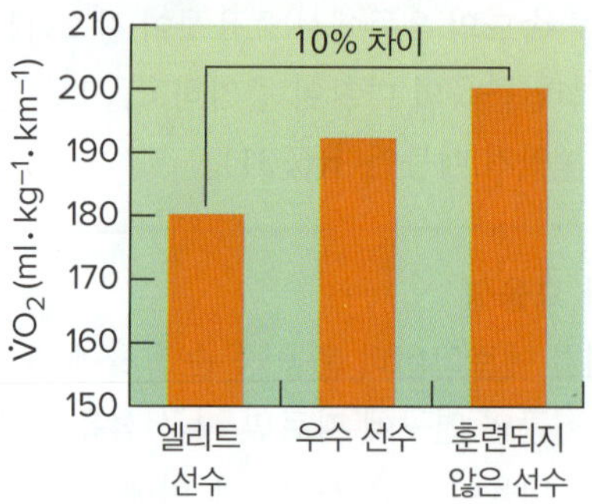

그림 1.10 엘리트 선수, 우수한 선수, 일반인의 산소 비용 평균값을 $ml \cdot kg^{-1} \cdot km^{-1}$로 표현한 것이다.

킬로그램에 사용된 산소의 밀리리터($ml \cdot kg^{-1} \cdot km^{-1}$)로 표현된다. 예상대로, 평균 산소 비용은 엘리트 선수에서 가장 낮았으며, 능력이 감소할수록 증가되었다. 그러나 엘리트 선수들과 일반인들 간의 평균 차이는 10%에 불과했으며, 이는 체계적인 트레이닝이 달리기 경제성에 미치는 영향이 적다는 것을 나타낸다. 반면, 이 연구에서 가장 흥미로운 부분은 각 그룹 내에서 달리기 경제성의 놀라운 변동성이 있었다는 점이다. 각 그룹 내에서 가장 경제적인 선수와 가장 비경제적인 선수 사이에는 약 20%의 차이가 있었으며, 이는 달리기 능력과는 무관했다. 이는 체계적인 트레이닝 외에도 달리기 경제성에 영향을 미치는 다른 요인들이 있음을 의미한다. 그렇지만, 더 나은 달리기 경제성이 중거리 이상 달리기 경기에서 더 나은 운동 수행과 관련이 있다는 점에는 의심의 여지가 없다. 이 문제는 19장과 20장에서 더 자세히 설명되어 있다.

요약 *In Summary*

- 수평 달리기 중 효율성을 계산하는 것은 쉽지 않지만, 특정 속도에서 달리기 산소 섭취량($ml \cdot kg^{-1} \cdot min^{-1}$)을 측정하면 달리기 경제성을 측정할 수 있다.
- 달리기 경제성은 평균적으로 엘리트 선수들이 일반 선수나 일반인들보다 더 좋다. 그러나 달리기 능력과는 무관하게 개인 간에 달리기 경제성에는 상당한 차이가 있다.

연구 문제

1. 다음 용어들의 정의를 내리시오.
   a. 일(Work)
   b. 파워(Power)
   c. 경사도(Percent grade)
   d. 상대적 산소 섭취량(Relative $\dot{V}O_2$)
   e. 순 효율(Net efficiency)
   f. 미터법(Metric system)
   g. 국제단위계(SI units)
2. 사이클 에르고미터에서 5분 동안 운동했을 때 총 운동량을 계산하시오.
   플라이휠 저항 = 25 N
   페달 속도 = 60 rpm
   회전당 이동 거리 = 6 m
3. 10분 동안의 트레드밀 운동에 대해 총 운동량과 파워를 계산하시오.
   트레드밀 경사 = 15%
   수평 속도 = $90\ m \cdot min^{-1}$
   피험자 체중 = 70 kg
4. (a) 직접 열량측정법과 (b) 간접 열량측정법을 이용하여 에너지 소비량을 추정하는 방법을 간단히 설명하시오.
5. 다음 예제에 대해 수평 트레드밀 걷기 중 에너지 소비량($ml \cdot kg^{-1} \cdot min^{-1}$)을 계산하시오.
   a. 트레드밀 속도 = $50\ m \cdot min^{-1}$
      피험자 체중 = 62 kg
   b. 트레드밀 속도 = $80\ m \cdot min^{-1}$
      피험자 체중 = 75 kg
6. 70 kg 체중의 피험자가 수평 트레드밀에서 각각 $150\ m \cdot min^{-1}$, $200\ m \cdot min^{-1}$, $235\ m \cdot min^{-1}$의 속도로 달릴 때의 추정 산소 섭취량($ml \cdot kg^{-1} \cdot min^{-1}$)을 계산하시오.
7. 다음 정보를 바탕으로 사이클 에르고미터 운동할 때의 파워를 계산하시오($kpm \cdot min^{-1}$와 W).
   플라이휠 저항 = 3.0 kp
   페달 속도 = 50 rpm
   회전당 이동 거리 = 6 m
8. 다음 정보를 바탕으로 순 효율을 계산하시오.
   안정 시 산소 섭취량 = $0.3\ L \cdot min^{-1}$
   운동 시 산소 섭취량 = $2.1\ L \cdot min^{-1}$
   운동 강도 = 150 W
9. 60 kg인 사람의 자전거 타기 운동 강도가 각각 50, 75, 100, 125 W일 때의 산소 섭취량($ml \cdot kg^{-1} \cdot min^{-1}$)을 계산하시오.

추천 문헌

American College of Sports Medicine. 2021. Guidelines for Exercise *Testing and Prescription*. Philadelphia, PA: Wolters Kluwer.

American College of Sports Medicine. 2012. *ACSM's Metabolic Calculations Handbook*. Baltimore, MD: Lippincott, Williams & Wilkins

Beam, W., and G. Adams. 2019. *Exercise Physiology Laboratory Manual*. New York, NY: McGraw Hill.
Bishop, P. A. 2019. *Measurement and Evaluation in Physical Activity Applications*. New York, NY: Routledge.
Haff, G., and C. Dumke. 2018. *Laboratory Manual for Exercise Physiology*. Champaign, IL: Human Kinetics.
Powers, S. and S. Dodd. 2020. *Total Fitness and Wellness*. San Francisco, CA: Benjamin Cummings.
Tanner, R., and C. Gore. 2013. *Physiological Tests for Elite Athletes*. Champaign, IL: Human Kinetics.

참고 문헌

1. **Ainsworth BE, Haskell WL, Herrmann SD, Meckes N, Bassett DR, Jr., Tudor-Locke C, et al.** Compendium of physical activities: a second update of codes and MET values. *Medicine & Science in Sports & Exercise* 43: 1575–1581, 2011.
2. **American College of Sports Medicine.** *Guidelines for Exercise Testing and Prescription*. Alphen aan den Rijn, Netherlands: Wolters Kluwer, 2021.
3. **Åstrand P.** *Textbook of Work Physiology*. Champaign, IL: Human Kinetics, 2003.
4. **Bassett DRJ, Howley ET, Thompson DL, King GA, Strath SJ, McLaughlin JE, et al.** Validity of inspiratory and expiratory methods of measuring gas exchange with a computerized system. *Journal of Applied Physiology* 91: 218–224, 2001.
5. **Brooks G, Fahey T, and Baldwin K.** *Exercise Physiology: Human Bioenergetics and Its Applications*. New York, NY: McGraw Hill, 2005.
6. **Cavanagh PR and Kram R.** Mechanical and muscular factors affecting the efficiency of human movement. *Medicine & Science in Sports & Exercise* 17: 326–331, 1985.
7. **Cavanagh PR and Kram R.** The efficiency of human movement—a statement of the problem. *Medicine & Science in Sports & Exercise* 17: 304–308, 1985.
8. **Coast JR and Welch HG.** Linear increase in optimal pedal rate with increased power output in cycle ergometry. *European Journal of Applied Physiology and Occupational Physiology* 53: 339–342, 1985.
9. **Consolazio C, Johnson R, and Pecora L.** *Physiological Measurements of Metabolic Function in Man*. New York, NY: McGraw Hill, 1963.
10. **Daniels J and Daniels N.** Running economy of elite male and elite female runners. *Medicine & Science in Sports & Exercise* 24: 483–489, 1992.
11. **Daniels JT.** A physiologist's view of running economy. *Medicine & Science in Sports & Exercise* 17: 332–338, 1985.
12. **Deschenes MR, Kraemer WJ, McCoy RW, Volek JS, Turner BM, and Weinlein JC.** Muscle recruitment patterns regulate physiological responses during exercise of the same intensity. *American Journal of Physiology – Regulatory, Integrative and Comparative Physiology* 279: R2229–R2236, 2000.
13. **Donovan CM and Brooks GA.** Muscular efficiency during steady-rate exercise. II. Effects of walking speed and work rate. *Journal of Applied Physiology* 43: 431–439, 1977.
14. **Ferguson RA, Ball D, Krustrup P, Aagaard P, Kjaer M, Sargeant AJ, et al.** Muscle oxygen uptake and energy turnover during dynamic exercise at different contraction frequencies in humans. *Journal of Physiology* 536: 261–271, 2001.
15. **Fox E, Foss M, and Keteyian S.** *Fox's Physiological Basis for Exercise and Sport*. New York, NY: McGraw Hill, 1998.
16. **Gaesser GA and Brooks GA.** Muscular efficiency during steady-rate exercise: effects of speed and work rate. *Journal of Applied Physiology* 38: 1132–1139, 1975.
17. **Grandjean E.** *Fitting the Task to the Man: An Ergonomic Approach*. New York, NY: International Publications Service, 1982.
18. **Hagan RD, Strathman T, Strathman L, and Gettman LR.** Oxygen uptake and energy expenditure during horizontal treadmill running. *Journal of Applied Physiology* 49: 571–575, 1980.
19. **Hopkins P and Powers SK.** Oxygen uptake during submaximal running in highly trained men and women. *American Corrective Therapy Journal* 36: 130–132, 1982.
20. **Horowitz JF, Sidossis LS, and Coyle EF.** High efficiency of type I muscle fibers improves performance. *International Journal of Sports Medicine* 15: 152–157, 1994.
21. **Howley ET and Thompson, DL.** *Health Fitness Instructor's Handbook*. Champaign, IL: Human Kinetics, 2017.
22. **Hunter GR, Newcomer BR, Larson-Meyer DE, Bamman MM, and Weinsier RL.** Muscle metabolic economy is inversely related to exercise intensity and type II myofiber distribution. *Muscle Nerve* 24: 654–661, 2001.
23. **Knoebel LK.** Energy metabolism. In: *Physiology*, edited by E. Selkurt. Boston, MA: Little Brown & Co., 1984, pp. 635–650.
24. **Knuttgen H and Komi P.** Basic definitions for exercise. In: *Strength and Power in Sport*, edited by P. Komi. Oxford, UK: Blackwell Scientific, 1992.
25. **Kraus WE, Powell K, Haskell WL, et al.** Physical activity, all-cause and cardiovascular mortality, and cardiovascular disease. *Medicine and Science in Sports and Exercise*. 51: 1270–1281, 2019.
26. **Lucia A, Rivero JL, Perez M, Serrano AL, Calbet JA, Santalla A, et al.** Determinants of $\dot{V}O_2$ kinetics at high power outputs during a ramp exercise protocol. *Medicine & Science in Sports & Exercise* 34: 326–331, 2002.
27. **Margaria R, Cerretelli P, Aghemo P, and Sassi G.** Energy cost of running. *Journal of Applied Physiology* 18: 367–370, 1963.
28. **Michielli DW and Stricevic M.** Various pedaling frequencies at equivalent power outputs. Effect on heart-rate response. *New York State Journal of Medicine* 77: 744–746, 1977.
29. **Morgan DW, Bransford DR, Costill DL, Daniels JT, Howley ET, and Krahenbuhl GS.** Variation in the aerobic demand of running among trained and untrained subjects. *Medicine & Science in Sports & Exercise* 27: 404–409, 1995.
30. **Moseley L and Jeukendrup AE.** The reliability of cycling efficiency. *Medicine & Science in Sports & Exercise* 33: 621–627, 2001.
31. **Powers SK, Beadle RE, and Mangum M.** Exercise efficiency during arm ergometry: effects of speed and work rate. *Journal of Applied Physiology* 56: 495–499, 1984.
32. **Scheuermann BW, Tripse McConnell JH, and Barstow TJ.** EMG and oxygen uptake responses during slow and fast ramp exercise in humans. *Experimental Physiology* 87: 91–100, 2002.
33. **Seabury JJ, Adams WC, and Ramey MR.** Influence of pedalling rate and power output on energy expenditure during bicycle ergometry. *Ergonomics* 20: 491–498, 1977.
34. **Shephard R.** *Physiology and Biochemistry of Exercise*. New York, NY: Praeger, 1982.
35. **Silverthorn, D.** *Human Physiology*. San Francisco, CS: Pearson, 2018.

36. **Singleton W**. *The Body at Work*. London: Cambridge University Press, 1982.
37. **Stegeman J**. *Exercise Physiology: Physiological Bases of Work and Sport*. Chicago, IL: Year Book Publishers, 1981.
38. **Stuart MK, Howley ET, Gladden LB, and Cox RH**. Efficiency of trained subjects differing in maximal oxygen uptake and type of training. *Journal of Applied Physiology* 50: 444–449, 1981.
39. **Whipp BJ and Wasserman K**. Efficiency of muscular work. *Journal of Applied Physiology* 26: 644–648, 1969.

2

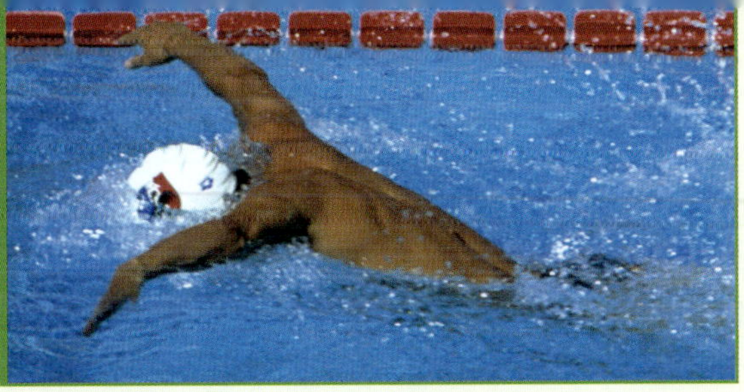

Mike Hewitt/Action Plus Sports Images/Alamy Stock Photo

인체 내부의 환경 조절

Control of the Internal Environment

■ 학습 목표

이 장을 공부함으로써 다음과 같은 내용을 할 수 있어야 한다:

1. *항상성*(homeostasis)과 *항정상태*(steady state)의 개념을 이해할 수 있다.
2. 생물학적 제어 시스템에 대해 논의하고 도식으로 설명할 수 있다.
3. 생물학적 제어 시스템에 대한 사례를 설명할 수 있다.
4. *음성 피드백*(negative feedback)에 대한 용어를 설명할 수 있다.
5. 생물학적 제어 시스템의 이점이 무엇을 의미하는지 설명할 수 있다.
6. 호르메시스와 운동의 개념을 실명할 수 있다.
7. 5가지 세포 신호 전달 기선들을 구분하여 실명할 수 있다.
8. 열충격단백질을 정의하고, 이 단백질들이 어떻게 세포를 손상으로부터 보호하는지 설명할 수 있다.

■ 학습 목차

항상성: 동적 불변성

신체 제어 시스템

제어 시스템의 특성
- 음성 피드백
- 양성 피드백

항상성 조절의 예
- 체온 조절
- 혈당 조절

운동: 항상성 시스템의 한계 테스트

운동은 세포의 적응을 통해 항상성 조절 능력을 개선시킨다

세포 항상성을 조절하기 위한 스트레스 단백질의 전략

■ 핵심 용어

감시기(sensor)
근접분비 신호(juxtacrine signaling)
내분비계(endocrine system)
내분비신호(endocrine signaling)
생물학적 제어 시스템(biological control system)
세포내분비 신호(intracrine signaling)
세포 신호 전달(cell signaling)
순응(acclimation)
스트레스 단백질(stress protein)
열 충격 단백질(heat shock proteins)
음성 피드백(negative feedback)
자가분비 신호(autocrine signaling)
적응(adaptation)
제어센터(control center)
주변분비신호(paracrine signaling)
항상성(homeostasis)
항정상태(steady state)
호르메시스(hormesis)
효과기(effectors)

100여 년 전, 프랑스 생리학자인 클로드 베르나르(Claude Bernard)는 신체의 "내부 환경(milieu intérieur)"이 외부 환경의 변화에도 불구하고 놀랄 만큼 일정하게 유지된다는 사실을 발견하였다(참고: 과학에서 중요한 인물 되돌아보기). 사실 신체가 열, 추위, 운동과 같은 스트레스에 노출되더라도 비교적 일정하게 내부 환경을 유지하는 것은 신체의 여러 제어 시스템이 작동하기 때문이다(16). 이처럼 내부 환경을 안정적으로 유지하는 기전은 운동 생리학 분야에서 중요한 이론이며, 이를 생물학적 제어 이론의 관점에서 보면 더 깊이 이해할 수 있다. 따라서 이 장에서는 "제어 시스템"의 개념들을 소개하고, 신체가 스트레스 상황에서도 어떻게 내부 환경을 일정하게 유지할 수 있는지에 대해 소개하고자 한다.

항상성: 동적 불변성

항상성(homeostasis)이란 인체의 내부 환경을 일정하게 유지하는 것을 의미한다. 이와 비슷한 용어인 **항정상태**(steady state)는 심박수처럼 어떤 생리학적 변수가 일정하고 변하지 않는 수준에 있을 때를 의미한다. 사실 두 용어가 유사해 보이지만, *항상성*은 일반적으로 휴식 상태에서 일정하고 정상적인 내부 환경을 나타낼 때 사용되는 반면(8, 17), 항정상태는 생리학적인 변수가 반드시 휴식 상태에 있다는 것을 의미하지 않으며, 단지 그 변수가 일정하고 변하지 않음을 나타낸다.

이 두 용어를 구별하기 위한 적절한 예는 운동 중 체온의 변화이다. 그림 2.1은 온도와 습도가 적절한 환경에서 일정한 강도로 최대하 운동을 60분 동안 수행했을 때 체온의 변화를 보여준다. 운동을 시작하면서 체온이 서서히 상승하다가 약 40분 후에는 안정된 수준인 항정상태에 도달하게 된다. 체온이 일정하게 유지되기 때문에 이를 항정상태라고 할 수 있지만, 이는 정상적인 휴식 시 체온보다 높기 때문에 항상성을 의미하지 않는다. 따라서 *항상성*은 주로 휴식 상태에서의 정상적인 내부 환경을 설명할 때 사용되고, *항정상태*는 운동 중 체온처럼 생리학적 지표가 일정하게 유지되지만 "항상성" 상태의 휴식 값과는 다를 때 사용된다.

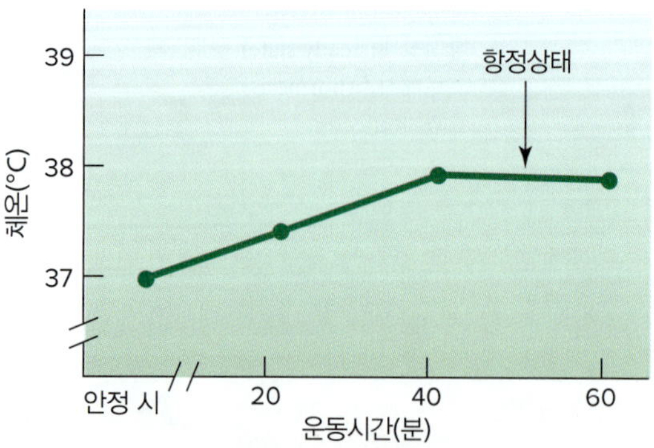

그림 2.1 정상적인 환경에서 60분 동안 최대하 운동 시 나타나는 체온의 변화. 운동 시작 40분 후 체온은 고원형상(항정상태)에 도달한다.

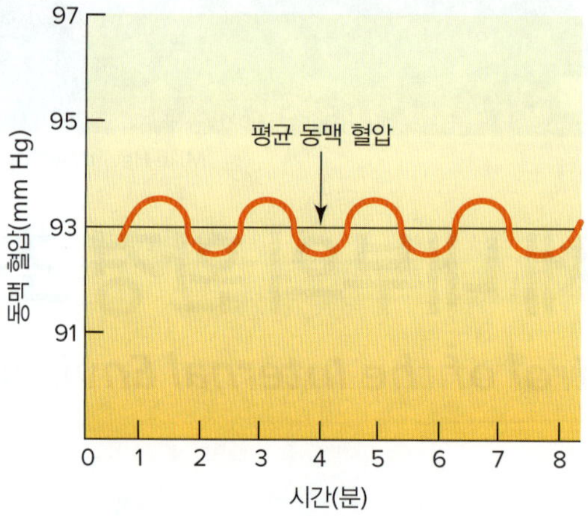

그림 2.2 안정 시 시간에 따른 동맥 혈압의 변화. 동맥 혈압이 시간에 따라 변화되지만 평균 동맥 혈압은 변하지 않는다.

항상성의 개념은 내부 환경이 변하지 않는다는 것을 의미하지만, 내부 환경이 절대적으로 일정하다는 뜻은 아니다. 실제로 대부분의 생리학적 변수들은 특정 "설정" 값 범위 내에서 변동하며, 항상성은 이러한 역동적 불변성(dynamic constancy)을 나타낸다. 예를 들어, 그림 2.2는 8분간 휴식 중 평균 동맥 혈압의 변화를 보여준다. 여기서 주목할 것은 동맥 혈압의 변동 폭은 시간에 따라 변화하지만 전체 평균 동맥 혈압은 약 93 mm Hg로 유지된다는 것이다. 이는 생물학적 제어 시스템인 "피드백(feedback)"의 특성과 관련이 있다(17).

요약 *In Summary*

- 항상성은 스트레스가 없는 상태에서 "정상적인" 내부 환경을 일정하게 유지하는 것으로 정의된다.
- *항정상태*(steady state)는 내부 환경이 일정하게 유지되는 상태를 의미하지만, 그 값이 반드시 정상 범위에 속하는 것을 의미하지 않는다. 신체가 항정상태에 있을 때, 심박수 등 생리학적 변수가 정상범위 내에서 상대적으로 일정하게 유지된다.

신체 제어 시스템

우리 몸에는 다양한 제어 시스템이 있으며, 이들 대부분은 생리학적 변수들을 일정하게 유지시킨다(17). 특히, 가장 복잡한 제어 시스템은 세포 내부에 존재하며, 이는 단백질의 분해와 합성, 에너지 생산 및 적절한 양의 영양소를 유지하는 것과 같은 세포 활

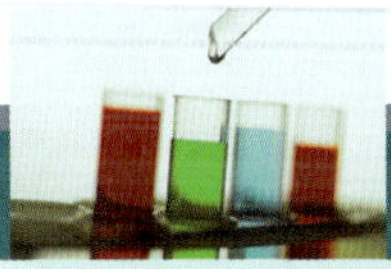

과학에서 중요한 인물 되돌아보기

클로드 베르나르-생리학의 창시자

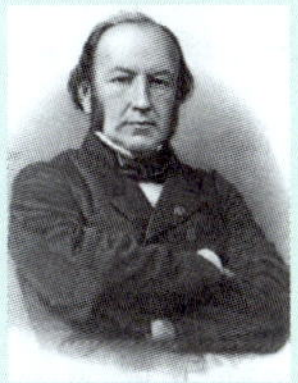

Boyer/Roger Viollet/Getty Images

클로드 베르나르(Claude Bernard, 1813~1878)는 프랑스의 의사이자 생리학자로서 "생리학의 창시자" 중 한 사람이다. 그의 연구와 저술은 19세기 생리학의 이해에 크게 기여했다, 특히 그는 일정한 내부 환경의 중요성을 발견하여 그 공로를 인정받았다. 다음은 베르나르 박사의 생애와 생리학에 대한 기여를 간략하게 소개하겠다.

그는 리옹 대학에 재학했으나 작가가 되기 위해 학업을 중단했다. 21세에 정식으로 작가 활동을 시작하기 위해 파리로 갔지만, 문학 비평가들과 논쟁 후 작가의 길을 포기하고 의학을 전공하기로 결심했다. 파리의 한 병원에서 인턴으로 일하면서 그는 프랑스의 저명한 의사이자 생리학자인 프랑수아 마젠디의 지도아래 연구와 교육에 참여하기 시작했다. 이후 그는 마젠디의 부교수가 되었고, 그를 이어 교수가 되었다.

그는 연구와 의료 경력을 통해 생리학과 의학 발전에 중요한 기여를 했다. 그의 첫 번째 연구 중 하나는 소화과정에서 췌장의 역할을 이해하는 것이었다. 또한, 간에서 젖산으로부터 포도당을 합성할 수 있다는 사실을 발견했다. 더욱이 그는 혈관운동계(혈관의 직경을 조절하는 신경계의 부분)를 발견하여 신경계가 어떻게 혈관을 확장하고 수축시키는지 이해하게 되었다. 당시 그는 신체가 건강을 유지하기 위해 안정된 내부 환경을 유지해야 한다는 견해를 제시했지만, 항상성의 개념을 직접적으로 제안한 것은 아니었다. 실제로, "항상성"의 개념은 1932년 월터 캐넌(Walter Cannon)에 의해 제시되었으며, 이에 대한 자세한 내용은 5장의 '과학에서 중요한 인물 되돌아보기'를 참조하라.

동을 조절한다. 중요한 점은 신체의 모든 기관 시스템이 항상성을 유지하기 위해 서로 협력한다는 것이다(15). 예를 들어, 폐(호흡계)와 심장(순환계)은 서로 협력하여 산소를 공급하고 이산화탄소를 제거하는 역할을 한다. 따라서 심폐계가 격렬한 운동 중에도 산소와 이산화탄소의 정상적인 수준을 유지할 수 있다는 것은 이 효율적인 제어 시스템 덕분이다.

제어 시스템의 특성

가정에서 사용되는 온도 조절기로 작동되는 냉난방 시스템을 생각해 보면, 신체가 어떻게 내부 환경을 안정적으로 유지하는지 이해할 수 있다. 예를 들어 온도 조절기가 20°C로 설정되어 있다고 가정해 보자. 만약 실내 온도가 20°C에서 벗어날 때 온도 조절기는 적절한 반응을 통해 온도를 다시 20°C로 되돌린다. 온도가 20°C보다 높아지면 온도 조절기는 난방 시스템을 중지하고 냉방 시스템을 작동시킨다. 반대로 온도가 20°C보다 낮아지면 난방 시스템을 작동시켜 설정 온도인 20°C를 유지한다. 이처럼 제어 시스템은 온도를 설정된 수준으로 유지하기 위해 반응한다.

이러한 기계적 제어 시스템과 유사하게, **생물학적 제어 시스템**(biological control system)도 다양한 요소들로 구성되어 신체의 화학적 및 물리적 변수를 일정하게 유지한다(17). 이러한 생물학적 제어 시스템은 (1) 감지기(또는 수용체), (2) 제어센터(반응을 통합하는 중추), (3) 효과기(원하는 효과를 만들어내는 기관)로 구성되어 있다(그림 2.3 참조). 먼저 생물학적 제어 시스템이 작동되려면 내부 환경의 변화를 유발시킬 수 있는 자극이 있어야 하며, 이는 신체 내 변화를 감지하는 수용체인 **감지기**(sensor)를 활성화시킨다. 활성화된 감지기는 제어센터로 신호를 보내어 정보를 전달한다. **제어센터**(control center)는 감지기로부터 들어온 신호의 강도를 분석한 후 적절한 반응을 유도하기 위해

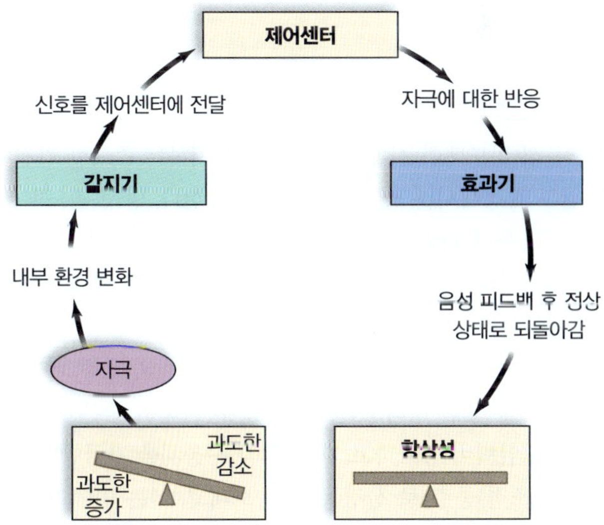

그림 2.3 생물학적 제어 시스템의 구성 요소. 이 과정은 자극으로 인해 내부 환경의 변화가 발생하면, 감지기가 그 정보를 인지하여 제어센터로 전달한다. 제어센터는 문제를 해결하기 위해 필요한 반응의 정도를 평가하고 이를 효과기에 전달하여 원하는 효과를 유도한다. 이를 통해 자극에 의한 변화를 수정하고, 결국 자극이 제거된다.

이를 **효과기**(effectors)로 전달하여 내부 환경을 정상 상태로 유지한다. 이후 내부 환경이 정상 상태(항상성)로 돌아오면, 제어센터를 작동시킨 최초의 자극은 감소된다. 이러한 유형의 피드백을 *음성 피드백*(negative feedback)이라고 하며, 이는 신체의 항상성을 유지하는 주된 방법이다(17) (그림 2.3). 음성 피드백에 대한 구체적인 설명은 다음과 같다.

음성 피드백

대부분의 신체 제어 시스템은 **음성 피드백**을 통해 조절된다(17). 음성 피드백은 신체를 조절하는 생물학적 제어 시스템으로, 다양한 변수들을 정상 수준으로 되돌려 항상성을 유지하는 데 중요한 역할을 담당한다. 음성 피드백의 한 예로는 호흡계가 세포 외액의 이산화탄소 농도를 조절하는 과정이 있다. 만약, 세포 외액의 이산화탄소 농도가 정상 수준을 초과하게 되면 수용기가 이를 감지하고 호흡 제어센터로 정보를 보내면 호흡이 증가되어 더 많은 공기가 폐로 들어오도록 조절된다. 이때 호흡을 증가시키는 호흡 근육은 효과기의 역할을 담당한다. 결과적으로 호흡이 증가되면 세포 외액의 이산화탄소 농도가 낮아져 정상적인 항상성 상태로 돌아온다. 이러한 제어 시스템을 *음성*이라고 정의하는 이유는 제어 시스템의 반응이 자극에 대해 반대(음성) 방향으로 나타나기 때문이다. 즉, 이러한 피드백을 음성 피드백이라고 불리는데, 이는 몸속 이산화탄소 농도가 높아지면 생리학적 반응을 유발하여 이산화탄소를 다시 정상 수준으로 낮추기 때문이다. 이 반응은 초기 자극에 대해 억제적으로 작용한다.

양성 피드백

비록 음성 피드백이 신체의 항상성을 유지하는 중요한 기전이지만, 일부 과정에서는 양성 피드백도 작용한다. 양성 피드백은 최초의 자극을 오히려 증폭시키는 방향으로 작동된다. 이를 *양성*(positive)이라고 하는 이유는 반응이 자극과 같은 방향으로 나타나기 때문이다.

예를 들어 여성의 분만 시 진통이 강화되는 과정 중, 아기의 머리가 산도를 통해 내려오면서 자궁경부(자궁의 좁은 끝부분)에 가해지는 압력이 증가하고, 이는 감각 수용체를 자극한다. 이 자극은 뇌(조절 중추)로 신경 신호를 보내고, 뇌는 이에 반응하여 뇌하수체에서 옥시토신이라는 호르몬을 분비한다. 옥시토신은 혈액을 통해 자궁으로 이동하여 자궁 수축을 더욱 강화시킨다. 분만이 진행됨에 따라 자궁경부는 더욱 자극을 받아 자궁 수축이 점점 강해진다. 결국 출산이 끝날 때까지 이러한 과정이 지속되며, 출산 후 자극(압력)이 멈추면 옥시토신 분비도 중단되어 양성 피드백 기전도 종료된다.

요약 *In Summary*

- 생물학적 제어 시스템은 감지기, 제어센터 및 효과기로 구성된다.
- 대부분의 제어 시스템은 음성 피드백을 통해 작동된다.

항상성 조절의 예

생물학적인 제어 시스템에 대한 이해도를 높이기 위해서 항상성 조절에 대한 예를 살펴보고자 한다.

체온 조절

음성 피드백을 통해 항상성을 조절하는 대표적인 시스템은 체온 조절이다(16). 이 시스템에서 감지기는 신체 여러 부위에 분포하여 열을 감지하는 온도 수용체이다. 만약 체온이 정상보다 높아지면 온도 감지기는 체온 상승을 알리는 신경 신호를 뇌에 위치한 제어센터로 보낸다(그림 2.4의 상단 부분). 이에 제어센터는 체온을 낮추기 위해 피부 혈관을 확장시켜 발한을 유도하고, 체온이 정상 수준으로 돌아오면 비활성화된다.

반면 체온이 정상보다 낮아지면, 온도 감지기가 뇌의 제어센터에 신호를 전달하여 피부 혈관의 수축을 유도하고 이를 통해 열 손실을 막는 반응을 일으킨다(그림 2.4의 하단 부분 참조). 이러한 작용은 체온을 보존하는 데 도움이 되며, 체온이 정상으로 돌아오면 제어센터는 비활성화된다. 운동 중 체온 조절에 대한 자세한 내용은 12장에서 다루도록 할 것이다.

혈당 조절

항상성을 유지하는 데 중요한 역할을 하는 것 중 하나가 **내분비계**이다(5장 참조). 신체에는 8개의 주요 내분비선이 있으며, 이 내분비선들은 호르몬이라고 불리는 화학 물질을 합성하고 이를 혈액으로 분비한다. 호르몬은 순환계를 통해 온몸으로 운반되어 순환과 대사기능을 조절한다(4, 17). 내분비계가 항상성 유지에 기여하는 한 예로는 혈당 수치를 조절하는 것이다. 실제로 건강한 상태에서는 혈당 농도가 내분비계에 의해 정확하고 섬세하게 조절된다. 예를 들어, 인슐린이라는 호르몬은 세포 내 포도당 흡수와 대사 과정을 조절하여 혈당을 조절한다. 많은 양의 탄수화물을 섭취한 후에는 혈당 수치가 정상보다 증가한다. 증가된 혈당은 췌장에 신호를 보내 인슐린 분비를 유도하며, 인슐린은 세포 내 포도당 흡수를 증가시켜 혈당을 낮춘다. 만약 혈당 제어 시스템이 제대로 작동하지 않으면 당뇨병과 같은 질환이 발생하며, 이는 임상 적용 2.1에서 다루도록 하겠다.

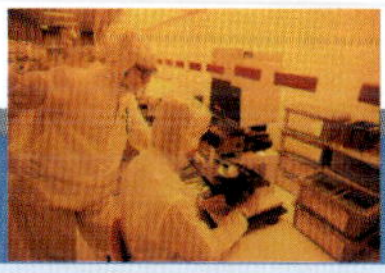

임상 적용 2.1

생물학적 제어 시스템의 기능 저하는 질병을 초래한다

생물학적 제어 시스템의 어떤 구성 요소라도 제대로 작동하지 않으면 항상성은 무너진다. 생물학적 제어 시스템이 붕괴되는 대표적인 예로는 당뇨병이 있다. 일반적으로 당뇨병에는 두 가지 유형(제1형과 제2형)이 있지만, 이 모든 유형에서는 비정상적으로 높은 혈당 수치를 나타낸다. 제1형 당뇨병에서는 췌장의 베타세포 기능 저하로 더 이상 인슐린을 생산하지 못해 혈액 내 포도당을 조직 세포로 운반하지 못한다. 이는 췌장 베타세포의 기능 저하로 인해 "효과기"가 제 역할을 수행하지 못한 것을 의미한다. 특히, 고탄수화물 식사 후 혈당이 상승되어도 인슐린이 분비되지 않으면 포도당은 세포로 운반되지 못하고, 결국 고혈당증이 발생하여 당뇨병으로 진행된다.

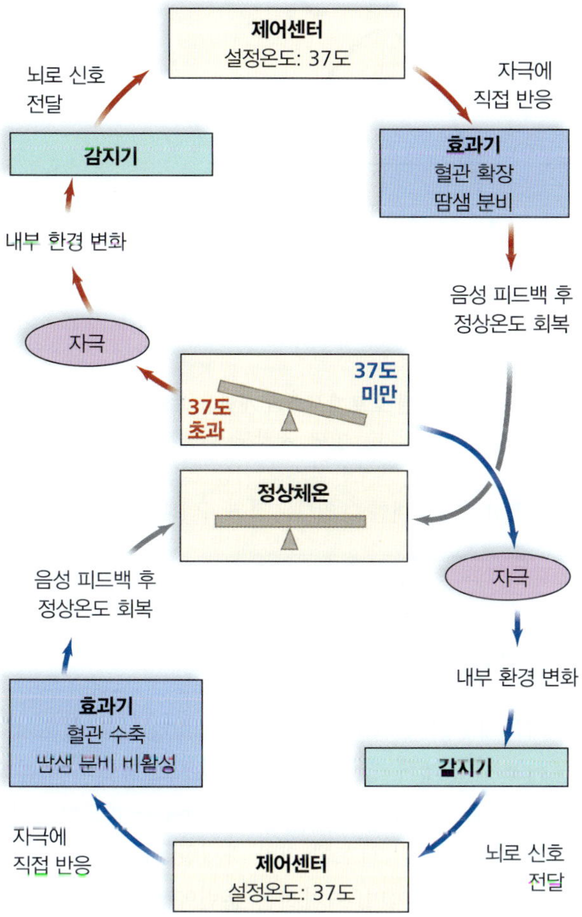

그림 2.4 체온 조절을 위한 음성 피드백. 이 시스템이 어떻게 체온을 조절하는지에 대한 자세한 내용은 본문을 참조하라.

운동: 항상성 시스템의 한계 테스트

근력 운동은 신체의 항상성 제어 시스템에 혼란을 야기할 수 있다. 이는 운동이 항상성을 유지하는 기전들을 붕괴시킬 가능성이 있기 때문이다. 예를 들어, 신체는 고강도 운동 중 골격근에서 생성되는 과도한 열을 해소하는 데 큰 부담을 느낀다. 또한, 고강도 운동은 근육의 산소 요구량을 크게 증가시키고, 동시에 많은 양의 이산화탄소를 발생시킨다. 특히 고강도의 운동 중 골격근에 더 많은 산소를 공급하고 대사 과정에서 생성된 이산화탄소를 제거하기 위해 호흡과 혈류의 증가가 요구된다. 따라서, 이러한 신체의 제어 시스템은 내부 환경의 급격한 변화에 대응하기 위해 빠르게 반응해야 한다.

일반적으로 신체는 고강도 운동을 하거나 덥고 습한 환경에서 장시간 운동할 때 항상성을 유지하기 어렵다. 특히 이러한 운동들은 내부 환경에 큰 변화를 일으켜 신체 제어 시스템의 붕괴를 초래하며, 이는 항정상태를 유지할 수 없게 만들어 피로를 유발하고 운동을 중단하게 만든다(3, 7, 14). 따라서 운동으로 인해 발생하는 항상성 붕괴를 최소화하기 위한 다양한 신체 제어 시스템을 이해하는 것은 운동 생리학을 공부하는 학생들에게 매우 중요하다. 운동 중 내부 환경에 영향을 미치는 개별 제어 시스템(예: 순환계, 호흡계)에 대한 구체적인 내용은 4장부터 12장에 걸쳐 논의될 것이다. 또한, 운동 후 향상된 운동수행능력은 항상성을 더 잘 유지할 수 있도록 해주는 훈련 적응의 결과이며, 이는 13장에서 다룰 것이다.

운동은 세포의 적응을 통해 항상성 조절 능력을 개선시킨다

적응이란 세포나 기관계의 구조와 기능이 변화하여 스트레스가 많은 상황에서도 항상성을 유지할 수 있는 능력이 향상되는 것을 의미한다. 실제로 세포가 다양한 변화에 반응할 수 있는 능력은 일정하지 않으며, 규칙적인 운동과 같은 특정 스트레스에 장기간 노출됨으로써 향상될 수 있다. 또한, 규칙적인 운동은 근섬유 내에서 생화학적 적응을 촉진하는 간헐적인 스트레스로 작용하며,

중점연구 2.1

운동에 의한 호르메시스

생물학에서 **호르메시스**라는 용어는 해로운 스트레스(화학물질, 환경적 유해물질)에 소량 혹은 중간 정도로 노출되었을 때 세포나 유기체가 이에 적응하여 결과적으로 긍정적인 효과를 나타내는 현상을 의미한다(13). 반면, 높은 수준의 스트레스에 노출되면 생리학적 기능에 잠재적으로 부정적인 영향을 미칠 수 있다. 최근 호르메시스 개념은 원래의 정의에서 확장되어, 운동이 세포 적응을 촉진하는 스트레스의 일종으로 제시되었다(13). 실제로 호르메시스는 운동에 의한 신체의 적응 현상을 설명할 수 있다. 특히 운동 중 신체는 열, 대사 및 기계적 스트레스 등에 노출되어 항상성 기능이 저하되지만, 이는 세포 신호 전달 경로를 활성화시켜 특정 유전자들의 발현을 증가시키고 세포 적응을 촉진한다. 이러한 세포 적응 반응은 세포가 스트레스에 대처하는 능력을 향상시켜, 결과적으로 항상성을 유지하는 데 도움이 된다.

호르메시스와 운동에 대한 관련 기전을 이해하려면, 호르메시스, 운동 및 스트레스 간의 관계가 종형 곡선(그림 2.5)이라는 점을 주목해야 한다. 즉, 저강도에서 중강도의 운동은 세포 및 기관계에 유익한 적응을 유도하므로, 최적의 운동 강도와 지속 시간은 세포 적응을 최대화하여 유익한 효과를 얻는 데 중요한 역할을 한다. 반면에 과도한 운동(장기간 고강도 운동)은 오버트레이닝을 초래하여 운동수행능력의 저하 등과 같이 신체에 부정적인 영향을 미친다. 운동과 호르메시스에 대한 더 많은 정보는 추천문헌 Peake 등(2015) 및 Radak 등(2017)을 참조하라.

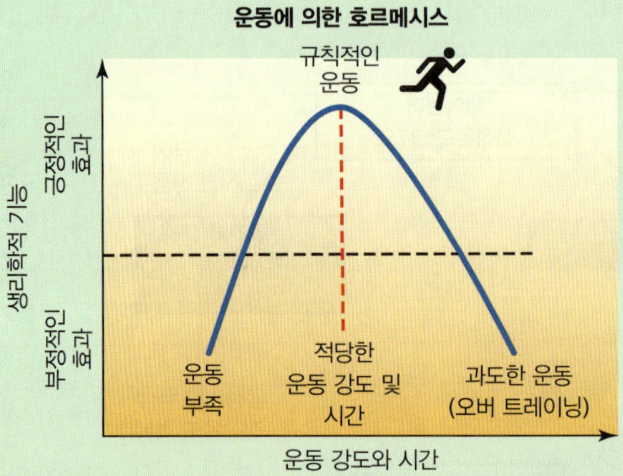

그림 2.5 이 종 모양의 그래프는 운동으로 유도된 호르메시스의 개념을 보여준다. 운동 부족(너무 적은 운동)은 생리학적 기능에 부정적인 영향을 미치는 반면, 저강도 및 중강도의 규칙적인 운동은 생리학적 기능에 긍정적인 효과를 가져온다. 또한, 과도한 운동(장기간 고강도 운동)은 오버트레이닝을 초래하여 생리학적 기능에 부정적인 영향을 미칠 수 있다는 점을 기억해야 한다.

이는 세포 내에서 운동으로 유도된 적응 과정인 호르메시스의 한 예라고 설명할 수 있다(자세한 내용은 중점연구 2.1을 참조). 더욱이 세포는 더운 환경에서 발생하는 열 스트레스와 같은 환경적 스트레스에도 적응할 수 있다. 이러한 환경 적응 과정은 기존의 항상성 제어 시스템 기능이 향상되는 것을 의미하며, 이를 **순응**이라고 한다(17).

규칙적인 운동은 세포 변화를 촉진하여 운동이라는 "스트레스" 상황에서도 항상성을 유지할 수 있는 능력을 향상시킨다(11, 12). 이러한 변화는 다양한 세포 신호 전달 기전을 통해 이루어진다. **세포 신호 전달**이란 세포 간의 의사소통 시스템을 의미하며, 이를 통해 세포 활동이 조절된다. 세포가 내부 환경의 변화를 감지하고 이에 적절히 반응하는 능력은 항상성을 유지하는 데 필수적이다. 다양한 세포 신호 전달 기전이 신체의 여러 기능을 조절한다는 것은 결코 놀라운 일이 아니다. 다음으로 5가지 서로 다른 세포 신호 전달 기전을 설명할 것이며, 이는 그림 2.6에 제시되어 있다.

- **세포내분비 신호**(intracrine signaling)는 화학적 신호가 세포 내부에서 생성되어 세포 외부로 방출되지 않고 동일한 세포 내에서 작용하여 특정 반응을 유도하는 방식이다. 세포내분비 신호에 대한 자세한 설명은 13장과 14장에서 다룰 것이며, 여기서는 훈련에 의해 적응된 골격근의 세포 신호 전달 기전에 대해 간략히 설명하고자 한다.
- **근접분비 신호**(juxtacrine signaling)는 세포와 세포 간의 접촉면을 통해 정보를 교환하는 방식으로, 두 세포의 세포막을 연결하는 작은 접합부를 통해 한 세포의 세포질이 다른 세포의 세포질과 접촉한다. 이러한 근접분비 신호는 9장에서 다룰 심장 세포의 예시에서 확인할 수 있다. 특히 심장 세포는 인접한 세포에 수축신호를 전달하여 심장이 부드럽고 효율적으로 수축하도록 돕는다.

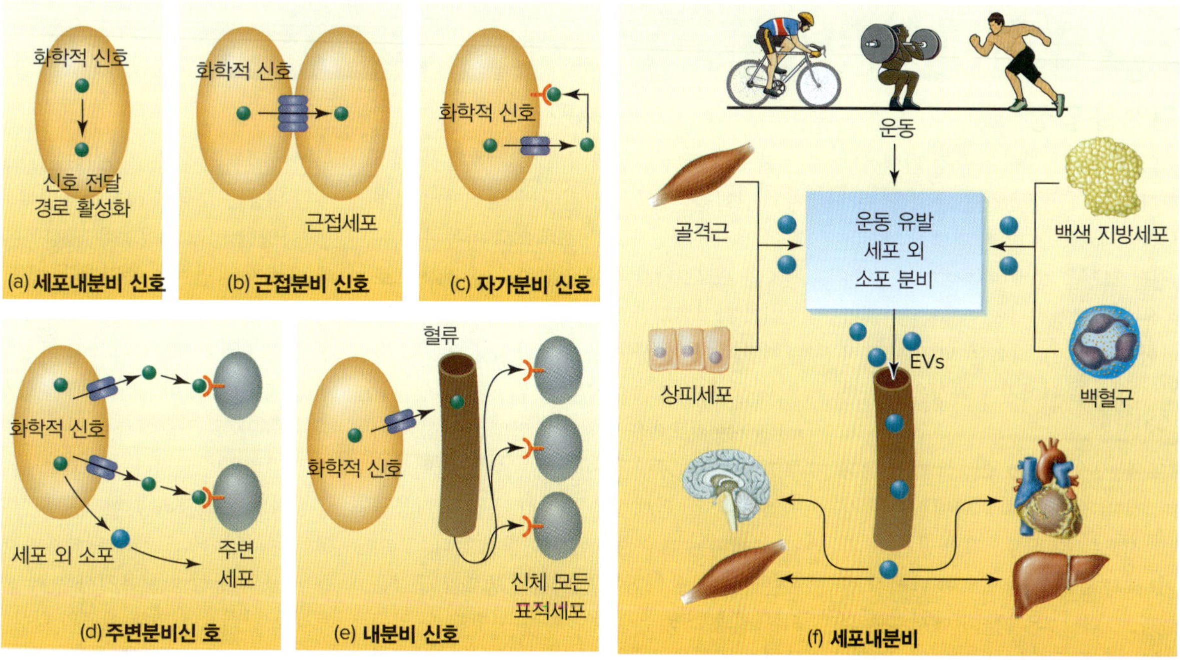

그림 2.6 항상성 조절 및 세포 적응을 위한 5가지 세포 신호 전달 기전. (*a*) 세포내분비는 세포 내부에서 화학적 신호가 생성되어 동일한 세포 내에서 신호 전달 경로를 활성화하고, 이를 특정 세포 반응에 유도할 때 발생된다. (*b*) 근접분비 신호는 한 세포의 세포질이 작은 연결부를 통해 다른 세포의 세포질과 접촉하여 두 세포막을 연결할 때 발생한다. 이는 한 세포에서 생성된 화학적 전달자가 인접한 세포로 이동할 수 있게 한다. (*c*) 자가분비 신호는 세포가 화학적 신호를 생성하여 이를 세포 밖으로 방출하고, 그 신호가 다시 동일한 세포에 작용할 때 발생한다. (*d*) 주변분비 신호는 한 세포가 화학적 신호를 생성하고 이를 인근 세포에 전달하여 협력적인 반응을 유도할 때 발생한다. 이때 화학적 신호는 개별 분자의 형태이거나 다수의 신호 분자를 포함한 세포 외 소포 형태일 수도 있다. (*e*) 내분비 신호는 세포가 화학적 신호(호르몬)를 혈액으로 방출하고, 이 호르몬이 혈류를 통해 신체 전체로 운반되어 표적세포에 작용할 때 발생된다. (*f*) 세포에서 방출되는 세포 외 소포는 내분비 신호 전달의 새로운 형태로 작용한다.

- **자가분비 신호**(autocrine signaling)는 세포가 화학적 신호를 생성하고 이를 세포 밖으로 분비한 후 다시 동일한 세포에 신호를 전달하는 방식을 말한다. 예를 들어, 저항성 훈련 중 근육세포 내에서 발생하는 자가분비 신호는 핵 안의 DNA를 자극해 더 많은 수축성 단백질을 생성하게 하며, 이는 결과적으로 근육세포의 크기를 증가시킨다. 이러한 유형의 세포 신호 전달은 14장에서 논의될 것이며, 자세한 내용은 자세히 살펴보기 2.1에서 세포 신호가 어떻게 단백질 합성을 촉진할 수 있는지에 대한 개요를 설명할 것이다.
- **주변분비 신호**(paracrine signaling)는 세포가 화학적 신호를 생성하여 세포 밖으로 분비하고, 이 신호가 인근에 있는 세포에 작용하여 협력적인 반응을 유도할 때 발생된다. 예를 들어, 6장에서는 면역 세포들이 서로 소통하여 감염과 부상으로부터 신체를 보호하기 위해 어떻게 협력하여 세균을 공격하는지 설명하고 있다. 시냅스 신호는 신경계에서 발생하는 또 다른 유형의 주변분비 신호로, 이는 7장에서 논의할 것이다. 또한, 이전에 소개한 것처럼(0장), 운동 중 골격근은 생리활성 물질(예: 단백질과 mRNA)을 포함하는 세포 외 소포(작은 막으로 둘러싸인 주머니)를 분비하며, 이는 인근 표적세포에 대사적인 영향을 미칠 수 있는 독특한 유형의 주변분비 신호 전달 방식이다(그림 2.6(*d*)). 더욱이, 세포 외 소포는 다음에 설명될 내분비 신호 전달에도 참여할 수 있기 때문에 주변분비 신호와 내분비 신호를 모두 활용하여 세포 간 메시지를 전달하는 독특한 신호 전달 기전이다.
- **내분비 신호**(endocrine signaling)는 췌장, 부신, 골격근과 같은 조직이 화학적 신호인 호르몬을 혈액으로 분비하고, 이 호르몬이 신체 전체로 이동하는 과정을 의미한다. 대부분의 경우, 호르몬은 해당 호르몬에만 반응하는 특정한 수용체를 가진 세포에 작용한다. 이러한 "전형적인" 내분비 신호의 예는 그림 2.6(*e*)에 설명되어 있으며, 5장에서 자세히 다룰 것이다. 일반적인 내분비 신호(개별 호르몬이 혈액으로 분비되는 방식) 외에도, 세포에서 분비된 세포 외 소

자세히 살펴보기 2.1

세포내 단백질 합성

운동은 세포의 균형을 유지하는 특정 단백질의 합성을 증가시켜 세포의 항상성을 유지하는 능력을 향상시킨다. 운동으로 인한 단백질 합성은 세포 신호 전달 과정을 통해 이루어지며, 이는 궁극적으로 유전자 활성화와 그에 따른 단백질 합성으로 이어진다(1, 2). 다음은 세포 신호 전달이 단백질 합성으로 이어지는 과정을 간략히 설명한 내용이다.

인간 세포에는 약 20,000~21,000개의 유전자가 있으며, 각 유전자는 특정 단백질을 합성한다(6). 세포 신호는 특정 유전자의 발현을 "활성화"시키거나 "비활성화"함으로써 단백질 합성을 조절한다. 그림 2.7은 근섬유에서 운동으로 인한 단백질 합성 과정을 보여준다. 이 과정은 운동이라는 "스트레스"가 특정 세포 신호 전달 경로를 자극하면서 시작되며, 이는 전사촉진인자라는 분자를 활성화시킨다. 전사촉진인자는 새로운 단백질을 합성하기 위해 특정 유전자의 발현을 "활성화"시킨다. 근형질에서 활성화된 전사촉진인자는 세포핵으로 이동하여 유전자의 프로모터 부위에 결합한다. 유전자 프로모터가 활성화되면 전사 과정이 시작되어, 특정 단백질의 아미노산 서열에 대한 유전 정보를 담은 메신저 RNA (mRNA)를 생성한다. 생성된 mRNA는 세포핵을 빠져나와 단백질 합성이 이루어지는 리보솜으로 이동하여 특정 단백질로 번역된다. 각 단백질은 고유한 구조와 기능을 가지며, 이는 매우 중요한 의미를 갖는다. 그 이유는 근섬유에 포함된 단백질의 종류가 근섬유의 특성과 특정 유형의 운동을 수행할 수 있는 능력을 결정하기 때문이다. 따라서 골격근에서 유전자의 활성을 촉진하거나 억제하는 세포 신호 전달 경로를 이해하는 것은 운동 생리학자들에게 매우 중요하다. 운동이 유전자 발현을 변화시켜 골격근 적응을 촉진하는 과정에 대한 자세한 내용은 13장과 14장에서 다루고 있다.

다양한 형태의 운동은 근섬유에서 서로 다른 유전자의 발현을 촉진한다. 예를 들어, 저항성 운동과 지구력 운동은 서로 다른 세포 신호 전달 경로를 활성화하여 각각 특정 유전자의 발현을 촉진하고, 다양한 단백질 합성을 유도한다. 하지만 두 운동 유형은 서로 다른 특정 유전자의 발현뿐만 아니라, 스트레스 단백질과 같은 공통적인 유전자의 발현도 유도한다. 특히, 세포에는 다양한 스트레스 단백질이 존재하며, 이는 세포의 항상성을 유지하는 데 중요하다. 스트레스 단백질에 의해 세포의 항상성이 조절되는 기전에 대한 간략한 소개는 "세포 항상성을 조절하기 위한 스트레스 단백질의 전략"이라는 제목의 섹션에서 논의된다.

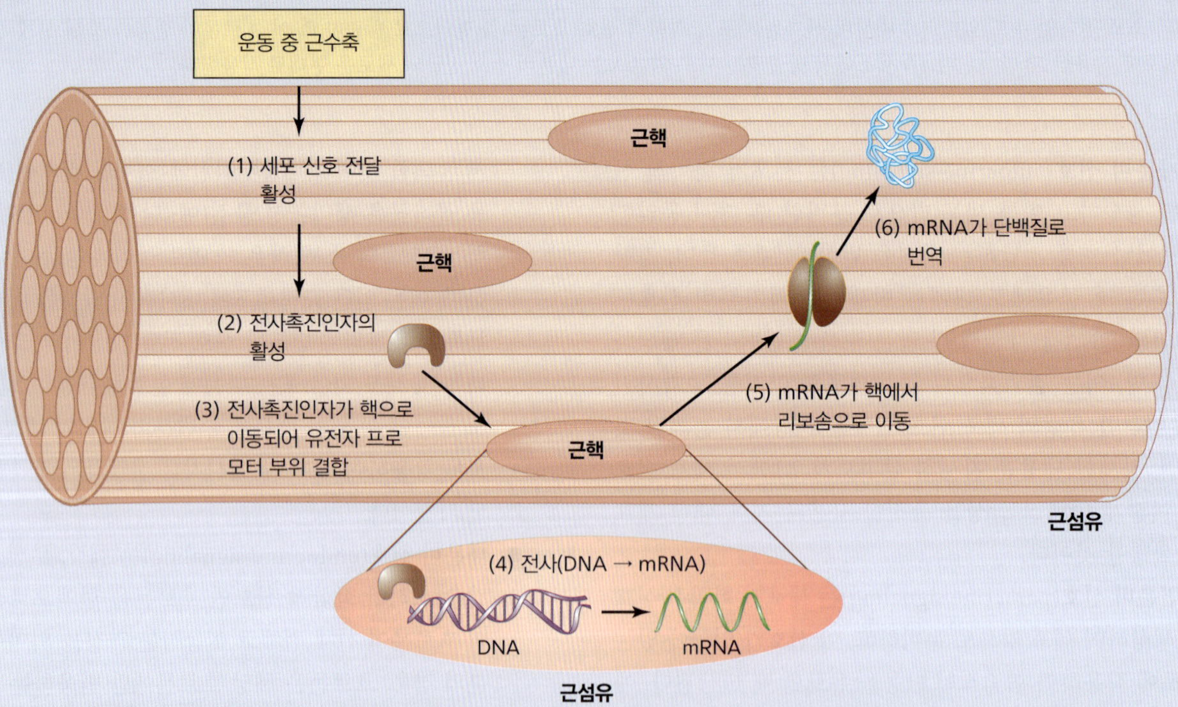

그림 2.7 운동이 근섬유 내 세포 신호 전달 경로를 활성화하여 유전자 발현 증가와 새로운 단백질 합성을 촉진하는 과정을 설명한다.

포는 뇌, 골격근, 심장, 간 등 여러 조직에서 변화를 유도하는 새로운 형태의 내분비 신호 역할을 한다.

이전에 언급한 바와 같이(0장) 운동은 골격근, 상피세포, 백색 지방세포 및 기타 조직에서 세포 외 소포의 분비를 촉진한다고 보고되었다. 이러한 세포 외 소포는 인근 세포로 들어가 주변분비 신호 형태로 정보를 전달하거나, 순환계를 통해 신체의 다양한 장기로 이동하여 내분비 신호로 작용할 수 있다. 실제로, 세포 외 소포는 근력 운동의 긍정적인 효과가 신체 전체의 조직(뇌, 간 등)으로 전달되는 기전을 과학적으로 설명할 수 있다(그림 2.6(*f*) 참조). 운동 중 세포 외 소포가 내분비 신호 전달 메신저로 작용하는 것에 대한 자세한 내용은 추천 문헌에서 Nederveen 등(2021)을 참조하길 바란다.

세포 항상성을 조절하기 위한 스트레스 단백질의 전략

세포가 감당할 수 있는 능력을 초과하는 "스트레스"에 직면할 때, 세포내 항상성은 붕괴된다. 일반적으로 세포가 스트레스에 대항하기 위해 제어 시스템을 사용하는 것을 *세포 스트레스 반응*(cellular stress response)이라고 한다. 세포 스트레스 반응은 세포 내에서 항상성 붕괴에 대응하여 스트레스로부터 세포를 보호하는 특정 단백질을 생성하는 생물학적인 제어 시스템이다. 이제 세포 스트레스 반응 시스템의 개요와 이 시스템이 어떻게 세포를 항상성 붕괴로부터 보호하는지에 대해 살펴보자.

세포 수준에서 단백질은 항상성 유지에 중요한 역할을 담당한다. 예를 들어, 단백질은 세포 내 운반체로 작용하거나 화학 반응을 촉진하는 효소로서 정상적인 세포가 기능을 수행하는 데 필수적이다. 스트레스에 의해 세포 내 단백질이 손상되면 세포 손상과 항상성 붕괴가 발생할 수 있기 때문에 세포는 **스트레스 단백질**이라고 불리는 보호 단백질을 신속하게 생성한다(5, 9, 10). *스트레스 단백질*이라는 용어는 다양한 스트레스에 반응하여 세포 내에서 생성되는 단백질을 의미한다. 특히 가장 중요한 스트레스 단백질 군 중 하나인 **열 충격 단백질**(heat shock proteins)은 운동에 의해 심장과 골격근 내에서 증가되는 것으로 잘 알려져 있다(10, 12).

흥미롭게도 열 충격 단백질은 이탈리아 과학자가 파리를 열과 같은 스트레스에 노출시켰을 때 파리 세포 내에서 특정 단백질이 합성되는 현상을 관찰하면서 발견되었다. 열 충격 단백질의 생성은 자유 라디칼 생성, 낮은 pH 및 염증과 같은 다른 유형의 스트레스에 의해서도 유발될 수 있다. 이러한 이유로 열 충격 단백질은 스트레스 단백질이라고도 한다.

열 충격 단백질의 합성 과정은 열이나 자유 라디칼과 같은 스트레스 요인이 단백질 손상을 촉진하면서 시작되며, 합성이 완료된 후 열 충격 단백질은 손상된 단백질을 복구하고 항상성을 회복시킴으로써 세포를 보호한다. 현재까지 다양한 열 충격 단백질 군이 발견되었으며, 이는 세포를 보호하고 항상성을 유지하는 데 중요한 역할을 한다. 열 충격 단백질과 운동에 대한 자세한 논의는 추천 문헌에서 Archer 등(2018)을 참조하길 바란다.

요약 *In Summary*

- 운동은 신체의 항상성을 유지하기 위한 신체의 제어 시스템에 부담을 줄 수 있다. 일반적으로, 우리 신체는 시원한 환경에서 최대하 운동을 수행하는 동안 제어 시스템이 작동하여 항정상태를 유지한다. 하지만 격렬한 운동이나 높은 온도와 습도와 같은 더운 환경에서의 장시간 운동은 제어 시스템의 능력이 초과되어 심각한 항상성의 붕괴를 발생시킨다.
- 순응은 환경적인 스트레스에 반복적으로 노출되어 나타나는 변화로, 기존 항상성 시스템의 기능을 향상시킨다.
- 호르메시스는 해로운 스트레스라도 소량에 노출될 때 세포나 유기체에 유익한 적응 효과를 일으키는 과정을 의미한다.
- 세포 신호 전달은 세포의 활동을 조절하고 세포 간의 반응을 조정하는 통신 시스템으로 정의된다.
- 다양한 세포 신호 전달 기전이 항상성 조절에 관여하며, 이는 세포 적응을 조절하는 데 중요하다. 주요 세포 신호 전달 기전에는 (1) 세포내 신호 전달, (2) 근접분비 신호 전달, (3) 자가분비 신호 전달, (4) 주변분비 신호 전달 및 (5) 내분비 신호 전달이 있다.
- 운동으로 인한 단백질 합성은 세포 신호 전달 과정을 통해 유전자의 활성화를 촉진하며, 이는 단백질 합성을 유발하여 운동이라는 "스트레스" 동안 항상성을 유지하는 능력을 향상시킨다(자세히 살펴보기 2.1).

연구 문제

1. *항상성*을 정의하고 *항정상태*와 어떻게 다른지 설명하시오.
2. 생물학적 항상성 제어 시스템의 예를 들어 설명하시오.
3. 생물학적 제어 시스템의 구성 요소들 간의 관계를 나타내는 간단한 도표를 그리시오.
4. 생물학적 제어 시스템에서 수용체, 통합 중추, 효과기의 역할을 간략하게 설명하시오.
5. *음성 피드백*을 정의하고 이와 관련된 생물학적 예를 제시하시오.
6. 호르메시스의 개념을 정의하고 논의하시오.
7. 세포 신호에 대해 정의하고 항상성과 세포 적응을 조절하는 5가지 세포 신호 전달 기전을 설명하시오.
8. 운동에 의한 골격근 내 단백질 합성 증가 기전을 단계별로 나열하시오.

추천 문헌

Archer, A., A. Von Schulze, and P. Geiger. 2018. Exercise, heat shock proteins and insulin resistance. *Phil. Trans. R. Soc. B* 373: 20160529. https://doi.org/10.1098/rstb.2016.0529

Fox, S., and K. Rompolski. 2022. *Human Physiology*. New York, NY: McGraw-Hill.

Nederveen, J.P., G. Warnier, A. DiCarlo, M. Nilsson, and M. Tarnopolsky. 2021. Extracellular vesicles and exosomes: insights from exercise science. *Front. Physiol.* 11: *604274.* https://doi.org/10.3389/fphys.2020.604274

Peake, J.M., J. Markworth, K. Nosaka, T. Raastad, G. Wadley, and V. Coffey. 2015. Modulating exercise-induced hormesis: does less equal more? *Journal of Applied Physiology* 119: 172–189.

Radak, Z., K. Ishihara, E. Tekus, C. Varga, A. Posa, L. Balogh, et al. 2017. Exercise, oxidants, and antioxidants change the shape of the bell-shaped curve. *Redox Biology* 12: 286–290.

Widmaier, E., H. Raff, and K. Strang. 2019. *Vander's Human Physiology*. New York, NY: McGraw-Hill.

참고 문헌

1. **Alberts B, Johnson A, and Raff J.** *Molecular Biology of the Cell.* New York, NY: Garland Science, 2022.
2. **Berk H, Kaiser C, and Krieger M.** *Molecular Cell -Biology*. New York, NY: W. H. Freeman, 2016.
3. **Fitts RH.** The cross-bridge cycle and skeletal muscle fatigue. *Journal of Applied Physiology* 104: 551–558, 2008.
4. **Fox S.** *Human Physiology*. New York, NY: McGraw-Hill, 2022.
5. **Harkins MS.** Exercise regulates heat shock proteins and nitric oxide. *Exercise and Sport Sciences Reviews* 37: 73–77, 2009.
6. **Karp G, Iwasa J, and Marshall W.** *Karp's Cell and Molecular Biology*. Hoboken, NJ: Wiley, 2020.
7. **Lamb GD.** Mechanisms of excitation-contraction uncoupling relevant to activity-induced muscle fatigue. *Applied Physiology, Nutrition, and Metabolism (Physiologie appliquee, nutrition et metabolisme)* 34: 368–372, 2009.
8. **Marieb E and Hoehn K.** *Human Anatomy and Physiology*. Menlo Park, CA: Pearson, 2020.
9. **Morton JP, Kayani AC, McArdle A, and Drust B.** The exercise-induced stress response of skeletal -muscle, with specific emphasis on humans. *Sports Medicine* 39: 643–662, 2009.
10. **Noble EG, Milne KJ, and Melling CW.** Heat shock proteins and exercise: a primer. *Applied Physiology, Nutrition, and Metabolism (Physiologie appliquee, nutrition et metabolisme)* 33: 1050–1065, 2008.
11. **Powers S, Nelson W, and Hudson M.** *Free Radical Biology and Medicine* 51: 942–950, 2011.
12. **Powers S, Smuder A, Kavazis A, and Quindry A.** Mechanisms of exercise-induced cardioprotection. *Physiology* 29: 27–38, 2014.
13. **Radak Z, Ishihara K, Tekus E, Varga C, Posa A, Balogh L, et al.** Exercise, oxidants, and antioxidants change the shape of the bell-shaped curve. *Redox Biology* 12: 286–290, 2017.
14. **Reid MB.** Free radicals and muscle fatigue: of ROS, canaries, and the IOC. *Free Radical Biology & Medicine* 44: 169–179, 2008.
15. **Saladin K. Anatomy and Physiology**. Boston, MA: McGraw-Hill, 2020.
16. **Schlader ZJ, Stannard SR, and Mundel T.** Human thermoregulatory behavior during rest and exercise—a prospective review. *Physiology & Behavior* 99: 269–275, 2010.
17. **Widmaier E, Raff H, and Strang K.** *Vander's Human Physiology*. Boston, MA: McGraw-Hill, 2019.

Design element credits: (test tubes): George Doyle/Stockbyte/Getty Images; (scientists using microscope): Digital Vision/Getty Images; (magnifying glass): Kick Images/Photodisc/Getty Images; (runners): Chris Ryan/OJO Images/age fotostock; (scientist using microscope): Ingram Publishing; (lightbulb): Amasterphotographer/Shutterstock

3

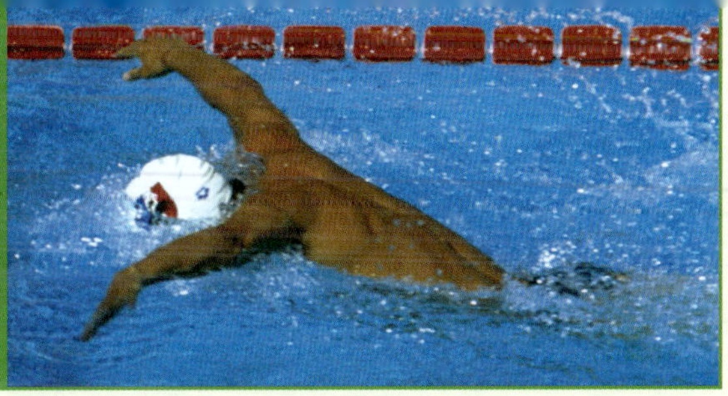

Mike Hewitt/Action Plus Sports Images/Alamy Stock Photo

생체에너지학

Bioenergetics

■ 학습 목표

이 장을 공부함으로써 다음과 같은 내용을 할 수 있어야 한다:

1. 세포막, 핵 및 미토콘드리아의 기능에 대해 논의할 수 있다.
2. (1) *에너지흡수반응*(endergonic reaction), (2) *에너지방출반응*(exergonic reaction), (3) *연결반응*, (4) *생체에너지학*의 용어를 정의할 수 있다.
3. 세포 화학반응에서 촉매로 작용하는 효소의 역할을 설명할 수 있다.
4. 운동 중 연료로 사용되는 영양소를 열거하고 논의할 수 있다.
5. 세포에서 ATP의 구조와 기능을 설명할 수 있다.
6. 무산소성 ATP 생산에 관한 생화학적 경로에 대해 논의할 수 있다.
7. 유산소성 ATP의 생산에 대해 설명할 수 있다.
8. 생체에너지학과 관련된 대사 경로가 어떻게 조절되는지 설명할 수 있다.
9. 운동 중 생산되는 무산소성 및 유산소성 ATP의 상호작용에 대해 설명할 수 있다.
10. 해당과정과 시트르산회로의 반응 속도를 제한하는 효소를 파악할 수 있다.

■ 학습 목차

세포 구조
생물학적 에너지 전환
  세포의 화학반응
  산화–환원반응
  효소
운동을 위한 에너지원
  탄수화물
  지방
  단백질
고에너지 인산염
생체에너지학
  무산소성 ATP 생산
  유산소성 ATP 생산
유산소성 ATP의 계산
산화적 인산화의 효율
생체에너지 조절
  ATP-PC 체계의 조절
  해당과정의 조절
  시트르산회로와 전자전달체계의 조절
유산소성 및 무산소성 ATP 생산의 상호작용

■ 핵심 용어

글리코겐(glycogen)
글리코겐분해(glycogenolysis)
대사작용(metabolism)
무기(inorganic)
무기인산(inorganic phosphate, P_i)
무산소성(aerobic)
미토콘드리아(mitochondrion)
베타산화(beta oxidation)
분자생물학(molecular biology)
산화(oxidation)
산화적 인산화(oxidative phosphorylation)
생체에너지학(bioenergetics)
세포막(cell membrane)
세포질(cytoplasm)
시트르산회로(citric acid cycle, 또는 크렙스 회로)
아데노신 2인산(adenosine diphosphate, ADP)
아데노신 3인산(adenosine triphosphate, ATP)
아세틸조효소A (acetyl-CoA)
에너지방출반응(exergonic reactions)
에너지흡수반응(endergonic reactions)
연결반응(coupled reactions)
유기(organic)
유산소성(anaerobic)
이소시트르산 탈수소효소(isocitrate dehydrogenase)
인산크레아틴(phosphocreatine, PC)
전자전달체계(electron transport chain)
젖산염(lactate)
크렙스 회로(Krebs cycle, 또는 시트르산회로)
포도당(glucose)
포스포프룩토키나아제(phosphofructokinase, PFK)
해당과정(glycolysis)
핵(nucleus)
화학삼투가설(chemiosmotic hypothesis)
환원(reduction)
활성화에너지(activation energy)
효소(enzymes)
ATP-PC 체계(ATP-PC system)
ATPase
FAD (flavin adenine dinucleotide)
NAD^+(nicotinamide adenine dinucleotide)

인체에서는 매순간 수많은 화학반응이 일어난다. 이러한 반응을 총칭하여 **대사작용**(metabolism)이라고 한다. 대사작용은 모든 세포반응의 총합으로 광범위하게 정의되어, 분자를 합성하는 동화작용(anabolic reaction)과 분자를 분해하는 이화작용(catabolic reaction)을 초래하는 화학적 반응을 포함한다.

모든 세포는 에너지가 필요하기 때문에 당연하게도 세포는 음식물(예: 지방, 단백질, 탄수화물)로부터 생물학적으로 이용 가능한 에너지로 변환할 수 있는 화학적 경로를 가지고 있다. 이러한 대사과정을 연구하는 것이 **생체에너지학**(bioenergetics)이다. 인체에서 달리기, 점프, 수영과 같은 움직임을 수행하기 위해서는 골격근 세포들은 음식의 영양소로부터 지속적으로 에너지를 추출해야 한다. 실제로 근세포가 수축을 유지하려면 지속적인 에너지원이 있어야 한다. 운동 생리학을 공부하기 위해서 운동 중 세포의 에너지 생산의 중요성을 인식해야 하며, 생체에너지학의 대한 이해가 필수적이다. 따라서 이 장에서는 생체에너지학의 일반적인 개념과 더불어 구체적인 개념을 설명할 것이다.

세포 구조

세포는 17세기 영국 과학자 로버트 훅(Robert Hooke)에 의해 발견되었고, 지난 300년 동안 현미경 기술의 발전은 세포 구조와 기능을 이해하는 데 많은 도움을 주었다. 생체에너지학을 이해하기 위해서는 세포 구조와 기능을 이해하는 것이 중요하다. 기본 4가지 원소인 산소(65%), 탄소(18%), 수소(10%), 질소(3%)는 인체의 95% 이상을 차지한다(10). 그 외에도 나트륨, 철, 아연, 칼륨, 마그네슘, 염화물, 칼슘 등이 체내에서 소량 존재하고, 이러한 다양한 원소는 화학 결합으로 연결되어 분자 또는 화합물을 형성한다. 탄소를 포함하는 화합물을 **유기**(organic)화합물이라고 하고, 탄소를 포함하지 않는 화합물을 **무기**(inorganic)화합물이라고 한다. 예를 들어 물(H_2O)은 탄소가 없기 때문에 무기화합물로 분류되는 반면에 단백질, 지방, 탄수화물은 탄소를 포함하고 있어 유기화합물로 분류된다.

신체의 기본적인 기능단위인 세포는 세포 기능에 필요한 수많은 화합물을 합성할 수 있는 공장으로서 세포의 기능을 수행한다. 그림 3.1은 골격근 세포의 구조를 나타낸 것으로, 골격근의 세포는 보통 근섬유로 칭한다. 모든 세포가 동일하지 않고, 동일한 기능을 하지 않는다는 것을 인지해야 한다. 그럼에도 불구하고 세포 구조는 일반적으로 크게 세 가지 주요 부분으로 나뉠 수 있다.

1. **세포막**. 세포막(cell membrane, 골격근 섬유에서는 *근섬유막*)은 세포를 세포 외 환경과 분리하는 반투과성 장벽이다. 세포막의 두 가지 중요한 기능은 세포의 구성 요소를 둘러싸고 세포 안팎으로 다양한 유형의 물질이 통과하는 것을 조절하는 것이다(1, 10, 21).
2. **핵**. 핵(neucleus)은 세포의 유전적 요소(유전자, gene)를 담고 있는 세포 내의 크고 둥근 몸체이다. 유전자는 유전부호의 기초가 되는 DNA (deoxyribonucleic acid)의 이중 가닥으로 구성되며, 단백질 합성을 조절하여 세포 구성을 결정하고 세포활동을 조절한다. **분자생물학**(molecular biology)은 유전자들의 조절작용을 연구하는 분야로 자세히 살펴보기 3.1에 소개되어 있다. 대부분의 세포는 핵이 하나만 있지만 골격근 섬유는 근섬유를 따라 많은 핵을 가지고 있다는 것을 인지해야 한다.
3. **세포질**. 근세포에서는 *근형질*(sarcoplasm)이라 칭한다. 세포질(cytoplasm)은 핵과 세포막 사이에 있는 세포의 액체 부분으로, 특정 세포 기능을 수행하는 다양한 세포소기관(작은 구조물)을 포함하고 있다. 세포소기관 중 하나인 **미토콘드리아**(mitochondria)는 세포의 발전소라고 불리며, 음식물을 산화시켜 세포에서 사용 가능한 에너지로 전환하는 데 관여한다. 골격근 생체에너지학에서 미토콘드리아의 중요한 역할은 이 장의 후반부에 설명될 것이다. 근섬유에 위치한 미토콘드리아의 구조와 세포 위치에 대한 자세한 내용은 중점연구 3.1에 소개되어 있다. 또한 세포질에는 포도당 분해를 위한 해당과정을 조절하는 효소를 보유하고 있다. 추가적으로, 근세포에서는 수축 단백질(근원섬유 단백질이라고도 함)이 세포질의 많은 부분을 차지한다.

생물학적 에너지 전환

지구상의 모든 에너지는 태양에서 온다. 식물은 탄수화물, 지방, 단백질을 생성하기 위해 태양의 빛 에너지를 이용한다. 인간을 포함한 동물들은 식물과 다른 동물을 섭취하여 세포 활동을 유지하는 데 필요한 에너지를 얻는다.

에너지는 전기적, 기계적, 화학적 등 다양한 형태로 존재하며 모든 형태의 에너지는 상호교환적이다(21). 예를 들어 근섬유는 탄수화물, 지방, 단백질에서 얻은 화학에너지를 기계적 에너지로 전환하여 움직임을 수행한다. 화학에너지를 기계적 에너지로 전환하는 과정에는 일련의 엄격하게 제어된 화학반응이 필요하다. 위와 같은 엄격한 반응에 대해 논의하기 전에 세포의 화학반응에 대해 먼저 논의해 보고자 한다.

세포의 화학반응

인체 내의 에너지 이동은 다양한 분자의 화학적 결합 속에 있는

자세히 살펴보기 3.1

분자생물학 및 운동 생리학

분자생물학은 세포 기능의 분자적 기초를 다루는 생물학의 한 분야이다. 보다 구체적으로 분자생물학은 세포가 유전자 활동을 조절하는 방법과 세포의 특성을 결정하는 단백질의 합성에 관한 것이다. 분자생물학 분야는 운동 생리학, 생화학, 유전학 등 다른 생물학 분야와 공유하는 부분이 많다(그림 3.2).

2장에서 언급한 것처럼 각 유전자가 특정 세포 단백질 합성에 기여한다는 점을 기억하라. 세포 신호는 특정 유전자를 "껐다/켰다" 하면서 단백질 합성을 조절한다. 따라서 단백질 합성을 촉진하거나 억제하는 신호를 이해하는 것은 운동 생리학자에게 매우 중요하다.

분자생물학 분야의 기술 혁명은 인간의 건강과 운동 능력 향상을 위해 과학적 정보를 활용할 수 있는 기회를 제공한다. 예를 들어 훈련은 근육에서 합성되는 단백질 양과 유형에 영향을 준다(13장과 14장에서 자세히 설명한다). 실제로 규칙적인 근력운동은 수축 단백질을 증가시켜 근비대를 유발한다는 사실이 널리 알려져 있다(14장). 분자생물학의 기술은 운동 생리학자에게 운동이 유전자 기능과 새로운 단백질 합성의 메커니즘을 이해할 수 있는 "도구"를 제공한다. 궁극적으로 운동이 근육에서 특정 단백질의 합성을 촉진하는 방법을 이해하면 운동과학자는 원하는 훈련 효과를 얻을 수 있는 효율적인 훈련 프로그램을 설계할 수 있다.

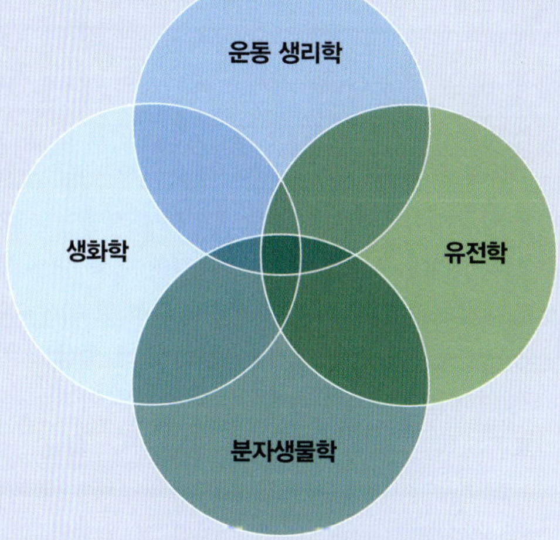

그림 3.2 생물학의 다양한 분야는 연구영역이 서로 겹치는 경우가 많다.

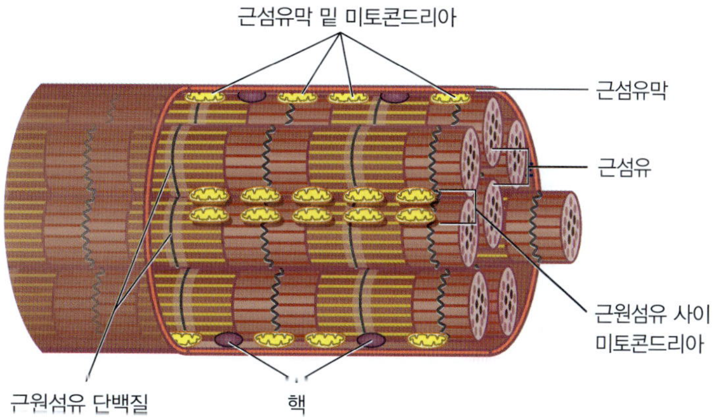

그림 3.1 근세포(섬유)와 핵, 수축 단백질(근원섬유 단백질), 미토콘드리아의 두 가지 하위 집단(예: 근섬유막 밑 미토콘드리아와 근원섬유 사이 미토콘드리아)을 포함한 주요 구성 요소. 자세한 내용은 본문을 참조하라.

잠재적 에너지 방출을 통해 일어난다. 상대적으로 많은 양의 잠재적 에너지를 지니는 화학결합을 *고에너지 결합*(high-energy bonds)이라 한다. 앞서 언급한 바와 같이 생체에너지학은 음식물로부터 생물학적으로 사용 가능한 에너지의 형태로 전환하는 과정이며, 이처럼 세포내에서 발생하는 에너지 전환은 일련의 화학반응을 통해 발생한다. 이러한 에너지전환반응이 "일어나기" 위해서 **에너지흡수반응**(endergonic reaction)을 통해 반응물질에 에너지가 투입되어야 한다. 에너지전환반응을 유도하기 위해 추가 에너지가 필요하지만, 에너지전환반응 이후에는 작용물질은 최초보다 더 많은 자유에너지를 지니게 된다.

화학적 과정의 결과로 에너지를 방출하는 반응을 **에너지방출반응**(exergonic reaction)이라고 한다. 참고사항으로 *에너지흡수*(endergonic)와 *흡열*(endothermic)은 혼용되어 같은 의미로 사용되고, 마찬가지로 *에너지방출*(exergonic)과 *발열*(exothermic)

중점연구 3.1

골격근 섬유는 미토콘드리아의 두 가지 뚜렷한 부분모집단을 함유한다

앞서 설명한 것처럼, 신체 활동(예: 달리기)을 수행하기 위해서는 골격근에 지속적으로 에너지가 공급되어야 한다. 이 세포 에너지의 대부분은 미토콘드리아의 유산소성 대사를 통해 공급되는데, 미토콘드리아는 음식에서 얻은 에너지를 활용하여 화학에너지를 근수축에 사용할 수 있는 에너지로 변환한다(이 과정에 대한 자세한 내용은 이 장의 뒷부분에 설명되어 있다). 근육이 사용 가능한 에너지를 지속적으로 공급하기 위해 골격근 섬유는 위치가 다른 두 가지 미토콘드리아의 부분모집단을 함유한다: (1) 근섬유막(세포막) 밑 미토콘드리아, (2) 근원섬유 사이의 미토콘드리아로 근원섬유(예: 수축성) 단백질 근처에서 발견된다(그림 3.1)(14). 두 부분모집단의 다른 세포 위치는 우연이 아니다. 근섬유막 밑 미토콘드리아는 근섬유막을 가로지르는 이온(예: 나트륨)의 능동수송을 위한 에너지를 생산한다. 반대로 근원섬유 사이 미토콘드리아의 주된 역할은 근수축을 위한 에너지를 제공하는 것이다(8장). 이러한 미토콘드리아는 함께 네트워크를 형성하여 근섬유 모든 영역에 지속적인 에너지를 공급한다.

미토콘드리아는 일반적으로 작은 콩 모양의 구조로 그려진다(그림 3.1). 하지만 근육세포에서 미토콘드리아는 동적이고 끊임없이 변화하여 미토콘드리아 네트워크(미토콘드리아 세망)를 형성한다(14). 게다가 근섬유는 끊임없이 미토콘드리아를 생산(미토콘드리아 생물발생)하고, 손상된 미토콘드리아는 미토파지(mitophagy)라는 과정을 거쳐 분해되고 제거된다. 규칙적인 지구력 운동(예: 달리기)은 미토콘드리아의 생산을 크게 증가시키며, 이는 13장에서 자세히 논의될 것이다.

도 혼용되어 같은 의미로 사용된다. 그림 3.3은 에너지방출반응을 통해 방출되는 총 에너지의 양은, 에너지는 연소와 같은 단일 반응에서 방출이나 세포의 산화작용과 같이 여러 단계에 거쳐 방출되는 에너지양이 동일하다는 것을 나타낸다.

연결반응

세포 내에서 일어나는 여러 가지 화학반응을 **연결반응**(coupled-reaction)이라고 한다. 연결반응은 하나의 반응에서 방출된 자유에너지가 다음 반응을 "추진"하기 위해 사용되는 서로 연결

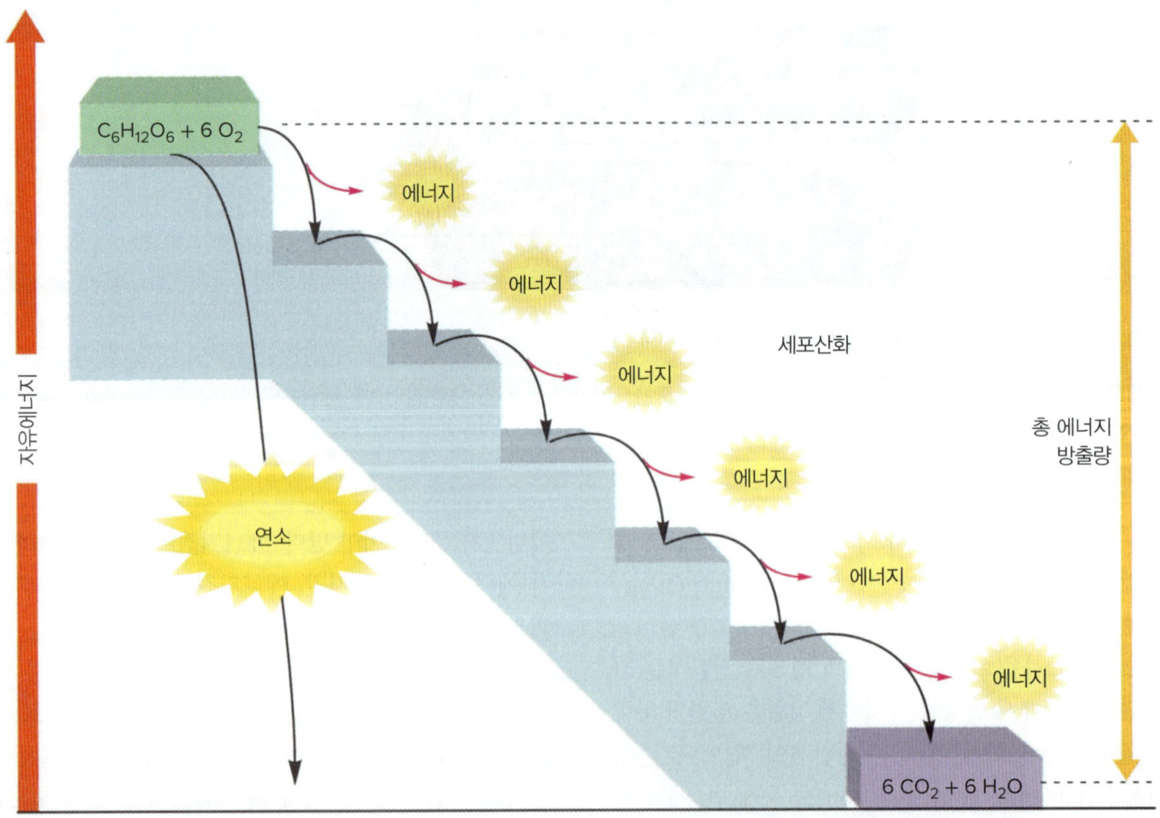

그림 3.3 세포산화를 통해 포도당이 이산화탄소와 물로 분해되면 에너지가 방출된다. 자유에너지의 방출하는 반응을 *에너지방출반응*이라고 한다.

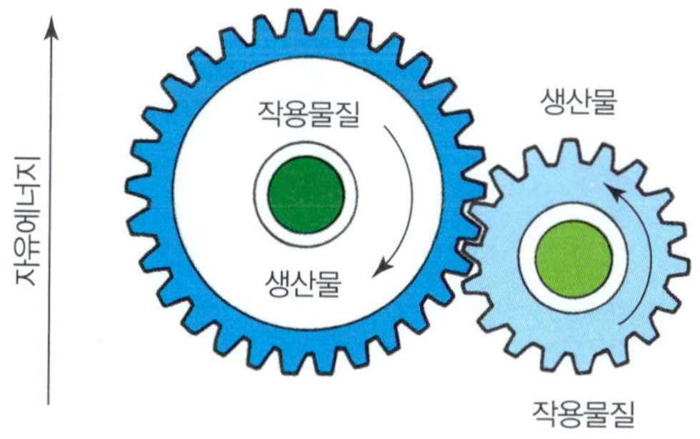

그림 3.4 에너지방출반응과 에너지흡수반응의 그림. 에너지방출반응(더 큰 왼쪽 기어)에서 방출되는 에너지가 에너지흡수반응(더 작은 오른쪽 기어)에 힘을 실어준다.

된 작용이다. 그림 3.4는 이 점을 설명한다. 이 예에서, 에너지방출반응에 의해 방출된 에너지는 에너지를 필요로 하는 세포의 반응(에너지흡수반응)을 추진하는 데 사용된다. 이러한 연결반응은 두 개의 톱니바퀴가 서로 맞물려 에너지방출반응이 에너지흡수반응을 움직이는 것과 같다. 정리하자면, 에너지방출반응은 에너지흡수반응을 위한 "연결반응"이라 할 수 있다. 산화–환원반응은 중요한 연결반응의 형태이므로 다음 절에서 논의하고자 한다.

요약 *In Summary*

- 대사작용은 인체에서 발생하는 모든 세포반응의 총합으로 정의되며 이는 분자의 합성과 분해를 포함한다.
- 세포 구조는 (1) 세포막(근육에서는 *근섬유막*), (2) 핵, (3) 세포질(근육에서는 *근형질*이라고 함)로 구성되어 있다.
- 세포막은 세포 내부와 세포 외액 사이에 보호 장벽 역할을 한다.
- 핵 속에 유전자에는 세포의 구조와 기능을 결정하는 단백질을 합성하는 데 필요한 유전물질(DNA)이 포함되어 있다.
- 세포질은 세포의 액체 부분으로 수많은 세포소기관과 세포 단백질을 포함하고 있다.
- 에너지가 추가되어야 하는 반응을 에너지흡수반응(endergonic reaction)이라 하고, 에너지를 발산하는 반응을 에너지방출반응(exergonic reaction)이라 한다.
- 연결반응은 한 반응에서 방출된 자유에너지가 다음 반응을 일으키는 데 사용되는 서로 연결된 반응이다.

산화–환원반응

원자나 분자에서 전자를 제거하는 과정은 **산화**(oxidation)이며, 원자나 분자에 전자를 추가하는 과정을 **환원**(reduction)이라 한다. 분자는 다른 원자에 전자를 기증하지 않으면 산화될 수 없기 때문에 산화와 환원은 연결반응이다. 전자를 기증하는 분자를 *환원제*(reducing agent)라고 하고, 전자를 받아들이는 분자를 *산화제*(oxidizing agent)라고 한다. 몇몇 분자는 산화제와 환원제 역할을 모두 할 수 있다. 예를 들어, 분자가 두 가지 역할을 모두 수행할 경우 한 반응에서 전자를 얻은 다음 다른 분자에게 전달하여 산화–환원반응을 일으킬 수 있다. 따라서 결합된 산화–환원반응은 전자가 분자에서 분자로 전달되는 연쇄반응으로 볼 수 있다.

산화(oxidation)라는 용어는 산소가 반응에 참여하는 것을 의미하지는 않는다. 이 용어는 산소가 전자를 받아들이는 경향이 있어 산화제로 작용한다는 사실에서 유래되었다. 이러한 산소의 중요한 특성은 세포에서 사용 가능한 형태의 에너지를 생성하는 데 사용되기 때문에 "전자전달체계" 절에서 자세히 설명할 것이다.

세포에서 발생하는 산화–환원반응은 주로 자유전자만 이동하는 것이 아니라 수소와 함께 전자가 이동을 수반한다는 점을 유의해야 한다. 이는 수소원자의 핵은 전자 1개와 양성자 1개를 포함하고 있기 때문이다. 따라서 수소원자를 잃은 분자는 자연스럽게 전자도 잃게 되므로 산화되고, 수소(및 전자)를 얻은 분자는 환원된다. 여러 가지 생물학적 산화–환원반응에서 한 쌍의 전자는 자유전자 또는 한 쌍의 수소원자로 분자 사이를 오가며 전달된다.

NAD (nicotinamide adenine dinucleotide)와 **FAD (flavin adenine dinucleotide)**, 두 개의 분자는 전자의 이동에서 중요한 역할을 맡고 있다. NAD는 니아신(niacin, 비타민 B_3)으로부터 생성되고, FAD는 리보플라빈(riboflavin, B_2)에서 나온다. 산화된 형태의 NAD는 NAD^+로 표기되는 반면에, 환원된 형태는 NADH로 표기된다. 이와 비슷하게 산화된 형태는 FAD로 표기하고 환원된 형태의 표기는 FADH로 표기한다. 또한 FADH는 두 번째 수소를 받아들여 $FADH_2$를 형성할 수 있다. FADH와 $FADH_2$는 같은 반응을 겪기 때문에 동일한 분자로 이해할 수 있다. 그림 3.5는 산화–환원반응 중에 NADH가 어떻게 NAD^+ 환원으로부터 형성되고, $FADH_2$가 FAD로부터 형성되는지를 나타내고 있다. NAD^+와 FAD가 생체에너지반응 동안 "전달분자(carrier molecule)"로서 어떻게 기능하는가에 대한 자세한 내용은 이 장의 "전자전달체계" 절에서 설명될 것이다.

효소

세포의 화학반응의 속도는 **효소**(enzyme)라는 촉매에 의해 조절된다. 효소는 세포의 대사경로를 조절하는 데 중요한 역할을 하는 단백질이다. 효소는 반응을 일으키지 않고 단순히 반응이 일어나는 비율이나 속도를 조절한다. 따라서 효소는 반응의 특성이나 결과를 변화시키지는 않는다.

화학반응은 반응물질들에 반응이 일어나기에 충분한 에너지

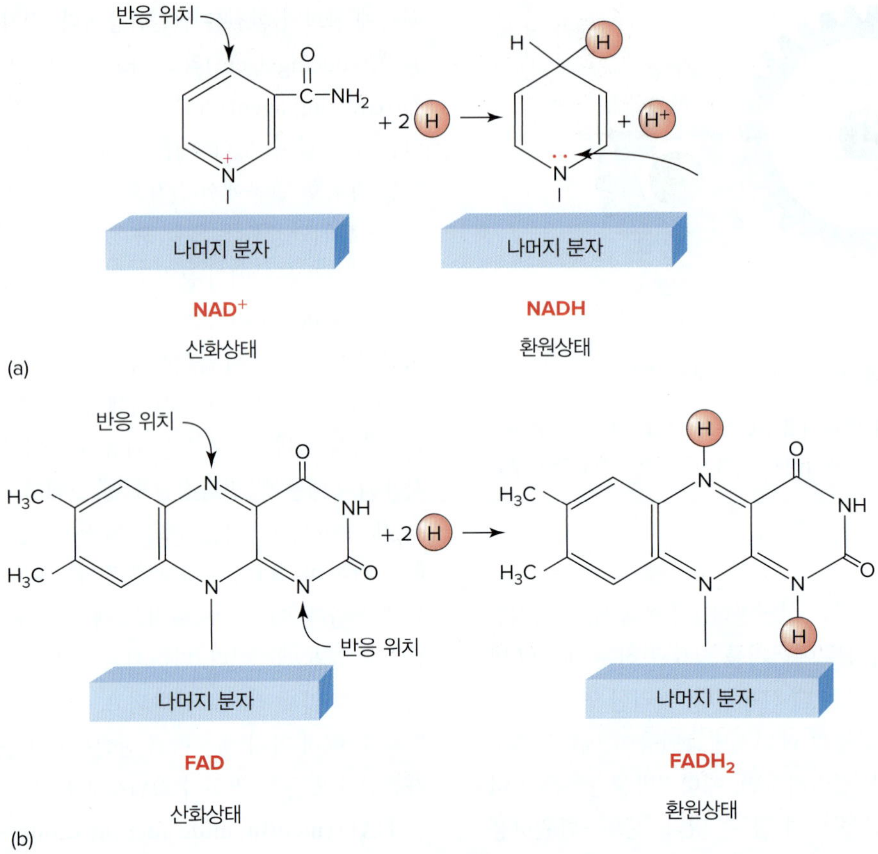

그림 3.5 NAD^+, NADH, FAD, $FADH_2$의 구조식. (*a*) NAD^+가 2개의 수소원자와 반응할 때, 1개의 수소원자와 결합하고 나머지 수소원자로부터 전자를 받아들인다. 이는 NADH에 대한 그림에서 질소($\ddot{N}$) 위에 2개의 점으로 표시된다. (*b*) FAD가 2개의 수소원자와 반응하여 $FADH_2$를 형성할 때, 각각 반응 위치에서 질소(N)와 결합한다.

를 가지고 있을 때 발생한다. 화학반응을 시작하는 데 필요한 에너지를 **활성화에너지**(activation energy)라고 한다(8, 31). 효소는 활성화에너지를 낮추는 촉매 역할을 하여 화학반응 속도를 높인다. 그림 3.6에서 이러한 개념을 설명하였다. 그림 왼쪽의 비촉매반응이 오른쪽의 효소촉매반응에 비해 활성화에너지가 더 크다는 것을 알 수 있다. 효소는 활성화에너지를 감소시킴으로써 화학반응의 속도를 높이고 결과적으로 생성물 형성 속도를 증가시킨다.

효소의 활성화에너지를 낮추는 능력은 효소의 독특한 구조적 특성에서 비롯된다. 일반적으로 효소는 독특한 모양을 가진 큰 단백질 분자이다. 각 유형의 효소에는 특징적인 능선(ridge)과 구(groove)가 있고, 능선과 구로 인해 형성된 주머니 같은 부분을 활성부위(active site)라 칭한다. 독특한 형태의 활성부위는 *기질*(substrate)이라 불리는 특정한 반응분자와 결합하는 부위이기 때문에 중요하다. 효소가 특정 기질분자와 어떻게 결합하는지에 대한 개념은 그림 3.7에 설명되었다. 활성부위의 모양은 특정 기질의 모양에 따라 달라지며, 이를 통해 효소와 기질 두 분자가 함께 효소-기질 복합체(enzyme-substrate complex)를 형성하도록 한다. 효소의 활성부위의 모양이 기질의 모양과 항상 완벽하게 일치하지는 않다는 것을 명심해야 한다. 그럼에도 불구하고 올바른 기질이 효소의 활성부위에 결합하면, 활성부위의 모양이 변화하여 기질과 효소 사이에 모양이 완전하게 맞도록 한다. 이러한 과정을 효소-기질 상호유도 적합모델이라고 부른다. 효소-기질 복합체가 형성된 후 반응이 일어나는 데 필요한 활성화에너지는 낮아지고 반응이 일어난다. 반응이 완료되면 효소는 해리되어 새로 형성된 생성물을 방출한다. 효소가 촉매로 작용하는 능력은 일정하지 않으며 여러 요인에 의해 변화될 수 있음을 인지해야 하며, 이후 소개될 것이다.

세포의 효소는 특정 질병을 진단하는 데 중요한 역할을 한다. 예를 들어, 질병으로 인해 조직이 손상되면 조직 내의 손상되거나 죽은 세포가 효소를 혈액으로 방출한다. 대부분의 효소들은 일반적으로 혈액에서 관찰되지 않기 때문에 혈액에서 관

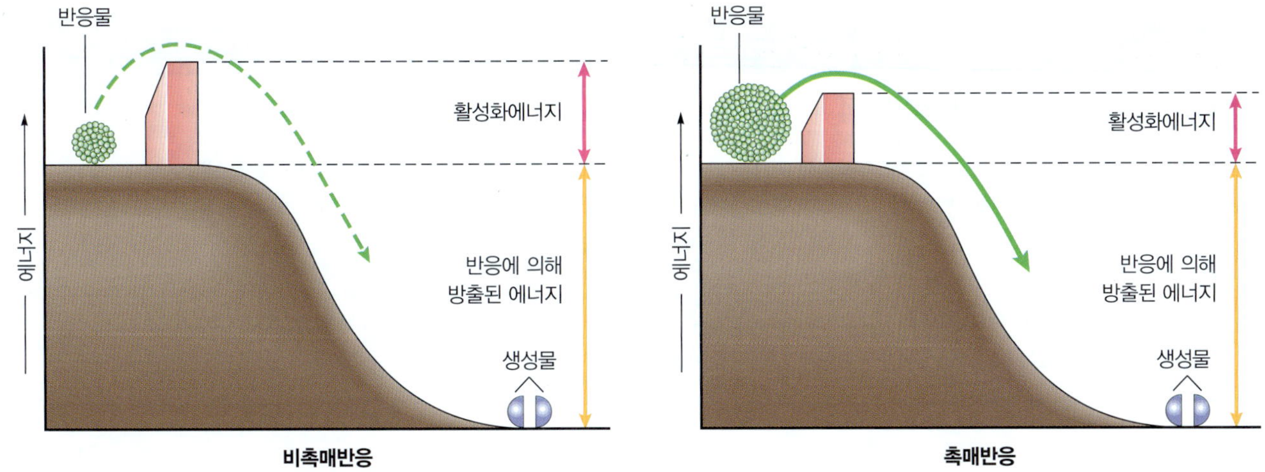

그림 3.6 효소는 활성화에너지를 낮추어 반응을 촉매한다. 즉, 반응을 유발하는 데 필요한 에너지가 줄어들어 반응이 일어날 확률이 높아진다. 이 점은 두 개의 그래프에 설명되어 있다. 왼쪽 그림에서 비촉매반응(효소가 존재하지 않는 반응)에서는 활성화에너지가 높으며, 높은 장벽은 반응이 일어날 가능성을 감소시킨다. 반면에 오른쪽 그림에서는 효소가 존재하여 활성화에너지가 낮아짐으로서(장벽이 낮아짐), 반응이 일어나고 반응 생성물이 생성된다.

찰되는 효소는 질병의 원인을 진단할 수 있는 임상적인 "단서"를 제공한다. 질병을 진단할 때 혈중 효소 수치를 활용하는 방법에 대한 자세한 내용은 임상 적용 3.1에 설명되어있다.

효소의 분류

생화학 발전의 초창기에 효소의 명칭은 새로운 효소를 발견한 과학자의 이름으로 붙였기 때문에 효소의 이름으로 효소의 기능을 추측하지 못했다. 따라서 위와 같은 혼란을 줄이기 위해 생화학 학회에서는 효소가 촉매하는 화학반응의 유형에 따라 효소의 이름을 결정하는 체계를 도입했다. 이러한 분류 체계에서는 효소를 체계적인 이름과 숫자로 나타낼 수 있고, 쉽고 체계적인 용어를 사용해서 이해하기 쉬운 이름을 사용하게 되었다. 일부 오래전 발견된 효소(예: 펩신, 트립신, 레닌)를 제외한 효소의 이름은 접미사 "-ase"로 끝나며, 이것은 효소의 역할과 촉매반응을 모두 반영하여 결정된 것이다. 예를 들어, 인산화효소(kinase)는 특정 분자에 인산기(즉, 인산화)를 추가하는 역할을 하고, 탈수소효소는 기질에서 수소원자를 제거하여 산화시키는 산화-환원반응을 촉매하는 산화효소(oxidases)가 포함된다. 이성질화효소(isomerase)는 기질분자내의 원자를 재배열하여 분자식은 같지만 분자를 구성하는 원자의 구조가 다른 구조적인 이성질체를 형성한다.

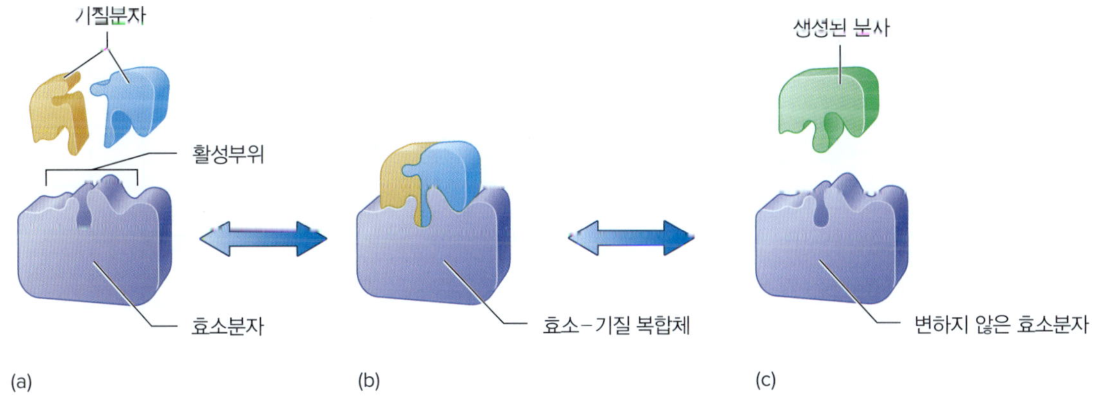

그림 3.7 효소 촉매반응. 왼쪽 (*a*)에 2개의 기질이 효소의 활성부위 모양에 맞물려 효소-기질 복합체를 형성한다. (*b*) 효소는 화학반응을 촉매하여 새로운 생성물을 만든다. (*c*) 최종 결과는 생성물과 변하지 않은 효소이다. "이중 화살표"는 많은 효소 촉매반응이 가역적임을 나타낸다.
출처: Lewis, Ricki, Shier, David N., and Butler, Jackie L. *Hole's Human Anatomy and Physiology.* McGraw Hill, 2015.

임상 적용 3.1

혈액의 효소활성도 측정의 진단적 가치

세포조직이 병에 걸려 손상되거나 죽은 세포는 종종 효소를 혈액으로 방출한다. 이러한 세포 내 효소의 대부분은 일반적으로 혈액에서 발견되지 않기 때문에 혈액의 특정 효소의 존재 여부는 의학적 문제를 진단하는 데 중요한 단서를 제공한다. 실제 진단 테스트는 다음과 같이 진행된다. 의사는 환자로부터 혈액 샘플을 채취하여 임상병리실에 분석을 의뢰한다. 임상병리사는 혈액 샘플에서 특정 효소의 양을 확인한다. 이러한 검사 결과는 진단을 내리는 데 도움이 될 수 있다. 예를 들어 혈액 샘플에 젖산탈수소효소(심근특이적 이형)가 많이 발견된다면 환자가 심근경색(심장마비)를 경험했다는 것을 나타낸다. 마찬가지로 혈중 크레아틴키나아제 효소의 농도 상승은 심장 손상을 나타내며 환자가 심장마비를 겪었다는 추가적인 증거를 제공한다. 혈액 속에 어떤 효소가 병리진단을 위해 사용되는지 표 3.1을 참조하라.

표 3.1 혈액에서 발견되는 효소의 진단적 가치의 예

효소	높은 수준의 혈액효소와 연관된 질병
젖산 탈수소효소(심근)	심근경색증
크레아티틴키나아제	심근경색증, 근육퇴행위축
알칼리성 포스파타제	뼈의 암종, 파제트병, 폐쇄황달
아밀라아제	췌장염, 천공소화궤양
알돌라제	근육퇴행위축

효소의 활성에 영향을 미치는 요인

효소의 활성은 기질이 생성물로 전환되는 속도를 통해 측정할 수 있고, 여러 가지 요인들이 효소의 활성에 영향을 미친다. 이 중 가장 큰 영향을 미치는 요인 두가지는 용액의 온도와 수소 이온 농도(pH)이다.

각각의 효소들은 가장 활발하게 활동하는 최적의 온도를 가지고 있다. 일반적으로 정상 체온(37°C)보다 조금만 상승해도 대부분의 효소의 활성이 증가한다. 이는 근육의 수축으로 인해 체온이 상승하기 때문으로 운동 중에 도움이 된다. 결과적으로 효소의 활동이 증가하면 생물학적으로 유용한 에너지 생산과 관련된 반응속도가 빨라져 생체에너지(ATP 생산)가 향상된다. 이러한 점은 그림 3.8에 설명되어 있다. 효소활성은 정상체온(37°C)에서 최대치가 아닌 점에 유의하라. 운동으로 인한 체온상승(40°C)은 온도에 따른 효소활성의 증가를 초래하는 점과 함께 체온이 크게 상승하면 효소활동이 현저하게 감소한다는 것을 유의해야 한다.

체액의 pH도 효소활성에 큰 영향을 미치는 요소이다. pH와 효소활성의 관계는 온도와 효소의 활성 관계와 유사하다. 즉 개별 효소는 최적의 pH가 있다. pH가 최적상태에서 변화하면 효소의 활성이 감소한다(그림 3.9). 이러한 사실은 운동 중에 중요한 의미를 가진다. 예를 들어, 젖산 역치 이상의 강도에서 고강도 운동을 하는 동안 골격근은 다량의 수소 이온을 생성한다(34). 다량의 수소 이온이 축적되면 체액의 pH가 중요한 생체에너지 효소의 최적 pH 이하로 감소한다(산성도 증가). 그 결과로 근수축에 필요한 에너지인 ATP를 생성하는 능력이 감소한다. 실제로 극단적

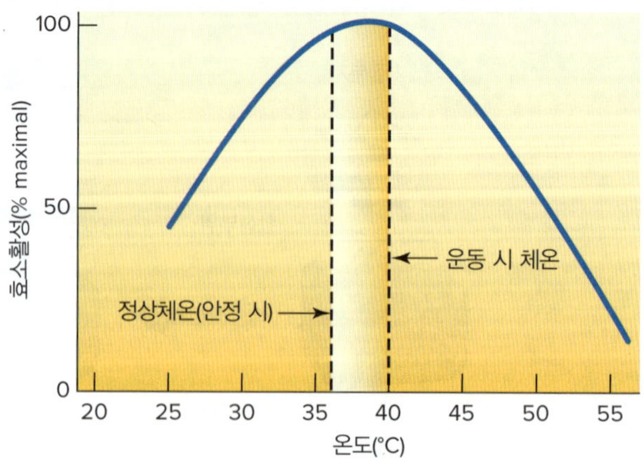

그림 3.8 체온이 효소활성에 미치는 영향. 효소활동을 위한 최적의 온도 범위가 존재하여 최적의 온도 범위에서 벗어나 온도가 상승하거나 감소하면 효소활동이 감소한다.

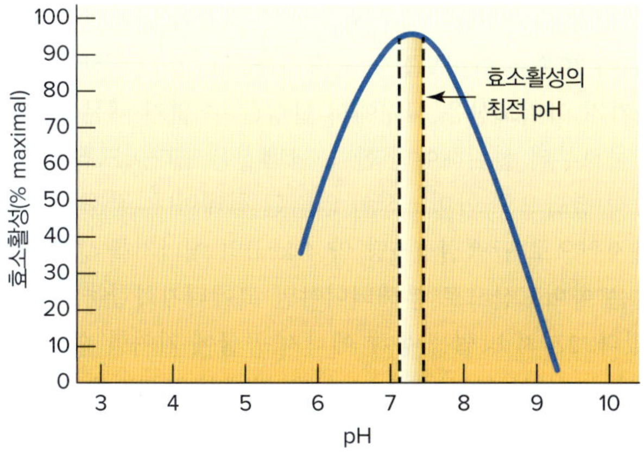

그림 3.9 **효소활성에 대한 pH의 영향.** 모든 효소는 최적의 pH 범위가 있으며, 이를 벗어나면 효소활성이 떨어진다.

인 산성도는 다양한 유형에 고강도 운동에서 운동수행력을 제한하는 요인이다. 이에 대해서는 8, 11, 20장에서 자세히 설명한다.

요약 *In Summary*

- 산화는 원자나 분자에서 전자를 제거하는 과정이다.
- 환원은 원자나 분자에서 전자를 더하는 과정이다.
- 분자는 자신의 전자를 다른 원자에 주지 않으면 산화할 수 없기 때문에 산화-환원반응은 항상 연결되어 있다.
- 효소는 세포반응의 촉매역할을 하여 화학반응의 속도를 조절한다.
- 효소가 수행하는 반응 유형에 따라 여러 가지 효소로 분류된다.
- 온도와 pH는 효소활성에 영향을 미치는 주된 요인이며, 각각의 효소는 활성하는 데 최적의 온도와 pH 수준을 가지고 있다.

운동을 위한 에너지원

인체는 음식물로부터 섭취한 탄수화물, 지방, 단백질을 사용하여 몸을 움직이거나 휴식 중일 때 필요한 에너지를 공급한다. 운동을 위한 주된 에너지원은 지방과 탄수화물이며 단백질은 총 에너지 소비량에서 소량만을 차지한다(3).

탄수화물

탄수화물은 탄소, 수소, 산소 원자로 구성되어 있다. 체내에 저장되어 있는 탄수화물은 빠르게 사용할 수 있는 형태의 에너지를 제공하며, 1 g당 약 4 kcal의 에너지를 생산한다(36). 앞서 언급했듯이 식물은 광합성을 통해 이산화탄소, 물, 태양에너지의 상호작용으로 탄수화물을 합성한다. 탄수화물은 (1) 단당류(monosaccharide), (2) 이당류(disaccharide), (3) 다당류(polysaccharide)와 같은 세 가지 형태로 존재한다(36). 포도당과 과당 같은 단순당을 단당류라고 한다. **포도당**(glucose)은 실생활에서도 일상적으로 사용되는 단어이며 종종 "혈당"이라고도 불린다. 포도당은 음식에서 발견되거나 복잡한 구조의 탄수화물이 분해되어 소화관에서 발견된다. 과당은 과일이나 꿀에 함유되어 있고 단순탄수화물 중 가장 단맛이 강한 것으로 알려져 있다(33).

이당류는 2개의 단당류가 결합되어 형성된다. 즉, 설탕은 포도당과 과당으로 구성되어 있으며 가장 흔하게 볼 수 있는 식이 이당류이다(28). 이러한 탄수화물은 사탕수수당(cane sugar), 비트(beet), 꿀, 단풍나무시럽과 같은 자연물에서 발견된다.

다당류는 3개 이상의 단당류를 포함하는 복잡한 탄수화물로, 3개의 단당류로 구성되거나 작은 분자로 존재하거나 비교적으로 크기가 큰 분자로 수백 개의 단당류로 구성되어 있다. **글리코겐**(glycogen)은 체내의 근섬유, 간, 세포내에 저장되어 있는 중요한 다당류이다. 포도당의 분자를 서로 연결하는 *글리코겐 합성효소*(glycogen synthase)의 반응을 통해 합성되며, 글리코겐의 분자는 수백 개에서 수천 개의 포도당 분자로 구성되어 크기가 크다. 세포는 탄수화물을 빠르게 사용할 수 있는 에너지원으로 사용하기 위해 글리코겐을 저장한다. 예를 들어 운동 중에 근섬유는 수축을 위한 에너지로 포도당을 이용하기위해 글리코겐을 포도당으로 분해한다. 이렇게 글루코겐을 포도당으로 분해하는 과정을 **글리코겐분해**(glycogenolysis)라고 한다. 또한, 글루코겐분해는 간에서도 일어나 유리포도당을 혈류로 방출하여 신체의 조직으로 전달되는 것을 알아야 한다.

이러한 이유들로 "왜 골격근의 근섬유와 간의 세포들은 많은 양의 포도당 분자를 저장하는 것이 아니라 글리코겐의 형태로 탄수화물을 저장하고 있는가?"라는 의문이 들 것이다. 만약 세포에 포도당의 형태로 탄수화물을 저장하게 되면 세포 내부와 외부 사이의 삼투압이 발생하기 때문이다. 실제로 수백 개에서 수천 개의 포도당 분자가 세포내에 저장되어 있다면 세포내부의 삼투압이 크게 증가하여 세포 내부로 물이 스며들어 세포가 부풀어 오르며 이를 세포종창(cell swelling)이라 한다. 그러므로, 수백 개의 포도당 분자를 하나의 글리코겐 분자에 저장하면 세포의 내부와 외부 간의 큰 삼투압 차이를 만들지 않기 때문에 이러한 문제를 해결할 수 있다.

근섬유와 간에 저장되어있는 글리코겐은 운동대사에서 중요하다. 그러나 신체에 저장되어 있는 글리코겐의 총량은 상대적으로 적고 수 시간의 운동으로 인해 고갈될 수 있으므로, 글리코겐 합성은 세포내에서 지금도 계속해서 일어나고 있는 것을 유념해야 한다. 고탄수화물 식이는 글리코겐의 합성을 향상시킬 수 있지만, 반대로 저탄수화물은 글리코겐 합성을 저해한다.

지방

지방은 식물과 동물 모두 가지고 있으며, 중요한 점은 지방은 물에 녹지 않는다는 것이다. 지방은 탄수화물과 동일한 화학원소가 포함되어 있지만, 산소에 대한 탄소비율이 훨씬 높다. 체내에 저장된 지방은 무게당 많은 에너지를 포함하고 있기 때문에 장시간 운동에 적합한 연료이다. 지방 1 g은 9 kal의 에너지를 가지고 있어, 탄수화물이나 단백질보다 2배 이상이다(33). 일반적으로 지방은 (1) 지방산(fatty acid), (2) 중성지방(triglyceride), (3) 인지질(phospholipid), (4) 스테로이드(steroid)와 같은 4가지 형태로 구성되어 있다(4). 지방산은 탄소, 산소, 수소를 포함하는 카르복실기(carboxyl group)에 탄소원자가 길게 연결된 형태로 구성되어 있고, 지방산은 운동 시 근육세포의 에너지를 공급하는 주 공급원이라는 점에서 매우 중요하다.

지방산은 체내에서 중성지방의 형태로 저장된다. 중성지방은 3개의 지방산 분자와 글리세롤(glycerol, 지방이 아닌 알코올의 일종)로 구성되어 있다. 중성지방은 주로 지방세포에 저장되지만, 골격근을 비롯한 여러 세포에도 저장된다. 에너지가 필요할 때 지방은 *지방분해*(lipolysis)라는 과정을 거쳐 지방산과 글리세롤로 분해되어 근육과 다른 조직에서 에너지원으로 사용된다. 이러한 지방분해는 *리파아제*(lipase)라는 효소에 의해서 조절된다. 지방분해로 인해 방출된 글리세롤은 근육에서 직접적인 에너지원으로 사용되지는 못하지만, 간에서 포도당을 합성하는 데 이용된다. 그러므로 중성지방은 신체 에너지원으로서 중요한 역할을 한다.

인지질(phospholipid)은 인산염 그룹과 결합되어 있는 지질이다. 인지질은 신체의 거의 모든 세포에서 합성되지만, 생체에너지원으로 사용되지는 않는다(17). 인지질은 세포막의 구조를 형성하거나, 신경세포 주위에서 절연체 역할을 하는 등 생물학적으로 다양한 역할을 맡고 있다(10).

지방의 마지막 분류는 스테로이드(steroid)이다. 스테로이드는 운동 시 에너지원으로 사용되지는 않지만 생물학적 지방 특성의 명확한 이해를 위해 설명이 필요하다. 가장 흔한 스테로이드는 콜레스테롤이다. 콜레스테롤은 모든 세포의 막을 구성하는 요소이다. 콜레스테롤은 신체의 모든 세포에서 합성될 수 있으며 음식으로도 섭취 가능하다. 세포막의 골격을 구성하는 것 외에도 콜레스테롤은 성호르몬인 에스트로겐, 프로게스테론, 테스토스테론을 합성하는 데 필요하다(10). 생물학적으로 콜레스테롤은 매우 유용하지만, 높은 혈중 콜레스테롤은 관상 동맥 질환의 발병과 연관이 있다(38)(15장 참조).

단백질

단백질은 아미노산(amino acid)이라고 하는 하위단위로 구성되어 있다. 우리 몸은 세포와 혈액에 필요한 단백질을 합성하기 위해 20종류 아미노산이 필요하다. 필수아미노산이라고 하는 9가지 아미노산은 체내에서 합성할 수 없기 때문에 반드시 음식물로부터 섭취해야만 한다. 단백질은 펩타이드결합이라는 화학적 결합으로 아미노산이 연결된 형태이다. 잠재적인 생체에너지원으로 단백질 1 g당 약 4 kcal의 에너지를 낸다(8). 단백질은 아미노산으로 분해되어야만 고에너지화합물로 사용될 수 있다. 2가지 방법을 통해 에너지 공급에 기여할 수 있다. 첫째, 아미노산인 알라닌(alanine)은 간에서 포도당으로 전환되어 글리코겐을 합성하는 데 사용될 수 있다. 간에 저장된 글리코겐은 포도당으로 다시 분해되어 순환계를 통해 활동근육으로 전달된다. 둘째, 아이소류신(isoleucine), 알라닌(alanine), 류신(leucine), 발린(valine) 등의 아미노산은 근육세포에서 대사 매개물질로 전환되어 생체에너지 생산경로에서 직접적으로 기여할 수 있다(12).

요약 *In Summary*

- 인체는 탄수화물, 지방, 단백질을 매일 섭취함으로써 안정 시나 운동 중 세포 활동을 유지하는 데 필요한 에너지를 공급한다.
- 운동 중 에너지로 사용되는 주된 영양소는 지방과 탄수화물이며, 단백질은 총 에너지 사용량에서 상대적으로 적은 양을 차지한다.
- 포도당은 동물의 세포에 다당류인 글리코겐 형태로 저장되어 있다.
- 지방산은 세포의 에너지원으로 사용되는 지방의 형태이며, 근육과 지방세포에 중성지방 형태로 저장되어 있다.
- 단백질은 아미노산으로 구성되어 있으며, 세포에 포함된 다양한 단백질을 형성하기 위해서는 20개의 서로 다른 아미노산이 필요하다. 단백질을 에너지원으로 사용하려면 세포단백질을 아미노산으로 분해해야 한다.

고에너지 인산염

근육 수축의 즉각적인 에너지원은 고에너지 인산염인 **아데노신 3인산**(adenosine triphosphate, **ATP**)이다(33). ATP가 세포에서 에너지를 운반하는 유일한 분자는 아니지만 가장 중요한 분자이며, 충분한 양의 ATP가 없으면 대부분의 세포는 빠르게 사멸한다.

ATP는 (1) 아데닌, (2) 리보스, (3) 3인산, 3가지 중요한 부분으로 구성되어 있다(그림 3.10). ATP는 **아데노신 2인산**(adenosine diphosphate, **ADP**)과 **무기인산**(P_i)의 결합으로 이루어져 있으며, 결합을 위한 에너지가 필요하다. 에너지의 일부는 ADP와 P_i를 결합하는 화학결합 내부에 저장되어 있고, 이를 고에너지 결

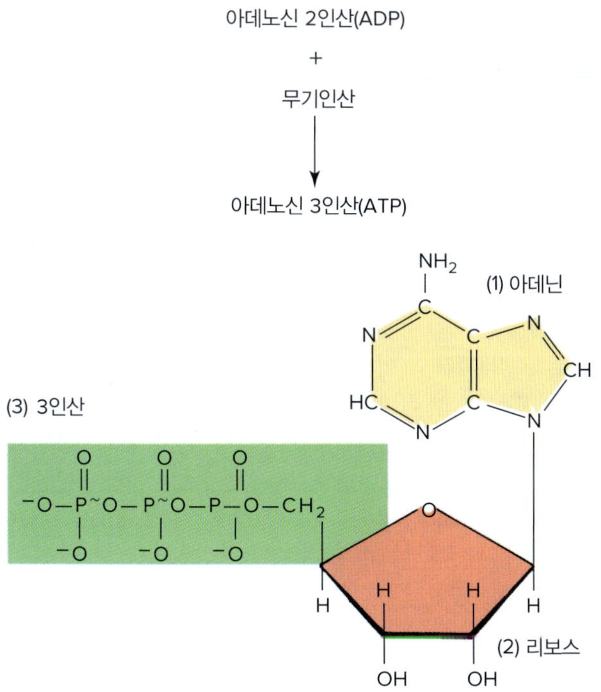

그림 3.10 아데노신 3인산(ATP)의 기본 구조.

합이라고 한다. **ATPase** 효소가 결합을 끊으면 에너지가 방출되고, 에너지는 근수축에 필요한 에너지로 사용된다.

$$\text{ATP} \xrightarrow[\text{ATPase}]{} \text{ADP} + \text{P}_i + \text{에너지}$$

ATP는 흔히 에너지 기증자라고 불린다. ATP는 음식물이 분해되어 방출되는 에너지와 결합하여 모든 세포에서 필요한 형태의 에너지를 제공한다. 예를 들어, 그림 3.11은 세포의 보편적인 에너지 기증자로 묘사된 ATP 모델이다. 세포는 음식물을 분해하는 에너지방출반응을 이용하고 에너지흡수반응을 통해 ATP를 형성한다. 새롭게 형성된 ATP는 에너지가 필요한 반응을 유도하는 데 사용될 수 있다. 그러므로 에너지방출반응은 에너지흡수반응은 마치 맞물린 2개의 톱니바퀴처럼 연결되어 있다.

생체에너지학

근육세포는 제한된 양의 ATP만을 저장할 수 있다. 따라서 근육운동을 지속하기 위해서는 근수축에 필요한 에너지인 ATP를 지속적으로 공급해야 하므로, 세포는 ATP를 빠르게 생성할 수 있는 대사경로가 존재해야 한다. 실제로 근육세포는 근수축이 시작될 때 활성화되는 3가지 대사경로를 조합하여 사용해 ATP를 공급한다. (1) **인산크레아틴**(phosphocreatine, PC) 분해에 의한 ATP 형성, (2) 해당과정에 의한 포도당 또는 글리코겐의 분해로 ATP 생성, (3) 산화작용에 의한 ATP 생성이 3가지 대사경로이다. 인산크레아틴과 해당과정에 의해 생산되는 ATP는 산소를 사용하

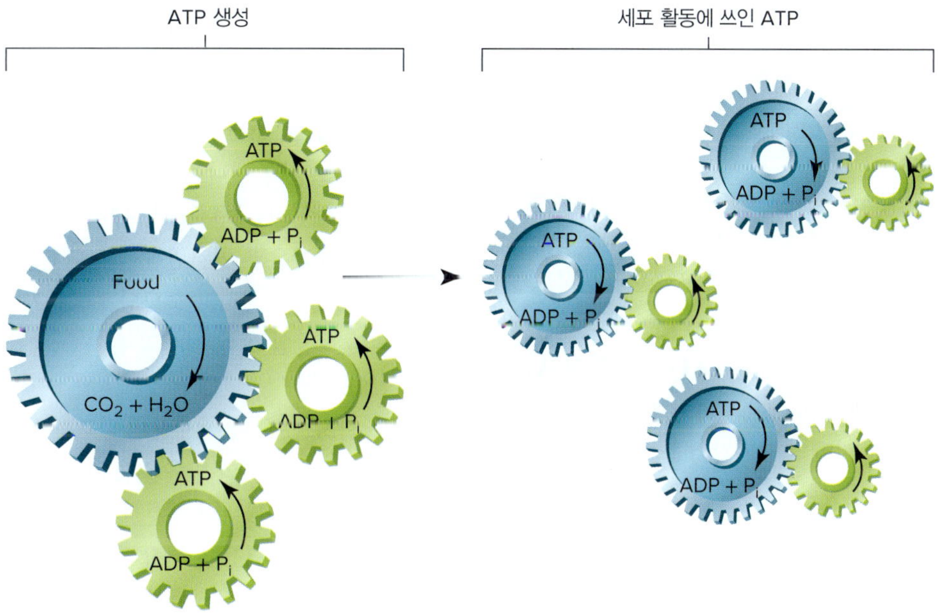

그림 3.11 보편적인 세포에너지 전달자로서 ATP의 역할. 에너지방출반응은 파란색 톱니바퀴로에 아래쪽 화살표로 나타내었고, 에너지흡수반응은 녹색 톱니바퀴에 위쪽 화살표와 함께 나타내었다.

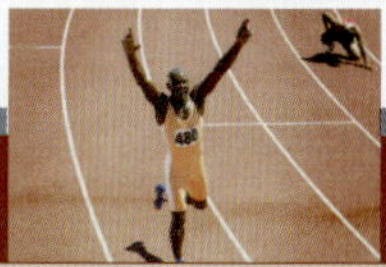

향상 비법 3.1

스포츠 현장에 적용된 운동 생리학

크레아틴 섭취는 운동수행력을 향상시키는가?
인산크레아틴(PC)의 고갈은 ATP-PC 체계에 의한 ATP 생성 속도를 감소시키기 때문에 100~200 m 달리기와 같이 짧고, 고강도인 운동에서 운동수행력을 제한할 수 있다. 선행연구에서는 5일 동안 다량의 크레아틴을 섭취(20 g/일)했을 때 근육의 PC 저장량이 증가하는 결과를 제시하였다(2, 6, 19, 24, 26, 39). 비록 일부 논란의 여지가 있지만 크레아틴 보충이 실험실 환경에서 짧은 시간(예: 30~180초)의 고강도 운동을 하는 동안 운동수행력을 향상시키는 것으로 나타났다(2, 19, 26, 39).

흥미롭게도 저항성 운동과 함께 크레아틴을 섭취하면 웨이트트레이닝에 대한 생리학적 적응을 향상시켰다는 연구결과도 존재한다(2, 5, 16, 23, 39). 특히, 이러한 연구들은 크레아틴 섭취와 저항성 운동 병행이 동적 근력과 제지방을 모두 증가시키는 결과를 나타냈다.

그렇다면 크레아틴의 구강섭취가 생리학적인 부작용과 건강에 나쁜 영향을 미치는가? 크레아틴의 구강섭취가 메스꺼움, 신경적 기능장애, 경미한 복통, 근육경련 등과 같은 부작용과 관련이 있다고 하지만 아직까지 과학적인 증거는 없다(2, 7, 14, 20, 39). 실제로 선행연구에 따르면 건강한 성인을 대상으로 장기간(예: 5년)과 단기간의 크레아틴 섭취는 모두 안전한 것으로 나타났다.

크레아틴 섭취 및 기타 식이보충제에 관련한 관심은 제품의 오염 가능성에 있다. 즉, 보충제 제품에서 크레아틴 외에 다른 화학성분이 함유될 수 있다는 점이다(27). 실제로 "처방전 없이 판매되는 보충제"의 안전성은 중요한 이슈인데, 많은 연구들은 이러한 보충제는 순도에 높은 수준에 변동성이 있다고 보고하였다(27). 크레아틴과 운동수행력 또는 건강에 대한 자세한 내용은 추천 문헌에 있는 Lanhers 등(2017), Hall 등(2021)을 참조하라.

지 않으므로 **무산소성**(anaerobic) 대사작용이라 한다. 산소를 이용하고 산화작용에 의해 생산되는 ATP는 **유산소성**(aerobic) 대사작용이라 한다. 운동 중 ATP 생산하는 데 관여하는 세 가지 대사작용에 대한 자세한 설명은 다음과 같다.

무산소성 ATP 생산

가장 빠르고 쉽게 ATP를 생성하는 방법은 PC에서 인산기와 결합에너지를 ADP로 전달하여 ATP를 만드는 것이다(33, 36, 37):

$$\text{PC} + \text{ADP} \xrightarrow[\text{크레아틴키나아제}]{} \text{ATP} + \text{C}$$

이러한 반응은 크레아틴키나아제에 의해 촉진된다. 운동이 시작될 때 ATP는 ADP + P_i로 빠르게 분해되고, PC 반응을 통해 재합성된다. 그렇지만 근육세포는 소량의 PC만 저장하고 있기 때문에 이 반응을 통해 생산될 수 있는 ATP의 양은 제한적일 수밖에 없다. 저장된 ATP와 PC의 조합을 **ATP-PC 체계**(ATP-PC system) 또는 "포스파겐체계(phosphagen system)"라고 하며 운동을 시작할 때와 5~15초 미만의 단기간의 고강도 운동 중에 근수축에 필요한 에너지를 제공한다. 운동이 끝나고 휴식 중에만 PC를 보충할 수 있고 이때 ATP가 필요하다(11).

100 m 전력질주, 높이뛰기, 역도, 미식축구 선수의 10야드 질주와 같은 단기간의 고강도 운동을 생각하면 운동에서 ATP-PC 체계의 중요성을 이해할 수 있다. 위와 같은 단기간 고강도의 운동은 끝나는 데까지 몇 초밖에 걸리지 않으므로 ATP의 빠른 공급이 필요하다. ATP-PC 체계는 한 가지 효소만을 사용하여 강하고 빠른 동작에 필요한 ATP를 생성한다. 따라서 PC의 고갈되면 단기간 고강도 운동을 제한될 수 있다는 사실 때문에 크레아틴을 보충제로서 섭취하면 운동 능력을 향상시킬 수 있다는 주장이 제기되었다(향상 비법 3.1 참조).

산소를 사용하지 않고 ATP를 빠르게 생산할 수 있는 대사과정을 **해당과정**(glycolysis)이라 한다. 해당과정은 포도당 또는 글리코겐을 분해하여 피루브산염(pyruvate, 피루브산이라고도 함) 또는 **젖산염**(lactate)을 생산하는 과정이다(그림 3.13). 즉, 해당과정은 포도당의 에너지를 이용하여 ADP와 P_i를 재결합하여 ATP를 재합성하는 무산소성 대사과정이다. 이러한 과정들에서 효소의 촉매작용과 연결반응이 포함된다. 해당과정은 근육세포의 근형질에서 발생하고 포도당 1개 분자당 2개의 순수 ATP와 2개의 피루브산염 또는 젖산염 분자를 생산한다(자세히 살펴보기 3.2 참조).

해당과정을 좀 더 상세하게 살펴보면 첫 번째로, 포도당과 피루브산염 형성 사이의 반응을 (1) 에너지투자 단계, (2) 에너지생산 단계 2단계로 나누어 구분할 수 있다(그림 3.13). "에너지투자단계"의 첫 번째 반응은 저장되어 있는 ATP를 사용하여 당인산(sugar phosphate)염을 생성하는 것이다. 해당과정의 마지막 결과는 에너지방출이지만 초기에 반응을 시작하기 위해서는 두 지점에서 ATP를 사용하여 "가공"하는 것이 필요하다(그림 3.14,

자세히 살펴보기 3.2

젖산 또는 젖산염?

많은 교과서에서 *젖산*(lactic acid)과 *젖산염*(lactate)은 같은 의미로 사용된다. 이 "젖산과 젖산염이 같은 분자인가요?"라고 묻는 학생들을 혼란스럽게 한다. 사실 젖산과 젖산염은 서로 연관되어있지만 엄밀히 말하면 다른 분자이다. *젖산염*은 젖산의 염기를 의미한다(그림 3.12)(4). 과학시간에 산이 해리되고 수소 이온을 방출할 때 남은 분자를 짝염기(conjugate)라고 부르는 것을 기억할 수 있을 것이다. 젖산염은 젖산의 짝염기이다. 젖산과 젖산염의 밀접한 관계로 인해 많은 학자들이 2가지 용어를 똑같은 개념으로 사용한다(3). 젖산과 젖산염의 관계를 기억하면 다음 장에서 젖산과 젖산염에 대한 설명에서 혼란을 줄일 수 있다.

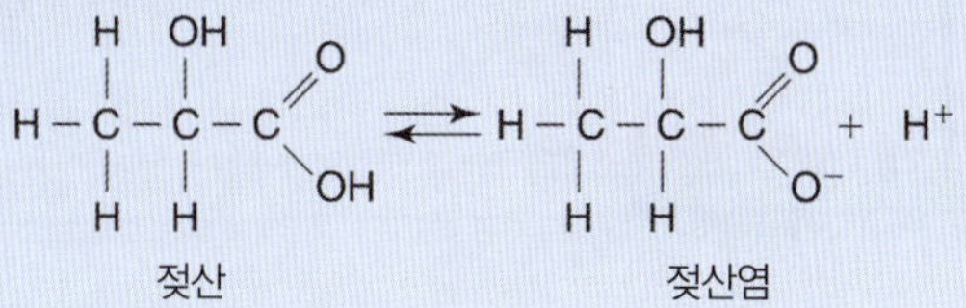

그림 3.12 젖산의 이온화는 짝염기인 젖산염을 형성한다. 신체의 정상적인 pH에서는 젖산이 빠르게 해리되어 젖산염을 형성한다.

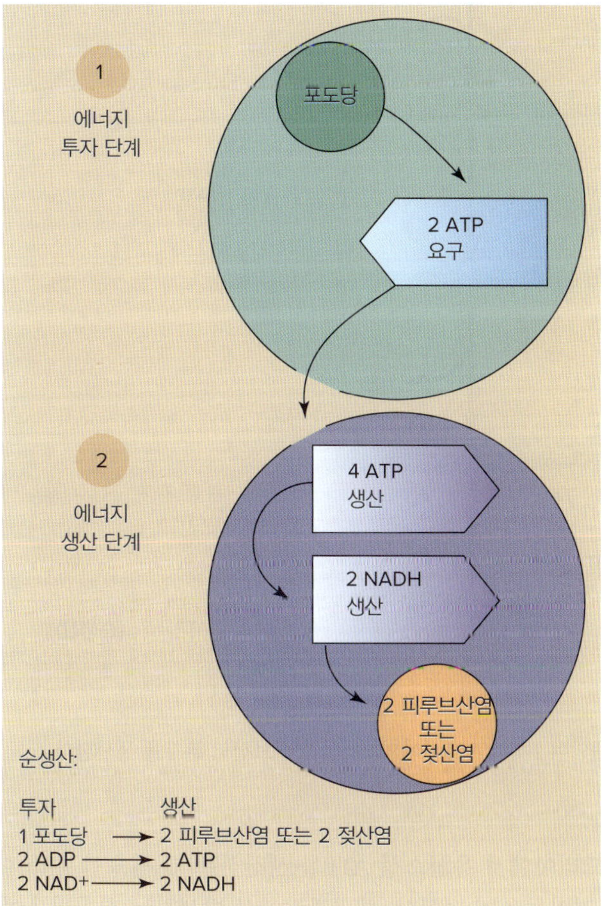

그림 3.13 해당과정의 2단계와 이에 따른 생산물.

출처: Mathews, Christopher K. and Holde, Kensal Edward Van. *Biochemistry*. Benjamin/Cummings Pub. Co., 1990.

3.15). ATP가 사용되는 목적은 포도당과 과당에 인산기를 붙이는 인산화(phosphorylation)하여 포도당 6-인산(glucose 6-phosphate)과 과당 6-인산(fructose 6-phosphate)을 형성하는 것이다. 여기서 주목해야 할 점은 글리코겐을 기질로 하여 해당과정이 시작되면 1개의 ATP만이 필요하다는 점이다. 왜냐하면 글리코겐은 ATP를 통해 인산화하는 것이 아니라 근세포 세포액에 존재하는 무기인산을 통해 인산화하기 때문이다(그림 3.14). 해당과정의 마지막 단계는 "에너지생산 단계"로 그림 3.15는 해당과정의 마지막 부분에서 2개의 다른 반응으로부터 2개 ATP 분자를 생산하는 것을 나타냈다. 위에서 언급한 것과 같이, 포도당이 기질로

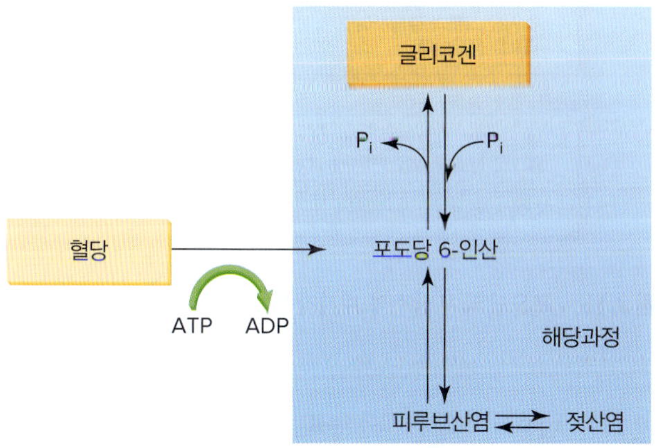

그림 3.14 해당과정에 필요한 혈당과 글리코겐의 상호작용. 공급원에 관계없이 포도당은 해당과정의 첫 번째 단계로 반드시 인산화를 통하여 포도당 6-인산을 형성해야 한다. 혈액으로부터 공급받은 포도당은 인산화에 1개의 ATP가 필요한 반면, 글리코겐에서 얻은 포도당의 인산화는 세포의 무기인산(P_i)을 사용하여 이루어진다.

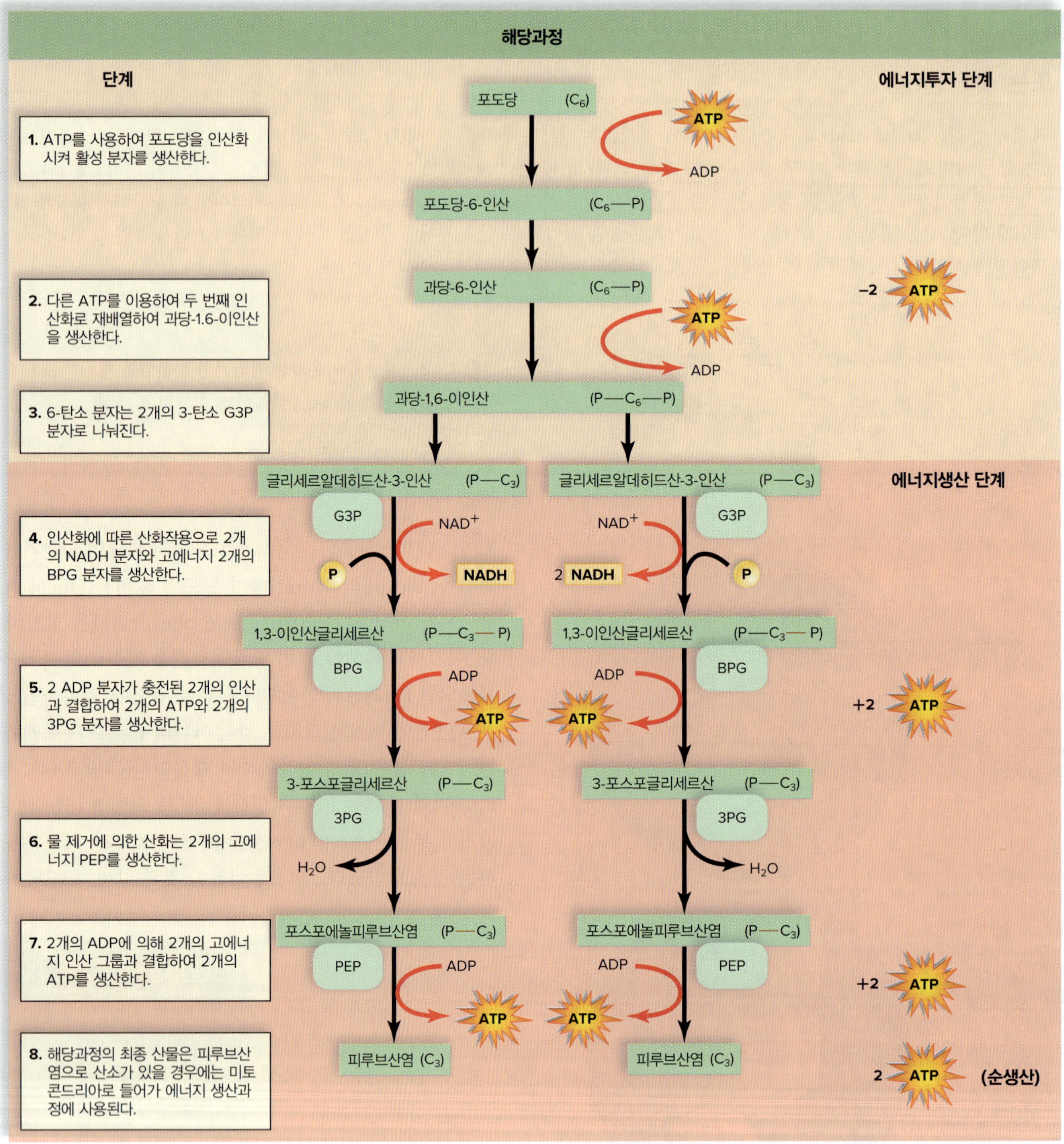

그림 3.15 포도당의 무산소성 대사작용. 1개의 포도당 분자가 무산소성으로 분해되어 2개의 ATP분자와 2개의 피루브산염 분자를 생산한다.

사용되면 ATP의 순생산은 2개이고, 글리코겐이 기질로 사용될 때는 ATP의 순생산이 3개이다.

수소는 생체에너지 경로에서 "전달분자(carrier molecule)"에 의해 기질에서 제거되고 수송된다. 생물학적으로 중요한 2가지 전달분자는 NAD^+(nicotinamide adenine dinucleotide)와 FAD (flavin adenine dinucleotide)이다. 전달분자들은 미토콘드리아에서 유산소성 ATP를 생산하는 데 필요한 수소 이온과 전자들을 수송한다. 해당과정에서 발생하는 화학반응이 일어나기 위해서는 글리세르알데하이드3-인산(glyceraldehyde 3-phosphate)에서 2개의 수소가 제거되고 무기인산과 결합하여 1,3-이인산글리세르산(1,3-bisphosphohlycerate)이 형성되어야 한다. 위 반응에서 NAD^+가 수소수용체이다(그림 3.15).

자세히 살펴보기 3.3

미토콘드리아로 "수송"되는 NADH

해당과정을 지속하기 위해서는 해당과정 중에 생성된 NADH가 NAD^+로 다시 환원되어야 한다. 본문에서 설명한 바와 같이 피루브산염이 수소를 받아들여 젖산염을 형성하거나 미토콘드리아 막을 가로질러 NADH의 수소를 "수송"해야 NAD^+로 전환할 수 있다. 미토콘드리아의 막을 가로질러 수소를 "수송"하기 위해서는 특정한 수송체계가 필요하다. 그림 4.9에 이 과정을 자세히 설명하였다(4장). 이러한 수송체계는 막 내에 위치하여 세포질에서 방출되는 NADH의 수소를 미토콘드리아로 전달하여 전자전달체계에 들어갈 수 있도록 한다.

여기서 NAD^+는 1개의 수소를 받아들이고, 1개의 수소는 용액 속에 남아있게 된다. 이때 1개의 수소를 받아들인 NAD^+는 환원형인 NADH로 전환된다. 따라서 해당과정을 지속하기 위해서는 반드시 글리세르알데히드 3-이인산에서 제거되는 수소원자를 받아들일 수 있는 적당량의 NAD^+가 있어야 한다(3, 31). 그렇다면 어떻게 NADH에서 NAD^+로 전환될까? 세포가 NADH로부터 NAD^+를 저장하는 데는 2가지 방법이 있다. 첫째, 충분한 산소 사용이 가능하다면 NADH에 있는 수소는 세포 내부의 미토콘드리아로 "수송"되어 유산소성 ATP 생산에 기여한다(자세히 살펴보기 3.3 참조). 둘째, 미토콘드리아에서 산소가 수소를 받아들일 수 없는 경우에는 피루브산염이 수소를 전달받아 젖산염을 생성한다(그림 3.16). 젖산탈수소효소(lactate dehydrogenase, LDH)가 이러한 반응을 촉진하고 젖산과 NAD^+를 생성하도록 한다. 따라서 젖산염이 생성되는 이유는 해당과정이 지속될 수 있도록 NADH가 NAD^+로 전환되기 때문이다.

요약하자면, 해당과정은 포도당이 피루브산염 또는 젖산염으로 분해되는 과정이며, 포도당 혹은 글리코겐으로 시작했는지 여부에 따라 각각 2개 또는 3개의 ATP가 순생산된다. 이는 그림 3.15에 자세히 설명하였다. 포도당은 6개의 탄소 분자로 이루어져 있고 피루브산염과 젖산염은 3개의 탄소 분자로 이루어져 있다는 점은 1개의 포도당 분자로부터 2개의 피루브산염 또는 젖산염이 생산된다는 것을 의미한다. 산소는 해당과정에 직접적으로 관여하지 않으므로 해당과정을 무산소성 대사로 분류한다. 그렇지만 미토콘드리아에 산소가 존재하면 피루브산염은 유산소성 ATP 생산에 참여할 수 있다. 따라서 해당과정은 무산소성으로 ATP를 생산할 뿐만 아니라 유산소성 대사에 사용하도록 분해되는 첫 단계이다. 이것은 다음 절에서 자세히 설명하고자 한다.

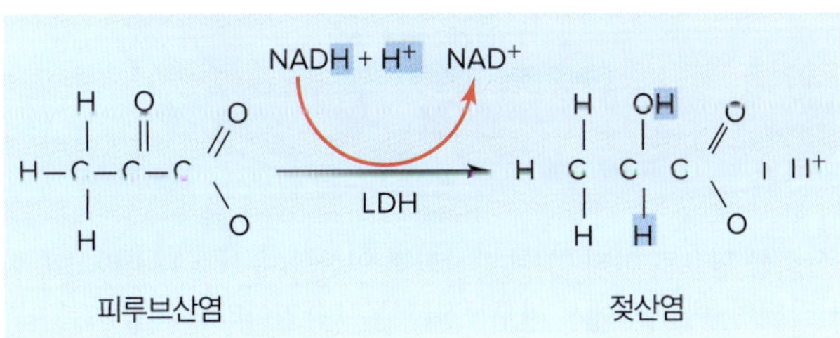

그림 3.16 피루브산염에 수소원자를 추가하면 젖산염과 NAD^+이 형성되며, 젖산염은 해당과정에 다시 사용될 수 있다. 이러한 반응은 젖산탈수소효소(lactate dehydrogenase, LDH) 효소에 의해 촉매된다.

요약 *In Summary*

- 근수축을 위한 가장 빠른 에너지원은 고에너지인산인 ATP로서 이 ATPase라는 효소에 의한 분해과정은 다음과 같다.

$$ATP \xrightarrow[ATPase]{} ADP + P_i + 에너지$$

- 산소 없이 ATP를 생성하는 과정을 *무산소성 대사작용*이라 하며, 반대로 산소를 최종 전자수용체로 사용하여 ATP를 생성하는 과정을 *유산소성 대사작용*이라 한다.
- 근육세포는 1개 또는 3개의 대사작용의 조합을 통해 ATP를 생산할 수 있다. (1) ATP-PC 체계, (2) 해당과정, (3) 산화적 인산화
- ATP-PC 체계와 해당과정은 산소 없이 ATP를 생산할 수 있는 무산소성 대사작용이다.

유산소성 ATP 생산

ATP의 유산소적 생산은 미토콘드리아 내부에서 일어나며 다음과 같이 2개의 내사경로의 상호작용을 통해 생산된다. (1) **시트르산회로**(citric acid cycle) (2) **전자전달체계**(electron transport chain). 시트르산회로는 크렙스 회로(Krebs cycle) 또는 트리카르복실산회로(tricarboxylic acid cycle)라고도 하며 이의 주요한 기능은 수소를 수송하는 NAD^+와 FAD를 사용하여 탄수화물, 지방, 단백질로부터 형성된 아세틸조효소 A를 산화(전자를 제거)시키는 것이다. 산화과정이 중요한 이유는, 전자가 음식물로부터 얻은 잠재적 에너지를 가지고 있기 때문이다. 이 에너지는 전자전달체계에서 ADP + P_i와 결합하여 ATP를 생성할 수 있다. 산소는 시트르산회로에서 직접적으로 참여하지는 않지만, 전자전달체계

에서 수소와 최종적으로 결합하여 물이 된다($H_2 + O \rightarrow H_2O$). 이러한 유산소성 ATP의 생산과정이 **산화적 인산화**(oxidative phosphorylation)이다. 유산소성 ATP의 생산을 이해하기 위해서 생산과정을 단계적인 과정으로 생각하는 것이 도움이 될 것이다(그림 3.17). 이 과정은 2개의 아세틸조효소 A를 만드는 것으로부터 시작된다. 아세틸조효소 A는 해당과정로부터 생성된 피루브산염 지방산이나 아미노산의 산화과정을 통해 형성될 수 있다. 아세틸조효소 A는 시트르산에서 산화되고 전자전달체계에서 전자를 방출한다. 전자전달체계의 단계를 따라 전자가 이동하면 유산소성 ATP가 생성(산화적 인산화)된다. 시트르산회로와 전자전달체계에 대한 자세한 설명은 다음과 같다.

시트르산회로

시트르산회로(citric acid cycle)는 생화학자 한스 크렙스(Hans Krebs)가 발견한 것으로, 그의 선구적인 연구로 인해 대사경로에 대한 이해를 증진시킬 수 있었다(과학에서 중요한 인물 되돌

해당과정(Glycolysis)

① 포도당(6탄당)은 세포질에서 두 개의 피루브산(3탄당)으로 분해되며, 이 과정에서 2분자의 ATP가 생성되고 고에너지 전자가 방출된다.

시트르산회로(Citric Acid Cycle)

② 해당과정을 통해 생성된 피루브산(3탄당)은 각각 미토콘드리아로 들어가며, 이 과정에서 각각 탄소 하나가 제거되어(CO_2 생성) 조효소와 결합하여 2탄소 아세틸조효소 A를 형성한다. 또한 고에너지 전자가 방출된다.

③ 각 아세틸조효소 A는 4탄소 옥살로아세트산과 결합하여 6탄소인 시트르산을 형성하며, 시트르산회로라는 이름은 여기에서 유래되었다. 각 시트르산은 일련의 반응을 통해 탄소 2개를 제거하여 이산화탄소(CO_2) 2분자를 생성하고 1분자의 ATP를 합성하며, 다량의 고에너지 전자를 방출한다. 그림에서는 포도당 1분자가 해당과정을 거칠 때 시트르산회로가 두 번 반복되어 직접적으로 2분자의 ATP가 생성되는 과정을 보여준다.

전자전달체계(Electron Transport Chain)

④ 고에너지 전자는 여전히 원래 포도당 분자의 화학에너지 대부분을 포함한다. 특수 운반체 분자가 이러한 고에너지 전자를 효소로 이루어진 전자전달계로 운반하여, 남아 있는 에너지 대부분을 추가적인 ATP 분자로 전환한다. 마지막으로, 전자는 수소 이온과 산소원자와 결합하여 물을 형성한다. 이 과정에서 산소가 최종 전자 수용체로 작용하기 때문에, 이 전체 과정은 유산소호흡이라고 한다.

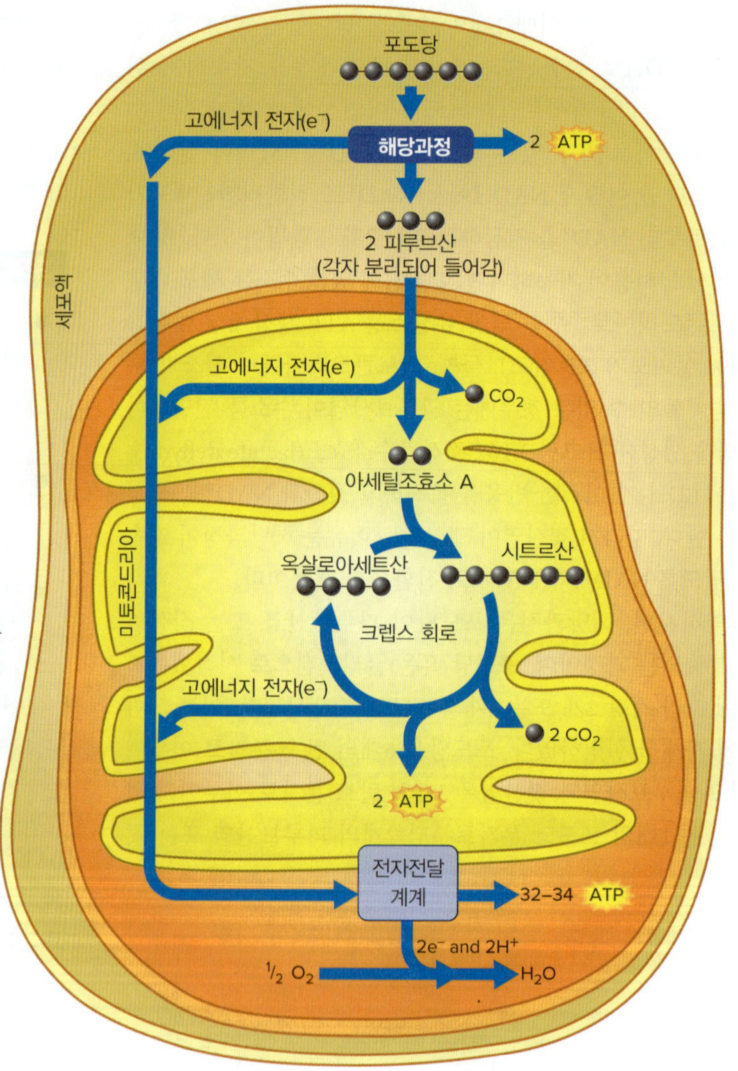

그림 3.17 이 과정들은 산화적 인산화로 된다. 해당과정은 세포질에서 일어나며 산소를 필요로 하지 않는다. 산화적 인산화(유산소 대사라고도 함)는 미토콘드리아에서 이루어지며 산소를 필요로 한다. 유산소 대사는 해당과정으로 시작되며, 이 과정에서 피루브산(피루브산염이라고도 함) 2분자가 생성된다. 생성된 피루브산은 미토콘드리아로 들어가 아세틸조효소 A 2분자로 전환된다. 그 후 아세틸조효소 A는 미토콘드리아 기질(즉, 중심부)에서 시트르산회로를 통해 산화된다. 유산소 대사의 최종 생성물로는 ATP, 열, 이산화탄소(CO_2), 물(H_2O)이 있다. 참고로, 그림에서는 대사경로를 강조하기 위해 미토콘드리아의 크기를 세포질에 비해 과장하여 표현하였다. 미토콘드리아와 세포질의 실제 크기 비율은 그림 3.1에서 확인할 수 있다.

출처: Lewis, Ricki, Shier, David N., and Butler, Jackie L. Hole's Human Anatomy and Physiology. McGraw Hill, 2015.

과학에서 중요한 인물 되돌아보기

한스 크렙스와 시트르산회로의 발견

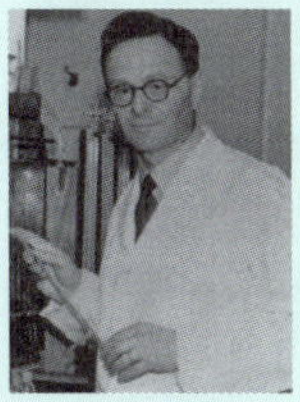

Keystone/Hulton Archive/Getty Images

한스 크렙스(Hans, Krebs, 1900~1981)는 시트르산회로 또는 "크렙스 회로"로 알려진 세포 일련의 중요한 화학반응에 대한 연구로 1953년 노벨생리의학상을 수상하였다. 크렙스는 독일에서 태어나 1925년 함부르크 대학교에서 의학박사(MD) 학위를 취득하였고, 의대를 졸업한 후 화학을 공부하기 위해 베를린으로 떠나 생화학연구에 적극적으로 참여하였다. 유대인 의사의 아들이었던 한스 크렙스는 1933년 나치 독일을 떠나 영국으로 강제 이주해야 했다. 영국에 도착한 크렙스 박사는 케임브리지 대학교와 이후 세필드 대학교와 옥스퍼드 대학교에서 연구를 이어나갔다.

그의 특출한 연구 경력에서 한스 크렙스는 생리학과 생리학 분야에서 여러 가지 중요한 기여를 했다. 그의 첫 번째 중요한 연구 분야 중 하나는 세포에서 단백질이 어떻게 대사되는지를 연구하는 것이었다. 이러한 연구 초기의 중요한 성과는 간에서 요소(urea)라는 단백질 대사의 질소 노폐물을 생성한다는 것을 발견한 것이었다. 크렙스 박사와 그의 연구팀은 추가 연구를 통해 요소를 생성하는 일련의 반응[후에 요소회로(urea cycle)로 알려짐]을 발견하였다.

크렙스 박사의 단백질 대사 관련 연구도 중요하지만, 인체에서 탄수화물, 지방, 단백질이 분해되어 형성되는 물질과 관련된 세포반응을 발견한 것으로 가장 유명하다. 특히 1937년 크렙스 박사는 탄수화물 분해의 최종 생성물[이 물질은 후에 아세틸조효소 A (acetyl-CoA)로 명명됨]과 옥살로아세트산(oxaloacetic acid)이 결합하여 시트르산(구연산)을 형성하는 화학반응회로의 존재를 발견하였다. 크렙스 박사의 연구에 따르면 이 회로는 일련의 중간체 화합물을 통해 옥살로아세트산을 재생하는 동시에 이산화탄소와 전자를 방출하는 것을 발견하였다. 이러한 회로는 시트르산회로, 크렙스 회로, 트리카르복시산회로(TCA회로, tricarboxylic acid cycle)라는 이름으로 불리게 되어 여러 이름을 가지고 있다. 하지만 보통 시트르산회로, 크렙스회로로 불리고 있어, 동일한 화학경로에 다른 이름을 가지고 있는 것이다. 시트르산회로의 발견과 음식물이 사용 가능한 에너지로 변환되는 대사경로는 세포 에너지 대사에 대한 기초적 이해에 있어 매우 중요했으며, 운동 생리학자들이 운동 중 골격근 생체에너지학을 연구할 수 있는 기반이 되었다.

아보기 참조). 시트르산회로를 시작하기 위해서는 두 개의 탄소 분자인 **아세틸조효소** A (acetyl-CoA)가 필요하며 이는 탄수화물, 지방, 단백질의 분해로 형성된다(그림 3.17). 피루브산염에서 아세틸조효소 A가 형성되는 과정을 살펴보기 앞서, 피루브산염은 해당과정의 최종 산물이라는 점을 기억해야 한다. 그림 3.18은 시트르산회로와 관련된 반응을 나타내고 있다. 3-탄소 분자인 피루브산염이 분해되어 2-탄소 분자인 아세틸조효소 A를 형성하고 1개의 탄소는 이산화탄소(CO_2)로 방출된다. 다음으로 아세틸조효소 A는 4-탄소 분자인 옥살로아세트산(oxaloacetate)과 결합하여 6-탄소 분자인 시트르산염(citrate)을 형성한다. 그 다음의 일련의 과정으로 통해 이산화탄소를 2분자 생성하고 옥살로아세트산을 재생하여 대사경로가 다시 시작될 수 있도록 한다.

해당과정에 사용되는 모든 포도당 분자는 2개의 피루브산염 분자를 생성하고, 산소가 있으면 아세틸조효소 A로 전환된다. 즉, 포도당 1개의 분자로 시트르산회로를 2번 실행할 수 있다. 이를 염두해 두고 시트르산회로에 대해 자세히 살펴보겠다. 시트르산회로의 주요한 기능은 대사경로에 관련된 다양한 기질에서 NADH와 FADH에 의해 운반되는 전자와 에너지를 제거하는 것이다. 그림 3.18은 시트르산회로가 1회 실행될 때 3분자의 NADH와 1분자의 FADH가 형성되는 것을 나타내고 있다. NADH와 FADH는 전자전달체계에서 전자를 방출하여 산화형인 NAD와 FAD로 되돌아갈 수 있다. 전자전달체계를 통해 NADH에서 전자의 최종 수용체인 산소로 한 쌍의 전자가 이동할 때, 2.5개의 ATP를 생성할 수 있을 만큼의 에너지가 만들어진다(10). 1개의 FADH가 형성되면 1.5개의 ATP를 생성할 수 있을 만큼의 에너지가 만들어진다. 다시 말하면, ATP 생산 측면에서 FADH는 NADH만큼 에너지가 풍부하지 않다는 것이다.

시트르산회로는 NADH와 FADH를 생성하는 것 이외에도 고에너지를 가진 화합물인 구아노신3인산(guanosine triphosphate, GTP)을 직접적으로 생산한다(그림 3.18). GTP는 말단의 인산기를 ADP로 전달하여 ATP를 생성할 수 있는 고에너지 화합물이다. 이처럼 시트르산회로에서 GTP에서 직접적으로 생산하는 것을 기질수준 인산화(substrate-level phosphorylation)라 한다. 시트르산회로에서의 에너지 생산량(NADH와 FADH)의 대부분은 전자전달체계와 결합하여 ATP를 생산하기 때문에 적은 양의 GTP만이 생산된다.

지금까지, 탄수화물이 시트르산회로를 시작하기 위한 연료인 아세틸조효소 A를 생성하는 과정에 초점을 맞추어 왔다. 그렇다면 지방과 단백질은 어떻게 유산소성 대사작용에 사용될까? 이에

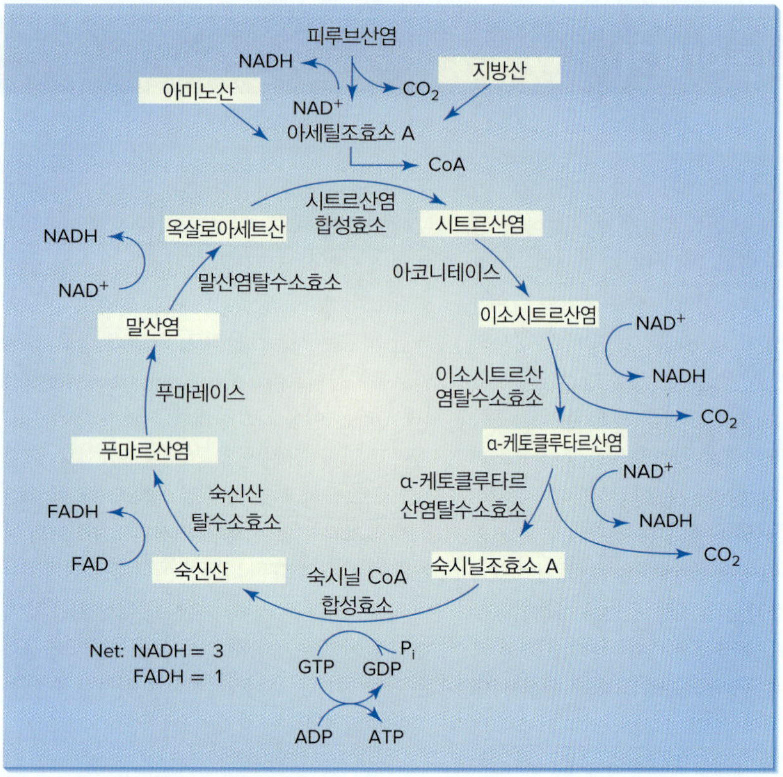

그림 3.18 시트르산회로에 관련된 화합물 효소 및 반응. 시트르산회로가 1바퀴 돌 때마다 2개의 ATP 분자와 2개의 CO_2 분자가 직접적으로 생성된다. 고에너지전자를 가진 8개의 수소도 방출된다. 해당과정에서 대사되는 각 포도당 분자는 2개의 아세틸조효소 A가 생성되므로 2번의 시트르산회로를 수행한다. 또한 세포질 크기 대비 미토콘드리아의 크기는 대사경로를 강조하기 위해 과장되었으며, 세포액에 대한 미토콘드리아의 현실적인 크기는 그림 3.1을 참조하라.

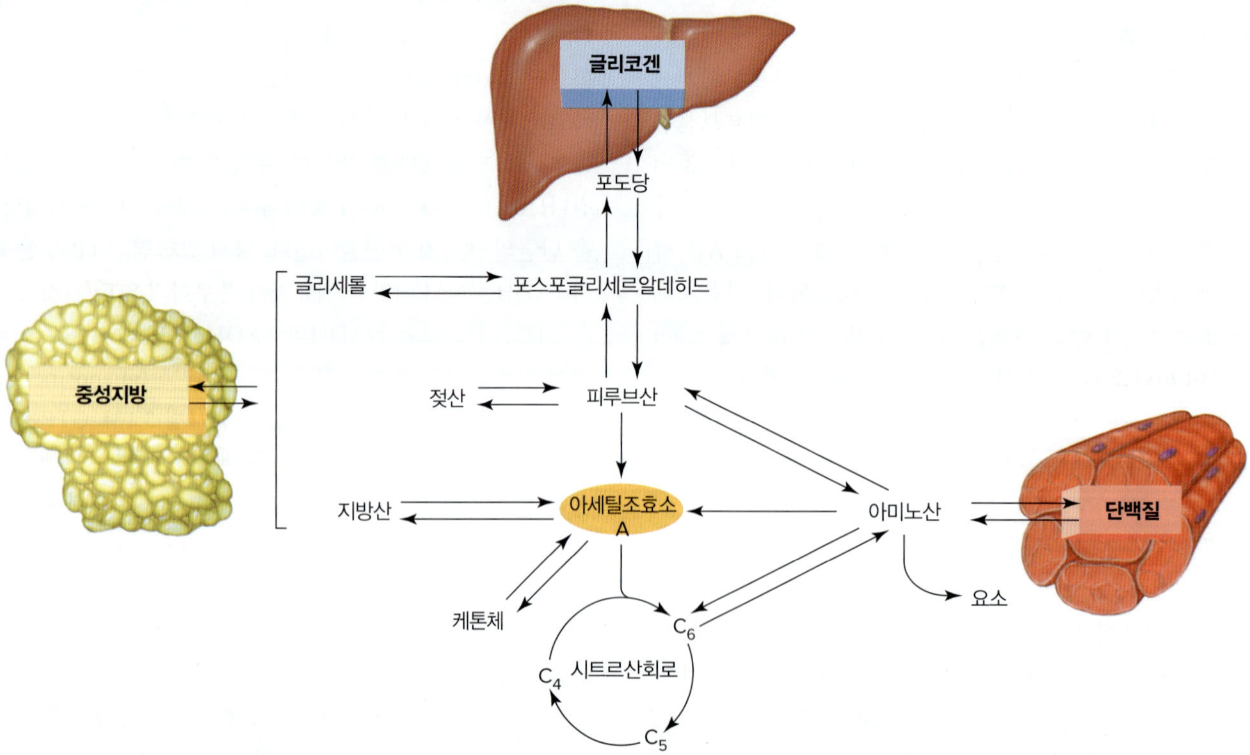

그림 3.19 단백질, 탄수화물, 지방 대사작용 간의 상관관계. 3가지 음식물의 대사적 분해의 상호작용을 종종 대사적 연료공급원이라 한다.

자세히 살펴보기 3.4

베타산화는 지방산을 아세틸조효소 A로 전환하는 과정이다

지방은 지방세포와 근섬유 내에 중성지방 형태로 체내에 저장된다. 중성지방이 분해되어 지방산이 방출됨으로써 저장된 부위에서 지방이 방출된다(4장). 하지만 지방산이 유산소 대사작용에서 연료로 사용되기 위해서는 먼저 베타산화를 통하여 아세틸조효소 A로 전환되어야 한다. **베타산화**(beta oxidation)는 지방산을 산화하여 아세틸조효소 A를 형성하는 과정이다. 베타산화는 미토콘드리아 내부에서 발생하며 "활성화된 지방산"으로 시작하여 아세틸조효소 A에서 끝나는 일련의 효소 촉매단계를 가지고 있다.

베타산화의 과정은 그림 3.20에 설명되어 있다. 지방산의 "활성화"로부터 시작되며, 활성화된 지방산은 미토콘드리아로 운반되어 베타산화 과정이 시작한다. 요약하자면 베타산화는 지방산을 2개의 탄소 조각으로 "절단"하여 아세틸조효소 A를 형성하는 4단계의 연속반응이다. 아세틸조효소 A가 형성되면 시트르산회로(크렙스회로)의 연료 공급원이 되고 전자전달체계를 통해 ATP를 생산하게 된다.

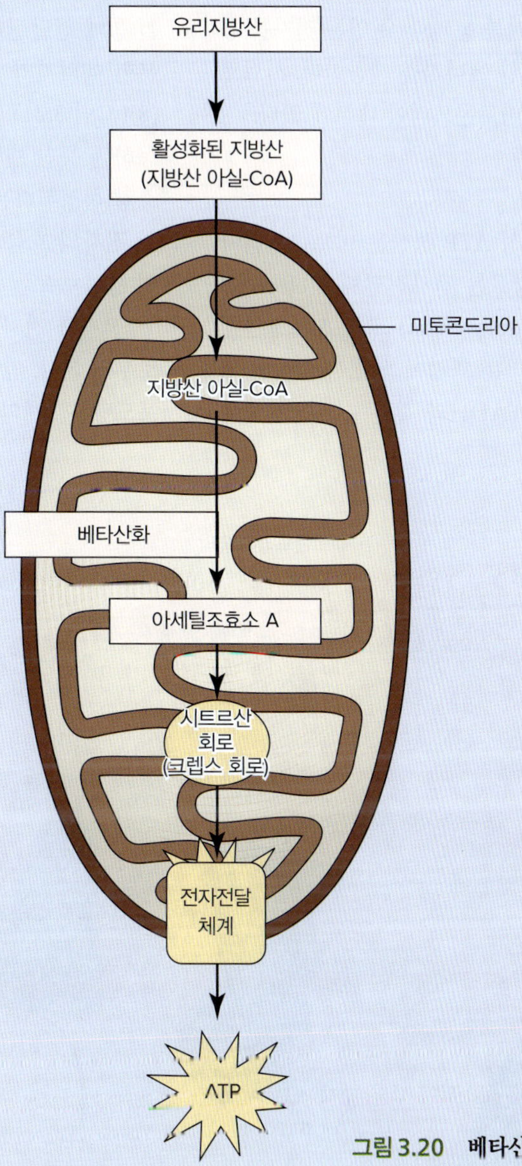

그림 3.20 베타산화. 자세한 내용은 본문을 참조하라.

대한 대답은 그림 3.19에서 알 수 있다. 지방(중성지방)은 지방산과 글리세롤로 분해되고 이 중 지방산은 베타산화(beta oxidation)라 불리는 과정을 거쳐 아세틸조효소 A로 변환되어 시트르산회로에서 사용된다(8)(베타산화에 대한 내용은 자세히 살펴보기 3.4에 설명되어 있다). 그렇다면 중성지방에서 분해된 글리세롤은 어떻게 사용될까? 골격근은 글리세롤을 에너지로 전환시킬 수 있는 효소를 가지고 있다는 증거가 있지만, 그럼에도 불구하고 운동 중 근육에서 에너지를 공급하는 데 아주 작은 역할을 하는 것으로 알려져 있다(15).

앞에서 언급하였듯이 단백질은 운동 중 에너지 공급의 2~15%에만 기여하기 때문에 운동 중 주요한 에너지원으로 간주되지 않는다(9, 25). 단백질은 다양한 방법으로 생체에너지원으로 사용될 수 있지만, 아미노산으로 분해되어야 사용 가능하다. 아미노산의 종류에 따라 사용되는 방법이 달라진다. 예를 들어,

몇몇 아미노산은 포도당이나 피루브산염으로, 일부는 아세틸조효소 A나 시트르산회로의 중간물질로 전환된다. 생체에너지학적인 단백질의 역할을 그림 3.19에 설명하였다.

결론적으로 시트르산회로는 탄수화물, 지방, 단백질을 산화하여 CO_2를 생성하면서 전자전달체계를 통과할 수 있는 전자를 공급하여 유산소성 ATP 생산에 필요한 에너지를 제공한다. 시트르산회로의 반응을 촉진하는 효소는 미토콘드리아 내부에 있다.

전자전달체계

산화적 인산화라고 불리는 유산소성 ATP 생산은 미토콘드리아 내부에서 일어난다. 이러한 대사경로는 전자전달체계(electron transport chain)[호흡체계(respiratory chain) 또는 시토크롬체계(cytochrome chain)라고도 함]라는 과정에 의해서 발생한다. 유산소성 ATP 생산은 NADH와 FADH와 같은 수소운반체에서 사용할 수 있는 잠재적 에너지를 사용하여 ADP를 ATP로 재인산화하는 것이다. NADH와 FADH는 산소와 직접적으로 반응하지 않는 것을 유의해야 한다. 대신에 수소에서 제거된 전자는 NADH와 FADH가 운반하여 시토크롬으로 알려진 전자운반체를 통해 전달된다. 전자가 전자전달체계를 따라 이동하는 동안 충분한 에너지가 방출되어 ADP를 재인산화하여 ATP를 생산한다(8)(그림 3.21). 흥미로운 사실은 전자가 전자전달체계를 따라 이동하는 동안 반응성이 높은 분자인 *자유 라디칼*(free radical)도 소량 형성된다는 것이다. 그렇지만 운동 중에 전자전달체계를 통한 전자의 흐름 속도가 증가해도 미토콘드리아에서 자유 라디칼의 생성 속도는 증가하지 않는다(중점연구 3.2).

전자를 전자전달체계로 운반하는 수소운반체는 다양한 곳으로부터 온다. 앞에서 설명한 것과 같이 해당과정을 통해 분해되는 포도당은 2개의 NADH 분자를 형성할 수 있다(그림 3.15). 이러

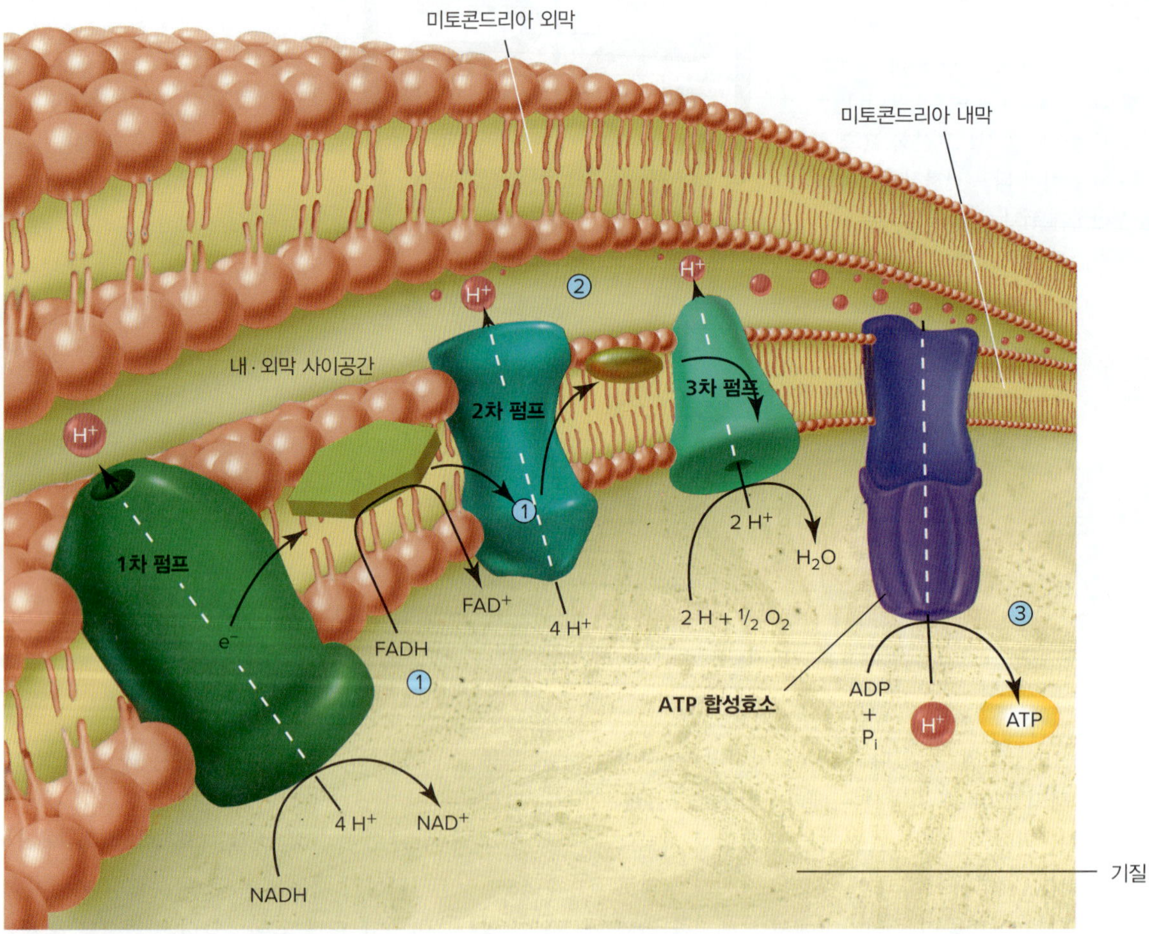

그림 3.21 미토콘드리아에서 산화적 인산화 반응 단계. (1) 전자전달체계 내의 분자들은 미토콘드리아 기질에서 막 사이 공간 수소 이온을 펌프하는 역할을 한다. (2) 이로 인해 막간 공간에서 수소 이온의 농도가 증가하여 막간 공간과 미토콘드리아의 기질공간 사이에 수소 이온 농도의 큰 차이가 발생한다. (3) ATP 합성 효소를 통과하는 수소 이온의 이동은 ATP를 생성하는 데 필요한 에너지를 제공한다.

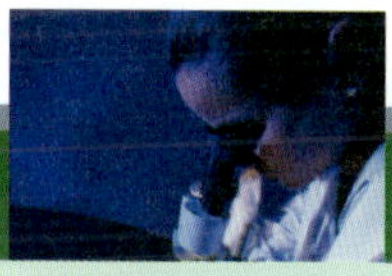

중점연구 3.2

자유 라디칼은 미토콘드리아에서 형성된다

산화적 인산화(유산소성 ATP의 생산)에서는 전자전달체계를 따라 전자가 이동하는 것이 필요하지만, 이러한 경로는 자유 라디칼을 생산한다. 실제로 적은 수의 전자가 전자전달체계에서 "누출"되어 자유 라디칼(라디칼이라고도 함)을 형성한다(30). 라디칼은 외부 궤도에 짝을 이루지 않은 전자가 존재하는 분자로, 반응성이 매우 높다는 점이 중요하다. 예를 들어, 자유 라디칼은 세포 내의 다른 분자와 빠르게 반응하여 결합한다. 이러한 결합은 결합한 분자에 손상을 입힐 수 있다.

역사적으로 운동 중 유산소 대사작용이 증가하면 활동근육의 미토콘드리아에서 자유 라디칼 생성이 증가된다고 믿었다(30). 수축하는 근육에서 자유 라디칼의 생성이 증가하지만, 이러한 라디칼 생성의 증가는 미토콘드리아에서 비롯된 것은 아니다. 실제로 연구에 따르면 골격근 섬유의 미토콘드리아에서 발생하는 대부분의 자유 라디칼의 생성은 운동 중이 아닌 안정 시에 발생한다(18, 22). 운동으로 인한 자유 라디칼 생성에 대한 자세한 내용은 추천 문헌에 있는 Power 등(2020)을 참조하라.

한 NADH는 미토콘드리아 외부에 있으며, 특별한 "전달" 메커니즘을 통해 미토콘드리아 막을 가로질러 내부로 수소를 전달한다. 하지만 전자전달체계에 들어가는 대부분의 전자는 시트르산회로로부터 형성된 NADH와 FADH에 의해 수송된다.

그림 3.21에서 전자들이 전자전달체계로 들어가는 경로를 간단하게 설명하였다. NADH 또는 FADH에서 나온 한 쌍의 전자는 산화 및 환원을 거치는 일련의 화합물을 따라 전달되며, ATP를 합성하기에 충분한 에너지가 방출된다. 여기서 유의할 사항은 FADH는 NADH보다 낮은 지점에서 시토크롬 경로에 들어간다. FADH는 ATP가 생성되는 지점 1곳을 지나지 않기 때문에 1.5개의 ATP만을 생성할 수 있는 에너지만을 가지고 있다는 사실 때문에 중요한 의미를 갖는다. 대조적으로 전자전달체계에 들어가는 NADH는 2.5개의 에너지를 생성할 수 있다. 전자전달체계의 마지막 단계에서 산소는 일련의 과정을 모두 거친 전자들은 받아들여 수소와 결합하고 물을 형성한다. 만약 전자를 받아들일 산소가 부족하다면 산화적 인산화 과정은 발생할 수 없고, 무산소성 대사작용을 통해 ATP를 생산해야 한다.

그렇다면 ATP는 어떻게 생산될까? 유산소성 ATP의 생산을 설명하는 메커니즘 **화학삼투가설**(chemiosmotic hypothesis)로 알려져 있다. 전자들이 전자전달체계를 따라 이동하면서 방출되는 에너지는 미토콘드리아의 내부에서 내막을 따라 NDAH와 FADH로부터 "유리된" 수소를 내막 밖으로 배출하는 데 사용된다(그림 3.21). 그 결과로 내막과 외막 사이의 공간에 수소 이온이 축적된다. 수소 이온의 축적으로 인한 잠재적 에너지는 P_i와 ADP를 결합하여 ATP를 생성할 수 있다(17). 예를 들어 H^+의 축적은 댐의 꼭대기에 있는 물의 위치에너지와 비슷하다. 물이 축적되어 댐 꼭대기를 넘으면, 떨어지는 물은 운동에너지로 변하고, 이 운동에너지는 일 하는 데 사용된다(17).

3개의 펌프는 양성자인 H^+를 미토콘드리아의 기질에서 내막과 외막 사이 공간으로 이동시킨다(그림 3.21). 첫 번째 펌프는 2개의 전자가 전자전달체계를 따라 이동할 때마다 NADH를 사용하여 4개의 H^+를 내막과 외막 사이 공간으로 이동시킨다. 두 번째 펌프도 동일하게 4개의 H^+를 내막과 외막 사이 공간으로 이동시키는 반면에, 세 번째 펌프는 2개의 H^+만을 이동시킬 수 있다. 이와 같은 일련의 과정을 통해 막 사이 공간은 미토콘드리아 기질에 비해 높은 농도의 H^+를 가지게 되고, 농도차이로 인해 H^+를 다시 기질 안으로 들여보내기 위한 에너지가 생성된다. 그렇지만 H^+는 내막을 통과할 수 없기 때문에 *호흡조합*이라고 불리는 특별한 채널을 통해서만 기질로 이동할 수 있다. 이러한 과정은 그림 3.21에 설명하였다. H^+가 이러한 통로를 통해 미토콘드리아의 내막을 통과할 때 *인산화*가 일어나 ADP에 P_i가 결합하여 ATP가 형성된다. 이는 미토콘드리아의 내막을 지날 때 수소의 움직임이 촉매반응을 담당하는 ATP 합성효소를 활성화시키기 때문이다.

$$ADP + P_i \rightarrow ATP$$

그렇다면 유산소성 ATP 생산에 있어 산소가 필요한 이유는 무엇일까? 전자전달체계의 목적은 일련의 과정을 따라 전자를 이동시켜 미토콘드리아에서 ATP를 생산할 수 있는 에너지를 만드는 것이다. 그림 3.21에서 나타낸 것처럼 이러한 과정에는 각각의 요소가 일련의 산화–환원반응을 거쳐야 한다. 마지막 시토크롬(시토크롬 a_3)이 환원된 상태로 있으면 더 이상의 전자를 받아들일 수 없기 때문에 전자전달체계가 멈출 것이지만, 산소가 존재하면 마지막 시토크롬은 산소에 의해 산화될 수 있다. 즉, 호흡을 통해 공급된 산소는 전자전달체계에서 전자의 최종 수용체의 역할을 함으로써 전자수송을 유지할 수 있게 한다. 산소는 전자를 수용하는 능력인 전자음성도가 높기 때문에 최종 수용체의 역할을

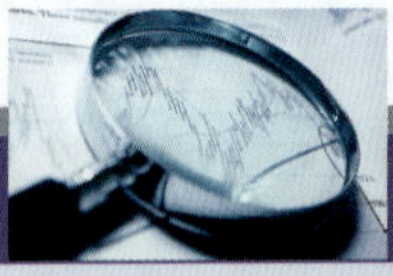

자세히 살펴보기 3.5

ATP 대차 대조표 요약

1개의 포도당 분자가 유산소 대사작용을 통해 38개의 ATP를 생성할 수 있다고 믿어왔다. 그러나 연구의 따르면 이러한 수치는 총 ATP 생산량을 과대평가한 것이며 실제로 세포질에 도달하는 ATP 분자는 32개의 불과하다고 한다. NADH와 FADH의 에너지가 ATP의 생산뿐만 아니라 미토콘드리아 막을 가로질러 ATP를 운반하는 데에도 필요하기 때문이다. 이렇게 ATP 대사에 추가되는 에너지는 포도당으로부터의 총 ATP 생산을 감소시킨다. 이러한 과정에 대한 구체적인 설명은 다음과 같다.

하나의 ATP를 생성하기 위해서는 3개의 H^+가 H^+ 채널(호흡조합)을 통과해야 하지만 ATP 분자가 미토콘드리아 막을 넘어 세포질로 이동하기 위해서는 또 다른 H^+가 필요하다는 사실이 밝혀졌다. ATP와 H^+는 ATP를 재합성하기 위해 미토콘드리아로 운반되는 ADP와 P_i와 교환되어 세포질로 이동한다. 따라서 포도당으로부터 생산되는 ATP는 이론적으로 38개 분자이지만, 운반에 사용되는 에너지를 고려한 실제 ATP 생산은 32개 분자에 불과하다. 이러한 수치를 구하는 방법은 "유산소성 ATP의 계산" 절을 참조하라.

한다. 산소가 전자를 받아들이는 능력은 전자전달체계에서 필수적인 단계이며 전자전달과 산화적 인산화를 지속하게 한다. 따라서 전자전달체계의 마지막 단계에서 산소는 모든 과정을 지나온 2개의 전자를 NADH와 FADH로부터 전달받는다. 이렇게 환원된 산소분자는 2개의 수소와 결합하여 물을 생성한다(그림 3.21).

앞서 언급했듯이 NADH와 FADH는 각각 다른 양의 ATP를 생산할 수 있다. 미토콘드리아에서 형성된 각 NADH는 전자전달체계의 첫 번째 수소펌프에 2개의 전자를 전달한다(그림 3.21). 전달된 전자는 다시 2~3번째 펌프로 전달되고 최종적으로 산소와 결합한다. 첫 번째와 두 번째 수소펌프는 각각 4개의 전자를 전달할 수 있는 반면에, 세 번째 펌프는 2개의 전자를 전달하여 총 10개의 전자를 전달한다. 미토콘드리아에서 세포질로 ATP를 생산하고 운반하는 데 4개의 수소가 필요하므로 1개의 NADH 분자에서 생성되는 총 ATP는 2.5개이다(10개의 수소/ATP당 4개의 수소 = 2.5개의 ATP). ATP 분자는 절반의 형태로 존재하지 않으며, ATP의 소수점 부분은 단순히 NADH당 생성되는 평균 ATP의 수를 나타낸 것이다.

각 FADH 분자는 NADH에 비해 전자전달체계 후반부에 참여하기 때문에 NADH보다 적은 양의 ATP를 생산할 수 있다(그림 3.21). FADH에 의해 전달된 전자는 두 번째, 세 번째 수소펌프만을 활성화시킨다. 첫 번째 수소펌프는 생략되기 때문에, FADH는 6개의 수소(두 번째 수소펌프에서 4개, 세 번째 수소펌프에서 2개)를 전달한다. 미토콘드리아에서 세포질로 1개의 ATP를 생산하고 운반하는 데 4개의 수소가 필요하므로 1개의 FADH 분자에서 생성되는 총 ATP는 1.5개이다(6개의 수소/ATP당 4개의 수소 = 1.5개의 ATP). 세포에서 생성되는 ATP의 양에 대한 자세한 내용은 자세히 살펴보기 3.5를 참조하라.

요약 *In Summary*

- 산화적 인산화 또는 유산소성 ATP 생산은 시트르산회로와 전자전달체계 사이의 복잡한 상호작용의 결과로 미토콘드리아에서 발생한다. 시트르산회로의 주요 역할은 기질의 산화와 전자전달체계에 들어가기 위한 NADH와 FADH를 만드는 것이다. 전자전달체계의 최종 결과는 ATP와 물의 생성이다. 물은 산소가 전자를 받아들여 형성되므로 우리가 산소를 호흡하는 이유는 유산소 대사작용에서 산소를 전자의 최종 수용체로 사용하기 위함이다.

유산소성 ATP의 계산

이제 포도당이나 글리코겐의 유산소성 분해로 인한 전체 ATP의 생산량을 계산할 수 있다. 해당과정의 총 에너지 생산량을 계산하는 것부터 시작하면, 해당과정으로부터의 순 ATP 생산량은 포도당 분자당 2개의 ATP이다. 그리고 미토콘드리아에 산소가 존재하면 해당과정에 의해 생성된 2개의 NADH 분자가 미토콘드리아로 이동하여 추가로 5개의 ATP를 합성하는 데 사용된다(표 3.2). 즉, 해당과정은 기질 수준의 인산화를 통하여 직접적으로 2개의 ATP를 생산하고, NADH의 에너지로 5개의 ATP를 추가로 생성한다.

시트르산회로의 산화-환원반응의 결과로는 몇 개의 ATP가 생산될까? 표 3.2는 피루브산염이 아세틸조효소 A로 전환될 때 2개의 NADH가 생성되어 5개의 ATP가 생성됨을 나타낸다. 기질 수준의 인산화를 통해 2개의 GTP (ATP와 유사)가 생성된다는 점을 유의하라. 시트르산회로를 통해 1개의 포도당 분자로부터 총 6개의 NADH와 2개의 FADH가 형성된다. 즉 시트르산회로를 통해 형성된 6개의 NADH는 총 15개의 ATP를 생성(NADH × NADH당 2.5개의 ATP = 15개의 ATP)하고, 2개의 FADH 분

표 3.2 포도당 한 분자의 분해에 따른 유산소 ATP 집계

대사적 과정	고에너지 생산	산화적 인산화를 통한 ATP의 형성	ATP 소계
해당과정	2 ATP	–	2(무산소성일 때)
	2 NADH*	5	7(유산소성일 때)
피루브산염에서 아세틸조효소 A	2 NADH	5	12
시트르산회로	2 GTP	–	14
	6 NADH	15	29
	2 FADH†	3	32
			총합: 32 ATP

*NADH 한 분자당 2.5개의 ATP 생성
†FADH 한 분자당 1.5개의 ATP 생성.

자는 총 3개의 ATP를 생산한다. 그러므로 포도당의 유산소성 분해를 통한 에너지 생산은 총 32 ATP이며, 글리코겐을 해당과정의 연료로 사용하면 ATP의 생산량이 포도당이 연료일 때보다 1개 ATP를 더 생산할 수 있기 때문에 총 33 ATP를 생산한다.

산화적 인산화의 효율

음식물에너지를 생물학적으로 사용 가능한 에너지로 전환하는 체계로서 산화적 인산화는 얼마나 효율적일까? 이는 유산소성 호흡을 통해 생산된 ATP 분자들의 에너지를 포도당 분자의 포함된 잠재적 에너지로 나누어 계산할 수 있다. 예를 들어 ATP 1몰(1몰은 1 g 분자량)은 7.3 kcal의 에너지 생산량을 가지고, 1몰의 포도당은 686 kcal의 잠재적 에너지를 가진다. 따라서 유산소성 호흡의 효율성을 다음과 같이 계산할 수 있다.

$$\text{호흡 효율성} = \frac{\text{32몰의 ATP/몰당 포도당} \times 7.3\ \text{kcal/mole ATP}}{686\ \text{kcal/mole 포도당}}$$

따라서 유산소성 호흡의 효율은 약 34%이며, 포도당 산화의 자유에너지의 나머지 64%는 열로 방출된다.

요약 *In Summary*

- 1개의 포도당 분자의 유산소성 대사작용은 32개의 ATP 분자를 생성하는 반면, 글리코겐 분해를 통한 유산소성 대사작용은 33개의 ATP를 생성한다.
- 유산소성 호흡의 효율성은 약 34%이며, 나머지 66%의 에너지는 열로 발산된다.

생체에너지 조절

ATP를 생성하는 생화학적 경로는 매우 정밀한 제어 시스템에 의해 조절된다. 각 경로에는 특정 효소에 의해 촉매되는 다양한 반응이 있다. 일반적으로 기질이 충분하고 효소의 수가 증가하면 반응의 속도가 증가한다. 따라서 생화학적 경로에서 하나 이상의 효소를 조절하면 특정 경로의 속도를 조절할 수 있다. 실제로 대사작용은 효소활동의 조절로 인해 조절된다. 대부분의 대사경로는 "속도를 조절하는" 1개의 속도조절 효소를 갖고 있다. 이러한 속도조절의 역할을 하는 효소는 특정한 대사과정에 속도를 조절한다.

속도조절 효소는 어떻게 반응 속도를 조절할까? 첫째, 일반적으로 속도조절 효소는 대사경로의 초기에 작용한다. 속도조절 효소가 경로 후반부에 위치하면 생성물이 축적될 수 있기 때문에 효소의 위치가 중요하다. 둘째, 속도조절 효소의 활성은 조절인자에 의해 조절된다. 조절인자는 효소의 활성을 증가시키거나 감소시키는 기질이며, 조절인자에 의해 조절되는 효소를 *아로스테릭효소*(allosteric enzymes)라 한다. 에너지 대사작용을 조절하는 데 있어 ATP는 대표적인 억제인자이고, 반면의 ADP와 P_i는 효소활동을 자극시키는 물질이다(31). 많은 양의 ATP의 존재는 세포의 ATP 사용량이 적다는 것을 의미하기 때문에 많은 양의 ATP가 ATP 생산을 위한 대사작용을 억제하는 것은 당연하다. 이러한 음성 피드백의 형태는 그림 3.22에 설명되어 있다. 반대로 세포 내부에서의 ADP와 P_i의 증가(낮은 ATP의 수준)는 ATP의 사용량이 많다는 것을 의미하므로 ADP와 P_i가 ATP 생산을 자극하는 것은 당연한 일이다.

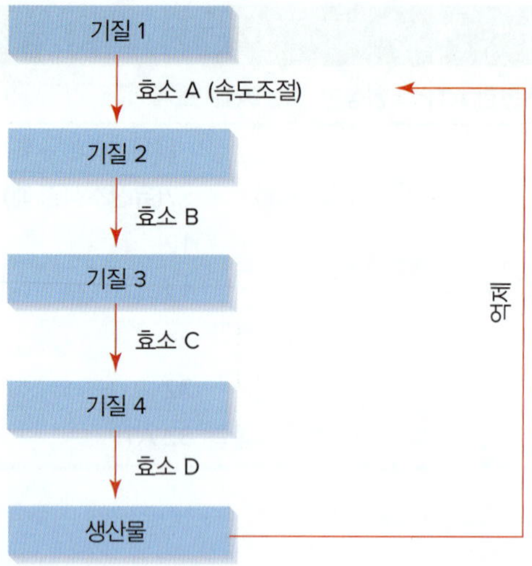

그림 3.22 대사작용 시 "속도조절" 효소의 예. 생산물의 축적은 속도조절 효소를 억제하는 역할을 하여 반응을 감소시킨다.

ATP-PC 체계의 조절

인산크레아틴의 분해는 크레아틴키나아제(creatine kinase) 활성에 의해 조절된다. 크레아틴키나아제의 활동은 근형질의 ADP가 증가될 때 활성화되고, ATP의 농도가 높을 때는 억제된다. 운동이 시작되면 ATP는 근수축에 필요한 에너지를 공급하기 위해 ADP + P_i 형태로 분리된다. 즉각적인 ADP 농도의 상승은 크레아틴키나아제의 활성을 자극하여 PC를 분해하고 ATP 재합성하게 한다. 운동이 지속될 때는 해당과정과 유산소성 대사작용을 통해 근육에서 필요한 적절한 양의 ATP를 생산한다. ATP 농도의 증가는 ADP 농도의 감소와 함께 발생하여 크레아틴키나아제의 활동을 억제한다(표 3.3). ATP-PC 체계의 조절은 "음성 피드백"의 예시이며 2장을 참조하라.

해당과정의 조절

여러 가지 요인이 해당과정의 속도를 조절하지만 가장 중요한 속도조절 효소는 **포스포프룩토키나아제**(phosphofructokinase, PFK)이다(1). PFK는 해당과정 초반부에서 활동하는 것을 유의해야 한다. 표 3.3은 PFK의 조절인자가 정리되어 있다. 운동이 시작되면 ADP + P_i가 상승하고 PFK의 활동이 활성되어 해당과정의 속도를 높이는 역할을 한다. 반대로 휴식 중 세포 내부의 ATP가 많으면 PFK의 활동이 억제되고 해당과정의 속도가 느려진다. 게다가 세포 내부의 수소 이온 농도(pH)와 시트르산회로로부터 생성된 시트르산도 PFK의 활동을 억제한다(35). ATP-PC 체계의 조절과 유사하게 PFK의 활동도 음성 피드백에 의해 조절된다.

탄수화물 대사작용에서 또 다른 중요한 조절효소는 글리코겐을 포도당으로 분해하는 인산화효소이다. 엄밀하게 말하면 인산화효소는 해당과정에 작용하는 효소는 아니지만, 인산화효소에 의해 촉매되는 반응은 해당과정을 시작하기 위한 포도당을 공급하는 데 중요한 역할을 한다. 근육이 수축할 때마다 근형질세망에서 칼슘이온(Ca^{2+})이 방출된다. 근형질세망에서의 칼슘이온의 증가는 인산화효소를 간접적으로 활성화하여 즉각적으로 해당과정에 들어가는 포도당을 글리코겐에서 분해한다. 이와 더불어 인산화효소는 높은 수준의 에피네프린 호르몬에 의해 활성화된다. 에피네프린은 고강도 운동 중 빠른 속도로 분비되어 고리형 AMP를 형성한다(5장 참조). 인산화효소를 직접적으로 활성화하는 것은 에피네프린 호르몬이 아닌 고리형 AMP이므로 에피네프린의 인산화효소로의 작용은 간접적인 활성화이다.

시트르산회로와 전자전달체계의 조절

해당과정과 마찬가지로 시트르산회로도 효소에 의해 조절된다. 여러 가지 시트르산회로의 효소가 조절에 관여하지만, 속도조절 효소는 **이소시트르산탈수소효소**(isocitrate dehydrogenase)이다. PFK처럼 이소시트르산탈수소효소는 ATP에 의해 억제되고, ADP + P_i의 상승에 의해 활성화된다(31). 게다가 미토콘드리아 내부의 칼슘이온의 수치가 증가될 때 이소시트르산탈수소효소의

표 3.3 생체에너지에 관여하는 대사경로의 속도조절 효소의 활성에 영향을 미치는 것으로 알려진 인자

대사경로	속도조절 효소	자극물질	억제물질
ATP-PC 체계	크레아틴키나아제	ADP	ATP
해당과정	포스포프룩토키나아제	AMP, ADP, Pi, pH ↑	ATP, CP, 시트르산염, pH ↓
시트르산회로	이소시트르산탈수소효소	ADP, Ca^{2+}, NAD^+	ATP, NADH
전자전달체계	시토크롬C산화효소	ADP, P_i	ATP

활동이 증가하는 것으로 알려져 있다(13, 29). 근수축을 시작하기 위해서는 근육 내부에 유리칼슘의 증가가 필요하기 때문에 근육 내부의 유리칼슘의 증가는 에너지 대사작용을 시작하는 체계적인 신호가 된다(8장 참조).

마찬가지로 전자전달체계도 ATP와 ADP + P_i 양에 의해 조절된다(31). 전자전달체계에서 속도를 조절하는 효소는 시토크롬c산화효소(cytochrome c oxidase)이다. ATP는 시토크롬c산화효소의 주요 억제제로 작용한다(32). 운동이 시작되면 ATP 수치가 감소하고 ADP + P_i의 수치가 증가하여 시토크롬c산화효소의 활동이 활성화되어 유산소성 ATP의 생산이 시작된다. 운동이 중단되면 세포 내부의 ATP가 증가하고 ADP + P_i의 농도는 감소하여 시토크롬c산화효소의 활동이 억제된다. 이러한 시토크롬c산화효소의 억제는 전자전달체계를 따라 이동하는 전자의 흐름을 감소시키고 당연하게 산화적 인산화 속도를 낮춘다(휴지상태)

요약 *In Summary*

- 대사작용은 효소활동에 의해 조절된다. 대사경로의 속도를 조절하는 효소를 속도조절 효소라고 한다.
- 해당과정의 속도조절 효소는 포스포프룩토키나아제이고, 시트르산회로와 전자전달체계의 속도조절 효소는 각각 이소시트르산탈수소효소와 시토크롬c산화효소이다.
- 일반적으로 세포 내 ATP와 ADP + P_i의 수준은 ATP 생산에 관여하는 대사작용의 속도를 조절한다. 높은 수준의 ATP는 ATP 생산을 억제하는 반면, 낮은 수준의 ATP와 높은 수준의 ADP + P_i은 ATP 생산을 자극한다. 추가적으로 칼슘이 유산소성 에너지 대사작용을 자극할 수 있다는 증거도 있다.

유산소성 및 무산소성 ATP 생산의 상호작용

운동 중 생성되는 ATP를 무산소성 및 유산소성 대사과정의 상호작용을 이해하는 것이 중요하다. 일반적으로 유산소성과 무산소성을 구분하여 비교하지만, 실제로 대부분의 운동을 수행하기 위한 에너지는 유산소성과 무산소성 대사의 상호작용으로 생산된다(11). 실제로 ATP-PC 체계, 해당과정, 산화적 인산화를 통한 ATP의 생산은 근수축 중에 동시다발적으로 발생한다. 하지만 시트르산회로나 전자전달체계에서 유산소성 ATP를 생산하기 위해 필요한 많은 반응이 완료되기까지 시간이 걸리기 때문에 1~3초 정도 지속되는 매우 짧은 운동에서 기여는 매우 적다. 이 점은 향상 비법 3.2에 설명되어 있다. 짧은 시간, 고강도 활동에서는 무산소성 ATP 생산이 기여하는 바가 크고, 장시간의 활동에서는 유산소성 대사작용이 대부분이라는 점을 기억하라. 예를 들어 100 m 달리기를 하는 동안 필요한 에너지의 약 90%는 무산소성 대사로부터 나오며, 대부분의 에너지는 ATP-PC 체계를 통해 공급된다. 마찬가지로 400 m(약 55초) 달리기를 하는 동안 필요한 에너지의 70~75% 유산소성 대사작용을 통해 공급된다. 반면 ATP와 PC의 저장은 제한적이므로 해당과정을 통해 ATP를 공급해야 한다(11).

완전히 다른 유형의 운동인 마라톤(42.195 km)과 같은 종목은 필요한 에너지 생산의 대부분을 유산소성 대사작용에 의존한다(11). 그렇다면 중간지점(2~30분)에서 필요한 에너지는 어떻게 생산될까? 향상 비법 3.2는 운동시간에 따른 무산소성 및 유산소성 생산비율을 나타내고 있다. 비록 이러한 결과는 실험실 환경에서 측정된 달리기 또는 사이클 에르고미터로 평가한 결과를 근거로 제시하지만, 활동 시간을 비교하여 다른 강도를 지닌 운동경기와 연관지을 수 있다. 즉, 짧은 시간의 고강도의 활동은 무산소성 에너지가 크게 기여하고, 반대로 장시간의 활동에서는 유산소성 에너지가 크게 기여한다. 다양한 운동 형태에 따른 대사적 반응에 관한 사항은 4장에서 자세히 설명한다.

요약 *In Summary*

- 운동을 수행하기 위한 에너지는 무산소 경로와 유산소 경로의 상호작용에 의해 생산된다.
- 일반적으로 활동 시간이 짧을수록(고강도) 무산소성 에너지 생산의 기여도가 크고, 이와 반대로 장시간 활동(저~중강도)은 유산소성 ATP 생산의 기여도가 크다.

전문가에게 묻기 3.1

웨인 T. 윌리스(Wayne willis), 단순 수리모형의 적용을 통해 산화적 인산화에 대한 세간의 이해를 높이다

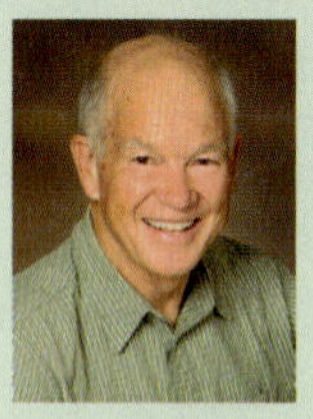

Wayne Willis, Ph.D.

웨인 T. 윌리스(Wayne T. Willis) 박사는 애리조나 대학교의 의대 교수이며 골격근의 산화적 인산화 분야에서 국제적으로 저명한 전문가이다. 최근 윌리스 박사는 운동 중 산화적 인산화에 대한 학생들의 이해를 돕기 위해 간단한 수학적 모델을 개발하였다. 이 "전문가에게 묻기"에서 윌리스 박사는 산화적 인산화의 간단한 아날로그 모델을 사용하여 복잡한 과정에 대한 더 큰 통찰력을 얻을 수 있는 방법을 설명한다.

질문: 산화적 인산화의 단순 수리모델로 어떻게 무산소성 ATP의 생산 단계를 설명하는가?

답변: 학생들이 산화적 인산화를 더 잘 이해할 수 있도록 돕기 위해 나는 산화적 인산화의 단계를 설명하기 위한 단순 수리모델을 개발했다. 간단히 말해, 미토콘드리아는 연료를 태우고 방출된 에너지를 변환하여 ATP를 생산한다. 이 과정은 3단계로 진행된다(방정식 1):

1단계
연료 → 전자에너지

2단계
전자에너지 → 양성자에너지

3단계
양성자에너지 → ATP

위의 첫 번째 화살표(1단계)는 연료에서 전자를 수확하는 시트르산회로의 효소를 나타낸다. 두 번째 화살표(2단계)는 전자전달체계(즉, 양성자 펌핑과 결합된 전자 수송)를 나타내고, 세 번째 화살표(3단계)는 ATP 합성효소(ATP 합성을 담당하는 효소)를 나타낸다. 합성된 ATP는 미토콘드리아에서 세포질로 운반되어 근육 수축을 비롯한 세포활동에 필요한 에너지를 공급한다.

산화적 인산화(OXPHOS)를 구성하는 세 가지 주요 단계는 단순 수리모델을 사용하여 시각화할 수 있다(그림 3.23(*a*)-(*b*)). 이 모델에서 물탱크는 연료, 전자, 양성자, ATP의 4가지 "에너지 풀"을 나타낸다. 탱크의 수위는 해당 풀의 에너지 수준을 보여주고 있다. 탱크는 효소를 나타내는 수평파이프로 연결되어 있다(방정식 1의 화살표는 모델에서 파이프 나타냄). 이 모델에서 4번째 파이프는 세포질의 ATP 활용효소(예: 근육 수축을 위한 미오신 ATPase)를 나타낸다. 중요한 것은 이러한 효소파이프의 직경이 산화적 인산화와 관련된 단계를 촉매하는 효소활동을 나타낸다는 점이다. 또한 파이프 내 화살표의 크기는 에너지의 흐름의 크기와 생성되는 ATP의 양을 나타낸다.

우리는 물이 높은 압력에서 낮은 압력으로 흐른다는 것을 경험을 통해 알고 있다. 수리모델은 미토콘드리아가 근섬유의 ATP 분해 속도에 맞춰 ATP 생산 속도를 조절하는 방법에 대한 직관적인 이해를 제공한다. 이를 염두에 두고 산화적 인산화의 수리모델을 자세히 살펴보겠다.

안정 시의 근육(그림 3.23(*a*))에서는 ATP 분해 속도가 느리기 때문에 세포질 내 ATP 수치가 높아져 산화적 인산화의 단계를 제어하는 속도조절 효소의 활성이 억제된다. 또한 그림 3.23(*a*)("안정 시")에서 화살표의 크기가 작고 동일한 것을 볼 수 있는데, 이는 에너지("물")의 흐름이 모든 파이프에서 낮고 동일하다는 것을 나타낸다. ATPase 파이프가 거의 닫혀 있기 때문에 에너지의 흐름이 작다는 것을 알 수 있다(물방울이 떨어지는 수도꼭지로 표시). 그 결과 물이 역류하여 모든 탱크의 물(에너지) 수준이 높고 서로 비슷하다. 정지 상태에서의 낮은 유속은 탱크 간 압력 차이가 작고 모든 탱크의 수위가 높다는 것을 의미한다.

안정 시에서 운동으로 전환되면 어떻게 되는가? 수축활동은 ATP 분해 속도를 증가시킨다. 근수축은 세포저장 부위에서 칼슘(Ca^{2+})이 방출되면서 촉발되는데, 이 과정에서 ADP와 P_i로의 ATP 분해 속도가 현저하게 증가한다(8장). 세포질에서 ADP와 Ca^{2+}의 증가는 시트르산회로와 전자전달체계의 속도조절 효소를 활성화하여 전자 흐름과 ATP 생성을 증가시킨다. 운동으로 인한 근육의 ATP 분해 증가는 직경이 커지고 열린 마개를 통해 물의 흐름이 많은 ATPase 파이프로 비유하여 나타냈다(그림 3.23(*b*)). 더 넓어진 ATPase 파이프는 수축을 위한 에너지를 전달하여 ATP 탱크의 에너지 수준을 떨어뜨린다. ATP 탱크 에너지 수준이 낮아지면 양성자 탱크의 압력 강하가 증가하고, 양성자 탱크에서 ATP 탱크로의 흐름이 증가하여 양성자 탱크 수준과 전자 탱크의 흐름이 낮아지는 등 연쇄 반응이 일어난다. 휴식 시와 운동 시 탱크 에너지 수준을 비교해보라. 운동으로 인해 에너지 흐름(ATP 분해)이 증가하면 모든 탱크 수준이 낮아지고 탱크 간 압력 강하도 커지는 것을 알 수 있다(그림 3.23(*a*)-(*b*)).

요약하면, 그림 3.23(*a*) 및 3.23(*b*)에 설명된 산화적 인산화의 수학적 모델은 운동 중 골격근에서 산화적 인산화가 어떻게 조절되는지 더 잘 이해할 수 있는 훌륭한 학습 도구를 제공한다. 산화적 인산화의 수학적 모델에 대한 자세한 내용은 추천 문헌에서 Willis 등(2016)을 참조하라.

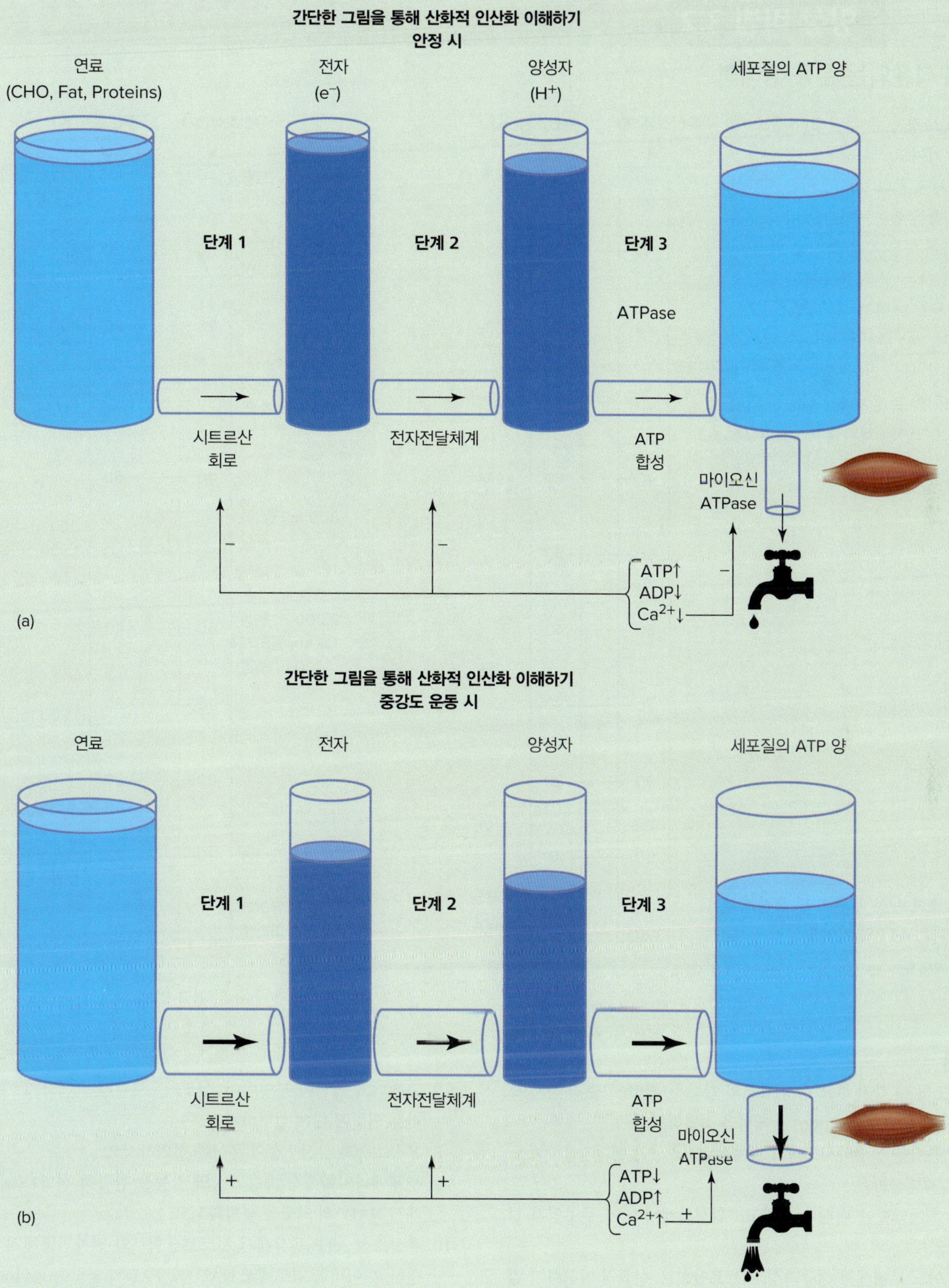

그림 3.23 산화적 인산화의 간단한 수리모델. (*a*) 근섬유의 안정 시 상태에서의 산화적 인산화 에너지 전달경로를 나타낸 그림. (*b*) 중강도의 운동 중 근섬유의 산화적 인산화 에너지 전달경로를 나타낸 그림. 자세한 내용은 본문을 참조하라.

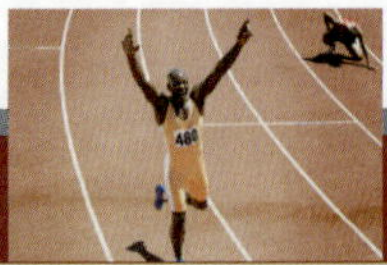

향상 비법 3.2

스포츠에 적용되는 운동 생리학

다양한 스포츠 경기 중 무산소/유산소 에너지 생산의 기여도

스포츠는 신체 활동의 강도와 지속 시간이 모두 다르기 때문에 종목마다 에너지 생산의 원천이 크게 다른 것은 놀라운 일이 아니다. 그림 3.24는 일부 종목에서 무산소 에너지와 유산소 에너지 생산량을 비교한 그림이다. 운동 시 무산소 에너지 생산과 유산소 에너지 생산 간의 상호작용에 대한 지식은 코치와 트레이너가 선수를 위한 컨디셔닝 프로그램을 계획할 때 유용하다. 자세한 내용은 20장을 참조하라.

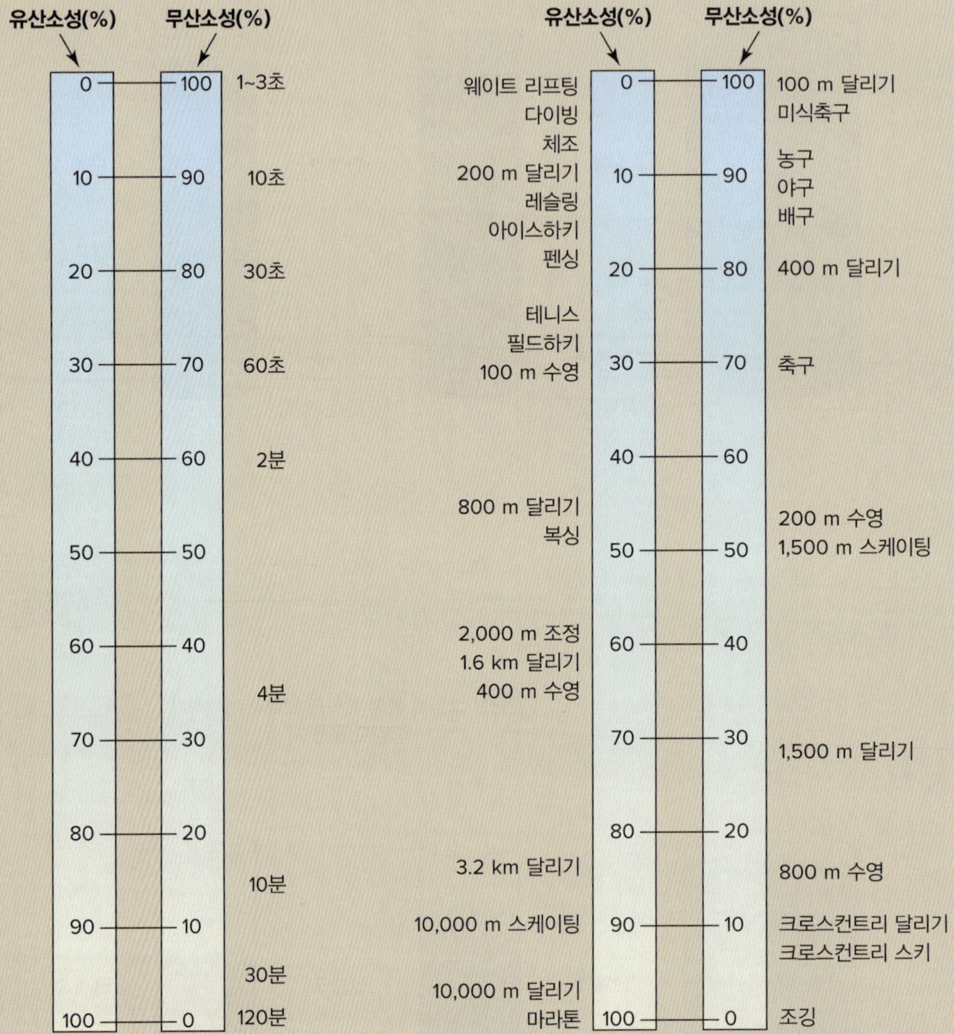

그림 3.24 스포츠 중 무산소 및 유산소 운동으로 생성되는 ATP의 기여도.

연구 문제

1. 세포구조의 세 가지 주요 구성 요소의 기능을 나열하고 논의하시오.
2. 연결반응(coupled reaction)의 개념을 설명하시오.
3. 다음의 용어를 설명하시오. (1) *생체에너지학*, (2) *에너지흡수반응*, (3) *에너지방출반응*
4. 효소의 촉매역할에 대해 논의하고, "활성화에너지"가 무엇인지 설명하시오.
5. 세포의 어느 부위에서 해당과정, 시트르산회로, 산화적 인산화가 일어나는가?
6. *글리코겐*, *글리코겐분해*, *해당과정*을 설명하시오.
7. 고에너지 인산이 무엇이며, "ATP는 보편적인 에너지 기증자이다"라는 의미에 대해 설명하시오.
8. *유산소성*과 *무산소성*의 용어를 정의하시오.
9. 생체에너지학에서 해당과정의 기능을 간략히 설명하고, 해당과정에서 NAD^+의 역할을 설명하시오.
10. 유산소성 ATP 생산에서 시트르산회로와 전자전달체계 과정을 설명하고, 이러한 경로에서 NAD^+ 및 FAD의 역할을 논의하시오.
11. 포도당의 유산소 분해 효율은 어느 정도인가?
12. 유산소 대사과정에서 산소의 역할은 무엇인가?

13. ATP-PC 체계, 해당과정, 시트르산회로, 전자전달체계에서 속도를 조절하는 효소는 무엇인가?
14. 운동 중 무산소성 및 유산소성 ATP 생성의 상호작용에 대해 논의하시오.
15. ATP 생성에서 화학삼투가설에 대해 논의하시오.
16. 온도와 pH의 변화가 효소활성에 미치는 영향에 대해 논의하시오.
17. 젖산과 젖산염의 관계에 대해 논의하시오.

추천 문헌

Fox, S. 2022. *Human Physiology*. New York, NY: McGraw-Hill.

Hall, M., E. Manetta, and K. Tupper. 2021. Creatine Supplementation: an update. *Current Sports Medicine Reports* 20: 338–344.

Hargreaves, M., and L.L. Spriet. 2020. Skeletal muscle energy metabolism during exercise. *Nature Metabolism* 2: 817–828.

Karp, G., J. Iwasa, and W. Marshall. 2020. *Karp's Cell and Molecular Biology*. Hoboken, NJ: Wiley.

Lanhers, C., B. Pereira, G. Naughton, M. Trousselard, F. Lesage, and F. Dutheil. 2017. Creatine supplementation and upper limb strength performance: a systematic review and meta-Analysis. *Sports Medicine* 47: 163–173.

Powers, S., R. Deminice, M. Ozdemir, T. Yoshihara, M.P. Bomkamp, and H. Hyatt. 2020. Exercise-induced oxidative stress: friend or foe? *Journal of Sport and Health Sciences* 9: 415–425.

Sahlin, K. 2014. Muscle energetics during explosive activities and potential effects of nutrition and training. *Sports Medicine* 44: S167–S173.

Vassilis, M. 2020. *Exercise Biochemistry*. Champaign, IL: Human Kinetics.

Widmaier, E., H. Raff, and K. Strang. 2019. *Vander's Human Physiology*. New York, NY: McGraw-Hill.

Willis, W.T., M. Jackman, J. Messer, S. Kuzimiak-Glancy, and B. Glancy. 2016. A simple analog model of oxidative phosphorylation. *Medicine and Science in Sports and Exercise* 48: 990–1000.

참고 문헌

1. **Alberts B, Bray D, Hopkin K, and Johnson AD.** *Essential Cell Biology*. New York, NY: Garland Science, 2022.
2. **Bemben MG and Lamont HS.** Creatine supplementation and exercise performance: recent findings. *Sports Medicine* 35: 107–125, 2005.
3. **Brooks GA.** Bioenergetics of exercising humans. *Comprehensive Physiology* 2(1): 537–562, 2012.
4. **Brooks GA.** Cell–cell and intracellular lactate shuttles. *Journal of Physiology* 587: 5591–5600, 2009.
5. **Camic CL, Hendrix CR, Housh TJ, Zuniga JM, Mielke M, Johnson GO, et al.** The effects of polyethylene glycosylated creatine supplementation on muscular strength and power. *Journal of Strength and Conditioning Research/National Strength & Conditioning Association* 24: 3343–3351, 2010.
6. **Cribb PJ, Williams AD, Stathis CG, Carey MF, and Hayes A.** Effects of whey isolate, creatine, and resistance training on muscle hypertrophy. *Medicine and Science in Sports and Exercise* 39: 298–307, 2007.
7. **Dalbo VJ, Roberts MD, Stout JR, and Kerksick CM.** Putting to rest the myth of creatine supplementation leading to muscle cramps and dehydration. *British Journal of Sports Medicine* 42: 567–573, 2008.
8. **Devlin T.** *Textbook of Biochemistry with Clinical -Correlations*. Hoboken, NJ: Wiley, 2010.
9. **Dohny DG and Lemon PW.** Effect of ambient -temperature on protein breakdown during prolonged exercise. *Journal of Applied Physiology* 64: 550–555, 1988.
10. **Fox S.** *Human Physiology*. New York, NY: McGraw-Hill, 2022.
11. **Gastin PB.** Energy system interaction and relative contribution during maximal exercise. *Sports Medicine* 31: 725–741, 2001.
12. **Gibala MJ.** Protein metabolism and endurance exercise. *Sports Medicine* 37: 337–340, 2007.
13. **Glancy B, Willis WT, Chess DJ, and Balaban RS.** Effect of calcium on the oxidative phosphorylation -cascade in skeletal muscle mitochondria. *Biochemistry* 52: 2793–2809, 2013.
14. **Glancy B, Hartnell L, Malide D, Yu Z, Combs C, Connelly P, et al.** -Mitochondrial reticulum for cellular energy distribution in muscle. *Nature* 523: 617–620, 2015.
15. **Hall G, Sacchetti M, Radegran G, and Saltin B.** Human skeletal muscle fatty acid and glycerol metabolism during rest, exercise and recovery. *Journal of Physiology* 543: 1047–1058, 2002.
16. **Hespel P and Derave W.** Ergogenic effects of creatine in sports and rehabilitation. *Sub-cellular Biochemistry* 46: 245–259, 2007.
17. **Tiidus P, Tipling R, and Houston M.** *Biochemistry Primer for Exercise Science*. Champaign, IL: Human Kinetics, 2012.
18. **Jackson MJ.** Cellular mechanisms underlying oxidative stress in human exercise. *Free Radical Biology and Medicine*. 98:13–17, 2016.
19. **Juhn MS and Tarnopolsky M.** Oral creatine supplementation and athletic performance: a critical review. *Clinical Journal of Sport Medicine* 8: 286–297, 1998.
20. **Juhn MS and Tarnopolsky M.** Potential side effects of oral creatine supplementation: a critical review. *Clinical Journal of Sport Medicine* 8: 298–304, 1998.
21. **Karp G, Iwasa J, and Marshall W.** *Karp's Cell and Molecular Biology*. Hoboken, NJ: Wiley, 2020.
22. **Kavazis AN, Talbert EE, Smuder AJ, Hudson MB, Nelson WB, and Powers SK.** Mechanical ventilation induces diaphragmatic mitochondrial dysfunction and increased oxidant production *Free Radical Biology and Medicine* 46: 842–850, 2009.
23. **Kerksick CM, Wilborn CD, Campbell WI, Harvey TM, Marcello BM, Roberts MD, et al.** The effects of creatine monohydrate supplementation with and without D-pinitol on resistance training adaptations. *Journal of Strength and Conditioning Research/National Strength & Conditioning Association* 23: 2673–2682, 2009.
24. **Lanhers C, Pereira B, Naughton G, Trousselard M, Lesage F, and Dutheil F.** Creatine supplementation and upper limb strength performance: a systematic review and meta-Analysis. *Sports Medicine*. 47: 163–173, 2017.
25. **Lemon PW and Mullin JP.** Effect of initial muscle glycogen levels on protein catabolism during exercise. *Journal of Applied Physiology* 48: 624–629, 1980.
26. **Maughan RJ.** Creatine supplementation and exercise performance. *International Journal of Sport Nutrition* 5: 94–101, 1995.
27. **Maughan RJ, King DS, and Lea T.** Dietary supplements. *Journal of Sports Sciences* 22: 95–113, 2004.

28. **McArdle W, Katch F, and Katch V.** *Exercise Physiology: Energy, Nutrition, and Human Performance.* Baltimore, MD: Wolters Kluwer, 2022.
29. **McCormack J and Denton R.** Signal transduction by intramitochondrial calcium in mammalian energy metabolism. *News in Physiological Sciences* 9: 71–76, 1994.
30. **Powers S, Deminice R, Ozdemir M, Yoshihara T, Bomkamp MP, and Hyatt H.** Exercise-induced oxidative stress: friend or foe? *Journal of Sport and Health Sciences* 9: 415–425, 2020.
31. **Pratt CW and Cornely K.** *Essential Biochemistry.* Hoboken, NJ: Wiley, 2021.
32. **Ramzan R, Kadenbach B, and Vogt S.** Multiple mechanisms regulate eukaryotic cytochrome c oxidase. *Cells* 10: 514, 2021.
33. **Reed S.** *Essential Physiological Biochemistry: An Organ-Based Approach.* Hoboken, NJ: Wiley, 2013.
34. **Sahlin K.** Muscle energetics during explosive activities and potential effects of nutrition and training. *Sports Medicine* 44: S167–S173, 2014.
35. **Spriet LL.** Phosphofructokinase activity and acidosis during short-term tetanic contractions. *Canadian Journal of Physiology and Pharmacology* 69: 298–304, 1991.
36. **Tymoczko J, Berg J, and Stryer L.** *Biochemistry: A Short Course.* London, UK: Macmillan Higher Education, 2019.
37. **Voet D, Voet J, and Pratt C.** *Fundamentals of Biochemistry: Life at the Molecular Level.* Hoboken, NJ: Wiley, 2016.
38. **Tandon O.** *Best and Taylor's Physiological Basis of Medical Practice.* Baltimore, MD: Lippincott Williams & Wilkins, 2011.
39. **Williams MH and Branch JD.** Creatine supplementation and exercise performance: an update. *Journal of the American College of Nutrition* 17: 216–234, 1998.

Design element credits: (test tubes): George Doyle/Stockbyte/Getty Images; (scientists using microscope): Digital Vision/Getty Images; (magnifying glass): Kick Images/Photodisc/Getty Images; (runners): Chris Ryan/OJO Images/age fotostock; (scientist using microscope): Ingram Publishing; (lightbulb): Amasterphotographer/Shutterstock

4

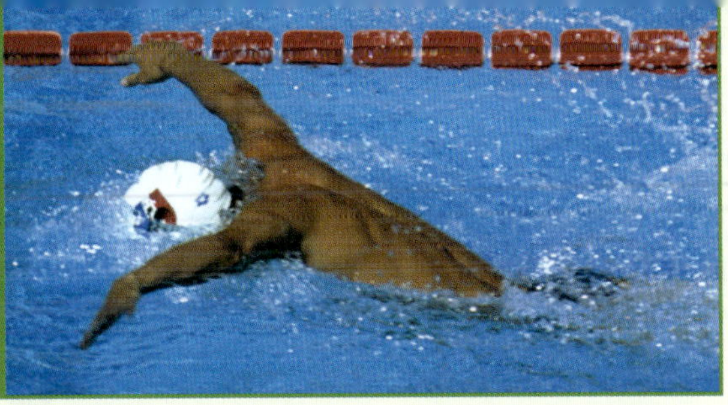

Mike Hewitt/Action Plus Sports Images/Alamy Stock Photo

운동 대사

Exercise Metabolism

■ 학습 목표

이 장을 공부함으로써 다음과 같은 내용을 할 수 있어야 한다:

1. 다양한 유형의 운동 중 ATP 생성을 주로 담당하는 생체에너지 경로와 운동 강도 및 지속 시간 간의 관계를 설명할 수 있다.
2. 안정 시에서 항정상태 운동으로의 전환 및 운동 후 회복 시 산소 섭취 변화를 그래프로 나타내고, 산소 부족, 산소 요구량, 산소 부채(운동 후 과도한 산소 섭취)를 식별할 수 있다.
3. 점진적 운동 부하 테스트 동안 산소 섭취량의 변화를 그래프로 나타내고 최대 산소 섭취량($\dot{V}O_2$ max)을 식별할 수 있다.
4. 최대 산소 섭취량($\dot{V}O_2$ max)에 도달했음을 나타내는 기준을 식별할 수 있다.
5. 점진적 운동 부하 테스트 동안 혈중 젖산 농도의 변화를 그래프로 나타내고 젖산 역치를 식별할 수 있다.
6. 점진적 운동 중 혈중 젖산농도의 급격한 증가(젖산 역치)에 대한 여러 가지 가능한 원인을 식별할 수 있다.
7. 운동 중 연료 선택을 조절하는 요소를 식별할 수 있다.
8. 운동 강도의 증가 및 중강도의 장시간 운동 동안 호흡교환율(R)의 변화를 설명할 수 있다.
9. 저강도, 중강도, 고강도 운동 및 중강도의 장시간 운동 동안 사용되는 연료를 설명할 수 있다.
10. 젖산 셔틀을 설명하고 이 셔틀이 운동 중에 어떤 이점이 있는지 설명할 수 있다.

■ 학습 목차

운동 강도 범위
안정 시 에너지 소비량
안정 시에서 운동으로 전환
운동 후 회복: 대사 반응

운동에 대한 대사 반응: 지속 시간과 강도의 영향
  단시간 격렬한 운동
  장시간 운동
  점진적 운동
운동 중 연료 이용의 평가

연료 선택을 결정하는 요인
  운동 강도와 연료 선택
  운동시간과 연료 선택
  지방/탄수화물 대사의 상호작용
  신체 연료

■ 핵심 용어

리파아제(lipase)
무산소성 역치(anaerobic threshold)
산소 부족(oxygen deficit)
산소 부채(oxygen debt)
운동 후 초과 산소 섭취량(excess postexercise oxygen consumption, EPOC)
유리지방산(FFAs) (free fatty acid)
점진적 운동 부하 테스트[graded (or incremental) exercise test]
젖산 역치(lactate threshold)
지방 분해(lipolysis)
최대 산소 섭취량($\dot{V}O_2$ max) (maximal oxygen uptake)
코리 회로(Cori cycle)
포도당신생합성(gluconeogenesis)
호흡교환율(R) (respiratory exchange ratio)

운동은 활동근의 생체에너지 경로에 중요한 변화를 초래한다. 예를 들어, 고강도 운동 중에는 신체의 총 에너지 소비량이 안정 시 소비보다 15~25배까지 증가할 수 있다. 이 에너지 생산의 대부분은 수축하는 골격근에 ATP를 공급하는 데 사용되며, 이로 인해 에너지 사용량이 안정 상태보다 100배 이상 증가할 수 있다(1, 126). 이러한 이유로 골격근은 운동 중에 많은 양의 ATP를 생산하고 사용하는 뛰어난 능력을 가지고 있다. 이 장에서는(*a*) 운동 초기와 운동 후 회복 기간 동안의 대사 반응, (*b*) 다양한 운동 강도에 대한 대사 반응, (*c*) ATP 생성을 하는 데 사용되는 연료의 선택, (*d*) 운동 대사가 어떻게 조절되는지에 대해 설명한다.

먼저 운동 강도의 다양한 범위에 대해 설명하고, 그 다음에는 안정 시 신체 에너지 소비량과 운동 초기에 활성화되는 생체에너지 경로에 대해 설명한다.

운동 강도 범위

이 책에서는 다양한 운동 강도에 대한 생리학적 반응에 대해 설명한다. 운동에 대한 생리학적 반응은 운동 강도에 따라 달라지기 때문에 운동수행을 하는 데 필요한 노력에 따라 운동 강도 범위를 분류하는 것이 중요하다. 이와 관련하여 운동 강도는 네 가지 범위로 나눌 수 있다. 이 운동 강도 범위는 (1) 중강도(moderate), (2) 고강도(heavy), (3) 매우 높은 강도(very heavy), (4) 격렬한 강도(severe)로 구분된다. 그림 4.1은 운동 강도의 네 가지 범위를 나타내며, 표 4.1은 각 운동 강도 범위에 대한 자세한 설명을 나타낸다. 이러한 운동 강도 분류를 보다 잘 이해하기 위해, 젖산 역치와 최대 산소 섭취량($\dot{V}O_2$ max)에 대한 자세한 설명은 이 장 후반부에서 하겠다. 현재로서는 "중강도" 운동이 가장 낮은 강도의 운동을 나타내며 상대적으로 수행하기 쉬운 운동이라고 인식하면 된다. 다음 운동 강도는 "고강도"라고 하며, 이 범위는 힘든 운동 강도로 인식되는 운동을 의미한다. 세 번째 운동 강도는 "매우 높은 강도"로 이 강도의 운동은 수행하기 매우 어렵고, 힘든 운동으로 인식된다. 마지막으로, 가장 높은 운동 강도는 "격렬한 강도" 운동으로 이 강도의 운동은 "전력"을 다하는 의미이다.

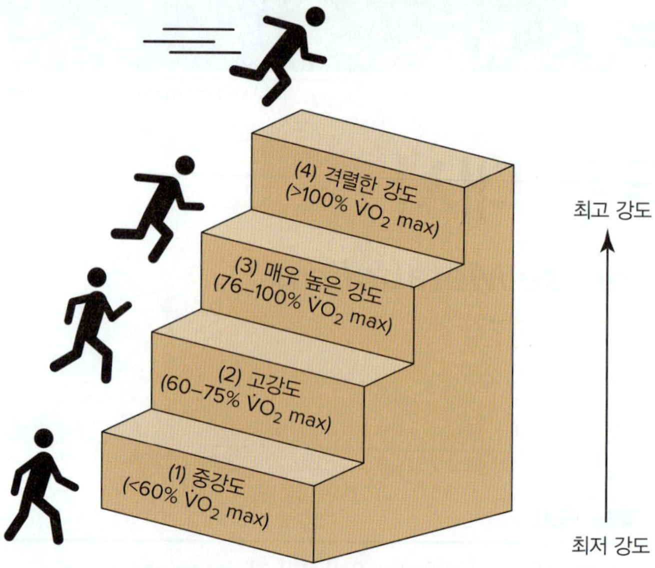

그림 4.1 운동 강도의 네 가지 범위.

이러한 다양한 운동 강도에 대한 이해를 돕기 위해, 매우 높은 강도의 운동이나 격렬한 강도의 운동 동안 피험자들이 운동을 얼마나 오래 견딜 수 있는지에 대해 설명하고자 한다. 사람들이 어떤 강도의 운동을 얼마나 오래 견딜 수 있는지는 운동 트레이닝 상태에 따라 달라진다. 예를 들어, 일반인들은 매우 높은 강도의 운동을 피로가 오기까지 2~4분만 수행할 수 있지만, 고도로 훈련된 지구력 선수들은 매우 높은 강도의 운동을 훨씬 더 오랜 시간 동안 수행할 수 있다. 일반인이 격렬한 강도의 운동을 얼마나 오래 견딜 수 있을까? 일반인들은 격렬한 강도의 운동을 아주 짧은 시간(30~60초)만 견딜 수 있지만 고도로 훈련된 지구력 선수들은 최대 산소 섭취량($\dot{V}O_2$ max) 이상의 강도(격렬한 운동)를 훨씬 더 오랜 시간(2~8분) 동안 수행할 수 있다.

표 4.1 운동 강도의 네 가지 분류

운동 강도 분류	운동 강도 대비 젖산 역치	%최대 심박수	%최대 산소 섭취량	운동 강도에 대한 대상자 인식
중강도	<젖산 역치	50~75%	<60%(비훈련자)	가볍다 - 약간 힘들다.
고강도	>젖산 역치	76~85%	60~75%	힘들다.
매우 높은 강도	>젖산 역치	86~100%	76~100%	매우 힘들다.
격렬한 강도	>젖산 역치	100%	>100%	최대로 힘들다.

안정 시 에너지 소비량

항상성은 신체 내부의 환경이 안정적이고 변하지 않는 상태로 유지되는 것을 의미한다(2장 참조). 안정 시 건강한 사람의 몸은 항상성을 유지하므로, 에너지 요구량도 일정하다. 안정 시 신체 기능을 유지하는 데 필요한 에너지(ATP)는 거의 100% 유산소 대사에 의해 생성된다. 따라서 안정 시 혈중 젖산 농도도 안정적이고 낮게(1.0 mmol/L) 유지된다.

산소(O_2) 섭취량(신체가 소비하는 산소)을 측정하는 것이 유산소 ATP 생산의 지표가 되기 때문에, 안정 시 산소 섭취량을 측정하면 신체의 "기본" 에너지 소비량을 추정할 수 있다. 따라서 안정 시에는 개인의 총 에너지 소비량은 상대적으로 낮다. 예를 들어, 체중이 70 kg인 젊은 성인은 분당 약 0.25 L의 산소를 섭취하며, 이를 상대적 산소 섭취량으로 전환하면 체중 1 kg당 1분에 3.5 ml의 산소 섭취량에 해당한다. 앞서 언급했듯이 근육 운동은 신체의 에너지 필요량을 크게 증가시킬 수 있다. 이제 운동 대사에 대한 설명을 시작으로 안정 시에서 운동 시로 전환될 때 활성화되는 생체에너지 경로에 대해 설명하겠다.

안정 시에서 운동으로 전환

운동이 어떻게 골격근에서 ATP 생산의 필요성을 크게 증가시킬 수 있는지에 대한 다음 예를 고려해 보자. 트레드밀 벨트가 분당 200 m · min^{-1}의 속도로 움직이고 있는 상황에서, 트레드밀 위에 올라가 달리기 시작한다고 가정해 보자. 한 걸음 만에 속도가 0에서 분당 200 m · min^{-1}로 증가하고, 그 한 걸음 동안 근육은 서 있을 때 필요한 ATP 생산 속도에서 분당 200 m · min^{-1}로 달릴 때 필요한 ATP 생산 속도로 증가한다(그림 4.2(*a*) 및 (*b*)). 만약 ATP 생산이 즉각적으로 증가하지 않았다면 트레드밀에서 넘어졌을 것이다! 운동 초기에 필요한 에너지를 공급하기 위해 골격근에서 어떤 대사 변화가 일어나야 할까? 안정 시 산소 섭취량을 측정하는 것과 마찬가지로, 운동 시 산소 섭취량을 측정하면 운동 중 유산소 대사에 대한 정보를 제공할 수 있다. 예를 들어, 안정 시에서 저강도 또는 중강도의 운동으로 전환할 때, 산소 섭취량은 빠르게 증가하여 1~4분 이내에 항정상태에 도달한다(22, 99) (그림 4.2(*c*)).

운동 초기에 산소 섭취량이 즉시 안정적인 값으로 증가하지 않는 것은, 운동 초기에는 무산소 에너지원이 ATP 생산에 기여한다는 것을 의미한다. 실제로 운동 초기에 ATP-PC 시스템이 가장 먼저 활성화된 생체에너지 경로이며, 그 다음으로는 해당과정, 마지막으로 유산소 에너지 생산이 이어진다(4, 17, 41, 73, 104). 이

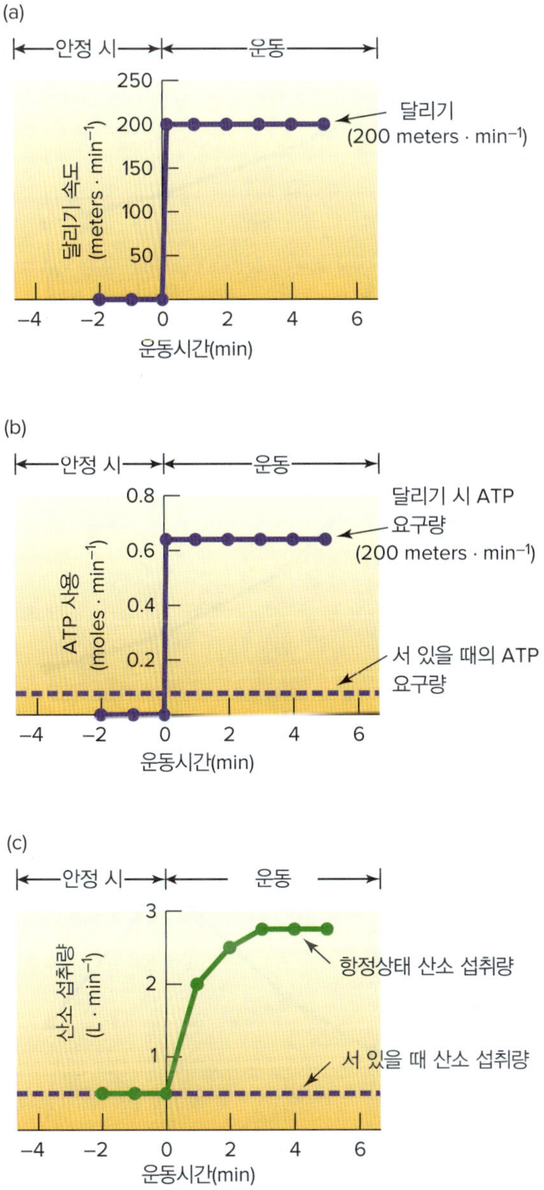

그림 4.2 안정 시에서 최대하 운동으로 전환할 때의 속도(*a*), ATP 사용 속도(*b*), 산소 섭취량($\dot{V}O_2$)(*c*) 시간 경과

내용은 그림 4.3에 나타나 있다. 예를 들어, 3분 동안의 중강도 운동 초기에는 근육 내 인산크레아틴(phosphocreatine, PC) 농도가 급격히 감소하는 것을 확인할 수 있다(그림 4.3(*a*)). 이 감소는 안정 시에서 운동 시로 전환할 때 ADP를 재인산화하여 ATP를 생산하는 데 PC가 사용되기 때문에 발생한다. 그림 4.3(*b*)는 운동 첫 1분 동안 ATP-PC 시스템에 의한 ATP 생성이 가장 높았고, 이후에는 근육 내 PC 저장량 감소로 인해 줄어드는 모습을 보여준다. 그림 4.3(*c*)는 운동 첫 1분 동안 해당과정도 ATP를 생성했으며, 2분째에는 그 기여도가 증가했음을 보여준다(10). 이 두 가

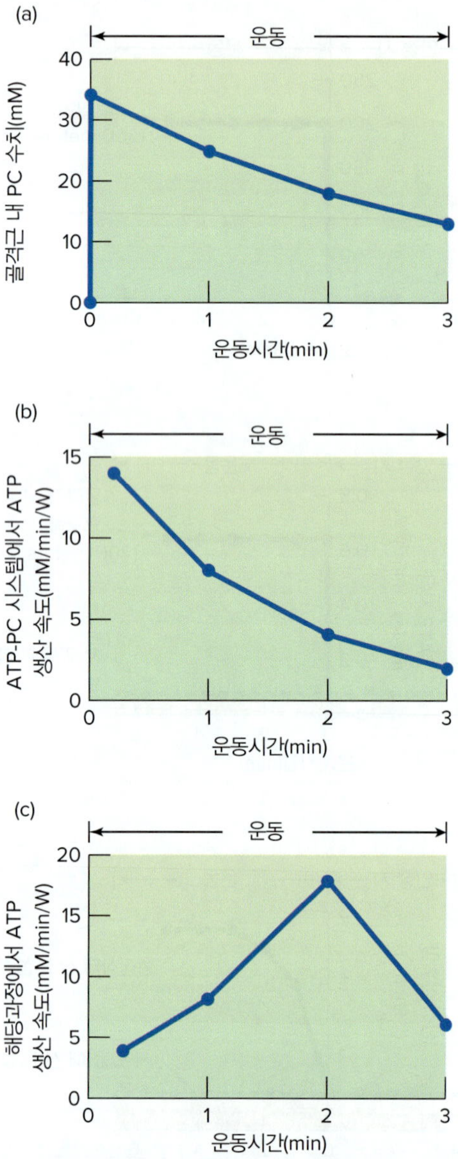

그림 4.3 (*a*)는 3분 동안의 운동 중 근육에서의 인산크레아틴(PC) 농도의 급격한 변화를 나타낸다. (*b*)와 (*c*)는 3분 동안의 운동 중 인산크레아틴(PC)과 해당과정에서의 ATP 생산 속도를 나타낸다.

지 무산소 시스템의 효과는 ATP가 훨씬 더 많이 사용되고 있음에도 불구하고 운동 첫 1~2분 동안 근육의 ATP 수준이 거의 변하지 않게 유지하도록 해 준다(120). 그러나 항정상태의 산소 섭취량에 도달하면, 신체의 ATP 요구량은 유산소 대사를 통해 충족되는데, 이는 ATP가 사용되는 속도와 동일한 속도로 유산소적으로 생산되고 있음을 의미한다. 안정 시에서 운동으로의 전환에 관한 생체에너지학의 "교훈"은 여러 에너지 시스템이 관여한다는 것이다. 즉, 운동에 필요한 에너지는 단일 생체에너지 경로만으로 공급되는 것이 아니라, 이 세 가지 대사 시스템이 상당 부분 겹쳐 작용하며 혼합적으로 제공된다.

산소 부족(oxygen deficit)은 운동 초기에 산소 섭취가 지연되는 현상을 의미한다. 구체적으로, 산소 부족은 운동 시작 후 초기 몇 분 동안의 산소 섭취량과 항정상태 시 산소 섭취량 간의 차이를 나타낸다(90, 97). 이 시간 동안 ATP의 대부분은 무산소적으로 공급되는데(ATP-PC 시스템과 해당과정) 이는 산소 섭취가 항정상태에 도달할 때까지는 유산소적 ATP 생성이 충분하지 않기 때문이다. 이 내용은 그림 4.4의 왼쪽 부분에서 음영 처리된 영역으로 표시된다. 운동 시작 시 산소 섭취의 지연은 무엇 때문에 발생할까? 이는 근육에 대한 산소 공급 부족 때문인지, 아니면 운동이 시작되자마자 산화적 인산화가 즉시 증가하지 않는 것 때문일까(82)? 브루스 글래든(Bruce Gladden) 박사는 전문가에게 묻기 4.1에서 이 질문들에 대해 답변했다.

훈련된 성인(64, 99)과 청소년(88)은 비훈련된 사람들보다 항정상태의 $\dot{V}O_2$에 더 빨리 도달하므로 산소 부족이 더 작다. 이 차이를 어떻게 설명할 수 있을까? 이는 훈련된 사람들이 지구력 트레이닝으로 인한 심혈관 또는 근육의 적응으로 인해 유산소 생체에너지 능력이 더 잘 발달된 것으로 생각된다(33, 64, 97, 99). 실제로, 이는 유산소 ATP 생성이 운동 초기에 더 일찍 활성화되어 훈련된 사람이 비훈련된 사람에 비해 젖산과 H^+의 생산이 적다는 것을 의미한다. 13장에서는 이러한 트레이닝에 대한 적응에 대해 자세히 설명할 것이다.

요약 *In Summary*

- 안정 시에서 중강도의 운동으로 전환할 때, 산소 섭취는 빠르게 증가하며 일반적으로 1~4분 이내에 항정상태에 도달한다.
- *산소 부족*은 운동 초기에 산소 섭취의 지연을 의미한다.
- 운동 초기에 산소 섭취가 즉시 증가하지 않는다는 것은 무산소 경로가 ATP 생산에 기여한다는 것을 의미하며, 항정상태에 도달하면 신체는 ATP 요구가 유산소 대사에 의해 충족된다.

운동 후 회복: 대사 반응

피험자가 20~30분 동안 편안하게 유지할 수 있는 속도로 트레드밀에서 달리다가 갑자기 옆으로 뛰어내리면, 대사율(VO_2)은 운동 중에 측정된 항정상태의 값에서 트레드밀 옆에서 서 있을 때와 같은 안정상태의 VO_2 값으로 즉시 떨어지지 않는다. 대사율은 운동 직후 몇 분 동안 높은 상태로 유지된다. 이는 그림 4.4(*a*)에 나타나 있으며, 중강도 운동 3분에 항정상태 VO_2에 도달하고 운동 후 5분이 지나면 산소 섭취가 안정 시 수준으로 돌아온다. 이는 운동 후 몇 분 동안 산소 섭취량이 트레드밀 위에서 서 있는 상

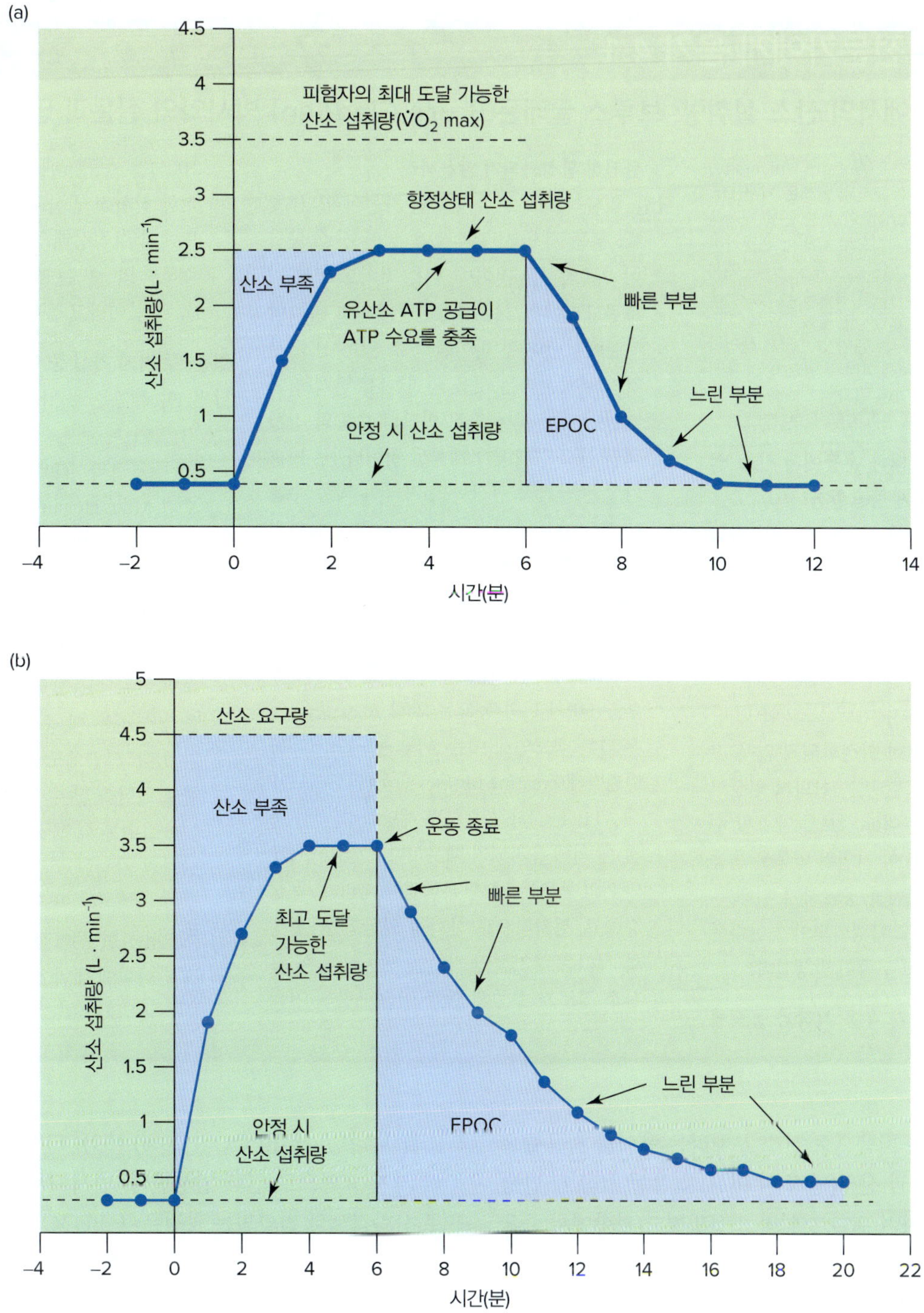

그림 4.4 중강도 운동(*a*)과 매우 높은 강도 운동(*b*) 동안의 산소 부족과 운동 후 초과 산소 섭취량(EPOC).

태의 요구를 충족하기 위해 필요한 수준을 초과한다는 것을 의미한다. 이에 반해, 그림 4.4(*b*)는 고도로 훈련된 지구력 운동선수가 $\dot{V}O_2$ max의 약 110%로 고강도 운동을 실시할 때를 나타낸 것이다. 이 경우, 피험자는 훨씬 더 큰 산소 부족으로 인해 해당 운동의 산소 요구량을 충족할 수 없었으며, 운동 후 14분이 지나도 $\dot{V}O_2$가 여전히 안정 시 수준으로 돌아오지 않는다. 이런 운동 후 상승된 대사율의 크기와 지속 시간은 운동의 강도에 영향을 받는다(6, 53, 97). 이러한 현상의 이유는 곧 논의될 것이다.

역사적으로 **산소 부채**라는 용어는 운동 후 증가된 산소 섭취(안정 시 수준 이상)를 설명하는 데 사용되었다. 저명한 영국 생

전문가에게 묻기 4.1

일정한 운동 부하에서의 산소 섭취량: 브루스 글래든(Bruce Gladden) 박사와의 질문과 답변

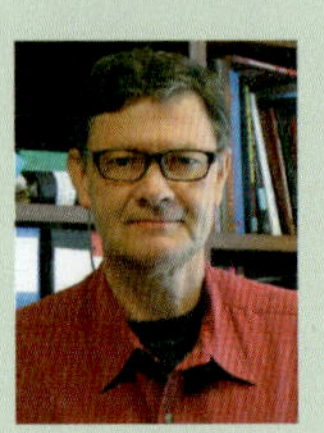

Bruce Gladden

오번 대학교(Aubum University) 운동학부 교수인 **글래든 박사(Dr. Gladden)**는 운동 중 근육 대사에 관한 세계적으로 유명한 전문가이다. 그의 연구는 운동 중 골격근에서 산소 섭취를 조절하는 요인들과 관련된 중요한 내용들을 연구하였다. 그의 연구는 권위 있는 국제 생리학 저널에서 찾아볼 수 있으며, 이 특집에서 글래든 박사는 최대하 운동 시작 시 산소 섭취의 시간 경과에 대한 질문에 답변한다.

질문: 일정한 부하의 최대하 운동에서 산소 섭취량 반응이 왜 그렇게 중요할까?

답변: 첫째, 산소 섭취량이 산화적 인산화(산화적 또는 유산소 에너지 시스템)에 의해 공급되는 에너지의 지표라는 것을 인식하는 것이 중요하다. 산소 섭취량이 항정상태 수준에 도달하기 전에 지연이 발생하는 것은 운동 시작 시 유산소 대사(미토콘드리아 내 산화적 인산화)가 완전히 활성화되지 않은 것이다. 이 반응이 중요한 것은 산화적 인산화의 조절 또는 조정에 대한 정보를 제공할 수 있다는 것이다. 또한, 이 지연된 반응은 운동 시작 시 필요한 에너지를 공급하기 위해 무산소 에너지 시스템도 활성화되어야 한다는 것을 말한다. 즉, 산소 부족이 발생한다.

질문: 왜 산화적 인산화가 운동 시작과 동시에 완전히 활성화되지 않을까?

답변: 역사적으로 두 가지 대안 가설이 있다. 첫째, 운동 시작 시 근수축을 위한 산소 공급이 부족하다는 것이다. 이는 적어도 일부 미토콘드리아에서는 전자전달체계의 마지막 부분에서 전자를 받아들일 수 있는 산소 분자가 부족하다는 것을 의미한다. 명백히 이 가설이 맞다면, 산화적 인산화 속도와 전체적인 산소 섭취량이 제한될 것이다. 두 번째 가설은 산화적 인산화의 자극이 최종 수준에 도달하고 주어진 운동 강도에 대해 완전한 효과를 발휘하는 데 시간이 필요하기 때문에 지연이 발생한다는 것이다. 3장에서 논의된 바와 같이, 전자전달체계는 ADP와 P_i에 의해 자극된다(예: 표 3.3). 운동 시작 직후, ADP와 P_i의 농도는 안정 시 수준을 겨우 넘는 정도인데 이는 ATP 농도가 크레아틴키나제(creatine kinase) 반응(PC + ADP → ATP + C)과 가속화된 해당과정(젖산 축적)에 의해 유지되기 때문이다. 그러나 ADP와 P_i의 농도는 PC가 분해됨에 따라 계속 상승하고, 점차적으로 산화적 인산화를 "활성화"시키는 추가적인 자극을 제공하여 이 유산소 경로가 운동의 에너지 요구량의 거의 100%를 제공할 때까지 계속된다. 핵심은 이러한 산화적 인산화 자극제가 안정 시의 농도에서 항정상태의 농도 수준으로 즉시 상승하지 않는다는 것이다. 이는 때때로 "대사적 관성"이라고 불린다.

질문: 두 가지 가설 중 어느 것이 맞을까?

답변: 이 질문은 두 가지 가설이 상호 배타적이지 않기 때문에 어렵다. 나와 여러 동료들 [브루노 그라시(Bruno Grassi) 박사, 마이크 호건(Mike Hogan) 박사, 해리 로시터(Harry Rossiter) 박사]과의 연구는 두 번째 가설(산화적 인산화를 완전히 활성화하는 데 필요한 자극의 "느림")을 지지한다. 특히, 크레아틴 키나제 반응이 산화적 인산화를 활성화하는 데 중요한 신호(ADP 농도)를 "완충작용"하는 데 중요한 역할을 한다는 증거가 있다. 그럼에도 불구하고 산소 공급의 제한도 역할을 할 수 있으며, 이는 운동 강도가 높아질수록 더 중요해질 것이다. 산화적 인산화의 가능한 조절 인자나 제어 기전을 따로 고려해서는 안 된다. 이들 모두는 서로 상호작용하여 주어진 운동 조건 하에서 산화적 인산화에 대한 전체 자극을 제공한다.

리학자 A.V. 힐(65)은 처음으로 산소 부채라는 용어를 사용했으며, 운동 후 소비된 초과 산소(안정 시 이상)가 운동 시작 시 발생한 산소 부족을 보상하기 위한 것이라고 설명했다(과학에서 중요한 인물 되돌아보기 참조). 힐의 운동 후 회복에 관한 연구는 중요했지만, 이제 산소 부채라는 용어는 **운동 후 초과 산소 섭취량**을 의미하는 약어 **EPOC**로 대체되었다(14, 15, 17, 46). 그림 4.4를 보면, EPOC는 두 부분으로 나눌 수 있는데: 운동 직후의 빠른 부분(운동 후 약 2~3분)과, 장시간 또는 매우 높은 강도/격렬한 강도 운동 후 30분 이상 지속되는 느린 부분으로 나눌 수 있다. 빠른 부분은 운동 후 산소 섭취의 급격한 감소로 나타나며, 느린 부분은 운동 후 시간에 따른 산소 소비가 서서히 감소하는 것으로 나타난다(그림 4.4(*a*)와 (*b*)). EPOC의 빠른 부분은 저장된 ATP와 PC를 재합성하고 조직의 산소 저장을 교체하는 데 필요한 산소를 나타낸다(~EPOC의 20%) (59). EPOC의 느린 부분은 여러 가지 요인으로 인해 발생한다. 먼저, 간에서 젖산이 포도당으로 산화적으로 전환되는 과정은 총 EPOC의 약 20%를 차지한다. 비탄수화물 원료로부터 포도당을 합성하는 과정을 **포도당신생합성**(gluconeogenesis)이라고 한다(14, 17). 또한, 심박수와 호흡은 운동 후 몇 분 동안 안정 시보다 높게 유지되기 때문에 두 가지 활동 모두 안정 시 수준 이상의 추가 산소를 필요로 한다. EPOC에 기여하는 다른 요인으로는 체온 상승과 특정 순환 호르몬의 증가가 있다. 체온이 상승하면 대사율이 증가하게 된다(이를 Q10 효과라고 함) (19, 57, 101). 또한, 에피네프린이나 노르에피네프린의 높은 수준은 운동 후 산소 섭취를 증가시킨다(48). 그러나 두 호르몬 모두 운동 후 혈액에서 빠르게 제거되므로 EPOC에 큰 영향을 미치기에는 시간이 부족할 수 있다. 중강도의 운동과 비교했

과학에서 중요한 인물 되돌아보기

A.V 힐(A.V.Hill)은 운동 생리학의 선구자였다

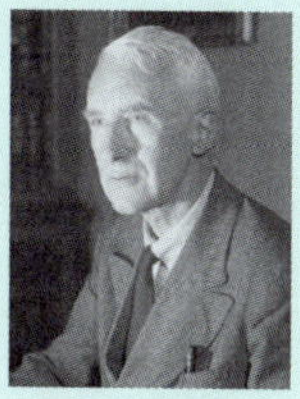

Anonymous/AP ImagesA

아치볼드 비비언 힐(Archibald Vivian Hill)(1886~1977)은 1922년 골격근의 열 생성에 관한 연구로 노벨생리학 · 의학상을 수상했다. 이 연구는 골격근의 수축과 이완 시 발생하는 열 생성의 크기를 정확하게 설명했다.

힐 교수는 영국 브리스톨에서 태어났으며, 그의 가족은 교육을 지원할 충분한 돈이 없었다. 그럼에도 불구하고 그는 높은 동기부여와 열정으로 케임브리지 대학교에서 장학금을 받고 수학 및 자연과학(화학, 물리학, 생리학) 공부를 하였다.

졸업 후, 힐은 1909년 케임브리지에서 생리학 연구 경력을 시작했으며, 개구리 근육을 모델로 사용하여 근육 수축의 본질을 연구했다.

골격근의 열 생성에 관한 노벨상 수상 연구 외에도, A.V. 힐은 우리가 운동 생리학을 이해할 수 있게 많은 기여를 했다. 예를 들어, 그는 수축하는 골격근이 무산소적으로 에너지를 생성할 수 있음을 처음으로 증명한 생리학자였다. 이 연구는 당시 모든 근육 활동 에너지가 유산소 대사에서 비롯된다는 일반적인 견해와 달랐기 때문에 중요했다. 또한 힐은 산소 부채(운동 후 산소 섭취량) 개념을 도입했으며, 운동 중 인간의 최대 산소 섭취량 개념을 명확하게 설명한 첫 번째 과학자였다. 힐의 다른 중요한 과학적 기여로는 신경에서의 열 생성 발견과 골격근의 힘-속도 방정식을 설명하였다.

자세히 살펴보기 4.1

운동 후 젖산 제거

운동 중 형성된 젖산은 어떻게 될까? 고전 이론에 따르면 운동 후 젖산의 대부분이 간에서 포도당으로 전환되어 운동 후 산소 섭취량(산소 부채)을 증가시킨다는 것이었다. 그러나 연구에 따르면 젖산은 주로 운동 후에 산화된다고 한다(14, 17). 즉, 젖산은 피루브산으로 전환되어 심장과 골격근에서 기질로 사용된다. 운동 중 생성된 젖산의 약 70%가 산화되며, 20%는 포도당으로 전환되고, 나머지 10%는 아미노산으로 전환되는 것으로 추정된다.

그림 4.5는 격렬한 운동 후 혈액에서 젖산 제거의 시간 경과를 보여준다. 젖산 제거는 안정 시 회복보다 지속적인 가벼운 운동을 할 때 더 빠르다. 이러한 이유는 가벼운 운동이 근육의 젖산 산화 속도를 증가시키기 때문이다(34, 47, 63). 혈액에서 젖산을 제거하기 위한 최적의 운동 강도는 무엇일까? 이 질문에 대한 답은 젖산 역치에 가깝지만 그보다 낮은 운동 강도(중강도의 운동)이다. 예를 들어, 한 연구에서는 피험자들이 젖산 역치 바로 아래에서 운동할 때(혈액 내 젖산 축적이 발생하는 지점), 혈액 내 젖산이 더 낮은 운동 강도(젖산 역치의 40~60%)보다 더 빠르게 감소한다는 것을 보여주었다(92). 많은 일반인들에게 이 운동 강도는 최대 산소 섭취량의 약 40~50% 정도일 것이다(34).

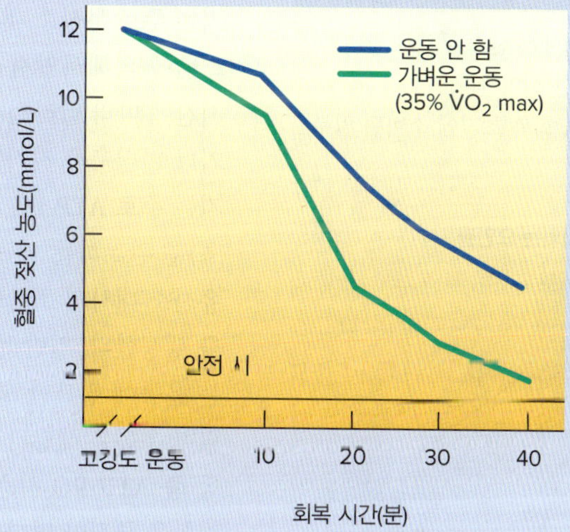

그림 4.5 격렬한 운동 후 혈중 젖산 제거. 회복 중에 대상자가 지속적인 가벼운 운동을 하면 혈액에서 젖산이 더 빠르게 제거될 수 있다.

마지막으로, 지구력 운동 트레이닝이 골격근 섬유의 산화 능력을 증가시키기 때문에, 일부 연구자들은 운동 트레이닝이 골격근이 혈액에서 젖산을 제거하는 능력을 향상시킨다고 추론했다. 그럼에도 불구하고 지구력 트레이닝이 젖산 제거 능력을 향상시키는지 여부는 논란의 여지가 있다. 일부 연구는 훈련을 받은 대상자에서 운동 후 젖산 제거가 개선된다고 보고한 반면(7, 9), 다른 연구는 운동 후 회복 중 혈액에서 젖산을 제거하는 능력이 트레이닝에 의해 개선되지 않는다고 결론지었다(7, 42). 이 문제를 명확히 하기 위해 추가 연구가 분명히 필요하다.

을 때, 고강도나 매우 높은 강도의 운동 후 총 EPOC이 더 큰 이유는(53):

- 열 생산과 체온이 더 높다.
- PC가 더 많이 소모되어 재합성을 위해 더 많은 산소가 필요하다.
- 혈중 젖산 농도가 높아지면 포도당신생합성 과정에서 젖산을 포도당으로 전환하기 위해 더 많은 산소가 필요하다.
- 에피네프린과 노르에피네프린 수치가 더 높다.

이 모든 요인들은 고강도나 매우 높은 강도의 운동 후 EPOC가 중강도 운동에 비해 더 커지는 데 기여한다. 이러한 의견은 고강도 운동이 긴 시간 동안 "후속 연소(after burn)" 효과로 인해 체중 감량에 더 좋다는 주장을 하는 데 사용되었지만 이는 사람들이 기대하는 만큼 체중 감량에 중요하지는 않다. 실제로 EPOC는 운동 중 총 산소 섭취량의 6~15%에 불과하며, 체중 감량에 대한 운동의 주요 영향은 운동 중 소모된 에너지를 통해 발생한다(12, 110). 그림 4.6에는 운동 후 초과 산소 섭취량에 기여하는 요인들을 요약하였다. 운동 후 젖산 제거에 대한 자세한 내용은 자세히 살펴보기 4.1에 설명되어 있다.

요약 *In Summary*

- 운동 후 초과 산소 섭취량(EPOC) (이전에는 산소 부채로 알려짐)은 운동 후 안정 시 이상의 산소 섭취량을 의미한다.
- EPOC에 기여하는 여러 요인들은 첫째, 회복 초기에 소비된 일부 산소는 근육에 저장된 인산크레아틴(PC)을 재합성하고, 근육과 혈액에 저장된 산소를 보충하는 데 사용된다. EPOC의 "느린" 부분에 기여하는 다른 요인으로는 상승된 체온, 젖산을 포도당으로 전환하는 데 필요한 산소(포도당신생합성), 그리고 상승된 에피네프린과 노르에피네프린의 혈중 농도가 있다.

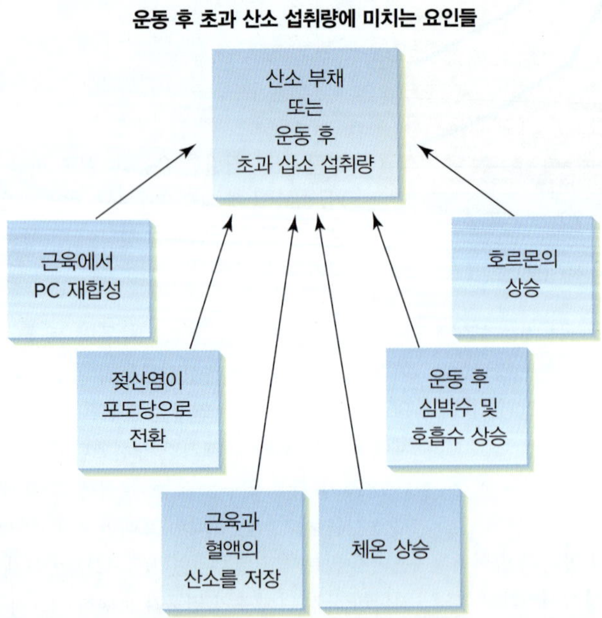

그림 4.6 운동 후 초과 산소 섭취량(EPOC)에 영향을 미치는 요인들.

운동에 대한 대사 반응: 지속 시간과 강도의 영향

3장에서 논의한 바와 같이, 20초 미만의 격렬한 운동은 주로 무산소 대사 경로를 사용하여 ATP를 생성한다. 반면, 마라톤(42.195 km 달리기)은 필요한 ATP를 제공하기 위해 주로 유산소 ATP 생성을 이용한다. 그러나 10초에서 20초 이상, 10분 미만의 운동은 일반적으로 무산소와 유산소 경로의 조합을 통해 근수축에 필요한 ATP를 생성한다. 사실, 대부분의 운동은 근수축에 필요한 ATP를 생성하기 위해 무산소와 유산소 경로의 조합을 사용한다. 다음 세 섹션에서는 특정 운동 유형에서 에너지 생산에 관여하는 생체에너지 경로를 설명한다.

단시간 격렬한 운동

고강도의 단시간 운동(격렬한 운동)을 수행하는 데 필요한 에너지는 주로 무산소 대사 경로에서 나온다. ATP 생성이 ATP-PC 시스템에 의해서인지 아니면 해당과정에 의해서인지는 주로 활동 시간에 따라 달라진다(1, 4, 73, 80). 예를 들어, 50 m 달리기를 하거나 미식축구 경기에서 단일 플레이를 완수하는 데 필요한 에너지는 주로 ATP-PC 시스템에서 온다. 반면, 400 m 달리기(45~60초)를 완료하는 데 필요한 에너지는 ATP-PC 시스템, 해당과정, 유산소 대사의 조합에서 나오며, 이 중 해당과정이 대부분의 ATP를 생성한다. 일반적으로 ATP-PC 시스템은 1~15초 동안 지속되는 운동에 필요한 모든 ATP를 공급한다. 15초 이상 지속되는 격렬한 운동은 해당과정의 ATP 생성 능력을 활용하기 시작한다. 운동 중 ATP-PC 시스템에서 해당과정으로의 의존도가 증가하는 전환은 급격한 변화가 아니라 점진적인 경로 이동이다.

45초 이상 지속되는 운동은 세 가지 에너지 시스템(ATP-PC, 해당과정, 유산소 시스템)의 조합을 사용한다. 이 내용은 3장 그림 3.24에서 강조하였다. 일반적으로 약 60초 동안 지속되는 매우 격렬한 운동은 70%/30%(무산소/유산소) 에너지 생산 비율을 사용하며, 2~3분 동안 지속되는 경기에서는 필요한 ATP를 공급하기 위해 무산소와 유산소 생체에너지 경로를 거의 동일하게 활용한다(그림 3.24). 분명히, 경기 시간이 길어질수록 전체 에너지 요구량에 대한 유산소 에너지 생산의 기여도가 증가한다.

요약 *In Summary*

- 격렬하고 단시간의 운동(2~20초) 동안 근육의 ATP 생산은 ATP-PC 시스템에 의해 공급된다.
- 20초 이상 지속되는 격렬한 운동은 필요한 ATP의 대부분을 생성하기 위해 무산소성 해당과정에 더 의존한다.
- 45초 이상 지속되는 매우 강도 높은 운동은 근수축에 필요한 ATP를 생성하기 위해 ATP-PC 시스템, 해당과정, 유산소 시스템의 조합을 사용한다. 2~3분 지속되는 운동에서는 무산소와 유산소 시스템이 각각 50%씩 기여한다.

장시간 운동

장시간(중강도 또는 고강도) 운동(10분 이상)을 수행하는 데 필요한 에너지는 주로 유산소 대사에서 나온다. 중강도의 운동에서는 일반적으로 안정적인 산소 섭취를 유지할 수 있지만 이 규칙에는 두 가지 예외가 있다. 첫째, 덥고 습한 환경에서 장시간 운동을 하면 산소 섭취가 점차 증가하는 "드리프트" 현상이 발생하여 운동 강도가 일정하더라도 항정상태가 유지되지 않는다(101) (그림 4.7(*a*)). 둘째, 높은 상대 운동 강도(고강도 또는 매우 높은 강도)로 연속적인 운동을 하면 시간이 지남에 따라 산소 섭취량이 서서히 증가한다(57) (그림 4.7(*b*)). 이 두 가지 유형의 운동 모두에서 산소 섭취량의 상승은 주로 체온 상승과 혈중 에피네프린 및 노르에피네프린 호르몬 농도 증가의 영향 때문이다(19, 46, 48, 57, 78). 이 두 변수는 대사율을 증가시켜 시간이 지남에 따라 산소 섭취량을 증가시킨다. 에피네프린과 노르에피네프린이 결합하는 수용체를 차단하는 약물을 사용하면 산소 섭취량의 상승이 사라지며, 이는 두 변수 사이의 연관성을 보여준다(78). 대조적으로, 8주간의 지구력 트레이닝 프로그램이 고강도 운동 중 산소 섭취량의 상승을 감소시키는 것으로 나타났지만, 이는 체온 감소와는 관련이 없었다(21). 따라서 고강도 운동 중 산소 섭취량 상승이 줄어드는 것은 운동 트레이닝으로 인해 혈중 에피네프린 및 노르에피네프린 농도가 감소한 것에 기인할 가능성이 높다(110).

요약 *In Summary*

- 장시간 운동(10분 이상)을 수행하는 데 필요한 에너지는 주로 유산소 대사에 의해 생산된다.
- 장시간의 중강도 운동 동안에는 일반적으로 산소 섭취량의 항정상태가 유지될 수 있다. 그러나 덥고 습한 환경에서의 운동이나 높은 상대 운동 강도에서 운동은 시간이 지남에 따라 산소 섭취량이 증가하는 "드리프트"를 초래하므로 이러한 유형의 운동에서는 항정상태가 유지되지 않는다.

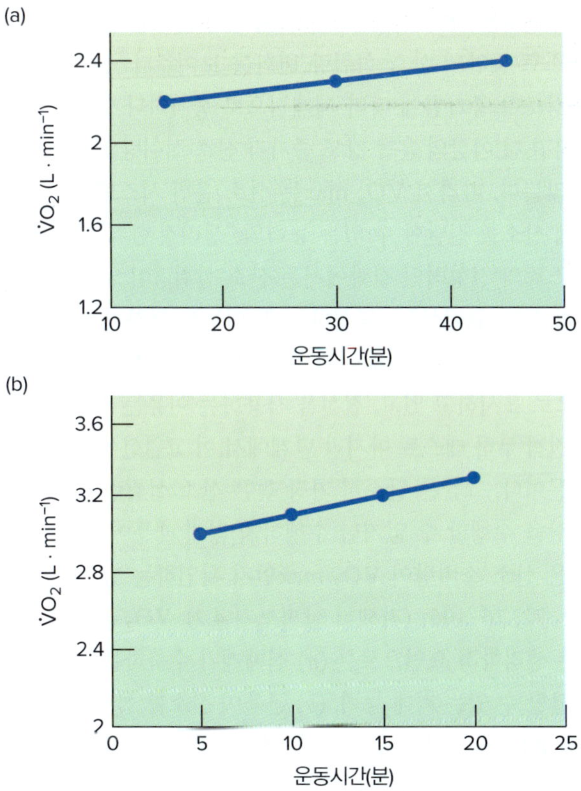

그림 4.7 (*a*) 덥고 습한 환경에서 장시간 운동 중의 산소 섭취량($\dot{V}O_2$)과 (*b*) 높은 상대 운동 강도(>75% $\dot{V}O_2$ max)에서 장시간 운동 중의 산소 섭취량을 시간에 따라 비교한 것이다. 두 조건 모두에서 산소 섭취량이 꾸준히 상승하는 "드리프트"가 나타났다.

점진적 운동

점진적 운동 부하 테스트(단계적 운동 테스트)는 의사들이 환자의 심장 질환 여부를 확인하기 위해 자주 사용하며, 운동 생리학자들은 피험자의 심혈관 건강 상태를 평가하기 위해 사용한다. 이러한 테스트는 주로 트레드밀이나 사이클 에르고미터에서 수행된다. 그러나 다리 사용이 불가능한 사람이나 팔 운동이 중요한 유농선수(수영 선수)를 위해 암 에르고미터를 사용할 수도 있다. 테스트는 일반적으로 피험자가 간단한 준비 운동을 한 후 1~3분마다 운동 강도를 증가시키는 방식으로 진행되며, 피험자가 운동을 더 이상 할 수 없을 때까지 계속된다. 트레드밀에서는 속도나 경사를 높여 운동 강도를 증가시킬 수 있으며, 자전거나 암 에르고미터에서는 플라이휠에 대한 저항을 높여 파워를 증가시킨다.

최대 산소 섭취량

운동 중 산소를 운반하고 활용하는 최대 능력(**최대 산소 섭취량 또는 $\dot{V}O_2$ max**)은 많은 운동 생리학자들에 의해 심혈관 건강 상태를 측정하는 가장 유효한 지표로 생각된다.

그림 4.8은 사이클 에르고미터에서 일반적인 점진적 운동 부하 테스트 동안의 산소 섭취량 변화를 보여준다. 산소 섭취량은 운동 강도가 증가함에 따라 체계적으로 증가하다가 $\dot{V}O_2$ max에 도달하면 더 이상의 운동 강도 증가가 산소 섭취량의 증가로 이어지지 않는다. 따라서 $\dot{V}O_2$ max는 산소 운반 시스템이 수축하는 근육에 산소를 전달할 수 있는 능력의 "생리적 한계"를 나타낸다. 이 테스트의 전형적인 결과에서는 산소 섭취량이 일정 수준에 도달하거나 "고원현상"을 형성하는데, 이는 피험자가 테스트의 한 단계를 추가로 진행할 때 나타난다(66, 117); 그림 4.8에서 이를 점선으로 표시하고 있고, 점선을 사용하는 이유는 많은 피험자들이 점진적 부하 테스트 마지막 단계에서 이 고원현상을 보이지 않기 때문이다. 그들은 단순히 가장 높은 산소 섭취량이 달성된 단계 이상을 수행할 수 없거나 수행하지 않기 때문이다. 그러나 가장 높은 산소 소비량이 $\dot{V}O_2$ max인지 확인하는 방법이 있다(3, 32, 71, 72, 76, 106) (자세히 살펴보기 4.2). $\dot{V}O_2$ max에 영향을 미치는 생리학적 요인으로는 (*a*) 심폐계가 수축하는 근육에 산소를 전달할 수 있는 최대 능력, (*b*) 근육이 산소를 섭취하고 유산소적으로 ATP를 생산할 수 있는 능력이 있다. 유전적 요인과 운동 트레이닝 모두 $\dot{V}O_2$ max에 영향을 미치는 것으로 알려져 있으며, 이에 대해서는 13장에서 설명할 것이다.

젖산 역치

중강도의 운동 동안 근수축에 필요한 ATP 생산의 대부분은 유산소 대사에서 비롯된다(86, 98, 111). 그러나 점진적 운동 부하 테스트에서 운동 강도가 증가함에 따라 혈중 젖산 농도가 비직선적으로 상승하기 시작한다(그림 4.9). 이는 훈련되지 않은 피험자

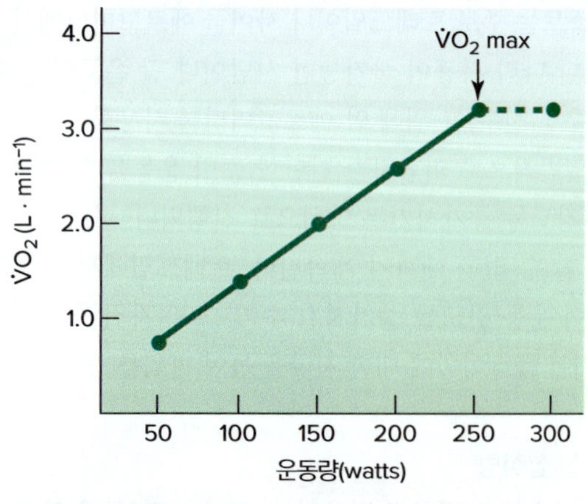

그림 4.8 점진적 운동 부하 테스트 동안의 산소 섭취량($\dot{V}O_2$) 변화. 점선은 높은 운동 강도에서 $\dot{V}O_2$의 고원현상을 나타내지만, 이러한 현상은 많이 관찰되지 않는다.

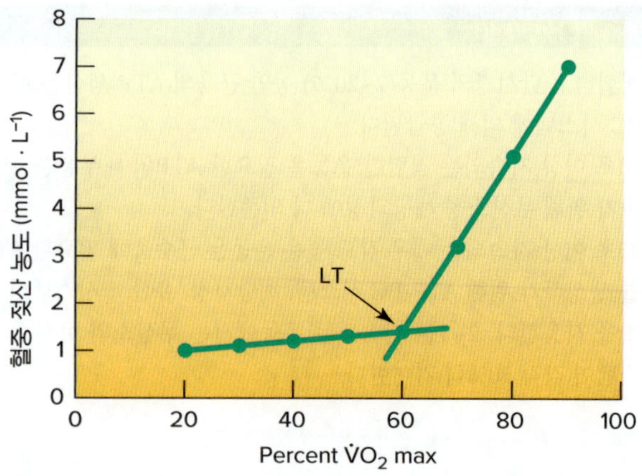

그림 4.9 점진적 운동 중 혈중 젖산 농도의 변화. 젖산의 급격한 상승은 젖산 역치(LT)로 알려져 있다.

에서는 $\dot{V}O_2$ max의 약 50~60%에서 나타나는 반면, 훈련된 피험자에서는 더 높은 운동 강도($\dot{V}O_2$ max의 65~80%)에서 발생한다(51). 1960년대와 1970년대에는 점진적 운동 부하 중 혈중 젖산이 체계적으로 상승하는 지점을 설명하기 위해 **무산소 역치**(anaerobic threshold)라는 용어가 일반적으로 사용되었다(16, 31, 40, 67, 77, 100, 123, 125, 129). 이는 무산소 대사와 젖산의 발생 사이의 명백한 연관성 때문이었다. 그러나 용어에 대한 논란(다음에 논의됨)으로 인해, 보다 중립적인 용어인 **젖산 역치**(lactate threshold)가 널리 사용되고 있다(30, 34, 116).

혈중 젖산 농도의 체계적인 상승과 관련된 또 다른 용어는 *혈중 젖산 축적 시점*(onset of blood lactate accumulation, OBLA)이다. 이 용어는 젖산 역치와 한 가지 중요한 점에서 다른데 젖산 역치가 혈중 젖산의 급격한 증가 지점을 설명하는 반면, OBLA는 특정 혈중 젖산 농도(4 mmol/L)에 도달하는 운동 강도(산소 섭취량)로 정의된다(15, 61, 116). 혼동을 피하기 위해, 우리는 점진적 운동 중 혈중 젖산 수치의 급격한 상승을 젖산 역치로 지칭하겠다.

1960년대와 1970년대에 일부 연구자들은 점진적 운동 중 혈중 젖산 농도의 급격한 상승이 무산소 대사(해당과정)에 대한 의존도가 증가하는 지점을 나타낸다고 주장했다(29, 121-125). 이로 인해 *무산소 역치*라는 용어가 사용되었다. 그러나 많은 연구자들은 "무산소 역치"라는 용어가 혈중 젖산의 상승을 설명하는데 적절하지 않다고 생각하고 있다. 산소 부족(저산소증)으로 인해 운동 중에 혈중 젖산이 증가하는지 아니면 다른 이유로 발생하는지에 대한 의문을 중심으로 *무산소 역치*라는 용어에 대한 반론이 제기된다. 역사적으로, 혈중 젖산 농도의 증가는 개별 근육세포 내의 낮은 산소 농도로 인해 수축하는 근육에서 무산소 대사가

자세히 살펴보기 4.2

최대 산소 섭취량과 검증

최대 산소 섭취량($\dot{V}O_2$ max)의 개념은 1920년대 힐(Hill)과 룹튼(Lupton)에 의해 처음 정립되었다. 이 중요한 측정치는 대근육군(다리)을 사용하는 매우 강한 운동 중에 신체가 산소를 섭취할 수 있는 능력의 생리학적 한계를 나타낸다. 특히, 이 측정치는 오랫동안 심폐 체력을 평가하는 "최적표준"으로 간주되어 왔으며, $\dot{V}O_2$ max는 모든 사망률의 가장 좋은 예측 변수이다(44, 60, 109). 또한, $\dot{V}O_2$ max의 측정은 지구력 운동수행능력의 예측 변수로서도 관련이 있기 때문에(44, 60, 109), $\dot{V}O_2$ max의 정확한 평가는 운동 생리학에서 중요하다.

앞서 논의한 바와 같이, $\dot{V}O_2$ max 측정은 일반적으로 트레드밀이나 사이클 에르고미터에서 피험자가 점진적으로 강도를 높이는 운동 테스트를 받게 된다. 테스트의 각 단계에서 산소 섭취량이 측정되며, 운동 강도가 증가해도 $\dot{V}O_2$가 더 이상 증가하지 않는 상태가 $\dot{V}O_2$ max에 도달했음을 보여주는 가장 확실한 지표이다. 하지만 대부분의 피험자들은 $\dot{V}O_2$ max를 초과하는 운동 강도(격렬한 운동)에서 운동하는 것을 힘들어한다. 따라서, 점진적인 운동 테스트 동안 $\dot{V}O_2$의 고원현상에 실제로 도달하는 피험자는 소수에 불과하며, 대개 잘 훈련된 지구력 운동선수들이다. 이 사실은 "피험자가 점진적인 운동 테스트 동안 $\dot{V}O_2$의 고원현상에 도달하지 못했을 때, 2차적인 기준(secondary criteria)이 $\dot{V}O_2$ max에 도달했음을 확인할 수 있는가?"라는 의문을 제기했다.

이 문제를 해결하기 위해, 연구자들은 $\dot{V}O_2$의 고원현상에 도달하지 못했을 때 $\dot{V}O_2$ max에 도달했음을 확인하기 위한 몇 가지 2차적인 기준을 제안했다. 가장 일반적인 기준은 운동의 마지막 단계에서 측정된 것으로: (1) 예상 연령별 최대 심박수에 도달하거나(±10 beats/min), (2) 혈중 젖산 농도가 8 mM 이상일 때, (3) 호흡교환율($\dot{V}CO_2/\dot{V}O_2$)이 1.15 이상인 경우이다. 이러한 기준을 사용하는 이유는 $\dot{V}O_2$의 명확한 고원현상이 없는 경우에도 이 기준들이 때로는 $\dot{V}O_2$ max에서 달성되기 때문에, 하나 이상의 이러한 기준에 도달하는 것이 점진적 운동 테스트 동안 $\dot{V}O_2$ max에 도달했음을 뒷받침해 준다는 것이다. 그러나 연구에 따르면, 이러한 기준을 달성한다고 해서 항상 운동 테스트 동안 $\dot{V}O_2$ max에 도달했음을 "증명"하는 것은 아니다(109).

이러한 이차적인 기준이 $\dot{V}O_2$ max에 도달했음을 확인하기에 때로는 불충분하기 때문에, 연구자들은 점진적 운동 테스트의 마지막 단계에서 피험자가 $\dot{V}O_2$ max에 도달했는지를 확인하기 위한 다른 방법들을 개발했다. 이 문제를 해결하기 위한 가장 이상적인 접근법은 "검증 단계" 테스트이다(93, 109). 간단히 말해, 이 테스트는 피험자가 첫 번째 점진적 운동 테스트 후 다른 날 또는 긴 회복 시간(30~90분) 후에 두 번째 운동 테스트를 하는 것이다. 이 두 번째 테스트에서 피험자는 짧은 준비 운동을 한 후 점진적 운동 테스트의 마지막 단계보다 높은 강도로 운동한다. 만약 피험자가 점진적 운동 테스트의 마지막 단계에서 도달한 $\dot{V}O_2$보다 높은 $\dot{V}O_2$에 도달하지 못한다면, 이는 이전 운동 테스트에서 $\dot{V}O_2$ max에 도달했음을 의미한다. 그러나 피험자가 점진적 운동 테스트 동안 도달한 $\dot{V}O_2$보다 더 높은 $\dot{V}O_2$에 도달한다면, 이는 $\dot{V}O_2$ max에 도달하지 못했음을 나타내기 때문에 더 높은 운동 강도에서 또 다른 테스트를 수행해야 한다. $\dot{V}O_2$ max 테스트의 검증에 대한 내용은 추천 문헌의 Costa 등(2021)과 Schaun (2017)에 자세하게 설명되어 있다.

증가한 것을 나타내는 지표로 여겨졌다(123, 125). 하지만 해당과정의 최종 산물이 피루브산인지 젖산인지는 여러 요인에 따라 달라진다. 첫째, 젖산 생성으로 이어지는 해당과정은 완전히 유산소 조건에서도 발생할 수 있다. 사실, 해당과정의 속도가 빠르면 NADH 생성이 수소를 근형질에서 미토콘드리아로 운반하는 셔틀 메커니즘의 수송 능력을 초과할 수 있다(113, 115, 128). 실제로, 점진적인 운동 중에 에피네프린의 혈중 농도는 최대 산소 섭취량($\dot{V}O_2$ max)의 50~65% 수준에서 증가하기 시작하며, 이는 해당과정의 속도를 촉진하는 것으로 나타났다. 해당과정의 이 증가로 인해 NADH 생성 속도도 증가한다(115). 해당과정에 의해 생성되는 NADH의 속도를 왕복체계(shuttle system)가 실패하면 피루브산이 일부 "제거되지 않은" 수소를 받아들이게 되어 근육세포가 유산소 ATP 생성을 위한 충분한 산소를 가지고 있는지 상관없이 젖산이 형성될 수 있다(그림 4.10).

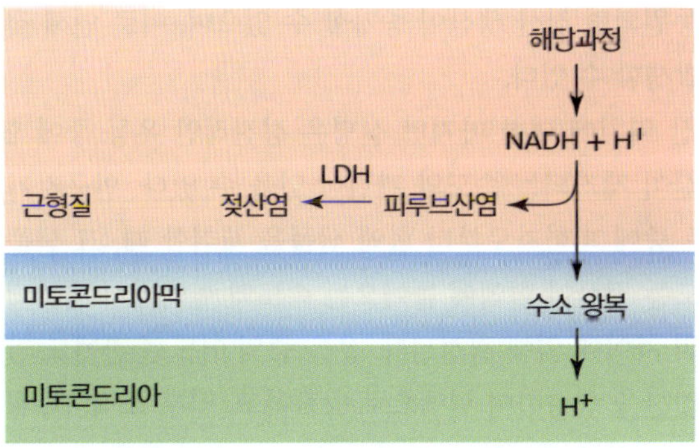

그림 4.10 미토콘드리아의 "수소왕복"체계가 해당과정에 의해 생성되는 NADH + H^+의 생성 속도를 따라가지 못하면, 피루브산이 젖산으로 변환된다.

운동 중인 근육에서 젖산이 형성되는 두 번째 이유는 피루브산을 젖산으로 전환하는 효소와 관련이 있다. 이 반응과 관계된 효소는 젖산 탈수소효소(LDH)이고, 여러 형태로 존재하며[같은 효소의 다른 형태를 동질효소(isozyme)라고 함] 다음과 같이 반응한다.

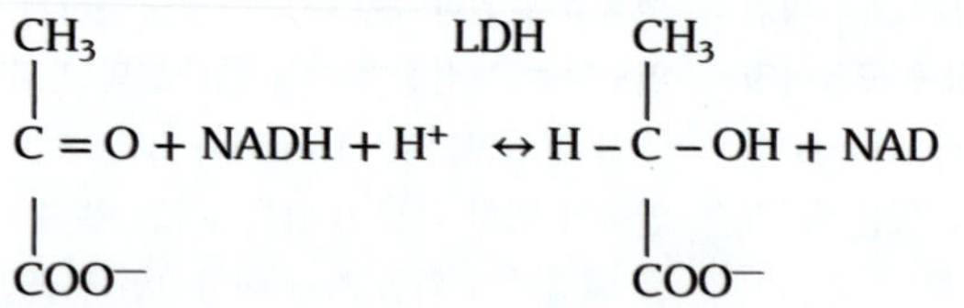

피루브산 젖산

이 반응은 가역적이어서 적절한 조건에서 젖산이 다시 피루브산으로 전환될 수 있다. 인간의 골격근은 세 가지 섬유 유형으로 분류될 수 있다(8장 참조). 이 중 하나는 "지근" 섬유로, 때때로 느린–연축 섬유(slow-twitch fiber)라고 불리며, 나머지 두 가지는 "속근" 섬유로, 때때로 빠른–연축 섬유(fast-twitch fiber)라고 불린다. 이름이 의미하듯이, 속근 섬유는 격렬하고 빠른 운동 중에 주로 동원되며, 지근 섬유는 주로 낮은 강도의 활동에서 사용된다. 속근 섬유에서 발견되는 LDH 동질효소는 피루브산에 더 강한 결합 친화력을 가지고 있어 젖산 형성을 촉진한다(69, 111). 반면, 지근 섬유에는 젖산을 피루브산으로 전환하는 것을 촉진하는 LDH 형태가 포함되어 있어 운동 중에 젖산이 형성되는 것은 단순히 속근 섬유에 존재하는 LDH 유형 때문일 수 있다. 따라서, 젖산 생성은 근육세포의 산소 가용성과는 독립적일 것이다. 점진적인 운동 테스트의 초기 단계에서는 지근 섬유가 가장 먼저 동원될 가능성이 높다. 그러나 운동 강도가 증가함에 따라 생성해야 하는 근육의 힘도 증가해야 하는데, 이 증가된 근육의 힘은 점점 더 많은 속근 섬유를 동원하여 공급된다. 따라서, 더 많은 속근 섬유가 동원되면 젖산 생산이 증가할 수 있으며, 이로 인해 젖산 역치가 발생할 수 있다.

젖산 역치에 대한 마지막 설명은 점진적인 운동 중에 혈액에서 젖산이 제거되는 속도와 관련이 있을 수 있다. 연구자가 운동 테스트 중에 피험자로부터 혈액 샘플을 채취할 때, 그 샘플의 젖산 농도는 젖산이 혈액에 들어오는 속도와 혈액에서 제거되는 속도 간의 차이에 의해 결정된다. 운동 중의 어느 순간에도 일부 근육은 젖산을 생성하여 혈액으로 방출하고, 일부 조직(간, 골격근, 심장)은 젖산을 제거한다. 따라서, 특정 순간의 혈액 내 젖산 농도는 다음과 같은 수식적으로 표현될 수 있다:

$$\begin{matrix}\text{혈중} \\ \text{젖산 농도}\end{matrix} = \begin{matrix}\text{혈액으로 유입} \\ \text{되는 젖산 농도}\end{matrix} - \begin{matrix}\text{혈액에서 제거} \\ \text{되는 젖산농도}\end{matrix}$$

따라서, 혈액 내 젖산 농도의 증가는 젖산 생성의 증가 또는 젖산 제거의 감소로 인해 발생할 수 있다. 최근 연구에 따르면, 점진적인 운동 중에 동물의 혈액 내 젖산 농도가 상승하는 것은 젖산 생성의 증가와 젖산 제거 속도의 감소 두 가지 모두에 의해 발생할 수 있다고 한다(17, 37). 지구력 트레이닝이 젖산 생성에 미치는 영향에 대한 논의는 13장에서 확인할 수 있다. 또한, 향상 비법 4.1도 참조하기 바란다.

요약하자면, 점진적인 운동 중 혈액 내 젖산 농도가 갑자기 상승하는 현상을 설명하는 용어와 메커니즘에 대해서는 오랫동안 논란이 있어 왔다. 이 젖산 역치를 설명할 수 있는 설명들(산소 부족을 포함)이 개별적 또는 통합적으로 작용할 가능성이 있다. 그림 4.11은 젖산 역치를 설명할 수 있는 가능성 있는 메커니즘을 요약한 것이다. 점진적인 운동 중 혈액 내 젖산 농도 변화를 설명하는 메커니즘에 대한 확정적인 증거를 찾기 위한 연구는 앞으로도 계속될 것이다. 젖산(무산소) 역치의 역사와 과학에 대한 내용은 Poole 등(2021)에 자세하게 설명되어 있다.

젖산 역치의 실제 사용

젖산 역치를 설명하는 생리학적 메커니즘에 관계없이, 이는 스포츠 성능 예측과 지구력 운동선수의 트레이닝 프로그램 계획에 중요한 의미를 가진다. 예를 들어, 여러 연구에서 젖산 역치를 다른 생리학적 측정($\dot{V}O_2$ max)과 함께 활용하면 장거리 달리기 성공의 유용한 예측 지표가 된다고 입증하였다(43, 87). 만약 $\dot{V}O_2$ max가 운동 중 유산소 ATP 생성의 "생리학적 한계"라면, 젖산 역치는 지속 가능한 운동 강도의 상한선을 설정한다(%$\dot{V}O_2$ max 또는 달리기 속도). 따라서, 젖산 역치는 코치와 선수들이 트레이닝 결과를 최적화하기 위해 필요한 운동 강도의 수준을 계획하는 데 유용한 지침이 될 수 있다(젖산 역치를 기준으로 트레이닝 심박수 선택). 이 내용은 20장에서 더 자세히 논의된다.

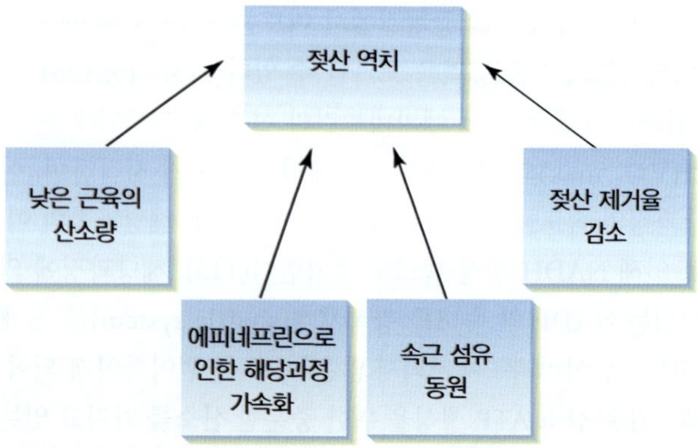

그림 4.11 점진적인 운동 중 젖산 역치를 설명할 수 있는 메커니즘.

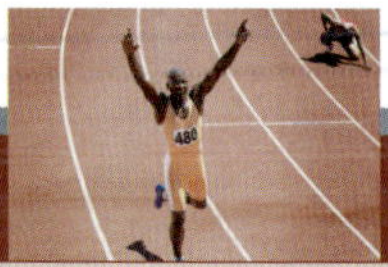

향상 비법 4.1

운동 생리학의 스포츠 적용

젖산이 근육 통증을 유발하는가?

일부 운동선수와 코치들 사이에서는 운동 중 젖산 생성이 지연성 근육통(운동 후 24~48시간 이내에 발생하는 통증)의 주요 원인이라고 믿고 있다. 그러나 생리학적 증거는 젖산이 이러한 종류의 근육통을 유발하지 않는다고 나타낸다. 여러 가지 "생리학적 추론"이 이 주장을 뒷받침한다. 첫째, 고강도 운동 중에는 활동 중인 골격근에서 젖산이 생성되지만, 운동 끝난 후 젖산의 제거는 빠르게 이루어진다. 실제로, 운동 후 60분 이내에 혈액 내 젖산 농도는 정상 수준으로 돌아온다(자세히 살펴보기 4.1). 따라서, 단 한 번의 운동으로 인한 젖산 생성이 하루나 이틀 후에 근육통을 유발하지는 않는다.

젖산이 지연성 근육통을 유발한다는 주장에 대한 두 번째 반론은, 만약 젖산 생성이 근육통을 일으킨다면, 파워 운동선수들은 매 트레이닝 후에 근육통을 경험해야 하지만 사실은 그렇지 않다. 실제로, 잘 훈련된 파워 운동선수들(육상 단거리 선수)은 일반적인 트레이닝 후에 근육통을 거의 경험하지 않는다.

젖산이 지연성 근육통의 원인이 아니라면, 무엇이 원인일까? 이러한 종류의 근육통이 근육 섬유의 미세한 손상에서 비롯된다는 증거가 더 많이 나타나고 있다. 이런 손상은 부상당한 근육 내에서 염증과 부종으로 이어지는 느린 생화학적 사건의 연쇄 반응을 초래한다. 이와 같은 반응들이 서서히 진행되기 때문에, 통증은 일반적으로 운동 후 24~48시간이 지나서 나타난다. 지연성 근육통을 유발하는 사건들의 자세한 내용은 20장에서 논의된다.

요약 *In Summary*

- 산소 섭취량은 점진적인 운동 동안 직선적으로 증가하다가 $\dot{V}O_2$ max에 도달하면 더 이상 증가하지 않는다.
- 점진적인 운동 테스트 중에 혈액 내 젖산 농도가 갑자기 증가하는 지점을 *젖산 역치*라고 한다.
- 점진적인 운동 중에 혈액 내 젖산 농도가 갑자기 상승하는 메커니즘에 대해서는 논란이 있다. 젖산 역치는 (1) 근육의 낮은 산소량, (2) 에피네프린으로 인한 해당과정의 가속화, (3) 속근 섬유의 동원, (4) 젖산 제거 속도의 감소 등의 요인으로 개별적 또는 통합적으로 설명할 수 있다.
- 젖산 역치는 지구력 수행을 예측하거나 트레이닝 강도의 지표로 사용된다.

운동 중 연료 이용의 평가

운동 중 에너지 대사에서 탄수화물 또는 지방의 기여 비율을 추정하는 데 일반적으로 사용되는 비침습적 기술은 이산화탄소 생산량($\dot{V}CO_2$)과 산소 소비량($\dot{V}O_2$)의 비율이다(45, 127). 이 $\dot{V}CO_2/\dot{V}O_2$ 비율을 **호흡교환율**(respiratory exchange ratio, R)이라고 한다. 항정상태에서 $\dot{V}CO_2/\dot{V}O_2$ 비율은 때때로 *호흡상*(respiratory quotient, RQ)이라고 불리며, 이는 활동근의 미토콘드리아에서 CO_2 생성과 O_2 소비를 반영한다. 여기서는 $\dot{V}CO_2/\dot{V}O_2$ 비율을 호흡교환율이라 할 것이다. 호흡교환율을 어떻게 사용하여 지방이나 탄수화물이 연료로 사용되고 있는지 추정할 수 있을까? 그 답은 지방과 탄수화물이 산화 과정에서 사용하는 산소와 생산하는 이산화탄소의 양이 다르다는 사실과 관련이 있다. 운동 중 연료 사용 예측에 호흡교환율을 사용할 때, 단백질이 ATP 생산에 기여하는 역할은 무시된다. 이는 단백질이 신체 활동 중에는 일반적으로 작은 역할만 하기 때문이다. 따라서, 운동 중의 호흡교환율은 종종 *비단백질 R* (nonprotein R)이라고 불린다.

먼저 지방에 대한 호흡교환율을 살펴보면, 지방이 산화될 때 산소(O_2)는 탄소와 결합하여 이산화탄소(CO_2)를 형성하고, 수소와 결합하여 물(H_2O)을 형성한다. 이 화학 반응식은 다음과 같다:

$$\text{지방(팔미트산) } C_{16}H_{32}O_2$$
$$\text{산화: } C_{16}H_{32}O_2 + 23\ O_2 \rightarrow 16\ CO_2 + 16\ H_2O$$
$$\text{따라서, 호흡교환율} = \dot{V}CO_2 \div \dot{V}O_2 = 16\ CO_2 \div 23\ O_2 = 0.70$$

운동 중 기질 이용 추정에 호흡교환율을 사용하려면, 피험자가 항정상태에 도달해야 한다. 이는 항정상태의 운동 중에만 $\dot{V}CO_2$와 $\dot{V}O_2$가 조직에서의 산소 섭취량과 이산화탄소 생산량을 반영하기 때문이다. 예를 들어, 만약 한 사람이 격렬한 운동으로 인해 수소 이온이 축적되어 과호흡을 하고 있다면, 체내 CO_2 저장소에서 과도한 CO_2 손실(10장과 11장 참조)이 $\dot{V}CO_2$와 $\dot{V}O_2$의 비율에 영향을 미쳐, 호흡교환율을 사용하여 어떤 연료가 소비되고 있는지 추정하는 데 오류를 초래할 수 있다. 그렇지만, 최대 운동 부하 테스트가 끝날 때 측정된 높은 호흡교환율 값은 $\dot{V}O_2$ max에 도달했음을 나타내는 2차적 기준으로 사용되기도 한다(앞서 설명한 $\dot{V}O_2$ max에 관한 부분 참조).

표 4.2 에비단백 호흡교환율(R)에 의해 결정된 지방과 탄수화물 대사의 비율 및 산소의 소비 열량($kcal \cdot L^{-1}\ O_2$)

호흡교환율	지방 %	탄수화물 %	산소 1 L당 소비 kcal
0.70	100	0	4.69
0.75	83	17	4.74
0.80	67	33	4.80
0.85	50	50	4.86
0.90	33	67	4.92
0.95	17	83	4.99
1.00	0	100	5.05

출처: Knoebel, Leon K. "Energy Metabolism," Physiology. Boston, MA: Little Brown & Company, 1984

탄수화물 산화도 CO_2 생산량과 O_2 소비량의 예측 가능한 비율을 초래하고, 탄수화물의 산화는 호흡교환율 값이 1.0이 된다.

$$\text{포도당} = C_6H_{12}O_6$$

$$\text{산화: } C_6H_{12}O_6 + 6\ O_2 \rightarrow 6\ CO_2 + 6\ H_2O$$

$$\text{호흡교환율} = \dot{V}CO_2 \div \dot{V}O_2 = 6\ CO_2 \div 6\ O_2 = 1.0$$

지방 산화는 탄수화물 산화보다 더 많은 산소를 필요로 한다. 이는 탄수화물이 지방보다 더 많은 산소를 포함하고 있기 때문이다(116). 산소 1 L를 사용할 때 방출되는 에너지 양(열당량)은 지방만 사용할 때 약 4.70 kcal이고, 탄수화물만 사용할 때는 약 5.0 kcal이다. 결과적으로, 지방에 비해 탄수화물이 운동의 유일한 연료로 사용될 때 산소 1 L당 약 6% 더 많은 에너지를 얻을 수 있다.

지방이나 탄수화물 중 하나만이 대부분의 최대하 운동에서 유일한 기질로 사용될 가능성은 낮다. 따라서, 호흡교환율 값은 1.0과 0.70 사이일 가능성이 높다. 표 4.2에는 다양한 호흡교환율 값과 그것이 나타내는 지방 또는 탄수화물 대사의 비율이 나와 있다. 주목할 점은, 비단백질 호흡교환율 값이 0.85일 때 지방과 탄수화물이 에너지 기질로서 동일한 비율로 기여한다는 것이다. 또한, 호흡교환율 값이 높을수록 에너지원으로 탄수화물의 역할이 커지고, 호흡교환율 값이 낮을수록 지방의 기여가 커진다. 표 4.2는 혼합 연료에 따라 산소의 열당량이 어떻게 변화하는지를 보여준다(79).

요약 *In Summary*

- 호흡교환율(R)은 이산화탄소 생산량과 산소 소비량의 비율($\dot{V}CO_2/\dot{V}O_2$)이다.
- 호흡교환율을 운동 중 기질 이용의 추정치로 사용하려면, 대상자가 항정상태에 도달해야 한다. 이는 항정상태 운동 중에만 $\dot{V}CO_2$와 $\dot{V}O_2$가 조직 내 가스의 대사 교환을 반영하기 때문이다.
- 산소의 열당량은 지방만 사용될 때는 약 4.7 kcal/L이고, 탄수화물만 사용될 때는 약 5.0 kcal/L로, 약 6% 차이가 난다.

연료 선택을 결정하는 요인

단백질은 1시간 미만의 운동 동안 사용되는 기질의 2% 미만을 차지한다. 하지만 장시간 운동(3~5시간 동안 지속되는 운동) 동안에는 단백질이 연료원으로 역할이 약간 증가할 수 있다. 이러한 유형의 운동에서는 운동의 마지막 몇 분 동안 단백질이 연료 공급에 기여하는 총 비율이 5~10%에 도달할 수 있다(11, 15, 70, 83, 84, 103). 따라서 단백질은 대부분의 운동에서 기질로서의 역할이 미미하며, 지방과 탄수화물이 균형 잡힌 식단을 섭취하는 건강한 개인에게 주요 에너지원으로 작용한다. 운동 중에 지방이나 탄수화물이 주요 기질이 되는지는 여러 요인에 의해 결정되는데, 여기에는 (*a*) 식단, (*b*) 운동의 강도와 지속 시간, (*c*) 피험자가 지구력 훈련을 받았는지를 포함한다. 예를 들어, 고지방/저탄수화물 식단을 섭취하면 높은 비율의 지방 대사가 촉진된다. 운동 강도에 관해서는, 저강도 운동에서는 주로 지방을 연료로 사용하지만 고강도 운동에서는 탄수화물이 주요 에너지원이 된다. 연료 선택은 운동의 지속 시간에도 영향을 받는다. 저강도 장시간 운동 동안, 활동 근육에서 산화되는 지방의 양이 점진적으로 증가한다. 지구력 훈련을 받은 피험자들은 같은 강도의 장시간 운동을 할 때, 체력이 부족한 피험자들보다 더 많은 지방과 더 적은 탄수화물을 사용한다. 다음 두 부분에서는 운동 강도와 지속 시간이 연료 선택에 미치는 영향을 자세히 설명한다. 지구력 트레이닝의 역할은 13장에서 자세히 다루며, 식이와 운동수행력에 관한 내용은 22장에서 다룬다.

운동 강도와 연료 선택

다시 말해, 지방은 저강도 운동(30% $\dot{V}O_2$ max) 동안 근육의 주요 연료 원천이며, 탄수화물은 고강도 운동(70% $\dot{V}O_2$ max) 동안 주요 기질로 사용된다(20, 25, 94). 따라서, 운동 강도가 증가함에 따라 호흡교환율(R)이 증가한다. 운동 강도가 근육 연료 선택에 미치는 영향은 그림 4.12에 설명되어 있다. 운동 강도가 증가함에 따라 탄수화물 대사는 점진적으로 증가하고 지방 대사는 감소한다. 또한 운동 강도가 증가함에 따라 탄수화물에서 얻는 에너지가 지방에서 얻는 에너지를 초과하는 특정 운동 강도가 있으며, 이 지점을 *교차 지점*(crossover point)이라고 한다(20). 즉, 운동 강

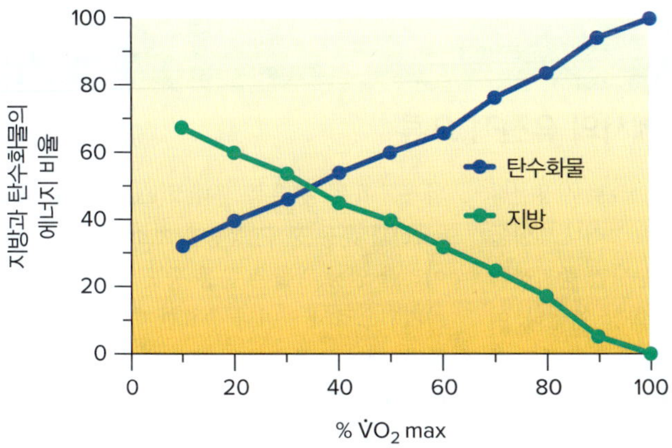

그림 4.12 **"교차 지점(crossover)" 개념.** 운동 강도가 증가함에 따라 탄수화물이 연료원으로서 기여하는 비율이 점진적으로 증가한다.

도가 교차 지점을 넘어서면 지방에서 탄수화물 대사로의 점진적인 전환이 일어난다.

운동 강도가 증가하면서 지방 대사에서 탄수화물 대사로의 전환을 유발하는 원인은 무엇일까? 두 가지 주요 요인은: (1) 속근 섬유의 동원, (2) 혈중 에피네프린 농도의 증가이다. 운동 강도가 증가함에 따라 점점 더 많은 속근 섬유가 동원된다(50). 이러한 섬유들은 당분해(해당과정) 효소가 풍부하지만 미토콘드리아 효소와 지방 분해 효소는 거의 없다. 즉, 속근 섬유는 지방보다 탄수화물을 사용하는 데 더 적합하며, 속근 섬유의 동원이 증가하면 탄수화물 대사는 증가하고 지방 대사는 감소하게 된다(20).

운동 중 탄수화물 대사를 조절하는 두 번째 요인은 에피네프린이다. 운동 강도가 증가함에 따라 혈중 에피네프린 농도가 점진적으로 상승하고, 높은 에피네프린 농도는 인산화효소(phosphorylase)의 활성을 증가시켜 근육의 글리코겐 분해를 촉진한다. 이로 인해 해당과정과 젖산 생산 속도가 증가하게 된다(20). 흥미롭게도, 인산화효소가 부족하여 젖산을 생성할 수 없는 사람들도 있다(임상 적용 4.1). 젖산이 증가된 생산은 지방 대사를 억제하여 지방을 기질로 사용하는 가용성을 줄인다(119). 이러한 조건에서 근육이 사용할 지방이 부족하므로 탄수화물이 주요 연료가 된다(5장 참조).

많은 사람들이 체중과 체지방을 관리하기 위해 규칙적으로 운동을 한다. 아마 여러분도 "지방 연소(fat burning)" 운동을 선택할 수 있는 운동 기구에 익숙할 것이다. 이러한 운동에서는 저강도와 장시간 운동이 강조된다. 하지만 이것이 실제로 지방을 태우는 가장 좋은 방법일까? 그 답은 자세히 살펴보기 4.3에서 확인할 수 있다.

운동시간과 연료 선택

장시간(30분 이상) 중강도(40~60% $\dot{V}O_2$ max) 운동을 할 때, 호흡교환율(R)은 시간이 지남에 따라 감소한다. 이는 탄수화물 대사에서 지방 대사로의 점진적인 전환을 나타내며, 지방을 기질로 사용하는 비율이 증가하고 있음을 의미한다(5, 49, 68, 81, 94, 102). 그림 4.13은 이러한 내용을 보여준다.

장시간 운동 시 지방 대사의 속도를 조절하는 요인은 무엇일까? 지방 대사는 지방 분해(lipolysis) 속도를 조절하는 변수들에 의해 조절된다. 중성지방(triglycerides)은 **리파아제**(lipase)라는 효소에 의해 **유리지방산**(FFAs)과 글리세롤로 분해된다(115). 이러한 리파아제는 일반적으로 에피네프린, 노르에피네프린, 글루카곤과 같은 호르몬에 의해 자극받을 때까지 비활동적이다(68). 예를 들어, 저강도 장시간 운동 동안에는 혈중 에피네프린 농도가 상승하여 리파아제 활성이 증가하고, 이로 인해 지방 분해가 촉진된다. 지방 분해의 증가로 인해 혈액과 근육 내의 유리지방산(FFA) 농도가 증가하며, 이는 지방 대사를 촉진한다. 일반적으로 **지방 분해**는 느린 과정이며, 지방 대사의 증가는 운동을 시작한 후 10~20분이 지나야 발생한다. 이러한 현상은 장시간 최대하 운동 시 시간이 지남에 따라 지방 대사가 서서히 증가하는 것으로 그림 4.13에서 설명된다.

유리지방산(FFA)의 혈액으로의 동원은 인슐린과 높은 혈중 젖산 농도에 의해 억제된다. 인슐린은 리파아제 활성을 직접적으로 억제하여 지방 분해를 저해한다. 일반적으로 장시간 운동 동안에는 혈중 인슐린 농도가 감소한다(5장 참조). 그러나 운동 30~60분 전에 고탄수화물 식사나 음료를 섭취하면 혈당 농도가 상승하고 췌장에서 더 많은 인슐린이 분비된다. 이로 인해 혈중 인슐린 농도가 상승하면 지방 분해가 감소하고 지방 대사가 줄어

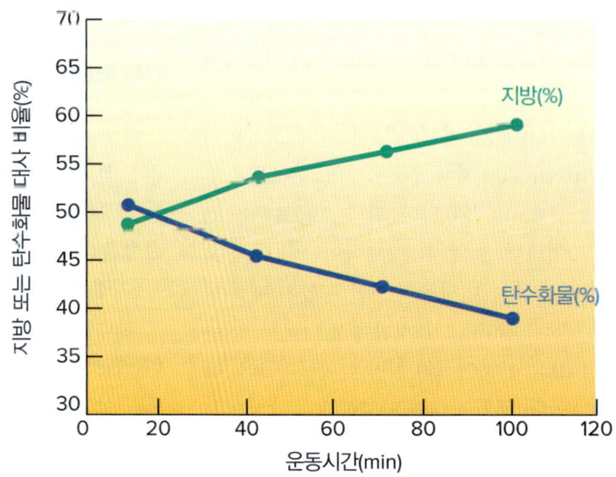

그림 4.13 **장시간 운동 동안 탄수화물 대사에서 지방 대사로의 전환.**

임상 적용 4.1

맥아들 증후군(McArdle's syndrome): 근 글리코겐 대사에서의 유전적 오류

맥아들 증후군(McArdle's syndrome)은 유전자 변이를 가지고 태어나서 인산화효소를 합성할 수 없는 유전적 질환이다. 이런 대사 장애는 운동 중에 연료원으로 근 글리코겐을 분해할 수 없게 만든다. 운동 중 글리코겐을 사용할 수 없기 때문에 근육에서 젖산을 생성하지 못하게 되며, 이는 맥아들 증후군 환자들이 고강도 운동 중에 혈중 젖산 농도가 증가하지 않는다. 그러므로 최대하 운동 시 맥아들 증후군 환자들이 대조군에 비해 더 많은 지방을 연료로 사용한다는 것은 놀라운 일이 아니다(96). 그러나 맥아들 증후군 환자들의 혈중 지방산 농도가 증가하더라도, 이들은 더 많은 지방을 산화할 수 없다. 이는 이러한 환자들이 항정상태의 운동 중에도 탄수화물의 가용성이 지방 산화를 제한한다는 의미이다. 이와 관련된 자세한 내용은 "지방/탄수화물 대사의 상호작용" 부분을 참고하면 된다.

이 유전적 질환의 부작용은 맥아들 증후군 환자들이 종종 운동 불내성(exercise intolerance)과 운동 중 근 통증을 호소한다는 것이다. 이러한 임상 관찰은 운동 중 근 글리코겐이 에너지원으로서 얼마나 중요한지를 실제로 보여준다. 맥아들 증후군은 많은 대사 유전 질환 중 하나에 불과하다. 대사성 근육병에 대한 내용은 Tarnopolsky's 리뷰에서 확인할 수 있다.

자세히 살펴보기 4.3

운동과 지방 대사: 지방 연소에 가장 좋은 운동 강도는 저강도 운동인가?

지방 연소에 가장 적합한 운동 강도는 무엇일까? 처음에는 저강도 운동이 가장 좋을 것처럼 보일 수 있다. 왜냐하면 에너지 소비량의 높은 비율이 지방 산화에서 나오기 때문이다(그림 4.14). 그러나 전체 에너지 소비량은 낮은 운동 강도에서는 제한적이기 때문에, 산화되는 지방의 양이 매우 적다는 점을 기억해야 한다. 예를 들어, 한 개인이 $\dot{V}O_2$ max의 20%에서 운동하고 있으며, 대사율이 분당 3 kcal인 상황을 가정해 보겠다. 만약 호흡교환율(R)이 0.80이라면, 에너지의 2/3 (2 kcal · min^{-1})는 지방에서 오고, 나머지 1/3 (1 kcal · min^{-1})은 탄수화물에서 온다(표 4.2). 비교해 보면, 만약 그 개인이 $\dot{V}O_2$ max의 60%에서 운동한다면, 대사율은 분당 9 kcal · min^{-1}가 된다. 만약 호흡교환율(R)이 0.90이라면, 에너지의 1/3만이 지방에서 오게 된다. 그러나 대사율이 3배 더 높기 때문에, 분당 3 kcal · min^{-1}가 지방에서 나온다. 이는 $\dot{V}O_2$ max의 20%에서의 지방 산화보다 50% 더 많은 양이다. 그림 4.14는 다양한 운동 강도에서의 호흡교환율과 지방 산화의 변화를 보여준다.

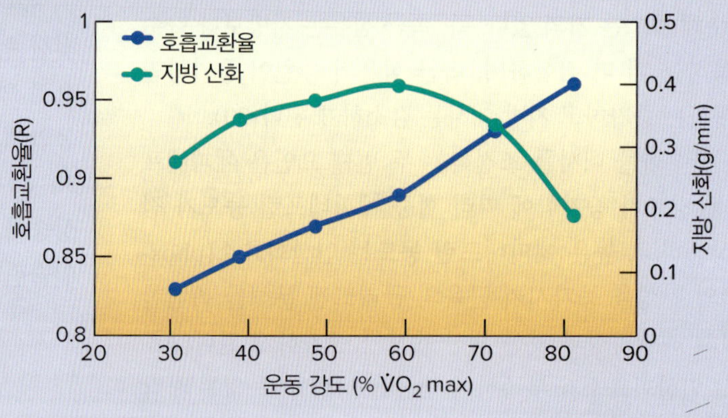

그림 4.14 운동 강도가 증가함에 따라 호흡교환율(R)과 지방 산화의 변화. 지방 산화는 저강도에서 증가하기 시작하여 $\dot{V}O_2$ max의 약 60%에서 최고조에 달했다.

지방 산화는 $\dot{V}O_2$ max의 약 60%까지 증가하다가 그 이후에는 감소하는데, 이는 지방 산화의 전형적인 패턴이다.

가장 높은 지방 산화 속도는 종종 FAT_{max}라고 불리며, 이는 젖산 역치(LT)와 FAT_{max} 사이의 연관성을 뒷받침한다. 실제로, 혈중 젖산 농도가 상승함에 따라 해당과정이 가속화되는 것은 전체적인 탄수화물 산화의 증가를 의미한다. 이에 따라, FAT_{max}는 LT 바로 직전에 도달하는 것으로 보인다(107). 또한, 성인(24)과 어린이(130) 모두에서 같은 상대적 운동 강도 (%$\dot{V}O_2$ max)에서는 자전거 타기보다 달리기에서 지방 산화가 더 높은 것으로 나타났다. 어떤 운동이나 운동 강도가 지방 산화에 가장 좋은 지 논의할 때는, 총 에너지 소비량이 체중 유지나 체중 감량 프로그램에서 핵심 요소임을 유념해야 한다. 운동 처방에 대한 자세한 내용은 16장에서 확인할 수 있다.

들 수 있으며, 결과적으로 탄수화물이 연료로 더 많이 사용될 수 있다(22장 참조).

지방/탄수화물 대사의 상호작용

단기 운동 동안에는 근육의 글리코겐 저장량과 혈당 농도가 고갈될 가능성이 낮다. 그러나 장시간 운동(2시간 이상) 동안에는 근육과 간의 글리코겐 저장량이 매우 낮아질 수 있다(15, 26, 50, 55, 62). 이는 근육과 혈액의 탄수화물 저장량이 고갈되면 근육 피로가 발생하기 때문에 중요하다(55). 낮은 근육 글리코겐 수준이 왜 피로를 유발할까? 다음과 같은 증거가 제시되었다. 사용 가능한 탄수화물이 고갈되면 해당과정 속도가 감소하고, 따라서 근육 내 피루브산 농도도 줄어든다(55). 이것은 크렙스 회로(Krebs-cycle)의 화합물(중간 물질) 수를 줄여 유산소적으로 ATP를 생산하는 속도를 낮춘다. 충분한 글리코겐 저장량을 가진 인간의 근육에서는, 최대하 운동(70% $\dot{V}O_2$ max)이 크렙스 회로 중간 물질의 수를 안정 상태 값에 비해 9배 증가시킨다(108). 이 증가된 크렙스 회로 중간 물질 저장소는 운동 중 높은 ATP 수요를 충족시키기 위해 크렙스 회로가 "속도 향상"을 하는 데 필요하다. 피루브산(해당과정을 통해 생성됨)은 크렙스 회로 중간 물질의 농도를 증가시키는 데 중요한 역할을 한다. 예를 들어, 피루브산은 여러 크렙스 회로 중간 물질[옥살로아세트산(oxaloacetate), 말산(malate)]의 전구체이다. 글루코스나 글리코겐의 가용성이 없어서 해당과정 속도가 감소하면, 근섬유 내 피루브산 농도가 감소하고 크렙스 회로 중간 물질의 농도도 줄어든다. 이 크렙스 회로 중간 물질의 감소는 크렙스 회로 활동의 속도를 늦추며, 결과적으로 유산소 ATP 생산 속도가 감소한다. 따라서 근육의 ATP 생산 속도가 감소하면 운동 성능이 저하될 수 있다.

크렙스 회로 중간 물질의 감소(글리코겐 고갈로 인한)가 지방 대사로부터의 ATP 생성 속도를 감소시킨다는 점을 이해하는 것이 중요하다. 이는 지방이 오직 크렙스 회로의 산화를 통해서만 대사될 수 있기 때문이다. 이런 이유로 체내 탄수화물 저장량이 고갈되면, 지방 대사 속도도 감소하게 된다(108). 따라서 "지방이 에너지로 변환될 때 탄수화물의 역할이 중요하다"(115). 체내 탄수화물 저장량의 고갈이 장시간 운동 중 운동수행력 제한에 미치는 역할은 향상 비법 4.2에서 소개되며, 19장과 22장에서 추가로 논의된다.

신체 연료

여기에서는 체내 탄수화물, 지방, 단백질의 저장 위치를 설명하고, 이러한 연료 저장소가 운동 중 에너지를 제공하는 역할을 밝히며, 운동 중 연료로서의 젖산 사용에 대해 설명한다.

운동 중 탄수화물의 공급원

탄수화물은 근육과 간에 글리코겐 형태로 저장된다(표 4.3). 근육 글리코겐 저장소는 근육 에너지 대사를 위한 직접적인 탄수화물 공급원이 되는 반면, 간 글리코겐 저장소는 혈당을 보충하는 역할을 한다. 예를 들어, 장시간 운동 중에 혈당 수치가 감소하면 간 글리코겐 분해가 자극되어 포도당이 혈액으로 방출되며, 이 포도당은 수축하는 근육으로 운반되어 연료로 사용될 수 있다.

운동 중 기질로 사용되는 탄수화물은 근육 내 글리코겐 저장소와 혈당에서 모두 나온다(23, 27, 50, 74, 114). 운동 중 근육 글리코겐과 혈당이 에너지 대사에 기여하는 비율은 운동의 강도와 지속 시간에 따라 달라진다. 저강도 운동에서는 혈당이 더 큰 역할을 하는 반면, 고강도 운동에서는 근육 글리코겐이 주요 탄수화

표 4.3 체중이 70 kg(체지방률 20%)인 건강한 남성의 체내 탄수화물 및 지방 주요 저장 위치

식이 섭취에서 탄수화물 섭취량이 간과 근육에 저장되는 글리코겐의 양에 영향을 미친다. 저장량의 단위는 그램(g)과 킬로그램(kg)이며, 에너지 단위는 킬로칼로리(kcal)와 킬로줄(kJ)이다(31, 33, 69).

	탄수화물(CHO)		
저장 위치	**혼합 식이**	**높은 탄수화물 섭취**	**낮은 탄수화물 섭취**
간 글리코겐	60 g (240 kcal 또는 1,005 kJ)	90 g (360 kcal 또는 1,507 kJ)	30 g 미만 (120 kcal 또는 502 kJ)
혈액 및 세포 외액의 포도당	10 g (40 kcal 또는 167 kJ)	10 g (40 kcal 또는 167 kJ)	10 g (40 kcal 또는 167 kJ)
근육 글리코겐	350 g (1,400 kcal 또는 5,860 kJ)	600 g (2,400 kcal 또는 10,046 kJ)	300 g (1,200 kcal 또는 5,023 kJ)
저장 위치	**지방 혼합 식이**		
지방세포	14 kg (107,800 kcal 또는 451,251 kJ)		
근육	0.5 kg (3,850 kcal 또는 16,116 kJ)		

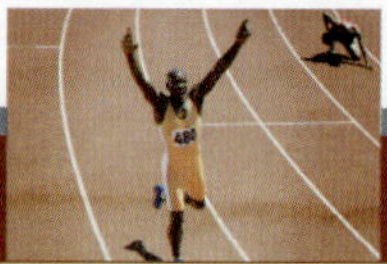

향상 비법 4.2

운동 생리학의 스포츠 적용

스포츠 음료를 통한 탄수화물 섭취는 지구력을 개선시킨다.

근육과 혈액 내 탄수화물 저장소가 고강도 운동 중에 소모되면 근육 피로가 발생할 수 있다. 따라서, 장시간 운동 중 탄수화물을 섭취하면 지구력 향상에 도움이 될 수 있을까? 이 질문에 대한 답은 '그렇다'이다. "스포츠 음료"를 통한 탄수화물 섭취가 미치는 영향을 조사한 연구들은, 최대하 운동(70% $\dot{V}O_2$ max)과 장시간(90분) 동안의 운동 중 탄수화물 섭취가 지구력 향상에 효과적이라는 것을 확실히 보여주었다(28, 89). 수행능력 향상을 위해서는 얼마나 많은 탄수화물이 필요할까? 일반적으로 수행능력 향상을 위해서는 시간당 30~60 g의 탄수화물 섭취가 필요하다.

현재의 질문 중 하나는 이러한 스포츠 음료에 단백질을 추가하면 수행능력 향상에 추가적인 이점이 있을지 여부이다. 이와 관련된 내용은 22장에서 더 자세히 다룰 것이며, 또한 지구력 경기(마라톤) 전 며칠 동안의 탄수화물 로딩(loading)의 역할에 대해서도 다룰 것이다.

물 공급원이다(그림 4.15). 앞서 언급했듯이, 고강도 운동 중에 글리코겐 사용이 증가하는 것은 속근 섬유의 동원과 혈중 에피네프린 농도 상승으로 인해 글리코겐 분해 속도가 증가하기 때문이다.

최대하 운동(65~75% $\dot{V}O_2$ max)을 첫 한 시간 동안 지속할 때, 근육에서 대사되는 탄수화물의 대부분은 근육 글리코겐에서 나온다. 그러나 시간이 지나면서 근육 글리코겐 수치가 감소하면 혈중 포도당이 점점 더 중요한 연료 공급원이 된다(그림 4.16).

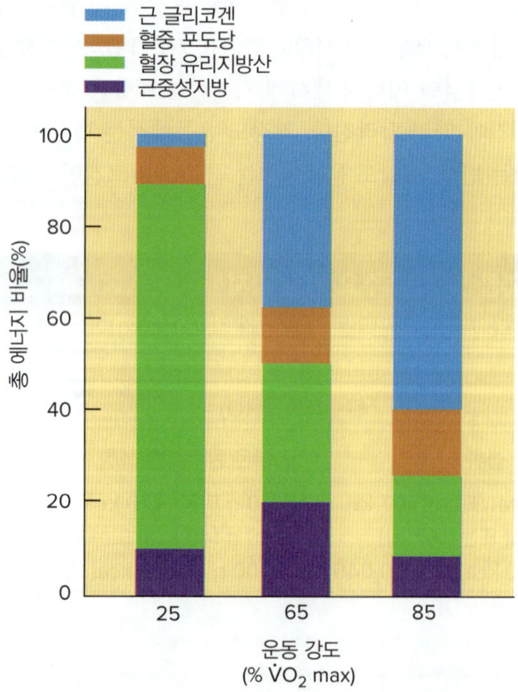

그림 4.15 **운동 강도가 근육 연료 공급원에 미치는 영향(예: 고도로 훈련된 지구력 운동선수들).**

운동 중 지방의 공급원

개인이 섭취하는 에너지(음식)가 소모하는 에너지보다 많을 때, 이 추가적인 에너지는 지방 형태로 저장된다. 3500 kcal의 에너지를 섭취하면 0.454 kg의 지방이 저장된다. 대부분의 지방은 백색지방세포(white fat cells)에서 중성지방 형태로 저장되지만, 일부는 근육세포에도 저장된다(표 4.3). 앞서 언급했듯이, 운동 중 지방이 기질로 작용하는 주요 요인은 지방이 근육세포에 얼마나 잘 공급되는가이다. 중성지방이 대사되기 위해서는 유리지방산(3분자)과 글리세롤(1분자)로 분해되어야 한다. 유리지방산은 아세틸-CoA로 전환되어 크렙스 회로에 들어갈 수 있다.

어떤 지방 저장소가 연료 공급원으로 사용되는지는 운동의 강도와 지속 시간에 따라 달라진다. 예를 들어, 장시간 저강도 운동 중에는 혈장 유리지방산(지방세포에서 나오는 유리지방산)이 주요 지방 공급원이지만 운동 강도가 높아질수록 근육 내 중

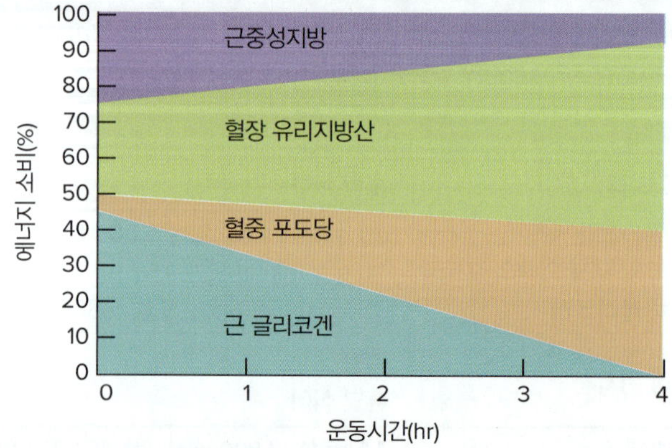

그림 4.16 **매우 높은 강도의 운동 중(65~75% $\dot{V}O_2$ max) 네 가지 주요 연료 공급원의 에너지 비율(예: 훈련된 지구력 운동선수들).**

자세히 살펴보기 4.4

코리 회로(Cori Cycle): 연료로서의 젖산

운동 중에 골격근에서 생성된 일부 젖산은 혈액을 통해 간으로 운반된다(56, 118). 간으로 들어간 젖산은 포도당신생합성을 통해 포도당으로 변환될 수 있다. 이 "새로운" 포도당은 혈액으로 방출되어 다시 골격근으로 운반되어 운동 중 에너지원으로 사용될 수 있다. 근육과 간 사이의 젖산과 포도당의 순환을 **코리 회로**(Cori cycle)이라고 하며, 그림 4.17에 설명되어 있다. 최근 연구에 따르면, 포도당신생합성은 운동 중 공복 상태에서도 총 포도당 생산을 유지하는 데 중요한 역할을 하며, 이는 트레이닝 상태와는 무관하다(39).

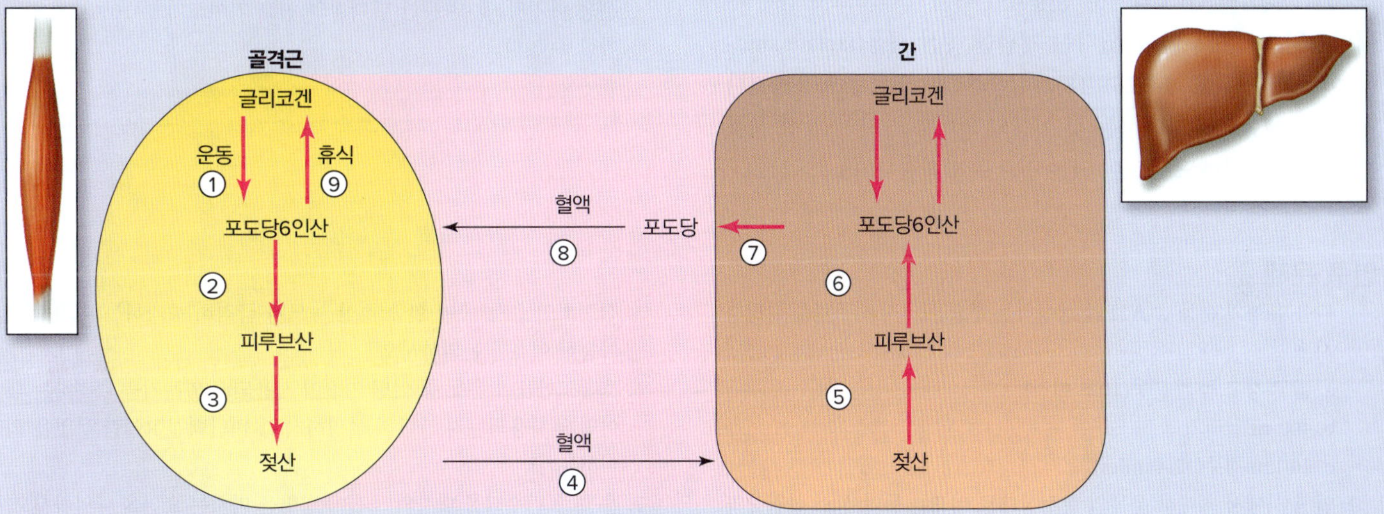

그림 4.17 코리 회로. 격렬한 운동 중에 근육 섬유에서 젖산이 생성되고, 생성된 젖산은 혈액을 통해 간으로 운반된 후, 포도당신생합성을 통해 포도당으로 변환된다.

성지방의 대사가 증가한다(그림 4.15). 운동 강도가 $\dot{V}O_2$ max의 65~85% 사이일 때, 지방의 근육 연료 공급원으로서의 기여는 혈장 유리지방산과 근육 중성지방이 대체로 비슷하다(25, 58, 105).

장시간 운동 중 혈장 유리지방산과 근육 중성지방이 운동 대사에 기여하는 정도는 그림 4.16에 나타나 있다. 운동 시작 시에는 혈장 유리지방산과 근육 중성지방의 기여도가 동일하지만 운동시간이 길어질수록 혈장 유리지방산이 연료 공급원으로서의 역할이 점진적으로 증가한다.

운동 중 단백질의 공급원

연료 공급원으로 사용되기 위해서는 단백질이 먼저 아미노산으로 분해되어야 한다. 아미노산은 혈액이나 근육 섬유 자체의 아미노산 저장소에서 공급될 수 있다. 앞서 언급했듯이, 운동 중 단백질이 기질로서 수행하는 역할은 작으며 주로 가지사슬 아미노산(branch-chained amino acids)과 아미노산 알라닌(amino acid alanine)의 가용성에 의존한다(8, 54). 골격근은 가지사슬 아미노산[발린(valine), 류신(leucine), 이소류신(isoleucine)]을 직접 대사하여 ATP를 생산할 수 있다(52, 70). 또한, 간에서 알라닌은 포도당으로 전환되어 혈액을 통해 골격근으로 돌아가 기질로 사용될 수 있다.

간이나 골격근에서 유리 아미노산 저장소(가용 아미노산의 양)를 증가시키는 요인은 단백질 대사를 촉진할 수 있다(70, 85). 그중 하나는 장시간 중강도 운동(2시간 이상)으로, 특히 장기간 운동 중에는 근육 단백질을 분해할 수 있는 효소(protease)가 골격근 섬유에서 활성화된다(2, 8, 35, 36, 95). 이러한 단백질 분해효소의 활성화 메커니즘은 운동으로 인해 근육 섬유 내 칼슘 수치가 증가하는 것과 관련 있다(2, 91). 실제로, 여러 종류의 단백질 분해효소는 세포 내 칼슘 수치의 증가에 의해 활성화된다(2, 91). 이 활성화의 결과로, 아미노산이 모체 단백질(parent proteins)에서 해방되어 운동 중 아미노산의 연료로서 사용이 증가한다(94). 운동 중 단백질의 연료로서 사용은 탄수화물의 가용성과도 관련이 있다(22장).

운동 중 연료원으로서의 젖산 오랫동안 젖산은 해당과정의 부산물로, 대사적으로 별다른 활용 가치가 없는 것으로 여겨졌다. 그러나 연구에 따르면 젖산은 운동 중 유익한 역할을 한다. 젖산은 간에서 포도당을 합성하는 기질로 사용되며(자세히 살펴보기 4.4), 골격근과 심장의 직접적인 연료원으로 작용한다(13, 17, 58). 즉, 지근 섬유와 심장에는 혈액에서 제거된 젖산이 피루브산으로 전환될 수 있으며, 이는 다시 아세틸-CoA로 변형될 수 있다. 이 아세틸-CoA는 크렙스 회로에 들어가 산화 대사에 기여할 수 있다. 젖산이 한 조직에서 생성되어 다른 조직으로 운반된 후 에너지원으로 사용될 수 있다는 개념을 *젖산 셔틀*(lactate shuttle)이라고 한다(13, 14, 16 – 18). 이는 젖산이 연료로 사용되거나 포도당신생합성에 참여하는 것 이상의 의미를 가지며, 젖산 셔틀은 암 세포 성장에도 관련이 있는 것으로 밝혀졌다(38, 75, 112).

요약 *In Summary*

- 운동 중 연료 선택의 조절은 복잡한 통제 하에 있으며 식이, 운동의 강도와 지속 시간 등 여러 요인에 따라 결정된다.
- 일반적으로 고강도 운동 중에는 탄수화물이 주요 연료원으로 사용된다.
- 장시간 운동을 할 때는 점차 탄수화물 대사에서 지방 대사로 전환된다.
- 운동이 1시간 미만으로 지속될 때는 단백질이 연료로 사용되는 비율이 2% 미만이지만 장시간 운동(3~5시간 지속될 경우)에서는 운동 마지막 몇 분 동안 단백질의 연료 기여도가 5~10%까지 증가할 수 있다.

연구 문제

1. 다음 유형의 운동 중 ATP를 생성하는 주요 에너지 시스템을 설명하시오.
   a. 짧고 강도 높은 운동(10초 미만)
   b. 400-m 달리기
   c. 20-km 경주(12.4 miles)
2. 안정 시에서 최대하 운동의 항정상태로 바뀌는 동안 산소 섭취량의 변화를 그래프로 나타내시오. 산소 부족을 표시하고, 안정 시에서 항정상태로 넘어가는 전환 기간 동안 ATP는 어디서 공급되는가?
3. 운동 후 회복 동안 산소 섭취량의 변화를 그래프로 나타내고 운동 후 초과 산소 섭취량(EPOC 또는 산소 부채)을 표시하시오.
4. 점진적인 운동 동안 산소 섭취량과 혈중 젖산 농도의 변화를 그래프로 나타내고, 그래프에서 젖산 역치를 나타낼 수 있는 지점을 표시하시오.
5. 점진적인 운동 중에 혈중 젖산 농도가 급격히 증가하는 여러 가지 가능한 이유를 논의하시오.
6. 호흡교환율이 운동 중 어떤 기질이 사용되고 있는지를 추정하는 데 어떻게 사용되는지 간단히 설명하시오. 비단백질 R이란 무엇을 의미하는가?
7. 운동 중 탄수화물 대사의 조절에 영향을 미치는 요인을 나열하시오.
8. 운동 강도가 근육의 연료 선택에 미치는 영향을 논의하시오.
9. 운동의 지속 시간이 근육의 연료 선택에 어떤 영향을 미치는지 설명하시오.
10. 운동 중 지방 대사를 조절하는 변수를 나열하시오.
11. "젖산 셔틀"이란 무엇인가?

추천 문헌

Costa, V., A. Midgley, S. Carroll, T. Astorino, T. de Paula, and P. Farinatti. 2021. Is a verification phase useful for confirming maximal oxygen uptake in apparently healthy adults? A systematic review and meta-analysis. *PLos ONE* 16(2): e0247057. https://doi.org/10.1371/journal.pone.0247057

Ferguson, B., M. Rogatzki, M. Goodwin, D. Kane, Z. Rightmire, and L. Gladden. 2018. Lactate metabolism: historical context, prior misinterpretations, and current understanding. *European Journal of Applied Physiology* 118: 691 – 728.

Fox, S. 2022. *Human Physiology.* New York, NY: McGraw-Hill.

Hargreaves, M., and L.L. Spriet. 2020. Skeletal muscle energy metabolism during exercise. *Nature Metabolism* 2: 817 – 828.

Poole, D., H. Rossiter, G. Brooks, and L. Gladden. 2021. The anaerobic threshold: 50+ years of controversy. *Journal of Physiology* 599: 737 – 767.

Tarnopolsky, M.A. 2018. Myopathies related to glycogen metabolism disorders. *Neurotherapeutics* 15: 915 – 927.

Schaun, G.Z. 2017. The maximal oxygen uptake verification phase: a light at the end of the tunnel? *Sports Medicine Open* doi:10.1186/s40798-0112-1.

Widmaier, E., H. Raff, and K. Strang. 2019. *Vander's Human Physiology,* 13th ed. New York, NY: McGraw-Hill.

참고 문헌

1. **Armstrong R.** Biochemistry: energy liberation and use. In: *Sports Medicine and Physiology,* edited by R. Strauss. Philadelphia, PA: W. B. Saunders, 1979.
2. **Arthur GD, Booker TS, and Belcastro AN.** Exercise promotes a subcellular redistribution of calcium-stimulated protease activity in striated muscle. *Canadian Journal of Physiology and Pharmacology* 77: 42–47, 1999.
3. **Åstrand PO.** *Experimental Studies of Physical Working Capacity in Relation to Sex and Age.* Copenhagen, DK: Manksgaard, 1952.
4. **Åstrand P.** *Textbook of Work Physiology.* Champaign, IL: Human Kinetics, 2003.
5. **Ball-Burnett M, Green HJ, and Houston ME.** Energy metabolism in human slow and fast twitch fibres during prolonged cycle exercise. *Journal of Physiology* 437: 257–267, 1991.
6. **Barnard RJ and Foss ML.** Oxygen debt: effect of beta-adrenergic blockade on the lactacid and alactacid components. *Journal of Applied Physiology* 27: 813–816, 1969.
7. **Bassett DR, Jr., Merrill PW, Nagle FJ, Agre JC, and Sampedro R.** Rate of decline in blood lactate after cycling exercise in endurance-trained and untrained subjects. *Journal of Applied Physiology* 70: 1816–1820, 1991.
8. **Bates P.** Exercise and protein turnover in the rat. *Journal of Physiology* (*Lond*). 303: 41P, 1980.
9. **Belcastro AN and Bonen A.** Lactic acid removal rates during controlled and uncontrolled recovery exercise. *Journal of Applied Physiology* 39: 932–936, 1975.
10. **Bendahan D, Mattei JP, Ghattas B, Confort-Gouny S, LeGuern ME, and Cozzone PJ.** Citrulline/malate promotes aerobic energy production in human exercising muscle. *British Journal of Sports Medicine* 36: 282–289, 2002.
11. **Berg A and Keul J.** Serum alanine during long-lasting exercise. *International Journal of Sports Medicine* 1: 199–202, 1980.
12. **Boutcher SH.** High intensity intermittent exercise and weight loss. *Journal of Obesity* doi:10.1155/2011/868305, 2011.
13. **Brooks G.** Cell-cell and intracellular lactate shuttles. *Journal of Physiology* 587:5591–5600, 2009.
14. **Brooks GA, Arevalo JA, Osmond AD, Leija RG, Curl CC, and Tovar AP.** Lactate in contemporary biology: a phoenix risen. *Journal of Physiology* doi:10.1113/JP280955, 2021.
15. **Brooks G, Fahey T, and Baldwin K.** *Exercise Physiology: Human Bioenergetics and Its Applications.* New York, NY: McGraw Hill, 2005.
16. **Brooks GA.** Anaerobic threshold: review of the concept and directions for future research. *Medicine & Science in Sports & Exercise* 17: 22–34, 1985.
17. **Brooks GA.** The science and translation of the lactate shuttle theory. *Cell Metabolism* 27: 757–785, 2018.
18. **Brooks GA, Dubouchaud H, Brown M, Sicurello JP, and Butz CE.** Role of mitochondrial lactate dehydrogenase and lactate oxidation in the intracellular lactate shuttle. *Proceedings of the National Academy of Sciences of the United States of America* 96: 1129–1134, 1999.
19. **Brooks GA, Hittelman KJ, Faulkner JA, and Beyer RE.** Temperature, skeletal muscle mitochondrial functions, and oxygen debt. *American Journal of Physiology* 220: 1053–1059, 1971.
20. **Brooks GA and Mercier J.** Balance of carbohydrate and lipid utilization during exercise: the "crossover" concept. *Journal of Applied Physiology* 76: 2253–2261, 1994.
21. **Casaburi R, Storer TW, Ben-Dov I, and Wasserman K.** Effect of endurance training on possible determinants of $\dot{V}O_2$ during heavy exercise. *Journal of Applied Physiology* 62: 199–207, 1987.
22. **Cerretelli P, Shindell D, Pendergast DP, Di Prampero PE, and Rennie DW.** Oxygen uptake transients at the onset and offset of arm and leg work. *Respiration Physiology* 30: 81–97, 1977.
23. **Coggin A.** Plasma glucose metabolism during exercise in humans. *Sports Medicine* 11: 102–124, 1991.
24. **Capostagno B and Bosch A.** Higher fat oxidation in running than cycling at the same exercise intensities. *International Journal of Sport Nutrition and Exercise Metabolism* 20: 44–55, 2010.
25. **Coyle EF.** Substrate utilization during exercise in active people. *American Journal of Clinical Nutrition* 61: 968S–979S, 1995.
26. **Coyle EF, Coggan AR, Hemmert MK, and Ivy JL.** Muscle glycogen utilization during prolonged strenuous exercise when fed carbohydrate. *Journal of Applied Physiology* 61: 165–172, 1986.
27. **Coyle EF, Hamilton MT, Alonso JG, Montain SJ, and Ivy JL.** Carbohydrate metabolism during intense exercise when hyperglycemic. *Journal of Applied Physiology* 70: 834–840, 1991.
28. **Coyle EF and Montain SJ.** Carbohydrate and fluid ingestion during exercise: are there trade-offs? *Medicine & Science in Sports & Exercise* 24: 671–678, 1992.
29. **Davis JA.** Anaerobic threshold: review of the concept and directions for future research. *Medicine & Science in Sports & Exercise* 17: 6–21, 1985.
30. **Davis JA, Rozenek R, DeCicco DM, Carizzi MT, and Pham PH.** Comparison of three methods for detection of the lactate threshold. *Clinical Physiology and Functional Imaging* 27: 381–384, 2007.
31. **Davis JA, Vodak P, Wilmore JH, Vodak J, and Kurtz P.** Anaerobic threshold and maximal aerobic power for three modes of exercise. *Journal of Applied Physiology* 41: 544–550, 1976.
32. **Day JR, Rossiter HB, Coats EM, Skasick A, and Whipp BJ.** The maximally attainable $\dot{V}O_2$ during exercise in humans: the peak vs. maximal issue. *Journal of Applied Physiology* 95: 1910–1907, 2003.
33. **Dodd S, Powers S, O'Malley N, Brooks E, and Sommers H.** Effects of beta-adrenergic blockade on ventilation and gas exchange during incremental exercise. *Aviation, Space, and Environmental Medicine* 59: 718–722, 1988.
34. **Dodd S, Powers SK, Callender T, and Brooks E.** Blood lactate disappearance at various intensities of recovery exercise. *Journal of Applied Physiology 57:* 1462–1465, 1984.
35. **Dohm GL, Beecher GR, Warren RQ, and Williams RT.** Influence of exercise on free amino acid concentrations in rat tissues. *Journal of Applied Physiology* 50: 41–44, 1981.
36. **Dohm GL, Puente FR, Smith CP, and Edge A.** Changes in tissue protein levels as a result of endurance exercise. *Life Science* 23: 845–849, 1978.
37. **Donovan CM and Brooks GA.** Endurance training affects lactate clearance, not lactate production. *American Journal of Physiology* 244: E83–E92, 1983.
38. **Draoui N and Feron O.** Lactate shuttles at a glance: from physiological paradigms to anti-cancer treatment. *Disease Models & Mechanisms* 4: 727–732, 2011.
39. **Emhoff CW, Messonnier LA, Horning MA, Fattor JA, Carlson TJ, and Brooks GA.** Gluconeogenesis and hepatic glycogenolysis during exercise at the lactate threshold. *Journal of Applied Physiology* 114: 297–306, 2013.
40. **England P.** The effect of acute thermal dehydration on blood lactate accumulation during incremental exercise. *Journal of Sports Sciences* 2: 105–111, 1985.
41. **Essen B and Kaijser L.** Regulation of glycolysis in intermittent exercise in man. *Journal of Physiology* 281: 499–511, 1978.

42. **Evans BW and Cureton KJ.** Effect of physical conditioning on blood lactate disappearance after supramaximal exercise. *British Journal of Sports Medicine* 17: 40–45, 1983.
43. **Farrell PA, Wilmore JH, Coyle EF, Billing JE, and Costill DL.** Plasma lactate accumulation and distance running performance. *Medicine and Science in Sports* 11: 338–344, 1979.
44. **Foster C, Kuffel E, Bradley N, Battista RA, Wright G, Porcari JP, et al.** $\dot{V}O_2$ max during successive maximal efforts. *European Journal of Applied Physiology* 102: 67–72, 2007.
45. **Fox S.** *Human Physiology.* New York, NY: McGraw-Hill, 2022.
46. **Gaesser GA and Brooks GA.** Metabolic bases of excess post-exercise oxygen consumption: a review. *Medicine & Science in Sports & Exercise* 16: 29–43, 1984.
47. **Gladden LB.** Net lactate uptake during progressive steady-level contractions in canine skeletal muscle. *Journal of Applied Physiology* 71: 514–520, 1991.
48. **Gladden LB, Stainsby WN, and MacIntosh BR.** Norepinephrine increases canine skeletal muscle $\dot{V}O_2$ during recovery. *Medicine & Science in Sports & Exercise* 14: 471–476, 1982.
49. **Gollnick P and Saltin B.** Fuel for muscular exercise: role of fat. In: *Exercise, Nutrition, and Energy Metabolism,* edited by E. Horton and R. Terjung. New York, NY: Macmillan, 1988.
50. **Gollnick PD.** Metabolism of substrates: energy substrate metabolism during exercise and as modified by training. *Federation Proceedings* 44: 353–357, 1985.
51. **Gollnick PD, Bayly WM, and Hodgson DR.** Exercise intensity, training, diet, and lactate concentration in muscle and blood. *Medicine & Science in Sports & Exercise* 18: 334–340, 1986.
52. **Goodman M.** Amino acid and protein metabolism. In: *Exercise, Nutrition, and Energy Metabolism,* edited by E. Horton and R. Terjung. New York, NY: Macmillan, 1988.
53. **Gore CJ and Withers RT.** Effect of exercise intensity and duration on postexercise metabolism. *Journal of Applied Physiology* 68: 2362–2368, 1990.
54. **Graham T.** Skeletal muscle amino acid metabolism and ammonia production during exercise. In: *Exercise Metabolism.* Champaign, IL: Human Kinetics, 1995.
55. **Green H.** How important is endogenous muscle glycogen to fatigue during prolonged exercise? *Canadian Journal of Physiology and Pharmacology* 69: 290–297, 1991.
56. **Green H, Halestrap A, Mockett C, O'Toole D, Grant S, and Ouyang J.** Increases in muscle MCT are associated with reductions in muscle lactate after a single exercise session in humans. *American Journal of Physiology. Endocrinology and Metabolism* 282: E154–E160, 2002.
57. **Hagberg JM, Mullin JP, and Nagle FJ.** Oxygen consumption during constant-load exercise. *Journal of Applied Physiology* 45: 381–384, 1978.
58. **Hargreaves M.** Skeletal muscle carbohydrate metabolism during exercise. In: *Exercise Metabolism.* Champaign, IL: Human Kinetics, 1995.
59. **Harris RC, Edwards RH, Hultman E, Nordesjo LO, Nylind B, and Sahlin K.** The time course of phosphorylcreatine resynthesis during recovery of the quadriceps muscle in man. *Pflügers Archiv - European Journal of Physiology* 367: 137–142, 1976.
60. **Hawkins MN, Raven PB, Snell PG, Stray-Gundersen J, and Levine BD.** Maximal oxygen uptake as a parametric measure of cardiorespiratory capacity. *Medicine & Science in Sports & Exercise* 39: 103–107, 2007.
61. **Heck H, Mader A, Hess G, Mucke S, Muller R, and Hollmann W.** Justification of the 4-mmol/L lactate threshold. *International Journal of Sports Medicine* 6: 117–130, 1985.
62. **Helge JW, Rehrer NJ, Pilegaard H, Manning P, Lucas SJ, Gerrard DF, et al.** Increased fat oxidation and regulation of metabolic genes with ultraendurance exercise. *Acta Physiologica (Oxford)* 191: 77–86, 2007.
63. **Hermansen L and Stensvold I.** Production and removal of lactate during exercise in man. *Acta Physiologica Scandinavica* 86: 191–201, 1972.
64. **Hickson RC, Bomze HA, and Hollozy JO.** Faster adjustment of O_2 uptake to the energy requirement of exercise in the trained state. *Journal of Applied Physiology* 44: 877–881, 1978.
65. **Hill A.** The oxidative removal of lactic acid. *Journal of Physiology (London)* 48: x–xi, 1914.
66. **Hill A and Lupton H.** Muscular exercise, lactic acid, and the supply and utilization of oxygen. *Quarterly Journal of Medicine* 16: 135–171, 1923.
67. **Hollmann W.** Historical remarks on the development of the aerobic–anaerobic threshold up to 1966. *International Journal of Sports Medicine* 6: 109–116, 1985.
68. **Holloszy J.** Utilization of fatty acids during exercise. In: *Biochemistry of Exercise VII,* edited by A. Taylor. Champaign, IL: Human Kinetics, 1990, pp. 319–328.
69. **Holloszy JO.** Muscle metabolism during exercise. *Archives of Physical Medicine and Rehabilitation* 63: 231–234, 1982.
70. **Hood DA and Terjung RL.** Amino acid metabolism during exercise and following endurance training. *Sports Medicine* 9: 23–35, 1990.
71. **Howley ET.** $\dot{V}O_2$ max and the plateau—needed or not? *Medicine & Science in Sports & Exercise* 39: 101–102, 2007.
72. **Howley ET, Bassett DR, and Welch HG.** Criteria for maximal oxygen uptake: review and commentary. *Medicine & Science in Sports & Exercise* 27: 1292–1301, 1995.
73. **Hultman E.** Energy metabolism in human muscle. *J Physiol* 231: 56P, 1973.
74. **Hultman E and Sjoholm H.** Substrate availability. In: *Biochemistry of Exercise,* edited by H. Knuttgen, J. Vogel, and J. Poortmans. Champaign, IL: Human Kinetics, 1983.
75. **Hussien R and Brooks GA.** Mitochondrial and plasma membrane lactate transporter and lactate dehydrogenase isoform expression in breast cancer cell lines. *Physiological Genomics* doi:10.1152:PG-00177-02010, 2010.
76. **Issekutz B, Birkhead NC, and Rodahl K.** The use of respiratory quotients in assessment of aerobic power capacity. *Journal of Applied Physiology* 17: 47–50, 1962.
77. **Jones NL and Ehrsam RE.** The anaerobic threshold. *Exercise and Sport Sciences Reviews* 10: 49–83, 1982.
78. **Kalis JK, Freund BJ, Joyner MJ, Jilka SM, Nittolo J, and Wilmore JH.** Effect of ß-blockade on the drift in O_2 consumption during prolonged exercise. *Journal of Applied Physiology* 64: 753–758, 1988.
79. **Knoebel KL.** Energy metabolism. In: *Physiology,* edited by E. Selkurt. Boston, MA: Little Brown & Co., 1984, pp. 635–650.
80. **Knuttgen HG, and Saltin B.** Muscle metabolites and oxygen uptake in short-term submaximal exercise in man. *Journal of Applied Physiology* 32: 690–694, 1972.
81. **Ladu MJ, Kapsas H, and Palmer WK.** Regulation of lipoprotein lipase in muscle and adipose tissue during exercise. *Journal of Applied Physiology* 71: 404–409, 1991.
82. **Lai N, Gladden LB, Carlier PG, and Cabrera ME.** Models of muscle contraction and energetics. *Drug Discovery Today: Disease Models, Kinetic Models* 5: 273–288, 2009.
83. **Lemon PW and Mullin JP.** Effect of initial muscle glycogen levels on protein catabolism during exercise. *Journal of Applied Physiology* 48: 624–629, 1980.
84. **Lemon PW and Nagle FJ.** Effects of exercise on protein and amino acid metabolism. *Medicine & Science in Sports & Exercise* 13: 141–149, 1981.

85. **MacLean DA, Spriet LL, Hultman E, and Graham TE.** Plasma and muscle amino acid and ammonia responses during prolonged exercise in humans. *J Appl Physiol* 70: 2095–2103, 1991.
86. **Mader A and Heck H.** A theory of the metabolic origin of "anaerobic threshold." *International Journal of Sports Medicine* 7 Suppl 1: 45–65, 1986.
87. **Marti B, Abelin T, and Howald H.** A modified fixed blood lactate threshold for estimating running speed for joggers in 16-km races. *Scandinavian Journal of Sports Sciences* 9: 41–45, 1987.
88. **Marwood S, Roche D, Rowland T, Garrard M, and Unnithan VB.** Faster pulmonary oxygen uptake kinetics in trained versus untrained male adolescents. *Medicine & Science in Sports & Exercise* 42: 127–134, 2010.
89. **Maughan R.** Carbohydrate-electrolyte solutions during prolonged exercise. Perspectives in exercise science and sports medicine. In: *Ergogenics: Enhancements of Performance in Exercise and Sport,* edited by D. Lamb and M.H. Williams. New York, NY: McGraw-Hill, 1991.
90. **Medbo JI, Mohn AC, Tabata I, Bahr R, Vaage O, and Sejersted OM.** Anaerobic capacity determined by maximal accumulated O_2 deficit. *Journal of Applied Physiology* 64: 50–60, 1988.
91. **Menconi MJ, Wei W, Yang H, Wray CJ, and Hasselgren PO.** Treatment of cultured myotubes with the calcium ionophore A23187 increases proteasome activity via a CaMK II-caspase-calpain-dependent mechanism. *Surgery* 136: 135–142, 2004.
92. **Menzies P, Menzies C, McIntyre L, Paterson P, Wilson J, and Kemi OJ.** Blood lactate clearance during active recovery after an intense running bout depends on the intensity of the active recovery. *Journal of Sports Sciences* 28: 975–982, 2010.
93. **Midgley AW and Carroll S.** Emergence of the verification phase procedure for confirming "true" $\dot{V}O_2$ max. *Scandinavian Journal of Medicine and Science in Sports* 19: 313–322, 2009.
94. **Mooren F and Volker K.** *Molecular and Cellular Exercise Physiology.* Champaign, IL: Human Kinetics, 2011.
95. **Ordway GA, Neufer PD, Chin ER, and DeMartino GN.** Chronic contractile activity upregulates the proteasome system in rabbit skeletal muscle. *Journal of Applied Physiology* 88: 1134–1141, 2000.
96. **Ørngreen MC, Jeppesen TD, Andersen ST, Taivassalo T, Hauerslev S, Preisler N, et al.** Fat metabolism during exercise in patients with McArdle disease. *Neurology* 72: 718–724, 2009.
97. **Powers S.** Oxygen deficit–debt relationships in ponies during submaximal treadmill exercise. *Respiratory Physiology* 70: 251–263, 1987.
98. **Powers SK, Byrd RJ, Tulley R, and Callender T.** Effects of caffeine ingestion on metabolism and performance during graded exercise. *European Journal of Applied Physiology and Occupational Physiology* 50: 301–307, 1983.
99. **Powers SK, Dodd S, and Beadle RE.** Oxygen uptake kinetics in trained athletes differing in $\dot{V}O_2$ max. *European Journal of Applied Physiology and Occupational Physiology* 54: 306–308, 1985.
100. **Powers SK, Dodd S, and Garner R.** Precision of ventilatory and gas exchange alterations as a predictor of the anaerobic threshold. *European Journal of Applied Physiology and Occupational Physiology* 52: 173–177, 1984.
101. **Powers SK, Howley ET, and Cox R.** Ventilatory and metabolic reactions to heat stress during prolonged exercise. *Journal of Sports Medicine and Physical Fitness* 22: 32–36, 1982.
102. **Powers SK, Riley W, and Howley ET.** Comparison of fat metabolism between trained men and women during prolonged aerobic work. *Research Quarterly for Exercise and Sport* 51: 427–431, 1980.
103. **Refsum HE, Gjessing LR, and Stromme SB.** Changes in plasma amino acid distribution and urine amino acids excretion during prolonged heavy exercise. *Scandinavian Journal of Clinical and Laboratory Investigation* 39: 407–413, 1979.
104. **Riley WW, Jr., Powers SK, and Welch HG.** The effect of two levels of muscular work on urinary creatinine excretion. *Research Quarterly for Exercise and Sport* 52: 339–347, 1981.
105. **Romijn JA, Coyle EF, Sidossis LS, Gastaldelli A, Horowitz JF, Endert E, et al.** Regulation of endogenous fat and carbohydrate metabolism in relation to exercise intensity and duration. *American Journal of Physiology* 265: E380–E391, 1993.
106. **Rossiter HB, Kowalchuk JM, and Whipp BJ.** A test to establish maximum O_2 uptake despite no plateau in the O_2 uptake response to ramp incremental exercise. *Journal of Applied Physiology* 100: 764–770, 2006.
107. **Rynders CA, Angadi SS, Weltman NY, Gaesser GA, and Weltman A.** Oxygen uptake and ratings of perceived exertion at the lactate threshold and maximal fat oxidation rate in untrained adults. *European Journal of Applied Physiology* 111: 2063–2068, 2011.
108. **Sahlin K, Katz A, and Broberg S.** Tricarboxylic acid cycle intermediates in human muscle during prolonged exercise. *American Journal of Physiology* 259: C834–C841, 1990.
109. **Schaun GZ.** The maximal oxygen uptake verification phase: a light at the end of the tunnel? *Sports Medicine-Open* doi:10.1186/s40798-0112-1, 2017.
110. **Sedlock, DA, Lee MG, Flynn, MG, Park KS, and Kamimori, GH.** Excess postexercise oxygen consumption after aerobic exercise training. *International Journal of Sport Nutrition and Exercise Metabolism* 20: 336–349, 2010.
111. **Skinner JS and McLellan TH.** The transition from aerobic to anaerobic metabolism. *Research Quarterly for Exercise and Sport* 51: 234–248, 1980.
112. **Sonveaux P, Végran F, Schroeder T, Wergin MC, Verrax J, Rabbani ZN, et al.** Targeting lactate-fueled respiration selectively kills hypoxic tumor cells in mice. *Journal of Clinical Investigation* 118: 3930–3942, 2008.
113. **Stainsby WN.** Biochemical and physiological bases for lactate production. *Medicine & Science in Sports & Exercise* 18: 341–343, 1986.
114. **Stanley WC and Connett RJ.** Regulation of muscle carbohydrate metabolism during exercise. *FASEB Journal* 5: 2155–2159, 1991.
115. **Stryer L, Berg J, Tymoczko J, and Gato G.** *Biochemistry.* New York, NY: W. H. Freeman, 2022.
116. **Svedahl K and MacIntosh BR.** Anaerobic threshold: the concept and methods of measurement. *Canadian Journal of Applied Physiology* 28: 299–323, 2003.
117. **Taylor HL, Buskirk E, and Henschel A.** Maximal oxygen intake as an objective measure of cardiorespiratory performance. *Journal of Applied Physiology* 8: 73–80, 1955.
118. **Tonouchi M, Hatta H, and Bonen A.** Muscle contraction increases lactate transport while reducing sarcolemmal MCT4, but not MCT1. *American Journal of Physiology. Endocrinology and Metabolism* 282: E1062–E1069, 2002.
119. **Turcotte L.** Lipid metabolism during exercise. In: *Exercise Metabolism.* Champaign, IL: Human Kinetics, 1995, pp. 99–130.
120. **van Hall G.** Lactate kinetics in human tissues at rest and during exercise. *Acta Physiologica* 199: 499–508, 2010.
121. **Wasserman K.** Anaerobiosis, lactate, and gas exchange during exercise: the issues. *Federation Proceedings* 45: 2904–2909, 1986.
122. **Wasserman K, Beaver WL, and Whipp BJ.** Mechanisms and patterns of blood lactate increase during exercise in man. *Medicine & Science in Sports & Exercise* 18: 344–352, 1986.

123. **Wasserman K and McIlroy MB.** Detecting the threshold of anaerobic metabolism in cardiac patients during exercise. *American Journal of Cardiology* 14: 844–852, 1964.
124. **Wasserman K, Whipp BJ, and Davis JA.** Respiratory physiology of exercise: metabolism, gas exchange, and ventilatory control. *International Review of Physiology* 23: 149–211, 1981.
125. **Wasserman K, Whipp BJ, Koyl SN, and Beaver WL.** Anaerobic threshold and respiratory gas exchange during exercise. *Journal of Applied Physiology* 35: 236–243, 1973.
126. **Weibel E and Hoppler H.** Exercise-induced maximal metabolic rates scales with muscle aerobic capacity. *Journal of Experimental Biology* 208: 1635–1644, 2005.
127. **Widmaier E, Raff H, and Strang K.** *Vander's Human Physiology.* New York, NY: McGraw-Hill, 2019.
128. **Wilson DF, Erecinska M, Drown C, and Silver IA.** Effect of oxygen tension on cellular energetics. *American Journal of Physiology* 233: C135–C140, 1977.
129. **Yoshida T.** Effect of dietary modifications on the anaerobic threshold. *Sports Medicine* 3: 4–9, 1986.
130. **Zakrezewski JK and Tolfrey K.** Comparison of fat metabolism over a range of intensities during treadmill and cycling exercise in children. *European Journal of Applied Physiology* 112: 163–171, 2012.

Design element credits: (test tubes): George Doyle/Stockbyte/Getty Images; (scientists using microscope): Digital Vision/Getty Images; (magnifying glass): Kick Images/Photodisc/Getty Images; (runners): Chris Ryan/OJO Images/age fotostock; (scientist using microscope): Ingram Publishing; (lightbulb): Amasterphotographer/Shutterstock

5

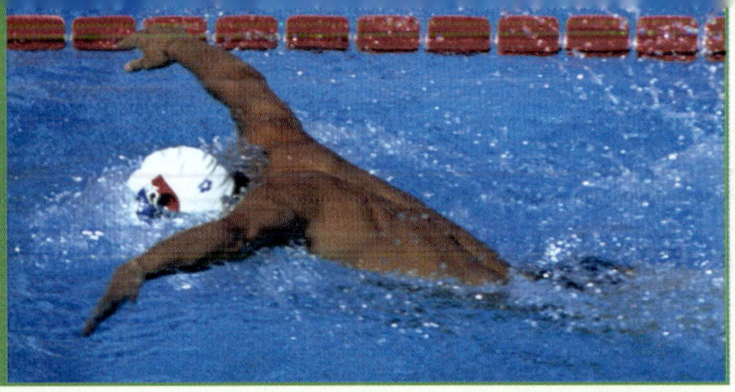

Mike Hewitt/Action Plus Sports Images/Alamy Stock Photo

운동에 의한 세포 신호와 호르몬 반응

Cell Signaling and the Hormonal Responses to Exercise

■ 학습 목표

이 장을 공부함으로써 다음과 같은 내용을 할 수 있어야 한다:

1. 호르몬-수용체의 상호작용 개념을 설명할 수 있다.
2. 혈중 호르몬 농도에 영향을 미치는 요인을 확인할 수 있다.
3. 호르몬이 세포에 작용하는 기전을 설명할 수 있다.
4. 시상하부가 뇌하수체 전엽과 후엽에서 분비되는 호르몬을 어떻게 조절하는지 설명할 수 있다.
5. 다음 호르몬들의 분비 위치, 분비 자극, 주요 작용을 식별할 수 있다: 에피네프린, 노르에피네프린, 글루카곤, 인슐린, 코르티솔, 알도스테론, 티록신, 성장호르몬, 에스트로겐, 테스토스테론.
6. 테스토스테론과 성장호르몬이 근육 성장에 미치는 영향과 그 잠재적 부작용을 논의할 수 있다.
7. 운동 중 근육 내 글리코겐 동원에 있어 혈장 카테콜아민과 세포 내 요인의 역할을 비교할 수 있다.
8. 혈중 포도당이 조절되는 네 가지 호르몬 기전을 논의할 수 있다.
9. 장시간 점진적인 운동 중 인슐린, 글루카곤, 코르티솔, 성장호르몬, 에피네프린, 노르에피네프린의 변화를 그래프 형태로 설명할 수 있다.
10. 혈중 호르몬 및 기질 수준의 변화가 지방 조직으로부터 유리지방산의 동원에 미치는 영향을 설명할 수 있다.

■ 학습 목차

신경내분비학
- 혈액내 호르몬 농도
- 호르몬과 수용체의 상호작용

호르몬의 조절과 반응
- 시상하부와 뇌하수체

갑상샘

부갑상샘

부신

췌장

고환과 난소

운동 중 기질 동원을 위한 호르몬 조절
- 근육-글리코겐 이용
- 운동 중 혈당 조절
- 호르몬과 기질의 상호작용

■ 핵심 용어

갑상샘(thyroid gland)
갑상선자극호르몬[thyroid-stimulating hormone (TSH)]
고리형 AMP (cyclic AMP)
글루카곤(glucagon)
난포자극호르몬[follicle-stimulating hormone (FSH)]
남성화 스테로이드(androgenic steroid)
내분비샘(endocrine glands)
내분비학(endocrinology)
노르에피네프린[norepinephrine (NE)]
뇌하수체(pituitary gland)
뇌하수체 전엽(anterior pituitary)
뇌하수체 후엽(posterior pituitary gland)
다이아실글리세롤(diacylglycerol)
단백동화 스테로이드(anabolic steroids)
단백질 인산화효소 C (protein kinase C)
당뇨병(diabetes mellitus)
당질코르티코이드(glucocorticoids)
레닌(renin)
렙틴(leptin)
마이오카인(myokine)
말단비대증(acromegaly)
멜라닌세포자극호르몬[melanocyte-stimulating hormone (MSH)]
미네랄코르티코이드(mineralocorticoids)
방출 호르몬(releasing hormones)
베타 수용체(beta receptors)
부신피질(adrenal cortex)
부신피질자극호르몬[adrenocorticotrophic hormone (ACTH)]
상반조절(counter-regulatory)
성 스테로이드(sex steroids)
성장호르몬[growth hormone (GH)]
소마토스타틴(somatostatin)
수용체(receptors)
스테로이드(steroids)
시상하부(hypothalamus)
시상하부 소마토스타틴(hypothalamic somatostatin)
신경내분비학(neuroendocrinology)
아데닐산 고리화효소(adenylate cyclase)
아디포넥틴(adiponectin)
아디포카인(adipokine)
안드로겐(androgens)
안지오텐신 I과 II (angiotensin I and II)
알도스테론(aldosterone)

알파 수용체(alpha receptors)
에스트로겐(estrogens)
에피네프린[epinephrine (E)]
이노시톨 삼인산[inositol triphosphate (IP_3)]
인슐린(insulin)
인슐린유사성장인자[insulin-like growth factors (IGFs)]
인크레틴(incretins)
중복성(redundancy)
췌장(pancreas)
카테콜아민(catecholamines)
칼모듈린(calmodulin)
칼시토닌(calcitonin)
코르티솔(cortisol)
테스토스테론(testosterone)
트리요오드티로닌[triiodothyronine (T_3)]
티록신[thyroxine (T_4)]
포스포디에스테라제(phosphodiesterase)
포스포리파아제 C (phospholipase C)
프로락틴(prolactin)
항이뇨호르몬[antidiuretic hormone (ADH)]
호르몬(hormones)
황체형성호르몬[luteinizing hormone (LH)]
2차 전달자(second messengers)
G 단백질(G protein)

운동은 신체에 다양한 생물학적 스트레스를 유발한다. 특히 격렬한 운동은 신체 내 주요 장기뿐만 아니라 개별 조직과 세포에 영향을 미치는 조절 요인들을 변화시켜 혈당, 체온, 혈압 및 혈액량의 항상성을 유지하는 데 부담을 일으킨다. 건강한 사람의 경우, 운동으로 인해 발생된 생리학적인 스트레스는 **호르몬**과 같은 체계적인 조절 인자를 통해 항상성이 조절된다.

일반적으로 호르몬은 특정 조직에서 생성되어 다른 기관과 조직에 화학적 신호를 전달한다. 호르몬은 혈액을 통해 전신으로 운반되며, 세포 수용체와 상호작용한다. 호르몬과 그 효과에 대해 연구하는 학문을 **내분비학**이라고 한다. 내분비계는 운동 및 다른 생리학적 스트레스에 즉각적인 반응을 조절하는 호르몬을 생성하는 다양한 신체조직들을 의미한다. 이 장에서는 운동 중 및 운동 후 항상성을 유지하는 데 중요한 내분비계 호르몬들을 다룰 것이다. 가장 기본적인 수준에서 운동에 필수적인 호르몬들은 몇 가지 주요 생리적 과정을 조절하기 위해 서로 협력한다. 이러한 과정에는 (1) 다량영양소를 저장하고 사용하는 기능, (2) "투쟁 혹은 도피" 반응, (3) 운동에 의한 적응 반응이 포함된다.

이러한 반응은 세포 신호 전달 과정을 통해 발생하므로(2장에서 소개), 내분비계가 운동 중 신체 기능을 어떻게 조절하는지 이해하기 위해서는 호르몬과 관련된 신호 전달 시스템을 이해해야 한다. 이 장에서는 신체제어 시스템에 대해 체계적으로 연구하는 학문인 **신경내분비학**(neuroendocrinology)에 중점을 두어 세포 신호 전달에 대해 조금 더 깊이 알아볼 것이다. 또한, 이 장의 첫 부분에서는 각각의 호르몬에 대한 간략한 소개와 함께 이 호르몬들이 항상성을 조절하는 데 어떠한 역할을 수행하는지 살펴보고, 신체의 에너지 생성에 관여하는 호르몬 조절에 대해서도 논의할 것이다.

신경내분비학

신경계와 내분비계는 심혈관, 신장 및 대사 등을 조절하고 통제하는 항상성 시스템이다. 이 두 요인은 생리학적 스트레스를 감지하고, 이에 대한 적절한 반응을 조절하여 해당 신호를 기관이나 조직에 전달한다. 항상성을 유지하기 위해 두 요인들은 함께 작동하며, 이를 상호 의존성을 반영한 용어인 *신경내분비 반응*(neuroendocrine response)이라고 부른다. 하지만 두 요인은 신호를 전달하는 방식에서 차이가 있다. 신경계는 신경전달물질(시냅스 신호)을 사용해 신경 간 또는 신경과 조직 간에 신호를 전달하는 반면, 내분비계는 호르몬(내분비 신호)을 혈액으로 방출하여 조직으로 순환시켜 신호를 전달한다.

내분비샘은 호르몬을 혈액으로 직접 분비한다. 혈액은 이 호르몬을 *표적 조직*으로 운반하며, 호르몬은 그곳에서 특정 단백질 수용체와 결합하여 작용한다. 이때 호르몬은 모든 조직을 순환하지만 호르몬에 대한 특정 수용체를 가진 세포에만 작용하여 세포에 영향을 비친다.

호르몬은 화학적 구성에 따라 아미노산 유도체, 펩타이드, 단백질 및 **스테로이드** 호르몬으로 나뉜다. 특히 호르몬의 화학적 구조는 호르몬이 혈액에서 운반되는 방식과 표적 조직에서 반응을 일으키는 방식을 결정하기 때문에 매우 중요하다. 예를 들어, 스테로이드 호르몬은 콜레스테롤을 기반으로 하는 구조로, 지질 성질을 가지고 있기 때문에 단백질에 결합된 상태로 운반된다. 이러한 *운반 단백질*(transporter proteins)들은 호르몬이 혈장 내에서 "용해"될 수 있도록 도와준다. 또한, 스테로이드 계통의 호르몬은 지질 특성 때문에 표적 조직의 세포막을 쉽게 통과하여 세포 내 수용체와 상호작용할 수 있다(103). 반면, 아미노산과 펩타이드 유래 호르몬은 혈액에서 쉽게 운반되지만, 표적 조직의 세포막을 바로 통과하지 못하고 세포 표면에 있는 특정 수용체를 활성화시켜 신호를 전달한다.

혈액내 호르몬 농도

호르몬이 표적 조직에 미치는 효과는 혈장 내 호르몬의 농도와 이와 상호작용할 수 있는 수용체의 수에 비례한다. 즉, 혈액 내 호르몬과 이와 상호작용할 수 있는 수용체가 많을수록 그 효과가 커진다는 의미이다. 혈장에서 호르몬 농도는 다음 요인들에 의해 결정된다:

- 내분비샘에서의 호르몬 분비율(내분비샘에서 호르몬이 분

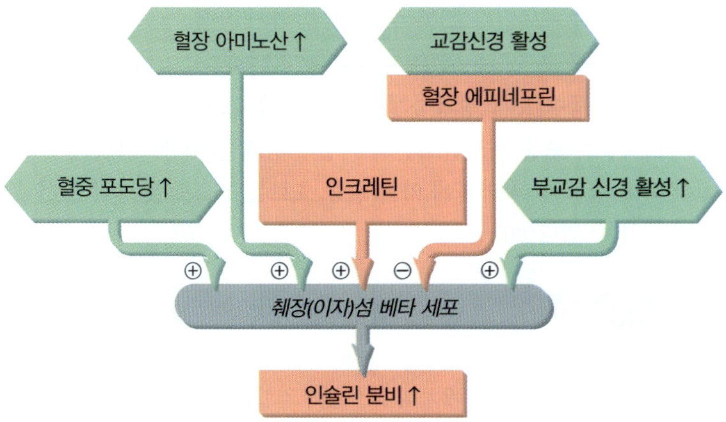

그림 5.1 호르몬 분비의 주요 메커니즘: 췌장에서 인슐린을 분비하는 예. ⊕와 ⊖ 기호는 각각 자극과 억제작용을 나타낸다. 인크레틴은 췌장에 피드포워드(사전 조정) 신호를 보내는 소화관 호르몬이다.

비되는 속도)

- 호르몬의 대사율 혹은 배출률(호르몬이 분해되거나 제거되는 속도)
- 운반 단백질의 양(지질 기반 호르몬의 경우)
- 혈장량의 변화

호르몬 분비의 조절

내분비샘에서 호르몬의 분비율은 입력된 자극의 크기와 그 자극이 흥분성인지 억제성인지에 따라 결정된다. 특히, 입력된 모든 자극은 화학적 신호로 전달되며, 이는 혈장 내 이온(예: 칼슘), 기질(예: 포도당), 신경전달물질(예: 아세틸콜린, 노르에피네프린) 및 다른 호르몬이 해당된다. 내분비샘은 이와 같은 여러 종류의 신호에 의해 직접적인 영향을 받으며, 각 신호들은 서로의 활성을 강화시키거나 억제시킨다. 이러한 원리를 잘 보여주는 예로는 췌장에서 **인슐린**의 분비가 조절되는 기전이 있다. 그림 5.1은 **췌장**에서 인슐린을 분비하도록 하는 다양한 생리학적 자극을 설명하고 있다. 인슐린이 혈액으로 분비되는 과정은 혈중 여러 물질의 농도 변화에 직접적으로 영향을 받는다. 이러한 물질에는 혈중 포도당, 아미노산, 에피네프린, 교감 신경계(예: 노르에피네프린)와 부교감 신경계(예: 아세틸콜린)의 활성 증가 및 **인크레틴**을 포함한 다양한 호르몬이 이에 해당한다. 즉, 혈중 포도당과 아미노산이 높아지면 인슐린 분비는 증가되고(+), 교감 신경계(에피네프린과 노르에피네프린)의 활성이 증가되면 인슐린 분비는 감소된다(−). 인크레틴은 음식을 섭취했을 때 위장관 내분비 세포에서 분비되는 호르몬이다. 만약, 인크레틴이 분비되면 혈당이나 아미노산 농도가 증가함에 따라 인슐린 분비가 더욱 증가된다. 또한, 인슐린 분비의 증가 혹은 감소는 흥분성 자극과 억제성 자극에 의해서도 결정된다.

호르몬의 대사와 배출

혈장 내 호르몬 농도는 호르몬의 대사율(비활성화)과 배출률에 의해서도 영향을 받는다. 호르몬은 수용체에서나 수용체 근처에서 비활성화 될 수 있다. 간은 호르몬 대사가 주로 이루어지는 주요 기관이며, 신장은 다양한 호르몬을 대사하거나 활성 형태로 소변을 통해 배출할 수 있다. 실제로 소변 내 호르몬 배출률(제거율)은 운동 중 호르몬 분비의 변화를 평가하는 지표로 사용되고 있다(8, 37, 67, 68). 운동 중에는 신장과 간으로의 혈류 이동이 감소하기 때문에, 호르몬이 대사되거나 배출되는 속도가 감소된다. 이러한 상황이 발생하면 호르몬의 *반감기*가 길어져 호르몬이 체내에서 더 오래 머물게 될 뿐만 아니라 더 높은 분비율로 인해 호르몬의 혈장 수준은 상승한다.

운반 단백질

일부 호르몬의 농도는 혈장 내 운반 단백질의 양에 의해서도 영향을 받는다. 스테로이드 호르몬과 티록신은 혈장 단백질에 결합된 상태로 운반된다. 특히, 호르몬이 수용체와 상호작용하여 표적세포에 영향을 미치기 위해서는 운반 단백질에 "결합"되지 않은 "유리형(자유로운)" 상태여야 한다. 유리형 호르몬의 양은 운반 단백질의 양과, 그 단백질이 호르몬 분자와 결합할 수 있는 용량과 친화도에 따라 결정된다. 운반 단백질의 *용량*(capacity)은 그 단백질이 결합할 수 있는 호르몬의 최대량을 의미하며, *친화도*(affinity)는 운반 단백질이 호르몬과 결합하려는 화학적 경향을 나타낸다. 따라서 운반 단백질의 양, 용량 및 친화도가 증가하면 유리 호르몬의 양이 감소하여 호르몬이 조직에 미치는 영향을 감소시킨다(40, 80). 예를 들어, 임신 중 높은 수준의 에스트로겐은 티록신 운반 단백질의 양을 증가시켜 유리 티록신의 양을 감소시킨다. 이에 대응하기 위해 **갑상샘**은 더 많은 티록신을 생산하게 된다.

혈장 부피

혈장 부피의 변화(증가 또는 감소)는 호르몬 농도의 변화와 반비례한다. 따라서 혈장 부피의 변화는 호르몬 대사율 및 배출률과 무관하게 호르몬의 활성에도 영향을 미칠 수 있다. 일반적으로 운동 중에는 탈수로 인해 수분이 감소되며, 이는 혈장 부피의 감소로 이어진다. 연구에 의하면, 운동 중 혈장 부피는 중강도 운동에서 약 7% 감소할 수 있으며, 최대 강도의 점진적 운동에서는 약 13% 감소될 수 있다고 보고되었다. 중요한 점은 운동에 의해 혈장 부피가 감소되면 혈장 단백질 농도도 비례적으로 증가한다는 것이다(108).

특히, 혈액량의 감소로 혈장 내 호르몬 농도가 소폭 증가되면 신체에서는 그 호르몬의 작용을 강화시킬 수 있다. 그림 5.2는 사이클 에르고미터 운동 전후에 동일한 양의 혈액을 채취하여 운동에 의한 호르몬 농도의 변화를 설명한다. 흥미롭게도 혈액 샘플을 원심분리하여 혈장에서 적혈구를 분리했을 때, 운동 후 혈액 샘플에서 적혈구가 더 높은 비율을 차지하는 것으로 나타났다(*적혈구 용적률*, 혈액의 물리적 특성에 대한 설명은 9장에서 확인할 수 있다). 만약 운동 후 호르몬 대사율 혹은 베출률의 변화가 나타나지 않았다고 가정할 때, 혈장 부피 감소에 비례하여 운동 후 호르몬 농도는 증가되었다고 볼 수 있다. 따라서 운동으로 인한 혈장 부피 변화를 측정하는 것은 호르몬 농도 변화를 "보정"하여 내분비샘의 활동을 보다 정확하게 평가할 수 있다. 이를 통해 운동 생리학자들은 혈중 헤모글로빈과 적혈구 용적률(헤마토크릿)을 측정하여 혈장 부피 변화에 따른 혈중 호르몬 농도를 비교적 쉽게 추정할 수 있다(80).

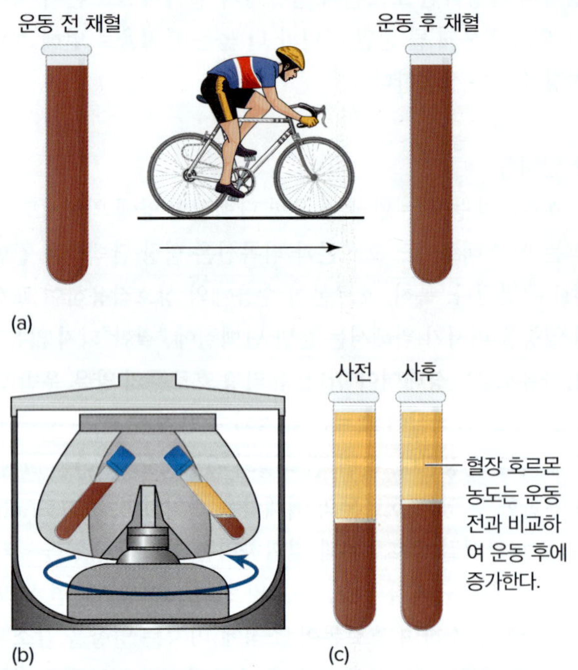

그림 5.2 운동 중 혈장 부피 변화에 따른 호르몬 농도의 변화. (*a*) 운동 전후에 동일한 양의 혈액을 채취한 후, (*b*) 원심분리하여 혈장과 적혈구를 분리하였다. (*c*) 혈장 비율은 운동 전과 비교하여 운동 후 상대적으로 감소되었으며, 이는 혈장내 호르몬 농도의 증가로 신체에서 호르몬의 작용이 변화되었다는 것을 의미한다.

요약 *In Summary*

- 내분비샘은 혈액으로 호르몬을 직접 분비하고, 해당 호르몬에 반응하는 특정한 수용체와 호르몬이 결합되면 세포 활성의 변화가 나타난다.
- 혈중 유리 호르몬 농도는 표적세포에 영향을 미치는 중요한 요인이다.
- 혈중 유리 호르몬 농도는 혈장량, 운반 단백질의 양, 호르몬의 배출률 또는 대사율에 따라 변화된다.

호르몬과 수용체의 상호작용

호르몬은 혈액을 통해 운반되기 때문에 모든 조직으로 전달되지만, 호르몬에 대한 반응은 오직 특정 조직에만 일어난다. 특정 호르몬에 반응하는 조직은 해당 호르몬과 결합할 수 있는 특정 단백질 수용체를 가지고 있다. 이 단백질 수용체는 세포에 고정된 구조물이 아니며, 다른 세포 구조물처럼 변화될 수 있고, 세포당 수용체의 수는 각 수용체 유형에 따라 500개에서 10만 개까지 다양하다. 단백질 수용체의 수는 장기간 높은 농도의 호르몬에 노출될 때 감소할 수 있으며(하향 조절), 이는 표적세포에서 호르몬에 대한 반응을 약화시킨다. 반면, 장기간 낮은 농도의 호르몬에 노출되면 수용체 수가 증가되며(상향 조절), 이는 표적세포에서 호르몬에 대한 반응을 더욱 증가시킨다. 세포에 존재하는 수용체의 수는 제한되어 있기 때문에, 호르몬 농도가 매우 높아지면 모든 수용체가 호르몬과 결합하는 상황이 발생할 수 있는데 이를 포화상태라고 한다. 이 경우에는 혈장 내 호르몬 농도가 추가로 증가하더라도 더 이상의 효과는 나타나지 않는다(40). 또한, 수용체는 특정 호르몬에 특이적으로 결합하기 때문에, 구조적으로 유사한 화학 물질들은 제한된 수용체 부위를 두고 경쟁하게 된다. 내분비 기능을 연구하는 주요 방법 중 하나는 화학 물질(약물)을 사용하여 수용체를 차단하고 그 결과를 관찰하는 것이다(13). 예를 들어, 심장 질환 환자들은 에피네프린(아드레날린)이 결합하는 수용체를 차단하는 약물을 처방받을 수 있는데, 이는 운동 중 심박수가 과도하게 상승하는 것을 막아준다. 호르몬이 수용체에 결합한 후에는 다양한 메커니즘을 통해 세포의 활동이 변화된다.

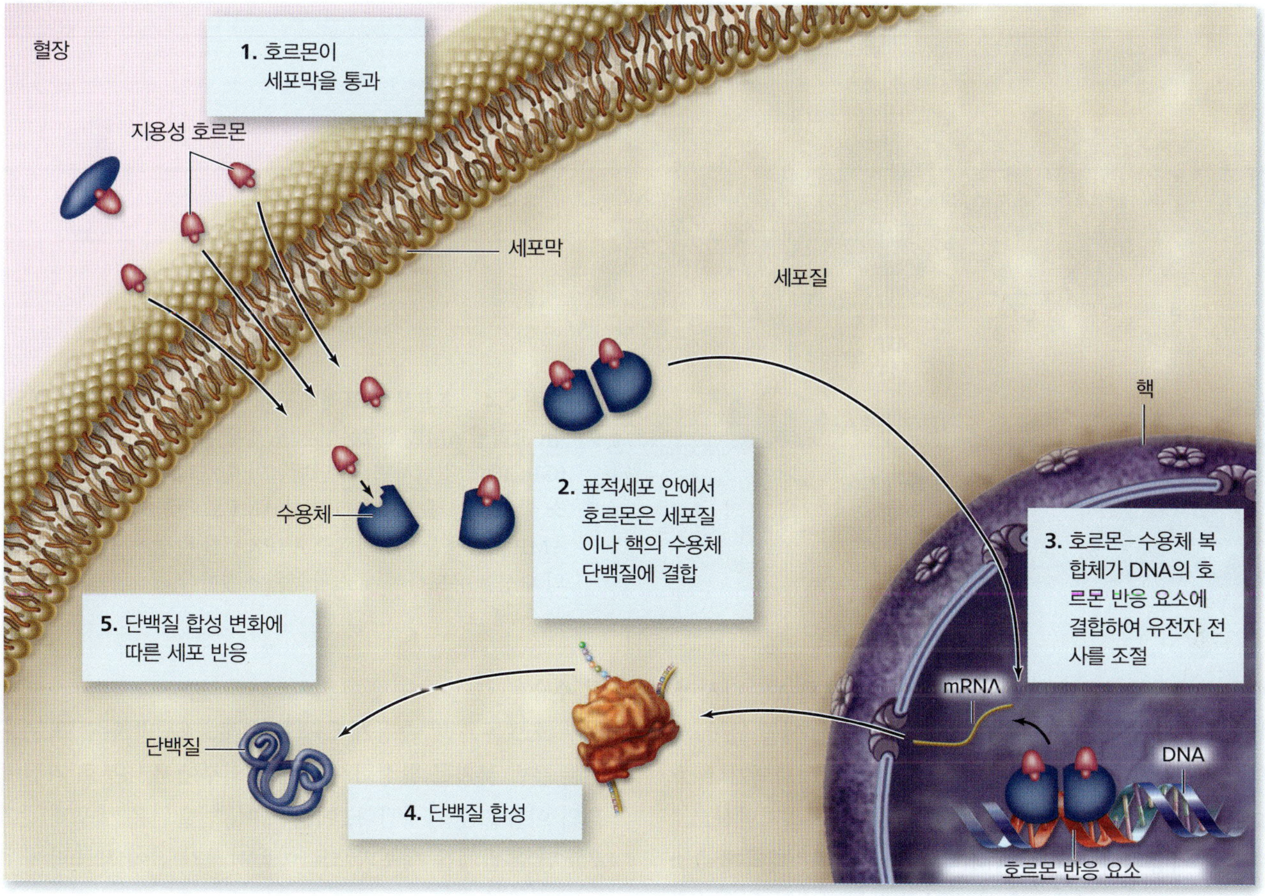

그림 5.3 **스테로이드 호르몬이 표적세포에 작용하는 기전.** (1) 지용성 호르몬(예: 스테로이드 호르몬)은 세포막을 확산하여 통과한 후, (2) 세포질의 수용체에 결합한다. (3) 이 호르몬–수용체 복합체는 세포핵으로 이동하여 DNA 상의 호르몬 반응 요소에 결합해 mRNA 생성을 유도한다. (4) 이는 단백질 합성을 증가하거나 감소할 수 있으며, (5) 결과적으로 세포 활동을 변화시킨다.

호르몬 작용의 메커니즘

호르몬이 세포 활동을 조절하는 기전은 다음과 같다:

- 특정 단백질의 합성을 시작하거나 억제하기 위해 핵에서 DNA 활동을 변화시키는 것
- "2차 전달자"에 의해 세포 내 특정 단백질을 활성화하는 것
- 세포막 운반 기전을 변화시키는 것

핵 내 DNA 활동 변화

스테로이드 호르몬은 지질과 유사한 특성 때문에 세포막을 쉽게 통과하며, 세포질 내에서 단백질 수용체와 결합하게 된다. 그림 5.3은 스테로이드–수용체 복합체가 세포핵으로 이동하여 DNA 상의 호르몬 반응 요소(전사를 조절하는 유전자의 프로모터)에 결합하는 과정을 보여준다. 이는 특정 유전자를 활성화(혹은 일부 경우 억제)하여, 특정 메신저 RNA (mRNA)의 합성을 유도한다. 이 암호화된 mRNA는 핵에서 세포질로 이동되어 특정 단백질을 합성한다. 비록 갑상선 호르몬은 스테로이드계 호르몬이 아니지만, 유사한 방식으로 작용한다. DNA에서 mRNA로 전사되고 난 후 특정 단백질의 합성되는 과정은 시간이 걸리기 때문에 "느리게 자용하는" 호르몬으로 언급되지만, 그 효과는 "2차 전달자"에 의해 생성된 효과보다 더 오래 지속된다(40).

2차 전달자

많은 호르본은 크기 혹은 높은 전하량으로 인해 세포막을 쉽게 통과할 수 없다. 이러한 호르몬은 세포막 표면의 수용체에 결합하여 세포막에 위치한 **G 단백질**을 활성화하여 작용한다. 특히 G 단백질은 세포 내로 Ca^{++} 이온이 들어오도록 이온 채널을 열어 세포막에 있는 효소를 활성화시킨다. 만약 G 단백질이 **아데닐산 고리화효소**를 활성화하면, ATP로부터 **고리형 AMP**가 빠르게 생성된다(그림 5.4 참조). 세포 내 고리형 AMP 농도가 증가하면 단백질

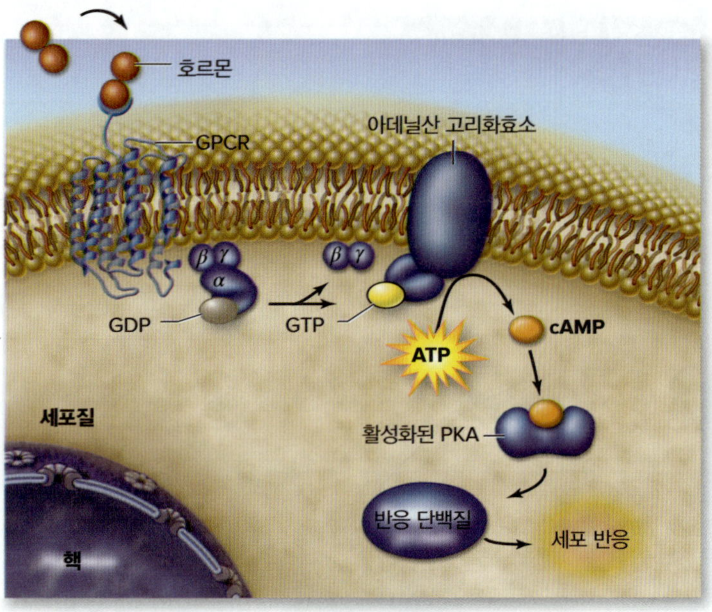

그림 5.4 호르몬이 표적세포에 작용하기 위한 "2차 전달자" 기전: 고리형 AMP. 호르몬이 세포막에 위치한 G 단백질 결합 수용체(GPCR)에 결합하면, G 단백질이 활성화되어 아데닐산 고리화효소 활성을 통해 ATP를 고리형 AMP로 전환시킨다. 생성된 고리형 AMP는 단백질 인산화효소 A (PKA)를 활성화시키고, 반응 단백질의 활성을 유도하여 세포 활동을 조절한다.

인산화효소 A가 활성화되며, 이 단백질 인산화효소 A는 다시 반응 단백질을 활성화시켜 세포 활동을 변화시킨다. 예를 들어, 이 기전은 글리코겐을 포도당으로 분해하기 위해 활성화되거나, 호르몬 민감성 리파아제를 활성화하여 중성지방을 유리지방산으로 분해하는 데 사용된다. 고리형 AMP는 **포스포디에스테라제** 효소에 의해 5′ AMP 전화되면서 활성이 억제된다. 카페인과 같이 포스포디에스테라제 활동을 방해하는 요인은 고리형 AMP가 더 오랜 시간 동안 효과를 발휘하도록 하여 호르몬의 작용을 증가시킨다. 예를 들어, 카페인은 지방 조직에서 이러한 효과를 지속시켜 유리지방산이 더 빠르게 동원되도록 유도한다(24장 참조).

이후 G 단백질은 막에 결합된 효소인 **포스포리파아제** C를 활성화시켜 세포막 내 인지질인 포스파티딜이노시톨(PIP_2)을 두 가지 세포 내 분자인 **이노시톨 삼인산**(IP_3)과 **다이아실글리세롤**(DAG)로 가수분해시킨다. 이노시톨 삼인산(IP_3)은 세포 내 저장소에서 Ca^{++}의 방출을 유도하고, 방출된 칼슘은 칼모듈린이라는 단백질에 결합하여 이를 활성화시킨다. 칼모듈린은 고리형 AMP와 유사한 방식으로 세포 활동을 변화시킨다. 다이아실글리세롤은 **단백질 인산화효소** C (PKC)를 활성화하며, 이는 다시 세포 내 단백질들의 활성을 유도한다(그림 5.5 참조). 고리형 AMP, Ca^{++}, 이노시톨 삼인산 및 다이아실글리세롤은 모두 호르몬이 세포막 수용체에 결합한 후 발생하는 과정에서 발생된 **2차 전달자**로 불린다. 하지만, 모든 2차 전달자는 상호 독립적이지 않으며, 이는 하나의 2차 전달자가 변화되면 다른 2차 전달자의 활성에 영향을 미치기 때문이다(120, 153).

막 수송

일부 호르몬은 막 수용체에 결합한 후, 세포막 안팎 또는 근처에 있는 운반 분자를 활성화시켜 세포 외부에서 내부로 기질이나 이온의 이동을 증가시킨다. 예를 들어, 인슐린은 세포내 존재하는 포도당 운반체를 세포막으로 이동시키기 전에 세포막에 존재하는 인슐린 수용체에 결합한다. 운반체는 포도당 농도가 높은 세포막 외부에서 포도당과 결합하여 이를 세포 내부로 이동시킨다. 이후 포도당은 세포 내에서 에너지로 사용되기 위해 내부로 확산된다(75). 만약 사람이 충분한 인슐린을 가지고 있지 않다면(당뇨병의 경우), 포도당 운반체가 활성화되지 않기 때문에 혈장에 포도당이 축적된다. 인슐린은 세포에 작용할 때 2차 전달자 기전을 사용하지 않는 대신, 세포 외부에 위치한 티로신 인산화효소 수용체의 알파(α) 소단위에 결합하고(그림 5.6 참조), 이는 세포 내부에 위치한 인산화효소 수용체의 베타(β) 소단위를 자가인산화시킨다. 이후 활성화된 티로신 인산화효소는 인슐린 반응 단백질을 인산화하여, 세포질에 존재하는 포도당 운반체(GLUT-4라고 함)를 세포막으로 이동시켜 포도당을 세포내로 유입시킨다. 또한, 인슐린 반응 단백질은 글리코겐 합성효소를 활성화하여 세포로 들어온 포도당을 글리코겐 형태로 합성한다(그림 5.6 참조, 120).

요약 *In Summary*

- 호르몬이 수용체와 상호작용하면 세포에서 다양한 반응이 유도된다. 이 반응의 강도는 호르몬의 농도 변화, 세포 내외의 수용체 수 및 호르몬–수용체 간의 친화성에 따라 달라진다.
- 호르몬은 자극에 대한 반응을 일으키기 위해 여러 가지 방법으로

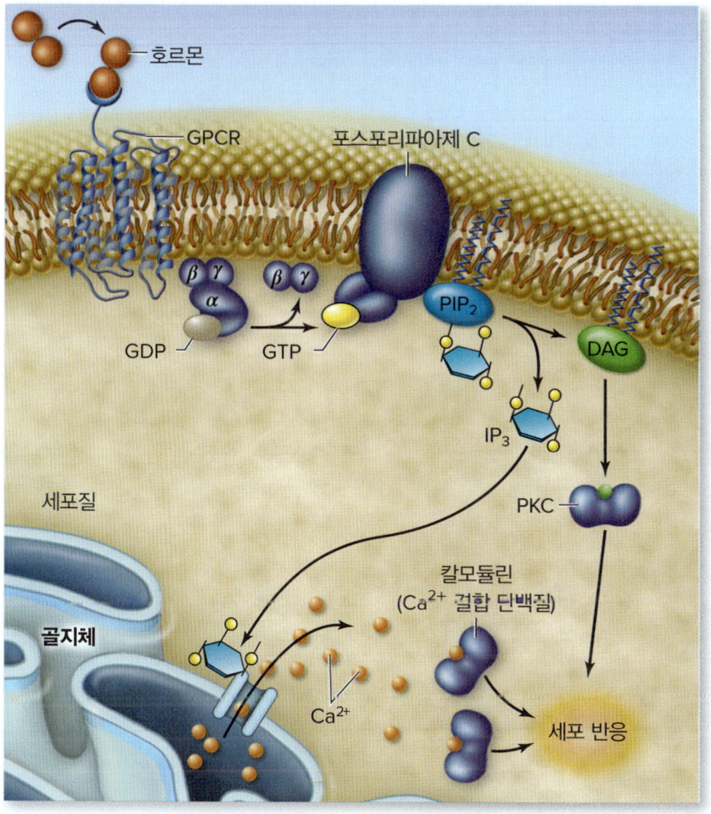

그림 5.5 호르몬이 표적세포에 작용하기 위한 포스포리파아제 C 전달 기전. 호르몬은 세포막에 있는 G 단백질 결합 수용체(GPCR)에 결합하여 G 단백질을 활성화시킨다. 활성화된 G 단백질은 효소 단백질인 포스포리파아제 C를 활성화하여, 포스파티딜이노시톨(PIP_2)을 이노시톨 삼인산(IP_3)과 다이아실글리세롤(DAG)로 분해한다. 이노시톨 삼인산은 세포 내 소기관에서 칼슘을 방출하게 하여, 칼슘 결합 단백질인 칼모듈린을 활성화시킨다. 다이아실글리세롤은 단백질 인산화효소 C를 활성화하여 추가적인 세포 반응을 유도한다.

작용한다. 첫째 유전자의 활성과 억제를 통해 단백질 합성을 조절한다. 둘째, 고리화 AMP, Ca^{++}, 이노시톨 삼인산, 다이아실글리세롤과 같은 2차 전달자를 활성화시킨다. 셋째, 티로신 인산화효소와 같은 막 수송을 조절한다.

호르몬의 조절과 반응

이 절에서는 주요 **내분비샘**과 이곳에서 분비되는 호르몬이 어떻게 조절되는지, 호르몬이 조직에 어떠한 영향을 미치는지, 그리고 운동에 의해 어떻게 반응하는지를 살펴보고자 한다. 이는 운동 시 연료를 동원하는 데 있어 신경내분비 시스템이 어떤 역할을 하는지를 이해할 수 있을 것이다.

시상하부와 뇌하수체

뇌하수체는 뇌의 기저부에 위치하며, 시상하부 아래에 연결되어 있다. 뇌하수체는 주요한 내분비 역할을 하는 전엽(선하수체)과 시상하부에서 확장된 신경 조직인 후엽(신경하수체)으로 나뉘며, 이 두 엽 모두는 시상하부의 직접적인 통제를 받는다. **뇌하수체 전엽**의 경우는, 시상하부에 위치한 뉴런에서 생성된 **방출 호르몬**에 의해 호르몬의 분비가 조절된다. 이 방출 호르몬은 특정 호르몬이 전엽에서 분비되도록 자극하거나 억제한다. 반면, **뇌하수체 후엽**은 시상하부에서 시작되는 특수한 뉴런에서 합성된 호르몬들을 저장하며, 이 호르몬들은 축삭을 따라 이동하여 신경하수체의 혈관으로 전달되고, 혈액 순환을 통해 분비된다(40, 82).

뇌하수체 전엽

뇌하수체 전엽에서 분비되는 호르몬은 **부신피질자극호르몬**(ACTH), **난포자극호르몬**(FSH), **황체형성호르몬**(LH), **멜라닌세포자극호르몬**(MSH), **갑상선자극호르몬**(TSH), **성장호르몬**(GH) 및 **프로락틴**이다. 특히, 프로락틴은 직접적으로 유선을 자극하여 모유를 생성하지만, 뇌하수체 전엽에서 분비되는 대부분의 호르몬은 다른 호르몬의 분비를 조절한다. 갑상선자극호르몬은 갑상샘에서 갑상선 호르몬의 생성과 분비 속도를 조절하고, 부신피질자극호르몬은 부신피질에서 **코르티솔**의 생성과 분비를 자극한다. 또한, 황체형성호르몬은 남성의 고환에서 테스토스테론의 생산을, 여성의 난소에서 에스트로겐의 생산을 자극한다. 성장호르몬은 간과 다른 조직에서 **인슐린-유사성장인자**(IGF)의 분비를 촉진한다. 또한, 인슐린-유사성장인자는 다양한 방식으로 생산될 수 있다. 실제로, 근육 수축으로 인해 근육에서 생성된 인슐린-유사성장인자는 자가분비와 측분비 기전을 통해 국소적으

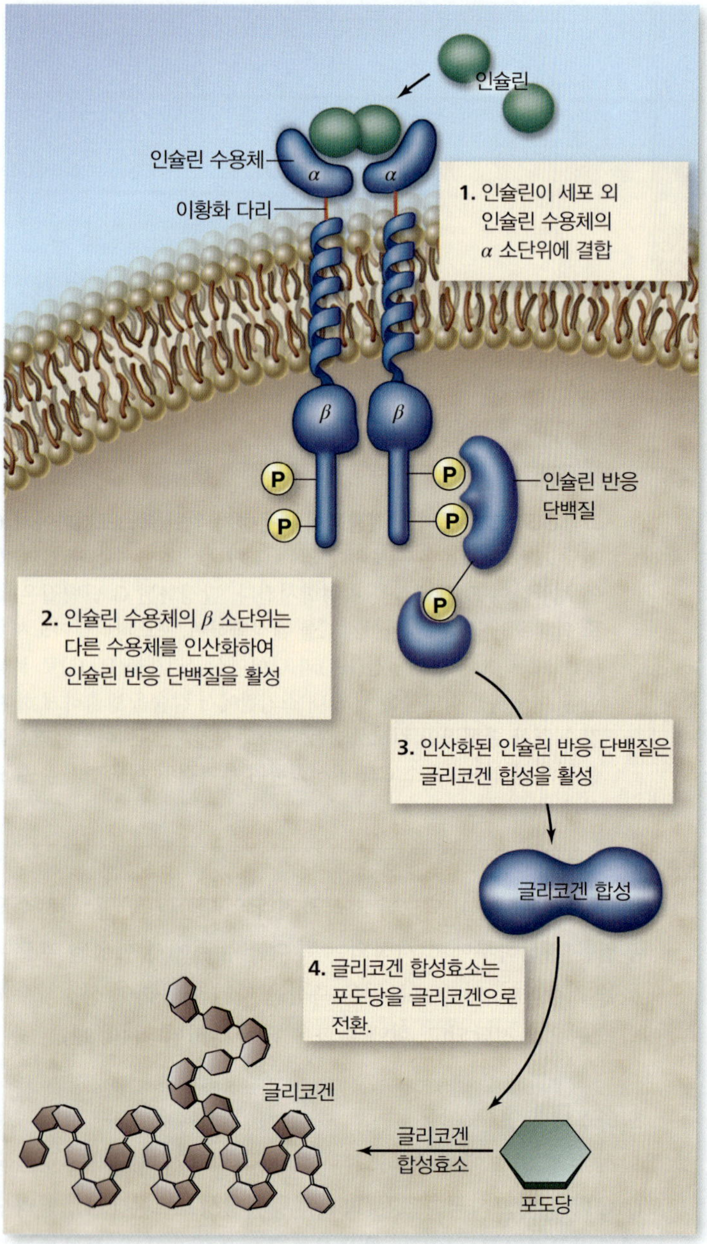

그림 5.6 인슐린 수용체. 인슐린은 세포 외부에 위치한 티로신 인산화효소 수용체의 알파(α) 소단위에 결합하여, 세포 내부에 위치한 베타(β) 소단위를 스스로 인산화시켜 신호 전달 단백질을 활성화시킨다. 활성화된 인슐린 반응 단백질은 글리코겐 합성효소를 활성화하여, 포도당으로부터 글리코겐을 합성시킨다.

로 작용하여 근비대를 유발한다(53, 85, 135). 그러나 중요한 점은 성장호르몬의 주요 역할이 탄수화물, 지방 및 단백질의 대사를 조절한다는 것이다.

성장호르몬

성장호르몬은 뇌하수체 전엽에서 분비되며, 인슐린-유사성장인자를 통해 모든 조직의 성장에 깊이 관여한다. 성장호르몬의 분비는 **시상하부**에서 분비되는 방출 호르몬에 의해 조절되는데, 성장호르몬 방출 호르몬(GHRH)은 성장호르몬의 분비를 자극하는 반면, **소마토스타틴**은 성장호르몬의 분비를 억제한다. 혈중 성장호르몬과 인슐린-유사성장인자 수치는 성장호르몬의 지속적인 분비에 대한 음성 피드백 효과를 나타낸다. 그림 5.7에서 볼 수 있듯이, 시상하부에서 성장호르몬 분비에 영향을 미치는 요인으로는 운동, 수면, 스트레스 및 저혈당 등이 있으며(161), 이 중 운동은 성장호르몬을 증가시키는 가장 강력한 자극 요인으로 알려져 있다(159). 성장호르몬과 인슐린-유사성장인자는 조직 내 아미노산의 흡수를 증가시켜 단백질 합성을 촉진하고 장골의 성장(신체의 최종 크기를 조절)을 촉진한다. 또한, 성장호르몬은 다음과 같은 방식으로 혈당을 절약한다:

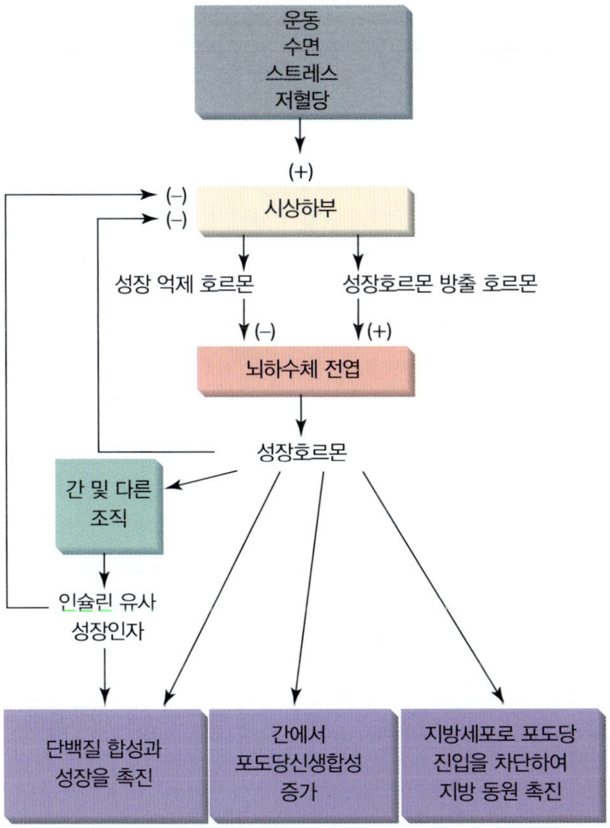

그림 5.7 성장호르몬 분비에 영향을 미치는 시상하부의 긍정적 요인(자극)과 부정적 요인(억제).
출처: Vander, Arthur J., Sherman, James H., Luciano, Dorothy S. "Summary of the Positive and Negative Input to the Hypothalamus, Influencing Growth Hormone Secretion," *Human Physiology: The Mechanisms of Body Function*. New York: McGraw Hill, 1998.

- 혈당 사용을 감소시키기 위해 인슐린 작용 억제("항인슐린 효과")
- 간에서 아미노산, 글리세롤 및 젖산으로부터 새로운 포도당을 합성(포도당신생합성)
- 지방 조직에서 지방산 동원을 증가시켜 지방을 연료로 사용하는 비율을 높임

이러한 특성들을 고려할 때, 운동 중 혈당 농도를 유지하기 위해 성장호르몬이 증가하는 것은 놀라운 일이 아니다. 또한, 운동으로 인한 성장호르몬 분비가 단백질 합성을 촉진한다는 점도 주목할 만 하다. 최근 연구에 의하면 장시간의 유산소 운동은 성장호르몬의 박동성 분비(증가와 감소가 반복해서 분비되는 현상)와 총 성장호르몬 분비량을 증가시킨다고 보고하였다(107). 성장호르몬이 단백질 합성을 증가시키기 때문에, 일부 운동선수들은 근육량을 증가시키기 위해, 일부 노인들은 노화 과정을 늦추기 위해 성장호르몬을 추가로 섭취하기도 한다. 그러나 장기간 성장호르몬을 섭취하는 것은 오히려 건강을 해칠 수 있으므로 주의해야 한다 (자세히 살펴보기 5.1 참조).

요약 *In Summary*

- 시상하부는 뇌하수체의 전엽과 후엽의 기능을 조절한다.
- 성장호르몬은 뇌하수체 전엽에서 분비되며 신체의 정상적인 성장에 필수적이다.
- 운동 중 성장호르몬의 증가는 지방 조직에서 지방산을 동원하고 혈당을 유지하는 데 도움을 준다.

뇌하수체 후엽

뇌하수체 후엽은 시상하부에서 생성된 옥시토신과 항이뇨호르몬(ADH, 바소프레신이라고도 함)을 저장한다. 이 중 옥시토신은 평활근을 자극하는 호르몬으로, 출산 시 자궁 수축에 관여하며 모유 분비를 위한 사출 반사에도 관여한다.

항이뇨호르몬(ADH)

항이뇨호르몬(ADH)은 이름이 의미하는 바와 같이 체내에서 수분 손실을 줄이는 역할을 한다. 항이뇨호르몬은 신장 세뇨관에서 모세혈관으로 수분이 재흡수되도록 촉진하여 체액 균형을 유지한다. 항이뇨호르몬의 분비를 증가시키는 두 가지 주요 자극은 다음과 같다:

- 혈장 삼투압 증가(낮은 수분 농도): 과도한 땀 배출 후 수분을 보충하지 않을 때 발생
- 혈장량 감소: 이는 출혈로 인한 혈액 손실이나 불충분한 수분 보충으로 인해 발생

시상하부에는 세포간질액의 수분 농도를 감지하는 삼투수용체가 있다. 혈장 내 수분 농도가 감소되면, 삼투수용체가 수축하여 시상하부에 신경 반사를 일으켜 항이뇨호르몬 분비를 자극한다. 이는 신장에서의 수분 손실을 줄여 체내 수분 균형을 유지한다. 반면, 혈장의 삼투압이 정상임에도 불구하고 혈장량이 감소되면, 좌심방에 있는 신장수용체가 반사 작용을 시작하여 항이뇨호르몬 분비를 촉진하고, 이를 통해 체액의 균형이 유지된다.

운동 중에는 혈장량의 감소와 삼투압의 증가가 나타난다. 특히, 최대 산소 섭취량의 60%를 초과하는 운동 강도에서는 항이뇨호르몬 분비가 증가된다(그림 5.8 참조, 24). 혈류로 항이뇨호르몬이 방출되면 수분 재흡수가 촉진되어 혈장량을 유지하는 데 도움이 된다(154). 최근에는 운동과 관련된 비삼투압적 신호가 일반적인 조절 기전을 무시하고 과도하게 수분 보유를 유도할 수 있다는 가설이 제기되었다. 이는 체내 나트륨 농도를 희석시켜 저나

자세히 살펴보기 5.1

성장호르몬과 운동수행능력

어린 시절에 성장호르몬이 과다하게 분비되면 거인증이 발생하고, 분비가 부족하면 왜소증이 발생한다. 성장호르몬이 부족한 경우에는 정상(또는 거의 정상) 키를 달성하기 위해 외인성 성장호르몬(기타 성장 촉진 호르몬)의 투여가 필요하다.

성인에서 성장호르몬 결핍을 치료하기 위해 성장호르몬을 투여하면 지방 산화, 최대 산소 섭취량($\dot{V}O_2$ max) 및 근력을 증가시키고, 체성분 개선 등의 효과를 기대할 수 있다(151). 하지만 성장호르몬이 결핍된 성인의 경우 근력 향상은 일반적으로 1년 이상의 장기적인 치료에서 관찰되며, 단기 연구에서는 외인성 성장호르몬 사용 후 근력 향상이 거의 나타나지 않거나 전혀 나타나지 않는다(160). 성장호르몬은 원래 사망자의 뇌하수체에서 추출하였으나, 유전 공학의 발전 덕분에 현재는 유전자 재조합 인간성장호르몬(rhGH)이 생산되고 있다.

성인기에 성장호르몬이 과다하게 분비되면 **말단비대증**이 발생한다. 이 시기에 추가적인 성장호르몬이 분비되더라도 키 성장에는 영향을 미치지 않는데, 이는 장골 끝의 성장판이 이미 닫혔기 때문이다. 그러나 성장호르몬이 과다하게 분비되면 뼈와 연골이 두꺼워져 영구적인 변형이 일어나고, 얼굴 윤곽이 두드러지며 손, 발, 귀, 코가 부은 듯한 외형이 나타날 수 있다. 또한, 말단비대증 환자는 내부 장기가 커지며 여러 만성 질환의 위험이 증가한다.

최근까지 말단비대증의 일반적인 원인은 성장호르몬의 과다 분비를 유발하는 뇌하수체 전엽의 종양이었다. 그러나 최근에는 젊은 성인들이 주사 가능한 인간성장호르몬(hGH)을 처치하면서 성장호르몬의 과다 분비 사례가 증가하고 있다(123). 불법적이지만 쉽게 구할 수 있는 인간성장호르몬을 주사하는 사람들은 주로 젊은 운동선수나 보디빌더로, 성장호르몬의 동화작용 효과를 다른 호르몬과 함께 활용하려는 목적을 가지고 있다(자세한 내용은 자세히 살펴보기 5.3 참조) (58, 123). 인간성장호르몬의 광범위한 사용과 남용에 대한 추가 정보는 추천 문헌의 Siebert와 Rao (2018)를 참조하라. 과연 성장호르몬이 이러한 사람들에게 경기력 향상 효과를 제공할까? 세 가지 리뷰 논문에 따르면, 다음과 같은 의견이 일치하는 것으로 보인다(64, 90, 159):

- 일반 성인의 경우 제지방량은 증가하지만, 이는 근세포의 질량 증가보다는 수분 증가에 더 기인한다.
- 저항 훈련과 성장호르몬을 복합처치해도 저항 훈련만 할 때와 비교해 제지방량, 근육량 및 근력 증가에 거의 차이가 없거나 매우 미미하다.
- 성장호르몬 사용 시 용량에 따라 다양한 부작용이 나타날 수 있다. 특히, 성장호르몬/인슐린유사성장인자 축 억제, 수분 보유와 부종, 관절 및 근육 통증 및 에이즈(HIV/AIDS)와 같은 주사 관련 질환에 노출되는 등의 주요 부작용이 지적되고 있다.

그러나 성장호르몬에 관심이 있는 사람들은 운동선수들만이 아니다. 성장호르몬이 고령층(65세 이상)에서 나이와 함께 진행되는 골격 및 근육량 감소를 늦추거나 멈추게 하는 역할을 할 수 있는지에 대한 관심이 커지고 있다. 일반적으로, 보충제로 성장호르몬을 투여받은 고령자는 제지방량이 증가하고 체지방이 감소하지만, 근력에는 변화가 없다. 게다가, 이 치료와 관련된 다양한 부작용 때문에 성장호르몬을 노화 방지 치료로 사용하는 것은 바람직하지 않다는 의견이 있다(91). 그럼에도 불구하고, 성장호르몬이 고령층에 미치는 효과가 미미하다는 연구 결과는 다음과 같은 요인들과 관련이 있을 수 있다(46):

- 연구 기간이 충분히 길지 않았으며, 장기적인 다년간의 후속 연구가 필요하다.
- 성장호르몬은 강력한 동화작용 호르몬인 테스토스테론과 함께 사용해야 한다(자세히 살펴보기 5.3 참조).
- 부작용을 줄이기 위해 두 호르몬의 용량을 생리학적인 수준으로 낮춰야 한다.
- 호르몬 대체 치료와 함께 운동을 병행해야 한다.

여기서는 성장호르몬 처치와 단백질 합성에 초점을 맞추고 있지만, 운동 중 골격근의 적응을 촉진하는 주요 요인은 수축하는 골격근에서 생성된 인슐린유사성장인자와 간에서 분비된 인슐린유사성장인자라는 점을 기억하는 것이 중요하다(135, 136).

트륨혈증(혈중 나트륨 농도 감소)을 유발하는 등의 치명적인 결과를 초래할 수 있다(자세한 내용은 23장을 참조, 59).

갑상샘

갑상샘은 갑상선자극호르몬의 자극을 받아 **트리요오드티로닌**(T_3)과 **티록신**(T_4)을 합성하여 혈류로 방출한다. 트리요오드티로닌은 세 개의 요오드 원자를, 티록신은 네 개의 요오드 원자를 포함하고 있다. 혈류로 방출된 트리요오드티로닌과 티록신은 혈장 단백질에 결합되지만, 조직에 영향을 미치는 것은 혈장 단백질에 결합되지 않은 "유리" 호르몬 농도라는 점을 기억해야 한다.

갑상선 호르몬

갑상선 호르몬은 우리 몸의 성장과 대사활동을 조절한다. 따라서 갑상선 기능 저하증이 발생하면 무기력함과 신체의 움직임 감소와 같은 증상이 나타난다. 일반적으로 갑상선 기능 저하는 체중 조절 문제와 관련이 있지만, 실제로 비만인 사람들 중 소수만이

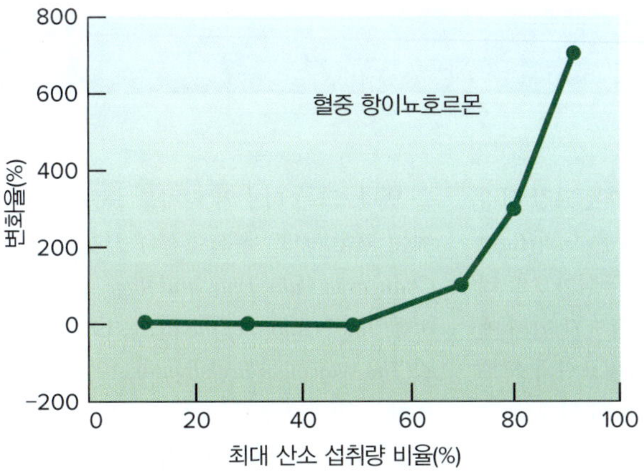

그림 5.8 운동 강도에 따른 혈중 항이뇨호르몬의 농도 변화.

갑상선 기능 저하증을 앓고 있다. 트리요오드티로닌과 티록신은 다른 호르몬들이 최대한의 효과를 발휘할 수 있도록 돕는 역할을 하기 때문에 허용 호르몬으로 알려져 있다. 혈중 트리요오드티로닌과 티록신이 수치가 상승한 후 효과가 나타나기까지는 비교적 긴 잠복기가 필요하다. 트리요오드티로닌의 잠복기는 6~12시간이며, 티록신의 잠복기는 2~3일이다. 하지만 일단 효과가 나타나기 시작하면, 그 영향은 오랜 시간 지속되는 특징이 있다(40). 트리요오드티로닌과 티록신의 분비 조절은 2장에서 소개된 음성 피드백 기전을 설명할 수 있는 또 다른 예시이다. 안정 시, 혈장 내 트리요오드티로닌과 티록신 농도가 증가하면, 시상하부에서 갑상선자극호르몬-방출 호르몬과 뇌하수체 전엽에서의 갑상선자극호르몬 분비가 억제된다. 이 자기조절 시스템은 정상적인 대사 과정을 유지하기 위해 필요한 트리요오드티로닌과 티록신의 수준을 조절한다. 운동 중에는 운반 단백질의 결합 특성이 변화하여 "유리" 호르몬 농도가 증가하며, 이는 호르몬이 조직에 더 빠르게 흡수될 수 있도록 도와준다. 운동 중 트리요오드티로닌과 티록신이 감소되면, 이를 보상하기 위해 갑상선자극호르몬 분비가 증가하여 갑상샘에서 트리요오드티로닌과 티록신 분비를 촉진한다(148). 일부 연구에서는 운동으로 인해 증가된 프로락틴과 코르티솔이 갑상선자극호르몬 분비에도 영향을 미칠 수 있다고 보고하였다(52). 반면, 다른 연구에서는 저항성 운동은 갑상샘과 관련된 호르몬 분비 기전에 아무런 영향을 미치지 못한다고 보도되었다(2).

요약 *In Summary*

- 갑상선 호르몬인 T_3와 T_4는 신체의 대사율을 조절하고, 다른 호르몬이 최대의 효과를 발휘할 수 있도록 돕는 데 중요한 역할을 한다.

칼시토닌

갑상샘은 정상적인 근육과 신경 기능에 중요한 이온으로 알려진 칼슘(Ca^{++}) 농도를 조절하는 **칼시토닌**을 분비한다. 칼시토닌 또한 음성 피드백 기전에 의해 조절된다. 예를 들어, 혈장 내 칼슘 농도가 증가하면 칼시토닌의 분비가 증가된다. 이는 뼈에서 칼슘 방출을 차단하고, 신장에서 칼슘 배설을 촉진하여 혈장 칼슘 농도를 감소시킨다. 이를 통해 칼슘 농도가 줄어들고 칼시토닌 분비도 감소된다. 혈중 칼시토닌의 농도는 운동에 의해 직접적으로 영향을 받지 않는다(94).

부갑상샘

부갑상선 호르몬은 혈장 내 칼슘 조절에 관여하는 주요 호르몬이다. 부갑상샘은 혈장 내 칼슘 농도가 낮아지면 부갑상선 호르몬을 분비하여, 뼈에서 칼슘을 방출시키고 신장에서 칼슘의 재흡수를 증가시켜 혈장 내 칼슘 농도를 증가시킨다. 또한, 부갑상선 호르몬은 신장을 자극하여 비타민 D_3(비타민 D의 한 종류)를 활성화된 호르몬 형태로 전환시키며, 이는 위장관에서 칼슘의 흡수를 증가시킨다. 부갑상선 호르몬의 혈중 농도는 격렬한 운동과 장시간의 운동 중 증가하며(11, 96), 이는 낮은 칼슘 농도와 운동으로 인해 증가한 혈장 수소 이온 농도와 부신수질에서 분비되는 호르몬인 카테콜아민 농도와 관련이 있다(89).

부신

부신은 부신수질과 부신피질이라는 두 개의 다른 선으로 구성되어 있다. 부신수질은 **카테콜아민**의 일종인 **에피네프린**(E)과 **노르에피네프린**(NE)을 분비하며, **부신피질**은 스테로이드 호르몬을 분비한다.

부신수질

부신수질은 교감 신경계의 일종으로 이곳에서 분비되는 호르몬의 80%는 에피네프린이다. 이 호르몬은 심혈관계, 호흡계, 위장관, 간, 기타 내분비샘, 근육 및 지방 조직 등 다양한 곳에 영향을 미친다. 에피네프린과 노르에피네프린은 혈압과 혈중 포도당 농도를 유지하는 데 관여한다. 이 두 호르몬이 심혈관계에서 작용하는 기전은 9장에서 다루고, 운동 중 에너지 기질을 동원하는 데 관여하는 역할은 이 장의 "빠르게 작용하는 호르몬" 부분에서 설명된다. 또한, 에피네프린과 노르에피네프린은 강한 물리적 혹은 정신적 스트레스에 신체가 어떻게 반응하는지에 대해 가설을 제시한 캐논(Cannon)의 "투쟁-도피 반응" 이론의 근거가 된다(15). 캐논(Cannon)의 견해에 따르면, 교감 신경계의 활성화는 사람이 위험에 직면했을 때 맞서서 싸우거나 혹은 도망칠 준비를

과학에서 중요한 인물 되돌아보기

월터 B. 캐논 교수와 투쟁 혹은 도피 반응

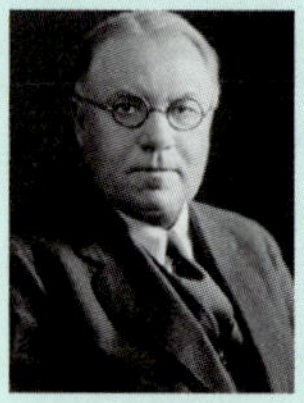

Bettmann/Getty Images

월터 B. 캐논(Walter B. Cannon)은 위스콘신에서 태어났으며, 1892년부터 1896년까지 하버드 칼리지에서 학업을 마친 후, 하버드 대학교에 입학하여 의학을 공부했다. 의대 첫 해에는 헨리 보디치(Henry Bowditch) 박사의 연구실에서 일하며, 새로운 엑스레이 기법을 이용해 위장관 운동성을 연구하기 시작했다. 그는 1900년에 의학 학위를 마친 후 보디치가 학과장을 맡고 있던 생리학과에서 강사로 계속 근무했다. 보디치 박사는 미국 생리학회(American Physiological Society) 창립자 5명 중 한 명으로 잘 알려진 생리학자였다. 2년 후, 캐논 박사는 조교수로 승진했고, 1906년에는 보디치 박사의 뒤를 이어 생리학과 학과장이 되었고, 1942년 은퇴할 때까지 그 직위를 유지했다.

캐논 박사는 위장관 운동성과 감정의 생리학에 대해서도 연구를 진행했다. 그는 교감 신경계의 긴급 기능 개념, 즉 "투쟁 혹은 도피(fight or flight)" 반응을 발전시켰으며, 극심한 스트레스 상황에서 신체가 싸우거나 도망가기 위해 에너지원을 동원하는 데 있어 에피네프린과 노르에피네프린의 중요성을 강조했다. 이 외에도, 그는 항상성(homeostasis) 개념을 확장했다. 항상성은 내부 환경의 동적 일관성을 의미하며, 이는 신경 내분비계를 포함한 복잡한 조절 시스템에 의해 유지된다는 개념이다. 항상성은 생물학에서 가장 근본적인 이론 중 하나로, 이 교재에서 지속적으로 다루는 주제이기도 하다.

캐논 박사는 하버드 생리학과뿐만 아니라 생리학 분야 전반에서도 탁월한 리더십을 발휘했다. 그는 1914년부터 1916년까지 제6대 미국 생리학회 회장을 역임했으며, 스승인 보디치 박사와 마찬가지로 생체실험 반대운동가(anti-vivisectionists)들과 맞서 싸우는 등 여러 사회적 및 정치적 문제에 대해 강력하게 목소리를 냈다. 그는 다수의 저서를 출판했는데, 그중에는 *고통, 공포, 분노에서의 신체 변화*(*Bodily Changes in Pain, Fear, and Rage*, 1915), *신체의 지혜*(*The Wisdom of the Body*, 1932), *연구자의 길*(*The Way of an Investigator*, 1945) 등이 있다. 특히, 마지막 책은 과학자로서의 개인적 경험을 서술한 자서전으로, 과학자의 길을 걷고자 하는 사람들에게 뜻깊은 목적과 의미를 부여했다. 캐논 박사는 20세기 전반기 미국의 가장 위대한 생리학자 중 한 사람으로 평가받고 있으며, 그의 연구와 리더십은 많은 이들에게 영감을 주었다.

그의 삶에 대해 더 알고 싶다면 하버드 대학 출판부에서 출판한 *Walter B. Cannon, The Life and Times of a Young Scientist*와 *Walter B. Cannon, Science and Society*를 참조하길 바란다.

미국 생리학회 웹사이트: (https://www.the-aps.org/)

하도록 우리 인체를 준비시킨다고 제시하였다. 때때로, 스포츠 중계에서 "지금 아드레날린이 엄청나게 솟구치고 있을 겁니다"와 같은 표현은 이 가설을 뒷받침한다. 더 많은 정보는 과학에서 중요한 인물 되돌아보기에서 월터 B. 캐논(Walter B. Cannon) 박사에 대한 설명을 참조하라.

에피네프린과 노르에피네프린은 표적 조직의 아드레날린성(에피네프린의 유럽식 명칭인 아드레날린에서 유래) 수용체에 결합한다. 이 **수용체**는 **알파**(α)와 **베타**(β)로 나뉜다. 알파 수용체는 다시 각 수용체는 다시 알파1 (α_1)과 알파2 (α_2)로 나뉘고, 베타(β) 수용체는 베타1 (β_1), 베타2 (β_2) 및 베타3 (β_3)로 구분된다. 앞서 언급한 것처럼 에피네프린과 노르에피네프린은 2차 전달자 기전을 통해 세포에 신호를 전달한다. 특히, 표적 조직에서 생성된 반응의 크기와 방향(억제 또는 흥분)은 에피네프린 또는 노르에피네프린이 어떠한 아드레날린성 수용체와 결합하느냐에 따라 달라진다. 이는 수용체가 세포의 호르몬 반응을 결정하는 데 얼마나 중요한지를 보여주는 예이다. 표 5.1은 에피네프린과 노르에피네프린이 다양한 아드레날린성 수용체에 반응하여 나타나는 효과를 요약한 것이다(140). 수용체들은 고리형 AMP 또는 칼슘 농도를 증가시키거나 감소시켜 세포 활동에 변화를 일으킨다. 이 표를 보면, 한 세포에서 베타1 (β_1) 수용체가 감소하고 알파2 (α_2) 수용체가 증가했을 경우, 동일한 에피네프린 농도에서도 세포 내에서 매우 다른 효과가 나타날 수 있음을 보여준다.

요약 *In Summary*

- 부신수질은 카테콜아민의 일종인 에피네프린과 노르에피네프린을 분비한다. 이 중 에피네프린은 부신수질에서 가장 많이 분비되는 물질(80%)이며, 노르에피네프린은 주로 교감 신경계의 아드레날린성 뉴런에서 분비된다.
- 에피네프린과 노르에피네프린은 알파와 베타-아드레날린 수용체에 결합하여, 2차 전달자를 통해 세포 활동의 변화를 일으킨다(예: 심박수 증가, 지방 조직에서 지방산 동원).

부신피질

부신피질은 비교적 뚜렷한 생리학적 기능을 조절하는 스테로이드 호르몬을 분비한다. 다음은 이러한 호르몬들을 세 가지 범주로 나뉜 것이다:

표 5.1 아드레날린 수용체 하위유형: 에피네프린과 노르에피네프린의 생리적 반응

수용체 유형	E/NE의 효과	막결합효소	세포 내 매개체	조직에 미치는 영향
β_1	에피네프린 = 노르에피네프린	아데닐산 고리화효소	c AMP↑	심박수↑ 글리코겐 분해↑ 지방 분해↑
β_2	에피네프린 ⋙ 노르에피네프린	아데닐산 고리화효소	c AMP↑	기관지 확장↑ 혈관 확장↑
β_3	노르에피네프린 > 에피네프린	아데닐산 고리화효소	c AMP↑	지방분해↑
α_1	에피네프린 ≥ 에피네프린	포스포리파아제 C	Ca^{++}↑	포스포디에스테라아제↑ 혈관 수축↑
α_2	에피네프린 ≥ 노르에피네프린	아데닐산 고리화효소	c AMP↓	β_1과 β_2 수용체의 길항작용 인슐린 분비↓

출처: Tepperman, J., and H. M. Tepperman, *Metabolic and Endocrine Physiology*. Chicago, IL: Year Book Medical Publishers, 1987; Brunton, L., J. S. Lazo, and K. L. Parker, eds., *Goodman & Gilman's The Pharmacological Basis of Therapeutics*. New York, NY: McGraw Hill, 2005; Zouhal, H., C. Jacob, P. Delamarche, and A. Gratas-Delamarche, "Catecholamines and the Effects of Exercise, Training, and Gender," *Sports Medicine* 38: 401–423, 2008.

- **미네랄코르티코이드**(알도스테론): 혈장 내 나트륨(Na^+)과 칼륨(K^+) 농도를 유지한다.
- **당질코르티코이드**(코르티솔): 혈중 포도당 조절에 관여한다.
- **성 스테로이드**(안드로겐과 에스트로겐): 사춘기 이전의 성장에 관여하며, 이 중 안드로겐은 사춘기 이후 여성의 성욕과 관련 있다.

모든 스테로이드 호르몬의 공통적인 화학적 전구체는 콜레스테롤이다. 비록 최종적으로 활성화된 호르몬의 화학 구조의 차이는 미미하지만, 이들 호르몬의 생리학적 기능은 크게 다르다.

알도스테론

알도스테론(미네랄코르티코이드)은 신장에서 나트륨(Na^+)의 재흡수와 칼륨(K^+) 분비를 조절하는 중요한 호르몬이다. 알도스테론은 나트륨(Na^+)/수분(H_2O) 균형에 직접적으로 관여하며, 혈장량과 혈압에 영향을 미친다(9장 참조). 알도스테론 분비는 두 가지 기전에 의해 조절된다. 첫째, 혈장 칼륨(K^+) 농도에 의해 직접적으로 조절된다. 예를 들어, 칼륨(K^+) 농도가 증가되어 알도스테론이 분비되면, 이는 신장의 능동 수송 기전을 활성화시켜 칼륨(K^+) 이온을 분비한다. 이 조절기전은 앞서 언급한 음성 피드백 과정이다. 둘째, 알도스테론 분비는 더 복잡한 기전에 의해 조절되는데, 만약 혈장량이 감소되고 신장에서의 혈압 저하, 혹은 신장에 대한 교감 신경 활동이 증가되면 신장의 특수 세포가 자극되어 **레닌**(renin)이라는 효소를 분비한다. 레닌은 혈장으로 유입되어 안지오텐시노겐을 **안지오텐신 I**으로 전환시키고, 안지오텐신 I은 폐에서 안지오텐신 전환 효소(ACE)에 의해 **안지오텐신 II**로 전환된다. 안지오텐신 II는 강력하게 혈관을 수축하여 혈압을 증가시키기 때문에, 고혈압 환자에게는 높아진 혈압을 낮추기 위해 ACE 억제제가 처방되기도 한다. 이후 안지오텐신 II는 알도스테론 분비를 자극하여 나트륨(Na^+)의 재흡수를 증가시킨다. 갈증은 알도스테론과 항이뇨호르몬의 분비를 자극하며, 이는 신체가 체액량을 유지하는 데 필수적이다. 가벼운 운동 중 혈장 내 레닌과 알도스테론 농도에는 거의 변화가 나타나지 않는다(88). 하지만 가벼운 운동 중일지라도 열 부하가 더해지면, 레닌과 알도스테론 분비가 증가한다(41). 운동 강도가 최대 산소 섭취량($\dot{V}O_2$ max)의 50%에 도달하면(그림 5.9 참조) 레닌, 안지오텐신, 알도스테의 분비가 모두 증가한다(93, 148). 또한, 간에서는 레닌 기

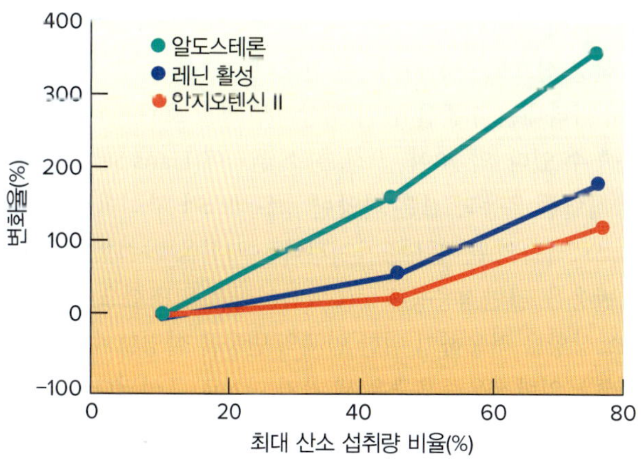

그림 5.9 운동 강도에 따른 레닌의 활성도, 안지오텐신 II 및 알도스테론의 변화. 그래프는 안정 시를 기준으로 하여, 운동 강도가 증가함에 따라 각 호르몬의 변화량을 비율로 나타내었다.

질(안지오텐신노겐)의 생산이 증가하여 혈장 농도를 유지한다(100). 반대로, 혈액량이 지속적으로 증가하면 심장 근육세포(내분비샘이 아님)에서 심방 나트륨이뇨 호르몬(ANH)이 분비된다. 심방나트륨이뇨 호르몬은 알도스테론의 작용에 반대로 작용하여 혈액량을 감소시킨다(161).

코르티솔

부신피질에서 분비되는 주요 당질코르티코이드는 코르티솔이다. 코르티솔은 여러 기전을 통해 장기간의 단식이나 운동 중 혈중 포도당을 유지한다. 이러한 기전은 다음과 같이 여러 생리학적 과정을 통해 이루어진다.

- 단백질 분해 촉진: 단백질 합성을 억제하여 아미노산을 형성하고, 이 아미노산은 간에서 포도당신생합성(새로운 포도당 생성)에 사용된다.
- 지방 조직에서 유리지방산 동원 자극: 지방을 연료로 사용하도록 촉진한다.
- 간에서 포도당 합성에 관여하는 효소들을 자극한다.
- 포도당의 조직 내 유입 차단: 조직이 포도당 대신 지방산을 더 많이 연료로 사용하게 만든다(40, 161).

코르티솔의 분비 기전에 대한 요약은 그림 5.10에 설명되어 있다. 코르티솔 분비는 티록신과 동일한 방식으로 조절된다. 먼저, 시상하부에서 부신피질자극호르몬-방출 호르몬(CRH)이 분비되면, 이 호르몬은 뇌하수체 전엽을 자극하여 부신피질자극호르몬의 분비를 촉진한다. 이때 부신피질자극호르몬은 혈액을 통해 이동하여 부신피질의 수용체에 결합하여 코르티솔 분비를 증가시킨다. 코르티솔 수치가 증가하면 부신피질자극호르몬-방출 호르몬과 부신피질자극호르몬의 분비가 또 다른 음성 피드백 시스템에 의해 억제된다. 그러나 시상하부는 다른 뇌 영역에서 전달되는 신경 신호도 수용하며, 이 신호의 수준은 음성 피드백 시스템에서 나타내는 수준을 넘어 시상하부 방출 호르몬의 분비에 영향을 줄 수 있다. 약 70여 년 전, 한스 셀리에(Hans Selye)는 화상, 골절, 격렬한 운동과 같은 다양한 스트레스가 부신피질자극호르몬과 코르티솔의 분비를 증가시킨다는 사실을 발견했다. 그는 이러한 반응을 일반적응증후군(GAS)이라고 명명했으며, 이는 스트레스 상황을 적응하기 위한 인체의 반응을 설명할 수 있다고 제시하였다. 일반적응증후군은 세 가지 단계로 구성된다. 첫 번째는 경고 반응 단계로, 스트레스에 맞서기 위해 코르티솔이 분비된다. 두 번째는 저항 단계로, 몸이 손상된 부분이 회복하려고 한다. 세 번째는 탈진 단계로, 회복이 충분하지 않아 병이나 사망으로 이어질 수 있다(138). 일반적응증후군은 우리 몸의 상처나 손상과 같은 "스트레스"에 노출되었을 때 나타나는 반응이다. 코르티솔은 단백질의 분해를 촉진하여 아미노산을 생성하고, 이 아미노산은 손상된 조직을 회복하는 데 사용된다. 근육 조직이 아미노산의 주요 공급원인 점은 분명하지만, 저항성 및 지구성 훈련은 당질코르티코이드에 의한 근육 위축을 방지할 수 있다(3, 60, 61). 이 절에서는 다양한 내분비샘에서 분비되는 호르몬의 역할을 설명하였으며, 자세히 살펴보기 5.2에서는 비만과 관련된 질병에 대해 다루고 있다.

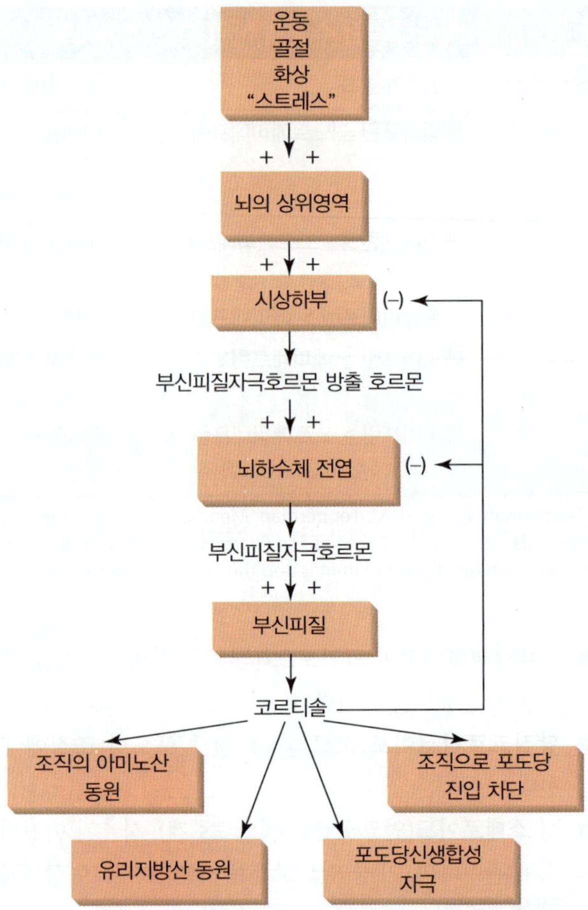

그림 5.10 코르티솔 분비 조절. 시상하부에 대한 양성 및 음성 피드백의 균형과 코르티솔이 대사과정에 미치는 영향

요약 *In Summary*

- 부신피질은 알도스테론(미네랄코르티코이드), 코르티솔(당질코르티코이드) 및 에스트로겐과 안드로겐(성 스테로이드)을 분비한다.
- 알도스테론은 Na^+와 K^+의 균형을 조절한다. 격렬한 운동 중에는 알도스테론 분비가 증가하며, 이는 레닌-안지오텐신 시스템에 의해 조절된다.
- 코르티솔은 운동을 포함한 다양한 스트레스에 반응하여, 신체에

자세히 살펴보기 5.2

지방 조직은 내분비기관이다

많은 사람들은 비만이 제2형 당뇨병 및 관상 동맥 질환, 암과 같은 기타 만성 질환 환자의 급격한 증가와 연관이 있다는 사실을 알고 있다. 하지만 최근까지 비만과 이러한 질환 간의 직접적인 연관성이나 원인은 여전히 수수께끼로 남아 있다. 다행히도, 새로운 증거들이 발표되면서 과도한 지방 조직이 건강에 부정적인 영향을 미치는 이유를 부분적으로 설명할 수 있게 되었다.

역사적으로, 지방 조직은 주로 중성지방 형태로 지방을 저장하는 주요 부위로 여겨졌다. 칼로리 섭취가 소비를 초과하면 지방 저장량이 증가하고, 반대로 칼로리 섭취가 에너지 요구를 충족하지 못하면 지방 조직이 유리지방산을 혈액으로 방출하여 세포에 에너지를 제공한다.

최근 몇십 년 동안, 지방 조직에 대한 이해가 크게 변화되고 있다. 지방 조직이 단순한 에너지 저장 장소가 아니라 다양한 호르몬과 물질을 분비하여 대사와 에너지 균형에 직접적인 영향을 미친다는 사실이 밝혀졌다. 이러한 물질들은 내분비, 주변분비, 또는 자가분비 기전을 통해 작용한다.

1990년대 중반에는 **렙틴**이라는 호르몬이 발견되었다. 이 호르몬은 지방세포에서 분비되며 시상하부의 "섭식 중추"에 직접 작용하여 식욕을 조절한다. 또한, 렙틴은 말초 조직에 작용하여 인슐린 감수성을 높이고(인슐린이 제대로 작용하도록 도움) 근육에서 유리지방산의 산화를 촉진한다. **아디포넥틴**은 지방세포에서 분비되는 또 다른 호르몬으로, 근육에서 인슐린 감수성과 지방산 산화를 증가시키며(39, 49, 156), 혈관 내피세포와 심장 근육세포를 보호하여 심혈관 질환의 위험을 감소시킨다(104).

지방량이 증가함에 따라 렙틴 분비도 함께 증가하지만, 이상하게도 음식 섭취는 억제되지 않는다. 이는 렙틴 신호가 시상하부에 도달하는 것을 차단하는 또 다른 분자가 생성되기 때문에, 소위 렙틴 저항성(leptin resistance)이 나타나기 때문이다. 반면에, 지방량이 증가하면 아디포넥틴 분비는 감소하게 되어 조직의 인슐린 감수성이 낮아지며(인슐린 저항성) 제2형 당뇨병이 발생한다. 이 상태는 인슐린은 충분히 존재하지만, 조직이 인슐린에 제대로 반응하지 않는 상태이다. 또한, 이와 함께 심혈관 질환의 위험도 증가하게 된다(104).

지방량이 증가함에 따라 지방세포는 다양한 염증성 사이토카인(TNF-α, IL-6)을 생성한다. 이로 인해 비만이 만성적인 전신 염증 상태를 유발하는 것으로 인식되고 있다(109, 130). 염증에 대한 자세한 내용은 6장을, 염증과 만성 질환의 연관성에 대해서는 15장을 참조하라. 아디포넥틴은 이러한 전신 염증을 억제할 수 있는 능력을 가지고 있지만, 비만으로 인해 아디포넥틴 분비가 감소하기 때문에 그 역할을 충분히 수행할 수 없게 된다. 이러한 염증성 사이토카인(지방 조직에서는 **아디포카인**이라고도 불린다)은 인슐린 저항성과 동맥경화를 유발할 수 있다(39, 49, 156). 그렇다면 이러한 변화가 지방세포에서 일어나는 이유는 무엇일까? 한 가지 가능한 원인은 저산소증(상대적 산소 부족)이다. 비만으로 인해 지방 조직의 양이 증가하면 일부 지방세포는 기존 모세혈관에서 더 멀어지게 되어 산소가 충분히 공급되지 않게 된다. 정상 지방세포에서 산소가 부족한 상태(저산소증)가 되면, 무산소 대사가 증가하고 젖산과 수소이온의 농도가 증가하게 된다. 이에 따라 세포는 아디포넥틴 분비를 감소시키고, 렙틴과 IL-6 분비를 증가시키는 반응을 보인다(151).

아디포넥틴이 인슐린 감수성에 중요한 역할을 한다는 점을 고려할 때, 인슐린 감수성을 향상시키는 것으로 알려진 운동(17장 참조)이 아디포넥틴 농도를 증가시킬 것으로 예상할 수 있다. 그러나 흥미롭게도, 일회성 운동이나 훈련은 혈중 아디포넥틴 농도에 아무런 영향을 미치지 않는다. 반면에 운동, 식이, 또는 두 가지를 복합처치로 인해 지방량이 감소하면 아디포넥틴 농도가 증가한다. 이는 운동과 체중 감량이 인슐린 감수성에 미치는 긍정적인 효과가 각각 독립적으로 작용하며, 다른 기전을 통해 발생된다는 것을 시사한다. 렙틴 역시 운동보다는 체중 변화에 더 민감하게 반응하는 것으로 보인다(6, 10, 86, 144).

최근 연구에 따르면, 지방 조직은 건강과 질병에 영향을 미치는 레지스틴(resistin)과 비스파틴(visfatin)과 같은 다른 요인들도 분비하는 것으로 나타났다(20). 이는 지방 조직이 단순한 에너지를 저장소가 아니라 식욕, 에너지 소비, 심혈관 질환 및 제2형 당뇨병을 포함한 염증 관련 질환에 직접적으로 관여한다는 점을 보여준다. 따라서, 신체 활동을 유지하고 정상 체중을 유지하는 것은 만성 질환의 발병 위험을 최소화하기 위한 합리적인 목표임이 분명하나, 근육이 지방 조직의 염증 촉진 경향에 어떻게 대응하는지에 대한 자세한 내용은 자세히 살펴보기 5.4를 참조하라.

필요한 에너지(포도당과 유리지방산)를 공급하고, 조직 복구를 위한 아미노산을 제공한다.

췌장

췌장은 외분비샘과 내분비샘의 두 가지 기능을 가지고 있다. 외분비는 음식물의 분해를 돕는 소화 효소와 소화과정에서 산을 중화시키는 중탄산염을 만들어 소장으로 보낸다. 내분비에는 췌장의 랑게르한스섬에 있는 세포 집단에서 인슐린과 **글루카곤**이라는 두 가지 **상반 조절** 호르몬을 분비하여 혈당을 조절하고, **소마토스타틴**(성장호르몬억제 호르몬)도 분비되어 인슐린과 글루카곤의 분비를 조절한다.

인슐린

인슐린은 췌장의 랑게르한스섬에 있는 베타(β) 세포에서 분비되는 호르몬이다. 인슐린은 음식을 섭취하고 소장에서 영양소가 혈액으로 흡수될 때 중요한 역할을 한다. 인슐린은 조직이 포도당과 아미노산과 같은 영양소를 잘 흡수하도록 돕고, 이 영양소를 글리코겐, 단백질 및 지방 형태로 저장한다. 가장 잘 알려진 인슐린의 역할은 세포막을 가로질러 포도당을 쉽게 받아들이도록 돕는 것이다. 만약, 인슐린이 부족하면 조직이 포도당을 흡수하지 못하게 되어 혈중 포도당이 과도하게 축적된다. 혈중 포도당 농도가 지나치게 높아지면 신장에서 과부하가 일어나 소변으로 많은 양의 포도당과 함께 수분이 빠져나가게 되며, 이로 인해 **당뇨병**이 발생된다.

앞서 언급했듯이, 인슐린 분비는 혈중 포도당과 아미노산 농도, 교감 및 부교감 신경 자극 및 다양한 호르몬과 같은 여러 요인에 영향을 받는다. 인슐린의 분비 속도는 췌장의 베타 세포가 받는 자극과 억제 신호의 강도에 따라 달라진다(그림 5.1 참조). 식사 후 혈중 포도당이 증가하며, 췌장의 베타 세포는 인슐린을 분비하여 조직으로 포도당 흡수를 증가시킨다. 이로 인해 혈중 포도당 수준이 낮아지고 인슐린 분비가 줄어든다(40, 104).

글루카곤

글루카곤은 랑게르한스섬의 알파(α) 세포에서 분비되며, 인슐린과 반대되는 효과를 나타낸다. 글루카곤 분비는 혈중 포도당 농도가 낮을 때 증가하며, 이는 췌장의 알파 세포에 의해 감지된다. 또한 글루카곤은 간에 저장된 포도당의 동원(글리코겐 분해)과 지방 조직에서 유리지방산의 동원을 자극한다. 이는 혈당을 에너지원으로 사용하는 것을 최소화하기 위해 작용하며, 앞서 설명된 아데닐산 고리화효소의 2차 전달자 시스템을 활용한다. 마지막으로, 코르티솔과 함께 글루카곤은 간에서 포도당신생합성을 자극한다. 글루카곤 분비는 포도당 농도 외에도 교감 신경계와 같은 다른 요인의 영향을 받는다(147). 인슐린과 글루카곤이 운동 중 혈당 유지를 위해 수행하는 역할에 대한 구체적인 설명은 이 장의 "빠르게 작용하는 호르몬" 섹션에서 다루어질 것이다.

요약 *In Summary*

- 인슐린은 췌장의 랑게르한스섬 내 베타 세포에 의해 분비되며 포도당, 아미노산 및 지방의 저장을 촉진한다.
- 글루카곤은 췌장의 랑게르한스섬 내 알파 세포에 의해 분비되며, 포도당과 지방산의 동원을 촉진한다.

소마토스타틴

췌장의 랑게르한스섬의 델타(δ) 세포에서는 소마토스타틴 호르몬을 분비한다. 소마토스타틴은 소화단계에서 분비량이 증가하며, 위장관(GI)의 활동을 조절해 영양소가 혈액으로 들어오는 속도를 조절한다. 또한, 소마토스타틴은 인슐린 분비를 조절하는 역할도 한다(147).

고환과 난소

테스토스테론과 **에스트로겐**은 각각 고환과 난소에서 분비되는 주요 성 호르몬이다. 이 호르몬들은 생식 기능을 확립하고 유지하는 데 중요할 뿐만 아니라, 남성과 여성의 2차 성징(예: 남성의 턱수염, 여성의 가슴발달)을 형성하는 데 중요한 역할을 한다. 이 호르몬들이 각 성별의 특성과 생리학적 기능에 매우 중요하기 때문에, 남녀 모두에서 이 호르몬들이 비슷한 방식의 조절 피드백을 따른다는 것은 놀라운 일이 아니다.

테스토스테론

테스토스테론은 고환의 간질세포에서 분비되며, 이 과정은 뇌하수체 전엽에서 생성된 간질세포자극호르몬(ICSH)에 의해 조절된다. LH는 황체형성호르몬(LH)으로도 알려져 있으며, 이 호르몬 분비는 시상하부에서 분비되는 방출 호르몬에 의해 조절된다. 고환의 정세관에서 정자가 생산되려면 뇌하수체 전엽에서 난포자극호르몬(FSH)과 테스토스테론 분비가 필요하다. 그림 5.11에

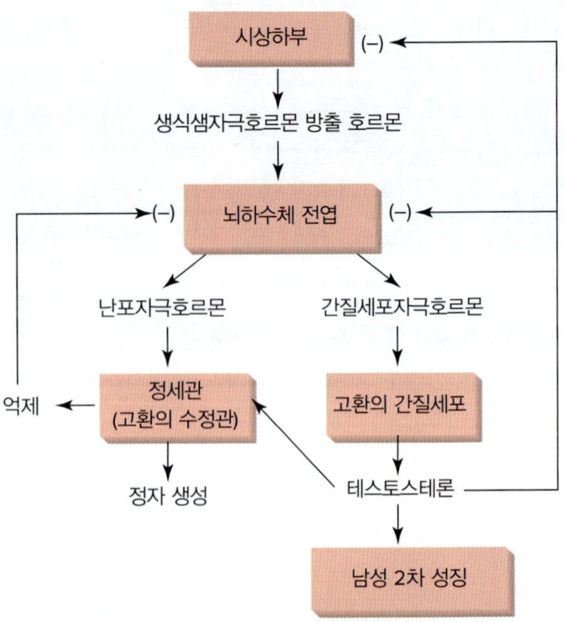

그림 5.11 시상하부와 뇌하수체 전엽에 의한 테스토스테론 분비와 정자 생성 기전.

자세히 살펴보기 5.3

단백동화 스테로이드와 운동수행능력

테스토스테론은 단백질 동화작용과 **남성화** 효과를 모두 가진 **스테로이드**로, 각각 신체 크기의 변화와 남성의 2차 성징을 유발한다. 이러한 복합적인 효과 때문에, 과학자들은 동화작용을 극대화하고 남성화 효과를 최소화하는 스테로이드를 개발했지만 이 두 가지 효과를 완전히 분리하기는 불가능했다. 합성 스테로이드는 원래 장기간 침상 생활로 인해 나타나는 근위축 환자의 조직 성장을 촉진하기 위해 개발되었다. 하지만 얼마 지나지 않아, 이러한 **단백동화 스테로이드**가 운동선수의 근비대와 근력을 키우는 데 도움이 될 수 있을 것이라는 가능성이 제기되었다.

운동수행능력을 향상시키기 위한 단백동화 스테로이드 사용은 매우 흥미로운 역사를 가지고 있다. 초기 연구 결과들은 사용된 스테로이드의 용량과 유형, 대상자의 훈련 상태, 연구 기간 등의 차이로 인해 일관성이 부족했다(4, 106, 164, 165, 168). 그러나 곧 이러한 스테로이드 처치가 효과적이라는 명확한 증거가 보고되었다. 이러한 이유로, 국제 대회와 대학 및 프로 스포츠에서 운동선수들을 대상으로 한 필수 약물 검사가 도입되기 시작했다. 문제가 더욱 심각해진 것은 운동선수들이 단백동화 스테로이드 대신 순수 테스토스테론을 복용하기 시작하면서부터였다. 이는 테스토스테론의 접근성이 높아졌을 뿐만 아니라 약물 검사에서 적발될 가능성을 줄이기 위해서였다. 다음 정보는 두 개의 주요 입장문을 정리한 것으로, 스테로이드 사용에 대해 알려진 사실과 남용을 억제하기 위해 필요한 조치들을 요약한 것이다(64, 106):

- 안드로겐 사용은 농도에 따라 남성의 제지방량, 근육량 및 근력을 증가시킨다.
- 안드로겐과 저항 훈련을 병행할 경우, 두 가지 중재 중 하나만 사용했을 때보다 더 큰 효과가 나타난다.
- 남성에서 나타나는 부작용으로는 시상하부–뇌하수체–성선 축 억제, 기분 및 행동 장애, 심혈관 질환 위험 증가, 간 기능 장애(경구 안드로겐 사용 시), 인슐린 저항성, 포도당 불내성, 여드름 및 여성형 유방증(유방 발달)이 있다. 장기간 단백동화 스테로이드를 사용하면 인지 기능 저하도 동반될 수 있다(79).
- 여성에게 나타나는 부작용은 남성과 유사하지만 클리토리스 비대, 목소리 굵어짐, 다모증, 신체 구조 변화와 같은 남성화 효과가 추가적으로 나타날 수 있다. 특히, 이러한 변화는 안드로겐 사용을 중단해도 되돌릴 수 없는 경우가 많다.

단백동화 스테로이드 사용자들을 대상으로 하는 설문조사에 따르면 사용자의 대다수는 대회에 출전하는 보디빌더나 운동선수가 아닌 일반인이었다. 이들은 권장 용량보다 훨씬 높은 메가 도스(multiple mega-doses)를 사용했으며, 하나 이상의 단백동화 스테로이드를 복용하고 있었다(5, 102, 106, 116). 하지만 다행스럽게도, 청소년들 사이에서 스테로이드 사용률이 감소하고 있다는 증거나 제시되었다(64). 운동선수나 팀 전체가 경기력 향상 약물 사용으로 인해 정지 처분을 받는 경우가 자주 드러나지만, 문제는 생각보다 훨씬 더 광범위하다는 것이다. 이 조사에 대한 결과는 운동선수, 코치, 부모, 의사, 운동 트레이너 및 일반 대중에게 안드로겐 사용과 남용에 대한 지속적인 교육이 필요하다는 점을 시사한다(64, 106). 금지된 물질 목록에 대한 추가 정보는 세계 반도핑 기구(World Anti-Doping Agency) 웹사이트(**www.wada-ama.org**)를 참조하라.

마지막으로, 65세 이상 고령자의 수가 증가하면서 근육량과 근력 손실을 늦추거나 멈추기 위한 방법으로 테스토스테론 사용에 상당한 관심이 집중되고 있다. 이는 새로운 개념이 아니며, 자세히 살펴보기 5.1에서 논의된 바와 같이, 테스토스테론은 노인에게 나타나는 근육량과 근력 손실을 감소시킬 수 있는 유일한 호르몬이 아니라는 것이다(46).

서는 테스토스테론 분비가 시상하부와 뇌하수체 전엽을 포함하는 음성 피드백 루프에 의해 조절되는 과정을 보여준다. 또한, 정자 생산은 억제호르몬(inhibin)과 관련된 또 다른 음성 피드백 루프에 의해 일부 조절된다(104, 161).

테스토스테론은 단백질 합성을 촉진해 조직의 성장을 돕는 동화작용(anabolic)과 청소년기 동안 근육량과 지방량 비율을 조절하는 안드로겐작용(androgenic)을 모두 가진 스테로이드계 호르몬이다.

연구에 의하면, 장시간의 강도 높은 저항성 및 지구성 운동을 하면 혈중 테스토스테론 수치는 약 10~37%까지 증가할 수 있다고 보고되었다(154). 특히, 운동 후 혈중 테스토스테론의 증가는 LH 농도 증가와 함께 나타나는데, 이는 단순히 혈액이 농축되기 때문이 아니라 테스토스테론 생산 속도가 실제로 증가했기 때문이다(27, 148). 운동으로 인해 테스토스테론이 증가하면 근육 단백질 합성과 근비대에 중요한 역할을 한다고 제시되어 왔다. 하지만 최근 연구에 의하면 테스토스테론만으로는 저항성 훈련 후 나타나는 근비대의 약 10%만 설명할 수 있다고 보고되었다(136). 즉, 저항 훈련의 결과로 나타나는 근비대는 사람마다 큰 차이가 있으며, 이는 운동에 따른 테스토스테론 반응이 사람마다 다르기 때문이라고 볼 수 있다. 사실 많은 사람들은 테스토스테론이나 그 합성 유사체가 근비대와 근파워를 증가시키기 위해 남용되는 대표적인 약물로 인식하고 있다. 특히, 테스토스테론은 콜레스테롤

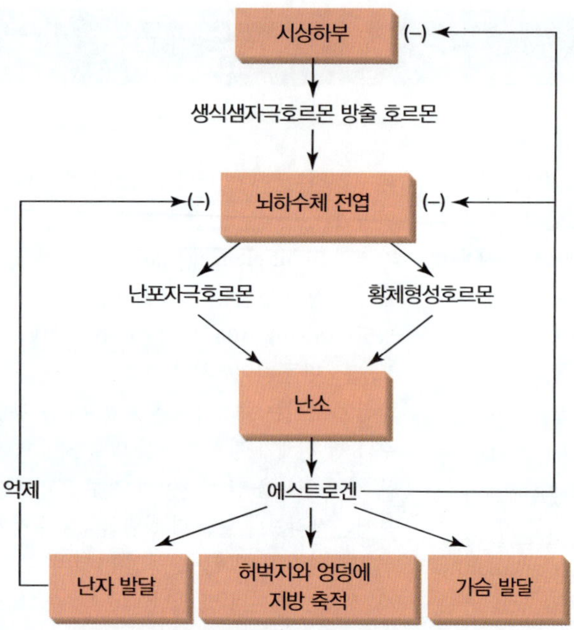

그림 5.12 난포기 초기 및 중기에서 에스트로겐이 생성되는 기전.

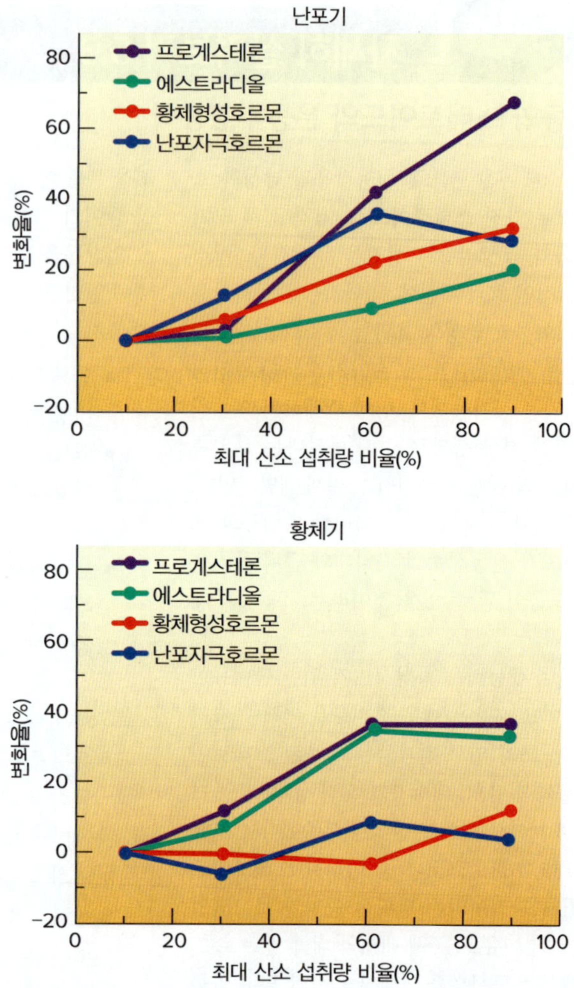

그림 5.13 난포기와 황체기 동안 점진적 운동 중 혈중 난포자극호르몬, 황체형성호르몬, 프로게스테론 및 에스트라디올의 농도 변화(안정 시 대비).

기반 호르몬이기 때문에, 장기간 섭취하면 건강에 해로울 수 있다(자세한 내용은 자세히 살펴보기 5.3 참조).

에스트로겐과 프로게스테론

생리학적으로 비슷한 효과를 나타내는 세 가지의 에스트로겐 형태는 에스트라디올, 에스트론 및 에스트리올이 있다. 이 중 에스트라디올은 에스트로겐 중 가장 강력하고 중요한 작용을 하는 호르몬이다. 에스트로겐은 가슴 발달, 여성 지방 축적 및 2차 성징을 자극한다(그림 5.12 참조). 월경 주기 초기 단계인 난포기(follicular phase) 동안 황체형성호르몬은 난포에서 **안드로겐**의 생성을 자극하고, 이 안드로겐은 난포자극호르몬에 의해 에스트로겐으로 전환된다. 배란 후, 월경 주기의 황체기(luteal phase)가 시작되면, 난자가 있었던 공간에 형성된 황체라는 분비 구조에서 에스트로겐과 프로게스테론이 생산된다(161). 운동과 이 호르몬들에 대한 관련 연구를 살펴보면(78), 난포기와 황체기 동안 안정 시와 세 가지 다른 운동 강도에서 혈장 내 황체형성호르몬, 난포자극호르몬, 에스트라디올, 프로게스테론의 농도를 측정하였다. 운동 강도에 따른 호르몬들의 반응 패턴은 월경 주기의 두 단계에서 매우 유사했다(78). 그림 5.13에서는 운동 강도가 증가하더라도 프로게스테론과 에스트라디올의 변화가 거의 없다는 점을 보여준다. 또한, 황체기 동안 항체형호르몬과 난포자극호르몬의 수준 역시 거의 변화하지 않는 것으로 나타났다. 따라서, 프로게스테론과 에스트라디올의 증가가 미미한 것은 혈장량의 변화나 분비율의 증가 때문이 아니라, 제거율이 감소했기 때문인 것으로 제시되었다(14, 148).

월경 주기 단계가 운동 대사에 미치는 영향은 명확하지 않다. 이는 연구 설계, 측정 방법 및 운동 강도의 차이 때문이라고 여겨진다. 최근에 발표된 과학 문헌을 바탕으로 다음과 같은 근거를 제시할 수 있다(110):

- 무산소 운동수행능력은 월경 주기에 영향을 받지 않는다. 따라서 난포기 동안 운동 주기화를 적용하는 것이 권장된다.
- 월경 주기가 지구력 운동수행능력에 미치는 영향은 연구마다 상반된 결과를 보인다. 따라서, 앞으로의 연구에서는 울트라 마라톤과 같은 극한의 지구력 운동수행능력에 초점을 맞출 것을 제안한다.

- 황체기 동안에는 운동 강도가 탄수화물을 에너지원으로 사용할 만큼 고강도 운동일 경우, 포도당 동원이 감소된다. 하지만 운동이 식사 직후에 운동을 하거나 운동 중 포도당을 섭취할 경우, 월경 주기에 영향이 줄어들거나 제거될 수 있다.
- 동물 연구에서는 에스트로겐이 지방 분해(lipolysis)와 혈장 유리지방산(FFA) 증가를 촉진한다고 보고되었지만, 인간 연구는 이러한 결과를 뒷받침하지 않는다.
- 황체기 동안 안정 시와 운동 중에는 단백질 분해가 증가하는데, 이는 프로게스테론의 영향으로 보이며, 에스트로겐은 반대로 단백질 분해를 억제하는 효과를 나타낸다.

이와 유사하게, 장시간 운동 시 포도당을 조절하는 호르몬의 반응은 월경 주기에 영향을 받지 않는다고 보고되었다(87). 또한, 최대 산소 섭취량($\dot{V}O_2$ max), 젖산, 혈액량, 심박수, 환기 반응 역시 월경 주기에 영향을 받지 않는다(166). 마지막으로, 황체기 동안 체온이 상승하더라도 열 질환에 대한 위험에 노출되지 않는다(95).

현재까지 에스트로겐이 근육 손상, 염증 및 조직 회복에 미치는 영향에 대한 논의는 진행 중이다. 동물 연구에서는 에스트로겐이 보호 효과를 제공한다는 일관된 증거가 나타났지만, 인간에 대한 연구에서는 이러한 결과를 아직까지 확인하지 못하고 있다(35). 이 주제에 대해 구체적으로 알고 싶다면, Tiidus 등이 서술한 논문을 읽어보길 바란다(150).

여성 운동선수가 남성 운동선수보다 전방십자인대(ACL) 부상을 입을 위험이 약 4~6배 더 높기 때문에, 월경 주기와 이 부상 위험의 관련성에 대한 관심이 높아지고 있다. 최근 메타 분석에 따르면, 배란 중 에스트로겐 급증이 무릎의 관절 이완성과 전방십자인대 부상을 촉진한다고 보고되었다. 또한, 경구 피임제 사용은 부상 위험을 일부 감소시킬 수 있다고 보고되었다(57). 하지만, 점프 동작 수행 시 발생되는 힘과 무릎 굴곡에 대한 생체역학적 분석에서는 월경 주기가 성별 간 차이에 영향을 주지 않는 것으로 나타났다(18).

일회성 운동으로 인한 에스트로겐과 프로게스테론의 변화는 미미하지만, 장기간 과도한 운동은 여성 운동선수의 월경 주기에 부정적인 영향을 미칠 수 있다. 주요 월경 장애에는 1차 무월경(15세까지 월경이 시작되지 않은 경우)과 2차 무월경(초경 이후 월경이 멈추는 경우)이 있다. 여성 운동선수의 월경 장애 발생률은 매우 다양하지만 미적 스포츠, 지구력 스포츠, 체중조절을 요구하는 스포츠에서 더 높다. 특히, 더 젊고 체중이 낮으며 훈련량이 많은 선수일수록 발생률이 높아지는 경향이 있다. 일반적으로 여자 대학생의 무월경 유병률은 약 2~5%이다. 반면, 여자 대학 육상 선수들 중 무월경 유병률은 주당 훈련량이 16 km 미만에서 113 km 이상으로 증가하거나, 체중이 60 kg 이상에서 50 kg 이하로 감소할 때, 약 3~60%로 다양하게 나타난다. 또한, 젊은 선수에서의 발생률(69%)은 나이 든 선수보다(9%) 훨씬 높게 나타났다(121). 무월경인 운동선수들은 유산소 운동(134)과 저항 운동(105) 모두에서 호르몬 반응이 둔화된 것으로 나타났다.

최근 연구에 따르면, 장기간 낮은 에스트라디올 수치는 뼈의 미네랄 함량에 해로운 영향을 미칠 수 있기 때문에, 운동과 2차 무월경 관련 문제가 주목받고 있다. 일반적으로 노인과 관련되어 있는 골다공증이 무월경인 운동선수들에게 흔히 나타난다(31, 62). 운동으로 인한 생리불순에 대해 더 자세히 알고 싶다면, 레드먼(Redman)과 룩스(Loucks)의 리뷰 논문을 참조하길 바란다(121). 가장 흥미로운 점은 운동 자체는 생식 기능을 억제하지 않지만, 운동으로 인한 에너지 소비 증가가 문제의 원인이 될 수 있다는 것이다. 이에 대한 자세한 설명은 전문가에게 묻기 5.1을 참조하라.

요약 *In Summary*

- 테스토스테론과 에스트로겐은 생식 기능이 잘 작동하도록 돕고, 2차 성징을 결정한다.
- 지속적인 운동(훈련)은 남성의 테스토스테론 수치와 여성의 에스트로겐 수치를 감소시킬 수 있다. 특히 여성의 경우, 이러한 변화는 골다공증과 관련된 부정적인 결과를 초래할 가능성이 있다.

내분비계는 항상성이 무너질 때 자동으로 반응하도록 구성되어 있다. 이는 뇌의 주요 연료인 혈중 포도당 대사에 관련이 있다. 이 장의 앞부분에서 설명한 혈중 포도당 농도를 조절하는 네 가지 기전은 다음과 같다:

- 간의 글리코겐을 분해하여 포도당을 동원한다.
- 지방 조직에서 유리 지방산을 동원하여 지방을 에너지원으로 사용하는 비율을 증가시키고, 이를 통해 혈중 포도당을 절약한다.
- 아미노산, 글리세롤, 젖산으로부터 새로운 포도당을 합성한다(포도당신생합성).
- 세포 내 포도당의 진입을 차단하고("항인슐린") 세포가 지방을 연료로 사용하도록 하여 혈장 내 포도당을 절약한다.

표 5.2에는 신체 활동으로 포도당이 빠르게 사용될 때나, 단식으로 탄수화물 섭취가 불충분할 때 혈중 포도당 농도를 조절하는 데 관여하는 호르몬들을 요약한 것이다. 각 호르몬에 대한 설명은 다음 섹션에서 자세히 다룰 예정이다. 이를 위해 우리는 지난 10

전문가에게 묻기 5.1

여성 운동선수의 생식 장애와 낮은 골밀도에 대한 앤 루크스 박사와의 인터뷰

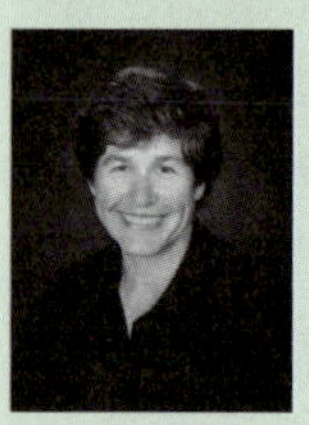
Anne B. Loucks

루크스 박사(Dr. Loucks)는 오하이오 대학교 생물과학과 교수로, 여성 운동선수의 생식 및 골격계 장애 분야에서 활발하게 연구를 진행해온 유명한 연구자이다. 그녀는 이 주제에 관한 다수의 연구 논문과 리뷰 논문을 저술했으며, 국제적으로 인정받는 전문가로 평가받고 있다. 또한, 루크스 박사는 미국 스포츠의학회(ACSM)의 여성 운동선수 3대 증후군에 대한 입장 성명서 개발 및 수정 과정에 참여했다. 또한, 그녀의 다양한 연구와 학문적 성과는 2008년 미국 스포츠의학회에서 권위 있는 Citation Award를 수상하면서 그 공로를 인정받았다.

질문: 여성 운동선수의 생식 장애(월경장애)가 낮은 체지방률로 인해 발생하는가?

답변: 아니다. 무월경을 겪는 여성 운동선수와 정상적으로 월경을 하는 여성 운동선수 간에 유의미한 체성분의 차이를 발견한 연구는 거의 없다. 생식계를 포함한 신체의 다양한 생리학적 시스템은 에너지 가용성에 크게 의존한다. 에너지 가용성이란 운동 후 남아있는 식이 에너지로, 이는 다른 생리학적 기능을 수행하는 데 사용되는 에너지의 양을 의미한다. 즉, 운동 후에도 몸의 다른 기능들을 위해 사용할 수 있는 남은 에너지를 뜻한다. 예를 들어, 휴식 시 하루 에너지 소비량은 약 30 kcal/kgFFM이다. 만약 에너지 가용성이 하루 30 kcal/kgFFM 미만으로 떨어지면(에너지 용량이 줄어들면), 뇌는 에너지 소비를 줄이는 기전을 활성화한다. 생식계에서는 시상하부에서 분비하는 생식샘자극호르몬 방출 호르몬의 맥동 분비가 느려지면서 난소 기능이 억제된다. 흥미롭게도 일부 연구에서는 체성분 변화 없이 에너지 가용성을 조절함으로써 생식 장애를 유도하거나 예방할 수 있다고 보고되었다. 하지만 월경 장애는 여러 질병의 증상일 수 있기 때문에, 정확한 진단을 위해서는 반드시 의학적 검사와 내분비 측정이 필요하다.

질문: 일부 여성 운동선수의 낮은 골밀도가 무월경 때문에 발생하는가?

답변: 부분적으로는 그렇지만, 전적으로 그렇지는 않다. 골밀도는 월경 주기 수에 비례하여 감소하며, 낮은 에스트로겐 수치는 골 흡수율을 증가시켜 골밀도를 감소시킨다. 그러나 낮은 에너지 가용성도 골 형성을 자극하는 동화작용 호르몬(예: 갑상선 호르몬, 인슐린, 인슐린유사성장인자-1)을 억제한다. 특히, 뼈 발달을 위해 골 형성 속도가 흡수속도보다 빨라야 하는 청소년기에 더 위험하다.

질문: 그동안의 연구를 바탕으로 많은 여성 운동선수들이 충분히 먹지 않는 이유를 설명해 줄 수 있는가?

답변: 많은 여성 운동선수들이 충분히 먹지 않는 이유는 크게 네 가지로 나눌 수 있다. 이 중 두 가지는 스포츠 외부 요인과 관련이 있다. 첫 번째 이유는 섭식 장애로 인한 것이다. 일부 운동선수들은 강박적으로 음식을 제한하는 경향을 보이며, 이는 섭식 장애의 일환으로 나타날 수 있다. 섭식 장애는 모든 정신 질환 중에서도 조기 사망률이 가장 높은 질환 중 하나이기 때문에, 스포츠 프로그램에서는 이러한 장애를 조기에 발견하고 치료를 받을 수 있도록 의뢰하며, 의료적 허가를 받을 때까지 운동 참여를 제한하는 절차가 마련되어야 한다. 두 번째 이유는 사회적 외모 압박이다. 많은 운동선수들이 외모를 개선하려는 목적으로 음식을 적게 먹는다. 전 세계적으로 여성들은 자신들의 체질량지수(BMI)가 남성들보다 2배가량 높은 과체중이라고 인식하고 있다. 특히, BMI가 낮은 여성일수록 체중 감량을 시도하는 비율이 남성보다 5~9배 더 높다. 실제로, 많은 여성 운동선수들이 다이어트를 하는 이유로는 운동수행능력 향상이 아닌 외모 개선을 꼽고 있다.

여성 운동선수들이 충분히 먹지 않는 또 다른 두 가지 원인은 스포츠 내부 요인에서 비롯된다. 특히, 여성 운동선수들은 경기력을 향상시키기 위해 의도적으로 적게 먹는 경우가 있다. 이는 종목에 맞는 체형과 체성분을 유지하는 것이 성과를 최적화하는 데 도움이 되기 때문이다. 여성 운동선수들은 종종 체중이나 체지방을 줄여야 하는 요구를 받고, 이 과정에서 잘못된 조언을 받는 경우가 많다. 섭식 장애가 있는 운동선수들과 달리, 이러한 운동선수들은 신뢰할 수 있는 전문가의 조언에 따라 본인들의 행동을 수정하는 경향이 있다. 많은 여성 운동선수들은 가장 신뢰하는 조언자로 코치를 꼽고 있기 때문에, 운동선수뿐만 아니라 코치도 영양에 대해 교육을 받을 필요가 있다. 또한, 낮은 에너지 가용성은 장시간의 운동이나 지구력 운동선수들에게 권장되는 고탄수화물 식단이 의도치 않게 식욕을 억제하기 때문에 발생하기도 한다. 이 두 요인이 결합되면서, 단순히 식욕에 따라 자유롭게 먹는 것만으로는 하루 에너지 가용성이 30 kcal/kgFFM 이하로 감소될 수 있다. 따라서 지구력 스포츠에 참여하는 운동선수는 식욕에 따라 먹는 대신, 계획된 시간에 특정 음식의 정량을 섭취하는 방식으로 식사해야 한다.

질문: 여성들의 이러한 문제를 해결해야 할 가장 중요한 요인은 무엇인가요?

답변: 우리는 운동선수들이 운동으로 소모한 에너지를 보충하기 위해 얼마나 먹어야 하는지에 대해 알고 있다고 생각할 수 있지만, 실제로는 운동 목표를 달성하면서도 건강을 유지하기 위해 에너지 가용성을 어떻게 관리해야 하는지에 대한 구체적인 방법이 필요하다. 이를 위해 에너지 가용성을 모니터링하고 관리하는 실질적인 방법을 개발하기 위한 연구들이 필요하다.

표 5.2 운동 동안 에너지를 동원하고 혈당을 보존하는 호르몬 반응 요약

호르몬	분비선	운동반응	작용	연료 사용에 미치는 효과
에피네프린 노르에피네프린	부신수질	↑	근육 및 간 글리코겐 분해↑ 유리지방산 동원↑	지방과 탄수화물 모두 동원
코르티솔	부신피질	↑	유리지방산 동원↑ 포도당신생합성↑ 포도당 흡수↓	지방 동원 혈당 유지
성장호르몬	뇌하수체 전엽	↑	유리지방산 동원↑ 포도당신생합성↑ 포도당 흡수↓	지방 동원 혈당 유지
글루카곤	췌장(α 세포)	↑	유리지방산 동원↑ 글리코겐 분해↑ 포도당 흡수↓	지방 동원 혈당 유지
인슐린	췌장(β 세포)	↓	조직으로 포도당, 아미노산 및 유리지방산 흡수↑	연료 저장 혈당 감소

년간 근육이 내분비 기관으로서 역할을 한다는 사실을 인지할 필요가 있다(사세한 내용은 자세히 살펴보기 5.4 참조).

운동 중 기질 동원을 위한 호르몬 조절

운동 중 사용되는 에너지원의 기질(종류)과 동원되는 속도는 운동의 강도와 지속 시간에 크게 좌우된다. 격렬한 운동 중에는 필수적으로 탄수화물 산화로 에너지를 생성하지만, 지방산 산화로는 에너지를 제공할 수 없다. 에너지 기질을 조절하는 것은 생물학적으로 매우 중요하기 때문에, **중복적**(redundant)이거나 혹은 다양한 기전들에 의해 조절된다. 이러한 중복적 조절을 받는 과정들은 우리 몸에서 가장 중요한 생물학적 과정으로 간주된다. 운동 중 탄수화물을 사용하는 경우, 중복적 기전은 호르몬의 영향과 세포 신호에 대한 반응이다.

운동 중 에너지 기질의 이용이 잘 조절되어야 하기 때문에, 이를 조절하는 호르몬에 대한 설명은 두 부분으로 나누어 논의하고자 한다. 첫 번째 부분에서는 근육 글리코겐 조절에 대해 다루고, 두 번째 부분에서는 간에서의 포도당 동원과 지방 조직에서의 유리지방산 동원 조절을 다룰 것이다.

근육-글리코겐 이용

대부분의 운동 시작 단계와 매우 격렬한 운동 중에는 근육에 저장된 탄수화물인 글리코겐이 주요 연료로 사용된다(132). 운동 강도는 운동 지속 시간과 반비례하며, 근육내 글리코겐이 연료로 사용되는 속도를 결정한다. 그림 5.14는 최대 산소 섭취량($\dot{V}O_2$ max)이 비율로 표현된 다양한 운동 강도에서 글리코겐 분해 속도를 보여준다(132).

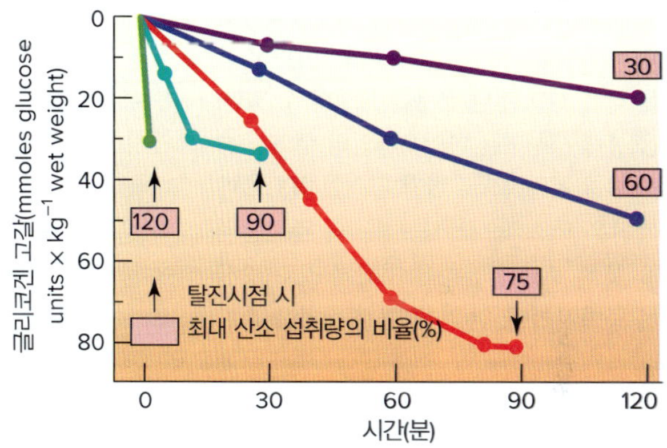

그림 5.14 자전거 운동 시 운동 강도 증가에 따른 글리코겐 고갈(대퇴사두근).

운동 강도가 증가할수록 글리코겐은 더 빠르게 분해된다. 이 글리코겐 분해 과정은 2차 전달자에 의해 시작되며, 이는 근육세포 내에서 단백질 인산화효소를 활성화시킨다(그림 5.4 참조). 혈장 내 에피네프린은 세포의 β 아드레날린 수용체에 결합하여 고리형 AMP의 형성을 강력하게 자극하며, 이는 글리코겐 분해를 촉진하는 강력한 역할을 한다. 그림 5.15는 다양한 운동 강도와 지속 시간에 따른 혈장 내 에피네프린 농도의 변화를 보여준다(83). 그림 5.14와 5.15에서 볼 수 있듯이, 운동 중 혈장 에피네프린의 변화와 글리코겐 분해 간에는 일관된 연관성이 있다(122).

운동 중 근육에서의 글리코겐 분해가 혈중 에피네프린(E)에 의해 조절된다는 가설을 검증하기 위해, 연구자들은 피험자들에

자세히 살펴보기 5.4

또 다른 내분비샘: 근육

주요 사망 원인 중 세 가지는 심혈관 질환, 당뇨병 및 암이다. 이러한 질환들은 혈중 종양 괴사 인자 알파(TNF-α)와 같은 염증성 사이토카인의 증가가 나타나는 저강도 만성 염증과 관련이 있다. 중요한 점은, 규칙적인 중강도 이상의 신체 활동이(주당 3~5일) 제2형 당뇨병, 심장병 및 암을 일부 완화시킬 수 있다는 것이다. 최근까지만 해도 운동이 이러한 질병 예방에 어떤 역할을 하는지에 대해서는 잘 알려져 있지 않았지만, 점차 그 연관성이 밝혀지고 있다.

최신 연구에 따르면, 운동 중 골격근에서 이러한 긍정적인 효과를 직접적으로 기여한다고 보고되었다(12, 33, 96, 114, 119). 실제로 수축하는 근육은 내분비 기관으로, **마이오카인**(myokine, 근육과 사이토카인의 합성어)이라고 불리는 작은 신호 전달 분자를 생성할 수 있다. 운동을 통해 생성되는 마이오카인의 수와 종류는 현재까지 계속적으로 발견되고 있다(81). 마이오카인은 국소적으로 자가분비와 주변분비 기능을 통해 포도당 흡수를 자극하고, 지방산 산화를 증가시키며, 근육 내 혈관 성장을 촉진할 수 있다. 또한, 마이오카인의 내분비 기능은 여러 조직과 기관에 긍정적인 영향을 미친다. 예를 들어, 일부 마이오카인은 간에서 포도당 생산을 증가시키고 지방 조직에서 트리글리세리드를 분해하여 유리지방산을 연료로 제공하는 역할을 한다(12, 96, 114). 또 다른 연구에 따르면, 운동으로 인해 분비되는 마이오카인이 심장마비로 인한 손상을 완화시킬 수 있다고 보고되었다(97).

인터루킨 6 (IL-6)은 운동 중 근육에서 생성되는 주요 마이오카인으로 알려져 있다. 특히, IL-6는 친염증성 사이토카인과 항염증성 사이토카인의 두 가지 역할을 모두 수행할 수 있는 특성을 가지고 있다. IL-6는 운동 중 및 운동 직후 혈액 내 가장 먼저 분비돼, 혈중 IL-6 농도는 휴식 상태와 비교하여 100배까지 증가할 수 있지만, 일반적으로는 그보다 더 적은 변화를 나타낸다(117). IL-6은 지구력, 스프린트 및 근력 운동 후 증가되어 염증 반응이나 회복과정에 중요한 역할을 한다(114). 운동에 의한 마이오카인 분비가 항염증 반응을 일으키는데, 이는 TNF-α와 같은 순환성 염증 인자와는 개별적으로 작용한다(33). 이를 뒷받침하는 연구를 살펴보면, IL-6는 TNF-α의 생성을 억제하고 다른 항염증성 사이토카인의 생성을 촉진하는 것으로 보고되었다(114).

운동에 의해 일시적으로 증가하는 마이오카인은 내분비계의 특성을 반영한다. 예를 들어, IL-6는 항상성을 유지하고(12, 96, 114), 운동 후 우리 몸이 적응할 수 있도록 돕는다(97). 반대로, 비만과 관련된 질병에서는 IL-6 농도가 만성적으로 높게 유지되는 것이 흔히 관찰된다(33, 119). 또한, 근육에서 유래한 마이오카인이 심장, 췌장, 간 및 지방 조직과 "상호작용"하며 운동에 의한 긍정적인 적응을 촉진한다는 증거가 점점 증가하고 있다(자세한 내용은 추천 문헌의 Severinson 2020을 참조) (33, 97, 158). 현재 진행 중인 연구는 규칙적으로 운동하는 사람들에게서 마이오카인이 만성 질병 예방에 어떻게 기여하는지에 대한 새로운 기전을 밝혀낼 것으로 기대하고 있다(자세한 내용은 15장을 참조).

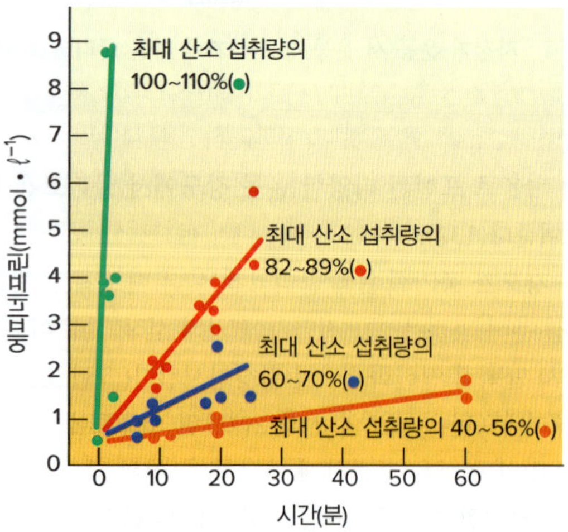

그림 5.15 다양한 운동 강도와 지속 시간에 따른 혈중 에피네프린 수준의 변화.

게 프로프라놀롤(propranolol)을 복용시켰다. 이 약물은 세포막의 β_1 및 β_2-아드레날린 수용체를 차단하여, 고리형 AMP 생성을 억제하고 결과적으로 글리코겐 분해를 막는다. 이후 피험자들은 근육 내 글리코겐이 평상시 절반 수준으로 고갈되고, 근육 내 젖산 농도가 10배 증가하는 운동 강도로 2분 동안 운동을 수행했다. 놀랍게도, 그림 5.16에서 보여주듯이, 피험자들이 프로프라놀롤을 복용한 후 다른 날에 동일한 테스트를 반복했을 때, 글리코겐 고갈이나 젖산 축적에 차이가 없었다(54). 다른 실험에서도 β-아드레날린 차단제가 운동 중 글리코겐 분해 속도에 거의 영향을 미치지 않는 것으로 나타났다(152). 그렇다면 이러한 일은 어떻게 일어날 수 있었을까?

이는 앞서 언급한 중복성(redundancy) 개념이 적용되는 사례이다. 즉, 글리코겐 분해를 조절하는 방법이 여러 기전으로 이루어진다는 의미이다. 3장에서 언급했듯이, 세포 내에서 일어나는 효소 반응은 세포 내부와 외부의 요인들에 의해 조절된다. 이 예시에서 세포 외부 요인인 혈장 에피네프린의 효과는 약리학적 제제에 의해 차단되었다. 따라서, 운동 중 글리코겐 분해를 조절하는 또 다른(중복된) 세포 내 요인이 존재해야 한다. 구체적으로,

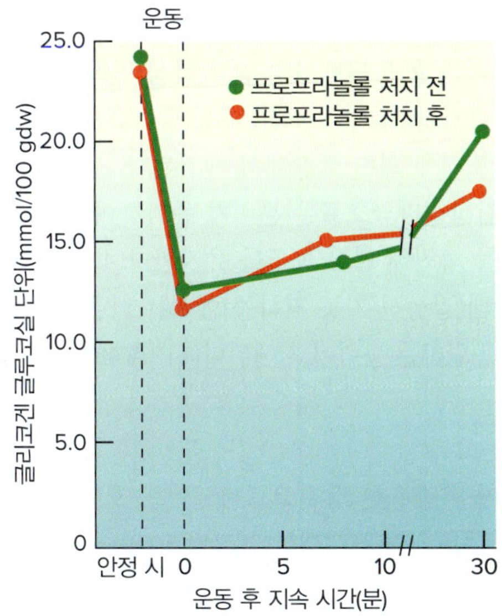

그림 5.16 프로프라놀롤 처치 전후 2분 동안 운동(분당 1200 kpm)했을 때 근육 내 글리코겐의 변화. 베타-아드레날린 수용체를 차단해도 글리코겐 분해에는 영향을 미치지 않았다.

근육세포가 수축자극을 받으면, 근형질세망에 저장된 칼슘 이온이 세포 내로 급격하게 분비된다. 일부 칼슘 이온은 근수축 과정을 진행하는 데 사용되지만(8장 참조), 나머지 칼슘 이온은 **칼모듈린**에 결합한다. 이 칼모듈린은 글리코겐 분해에 필요한 단백질 인산화효소를 활성화시킨다(그림 5.5 참조). 이 경우, 세포 내에서 증가한 칼슘 이온이 근육 내 글리코겐 분해를 자극하는 초기 신호로 작용하며, 이는 cAMP가 아닌 칼슘 이온에 의한 것이다. 그림 5.17은 글리코겐 분해를 조절하는 중복된 기전들을 요약한 것이다. 운동 중 카테콜아민의 분비를 차단한 실험은 프로프라놀롤 실험을 통해 확인되었으며, 교감-부신계가 온전하지 않더라

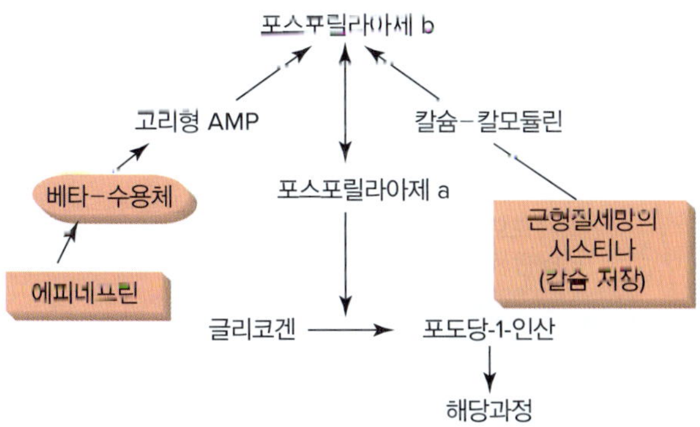

그림 5.17 근육내 글리코겐 분해. 근육 내 글리코겐 분해는 칼슘-칼모듈린 기전이나 고리형 AMP 기전에 의해 시작될 수 있다. 베타 수용체를 차단하는 약물을 사용하더라도 글리코겐 분해는 동일하게 진행될 수 있다.

도 골격근에서는 글리코겐 분해를 시작하는 데 필수적이지 않음을 보여주었다(17).

글리코겐 고갈 패턴(glycogen-depletion patterns)에 대한 연구는 이러한 가설을 뒷받침한다. 한쪽 다리만 강도 높은 운동을 수행하면 혈장 에피네프린의 농도가 증가하지만, 근육 내 글리코겐은 운동한 다리에서만 고갈된다(72). 이는 세포 외 호르몬인 에피네프린의 영향보다는 세포 내 요인(예: 칼슘 이온)에 의한 것임을 보여준다. 또한, 강도 높은 인터벌 운동을 수행한 실험에서는, 속근 섬유에서 글리코겐이 더 빠르게 고갈되는 것으로 나타났다(34, 36, 47). 혈장 내 에피네프린 농도는 속근 섬유와 지근 섬유 모두에서 동일했지만, 활성화된 근섬유에서 글리코겐이 더 빠르게 고갈되었다. 이는 논리적인 결과인데, "휴식 중"인 근섬유는 글리코겐이나 다른 연료를 빠르게 사용하지 않기 때문이다. 글리코겐 분해 속도는 근육 내 ATP 사용 속도와 유사하게 진행된다. 이 과정은 에피네프린과는 무관하게 발생하지만(121), 에피네프린이 글리코겐 분해를 유발할 수 없거나, 유발하지 않는다는 것을 의미하지 않는다(19, 167). 실제로, 운동 중 에피네프린의 증가는 골격근에서 빠르게 글리코겐 분해를 촉진한다(76, 140-142).

요약 *In Summary*

- 근육에서 글리코겐이 포도당으로 분해되는 과정은 에피네프린-고리형 AMP에 의한 세포 외 조절과 Ca^{++}-칼모듈린에 의한 세포 내 조절이 중복적으로 작용한다. 이 중 후자의 기전은 운동 중 근소포체에서 방출되는 Ca^{++}의 증가로 인해 더욱 강화된다. 이러한 방식으로, 에너지(포도당)를 공급하는 과정은 근육이 수축하는 과정과 같이 일어난다.

운동 중 혈당 조절

앞서 언급했듯이, 호르몬 조절의 핵심 기전은 탄수화물 섭취가 부족한 상황(단식이나 기아)이나 혈액에서 포도당이 빠르게 소모되는 상황(운동) 동안 혈중 포도당 농도를 일정하게 유지하는 것이다. 두 경우 모두에서, 신체는 에너지 저장소를 사용하여 이에 반응한다. 더욱이 운동과 기아라는 고유한 생리학적 스트레스는 유사한 호르몬 반응을 통해 조절된다.

이와 관련하여, 혈중 포도당 농도는 나음 네 가지 기전을 통해 일정하게 유지된다.

- 간에 저장된 글리코겐을 분해해 포도당을 동원하여 혈중 포도당 수준을 유지한다.
- 지방 조직에서 유리지방산을 동원해 지방을 연료로 사용하게 함으로써 혈중 포도당을 절약한다.
- 간에서 아미노산, 젖산, 글리세롤을 이용해 새로운 포도당

을 합성한다(포도당신생합성).

- 세포로의 포도당 유입을 차단("항인슐린 효과")해 세포가 지방을 연료로 사용하도록 유도하여 혈중 포도당을 절약한다.

이 네 가지 기전의 궁극적인 목표는 혈중 포도당 농도를 일정하게 유지하는 동시에 운동에 필요한 충분한 연료를 제공하는 것이다. 특히, 운동 전 간에는 약 80 g의 포도당만 저장될 수 있기 때문에, 이 상충되는 두 가지 기능을 조절하는 것은 매우 중요하다. 주목할 점은 혈중 포도당 산화 속도는 고강도 운동이나 3시간 이상 지속되는 중강도 운동에서 분당 1 g에 달할 수 있다는 것이다(22, 26).

비록 각각의 호르몬들을 개별적으로 설명하겠지만, 각 과정이 하나 이상의 호르몬에 의해 조절된다는 점을 기억해야 한다. 또한, 이 네 가지 과정 모두 운동에 대한 적응 반응에 관여한다. 일부 호르몬은 "허용적"(다른 호르몬의 작용을 도움)으로 작용하거나 "느리게 작용"하는 반면, 다른 호르몬들은 "빠르게 작용"하여 기질 동원을 조절한다. 이러한 이유로, 혈중 포도당 조절에 관한 호르몬 논의는 두 부분으로 나뉘었다. 첫 번째는 허용적이고 느리게 작용하는 호르몬에 관한 것이며, 두 번째는 빠르게 작용하는 호르몬에 관한 것이다.

허용적이고 느리게 작용하는 호르몬

티록신, 코르티솔 및 성장 호르몬은 탄수화물, 지방, 단백질 대사를 조절하는 데 관여한다. 이 호르몬들은 다른 호르몬의 작용을 촉진하거나, 자극에 느리게 반응하는 특징이 있다. 특히, 허용적으로 작용하는 호르몬의 경우, 그 농도가 반드시 변화될 필요가 없다는 점을 기억해야 한다. 하지만, 특정한 스트레스 상황에서는 허용적 호르몬의 농도가 크게 상승하여, 단순히 다른 호르몬의 작용을 촉진하는 것을 넘어 탄수화물과 지방 대사에 직접적인 영향을 미칠 수 있다.

갑상선 호르몬

운동 중 기질 동원에 대한 설명에는 갑상선 호르몬인 T_3와 T_4가 포함되어야 한다. 이들의 유리 농도는 휴식 상태에서 운동 상태로 전환될 때 크게 변하지 않는다. 앞서 언급했듯이, T_3와 T_4는 전체 대사율을 조절하고, 다른 호르몬이 효과적으로 작용할 수 있도록 돕는 허용적 호르몬으로 중요한 역할을 한다. T_3와 T_4는 세포 표면에 있는 수용체의 수나 수용체가 호르몬에 대해 가지는 친화성을 조절함으로써 기능을 수행한다. 예를 들어, T_3가 없으면 에피네프린은 지방 조직에서 유리지방산을 동원하는 데 거의 영향을 미치지 못한다.

운동 중에는 운반 단백질의 결합 특성 변화로 인해 "유리" T_3의 농도가 증가한다(148). 또한, 운동 중 T_3와 T_4는 휴식 시보다 더 빠르게 조직에 의해 혈장에서 제거된다. 이에 따라 뇌하수체 전엽에서 갑상선자극호르몬 분비가 증가하여, 갑상샘에서 T_3와 T_4의 분비를 촉진해 혈장 농도를 유지한다(45). T_3와 T_4의 농도가 낮은 상태(갑상선 기능 저하증)에서는 다른 호르몬들이 운동 중 연료를 동원하는 능력이 저해된다(113, 148).

코르티솔

인체에서 가장 중요한 당질코르티코이드 호르몬은 코르티솔이며, 다음과 같은 기능을 수행한다(그림 5.18).

- 지방 조직에서 유리지방산 분비를 촉진한다.
- 간에서 포도당신생합성을 촉진하기 위해 단백질을 분해하여 아미노산을 제공한다.
- 세포에서 포도당 이용 속도를 감소시킨다.

운동에 대한 코르티솔 반응을 이해하려면 몇 가지 과학적인 세부사항을 고려해야 한다. 먼저, 셀리에의 일반적응증후군(GAS)이 운동 자체보다 코르티솔의 급성 변화에 더 큰 영향을 줄 수 있다는 점이다. 예를 들어, 운동 경험이 없는 사람이 처음으로 운동부

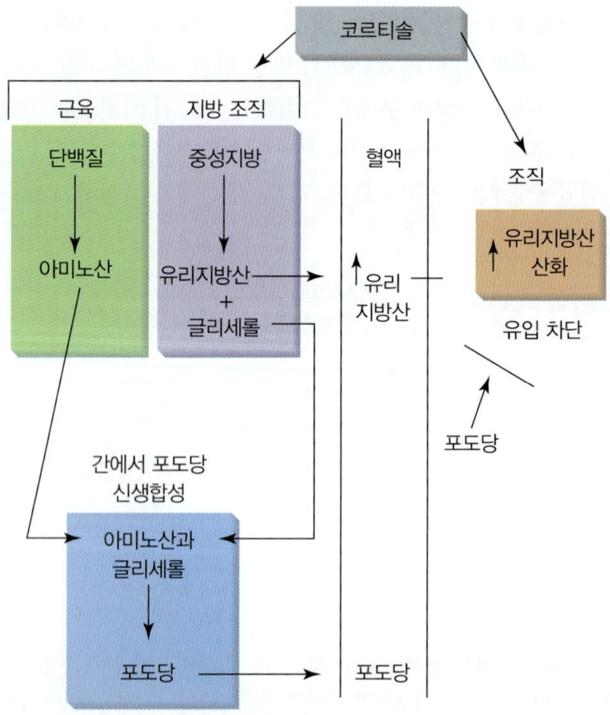

그림 5.18 혈중 포도당 조절을 위한 코르티솔의 역할.

하 검사를 경험한다고 상상해 보자. 이 경우 검사 과정에서 사용되는 전선, 소음, 코 집게, 입 마스크 및 혈액 채취 같은 요소들이 피험자의 각성 수준에 영향을 미칠 수 있다. 이는 실제로 추가적인 에너지원(기질)을 동원해야 할 필요성과는 무관하게 코르티솔 반응을 유발할 수 있다.

운동 중 혈중 코르티솔 농도의 변화를 설명할 때는 두 가지 중요한 점을 고려해야 한다. 첫째, 운동 이외의 요인들이 혈중 코르티솔 수치에 영향을 미칠 수 있다는 점이다. 예를 들어, 정서적 각성(스트레스나 긴장 등)은 혈중 코르티솔 수치를 크게 증가시킬 수 있다. 이런 현상은 운동 경기 전에 선수들이 긴장할 때 자주 발생하며, 실험실에서 운동 검사를 처음 경험하는 피험자들에게도 흔히 나타난다. 둘째, 혈중 코르티솔 수치는 하루 중 시간에 따라 달라진다는 점이다. 이러한 변화를 일중 변화(diurnal variation)라고 하며, 이는 그림 5.19에서 설명되고 있다. 중요한 점은, 휴식 중인 사람의 경우 혈중 코르티솔 수치가 자정 이후에 상승하기 시작하여 이른 아침에 최고치에 도달한다는 것이다. 이후 하루가 진행되면서 점차 감소하여 자정 무렵, 즉 수면 초기에 가장 낮은 수준에 도달한다(그림 5.19 참조). 따라서, 운동으로 인한 혈중 코르티솔 변화를 연구할 때, 연구자들은 정서적 각성과 시간대가 코르티솔 수치에 미치는 영향을 반드시 고려해야 한다.

운동이 어떤 시간대에 수행되든, 운동 중 혈중 코르티솔 수치가 증가하고, 운동 후 회복기 동안 최고치에 도달한다. 예를 들어, 최대 산소 섭취량의 70% 강도로 50분간 지속적으로 운동을 할 경우, 혈중 코르티솔 수치는 점진적이고 체계적으로 상승하며, 회복기 동안에도 이러한 상승이 계속된다(그림 5.19). 하지만 그림 5.19에서 볼 수 있듯이, 운동으로 인한 혈중 코르티솔 증가를 정확히 측정하려면, 하루 동안 시간에 따라 자연스럽게 분비되는 코르티솔의 감소를 고려하여 혈중 코르티솔 농도를 조정해야 한다. 예를 들어, 운동으로 인한 실제 코르티솔 증가는 그림 5.19에서 파란 선과 녹색 선 사이의 차이로 나타나며, 이는 점선으로 표시된 부분이다. 만약 시간대에 따른 변화를 고려하지 않고, 휴식 중 코르티솔 수치를 조정하지 않는다면, 운동이 코르티솔에 미치는 영향을 크게 과소평가하게 될 것이다(149).

마지막으로 그림 5.20에서 볼 수 있듯이, 운동으로 인한 혈중 코르티솔 증가는 운동 강도에 크게 영향을 받는다는 점을 주목해야 한다. 예를 들어, 최대 산소 섭취량($\dot{V}O_2$ max)의 80% 강도로 운동할 경우 혈중 코르티솔 수치가 약 50% 증가하며, 최대 산소 섭취량($\dot{V}O_2$ max)의 100% 강도로 운동할 경우 혈중 코르티솔은 약 100% 증가한다(8, 28, 149).

흥미로운 점은, 저강도로 장시간 운동을 할 경우 코르티솔이 혈중 포도당 농도를 유지하는 데 중요한 역할을 할 수 있음에도 불구하고, 코르티솔 농도 자체는 예상만큼 크게 변하지 않는다는 것이다. 만약 변화가 있다 하더라도, 그 대사적 영향은 즉각적으로 눈에 띄지 않을 것이다. 이는 코르티솔의 직접적인 효과가 DNA 전사와 단백질 합성 같은 느린 과정을 통해 나타나기 때문이다. 요컨대, 코르티솔은 티록신과 마찬가지로 일회성 운동 중 기질을 동원하는 데 있어서 허용적 역할을 한다. 반면에, 에피네프린과 글루카곤(glucagon)같이 빠르게 작용하는 호르몬들은 포도당과 유리지방산의 동원에 즉각적인 영향을 미친다. 이와 관련된 연구에 따르면, 코르티솔을 감소시키는 약물을 사용한 상태에서 운동을 수행한 경우에도 대사 반응은 정상적인 운동 상태와 동일하게 나타난다(30). 운동 경기(트라이애슬론, 울트라마라톤, 대

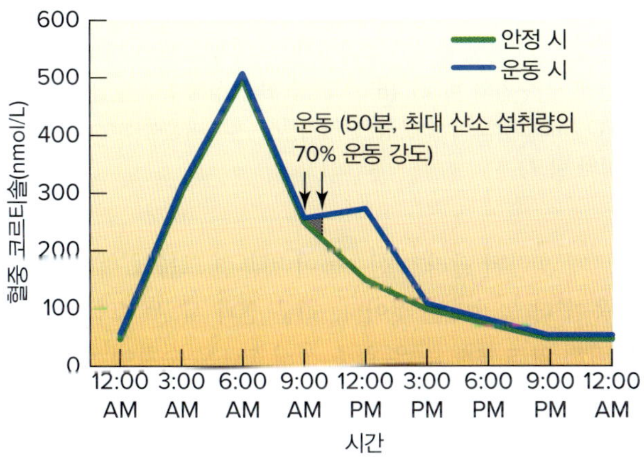

그림 5.19 운동 중(최대 강도의 70%로 50분간, 주황색)과 안정 시(파란색) 동안의 시간대별 혈중 코르티솔 변화. 휴식을 취한 사람들의 경우, 혈중 코르티솔 수치는 하루 종일 감소한다. 그러나 운동 중에는 혈중 코르티솔 수치가 크게 증가한다. 운동으로 인한 코르티솔 증가는 화살표 간의 차이를 비교했을 때는 그리 크지 않은 것처럼 보인다. 그러나 하루 중 자연스럽게 코르티솔이 감소하기 때문에, 운동으로 인한 실제 증가는 파란색 선과 녹색 선의 차이로 나타나며, 이는 점선으로 표시되어 있다.

출처: Adapted from Thuma J, Gilders R, Verdun M, and Loucks A. Circadian rhythm of cortisol confounds cortisol responses to exercise: implications for future research. *Journal of Applied Physiology* 78: 1657 – 1664, 1995.

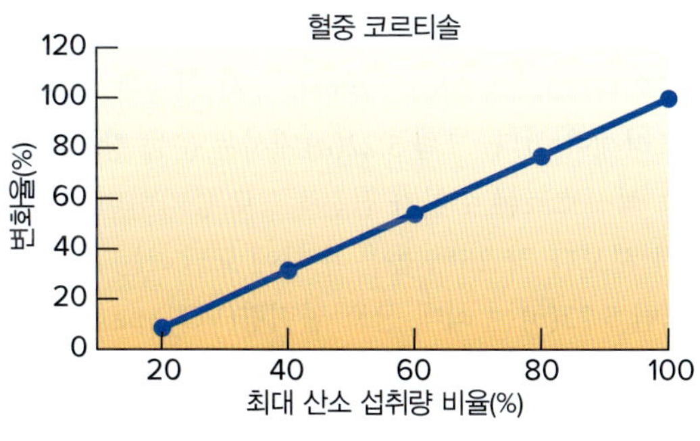

그림 5.20 운동 강도 증가에 따른 혈중 코르티솔 농도의 변화.

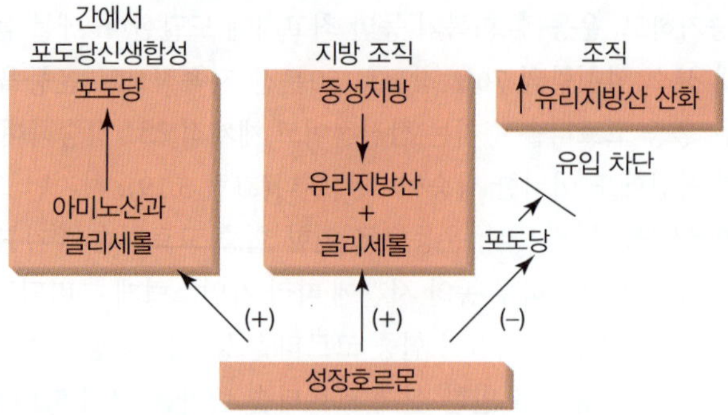

그림 5.21 성장호르몬이 포도당 항상성에 미치는 역할.

부분의 팀 스포츠 등)에서는 조직 손상이 발생할 수 있기 때문에, 혈중 코르티솔 농도의 변화가 반드시 운동 중 근육에 에너지를 동원하기 위한 것만은 아닐 수 있다. 이러한 상황에서는 코르티솔이 조직 회복에 미치는 영향이 대사적 변화보다 더 중요한 역할을 할 수 있다.

성장호르몬

성장호르몬은 조직의 단백질 합성에 중요한 역할을 한다. 성장호르몬의 효과는 호르몬의 직접적인 작용뿐만 아니라, 간에서 인슐린유사성장인자의 분비를 촉진함으로써 나타나는 간접적인 효과도 포함된다. 또한, 성장호르몬은 지방과 탄수화물 대사에도 영향을 미칠 수 있다. 그림 5.21에서는 성장호르몬이 코르티솔의 작용을 지원하는 역할을 한다는 점을 보여주며, 구체적인 기능은 다음과 같다:

- 조직의 포도당 흡수를 감소시킨다.
- 유리지방산(FFA) 동원을 증가시킨다.
- 간에서 포도당신생합성을 촉진한다.

실제로 성장호르몬의 주요 역할은 혈중 포도당 농도를 유지하는 것이다.

하지만 운동 중 혈중 성장호르몬의 반응을 설명하는 것은 코르티솔 반응을 설명하는 것만큼 어렵다. 이는 성장호르몬 역시 다양한 신체적, 화학적 및 심리적 스트레스에 의해 영향을 받을 수 있기 때문이다(25, 50, 146). 따라서, 앞서 언급한 코르티솔 관련 내용을 고려해야 한다. 그림 5.22(*a*)에서는 운동 강도가 증가함에 따라 혈중 성장호르몬 수치가 점진적으로 증가하며, 최대 운동 시에는 휴식 시보다 약 25배 높은 수치에 도달하는 것을 보여준다(145). 그림 5.22(*b*)는 최대 산소 섭취량($\dot{V}O_2$ max)의 60% 강도로 60분 동안 운동할 때, 혈중 성장호르몬 농도가 시간이 지남에 따라 증가하는 것을 보여준다(14). 흥미로운 점은, 다른 호르몬과

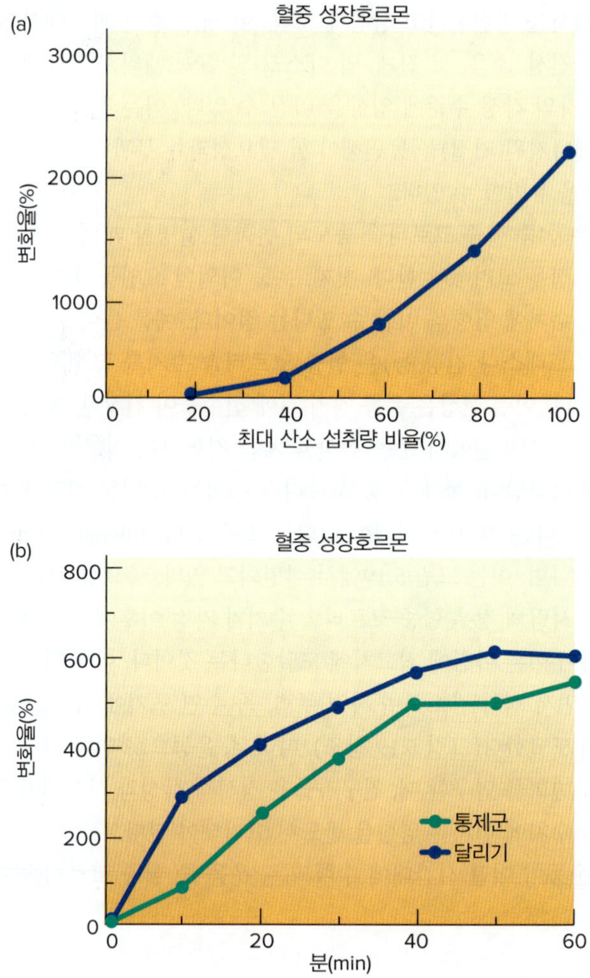

그림 5.22 (*a*) 운동 강도가 증가함에 따라 혈중 성장호르몬 농도의 변화율(안정 시 수치와 비교). (*b*) 운동 중 혈중 성장호르몬 농도의 변화율: 60% $\dot{V}O_2$ max 강도에서 운동(달리기) 선수와 비운동선수를 비교(안정 시 수치와 비교).

는 다르게 훈련된 달리기 선수들이 비훈련 그룹에 비해 성장호르몬 반응이 더 높았다는 것이다. 60분 경과 시, 두 그룹 모두 휴식 시에 비해 약 5~6배 높은 혈중 성장호르몬 수치에 도달한 것으로 나타났다. 추가로 언급할 점은, 훈련된 사람들이 동일한 운동량에서 더 높은 성장호르몬 반응을 보이는 것은 아니라는 것이다. 일부 연구에서는 훈련 후 성장호르몬 반응이 감소하는 경우도 보고되었다(98, 143). 결론적으로, 성장호르몬은 주로 단백질 합성과 관련된 호르몬이지만, 운동 중 혈중 농도가 증가하여 탄수화물과 지방 대사에도 "느리지만" 직접적인 영향을 미칠 수 있다는 것이다.

요약 *In Summary*

- 티록신, 코르티솔 및 성장호르몬은 운동 중 다른 호르몬의 작용을

지원하기 위해 허용적인 방식으로 작용한다.

- 성장호르몬과 코르티솔은 운동 중 탄수화물과 지방을 에너지원으로 천천히 사용할 수 있게 한다.

빠르게 작용하는 호르몬

앞서 언급한 "허용적"이고 느리게 작용하는 호르몬들과는 달리, 매우 빠르게 반응하는 호르몬들도 존재한다. 이 호르몬들은 혈중 포도당 수치를 빠르게 정상 상태로 되돌리는 역할을 한다. 특히, 운동 중 혈중 포도당 농도를 유지하기 위해 집합적이며 예측 가능한 방식으로 작용한다는 것이다(21).

에피네프린과 노르에피네프린

에피네프린과 노르에피네프린은 근육의 글리코겐 동원과 관련하여 이미 논의된 바 있다. 그러나 그림 5.23에서와 같이, 이들 호르몬은 다음과 같은 역할에도 관여한다(23, 127).

- 간에서 포도당을 동원한다.
- 지방 조직에서 유리지방산(FFA)을 동원한다.
- 조직의 포도당 흡수를 방해한다.

운동 중 혈중 노르에피네프린 농도는 약 10배에서 20배까지 증가할 수 있으며, 이로 인해 생리학적 효과를 일으킬 수 있는 수준에 도달할 수 있다(139). 하지만 노르에피네프린의 주요 작용 방식은 교감 신경 뉴런이 표적 조직에 분비될 때 발생한다. 이러한 관점에서 혈중 노르에피네프린 농도의 상승은 간질액에서 혈류로 신경 호르몬이 확산될 때 나타난다. 따라서, 혈중 노르에피네프린 농도는 전체 교감 신경 활동의 지표로 사용된다. 비록 노르에피네프린 반응은 운동 중에 예측 가능하지만, 근육의 교감 신경 활동이 운동 중 혈중 노르에피네프린 농도보다 더 정확한 지표가 될 수 있다(137). 한편, 부신수질에서 분비되는 에피네프린은 간에서 포도당과 지방 조직에서 유리지방산을 동원하는 주요 카테콜아민으로 간주된다(29, 42).

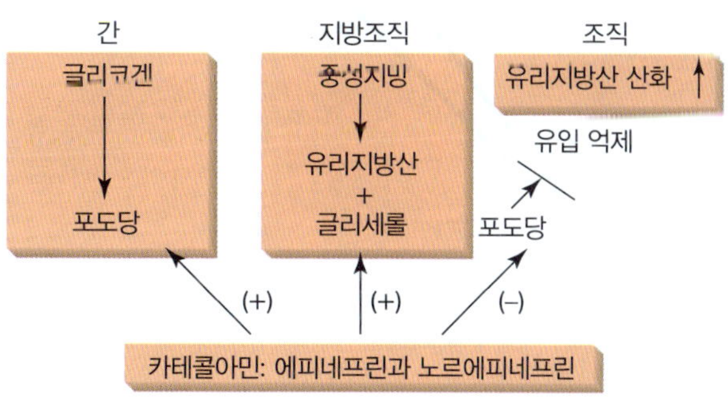

그림 5.23 기질(에너지) 동원에 있어 카테콜아민의 역할.

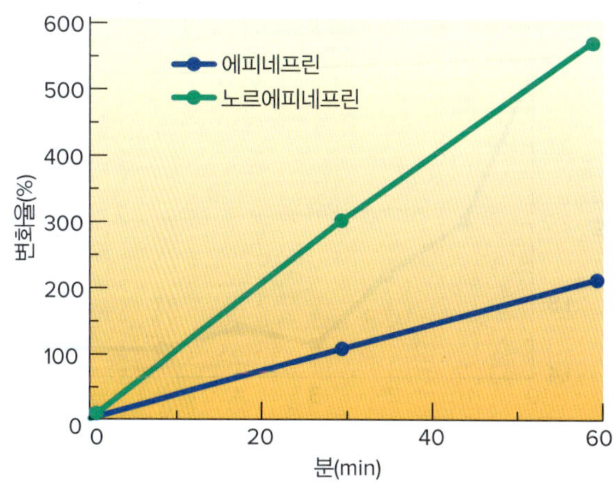

그림 5.24 최대 산소 섭취량의 60% 강도의 운동 중 에피네프린과 노르에피네프린 농도의 변화(안정 시 수치와 비교).

그림 5.24는 운동시간이 증가함에 따라 혈중 에피네프린과 노르에피네프린 농도가 비례적으로 상승하는 것을 보여준다(69, 117, 170). 이러한 변화는 심혈관계 조절, 즉 심박수와 혈압 증가뿐만 아니라 에너지 동원과도 관련이 있다. 이는 혈중 포도당 농도를 일정하게 유지하기 위해 포도당과 유리지방산의 이용을 촉진한다. 사실 에피네프린과 노르에피네프린의 효과는 비슷하기 때문에 구분하는 것은 어렵다. 하지만, 에피네프린은 혈중 포도당 농도 변화에 더 민감하게 반응하는 경향이 있다. 예를 들어, 혈중 포도당 농도가 낮아지면, 시상하부에 있는 수용체가 자극을 받아 에피네프린 분비가 증가된다. 반면에, 노르에피네프린은 이런 상황에서 상대적으로 적은 영향을 받는다. 반대로, 체온이 올라가 혈압이 상승하는 상황에서는 노르에피네프린이 더 활발하게 작용한다(117).

에피네프린은 간의 베타-아드레날린 수용체에 결합하여 간의 글리코겐을 분해하고, 이를 통해 포도당을 혈중으로 분비한다. 예를 들어, 하체 운동을 하던 중 상체 운동을 추가하면 부신수질에서는 다량의 에피네프린이 분비된다. 이 과정에서 간은 근육에서 사용하는 것보다 더 많은 양의 포도당을 분비하게 되어 혈중 포도당 농도가 증가된다(84). 이러한 기전을 뒷받침하는 연구에 따르면, 공복상태에서 프로프라놀롤(propranolol, β-아드레날린 수용체 차단제)을 섭취해 β-아드레날린 수용체를 차단하면, 운동 중 혈중 포도당 농도를 유지하기가 더 어려워진다고 보고되었다(152). 또한, 프로프라놀롤이 지방세포의 β-아드레날린 수용체를 차단하기 때문에 유리지방산의 방출이 줄어들어 근육은 제한된 글리코겐 공급에 더 의존하게 된다(44).

그림 5.25는 절대적으로 동일한 운동 강도에서 지구력 훈련 중 혈중 에피네프린과 노르에피네프린 반응이 빠르게 감소한다

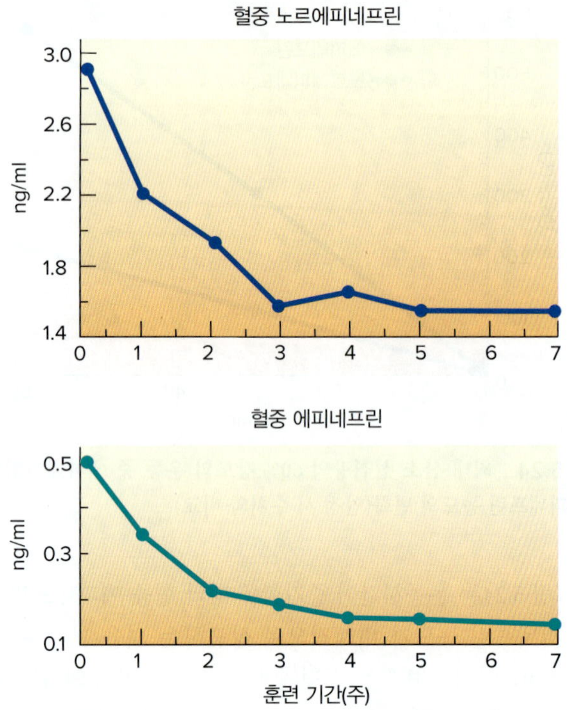

그림 5.25 7주간의 지구력 운동 시 동일한 운동 강도에서 에피네프린과 노르에피네프린 농도 변화.

는 점을 보여준다. 특히, 지구력 훈련을 시작한 지 3주 이내에 이 두 카테콜아민(에피네프린, 노르에피네프린)의 농도가 크게 감소된다(162). 또한, 지구력 훈련에 의해 에피네프린과 포르에피네프린 농도가 급격히 감소하면, 포도당의 동원도 함께 감소된다(99). 그럼에도 불구하고, 혈중 포도당 농도는 일정하게 유지되는데, 이는 지구력 훈련 동안 근육에서 포도당의 흡수가 감소하기 때문이다(126, 163).

흥미롭게도, 최대 산소 섭취량($\dot{V}O_2$ max)에 도달하거나 이를 초과하는 운동을 할 때, 훈련된 사람은 훈련되지 않은 사람보다 더 많은 에피네프린을 분비할 수 있다. 또한, 훈련 후에 상대적으로 동일한 운동 부하(최대 산소 섭취량의 일정 비율)로 운동을 수행할 경우(그림 5.25의 절대적으로 동일한 운동 강도와 대조적으로), 혈중 노르에피네프린 농도는 더 높게 나타난다. 이러한 결과는 지구력 훈련이 교감 신경계를 자극하여 극한의 상황에서 교감 신경계의 반응 능력을 향상시킨다는 것을 의미한다(170).

그림 5.26은 최대 산소 섭취량의 120% 강도로 수행한 최대하 운동에서 혈중 에피네프린과 노르에피네프린 농도가 급격히 증가하는 것을 보여준다. 훈련된 사람과 훈련되지 않은 사람 모두에서 혈중 에피네프린과 노르에피네프린 수치가 유의미하게 증가하지만, 훈련된 사람의 경우 카테콜아민의 증가율이 약 35% 더 높게 나타난다.

인슐린과 글루카곤

이 두 호르몬은 동일한 자극에 반응하기 때문에 함께 논의되어야 한다. 또한, 인슐린과 글루카곤은 간에서의 포도당과 지방에서의 유리지방산 동원과 관련하여 서로 반대되는 생리학적 작용을 한다. 이러한 상반된 효과 때문에, 인슐린과 글루카곤은 종종 상호 조절 호르몬이라고 불린다. 글루카곤과 인슐린의 비율은 포도당과 유리지방산 동원을 조절하며(21, 153), 중강도 및 고강도 운동 중 대부분의 포도당은 간에서 공급된다(23). 그림 5.27은 식사 후 인슐린 수치가 상승하면서 글루카곤 대비 인슐린의 비율이 낮아지고, 이로 인해 포도당, 아미노산 및 지방산의 흡수 및 저장이 촉

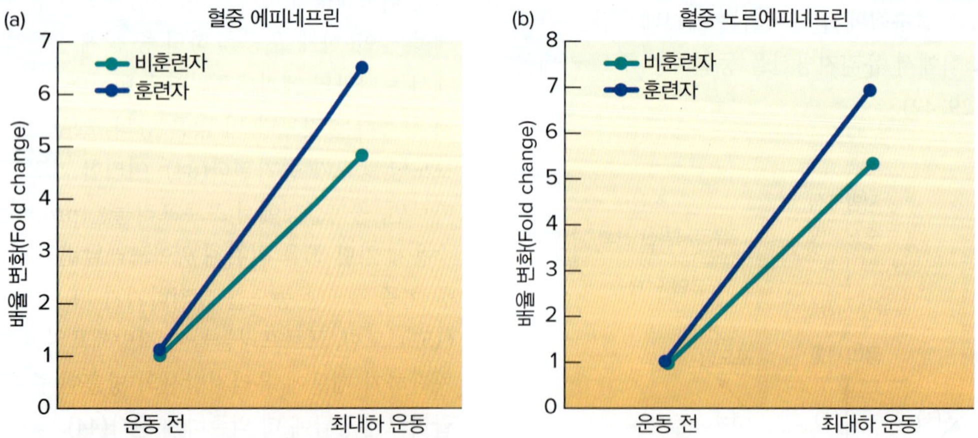

그림 5.26 최대하 운동 후 에피네프린(*a*)과 노르에피네프린(*b*)의 증가 비율.
출처: Boone, J. B., Sherraden, T., Pierzchala, K., Berger, R., and Van Loon, G. R. "Plasma met-enkephalin and catecholamine responses to intense exercise in humans" *Journal of Applied Physiology* 73(1): 388–392, 1992.

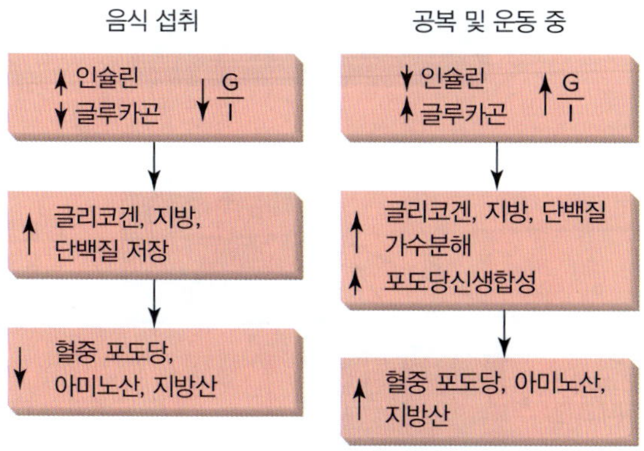

그림 5.27 식후 인슐린 증가는 글리코겐, 단백질 및 지방의 저장을 증가시킨다. 금식이나 운동 중에는 글루카곤이 저장된 에너지를 분해하여 조직에 필요한 포도당, 아미노산 및 지방산을 제공한다.

진되며, 결과적으로 혈중 포도당 농도가 감소하는 과정을 보여준다. 반대로, 단식 상태나 운동 중에는 글루카곤 수치가 상승하고, 이에 따라 글루카곤 대비 인슐린 비율이 높아진다. 이로 인해 글리코겐, 지방 및 단백질의 분해가 촉진되고 포도당신생합성이 증가하여, 혈중 포도당의 이용률이 증가하게 된다.

운동 중 근육의 포도당 흡수가 약 7배에서 20배까지 증가할 수 있다는 점을 고려할 때(38), 운동 중 인슐린 농도는 어떻게 변화되는지 생각해 보라. 그림 5.28(a)는 중강도 운동을 넘어서게 되면 인슐린 농도가 약 50% 감소할 수 있음을 보여준다(43, 55, 118). 반대로, 만약 운동 중에 인슐린 수치가 증가한다면, 간에서 제공하는 포도당보다 더 많은 양의 포도당이 모든 조직(지방 조직 포함)으로 흡수되어 저혈당 증세를 유발할 수 있다. 따라서, 운동 중 인슐린 농도가 낮아지는 것은 간에서 포도당과 지방 조직에서 유리지방산의 동원을 촉진하며, 이는 혈중 포도당 농도를 유지하는 데 필수적이다. 그림 5.28(b)는 장기간의 중강도 운동 중에 혈중 인슐린 농도가 감소하는 모습을 보여준다(51).

장시간의 운동으로 혈중 인슐린 농도가 감소하면, 혈장 글루카곤 농도가 증가하는 것은 자연스러운 결과이다(51). 그림 5.29에 나타난 것처럼, 혈중 글루카곤 농도의 증가는 지방 조직에서 유리지방산과 간에서 포도당 동원을 촉진하여 포도당신생합성을 증가시킨다. 이와 같은 인슐린과 글루카곤의 상호조절 반응은 근육이 혈중 포도당을 빠르게 소비할 때 혈중 포도당 농도를 일정하게 유지하는 데 중요한 역할을 한다. 그림 5.29는 지구력 훈련 후, 동일한 절대 운동 강도에서 글루카곤 수치의 변화를 보여준다. 훈련에 적응한 후에는 운동 중 글루카곤의 수치가 거의 증가하지 않는 것을 볼 수 있다. 이는 지구력 훈련을 통해 인슐린과 글루카곤의 큰 변화 없이도 혈중 포도당 농도를 유지할 수 있음을 의미한다.

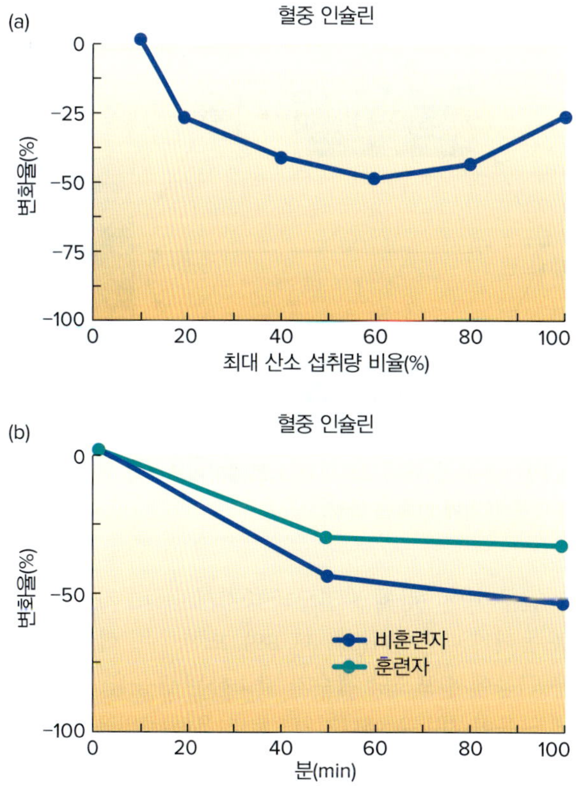

그림 5.28 (*a*) 운동 강도 증가에 따른 인슐린 농도의 변화율(%). (*b*) 최대 산소 섭취량의 60% 강도에서 장시간 운동 중 인슐린 농도의 변화율(%)로, 지구력 훈련이 이러한 반응을 유도한다.

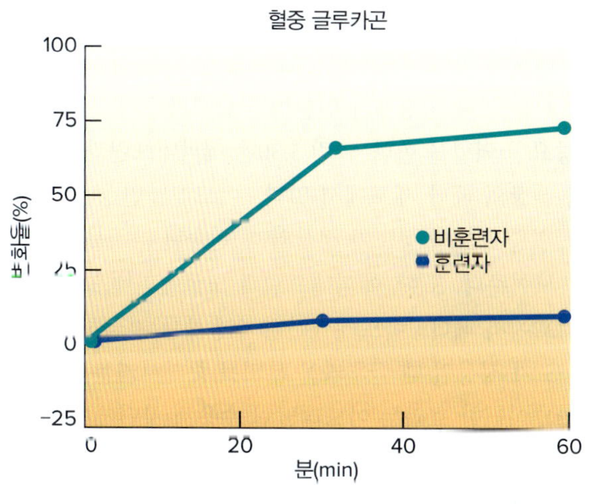

그림 5.29 장시간 운동 중 글루카곤의 변화(안정 시 수치와 비교). 훈련되지 않는 사람들은 장시간 최대 산소 섭취량($\dot{V}O_2$ max)의 60% 운동 강도에서 처음 30분 동안에는 글루카곤 농도가 크게 증가한다. 하지만 훈련된 사람들의 경우 변화가 없다.

훈련된 사람은 인슐린과 글루카곤의 상호조절 능력이 향상되어 운동수행능력에 긍정적인 영향을 미친다. 이는 지구력 훈련이

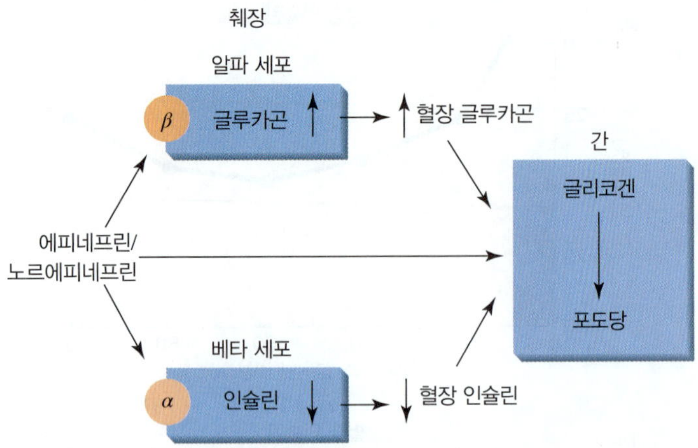

그림 5.30 운동 중 에피네프린과 노르에피네프린이 췌장에서 인슐린과 글루카곤 분비에 미치는 영향.

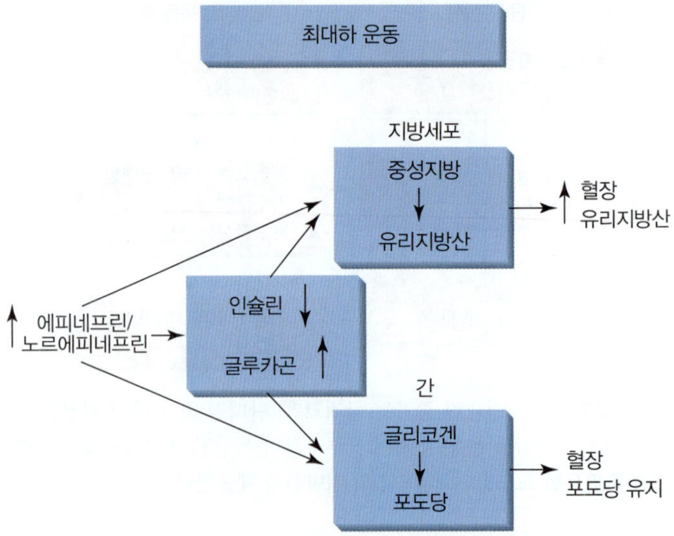

그림 5.31 최대하 운동 중 유리지방산과 포도당 동원에 대한 교감 신경계의 역할.

간에서 글루카곤 수용체의 밀도를 증가시켜 글루카곤에 대한 감수성을 높이기 때문이다(32, 88, 89). 또한, 지구력 훈련을 받은 사람은 근육에서 포도당 흡수가 감소하는 반응을 보이며(126), 동시에 근육이 지방을 에너지원으로 사용하는 비율이 증가한다. 이러한 변화들은 운동 중에도 혈중 포도당 농도를 비교적 일정하게 유지하도록 돕는다.

혈중 포도당 농도는 인슐린과 글루카곤 분비를 자극하는 중요한 요인이다(그림 5.1 참조). 그렇다면 인슐린 분비는 왜 감소하고 글루카곤 분비가 왜 증가할까? 이를 이해하기 위해서는 이 장 앞부분에서 언급한 호르몬 분비 조절에 영향을 미치는 여러 요인들을 고려해야 한다. 특히, 혈중 포도당 농도가 비교적 일정하게 유지될 때는 교감 신경계가 인슐린과 글루카곤의 분비를 조절하는 데 중요한 역할을 한다. 그림 5.30은 에피네프린과 노르에피네프린이 췌장의 베타 세포에서 알파-아드레날린성 수용체를 자극하여, 혈중 포도당 농도가 정상일 때 인슐린 분비를 감소시키는 과정을 보여준다. 또한, 에피네프린과 노르에피네프린은 췌장의 알파 세포에서 베타-아드레날린성 수용체를 자극하여, 혈중 포도당 농도가 정상일 때 글루카곤 분비를 증가시키는 과정을 보여준다(23). 이러한 효과는 아드레날린 수용체 차단제를 사용한 실험을 통해 확인되었다. 예를 들어, 알파-아드레날린 수용체 차단제인 펜톨아민을 투여하면, 운동 중 인슐린 분비가 증가한다. 반면, 베타-아드레날린 수용체 차단제인 프로프라놀롤을 투여하면, 운동 중 글루카곤 농도가 유지되거나 감소한다(92). 그림 5.31은 교감 신경계가 근육 활동을 위해 에너지를 동원하는 데 미치는 영향을 요약하여 보여준다. 지구력 훈련을 통해 동일한 절대 운동 강도에서도 교감 신경계의 반응이 감소하며, 그 결과 췌장 아드레날린 수용체에 대한 자극이 줄어들어 인슐린과 글루카곤의 변화도 감소된다(그림 5.28(*b*) 및 5.29 참조).

혈중 인슐린 농도가 장시간의 최대하 운동 중에 감소한다는 사실은 또 다른 질문을 제기한다. 운동 중 근육의 포도당 흡수는 휴식 시보다 약 7~20배까지 빠르게 이루어지는데, 인슐린 농도가 감소하는 상황에서 어떻게 가능한 것일까? 이는 활동 중인 골격근으로의 혈류량이 크게 증가(약 10~20배 증가)하기 때문이다. 즉, 포도당 공급은 근육으로 전달되는 혈류량과 혈중 포도당 농도의 곱으로 결정되므로, 운동 중에는 휴식 시보다 더 많은 포도당이 근육으로 전달된다. 근육이 포도당을 더 빠르게 사용함으로써 포도당의 촉진 확산을 위한 농도 기울기가 형성된다(73, 126, 163). 또한, 운동에 의해 세포막에 있는 포도당 운반체의 수가 증가하는 것도 근육의 포도당 흡수를 촉진한다. 또한, 일회성 운동(한 번의 운동)과 지속적인 장기간 운동(훈련 프로그램)은 근육의 인슐린 감수성을 증가시켜, 동일한 양의 포도당을 조직으로 흡수하기 위해 필요한 인슐린 양을 줄여준다(7, 56, 74). 인슐린과 운동이 포도당 운반에 미치는 효과는 상호 보완적이며, 이는 두 종류의 서로 다른 포도당 운반체가 세포막에서 활성화되거나 이동된다는 것을 의미한다(48, 72, 74, 157). 흥미롭게도, 근육 내 발생하는 저산소 상태(골격근의 일시적 혈류차단)는 운동과 동일한 효과를 가져온다. 하지만 저산소 상태와 운동은 세포내 존재하는 동일한 포도당 운반체를 자극하여 세포 표면으로 이동시키기 때문에, 이 자극이 동시에 주어지더라도 시너지 효과는 나타나지 않는다(16).

운동 중 포도당 운반체를 활성화하는 세포 신호는 근육 내 칼슘 농도의 증가로 나타난다. 이 칼슘은 비활성 상태의 포도당 운

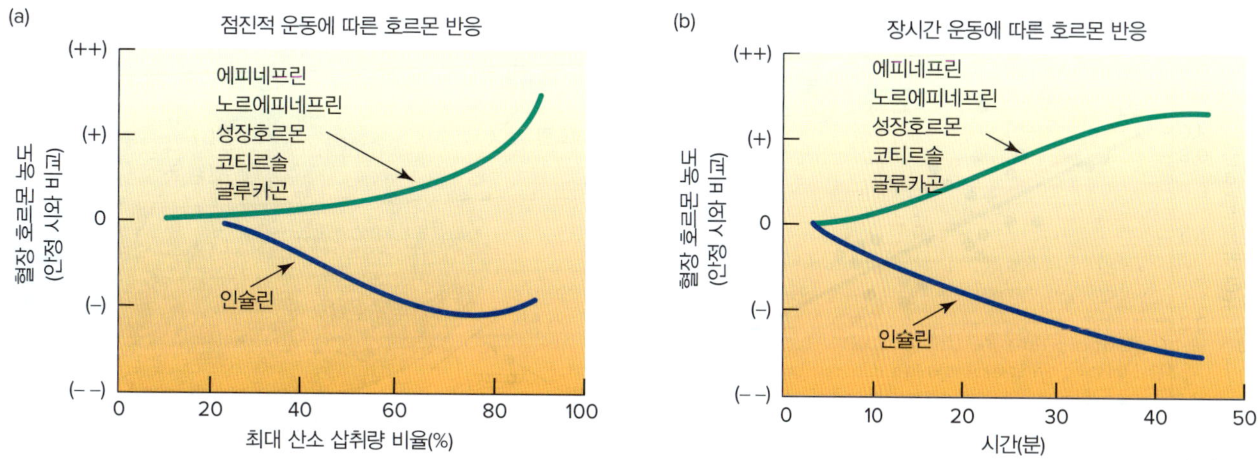

그림 5.32 (*a*) 운동 강도가 증가함에 따른 호르몬들의 반응. (*b*) 장시간의 중강도 운동에 대한 호르몬들의 반응.

반체를 활성화하여 동일한 농도의 인슐린으로도 더 많은 포도당이 세포로 운반되도록 한다(16, 66, 73). 운동 후에도 향상된 포도당 운반 능력은 유지되어, 회복 과정에서 근육 내 글리코겐 저장을 촉진한다(23장 참조). 반복적인 운동은 인슐린 저항성을 감소시키기 때문에, 당뇨병 환자에게 운동은 중요한 치료 방법이 될 수 있다(73, 102, 169). 반면에, 질병으로 인해 침상생활을 하거나(101) 사지의 움직임이 제한될 경우(125), 인슐린 저항성은 증가된다. 그러나, 운동 중 근육 내 포도당 운반체는 칼슘 농도 변화 외에도 다양한 요인들에 의해 조절된다. 단백질 인산화효소 C, 일산화질소 및 AMP-활성화 단백질 인산화효소(AMPK) 등이 중요한 역할을 한다(124, 129, 131). 일회성 운동과 근육 내 포도당 운반능력에 대한 자세한 내용은 추천 문헌에 있는 있는 Cartee 2015를 참조하라.

요약하자면, 그림 5.32(*a*)와 (*b*)는 다양한 운동 강도와 지속 시간 동안 에피네프린, 노르에피네프린, 성장호르몬, 코르티솔, 글루카곤 및 인슐린의 변화를 보여준다. 인슐린의 감소와 나머지 모든 호르몬의 증가는 간에서 포도당 방출, 지방 조직에서 유리지방산 방출 및 간에서 포도당신생합성을 촉진하며, 동시에 포도당의 흡수를 억제한다. 이러한 작용은 혈중 포도당 농도의 항상성을 유지하여 중추신경계와 근육이 필요로 하는 에너지원이 안정적으로 공급되도록 한다.

요약 *In Summary*

- 운동 중에는 간에서 더 많은 포도당이 방출되고, 혈중 유리지방산 사용이 증가한다. 또한, 운동은 포도당신생합성을 촉진하여 조직의 포도당 흡수를 감소시키며, 이로 인해 혈중 포도당이 일정하게 유지된다. 운동 중 혈중 인슐린 농도는 감소하는 반면, 에피네프린, 노르에피네프린, 성장호르몬, 글루카곤 및 코르티솔 농도가 증가하여 혈당을 안정적으로 유지하는 데 기여한다.
- 운동 중 혈중 인슐린 농도가 감소하더라도 포도당 흡수는 안정 시보다 약 7~20배까지 빠르게 진행된다. 이 과정은 세포 내 칼슘 농도의 증가와 기타 요인들에 의해 이루어지며, 이들은 세포내 존재하는 포도당 운반체 수를 증가시켜 포도당을 세포로 이동하도록 촉진한다.
- 훈련은 운동 중 에피네프린, 노르에피네프린, 글루카곤 및 인슐린의 분비 반응을(농도를) 감소시킨다.

호르몬과 기질의 상호작용

앞서 언급한 것처럼 교감 신경계는 혈중 포도당 농도를 조절하기 위해 인슐린과 글루카곤의 작용에 영향을 미쳤다. 중요한 점은, 운동 중 혈중 포도당 농도에 갑작스러운 변화가 발생하면 이러한 호르몬들이 그 변화에 반응한다는 것이다. 예를 들어, 운동 전에 포도당을 섭취해 혈중 포도당 농도가 증가하면 인슐린 농도도 함께 증가한다. 이러한 인슐린 증가는 유리지방산의 동원을 감소시키고, 근육 내 추가적인 글리코겐을 사용하게 한다(1).

강도 높은 운동 중에는 혈중 글루카곤, 성장호르몬, 코르티솔, 에피네프린 및 노르에피네프린 농도가 증가하는 반면, 인슐린 농도는 감소한다. 이러한 호르몬의 변화는 지방 조직에서 유리지방산의 동원을 촉진하여 탄수화물 사용을 줄이고 혈중 포도당 농도를 유지하는 데 도움이 된다. 이를 고려할 때, 운동 강도가 증가함에 따라 혈중 유리지방산 사용이 감소하는 것은 역설적으로 보일 수 있다(128). 그러나, 운동 중에는 지방 조직에서 유리지방산을 공급할 수 있는 능력에 한계가 있다는 점을 유의해야 한다. 예를 들어 훈련된 사람의 경우, 지방 조직에서 유리지방산이 방출되는 속도는 최대 산소 섭취량($\dot{V}O_2$ max)의 약 25% 강도에서 가장 높았고, 약 65% 및 85% 강도에서는 감소했다(128). 트리글리세리

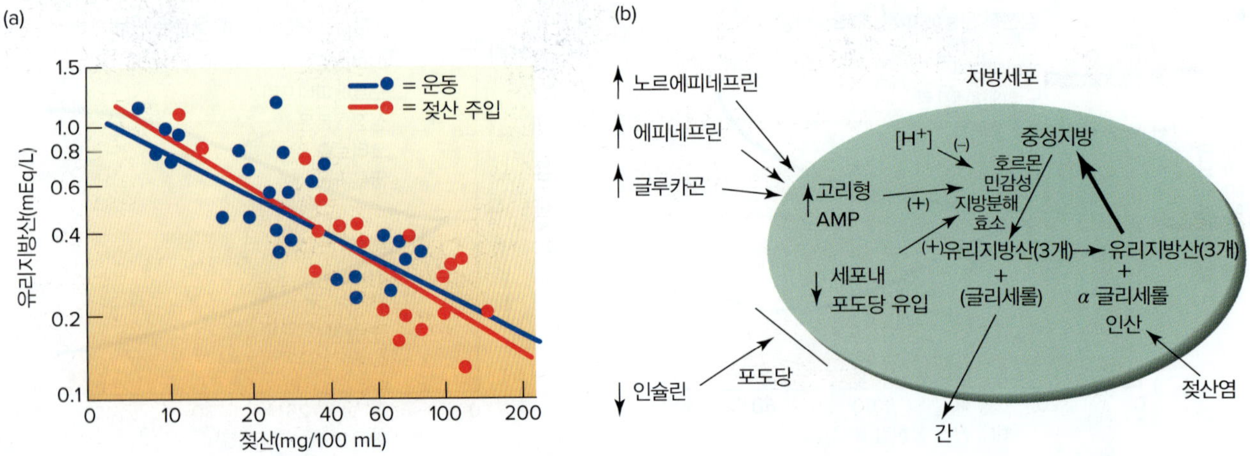

그림 5.33 (*a*) 젖산 증가로 인한 혈장 유리지방산의 변화. (*b*) 젖산과 수소 이온이 지방세포에서 유리지방산 동원에 미치는 영향.

드를 유리지방산과 글리세롤로 분해하는 데 관여하는 호르몬민감성 리파아제(HSL)는 더 높은 운동 강도에서 더 강한 호르몬 자극을 받지만, 실제로 유리지방산은 지방세포 내에 "갇혀 있는" 것처럼 보인다(63, 128). 이러한 대사 반응은 여러 요인에 의해 발생할 수 있으며, 그중 하나가 젖산의 축적이다. 그림 5.33(*a*)는 혈중 젖산 농도가 증가함에 따라 유리지방산 농도가 감소하는 모습을 보여준다(71). 즉, 젖산 농도가 증가하면 트리글리세리드를 합성하는 데 필요한 활성 형태의 글리세롤인 알파 글리세롤 인산 농도도 함께 증가한다. 결과적으로, 트리글리세리드가 분해되어 생성된 유리지방산은 알파 글리세롤 인산에 의해 재활용되어 새로운 트리글리세리드 분자를 형성하게 된다(그림 5.33(*b*) 참조). 또한, 젖산 축적으로 인해 증가한 수소 이온 농도는 호르몬 민감성 리파아제를 억제하여 지방세포에서 유리지방산이 방출되지 않게 한다(112). 격렬한 운동 중 지방 조직에서 유리지방산 동원이 줄어드는 또 다른 원인으로는 지방 조직으로의 혈류 감소가 있으며, 이로 인해 근육으로 운반되는 유리지방산의 양이 줄어든다(42, 128). 또한, 혈중 유리지방산을 운반하는 데 필요한 혈장 단백질인 알부민이 충분하지 않을 수도 있다(63). 유리지방산이 지방 세포에서 방출되지 않으면 혈중 유리지방산 농도가 감소하고, 근육은 연료로 더 많은 탄수화물을 사용해야 한다. 지구력 훈련은 절대적으로 동일한 운동 강도에서 혈중 젖산 농도를 낮추어, 지방조직에서 유리지방산 동원을 억제하는 현상을 줄이는 것이다. 또한, 훈련으로 인해 미토콘드리아 생합성(미토콘드리아 수 증가)이 증가하면, 더 많은 지방을 연료로 사용할 수 있게 되어 근육내 탄수화물을 절약하여 운동수행능력을 향상시킬 수 있다.

요약 *In Summary*

- 고강도 운동 중에는 지방세포가 다양한 호르몬에 의해 자극을 받아 트리글리세리드를 유리지방산과 글리세롤로 분해하지만, 혈장 내 유리지방산 농도는 감소된다. 이러한 결과는 다음과 같은 이유들로 설명될 수 있다: (1) 높은 수소 이온 농도가 호르몬 민감 리파아제를 억제할 가능성, (2) 고강도 운동 중 증가된 젖산 농도가 트리글리세리드의 재합성을 촉진할 가능성, (3) 지방 조직으로의 혈류 부족, (4) 혈장에서 유리지방산을 운반하는 데 필요한 알부민이 부족할 가능성.

연구 문제

1. 코르티솔을 예로 들어 호르몬 조절을 위한 음성 피드백 기전을 그림으로 그리고 설명하시오.
2. 혈중 호르몬 농도에 영향을 미칠 수 있는 요인들을 나열하시오.
3. 근비대와 근력을 증가시키기 위한 보조제로서 테스토스테론과 성장호르몬에 대해 설명하고, 이에 대한 부작용에 대해 논의하시오.
4. 각각의 내분비샘에서 분비되는 호르몬과 기능에 대해 설명하시오.
5. 근육 내 글리코겐이 해당과정으로 사용되기 위해 포도당으로 분해되는 두 가지 기전을 설명하시오(글리코겐 분해 과정). 또한, 이 중 어느 것이 근수축과 동시에 활성화되는지 설명하시오.
6. 혈중 포도당 농도를 유지하는 데 관여하는 네 가지 호르몬 관련 기전들을 설명하시오.
7. 운동 강도 또는 지속 시간이 증가함에 따라 에피네프린, 노르에피네프린, 코르티솔, 성장호르몬, 인슐린 및 글루카곤의 변화를 나타내는 그래프를 그리시오.
8. 동일한 운동 강도에서 에피네프린, 노르에피네프린 및 글루카곤의 반응에 미치는 훈련의 효과가 무엇인지 설명하시오.
9. 운동 중 혈중 인슐린이 감소할 때 근육으로 포도당이 빠르게 유입될 수 있는 방법을 간단히 설명하고, 이 과정에서 포도당 운반체의 역

할을 논하시오.

10. 최대 운동 중 모든 호르몬이 트리글리세리드를 분해하도록 자극함에도 불구하고 지방세포에서 유리지방산 동원이 감소하는 이유를 설명하시오.

추천 문헌

Fox, S.I. 2019. *Human Physiology,* 15th ed. New York, NY: McGraw Hill.

Cartee, G. 2015. Mechanisms for greater insulin-stimulated glucose uptake in normal and insulin-resistant skeletal muscle after acute exercise. *American Journal of Physiology Endocrinology and Metabolism* 309: 949–959.

Severinsen, M., and B. Pedersen. 2020. Muscle-organ crosstalk: The emerging roles of myokines. *Endocrine Reviews* 41: 594–609.

Siebert, D., and A. Rao. 2018. The use and abuse of human growth hormone in sports. *Sports Health* 10: 419–426.

참고 문헌

1. **Ahlborg G and Felig P.** Influence of glucose ingestion on fuel-hormone response during prolonged exercise. *Journal of Applied Physiology: Respiratory, Environmental and Exercise Physiology* 41: 683–688, 1976.
2. **Alen M, Pakarinen A, and Hakkinen K.** Effects of prolonged training on serum thyrotropin and thyroid hormones in elite strength athletes. *Journal of Sports Sciences* 11: 493–497, 1993.
3. **Almon RR and Dubois DC.** Fiber-type discrimination in disuse and glucocorticoid-induced atrophy. *Medicine and Science in Sports and Exercise* 22: 304–311, 1990.
4. **American College of Sports Medicine.** The use of anabolic-androgenic steroids in sports. In: Position Stands and Opinion Statements. Indianapolis: The American College of Sports Medicine, 1984.
5. **Angell P, Chester N, Green D, Somauroo J, Whyte G, and George K.** Anabolic steroids and cardiovascular risk. *Sports Medicine* 42: 119–134, 2012.
6. **Berggren JR, Hulver MW, and Houmard JA.** Fat as an endocrine organ: influence of exercise. *Journal of Applied Physiology: Respiratory, Environmental and Exercise Physiology* 99: 757–764, 2005.
7. **Berggren JR, Tanner CJ, Koves TR, Muoio DM, and Houmard JA.** Glucose uptake in muscle cell cultures from endurance-trained men. *Medicine and Science in Sports and Exercise* 37: 579–584, 2005.
8. **Bonen A.** Effects of exercise on excretion rates of urinary free cortisol. *Journal of Applied Physiology: Respiratory, Environmental and Exercise Physiology* 40: 155–158, 1976.
9. **Boone J, Sherraden T, Pierzchala K, Berger R, and Van loon G.** Plasma met-enkephalin and catecholamine responses to intense exercise in humans. *Journal of Applied Physiology* 73: 388–392, 1992.
10. **Bouassida A, Chamari K, Zouali M, Feki Y, Zbidi A, and Tabka Z.** Review on leptin and adiponectin responses and adaptations to acute and chronic exercise. *British Journal of Sports Medicine* 44: 620–630, 2010.
11. **Bouassida A, Latiri I, Bouassida S, Zalleg D, Zaouali M, Feki Y, et al.** Parathyroid hormone and physical exercise: a brief review. *J Sport Science and Medicine* 5: 367–374, 2006.
12. **Brandt C and Pedersen BK.** The role of exercise-induced myokines in muscle homeostasis and the defense against chronic disease. *Journal of Biomedicine and Biotechnology*: Article ID: 520258, 2010.
13. **Brunton L, Lazo JS, and Parker KL.** *Goodman & Gilman's The Pharmacological Basis of Therapeutics*. New York, NY: McGraw-Hill, 2005.
14. **Bunt JC, Boileau RA, Bahr JM, and Nelson RA.** Sex and training differences in human growth hormone levels during prolonged exercise. *Journal of Applied Physiology: Respiratory, Environmental and -Exercise Physiology* 61: 1796–1801, 1986.
15. **Cannon W.** *Bodily Changes in Pain, Hunger, Fear and Rage*. Boston, MA: Charles T. Branford Company, 1983.
16. **Cartee GD, Douen AG, Ramlal T, Klip A, and Holloszy JO.** Stimulation of glucose transport in skeletal muscle by hypoxia. *Journal of Applied Physiology: Respiratory, Environmental and Exercise Physiology* 70: 1593–1600, 1991.
17. **Cartier LJ and Gollnick PD.** Sympathoadrenal system and activation of glycogenolysis during muscular activity. *Journal of Applied Physiology: Respiratory, Environmental and Exercise Physiology* 58: 1122–1127, 1985.
18. **Chaudhari AM, Lindenfeld TN, Andriacchi TP, Hewett TE, Riccobene J, Myer GD, et al.** Knee and hip loading patterns at different phases in the menstrual cycle: implications for the gender difference in anterior cruciate ligament injury rates. *The American Journal of Sports Medicine* 35: 793–800, 2007.
19. **Christensen NJ and Galbo H.** Sympathetic nervous activity during exercise. *Annual Review of Physiology* 45: 139–153, 1983.
20. **Coelho M, Oliveira T, and Fernandes R.** Biochemistry of adipose tissue: an endocrine organ. *Archives of Medical Science* 2: 191–200, 2013.
21. **Coggan AR.** Plasma glucose metabolism during exercise in humans. *Sports Medicine* 11: 102–124, 1991.
22. **Coggan AR and Coyle EF.** Carbohydrate ingestion during prolonged exercise: effects on metabolism and performance. *Exercise and Sport Sciences Reviews* 19: 1–40, 1991.
23. **Coker RH and Kjaer M.** Glucoregulation during exercise: the role of the neuroendocrine system. *Sports Medicine* 35: 575–583, 2005.
24. **Convertino VA, Keil LC, and Greenleaf JE.** Plasma volume, renin, and vasopressin responses to graded exercise after training. *Journal of Applied Physiology: Respiratory, Environmental and Exercise Physiology* 54: 508–514, 1983.
25. **Copinschi G, Hartog M, Earll JM, and Havel RJ.** Effect of various blood sampling procedures on serum levels of immunoreactive human growth hormone. *Metabolism: Clinical and Experimental* 16: 402–409, 1967.
26. **Coyle EF.** Substrate utilization during exercise in active people. *American Journal of Clinical Nutrition* 61: 968S–979S, 1995.
27. **Cumming DC, Brunsting LA, 3rd, Strich G, Ries AL, and Rebar RW.** Reproductive hormone increases in response to acute exercise in men. *Medicine and Science in Sports and Exercise* 18: 369–373, 1986.
28. **Davies CT and Few JD.** Effects of exercise on adrenocortical function. *Journal of Applied Physiology: Respiratory, Environmental and Exercise Physiology* 35: 887–891, 1973.
29. **De Glisezinski I, Larrouy D, Bajzova M, Koppo K, Polak J, Berlan M, et al.** Adrenaline but not noradrenaline is a determinant of exercise-induced lipid mobilization in human subcutaneous adipose tissue. *Journal of Physiology* 13: 3393–3404, 2009.

30. **Del Corral P, Howley ET, Hartsell M, Ashraf M, and Younger MS.** Metabolic effects of low cortisol during exercise in humans. *Journal of Applied Physiology: Respiratory, Environmental and Exercise Physiology* 84: 939–947, 1998.
31. **De Souza M, Nattiv A, Joy E, Misra M, Williams N, Mallinson R, et al.** 2014 female athlete triad coalition consensus statement on treatment and return to play of the female athlete triad. *British Journal of Sports Medicine* 48: 289–308, 2014.
32. **Drouin R, Lavoie C, Bourque J, Ducros F, Poisson D, and Chiasson JL.** Increased hepatic glucose production response to glucagon in trained subjects. *American Journal of Physiology* 274: E23–E28, 1998.
33. **Eckardt K, Görgens S, Raschke S, and Eckel J. Myokines** in insulin resistance and type 2 diabetes. *Diabetologia* 57: 1087–1099, 2014.
34. **Edgerton VR.** *Glycogen Depletion in Specific Types of Human Skeletal Muscle Fibers in Intermittent and Continuous Exercise.* Verlag Basel: Birkhauser, 1975, pp. 402–415.
35. **Enns DL and Tiidus PM.** The influence of estrogen on skeletal muscle-sex matters. *Sports Medicine* 40: 41–58, 2010.
36. **Essen B.** Glycogen depletion of different fibre types in human skeletal muscle during intermittent and continuous exercise. *Acta Physiologica Scandinavica* 103: 446–455, 1978.
37. **Euler U.** *Sympatho-Adrenal Activity and Physical Exercise.* New York, NY: Karger, Basal, 1969, pp. 170–181.
38. **Felig P and Wahren J.** Fuel homeostasis in exercise. *New England Journal of Medicine* 293: 1078–1084, 1975.
39. **Fischer-Posovszky P, Wabitsch M, and Hochberg Z.** Endocrinology of adipose tissue—an update. *Hormone and Metabolic Research (Hormon- und Stoffwechselforschung = Hormones et metabolisme)* 39: 314–321, 2007.
40. **Fox SI.** *Human Physiology*, 12th ed. New York, NY: McGraw-Hill, 2011.
41. **Francesconi RP, Sawka MN, and Pandolf KB.** Hypohydration and heat acclimation: plasma renin and aldosterone during exercise. *Journal of Applied Physiology: Respiratory, Environmental and Exercise Physiology* 55: 1790–1794, 1983.
42. **Frayn KN.** Fat as a fuel: emerging understanding of the adipose tissue-skeletal muscle axis. *Acta Physiologica Scandinavica* 199: 509–518, 2010.
43. **Galbo H, Holst JJ, and Christensen NJ.** Glucagon and plasma catecholamine responses to graded and prolonged exercise in man. *Journal of Applied Physiology: Respiratory, Environmental and Exercise Physiology* 38: 70–76, 1975.
44. **Galbo H, Holst JJ, Christensen NJ, and Hilsted J.** Glucagon and plasma catecholamines during beta-receptor blockade in exercising man. *Journal of Applied Physiology: Respiratory, Environmental and Exercise Physiology* 40: 855–863, 1976.
45. **Galbo H, Hummer L, Peterson IB, Christensen NJ, and Bie N.** Thyroid and testicular hormone responses to graded and prolonged exercise in man. *European Journal of Applied Physiology and Occupational Physiology* 36: 101–106, 1977.
46. **Giannoulis M, Martin F, Nair S, Umpleby A, and Sonksen P.** Hormone replacement therapy and physical function in healthy older men. Time to talk hormones? *Endocrine Reviews* 33: 314–377, 2012.
47. **Gollnick PD.** *Glycogen Depletion Patterns in Human Skeletal Muscle Fibers after Varying Types and Intensities of Exercise.* Verlag Basel: Birkhauser, 1975.
48. **Goodyear LJ and Kahn BB.** Exercise, glucose transport, and insulin sensitivity. *Annual Review of Medicine* 49: 235–261, 1998.
49. **Greenberg AS and Obin MS.** Obesity and the role of adipose tissue in inflammation and metabolism. *American Journal of Clinical Nutrition* 83: 461S–465S, 2006.
50. **Greenwood FC and Landon J.** Growth hormone secretion in response to stress in man. *Nature* 210: 540–541, 1966.
51. **Gyntelberg F, Rennie MJ, Hickson RC, and Holloszy JO.** Effect of training on the response of plasma glucagon to exercise. *Journal of Applied Physiology: Respiratory, Environmental and Exercise Physiology* 43: 302–305, 1977.
52. **Hackney AC and Dobridge JD.** Thyroid hormones and the relationship of cortisol and prolactin: influence of prolonged, exhaustive exercise. *Polish Journal of Endocrinology* 60: 252–257, 2009.
53. **Hameed M, Harridge SD, and Goldspink G.** Sarcopenia and hypertrophy: a role for insulin-like growth factor-1 in aged muscle? *Exercise and Sport Sciences Reviews* 30: 15–19, 2002.
54. **Harris RC, Bergström J, and Hultman E.** *The Effect of Propranolol on Glycogen Metabolism during Exercise.* New York, NY: Plenum Press, 1971, pp. 301–305.
55. **Hartley LH, Mason JW, Hogan RP, Jones LG, Kotchen TA, Mougey EH, et al.** Multiple hormonal responses to prolonged exercise in relation to physical training. *Journal of Applied Physiology: Respiratory, Environmental and Exercise Physiology* 33: 607–610, 1972.
56. **Heath GW, Gavin JR, 3rd, Hinderliter JM, Hagberg JM, Bloomfield SA, and Holloszy JO.** Effects of exercise and lack of exercise on glucose tolerance and insulin sensitivity. *Journal of Applied Physiology: Respiratory, Environmental and Exercise Physiology* 55: 512–517, 1983.
57. **Herzberg S, Motuapuaka P, Lambert W, Fu R, Brady J, and Guise J.** The effect of menstrual cycle and contraceptives on ACL injuries and laxity. *The Orthopeadic Journal of Sports Medicine* 5: 1–10, 2017.
58. **Heuberger J and Cohen A.** Review of WADA prohibited substances: limited evidence for performance-enhancing effects. *Sports Medicine* 49: 525–539, 2019.
59. **Hew-Butler T.** Arginine vasopressin, fluid balance and exercise. *Sports Medicine* 40: 459–479, 2010.
60. **Hickson RC, Czerwinski SM, Falduto MT, and Young AP.** Glucocorticoid antagonism by exercise and androgenic-anabolic steroids. *Medicine and Science in Sports and Exercise* 22: 331–340, 1990.
61. **Hickson RC and Marone JR.** Exercise and inhibition of glucocorticoid-induced muscle atrophy. *Exercise and Sport Sciences Reviews* 21: 135–167, 1993.
62. **Highet R.** Athletic amenorrhoea. An update on aetiology, complications and management. *Sports Medicine* 7: 82–108, 1989.
63. **Hodgetts V, Coppack S, Frayn K, and Hockaday T.** Factors controlling fat mobilization from human subcutaneous adipose tissue during exercise. *Journal of Applied Physiology* 71: 445–451, 1991.
64. **Hoffman JR, Kraemer WJ, Bhasin S, Storer T, Ratamess NA, Haff GG, et al.** Position stand on androgen and human growth hormone use. *J Strength and Conditioning Research* 23 (Suppl 5): S1–S59, 2009.
65. **Holloszy JO, Kohrt WM, and Hansen PA.** The regulation of carbohydrate and fat metabolism during and after exercise. *Frontiers in Bioscience* 3: D1011–D1027, 1998.
66. **Holloszy JO and Narahara HT.** Enhanced permeability to sugar associated with muscle contraction. Studies of the role of Ca^{++}. *Journal of General Physiology* 50: 551–562, 1967.
67. **Howley ET.** The effect of different intensities of exercise on the excretion of epinephrine and norepinephrine. *Medicine and Science in Sports* 8: 219–222, 1976.
68. **Howley ET.** *The Excretion of Catecholamines as an Index of Exercise Stress.* Springfield, MA: Charles C. Thomas, 1980, pp. 171–183.
69. **Howley ET, Cox RH, Welch HG, and Adams RP.** Effect of hyperoxia on metabolic and catecholamine responses to prolonged exercise. *Journal of Applied Physiology: Respiratory, Environmental and Exercise Physiology* 54: 59–63, 1983.

70. **Hultman E.** *Physiological Role of Muscle Glycogen in Man with Special Reference to Exercise.* New York, NY: The American Heart Association, 1967, pp. 1–114.
71. **Issekutz B and Miller H.** Plasma free fatty acids during exercise and the effect of lactic acid. *Proceedings of the Society of Experimental Biology and Medicine* 110: 237–239, 1962.
72. **Ivy JL.** Role of exercise training in the prevention and treatment of insulin resistance and non-insulin--dependent diabetes mellitus. *Sports Medicine* 24: 321–336, 1997.
73. **Ivy JL.** The insulin-like effect of muscle contraction. *Exercise and Sport Sciences Reviews* 15: 29–51, 1987.
74. **Ivy JL, Young JC, McLane JA, Fell RD, and Holloszy JO.** Exercise training and glucose uptake by skeletal muscle in rats. *Journal of Applied Physiology: Respiratory, Environmental and Exercise Physiology* 55: 1393–1396, 1983.
75. **James DE.** The mammalian facilitative glucose transporter family. *News in Physiological Sciences* 10, 67–71, 1995.
76. **Jansson E, Hjemdahl P, and Kaijser L.** Epinephrine-induced changes in muscle carbohydrate metabolism during exercise in male subjects. *Journal of Applied Physiology: Respiratory, Environmental and Exercise Physiology* 60: 1466–1470, 1986.
77. **Jensen J, Oftebro H, Breigan B, Johnsson A, Ohlin K, Meen HD, et al.** Comparison of changes in testosterone concentrations after strength and endurance exercise in well trained men. *European Journal of Applied Physiology and Occupational Physiology* 63: 467–471, 1991.
78. **Jurkowski JE, Jones NL, Walker C, Younglai EV, and Sutton JR.** Ovarian hormonal responses to exercise. *Journal of Applied Physiology: Respiratory, Environmental and Exercise Physiology* 44: 109–114, 1978.
79. **Kanayama G, Kean J, Hudson JI, and Pope Jr. HG.** Cognitive deficits in long-term anabolic--androgenic steroid users. *Drug and Alcohol Dependence* 130: 208–214, 2013.
80. **Kargotich S, Goodman C, Keast D, Fry RW, Garcia-Webb P, Crawford PM, et al.** Influence of exercise-induced plasma volume changes on the interpretation of biochemical data following high-intensity exercise. *Clinical Journal of Sport Medicine* 7: 185–191, 1997.
81. **Karstoft K and Pedersen B.** Skeletal muscle as a gene regulatory endocrine organ. Current *Opinion in Clinical Nutrition and Metabolic Care* 19: 270–275, 2016.
82. **Keizer HA and Rogol AD.** Physical exercise and menstrual cycle alterations. What are the mechanisms? *Sports Medicine* 10: 218–235, 1990.
83. **Kjaer M.** Epinephrine and some other hormonal responses to exercise in man: with special reference to physical training. *International Journal of Sports Medicine* 10: 2–15, 1989.
84. **Kjaer M, Kiens B, Hargreaves M, and Richter EA.** Influence of active muscle mass on glucose homeostasis during exercise in humans. *Journal of Applied Physiology: Respiratory, Environmental and Exercise Physiology* 71: 552–557, 1991.
85. **Kostek MC, Delmonico MJ, Reichel JB, Roth SM, Douglass L, Ferrell RE, et al.** Muscle strength response to strength training is influenced by insulin-like growth factor 1 genotype in older adults. *Journal of Applied Physiology: Respiratory, Environmental and Exercise Physiology* 98: 2147–2154, 2005.
86. **Kraemer RR and Castracane VD.** Exercise and humoral mediators of peripheral energy balance: ghrelin and adiponectin. *Experimental Biology and Medicine* 232: 184–194, 2007.
87. **Kraemer RR, Francois M, Webb ND, Worley JR, Rogers SN, Norman RL, et al.** No effect of menstrual cycle phase on glucose and glucoregulatory endocrine responses to prolonged exercise. *European Journal of Applied Physiology* 113: 2401–2408, 2013.
88. **Lavoie C.** Glucagon receptors: effect of exercise and fasting. *Canadian Journal of Applied Physiology (Revue canadienne de physiologie appliquee)* 30: 313–327, 2005.
89. **Legare A, Drouin R, Milot M, Massicotte D, Peronnet F, Massicotte G, et al.** Increased density of glucose receptors in liver from endurance-trained rats. American *Journal of Physiology Endocrine Metabolism* 280: 193–196, 2001.
90. **Liu H, Bravata DM, Olkin I, Friedlander AL, Liu V, Roberts B, et al.** Systematic review: the effects of growth hormone on athletic performance. *Annals of Internal Medicine* 148: 2008.
91. **Liu H, Bravata DM, Olkin I, Nayak S, Roberts B, Garber AM, et al.** Systematic review: the safety and efficacy of growth hormone in the healthy elderly. *Annals of Internal Medicine* 146: 104–115, 2007.
92. **Luyckx AS and Lefebvre PJ.** Mechanisms involved in the exercise-induced increase in glucagon secretion in rats. *Diabetes* 23: 81–93, 1974.
93. **Maher JT, Jones LG, Hartley LH, Williams GH, and Rose LI.** Aldosterone dynamics during graded exercise at sea level and high altitude. *Journal of Applied Physiology: Respiratory, Environmental and Exercise Physiology* 39: 18–22, 1975.
94. **Maïmoun L and Sultan C.** Effect of physical activity on calcium homeostasis and calciotrophic hormones: a review. *Calcified Tissue International* 85: 277–286, 2009.
95. **Marsh SA and Jenkins DG.** Physiological responses to the menstrual cycle: implications for the development of heat illness in female athletes. *Sports Medicine* 32: 601–614, 2002.
96. **Mathur N and Pedersen BK.** Exercise as a means to control low-grade systemic inflammation. *Mediators of Inflammation* 2008: 1–6, 2008.
97. **McGinnis G, Ballmann C, Peters B, Nanayakkara G, Roberts M, Amin R, et al.** Interleukin-6 mediates exercise preconditioning against myocardial ischemia reperfusion injury. *American Journal of Physiology Heart and Circulatory Physiology* 308: 1423–1433, 2015.
98. **McMurray RG and Hackney AC.** Interactions of metabolic hormones, adipose tissue and exercise. *Sports Medicine* 35: 393–412, 2005.
99. **Mendenhall LA, Swanson SC, Habash DL, and Coggan AR.** Ten days of exercise training reduces glucose production and utilization during moderate-intensity exercise. *American Journal of Physiology* 266: E136–E143, 1994.
100. **Metsarinne K.** Effect of exercise on plasma renin substrate. *International Journal of Sports Medicine* 9: 267–269, 1988.
101. **Mikines KJ, Richter EA, Dela F, and Galbo H.** Seven days of bed rest decrease insulin action on glucose uptake in leg and whole body. *Journal of Applied Physiology: Respiratory, Environmental and Exercise Physiology* 70: 1245–1254, 1991.
102. **Mikines KJ, Sonne B, Tronier B, and Galbo H.** Effects of acute exercise and detraining on insulin action in trained men. *Journal of Applied Physiology: Respiratory, Environmental and Exercise Physiology* 66: 704–711, 1989
103. **Molina PE.** *Endocrine Physiology.* New York, NY: McGraw-Hill. 2013.
104. **Nakamura K, Fuster J, and Walsh K.** Adipokines: a link between obesity and cardiovascular disease. *Journal of Cardiology* 63: 250–259, 2014.
105. **Nakamura Y, Aizawa K, Imai T, Kono I, and Mesaki N.** Hormonal responses to resistance exercise during different menstrual cycle phases. *Medicine and Science in Sports and Exercise* 43: 967–973, 2011.
106. **National Athletic Trainers' Association.** Position statement: anabolic-androgenic steroids. Journal of Athletic Training 47: 567–588, 2012.

107. **Nindl B, Pierce J, Rarick K, Tuckow A, Alemany J, Sharp M, et al.** Twenty-hour growth hormone secretory profiles after aerobic and resistance exercise. *Medicine and Science in Sport and Exercise* 46: 1917–1927, 2014.
108. **Nosadova J.** The changes in hematocrit, hemoglobin, plasma volume and proteins during and after different types of exercise. *European Journal of Applied Physiology and Occupational Physiology* 36: 223–230, 1977.
109. **Ogawa W and Kasuga M.** Fat stress and liver resistance. *Science* 322: 1483–1484, 2008.
110. **Oosthuyse T and Bosch AN.** The effect of the menstrual cycle on exercise metabolism. *Sports Medicine* 40: 207–227, 2010.
111. **Parkinson AB and Evans NA.** Anabolic androgenic steroids: a survey of 500 users. *Medicine and Science in Sports and Exercise* 38: 644–651, 2006.
112. **Paul P.** FFA metabolism of normal dogs during steady-state exercise at different work loads. *Journal of Applied Physiology: Respiratory, Environmental and Exercise Physiology* 28: 127–132, 1970.
113. **Paul P.** Uptake and Oxidation of Substrates in the Intact Animal during Exercise. In: *Muscle Metabolism During Exercise*, edited by B. Pernow and B. Saltin. New York, NY: Plenum Press, 1971, pp. 225–248.
114. **Pedersen BK.** Edward F. Adolph Distinguished Lecture: Muscle as an endocrine organ: IL-6 and other myokines. *Journal of Applied Physiology: Respiratory, Environmental and Exercise Physiology* 107: 1006–1014, 2009.
115. **Pedersen BK and Febbraio MA.** Muscles, exercise and obesity: skeletal muscle as a secretory organ. *Nature Reviews—Endocrinology* 8: 457–465, 2012.
116. **Perry PJ, Lund BC, Deninger MJ, Kutscher EC, and Schneider J.** Anabolic steroid use in weightlifters and bodybuilders: an internet survey of drug -utilization. *Clinical Journal of Sport Medicine* 15: 326–330, 2005.
117. **Powers SK, Howley ET, and Cox R.** A differential catecholamine response during prolonged exercise and passive heating. *Medicine and Science in Sports and Exercise* 14: 435–439, 1982.
118. **Pruett ED.** Glucose and insulin during prolonged work stress in men living on different diets. *Journal of Applied Physiology: Respiratory, Environmental and Exercise Physiology* 28: 199–208, 1970.
119. **Raschke S and Eckel J.** Adipo-Myokines: two sides of the same coin: mediators of inflammation and mediators of exercise. *Mediators of Inflammation* DOI: 10.1155/2013/320724, 2013.
120. **Raven PH, Johnson GB, Losos JB, Mason KA, and Singer SR.** *Biology*. New York, NY: McGraw-Hill, 2008.
121. **Redman LM and Loucks AB.** Menstrual disorders in athletes. *Sports Medicine* 35: 747–755, 2005.
122. **Ren JM and Hultman E.** Regulation of glycogenolysis in human skeletal muscle. *Journal of Applied Physiology: Respiratory, Environmental and Exercise Physiology* 67: 2243–2248, 1989.
123. **Rennie MJ.** Claims for the anabolic effects of growth hormone: a case of the emperor's new clothes? *British Journal of Sports Medicine* 37: 100–105, 2003.
124. **Richter EA, Derave W, and Wojtaszewski JF.** Glucose, exercise and insulin: emerging concepts. *Journal of Physiology* 535: 313–322, 2001.
125. **Richter EA, Kiens B, Mizuno M, and Strange S.** Insulin action in human thighs after one-legged immobilization. *Journal of Applied Physiology: Respiratory, Environmental and Exercise Physiology* 67: 19–23, 1989.
126. **Richter EA, Kristiansen S, Wojtaszewski J, Daugaard JR, Asp S, Hespel P, et al.** Training effects on muscle glucose transport during exercise. *Advances in Experimental Medicine and Biology* 441: 107–116, 1998.
127. **Rizza R, Haymond M, Cryer P, and Gerich J.** Differential effects of epinephrine on glucose production and disposal in man. *American Journal of Physiology* 237: E356–E362, 1979.
128. **Romijn JA, Coyle EF, Sidossis LS, Gastaldelli A, Horowitz JF, Endert E, et al.** Regulation of endogenous fat and carbohydrate metabolism in relation to exercise intensity and duration. *American Journal of Physiology* 265: E380–E391, 1993.
129. **Ryder JW, Chibalin AV, and Zierath JR.** Intracellular mechanisms underlying increases in glucose uptake in response to insulin or exercise in skeletal muscle. *Acta Physiologica Scandinavica* 171: 249–257, 2001.
130. **Sabio G, Das M, Mora A, Zhang Z, Jun JY, Ko HJ, et al.** A stress signaling pathway in adipose tissue regulates hepatic insulin resistance. *Science* 322: 1539–1543, 2008.
131. **Sakamoto K and Goodyear LJ.** Invited review: intracellular signaling in contracting skeletal muscle. *Journal of Applied Physiology: Respiratory, Environmental and Exercise Physiology* 93: 369–383, 2002.
132. **Saltin B and Karlsson J.** *Muscle Glycogen Utilization during Work of Different Intensities*. New York, NY: Plenum Press, 1971.
133. **Saugy M, Robinson N, Saudan C, Baume N, Avois L, and Mangin P.** Human growth hormone doping in sport. *British Journal of Sports Medicine* 40 Suppl 1: i35–i39, 2006.
134. **Schaal K, Van Loan MD, and Casazza GA.** Reduced catecholamine response to exercise in amenorrheic athletes. *Medicine and Science in Sports and Exercise* 43: 34–43, 2011.
135. **Schoenfeld BJ.** Potential mechanisms for a role of metabolic stress in hypertrophic adaptations to resistance training. *Sports Medicine* 43: 179–194, 2013a.
136. **Schoenfeld BJ.** Postexercise hypertrophic adaptations: a reexamination of the hormone hypothesis and its applicability to resistance training program design. *Journal of Strength and Conditioning Research* 27: 1720–1730, 2013b.
137. **Seals DR, Victor RG, and Mark AL.** Plasma norepinephrine and muscle sympathetic discharge during rhythmic exercise in humans. *Journal of Applied Physiology: Respiratory, Environmental and Exercise Physiology* 65: 940–944, 1988.
138. **Selye H.** *The Stress of Life*. New York, NY: McGraw-Hill, 1976.
139. **Silverberg AB, Shah SD, Haymond MW, and Cryer PE.** Norepinephrine: hormone and neurotransmitter in man. *American Journal of Physiology* 234: E252–E256, 1978.
140. **Spriet LL, Ren JM, and Hultman E.** Epinephrine infusion enhances muscle glycogenolysis during prolonged electrical stimulation. *Journal of Applied Physiology: Respiratory, Environmental and Exercise Physiology* 64: 1439–1444, 1988.
141. **Stainsby WN, Sumners C, and Andrew GM.** Plasma catecholamines and their effect on blood lactate and muscle lactate output. *Journal of Applied Physiology: Respiratory, Environmental and Exercise Physiology* 57: 321–325, 1984.
142. **Stainsby WN, Sumners C, and Eitzman PD.** Effects of catecholamines on lactic acid output during progressive working contractions. *Journal of Applied Physiology: Respiratory, Environmental and Exercise Physiology* 59: 1809–1814, 1985.
143. **Stokes K.** Growth hormone responses to sub--maximal and sprint exercise. *Growth Hormone & IGF Research* 13: 225–238, 2003.
144. **Sun Y, Xun K, Wang C, Zhao H, Bi H, Chen X, et al.** Adiponectin, an unlocking adipocytokine. *Cardiovascular Therapeutics* 27: 59–75, 2009.
145. **Sung E, Han A, Hincrichs T, Vorgerd M, Manchado C, and Platen P.** Effects of follicular versus luteal phase-based strength training in young women. *SpringerPlus* 3: 668–677, 2014.
146. **Sutton J and Lazarus L.** Growth hormone in exercise: comparison of physiological and pharmacological stimuli. *Journal*

of Applied Physiology: Respiratory, Environmental and Exercise Physiology 41: 523–527, 1976.
147. **Tepperman J and Tepperman HM.** *Metabolic and Endocrine Physiology*. Chicago, IL: Year Book Medical Publishers, 1987.
148. **Terjung R.** *Endocrine Response to Exercise*. New York, NY: Macmillan, 1979.
149. **Thuma J, Gilders R, Verdun M, and Loucks A.** Circadian rhythm of cortisol confounds cortisol responses to exercise: implications for future research. *Journal of Applied Physiology* 78: 1657–1664, 1995.
150. **Tiidus PM, Enns DL, Hubal MJ, and Clarkson PM.** Point: counterpoint: estrogen and sex do/do not influence post-exercise indexes of muscle damage, inflammation, and repair. *Journal of Applied Physiology: Respiratory, Environmental and Exercise Physiology* 106: 1010–1015, 2009.
151. **Trayhurn P.** Hypoxia and adipose tissue function and dysfunction in obesity. *Physiological Reviews* 93: 1–21, 2013.
152. **Van Baak MA.** ß-Adrenoceptor blockade and exercise: an update. *Sports Medicine* 5: 209–225, 1988.
153. **Voet D and Voet JG.** *Biochemistry* New York, NY: John Wiley & Sons, 1995.
154. **Vogel RB, Books CA, Ketchum C, Zauner CW, and Murray FT.** Increase of free and total testosterone during submaximal exercise in normal males. *Medicine and Science in Sports and Exercise* 17: 119–123, 1985.
155. **Wade CE.** Response, regulation, and actions of vasopressin during exercise: a review. *Medicine and Science in Sports and Exercise* 16: 506–511, 1984.
156. **Waki H and Tontonoz P.** Endocrine functions of adipose tissue. *Annual Review of Pathology* 2: 31–56, 2007.
157. **Wallberg-Henriksson H, Constable SH, Young DA, and Holloszy JO.** Glucose transport into rat skeletal muscle: interaction between exercise and -insulin. *Journal of Applied Physiology: Respiratory, Environmental and Exercise Physiology* 65: 909–913, 1988.
158. **Welc SS and Clanton TL.** The regulation of interleukin-6 implicates skeletal muscle as an integrative stress sensor and endocrine organ. *Experimental Physiology* 98: 359–371, 2013.
159. **Widdowson WM, Healy M-L, Sönksen PH, and Gibney J.** The physiology of growth hormone and sport. *Growth Hormone & IGF Research* 19: 308–319, 2009.
160. **Widdowson WM and Gibney J.** The effect of growth hormone (GH) replacement on muscle strength in patients with GH-deficiency: a meta-analysis. *Clinical Endocrinology* 72: 787–792, 2010.
161. **Widmaier EP, Raff H, and Strang KT.** *Vander's Human Physiology.* New York, NY: McGraw-Hill, 2014.
162. **Winder WW, Hagberg JM, Hickson RC, Ehsani AA, and McLane JA.** Time course of sympathoadrenal adaptation to endurance exercise training in man. *Journal of Applied Physiology: Respiratory, Environmental and Exercise Physiology* 45: 370–374, 1978.
163. **Wojtaszewski JF and Richter EA.** Glucose utilization during exercise: influence of endurance training. *Acta Physiologica Scandinavica* 162: 351–358, 1998.
164. **Wright JE.** *Anabolic Steroids and Athletics.* New York, NY: Macmillan, 1980.
165. **Wright JE.** *Anabolic Steroids and Sports.* New York, NY: Sports Science Consultants, 1982.
166. **Xanne A and Janse de Jonge X.** Effects of the menstrual cycle on exercise performance. *Sports Medicine* 33: 833–851, 2003.
167. **Yakovlev NN and Viru AA.** Adrenergic regulation of adaptation to muscular activity. *International Journal of Sports Medicine* 6: 255–265, 1985.
168. **Yesalis CE and Bahrke MS.** Anabolic-androgenic steroids. Current issues. *Sports Medicine* 19: 326–340, 1995.
169. **Young JC, Enslin J, and Kuca B.** Exercise intensity and glucose tolerance in trained and nontrained subjects. *Journal of Applied Physiology: Respiratory, Environmental and Exercise Physiology* 67: 39–43, 1989.
170. **Zouhal H, Jacob C, Delamarche P, and Gratas-Delamarche A.** Catecholamines and the effects of exercise, training, and gender. *Sports Medicine* 38: 401–423, 2008.

Design element credits: (test tubes): George Doyle/Stockbyte/Getty Images; (scientists using microscope): Digital Vision/Getty Images; (magnifying glass): Kick Images/Photodisc/Getty Images; (runners): Chris Ryan/OJO Images/age fotostock; (scientist using microscope): Ingram Publishing; (lightbulb): Amasterphotographer/Shutterstock

6

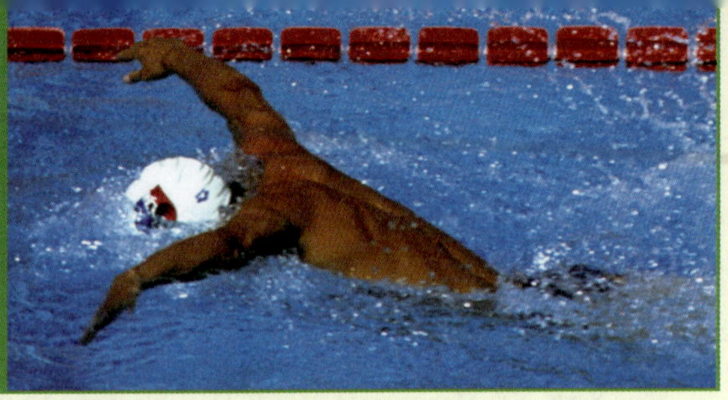

Mike Hewitt/Action Plus Sports Images/Alamy Stock Photo

운동과 면역 체계

Exercise and the Immune System

■ 학습 목표

이 장을 공부함으로써 다음과 같은 내용을 할 수 있어야 한다:

1. 선천성 면역 체계와 후천성 면역 체계가 어떻게 함께 작용하여 감염으로부터 보호하는지 설명할 수 있다.
2. 선천성 면역 체계를 구성하는 주요 구성 요소에 대해 토론하고, 선천 면역 체계의 주요 요소가 감염으로부터 신체를 어떻게 보호하는지 설명할 수 있다.
3. 후천성 면역 체계를 구성하는 주요 구성 요소에 대해 설명하고 감염으로부터 보호하는 방법을 설명할 수 있다.
4. 급성 염증과 만성 염증의 차이점을 설명할 수 있다.
5. 적당한 운동 훈련이 면역 체계와 감염 위험에 미치는 영향에 대해 논의할 수 있다.
6. 격렬한 장시간(90분 이상) 운동이 면역 기능과 감염 위험에 어떤 영향을 미치는지 설명할 수 있다.
7. 극한 환경(더위, 추위, 높은 고도)에서의 운동이 면역 기능에 어떤 영향을 미치는지 논의할 수 있다.
8. 감기에 걸렸을 때의 운동 가이드라인에 대해 설명할 수 있다.

■ 학습 목차

면역 체계 개요
- 선천성 면역 체계
- 후천성 면역 체계

운동과 면역 체계

운동과 감염에 대한 저항력

운동, 순환 면역 세포 수 및 활동량

고강도/장시간 유산소 운동은 감염 위험을 증가시킨다

극한 환경에서의 운동: 감염 위험 증가

감기에 걸렸을 때 운동을 해야 하는가?

■ 핵심 용어

급성 염증(acute inflammation)
대식세포(macrophages)
림프구(lymphocytes)
만성 염증(chronic inflammation)
면역(immunity)
백혈구(leukocytes)
보체계(complement system)
사이토카인(cytokines)
세포 접착 분자(cell adhesion molecules)
식세포(phagocyt)
염증(inflammation)
운동 면역학(exercise immunology)
자연 살해 세포(natural killer cells)
조혈(hematopoiesis)
혈관 외 유출(extravasation)
호중구(neutrophils)
B 세포(B-cells)
T-세포(T-cells)

2장에서 항상성의 개념과 내부 환경을 조절하는 제어 시스템에 대해 소개하였다. 면역 체계는 우리 몸의 외부 물질을 인식하고 파괴하는 중요한 항상성 체계이다. 신체는 감염을 일으키는 외부 물질(예: 박테리아, 바이러스, 곰팡이)로부터 끊임없이 공격을 받기 때문에 이러한 면역 체계는 매우 중요하다. 모든 포유류와 고등 유기체가 면역 체계를 가지고 있다는 사실은 주기적인 감염이 생물학적 현실이라는 사실을 강조한다. 따라서 면역 체계는 항상성을 유지하는 데 중요한 역할을 한다. 기본 개념으로, 제대로 작동하는 면역 체계는 자기 자신과 외부 물질을 구별할 수 있기 때문에 신체를 보호할 수 있다.

누구나 감염과 면역 체계의 영향을 경험해 본 적이 있다. 예를 들어, 콧물, 발열과 같은 불쾌한 증상[예: 상기도 감염(upper respiratory tract infection, URTI)]은 흔한 일이다. URTI는 흔히 감기라고 불리며 200여 가지 이상의 바이러스에 의해 발생한다(29). 현재 URTI는 전 세계적으로 가장 흔한 감염 유형 중 하나이며, 성인은 평균적으로 1년에 2~5회 감기에 걸린다(20, 39). 감기는 일반적으로 건강한 사람에게는 생명을 위협하지 않지만, 감기는 의료 비용 증가와 직장, 학교, 운동 훈련 결석으로 인한 손실로 인해 많은 부정적인 결과를 초래한다(22). 감기 발병률이 높기 때문에 이러한 질병은 운동선수와 일반인의 건강에 심각한 문제를 야기한다. 운동과 기타 스트레스(예: 정서적 스트레스, 수면 부족 등)는 면역 체계에 영향을 미치는 것으로 알려져 있으므로 신체 활동과 면역 체계 사이의 관계를 이해하는 것이 중요하다. 따라서 이 장에서는 면역 체계의 주요 구성 요소를 소개하고 운동 훈련이 이 중요한 항상성 시스템에 어떤 영향을 미치는지 논의하고자 한다. 먼저 면역 체계가 감염을 예방하기 위해 어떻게 작동하는지에 대한 간략한 개요부터 살펴보겠다.

면역 체계 개요

면역(immunity)은 외부 물질로부터 신체를 보호하기 위해 신체에서 사용되는 모든 메커니즘을 의미한다. 이 용어의 어원은 "자유"를 의미하는 라틴어 *immunitas*에서 유래되었다(10). 면역은 감염원에 대한 중복 보호를 제공하는 복잡한 세포 및 화학 성분으로 구성된 잘 조율된 면역 체계에서 비롯된다. 면역 체계 구성 요소가 서로 중복되는 것은 박테리아, 바이러스, 곰팡이와 같은 병원체(질병 유발 물질)로부터 감염에 대해 신체를 효율적으로 보호하기 위해 설계된 것이다. 중복성은 선천성 면역계와 후천성 면역계(적응성 면역계 또는 특정 면역계라고도 함)라고 하는 두 면역계에 의해 달성된다. 다음은 면역 체계의 두 하위 기관에 대한 간략한 소개이다.

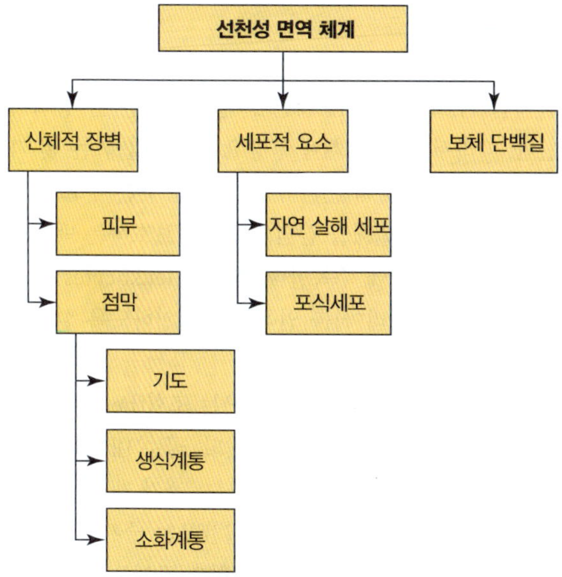

그림 6.1 선천 면역의 주요 구성 요소. 자세한 내용은 본문을 참고하라.

선천성 면역 체계

인간과 다른 동물은 세포와 단백질 요소의 다양한 조합으로 구성된 선천적 비특이적 면역 체계를 가지고 태어난다. 이 시스템은 외부 침입자에 대한 신체적 장벽과 내부 방어를 모두 제공한다(그림 6.1 참조). 신체적 장벽은 선천적 면역 체계의 첫 번째 라인이며 호흡기, 소화기(장) 및 비뇨생식기를 감싸고 있는 피부와 점막(즉, 점막)과 같은 장벽으로 구성된다. 따라서 박테리아 및 기타 외부 물질이 이러한 장벽을 통과해야 감염된다. 피부나 점막의 신체적 장벽을 통과한 침입자는 두 번째 선천적 방어선에 의해 맞이하게 된다. 이 다음 단계의 내부 방어는 침입자를 파괴하도록 설계된 특수 세포(예: 식세포 및 자연 살해 세포)로 구성된다. 또한 선천적 방어에는 혈액과 조직 내에서 면역력을 강화하는 보체계라고 하는 20가지 단백질 그룹이 포함된다. 보체계는 결합하여 외부 침입자를 파괴하고 면역 체계의 다른 측면에 감염이 발생했다는 신호를 보낸다. 이러한 선천적 면역 체계의 각 구성 요소에 대해서는 더 자세히 설명하도록 하겠다.

신체적 장벽

침입자에 대한 첫 번째 방어선은 피부와 점막의 신체적 장벽이다. 우리는 피부가 외부 물질에 대한 1차 방어벽이라고 생각하는 경향이 있지만, 피부가 덮는 면적은 약 2 m^2에 불과하다(51). 이에 비해 호흡기, 소화기, 비뇨생식기 등 점막이 덮고 있는 면적은 약 400 m^2(테니스 코트 두 개 크기)에 달한다(51). 전체적으로 볼 때, 원치 않는 외부 물질이 체내로 들어오는 것을 막기 위해 유지해야 하는 방어 경계선이 넓다.

세포 구성 요소

감염으로부터 신체를 보호하기 위해 수많은 유형의 면역 세포가 존재하지만 이 모든 세포에 대한 완전한 논의는 이 장의 범위를 벗어난다. 따라서 면역 체계에서 중요한 역할을 하는 몇 가지 유형의 세포에 초점을 맞춰 논의하겠다. 특히, 다른 주요 면역 세포인 대식세포와 함께 신체를 감염으로부터 보호하는 백혈구 계열의 면역 세포 중 일부에 주목한다. **백혈구**(leukocytes)는 체내의 외부 침입자(예: 박테리아)를 인식하고 제거하도록 설계된 중요한 면역 세포의 한 종류이다.

모든 혈액 세포(적혈구 및 백혈구)는 **조혈**(hematopoiesis)이라는 과정을 통해 골수에서 만들어진다. 골수 내에서 **조혈**은 두 개의 딸세포(daughter cell)로 분열하는 "자가 재생" 줄기세포를 배양하는 과정을 포함한다. 하나의 딸세포는 줄기세포(특수화되지 않은 세포)로 남아 있는 반면, 두 번째 딸세포는 성숙한 혈액 세포가 된다. 이 재생 전략은 성숙한 혈액 세포를 생산할 수 있는 줄기세포를 항상 확보할 수 있도록 한다.

조혈 과정에서 딸세포는 다양한 유형의 성숙 적혈구 또는 백혈구로 *분화*(differentiating)된다. 그 결과 생성되는 세포 유형은 무작위적인 과정이 아니라 복잡한 제어 시스템에 의해 고도로 조절된다. 그림 6.2는 백혈구 생성 과정의 줄기세포 계보를 보여준다. 조혈 줄기세포는 다양한 **림프구**(B 림프구, T 림프구, NK 세포) 또는 **백혈구**(호산구, 호염기구, 호중구, 단핵구)로 분화한다. 표 6.1은 이들 세포의 기능적 특성에 대한 간략한 설명을 제공한다. 휴식 중인 사람의 전체 혈구 수치의 일부로 순환 혈액 내 각 세포 유형의 비율도 제공된다. 여러 면역 세포 유형의 혈중 농도는 운동 중과 운동 후 회복 직후에 변동하므로 이러한 기준값을 고려하는 것이 중요하다.

면역 체계의 구성 요소는 외부 침입자 및 손상된 조직을 섭취(즉, 삼키는)하는 능력을 포함하여 다양한 보호 세포 기술을 사용한다. 포식할 수 있는 면역 세포를 **식세포**(phagocyte)라고 하며, 포식 과정을 식세포증이라고 한다. 두 가지 주요 식세포는 호중구와 단핵구이다. 호중구는 일반적으로 순환하는 혈액 내에서 활동하는 반면, 단핵구는 감염되거나 손상된 조직을 보호하기 위해 혈류를 떠날 수 있다. 조직층으로 이동한 단핵구는 추가 분화를 거쳐 **대식세포**(macrophages)가 된다. 대식세포는 박테리아를 파괴하기 때문에 "전문" 식세포라고도 불린다(51). 박테리아가 체내에 침입하면 대식세포는 이러한 침입 세포를 인식하고 박테리아에 부착한다. 그 결과 박테리아는 대식세포 내부로 이동하는 주머니(소포)에 갇히게 된다. 박테리아가 대식세포에 포획되면 박테리아는 대식세포에 포함된 강력한 화학 물질과 효소에 의해 사멸된다(10).

대식세포는 다른 두 가지 중요한 방식으로도 선천 면역에 기여할 수 있다. 첫째, 대식세포는 박테리아를 파괴할 때 혈관 활성 화학 물질을 방출하여 감염된 부위로 가는 혈류량을 증가시킨다. 이렇게 증가된 혈류량은 침입한 박테리아를 제거하기 위해 해당 부위에 추가적인 백혈구를 불러들여 전투를 돕는다.

또한, 박테리아와 싸우는 동안 대식세포는 사이토카인(cytokine)이라는 단백질도 생성한다. **사이토카인**은 면역 체계 내에서 세포 간의 통신을 촉진하여 면역 체계를 조절하는 세포 신호이다(10). 예를 들어, 일부 사이토카인은 면역 세포에 전투가 일어나고 있음을 알리고 이러한 세포가 혈액에서 빠져나가 빠르게 증식하는 박테리아와 싸우도록 돕는다(51). 이 경우 사이토카인은 *화학 유인제*(chemoattractant) 역할을 한다. 화학 유인제는 다른 면역계 "병사"를 전투 현장으로 불러들여 감염으로부터 신체를 보호하는 데 도움을 주는 화학 물질이다. 모집된 면역 세포는 감염 부위로의 혈류량 증가와 감염 부위에서 화학 유인제의 농도가 가장 높기 때문에 어디로 가야 하는지 알 수 있다. 다른 사이토카인은 발열을 촉진하고 면역 반응의 다른 구성 요소의 생성을 자극하며 염증을 촉진한다(18).

앞서 언급한 바와 같이 선천 면역에 관여하는 식세포는 대식세포만이 아니다. 실제로 호중구는 선천 면역에서 가장 중요한 식세포일 수 있다(51). **호중구**는 박테리아 침입 시 식세포로도 참여하는 백혈구이다. 단핵구와 마찬가지로 호중구는 효소로 생성된 자유 라디칼을 생성하여 침입한 세포를 죽일 수 있는 능력을 가지고 있다. 호중구는 혈액 순환에서 가장 풍부한 면역 세포 유형이기 때문에 혈액에서 "대기 중"이다(51). 호중구 수는 스트레스 호르몬(예: 에피네프린 및 코티솔)의 방출 또는 박동성 혈류의 증가(운동 중 등)에 반응하여 순환에서 증가한다. 그러면 순환하는 호중구가 화학 유인제에 의해 감염된 부위로 소환될 수 있다. 일단 경고를 받으면 호중구는 대식세포와 유사하게 작용하여 외부 침입자를 파괴하고 사이토카인을 생성하여 다른 면역 세포를 모집한다. 또한 활성화된 호중구는 감염된 부위의 혈류 증가를 촉진하는 화학 물질을 방출하여 감염된 조직 내에서 집단적인 염증 반응을 확대한다.

전문 식세포(즉, 대식세포와 호중구)와 더불어 선천 면역 체계의 또 다른 핵심 세포 구성 요소는 **자연 살해 세포**(natural killer cell)이다. 이 세포는 줄기세포에서 골수에서 생성되며(그림 6.2 참조) 감염과 싸우기 위해 "대기"하고 있다. 대부분의 자연 살해 세포는 혈액, 간 또는 비장에서 발견된다. 감염과 싸우기 위해 자극을 받으면 자연 살해 세포는 혈액에서 나와 감염된 부위로 이동하여 전투에 참여한다. 박테리아가 있는 곳에 도달하면 자연 살해 세포는 감염으로부터 인체를 방어하는 데 두 가지 중요한 역할

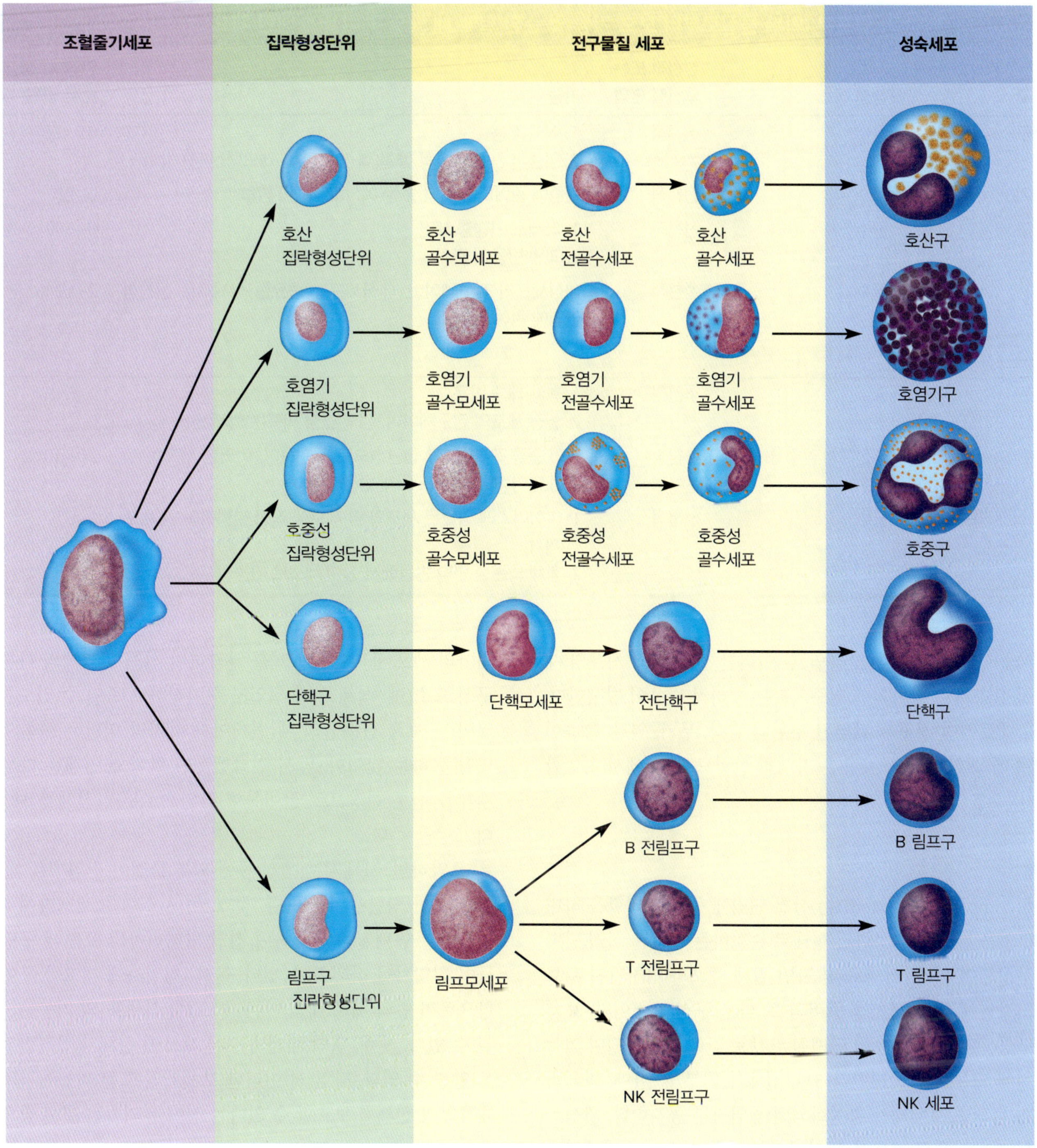

그림 6.2 줄기세포의 백혈구 생성 계보.

을 한다. 첫째, 자연 살해 세포는 바이러스에 감염된 세포, 박테리아, 기생충, 곰팡이, 암 세포를 파괴할 수 있다. 둘째, 자연 살해 세포는 광범위한 염증 반응을 촉진하는 사이토카인도 방출한다. 따라서 자연 살해 세포는 박테리아, 바이러스, 암 세포 및 기타 원치 않는 신체 침입자를 포함한 외부 물질의 다목적 "킬러"이기 때문에 선천 면역 체계의 중요한 부분이다.

요약하자면, 식세포(대식세포와 호중구)와 자연 살해 세포는 선천 면역 체계의 중요한 세포 구성 요소이며 감염에 대한 두 번째 방어선을 형성한다. 이 세포들은 총체적으로 위험한 침입 물질을 제거하고 신체적 방어벽이 손상될 때마다(예: 피부 상처) 감염

표 6.1 백혈구, 림프구, 외부 물질로부터 보호 기능 및 순환 혈액 내 백혈구 비율에 대한 개요

백혈구	생성 장소	선천적 또는 후천적 면역	기능	안정 시 정상 순환 범위(%)
호중구	골수	선천적	1. 식균 작용 2. 염증과 관련된 화학 물질(혈관 확장제, 케모택신 등) 방출	45~75%
호염기구	골수	선천적	염증에 관여하는 화학 물질(예: 히스타민) 방출	0~2%
호산구	골수	선천적	1. 다세포 기생충 제거 2. 과민 반응에 관여	0~6%
단핵구	골수	선천적	대식세포의 전구체이며, 대식세포는 중요한 식세포로 선천성 면역에 관여	2~12%
림프구				
B세포 (B 림프구라고도 함)	골수	후천적	1. 항체 매개 반응 2. 혈장 세포의 전구체이며, 성숙 혈장 세포는 항체 분비	1~6%
T세포 (T 림프구라고도 함)	흉선에서 골수 활성화	후천적	여러 종류의 T세포가 집단적으로 존재하며, 이러한 세포는 후천성 면역 체계의 세포 매개 반응에 참여	20~40%
자연 살해 세포	골수	선천적	1. 바이러스에 감염된 세포와 암 세포에 직접 결합하여 암 세포 제거 2. 항체 의존성 면역 반응에서 살해 세포로 기능	1~6%

으로부터 신체를 보호한다. 감염 후 이러한 선천 면역 체계의 세포 구성 요소가 활성화되면 염증이라는 생리적 반응이 발생한다. 염증의 대표적인 징후는 감염된 부위의 발적, 부기, 열감, 통증이다. 염증에 대한 자세한 내용은 자세히 살펴보기 6.1에서 확인할 수 있다.

보체계

보체계(complement system)는 선천 면역에 중요한 역할을 하며 감염이 없을 때는 비활성화된 형태로 순환하는 수많은 혈액 단백질로 구성되어 있다. 식세포 및 자연 살해 세포와 마찬가지로 보체계도 감염에 대한 선천적 방어의 또 다른 구성 요소이다. 보체계를 구성하는 20개 이상의 단백질은 주로 간에서 생성되며 혈액과 조직에 고농도로 존재한다(51). 신체가 외부 물질(예: 박테리아)에 노출되면 보체계가 활성화되어 침입자를 공격한다. 활성화된 보체 단백질은 박테리아 표면의 단백질을 인식하여 박테리아를 외부 물질로 식별한다. 침입한 박테리아가 확인되면 보체 단백질이 외부 세포 표면에 부착된다. 이 화학적 인식 과정을 통해 보체 단백질은 박테리아 표면에 축적된다. 여러 개의 보체 단백질이 추가되면 박테리아 표면에 "구멍"(즉, 채널)이 형성된다. 박테리아의 외막이 구멍으로 가득 차면 박테리아는 죽게 된다.

보체계는 막 공격 복합체를 형성하는 것 외에도 두 가지 다른 작업을 통해 선천 면역을 지원한다. 두 번째 기능은 침입한 박테리아의 세포 표면에 "태그"를 부착하여 선천 면역계의 다른 세포 구성 요소(예: 식세포)가 침입자를 인식하고 죽일 수 있도록 하는 것이다. 보체 단백질의 세 번째이자 마지막 역할은 화학 유인제 역할을 하는 것이다. 앞서 언급했듯이 화학 유인제는 다른 면역 체계를 전투 현장으로 끌어들여 감염으로부터 신체를 보호하는 데 도움을 준다.

요약하면, 보체계는 우리 몸에 외부 물질이 침입했을 때 세 가지 중요한 역할을 수행한다. 첫째, 이 시스템은 세포막에 기공을 형성하는 단백질을 삽입하여 침입 박테리아의 표면에 구멍을 만들어 침입자를 파괴할 수 있다. 둘째, 침입자에 태그를 붙여 파괴함으로써 면역 체계 내의 다른 세포(예: 식세포)의 기능을 향상시킬 수 있다. 셋째, 면역 체계의 다른 세포에 신체가 공격받고 있음을 알릴 수 있다. 감염 시 이러한 보체계의 모든 기능이 신속하게 대응하여 신체를 보호할 수 있다는 점에 유의하는 것이 중요하다.

후천성 면역 체계

모든 동물의 95% 이상은 선천적인 면역 체계만으로 자신을 보호하며 잘 살아간다(51). 그러나 인간과 다른 척추동물의 경우, 대자연은 질병에 대한 또 다른 보호막인 후천성 면역 체계를 개발했다. 후천 면역은 바이러스를 포함한 거의 모든 유형의 침입자로부터 우리 몸을 보호하도록 적응한다. 바이러스는 시간이 지남에 따라 진화하고 선천성 면역 체계로는 많은 바이러스를 제거할 수

자세히 살펴보기 6.1

염증은 면역 반응의 정상적인 부분이다

*염증*이라는 단어는 "불을 붙이다"라는 뜻의 라틴어 *인플레마레*(inflammare)에서 유래했다. **염증**(inflammation)은 박테리아가 체내에 침입하는 등 유해한 자극에 대한 생물학적 반응의 정상적인 부분이다. 즉, 염증의 목표는 손상된 조직이 정상 상태로 돌아가도록 도와 항상성을 회복하는 것이다. 염증은 급성 또는 만성으로 분류할 수 있다. 급성 염증과 만성 염증의 차이점에 대한 간략한 설명은 다음과 같다.

급성 염증(acute inflammation) 다음 예는 급성 염증 반응을 설명한다. 살면서 손가락이나 손에 작은 상처가 생기거나 가시에 찔린 경험이 있을 것이다(그림 6.3 참조). 이 경우 박테리아가 상처를 통해 침입하여 급성 및 국소 염증 반응을 일으킨다. 국소 염증의 임상적 징후는 발적, 부기, 열, 통증이다. 국소 염증은 선천적인 면역 체계에 의해 촉발되는 일련의 사건으로 인해 발생한다. 손상된 조직 주변의 발적, 부기 및 열은 손상된 부위로의 혈류량 증가로 인해 발생한다. 이러한 혈류 증가는 감염된 부위로 소환된 식세포의 화학 물질 방출에 의해 촉발된다. 실제로 대식세포와 호중구 모두 혈관 확장(즉, 혈관 직경의 확장)을 촉진하는 화학 물질(예: 브라디키닌)을 방출한다. 결과적으로 혈관 확장은 손상된 조직 주변의 혈류와 체액 수집(즉, 부종)을 증가시킨다. 이러한 유형의 국소 염증 반응과 관련된 통증은 염증 부위의 통증 수용체를 자극하는 화학 물질(예: 키닌)에서 비롯된다.

만성 염증(chronic inflammation) 손가락에 작은 상처가 생기면 일반적으로 며칠 이내에 급성 염증이 발생한다. 면역 체계가 침입한 박테리아를 제거하고 딱지가 생기며 조직이 회복되면 상처는 치유된다.

그러나 만성 전신 염증은 지속적인 감염(예: 결핵)이나 면역 반응이 지속적으로 활성화되는 상황에서 발생한다. 면역 체계의 만성 활성화는 암, 심부전, 류마티스 관절염 또는 만성 폐쇄성 폐질환과 같은 질환에서 발생한다. 흥미롭게도 비만과 노화는 만성 염증과도 관련이 있다(1, 3).

원인에 관계없이 만성 염증은 순환하는 사이토카인과 소위 "급성기 단백질"로 불리는 c-반응성 단백질의 증가와 관련이 있다. 이러한 단백질의 혈중 농도가 심장병을 비롯한 여러 질병의 위험에 기여하는 것으로 보이기 때문에 만성적으로 사이토카인 및 c-반응성 단백질 수치가 높아지는 것은 해롭다(1).

또한 만성 전신 염증은 "전부 아니면 전무"가 아니라 "높은 등급" 또는 "낮은 등급" 염증으로 묘사되는 다양한 수준으로 존재할 수 있다는 점을 이해하는 것이 중요하다. 특정 유형의 암이나 류마티스 관절염을 앓고 있는 환자에게는 심각한 "높은 등급" 수준의 염증이 발생할 수 있다. 이와는 대조적으로, 진단된 질병이 없더라도 노인과 비만인 사람 모두에게 낮은 등급의 염증이 존재할 수 있다(3). 낮은 등급의 염증이 암, 알츠하이머병, 당뇨병, 심장병의 위험 증가와 관련이 있기 때문에 "낮은 등급" 전신 염증의 건강상의 중요성은 의학계에서 뜨거운 주제이다(1, 3). 또한 낮은 등급의 염증은 그 영향이 누적되어 수년 동안 발견되지 않는 경우가 많기 때문에 "서서히 퍼지는 것"으로 여겨진다. 그러나 만성 염증이 실제로 이러한 모든 질병의 원인이 되는지 아니면 단순히 이러한 질병에 수반되는 것인지는 현재로서는 밝혀지지 않았다.

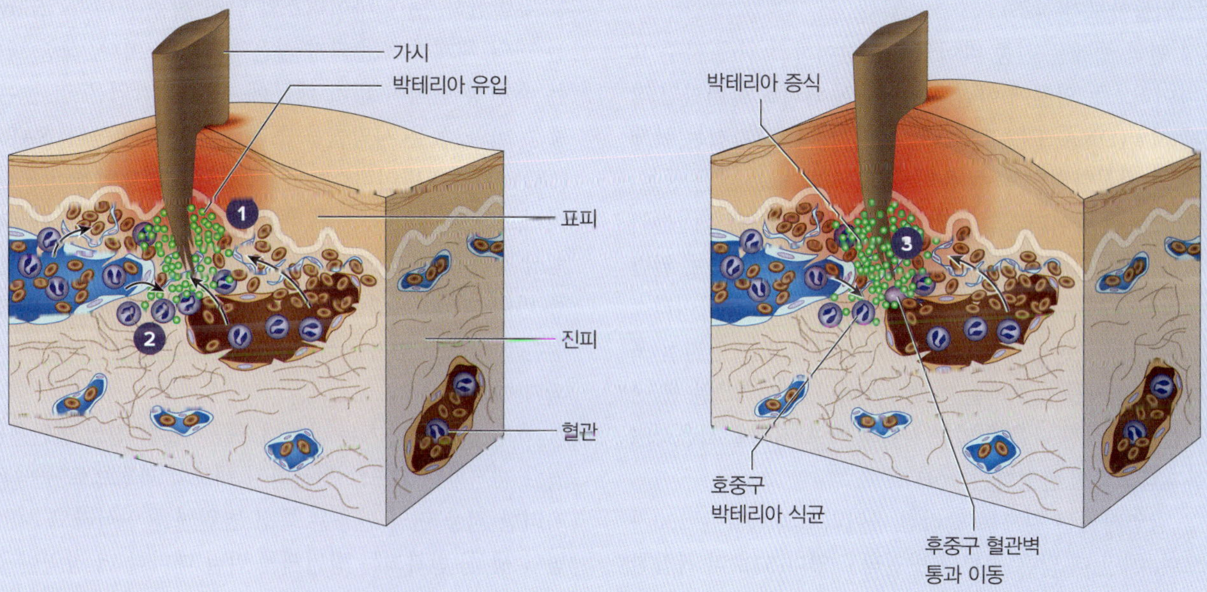

그림 6.3 가시로 인한 급성 염증. (1) 가시가 피부를 손상시키고 박테리아를 유입시켜 염증 반응을 일으킨다. (2) 화학적 매개체가 손상된 조직 주변의 혈관 확장을 일으키고 면역 세포가 염증 과정을 돕기 위해 모집된다. (3) 백혈구가 혈관에서 떨어져 나와 피부 표면 바로 아래에서 박테리아 감염과 싸우기 시작한다.

과학에서 중요한 인물 되돌아보기

천연두 백신의 선구자, 에드워드 제너(Edward Jenner)

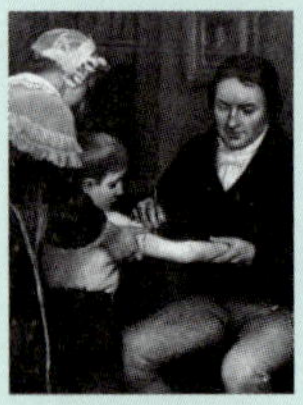

Popperfoto/
Getty Images

에드워드 제너(Edward Jenner, 1749~1823)는 천연두 백신 개발에 중요한 역할을 한 영국의 의사였다. 이러한 업적 때문에 그는 "면역학의 아버지"로 불리기도 한다. 제너가 천연두 백신을 발견하게 된 뒷이야기가 있다.

면역 체계가 적응력이 있다는 사실을 발견한 제너는 1796년 영국인들에게 천연두 백신을 접종하기 시작했다. 제너의 생애 동안 천연두는 큰 보건 문제였으며, 천연두에 감염된 사람의 약 30%가 사망했다. 실제로 수십만 명의 사람들이 천연두로 사망했고, 많은 사람들이 끔찍한 장애를 입었다(51). 에드워드 제너는 두 가지 관찰을 통해 천연두에 대한 예방 접종 절차를 개발했다. 첫째, 제너는 우유 배달부들이 종종 우두라는 질병에 감염되어 천연두와 관련된 궤양과 유사한 병변이 생기는 것을 관찰했다. 둘째, 제너는 우두에 걸린 우유 배달부들은 천연두에 거의 걸리지 않는 것을 관찰했는데, 이는 밝혀진 바와 같이 우두 바이러스와 가까운 친척인 것으로 밝혀졌다(51). 이러한 관찰을 바탕으로 제너는 소량의 우두 바이러스에 노출되면 천연두에 대한 면역력이 증진될 수 있다고 추론했다.

이 가설을 테스트하기 위해 제너는 대담한 실험을 하기로 결정했다. 그는 우두에 감염된 우유 배달부의 상처에서 고름을 채취했다. 그리고 이 고름을 제임스 핍스라는 어린 소년의 팔에 주사했다. 이 접종으로 열이 났지만 큰 병은 발생하지 않았다. 이 치료 후 몇 주 후, 제너는 천연두에 감염된 환자의 상처에서 채취한 고름을 핍스에게 주사했다. 놀랍게도 어린 소년이 천연두에 걸리지 않았기 때문에 이 대담한 실험은 큰 성공을 거두었다. 그러나 핍스는 여전히 홍역과 같은 다른 소아 질병에 걸릴 수 있었다. 이것은 적응 면역 체계의 특징 중 하나를 보여준다. 즉, 후천성 면역 체계는 특정 침입자에 대해 방어하도록 적응한다. 이 사례의 경우, 우두에 노출되면 이후 천연두 노출에도 효과적인 항체가 생성되었다.

물론 제너가 이 소년을 대상으로 한 실험은 윤리적 문제로 인해 오늘날에는 수행되지 않았을 것이다. 그럼에도 불구하고 제너의 실험이 성공적이었다는 사실에 감사할 수 있는 이유는 전 세계 수많은 사람들의 생명을 구한 미래 백신의 길을 열었기 때문이다.

없기 때문에 바이러스 감염에 대한 이러한 추가적인 보호 수준은 필수적이다(51). 후천성 면역 체계가 존재한다는 최초의 증거는 1790년대에 에드워드 제너 박사에 의해 제시되었다(과학에서 중요한 인물 되돌아보기 참조).

후천성 면역 체계는 신종 바이러스를 방어하기 위해 자주 요청된다. 바이러스는 인체에 이질적인 단백질 외피로 둘러싸인 작은 유전자 서열(DNA 또는 RNA)로, 바이러스는 혼자서는 복제할 수 없으며 번식하려면 숙주 유기체(예: 사람 또는 다른 동물)가 필요하다. 특히 바이러스의 유전자 서열은 표면 단백질로 둘러싸인 인지질 외피 또는 단백질 껍질 안에 포장되어 있으며, 일반적으로 점막이나 피부의 구멍을 통해 체내로 흡수된다. 바이러스는 체외에서 오래 생존할 수 없기 때문에 단백질 또는 인지질 포장은 이러한 침입자를 보호하는 데 필수적이다. 바이러스는 몸 전체의 조직을 감염시킨 다음 침입한 사람의 세포 기계를 사용하여 스스로 복제함으로써 활성화된다(41).

인간을 감염시키는 것으로 알려진 바이러스의 종류는 200가지가 넘으며, 매년 더 많은 종류가 발견되고 있다(57). 더 복잡한 문제는 바이러스가 자연적으로 돌연변이를 일으켜 유전자 코드가 무작위로 변하여 결국 강력한 새로운 형태의 기존 바이러스를 만들어낸다는 것이다(41). 한 사람이 일생 동안 감기나 독감 바이러스에 여러 번 걸릴 수 있는 이유는 이러한 바이러스 변이 과정 때문이다. 하지만 면역 체계가 건강한 사람의 경우, 변이된 바이러스는 보통 경미한 질병(예: 감기나 독감 한 번 더 걸리는 정도)을 유발한다. 변이 바이러스와 달리 *신종 바이러스*(novel virus)는 면역 체계가 노출되지 않은 바이러스이다. 신종 바이러스에는 후천성 면역이 없기 때문에 이러한 감염은 더 높은 감염률, 중증 질환, 높은 사망률을 초래할 가능성이 높다. SARS-CoV-2(COVID-19) 바이러스는 전 세계적인 팬데믹을 일으킨 신종 바이러스의 한 예이다. 신종 바이러스의 영향에 대한 자세한 내용은 임상 적용 6.2를 참조하라. 다행히 후천성 면역 체계는 신종 및 변종 바이러스의 유입에 모두 적응할 수 있다. 이러한 후천적 방어선은 바이러스 입자를 코팅하는 단백질을 인식하는 항체가 생성되기 때문이다.

후천성 면역 체계는 바이러스를 비롯한 침입 병원체를 예방하거나 제거하는 고도로 전문화된 세포와 과정으로 구성되어 있다. 이러한 적응 면역 반응은 특정 병원체를 인식하고 기억하여(즉, 면역 생성) 반복되는 병원체를 만날 때마다 더 강력한 공격을 가할 수 있는 능력을 제공한다. 따라서 이 시스템은 미래의 병원체 도전에 대비하기 때문에 *적응 면역 시스템*(adaptive immune system)이라고도 불린다.

후천성 면역 체계에 관여하는 주요 세포는 B세포(B 림프구라고도 함)와 T세포(T 림프구라고도 함)이다. B세포와 T세포는 모두 골수 내에 위치한 줄기세포에서 유래한 혈액 세포의 림프구 하위 계열에 속하는 세포이다(그림 6.2 참조). 다음은 후천성 면역에서 B세포와 T세포가 어떻게 기능하는지에 대한 간략한 개요이다.

B세포

이 세포는 골수에서 생성되며 혈액으로 항체를 분비하여 세균 및 바이러스 감염과 싸우는 특정 면역에 중요한 역할을 한다. 항체 면역글로불린(immunoglobulins)이라고도 하며 *항원*(antigens)이라고 하는 이물질에 대항하기 위해 B세포가 생산하는 단백질이다. 항원은 항체를 생성하도록 면역 체계를 자극하는 모든 물질이다. 예를 들어 박테리아, 바이러스 또는 곰팡이는 모두 항원이다. 또한 알레르기 반응을 촉진하는 항원을 일반적으로 알레르겐이라고 한다. 일반적인 알레르겐에는 꽃가루, 동물 비듬, 먼지 및 특정 음식의 내용물이 포함된다. 신체가 이러한 항원과 마주치면 B세포는 이러한 침입으로부터 보호하기 위해 항체를 생성하여 대응한다.

신체는 1억 개 이상의 서로 다른 항체를 생산할 수 있지만, 일반적으로 5가지 종류의 항체가 있다. 5가지 종류의 항체는 IgG, IgA, IgM, IgD 및 IgE이며, 각 항체는 일반적으로 분자 구조와 관련된 다른 기능을 가지고 있다. 약어 Ig는 면역글로불린(즉, 항체)을 의미한다. 이러한 각 항체의 특정 기능에 대한 자세한 설명은 이 장의 학습 목적을 벗어난다. 그러나 두 종류의 항체가 어떻게 기능하는지에 대한 예는 질병으로부터 보호하는 항체의 역할을 이해하는 데 유용하다.

침입 항원에 의해 B세포가 활성화되면 가장 먼저 생성되는 항체 중 하나가 IgM 항체이다. IgM 항체는 두 가지 중요한 방식으로 침입자를 방어할 수 있기 때문에 감염 초기에 이 항체를 생성하는 것이 좋은 전략이다. 첫째, IgM 항체는 보체연쇄반응(complement cascade)을 활성화하여 원치 않는 침입자를 제거하는 데 도움을 줄 수 있다. 사실 *보체*라는 용어는 면역학자들이 항체가 다른 단백질, 즉 보체계에 의해 보완될 경우 침입자를 훨씬 더 효과적으로 처리할 수 있다는 사실을 발견하면서 만들어졌다(51). 둘째, IgM 항체는 바이러스에 결합하여 바이러스가 세포를 감염시키지 못하게 함으로써 바이러스를 중화시키는 데 효과적이다. 따라서 이러한 결합된 특성으로 인해 IgM은 바이러스 또는 박테리아 침입으로부터 보호하는 완벽한 "첫 번째" 항체이다(51).

IgG 항체는 또 다른 중요한 종류의 항체이다. 이 항체는 혈액 및 기타 체액을 순환하며 침입하는 박테리아 및 바이러스로부터 방어한다(56). IgG 항체가 박테리아 또는 바이러스 항원에 결합하면 다른 면역 세포(예: 대식세포, 호중구, 자연 살해 세포)가 활성화되어 침입자를 파괴하고 질병으로부터 우리를 보호한다.

T세포

T세포는 골수에서 생성되는 면역 세포의 일종이다. T세포와 B세포는 몇 가지 다른 점이 있다. 첫째, B세포는 골수에서 성숙하는 반면 T세포는 흉선(thymus)이라는 특수한 면역 기관에서 성숙하기 때문에 T세포라고 부른다. 또한 T세포는 항체를 생산하지는 않지만 체내의 단백질 항원을 인식하는 데 특화되어 있다. T세포에는 (1) 살해 T세포(세포 독성 T세포라고도 함), (2) 도움 T-세포, (3) 조절 T-세포의 세 가지 주요 유형이 있다. 살해 T세포는 바이러스에 감염된 세포를 인식하고 죽일 수 있기 때문에 바이러스에 대항하는 강력한 무기이다(16). 도움 T세포는 다른 면역계 세포에 극적인 영향을 미치는 사이토카인을 분비한다. 이러한 방식으로 도움 T세포는 화학적 상호작용을 통해 다른 면역 세포의 작용을 지시함으로써 면역 체계의 "쿼터백" 역할을 한다. 마지막으로, 이름에서 알 수 있듯이 조절 T세포는 면역 기능 조절에 관여한다. 특히 이 세포는 자기 항원(즉, 면역계가 정상적인 신체 세포를 공격하는 것을 방지)과 외부 항원 모두에 대한 반응을 억제하는 역할을 한다. 이러한 방식으로 조절 T세포는 자기 내성을 조절하고 자가 면역 질환을 예방하는 데 도움이 된다(7).

요약 *In Summary*

- 인간의 면역 체계는 침입하는 병원균으로부터 인체를 보호하기 위해 설계된 복잡하고 중복적인 시스템이다.
- 건강한 면역 체계를 유지하려면 (1) 선천성 면역 체계와 (2) 후천성 면역 체계의 두 가지 면역 보호 체계가 팀워크를 이루어야 한다.
- 선천적인 시스템은 외부 침입자로부터 인체를 보호하며 세 가지 주요 구성 요소로 이루어져 있다: (1) 호흡기, 소화기, 비뇨생식기를 감싸고 있는 피부와 점막과 같은 신체적 장벽, (2) 침입자를 파괴하도록 설계된 특수 세포(예: 식세포 및 자연 살해 세포), (3) 침입자로부터 몸을 보호하기 위해 몸 전체에 존재하는 보체계라는 단백질 그룹.
- 후천성 면역 체계는 거의 모든 유형의 침입 병원체로부터 자신을 보호하도록 적응한다. 후천성 면역 체계의 주요 목적은 선천성 면역 체계가 직접 대항할 수 없는 바이러스로부터 보호하는 것이다. B세포와 T세포는 후천성 면역 체계에 관여하는 주요 세포이다. B세포는 항체를 생성하는 반면, T세포는 체내 항원을 인식하고 제거하는 데 특화되어 있다.

운동과 면역 체계

운동 면역학(exercise immunology)은 운동, 심리, 환경이 면역 기능에 미치는 영향을 연구하는 분야로 정의된다. 다른 운동 생리학 연구 분야와 비교하면 운동 면역학은 비교적 새로운 분야이다. 그러나 운동 면역학 분야에 대한 관심은 최근 수십 년 동안 빠르게 증가하고 있다. 다음 섹션에서는 운동이 감염에 대한 저항력에 미치는 영향과 관련된 몇 가지 중요한 주제에 대해 설명한다.

운동과 감염에 대한 저항력

운동이 감염 위험에 긍정적인 영향을 미칠 수도 있고 부정적인 영향을 미칠 수도 있다는 개념은 잘 확립되어 있다. 데이비드 니만(David Nieman) 박사는 상기도감염(upper respiratory tract infection, URTI)의 위험을 운동의 강도와 양에 따라 변화하는 J 자형 곡선으로 처음 설명했다(그림 6.4 참조). 그림 6.4에서 알 수 있듯이 적당한 강도의 운동을 규칙적으로 하는 사람은 앉아서 생활하는 사람이나 격렬하거나 장시간 운동하는 사람에 비해 URTI의 위험이 낮다. 예를 들어, 마라톤 선수는 운동 강도와 지속 시간 척도에서 가장 높은 쪽에 해당한다. 실제로 마라톤을 하면 달리기 다음 날 상기도감염의 위험이 증가한다(36). 간단히 말해, 운동 강도나 지속 시간이 극단적으로 길어지면 감염 위험이 증가하는 이유는 운동 후 회복 기간 동안 면역 세포의 분포가 최적이 아니기 때문이다. 운동 회복 중 감염 위험 증가에 대한 구체적인 설명은 다음 두 부분에서 확인할 수 있다.

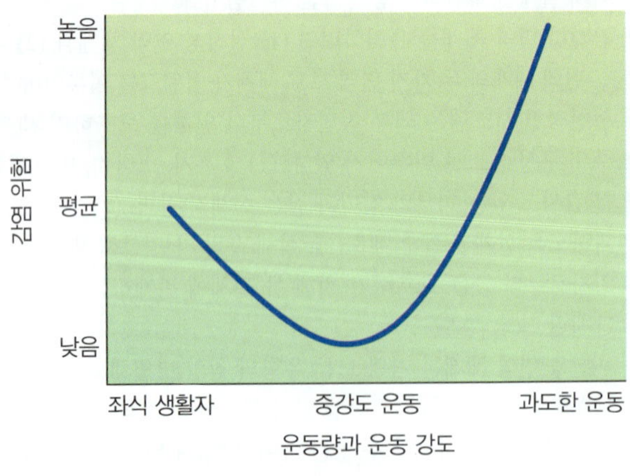

그림 6.4 다양한 운동량과 상기도감염의 위험 사이의 관계에 대한 "J" 자형 모델. 이 모델은 적당한 유산소 운동은 감염 위험을 줄이는 반면, 고강도/장시간 운동은 감염 위험을 증가시킬 수 있음을 시사한다(28).

출처: Nieman, David C. and Wentz, Laurel M. "The compelling link between physical activity and the body's defense system." *Journal of Sport and Health Science* 8(3): 201-217, 2019.

중강도 유산소 운동은 감염을 예방한다

논란의 여지가 있지만, 여러 연구에 따르면 중강도 유산소 운동을 규칙적으로 하는 사람은 앉아서 생활하는 사람이나 고강도/장시간 운동을 하는 사람보다 감기(즉, URTI)에 덜 걸린다는 개념을 뒷받침한다(34, 35). 예를 들어, 역학 및 무작위 연구 모두 규칙적인 운동이 URTI의 위험을 18~67% 감소시킨다고 일관되게 보고하고 있다(19). 흥미롭게도 이러한 운동으로 인한 바이러스 감염 예방은 다양한 유형의 유산소 활동(예: 걷기, 조깅, 자전거 타기, 수영, 스포츠 놀이, 에어로빅 댄스)을 통해 달성할 수 있다.

운동으로 인한 면역 기능 개선 효과를 얻으려면 어느 정도의 운동시간과 강도가 필요할까? 일반적으로 하루 20~40분 정도의 중간 강도 운동(즉, 최대 산소 섭취량의 40~60%)은 면역계에 유익한 효과를 촉진하는 데 충분하다. 중요한 것은 이러한 운동으로 인한 상기도감염 위험 감소는 젊은 성인과 중년 남성 및 여성 모두에서 발생한다는 점이다(34). 또한, 규칙적인 유산소 운동은 노년층의 면역 체계에도 도움이 되는 것으로 보인다(48). 운동이 노화된 면역 체계에 미치는 영향에 대한 자세한 내용은 임상 적용 6.1을 참조하라.

중강도의 운동이 상기도감염을 예방하는 이유에 대한 설명은 여전히 논쟁의 여지가 있다. 그럼에도 불구하고 이를 설명할 수 있는 몇 가지 가능한 이유가 있다. 첫째, 중등도의 유산소 운동을 할 때마다 자연 살해 세포, 호중구 및 항체의 혈중 수치가 유의하게 증가한다(19). 따라서 급성 운동은 선천성 면역 체계(자연 살해 세포 및 호중구)와 후천성 면역 체계(항체) 모두에 긍정적인 효과를 제공한다. 최근 연구에 따르면 적당한 강도와 지속 시간의 운동은 다양한 면역 세포의 대사율을 변화시킬 수 있다. 운동하는 동안 면역 세포 대사는 활성 골격근에서 관찰되는 생체 에너지 변화와 유사하게 더 많은 해당과정을 하게 된다. 따라서 적당한 운동 훈련은 면역 세포 대사를 산화적 인산화에 더 의존하도록 변경하여 항염증 효과를 촉진하는 것으로 보인다(37). 이러한 운동으로 인한 면역 기능의 변화는 일시적인 것으로, 운동이 끝난 후 3시간 이내에 면역 체계가 운동 전 수준으로 돌아간다. 그럼에도 불구하고 운동을 할 때마다 운동 후 제한적이지만 중요한 시간 동안 병원균에 대한 면역 기능이 향상되어 감염 위험이 감소하는 것으로 보인다(34).

다른 요인들도 규칙적인 운동이 감염 위험 감소에 미치는 긍정적인 영향에 기여할 수 있다. 예를 들어, 규칙적인 운동을 하는 사람은 정신적-심리적 웰빙(즉, 정서적 스트레스 감소)이 향상될 수 있다. 심리적 고통은 장기적인 면역 기능에 해로울 수 있는 내분비 반응(예: 코르티솔 분비 증가)을 일으킨다는 사실에 의해

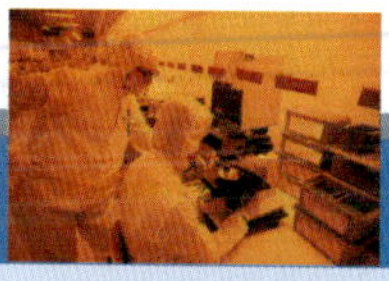

임상 적용 6.1

규칙적인 운동은 노화 면역 체계의 친구일까 적일까?

노화는 면역 체계의 정상적인 기능 저하와 관련이 있으며, 이를 "면역 노화(immunosenescence)"라고 한다. 예를 들어, 고령자(예: 70세 이상)는 젊은 사람에 비해 백신 반응이 둔화되고 감염과 암의 위험이 증가하는 경우가 많다(48). 면역 노화에 대한 과학적 설명은 복잡하지만 노화 면역 체계의 몇 가지 명백한 변화를 포함한다.

첫째, 흉선은 어린 시절부터 연령에 따라 수축하기 시작하여 생후 5~6년이 되면 기능이 제한되는 셈이 된다. 흉선은 초기 T세포(병원체에 반응하여 아직 분화하지 않은 성숙한 세포) 생성의 중심이므로, 흉선 기능이 감소한다는 것은 나이가 들어감에 따라 새로운 바이러스에 대항하는 신체의 능력이 둔화된다는 것을 의미한다. 새로운 T세포를 생성하는 능력의 감소는 면역 노화의 중요한 측면으로, 노인은 더 이상 위험하지 않은 과거 감염(예: 수년 전 감기 바이러스)에 적응한 말단 분화 T세포가 더 많이 남아 있기 때문이다. 남아 있는 기능 면역 세포 중 복제 능력이 감소하여 나이가 들어감에 따라 기능 면역 세포의 수가 줄어든다. 따라서 노화된 면역 체계는 새로운 외부 항원을 접했을 때 건강에 해로울 수 있는 부적절한 염증 반응을 일으킬 가능성이 높아지는 반면, 젊은 사람 특유의 매우 효과적인 면역 반응은 일으키지 않는다(46). 모든 사람의 면역 체계는 노화의 영향을 받기 쉽지만, 신체 활동적인 생활 방식을 유지하는 사람들은 노화 과정의 이러한 측면을 지연시킬 수 있는 것으로 보인다.

실제로 연구에 따르면 중간 강도의 유산소 운동을 규칙적으로 하면 노인의 면역 기능이 향상될 수 있다(48, 55). 운동이 노인의 면역 체계에 미치는 긍정적인 영향은 백신 접종 반응 향상, T세포 수와 기능 증가, 호중구 기능 향상, 염증성 사이토카인의 순환 수준 감소, 호중구 식세포 활동 증가로 입증된다(38, 45, 48). 하지만 운동이 면역 노화를 완전히 되돌리거나 예방할 수는 없다. 이와 관련하여 노인의 면역 기능을 개선하기 위한 최적의 운동량과 강도를 밝히기 위해서는 더 많은 연구가 필요하지만, 건강한 노인을 위한 일반화된 운동 처방은 면역 체계에 도움이 될 것으로 보인다. 건강한 노년층을 위한 일반적인 운동 처방에 대한 자세한 내용은 16장(운동이 약이다-2부: 만성 질환 치료와 노화 관련 기능 장애 예방)과 21장(여성 선수, 아동, 특정 집단과 중장년 운동선수를 위한 훈련)을 참조하라.

이러한 사실은 더욱 강조된다(11). 기타 개입 변수로는 영양 상태, 심리적 스트레스, 환경 요인(알레르겐, 기도 자극, 극심한 온도) 일주기 장애, 기저 건강 상태 및 유전적 요인 등이 있다(46). 상기도감염의 위험은 단순히 규칙적인 운동을 하는 것보다 더 많은 요인에 의해 영향을 받는다는 것은 분명하다.

유산소 운동이 감기 예방에 도움이 되는 것으로 알려져 있지만, 저항 운동 훈련이 감염에 대해 동일한 수준의 보호 효과를 제공하는지는 아직 밝혀지지 않았다. 저항 운동이 면역 기능에 미치는 영향을 체계적으로 조사한 연구가 거의 없기 때문이다. 그럼에도 불구하고 현재까지의 증거에 따르면 급성 저항 운동은 자연 살해 세포의 일시적인 증가를 초래하는 것으로 보인다(28). 근력 운동의 유형은 운동 후 면역 반응에도 영향을 미칠 수 있는데, 비대 운동은 순환하는 WBC 수와 사이토카인 수치를 더욱 강력하게 증가시키는 것으로 관찰되었다(24). 그러나 훈련 세션 후 단기간 내에 일차 면역 세포의 혈중 수치가 정상으로 돌아오기 때문에 저항성 운동으로 인한 이점은 일시적이다(15, 24). 요약하자면, 규칙적인 저항 운동이 감염을 예방할 수 있는 것으로 보이지만, 저항 운동만으로 상기도감염을 예방하는 효과를 확실히 입증하기 위해서는 추가적인 연구가 필요하다.

운동, 순환 면역 세포 수 및 활동량

적당한 운동은 면역 반응을 강화하는 반면, 고강도 운동을 장시간 하면 면역 체계가 억제되는 이유를 이해하는 것이 중요하다. 운동에 의해 면역 체계가 어떻게 변화하는지 이해하는 데 중요한 두 가지 개념은 (1) 운동이 순환하는 면역 세포의 수에 미치는 영향과 (2) 다양한 면역 세포의 감염과 싸우는 활동성을 변화시키는 운동의 역할이다.

면역 체계의 가장 예측 가능한 특징 중 하나는 운동 중에 혈액을 순환하는 세포 수가 급격히 증가한다는 것이다. 생리학적인 관점에서 볼 때, 순환 면역 세포의 이러한 단기간의 증가는 운동 후 적응 반응을 촉진할 뿐만 아니라 감염을 막는 데 유리할 수 있다. 순환하는 백혈구와 림프구의 절대적인 수는 운동 강도와 지속 시간에 따라 50~400%까지 증가할 수 있다(6, 9, 12). 분포 또는 "*백혈구 차이*"(표 6.1의 휴식 조건에 대해 제시됨)를 고려할 때 운동 중 순환 면역 세포의 가장 큰 증가는 호중구, 그 다음은 단핵구이다(9, 42, 50). 자연 살해 세포, T세포, B세포도 운동 중에 증가하지만 호중구 및 단핵구보다는 그 정도가 적다.

운동 중 순환계로 모집되기 전에 이러한 추가 면역 세포는 어디에 존재할까? 많은 면역 세포는 폐와 림프 조직 내의 모세혈관층에서 모집되며, 안정 시에 주로 모세혈관층의 *가장자리*에 위치해 있다. 가장자리에 위치한 면역 세포는 **세포 접착 분자**(cell adhesion molecules)에 의해 혈관 내피에 느슨하게 부착되어 있다. 격렬한 운동 중에는 박동성 혈류와 순환하는 카테콜아민 수치의 증가가 이러한 면역 세포를 혈관벽에서 분리하고 혈액 내 면역 세포 수를 증가시키는 주요 자극 중 하나이다. 중요한 것은 운동 중에 순환되는 탈포화된 면역 세포는 염증 활동 측면에서 여전히 "*비활성*"이지만 외부 침입자에 즉각적으로 대응할 준비가 되어 있다는 점이다(38, 42).

운동으로 면역 세포가 빠르게 증가하는 것과 마찬가지로, 운동 회복 중에는 면역 세포의 수가 감소한다. 특히 호중구와 단핵구는 운동 후 몇 분 안에 운동 전 수준으로 돌아간다. 반면 자연살해 세포, T세포, 그리고 그보다 적은 범위의 B세포는 운동 전 수준 이하로 떨어진다. 다음 섹션에서 설명하겠지만, 순환 면역 세포의 이러한 감소는 일부 개인에서 감염 위험이 어떻게 증가하는지 이해하는 데 매우 중요하다.

면역 세포가 순환계에서 사라지면 어디로 가고 무엇을 할까? 아직 명확한 해답은 없지만, 현재 진행 중인 연구에 따르면 면역 세포가 순환계를 떠나 "감시" 기능을 수행할 수 있다. 즉, 일부 성숙한(보다 활동적인) 림프구는 잠재적인 조직 손상을 조사하고 필요한 염증 반응을 촉진하기 위해 순환계(면역계에 적용하면 **혈관 외 유출**이라고 하는 과정)를 가장 먼저 떠난다(7, 38). 이러한 근거를 바탕으로 많은 운동 면역학자들은 가장 활동적인 림프구가 순환계를 벗어나 근육의 적응 반응에 참여하면 잠재적인 병원균에 대항할 수 있는 미성숙 림프구가 남는다는 이론을 세운다(38). 따라서 순환 림프구의 감소와 이 하위 집단의 감염 퇴치 활동 감소가 급성 격렬한 운동 후 감염 위험 증가에 기여하는 것으로 생각된다.

고강도/장시간 유산소 운동은 감염 위험을 증가시킨다

강도 높은 훈련을 하는 운동선수가 감염에 더 취약하다는 생각은 코치와 선수들의 일화에서 비롯된 것이다. 예를 들어, 마라톤 선수 알베르토 살라자르(Alberto Salazar)는 1984년 올림픽 마라톤을 위해 훈련하는 12개월 동안 12번의 감기에 걸렸다고 보고했다(30). 살라자르는 강도 높은 운동 훈련을 하고 있었기 때문에 많은 사람들이 고강도 운동 훈련이 감기에 걸리는 횟수를 증가시킨 원인이라고 추론했다. 그러나 이에 대한 인과관계를 증명할 수 없으며, 강도 높은 운동 훈련이 감염 위험을 증가시키는지 확인하기 위해서는 과학적인 연구가 필요했다.

논란의 여지가 있지만(47, 54), 여러 연구에서 격렬한 지구력 훈련을 하는 운동선수가 앉아서 운동하는 사람이나 중간 정도의 운동을 하는 사람에 비해 상기도감염 발생률이 높다는 개념을 뒷받침한다(그림 6.4 참조)(19, 33, 36). 예를 들어, 일반인에 비해 강도 높은 훈련을 하는 운동선수에게 인후통 및 독감과 유사한 증상이 더 흔하다는 증거가 있다(21, 36). 실제로 마라톤을 마친 운동선수는 일반인에 비해 상기도감염이 발생할 위험이 2~6배 더 높다(36). 경미한 감염도 운동수행능력과 강도 높은 운동 훈련을 지속하는 능력을 손상시킬 수 있기 때문에 이러한 질병 위험 증가는 운동선수에게 우려되는 문제이다(43). 또한 장기간의 바이러스 감염은 종종 지속적인 피로의 발생과 관련이 있으며, 이는 운동선수에게 또 다른 위협이 된다(17).

고강도 장시간 운동이 감염 위험을 높이는 데에는 몇 가지 이유가 있다(19). 앞서 설명한 것처럼 순환 세포 수가 급격히 감소하면 감염 가능성이 높아진다. 마찬가지로, 장시간(90분 이상) 격렬한 운동은 면역 체계의 감염과 싸우는 세포 기능에 일시적인 저하 효과를 가져온다. 예를 들어, 마라톤을 한 후에는 면역 세포 기능에 다음과 같은 주요 변화가 발생한다:

- 자연 살해 세포, T세포, B세포의 혈중 농도 감소
- 자연 살해 세포의 활동 및 T 세포 기능 감소
- 비강 호중구 식균 작용 감소
- 비강 및 타액 IgA 수치 감소
- 염증 유발 및 항염증 사이토카인의 증가

이러한 변화를 종합적으로 고려하면 침입하는 병원균에 대한 면역 체계의 방어 능력이 저하되는 결과를 초래한다. 마라톤 후 이러한 면역 억제는 바이러스와 박테리아가 발판을 마련하고 감염 위험을 증가시킬 수 있는 "창문 개방"을 제공한다는 주장이 제기되었다(그림 6.5 참조).

격렬한 운동이 면역 저하를 촉진하는 이유를 설명하는 생물학적 이유는 아마도 코르티솔과 같은 스트레스 호르몬의 면역 억제 효과와도 관련이 있을 것이다(18). 5장에서 장시간 격렬한 운동을 하면 코르티솔의 순환 수치가 크게 증가한다는 사실을 기억할 것이다. 높은 코르티솔 수치는 여러 가지 방식으로 면역계 기능을 저하시키는 것으로 보고되었다(18). 예를 들어, 높은 수준의 코르티솔은 특정 사이토카인의 기능을 억제하고 자연 살해 세포의 기능을 억제하며 T세포의 생성과 기능을 모두 저하시킬 수 있다(32).

격렬한 운동은 면역 기능을 저하시킬 수 있지만, 다른 요인도 격렬한 훈련을 하는 운동선수의 감염 위험 증가에 기여할 수 있다. 예를 들어, 강도 높은 훈련을 하는 운동선수는 수면 부족, 정신적 스트레스, 많은 군중으로 인한 병원균 노출 증가, 항공 여행, 면역 건강에 도움이 되지 않는 부적절한 식단 등 다른 잠재적 스트레스 요인에 노출될 수 있다(식단과 면역 건강에 대한 자세한 내용은 전문가에게 묻기 6.1 참조). 이러한 각 요인은 면역 기능에

전문가에게 묻기 6.1

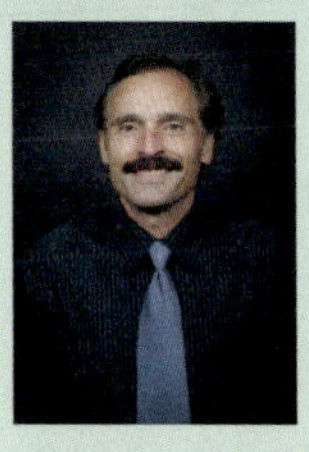

데이비드 C. 니만

애팔래치아 주립대학교의 건강 및 운동과학과 교수인 **데이비드 니만**(David Nieman) 박사는 스트레스와 인체 면역 기능에 관한 국제적으로 유명한 전문가이다. 특히 니만 박사의 연구는 운동과 영양이 운동선수의 감염 위험에 미치는 영향과 관련된 수많은 중요한 질문을 다루었다. 이 전문가 의견에서는 니만 박사가 식단과 영양 보충제가 운동선수의 면역 기능에 미치는 영향에 대한 질문에 답변한다.

질문: 영양 결핍은 면역 기능을 저해하는 것으로 밝혀졌다. 강도 높은 훈련 기간 동안 적절한 에너지 섭취와 다량영양소 섭취의 균형의 중요성에 대해 운동선수에게 어떤 영양학적 조언을 해줄 수 있는가?

답변: 급격한 체중 감소와 근육 소모를 초래하는 낮은 에너지 섭취는 면역 기능에 심대한 부정적인 영향을 미친다. 그러나 에너지 섭취량이 에너지 소비량과 일치하면 식단의 다량영양소 및 미량영양소 함량 범위가 넓어져 건강한 면역 기능을 유지할 수 있다. 에너지 섭취 부족은 면역 기능에 영향을 미치는 여러 가지 생활 습관 요인 중 하나에 불과하며, 다른 요인으로는 과격한 운동, 정신적 스트레스, 수면 장애, 나쁜 위생 습관 등이 있다. 이러한 모든 요인은 면역 기능을 심각하게 약화시켜 상기도감염을 비롯한 특정 감염의 위험을 증가시킬 수 있다.

질문: 일부 보고서에 따르면 장시간 운동하는 동안 탄수화물(30-60 g/시간)을 섭취하면 운동으로 인한 면역 억제 정도를 줄일 수 있다고 한다. 이 주장을 뒷받침하는 실험적 증거는 얼마나 강력한가?

답변: 1990년대 중반부터 여러 연구팀이 이 문제를 조사했다. 일반적으로 달리기, 자전거 타기 또는 이와 유사한 유산소 운동을 하는 동안 매시간 30~60 g의 탄수화물을 섭취하면 탄수화물을 섭취하지 않은 상태에 비해 혈당을 높게 유지하고, 코르티솔 및 에피네프린과 같은 스트레스 호르몬의 혈중 농도를 낮추어 결과적으로 운동 후 면역 염증 반응을 완화할 수 있다. 하지만 운동 중 탄수화물을 섭취한다고 해서 장시간 운동 후 운동선수가 겪는 일시적인 면역 기능 저하를 막을 수는 없다.

질문: 특정 영양 보충제가 면역 기능을 개선하고 감염 위험을 줄일 수 있다고 주장하는 광고가 많다. 상기도감염의 위험으로부터 선수를 보호할 수 있는 영양 보충제가 있다고 생각하는가?

답변: 비타민, 미네랄, 아미노산을 추가로 섭취한다고 해서 건강하고 잘 먹은 운동선수들이 고강도 훈련을 하는 동안 면역력을 강화할 수 없다는 인식이 확산되고 있다. 그 결과 프로바이오틱스, 소 초유, β-글루칸, 플라보노이드, 퀘르세틴, 레스베라트롤, 커큐민, 에피갈리카테킨-3-갈레이트(EGCG) 등의 폴리페놀, N-3 고도 불포화 지방산(N-3 PUFA 또는 어유), 허브 보충제, 독특한 식물 추출물(예를 들어, 녹차 추출물, 블랙 커런트 추출물, 리코펜이 함유된 토마토 추출물, 안토시아닌이 풍부한 빌베리 추출물, 폴리페놀이 풍부한 석류 열매 추출물)과 같은 다른 유형의 영양 성분으로 초점이 전환되었다. 이러한 보충제에 대한 열렬한 지지를 얻기 위해서는 사람을 대상으로 한 보다 잘 설계된 연구가 필요하다. 일부 보충제는 특수 세포와 동물 기반 모델에서 배양할 때는 인상적인 효과를 보이지만, 인간 운동선수를 대상으로 이중 맹검, 위약 대조 조건에서 연구할 때는 실패한다.

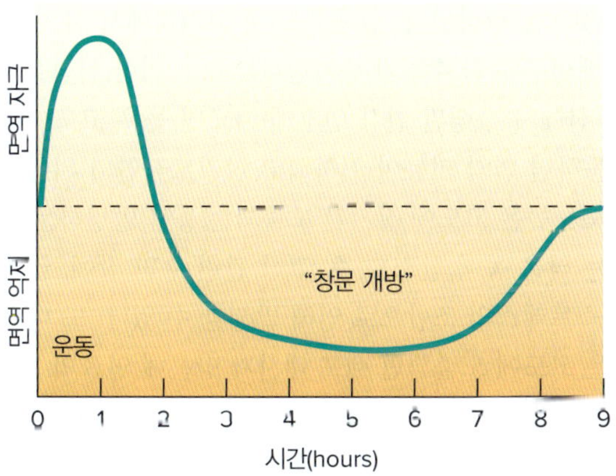

그림 6.5 창문 개방 이론(open window theory)은 고강도 운동이 감염 위험을 높이는 이유를 설명할 수 있는 잠재적 이론이다. 간단히 말해, 장기간의 운동(예: 마라톤과 같은 운동)은 면역 저하로 이어져 기회 상기도 감염의 가능성을 높인다(33).

출처: Nieman, David C. "Marathon training and immune function." *Sports Medicine 37*(4-5): 412-415, 2007.

부정적인 영향을 미치는 것으로 보고되었으며, 따라서 운동선수의 URTI 발병률 증가에 기여할 수 있다(19). 그림 6.6은 강도 높은 훈련을 하는 운동선수가 감염 위험이 더 높은 이유를 설명할 수 있는 요인을 요약한 것이다.

마지막으로, 몇 주간의 강도 높은 운동 훈련이 만성적인 면역 저하 상태를 초래할까? 이 질문에 대한 대답은 '아니오'이다. 급성 운동 후 순환 백혈구 수와 기능이 3~24시간 이내에 운동 전 수준으로 회복되기 때문이다(7, 18). 또한 운동선수와 비운동선수 간의 백혈구 수 및 기타 면역 기능 마커를 비교해도 큰 차이가 없다(18). 따라서 휴식 상태에서는 면역 기능이 운동선수와 비운동선수 사이에 차이가 없다.

요약 *In Summary*

- 운동은 감염 위험에 긍정적인 영향과 부정적인 영향을 모두 미칠 수 있다. 운동 강도/양과 상기도감염의 발병 위험 사이의 관계는 J

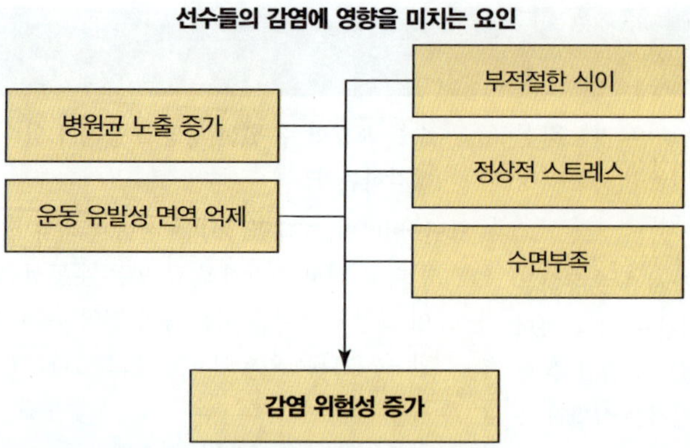

그림 6.6 강도 높은 훈련을 하는 운동선수가 감염 위험이 높은 이유는 병원균 노출 증가, 운동으로 인한 면역 억제, 부적절한 식단, 정신적 스트레스, 수면 부족 등 여러 가지 요인으로 설명할 수 있다.

자형 곡선으로 설명된다(그림 6.4 참조). 이 J자형 곡선은 중강도의 유산소 운동은 감염 위험을 감소시키는 반면, 고강도/장시간 운동은 감염 위험을 증가시킨다는 것을 보여준다.

- 규칙적인 유산소 운동은 여러 가지 방식으로 감염 위험을 줄일 수 있다. 특히, 중강도의 운동을 하면 항체, 자연 살해 세포, 호중구의 혈중 수치가 증가하여 면역 체계에 긍정적인 영향을 미친다.
- 중강도 유산소 운동이 면역 체계를 일시적으로 향상시킨다는 사실은 규칙적인 운동이 신체의 항상성을 유지하는 제어 시스템을 강화할 수 있다는 또 다른 예이다. 실제로 면역 체계는 감염으로부터 신체를 보호함으로써 항상성을 유지하는 데 중요한 역할을 한다.
- 고강도/장시간 운동 후 자연 살해 세포, T세포, B세포의 세포 수 및 활성도 감소는 고강도/장시간 운동 후 감염 위험 증가와 직접적인 관련이 있는 것으로 보인다.
- 고강도/장시간 운동은 면역 체계에 일시적인 저하 효과를 가져온다. 격렬한 운동 세션 후의 이러한 급성 면역 억제 현상은 바이러스와 박테리아가 증식할 수 있는 "창문 개방"을 제공하여 감염을 일으킬 수 있다.

극한 환경에서의 운동: 감염 위험 증가?

극한의 환경(예: 더위, 추위, 높은 고도)에서 운동하면 코르티솔과 같은 순환 스트레스 호르몬이 증가할 수 있다(54). 높은 수준의 코르티솔이 면역 기능을 저하시킬 수 있다는 점을 고려할 때, 극한 환경에서의 운동이 면역 저하를 초래하고 감염 위험을 증가시킬까? 더위, 추위, 고도가 높은 환경에서의 운동이 면역 체계에 미치는 영향에 관한 증거를 검토해 보겠다.

더운 환경에서 운동하면 체온이 크게 상승하고 스트레스 호르몬의 순환 수치가 높아진다(54). 이론적으로 이러한 순환 스트레스 호르몬의 증가는 면역 기능에 위협이 될 수 있다. 하지만 실험실 연구에 따르면 더운 환경에서 운동해도 면역 기능에 관여하는 주요 세포(예: 호중구 및 자연 살해 세포)의 기능이 크게 손상되지 않는 것으로 나타났다(40, 54). 따라서 더위 속에서 운동하는 것이 시원한 환경에서 운동하는 것보다 면역 기능에 더 큰 위협이 되지는 않는다.

일반적으로 추운 날씨에 노출되면 상기도감염에 대한 감수성이 높아진다고 알려져 있다. 실제로 *감기*(cold)라는 용어의 사용은 추위에 대한 노출이 URTI를 유발한다는 믿음에서 비롯되었을 수 있다(54). 여러 연구에서 운동 유무에 따른 장단기 추위 노출이 면역 체계의 주요 요소에 미치는 영향을 조사했다. 이러한 조사 결과를 종합하면 추위에 노출되면 감염 위험이 높아진다는 제한적인 증거를 제공한다. 예를 들어, 급성 노출과 반복적인 추위 노출 모두 운동을 하지 않는 피험자의 순환 호중구, T 및 B세포, 자연 살해 세포의 수를 증가시킨다(25). 따라서 추위에 노출되는 것만으로는 면역 체계에 부정적인 영향을 미치지 않으며, 오히려 추위에 노출되는 것이 면역 체계에 긍정적인 영향을 미치는 것으로 보인다(54). 추운 환경에서의 운동이 면역 기능을 억제하지 않는다는 연구 결과도 있다(54). 따라서 현재의 증거는 운동 유무에 관계없이 단기간 또는 장기간의 추위 노출이 면역 기능을 억제하고 감염 위험을 증가시킨다는 일반적인 믿음을 뒷받침하지 않는다(54).

높은 고도(예: 해발 6,000피트 이상)에서 지구력 운동을 하면 운동 능력이 저하되고 면역 기능을 저하시킬 수 있는 스트레스 호르몬 수치가 증가하는 것으로 알려져 있다. 하지만 실험실 연구에 따르면 모의 고지대에서의 급성 운동은 면역 기능을 손상시키지 않는 것으로 나타났다. 실제로 모의 고지대에서 한 번의 운동을 하면 백혈구 순환 수치가 증가한다(26). 이러한 실험실 연구와는 달리, 산에서 수행된 현장 연구에 따르면 높은 고도에서 생활하고 운동하면 면역 기능이 저하되고 상기도감염의 위험이 증가한다(8, 52). 높은 고도에 장기간 노출되는 동안 발생하는 감염 위험 증가는 낮은 동맥 산소 수준, 고산 관련 수면 장애, 급성 산병과 같은 스트레스의 조합으로 인해 발생할 수 있다. 또 다른 가능성은 높은 고도에 노출되면 세포 대사가 당분해 연료의 기여도가 높아지도록 변화한다는 사실과 관련이 있다. 최근 분리된 면역 세포에서 수행된 연구에 따르면 산화 대사에서 해당 과정 대사로의 전환이 면역 억제 효과와 관련이 있는 것으로 나타났다(37). 관련된 메커니즘에 관계없이 운동과 함께 장기간 고지대에 노출되면 면역 체계가 손상되고 URTI의 위험이 증가하는 것으로 보인다(54).

요약 *In Summary*

- 더위 속에서 운동하면 스트레스 호르몬의 순환 수치가 높아질 수 있지만, 더운 환경에서의 운동은 시원한 환경에서의 운동에 비해 면역 기능에 더 큰 위협이 되지는 않다.
- 연구 결과에 따르면 운동 유무에 관계없이 단기간 또는 장기간 추위에 노출되면 면역 기능이 억제되고 감염 위험이 높아진다는 통념을 뒷받침하지 않는다.
- 운동과 함께 장기간 고지대에 노출되면(즉, 산에 사는 경우) 상기도감염증의 위험이 높아질 수 있다.

감기에 걸렸을 때 운동을 해야 하는가?

규칙적으로 운동을 하는 사람이라면 누구나 감기에 걸렸을 때 운동을 건너뛸지, 아니면 운동을 해야 할지 결정해야 하는 상황에 직면한 적이 있을 것이다. 운동이 질병을 악화시킬지 아니면 호전시킬지에 대한 불확실성 때문에 어려운 결정을 내리는 경우가 많다.

그러나 풍부한 이해를 바탕으로 운동 또는 휴식 여부를 결정할 때 몇 가지 일반적인 지침을 따라야 한다. 일반적으로 감기 증상이 목 위쪽에 있는 경우 운동을 해도 괜찮다(31). 즉, 감기 증상이 콧물, 코막힘, 가벼운 인후통으로 제한되는 경우이다(31). 하지만 감기에 걸렸을 때는 운동 강도를 낮추고 고강도/장시간 운동은 피해야 한다. 신체 활동으로 감기 증상이 악화되면 운동을 중단하고 휴식을 취해야 한다. 감기 증상이 완화되면 운동 루틴으로 서서히 복귀할 수 있다.

이 조언과 달리 감기에 걸렸을 때 운동을 하면 안 되는 상황이 몇 가지 있다. 예를 들어 목 아래쪽에 감기 증상(예: 가슴 답답함, 기침, 복통)이 있는 경우 운동을 미루어라. 감기, 독감 바이러스, 코로나 바이러스는 증상이 겹치는 경우가 많으므로 호흡기 증상이 있을 때는 운동을 피하는 것이 현명하다(코로나 관련 추가 권장 사항은 임상 적용 6.2 참조). 또한, 열이 나거나 전신 피로감 또는 광범위한 근육통이 있을 때는 운동을 피하라(31). 목 아래 감기 증상이 사라지고 열이 더 이상 나지 않으면 훈련을 재개하라. URTI 이후 운동선수가 훈련과 대회에 복귀할 수 있는 시기에 대한 자세한 내용은 추천 문헌에서 Walsh 등(2016)을 참조하라.

요약 *In Summary*

- 감기 증상이 콧물, 고막힘, 가벼운 인후통으로 제한될 때는 운동을 하는 것이 합리적이다.
- 감기 증상(예: 가슴 답답함, 기침, 복통)이 목 아래쪽에 있는 경우에는 운동을 하지 않는 것이 합리적이다. 또한 열이 나거나 전신 피로감, 근육통이 심할 때는 운동을 하지 마라.

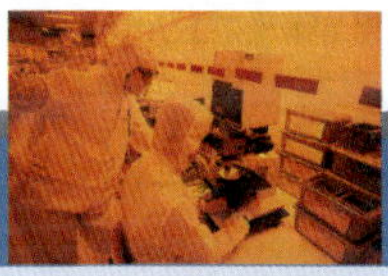

임상 적용 6.2

코로나19 환자의 신체 활동과 임상 결과

중강도 또는 고강도 운동을 규칙적으로 하는 사람은 바이러스 감염이 더 적고 덜 심각하다는 연구 결과가 점점 더 많아지고 있다. 규칙적인 운동의 이점은 특히 일반적인 독감과 같은 호흡기 바이러스와 싸우는 데 중요하다. 예를 들어, 중강도의 운동은 인플루엔자 A 감염에 대한 선천적 보호 기능을 강화한다(23). 앞서 설명한 바와 같이 매년 새로운 바이러스가 발견되고 있으며 규칙적인 운동이 다음 신종 바이러스와 관련된 질병을 줄이거나 예방할 수 있는지는 확실하지 않으므로 새로운 연구 결과가 나오면 계속 지켜봐야 할 것이다.

2019년, 의사 과학자들과 공중보건 전문가들은 코로나19를 일으키는 신종 호흡기 바이러스인 SARS-CoV-2를 발견했다. 발견 이후 코로나19는 전 세계 사람들을 감염시켰다. 안타깝게도 자가 격리와 같은 필수 공중 보건 수칙과 사람 간 코로나19 전파를 늦추기 위한 기타 물리적 거리두기 노력은 운동으로 인한 면역에 의도하지 않은 결과를 가져왔다. 실제로 코로나19 팬데믹이 시작된 이후 평균 신체 활동량이 감소하고 신체 활동에 참여하는 사람들의 수가 감소했다(53). 같은 기간 동안 성인 인구를 대상으로 한 연구에 따르면 평균 BMI가 증가한 것으로 나타났다(27). 이러한 평균 BMI의 증가는 칼로리 섭취량 증가와 신체 활동량 감소로 인한 것일 수 있다. 후자는 바이러스 저항력을 증진하는 데 있어 신체 활동의 중요성을 고려할 때 주요 관심사이다. 팬데믹 기간 동안 낮은 신체 활동 수준이 건강에 어떤 영향을 미쳤는지는 아직 밝혀지지 않았지만, 새로운 증거에 따르면 코로나19에 감염되었을 때 활동적인 상태를 유지한 사람들이 더 나은 결과를 보인 것으로 나타났다.

예를 들어, 최근 48,440명의 환자를 대상으로 한 대규모 연구에 따르면 운동이 코로나19 감염의 중증도를 낮추는 것으로 나타났다. 특히, 이 획기적인 연구에서 연구자들은 코로나19 진단 후 환자의 신체적 활동 여부, 비활동 여부, 때로는 활동적인지 여부에 따라 임상 결과를 조사했다(44). 신체적으로 활동적인 환자는 미국 신체 활동 가이드라인에 따라 매주 150분 이상 중강도에서 격렬한 신체 활동을 하는 환자, 가끔 활동적인 환자는 주당 11~149분 운동, 비활동적인 환자는 주당 10분 미만 운동에 참여한 환자를 대상으로 했다(44). 임상 결과에는 입원, 중환자실(ICU) 입원 및 사망률이 포함되었다. 중요한 것은 비활동적인 환자나 가끔 활동적인 환자 모두에 비해 신체적으로 활동적인 환자의 입원, 중환자실 입원 및 사망률이 낮았다는 점이다(그림 6.7 참조).

이 연구는 규칙적인 신체 활동이 코로나19에 감염된 사람들의 치료 결과를 개선한 이유를 설명하지는 않지만, 이 대규모 환자 표본은 활동적인 생활 방식이 호흡기 바이러스의 가장 심각한 영향을 줄이는 데 도움이 된다는 이전 연구를 뒷받침한다. 한 가지 중요한 요인은 신체 활동과 최대 산소 섭취량 증가와 관련된 건강상의 이점 사이의 강력한 연관성일 수 있다. 이를 뒷받침하듯, 최근 다양한 코로나19 환자를 대상으로 실시한 코호트 조사에 따르면 입원율은 최고 산소 섭취량(peak $\dot{V}O_2$)에 반비례하는 것으로 나타났다. 여성과 남성 모두에서 최고 산소 섭취량이 7.4 MET 미만인 경우, 최고 산소 섭취량이 임계치를 초과하는 COVID-19 환자에 비해 입원율이 거의 두 배 가까이 증가했다(4, 13).

운동이 코로나19에 감염된 사람들의 질병 중증도를 낮출 수 있다는 사실을 알고 있다면, 운동이 어떻게 이러한 효과를 발휘할 수 있을까? 운동으로 인한 코로나19 예방 메커니즘은 아직 명확하지 않지만, 단 한 번의 운동을 포함한 운동은 여러 가지 방식으로 면역 체계를 강화하여 여러 유형의 일반적인 호흡기 바이러스로부터 보호할 수 있다고 할 수 있다. 예를 들어, 중강도의 유산소 운동은 단핵구 분화를 촉진하여 T세포 활성화(T헬퍼 세포 포함)를 촉진하여 A형 인플루엔자가 바이러스 감염을 일으키는 것을 방지한다(23). 또 다른 가능성은 운동이 백신 접종에 대한 면역 반응을 강화할 수 있다는 것이다. 예를 들어, 인플루엔자 백신 접종 전에 격렬한 운동을 하면 신체의 인터페론-γ 생성이 향상되고 이후 바이러스 감염에 대한 방어력이 강화된다(12). 이러한 효과와 함께 운동은 림프계에서 바이러스 중화 항체(COVID-19에 대한 항체 포함)의 동원을 증가시켜(49) 침입하는 바이러스에 대한 포괄적인 면역 보호 기능을 제공한다.

운동과 항바이러스 보호에 대한 우리의 집단적 이해는 COVID-19 중증 결과와 관련된 건강 관련 요인에 신체 활동 부족이 포함되어

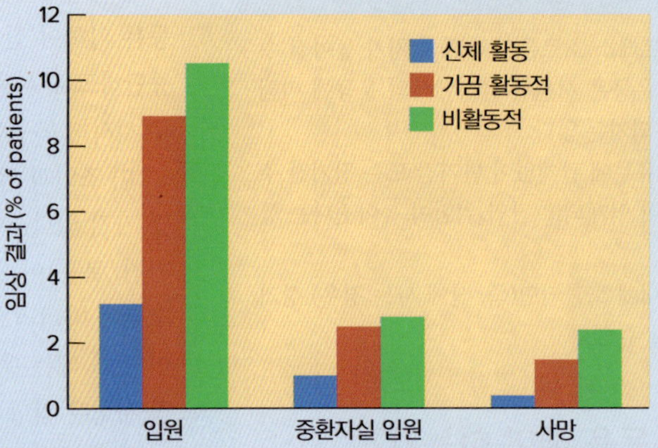

그림 6.7 COVID-19 확진 환자의 입원, 중환자실 입원, 사망. 48,440건의 전자 환자 기록을 조사한 결과, 감염 전에 규칙적인 신체 활동을 한 코로나19 감염 환자는 가끔 활동적이었던 환자나 비활동적인 환자에 비해 입원, 중환자실 입원, 사망률이 낮았다(44).

야 함을 나타낸다(44). 이러한 결론은 심폐 체력 향상과 코로나19 감염으로 인한 중증 결과 예방 사이의 반비례 관계에 의해 더욱 강화된다(3, 4, 12). 체력 수준이 높아지면 면역 체계 기능이 어떻게 강화되는지에 대한 자세한 내용은 아직 명확하지 않지만, 최근 한 번의 운동이 코로나19에 대한 급성 바이러스 저항에 미치는 영향을 조사한 사례 연구에서 새로운 인사이트가 제시되었다. 이 조사에서는 여가 활동을 즐기는 건강한 개인을 대상으로 SARS-CoV-2 (COVID-19) 감염 8주 전과 7주 후의 면역 기능에 대한 종합적인 측정치를 조사했다. 연구 결과, 급성 운동 증가는 코로나19에 대한 강력한 T세포 매개 면역 방어와 관련이 있는 것으로 나타났다. 흥미롭게도 이러한 운동 유발 반응은 운동 강도에 비례했으며, 최고 산소 섭취량의 80%에서 채취한 면역 세포는 최고 산소 섭취량의 60%에서 채취한 세포 및 휴식 상태에서 채취한 세포에 비해 Sars-Cov-2 바이러스에 더 민감하게 반응했다(2).

이러한 연구 결과는 코로나19 감염으로 인한 부정적인 결과를 예방하기 위한 수단으로 비활동 인구를 동원하는 데 중요한 질문을 제기한다. 예를 들어, 코로나19 예방접종을 받은 사람의 경우 운동을 하면 결과가 달라질까? 앞서 언급한 코로나19 감염 전후의 면역 기능에 대한 사례 연구에서 나온 예비 증거에 따르면 운동이 백신 접종자의 면역 반응을 개선하는 것으로 나타났다. 특히, 연구자들은 사전 백신 접종 후 최대 강도의 급성 운동을 한 후 코로나19 특이 T세포의 동원이 강화되는 것을 관찰했다(2). 즉, 백신을 접종한 대상자의 T세포는 백신 접종 전의 반응에 비해 코로나19 바이러스를 중화시키는 데 더 효과적이었다.

또 다른 중요한 질문은 코로나19 감염 후 얼마나 빨리 신체 활동적인 생활로 복귀할 수 있을까? 의사와 과학자들은 코로나19 이후 안전한 *일상 복귀*를 위한 권장 사항을 계속 개선하고 있지만, 예비 권장 사항은 중증 바이러스 및 호흡기 감염 후의 오랜 관행에 근거한 것이다. 심혈관 질환, 대사 질환, 신장 질환과 같은 동반 질환이 있는 사람은 운동을 재개하기 전에 의사의 허가를 받아야 한다. 이러한 사람과 바이러스 증상이 지속되는 사람은 염증 및 조직 손상, 심장 모니터링, 호흡기 기능, 신장 기능에 대한 추가 검사가 필요할 수 있다. 또한, 활동적인 생활로 복귀하기 전에 다음 기준을 충족해야 한다(15):

- 코로나19 감염 후 10일간 휴식을 취하고 공식적인 활동을 시작하기 전 최소 7일간 증상이 없는 상태를 유지해야 한다.
- 일상 생활 활동을 수행하고 과도한 피로감이나 숨가쁨 없이 500 m (0° 경사)를 걸을 수 있어야 한다.
- 절대적인 신진대사 비용이 낮은 활동(예: 골프, 걷기)은 에너지 소비가 높은 활동(예: 조깅, 자전거 타기)보다 더 빨리 성공할 가능성이 높다.

요약하면, 활동적인 생활 방식이 코로나19를 포함한 많은 일반적인 바이러스의 영향을 줄이는 데 필수적이라는 것은 분명하다. 운동은 질병의 결과를 예방하고 완화할 뿐만 아니라 코로나19에 대한 백신 효능을 향상시킬 수 있다는 증거가 있다. 따라서 이전에 활동량이 적었던 사람들은 운동의 항바이러스 효과로부터 빠르게 혜택을 받을 수 있다.

연구 문제

1. 선천성 및 후천성 면역 체계가 감염으로부터 신체를 보호하기 위해 어떻게 작용하는지 설명하시오.
2. 선천 면역 체계를 구성하는 주요 구성 요소(예: 대식세포, 호중구, 자연 살해 세포, 보체계를 정의하고 이러한 요소가 감염으로부터 어떻게 보호하는지 설명하시오.
3. 후천성 면역 체계의 주요 구성 요소(예: B세포, 항체 및 T세포)를 나열하고 이들이 감염으로부터 어떻게 보호하는지 설명하시오.
4. 급성 염증과 만성 염증의 차이점을 설명하시오.
5. 중강도 운동 훈련이 면역 체계와 감염 위험에 미치는 영향에 대해 설명하시오.
6. COVID-19를 유발하는 SARS-CoV-2를 포함한 호흡기 바이러스의 영향을 예방하거나 줄이는 데 운동이 미치는 영향에 대해 논의하라.
7. 격렬한 장시간(예: 90분 이상) 운동이 면역 기능과 감염 위험에 어떤 영향을 미치는지 설명하시오.
8. 더운 환경, 추운 환경, 높은 고도에서의 운동이 면역 체계와 감염 위험에 미치는 영향에 대해 논의하시오.
9. 감기에 걸린 상태에서 운동하는 것이 현명한지 판단하기 위한 지침에 대해 논의하시오.

추천 문헌

Bermon, S., L. Castell, P. Calder, N. Bishop, E. Blomstrand, F. Mooren, et al. 2017. Consensus statement immunonutrition and exercise. *Exercise Immunology Reviews* 23: 8–50.

Coico, R., and G. Sunshine. 2015. Immunology: A Short Course. Hoboken, NJ: Wiley-Blackwell.

Nieman, D., and L. Wentz. 2019. The compelling link between physical activity and the body's defense system. *Journal of Sport and Health Science* 8: 1–17.

Sellami, M., M. Gasmi, J. Denham, L. Hayes, D. Stratton, J. Padulo, et al. 2018. Effects of acute and chronic exercise on immunological parameters in the elderly aged: can physical activity counteract the effects of aging? *Frontiers in Immunology* 9: 1–17.

Somppayrac, L. 2015. *How the Immune System Works*. -Hoboken, NJ: Wiley-Blackwell.

Walsh, N., and S. Oliver. 2016. Exercise, immune function, and respiratory infection: an update on the influence of training and environmental stress. *Immunology and Cell Biology* 94: 132–139.

참고 문헌

1. **Ahmad A, Banerjee S, Wang Z, Kong D, -Majumdar AP, and Sarkar FH.** Aging and inflammation: etiological culprits of cancer. *Current Aging Science* 2: 174–186, 2009.
2. **Baker F, Smith K, Zuniga T, Batahina H, Niemiro G, Pedlar C, et al.** Acute exercise increases immune responses to SARS-CoV-2 in a previously infected man. *Brain, Behavior, and Immunity - Health* 18: 1–8, 2021.
3. **Balistreri CR, Caruso C, and Candore G.** The role of adipose tissue and adipokines in obesity-related inflammatory diseases. *Mediators of Inflammation*. doi:10.1155/2010/802078.
4. **Brawner C, Ehrman J, Bole S, Kerrigan D, Parikh S, Lewis B, et. al.** Inverse relationship of maximal exercise capacity to hospitalization secondary to coronavirus disease 2019. *Mayo Clinic Proceedings* 96(1): 32–39, 2021.
5. **Burtscher J, Millet G, and Burtscher M.** Low cardiorespiratory and mitochondrial fitness as risk factors in viral infection: implications for Covid-19. *British Journal of Sports Medicine* 55(8): 413–415, 2021.
6. **Campbell J, Riddell N, Burns V, Turner M, van Zanten J, Drayson MT, et al.** Acute exercise mobilises CD8+ T lymphocytes exhibiting an effector memory phenotype. *Brain, Behavior, and Immunology* 23:767–775, 2009.
7. **Campbell J and Turner J.** Debunking the Myth of exercise-induced immune suppression: Redefining the impact of exercise on immunological health across the lifespan. *Frontiers in Immunology* 9:1–21, 2018.
8. **Chouker A, Demetz F, Martignoni A, Smith L, Setzer F, Bauer A, et al.** Strenuous physical exercise inhibits granulocyte activation induced by high altitude. *Journal of Applied Physiology* 98: 640–647, 2005.
9. **Clifford T, Wood M, Stocks P, Howatson G, Stevenson E, and Hilkens C.** T-regulatory cells exhibit a biphasic response to prolonged endurance exercise in humans. *European Journal of Applied Physiology* 117:1727–1737, 2017.
10. **Coico R and Sunshine G.** *Immunology: A Short Course*. Hoboken, NJ: Wiley-Blackwell, 2015.
11. **Dhabhar, F.** Effects of stress on immune function: the good, the bad, and the beautiful. *Immunologic Research* 58:193–210, 2014.
12. **Edwards K, Burns V, Allen L, McPhee J, Bosch J, Carroll D, et al.** Eccentric exercise as an adjuvant to influenza vaccination in humans. *Brain, Behavior, and Immunity* 21(2): 209–217, 2017.
13. **Ekblom-Bak E, Vaisanen D, Ekblom B, Blom V, Kallings L, Hemmingsson E, et al.** Cardiorespiratory fitness and lifestyle on severe Covid-19 risk in 279,455 adults: a case control study. *International Journal of -Behavior, Nutrition, and Physical Activity* 18(135): 1–16, 2021.
14. **Elliott N, Martin R, Heron N, Elliott J, Grimstead D, and Biswas A.** Infographic. Graduated return to play following Covid-19 infection. *Brittish Journal of Sports Medicine* 54(19): 1174–1175, 2020.
15. **Flynn MG, Fahlman M, Braun WA, Lambert CP, Bouillon LE, Brolinson PG, et al.** Effects of -resistance training on selected indexes of immune function in elderly women. *Journal of Applied Physiology* 86: 1905–1913, 1999.
16. **Fox S.** *Human Physiology*. Boston, MA: McGraw Hill, 2015.
17. **Friman G and Ilback NG.** Acute infection: metabolic responses, effects on performance, interaction with -exercise, and myocarditis. *International Journal of Sports Medicine* 19 (Suppl 3): S172–182, 1998.
18. **Gleeson M.** *Immune Function in Sport and Exercise*. -Philadelphia, PA: Elsevier, 2006.
19. **Gleeson M.** Immune function in sport and exercise. *Journal of Applied Physiology* 103: 693–699, 2007.
20. **Graham N.** The epidemiology of acute respiratory tract infections in children and adults: a global perspective. *Epidemiological Reviews* 12: 149–178, 1990.
21. **Heath GW, Ford ES, Craven TE, Macera CA, -Jackson KL, and Pate RR.** Exercise and the incidence of upper respiratory tract

infections. *Medicine & Science in Sports & Exercise* 23: 152–157, 1991.
22. **Heath GW, Macera CA, and Nieman DC.** Exercise and upper respiratory tract infections. Is there a relationship? *Sports Medicine* 14: 353–365, 1992.
23. **Hou W, Gobbs S, Lu X, Brooke C, Roy D, Modlin R, et al.** Viral infection triggers rapid differentiation of human blood monocytes into dendritic cells. *Blood* 119(13): 3129–3131, 2012.
24. **Ihalainen J, Walker S, Paulsen G, Hakkinen K, Kraemer W, Hamalainen M, et al.** Acute -leukocyte, and adipocytokine responses to maximal and hypertrophic resistance exercise bouts. *European Journal of -Applied Physiology* 114(12): 2607–2616, 2014.
25. **Jansky L, Pospisilova D, Honzova S, Ulicny B, Sramek P, Zeman V, et al.** Immune system of cold-exposed and cold-adapted humans. *European Journal of Applied Physiology and Occupational Physiology* 72: 445–450, 1996.
26. **Klokker M, Kjaer M, Secher NH, Hanel B, Worm L, Kappel M, et al.** Natural killer cell response to exercise in humans: effect of hypoxia and epidural -anesthesia. *Journal of Applied Physiology* 78: 709–716, 1995.
27. **Lin A, Vittinghoff E, Olgin J, Pletcher M, and Marcas G.** Body weight changes during pandemic-related shelter-in-place in a longitudinal cohort study. *JAMA Network Open* 4(3): e212536, 2021.
28. **Miles MP, Kraemer WJ, Grove DS, Leach SK, Dohi K, Bush JA, et al.** Effects of resistance training on resting immune parameters in women. *European Journal of Applied Physiology* 87: 506–508, 2002.
29. **Monto A.** Epidemiology of viral infections. *American Journal of Medicine* 112: 4S–12S, 2002.
30. **Nieman DC.** Can too much exercise increase the risk of sickness? *Sports Science Exchange* 11 (Suppl): 69, 1998.
31. **Nieman DC.** Current perspective on exercise immunology. *Current Sports Medicine Reports* 2: 239–242, 2003.
32. **Nieman DC.** Immune response to heavy exertion. *Journal of Applied Physiology* 82: 1385–1394, 1997.
33. **Nieman DC.** Marathon training and immune function. *Sports Medicine* 37: 412–415, 2007.
34. **Nieman DC, Henson DA, Austin MD, and Sha W.** Upper respiratory tract infection is reduced in physically fit and active adults. *British Journal of Sports Medicine* 45: 987–992, 2011.
35. **Nieman DC, Henson DA, Gusewitch G, Warren BJ, Dotson RC, Butterworth DE, et al.** Physical activity and immune function in elderly women. *Medicine & Science in Sports & Exercise* 25: 823–831, 1993.
36. **Nieman DC, Johanssen LM, Lee JW, and -Arabatzis K.** Infectious episodes in runners before and after the Los Angeles Marathon. *Journal of Sports Medicine and Physical Fitness* 30: 316–328, 1990.
37. **Nieman DC and Pence BD.** Exercise immunology: Future directions. *Journal of Sport and Health Sciences* 9: 432–445, 2020.
38. **Nieman D and Wentz L.** The compelling link between physical activity and the body's defense system. *Journal of Sport and Health Science* 8:1–17, 2019.
39. **NIH.** The common cold. www.niaidnihgov/topics/commoncold, 2010.
40. **Peake J, Peiffer JJ, Abbiss CR, Nosaka K, Okutsu M, Laursen PB, et al.** Body temperature and its effect on leukocyte mobilization, cytokines and markers of neutrophil activation during and after exercise. *European Journal of Applied Physiology* 102: 391–401, 2008.
41. **Pellett PE, Mitra S, and Holland TC.** Basics of virology. *Handbook of Clinical Neurology* 45–66, 2014.
42. **Quindry J, Stone W, King J, and Broeder C.** The effects of acute exercise on neutrophils and plasma oxidative stress. *Medicine and Science in Sports and Exercise* 35: 1139–1145, 2003.
43. **Roberts JA.** Viral illnesses and sports performance. *Sports Medicine* 3: 298–303, 1986.
44. **Sallis R, Young D, Tartof S, Sallis J, Sall J, Li Q, et al.** Physical inactivity is associated with a higher risk for severe Covid-19 outcomes: a study in 48 440 adult patients. *British Journal of Sports Medicine* 55(19): 1099–1105, 2021.
45. **Sellami M, Gasmi M, Denham J, Hayes L, Stratton D, Padulo J, et al.** Effects of acute and chronic exercise on immunological parameters in the elderly aged: can physical activity counteract the effects of aging? *Frontiers in Immunology* 9:1–17, 2018.
46. **Simpson R.** Aging, persistent viral infection, and immunosenescence: can exercise "make space"? *Exercise and Sport Science Reviews* 39(1): 23–33, 2011.
47. **Simpson RJ, Campbell JP, Gleeson M, Kruger K, Nieman DC, Pyne DB, et al.** Can exercise affect immune function to increase susceptability to infection? -*Exercise Immunology Reviews* 26: 8–22, 2020.
48. **Simpson RJ, Lowder T, Spielmann G, Bigley A, and LaVoy E.** Exercise and the aging immune system. *Ageing Research Reviews* 11: 404–420, 2012.
49. **Simpson R and Katsanis E.** The immunological case for staying active during the Covid-19 pandemic. *Brain, Behavior, and Health* 87: 6–7, 2020.
50. **Smith JA, Gray AB, Pyne DB.** Moderate exercise triggers both priming and activation of neutrophil sub-populations. *American Journal of Physiology* 270: 838–843, 1996.
51. **Somppayrac, L.** *How the Immune System Works*. -Hoboken, NJ: Wiley-Blackwell, 2012.
52. **Tiollier E, Schmitt L, Burnat P, Fouillot JP, Robach P, Filaire E, et al.** Living high-training low -altitude training: effects on mucosal immunity. -*European Journal of Applied Physiology* 94: 298–304, 2005.
53. **Tison G, Avram R, Kuhar P, Abreau S, Marcus G, Pletcher M, et al.** Worldwide effect of Covid-19 on physical activity: a descriptive study. *Annals of Internal Medicine* 173(9): 767–770, 2020.
54. **Walsh N and Oliver S.** Exercise, immune function, and respiratory infection: an update on the influence of training and environmental stress. *Immunology and Cell Biology* 94: 132–139, 2016.
55. **Walsh N, et al.** Position statement. Part one. Immune system and exercise. *Exercise Immunology Reviews* 17: 6–63, 2011.
56. **Widmaier E, Raff H, and Strang K.** *Vander's Human Physiology*. Boston, MA: McGraw Hill, 2015.
57. **Woolhouse M, Scott F, Hudson Z, Howey R, and Chase-Topping M.** Human virsuses: discovery and emergence. *Philosophical Transactions of the Royal -Society B* 367(1604): 2864–2871, 2012.

7

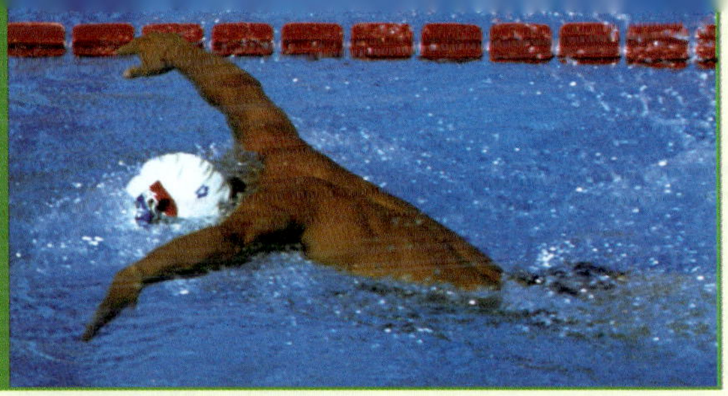

Mike Hewitt/Action Plus Sports Images/Alamy Stock Photo

신경계: 움직임의 구조와 제어

The Nervous System: Structure and Control of Movement

■ 학습 목표

이 장을 공부함으로써 다음과 같은 내용을 할 수 있어야 한다:

1. 신경계의 일반적인 조직에 대해 논의할 수 있다.
2. 신경의 구조와 기능을 설명할 수 있다.
3. 도피 반사와 관련된 경로와 단계를 설명할 수 있다.
4. 탈분극, 활동 전위 및 재분극을 정의할 수 있다.
5. 고유수용기가 운동 감각에서 하는 역할에 대해 논의할 수 있다.
6. 평형 유지에 있어 전정 기관의 역할을 설명할 수 있다.
7. 수의적 움직임 제어에 관여하는 뇌의 영역에 대해 논의할 수 있다.
8. 자율 신경계의 구조와 기능에 대해 설명할 수 있다.
9. 규칙적인 지구력 운동이 뇌 건강을 유지하고 노화와 관련된 기억력 감퇴의 위험을 줄이는 데 미치는 영향에 대해 논의할 수 있다.

■ 학습 목차

일반적인 신경계의 기능

신경계 조직
- 뉴런의 구조
- 뉴런의 전기적 활동

감각 정보 및 반사
- 관절 고유수용기
- 근육 고유수용기

근육 화학수용체

신체 운동 기능 및 운동 뉴런

전정 기관과 평형 감각

뇌의 운동 제어 기능
- 대뇌
- 소뇌
- 뇌간

척수의 운동 기능

운동 기능의 조절

자율 신경계

운동 단위 노화와 운동 훈련의 예방적 영향

운동에 의한 뇌 건강 향상

■ 핵심 용어

고유수용기(proprioceptors)
골지 힘줄 기관[Golgi tendon organs (GTOs)]
공간가중(spatial summation)
교감 신경계(sympathetic nervous system)
구심성 섬유(afferent fibers)
근방추(muscle spindle)
뇌(cerebrum)
뇌간(brain stem)
뇌유래신경영양인자[brain derived neurotrophic factor (BDNF)]
뉴런(neurons)
도약 전도(saltatory conduction)
말초신경계[peripheral nervous system (PNS)]
부교감 신경계(parasympathetic nervous system)
상호 억제(reciprocal inhibition)
세포체(cell body)
소뇌(cerebellum)
수상돌기(dendrites)
슈반 세포(Schwann cells)
시간가중(temporal summation)
시냅스(synapses)
신경전달물질(neurotransmitter)
안정 시 막전위(resting membrane potential)
억제성 시냅스 후 전위[inhibitory postsynaptic potential (IPSP)]
운동 감각(kinesthesia)
운동 뉴런(motor neuron)
운동 단위(motor unit)
운동 피질(motor cortex)
원심성 섬유(efferent fibers)
자율 신경계(autonomic nervous system)
전도성(conductivity)
전정 기관(vestibular apparatus)
중추신경계[central nervous system (CNS)]
축삭(axon)
크기 원리(size principle)
항상성(homeostasis)
활동 전위(action potential)
흥분성(irritability)
흥분성 시냅스 후 전위[excitatory postsynaptic potentials (EPSPs)]

신경계는 신체에 신속한 내부 통신 수단을 제공하여 우리가 움직이고, 대화하고, 수십억 개의 세포 활동을 조정할 수 있게 한다. 따라서 신경 활동은 신체의 **항상성** 유지에 매우 중요한 신체 능력이다. 이 장에서는 자발적 움직임의 신경 제어에 중점을 두고 신경계에 대한 개요를 제공하고, 신경계의 일반적인 기능에 대한 논의할 것이다.

일반적인 신경계의 기능

신경계는 신체가 내부 및 외부 환경의 사건을 인지하고 이에 반응하는 수단이다. 촉각, 통증, 온도 변화, 화학적 자극을 감지할 수 있는 수용체는 환경 변화에 관한 정보를 **중추신경계**(CNS)로 전송한다(5). 중추신경계는 이러한 자극에 여러 가지 방식으로 반응한다. 반응은 불수의적인 움직임(예: 뜨거운 표면에서 손을 빠르게 떼는 것) 또는 내분비계에서 일부 호르몬의 방출 속도 변화일 수 있다(5장 참조). 신경계는 신체 활동을 통합하고 자발적인 움직임을 제어하는 것 외에도 경험을 저장(기억)하고 이전 경험을 바탕으로 반응 패턴을 설정(학습)하는 역할을 담당한다. 신경계의 일반적인 조직을 살펴보는 것으로 신경계에 대한 논의를 시작한다.

신경계 조직

해부학적으로 신경계는 중추신경계와 **말초신경계**(PNS)로 나눌 수 있다. 중추신경계는 두개골(뇌)과 척수에 포함된 신경계 부분이며, 말초신경계는 중추신경계 외부의 신경세포(뉴런)로 구성된다(그림 7.1 참조). *신경 분포*는 특정 기관(예: 골격근)에 신경을 공급하는 것을 의미한다는 것을 이전 생리학 수업에서 기억하고 있을 것이다. 다시 말해, *신경 분포*는 신경이 특정 기관에 연결되어 있다는 것을 의미한다.

PNS는 (1) 감각 부분과 (2) 운동 부분의 두 부분으로 구분할 수 있다. 감각 부분은 감각 기관(수용체)에서 중추신경계로 뉴런 자극을 전달하는 역할을 담당한다. CNS로 정보를 전달하는 이러한 감각 신경섬유를 **구심성 섬유**(afferent fiber)라 한다. PNS의 운동 부분은 골격근에 신경을 전달하는 체성 운동 부문과 혈관을 둘러싼 평활근, 심장 근육, 내분비/신경 내분비선과 같은 불수의 운동 기관에 신경을 전달하는 자율 운동 부문으로 더 세분화할 수 있다. 중추신경계로부터 자극을 전달하는 운동 신경섬유를 **원심성 섬유**(efferent fiber)라 한다. 그림 7.2에는 CNS와 PNS의 관계가 나타나 있다.

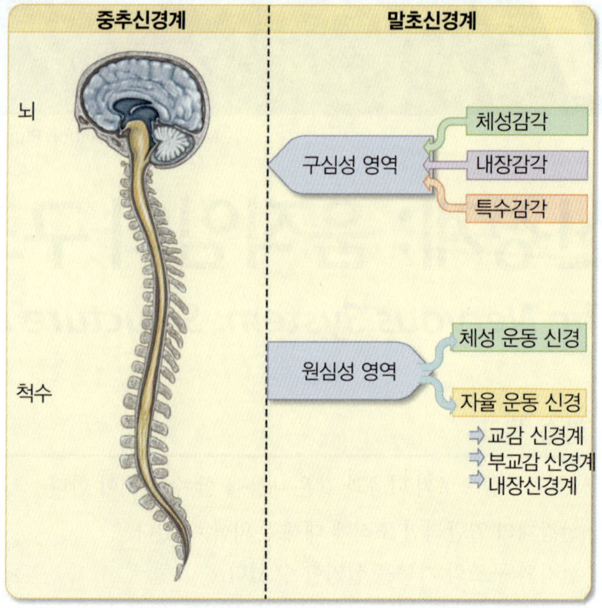

그림 7.1 신경계의 해부학적 구분 개요.

요약 *In Summary*

- 신경계는 신체가 내부 및 외부 환경의 사건을 인식하고 이에 반응하는 수단이다. 촉각, 통증, 온도, 화학적 자극을 감지할 수 있는 수용체는 환경의 변화에 관한 정보를 중추신경계에 전달한다. 중추신경계는 적절한 반응에 따라 자발적인 움직임 또는 내분비계에서 특정 호르몬의 방출 속도 변화로 반응한다.
- 신경계는 크게 (1) 중추신경계와 (2) 말초신경계의 두 가지로 구분할 수 있다. 중추신경계에는 뇌와 척수가 포함되고, 말초신경계에는 중추신경계 외부의 신경이 포함된다.
- PNS는 구심성 영역과 원심성 영역으로 나뉜다.

뉴런의 구조

신경계의 기능적 단위는 **뉴런**으로 해부학적으로 (1) **세포체**(cell body), (2) 수상돌기(dendrites), (3) 축삭(axon)의 세 가지 영역으로 구성된 세포이다(그림 7.3 참조). 뉴런의 작동 중심은 핵이 있는 **세포체**이다. 수상돌기와 축삭은 세포 몸체에서 나온 과정(즉, 확장)으로 뉴런의 세포체에서 뻗어 나온 얇은 가지가 수상돌기이다. 수상돌기는 세포 본체를 향해 전기적 자극을 전달할 수 있는 수용기의 역할을 한다. 신경섬유로도 불리는 **축삭**은 세포체에서 다른 뉴런이나 효과 기관을 향해 전기적 신호(활동 전위라고 함)를 전달하는 더 긴 과정이다. 축삭의 길이는 수 밀리미터에서 1미터까지 다양하다(15). 각 뉴런에는 한 개의 축삭을 가지고 있지만, 다른 뉴런이나 근육세포 또는 땀샘에서 종결되는 여러 가지 부수 가지로 연결되어 있다(그림 7.3 참조). 한 뉴런의 축

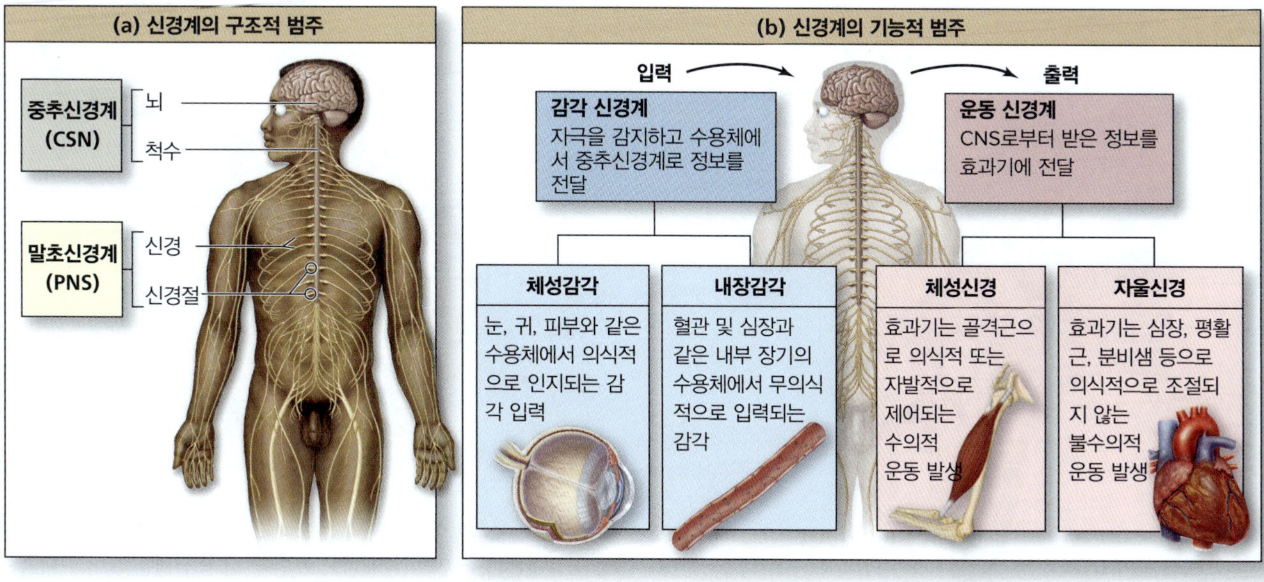

그림 7.2 신경계의 조직은 (*a*) 구조적 범주와 (*b*) 기능적 범주로 구분할 수 있다. 그림 (*a*)와 같이 구조적 구분은 뇌와 척수로 구성된 중추신경계(CNS)와 신경과 신경절로 구성된 말초신경계(PNS)로 나뉜다. 그림 (*b*)는 감각(입력) 및 운동(출력) 부분으로 구성된 신경계의 기능적 범주를 보여주고 있다. 자세한 내용은 본문을 참고하라.

삭돌기와 다른 뉴런의 수상돌기 사이의 접촉하는 부위를 **시냅스**(synapse)라 한다(그림 7.4 참조).

골격근을 자극하는 신경섬유와 같은 큰 신경섬유에서 축삭은 **슈반 세포**(Schwann cells)라고 하는 세포의 절연 층으로 덮여 있다. 슈반 세포의 막에는 미엘린이라는 지질 단백질 물질이 다량 함유되어 있어 축삭의 외부를 덮는 불연속 피막을 형성한다. 축삭을 따라 미엘린 수초 사이의 틈이나 공간을 랑비에 결절(nodes of Ranvier)이라 하며, 신경 전달에 중요한 역할을 한다. 수초 뉴런의 전송 속도가 빨라지는 것은 "**도약 전도**(saltatory conduction)"라는 현상 때문이다. 도약 전도를 사용하면 뉴런의 골수화된 부분 사이의 노드에서 노드로 전기적 탈분극 이벤트가 건너뛰어 탈분극해야 하는 뉴런의 전체 길이가 크게 단축된다. 신경 진날 속도에 영향을 미치는 또 다른 중요한 요소는 축삭의 직경이다. 일반적으로 직경이 큰 축삭은 전송 속도가 더 빠르다(15). 따라서 수초가 있는 큰 직경의 축삭은 수초가 없는 작은 섬유보다 충격을 더 빠르게 전달한다. 수초 신경섬유를 따라 미엘린이 손상되거나 파괴되면 신경계 기능 장애가 발생한다. 실제로 미엘린의 손상은 신경 질환인 다발성 경화증의 기초가 된다(다발성 경화증에 대한 자세한 내용은 임상 적용 7.1 참조).

뉴런의 전기적 활동

뉴런은 과민성과 전도성이라는 특수한 특성 때문에 "흥분성 조직"으로 간주된다. **흥분성**(irritability)은 수상돌기와 세포체가 자극에 반응하여 이를 신경 자극으로 전환하는 특성을 의미한다. **전도성**(conductibility)은 축삭을 따라 자극이 전달되는 것을 의미한다. 간단히 말해서 신경 자극은 축삭의 전체 길이에 걸쳐 전달되는 전기 신호이다. 이 전기 신호는 뉴런의 전하를 변화시키는 자극에 의해 시작된다. 이 과정에 대한 논의는 안정 시 막전위의 정의부터 시작하겠다.

안정 시 막전위

안정 시 뉴런을 포함한 모든 세포는 세포 외부에 존재하는 전하와 관련하여 세포 내부가 음전하를 띠고 있다. 이 음전하가 세포막에 걸쳐 하전된 이온(이온은 양전하 또는 음전하를 띤 원소)이 불균등하게 분포한 결과이다. 따라서 뉴런은 분극화되며, 이 전하 차이를 **안정 시 막전위**(resting membrane potential)라 한다. 안정 시 막전위의 크기는 세포 유형에 따라 −5~−100 mV로 다양하며, 뉴런의 안정 시 막전위는 일반적으로 −40~−75 mV이다(70) (그림 7.5 참조).

안정 시 막전위에 대해 더 자세히 알아본다면 세포 단백질, 인산염 그룹 및 기타 뉴클레오타이드는 음전하(anions)를 띠고 있으며 세포막을 통과할 수 없기 때문에 세포 내부에 고정되어 있다. 이러한 음전하를 띤 분자들은 세포 밖으로 나갈 수 없기 때문에 세포 외액에서 양전하(caions)를 끌어당긴다. 그 결과 세포막의 바깥쪽 표면에는 양전하가, 세포막의 안쪽 표면에는 음전하가 쌓이게 된다.

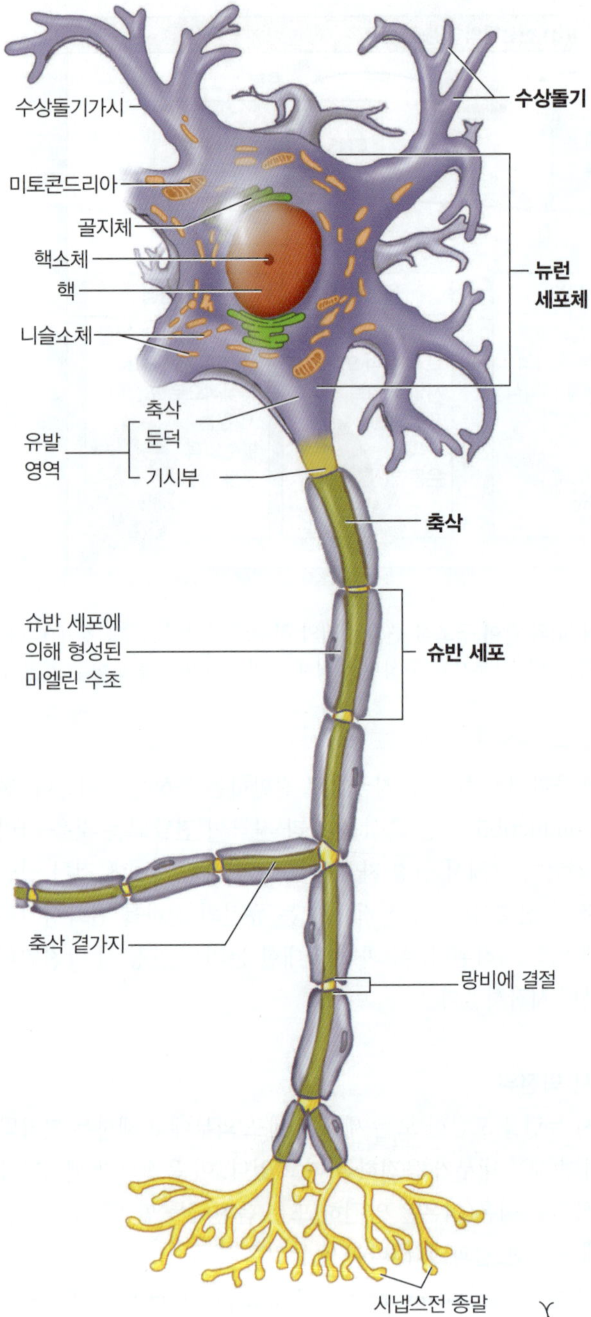

그림 7.3 뉴런의 구성 요소.

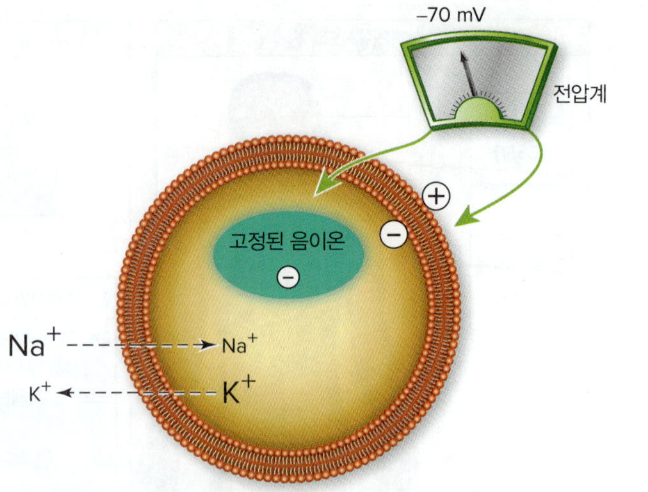

그림 7.5 세포의 안정 시 막전위. 세포 외부에 비해 세포 내부에는 고정된 음이온이 더 많이 존재하므로 안정 시 막전위는 음이 된다. 또한 나트륨과 칼륨은 모두 원형질막을 가로질러 확산할 수 있는데, 칼륨은 세포 내부에서 세포 외액으로 확산하는 반면 나트륨은 세포 외액에서 세포 내부로 확산한다.

안정 시 막전위의 크기는 주로 두 가지 요인에 의해 결정된다. (1) 다른 이온에 대한 세포막의 투과성 및 (2) 세포 내액과 세포 외액 사이의 이온 농도 차이이다(79). 수많은 세포 내 이온과 세포 외 이온이 존재하지만 나트륨, 칼륨 및 염화물 이온이 가장 높은 농도로 존재하므로 안정 시 막전위를 생성하는 데 가장 중요한 역할을 한다(79). 나트륨, 칼륨, 염화물 및 칼슘의 세포 내(inside the cell) 및 세포 외(outside the cell) 농도는 그림 7.7에 표시되어 있다. 나트륨의 농도는 세포 외부에서 훨씬 더 높은 반면, 칼륨의 농도는 세포 내부에서 훨씬 더 높다는 것을 알 수 있다. 비교를 위해 칼슘과 염화칼륨의 세포 내 및 세포 외 농도도 함께 표시하였다(그림 7.7).

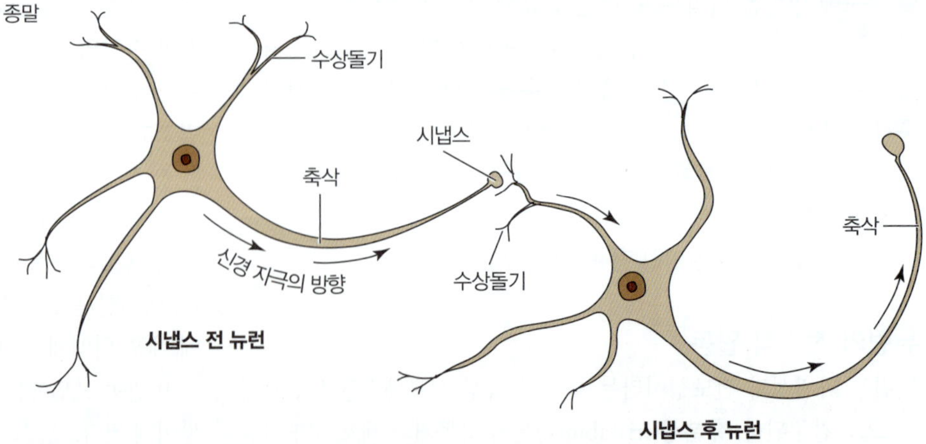

그림 7.4 시냅스의 전달. 신경 자극이 한 뉴런에서 다른 뉴런으로 계속 이어지려면 시냅스의 시냅스 틈을 통과해야 한다.

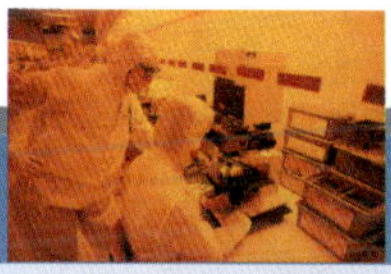

임상 적용 7.1

다발성 경화증에서 운동의 이점

다발성 경화증(multiple sclerosis, MS)은 중추신경계의 여러 부위에서 축삭의 수초가 점진적으로 파괴되는 신경 질환이다. 다발성 경화증의 정확한 원인은 알려져 있지 않지만, 다발성 경화증에 의한 미엘린의 파괴는 유전적 요소가 있으며 미엘린에 대한 면역계의 공격으로 인해 발생한다(그림 7.6 참조). *다발성 경화증*이라는 용어는 시간이 지남에 따라 신경세포 손상이 축적되어 중추신경계 내에 많은 경화성 플라크를 형성하기 때문에 만들어졌다. 수초가 파괴되면 알파 운동 뉴런을 따라 신경 자극이 정상적으로 전도되지 않아 점진적인 기능 상실과 더불어 다발성 경화증과 관련된 증상이 나타난다.

다발성 경화증은 전반적인 피로, 근력 약화, 운동 조절 능력 저하, 균형 감각 상실, 정신적 우울증 등이 특징이다(78). 따라서 다발성 경화증 환자는 일상생활을 수행하는 데 어려움을 겪고 삶의 질이 점진적으로 저하되는 경우가 많다. 신체적 독립성을 상실하면서 많은 다발성 경화증 환자가 앉아서 생활하게 되고, 그 결과 심혈관 질환 및 비활동과 관련된 기타 질환과 같은 동반 질환을 앓을 가능성이 높아진다(34). 다발성 경화증의 치료를 더욱 복잡하게 만드는 것은 질병의 진행이 개인마다 크게 다를 수 있다는 점이다. 예를 들어, 일부 환자에서는 다발성 경화증이 빠르게 진행되는 반면, 다른 환자에서는 초기 진단 후 수년 동안 질병의 진행이 거의 없이 비교적 가벼운 증상을 보이는 경우도 있다. 그러나 대부분의 다발성 경화증 환자는 증상이 악화되는 시기와 증상이 완화되는 시기가 산재되어 있는데, 이를 *재발 완화형* 다발성 경화증(relapse-remitting MS)이라고 한다. 다발성 경화증은 알려진 치료법이 없기 때문에 증상과 질병 진행을 면밀히 관리하는 것이 다발성 경화증 치료의 핵심이다.

약물 치료 외에도 지구력 및 저항성 운동이 다발성 경화증 환자에게 안전하며 이 신경 장애로 고통받는 환자의 기능 능력을 향상시킨다는 연구 결과가 늘어나고 있다(34, 73, 78-79). 현재 많은 의사와 과학자들은 규칙적인 운동이 이 질환을 치료하는 가장 강력한 비약물적 접근법일 수 있다고 말한다(34). 실제로 규칙적인 운동 프로그램에 참여하는 다발성 경화증 환자는 근력과 지구력이 증가하는 것으로 나타났다(9, 73). 이러한 체력 향상은 보행 이동성, 균형감, 전반적인 피로감, 일상 생활 활동 수행능력의 개선으로 이어진다(34). 또한 규칙적인 운동은 다발성 경화증과 관련된 정신적 우울증을 감소시키고(73, 78), 인지능력과 삶의 질도 개선한다. 종합적으로 볼 때, 운동 훈련의 이점은 재발 완화형 다발성 경화증 환자의 중증 다발성 경화증 증상 발현을 최대 25%까지 줄일 수 있다(55, 74). 중요한 것은 규칙적인 운동을 하는 다발성 경화증 환자에서 심혈관, 대사, 신장 질환과 같은 생활 습관 관련 동반 질환도 완화된다는 점이다(34).

다발성 경화증은 대부분의 환자에서 진행성 질환이므로 진행 중인 증상에 맞게 운동 요법을 조정하는 것이 중요하다(34). 다발성 경화증 환자에게 최적의 효과를 제공하는 운동의 양과 유

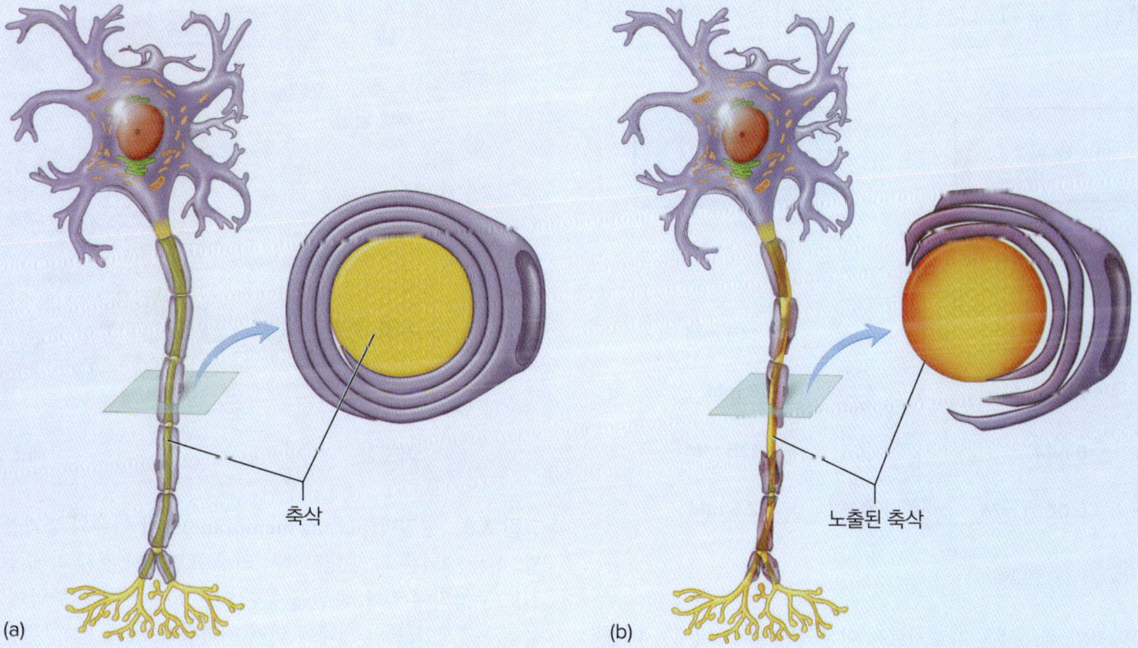

그림 7.6 정상 및 손상된 운동 뉴런 축삭의 단면도. (*a*) 정상 축삭은 미엘린 수초를 형성하는 슈반 세포에 의해 보호된다. (*b*) 다발성 경화증 환자의 경우 수초가 손상되어 알파 운동 뉴런에 전도 지연이 발생하여 기능 장애가 발생한다.

형에 대한 의문이 남아 있지만(1), 운동 처방은 질병의 중증도를 고려해야 한다(34). 즉, 경증에서 중등도 형태의 다발성 경화증 환자는 건강한 사람들을 위한 일반화된 운동 처방의 혜택을 받을 가능성이 높다. 많은 연구에서 다발성 경화증 환자에게 주 2~3일 지구력 운동(하루 10~30분 중등도 강도 운동)과 주 2~3일 저항 운동(8~15회 반복 1~3세트)을 할 것을 권장한다. 이러한 일반적인 운동 권장 사항 외에도 유연성을 유지 또는 개선하고 다발성 경화증으로 인해 영향을 받았을 수 있는 미세 운동 조절을 회복하는 데 도움을 주는 것도 중요하다(34). 더 심한 형태의 다발성 경화증 환자에게는 물리 치료 및 기타 형태의 감독 운동이 필요할 수 있다(34). 자세한 내용은 추천 문헌에서 Kim 등(2019)과 Motl 등(2017)을 참조하라.

칼륨, 나트륨 및 기타 이온에 대한 뉴런 막의 투과성은 세포막 내의 열리거나 닫힐 수 있는 채널 역할을 하는 단백질에 의해 조절된다. 이 개념은 그림 7.8에 설명되어 있다. 채널이 열려 있으면 이온이 세포막을 자유롭게 이동할 수 있지만, 채널이 닫히면 이온의 자유로운 이동이 방지된다. 기억해야 할 핵심 사항은 채널이 열려 있을 때 이온은 농도가 높은 영역에서 농도가 낮은 영역으로 이동한다는 것이다. 따라서 세포 내부에서는 칼륨(전하)의 농도가 높고 세포 외부에서는 나트륨(전하)의 농도가 높기 때문에, 막의 투과성이 칼륨 또는 나트륨으로 바뀌면 이러한 하전된 이온이 농도 구배 아래로 이동하게 된다. 즉, 나트륨은 세포 안으로 들어가고 칼륨은 세포 밖으로 빠져나가게 된다. 안정 시에는 대부분의 나트륨 채널이 닫혀 있는 반면, 몇 개의 칼륨 채널은 열려 있다. 이는 세포 안으로 "들어가는" 나트륨 이온보다 세포 외부로 나오는 칼륨 이온이 더 많다는 것을 의미한다. 이로 인해 막 내부에서 양전하가 손실되어 나머지 막전위가 음이온이 된다. 즉, 뉴런의 안정 시 막전위는 주로 (1) 나트륨보다 칼륨에 대한 막의 투과성이 높고 (2) 칼륨의 농도 구배가 칼륨 이온의 세포 외부 이동을 촉진하기 때문에 칼륨이 세포 밖으로 확산되기 때문이다.

앞서 언급했듯이 소수의 이온은 항상 세포막을 가로질러 이동한다. 칼륨 이온이 세포 밖으로 계속 확산되고 나트륨 이온이 세포 안으로 계속 확산되면 이러한 이온의 농도 구배가 감소하게 된다. 그러면 음의 막전위가 손실될 수 있다. 어떠한 작용이 이러한 현상을 방지할까? 세포막에는 있는 나트륨/칼륨 펌프는 ATP 에너지를 사용하여 나트륨을 세포 밖으로, 칼륨을 세포 안으로 이동시켜 세포 내 · 외의 이온 농도를 유지한다. 흥미롭게도 이 펌프는 안정 시 막전위를 유지하는 데 필요한 농도 구배를 유지할 뿐만 아니라 칼륨 이온 2개당 나트륨 이온 3개를 교환하기 때문에 뉴런 내에서 전위를 생성하는 데도 도움이 된다(5, 80)(그림 7.9).

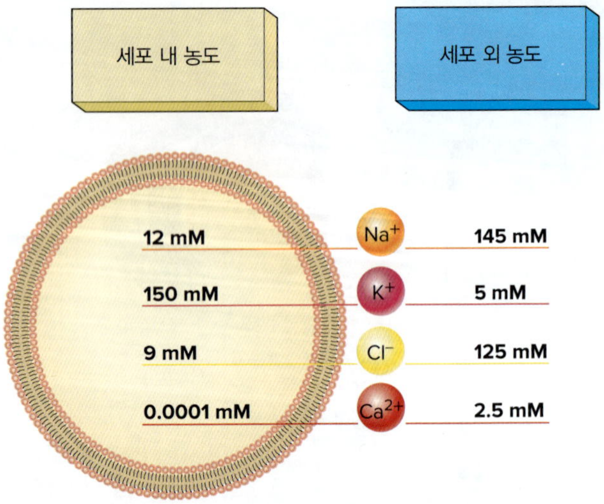

그림 7.7 일반적인 세포막을 가로지르는 이온의 농도. 체내에는 다양한 이온이 존재하지만 나트륨(Na^+), 칼륨(K^+), 염화물(Cl^-) 이온이 가장 많은 농도로 존재하므로 세포의 안정 시 막전위를 결정하는 데 가장 중요한 역할을 한다.

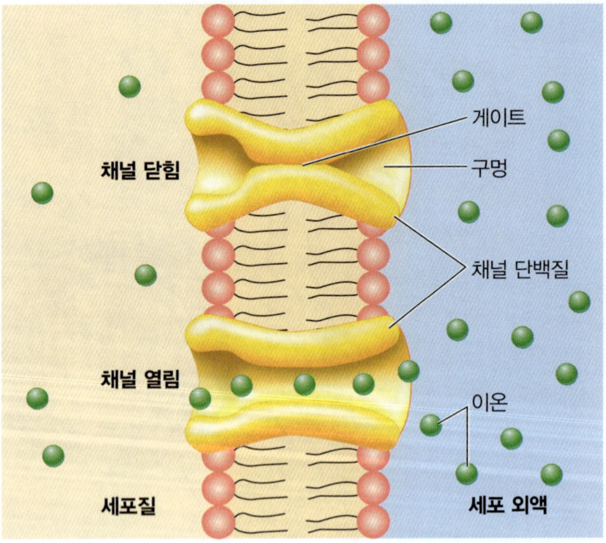

그림 7.8 형질막(plasma membrane)에서 이온의 통과를 조절하는 채널. 이온 채널은 막의 내부에서 외부 표면까지 전체 막에 걸쳐 있는 단백질로 구성되어 있다. 채널을 통한 이온 통과는 채널 중앙에 있는 문 역할을 하는 "게이트"의 개폐에 의해 조절된다. 예를 들어, 채널이 열려 있으면(즉, 게이트가 열려 있으면) 이온이 채널을 자유롭게 통과할 수 있다(그림 하단). 반대로 채널 게이트가 닫혀 있으면 채널을 통한 이온의 이동이 중단된다(그림 상단).

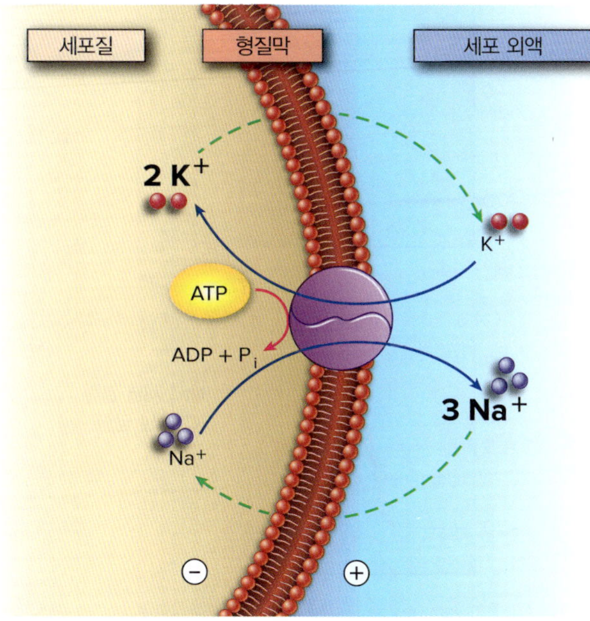

그림 7.9 나트륨/칼륨 펌프에 의한 원형질막을 통한 나트륨과 칼륨의 교환. 나트륨/칼륨 펌프는 에너지(ATP)를 필요로 하며, 나트륨 분자 3개를 세포 밖으로 이동시키고 칼륨 분자 2개를 세포 안으로 되돌려주는 활성 수송 펌프 작용이다.

활동 전위

뉴런이 말초에서 뇌로 자극을 전달하는 방법을 설명하는 활동 전위 연구는 몇 세대 전에 수행되었다. 신경 전달은 충분한 강도의 자극이 뉴런 막에 도달하여 나트륨 채널이 열리면 나트륨 이온이 뉴런 내부로 빠르게 확산되어 세포 내부가 점점 더 양전하를 띠게 되면 세포의 탈분극(depolarizing the cell)이 생성된다. 탈분극(depolarization)이 "역치"라는 임계값에 도달하면 더 많은 나트륨 채널이 열리고 **활동 전위** 또는 신경 자극이 형성된다(그림 7.10 및 7.11(*b*) 참조). 활동 전위가 생성된 후에는 신경 자극을 전파하기 위해 축삭을 따라 일련의 이온 교환이 일어난다. 뉴런을 따라 일어나는 이 이온 교환은 랑비에 결절에서 순차적으로 발생한다(그림 7.3 참조).

재분극(repolarization)은 탈분극 직후에 발생하며, 신경이 다시 자극을 받을 준비가 된 상태에서 안정 시 막전위가 회복된다(그림 7.10 및 7.11 참조). 재분극은 어떻게 일어날까? 재분극 설명을 위해 탈분극에 대해 자세히 살펴보겠다. 세포의 탈분극은 칼륨에 대한 막 투과성을 일시적으로 증가시킨다. 그 결과 칼륨이 세포 밖으로 빠르게 빠져나가 세포막 내부가 더 음전하로 변한다(그림 7.11(*c*) 참조). 또한, 탈분극 자극이 제거된 후에는 세포막 내의 나트륨 채널이 닫히고 나트륨의 세포 내 유입이 느려진다(따라서 세포 내로 들어오는 양전하가 거의 없다). 이러한 활동의 결합된 결과는 안정 시 막전위를 원래의 음전하로 빠르게 회복시켜 세포를 재분극시킨다. 요약하면, 뉴런의 탈분극과 재분극으로 이어지는 과정을 그림 7.11(*a*)부터 7.11(*c*)까지 단계별로 보여준다. 구체적으로 안정 시 막전위는 그림 7.11(*a*)에, 활동 전위로 이어

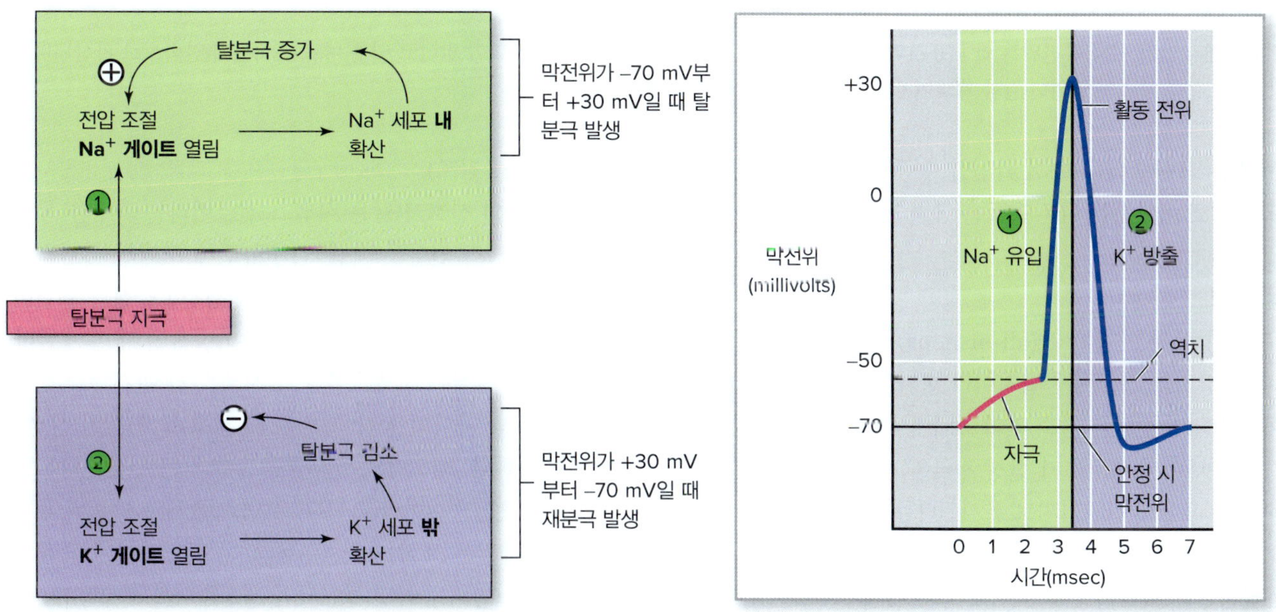

그림 7.10 활동 전위는 뉴런으로 이동하는 나트륨(Na^+)의 증가에 의해 생성된다. 나트륨이 뉴런으로 들어가면 세포의 전하가 점점 더 양전하가 되어 활동 전위가 생성된다. 활동 전위에 이어 나트륨 채널(게이트)이 닫히고 칼륨(K^+) 채널(게이트)이 열려 K^+가 세포 밖으로 확산되기 때문에 안정 시 막전위의 재확립이 일어난다. 자세한 내용은 본문을 참고하라.

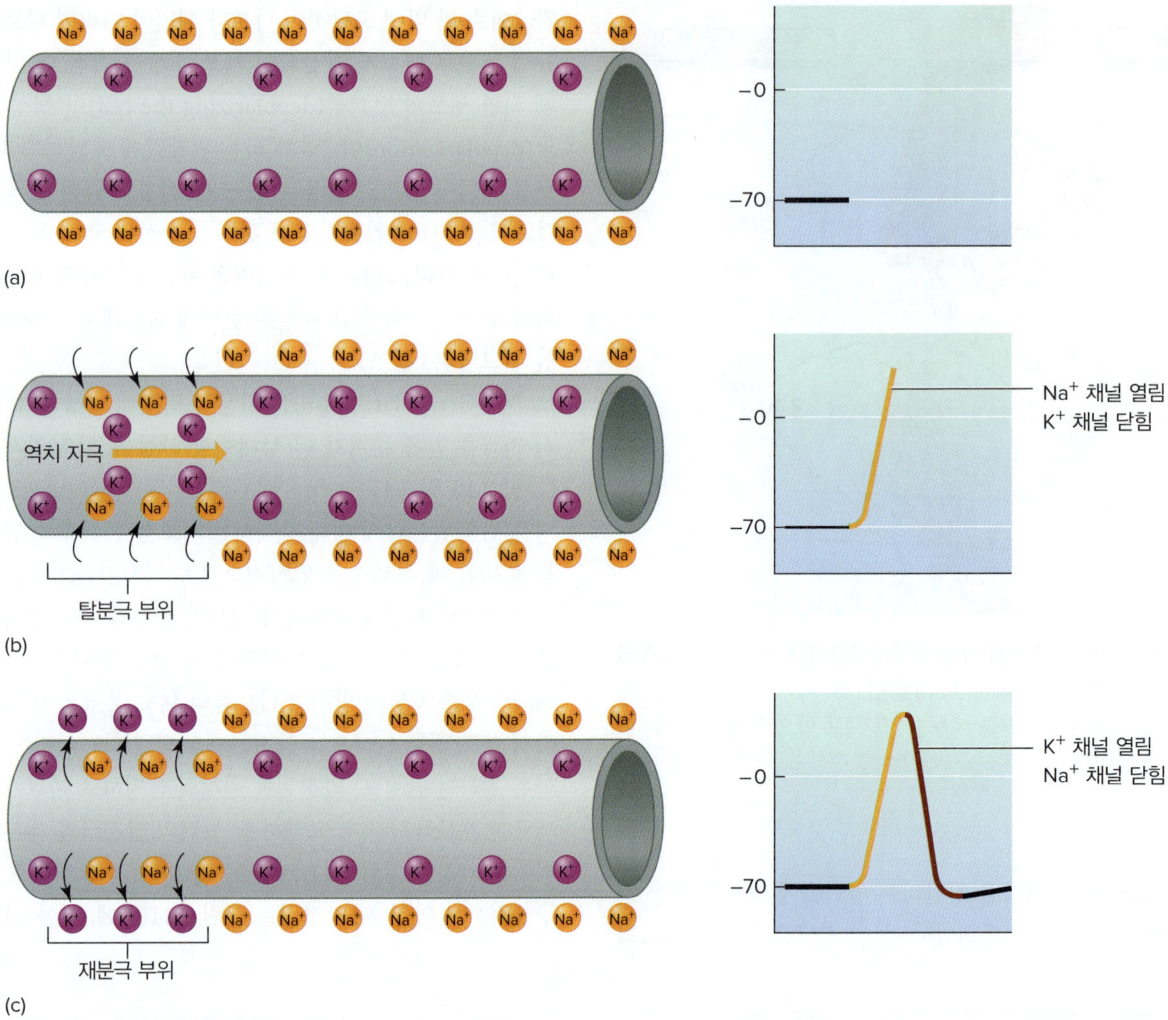

그림 7.11 (*a*) 안정 시의 막전위는 약 –70 mV이다. (*b*) 막이 역치에 도달하면 나트륨 채널이 열리고 일부 나트륨 이온이 안쪽으로 확산되며 막이 탈분극된다. (*c*) 칼륨 채널이 열리면 칼륨 채널이 바깥쪽으로 확산되고 막이 재분극된다.

지는 사건은 그림 7.11(*b*)에서 확인할 수 있다. 마지막으로, 뉴런의 재분극으로 이어지는 이온 운동은 그림 7.11(*c*)에 나타나 있다.

실무율 법칙

신경 자극의 발생은 "실무율(all-or-none)" 반응으로 간주되며, 이를 활동 전위의 "실무율" 법칙이라 한다. 실무율 법칙은 신경 자극이 시작되면 전압의 감소 없이 자극이 축삭의 전체 길이를 이동한다는 의미이다. 즉, 초기 신경 자극의 전압이 축삭의 길이를 따라 이동한 후에도 마찬가지로 유지된다는 것이다.

신경전달물질과 시냅스 전달

앞서 언급했듯이 뉴런은 시냅스(synapse)라고 하는 접합부에서 다른 뉴런과 연결된다. 시냅스는 시냅스 전 뉴런의 시냅스 말단과 시냅스 후 뉴런의 수상돌기 사이에 있는 작은 간격(20~30 nm)이다(그림 7.12 참조).

뉴런 간의 신호 전달은 시냅스 전달이라는 과정을 통해 이루어진다. 시냅스 전달은 시냅스 전 뉴런에 포함된 시냅스 소포에서 충분한 양의 특정 **신경전달물질**(신경전달물질은 뉴런이 서로 통신하는 데 사용하는 화학적 물질)이 방출될 때 발생한다(그림 7.12). 신경 자극은 시냅스 소포가 시냅스 틈새(시냅스 전 뉴런과 시냅스 후 막 사이의 공간, 그림 7.12 참조)로 저장된 신경전달물질을 방출한다. 세포막의 탈분극을 일으키는 신경전달물질을 *흥분성 신경전달물질*이라고 한다. 시냅스 틈새로 방출된 후 이러한 신경전달물질은 표적 막의 "수용체"에 결합하여 수상돌기와 세포체에서 일련의 등급별 탈분극을 생성한다(3, 4, 28, 33, 46, 65). 이러한 등급별 탈분극을 **흥분성 시냅스 후 전위**(excitatory post-synaptic potential, EPSP)라고 한다. 충분한 양의 신경전달물질이 방출되면 시냅스 후 뉴런이 역치까지 탈분극되고 활동 전위가

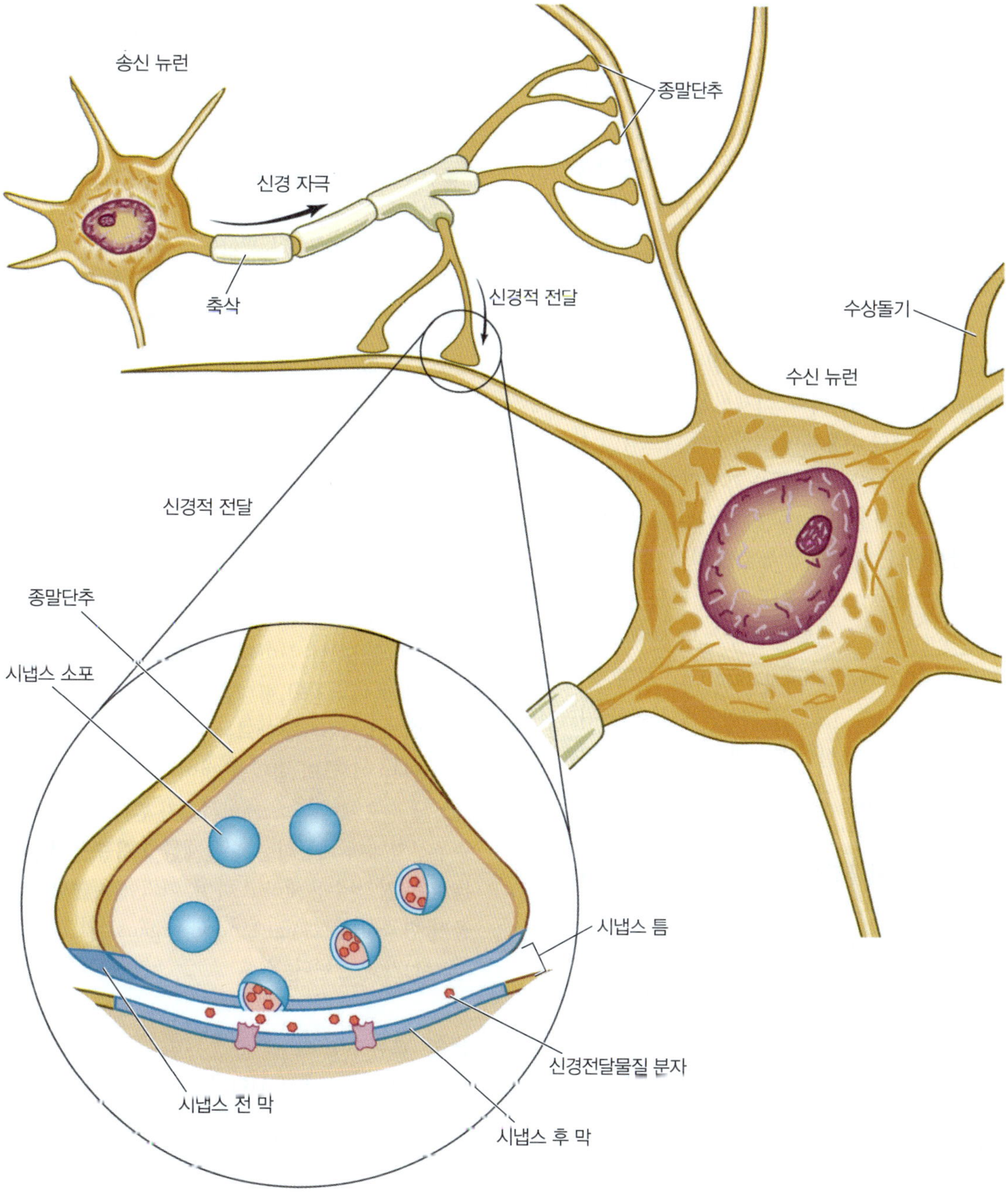

그림 7.12 시냅스의 화학적 기본 구조. 이 그림은 시냅스의 기본 요소인 시냅스 소포가 포함된 시냅스 전 축삭(즉, 보내는 뉴런)의 말단, 시냅스 틈새, 시냅스 후 막(받는 뉴런)을 보여주고 있다.

출처: Vander, Arthur J., Sherman, James H., Luciano, Dorothy S. *Human Physiology: The Mechanisms of Body Function*, 8th ed. New York: McGraw Hill, 2001, 198.

생성된다.

EPSP는 (1) 시간가중, (2) 공간가중이라는 두 가지 방법으로 시냅스 후 뉴런을 임계값에 도달시킬 수 있다. 하나의 시냅스 전 뉴런에서 짧은 시간 동안 여러 개의 EPSP를 합산하는 것을 **시간가중**(temporal summation)이라고 한다("temporal"은 시간을 의미함). 즉, 시간가중은 단순히 서로 다른 시간에 도착하는 입력 신호를 더하는 것으로, 이러한 신호는 더 많은 수의 개방 이온 채널을 초래하여 세포로 양이온이 더 많이 흐르기 때문에 합산된다. 시냅스 후 뉴런을 역치에 도달시키는 데 필요한 EPSP의 수는 다양하지만, 일부 뉴런에서 활동 전위를 생성하려면 최대 50개의 EPSP가 필요할 수 있는 것으로 추정된다. 얼마나 많은 EPSP가 필요한지에 관계없이 활동 전위를 생성할 수 있는 한 가지 방법은 하나의 흥분성 시냅스 전 뉴런에서 빠르고 반복적인 자극(즉, 시간적 합산)을 통해 이루어진다.

시냅스 후 막에서 활동 전위를 달성하는 두 번째 방법은 공간가중(spatial summation)으로 알려진 여러 다른 시냅스 전 입력(즉, 여러 다른 축삭)의 EPSP를 합산하는 것이다. **공간가중**에서는 수많은 다른 흥분성 입력으로부터 동시 EPSP가 시냅스 후 뉴런으로 전달된다. 시간가중과 마찬가지로, 시냅스 후 막에 동시에 도착하는 최대 50개의 EPSP가 활동 전위를 생성하는 데 필요할 수 있다(5).

신경/근육 접합부의 전달물질이기도 한 일반적인 신경전달물질은 아세틸콜린(acetylcholine)이다. 아세틸콜린은 시냅스 틈새로 방출되면 시냅스 후 막의 수용체에 결합하여 나트륨이 신경이나 근육세포로 들어갈 수 있는 "채널"을 개방한다. 앞서 설명한 것처럼, 신경세포나 근육의 시냅스 후 막에 나트륨이 충분히 유입되면 탈분극이 발생한다. 시냅스 후 뉴런의 만성 탈분극을 방지하려면 시냅스 틈새에 있는 효소를 통해 신경전달물질을 덜 활동적인 분자로 분해해야 한다. 아세틸콜린의 경우 분해 효소를 아세틸콜린에스테라아제(acetylcholinesterase)라고 한다. 이 효소는 아세틸콜린을 아세틸과 콜린으로 분해하여 탈분극을 위한 자극을 제거한다(15). 신경전달물질이 분해된 후 시냅스 후 막은 재분극되어 추가적인 신경전달물질을 받아들이고 새로운 활동 전위를 생성할 준비가 된다. 모든 신경전달물질이 흥분성인 것은 아니다. 실제로 일부 신경전달물질은 흥분성 신경전달물질과 정반대의 효과를 나타낸다(5). 이러한 억제성 신경전달물질은 시냅스 후 막의 과분극(음극성 증가)을 유발한다. 이러한 시냅스 후 막의 과분극을 **억제성 시냅스 후 전위**(inhibitory postsynaptic potential, IPSP)라고 한다. IPSP의 최종 결과는 뉴런이 더 음의 안정 시 막전위를 형성하고 역치에서 더 멀어져 탈분극에 저항한다. 일반적으로 뉴런이 역치에 도달하는지 여부는 EPSP 수와 IPSP 수의 비율에 따라 달라진다. 예를 들어, 같은 수의 EPSP와 IPSP를 동시에 받는 뉴런은 임계값에 도달하지 못하고 활동 전위를 생성하지 못한다. 반면에 EPSP가 IPSP보다 많으면 뉴런이 임계값으로 이동하여 활동 전위가 생성될 수 있다.

요약 *In Summary*

- 신경세포(즉, 뉴런)는 해부학적으로 (1) 세포체, (2) 수상돌기, (3) 축삭의 세 부분으로 구분된다. 축삭은 일반적으로 슈반 세포로 덮여 있으며, 이 세포 사이의 간격을 랑비에 결절이라고 한다.
- 뉴런은 환경의 물리적 또는 화학적 변화에 반응하는 특수 세포이다. 안정 시에 있는 뉴런은 세포 외부의 전하와 비교하여 내부가 음전하를 띠고 있다. 이 전하의 차이를 안정 시 막전위라고 한다.
- 자극이 세포막의 투과성을 변화시켜 나트륨이 빠른 속도로 유입되면 뉴런이 "발화"하여 세포가 탈분극된다. 탈분극이 역치에 도달하면 활동 전위 또는 신경 자극이 시작된다. 재분극은 칼륨에 대한 막 투과성이 증가하고 나트륨에 대한 투과성이 감소하여 탈분극 직후에 발생한다.
- 뉴런은 시냅스라고 하는 접합부에서 다른 뉴런과 연결된다. 시냅스 전달은 시냅스 전 뉴런에서 충분한 양의 특정 신경전달물질이 방출될 때 발생한다. 방출된 신경전달물질은 시냅스 후 뉴런의 세포막의 수용체와 결합하여 이온 채널을 열게 한다.
- 신경전달물질은 흥분성 또는 억제성일 수 있다. 흥분성 신경전달물질은 나트륨에 대한 신경세포의 투과성을 증가시키고 흥분성 시냅스 후 전위(EPSP)를 유발한다. 억제성 신경전달물질은 뉴런을 더 음극화(과분극화)하게 만든다. 이러한 시냅스 막의 과분극을 억제성 시냅스 후 전위(IPSP)라고 한다.

감각 정보 및 반사

중추신경계는 몸 전체의 수용체로부터 내부 및 외부 환경의 변화에 대한 메시지를 끊임없이 전달받는다. 이러한 수용체는 "현실 세계"에서 에너지의 형태를 신경 자극 에너지로 바꾸어 감각 뉴런에 의해 CNS로 전달되는 감각 기관이다. 감각 기관에 대한 전체 논의는 이 장의 범위를 벗어나므로 여기서는 위치 감각을 담당하는 수용체에 대해 논의하고자 한다. 신체 위치에 대한 정보를 중추신경계에 제공하는 수용체를 **고유수용기**(proprioceptor) 또는 운동 감각 수용체라고 하며, 여기에는 근방추(muscle spindle) 골지 힘줄 기관(Golgi tendon organs) 및 관절 수용체(joint receptor)가 포함된다.

관절 고유수용기

운동 감각(kinesthesia)이란 신체 부위의 위치를 의식적으로 인식하고 팔다리 움직임의 속도를 인식하는 것을 의미한다(39, 40, 49, 59, 60). 이러한 신체의 위치에 대한 감각은 일상적인 활동(예: 계단 내려가기)과 운동 기술을 수행하는 데 모두 중요하다. 실제로 체조, 다이빙, 농구와 같은 복잡한 기술을 수행하려면 예민한 신체의 위치에 대한 감각이 필수적이다. 실제로 높은 수준의 운동 감각을 필요로 하는 스포츠(예: 체조, 다이빙)에서 운동 감각의 개인차는 선수들 간의 운동수행능력의 차이를 정의하는 데 중요한 역할을 할 것으로 예상된다. 고유수용성 감각과 관련된 세 가지 주요 감각 장치에 대한 간략한 설명은 다음과 같다.

관절 고유수용기에는 세 가지 주요 유형이 있다: (1) 자유 신경 종말(free nerve endings), (2) 골지형 수용체(Golgi-type receptor), (3) 파시니안 소체(Pacinian corpuscle). 이 중 가장 많은

것은 자유 신경 종말이며, 이는 촉각과 압력에 민감하다. 자유 신경 종말은 움직임이 시작될 때 강한 자극을 받고 점차 자극에 덜 민감해지며 움직임이 완료될 때까지 꾸준한 신호를 보낸다(7, 18, 32, 41, 59). 두 번째 유형의 위치 수용체인 골지형 수용체는 근육 힘줄에서 발견되는 골지 힘줄 기관과 다르며, 관절 주변의 인대에서 발견된다. 이 수용체는 인체에 자유 신경 종말만큼 풍부하게 분포되어 있지 않지만 비슷한 방식으로 기능을 가지고 있다. 파시니안 소체는 관절 주변 조직에서 발견되며 움직임이 시작되면 빠르게 적응한다. 이러한 빠른 적응은 관절의 회전 속도를 감지하는 데 도움이 되는 것으로 추정된다(32). 요약하면, 세 가지 관절 고유수용기는 함께 작동하여 신체 부위의 방향을 인식하는 의식적인 수단과 팔다리 움직임 속도에 대한 피드백을 제공한다.

근육 고유수용기

골격근에는 여러 유형의 감각 수용체가 있다. 여기에는 근방추 및 골지 힘줄 기관이 포함된다(32, 41, 61). 이러한 감각 수용체는 근육의 압력과 길이와 같은 기계적 변화에 민감하기 때문에 이러한 감각 수용체를 통칭하여 근육 기계 수용체라고 부르기도 한다. 중요한 것은 이러한 기계 수용체가 운동 패턴에 대한 정보를 상부 뇌 중추로 보낼 뿐만 아니라 심혈관 및 호흡 조절 중추에도 구심성 신경 정보를 보내며, 이 정보는 운동에 대한 심혈관 및 호흡 반응을 조절하는 데 사용된다는 것이다. 이와 관련된 내용은 9장과 10장에서 더 자세히 논의할 것이다.

신경계가 골격근의 움직임을 적절하게 제어하려면 수축하는 근육으로부터 지속적인 감각 피드백을 받아야 한다. 이 감각 피드백에는 (1) 근육에서 발생하는 장력에 관한 정보, (2) 근육 길이에 대한 설명이 포함된다. 골지 힘줄 기관(Golgi tendon organ, GTO)은 중추신경계에 근육에 의해 발생하는 장력에 관한 피드백을 제공하는 반면, 근방추(muscle spindle)는 근육의 상대적 길이에 관한 감각 정보를 제공한다(8, 41, 61). 각 감각 기관에 대한 설명은 다음과 같다.

근방추

앞서 언급했듯이 **근방추**(muscle spindle)는 길이 감지기의 역할을 한다. 근방추는 대부분의 인간 운동 근육에서 다량으로 발견된다(61). 손과 같이 미세한 제어가 필요한 근육은 근방추의 밀도가 높은 반면, 대퇴사두근과 같이 큰 움직임을 담당하는 근육에는 상대적으로 적은 수의 근방추가 있다.

근방추는 결합 조직 피막으로 둘러싸인 근내 섬유라고 하는 여러 개의 얇은 근육세포로 구성된다. 정상적인 근외 섬유라고 하는 골격근 섬유와 마찬가지로 근방추는 근육 내 결합 조직 속에 있다. 따라서 근방추는 근육 섬유와 평행하게 움직인다(그림 7.13 참조).

근방추에는 두 가지 유형의 감각 신경 종말이 있다. 일차 종말은 근육 길이의 동적 변화에 반응한다. 두 번째 유형의 감각 종말은 이차 종말이라고 하며, 근육 길이의 급격한 변화에는 반응하지 않지만 중추신경계에 정적 근육 길이에 관한 지속적인 정보를 제공한다.

감각 뉴런 외에도 근방추는 감마 운동 뉴런에 의해 자극을 받으며, 감마 운동 뉴런은 추내근 섬유가 추외근 섬유와 함께 동시에 수축하도록 자극한다. 감마 운동 뉴런 자극은 척수 내 섬유의 중심 영역을 짧게 만들어 근방추를 팽팽하게 한다. 추내근 섬유의 수축에 대한 필요성은 다음과 같이 설명할 수 있다: 운동 뉴런 자극에 의해 골격근이 짧아지면 골격근 섬유와 함께 근방추가 수동적으로 짧아진다. 추내근 섬유가 그에 따라 수축하지 않으면 근방추는 "느슨해져" 민감도가 떨어진다. 따라서 길이 감지기로서의 기능이 손상될 수 있다.

근방추는 골격근이 빠르게 늘어나면 빈사직으로 수축하는 현상을 관찰할 수 있게 한다. 이를 신전 반사(stretch reflex) 또는 근반사(myotatic reflex)라고 하며, 모든 근육에 존재하지만 팔다리의 신전근에서 가장 많이 존재한다. 소위 무릎 반사(knee-jerk reflex)라 불리는 검사는 의사가 고무 망치로 슬개건을 두드려서 평가할 수 있다. 고무 망치로 슬개건을 두드리면 근육 전체가 늘어나 근방추에 위치한 일차 신경 종말이 "흥분"된다. 근방추의 신경 자극은 척수 수준에서 운동 뉴런과 시냅스를 형성한 다음 신근의 추외근 섬유를 자극하여 등장성 수축을 일으킨다.

이러한 근방추의 기능은 운동 조절을 돕고 자세 유지를 돕는다. 이는 골격근 섬유의 길이 변화를 감지하고 중추신경계가 이에 반응하도록 하는 근방추의 능력에 의해 이루어진다. 다음 실제 예는 근방추가 운동 제어에 어떻게 도움을 주는지 보여준다. 한 사람이 팔을 뻗은 채 책 한 권을 몸 앞에 들고 있다고 가정해 보자. 이러한 유형의 하중은 근방추에 긴장성 스트레칭을 가하고, 이 스트레칭은 근육 섬유의 최종 길이에 관한 정보를 중추신경계에 보낸다. 첫 번째 책 위에 갑자기 두 번째 책을 올려놓으면 근육이 갑자기 늘어나고(팔이 떨어짐), 근방추이 자극이 폭발하여 증가된 하중으로 인한 근육 길이의 변화를 CNS에 전달한다. 이후 이어지는 반사는 팔을 원래 위치로 다시 올리기 위해 추가 운동 단위를 동원한다. 일반적으로 이러한 유형의 반사 작용은 과잉 보상을 초래한다. 즉, 팔을 원래 위치로 되돌리기 위해 필요한 것보다 더 많은 운동 단위가 동원된다. 그러나 과보상 동작 직후에 추가 조정이 빠르게 일어나고 팔이 빠르게 원래 위치로 돌아간다.

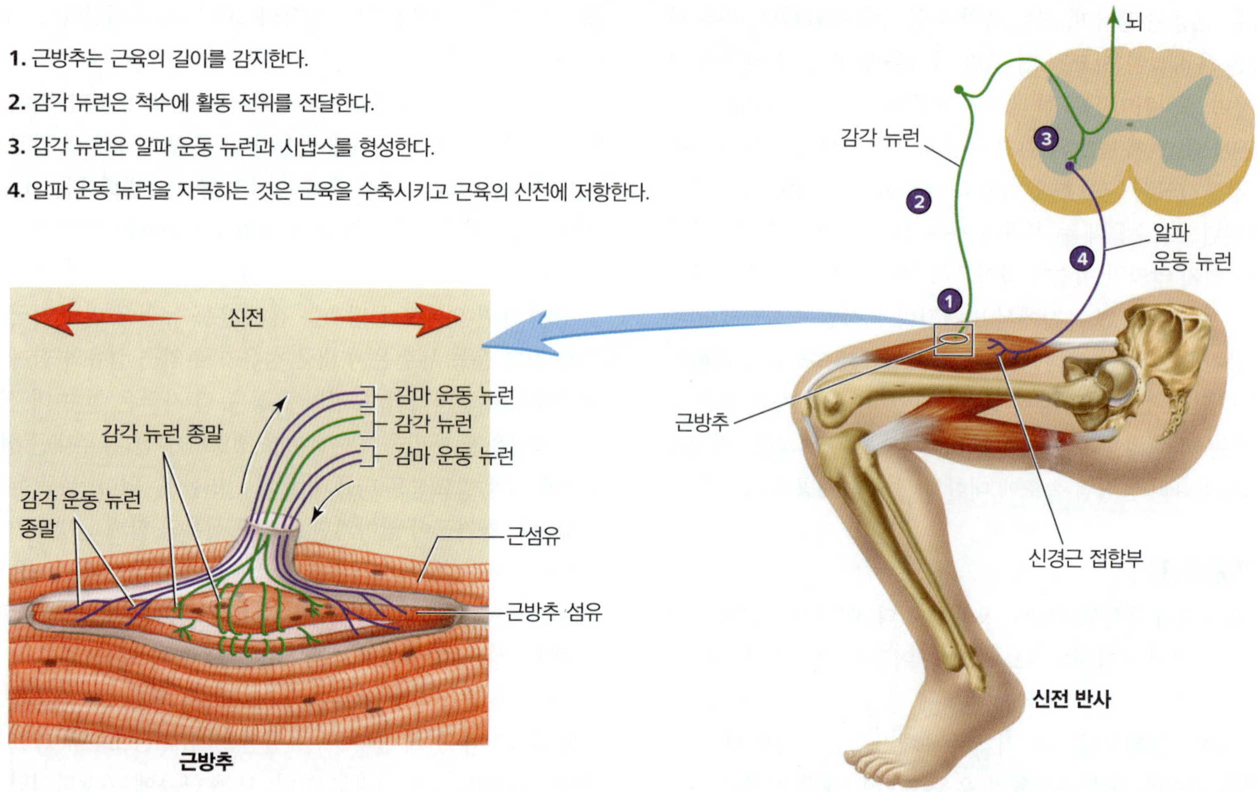

그림 7.13 근방추의 구조와 골격근에서의 위치.

골지 힘줄 기관

골지 힘줄 기관(Golgi tendon organ, GTO)은 근육 수축에 의해 생성되는 긴장을 지속적으로 관찰한다. 골지 힘줄 기관은 힘줄 내에 위치하며, 따라서 추외근 섬유와 직렬로 연결되어 있다(그림 7.14 참조). 본질적으로 GTO는 근육 수축 시 과도한 힘을 방지하는 "안전 장치" 역할을 한다. 활성화되면 GTO는 감각 뉴런을 통해 척수로 정보를 보내고, 이는 다시 억제 뉴런을 흥분시킨다(즉, IPSP를 보냄). 이러한 억제 반사는 운동 뉴런의 발화를 방지하고 근력 생성을 감소시켜 수축으로 인한 손상으로부터 근육을 보호한다. 이 과정은 그림 7.14에 나타나 있다.

GTO는 근력 활동 수행에 중요한 역할을 한다. 예를 들어, 근육이 생성할 수 있는 힘의 양은 개인이 자발적으로 GTO의 억제에 대항할 수 있는 능력에 따라 달라질 수 있다. 저항 훈련은 힘줄 강성을 증가시키기 때문에 힘 생성에 대한 GTO의 억제 영향은 근력 훈련에 반응하여 점차적으로 감소할 수 있다(21, 77). 이를 통해 개인이 더 많은 양의 근력을 생성할 수 있고, 많은 경우 스포츠 수행능력을 향상시킬 수 있다.

마지막으로, GTO는 역신장 반사(역근반사라고도 함)로 알려진 반사도 담당한다. 이름에서 알 수 있듯이 역신장 반사는 신전 반사와 반대되는 것으로, 근육을 동원하는 척수의 운동 뉴런을 GTO가 매개하여 억제함으로써 근육의 긴장을 감소시키는 결과를 가져온다. 역신전 반사는 다음과 같이 작동한다. 근육이 격렬하게 수축하면 GTO가 활성화된다. GTO는 척수에 신호를 보내 운동 뉴런의 발화를 억제하고 근육이 생성하는 힘의 양을 줄이도록 반응한다. 흥미롭게도 근육을 수동적으로 스트레칭하면 GTO가 활성화되어 늘어난 근육이 이완된다.

요약 *In Summary*

- 고유수용기는 관절낭, 인대 및 근육에 위치한 위치 수용체이다. 가장 풍부한 세 가지 관절 및 인대 수용체는 자유 신경 종말, 골지형 수용체 및 파시니안 소체이다. 이러한 수용체는 신체 부위의 방향을 인식하는 의식적인 수단과 사지 운동 속도에 대한 피드백을 신체에 제공한다.
- 근방추는 근육의 길이를 감지하는 역할을 한다.
- 골지 힘줄 기관은 근육 수축 중에 발생하는 긴장을 지속적으로 감지한다. 본질적으로 골지 힘줄 기관은 근육 수축 중 과도한 힘을 방지하는 안전 장치 역할을 한다.
- 종합적으로 고유수용기는 복잡한 스포츠 기술을 성공적으로 수행하는 데 필수적인 신체 위치와 팔다리 움직임 속도에 대한 중요한 정보를 중추신경계에 제공한다.

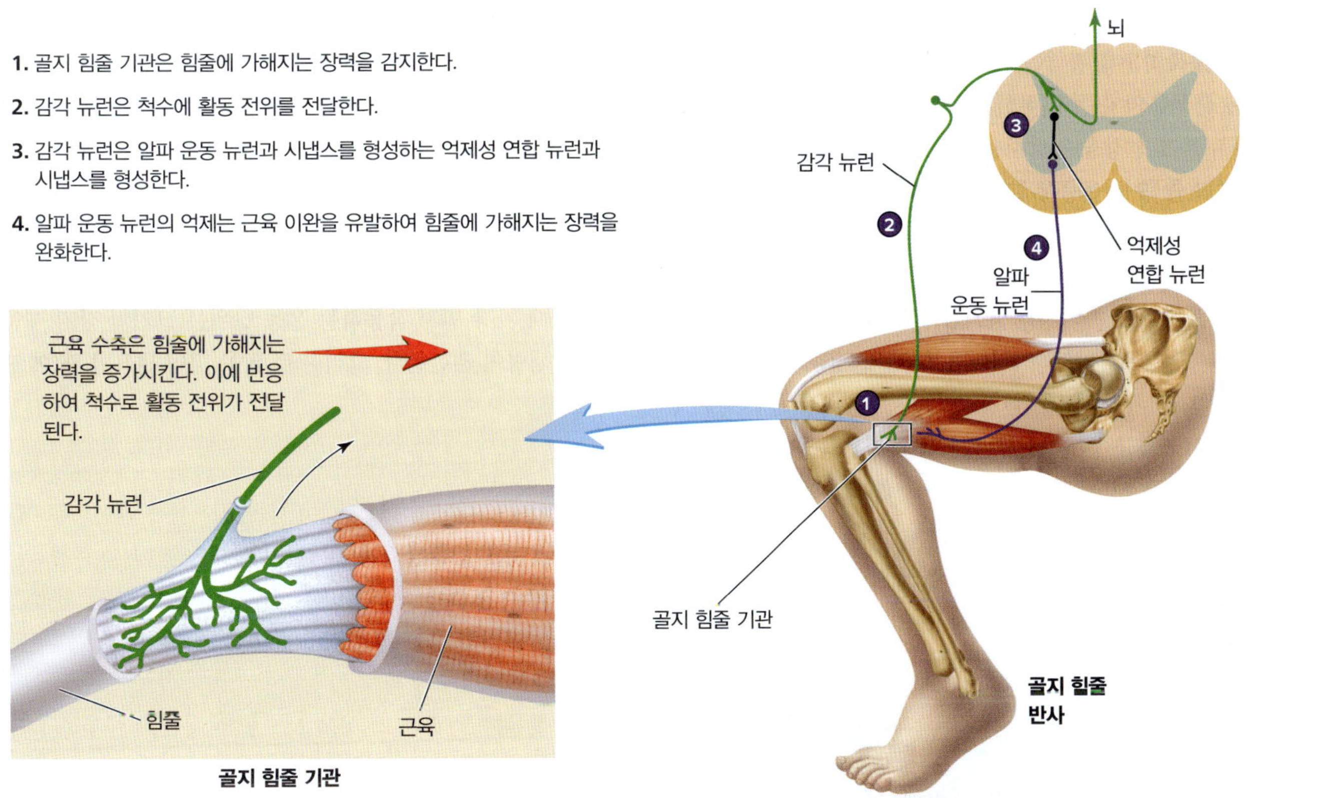

그림 7.14 골지 힘줄 기관. 골지 힘줄 기관은 근육과 직렬로 연결되어 있으며 근육 보호 장치 역할을 하는 "장력 감시자" 역할을 한다. 자세한 내용은 본문을 참고하라.

근육 화학수용체

골격근에는 고유수용기 외에도 근육 내의 화학적 변화에 반응하는 화학수용체가 포함되어 있다(29, 31, 42). 특히 이러한 수용체는 일종의 자유 신경 종말이며 근육을 둘러싼 화학적 환경의 변화에 민감하게 반응한다. 근육 주변의 수소 이온 농도(즉, pH 변화), 이산화탄소 및 칼륨 농도의 변화에 의해 자극을 받으면 이 수용체는 그룹 III (myelinated) 및 그룹 IV (nonmyelinated) 섬유로 분류된 신경섬유를 통해 정보를 중추신경계에 전달한다. 근육 화학수용체의 생리적 역할은 근육 활동의 대사율(즉, 근육이 얼마나 열심히 운동하고 있는지)에 대한 정보를 중추신경계에 제공하는 것이다. 이 정보는 운동에 대한 심혈관 및 폐 반응을 조절하는 데 중요하며(6, 31, 42), 이는 9장과 10장에서 자세히 논의할 것이다.

요약 *In Summary*

- 근육 화학수용체는 근육 섬유 주변의 화학적 변화에 민감하다.
- 근육 화학수용체는 자극을 받으면 근육 활동의 대사율에 대한 정보를 중추신경계에 다시 보내며, 이러한 정보는 운동에 대한 심혈관 및 폐 반응의 조절에 중요한 역할을 한다.

신체 운동 기능 및 운동 뉴런

*체세포(somatic)*는 신체의 외부(nonvisceral)의 영역을 의미한다. 말초신경계의 체성 운동 부분은 척수에서 골격근 섬유로 신경 자극을 전달하는 역할을 담당한다. 이러한 신경 자극의 전달은 근육 수축이 일어나도록 하는 신호이다. 근육 수축에 대해서는 8장에서 자세히 논의할 것이다.

체성 운동 신경계의 조직은 그림 7.15에 설명되어 있다. 골격근 섬유에 신경을 전달하는 체세포 뉴런을 **운동 뉴런**(motor neuron) 또는 알파 운동 뉴런(alpha motor neuron)이라고 한다. 운동 뉴런의 세포체는 척수 내에 위치한다(그림 7.15 참조). 운동 뉴런의 축삭은 척수 신경으로 척수를 떠나 신경을 담당하는 근육으로 뻗어 나간다. 축삭이 근육에 도달한 후 축삭은 곁가지(collateral branch)로 나뉘며, 각 곁가지는 하나의 근육 섬유에 신경을 자극한다. 각 운동 뉴런과 이 뉴런이 신경을 전달하는 모든 근육 섬유를 **운동 단위**(motor unit)라고 한다.

하나의 운동 뉴런이 활성화되면 그 뉴런이 자극하는 모든 근육 섬유가 수축하도록 자극을 받는다. 그러나 운동 뉴런이 신경을 전달하는 근섬유의 수는 일정하지 않으며 근육마다 다르다. 하나의 운동 뉴런이 신경을 전달하는 근섬유의 수를 신경지배비(즉, 근섬유 수/운동 뉴런 수)라고 한다. 미세한 운동 제어가 필요한 근육 그룹에서는 신경 분포 비율이 낮다. 예를 들어, 외안근(즉, 안구 운동을 조절하는 근육)의 신경 분포 비율은 23/1이다. 반면, 미세 운동 조절에 관여하지 않는 큰 근육(예: 다리 근육)의 신경 분포 비율은 1000분의 1에서 2000분의 1까지 다양하다.

중추신경계가 근육 수축의 힘을 증가시킬 수 있는 방법 중 하나는 동원되는 운동 단위의 수를 늘리는 것이다. *운동 단위 동원*(motor unit recruitment)은 점점 더 많은 운동 뉴런이 점진적으로 활성화되는 것을 의미한다. 운동 단위를 추가로 동원하면 더 많은 근섬유가 활성화되어 자발적인 근육 수축의 강도가 증가한다. 일반적으로 운동 단위는 크기에 따라 순차적으로 동원된다. 예를 들어, 처음에 가벼운 무게를 들어 올리기 위해 근육을 활성화할 때 가장 먼저 작동하는 운동 단위는 크기가 작기 때문에 힘의 발생량이 제한된다. 그러나 더 많은 힘이 필요할 때(예: 무거운

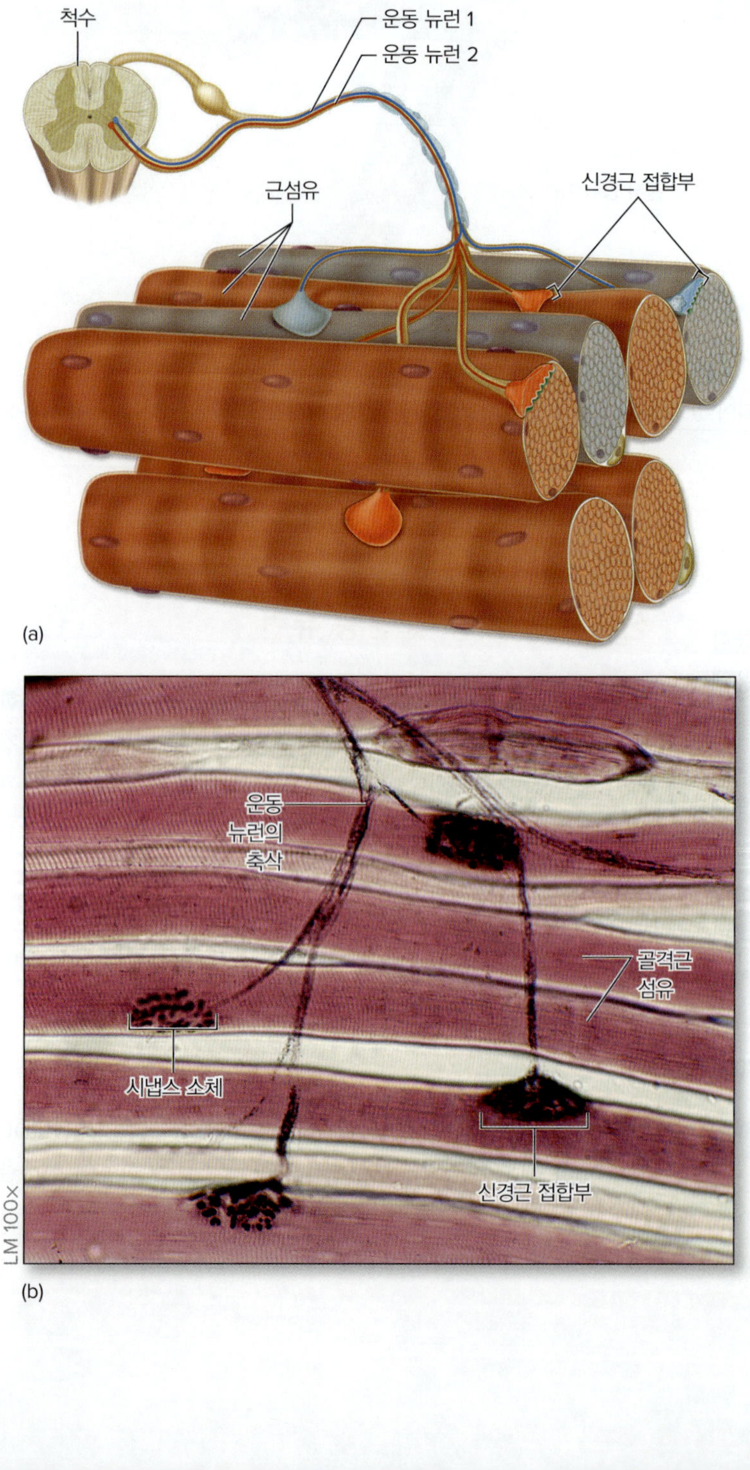

그림 7.15 운동 단위는 운동 뉴런과 이 뉴런이 신경을 전달하는 모든 근육 섬유이다. 그림 (*a*)는 운동 단위를 나타내며, 그림 (*b*)는 운동 뉴런 축삭의 말단 끝과 운동 단위 내의 골격근 섬유를 현미경으로 확대한 사진이다.
(b) Dr. Thomas Caceci

자세히 살펴보기 7.1

운동 단위 동원 및 크기 원리

본문에서 소개한 것처럼 운동 단위 동원은 추가 운동 단위의 연속적인 동원을 통해 점점 더 많은 근육 섬유가 점진적으로 활성화되는 것을 말한다. 운동 단위는 하나의 운동 뉴런과 그 뉴런이 활성화하는 모든 근육 섬유로 구성된다. 신체의 모든 근육에는 많은 운동 단위가 포함되어 있으며, 한 운동 단위에 속하는 근섬유는 근육 전체에 퍼져 있다. 하나의 운동 단위가 활성화되면 운동 뉴런에 의해 자극을 받은 모든 근육 섬유가 수축하도록 자극을 받는다. 단일 운동 단위가 활성화되면 근육 수축이 약해진다(즉, 힘의 생산이 제한된다). 근력 생산을 늘리려면 더 많은 운동 단위를 동원해야 한다. 이러한 운동 단위 동원 과정은 가장 작은 운동 뉴런부터 시작하여 점점 더 큰 운동 뉴런을 활성화하는 질서정연한 방식으로 진행된다(44). 이 개념은 엘우드 헤네만(Elwood Hennemans) 박사가 개발한 것으로 크기 원리라고 알려져 있다.

헤네만 박사는 크기 원리를 설명하는 메커니즘으로 작은 운동 뉴런일수록 표면적이 작고 더 큰 EPSP를 생성하여 역치에 더 빨리 도달하여 활동 전위를 일으킨다. 또한, 그는 더 큰 운동 뉴런(표면적이 더 큰)은 더 작은 EPSP를 생성하므로 이러한 운동 뉴런은 탈분극이 더 어려워서 활동 전위에 도달하기 어려울 것이라고 예측했다.

크기 원리를 종합하면, 운동 단위 동원은 크기가 커지는 순서대로 일어나며, 가장 작은 운동 뉴런이 먼저 발화되고 그 다음에 점점 더 큰 운동 뉴런이 동원될 것으로 예측된다.

크기 원리가 어떻게 작동하는지 더 잘 이해하기 위해 신체에 있는 세 가지 주요 유형의 운동 단위에 대해 논의해 보겠다:

1. S형(느린)－이 작은 운동 뉴런은 느리고 산화성이 높은 근육 섬유에 신경을 공급한다. 이러한 근섬유를 제1형 근섬유라고 하며, 근섬유 유형은 8장에서 자세히 설명한다.
2. FR형(빠르고 피로에 대한 저항 높음)－이러한 큰 운동 뉴런은 "중간" 근육 섬유(유형 IIa 섬유라고 함)에 신경을 공급한다.
3. FF형(빠른, 피로에 대한 저항 낮음)－가장 큰 운동 뉴런으로 "빠른" 근육 섬유(IIx형 섬유라고 함)에 신경을 공급한다.

운동 부하 검사는 운동 중 크기 원리가 어떻게 작동하는지 설명하는 좋은 예이다. 4장에서 운동 부하 검사는 각 단계당 1~3분 동안 지속되는 여러 단계로 구성된다는 점을 기억하자. 운동 부하 검사는 낮은 속도에서 시작하여 각 단계가 진행될 때마다 피험자가 운동을 유지할 수 없을 때까지 속도가 증가한다. 따라서 운동 부하 검사의 첫 번째 단계에서는 낮은 수준의 근력 생성만 필요하므로 느린 S형 운동 단위만 동원한다. 느린(산화도가 높은) 근섬유에 신경을 보내는 작은 운동 뉴런을 먼저 동원하면 운동을 수행하는 데 높은 힘 생산이 필요하지 않을 때 피로를 지연시키는 데 도움이 된다. 그러나 운동 부하 검사가 진행됨에 따라 더 많은 근력을 생성해야 하므로 점점 더 많은 유형 S 운동 단위를 동원하고 결국 유형 FR 운동 단위로 진행하게 된다. 운동 부하 검사가 더 어려워지면 FF형 운동 단위를 동원하여 근력 생성량을 더 늘릴 수 있다.

운동 생리학의 오랜 질문 중 하나는 "짧은 시간 동안 심한(즉, 고강도) 운동을 할 때 크기 원리에 대한 예외가 존재하는가?"이다. 예를 들어, 고속 또는 고파워 스포츠 경기(예: 올림픽 역도, 야구 투수, 100 m 단거리 달리기)에서는 더 빠른 움직임을 위해 빠른 운동 단위가 먼저 동원될 것인가? 이론적으로는 느린 운동 단위의 활성화를 억제함으로써 빠른 운동 단위가 먼저 동원될 수 있으며, 이렇게 느린 운동 단위가 억제되면 빠른 운동 단위가 먼저 동원되어 근육의 단축 속도가 빨라질 수 있다. 현재로서는 단시간 고강도 운동 시 크기 원리에 대한 예외가 존재하는지 여부에 대해 논란이 계속되고 있다. 그럼에도 불구하고 여러 연구에서 운동 단위의 동원 패턴이 역전되어 고강도 운동 중에 빠른 운동 단위가 우선적으로 동원될 수 있는 상황을 설명한다. 고강도 운동 중에 더 빠른 운동 단위가 우선적으로 동원될 수 있는 크기 원칙의 예외가 존재할 수 있음을 보여주는 연구의 예는 추천 문헌에서 Wakeling 등(2012)을 참조하라. 운동 중 근력 생성에서 크기 원리와 그 역할에 대해서는 8장과 19장에서 다시 설명한다.

무게를 들어 올릴 때), 더 큰 운동 뉴런의 동원이 점진적으로 증가하여 근력 생성을 증가시킨다. 이렇게 더 큰 운동 단위의 순차적이고 질서정연한 동원을 **크기 원리**(size principle)라고 한다(44). 크기 원리에 대한 자세한 내용은 자세히 살펴보기 7.1, 신경생리학의 중요한 원리를 발견한 과학자에 대한 정보는 과학에서 중요한 인물 되돌아보기를 참조하라.

요약 *In Summary*

- 말초신경계의 체성 운동 부분은 척수에서 골격근 섬유로 신경 신호를 전달하는 역할을 담당한다.
- 운동 뉴런과 이 뉴런이 신경 신호를 전달하는 모든 근육 섬유를 운동 단위라고 한다.
- 하나의 운동 뉴런이 신경을 보내는 근섬유의 수를 신경지배비(즉, 근섬유 수/운동 뉴런 수)라고 한다.
- 크기 원리는 가장 작은 운동 뉴런에서 시작하여 점점 더 큰 운동 뉴런으로 발전하는 운동 단위의 점진적 동원으로 정의된다.
- 느린(산화성이 높은) 근육 섬유를 먼저 자극하는 작은 운동 뉴런을 동원하면 운동을 수행하는 데 큰 힘이 필요하지 않을 때 근육의 피로를 지연시키는 데 도움이 된다.

과학에서 중요한 인물 되돌아보기

운동 뉴런 동원의 크기 원리를 발견한 엘우드 헤네만(Elwood Henneman)

엘우드 헤네만(Elwood Henneman, 1915~1995)은 신경계가 골격근의 작용을 어떻게 제어하는지 이해하는 데 관심이 많았던 미국 과학자이다. 헤네만 박사는 맥길 대학교에서 의학교육을 마치고 존스 홉킨스에서 박사 후 과정을 마친 후 하버드 대학교의 교수가 되었다.

헤네만 박사의 연구는 신경계의 여러 측면에 대한 이해를 발전시켰지만, 가장 중요한 발견 중 하나는 운동 뉴런의 "발화" 민감성이 뉴런의 크기에 따라 달라진다는 것이다. 즉, 가장 작은 운동 뉴런은 가장 쉽게 흥분하는 반면, 큰 운동 뉴런은 흥분에 가장 덜 민감하다는 것이다. 이 중요한 발견을 *크기 원리*(*헤네만 크기 원리*라고도 함)라고 하며 자세히 살펴보기 7.1에서 설명하고 있다.

헤네만 박사의 골격근에 대한 연구 관심은 평생 스포츠와 신체 활동을 추구하면서 발전했다. 학부 재학 시절, 헤네만 박사는 하버드 테니스 팀의 스타였다. 또한 헤네만 박사는 뛰어난 활강 스키 선수였으며, 평생 동안 신체 활동을 게을리하지 않았다. 실제로 헤네만은 자신의 높은 체력 덕분에 인공 대동맥판막 이식, 관상동맥 우회술, 대동맥류(대동맥 파열) 등 일련의 주요 수술을 견뎌낼 수 있었다고 믿었다. 동맥류(aneurysm)는 헤네만 박사가 하버드 의대생들에게 강의를 하고 있을 때 발생했기 때문에 "화려한" 수술로 묘사되었다. 그는 연단 뒤에서 직접 문제를 진단하고 앞줄에 있던 학생에게 병원에 전화해 헤네만 교수가 대동맥류로 응급실에 도착할 것이라고 외과에 알리라고 지시했다. 아슬아슬한 순간이었지만 헤네만 박사는 수술을 무사히 마치고 세상을 떠날 때까지 과학계에서 활발한 활동을 하였다.

전정 기관과 평형 감각

뇌가 운동 기능을 제어하는 방법에 대한 논의를 시작하기 전에 신체가 균형(즉, 평형)을 유지하는 방법을 이해하는 것이 중요하다. 내이에 위치한 기관인 **전정 기관**(vestibular apparatus)은 일반적인 평형 유지를 담당한다. 여기에서는 전정 기관의 해부학적 구조에 대한 자세한 설명은 하지 않겠지만, 전정 기관의 기능에 대해 간략히 설명하는 것이 적절하다. 전정 기관에 포함된 수용체는 머리 위치나 움직임 방향의 변화에 민감하다(5, 28, 59). 머리를 움직이면 이러한 수용체가 흥분하고 이러한 위치 변화에 대한 신경 자극이 중추신경계로 전달된다. 특히 이 수용체는 머리의 선형 및 각도 가속도에 대한 정보를 제공한다. 이 메커니즘을 통해 우리는 달리거나 자동차를 타고 이동할 때 가속 또는 감속을 느낄 수 있다. 또한 각가속도 감각은 체조나 다이빙과 같이 머리를 돌리거나 회전할 때 균형을 유지하는 데 도움이 된다.

평형 조절에 관여하는 신경 경로는 그림 7.16에 설명되어 있다. 머리를 움직이면 전정 기관의 수용체가 자극을 받아 소뇌와 뇌간에 위치한 전정핵에 신경 정보를 전달한다. 또한 전정핵은 안구 운동을 제어하는 안구 운동 중추와 머리와 팔다리의 움직임을 제어하는 척수의 뉴런에 신호를 전달한다. 따라서 전정 기관은 신체 활동 중에 머리와 눈의 움직임을 제어하여 균형을 유지하고 움직임을 시각적으로 추적하는 역할을 한다. 요약하면, 전정 기관은 공간에서 머리의 위치와 신체 움직임 방향의 갑작스러운 변화에 민감하다. 주요 기능은 평형을 유지하고 머리 위치의 일정한 평면을 유지하는 것이다. 전정 기관의 기능이 부적절하면 머리 움직임이 필요한 모든 운동 동작을 정확하게 수행할 수 없다. 대부분의

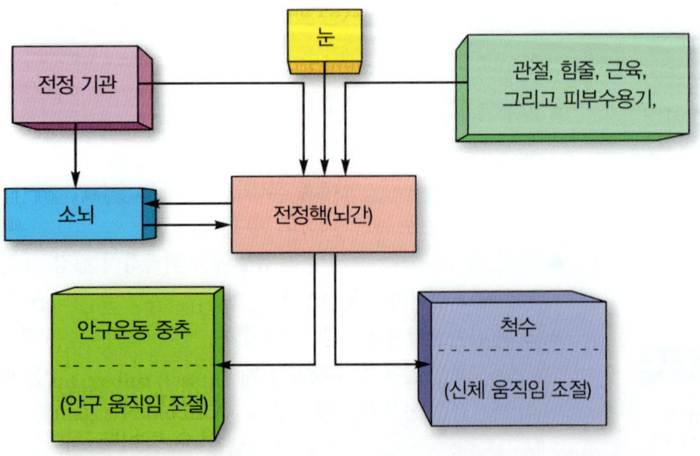

그림 7.16 평형과 균형을 유지하는 전정 기관의 역할.

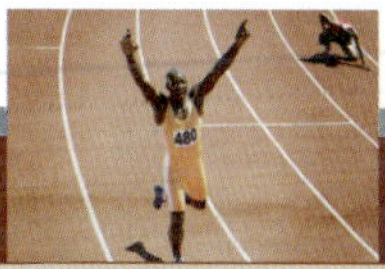

향상 비법 7.1

정신력이 중요할까? 운동 유발 피로에 대한 중추 관리자 이론(Central Governor Theory)

장시간 또는 고강도 운동 훈련을 해본 사람이라면 누구나 피로를 경험한 적이 있을 것이다. 이론적으로 운동으로 인한 피로는 중추적 요인(예: 대뇌 중추 및/또는 운동 뉴런) 또는 말초적 요인(골격근 섬유 내 피로)으로 인한 것일 수 있다. 운동 중 중추 피로와 말초 피로에 대해 좀 더 자세히 알아보겠다. 말초 피로의 경우, 장시간 또는 격렬한 운동은 수축하는 근육 섬유 내의 항상성을 방해하여 힘 생성을 감소시킬 수 있음이 분명하다(56, 58). 그러나 운동으로 인한 피로는 중추신경계의 기능 장애(즉, 중추 피로)로 인해 운동하는 골격근의 운동 출력이 감소하여 발생할 수도 있다(50, 64, 67). 이러한 유형의 중추 피로는 운동 피질의 흥분성 신경전달물질 고갈로 인해 장시간 지구력 운동을 하는 동안 발생할 수 있다. 또한, 연구에 따르면 장시간 격렬한 운동을 하는 동안 중추 피로는 중추신경계에 대한 골격근 구심성 피드백으로 인해 운동 피질의 흥분성이 감소하여 발생할 수도 있다(71). 운동 피질의 흥분성이 저하되면 운동 출력이 감소하고 근력 생성(즉, 피로)이 감소하게 된다(71). 중추 피로를 유발하는 메커니즘이 무엇이든 간에 일부 연구자들은 대뇌 중추가 운동 내성을 조절하는 "관리자" 역할을 한다고 제안했다(47, 48). 이 피로에 대한 "중추 관리자" 이론은 운동으로 인한 피로가 운동수행을 조절하는 중앙(뇌) 제어센터의 작용에 의해 조절된다고 제안한다(47). 이러한 유형의 제어 시스템은 더 높은 뇌 중추의 운동 출력을 감소시켜 운동 중 근육 활성화를 제한한다고 제안한다. 운동 피로에 대한 중추 관리자 이론의 이론적 장점은 이 시스템이 근육에 손상이 발생하기 전에 피로와 운동 중단을 촉진함으로써 항상성의 치명적인 장애로부터 신체를 보호할 수 있다는 것이다.

그렇다면 운동으로 인한 피로는 중추 관리자 이론에서 예측한 것처럼 뇌에 의해서만 조절될까? 안타깝게도 이 질문에 대한 답은 연구하기 어려운 문제이기 때문에 아직 알려지지 않았다. 그럼에도 불구하고 현재의 증거에 따르면 중추 및 말초 요인이 모두 운동으로 인한 피로에 기여하며, 중추 또는 말초 요인의 상대적인 기여도는 피로를 유발하기 위해 수행되는 환경 조건과 운동 유형(예: 강도 및 지속 시간)에 따라 달라질 수 있다.

따라서 운동 유발 피로에 대한 "중추 관리자" 이론은 이론으로 남아 있으며, 이 개념을 완전히 지지하거나 거부하려면 향후 연구가 필요하다(69). 근육 피로에 대한 자세한 내용은 8장에서 설명하고 있으며, 운동 중 중추 및 말초 신경근 피로에 대한 자세한 내용은 Carroll 등(2017)의 추천 문헌을 참조하라.

스포츠 종목은 최소한의 머리 움직임이 필요하므로 전정 기관의 중요성은 분명하다.

요약 *In Summary*

- 전정 기관은 일반적인 평형 유지를 담당하며 내이에 위치한다. 특히 이 수용체는 선가속도 및 각 가속도에 대한 정보를 제공한다.

뇌의 운동 제어 기능

뇌는 대뇌, 소뇌, 뇌간의 세 가지 주요 부분으로 세분화할 수 있다. 그림 7.17은 이러한 구성 요소의 해부학적 관계를 보여준다. 이러한 각 구조는 운동 조절에 중요한 기여를 한다. 다음 몇 단락에서는 스포츠 기술 수행을 조절하는 뇌의 역할에 대해 간략하게 설명한다.

대뇌

대뇌(cerebrum)는 오른쪽과 왼쪽 대뇌 반구로 나뉘어 있는 뇌의 큰 돔 형태이다. 대뇌의 가장 바깥쪽 층을 대뇌 피질이라고 하며 촘촘하게 배열된 뉴런으로 구성되어 있다. 피질의 두께는 약 4분의 1인치에 불과하지만 8백만 개 이상의 뉴런이 포함되어 있다. 피질은 (1) 복잡한 움직임의 조직, (2) 학습된 경험의 저장, (3) 감각 정보의 수신이라는 세 가지 매우 중요한 운동 행동 기능을 수행한다(15). 여기서는 운동 조직에서 대뇌 피질의 역할로 논의를 제한하겠다. 대뇌 피질에서 자발적 움직임과 가장 관련이 있는 부분은 운동 피질이다. 운동 피질은 운동 조절에 중요한 역할을 하지만, 피질하 구조(예: 소뇌 등)에서 운동 피질로 입력되는 정보는 조정된 움직임이 일어나기 위해 절대적으로 필요한 것으로 보인다(15, 25, 68). 따라서 **운동 피질**(motor cortex)은 피질하 입력이 집중되는 최종 중계 지점으로 설명할 수 있다. 운동 피질이 이러한 입력을 합산한 후 최종 운동 계획이 수립되고 운동 명령이 척수로 전달된다. 이 "운동 계획"은 운동의 세부적인 부분을 감독하는 피질과 척수 중추에 의해 수정될 수 있다. 운동으로 인한 피로에서 중추신경계가 하는 역할에 대한 논의는 향상 비법 7.1을 참조하라.

소뇌

소뇌(cerebellum)는 교뇌와 연수 뒤에 위치한다(그림 7.17 참조). 현재 소뇌 기능에 대한 완전한 정보는 없지만, 운동 제어에서 이

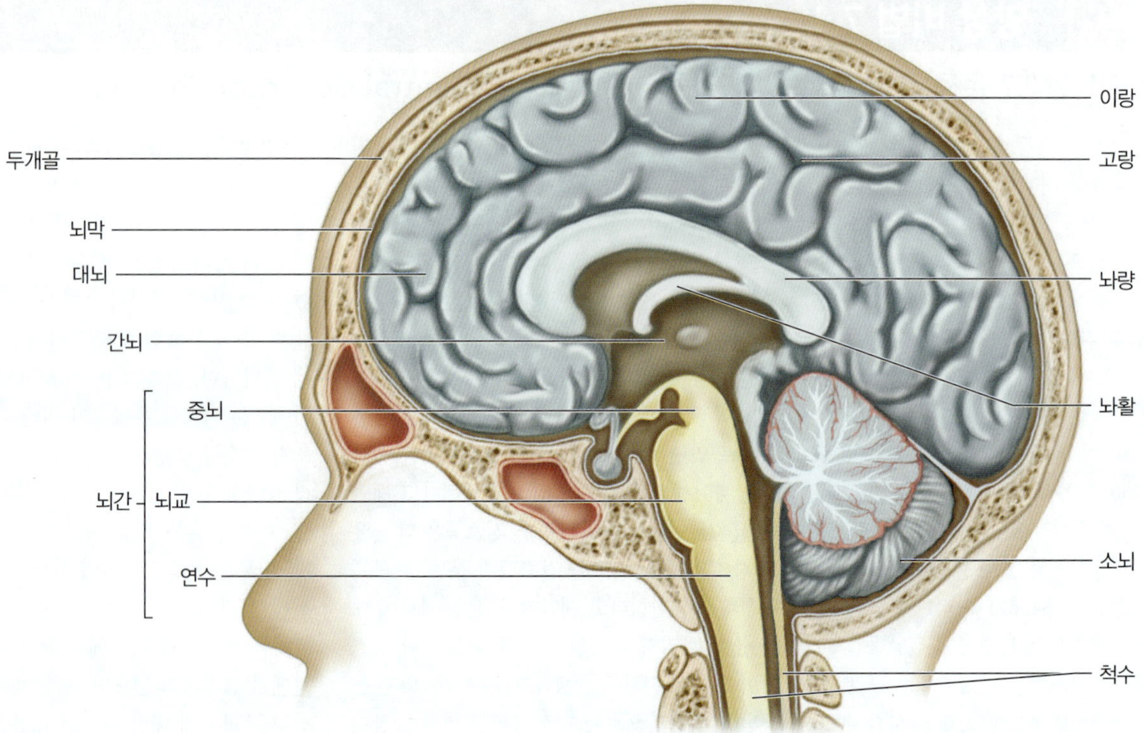

그림 7.17 대뇌, 소뇌, 뇌간 사이의 해부학적 관계.

구조의 역할에 대해서는 많이 알려져 있다. 소뇌가 복잡한 움직임을 조정하고 모니터링하는 데 중요한 역할을 한다는 것은 분명하다. 이 작업은 소뇌에서 운동 피질, 뇌간 및 척수로 이어지는 연결을 통해 수행된다. 소뇌의 주요 역할은 고유수용기의 피드백에 반응하여 움직임을 제어하는 데 도움을 준다(32, 68). 또한 소뇌는 운동 피질과의 연결을 통해 빠르고 탄도적인 움직임을 개시할 수 있다(5). 소뇌가 손상되면 움직임에 대한 통제력이 떨어지고 근육 떨림이 발생하며, 이는 빠른 움직임 중에 가장 심하게 나타난다. 스포츠 관련 부상으로 인한 두부 손상은 대뇌 및/또는 소뇌의 손상과 기능 장애로 이어질 수 있다. 스포츠 관련 뇌진탕에 대한 개요는 임상 적용 7.2를 참조하라.

뇌간

뇌간(brain stem)은 척수 바로 위의 두개골 기저부 안쪽에 위치한다. 뇌간은 복잡한 일련의 신경관과 핵(뉴런의 군집)으로 구성되어 있으며 많은 대사 기능, 심호흡 조절 및 고도로 복잡한 반사 작용을 담당한다. 뇌간의 주요 구조는 연수, 교뇌, 중뇌이다. 또한 뇌간 전체에 흩어져 있는 일련의 복잡한 뉴런이 있는데, 이를 통칭하여 망상체(reticular formation)라고 한다. 망상체는 중추신경계의 모든 영역에서 정보를 수신하고 통합하며 근육 활동을 제어하는 데 있어 상위 뇌 중추와 협력한다(5).

일반적으로 뇌간의 신경 회로는 눈의 움직임과 근육의 긴장도, 평형성, 중력에 대한 신체 지지 및 여러 특수 반사 작용을 제어하는 것으로 알려져 있다. 운동 제어에서 뇌간의 가장 중요한 역할 중 하나는 자세를 유지하는 것이다. 즉, 뇌간의 중추는 정상적인 직립 자세를 유지하는 데 필요한 신경 활동을 제공하여 중력에 대항하여 신체를 지탱한다. 직립 자세를 유지하려면 뇌간이 여러 감각 양식(예: 전정 수용체, 피부의 압력 수용체, 시각)으로부터 정보를 수신해야 한다. 뇌간의 어느 부분이든 손상되면 운동 조절에 장애가 발생한다(5, 13, 28).

요약 *In Summary*

- 뇌는 (1) 대뇌, (2) 소뇌, (3) 뇌간으로 세분화할 수 있다.
- 운동 피질은 피질 하부 영역의 입력에 따라 운동 활동을 제어한다.
- 외상성 뇌 손상(예: 뇌진탕)의 위험이 높은 스포츠에는 미식축구, 체조, 아이스하키, 복싱 등이 있다.
- 반복적인 스포츠 관련 뇌 손상은 노년기에 신경 퇴행성 질환(예:

임상 적용 7.2

스포츠 관련 외상성 뇌 손상 및 만성 외상성 뇌병증(CTE) 발생

머리 부상은 많은 활동에서 발생할 수 있지만, 축구, 체조, 아이스하키, 레슬링, 복싱 등은 머리 부상 위험이 가장 큰 스포츠이다. 머리 부상의 위험이 큰 다른 스포츠 활동으로는 경마, 오토바이 및 자동차 경주, 무술, 축구, 럭비 등이 있다.

스포츠 중 머리에 강한 충격을 받으면 뇌 조직의 손상 정도에 따라 외상성 뇌 손상(traumatic brain injury, TBI)이 발생할 수 있다. 스포츠에서 가장 흔한 뇌 손상 중 하나는 뇌진탕이며, 미국에서는 매년 약 380만 건의 스포츠 관련 뇌진탕이 발생하는 것으로 추정된다(23, 63). 뇌진탕은 머리, 목 또는 신체에 가해지는 외상으로 인해 발생하는 복합적인 TBI로 정의된다(43). 뇌진탕의 중증도는 다양하지만 대부분의 뇌진탕은 몇 가지 공통된 특징을 가진다(표 7.1 참조). 뇌진탕이 항상 의식을 잃는 것은 아니며, 실제로 스포츠 관련 뇌진탕을 겪은 선수의 10%만이 의식을 잃는다(2).

흥미롭게도 같은 스포츠(예: 농구)에서 여학생이 남학생보다 뇌진탕에 걸릴 확률이 더 높은 것으로 나타났다(11, 23). 이러한 차이가 나타나는 이유는 알려지지 않았지만 일부 전문가들은 머리와 목에 가해지는 동등한 충격을 견디는 능력에 성별 차이가 존재한다고 주장한다(11, 23). 또한 여성 운동선수에 비해 일부 남성 운동선수는 운동 경기에서 제외될 것을 우려하여 코치나 부모에게 머리 부상을 보고하는 것을 꺼릴 수도 있다(23). 따라서 남성 운동선수의 TBI 발생률이 과소평가될 수 있다(23). 이 경우 뇌진탕의 발생은 여학생과 남학생 사이에 차이가 없을 수 있다.

뇌진탕이 지속되면 어떤 건강상의 위험을 초래할까? 일반적으로 대부분의 뇌진탕은 단기간의 뇌 기능 손상을 초래하며 일반적으로 며칠 내에 자연적으로 회복된다(43). 하지만 뇌진탕으로 인한 비정형적인 결과 중 일부는 심각한 건강상의 위험을 초래할 수 있다. 뇌진탕과 관련된 주요 건강 위험은 다음과 같다(63): (1) 뇌부종 지연과 관련된 영구적인 뇌 손상 또는 사망, (2) 2차 충격 증후군, (3) 같은 시즌에 반복되는 뇌진탕, (4) 반복되는 뇌진탕으로 인한 노년기 후유증. 다음은 이러한 뇌진탕 관련 위험에 대한 간략한 설명이다.

대부분의 스포츠에서 영구적인 뇌 손상이나 사망의 위험은 낮다. 예를 들어 미식축구는 머리 부상의 위험이 높은 스포츠로 간주되지만, 매년 미식축구 선수 20,500명 중 1명만이 영구적인 뇌 손상을 초래하는 급성 부상을 입는 것으로 추정된다(63). 2차 충격 증후군은 1차 뇌진탕을 겪은 선수가 1차 부상이 치유되기 전에 두 번째 머리 부상을 당할 때 발생한다. 이 2차 충격 증후군은 뇌혈관 혼잡을 촉진하여 뇌 부종과 사망으로 진행될 수 있다. 또한 뇌진탕을 겪은 후에는 뇌가 장기간 취약한 상태에 놓이게 된다. 따라서 스포츠 관련 뇌진탕의 또 다른 위험은 같은 시즌에 두 번째 뇌진탕에 걸릴 확률이 높아진다는 것이다(63). 이러한 뇌진탕 관련 건강 위험은 종종 *같은 시즌 반복 뇌진탕*(same-season repeat concussion)이라고 불린다.

반복적인 스포츠 관련 TBI(예: 뇌진탕)와 관련된 최종 위험은 퇴행성 뇌 질환의 발병 위험이 증가하여 노년기 정신 기능 장애(예: 치매)가 발생할 수 있다는 것이다(24, 63). 실제로 비운동 인구에 비해 미국 프로 미식축구 선수는 알츠하이머병 및 기타 형태의 치매에 걸릴 위험이 더 높다는 연구 결과가 있다(20). 또한, 다른 스포츠(예: 복싱)에서 반복적인 TBI에 노출되는 것도 파킨슨병을 비롯한 신경 퇴행성 질환의 위험 증가와 관련이 있다는 많은 연구 결과가 있다(그림 7.18 참조)(24). TBI로 인한 치매를 유발하는 질병 과정을 만성 외상성 뇌병증(CTE)이라고 하며, 이는 뇌 내 신경세포 사멸, 축색돌기의 손실, 만성 염증과 관련된 복잡한 병리학적인 과정이다(24). 스포츠 관련 TBI 및 CTE에 대한 자세한 내용은 추천 문헌에서 Mckee 등(2018) 및 Pfister 등(2015)을 참조하라.

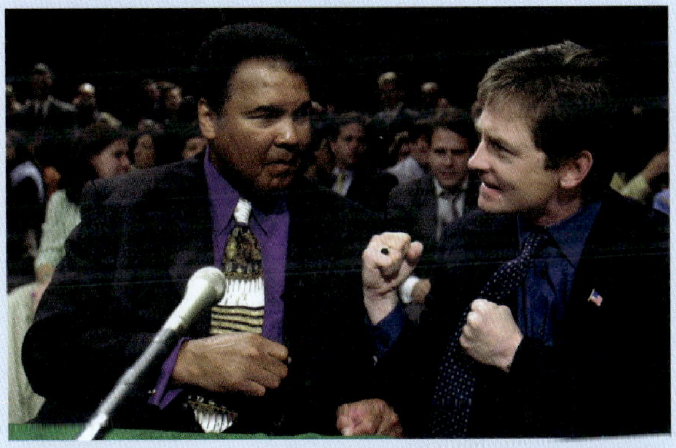

그림 7.18 무하마드 알리(왼쪽)는 신경 퇴행성 질환인 파킨슨병을 앓고 있었는데, 프로 복서로서의 경력에 영향을 받은 것으로 추정된다. 무하마드 알리는 동료 활동가이자 파킨슨병 환자인 배우 마이클 J. 폭스(오른쪽)와 함께 찍은 사진에서 알 수 있듯이 파킨슨병에 대한 인식을 높이는 네 중요한 역할을 하였다.
Kenneth Lambert/AP Images

치매)의 위험이 높아지는 것과 관련이 있다.

- 외상성 뇌 손상으로 인한 치매를 유발하는 질병 과정을 만성 외상성 뇌병증(chronic traumatic encephalopathy, CTE)이라고 한다.

척수의 운동 기능

척수가 운동 조절에 기여한다는 증거가 점점 더 많아지고 있다. 실제로 정상적인 운동 기능이 척수 반사의 영향을 받는다는 증

표 7.1 뇌진탕의 징후와 증상

신체적	인지적	감성적	수면
두통	기억력 저하	과민성	졸음
메스꺼움	집중력 저하	슬픔	평소보다 수면 시간 증가
구토	정신적으로 "흐릿한" 느낌	감정적	평소보다 수면 시간 감소
시각적 문제	질문에 천천히 답변하기	신경과민	잠들기 어려움

거가 점점 더 많아지고 있다. 특히, 운동 피질에서 발생하는 신호가 척추 운동 뉴런 활성화를 유도하는 데 필요하지만, 최종 운동 패턴은 척수 신경 회로의 영향을 받는다는 연구가 점점 늘어나고 있다(5, 25, 30, 72). 이는 중심패턴 제너레이터(central pattern generators)로 알려진 내재적 척수 네트워크(intrinsic spinal networks)에 의해 발생한다.

척수는 원하는 움직임을 수행할 수 있도록 척수 중추를 준비하여 움직임 제어에 크게 기여한다. 자발적인 움직임이 적절한 근육 작용으로 변환되는 척추 메커니즘을 *척추 조율*(spinal tuning)이라고 한다. 척추 조율은 내재적 척추 신경 네트워크(즉, 중심패턴 제너레이터)를 포함하며 다음과 같은 방식으로 작동한다(30). 운동 시스템의 상위 뇌 중추는 운동의 일반적인 매개변수에만 관여한다. 움직임의 구체적인 세부 사항은 척수 뉴런과 상위 뇌 중추의 상호작용을 통해 척수 수준에서 구체화된다. 즉, 예상되는 움직임의 일반적인 패턴은 상위 운동 중추에 의해 제어되지만, 척수 뉴런과 상위 중추의 복잡한 상호작용에 의해 이 움직임의 추가적인 세분화가 발생할 수 있다(5). 따라서 척수 중추는 의지적 움직임에 중요한 역할을 한다.

척수의 또 다른 운동 제어 기능은 반사 궁(reflex arc)을 통해 발생하는 회피 반사(withdrawal reflex)이다. 반사 궁은 수용체에서 중추신경계로, 그리고 중추신경계에서 운동 경로를 따라 효과기관으로 돌아가는 신경 경로이다. 골격근의 반사 수축은 감각 입력에 대한 반응으로 발생할 수 있으며 뇌의 상위 중추의 활성화에 의존하지 않는다. 반사의 한 가지 목적은 통증의 원인으로부터 팔다리를 신속하게 제거하는 수단을 제공하는 것이다. 날카로운 물체를 만지는 사람의 경우를 생각해 보자. 이 고통스러운 자극에 대한 명백한 반응은 통증의 원인에서 손을 재빨리 떼어내는 것이다. 이 빠른 제거는 반사 작용을 통해 이루어진다. 이 신경 반사의 경로는 다음과 같다(22): (1) 감각 신경(통증 수용체)이 척수로 신경 자극을 보내고, (2) 척수 내 뉴런이 흥분하여 운동 뉴런을 자극하고, (3) 흥분한 뉴런이 특정 운동 뉴런의 탈분극을 유발하여 부상 지점에서 팔을 빼내는 데 필요한 굴곡 근육을 제어한다. 길항성 근육 그룹(예: 신근)은 IPSP를 통해 동시에 억제된다. 이러한 동시 흥분 및 억제 활동을 **상호 억제**라고 한다(그림 7.19 참조).

회피 반사의 또 다른 흥미로운 특징은 부상당한 팔다리를 제거하는 동안 반대쪽 팔다리가 신체를 지탱하기 위해 확장된다는 것이다. 이 현상을 교차 신근 반사라고 하며 그림 7.19의 왼쪽 부분에 설명되어 있다. 굴근이 억제되면서 신근이 수축하는 것을 볼 수 있다.

요약 *In Summary*

- 척수는 운동수행의 특정 측면을 제어하는 뉴런 그룹을 통해 자발적 운동에 중요한 역할을 한다.
- 자발적인 움직임이 적절한 근육 작용으로 변환되는 척추 메커니즘을 *척추 조율(spinal tuning)*이라고 한다.
- 반사 신경은 신체가 고통스러운 자극에 무의식적으로 빠르게 반응할 수 있는 수단을 제공한다.

운동 기능의 조절

고도로 숙련된 운동선수가 스포츠 기술을 수행하는 것을 보는 것은 흥미롭지만, 이러한 행위를 수행하는 데 필요한 신경계의 여러 부분이 복잡하게 통합되어 있다는 사실을 이해하는 데는 도움이 되지 않는다. 야구공을 던지는 투수는 관찰자 입장에서는 단순한 동작을 수행하는 것처럼 보이지만, 실제로는 정확한 타이밍에 따라 척추 반사와 함께 수행되는 대뇌 중추의 복잡한 상호작용으로 이루어져 있다. 신경계가 어떻게 조화로운 움직임을 만들어내는지는 수십 년 동안 신경생리학자들이 풀지 못한 주요 미스터리 중 하나였다. "인간이 어떻게 자발적인 움직임을 제어하는가?"라는 기본적인 질문에 답하기 위한 진전이 있었지만, 이 과정에 대해서는 여전히 많은 것이 알려지지 않았다. 이 글의 목적은 독자들에게 뇌와 움직임의 제어에 대한 간단한 개요를 제공하는 것이다.

한때 운동 피질은 피질 하부 영역의 입력이 거의 없이 자발적인 움직임을 제어한다고 믿어 왔다. 그러나 여러 연구 결과에 따르면 그렇지 않다는 사실이 밝혀졌다(25, 68). 운동 피질은 운동 프로그램의 최종 실행자이지만, 운동 피질은 움직이라는 초기 신

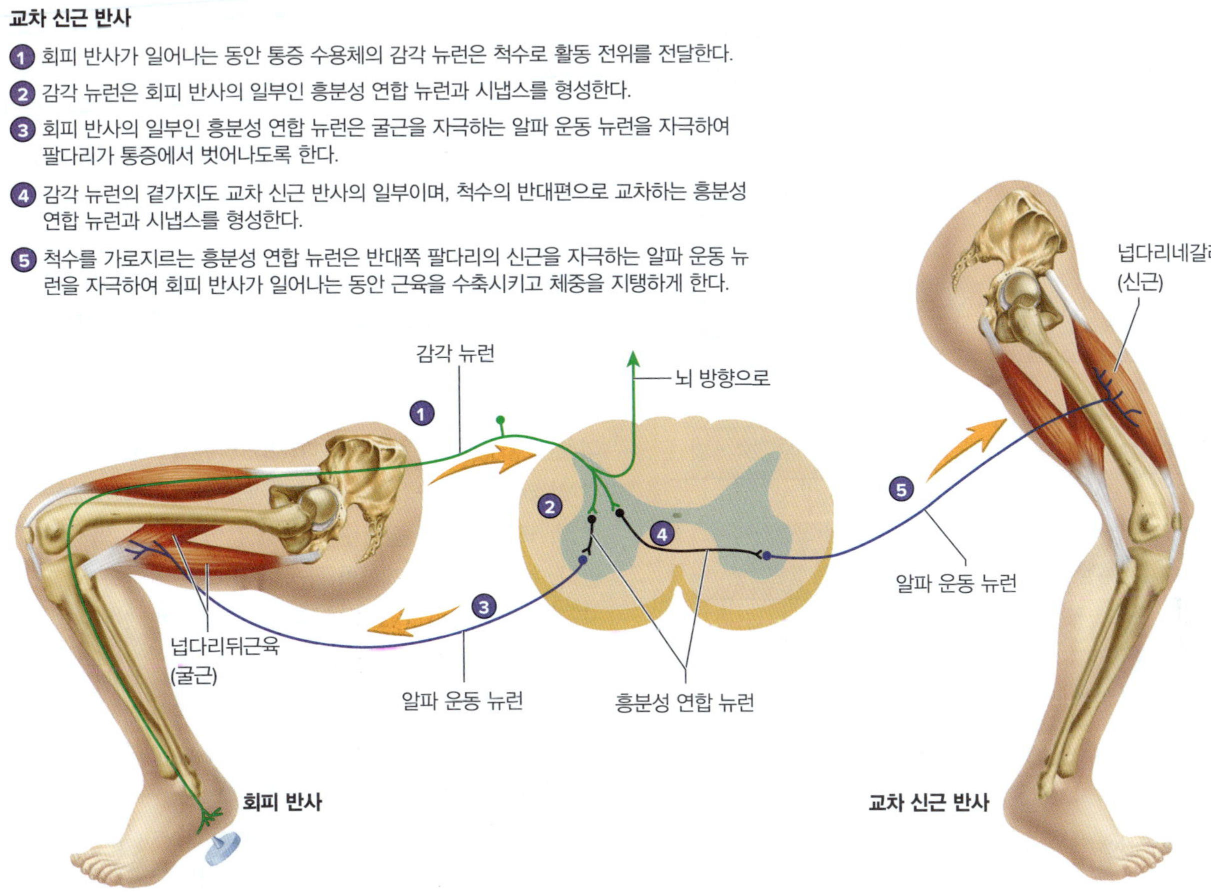

그림 7.19 교차 신근 반사는 반대쪽 팔다리의 근육이 부상당하거나 영향을 받은 팔다리의 회피 반사를 보상할 수 있도록 한다. 자세한 내용은 본문을 참고하라.

호를 제공하는 것이 아니라 의지적 움직임과 관련된 신경생리학적 사건의 사슬의 끝에 있는 것으로 보인다(52). 자발적 움직임의 첫 번째 단계는 의식에서 핵심적인 역할을 하는 피질하 및 피질 동기 영역에서 발생한다. 이 의식적인 "원동력"은 소위 피질의 연상 영역(운동 피질과는 다른)으로 신호를 보내며, 이 영역은 저장된 하위 루틴의 재고에서 계획된 움직임의 "초기" 운동 정보를 형성한다(12, 45). 그런 다음 운동 정보가 소뇌와 대뇌 반구에 위치한 신경집합체인 기저핵(basal nuclei)으로 전달된다(그림 7.20 참조). 이러한 구조는 협력하여 "초기" 운동 정보를 정확한 시간적 및 공간적 흥분 프로그램으로 변환한다(25). 소뇌는 빠른 움직임을 만드는 데 더 중요한 역할을 하는 반면, 기저핵은 느리거나 의도적인 움직임을 더 많이 담당한다. 소뇌와 기저핵에서 정확한 프로그램은 시상을 통해 운동 피질로 전달되고, 운동 피질은 "척추 조율(spinal tuning)"을 위해 척추 뉴런으로 신호를 전달한 후 마지막으로 골격근으로 전달한다(17, 19). 근육 수용체와 고유수용기에서 중추신경계로 전달되는 피드백을 통해 필요한 경우 운동 프로그램을 수정할 수 있다. 운동 패턴을 변경할 수 있는 기능을 통해 개인은 원래 운동 계획의 "오류"를 수정할 수 있다.

요약하자면, 자발적 움직임의 제어는 복잡하며 뇌의 여러 영역과 여러 피질 하부 영역의 협력이 필요하다. 연구 결과에 따르면 운동 피질은 자발적인 움직임을 시작하는 데 필요한 신호를 스스로 만들어내지 못한다. 대신, 운동 피질은 다양한 피질 및 피질 하부 구조로부터 정보를 전달받는다. 근육과 관절 수용체에서 중추신경계로 전달되는 피드백을 통해 움직임 패턴을 조정하여 개선할 수 있다. 복잡한 움직임의 제어에 대한 세부 사항은 아직 많이 알려지지 않았으며, 이 주제는 향후 흥미로운 연구 분야가 될 것이다.

요약 *In Summary*

- 자발적 움직임의 제어는 복잡하며 뇌의 여러 영역과 여러 피질 하부 영역의 협력이 필요하다.
- 자발적 운동을 수행하는 첫 번째 단계는 피질하(subcortical)와 피질 정보(cortical motivational) 영역에서 발생하며, 연합 피질

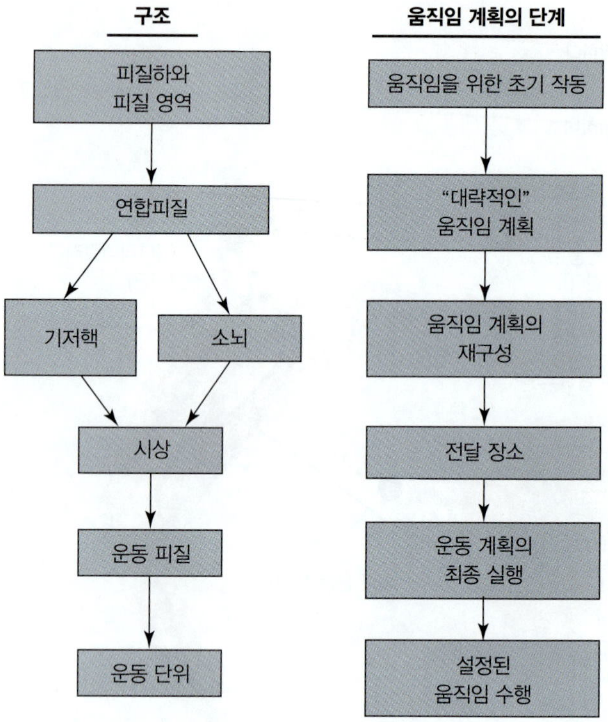

그림 7.20 자발적 움직임으로 이어지는 구조와 과정.

(association cortex)에 신호를 보내 계획된 운동의 "대략적인" 움직임을 형성한다.

- 그런 다음 운동 계획은 소뇌와 기저핵으로 보내진다. 이러한 구조가 협력하여 "대략적인" 움직임을 정확한 시간적, 공간적 흥분 프로그램으로 변환한다.
- 소뇌는 빠른 움직임을 만드는 데 중요한 역할을 하는 반면, 기저핵은 느리거나 의도적인 움직임을 더 많이 담당한다.
- 소뇌와 기저핵에서 정확한 프로그램은 시상을 통해 운동 피질로 보내지고, 메시지는 "척추 조율"을 위해 척추 뉴런으로 전달된 후 마지막으로 골격근으로 전달된다.
- 근육 수용체와 고유수용기에서 CNS로 전달되는 피드백을 통해 필요한 경우 운동 프로그램을 수정할 수 있다.

자율 신경계

자율 신경계(autonomic nervous system)는 항상성을 유지하는 데 중요한 역할을 한다. 체성 운동 신경과 달리 자율 운동 신경은 일반적으로 자발적으로 제어되지 않는 효과 기관에 신호을 전달한다. 예를 들어 자율 운동 신경은 기도, 장, 혈관에 있는 심장 근육, 땀샘, 평활근을 조절한다. 일반적으로 자율 신경계는 무의식적으로 작동하지만, 일부 개인은 생리적 기능(예: 심박수)에 대한 인식을 높이기 위해 바이오피드백을 사용하여 이완 기술을 학습함으로써 자율 신경계의 일부분을 제어하는 방법을 배울 수 있다. 비록 비자발적이지만 자율 신경계의 기능은 감정과 밀접한 관련이 있는 것으로 보인다. 예를 들어, 우리 모두는 극도의 흥분이나 두려움을 느낄 때 심박수가 증가하는 것을 경험하게 된다. 또한 소화샘과 땀샘의 분비물도 흥분 상태에 따라 영향을 받는다. 격렬한 운동에 참여하면 자율 활동이 증가한다는 것은 일반적인 현상이다.

자율 신경계는 기능적으로나 해부학적으로 (1) **교감 신경계**(sympathetic nervous system)와 (2) **부교감 신경계**(parasympathetic nervous system)로 구분할 수 있다(그림 7.21 참조). 대부분의 기관은 자율 신경계의 부교감 신경계와 교감 신경계 모두에 의해 이중 신경 분포를 받는다(80). 일반적으로 자율 신경계의 교감 신경은 심박수 증가와 같이 기관을 활성화하는 경향이 있는 반면, 부교감 신경은 심박수 감소와 같이 기관을 억제하는 경향이 있다. 따라서 특정 기관의 활동은 조직을 자극하는 교감/부교감 자극의 비율에 따라 조절될 수 있다. 이러한 방식으로 자율 신경계는 신체의 필요에 따라 불수의근과 땀샘의 활동을 조절할 수 있다(5장 참조).

자율 신경계의 교감 신경은 흉부 및 요추 부위에 척수의 신경절이전(preganglionic) 뉴런의 세포체를 가지고 있다. 이 섬유는 척수에서 뻗어 나와 교감 신경절(sympathetic ganglion)로 연결된다(신경절은 중추신경계 외부의 신경 조직 덩어리)(그림 7.21 참조). 신경절이전 뉴런과 신경절이후(postganglionic) 뉴런 사이의 신경전달물질은 아세틸콜린이다. 신경절이후 교감 섬유는 이러한 교감 신경절을 떠나 다양한 조직에 신경을 전달한다. 효과기에서 방출되는 신경전달물질은 주로 노르에피네프린이다. 5장에서 설명했듯이 노르에피네프린은 표적 기관의 막에 있는 알파 또는 베타 수용체와 결합하여 효과기에 작용한다(22). 교감 신경 자극 후 노르에피네프린은 (1) 신경절이후 섬유로 재흡수되거나 (2) 부산물에 의해 비활성으로 분해되는 두 가지 방식으로 제거된다(22).

자율 신경계의 부교감 신경계는 뇌간과 척수의 천골 부분에 세포체가 있다. 부교감 신경섬유는 뇌간과 척수를 떠나 다양한 해부학적 영역의 신경절에 모여 있다. 아세틸콜린은 신경절이전 섬유와 신경절이후 섬유 모두에 존재하는 신경전달물질이다. 부교감 신경 자극 후 아세틸콜린은 방출되고 아세틸콜린에스테라아제라는 효소에 의해 빠르게 분해된다.

휴식 중에는 자율 신경계의 교감 및 부교감 부위의 활동이 균형을 이룬다. 그러나 운동 중에는 부교감 신경계의 활동이 감소하고 교감 신경계의 활성화가 증가한다(그림 9.15 참조). 운동 중 교감 신경계의 주요 역할은 활동 근육으로의 혈류를 조절하는 것이다(66). 이는 심박출량을 증가시키고 수축하는 근육으로 혈류를

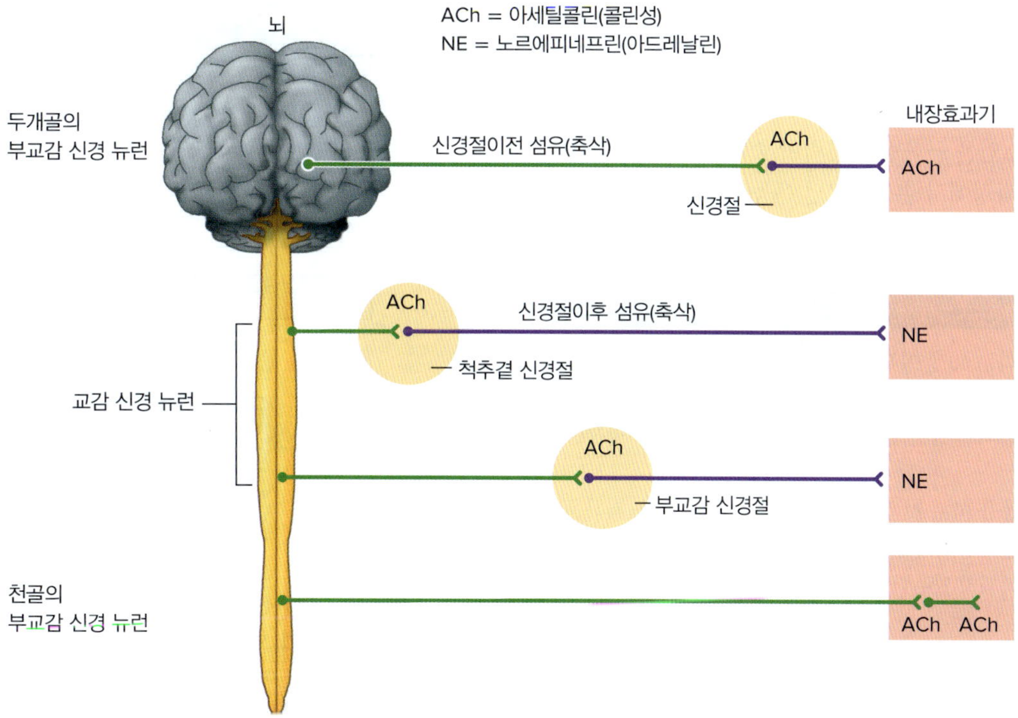

그림 7.21 자율 신경계의 신경전달물질을 보여주는 모식도.

재분배한다(9장 참조). 운동이 중단되면 교감 활동이 감소하고 부교감 활동이 증가하여 신체가 휴식 상태로 돌아간다(16).

운동 단위 노화와 운동 훈련의 예방적 영향

나이가 들면 신경계를 포함한 신체의 모든 주요 생리적 시스템의 기능은 저하된다. 신경계의 모든 구성 요소가 노화를 겪지만, 운동 단위는 이 과정의 핵심이다(이 장의 마지막에 있는 추천 문헌 섹션의 Hunter 등(2016) 참조)(26, 35). 예를 들어, 60세가 되면 알파 운동 뉴런의 수가 젊은 사람에 비해 50% 감소하는 것으로 관찰되었다(75). 나머지 운동 단위는 동원 역치가 낮거나 중간 정도이며 근육 섬유 밀도가 크게 증가했다. 운동과학자들은 이러한 관찰을 통해 최근에 탈신경화된 근육 섬유가 주변 뉴런과 결합하여 근육량과 기능을 부분적으로 보존할 수 있음을 시사하는 것으로 해석한다. 그러나 살아남은 뉴런에 의한 근육 재신경화의 증거는 불완전한 것으로 보이며, 이는 70~80대 노인의 남은 운동 단위가 젊은 사람에 비해 성능이 떨어진다는 것을 의미한다(53). 종합적으로 볼 때, 신경근 손실은 이동성 저하 및 허약성 증가와 직접적으로 연관된다. 연령과 관련된 신경학적 쇠퇴는 75~80세가 되면 대부분의 개인에서 가속화되며, 백질(즉, 신경세포) 및 생리적 기능의 손실과 더불어 피질 위축에 해당한다(26).

신경근 노화는 반사 반응 시간, 최대 힘, 최대 파워의 감소를 통해 생리학적으로 측정할 수 있다(26). 또한, 노년층은 최대 이하의 강도로 반복적인 근육 수축을 지속적으로 생성할 수 있는 능력을 서서히 잃게 된다(14). 흥미롭게도 60세에서 75세 사이에는 절대 강도를 정상화하더라도 건강한 성인의 운동 단위 피로도 측정값이 향상된다. 이러한 관찰은 처음에는 노화와 관련이 없을 것 같지만, 노인은 운동 단위의 활성화 속도와 수축 속도가 느리기 때문에 발생한다(26). 실제로 75세 이후에는 피로도 측정치가 연령에 비례하지만, 노화 과정이 개인마다 상당히 다양할 수 있다는 점을 인식하는 것이 중요하다(37).

신경 근육 기능의 손실은 노화의 피할 수 없는 부분이지만, 운동 훈련은 이러한 과정을 지연시킬 수 있는 강력한 대책이다. 많은 연구를 통해 운동이 신경학적 노화 과정을 늦추는 힘에 대한 중요한 통찰력을 제공한다. 이 연구의 중요한 예로는 평생 지구력 달리기 선수와 앉아서만 운동하는 두 그룹의 노인 참가자의 운동 단위 수를 비교한 단면 조사가 있다. 이 연구에서 피험자의 경골 전방 근육 내 운동 단위를 추정하는 기법에 초점을 맞췄다. 연구 결과, 앉아서 생활하는 노인 그룹은 젊은 성인보다 약 40% 적은 수의 운동 단위를 가지고 있는 것으로 나타났다. 반면, 평생 운동에 참여한 노인 피험자들은 젊은 피험자(67명)와 비슷한 수의 운동 단위를 가지고 있었다.

운동이 신경근 기능을 보존하는 데 도움이 되는 것은 분명하지만, 앉아서 생활하는 사람이 나중에 운동 프로그램을 시작하여 휴면 운동 단위를 회복할 수 있는지 여부도 중요하다. 운동 프로그램을 시작하는 노인은 근육량과 근력이 증가하지만, 이러한 변화가 이전에 노화 과정에서 손실되었던 운동 단위의 회복으로 인한 것이라는 증거는 현재 없다(53).

요약 *In Summary*

- 운동 단위의 노화는 60세 이후 대부분의 사람에게 두드러지게 나타나며 75~80세 이후에는 더욱 가속화된다.
- 운동 단위가 노화되면 반사 반응 시간, 최대 전력, 최대 힘 발생량이 감소한다.
- 평생 꾸준한 운동을 하는 것은 노화와 관련된 신경근 기능 저하를 제한하는 강력한 예방책이지만, 이미 비활성 상태가 된 운동 단위는 운동으로 회복되지 않는다.

운동에 의한 뇌 건강 향상

규칙적인 운동이 전반적인 건강에 도움이 된다는 것은 잘 알려져 있지만, 많은 연구에 따르면 운동은 특히 노년기의 뇌(인지) 기능도 향상시킬 수 있는 것으로 밝혀졌다. 평생 동안 뇌 건강을 유지하는 것은 중요한 목표이며, 독서와 같은 정신적 자극과 운동은 모두 뇌 건강에 도움이 될 수 있다. 따라서 매일 운동하는 것은 중추신경계 건강을 유지하는 데 도움이 되는 저렴하고 간단한 방법이다.

규칙적인 운동이 뇌 기능을 개선하고 노화와 관련된 기능 저하를 예방한다는 근거는 얼마나 확실한가? 간단히 말해, 그 근거는 매우 확실하다. 특히, 수많은 연구에 따르면 운동은 뇌 기능의 여러 측면을 목표로 하며 특히 노년층의 경우 전반적인 뇌 건강, 학습, 기억력, 우울증에 광범위한 영향을 미치는 것으로 나타났다(8). 또한 규칙적인 운동은 여러 유형의 치매(예: 알츠하이머병)와 특정 유형의 뇌 손상(예: 뇌졸중)을 예방할 수 있다(8, 27, 62). 따라서 운동은 신체 건강을 개선하는 것처럼 뇌 건강을 증진시키므로 뇌 기능과 신경 퇴행성 질환에 대한 저항력을 향상시키는 중요한 생활 습관이다(10, 38, 61).

운동은 뇌 건강을 어떻게 개선하는가? 규칙적인 유산소 운동은 다음과 같은 일련의 뇌 신호 전달을 촉진한다: (1) 학습 및 기억력 향상, (2) 신경 생성(즉, 새로운 뉴런 형성) 자극, (3) 뇌 혈관 기능 및 혈류 개선, (4) 우울증을 유발하는 메커니즘 약화(7). 이러한 중추적 메커니즘 외에도 운동은 염증, 고혈압, 인슐린 저항성 등 인지 기능 저하의 여러 말초적 위험 요인을 감소시킨다(8).

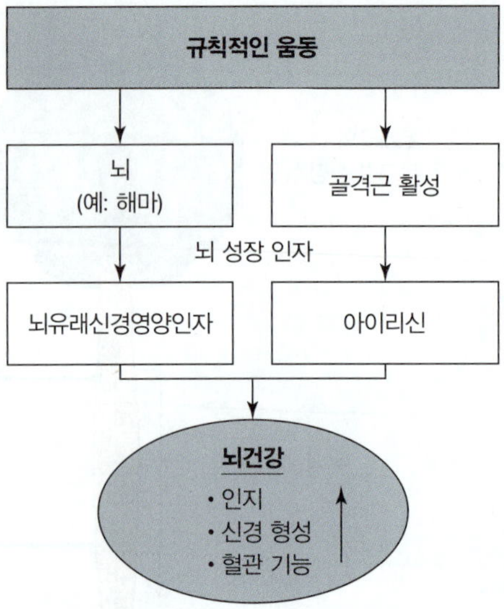

그림 7.22 규칙적인 운동은 뇌 기능의 여러 측면을 목표로 하며 전반적인 뇌 건강에 광범위한 긍정적인 효과를 준다. 특히 운동은 중추신경계(CNS)와 골격근(예: 아이리신)에서 생성되는 여러 뇌 성장 인자(예: BDNF)의 증가를 촉진하여 인지, 신경 생성 및 혈관 기능을 개선함으로써 뇌 건강을 개선한다.

운동으로 인한 인지능력 개선의 메커니즘에 대해 좀 더 자세히 알아보겠다.

지구력 운동 훈련이 학습과 기억에 중요한 뇌 영역인 해마에서 새로운 뉴런, 뇌 성장 인자, 신경전달물질, 혈관 생성을 증가시킨다는 새로운 증거가 밝혀졌다(76). 또한 지구력 운동은 시냅스 수를 증가시켜 신경 회로의 발달을 촉진하고 기능을 향상시킨다(76). 흥미롭게도 해마 신경망의 변화는 단 1주일의 운동 훈련으로도 일어날 수 있다. 또한, 더 긴 기간의 훈련은 학습과 기억에 기여하는 다른 뇌 영역으로부터 새로운 해마 뉴런에 대한 입력을 증가시켜 지구력 운동이 뇌에 미치는 유익한 효과를 증폭시킨다(76). 그림 7.22는 운동으로 인해 뇌 기능과 건강이 개선되는 일련의 과정을 요약한 것이다.

두뇌 건강을 개선하는 생물학적 메커니즘은 무엇일까? 운동 과학자들은 이에 대해 계속 연구하고 있지만, 뇌와 골격근 모두 신경 생성을 자극하고 생리적 스트레스 요인에 대한 신경학적 회복력을 향상시키는 생물학적 인자를 생성하는 것으로 보인다. 뇌의 경우, 10년이 넘는 동물 연구에 따르면 급성 운동은 해마와 중추신경계 내 다른 부위에서 **뇌유래신경영양인자**(brain derived neurotrophic factor, BDNF)의 생성을 자극하는 것으로 나타났다. BDNF는 종종 *뉴로카인*(neurokine)이라고 불리며, 중추신경계 내에서 신경학적 성장과 가소성을 자극할 수 있는 인자이다.

뉴런 표면의 특정 티로신 인산화효소(tyrosine kinase) 수용체와 BDNF가 결합하면 가소성과 성장이 자극된다(54). 5장에서 수용체 기반 세포 신호에 대해 설명한 바와 같이 BDNF는 해당 티로신 인산화효소 수용체와 상호작용하여 BDNF-수용체 복합체를 형성하고 핵으로 운반되어 세포 보호 인자의 생산과 신경세포 성장을 시작한다(54). 뉴로카인 외에도 최근의 과학적 발전에 따르면 운동한 골격근에서 혈류로 방출되는 마이오카인(마이오카인에 대한 설명은 5장 참조)도 해마 및 뇌의 다른 영역에서 신경세포 성장을 자극할 수 있는 것으로 나타났다. 이러한 마이오카인에 의한 신경세포 자극 과정을 근육 대 뇌 "상호작용"이라고 설명한다(51). 특히, 이리신과 다른 마이오카인은 운동한 뇌의 뉴런 내 대사경로를 자극하여 신경학적 성장에 기여하고 노화 관련 인지 장애를 예방한다(36, 51, 54). 운동과 뇌 건강에 대한 자세한 내용은 추천 문헌에서 Pedersen(2019), Voss 등(2019), Vivar와 van Praag(2017)를 참조하자.

요약 In Summary

- 자율 신경계는 신체 내부 환경을 일정하게 유지하는 역할을 한다.
- 해부학적으로나 기능적으로 자율 신경계는 (1) 교감 신경계와 (2) 부교감 신경계의 두 부분으로 나눌 수 있다.
- 일반적으로 교감 부분(노르에피네프린 분비)은 기관을 흥분시키는 경향이 있는 반면, 부교감 부분(아세틸콜린 분비)은 같은 기관을 억제하는 경향이 있다.
- 연구에 따르면 운동은 특히 노년층의 뇌(인지) 기능을 향상시킬 수 있다.

연구 문제

1. 중추신경계의 위치와 기능을 설명하시오.
2. 신경계의 조직을 보여주는 간단한 차트를 그려라.
3. *시냅스*를 정의하시오.
4. *막전위* 및 *활동 전위*를 정의하시오.
5. IPSP와 EPSP가 어떻게 다른지 차이점을 논의하시오.
6. 고유수용기란 무엇인지 예를 들어 설명하시오.
7. 전정 기관의 위치와 기능을 설명하시오.
8. *척추 조율*이라는 용어는 무엇을 의미하는지 설명하시오.
9. 뇌간, 운동 피질 및 소뇌가 수행하는 가능한 운동 기능을 열거하시오.
10. 자율 신경계의 구분과 기능에 대해 설명하시오.
11. *운동 단위*와 *신경 분포 비율*이라는 용어를 정의하시오. 또한 크기 원리를 정의하고 크기 원리가 적용되지 않을 수 있는 운동 상황을 설명하시오.
12. 운동이 뇌 기능에 미치는 긍정적인 이점에 대해 간략히 설명하시오.
13. 규칙적인 운동은 어떻게 신경세포의 건강을 유지하는가?
14. 회피 반사에 대해 설명하시오.
15. 근방추와 골지 힘줄 기관의 기능에 대해 설명하시오.
16. 근방추의 일반적인 해부학적 설계를 설명하고 그 생리적 기능에 대해 설명하시오.
17. 근육 장력을 모니터링하는 골지 힘줄 기관의 기능에 대해 설명하시오.
18. 운동 단위가 노화의 징후를 보이는 방식과 운동이 노화 과정을 예방하는 데 미치는 영향에 대해 설명하시오.

추천 문헌

Carroll, T.J., J. Taylor, and S. Gandevia. 2017. Recovery of central and peripheral neuromuscular fatigue after exercise. *Journal of Applied Physiology* 122: 1068–1076.

Fox, S. 2018. *Human Physiology*. New York, NY: McGraw-Hill Companies.

Hay, J., V. Johnson, D. Smith, and W. Stewart. 2016. Chronic traumatic encephalopathy: the neurological legacy of traumatic brain injury. *Annual Review of Pathology and Mechanisms of Disease* 11: 21–45.

Hunter S., H. Pereira, and K. Keenan. 2016. The aging neuromuscular system and motor performance. *Journal of Applied Physiology* 121: 982–995.

Kim, Y., B. Lai, T. Mehta, M. Thirumalai, S. Padalabalanarayanan, J. Rimmer, et al. 2019. Exercise training guidelines for multiple sclerosis, stroke, and parkison's disease: rapid review and synthesis. *American Journal of Physical Medicine and Rehabilitation.* doi:10.1097/PHM.0000000000001174.

Mckee, A.C., B. Abdolmohammadi, and T.D. Stein. 2018. The neuropathology of chronic traumatic encephalopathy. In: *Handbook of Clinical Neurology* (Vol. 158, pp. 297–307), edited by B. Hainline and R.A. Stern, Cambridge, MA: Elsevier.

Motl, R.W., B. Sandroff, G. Kwakkel, L. Dalgas, A. Feinstein, C. Heesen, et al. 2017. Exercise in patients with multiple sclerosis. *Lancet Neurology* 16: 848–856.

Pedersen, B. 2019. Physical activity and muscle-brain crosstalk. *Nature Reviews: Endocrinology*. doi:10.1038/s41574-019-0174-x.

Pfister, T., K, Pfister, B. Hagel, W. Ghali, and P. Ronksley. 2015. The incidence of concussion in youth sports: a systematic review and meta-analysis. *British Journal of Sports Medicine*. Published online first. doi: 10.1136/bjsports-2015-094978.

Vivar, C., and H. van Praag. 2017. Running changes the brain: the long and short of it. *Physiology* 32: 410–424.

Voss, V., C. Soto, S. Yoo, M. Sodoma, C. Vivar, and H. van Praag. 2019. Exercise and hippocampal memory systems. *Trends in Cognitive Science* 23: 316–333.

Wakeling J.M., S. Lee, A. Arnold, M. de Boef Miara, and A. Biewener. 2012. A muscle's force depends on the recruitment patterns of its fibers. Annals of Biomedical Engineering 40: 1708–1720.

참고 문헌

1. **Asano M, Dawes DJ, Arafah A, Moriello C, and Mayo NE.** What does a structured review of the effectiveness of exercise interventions for persons with multiple sclerosis tell us about the challenges of designing trials? *Multiple Sclerosis* (Houndmills, UK) 15: 412–421, 2009.
2. **Bailes J.** Sports-related concussion: what we know in 2009—a neurosurgeon's perspective. *Journal of the International Neuropsychological Society* 15: 509–511, 2009.
3. **Barchas JD, Akil H, Elliott GR, Holman RB, and Watson SJ.** Behavioral neurochemistry: neuroregulators and behavioral states. *Science* 200: 964–973, 1978.
4. **Barde YA, Edgar D, and Thoenen H.** New neurotrophic factors. *Annu Rev Physiol* 45: 601–612, 1983.
5. **Brodal P.** *Central Nervous System*. New York, NY: -Oxford University Press, 2010.
6. **Busse MW, Maassen N, and Konrad H.** Relation between plasma K+ and ventilation during incremental exercise after glycogen depletion and repletion in man. *The Journal of Physiology* 443: 469–476, 1991.
7. **Clark FJ and Burgess PR.** Slowly adapting receptors in cat knee joint: can they signal joint angle? *Journal of Neurophysiology* 38: 1448–1463, 1975.
8. **Cotman CW, Berchtold NC, and Christie LA.** Exercise builds brain health: key roles of growth factor cascades and inflammation. *Trends Neurosci* 30: 464–472, 2007.
9. **De Souza-Teixeira F, Costilla S, Ayan C, Garcia-Lopez D, Gonzalez-Gallego J, and de Paz JA.** Effects of resistance training in multiple sclerosis. *International Journal of Sports Medicine* 30: 245–250, 2009.
10. **Desai AK, Grossberg GT, and Chibnall JT.** Healthy brain aging: a road map. *Clinics in Geriatric Medicine* 26: 1–16, 2010.
11. **Dick RW.** Is there a gender difference in concussion incidence and outcomes? *British Journal of Sports Medicine* 43 (Suppl 1): i46–50, 2009.
12. **Dietz V.** Human neuronal control of automatic functional movements: interaction between central programs and afferent input. *Physiological Reviews* 72: 33–69, 1992.
13. **Eccles JC.** *The Understanding of the Brain*. New York, NY: McGraw-Hill, 1977.
14. **Enoka R and Farina D.** Force steadiness: from motor units to voluntary actions. Physiology 36: 114–130, 2021.
15. **Fox S.** *Human Physiology*. New York, NY: McGraw-Hill, 2018.
16. **Freeman JV, Dewey FE, Hadley DM, Myers J, and Froelicher VF.** Autonomic nervous system interaction with the cardiovascular system during exercise. *Progress in Cardiovascular Diseases* 48: 342–362, 2006.
17. **Fregni F and Pascual-Leone A.** Hand motor recovery after stroke: tuning the orchestra to improve hand motor function. *Cognitive and Behavioral Neurology* 19: 21–33, 2006.
18. **Goodwin GM, McCloskey DI, and Matthews PB.** The contribution of muscle afferents to kinaesthesia shown by vibration induced illusions of movement and by the effects of paralysing joint afferents. *Brain* 95: 705–748, 1972.
19. **Grillner S.** Control of locomotion in bipeds, tetrapods, and fish. In: *Handbook of Physiology: The Nervous System Motor Control*. Washington, DC: American Physiological Society, 1981, 1179–1236.
20. **Guskiewicz KM, Marshall SW, Bailes J, McCrea M, Cantu RC, Randolph C, and Jordan BD.** Association between recurrent concussion and late-life cognitive impairment in retired professional football players. *Neurosurgery* 57: 719–726; discussion 719–726, 2005.
21. **Hakkinen K, Pakarinen A, Kyrolainen H, Cheng S, Kim DH, and Komi PV.** Neuromuscular adaptations and serum hormones in females during prolonged power training. *International Journal of Sports Medicine* 11: 91–98, 1990.
22. **Hall J.** *Guyton and Hall: Texbook of Medical Physiology*. Philadelphia, PA: Saunders, 2016.
23. **Halstead ME and Walter KD.** American Academy of Pediatrics. Clinical report—sport-related concussion in children and adolescents. *Pediatrics* 126: 597–615, 2010.
24. **Hay J, Johnson V, Smith D, and Stewart W.** Chronic traumatic encephalopathy: the neurological legacy of traumatic brain injury. *Annual Review of -Pathology and Mechanisms of Disease*. 11: 21–45, 2016.
25. **Henatsch HD and Langer HH.** Basic neurophysiology of motor skills in sport: a review. *International Journal of Sports Medicine* 6: 2–14, 1985.
26. **Hunter S, Pereria H, and Keenan K.** The aging neuromuscular system and motor performance. Journal of Applied Physiology 121: 982–995, 2016.
27. **Intlekofer K and Cotman C.** Exercise counteracts declining hippocampal function in aging and Alzheimer's disease. Neurobiology of Disease. 57: 47–55, 2013.
28. **Kandel E, Schwartz J, Jessell D, Siegelbaum S, and Hudspeth A.** *Principles of Neural Science*. New York, NY: McGraw-Hill, 2012.
29. **Kaufman MP, Rybicki KJ, Waldrop TG, and -Ordway GA.** Effect of ischemia on responses of group III and IV afferents to contraction. *Journal of Applied Physiology* 57: 644–650, 1984.
30. **Kiehn O.** Locomotor circuits in the mammalian spinal cord. *Annual Review of Neuroscience*. 29: 279–306, 2006.
31. **Kniffki K, Mense S, and Schmidt R.** Muscle receptors with fine afferent fibers which may evoke circulatory reflexes. *Circulation Research* 48 (Suppl): 25–31, 1981.
32. **Konczak J, Corcos DM, Horak F, Poizner H, -Shapiro M, Tuite P, Volkmann J, and Maschke M.** Proprioception and motor control in Parkinson's disease. *Journal of Motor Behavior* 41: 543–552, 2009.
33. **Krieger DT and Martin JB.** Brain peptides (first of two parts). *The New England Journal of Medicine* 304: 876–885, 1981.
34. **Learmonth YC and Motl R.** Exercise training for multiple sclerosis: a narrative review of history, benefits, safety, guidelines, and promotion. *International Journal of Environmental Research and Public Health* 18(24): 1–13, 2021.
35. **Larsson L, Degens H, Meishan L, Salviati L, Lee Y, Thompson W, et al.** Sarcopenia: aging-related loss of muscle mass and function. *Physiologic Reviews* 99: 427–511, 2019.
36. **Lourenco M, Frozza R, de Fritas G, Zhang H, Kincheski G, Ribiero F, et al.** Exercise-linked FNDC5/irisin rescues synaptic placticity and memory defects in Alzheimer's models. *Nature Medicine* 25: 165–175, 2019.
37. **Mani D, Almuklass A, Hamilton L, Vieira T, Botter A, and Enoka R.** Motor unit activity, force steadiness, and perceived fatigability are correlated with mobility in older adults. *Journal of Neurophysiology* 120: 1988–1997, 2018.
38. **Marks BL, Katz LM, and Smith JK.** Exercise and the aging mind: buffing the baby boomer's body and brain. *The Physician and Sportsmedicine* 37: 119–125, 2009.
39. **Matthews PB.** Muscle afferents and kinaesthesia. -*British Medical Bulletin* 33: 137–142, 1977.
40. **McAuley E, Kramer AF, and Colcombe SJ.** Where does Sherrington's muscle sense originate? *Annual Review of Neuroscience* 5: 189–218, 1982.
41. **McCloskey D.** Sensing position and movements of the fingers. *News in Physiological Sciences* 2: 226–230, 1987.
42. **McCloskey DI and Mitchell JH.** Reflex cardiovascular and respiratory responses originating in exercising muscle. *The Journal of Physiology* 224: 173–186, 1972.

43. **McCrory P, Meeuwisse W, Johnston K, Dvorak J, Aubry M, Molloy M, and Cantu R.** Consensus statement on concussion in sport—the Third International Conference on Concussion in Sport held in -Zurich, November 2008. *The Physician and Sportsmedicine* 37: 141–159, 2009.
44. **Mendell LM.** The size principle: a rule describing the recruitment of motoneurons. *Journal of Neurophysiology* 93: 3024–3026, 2005.
45. **Morton SM and Bastian AJ.** Cerebellar contributions to locomotor adaptations during splitbelt treadmill walking. *Journal of Neuroscience* 26: 9107–9116, 2006.
46. **Nicoll RA, Malenka RC, and Kauer JA.** Functional comparison of neurotransmitter receptor subtypes in mammalian central nervous system. *Physiological Reviews* 70: 513–565, 1990.
47. **Noakes T.** Time to move beyond a brainless exercise physiology: the evidence for complex regulation of human exercise performance. *Applied Physiology, Nutrition, and Metabolism* 36: 23–35, 2011.
48. **Noakes TD, St Clair Gibson A, and Lambert EV.** From catastrophe to complexity: a novel model of integrative central neural regulation of effort and fatigue during exercise in humans: summary and conclusions. *British Journal of Sports Medicine* 39: 120–124, 2005.
49. **O'Donovan MJ.** Developmental regulation of motor function: an uncharted sea. *Medicine & Science in Sports & Exercise* 17: 35–43, 1985.
50. **Ogoh S and Ainslie PN.** Cerebral blood flow during exercise: mechanisms of regulation. *Journal of Applied Physiology* 107: 1370–1380, 2009.
51. **Pedersen B.** Physical activity and muscle-brain crosstalk. *Nature Reviews Endocrinology* 15: 383–392, 2019.
52. **Petersen TH, Rosenberg K, Petersen NC, and Nielsen JB.** Cortical involvement in anticipatory -postural reactions in man. *Experimental Brain Research Experimentelle Hirnforschung* 193: 161–171, 2009.
53. **Piasecki M, Ireland A, Jones D, and McPhee J.** Age-dependent motor unit remodeling in human limb muscles. *Biogerentology* 17: 485–496, 2016.
54. **Phillips C.** Brain-derived neurotrophic factor, depression, and physical activity: making the neuroplastic connection. *Neural Plasticity* 17: 1–17, 2017.
55. **Pilutti L, Platta M, Motl R, Latimer-Cheung A.** The safety of exercise training in multiple sclerosis: A systematic review. *Journal of Neurological Sciences* 343, 3–7, 2014.
56. **Place N, Bruton JD, and Westerblad H.** Mechanisms of fatigue induced by isometric contractions in exercising humans and in mouse isolated single muscle fibres. *Clinical and Experimental Pharmacology & Physiology* 36: 334–339, 2009.
57. **Power G, Dalton B, Behm D, Vandervoort A, Doherty T, and Rice C.** Motor unit number estimates in masters runners: use it or lose it? *Medicine and Science in Sports and Exercise* 42: 1654–1650, 2010.
58. **Powers S, Nelson WB, and Hudson M.** Exercise--induced oxidative stress in humans: cause and consequences. *Free Radical Biology and Medicine* 51: 942–950, 2011.
59. **Pozzo T, Berthoz A, Lefort L, and Vitte E.** Head stabilization during various locomotor tasks in humans. II. Patients with bilateral peripheral vestibular deficits. *Experimental Brain Research Experimentelle Hirnforschung* 85: 208–217, 1991.
60. **Proske U.** Kinesthesia: the role of muscle receptors. *Muscle & Nerve* 34: 545–558, 2006.
61. **Proske U and Gandevia SC.** The kinaesthetic senses. *The Journal of Physiology* 587: 4139–4146, 2009.
62. **Radak Z, Hart N, Sarga L, Koltai E, Atalay M, Ohno H, and Boldogh I.** Exercise plays a preventive role against Alzheimer's disease. *Journal of Alzheimer's Disease* 20: 777–783, 2010.
63. **Randolph C and Kirkwood MW.** What are the real risks of sport-related concussion, and are they modifiable? *Journal of the International Neuropsychological -Society* 15: 512–520, 2009.
64. **Rauch H, Schonbachler G, and Noakes T.** Neural correlates of motor vigor and motor urgency during exercise. *Sports Medicine* 43: 227–241, 2013.
65. **Redman S.** Monosynaptic transmission in the spinal cord. *News in Physiological Sciences* 1: 171–174, 1986.
66. **Roatta S and Farina D.** Sympathetic actions on the skeletal muscle. *Exercise and Sport Sciences Reviews* 38: 31–35, 2010.
67. **Saldanha A, Nordlund Ekblom MM, and -Thorstensson A.** Central fatigue affects plantar flexor strength after prolonged running. *Scandinavian Journal of Medicine & Science in Sports* 18: 383–388, 2008.
68. **Schmidt RA, Lee T, Winstein CJ, Wulf G, and Zelaznik HN.** *Motor Control and Learning.* Champaign, IL: Human Kinetics, 2019.
69. **Shephard RJ.** Is it time to retire the "central -governor"? *Sports Medicine* (Auckland, NZ) 39: 709–721, 2009.
70. **Shier D, Butler J, and Lewis R.** *Hole's Human -Anatomy and Physiology.* New York, NY: McGraw-Hill, 2018.
71. **Sidhi SK, Weavil JC, Mangum TS, Jessop JE, Richardson RS, Morgan DE, et al.** Group III/IV locomotor muscle afferents alter motor cortical and corticospinal excitability and promote central fatigue during cycling exercise. *Clinical Neurophysiology* 128:44–55, 2017.
72. **Soechting J and Flanders M.** Arm movements in three-dimensional space: computation, theory, and observation. In: *Exercise and Sport Science Reviews*, edited by Holloszy J. Baltimore, MD: Lippincott Williams & Wilkins, 1991, 389–418.
73. **Stroud NM and Minahan CL.** The impact of regular physical activity on fatigue, depression and quality of life in persons with multiple sclerosis. *Health and Quality of Life Outcomes* 7: 68, 2009.
74. **Tallner A, Schwab W, Hentschke C, Pfeifer K, and Maurer M.** Multiple sclerosis relapses are not associated with exercise. *Multiple Sclerosis Journal* 18: 232–235, 2012.
75. **Tomlinson B and Irving D.** The numbers of limb motor neurons in the human lumbosacral cord throughout life. *Journal of Neurological Sciences* 34: 213–219, 1977.
76. **Vivar C and van Praag H.** Running changes the brain: the long and short of it. *Physiology* 32: 410–424, 2017.
77. **Waugh C, Korff T, and Blazevich A.** Effects of resistance training on tendon mechanical properties and rapid force production in prepubertal children. *Journal of Applied Physiology* 117: 257–266, 2014.
78. **White LJ and Dressendorfer RH.** Exercise and -multiple sclerosis. *Sports Medicine* (Auckland, NZ) 34: 1077–1100, 2004.
79. **White LJ, McCoy SC, Castellano V, Gutierrez G, Stevens JE, Walter GA, and Vandenborne K.** Resistance training improves strength and functional capacity in persons with multiple sclerosis. *Multiple Sclerosis* (Houndmills, UK) 10: 668–674, 2004.
80. **Widmaier E, Raff H, and Strang K.** *Vander's Human Physiology.* New York, NY: McGraw-Hill, 2019.

8

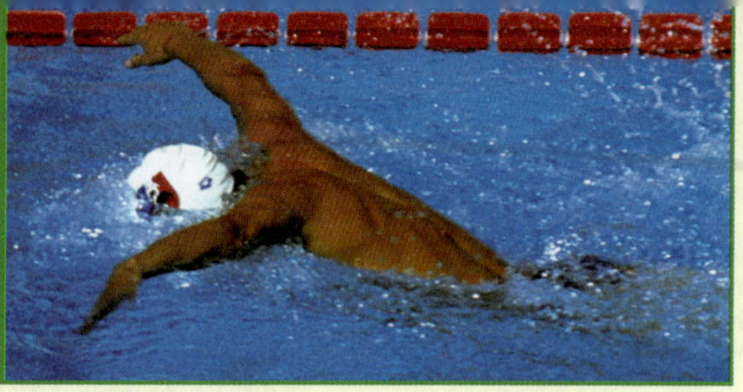

Mike Hewitt/Action Plus Sports Images/Alamy Stock Photo

골격근: 구조와 기능

Skeletal Muscle: Structure and Function

■ 학습 목표

이 장을 공부함으로써 다음과 같은 내용을 할 수 있어야 한다:

1. 골격근 섬유의 미세 구조를 도식화하고 각 구조의 명칭을 나타낼 수 있다.
2. 위성세포(satellite cells)를 정의하고, 위성세포가 근육 손상 후 근육 회복에 어떤 역할을 하는지 설명할 수 있다.
3. 근육 수축 동안 발생하는 일련의 과정을 나열하고 설명할 수 있다.
4. 동적 운동(dynamic exercise)과 정적 운동(static exercise)을 정의하고, 각각의 운동 형태에서 어떤 유형의 근육 작용이 발생하는지 설명할 수 있다.
5. 근육 수축 동안 생성되는 힘의 양을 결정하는 세 가지 요인을 설명할 수 있다.
6. 골격근에서 발견되는 세 가지 주요 근섬유에 대한 생화학적, 물리적 특성을 비교할 수 있다.
7. 골격근 섬유 유형이 운동수행에 어떤 영향을 미치는지 설명할 수 있다.
8. 근육 수축 동안 가해지는 힘의 양과 속도 사이의 관계를 그래프로 그리고 설명할 수 있다.

■ 학습 목차

골격근의 구조
신경근 접합부
근수축
　슬라이딩 필라멘트/스윙 레버-암 모형의 개요
　수축을 위한 에너지
　흥분-수축 결합의 조절
운동과 근피로
운동 유발 근경련
　탈수와 전해질 불균형 이론
　변형된 신경근 조절 이론
　운동 관련 근경련: 결론
근섬유 유형
　골격근의 생화학적 및 수축 특성 개요
　근섬유 유형의 기능적 특성
　섬유 유형과 성능
근육 활동
근육 활동 및 이완 속도
근육에서 힘 조절
힘-속도/파워-속도 관계

■ 핵심 용어

가로세관(transverse tubules)
가중(summation)
강축(tetanus)
경련(twitch)
굴근(flexors)
근내막(endomysium)
근섬유막(sarcolemma)
근속(fascicle)
근외막(epimysium)
근원섬유(myofibrils)
근육 작용(muscle action)
근절(sarcomeres)
근주막(perimysium)
근형질세망(sarcoplasmic reticulum)
느린 수축 섬유(slow-twitch fibers)
단축성 작용(concentric action)
동적(dynamic)
등척성 작용(isometric action)
마이오신(myosin)
말단 시스터나(terminal cisternae)
빠른 수축 섬유(fast-twitch fibers)
스윙 레버-암 모델(swinging lever-arm model)
슬라이딩 필라멘트 모델(sliding filament model)
신경근 접합부(neuromuscular junction, NMJ)
신근(extensors)
신장성 작용(eccentric action)
액틴(actin)
운동 뉴런(motor neurons)
운동 단위(motor unit)
위성세포(satellite cells)
종판 전위(end-plate potential, EPP)
중간 섬유(intermediate fibers)
측낭(lateral sac)
트로포닌(troponin)
트로포마이오신(tropomyosin)
활성화 후 강도증대(post-activation potentiation, PAP)
Type IIa 섬유(type IIa fibers)
Type IIx 섬유(type IIx fibers)
Type I 섬유(type I fibers)

인체는 약 600개 이상의 골격근으로 구성되고 이는 체중의 약 40~50%를 차지한다(61). 골격근의 주요 기능으로는 (1) 보행(locomotion)과 호흡을 위한 힘 생산, (2) 자세를 유지하기 위한 힘 생산, (3) 체온 유지를 위한 열 생산 등이 있다. 골격근의 가장 분명한 기능은 개인이 자유롭게 움직이고 숨을 쉴 수 있도록 하는 것이다. 이러한 기능 외에도 최근에는 골격근이 호르몬을 분비하는 내분비기관이고 신체의 여러 기관의 기능을 조절하는 데 중요한 역할을 한다는 근거도 제시되고 있다.

골격근은 건(tendon)이라고 알려진 결합 조직(connective tissue)을 통해 뼈에 연결되어 있다. 근육의 한쪽 끝은 움직이지 않고 고정된 뼈에 고정되어 있으며, 이를 흔히 기점 또는 기시부(origin)로 부르며, 반대쪽 끝은 근육이 수축하는 동안 움직일 수 있게 다른 뼈에 부착되는 부위로, 착점 또는 정지부(insertion)라고 한다. 관절과 근육의 유형에 따라 다양한 움직임이 가능한데, 움직임을 만들어 낼 때 관절의 각이 줄어들게 하는 근육을 **굴근**(flexor)이라고 하고 관절의 각을 크게 하는 근육을 **신근**(extensor)이라고 부른다.

골격근은 운동수행능력을 결정짓는 필수 요소이기에 골격근의 구조와 기능을 이해하는 것은 운동 과학자, 의사, 체육교사, 물리치료사, 운동코치 등 다양한 스포츠 전문가에게 있어 매우 중요하다. 이번 장에서는 골격근의 구조와 기능에 대해 자세히 알아보도록 하자.

골격근의 구조

골격근은 여러 종류의 조직으로 구성되어 있다. 이러한 조직에는 근세포(또는 근섬유), 신경 조직, 혈액, 그리고 다양한 유형의 결합 조직이 포함된다. 그림 8.1은 근육과 여러 결합 조직 간의

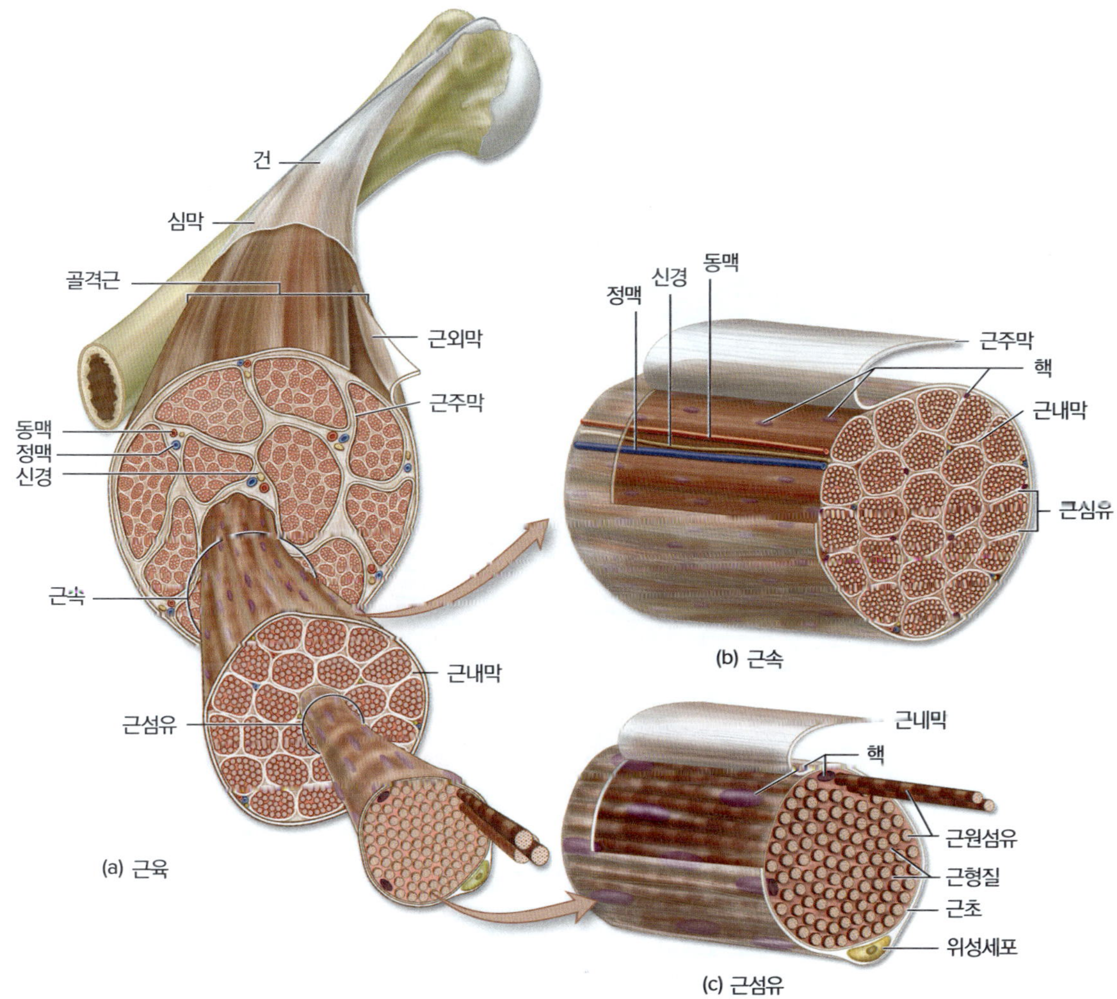

그림 8.1 골격근의 구조적 조직화. (*a*) 전체 골격근은 근외막(epimysium)이라고 불리는 결합 조직층으로 덮여 있다. (*b*) 각 근속(즉, 근섬유 다발)은 근주막(perimysium)이라고 불리는 결합 조직층으로 감싸져 있다. (*c*) 개별 근섬유는 근내막(endomysium)이라고 불리는 섬세한 결합 조직층으로 둘러싸여 있다.

관계를 보여준다. 개별 근육은 서로 분리되어 결합 조직인 근막(fascia)에 의해 위치가 고정된다. 골격근에는 세 가지의 결합 조직 층이 존재한다. 근육 전체를 둘러싸는 가장 바깥층을 **근외막**(epimysium)이라고 한다. 근외막에서 안쪽으로 이동하면서, 결합 조직인 **근주막**(perimysium)이 개별 근섬유 다발을 둘러싼다. 이 개별 근섬유 다발을 **근속**(fascicle)이라고 부른다. 근속 내의 각 근섬유는 **근내막**(endomysium)이라는 결합 조직으로 둘러싸여 있다. 근내막 바로 아래에는 각 근섬유를 둘러싸는 또 하나의 보호 조직층인 **기저막**(basal lamina)이 존재한다.

근섬유는 독특한 모양을 가지고 있지만, 다른 세포에 존재하는 대부분의 세포 소기관을 포함하고 있다. 즉, 미토콘드리아, 리보솜 등이 포함되어 있다. 그러나 대부분의 다른 세포와 달리, 근세포는 다핵성(즉, 여러 개의 핵을 포함)이다. 골격근의 미세 구조에서 가장 두드러진 특징 중 하나는 줄무늬 모양이다(그림 8.2). 이 줄무늬는 섬유의 길이에 걸쳐 나타나는 밝고 어두운 띠가 번갈아 나타남으로써 형성된다. 어두운 띠에는 주요 근수축 단백질이 포함되어 있으며 이에 대해서는 이후에 자세히 다루게 될 것이다.

각각의 근섬유는 가늘고 긴 원통형 모양으로, 종종 근육의 길이만큼 길게 뻗어 있다. 근섬유 세포를 둘러싸고 있는 세포막은 근섬유막 또는 **근섬유막**(sarcolemma)이라고 불린다. 근섬유막 위, 기저 막 아래에는 위성세포(satellite cells)라고 불리는 근육 전구 세포들이 위치해 있다. **위성세포**는 근육 성장과 회복에 중요한 역할을 하는 미분화 세포들이다(51, 80). 저항 운동 훈련에 반응하여 위성세포는 활성화되어 분열하고, 근섬유 내의 핵 수(이를 근핵이라고 한다)를 증가시킨다. 이론적으로 근섬유 내 근핵의 증가가 근섬유의 단백질 합성 능력을 향상시켜 근육 성장에 도움을 줄 수 있다(51, 80). 그러나 근핵의 증가 없이도 근육 성장이 일어날 수 있다는 근거가 존재하지만, 최대 근육 성장은 근핵의 증가가 필요할 것으로 보인다(더 자세한 내용은 추천 문헌의 Brook 등(2019)과 14장을 참조).

근섬유에 새로운 핵을 추가하는 것은 세포 부피 대 핵 비율을 일정하게 유지하기 위한 전략으로 이해할 수 있다. 개별 핵을 둘러싼 근형질의 부피를 *마이오 뉴클리어 도메인*(myonuclear domain)이라고 한다(1). 마이오 뉴클리어 도메인의 생물학적

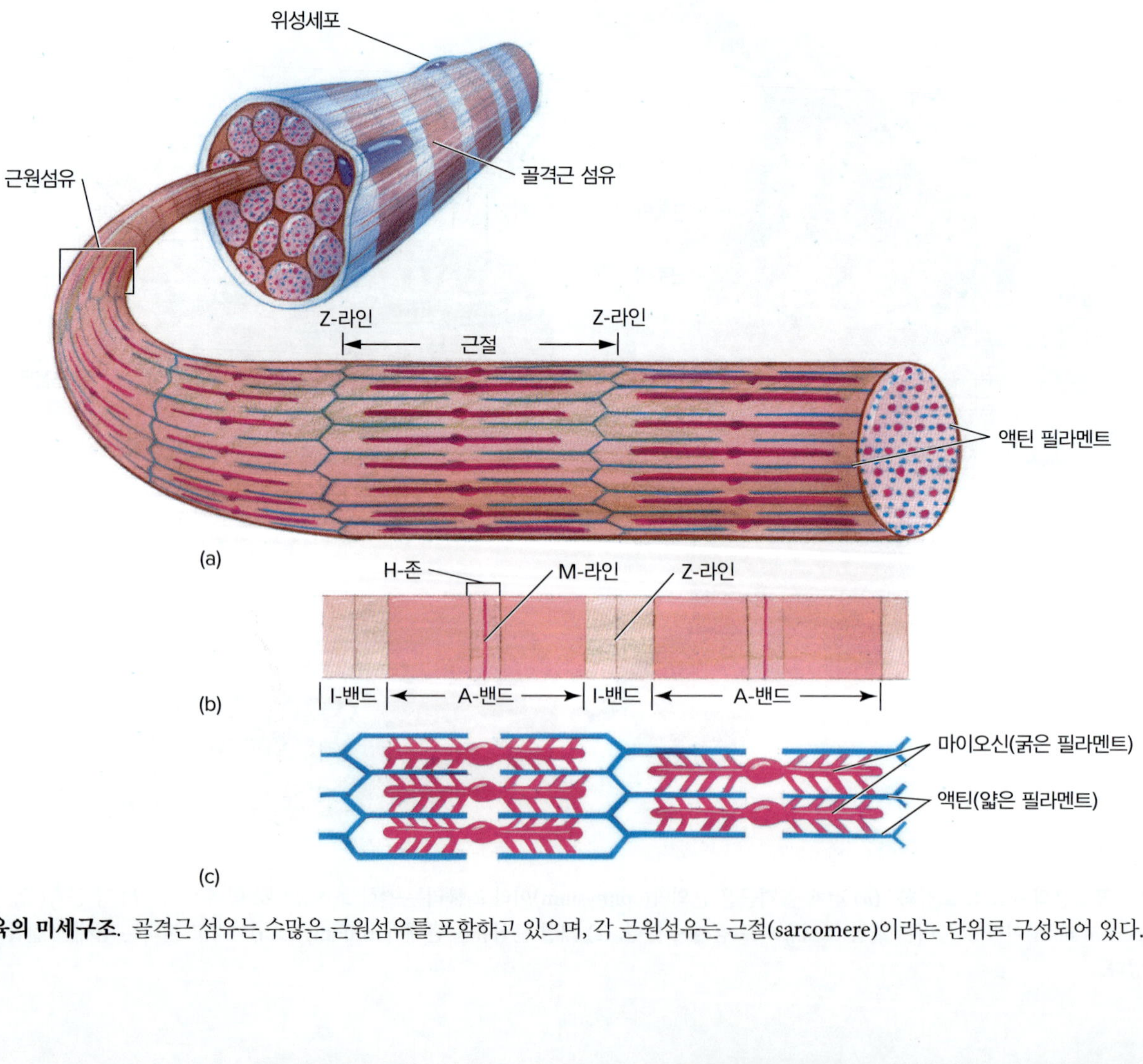

그림 8.2 근육의 미세구조. 골격근 섬유는 수많은 근원섬유를 포함하고 있으며, 각 근원섬유는 근절(sarcomere)이라는 단위로 구성되어 있다.

중요성은 단일 핵이 필요한 유전자 발현(즉, 단백질 생성)을 유지할 수 있는 세포 부피의 한계가 있다는 것이다. 따라서 마이오 뉴클리어 도메인을 일정하게 유지하기 위해 성장 중인 골격근 섬유에 새로운 핵(위성세포에서 얻은)이 합쳐진다(49, 79). 그 결과, 근섬유 크기가 감소할 때(즉, 근위축 발생 시) 마이오 뉴클리어 도메인을 안정적으로 유지하기 위해 근섬유에서 핵이 손실된다.

근섬유막 바로 아래에는 세포질이라고도 불리는 근형질(sarcoplasm)이 존재하며, 여기에는 세포 단백질, 세포 소기관, 그리고 근원섬유(myofibrils)가 포함되어 있다. **근원섬유**는 수축성 단백질을 포함하는 수많은 가느다란 구조로 이루어져 있다(그림 8.2). 일반적으로 근원섬유는 두 가지 주요 유형의 단백질 필라멘트로 구성된다: (1) **마이오신** 단백질로 구성된 굵은 필라멘트와 (2) **액틴** 단백질로 구성된 얇은 필라멘트. 이 두 가지 단백질 필라멘트의 배열은 골격근에 줄무늬 모양의 외관을 부여한다(그림 8.2). 액틴 분자 자체에는 두 가지 추가 단백질인 트로포닌(troponin)과 트로포마이오신(tropomyosin)이 위치해 있다. 이들 단백질은 근육의 일부분만을 차지하지만, 수축 과정을 조절하는 데 중요한 역할을 한다.

근원섬유는 개별 분절인 근절 또는 **근절**(sarcomere)로 나눌 수 있다. 근절은 *Z-라인*(Z-line)이라고 불리는 얇은 구조적 단백질 시트에 의해 서로 구분된다. 마이오신 필라멘트는 주로 어두운 부분인 *A밴드*에 위치해 있으며, 액틴 필라멘트는 주로 근절의 밝은 부분인 *I밴드*에 위치해 있다(그림 8.2). 근절의 중앙에는 액틴과 겹치지 않는 마이오신 필라멘트 부분이 있으며, 이를 *H 존*(H-zone)이라고 한다.

근섬유의 근형질 내에는 각 근원섬유를 둘러싼 막성 채널의 네트워크가 존재한다. 이러한 채널을 **근형질세망**(sarcoplasmic reticulum)이라고 하며, 근형질세망은 칼슘(Ca^{2+})을 저장하는 장소이다(그림 8.3). 이는 근육 수축을 유발하기 위해 근형질세망에서 칼슘이 방출되어야 하기 때문에 중요하다. 또 다른 채널 세트인 **가로세관**(transverse tubules)은 근섬유막에서 근섬유로 확장되어 섬유를 완전히 통과한다. 이 가로세관은 **말단 시스터나**(terminal cisternae)라고 불리는 근형질세망의 확장된 부분 사이를 지나간다. 이러한 두 막 시스템(가로세관과 말단 시스터나)의 밀접한 위치는 근형질세망에 저장된 칼슘의 방출에 중요한 역할을 한다. 특히, 이 두 막 시스템의 해부학적 관계는 가로세관에 위치한 디히드로피리딘 수용체와 말단 시스터나에 위치한 라이아노딘 수용체, 두 세트의 칼슘 채널을 결합시킨다. 알파 운동 뉴런이 탈분극하고 탈분극 신호를 근섬유로 전달하면, 이 신경 자극이 근섬유의 가로세관과 디히드로피리딘 수용체를 탈분극시켜 말단

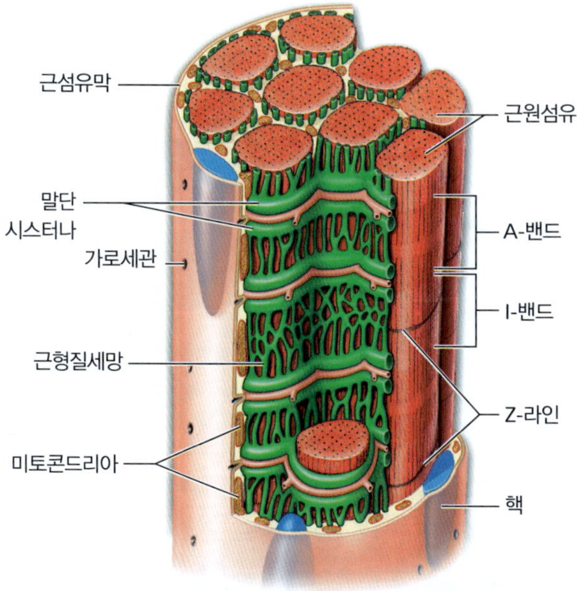

그림 8.3 근형질세망. 이 그림은 근원섬유, 가로세관, 근형질세망, 그리고 말단 시스터나 사이의 관계를 보여준다. 근형질세망(녹색)이 칼슘을 저장하며, 가로세관(분홍색 튜브로 표시됨)을 통해 도달하는 활동전위에 의해 이 칼슘을 방출하도록 자극된다는 점에 주목해 보자. 가로세관은 근형질세망의 확장된 부분인 말단 시스터나(녹색으로 표시됨) 사이에 위치한다. 자세한 내용은 본문을 참조.

시스터나의 칼슘 채널(즉, 라이아노딘 수용체)을 열게 된다. 라이아노딘 칼슘 채널이 열리면 근형질세망에서 근형질로 칼슘이 방출되어 근육 수축이 유발된다. 이 과정에 대한 더 자세한 내용은 이후 다루게 된다.

신경근 접합부

7장에서 다루었듯이, 각각의 골격근 섬유는 신경세포에서 나오는 신경섬유 가지와 연결되어 있다. 이러한 신경세포를 **운동 뉴런**(motor neuron)이라고 부르며 척수에서 바깥쪽으로 뻗어져 있다. 운동 뉴런과 운동 뉴런이 자극하는 근섬유를 포함하여 **운동 단위**(motor unit)로 표현하며, 운동 뉴런의 자극으로부터 근수축 과정이 시작한다. 운동 뉴런과 근육세포가 만나는 곳을 **신경근 접합부**(neuromuscular junction, NMJ)라 부른다. 신경근 접합부에서 근섬유막은 시냅스 간극(synaptic cleft)이라고 불리는 주머니를 형성한다(그림 8.4).

운동 뉴런의 끝은 근섬유와 물리적으로 접촉하지 않으며, 시냅스 간극(신경근 간극이라고도 함)이라 불리는 짧은 간격으로 분리되어 있다. 신경 자극이 운동 신경의 끝에 도달하면, 신경전달물질인 아세틸콜린이 방출되어 시냅스 간극을 가로질러 확산

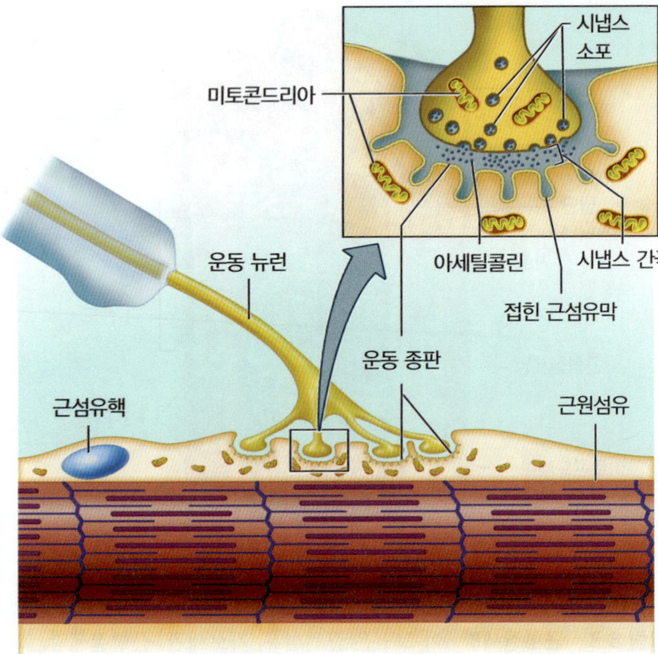

(a)

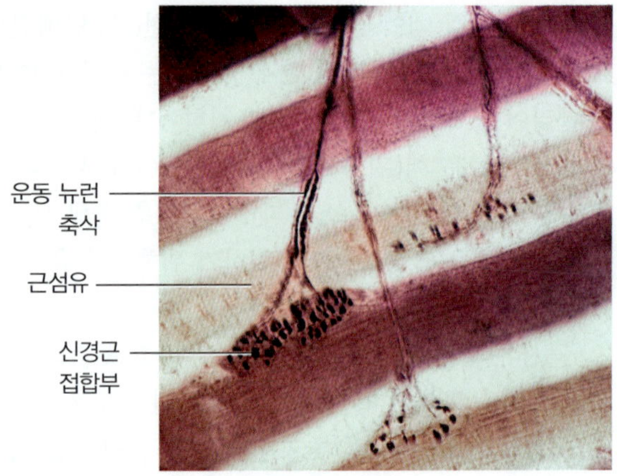

(b)

그림 8.4 (*a*) 운동 뉴런과 근섬유가 연결되는 지점을 신경근 접합부라고 한다. 신경전달물질인 아세틸콜린은 신경섬유 끝에 있는 시냅스 소포에 저장되어 있다. (*b*) 신경근 접합부의 현미경 사진(500배 확대).
(b) M.I. Walker/Science Source

되며, 운동 종판의 수용체 부위에 결합한다. 이로 인해 근섬유막에 있는 나트륨 채널이 열리게 되어, 나트륨이 근섬유로 확산된다. 나트륨이 들어오면 탈분극이 발생하며, 이를 **종판 전위**(end plate potential, EPP)라고 한다. EPP는 항상 역치값을 초과할 정도로 충분히 크기 때문에 수축 과정을 시작하는 신호로 작용한다.

위의 설명에서 알 수 있듯이, 신경근 접합부(NMJ)는 신경계와 근육계 모두에서 중요한 구성 요소이다. NMJ는 운동 뉴런이 지배하는 근섬유와의 소통을 가능하게 하는 시냅스이다. NMJ는 근육 피로가 발생할 수 있는 잠재적인 위치이기도 하다(19장에서 자세히 다룸). 여기서 중요한 점은, 지구력 운동과 저항성 운동 모두 NMJ에 긍정적인 적응을 일으킨다는 것이다. 구체적으로, 두 가지 형태의 운동 훈련은 NMJ의 크기를 증가시킨다. NMJ 크기의 증가와 함께 시냅스 소포(아세틸콜린을 포함한)의 수가 증가하고, 시냅스 후막에 있는 아세틸콜린 수용체의 수가 확장된다(53). 이러한 운동에 의해 유도된 적응은 운동 뉴런이 근수축을 활성화하는 능력을 향상시켜, 여러 스포츠에서 수행능력을 개선할 수 있다.

요약 *In Summary*

- 인체는 600개 이상의 골격근을 갖고 있으며 이는 체중의 40~50%를 차지한다. 골격근의 세 가지 주요 기능은 (1) 이동과 호흡을 위한 힘 생성, (2) 자세를 유지하기 위한 힘 생성, (3) 체온유지를 위한 열 생성이다.
- 각각의 근섬유는 근원섬유라는 수백 개의 단백질 필라멘트로 구성되어 있고, 근원섬유는 두 개의 수축 단백질로 구성되어 있다. 얇은 섬유인 액틴과 굵은 섬유인 마이오신이 있다.
- 핵 주변을 둘러싸고 있는 세포질의 영역을 *근핵 영역*이라 하며, 1개의 핵이 세포질을 둘러싼 유전자 발현을 담당한다.
- 운동 뉴런은 척수에서 뻗어 나와 각각의 근섬유에 연결되어 있다. 운동뉴런과 근세포가 만나는 지점을 신경근 접합부라 하고 아세틸콜린은 신경전달물질로 근섬유를 탈분극시켜 근수축 과정을 시작하게 된다.
- 지구력 유산소 운동과 저항성 운동 모두 신경근 접합부에 긍정적인 적응을 유도하는데 여기에는 다음과 같은 것들이 포함된다: (1) 신경근 접합부의 크기 증가, (2) 아세틸콜린을 포함하는 시냅스 소포 수의 확장, (3) 시냅스 후 막의 아세틸콜린 수용체 수 증가 등이 있다.

근수축

근수축은 세포 단백질과 에너지 생산체계를 함께 이해해야 하는 과정이다. 근수축의 최종결과로 마이오신 위로 액틴이 미끄러져(sliding) 근육의 길이가 짧아지면서 근육의 장력이 발생하는데, 분자생물학 수준에서 근수축의 과정에 대해 완전히 밝혀지지는 않았지만 근수축의 기본 과정에 대해서는 잘 알려져 있다. 근수축의 기본 과정을 설명할 때 자주 활용되는 **슬라이딩 필라멘트 모델** 또는 **스윙 레버-암 모델** 등(31, 40, 69)으로 불리는 내용에 대해

과학에서 중요한 인물 되돌아보기

"슬라이딩 필라멘트 이론"의 창시자—Andrew F. Huxley

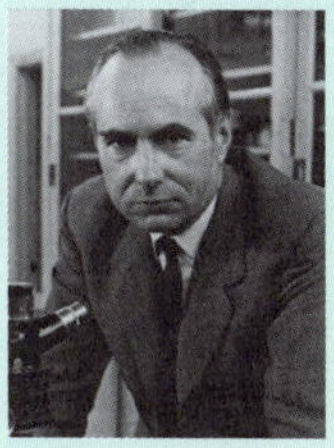

Keystone/Hulton Archive/Getty Images

앤드류 헉슬리(Andrew F. Huxley, 1917~2012)는 신경전달에 관한 연구로 1963년 생리-의학 분야에서 노벨상을 수상하였다. 헉슬리는 영국 런던에서 태어나 케임브리지 대학교에서 교육을 받았다.

그의 저명한 연구 경력 동안 헉슬리는 생리학에 많은 중요한 기여를 했다. 그의 첫 번째 주요 연구 분야 중 하나는 신경 전달이 어떻게 발생하는지에 대한 과정이었다. 앨런 호지킨(Alan Hodgkin)과 함께 연구하면서, 두 사람은 신경전달(즉, 활동 전위의 발생)이 세포막에 있는 이온 채널을 통해 이온이 이동함으로써 발생한다고 가설을 세웠다. 이 가설은 몇 년 후에 확인되었고, 헉슬리와 호지킨 박사는 이 연구로 1963년에 노벨상을 공동 수상했다.

비록 헉슬리가 신경전달 연구로 노벨상을 수상했지만, 헉슬리는 골격근이 어떻게 수축하는지에 대한 연구로 가장 잘 알려져 있다. 헉슬리 박사와 그의 연구 동료들은 "근육 수축의 슬라이딩 필라멘트 이론"을 창시했으며, 이후 많은 연구자들이 이러한 초기 이론의 기본 원리들을 확인했다.

알아보도록 하자. 근수축의 슬라이딩 필라멘트 모델에 대한 역사적 개요는 과학에서 중요한 인물 되돌아보기를 참조해 보자.

슬라이딩 필라멘트/스윙 레버-암 모델의 개요

그림 8.5를 보면 근수축에 대한 전반적인 과정을 볼 수 있다. 액틴이 마이오신 위로 미끄러지면서 근원섬유가 짧아져 근섬유가 수축하고 이는 Z-선(Z-line) 사이에 거리가 줄어드는 것으로 확인할 수 있다. 따라서 근육이 수축하는 과정을 이해해기 위해서는 근원섬유의 미세 구조에 대한 이해가 필요하다. 그림 8.6에서 볼 수 있듯이 마이오신의 "머리"는 액틴 분자를 향해 배치되어 있다. 근육 수축 중에 액틴과 마이오신 필라멘트는 마이오신에서 뻗어 나온 다수의 십자형가교들이 액틴에 결합하여 서로 미끄러진다(슬라이딩). 마이오신 십자형가교가 액틴에 결합하면, 마이오신 십자형가교가 액틴 분자를 근절의 중심으로 이동시킨다. 이러한 마이오신 분자 위로 액틴을 "끌어당기는" 과정이 근육이 단축과 힘이 생성을 초래한다.

흥분-수축 결합(excitation-contraction coupling)이란 용어는 신경 자극(활동 전위: action potential)이 근육 막에 전달되어 십자형가교에 의해 근육이 짧아지는 전반적인 과정을 말한다. 이 과정을 이해하기 위해선 에너지원부터 이해할 필요가 있다.

수축을 위한 에너지

근수축에 사용되는 에너지는 ATPase 효소에 의한 ATP의 분해로부터 시작된다(21, 36, 37, 41). 이 효소는 마이오신의 "머리" 부분에 위치하고 있다. ATP의 합성을 위한 생체에너지 체계는 3장에서 다루었고, 그림 8.7에서 다시 확인할 수 있다. ATP가 ADP + Pi로 분해되면서 방출된 에너지는 마이오신 십자형가교를 활성화시키며 마이오신 위로 액틴 분자를 끌어당기면서 근육의 길이가 짧아진다(muscle shortening)(25, 37, 75).

한 번의 근수축 주기 또는 근육의 십사형가교의 끌어당김은 안정 시 길이의 약 1% 정도 짧아지게 하고, 근수축 주기가 계속해서 반복되면 안정 시 길이의 60%까지 근육의 길이가 짧아질 수 있다.

흥분-수축 결합의 조절

흥분-수축 결합(excitation-contraction coupling)이라는 용어는 근세포의 탈분극을 통해 근육의 길이가 짧아지고 힘을 생산하는 전반적인 과정을 지칭한다(그림 8.8). 다음 섹션에서는 흥분-수축 결합 과정에 대한 전반적인 개요를 다루고, 근육 이완으로 이어지는 과정에 대해 논의할 것이다. 먼저 흥분 과정부터 시작해 보자.

흥분(*excitation*)

근육이 흥분하는 과정은 총 세 단계로 구분한다(그림 8.8). 처음 두 단계는 척수에 위치한 운동 뉴런이 탈분극되어 신경근 접합부까지의 신경전달이 되는 과정이다. 운동 뉴런으로부터의 탈분극을 통해 활동 전위가 발생하면 신경근 접합부의 시냅스 간극으로 아세틸콜린이 방출되고, 아세틸콜린은 운동 종판에 있는 수용체에 결합하면서 종판전위(end-plate potential)를 발생시킨다(흥분 과정에서 3번째와 마지막 단계)(61). 이때의 탈분극을 흥분(excitation)이라는 용어로 설명하며 근섬유 속 깊게 위치하고 있는 가로세관으로 전달되어 근형질세망에서 근형질로 칼슘이온을 방출시킨다. 앞서 언급했듯이 디하이드로피리딘 수용체와 라이아노딘 수용체가 근수축에서 중요한 역할을 담당하게 된다. 이 두 가지의 칼슘 채널이 함께 작용하여 칼슘이온을 방출하고 근수축 과정을 시작한다. 짧게 요약해 보면, 운동 뉴런이 활성화되어 탈

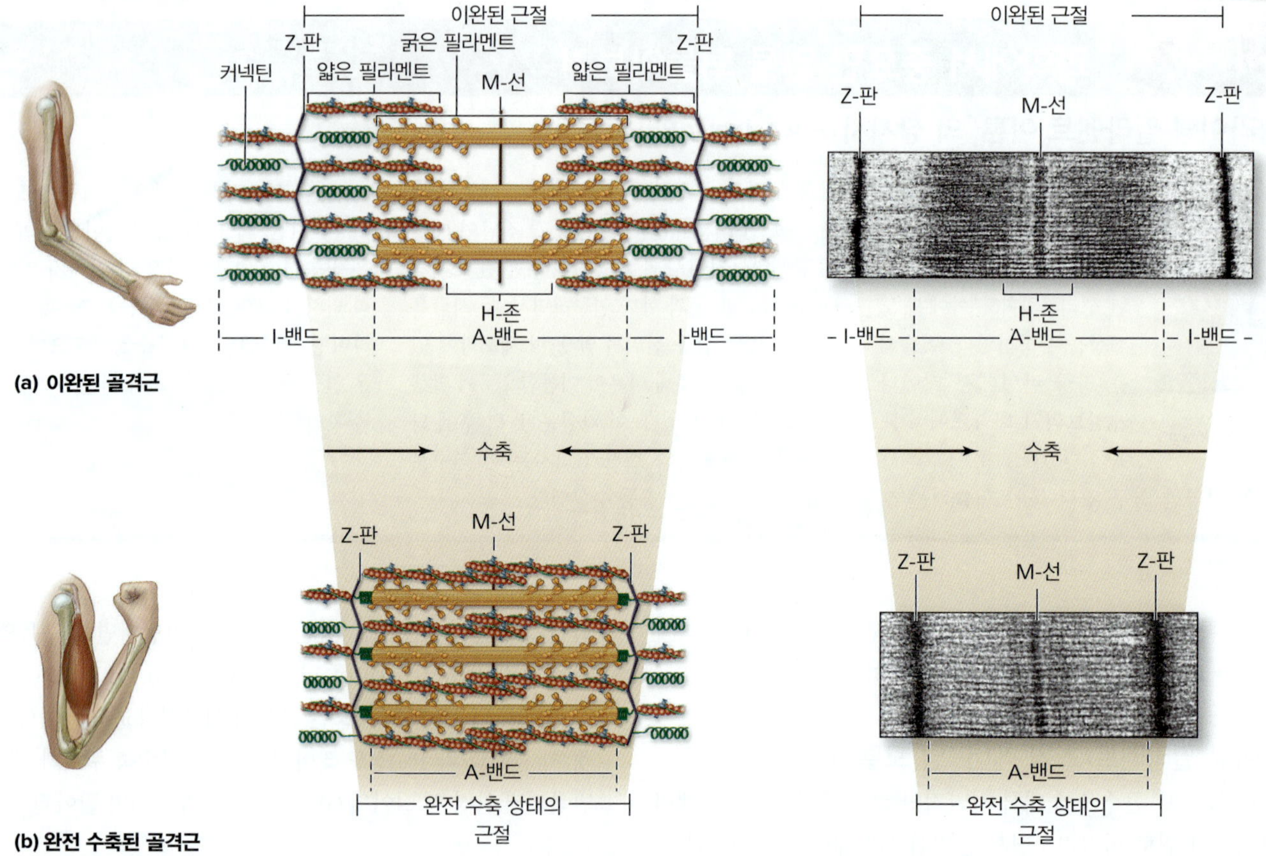

그림 8.5 **골격근 수축 동안 근절(sarcomere)의 단축을 보여주는 과정과 현미경으로 관찰한 사진.** (*a*) 이완된 근절과 (*b*) 수축 후의 근절을 비교하여 보여준다. 근절이 이완 상태에서 수축 상태로 이동할 때 Z-선(Z-line)이 서로 더 가까워지는 것을 확인할 수 있다. Dr. H. E. Huxley

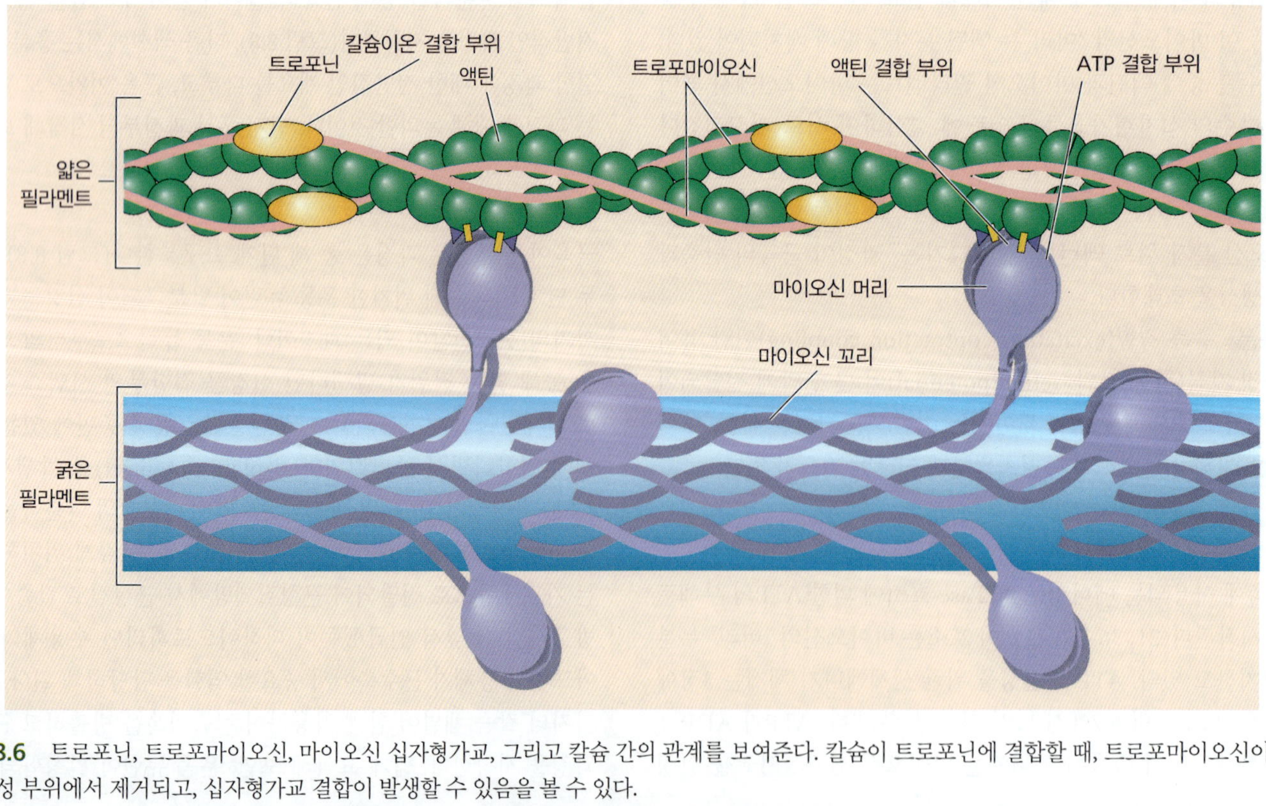

그림 8.6 트로포닌, 트로포마이오신, 마이오신 십자형가교, 그리고 칼슘 간의 관계를 보여준다. 칼슘이 트로포닌에 결합할 때, 트로포마이오신이 액틴의 활성 부위에서 제거되고, 십자형가교 결합이 발생할 수 있음을 볼 수 있다.

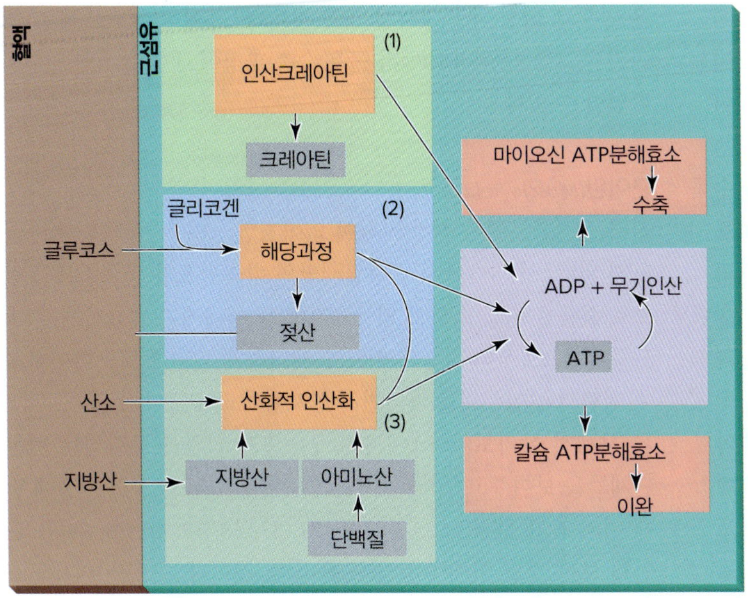

그림 8.7 근육 수축 중 ATP 생산의 세 가지 원천: (1) 인산크레아틴, (2) 해당과정, (3) 산화적 인산화.
출처: Vander, Arthur J., Sherman, James H., Luciano, Dorothy S. *Human Physiology: The Mechanisms of Body Function*, 8th ed. New York: McGraw Hill, 2001, 313.

분극이 일어나면 활동 전위가 가로세관을 타고 이동하며 디하이드로피리딘 수용체를 활성화시켜 말단 시스터니에 위치한 라이아노딘 수용체와 상호작용함으로써 근형질세망에서 칼슘을 방출하게 된다. 이 두 수용체가 칼슘을 전달하는 통로로 작동하는 것이며 칼슘을 방출하는 것은 아니다. 특히, 디하이드로피리딘 수용체의 주된 기능은 라이아노딘 수용체로 전달되는 전압을 감지하는 것이다. 이렇게 전달되는 신호는 라이아노딘 칼슘 채널을 열어 근수축을 유발하기 위해 많은 양의 칼슘을 방출한다(62). 수축 과정의 세부 내용은 다음과 같다.

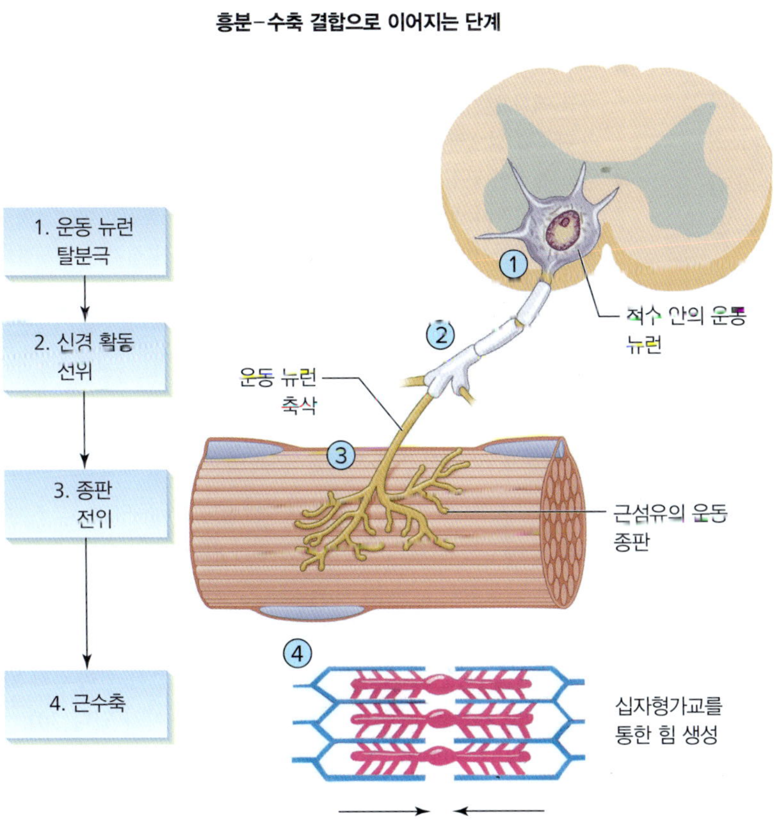

그림 8.8 흥분-수축 결합으로 이어지는 단계. 자세한 내용은 본문을 참조.

수축(contraction)

이전에 논의한 바와 같이, 활동 전위가 가로세관에 도달하면 라이아노딘 수용체를 통해 칼슘이온이 방출되고, 근육 내로 확산되어 트로포닌이라는 단백질에 결합한다. 트로포닌에 칼슘이 결합하는 것이 근육 수축을 조절하는 "트리거(trigger)" 단계이다. 근육 수축은 액틴 분자에 위치한 두 가지 조절 단백질, **트로포닌**과 **트로포마이오신**에 의해 조절된다. 트로포닌과 트로포마이오신은 액틴과 마이오신의 상호작용을 제어함으로써 근육 수축을 조절한다.

근형질세망에서 방출된 칼슘이 트로포닌과 트로포마이오신과 어떻게 작용하여 근육 수축을 조절하는지 이해하기 위해서는, 액틴, 트로포닌, 트로포마이오신 사이의 해부학적 관계를 살펴봐야 한다(그림 8.6 참조). 액틴 필라멘트는 이중 열(double rows)로 배열된 단백질 하위 단위로 구성되며, 이중 열 사이의 틈에 트로포마이오신이라는 얇은 분자가 자리 잡고 있다. 트로포닌은 트로포마이오신에 직접 부착되어 있으며, 이들이 함께 작용하여 마이오신 십자형가교가 액틴 분자에 결합되는 것을 조절한다. 이완된 근육에서는 트로포마이오신이 액틴 분자의 활성 부위를 차단하여 마이오신 십자형가교가 결합하지 못하도록 한다. 수축을 유도하는 트리거는 **측낭**(lateral sac) 또는 *말단 시스터나*(terminal cisternae)라고 불리는 근형질세망의 특정 부위에서 칼슘이 방출되는 것이다. 휴식 상태의 근육에서 근세포질 내의 칼슘 농도는 매우 낮다. 그러나 신경 자극이 신경근 접합부에 도달하면, 자극이 가로세관을 따라 근형질세망으로 전달되고, 칼슘이 방출된다. 이 칼슘이 트로포닌에 결합하여(그림 8.6 참조), 트로포마이오신의 위치를 변화시켜 액틴의 활성 부위를 드러나게 한다. 이로 인해 마이오신 십자형가교가 액틴 분자에 결합할 수 있게 된다. 십자형가교의 결합은 마이오신 분자 내에 저장된 에너지를 방출하여 근육의 단축을 초래한다. 이 마이오신 십자형가교가 액틴 분자를 당기는 움직임을 "파워 스트로크"라고 부른다. "새로운" ATP가 마이오신 십자형가교에 부착되면, 마이오신 십자형가교가 액틴과의 결합을 끊는다. ATPase 효소는 마이오신 십자형가교에 결합된 ATP를 다시 가수분해하고 마이오신 십자형가교에 또 다른 액틴 분자의 활성 부위에 재결합 할 수 있도록 "코킹" 상태로 전환하는 데 필요한 에너지를 공급한다. ATP의 가수분해는 마이오신 십자형가교를 "코킹" 상태로 만들어, 액틴의 또 다른 노출된 결합 부위에 결합하여 또 다른 파워 스트로크를 생성할 준비를 한다. 이 수축 주기는 트로포닌에 결합할 수 있는 자유로운 칼슘이 존재하고, ATP가 가수분해되어 에너지를 제공할 수 있는 한 계속될 수 있다. 근육이 항상성을 유지하지 못할 경우(예: 칼슘 수치 부족 또는 높은 수소이온 농도), 십자형가교의 움직임이 줄어들어 힘 생성이 감소하게 된다(즉, 근육 피로가 발생한다). 운동으로 인한 근육 피로의 원인은 앞으로 다룰 내용에서 소개할 것이다. 자세히 살펴보기 8.1과 관련된 그림 8.9와 8.10에서 근육 수축 과정에 대한 단계별 설명을 확인할 수 있다.

근이완(Muscle Relaxation)

신경근 접합부에서 신경 자극이 없어지면 근육의 수축 과정은 끝나게 된다. 이 과정에서 근형질세망의 칼슘펌프가 근형질세망 안으로 칼슘을 빠른 속도로 되돌리기 위해 에너지가 필요하게 된다. 트로포닌으로부터 칼슘을 빠르게 제거하게 되면 트로포마이오신이 액틴의 결합부위를 가리면서 십자형가교가 끝나게 된다.

자세히 살펴보기 8.1에서는 근수축과 이완을 포함하는 기본 단계들을 보여주고 있다. 골격근 수축에 관련된 분자의 활동에 관해 여러 참고 문헌(9, 25, 28, 30, 31, 37, 38, 39, 47, 75, 78)을 확인해 보는 것도 이해하는 데 도움이 될 것이다. 근육의 미세구조와 수축 과정을 배우는 데 투자한 시간은 이후 운동 생리학을 깊이 이해하는 데 큰 자산이 될 것이다.

요약 *In Summary*

- 골격근 수축에 관한 전반적인 과정은 액틴과 마이오신의 이동을 통해 근육의 길이가 짧아지는 슬라이딩 필라멘트 / 스윙 레버-암 모델을 통해 이해한다.
- 흥분-수축 결합은 신경 자극이 근섬유를 탈분극시켜 십자형가교를 일으키는 일련의 과정이고, 그 시작점은 탈분극으로 인한 근형질세망의 칼슘이온 방출이다.
- 근수축은 액틴에 대한 마이오신 십자형가교의 결합을 통해 발생하고 액틴 분자를 잡아당기는 마이오신의 반복된 순환이 근섬유의 단축을 일으킨다.
- 운동 뉴런이 근섬유 자극을 멈추고 칼슘이 근형질세망으로 돌아오면 근이완이 발생한다. 칼슘이온이 없어지면 트로포마이오신의 위치가 변화하게 되고 액틴분자에 대한 마이오신 십자형가교 결합위치가 가려지게 되어 근육이 이완하게 된다.

운동과 근피로

고강도 운동 또는 장시간의 운동은 근육의 수축 능력을 저하시킨다. 이로 인한 근육의 파워 출력량의 저하를 근피로라고 한다. 구체적으로 근피로는 근육의 힘 생산량 감소와 근육의 수축 속도가 낮아지면서 발생하는 근육의 파워 출력량 감소로 정의한다. 운동 중 근피로의 시작은 그림 8.11에서 확인할 수 있다. 근피로는 몇 시간 휴식으로 회복될 수 있지만 근육 손상은 완전히 회복되기 위해 며칠에서 몇 주까지 걸릴 수 있다는 점에서 차이가 있다(30).

운동 유발성 근피로는 중추신경계나 근육 내에 여러 가지 요인이 함께 작용하는 현상이다. 외부환경이나 운동의 형태에 따라

자세히 살펴보기 8.1

흥분-수축 결합과 이완의 단계적 요약

이번 자세히 살펴보기에서는 근육의 흥분, 수축, 그리고 이완 과정에 포함된 단계를 살펴본다. 아래의 번호는 그림 8.9에 나오는 번호와 각각 일치한다.

흥분

흥분과정은 그림 8.8과 8.9에서 자세히 보여주고 있다.

1. 신경 신호가 시냅스 마디에 도착
2. 시냅스 소포가 아세틸콜린을 방출하고 아세틸콜린이 시냅스 간극으로 확산되어 근섬유막에 위치한 수용체에 결합하여 이온 채널을 열어 나트륨이 근섬유 안으로 이동
3. 나트륨 이온이 안쪽으로 이동하여 근섬유를 탈분극시키고 가로세관을 통해 탈분극이 전해짐

수축

근수축은 근섬유의 탈분극에 따라 발생하며 그림 8.9의 4~8단계에서 볼 수 있다.

4. 가로세관의 탈분극이 근형질세망으로부터 근섬유의 세포액으로 칼슘을 방출
5. 칼슘이온이 트로포닌에 결합하여 트로포마이오신의 위치를 이동시켜 액틴의 마이오신 결합부위를 노출

6-8. 6단계부터 8단계는 가교 순환(cross-bridge cycling)과 근육 힘 생성 과정을 보여준다. 간단히 말해, 에너지가 충전된 마이오신 가교가 액틴의 활성 부위에 결합하여 액틴 분자를 당기며 움직임(즉, 근섬유 단축)을 생성한다. 이 과정은 근육에 대한 신경 자극이 지속되는 한 반복적으로 발생한다. 근육 수축 과정의 그림을 보려면, 마이오신 가교 순환의 단계별 과정을 단계적으로 설명한 그림 8.10에서 확인할 수 있다.

이완

9. 근육 이완의 첫 단계는 운동 뉴런이 발화를 멈출 때 발생한다. 실제로, 근육에 대한 신경 자극이 중단되면 아세틸콜린(ACh)의 방출이 멈추고 근섬유가 재분극된다.
10. 운동 뉴런이 발화를 멈추고 근육의 흥분이 중단되면, 칼슘이 근형질(sarcoplasm)에서 근형질세망으로 펌프되어 저장된다. 세포질 내 칼슘이 사라지면, 트로포닌은 트로포마이오신을 제자리로 이동시켜 액틴의 마이오신 결합 부위를 덮는다. 액틴의 활성 부위가 트로포마이오신에 의해 덮이게 되면 마이오신-액틴 가교 형성이 방지되고, 결과적으로 근육이 이완된다.

피로는 중추신경계와 말초신경계에 교란을 일으킬 수 있다. "중추신경계 피로"에 대한 개념은 7장에서 소개되어 있고, 이번 장에서는 근피로에 대해 집중적으로 살펴보자.

근피로에 대한 연구는 최근까지도 계속되고 있는데, 지금까지 알려진 바로는 개인의 체력수준, 영양상태, 근섬유의 조성, 그리고 운동의 강도와 지속 시간 등이 근피로에 영향을 주는 것으로 알려져 있다(20, 30). 지속적인 피로의 결과로 나타나는 것은 마이오신 십자형가교에서의 힘 생산이 감소하면서 근력의 감소로 이어진다. 운동 유발성 근피로의 잠재적인 원인은 알아보기 전에, 운동 강도를 4단계로 구분해 보자.

운동 강도를 네 가지로 분류하는 것은 앞서 4장에서 다루었다. 표 8.1은 이 네 가지 운동 강도 범주를 요약하고, 최대 심박수(%HRmax)와 최대 산소 섭취량(%$\dot{V}O_2$max)과 관련된 내용을 제공한다.

운동 강도의 4단계에 따라 근피로에 어떻게 영향을 미치는지 알아보도록 하자. 높은 강도의 운동을 1~10분 정도의 단시간 동안 진행하게 되면 근형질세망에서의 칼슘 방출이 줄어들게 되고 근섬유의 민감성을 억제시키는 대사산물의 축적이 증가하면서 근 피로가 발생하게 된다(20, 30, 46, 56, 58, 59, 76). 근피로에 기여하는 주요 대사산물은 인산 이온(Pi), 젖산, 수소 이온(H^+), 그리고 자유 라디칼의 증가이다. 이와 같은 대사산물이 체내에 증가하게 되면 근섬유의 칼슘 민감도가 감소하면서 근육의 힘 생성 능력이 악화된다.

그렇다면 칼슘 민감도는 어떻게 감소하게 되는 것일까? 이에

표 8.1 운동 강도의 4분류

운동 강도	젖산 역치와 운동 강도	%최대 심박수	%최대 산소 섭취량	대상자의 주관적 운동 강도
중강도	< 젖산 역치	50-75%	< 60%	가벼운 정도에서 다소 힘든 정도
고강도	> 젖산 역치	76-85%	60-75%	힘든 정도
매우 높은 강도	> 젖산 역치	86-100%	76-100%	매우 힘든 정도
격렬한 강도	> 젖산 역치	100%	> 100%	최대치 노력

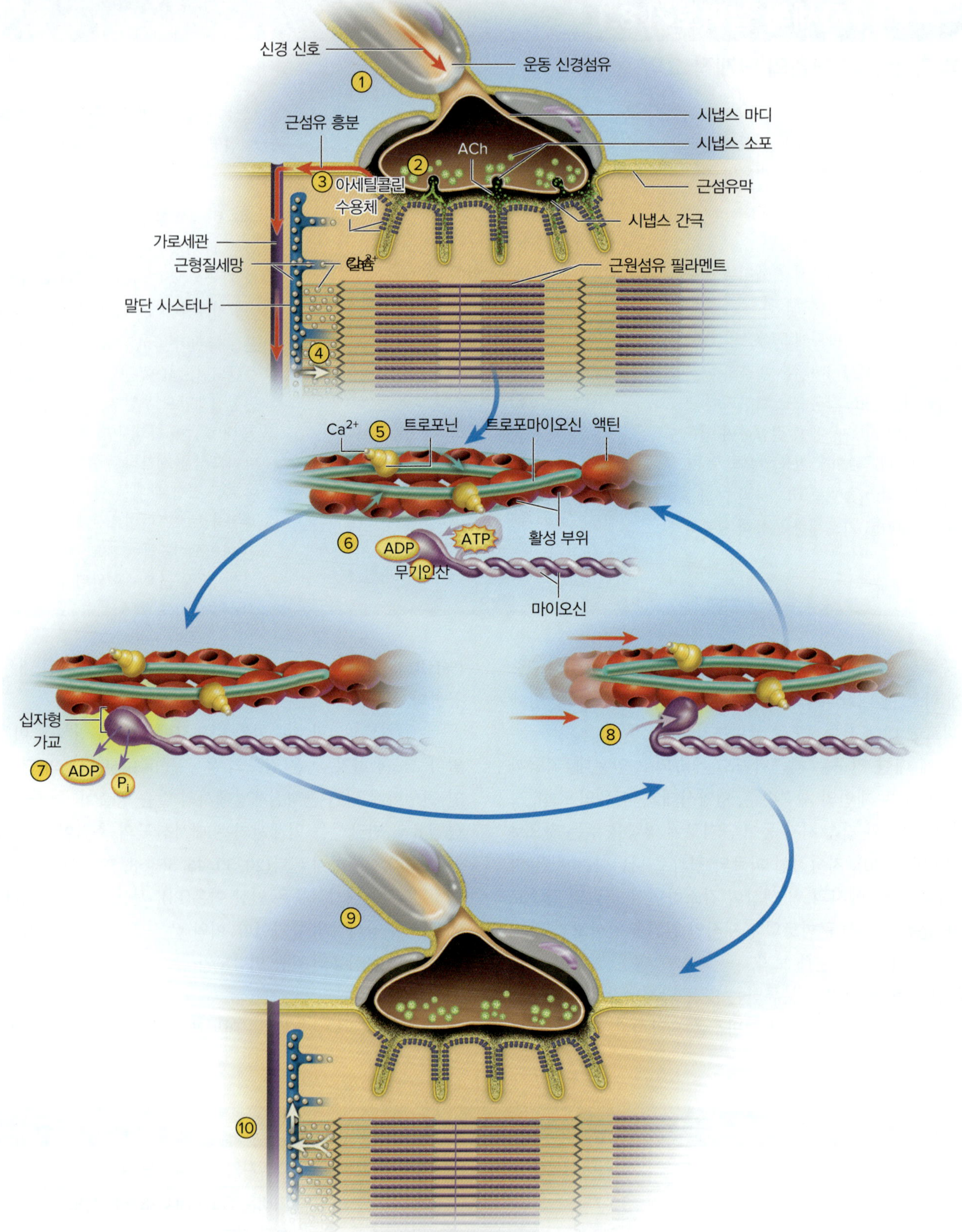

그림 8.9 근육의 흥분, 수축, 이완 과정: 1~3단계(흥분), 4~8단계(근수축), 9~10단계(근 이완). 자세히 살펴보기 8.1 참조.

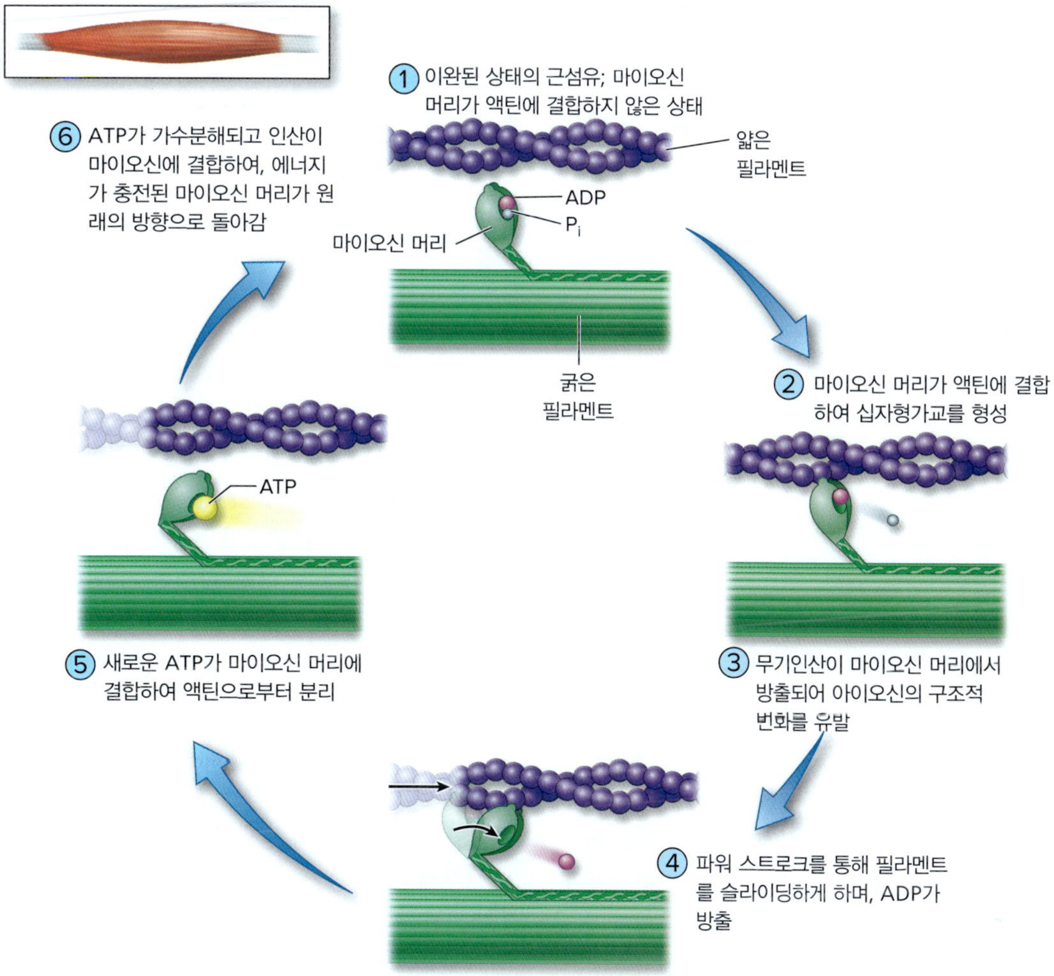

그림 8.10 근수축을 발생시키는 십자형가교 사이클의 단계: 1단계: 십자형가교가 형성되지 않은 안정 시 근섬유를 보여주며 마이오신 머리부분에 에너지가 존재하여 액틴과 결합할 능력을 갖추고 있다. 2단계: 근형질세망으로부터 칼슘이 방출된 후 액틴에 대한 마이오신 십자형가교의 결합을 보여준다. 3단계: 마이오신 머리로부터 무기인산(P_i)을 방출하면서 마이오신의 위치를 변화시킨다. 4단계: 파워 스트로크를 통해 액틴을 안쪽으로 당기면서 액틴 마이오신이 서로 슬라이드되면서 근섬유의 길이가 짧아진다. 이때 ADP가 방출된다. 5단계: 마이오신 머리에 새로운 ATP 분자가 결합하면서 십자형가교가 끝나게 된다. 6단계: ATP가 가수분해하면서 마이오신이 원래 위치로 돌아간다.

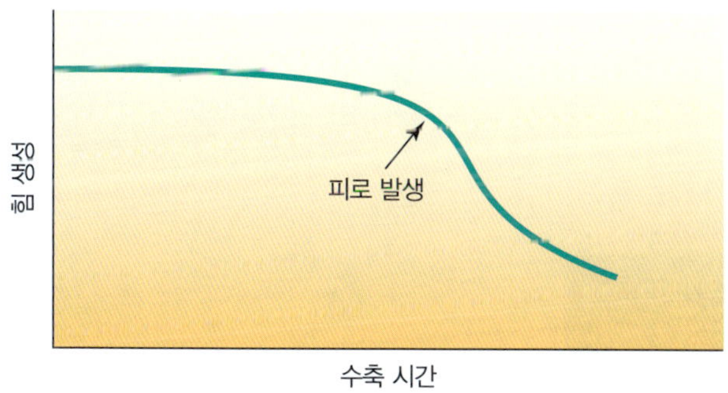

그림 8.11 근피로는 힘을 생성하는 능력이 감소하는 것으로 나타난다.

대한 연구를 살펴보면, 운동을 하면서 수소 이온이 체내에 증가하게 되는데, 수소 이온이 트로포닌에 결합하면서 칼슘과 트로포닌 결합을 방해하기 때문에 근력 생성이 감소한다고 밝히고 있다. 인산 이온과 자유 라디칼이 근피로를 유발하는 기전에 대해서는, 인산 이온과 자유 라디칼 모두 액틴에 결합한 마이오신의 십자형가교를 감소시키기 때문이다.

이전에 언급한 요인들 중 어떤 요인이 고강도, 매우 높은 강도, 격렬한 운동 중 근육 피로를 촉진하는 데 가장 중요한 역할을 할까? 아쉽게도 이 질문에 대한 완전한 답은 아직 없다. 하지만, 대사 부산물(주로 H^+와 P_i)의 축적과 근형질세망에서의 칼슘이온 방출 감소가 함께 작용하여 이러한 고강도 운동 범주에서 근육 피로를 촉진할 가능성이 높다.

고강도 이상의 운동으로 발생하는 근피로와는 달리, 1시간 이상 중강도로 장시간 운동을 했을 때 발생하는 근피로는 수소와 인산 이온으로 인해 발생하지 않는다. 이때의 근피로는 주로 자유 라디칼이 근수축 기관에 영향을 주거나 근 글리코겐이 고갈되면서 나타나게 된다(20, 30, 56, 58, 59, 78). 운동 유발성 근피로에 대한 추천 문헌 Cheng 등(2018), Gardiner (2011)에서 자세한 정보를 찾을 수 있다. 추가적으로 근피로와 운동수행능력에 대한 내용은 19장에서 더 구체적으로 다루게 된다.

요약 *In Summary*

- 근피로는 근육의 힘 생산량 감소와 근육의 수축 속도를 낮아지게 함으로써 발생하는 근육의 파워 출력량 감소로 정의한다.
- 운동으로 인한 근피로의 원인은 복잡하고 다양하며 운동수행 형태에 따라 달라진다.

운동 관련 근경련

거의 대부분의 사람은 한 번쯤 근경련을 경험했을 것이다. 운동으로 인한 근경련은 주로 고강도 운동을 오랜 시간 동안 할 때 발생한다. 근경련은 고통스럽고 경련성, 비자발적인 근육 수축의 결과로 나타난다. 근경련이 신경계에서 시작한다는 것으로 알려져 있지만, 그 원인이 말초신경계에 있는지, 중추신경계에 있는지는 아직 명확히 밝혀지지 않았다. 운동으로 인한 근경련을 설명하는 두 가지 주요 이론이 존재하는데, 하나는 탈수와 전해질 불균형이 경련을 유발한다는 이론이다. 또 다른 이론은 중추신경계에서 운동 뉴런의 흥분성이 증가하여 근경련이 발생한다는 것이다. 운동 관련 근경련의 잠재적 원인에 대해 각각 더 자세히 알아보자.

탈수와 전해질 불균형 이론

스포츠 현장에서 코치와 운동선수들 사이에서 근경련은 운동으로 인한 탈수와 전해질 불균형 때문에 발생한다는 것으로 알려져 있다. 이 이론을 지지하는 사람들은 신경 말단 주변의 간질액에서 전해질(예: 나트륨 또는 마그네슘) 수치가 비정상적으로 변하면 시냅스 마디에서 아세틸콜린이 방출되고, 그 결과 의도하지 않은 근수축이 일어난다고 주장한다(그림 8.4 및 8.9 참조) (7, 8). 이러한 아세틸콜린의 비정상적이고 통제되지 않은 방출은 결국 널리 퍼진 경련성 근육 수축(즉, 경련)을 유발하게 된다. 이 이론은 그림 8.12에서 확인할 수 있다.

현재까지 운동으로 인한 근경련이 전적으로 전해질 불균형으로 발생한다는 것을 지지하는 연구는 거의 없다. 오히려 몇 가지 연구 결과는 전해질 불균형이 운동 관련 근경련의 원인이 아니라는 것을 보여준다(66). 첫째, 탈수와 전해질 불균형은 신체 전체에 영향을 미치지만, 운동 중인 근육만 경련을 경험한다. 만약 근경련이 탈수나 전해질 불균형에 의해 발생한다면, 모든 근육에서 경련이 발생해야 하며 운동 중인 근육에서만 경련이 발생하는 것은 논리적이지 않다. 둘째, 국소의 골격근에 대한 반복적인 전기자극이 근경련을 유발할 수 있다는 것이 입증되었다. 이러한 수축 유발 근경련은 혈액 전해질 농도에 변화가 없더라도 발생한다(67). 셋째, 경련 중인 근육을 정적 스트레칭하는 것이 종종 경련을 완화한다. 만약 탈수가 경련을 일으켰다면, 스트레칭은 경련에 아무런 영향을 미치지 않았을 것이다. 왜냐하면 신체에 추가적인 수분이나 전해질이 공급되지 않았기 때문이다. 마지막으로, 운동으로 인한 경련을 자주 겪는 운동선수들은 경련을 경험하지 않는 운동선수들과 동일한 혈액 전해질 농도를 가지고 있는 경우가 많

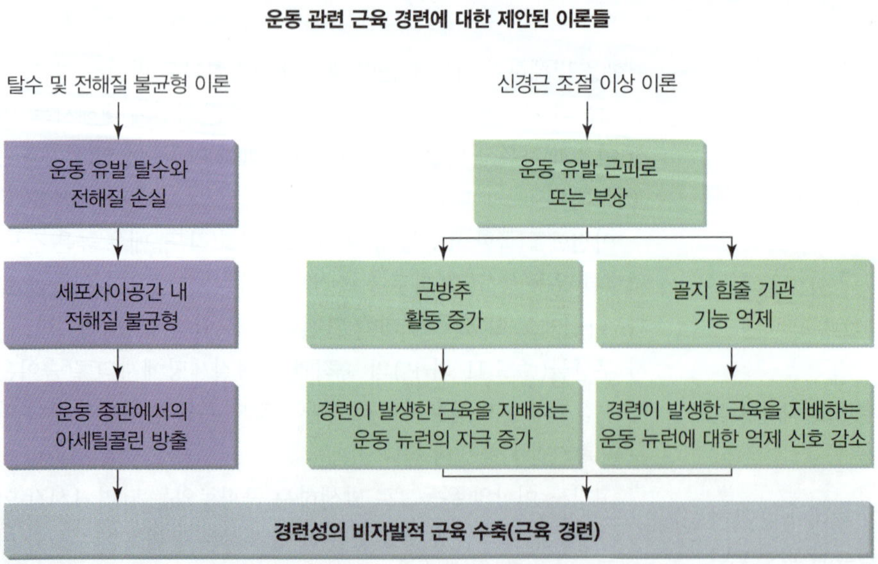

그림 8.12 운동 유발 근경련에 대한 두 가지 이론. 자세한 내용은 본문 참조.

다. 실제로, 경련에 취약한 운동선수들은 종종 경련이 없는 운동선수들보다 비슷하거나 더 많은 수분을 섭취한다. 결론적으로, 대부분의 운동 관련 근경련이 탈수와 전해질 불균형의 결과라는 개념을 지지하는 근거는 제한적이다. 그럼에도 불구하고, 극한의 운동 조건(예: 뜨거운 환경에서의 장시간 운동)에서는 전해질 불균형이 근경련을 유발할 수 있는 가능성이 여전히 존재한다.

신경근 조절 변화 이론

탈수나 전해질 불균형이 근경련의 가장 흔한 원인이라는 개념을 지지하는 근거가 부족한 반면, 실험을 통한 데이터는 운동 관련 근경련이 신경근 조절의 변화로 인해 발생할 수 있음을 시사한다. 이는 운동으로 인해 운동 뉴런의 흥분성이 증가하기 때문이라는 것이다(32). 구체적으로, 골격근에 분포하는 운동 뉴런이 과흥분되고 반복적으로 탈분극되면, 이는 비자발적인 근육 수축(즉, 경련)을 초래한다. 운동 뉴런의 흥분성 증가의 잠재적 원인으로는 운동 뉴런에 대한 흥분성 입력의 증가 및/또는 억제성 입력의 부족이 있다.

그렇다면 장시간의 강도 높은 운동이 어떻게 척수의 운동 뉴런 흥분성을 증가시킬까? 한 가지 설명은 장시간의 강도 높은 운동이 근육 피로 또는 부상을 초래하여 근방추와 골지 힘줄 기관(GTO)의 기능 이상을 유발할 수 있다는 것이다(67). 구체적으로, 격렬한 운동은 근방추에서의 구심성 신호를 증가시키고 GTO에서의 신호를 억제하는 결과를 초래할 수 있다. GTO는 근력 생성에 대한 피드백을 중추신경계에 제공하는 반면, 근방추는 근육 길이를 감지하는 역할을 한다(7장 참조). 또한 GTO의 자극은 척수로 억제 신호를 보내어 운동 뉴런의 탈분극을 방지하고, 근방추의 자극은 척수로 구심성 신호를 보내어 운동 뉴런의 활성화를 촉진한다. 따라서 이론적으로 격렬한 운동은 GTO의 발화 빈도를 감소시키고(즉, 운동 뉴런 발화의 억제 감소) 근방추의 발화 빈도를 증가시켜(즉, 운동 뉴런 활성화 증가) 근경련을 촉진할 수 있다. 운동 관련 근경련의 변화된 신경근 조절 이론의 개념은 그림 8.12에 잘 나타나 있다.

여러 연구들은 운동이 근육 감각 기관의 기능 장애를 촉진하고 근경련을 유발할 수 있다는 관점을 지지한다. 첫째, 격렬한 운동은 GTO의 기능을 저하시켜 GTO에서 운동 뉴런으로 보내는 구심성 신호를 줄일 수 있다(67). 또한 GTO를 전기적으로 자극하여 구심성 신호를 증가시키면 근경련을 완화할 수 있다(67). 이와 유사하게, 경련 중인 근육을 수동적으로 스트레칭하는 것도 종종 경련을 완화시킬 수 있다(67). 이러한 스트레칭 반응을 설명하는 메커니즘은 수동적 스트레칭이 역방향 스트레칭 반사를 유발하여 근경련을 완화시킨다는 것이다. 역방향 스트레칭 반사는 스트레칭에 의해 GTO가 활성화되어 척수의 운동 뉴런을 억제하고 근육 이완을 초래하는 현상이다(7장 참고). 마지막으로, 연구들은 장시간의 운동이 근방추의 발화 빈도를 증가시키고, 근방추 구심성 신호의 전기적 자극이 척수로 구심성 신호를 보내어 운동 뉴런을 활성화함으로써 근경련을 유발할 수 있음을 시사한다(67). 종합적으로, 이러한 연구들은 운동으로 인한 근감각 기관의 기능 저하가 중추신경계 메커니즘을 통해 근경련을 유발할 수 있는 잠재적 연결 고리라는 개념을 지지한다.

운동 관련 근경련: 결론

운동 관련 근경련의 원인은 여전히 논쟁의 여지가 있는 주제이다. 그럼에도 불구하고 많은 연구에서는 운동으로 인한 근경련이 척수에서 운동 뉴런의 과도한 발화로 인한 것임을 시사한다. 운동 관련 근경련을 설명하는 주요 이론은 장시간 또는 고강도 운동이 근방추와 GTO의 기능을 변화시켜 근방추의 흥분성 활동이 증가하고 GTO의 억제 효과가 감소한다는 것이다. 이러한 작용은 지속적인 운동 뉴런 활동을 촉신하여 근경련을 유발한다(즉, 신경근 조절 변화 이론).

현재 대부분의 운동으로 인한 근경련을 완화하는 유일하고 신뢰할 수 있는 방법은 근육의 수동적 스트레칭이다. 그럼에도 불구하고, 수년 동안 다양한 "민간 요법"이 근경련을 예방하고 완화하기 위해 제안되었다. 여기에는 정제 소금, 바나나, 피클 주스, 스포츠 음료 등이 포함된다. 안타깝게도, 이러한 치료법 중 어느 것도 운동으로 인한 근경련을 일관되게 예방하는 것으로 과학적으로 증명되지 않았다. 그러나 최근 연구에 따르면, 몇 가지 천연 성분을 구강 섭취하면 운동으로 인한 근경련을 예방할 가능성이 있다고 한다(자세한 내용은 중점연구 8.1을 참조). 운동과 근경련에 대한 더 많은 정보는 Miller 등(2022)의 추천 문헌을 참조.

요약 *In Summary*

- 근경련은 경련성이고 비자발적인 근육 수축이다.
- 운동으로 인한 근경련의 원인은 여전히 논쟁 중이며, 두 가지 주요 이론이 제기되고 있다: (1) 근경련은 탈수와 전해질 불균형에 의해 발생한다는 이론과 (2) 운동 뉴런의 증가된 자극과 억제 드라이브의 감소로 인한 변화된 신경근 조절의 결과라는 이론이다.
- 비록 근경련의 정확한 원인은 아직 명확히 밝혀지지 않았지만, 운동으로 인한 근경련의 일반적인 근본 원인은 운동 뉴런의 과흥분성으로 보이며, 이는 근경련이 중추신경계에서 기원함을 시사한다.

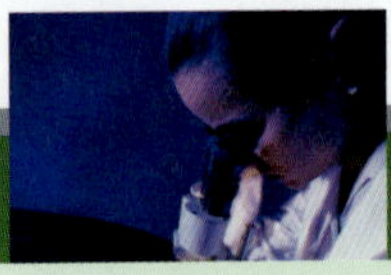

중점연구 8.1

근경련을 경험하는 사람을 위한 대책?

본문에서 논의된 바와 같이, 운동으로 인한 근경련의 근본 원인은 척수에서 운동 뉴런의 반복적인 발화라는 근거가 점점 더 많아지고 있다. 스포츠 음료, 바나나, 피클 주스와 같은 일반적인 치료법이 근경련을 치료하고 예방하기 위해 제안되었지만, 이러한 방법 중 어느 것도 경련을 일관되게 예방하는 데 효과적인 것으로 입증되지 않았다.

그럼에도 불구하고, 최근 연구는 근경련 치료가 곧 실현될 수 있다는 희망을 제공한다. 이 발견에 대한 내용은 카약 선수였던 두 과학자, 록펠러 대학의 노벨 화학상 수상자인 Rod MacKinnon 박사와 하버드 의대 교수인 Bruce Bean 박사로부터 시작된다. 이들은 둘 다 풍부한 운동 경험을 갖고 있는 선수였으며, 영양과 수분 섭취를 철저히 관리했다. 그럼에도 불구하고 두 사람은 바다에서 카약을 타는 동안 심한 근경련을 겪게 되었다. 계속되는 근경련으로 고생했지만, 이 경험이 근경련의 원인을 연구하도록 동기를 부여했다.

MacKinnon은 운동 과학계가 근경련에 대해 얼마나 이해하지 못하고 있는지를 알게 되면서 근경련을 예방하기 위한 치료 계획을 개발하는 데 관심을 가지게 되었다. 대부분의 전문 경력을 통해 이온 채널을 연구한 MacKinnon은 근경련의 원인을 연구하기 시작했다. 몇 년간의 연구 끝에 MacKinnon과 그의 동료들은 근경련이 근육 자체에서 발생하지 않는다는 결론을 내렸다. 대신, 경련은 척수에서 근육 수축을 조절하는 운동 뉴런의 과도한 발화를 촉진하는 신경 기전에 의해 유발되는 것으로 보인다. MacKinnon은 "이 과도한 운동 뉴런 발화를 어떻게 막을 수 있을까?"라는 질문을 던졌다.

MacKinnon과 그의 동료들은 척수에 강력한 억제 자극을 보내 과활성화된 운동 뉴런의 발화를 억제하는 것이 근경련을 예방하는 잠재적 치료법이라고 생각했다. 더 나아가, 이러한 억제 효과는 입과 목에 위치한 감각 신경을 자극하는 천연 성분의 섭취를 통해 달성될 수 있다고 예측했다. 이러한 감각 신경은 척수로 연결되어 과흥분된 운동 뉴런을 억제한다. 입에서 척수로의 연결은 그리 멀지 않다. 실제로 우리는 모두 차가운 음료를 마실 때 느끼는 통증[흔히 냉각성 두통(brain freeze)이라고 불림]을 경험한 적이 있다. 냉각성 두통 현상은 입천장의 신경 다발이 급격히 냉각되기 때문에 발생한다. 이와 유사한 이유로, 특정 향신료와 다른 천연 성분(예: 생강, 붉은 고추의 캡사이신)의 섭취는 일시적 수용기 전위(TRP) 채널이라고 불리는 감각 신경의 특정 이온 채널을 활성화한다. 이러한 TRP 채널의 활성화는 척수로 억제 신호를 보내 과활성화된 운동 뉴런을 억제한다.

MacKinnon과 동료들은 천연 향신료의 구강 섭취가 근경련을 예방할 수 있다는 가설을 테스트하기 위해 자원자들을 대상으로 실험을 했다. 초기 결과는 이러한 향신료의 섭취가 입과 목의 TRP 채널을 활성화하여 척수로 억제 신호를 보내 운동 뉴런의 과도한 발화를 차단한다는 것을 나타냈다. 중요한 것은, 이러한 초기 결과는 운동 전에 특별히 조제된 매운 음료를 섭취한 피험자들이 운동 관련 근경련의 빈도와 지속 시간이 감소했음을 보여준다. 따라서 우리는 운동으로 인한 근경련 예방을 위한 과학적으로 기반한 치료 계획에 한 걸음 더 다가선 것으로 보인다. 운동으로 인한 근경련을 예방하기 위한 매운 음료 섭취의 효과를 입증한 연구 예시는 추천 문헌의 Craighead 등(2017)을 참고.

근섬유 유형

인체의 골격근은 개별 섬유의 조직화학적 또는 생화학적 특성에 따라 분류할 수 있다. 구체적으로, 근섬유는 두 가지 일반적인 범주로 분류된다: (1) Type I 섬유(지근 섬유 또는 느린 수축 섬유)와 (2) Type II 섬유(속근 섬유 또는 빠른 수축 섬유)이다(16, 18, 26, 27, 55). 인체의 근육에는 하나의 type I 느린 섬유만 존재하지만, type II 속근 섬유에는 두 가지 하위 분류가 존재한다: (a) type IIa 섬유와 (b) type IIx 섬유이다. 일부 근육은 주로 빠른 섬유 또는 느린 섬유로 구성되어 있지만, 대부분의 근육은 두 섬유 유형이 혼합되어 있다. 골격근에 포함된 각 섬유 유형의 비율은 유전, 호르몬의 혈중 농도, 개인의 운동 습관에 의해 영향을 받을 수 있다. 실질적인 관점에서, 골격근의 섬유 구성은 파워와 지구력 종목 모두에서 중요한 역할을 한다(11, 70). 근섬유의 "유형" 분류 방법에 대해서는 자세히 살펴보기 8.2에서 소개하고 있다.

골격근의 생화학적 및 수축 특성 개요

특정 근섬유 유형의 기능적 특성을 논의하기 전에, 근육 기능에 중요한 일반적인 생화학적 및 수축 특성에 대해 논의해 보자.

근육의 생화학적 특성

근육 기능에 중요한 세 가지 주요 생화학적 특성은 (1) 산화 능력, (2) 마이오신 이소폼(isoform) 유형, (3) 섬유 내 수축 단백질의 양이다. 근섬유의 산화 능력은 미토콘드리아의 수, 섬유를 둘러싼 모세혈관의 수, 섬유 내 마이오글로빈의 양에 의해 결정된다. 많은 미토콘드리아는 ATP를 유산소적으로 생성할 수 있는 능력을 제공한다. 근섬유를 둘러싼 많은 모세혈관은 수축 활동 중에 섬유가 충분한 산소를 받을 수 있도록 한다. 마이오글로빈은 혈액의

자세히 살펴보기 8.2

골격근 섬유는 어떻게 분류되는가?

특정 근육에 포함된 속근 섬유 또는 지근 섬유의 상대적인 비율은 근육의 작은 샘플을 채취하여(근 생검: muscle biopsy) 개별 근육세포의 화학적 분석을 수행함으로써 추정할 수 있다. 일반적인 방법은 근섬유에 존재하는 특정 "이소폼"의 마이오신에 따라 근섬유를 세 가지 범주로 나누는 조직화학적 절차를 사용한다. 이 기술은 선택적 항체를 사용하여 인체 근육 섬유에서 발견되는 각기 다른 마이오신 단백질(예: type I, type IIa, type IIx)을 인식하고 "태그"한다. 구체적으로, 이 방법은 각 고유한 마이오신 단백질에 고친화성 항체가 결합하는 것을 포함한다. 이 기술은 다양한 근섬유 유형에서 색상 차이를 통해 다른 근섬유를 식별할 수 있다. 그림 8.13은 골격근 막 단백질(디스트로핀)에 대한 면역조직화학적 염색뿐만 아니라 type I, type IIa, type IIx 골격근 섬유에 대한 면역조직화학적 염색 후 근육의 단면을 보여준다(9, 10, 41, 45).

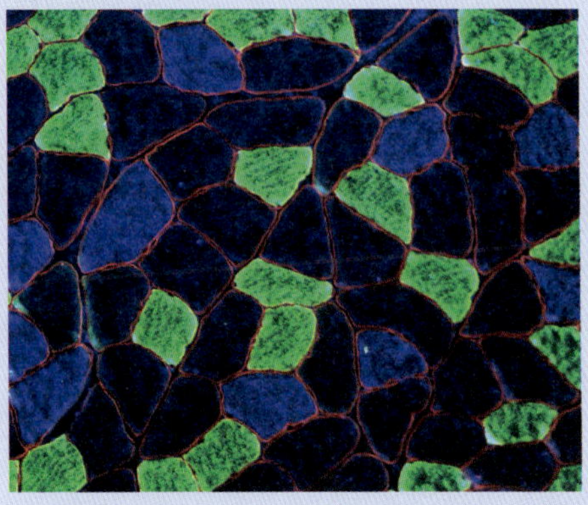

그림 8.13 골격근의 단면에 대한 면역조직화학적 염색. 빨간색 염색은 골격근 섬유를 둘러싸는 막 내의 디스트로핀 단백질을 나타낸다. 파란색 세포는 type I 섬유이고, 녹색 세포는 type IIa 섬유이다. 검은색으로 보이는 세포는 type IIx 근섬유이다.

인체의 근섬유 유형 분류에서 내재적인 문제 중 하나는 생검이 보통 하나의 근육 그룹에서만 수행된다는 것이다. 따라서 한 근육에서 채취한 단일 샘플이 전체 몸을 대표하지는 않는다. 추가적인 복잡성은 근육의 단일 영역에서 채취한 작은 샘플이 생검된 근육의 전체 섬유 집단을 진정으로 대표하지 않을 수 있다는 것이다(3, 71). 따라서 단일 근육 생검의 염색을 기반으로 전체 신체의 근섬유 유형 비율에 대한 결론을 내리기 어렵다.

헤모글로빈과 유사하게 산소를 결합하며, 세포막과 미토콘드리아 사이의 산소를 "운반하는" 역할을 한다. 따라서 높은 마이오글로빈 농도는 모세혈관에서 미토콘드리아로 산소를 전달하는 능력을 향상시킨다. 이러한 생화학적 특성의 중요성은 마이오글로빈 농도가 높고, 미토콘드리아와 모세혈관의 수가 많은 근섬유가 높은 유산소 능력을 가지며, 장기간의 최대하 운동 동안 피로에 저항한다는 것이다.

근섬유의 또 다른 중요한 생화학적 특성은 마이오신 ATPase 활성의 차이이다. 인체에는 세 가지 주요 마이오신 이소폼이 존재하며, 이 이소폼은 ATP를 분해하는 속도에 차이가 있다. 높은 ATPase 활성을 가진 ATPase 이소폼을 포함하는 근섬유는 ATP를 빠르게 분해하여 근육이 빠르게 단축된다. 반면, 낮은 ATPase 활성을 가진 근섬유는 느린 속도로 수축한다.

근섬유의 수축 특성에 영향을 미치는 세 번째 중요한 생화학적 특성은 근섬유 내 수축 단백질(즉, 액틴과 마이오신)의 양이다. 액틴과 마이오신의 양이 많은 큰 근섬유는 이러한 주요 수축 단백질의 양이 적은 섬유보다 더 큰 힘을 생성한다. 액틴과 마이오신의 섬유 유형 차이에 대한 더 자세한 내용은 이 장의 후반에서 논의될 것이다.

골격근의 수축 특성

근섬유 유형의 수축 특성을 비교할 때 네 가지 기능적 특성이 중요하다: (1) 최대 힘 생성, (2) 수축 속도, (3) 최대 파워 출력량, (4) 수축 효율성이다. 이러한 특성들에 대해 간단히 논의해 보자.

일반적으로 큰 근섬유는 작은 근섬유보다 더 많은 힘을 생성한다. 이는 더 많은 액틴과 마이오신을 포함하고 있어 더 많은 마이오신 십자형가교(cross bridges) 결합이 가능하기 때문이다. 근섬유의 최대 힘 생성은 종종 근섬유 단면적당 생성된 힘으로 정의한다. 이 속성은 근섬유 특유의 긴장 또는 특이 힘 생성이라고 한다. 즉, 특이 긴장은 힘 생성량을 근섬유 크기로 나눈 값이다(예: 특정 힘 = 힘/섬유 단면적). 근섬유의 특정 힘 생성은 근섬유 유형에 따라 다르며, 이는 다음 문단에서 논의할 것이다.

근섬유의 두 번째 주요 특성은 수축 속도이다. 근섬유의 수축 속도는 개별 섬유의 최대 단축 속도(Vmax)를 측정하여 비교된다. Vmax는 근섬유가 단축할 수 있는 최대 속도를 나타낸다. 근섬유는 십자형가교 운동(십자형가교 사이클링)으로 단축되므로, Vmax는 십자형가교 사이클링 속도에 의해 결정된다. Vmax를 조절하는 주요 생화학적 요인은 마이오신 ATPase 활성이다. 따라서 높은 마이오신 ATPase 활성을 가진 섬유(예: 빠른 섬유)는 높은 Vmax를 가지며, 낮은 마이오신 ATPase 활성을 가진 섬유(예:

느린 섬유)는 낮은 Vmax를 가진다.

근섬유의 세 번째 중요한 수축 특성은 최대 파워 출력량이다. 근섬유의 파워는 힘 생성과 단축 속도 모두에 의해 결정된다. 구체적으로, 근섬유의 최대 파워 출력량은 힘 생성량과 단축 속도의 곱으로 정의된다(즉, 파워 = 힘 × 단축 속도). 따라서 높은 힘 생성 능력과 빠른 단축 속도를 가진 근섬유는 높은 파워 출력량을 생성할 수 있다. 반면, 느린 단축 속도 및/또는 낮은 힘 생성 능력을 가진 근섬유는 매우 높은 파워 출력량을 생성할 수 없다.

골격근 섬유의 네 번째이자 마지막으로 중요한 수축 특성은 섬유의 효율성이다. 근섬유의 효율성은 근섬유의 경제성의 척도이다. 즉, 효율적인 섬유는 비효율적인 섬유보다 동일한 양의 작업을 수행하기 위해 더 적은 에너지를 필요로 한다. 실질적으로, 이 측정은 사용된 에너지(즉, ATP 사용량)를 생성된 힘의 양으로 나누어 측정된다. 다음 섹션에서는 이 네 가지 주요 수축 특성에 따라 개별 섬유 유형의 차이에 대해 논의한다.

근섬유 유형의 기능적 특성

인체의 골격근에는 세 가지 주요 근섬유 유형이 존재한다(빠른 섬유의 두 하위 유형—type IIx 및 IIa; 느린 섬유—type I). 근섬유 유형의 생화학적 및 수축 특성에 대해 살펴보자.

느린(Type I) 섬유

인체에는 한 가지 유형의 느린 섬유만 존재하며, 이를 type I 섬유라고 한다. **Type I 섬유**(느린 산화 섬유 또는 **느린 수축 섬유**)는 많은 산화 효소(즉, 높은 미토콘드리아 부피)를 포함하고 있으며, 빠른 type II 섬유보다 더 많은 모세혈관으로 둘러싸여 있다. 또한, type I 섬유는 빠른 섬유보다 높은 농도의 마이오글로빈을 포함하고 있다. 높은 마이오글로빈 농도, 많은 모세혈관 수, 높은 미토콘드리아 효소 활성은 type I 섬유가 높은 유산소 대사 능력과 높은 피로 저항성을 가지도록 한다.

Type I 섬유의 수축 특성(단축 속도와 힘 생성)에 관해서는, type I 섬유는 빠른 섬유에 비해 최대 단축 속도(Vmax)가 더 느리다(그림 8.14) (13, 19, 57). 이를 설명하는 메커니즘은 type I 섬유가 빠른 섬유에 비해 낮은 마이오신 ATPase 활성을 가지고 있다는 것이다.

지근 섬유는 빠른 섬유에 비해 낮은 특이 장력을 생성한다(그림 8.15(*a*)) (19). 이는 type I 섬유가 단면적당 액틴과 마이오신의 양이 빠른 type II 섬유보다 적기 때문이다. 이는 중요한데, 근섬유가 생성하는 힘의 양은 특정 시간에 액틴에 결합된 마이오신 십자형가교의 수와 직접적으로 관련이 있기 때문이다(즉, 힘을 생성하는 상태). 간단히 말해, 힘을 생성하는 십자형가교가 많을

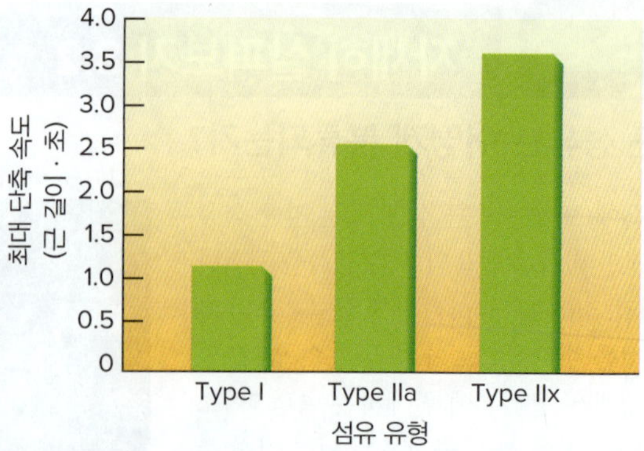

그림 8.14 섬유 유형 간 최대 단축 속도 비교.

출처: Bottinelli, Roberto, Pellegrino, M. A., Canepari, Monica, D'Antona, Giuseppe. "Single muscle fiber properties in aging and disuse." *Scandinavian Journal of Medicine & Science in Sports* 20: 10–19, 2010.

수록 힘 생성도 커진다. 따라서 빠른 섬유는 느린 섬유보다 더 많은 힘을 발휘하는데, 이는 느린 섬유보다 단면적당 더 많은 마이오신 십자형가교를 포함하고 있기 때문이다.

마지막으로, type I 섬유는 빠른 섬유보다 더 효율적이다(23).

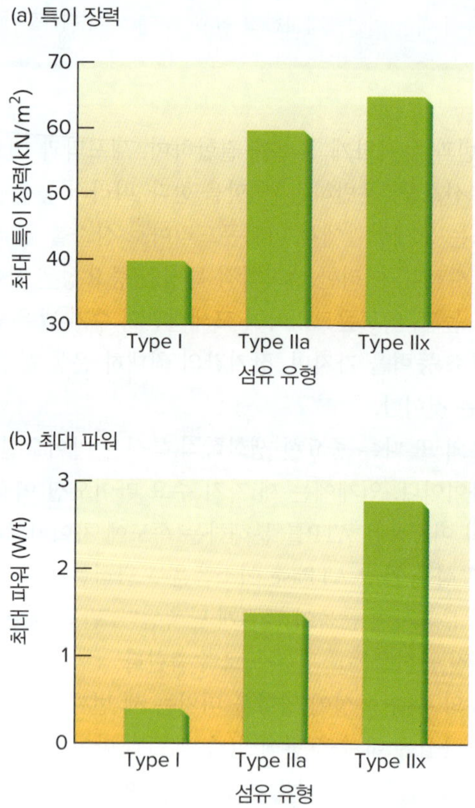

그림 8.15 근섬유 유형 간의 (*a*) 최대 특정 힘 생성과 (*b*) 최대 파워 출력량 비교.

출처: Bottinelli, Roberto, Pellegrino,M. A., Canepari, Monica, D'Antona, Giuseppe. "Single muscle fiber properties in aging and disuse." *Scandinavian Journal of Medicine & Science in Sports* 20: 10–19, 2010.

이는 주어진 작업률에서 높은 효율성을 가진 근섬유가 비효율적인 섬유보다 더 적은 에너지(즉, ATP)를 필요로 하기 때문에 중요하다. 느린 섬유와 빠른 섬유 간의 효율성 차이는 느린 섬유에서 ATP 회전율이 낮기 때문일 가능성이 크다(23).

빠른(*Type IIa* 및 *type IIx*) 섬유

인체에는 두 가지 하위 유형의 빠른 섬유가 존재한다: (1) type IIx와 (2) type IIa이다. **Type IIx 섬유**(종종 **빠른 수축 섬유** 또는 빠른 해당 섬유라고도 함)는 상대적으로 적은 수의 미토콘드리아를 가지고 있으며, 유산소 대사 능력이 제한적이고, 느린 섬유보다 피로에 대한 저항성이 낮다(33). 그러나 이 섬유는 해당 효소가 풍부하여 큰 무산소 능력을 제공한다(54).

많은 작은 동물(예: 쥐)에서 가장 빠른 골격근 섬유는 type IIb 섬유이다. 여러 해 동안, 인체의 골격근에서도 가장 빠른 섬유가 "type IIb" 섬유라고 믿어졌다. 그러나 이제는 인체의 가장 빠른 근섬유가 type IIx 섬유라는 것이 밝혀졌다. 이러한 과학적 사고의 변화는 다음과 같은 배경이 있다. 1980년대 후반, 독일과 이탈리아 과학자들이 설치류 골격근에서 type IIx라는 새로운 빠른 근섬유를 발견했다(5, 64). 설치류에서 이 type IIx 섬유가 발견된 이후, 이 유형의 마이오신이 인체의 가장 빠른 근섬유에 포함된 것과 구조적으로 유사하다는 것이 밝혀졌다(63, 65). 따라서 이 교과서에서는 type IIx 섬유를 인체의 가장 빠른 골격근 섬유 유형으로 언급할 것이다(24).

Type IIx 섬유의 특이 장력(섬유 단면적당 힘)은 type IIa 섬유와 유사하지만, type I 섬유보다는 크다(그림 8.15(*a*))(19). 또한, type IIx 섬유의 마이오신 ATPase 활성이 다른 섬유 유형보다 높아 모든 섬유 유형 중에서 가장 높은 Vmax를 갖는다(그림 8.14). 따라서 type IIx 섬유는 모든 근섬유 유형 중에서 가장 높은 파워 출력량을 생성한다(그림 8.15(*b*)(19).

Type IIx 섬유는 다른 모든 섬유 유형보다 효율성이 낮다. 이러한 낮은 효율성은 높은 마이오신 ATPase 활성으로 인해 단위 활동당 더 큰 에너지 소비를 초래하기 때문이다(23).

두 번째 유형의 빠른 섬유는 **type IIa 섬유**(**중간 섬유** 또는 빠른 산화성 해당 섬유라고도 함)이다. 이 섬유는 생화학적 특성과 피로 특성이 type IIx와 type I 섬유의 중간 정도이다. 따라서 개념적으로, type IIa 섬유는 type I과 type IIx 섬유 특성의 혼합으로 볼 수 있다. Type IIa와 IIx 섬유 간 수축 특성의 비교는 그림 8.14와 8.15에 잘 나타나 있다.

또한, 정기적인 운동 훈련은 인체내 근섬유의 생화학적 및 수축 특성을 모두 수정할 수 있으며, 빠른 섬유를 느린 섬유로 전환시킬 수 있다는 점을 이해하는 것이 중요하다(12, 35). 운동으로 인한 골격근 섬유의 변화에 대한 자세한 논의는 13장과 14장에서 다룰 것이다.

마지막으로, 골격근 섬유를 세 가지 명확한 그룹으로 분류하는 것이 근섬유의 기능적 특성을 그룹화하는 편리한 방법이지만, 각 분류는 광범위한 수축 및 생화학적 특성을 나타낸다는 점을 이해하는 것이 중요하다. 실제로, type IIx, type IIa, 그리고 type I 섬유의 생화학적 및 수축 특성은 연속성을 나타낸다. 또한, 개별 근섬유는 하나의 섬유 유형 이상의 혼합된 특성을 보일 수 있다. 예를 들어, 일부 섬유는 하나 이상의 유형의 마이오신 ATPase를 포함할 수 있다(예: 일부 섬유는 type I과 type IIa 마이오신 ATPase를 모두 포함할 수 있으며, 다른 섬유는 type IIa와 type IIx 마이오신 ATPase를 모두 포함할 수 있다)(50).

요약 *In Summary*

- 인체의 골격근 섬유 유형은 생화학적 및 수축 특성에 따라 세 가지로 나눌 수 있다. 두 가지 유형의 빠른 섬유가 존재하며, 이는 type IIx와 type IIa이다. 하나의 느린 섬유 유형은 type I이다.
- 모든 근섬유 유형의 생화학적 및 수축 특성은 표 8.2에 요약되어 있다.
- 골격근 섬유를 세 가지 일반적인 그룹으로 분류하는 것이 근섬유의 특성을 연구하는 데 편리한 시스템이지만, 인체의 골격근 섬유는 광범위한 수축 및 생화학적 특성을 나타낸다. 즉, type IIx, IIa, 그리고 I 섬유의 생화학적 및 수축 특성은 세 가지 깔끔한 패키지보다는 연속성을 나타낸다.

섬유 유형과 성능

많은 연구들이 인체 골격근의 근섬유 유형 구성을 조사해왔으며, 몇 가지 흥미로운 사실이 밝혀졌다. 첫째, 섬유 분포에 있어서 명백한 성 차이는 없다(54). 둘째, 평균적으로 비활동적인 남성이나 여성은 약 50%의 느린 섬유를 가지고 있다. 셋째, 매우 성공적인 파워 운동선수(예: 단거리 주자)는 일반적으로 빠른 섬유의 비율이 높은 반면, 지구력 운동선수는 일반적으로 느린 섬유의 비율이 높다(22, 26, 73). 표 8.3은 성공적인 운동선수와 비운동선수에서 발견된 느린 섬유와 빠른 섬유의 비율에 대한 몇 가지 예를 제시한다.

표 8.3에서 알 수 있듯이, 동일한 종목이나 스포츠에서 경쟁하는 성공적인 운동선수들 사이에서도 다양한 근섬유 유형의 비율에 상당한 차이가 있다. 실제로, type I(느린) 근섬유의 비율은 개인의 최대 산소 섭취량($\dot{V}O_2$ max)과 높은 상관관계가 있지만, type I 섬유의 비율은 개인 간 차이의 40%만을 설명할 수 있다(68). 더욱이, 동일하게 성공적인 10,000미터 달리기 선수 두 명이 각각 보유한 느린 섬유의 비율이 다를 수 있다. 예를 들어, 한

표 8.2 인체 골격근 섬유 유형의 특성

특성	빠른 섬유 type IIx	빠른 섬유 type IIa	느린 섬유 type I
미토콘드리아 수	낮음	높음/중간	높음
피로 저항성	낮음	높음/중간	높음
주요 에너지 시스템	무산소	혼합	유산소
ATPase 활성	가장 높음	높음	낮음
Vmax(단축 속도)	가장 높음	높음	낮음
효율성	낮음	중간	높음
특이 장력	높음	높음	중간

선수는 70%의 느린 섬유를 가지고 있는 반면, 유사하게 성공적인 다른 선수는 85%의 느린 섬유를 가질 수 있다. 이 관찰은 개인의 근섬유 구성이 운동 경기에서의 성공을 결정하는 유일한 변수는 아니라는 것을 보여준다(22). 실제로, 운동 성과에서의 성공은 심리적, 생화학적, 신경학적, 심폐, 생체역학적 요인의 복잡한 상호 작용에 기인한다(14).

요약 *In Summary*

- 성공적인 파워 운동선수(예: 단거리 주자)는 일반적으로 빠른 근섬유의 비율이 높고, 따라서 느린 type I 섬유의 비율이 낮다.
- 반면, 지구력 운동선수(예: 마라톤 선수)는 보통 느린 근섬유의 비율이 높고, 빠른 섬유의 비율이 낮다.
- 근섬유 유형이 스포츠 성과에 중요한 역할을 한다는 것은 알려져 있지만, 동일한 스포츠에서 경쟁하는 성공적인 운동선수들 사이에서도 상당한 변동이 존재한다.

근육 작용

골격근의 힘 생성 과정을 근육 수축이라고 한다. 그러나 근육의 길이가 길어지거나 짧아지는 행동을 모두 수축으로 설명하는 것은 혼란을 줄 수 있다. 따라서 근육의 힘 생성 과정을 설명하기 위해 **근육 작용**(muscle action)이라는 용어가 제안되었다. 이 용어는 근육의 다양한 수축 유형(즉, 길어지거나 짧아지는 수축)을 설명하는 데 일반적으로 사용된다.

여러 종류의 근육 작용이 존재한다. 예를 들어, 골격근은 큰 근육 단축 없이 힘을 생성할 수 있다. 이는 개인이 옮길 수 없는 덤벨로 "컬" 운동을 시도할 때 발생할 수 있다(그림 8.16(*a*)). 이 경우 근육 긴장은 증가하지만 덤벨은 움직이지 않으며, 따라서 힘을 가하는 신체 부위도 움직이지 않는다. 이러한 종류의 근육 힘 생성은 **등척성 작용**이라고 하며, 정적 운동으로 알려져 있다. 등척성 작용은 서 있거나 앉아 있는 동안 정적 신체 위치를 유지하기 위해 작용하는 자세 유지 근육에서 흔히 발생한다.

등척성 근육 활동과 대조적으로, 대부분의 운동이나 스포츠 활동은 신체 부위의 움직임을 수반하는 근육 작용을 요구한다. 신체 부위의 움직임을 포함하는 운동을 **동적** 운동 또는 등장성 운동이라고 한다. 동적 운동 동안 두 가지 유형의 근육 활동이 발생할 수 있다: (1) 단축성 작용과 (2) 신장성 작용이다. 신체 부위의 움직임과 함께 근육이 짧아지는 근육 활동을 **단축성 작용**이라고 한다(그림 8.16(*b*)). 근육이 활성화되고 힘이 생성되지만 근육이 길어지는 경우는 **신장성 작용**이 발생한다. 표 8.4는 운동과 근육 작용 유형의 분류를 요약한 것이다.

신장성 근육 작용은 근절 내에서 높은 스트레스를 유발할 수 있다. 이러한 신장성 작용으로 인한 근육의 스트레스는 종종 근섬유의 손상과 관련이 있으며, 이로 인해 근육 힘 생성 능력이 감소하고

표 8.3 엘리트 운동선수의 일반적인 근섬유 구성

스포츠	% 느린 섬유 (Type I)	% 빠른 섬유 (Types IIx and IIa)
장거리 달리기 선수	70 – 80	20 – 30
단거리 달리기 선수	25 – 30	70 – 75
일반인	47 – 53	47 – 53

표 8.4 운동 분류 및 근육 작용 유형 요약

운동 유형	근육 작용	근길이 변화
동적	단축성	감소
	신장성	증가
정적	등척성	변화 없음

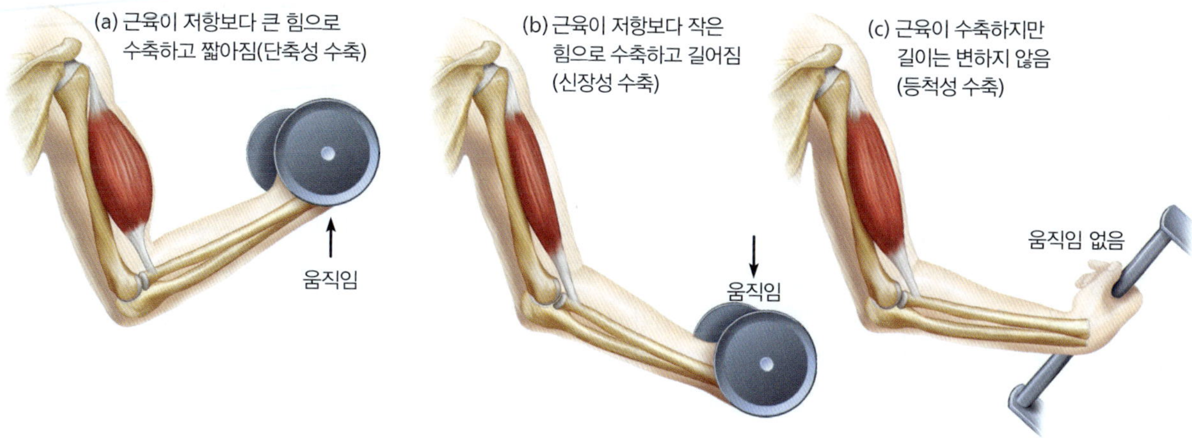

그림 8.16 근육 작용의 유형. 동적 작용에는 (*a*) 단축성 작용과 (*b*) 신장성 작용이 포함된다. (*c*) 등척성 작용은 근육이 힘을 생성하지만 관절 각도가 변하지 않을 때 발생한다.

염증과 근섬유의 부기로 인해 근육 통증이 발생할 수 있다. 운동 유발성 근육 손상과 통증에 대한 자세한 내용은 21장에서 다룬다.

근육 작용 및 이완 속도

실험실에서 개구리의 근육을 사용하여 근육을 지배하는 신경에 단일 전기 충격을 가하면 근육 수축과 이완의 시간 경과를 관찰할 수 있다. 이러한 빠른 근육 수축 유형을 근육 **경련**이라고 한다. 근육의 움직임은 특수한 기록 장치에 기록될 수 있으며, 수축 및 이완 시간대를 연구할 수 있다. 그림 8.17은 개구리 근육에서 단순 경련의 시간 경과를 보여준다. 경련은 세 단계로 나눌 수 있다. 첫째, 자극 직후 근육이 짧아지기 전에 잠깐의 잠복기가 있으며, 이는 몇 밀리초 동안 지속된다. 경련의 두 번째 단계는 수축 단계로 약 40밀리초 동안 지속된다. 마지막으로, 근육은 약 50밀리초 동안 지속되는 이완 기간 동안 원래의 길이로 돌아가며, 이는 세 단계 중 가장 길다.

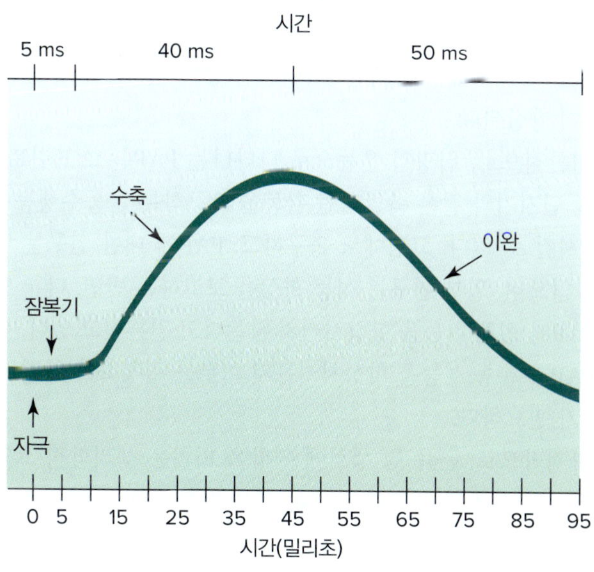

그림 8.17 단순 경련의 기록. 자극 후 잠복기, 수축기, 이완기의 세 단계

단순 경련의 타이밍은 근섬유 유형에 따라 다르다. 수축 속도의 변동은 근육을 구성하는 개별 섬유 유형의 반응 차이에서 비롯된다. 개별 근섬유는 개별 뉴런처럼 자극에 대해 모두 또는 전혀 반응하지 않는 반응을 보인다. 개별 근섬유가 수축하려면 적절한 양의 자극을 받아야 한다. 그러나 속근 섬유는 지근 섬유보다 자극을 받았을 때 더 짧은 시간 내에 수축한다. 이 현상의 설명은 다음과 같다: 속근 섬유는 지근 섬유보다 더 빠르게 수축되는 이유는 속근 섬유의 근형질세망에서 칼슘을 더 빠른 속도로 방출하고, 속근 섬유가 지근 섬유보다 높은 ATPase 활성도를 가지기 때문이다(19, 26, 29). 더 높은 ATPase 활성은 ATP를 더 빠르게 분해하고 수축에 필요한 에너지를 더 신속하게 방출하게 한다.

근육에서 힘 조절

앞서 언급했듯이, 단일 근섬유에서 생성되는 힘의 양은 액틴과 접촉하는 마이오신 십자형가교의 수에 관련이 있다. 그러나 근육 그룹에서 근육 수축 중에 발휘되는 힘의 양은 네 가지 요인에 따라 달라진다: (1) 동원된 운동 단위의 수와 유형, (2) 근육의 초기 길이, (3) 운동 단위의 신경 자극의 특성, (4) 근육의 수축 이력(4, 18, 29). 각 요인에 대한 논의는 다음과 같다.

첫째, 전체 근육 내 수축 강도의 변화는 수축하게 된 근섬유의 유형과 수에 따라 달라진다. 7장에서 설명했듯이, 운동 단위는 크기 원리에 따라 동원되며, 소수의 운동 단위만 동원되면 발휘할 수 있는 힘이 작다. 따라서 더 많은 운동 단위가 자극을 받으면 힘이 증가한다. 그림 8.18은 이에 대한 내용을 설명한다. 자극(즉, 신경 구동)이 증가하면 추가적인 운동 단위의 동원으로 인해 수축력이 증가한다. 또한, 속근 섬유가 지근 섬유보다 더 큰 특이 장력을 발휘한다. 따라서 수축하게 된 운동 단위의 유형도 힘 생성에 영향을 미친다.

두 번째로 근육이 발휘하는 힘을 결정하는 요인은 수축 시점에서 근육의 초기 길이이다. 힘 생성과 관련하여, 근육 길이의 함수로 힘 생성 능력이 변하며, 최대 힘 생성을 위한 "최적" 길이가 존재한다. 최적 길이의 존재 이유는 액틴과 마이오신 간의 겹침과 관련이 있다. 예를 들어, 휴식 길이가 최적 길이보다 길면 액틴과 마이오신 간의 결합이 제한되어 적은 수의 십자형가교가 나타난다. 이 개념은 그림 8.19에 잘 나타나 있다. 근육이 늘어나 액틴과 마이오신의 결합이 없을 때, 십자형가교가 생길 수 없어 장력이 발생하지 않는다. 반대의 경우, 근육이 휴식 길이의 약 60%로 단축되면, Z선이 두꺼운 마이오신 필라멘트에 매우 가까워져 추가 단축이 제한된다.

세 번째로 근육이 수축 시 발휘하는 힘의 양에 영향을 미치는 요인은 신경 자극의 특성이다. 실험실에서 연구된 단순 근육 경련은 근육이 어떻게 작용하는지에 대한 몇 가지 흥미로운 기본 특성을 보여준다. 그러나 정상적인 신체 움직임은 단순 경련이 아닌 지속적인 수축을 포함한다. 그러나 정상적인 신체 활동과 관련된 지속적인 수축은 근육에 일련의 자극을 가하면 실험실에서 재현될 수 있다. 그림 8.20에 나타난 기록은 연속적인 신경 자극이 근육에 가해질 때 발생하는 상황을 나타낸다. 처음 몇 번의 수축은 단순 경련을 나타낸다. 신경 자극의 빈도(즉, 운동 뉴런의 발화율)가 증가하면 근육은 자극 사이에 이완할 시간이 없어 생성된 힘이

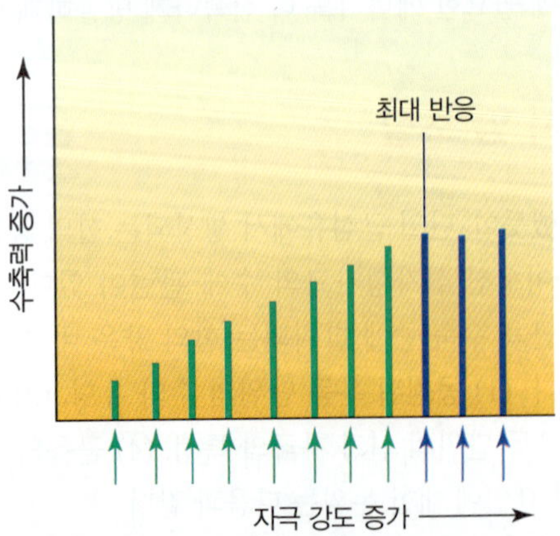

그림 8.18 자극 강도 증가와 수축 간의 관계. 약한 자극은 많은 운동 단위를 활성화하지 않으며 큰 힘을 생성하지 않는다. 반면, 자극 강도를 증가시키면 더 많은 운동 단위를 동원하여 더 큰 힘을 생성한다.

더해진다. 이 반응을 **가중**(연속적인 경련의 합)이라고 한다. 신경 발화율이 더욱 증가하면, 개별 수축이 단일 지속적인 수축으로 합쳐지는데, 이를 **강축**이라고 한다. 강축 수축은 자극이 중단되거나 근육이 피로할 때까지 계속된다.

정상적인 신체 움직임 동안 발생하는 근육 수축은 강축 수축이다. 이러한 지속적인 수축은 움직임에 관여하는 운동 단위를 지배하는 운동 뉴런에 의해 빠르게 반복되는 신경 충동에 의해 발생한다. 신체에서는 다양한 운동 단위로의 신경 충동이 실험실에서 유도된 강축 수축처럼 동시에 도착하지 않는다는 점을 이해하는 것이 중요하다. 대신, 다양한 운동 단위가 다른 시간에 자극을 받아 수축하게 된다. 따라서 일부 운동 단위가 수축하는 동안 다른 일부는 이완한다. 이러한 유형의 강축 수축은 부드러운 수축을 일으키며, 근육 수축을 지속하는 데 도움이 된다.

마지막으로 근육 힘 생성에 영향을 미치는 요인은 근육의 이전 수축 활동이다. 실제로, 근육의 최근 수축 활동은 두 가지 중요한 방식으로 근육 힘 생성에 영향을 미칠 수 있다. 첫째, 근육이 피로한 운동(즉, 장기간 및/또는 고강도 수축)을 수행하면 이후 근육 힘 생성이 감소한다. 이러한 피로로 인한 근육 힘 생성 감소에 기여하는 요인은 이 장에서 앞서 논의되었다.

피로유발 운동의 부정적인 영향과 대조적으로, 단기간의 비피로성 수축(예: 저강도 운동 5분)은 근육 힘 생성을 증가시키는 것으로 나타났다. 이러한 유형의 저강도 근육 "워밍업" 활동은 **활성화 후 강도증대**(post-activation potentiation, PAP) 현상을 초래한다. PAP는 비피로성, 최대하 근육 수축 후 발생하는 근육 힘 생성 증가로 정의된다. PAP가 근기능에 긍정적인 영향을 미치는 기전은 저강도 근육 수축이 마이오신(즉, 마이오신 십자형가교의 기저에 위치한 단백질)의 인산화를 초래한다는 것이다. 이 인산화는 근육이 근형질세망에서 방출된 칼슘에 대한 민감도를 증가시키며, 최종 결과로 액틴-마이오신 상호작용 증가 및 근육 힘 생성이 향상된다.

이론적으로, 워밍업 운동으로 나타나는 PAP는 스프린트, 점프 및 던지기와 같은 폭발적인 활동을 요구하는 운동수행능력을 향상시킬 수 있다. 그럼에도 불구하고, PAP에 대한 연구는 일관되지 않으며, 일부 연구는 성능 향상을 보고하는 반면, 다른 연구는 PAP가 신체 기능을 향상시키지 않는다고 결론짓고 있다. 따라서 PAP가 운동 성능을 향상시키는지 여부를 결정하기 위해 추가 연구가 필요하다.

마지막으로, 근육 힘 생성에 영향을 미치는 생리학적 요인에 대한 논의 외에도, 노화와 질병은 근육의 힘 생성 능력에 부정적인 영향을 미칠 수 있다. 실제로, 노화(예: 50세 이상)는 근육 질량의 점진적인 손실을 초래하며, 이는 근육 힘 생성을 감소시킨다.

근육이 정상적인 휴식 길이에 있을 때, 근절도 최적의 길이를 유지한다. 이 상태에서는 최대 자극에 대해 근육이 최대 힘을 발휘한다.

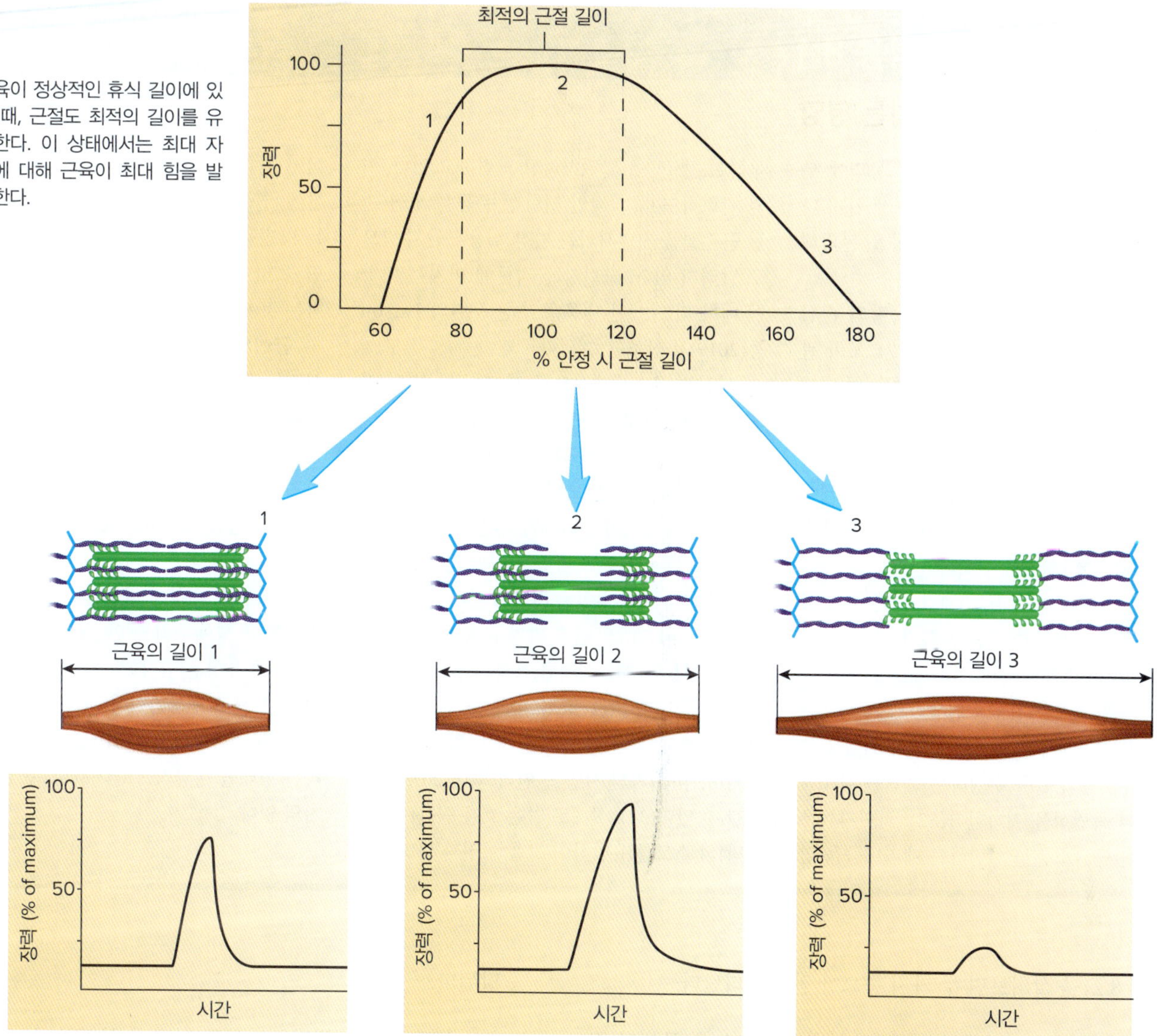

근육 또는 근절의 길이가 1일 때, 근육이 늘어나지 않아 수축 시 생성되는 긴장이 작다. 이는 액틴과 마이오신 필라멘트 사이에 겹침이 과도하기 때문이다. 마이오신 필라멘트가 Z-선에 닿고, 액틴 필라멘트가 근절의 중심에서 서로 간섭하여 형성될 수 있는 가교의 수가 줄어들기 때문이다.

근육 또는 근절의 길이가 2일 때, 근육이 최적의 길이로 늘어나 있어 수축 시 생성되는 긴장이 최대치에 도달한다. 이는 액틴과 마이오신 필라멘트가 최적으로 겹쳐져 십자형가교가 최대한으로 형성될 수 있기 때문이다.

근육 또는 근절의 길이가 3일 때, 근육이 심하게 늘어나 있어 수축 시 생성되는 긴장이 작다. 이는 액틴과 마이오신 필라멘트 간 겹침이 거의 없고, 형성될 수 있는 십자형가교의 수가 매우 적기 때문이다.

그림 8.19 골격근에서 길이–장력 관계. 여기서 근육 길이 2로 표시된 최적 길이가 존재하며, 자극을 받았을 때 최대 힘을 생성한다. 이 최적 길이보다 길거나(근육 길이 3) 짧은(근육 길이 1) 길이는 자극을 받았을 때 힘 생성량이 감소한다.

또한, 여러 만성 질환(예: 암, 근이영양증)은 근육 손실을 초래하여 근육 강도를 감소시킨다. 더 자세한 내용은 임상 적용 8.1을 참조해보자.

힘–속도/파워–속도 관계

대부분의 신체 활동에서, 근육의 힘은 일정한 운동 범위를 통해 적용된다. 예를 들어, 포환던지기 선수는 포환을 던지기 전에 특정한 운동 범위 내에서 포환에 힘을 가한다. 포환이 얼마나 멀리 날아가는지는 포환이 던져질 때의 속도와 던지는 각도의 함수로 결정된다. 많은 운동 경기에서 운동 속도가 중요한 변수이기 때문에, 근육의 힘과 운동 속도 간의 관계를 이해하는 것이 중요하다. 운동 속도와 근육 힘 간의 관계는 그림 8.21에 나와 있다.

임상 적용 8.1

질병과 노화가 근육에 미치는 영향

노화와 질병 모두 골격근의 힘 생성 능력에 부정적인 영향을 미칠 수 있다. 노화와 세 가지 다른 질병이 근육 기능에 미치는 영향을 논의해 보자.

노화와 근육 손실: 노화는 근육량의 손실(근감소증)과 관련이 있다(43, 48, 77). 노화 관련 근육량 감소는 대략 25세부터 시작되며 평생에 걸쳐 발생하며, 노화 관련 근손실 속도는 두 단계로 나타난다. 첫 번째는 25세에서 50세 사이에 근육량의 10%가 손실되는 "느린" 단계이다. 이후, 근육량의 손실이 더 빠르게 진행된다. 실제로 50세에서 80세 사이에 근육량의 추가 40%가 손실된다. 따라서 80세가 되면 전체 골격근 질량의 절반이 손실될 수 있다. 또한, 노화는 빠른 섬유(특히 type IIx)의 손실과 느린 섬유의 증가를 초래한다(52). 임상적으로, 심각한 노화 관련 근감소증은 노인에서 낙상 위험을 증가시키고 일상 생활을 수행하는 능력을 감소시켜 신체적 독립성을 저하한다(52). 과학자들은 노화 관련 근감소증을 설명하는 메커니즘을 연구하여 치료법을 발견하려고 노력하고 있다. 이와 관련하여, 규칙적인 저항성 운동은 노화 관련 근손실을 지연시키는 가장 실용적인 수단으로 알려져 있다. 노화가 골격근에 미치는 영향에 대한 더 자세한 내용은 추천 문헌의 Larson 등(2019)을 참조할 수 있다.

당뇨병: 전 세계적으로 제2형 당뇨병의 발생률이 빠르게 증가하고 있다. 불행히도 당뇨병은 진행성 근육량 손실과 관련이 있다. 당뇨병과 노화가 결합하면 노화 관련 골격근 손실을 가속화할 가능성이 있다(17). 유산소 운동과 저항성 운동 훈련은 당뇨병으로 인한 근육 손실을 방지하는 데 효과가 있는 것으로 나타났다.

암: 최대 50%의 암 환자가 근육량의 급격한 손실을 겪는다(74). 이러한 유형의 질병 관련 근육 손실을 악액질(cachexia)이라고 한다(6). 암으로 인한 골격근 손실은 환자의 질병을 악화시키며, 암 환자의 사망 원인의 최대 20%를 차지할 수 있다(34). 실제로 암은 호흡 근육(예: 횡격막)의 소모를 유발하여 호흡 부전과 사망으로 이어질 수 있다(60). 악액질의 임상적 중요성 때문에, 연구자들은 암으로 인한 악액질에 대응하는 방법을 개발하고 있다. 가장 잘 알려진 치료법 중 하나는 규칙적인 운동과 식이조절을 결합하는 것이다(44).

근이영양증: 근이영양증은 골격근을 약화시키는 유전성 근육 질환 그룹을 의미한다. 이 질환들은 근육 단백질의 결함으로 인해 진행성 근육 약화와 근섬유 손실을 특징으로 한다. 100가지 이상의 다양한 유형이 존재하지만, 뒤센 근이영양증(Duchene muscular dystrophy)은 이 질환의 가장 흔한 유형이다. 근이영양증 환자의 예후는 유형에 따라 다르다. 일부 유형은 경미하고 생애주기 동안 천천히 진행된다. 반면, 다른 유형은 심각한 근육 약화와 함께 보행 및 호흡 보조를 동반한다. 과학자들이 근이영양증을 계속 연구하고 있지만, 현재 이 질환의 심각한 형태를 성공적으로 치료할 수 있는 방법은 거의 없다.

그림 8.21을 살펴보면 두 가지 중요한 점이 나타난다:

1. 근육이 발휘하는 힘에서, 빠른 섬유의 비율이 높은 근육이 주로 느린 섬유를 가진 근육보다 운동 속도가 더 빠르다.
2. 근육 수축의 최대 속도는 근육에 부과되는 저항(무게)이 적을수록 커진다. 따라서 가장 큰 운동 속도는 가장 낮은 부하에서 생성된다(11, 42). 이 원리는 지근 섬유와 속근 섬유 모두에 해당된다.

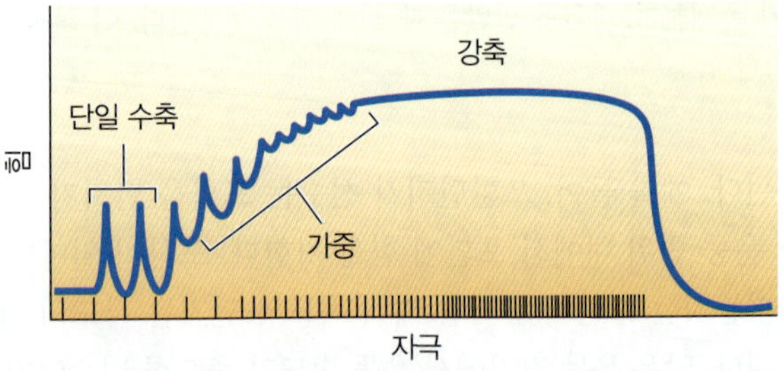

그림 8.20 단순 경련에서 가중, 최종적으로 강축으로의 변화 기록. 왼쪽의 최대치는 단순 경련을 나타내며, 자극의 빈도를 증가시키면(x-축에 더 가까운 선으로 표시됨) 경련이 가중되고 최종적으로 강축이 된다.

힘-속도 곡선을 생리학적으로 어떻게 설명할 수 있을까? 그 답은 액틴과 마이오신 간의 십자형가교 분석에 있다. 근육이 생성하는 힘의 양은 액틴과 마이오신 간의 십자형가교 결합 수에 의해 결정된다는 것을 기억해 보자. 또한, 액틴과 마이오신 간의 십자형가교 결합에는 일정한 시간이 필요하다. 따라서 빠른 근육 수축(즉, 높은 속도 운동) 동안 액틴-마이오신 필라멘트는 빠른 속도로 서로 지나간다. 이 빠른 수축은 결합할 수 있는 십자형가교 수를 제한하여 근육 힘 생성을 제한한다. 반대로, 근육 수축 속도가 감소하면 더 많은 십자형가교가 연결할 시간이 생겨 근육 힘 생성이 증가한다.

그림 8.21의 데이터는 속근 섬유가 지근 섬유보다 더 큰 힘을 생성하고 더 빠른 속도로 단축된다는 것을 보여준다. 이 관찰을 설명하는 생리학적 기전은 속근 섬유가 지근 섬유보다 더 높은 ATPase 활성을 가진다는 사실과 관련이 있다(26, 29). 따라서 속근 섬유는 지근 섬유보다 더 빠르게 ATP를 분해한다. 또한, 신경

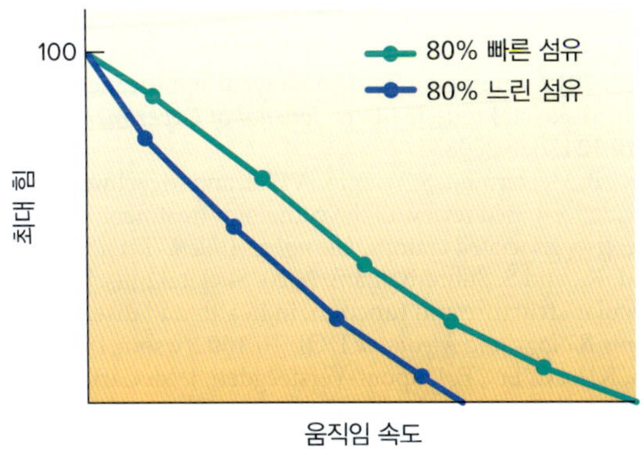

그림 8.21 근육 힘-속도 관계. 특정 운동 속도에서 높은 비율의 빠른 섬유를 가진 근육 그룹이 주로 느린 섬유를 포함하는 근육 그룹보다 더 많은 *힘*을 발휘한다.

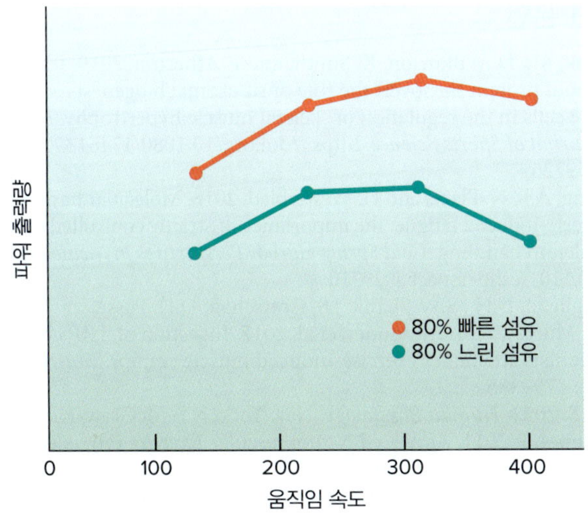

그림 8.22 근육 파워-속도 관계. 일반적으로 근육 그룹이 생성하는 파워는 운동 속도의 함수로 증가한다. 특정 운동 속도에서 높은 비율의 속근 섬유를 포함하는 근육이 주로 지근 섬유를 포함하는 근육보다 더 많은 *파워*를 생성한다.

자극 후 속근 섬유에서 근형질세망에서 칼슘 방출이 빠르다(29).

힘과 움직임 속도 간의 관계는 물리치료사, 운동선수, 또는 체육 교사에게 실질적으로 중요한 의미를 갖는다. 중요한 메시지는 높은 비율의 속근 섬유를 가진 운동선수가 파워 유형의 운동 경기에서 유리하다는 것이다. 이는 성공적인 단거리 선수와 역도 선수들이 일반적으로 속근 섬유의 비율이 높다는 것을 설명한다.

이로 인해 근육의 섬유 유형 구성은 파워-속도 곡선에 영향을 미친다(그림 8.22 참조). 속근 섬유의 비율이 높은 근육이 주로 지근 섬유로 구성된 근육보다 더 큰 최대 파워를 생성할 수 있다. 힘-속도 곡선과 마찬가지로, 파워-속도 곡선을 살펴보면 두 가지 중요한 점이 나타난다.

1. 특정 운동 속도에서 생성된 최대 파워는 지근 섬유의 비율이 높은 근육보다 속근 섬유의 비율이 높은 근육에서 더 크다. 이 차이는 속근 섬유와 지근 섬유 간의 앞서 언급한 생리학적 차이 때문이다. 다시 말해, 속근 섬유의 비율이 높은 운동선수는 주로 지근 섬유를 가진 운동선수보다 더 많은 파워를 생성할 수 있다.
2. 어떤 근육이든 생성된 최대 파워는 운동 속도가 200~300도/초까지 증가함에 따라 증가한다. 운동 속도의 증가에 따라 파워 출력의 증가하지 않는 이유는 운동 속도의 증가에 따라 근육에서 생성하는 힘이 감소하기 때문이다(그림 8.21 참조). 따라서 어떤 근육 그룹이든 최대 파워 출력을 끌어낼 수 있는 최적의 운동 속도가 존재한다.

요약 In Summary

- 근육 수축 동안 생성되는 힘의 양은 다음과 같은 요인에 의존한다: (1) 동원된 운동 단위의 유형과 수, (2) 근육의 초기 길이, (3) 운동 단위의 신경 자극의 특성, (4) 근육의 이전 수축 활동.
- 근육 경련의 추가를 *가중*(summation)이라고 한다. 운동 단위에 대한 신경 자극의 빈도가 증가하면, 개별 수축이 지속적인 수축으로 융합되어 *강축*(tetanus)이라고 한다.
- 근육이 생성하는 최대 힘은 운동 속도가 증가함에 따라 감소한다. 그러나 일반적으로 근육이 생성하는 파워의 양은 운동 속도의 함수로 증가한다.

연구 문제

1. 골격근의 주요 기능을 설명하시오.
2. 골격근에 포함된 주요 수축 단백질을 나열하시오.
3. 근육 수축 과정을 단계별로 설명하시오. 신경 자극이 신경근 접합부에 도달하는 것부터 시작하여 전체 과정을 설명하시오.
4. 근육 피로를 정의하시오. 다음의 운동 시간 동안 근 피로에 기여하는 요인에 대해 논하시오: (1) 1~10분, (2) 60분 이상.
5. 근경련을 정의하시오. 운동으로 유발된 근경련의 원인을 설명하기 위한 두 가지 주요 가설에 대해 논하시오.
6. 인체 골격근 섬유 유형의 기계적 및 생화학적 특성을 설명하시오.
7. 근육 수축 동안 힘을 조절하는 요인에 대해 논하시오.
8. *가중*을 정의하시오.
9. 단순 근육 경련과 강축을 그래프로 나타내시오.
10. 근육 수축 동안 힘과 운동 속도 간의 관계에 대해 논하시오.

추천 문헌

Brook, M., D. Wilkinson, K. Smith, and P. Atherton. 2019. It's not just about protein turnover: the role of ribosomal biogenesis and satellite cells in the regulation of skeletal muscle hypertrophy. *European Journal of Sports Science.* https://doi.org/10.1080/17461391.2019.1569726

Cheng, A.J., N. Place, and H. Westerblad. 2018. Molecular basis for exercise-induced fatigue: the importance of strictly controlled cellular calcium handling. *Cold Spring Harbor Perspectives in Medicine.* doi: 10.1101/cshperspect.a029710.

Craighead, D.H., S.W. Shank, J.S. Gottschall, D.H. Passe, B. Murray, L.M. Alexander, et al. 2017. Ingestion of TRP channel agonists attenuates exercise-induced muscle cramps. *Muscle Nerve* 56: 379–385.

Fox, S. 2022. *Human Physiology.* New York, NY: McGraw-Hill.

Gardiner, P. 2011. *Advanced Neuromuscular Exercise Physiology.* Champaign, IL: Human kinetics.

Larson L., H. Degens, M. Li, L. Salviati, Y.I. Lee, W. Thompson, et al. 2019. Sarcopenia: aging-related loss of muscle mass and function. *Physiological Reviews* 99: 427–511.

Medler, S. 2019. Mixing it up: the biological significance of hybrid skeletal muscle fibers. *Journal of Experimental Biology.* doi: 10.1242/jeb.200832.

Miller, K., B. McDermott, S. Yeargin, A Fiol, and M. Schwellnus. 2022. An evidence-based review of the pathology, treatment, and prevention of exercise-associated cramps. *Journal of Athletic Training* 57: 5–15.

Mukund, K., and S. Subramaniam. 2020. Skeletal muscle: a review of molecular structure and function, in health and disease. *WIREs Systems Biology and Medicine* DOI: 10.1002/wsbm.1462

Murach, K.A., C. Fry, E. Dupont-Versteegden, J. McCarthy, and C. Peterson. 2021. Fusion and beyond: satellite cell contributions to loading-induced skeletal muscle adaptation. *FASEB J* 35: e21893.

Powers, J.D., S. Malingen, M. Regnier, and T. Daniel. 2021. The sliding filament theory since Andrew Huxley: multiscale and multidisciplinary muscle research. *Annual Review of Biophysics* 50: 373–400.

Widmaier, E., H. Raff, and K. Strang. 2022. *Vander's Human Physiology* (10th ed.). New York, NY: McGraw-Hill.

참고 문헌

1. **Allen DL, Roy RR, and Edgerton VR.** Myonuclear domains in muscle adaptation and disease. *Muscle Nerve* 22: 1350–1360, 1999.
2. **Ament W and Verkerke GJ.** Exercise and fatigue. *Sports Medicine* 39: 389–422, 2009.
3. **Armstrong R.** Differential inter- and intramuscular responses to exercise: considerations in use of the biopsy technique. In: *Biochemistry of Exercise*, edited by Knuttgen H, Vogel J, and Poortmans J. Champaign, IL: Human Kinetics, 1983.
4. **Armstrong R and Laughlin H.** Muscle function during locomotion in mammals. In: *Circulation, Respiration, and Metabolism*, edited by Giles R. New York, NY: Springer-Verlag, 1985, pp. 56–63.
5. **Bar A and Pette D.** Three fast myosin heavy chains in adult rat skeletal muscle. *FEBS Lett* 235: 153–155, 1988.
6. **Bennani-Baiti N and Walsh D.** What is cancer anorexia-cachexia syndrome? A historical perspective. *Journal of the Royal College of Physicians of Edinburgh* 39: 257–262, 2009.
7. **Bergeron MF.** Exertional heat cramps: recovery and return to play. *Journal of Sport Rehabilitation* 16: 190–196, 2007.
8. **Bergeron MF.** Heat cramps: fluid and electrolyte challenges during tennis in the heat. *Journal of Science and Medicine in Sport* 6: 19–27, 2003.
9. **Billeter R and Hoppeler H.** Muscular basis of strength. In: *Strength and Power in Sport*, edited by Komi P. Oxford: Blackwell Scientific Publishing, 1992.
10. **Blaauw B, Schiaffino S, and Reggiani C.** Mechanisms modulating skeletal muscle phenotype. *Comprehensive Physiology* 3: 1645–1687, 2013.
11. **Bobbert MF, Ettema GC, and Huijing PA.** The force-length relationship of a muscle-tendon complex: experimental results and model calculations. *European Journal of Applied Physiology and Occupational Physiology* 61: 323–329, 1990.
12. **Booth FW and Thomason DB.** Molecular and cellular adaptation of muscle in response to exercise: perspectives of various models. *Physiological Reviews* 71: 541–585, 1991.
13. **Bottinelli R, Canepari M, Reggiani C, and Stienen GJ.** Myofibrillar ATPase activity during isometric contraction and isomyosin composition in rat single skinned muscle fibres. *The Journal of Physiology* 481 (Pt 3): 663–675, 1994.
14. **Brooks G, Fahey T, White T, and Baldwin KM.** *Exercise Physiology: Human Bioenergetics and Its Applications.* New York, NY: McGraw-Hill, 2004.
15. **Brooks GA.** The science and translation of the lactate shuttle. *Cell Metabolism* 27: 757–785, 2018.
16. **Buchthal F and Schmalbruch H.** Contraction times and fibre types in intact human muscle. *Acta Physiologica* 79: 435–452, 1970.
17. **Buford TW, Anton SD, Judge AR, Marzetti E, Wohlgemuth SE, Carter CS, et al.** Models of accelerated sarcopenia: critical pieces for solving the puzzle of age-related muscle atrophy. *Ageing Research Reviews* 9: 369–383, 2010.
18. **Burke R.** The control of muscle force: motor unit recruitment and firing pattern. In: *Human Muscle Power*, edited by Jones N, McCartney N, and McComas A. Champaign, IL: Human Kinetics, 1986.
19. **Canepari M, Pellegrino MA, D'Antona G, and Bottinelli R.** Single muscle fiber properties in aging and disuse. *Scandinavian Journal of Medicine & Science in Sports* 20: 10–19, 2010.
20. **Cheng AJ, Place N, and Westerblad H.** Molecular basis for exercise-induced fatigue: the importance of strictly controlled cellular calcium handling. *Cold Spring Harbor Perspectives in Medicine.* doi: 10.1101/cshperspect.a029710, 2018.
21. **Conley KE.** Cellular energetics during exercise. *Advances in Veterinary Science & Comparative Medicine* 38A: 1–39, 1994.
22. **Costill DL, Fink WJ, and Pollock ML.** Muscle fiber composition and enzyme activities of elite distance runners. *Medicine and Science in Sports* 8: 96–100, 1976.
23. **Coyle EF, Sidossis LS, Horowitz JF, and Beltz JD.** Cycling efficiency is related to the percentage of type I muscle fibers. *Medicine & Science in Sports & Exercise* 24: 782–788, 1992.
24. **D'Antona G, Lanfranconi F, Pellegrino MA, Brocca L, Adami R, Rossi R, et al.** Skeletal muscle hypertrophy and structure and function of skeletal muscle fibres in male body builders. *The Journal of Physiology* 570: 611–627, 2006.
25. **Ebashi S.** Excitation-contraction coupling and the mechanism of muscle contraction. *Annual Review of Physiology* 53: 1–16, 1991.
26. **Edgerton V.** Morphological basis of skeletal muscle power output. In: *Human Muscle Power*, edited by Jones N, McCartney N, and McComas A. Champaign, IL: Human Kinetics, 1986, pp. 43–58.

27. **Edgerton V.** Muscle fiber activation and recruitment. In: *Biochemistry of Exercise*, edited by Knuttgen H, Vogel J, and Poortmans J. Champaign, IL: Human Kinetics, 1983.
28. **Edman K.** Contractile performance of skeletal muscle fibers. In: *Strength and Power in Sport*, edited by Komi P. Oxford: Blackwell Scientific Publishing, 1992, pp. 96–114.
29. **Faulker J, Claflin D, and McCully K.** Power output of fast and slow fibers from human skeletal muscles. In: *Human Muscle Power*, edited by Jones N, McCartney N, and McComas A. Champaign, IL: Human Kinetics, 1986.
30. **Fitts RH.** The role of acidosis in fatigue: pro perspective. *Medicine and Science in Sports and Exercise* 48: 2335–2338, 2016.
31. **Geeves MA and Holmes KC.** The molecular mechanism of muscle contraction. *Advances in Protein Chemistry* 71: 161–193, 2005.
32. **Giuriato G, Pedrinolla A, Schena F, and Venturelli M.** Muscle cramps: a comparison of the two leading hypothesis. *Journal of Electromyography and Kinesiology* 41: 89–95, 2018.
33. **Green H.** Muscle power: fiber type recruitment, metabolism, and fatigue. In: *Human Muscle Power*, edited by Jones N, McCartney N, and McComas A. Champaign, IL: Human Kinetics, 1986.
34. **Gullett N, Rossi P, Kucuk O, and Johnstone PA.** Cancer-induced cachexia: a guide for the oncologist. *Journal of the Society for Integrative Oncology* 7: 155–169, 2009.
35. **Gunning P and Hardeman E.** Multiple mechanisms regulate muscle fiber diversity. *The FASEB Journal* 5: 3064–3070, 1991.
36. **Holloszy JO.** Muscle metabolism during exercise. *Archives of Physical Medicine and Rehabilitation* 63: 231–234, 1982.
37. **Holmes KC.** The swinging lever-arm hypothesis of muscle contraction. *Current Biology* 7: R112–118, 1997.
38. **Holmes KC and Geeves MA.** The structural basis of muscle contraction. *Philosophical Transactions of the Royal Society of London* 355: 419–431, 2000.
39. **Holmes KC, Schroder RR, Sweeney HL, and Houdusse A.** The structure of the rigor complex and its implications for the power stroke. *Philosophical Transactions of the Royal Society of London* 359: 1819–1828, 2004.
40. **Huxley HE.** Past, present and future experiments on muscle. *Philosophical Transactions of the Royal Society of London* 355: 539–543, 2000.
41. **Kodama T.** Thermodynamic analysis of muscle ATPase mechanisms. *Physiological Reviews* 65: 467–551, 1985.
42. **Kojima T.** Force-velocity relationship of human elbow flexors in voluntary isotonic contraction under heavy loads. *International Journal of Sports Medicine* 12: 208–213, 1991.
43. **Larson L, Degens H, Li M, Salviati L, Lee YI, Thompson W, et al.** Sarcopenia: aging-related loss of muscle mass and function. *Physiological Reviews* 99: 427–511, 2019.
44. **Lowe SS.** Physical activity and palliative cancer care. *Recent Results in Cancer Research (Fortschritte der Krebsforschung)* 186: 349–365, 2011.
45. **Lowey S.** Cardiac and skeletal muscle myosin polymorphism. *Medicine & Science in Sports & Exercise* 18: 284–291, 1986.
46. **MacIntosh BR, Holash R, and Renaud J.** Skeletal muscle fatigue-regulation of excitation contraction coupling to avoid metabolic catastrophe. *Journal of Cell Science* 125: 2105–2114, 2012.
47. **Mansson A, Rassier D, and Tsiavaliaris G.** Poorly understood aspects of striated muscle contraction. *Biomedical Research International.* DOI.org./10.1155/2015/245154, 2015.
48. **Marzetti E, Calvani R, Cesari M, Buford TW, Lorenzi M, Behnke BJ, et al.** Mitochondrial dysfunction and sarcopenia of aging: from signaling pathways to clinical trials. *The International Journal of Biochemistry & Cell Biology* 45: 2288–2301, 2013.
49. **McClung JM, Kavazis AN, DeRuisseau KC, Falk DJ, Deering MA, Lee Y, et al.** Caspase-3 regulation of diaphragm myonuclear domain during mechanical ventilation-induced atrophy. *American Journal of Respiratory and Critical Care Medicine* 175: 150–159, 2007.
50. **Medler S.** Mixing it up: the biological significance of hybrid skeletal muscle fibers. *Journal of Experimental Biology.* doi: 10.1242/jeb.200832, 2019.
51. **Murach KA, Fry C, Dupont-Versteegden E, McCarthy J, and Peterson, C.** Fusion and beyond: satellite cell contributions to loading-induced skeletal muscle adaptation. *FASEB J* 35: e21893, 2021.
52. **Narici MV and Maffulli N.** Sarcopenia: characteristics, mechanisms and functional significance. *British Medical Bulletin* 95: 139–159, 2010.
53. **Nishimune H, Stanford J, and Mori Y.** Role of exercise in maintaining the integrity of the neuromuscular junction. *Muscle and Nerve* 49: 315–324, 2014.
54. **Pette D and Vrbova G.** The contribution of neuromuscular stimulation in elucidating muscle plasticity revisited. *European Journal of Translational Myology.* doi: 10.4081/ejtm.2017.6368, 2017.
55. **Plotkin D, Roberts M, Haun C, and Schoenfeld B.** Muscle types with shifting perspectives. *Sports.* https://doi.org/10.3390/sports9090127, 2021.
56. **Powers SK, Ji LL, Kavazis AN, and Jackson MJ.** Reactive oxygen species: impact on skeletal muscle. *Comprehensive Physiology* 1: 941–969, 2011.
57. **Powers SK, Criswell D, Herb RA, Demirel H, and Dodd S.** Age-related increases in diaphragmatic maximal shortening velocity. *Journal of Applied Physiology* 80: 445–451, 1996.
58. **Powers SK, Deminice D, Ozdemir M, Yoshihara T, Bomkamp M, and Hyatt H.** Exercise-induced oxidative stress: friend or foe? *Journal of Sport and Health Science* 9: 415–425, 2020.
59. **Powers SK and Jackson MJ.** Exercise-induced oxidative stress: cellular mechanisms and impact on muscle force production. *Physiological Reviews* 88: 1243–1276, 2008.
60. **Roberts BM, Ahn B, Smuder AJ, Al-Rajhi M, Gill LC, Beharry AW, et al.** Diaphragm and ventilatory dysfunction during cancer cachexia. The *FASEB Journal* 27: 2600–2610, 2013.
61. **Saladin K.** *Anatomy and Physiology.* Boston, MA: McGraw-Hill, 2021.
62. **Samso M.** 3D structure of the dihydropyridine receptor of skeletal muscle. *European Journal of Translational Myology* 25: 27–33, 2015.
63. **Sant'Ana Pereira J, Ennion S, Moorman A, Goldspink G, and Sargeant A.** The predominant fast myIIC's in human skeletal muscle corresponds to the rat IIa and IIx and not IIb (A26). In: *Annual Meeting of Society for Neuroscience*, 1994.
64. **Schiaffino S, Gorza L, Sartore S, Saggin L, Ausoni S, Vianello M, et al.** Three myosin heavy chain isoforms in type 2 skeletal muscle fibres. *Journal of Muscle Research and Cell Motility* 10: 197–205, 1989.
65. **Schiaffino S and Reggiani C.** Fiber types in mammalian skeletal muscles. *Physiology Reviews* 91: 1447–1531, 2011
66. **Schwellnus MP.** Cause of exercise associated muscle cramps (EAMC)—altered neuromuscular control, dehydration or electrolyte depletion? *British Journal of Sports Medicine* 43: 401–408, 2009.
67. **Schwellnus MP, Derman EW, and Noakes TD.** Aetiology of skeletal muscle "cramps" during exercise: a novel hypothesis. *Journal of Sports Sciences* 15: 277–285, 1997.
68. **Segerstrom AB, Holmback AM, Hansson O, Elgzyri T, Eriksson KF, Ringsberg K, et al.** Relation between cycling exercise capacity, fiber-type composition, and lower extremity muscle

strength and muscle endurance. *The Journal of Strength & Conditioning Research* 25: 16–22, 2011.
69. **Sellers JR.** Fifty years of contractility research post sliding filament hypothesis. *Journal of Muscle Research and Cell Motility* 25: 475–482, 2004.
70. **Simoneau JA, Lortie G, Boulay MR, Marcotte M, Thibault MC, and Bouchard C.** Inheritance of human skeletal muscle and anaerobic capacity adaptation to high-intensity intermittent training. *International Journal of Sports Medicine* 7: 167–171, 1986.
71. **Snow D and Harris R.** Thoroughbreds and greyhounds: biochemical adaptations in creatures of nature and man. In: *Circulation, Respiration, and Metabolism*, edited by Giles R. New York, NY: Springer-Verlag, 1985, pp. 227–239.
72. **Tate CA, Hyek MF, and Taffet GE.** The role of calcium in the energetics of contracting skeletal muscle. *Sports Medicine* 12: 208–217, 1991.
73. **Tesch PA, Thorsson A, and Kaiser P.** Muscle capillary supply and fiber type characteristics in weight and power lifters. *Journal of Applied Physiology* 56: 35–38, 1984.
74. **Tisdale MJ.** Mechanisms of cancer cachexia. *Physiological Reviews* 89: 381–410, 2009.
75. **Vale RD.** Getting a grip on myosin. *Cell* 78: 733–737, 1994.
76. **Vandenboom R.** The myofibrillar complex and fatigue: a review. *Canadian Journal of Applied Physiology* 29: 330–356, 2004.
77. **Vinciguerra M, Musaro A, and Rosenthal N.** Regulation of muscle atrophy in aging and disease. *Advances in Experimental Medicine and Biology* 694: 211–233, 2010.
78. **Walklate J, Ujfalusi, and Greeves MA.** Myosin isoforms and the mechanochemical cross-bridge cycle. *Journal of Experimental Biology* 219: 168–174, 2016.
79. **White RB, Bierinx AS, Gnocchi VF, and Zammit PS.** Dynamics of muscle fibre growth during postnatal mouse development. *BMC Developmental Biology* 10: 21, 2010.
80. **Wozniak AC, Kong J, Bock E, Pilipowicz O, and Anderson JE.** Signaling satellite-cell activation in skeletal muscle: markers, models, stretch, and potential alternate pathways. *Muscle Nerve* 31: 283–300, 2005.

Design element credits: (test tubes): George Doyle/Stockbyte/Getty Images; (scientists using microscope): Digital Vision/Getty Images; (magnifying glass): Kick Images/Photodisc/Getty Images; (runners): Chris Ryan/OJO Images/age fotostock; (scientist using microscope): Ingram Publishing; (lightbulb): Amasterphotographer/Shutterstock

9

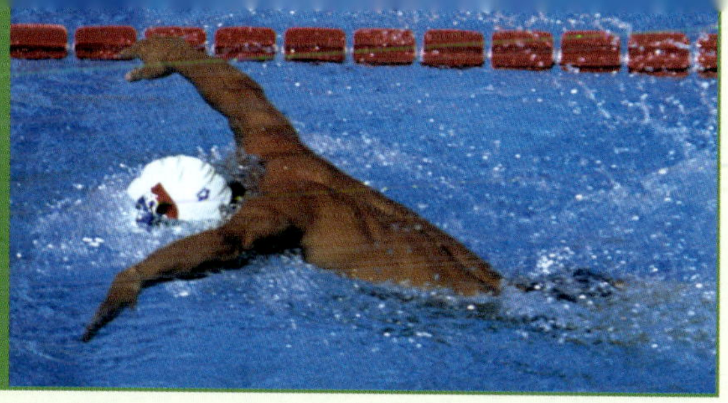

Mike Hewitt/Action Plus Sports Images/Alamy Stock Photo

운동과 순환계

Circulatory Responses to Exercise

■ 학습 목표

이 장을 공부함으로써 다음과 같은 내용을 할 수 있어야 한다:

1. 순환계의 구조와 기능에 대한 개요를 제시할 수 있다.
2. 심장 주기와 심전도(EKG)를 통해 기록된 관련 전기 활동을 설명할 수 있다.
3. 운동 중 혈류 재분배 패턴을 논의할 수 있다.
4. 다양한 운동 유형에 따른 순환계 반응을 설명할 수 있다.
5. 운동 중 국소 혈류를 조절하는 요인을 구별할 수 있다.
6. 운동 중 1회 박출량을 조절하는 요인을 나열하고 논의할 수 있다.
7. 운동 중 심박출량 조절에 대해 논의할 수 있다.

■ 학습 목차

순환계의 조직
- 심장의 구조
- 폐순환과 체순환

심장: 심근과 심장 주기
- 심근
- 심장 주기
- 동맥 혈압
- 동맥 혈압에 영향을 미치는 요인
- 심장의 전기적 활동

심박출량
- 심박수 조절
- 심박수 변이
- 1회 박출량 조절

혈역학
- 혈액의 물리적 특성
- 압력, 저항, 흐름 간의 관계
- 혈관 저항의 원천

운동 중 근육으로의 산소 전달 변화
- 운동 중 심박출량 변화
- 운동 중 동정맥산소차이의 변화
- 운동 중 혈류 재분배
- 운동 중 국소 혈류 조절

순환계의 운동 반응
- 운동에 대한 압력 및 부피 반응
- 감정적 영향
- 휴식에서 운동으로의 전환
- 운동 후 회복
- 점진적 운동
- 팔 운동 vs 다리 운동
- 간헐적 운동
- 장시간 운동

운동에 대한 심혈관계 조절

■ 핵심 용어

개재판(intercalated discs)
교감 신경 억제(sympatholysis)
더블 프로덕트(double product)
동맥(arteries)
동방결절(sinoatrial node, SA node)
등양적 수축(isovolumetric contraction)
등양적 이완(isovolumetric relaxation)
모세혈관(capillaries)
미주신경(vagus nerve)
방실결절(atrioventricular node, AV node)
세동맥(arterioles)
세정맥(venules)
수축기(systole)
수축기 혈압(systolic blood pressure)
심근(myocardium)
심박수 변이(heart rate variability)
심박출량(cardiac output)
심장 가속 신경(cardiac accelerator nerves)
심전도(electrocardiogram, ECG 또는 EKG)
심혈관 조절 센터(cardiovascular control center)
이완기(diastole)
이완기 혈압(diastolic blood pressure)
자율 조절(autoregulation)
정맥(veins)
중심 명령(central command)
평균 동맥압(mean arterial pressure)
폐순환(pulmonary circuit)
혼합 정맥혈(mixed venous blood)
1회 박출량(stroke volume)

운동 중에는 근육에서 산소 요구가 크게 증가하여 항상성 유지에 어려움을 겪는다. 격렬한 운동 중에는 휴식 시보다 15~25배 더 많은 산소가 요구된다. 심혈관계와 호흡계의 주요 목적은 순간적인 필요에 따라 신체 조직에 충분한 양의 산소를 공급하고 노폐물을 제거하는 것이다. 또한 순환계는 영양소를 운반하고 체온 조절을 돕는다. 호흡계와 순환계는 "하나의 연결된 단위"로 기능한다는 점을 기억해야 한다. 호흡계는 혈액에 산소를 공급하고 이산화탄소를 제거하는 반면, 순환계는 산소가 공급된 혈액과 영양소를 조직에 전달하는 역할을 한다. 간단히 말해, "심호흡계"는 신체 조직에서 산소와 이산화탄소의 항상성을 유지하기 위해 하나의 단위로 작동한다. 영국의 의사 윌리엄 하비(William Harvey)는 인체의 심혈관 시스템이 작동하는 방식에 대한 첫 번째 이론을 제안했다(과학에서 중요한 인물 되돌아보기 참조).

운동 중 근육의 산소 요구를 충족시키기 위해 두 가지 주요 혈류 조절이 필요하다: (1) **심박출량** 증가(즉, 심장이 분당 펌프하는 혈액량 증가), (2) 비활동 장기에서 활동 골격근으로의 혈류 재분배. 혈류 재분배는 휴식에서 운동으로 전환되면서 신체 각 조직의 대사적 요구가 달라지기 때문에 복잡하다. 예를 들어, 근육의 증가된 요구가 충족되는 동안에도 뇌의 기능은 필수적인 혈액 공급의 중단 없이 계속되어야 한다. 이러한 신체 내 변화하는 대사적 요구를 달성하기 위해, 소화 기관과 같은 일부 조직은 운동 중 휴식 시보다 적은 혈액을 받는다. 이러한 동적인 혈액 전달은 혈압을 유지하고 혈관 내 저항을 변경함으로써 이루어진다. 운동 생리학을 공부하는 이들에게 운동에 대한 심혈관 반응을 제대로 이해하는 것이 중요하다. 따라서 이번 장에서는 순환계의 구조와 기능, 그리고 운동 중에 어떻게 반응하는지에 대해 설명한다. 먼저 심장과 혈관의 해부학적 구조와 기능에 대한 간략한 내용으로 시작한다.

순환계의 조직

인간의 순환계는 혈액을 신체 모든 조직에 순환시키는 폐쇄 회로(closed loop)이다. 혈액 순환은 심장 근육의 펌프 작용을 필요로 하며, 이는 시스템을 통해 혈액을 이동시키기 위한 "압력 헤드(pressure head)"를 형성한다. 특히 심혈관계는 고압에서 저압으로 작동하는데, 혈관 전체를 지나면서 압력이 떨어져도 혈액이 결국 같은 장소인 심장으로 돌아온다는 사실이 흥미롭다. 이것이 가능한 이유는 심장과 혈관의 특수한 해부학적 구조 때문이다. 혈액은 **동맥**을 통해 심장에서 나오고 **정맥**을 통해 심장으로 돌아온다. 이 시스템은 동맥과 정맥이 작은 혈관을 통해 서로 연속적이기 때문에 "폐쇄"된 것으로 간주된다. 동맥은 광범위하게 여러 갈래로 나눠지며 작은 혈관 "분지"(vessel tree: 나뭇가지처럼 퍼져 나가는 구조를 비유)를 형성한다. 동맥이 미세하게 작아지면 **세동맥**이 되어 결국 **모세혈관**이라고 불리는 매우 작은 "혈관망(vessel bed)"으로 발전한다. 모세혈관은 가장 작고 가장 많은 수의 혈관이며, 조직과 순환계 사이의 산소, 이산화탄소, 영양소의 모든 교환은 모세혈관망을 통해 이루어진다. 혈액은 모세혈관망에서 **세정맥**이라고 불리는 작은 정맥 혈관으로 이동한다. 세정맥에서부터 혈액을 심장 쪽으로 다시 보내게 되는데, 세정맥의 크기가 커지면서 정맥이 된다. 주요 정맥이 직접적으로 심장에 혈액을 전달한다. 상체와 하체에서 심장의 오른쪽으로 모이는 정맥혈의 혼합을 **혼합 정맥혈**이라고 한다. 따라서 혼합 정맥혈은 신체 전체에서

과학에서 중요한 인물 되돌아보기

윌리엄 하비: 순환계에 대한 최초의 완전한 이론을 개발한 인물

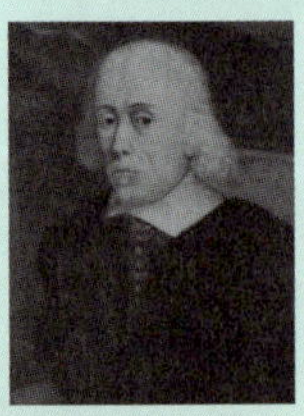

Bettmann/Getty Images

윌리엄 하비(William Harvey, 1578~1657)는 영국에서 태어나 킹스 칼리지와 케임브리지 대학에서 교육을 받았다. 이후 그는 이탈리아의 파두아 대학교에서 의학을 공부했다. 의학 공부를 마친 후, 그는 영국으로 돌아와 제임스 1세의 주치의가 되었다.

하비 박사는 해부학 연구에 매료되었고, 제임스 1세는 그가 의학 실습 개선을 위한 연구를 계속 하도록 지원했다. 연구자로서 윌리엄 하비는 심혈관계가 작동하는 방식에 대해 많은 중요한 발견을 했다. 먼저, 작은 동물에서 심장의 작용을 관찰함으로써, 심장이 각 수축 시에 혈액을 방출한다는 것을 증명했다. 또한, 정맥에 밸브가 존재하며 이 밸브가 혈액의 흐름을 한 방향으로 제한한다는 것을 확인했다. 윌리엄 하비의 순환계에 대한 연구는 1628년에 출판된 "*An Anatomical Study of the Motion of the Heart and of the Blood in Animals*(*동물의 심장과 혈액의 운동에 관한 해부학적 연구*)"라는 책에 요약되어 있다. 이 책은 심장이 혈액을 몸 전체에 순환시키는 과정을 설명한 하비의 이론을 담고 있으며, 인간과 다른 동물의 순환계가 작동하는 방식을 정확하게 설명한 최초의 출판물이다.

나온 정맥혈의 평균(수로 혈액 가스를 의미함, 예: 산소 함량)을 나타낸다.

심장의 구조

심장은 네 개의 방(chamber)으로 구성되어 있으며 두 개의 펌프가 마치 하나로 작동하는 것으로 이해한다. 우심방과 우심실은 오른쪽 펌프를 형성하고, 좌심방과 좌심실은 왼쪽 펌프를 담당한다(그림 9.1(*a*) 참조). 심장의 오른쪽과 왼쪽은 근육벽인 심실중격에 의해 분리된다. 중격은 심장의 양쪽 측면에서 혈액이 혼합되는 것을 방지한다. 그림 9.1(*b*)에서 볼 수 있듯이, 중격은 좌심실의 "자유벽(free wall)"과 연속적인 구조를 형성한다. 총 심장 질량의 75~80%는 좌심실 벽과 중격이 차지한다. 반면, 더 얇은 구조의 우심실은 중격과 좌심실 자유벽의 결합 구조를 감싼다. 좌심실과 우심실이 동일한 양의 혈액을 담고 있음에도 불구하고, 왜 심장의 구조가 서로 다르게 되어 있는지 궁금할 수 있다. 그 답은 좌심실과 중격의 더 큰 질량이 비교적 높은 압력 하에서 신체 전체에 혈액을 펌프질하는 데 필요하기 때문이며, 우심실은 낮은 압력에서 비교적 가까이 위치한 폐에 혈액을 공급하기 때문이다.

심장 내에서 혈액은 심방에서 심실로, 심실에서 동맥으로 펌프질된다. 혈액의 역류를 방지하기 위해 심장에는 네 개의 한 방

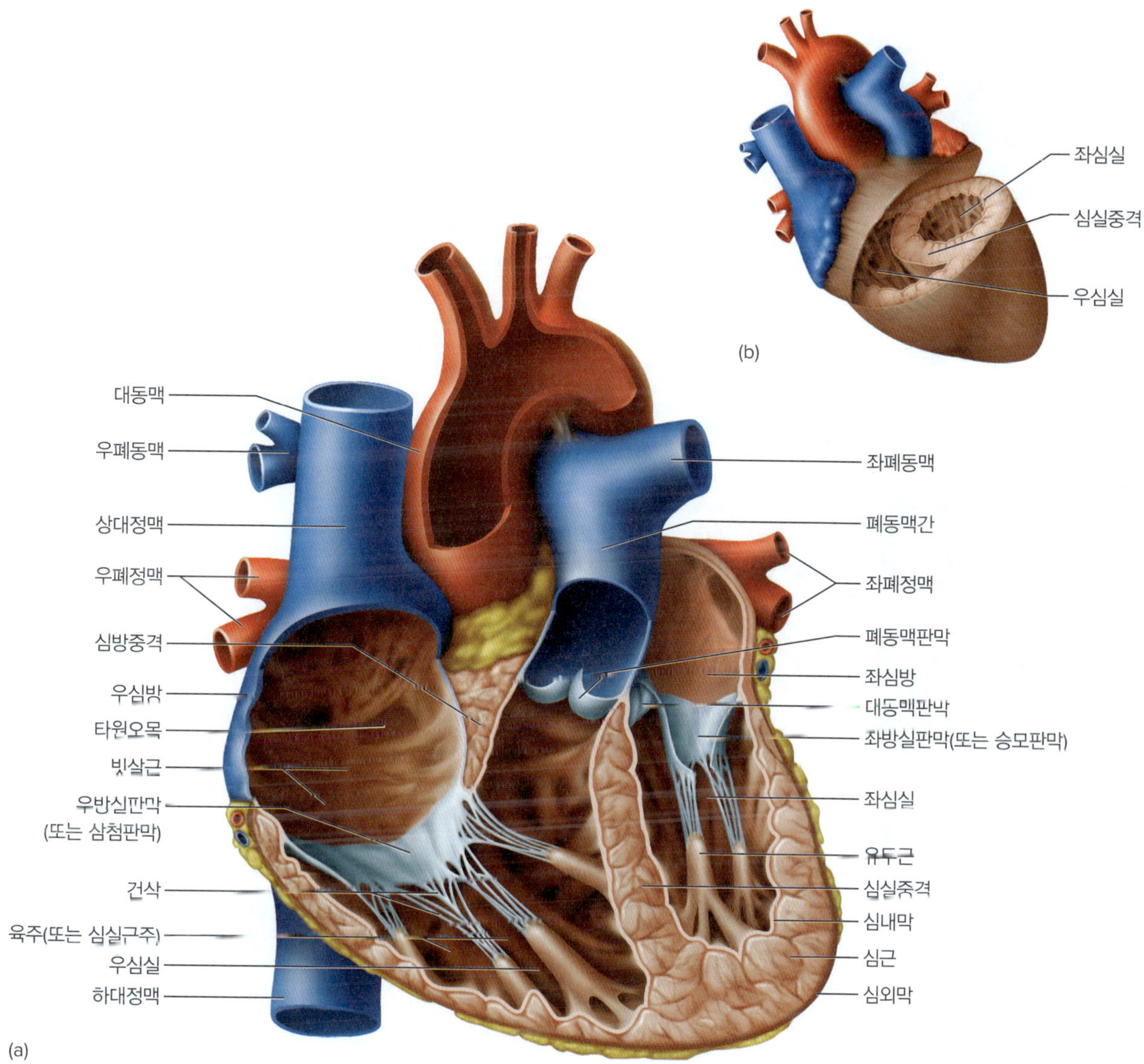

그림 9.1 심장의 앞쪽 보기와 내부 해부학. (*a*) 심장의 네 개의 방을 앞에서 본 모습, (*b*) 심장의 단면도, 좌심실(좌심실 벽과 중격으로 구성)과 우심실 간의 공간적 관계를 보여준다.

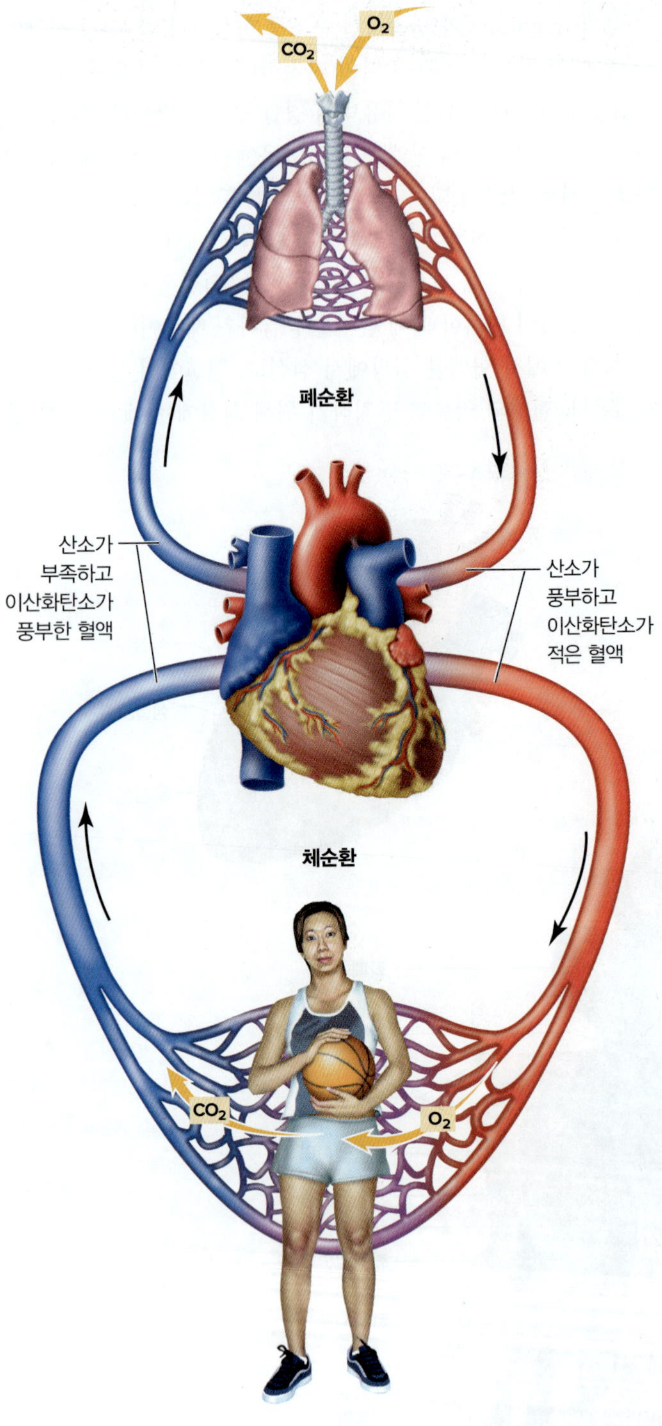

그림 9.2 체순환과 폐순환. 혈액의 산소 상태를 시각적으로 표현하기 위해, 폐를 통과하며 산소를 받아들일 때 파란색에서 빨간색으로, 다른 기관과 조직을 통과하며 산소를 방출할 때 빨간색에서 파란색으로 변하는 과정을 나타낸다.

향 밸브가 있다. 우심방과 우심실, 좌심방과 좌심실을 각각 연결하는 우심방-우심실 판막과 좌심방-좌심실 판막이 있다(그림 9.1(*a*)). 이 밸브들은 각각 삼첨판(우심방-심실 판막)과 이첨판(좌심방-심실 판막)으로도 알려져 있다. 동맥에서 심실로의 역류는 폐 반월판막(우심실)과 대동맥 반월판막(좌심실)에 의해 방지된다.

폐순환과 체순환

앞서 언급했듯이, 심장은 두 개의 펌프로 구성되어 있다. 심장의 오른쪽은 신체의 다양한 조직에서 가스 교환 결과로 산소 함량이 부분적으로 고갈되고 이산화탄소 함량이 증가한 혈액을 펌프질한다. 이 혈액은 **폐순환**을 통해 심장의 오른쪽에서 폐로 전달된다. 폐에서 혈액은 산소를 받고 이산화탄소를 방출한다. 이렇게 "산소화된(oxygenated)" 혈액은 심장의 왼쪽으로 이동하여 체순환을 통해 신체의 다양한 조직으로 펌프질된다(그림 9.2).

요약 *In Summary*

- 심혈관 시스템의 주요 기능은 다음과 같다: (1) 조직에 산소를 운반하고 노폐물을 제거, (2) 조직에 영양소를 운반, (3) 체온 조절.
- 심장은 두 개의 펌프로 구성되어 있다: 심장의 오른쪽은 폐순환을 통해 혈액을 펌프질한다. 심장의 왼쪽은 체순환을 통해 혈액을 전달한다.

심장: 심근과 심장 주기

운동에 대한 순환계의 적응을 더 잘 이해하려면 심장 근육의 구조와 심장의 전기적 및 기계적 활동에 대한 기본적인 세부 사항을 이해하는 것이 중요하다.

심근(Myocardium)

심장 벽은 세 가지 층으로 구성된다: (1) 외부 층인 심외막(epicardium), (2) 중간 층인 심근(myocardium), (3) 내부 층인 심내막(endocardium)(그림 9.3 참조). **심근**, 즉 심장 근육은 수축하여 혈액을 심장에서 내보내는 역할을 한다. 심근은 대동맥에서 갈라져 심장을 둘러싸는 오른쪽과 왼쪽 관상 동맥을 통해 혈액 공급을 받는다. 관상 정맥은 동맥과 평행하게 위치하며, 모든 관상 혈액을 심장으로 되돌리는 큰 정맥인 관상 동정맥으로 배출하고, 이 정맥은 혈액을 우심방으로 보낸다.

관상 동맥을 통해 일정한 혈액을 심장으로 공급하는 것은 매우 중요하다. 안정 시에도 심장은 산소와 영양소에 대한 높은 요구를 가지고 있기 때문이다. 더욱이 건강한 심장은 휴식 중에나 운동 중에 필요한 혈액을 지원할 수 있는 "적당한" 양의 혈액을 받는다. 그러나 관상 동맥 혈류가 몇 분 이상 방해받으면(즉, 관상동맥이 막히면) 심장에 영구적인 손상이 발생한다. 이러한 유형

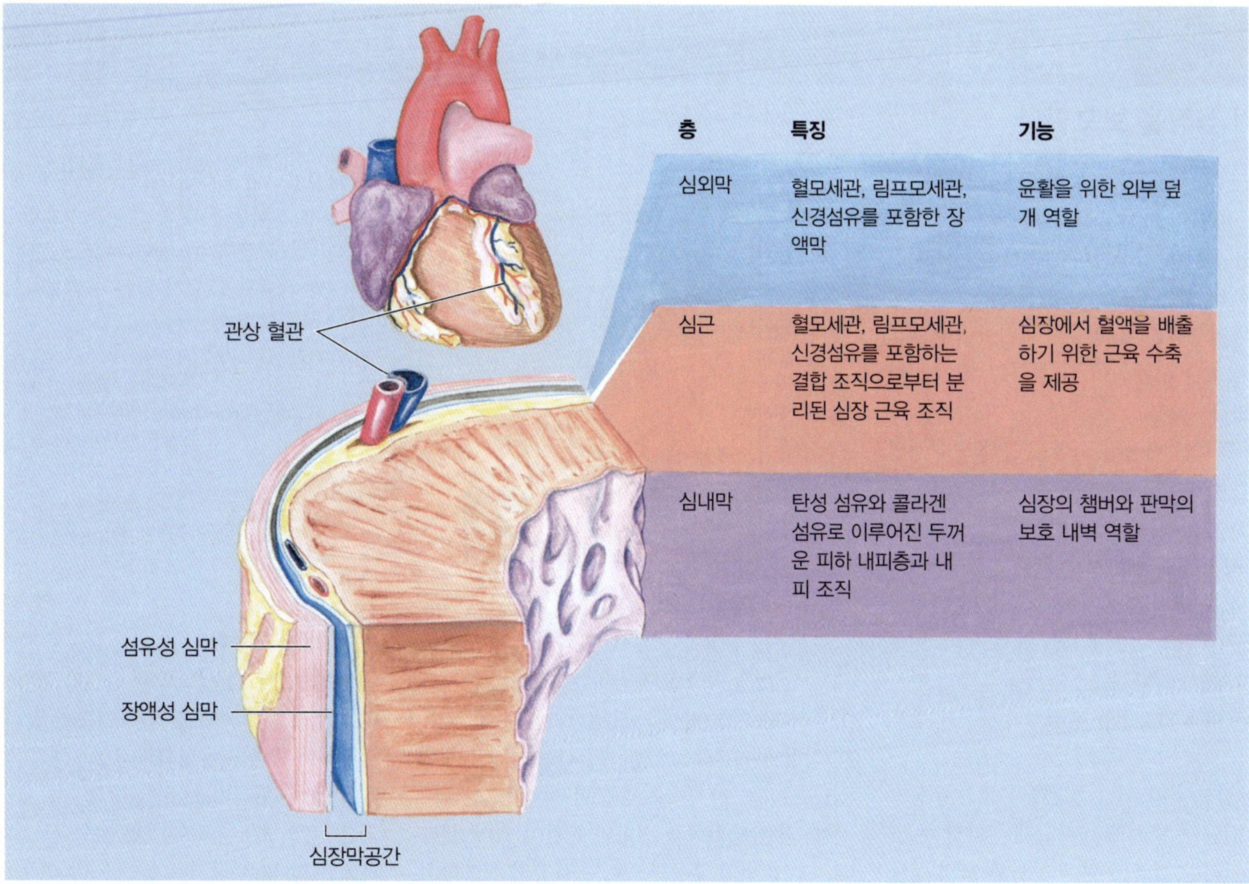

그림 9.3 심장 벽은 세 개의 뚜렷한 층으로 구성되어 있다: (1) 심외막, (2) 심근, (3) 심내막.

의 손상은 심근 세포의 사멸을 초래하며, 일반적으로 심장마비 또는 심근경색증이라고 불린다. 이러한 손상으로 인해 죽은 심장 세포(즉, 근섬유)의 수는 심장마비의 심각도를 결정한다. "경미한" 심장마비는 심장의 일부분만 손상시킬 수 있지만, "중대한" 심장마비는 많은 심장 세포(섬유)를 파괴할 수 있다. 중대한 심장마비는 심장의 펌핑 능력을 크게 감소시키므로, 심장마비 동안 심장의 손상을 최소화하는 것이 중요하다. 규칙적인 운동으로 심장마비 중에 심장을 보호할 수 있다는 강력한 근거가 있다(임상 적용 9.1 참조).

심장 근육은 여러 면에서 골격근과 다르다. 첫째, 심장 근육 섬유는 골격근 섬유보다 짧고 긴밀하게 연결되어 있다. 또한, 심장 근육 섬유는 일반적으로 분지되어 있는 반면, 골격근 섬유는 길고 분지되지 않는다. 그리고 심장 근육 수축은 불수의적(의지와 무관하게)으로 이루어지지만, 골격근 수축은 수의적으로(의지에 따라) 이루어진다.

심장 근육 섬유와 골격근 섬유의 또 다른 차이점은, 심장 근육 섬유는 골격근 섬유와 달리 **개재판**(intercalated discs)을 통해 모두 서로 연결되어 있다는 것이다. 이러한 세포간 연결은 전기적 자극을 한 섬유에서 다른 섬유로 전달할 수 있게 한다. 개재판은 이온이 한 심장 근육 섬유에서 다른 섬유로 이동할 수 있게 한다. 따라서 하나의 심장 섬유가 탈분극되어 수축할 때, 연결된 모든 심장 섬유도 함께 흥분되고 하나의 단위로 수축한다. 이러한 배열을 기능적 동조체라고 한다. 심방의 심장 근육 세포는 전기적 자극 전달을 허용하지 않는 결합 조직 층에 의해 심실의 근육 세포와 분리되어 있다. 따라서 심방은 심실과 별도로 수축한다.

심장 근육 섬유와 골격근 섬유의 또 다른 차이점은, 인체의 심장 근육 섬유는 다른 섬유 유형으로 나뉘지 않는다는 것이다. 심실의 심근은 골격근의 느린 섬유인 Type I과 유사한 하나의 주된 섬유 유형을 포함하는 근육으로 간주된다. 이러한 점에서 심근 섬유는 높은 유산소 능력을 가지며 많은 수의 미토콘드리아를 포함한다. 그러나 심근섬유는 Type I의 지근 골격근 섬유보다 훨씬 더 많은 미토콘드리아를 포함한다. 이 사실은 심장에서 지속적인 유산소 대사의 중요성을 강조한다.

심장 근육 섬유와 골격근 섬유의 마지막 차이점은 근육 섬유

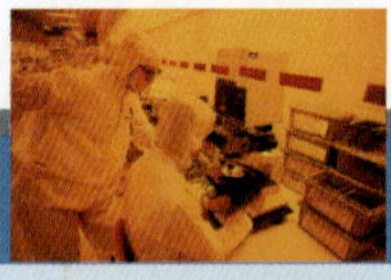

임상 적용 9.1

운동이 심장을 보호한다

규칙적인 운동이 심장을 보호하는 효과가 있다는 것은 잘 알려진 사실이다. 다수의 연구들은 규칙적인 운동이 심장마비 발생률을 감소시킨다는 설득력 있는 데이터를 제공한다. 또한, 심장마비가 발생했을 때, 활동적인 사람이 비활동적인 사람보다 생존율이 더 높다는 데 충분한 근거가 있다.

최근 동물을 사용한 실험을 통해 규칙적인 지구력 운동이 심장마비 동안 발생하는 심장 손상의 양을 줄인다는 직접적인 근거를 보여주었다(32, 34, 35). 운동의 보호 효과는 그림 9.4에 나와 있다. 운동이 심장마비 동안 심장 손상의 정도를 약 60% 줄일 수 있음을 알 수 있다. 이는 심장마비 동안 파괴되는 심장 세포의 수가 환자의 생존과 회복 가능성을 결정하기 때문에 중요하다.

동물 실험에 따르면, 심장마비 동안 운동으로 인한 심근 손상 보호는 빠르게 나타날 수 있다(35). 이러한 결과는 젊은 동물과 노령 동물뿐만 아니라 수컷 암컷 동물에게도 적용된다(5, 38). 예를 들어, 3~5일 연속의 유산소 운동(하루 약 60분)만으로도 심장마비로 인한 심장 근육 손상에 대해 상당한 *심장 보호* 효과를 제공할 수 있다(29).

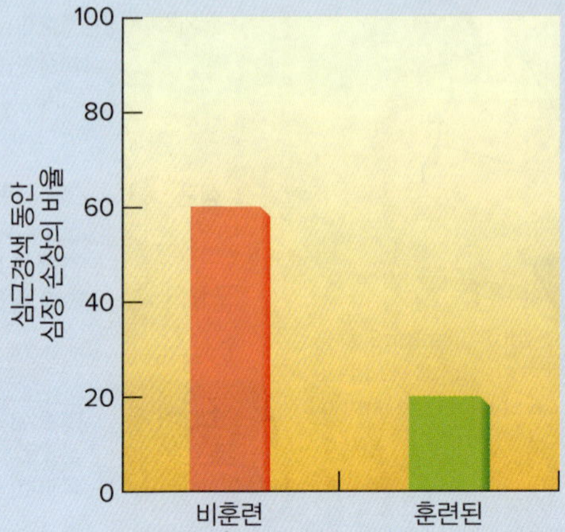

그림 9.4 규칙적인 지구력 운동은 심장마비 동안 세포 사멸에 대해 심장을 보호한다. 심근경색(즉, 심장마비) 동안 운동에 규칙적으로 참여한 사람이 그렇지 않은 사람보다 심장 손상이 현저히 적다.

출처: Powers, S. K., Smuder, A. J., Kavazis, A. N., and Quindry, J. C., "Mechanisms of Exercise-Induced Cardioprotection," *Physiology* 29: 27–38, 2014.

운동은 심장을 어떻게 변화시키고 심장마비 동안 심장 보호를 제공하는가? 이러한 보호 효과가 단 며칠 만에도 발생하기 때문에, 심장이 심실이나 심장을 영양 공급하는 혈관을 재형성(remodel)하기에는 충분한 시간이 없기 때문에, 답은 생화학적 변화와 관련이 있다. 실제로, 단 몇 번의 운동만으로도 심장의 생화학적 변인을 현저하게 변화시킨다. 첫째, 운동은 심장의 항산화 능력(즉, 자유 라디칼 제거 능력)을 향상시킨다(21, 32, 34, 35). 둘째, 운동을 한 심장은 미토콘드리아 손상에 더 탄력적으로 반응한다(4). 마지막으로, 운동 훈련을 받은 심장에서 세 번째 생화학적 변화는 심실 수축을 위한 칼슘이온 처리의 세밀화와 관련이 있다(4, 14). 이러한 보호 효과는 심장(자기분비 방식)과 골격근에서 방출되는 생화학적 요인에 의해 영향을 받을 수 있으며, 이는 심장의 수용체를 활성화한다(25, 27). 이러한 운동 유도 심장 보호 효과에 대한 많은 근거는 동물 기반 연구에서 밝혀졌지만, 임상 인구에서의 심장마비 회복력에 대한 관찰은 인체도 유사하게 보호받을 수 있음을 나타낸다(37). 더 자세한 내용은 추천 문헌의 Powers 등(2014)을 참조.

손상 후 회복 능력이다. 8장에서 언급했듯이, 골격근 섬유는 위성세포라고 불리는 근육 전구 세포에 의해 둘러싸여 있다. 이 위성세포는 골격근이 손상에서 재생(즉, 회복)할 수 있는 능력을 제공하기 때문에 중요하다. 그러나 심장 근육 섬유는 위성세포를 포함하지 않으므로 이러한 심장 근육 세포는 재생 능력이 제한적이다.

비록 심장 근육과 골격근이 여러 면에서 다르지만, 몇 가지 유사점도 있다. 예를 들어, 심장 근육 섬유와 골격근 섬유는 모두 줄무늬가 있으며 동일한 수축 단백질인 액틴과 마이오신을 포함한다. 또한, 심장 근육 섬유와 골격근 섬유는 모두 근섬유를 활성화하기 위해 칼슘이 필요하고(20), 두 섬유는 슬라이딩 필라멘트 모델에 따라 수축한다(8장 참조). 추가로, 골격근과 마찬가지로 심장 근육도 섬유 길이의 변화로 인한 액틴-마이오신 필라멘트의 중첩 정도에 따라 수축력을 조절할 수 있다. 표 9.1에는 심장 근육과 골격근 섬유의 구조적/기능적 유사점과 차이점을 항목별로 비교한 내용이 포함되어 있다.

심장 주기

심장 주기는 심장의 반복되는 수축과 이완 패턴을 의미한다. 심장이 수축하여 혈액을 내뿜는 시간을 **수축기**(systole)라고 하며, 수축 후에 원래 상태로 돌아가는 시간을 **이완기**(diastole)라고 한다. 일반적으로 이 용어들이 단독으로 사용될 때는 각각 심실의 수축과 이완을 의미한다. 그러나 심방도 수축과 이완을 하므로 심방 수축기와 이완기도 있다. 심방 수축은 심실 이완기 동안 일어나며, 심방 이완은 심실 수축기 동안 일어난다. 따라서 심장은 두 단계로 펌프 작용을 한다. 우심방과 좌심방이 함께 수축하여 심방의 혈액을 심실로 비우고, 약 0.1초 후 심실이 수축하여 혈액을 체순

표 9.1 심장 근육과 골격근의 구조적/기능적 유사점과 차이점 비교

구조적 비교	심장 근육	골격근
수축 단백질: 액틴과 마이오신	있음	있음
근육 섬유의 형태	골격근 섬유보다 짧고 분지됨	길고 분지되지 않음
핵의 수	단일	다중
Z-디스크	있음	있음
줄무늬	있음	있음
세포 간 연결	있음—개재판	결합 복합체 없음
결합 조직	내막(endomysium)	근외막(epimysium), 근주막(perimysium), 내막(endomysium)
기능적 비교		
에너지 생성	주로 유산소	유산소 및 무산소
칼슘 공급원(수축을 위한)	근소포체 및 세포외 칼슘	근소포체
신경 조절	불수의적	수의적
재생 가능성	없음—위성세포 없음	위성세포를 통한 가능성 있음

한 및 폐순환으로 보낸다.

안정 시, 수축기 동안 심실의 수축은 심실에서 약 2/3의 혈액을 방출하고 약 1/3의 혈액이 남는다. 이후 심실은 다음 이완기 동안 혈액으로 채워진다. 건강한 21세 여성이 평균 안정 시 심박수를 75회/분으로 가질 수 있다. 이는 총 심장 주기가 0.8초 지속되며, 이 중 0.5초는 이완기, 나머지 0.3초는 수축기에 해당한다(20)(그림 9.5 참조). 심박수가 75회/분에서 180회/분으로 증가할 경우(예: 격렬한 운동 시), 수축기와 이완기 모두에서 시간이 단축된다(13). 이 점은 그림 9.5에 잘 나타나 있다. 심박수가 증가하면 이완기에서의 시간 감소가 더 크며, 수축기에는 상대적으로 덜 영향을 받는다.

심장 주기 동안의 압력 변화

심장 주기 동안 심장 방 내의 압력은 상승과 하강을 반복한다. 심방이 이완될 때, 정맥 순환으로부터 혈액이 심방으로 유입된다. 이 방들이 채워지면서 내부 압력이 점차 증가한다. 이완기 동안 심방으로 들어오는 혈액의 약 70%는 심방이 수축하기 전에 방실 판막을 통해 직접적으로 심실로 흐른다. 심방이 수축하면 심방 압력이 상승하고 남은 30%의 혈액 대부분을 심실로 밀어 넣는다.

그림 9.6은 휴식 시 심장 주기 동안 시간에 따른 심실 압력 변화를 나타낸다. 방실 판막이 닫힐 때 발생하는 첫 번째 심음과 대동맥 및 폐동맥 판막이 닫힐 때 발생하는 두 번째 심음을 볼 수 있다.

심실이 채워지는 동안 심실의 압력은 낮지만, 심방이 수축하면 심실 압력이 약간 증가한다. 그런 다음 심실이 수축하면 압력이 급격히 상승하여 방실 판막이 닫히고 혈액이 심방으로 역류하는 것을 방지한다. 이 압력 상승을 **등용적 수축** 단계(isovolumetric contraction phase)라고 하며, 이 단계에서는 압력이 급격히 상승하지만 심실 내 혈액량은 변하지 않는다. 등용적 수축 단계는 그림 9.6의 상단 부분에 있는 왼쪽 파란색 막대로 표시되어 있다.

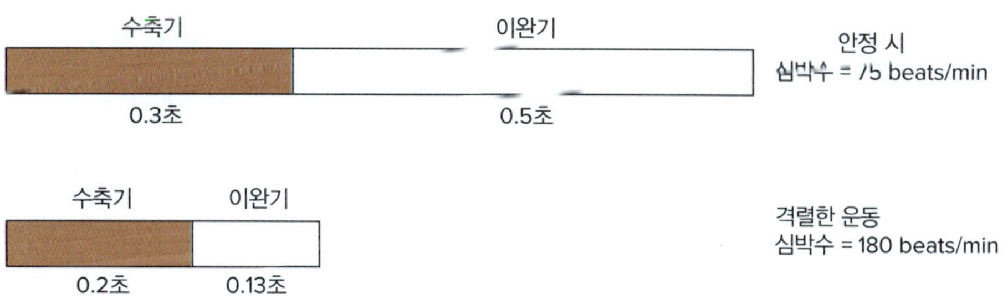

그림 9.5 휴식 시와 운동 중의 심장 주기를 나타낸 그림. 운동 중 심박수의 증가는 주로 이완기 동안의 시간 감소를 통해 이루어진다; 그러나 높은 심박수에서는 수축기 시간도 감소한다.

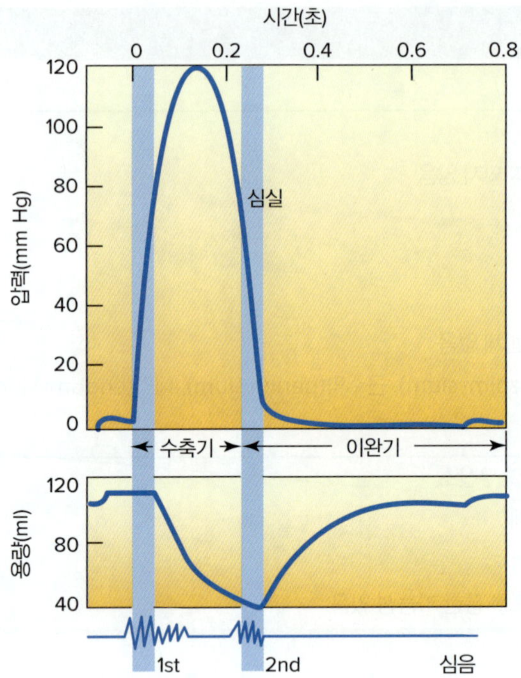

그림 9.6 심장 주기 동안의 압력, 용량, 심음의 관계. 수축기에서 이완기로의 전환 동안 심실 압력과 용량의 변화를 볼 수 있다.

심실 압력이 폐동맥과 대동맥의 압력을 초과하면, 폐동맥과 대동맥 판막이 열리고 혈액이 폐순환 및 체순환으로 강제로 이동된다. 심실에서 혈액이 펌프되면서 대동맥 내 압력이 증가한다. 그림 9.6에서 수축기 압력은 120 mm Hg로 나타난다. 동맥 혈압의 중요성과 이 중요한 징후를 측정하는 기술은 다음 절과 자세히 살펴보기 9.1에서 다룬다.

심장 주기에서 수축기 단계가 끝날 때, 대동맥과 폐동맥 판막이 닫히고 심실 압력이 급격히 감소한다. 대동맥 판막이 닫히면 대동맥 내 혈압은 이완기 값인 80 mm Hg로 떨어진다. 이완기 동안, 심실 내 혈액량은 일정하게 유지되며, 이를 **등양적 이완** 단계(isovolumetric relaxation phase)라고 한다. 등양적 이완 단계는 그림 9.6의 상단 부분에 있는 오른쪽 파란색 막대로 나타난다.

동맥 혈압

앞서 언급한 바와 같이, 혈액은 혈관 시스템 전체에 걸쳐 압력을 가하지만, 동맥 내에서 가장 크다. 혈압은 심혈관 시스템 전체에서 다양하게 변하지만, 일반적으로 동맥 내에서 측정되어 건강의 지표로 사용된다. 혈압은 혈액이 동맥 벽에 가하는 힘으로, 펌프된 혈액의 양과 혈류 저항에 의해 결정된다.

동맥 혈압은 혈압계(sphygmomanometer)를 사용하여 측정할 수 있다(자세히 살펴보기 9.1 참조). 성인 남성의 정상 혈압은 120/80이며, 성인 여성의 경우 일반적으로 더 낮아 110/70 정도이다. 혈압 표현에서 큰 숫자는 수축기 혈압으로, 수은주 밀리미터(mm Hg)로 표시된다. 혈압 비율에서 작은 숫자는 이완기 혈압으로, 마찬가지로 mm Hg로 표시된다. **수축기 혈압**은 심실 수축 동안 심장에서 혈액이 방출될 때 생성되는 압력이다. 심실 이완기 동안 동맥 혈압은 감소하며, **이완기 혈압**을 나타낸다. 수축기 혈압과 이완기 혈압의 차이를 맥압(pulse pressure)이라고 한다.

심장 주기 동안 평균 압력을 **평균 동맥압**(mean arterial pressure)이라고 한다. 평균 동맥압은 전신 순환을 통한 혈류 속도를 결정하기 때문에 중요하다.

평균 동맥압을 결정하는 것은 간단하지 않다. 이는 수축기 압력과 이완기 압력의 단순 평균이 아니며, 이완기가 일반적으로 수축기보다 더 길게 지속되기 때문이다. 그러나 평균 동맥압은 다음과 같이 안정 시 추정할 수 있다:

$$\textbf{평균 동맥압} = \text{DBP} + 0.33(\text{맥압})$$

여기서 DBP는 이완기 혈압이며, 맥압은 수축기 혈압과 이완기 혈압의 차이이다. 안정 시 평균 동맥압의 예를 통해 계산해 보자.

예를 들어, 혈압이 120/80 mm Hg라고 가정해보자. 이 경우 평균 동맥압은 다음과 같다:

$$\begin{aligned}\textbf{평균 동맥압} &= 80 \text{ mm Hg} + 0.33(120 - 80)\\ &= 80 \text{ mm Hg} + 13\\ &= 93 \text{ mm Hg}\end{aligned}$$

위의 식은 심장 주기의 안정 시를 기반으로 하므로 운동 중 평균 동맥압을 계산하는 데 사용할 수 없다. 즉, 심장 주기 동안 수축기에는 동맥 혈압이 상승하고, 이완기에는 혈압이 감소한다. 따라서 언제든지 평균 동맥압을 정확하게 추정하려면 수축기와 이완기 혈압을 측정하고, 수축기와 이완기에 소요되는 시간을 알아야 한다. 수축기와 이완기에 소요되는 시간은 휴식과 운동 사이에 다르다는 것을 기억하자(그림 9.5). 예를 들어, 이 방정식은 휴식 시 수축기에 소요되는 시간이 전체 심장 주기의 33%를 차지한다고 할 수 있다. 그러나 최대 운동 시 수축기는 전체 심장 주기 시간의 66%를 차지할 수 있다. 따라서 평균 동맥압을 추정하기 위해 설계된 공식은 수축기와 이완기에 소요되는 시간을 반영하도록 조정해야 한다.

고혈압은 수축기 혈압이 130 mm Hg 이상이고 이완기 혈압이 80 mm Hg 이상인 상태로 분류된다. 안타깝게도 미국의 모든 성인(20세 이상) 중 약 33%가 고혈압을 가지고 있다(53). 고혈압은 일반적으로 두 가지 범주 중 하나로 분류된다: (1) 일차성 또는 본태성 고혈압과 (2) 이차성 고혈압. 일차성 고혈압의 원인은 다요

자세히 살펴보기 9.1

동맥 혈압 측정

동맥 혈압은 일반적으로 직접 측정되지 않으며, 혈압계(sphygmomanometer)를 사용하여 측정한다(그림 9.7 참조). 이 장치는 압력 감지 유체로 채워진 컬럼(또는 공압 게이지)에 연결된 팽창식 팔 커프로 구성된다. 커프는 손 펌프로 수동으로 팽창되며, 커프의 압력은 압력 게이지의 값이 증가하면서 측정된다. 예를 들어, 100 mm(또는 mm Hg, 혈압계가 수은으로 채워졌을 때) 압력은 컬럼을 100 mm 거리만큼 위로 올릴 수 있는 힘이다.

혈압 측정은 다음과 같이 이루어진다: 혈압계 커프를 상완 주위에 위치하여 상완동맥을 둘러싸게 한다. 공기를 펌프로 커프에 주입하여 팔 주위의 압력이 동맥 압력을 초과할 때까지 증가시킨다. 팔 주위에 가해지는 압력이 동맥 압력보다 크기 때문에 상완동맥이 압박되어 혈류가 중단된다. 청진기를 커프 바로 아래 상완동맥 위에 놓으면 혈류가 없기 때문에 소리가 들리지 않는다. 그러나 공기 제어 밸브를 천천히 열어 공기를 방출하면 커프의 압력이 감소하기 시작하고, 팔 주위의 압력이 동맥 압력보다 약간 낮은 지점에 도달한다. 이 지점에서 혈액이 동맥을 통해 흐르기 시작하여 난류가 발생하고, 청진기를 통해 코로트코프음(Korotkoff sounds)이 들린다. 첫 번째 소리가 들리는 압력이 수축기 혈압을 나타낸다.

커프의 압력이 계속 감소하면 점점 더 큰 소리가 들린다. 커프의 압력이 이완기 혈압과 같거나 약간 낮을 때, 청진기를 통해 들리는 소리가 중단되는데, 이는 난류가 중단되기 때문이다. 따라서 안정 시 이완기 혈압 판독은 소리가 사라질 때 발생한다.

1. 압력계의 커프(cuff) 압력이 상완동맥을 완전히 닫을 만큼 높을 때 혈류가 발생하지 않기 때문에 소리가 들리지 않는다.

2. **수축기 혈압**은 코로트코프(Korotkoff) 소리가 처음 들리는 압력을 의미한다. 커프 압력이 감소하여 수축기 동안 더 이상 상완동맥을 닫아둘 수 없으면, 부분적으로 열린 상완동맥을 통해 혈액이 흐르면서 난류 혈류(turbulent blood flow)가 발생하고 소리가 들린다. 이때 상완동맥은 이완기 동안에는 닫힌 상태를 유지한다.

3. 커프 압력이 계속 감소하면, 수축기 동안 상완동맥이 더 많이 열린다. 처음에는 이완기 동안 동맥이 닫혀 있지만, 커프 압력이 더욱 감소하면 이완기 동안에도 상완동맥이 부분적으로 열린다. 수축기 동안의 난류 혈류는 코로트코프 소리를 만들어 내며, 동맥이 더 많이 열리게 되면 소리의 음조(pitch)가 변한다.

4. **이완기 혈압**은 소리가 사라지는 압력을 의미한다. 결국 커프 압력이 상완동맥 내의 압력보다 낮아지면, 동맥은 수축기와 이완기 동안 모두 열린 상태를 유지한다. 이때 난류가 사라지고 층류 혈류(nonturbulent flow)가 재개되며, 소리가 더 이상 들리지 않는다.

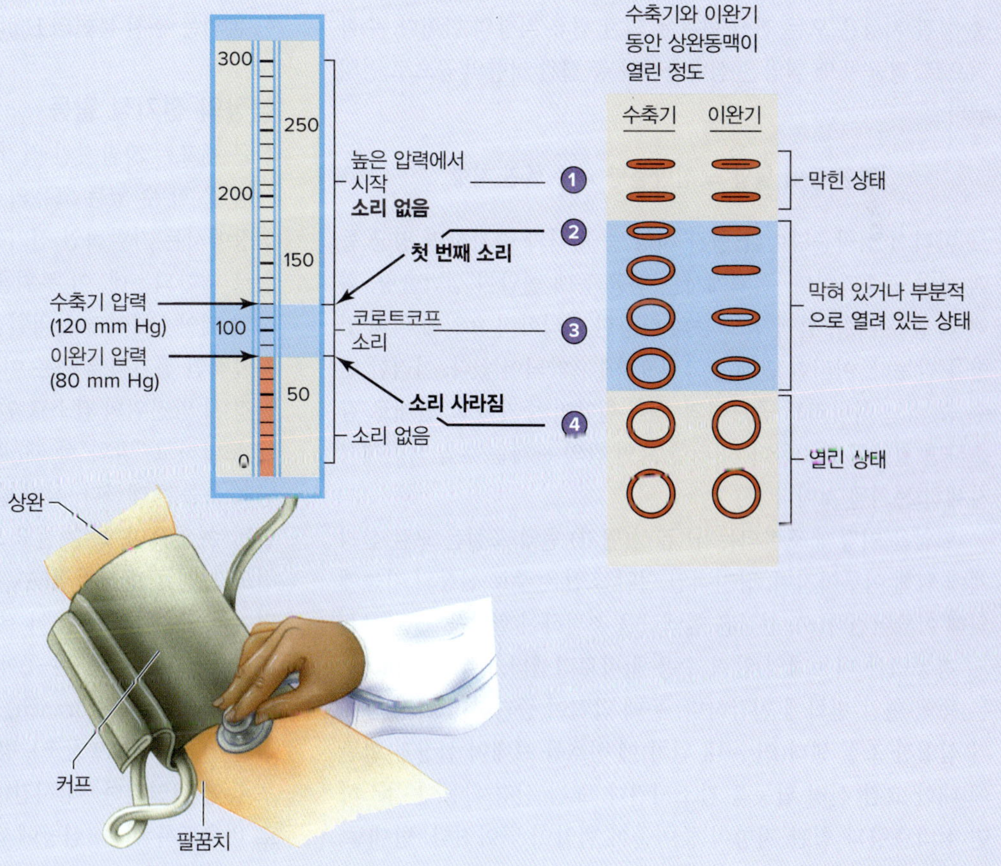

그림 9.7 혈압계는 동맥 혈압을 측정하는 데 사용된다.

인적이다. 즉, 여러 요인의 결합된 효과가 고혈압을 유발한다. 이 유형의 고혈압은 미국에서 보고된 모든 사례의 95%를 차지한다. 이차성 고혈압은 다른 질병의 결과로 발생하며, 따라서 다른 질병에 의한 "이차적"인 고혈압이다.

고혈압은 다양한 건강 문제를 초래할 수 있다. 예를 들어, 고혈압은 좌심실에 부담을 증가시켜 좌심방 근육량의 적응적 증가(좌심실 비대)를 초래한다. 고혈압으로 인한 좌심실 비대 초기 단계에서는 심장 질량의 증가가 심장의 펌핑 능력을 유지하는 데 도움이 된다. 그러나 시간이 지나면 이러한 좌심실 비대는 심장 근육 섬유의 조직과 기능을 변화시킨다. 이러한 심장의 재구성은 병리학적이며, 심장의 펌핑 능력을 감소시키고 심부전으로 이어질 수 있다. 또한, 고혈압의 존재는 동맥경화 및 심장마비의 주요 위험 요인이다. 마지막으로, 고혈압은 신장 손상 및 뇌혈관 파열로 인한 국소적 뇌 손상(즉, 뇌졸중) 위험을 증가시킨다.

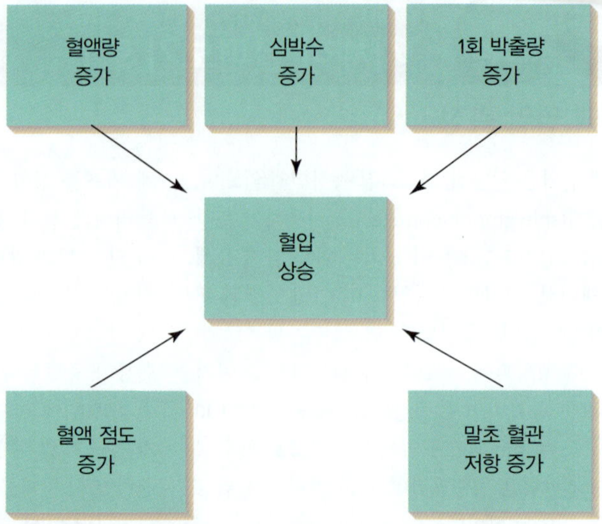

그림 9.8 동맥 혈압에 영향을 미치는 요인.

동맥 혈압에 영향을 미치는 요인

평균 동맥 혈압은 두 가지 요인에 의해 결정된다: (1) 심박출량과 (2) 총 혈관 저항. 심박출량은 심장에서 펌프되는 혈액의 양이며, 총 혈관 저항은 모든 전신 혈관에 의한 혈류 저항의 합이다. 수학적으로, 평균 동맥 혈압은 심박출량과 총 혈관 저항의 곱으로 정의된다:

평균 동맥 혈압 = 심박출량 × 총 혈관 저항

따라서 심박출량이나 혈관 저항 중 하나가 증가하면 평균 동맥 혈압도 증가한다. 신체에서는 평균 동맥 혈압이 심박출량, 혈액량, 혈류 저항, 혈액 점도 등의 다양한 생리학적 요인에 의해 영향을 받는다. 이러한 관계는 그림 9.8에 요약되어 있다. 이러한 변수 중 어느 하나라도 증가하면 동맥 혈압이 증가하고, 반대로 감소하면 혈압이 감소한다. 이러한 요인 간의 관계는 후속 섹션에서 자세히 논의될 것이다.

혈압은 어떻게 조절되는가? 급성(단기) 혈압 조절은 교감 신경계에 의해 이루어지며, 장기적인 혈압 조절은 주로 신장의 기능에 의해 이루어진다(6). 신장은 혈액량을 조절하여 혈압을 조절한다.

경동맥과 대동맥의 압력 수용체(바로리셉터: baroreceptors)는 동맥 혈압 변화에 민감하다. 동맥 압력이 증가하면 이 수용체가 **심혈관 조절 센터**(연수 내 위치)에 신호를 보내어 심장과 혈관에 대한 교감 신경 활동을 감소시킨다. 교감 신경 활동이 감소하면 심박출량과 혈관 저항이 줄어들어 혈압이 낮아진다. 반대로, 혈압이 감소하면 바로리셉터 활동이 감소하고, 이는 심혈관 조절 센터가 교감 신경 활동을 증가시키도록 하여 혈압을 정상으로 되돌린다. 흥미롭게도, 운동 중 혈압의 통합 조절은 휴식 시보다 더 높은 설정 값으로 조절된다. 운동 중 바로리셉터 조절이 변경되는 이유는 복잡하지만, 고강도 운동 동안 높은 심박출량을 충족하기 위해 더 높은 수축기 혈압이 필요하기 때문이다. 혈압 조절에 대한 논의는 추천 문헌의 Hall(2015) 또는 Fox(2019)를 참조.

심장의 전기적 활동

심근 세포는 자발적인 전기적 활동(즉, 각 세포가 고유의 리듬을 가짐)을 할 수 있는 고유의 기능을 가지고 있다. 그러나 정상적인 심장에서는 자발적인 전기적 활동이 우심방에 위치한 특별한 부위로 제한되는데, 이 부위를 **동방결절**(SA node)이라고 하며, 심장의 페이스메이커로 역할을 한다(그림 9.9 참조). 동방결절에서 자발적인 전기적 활동은 이완기 동안 나트륨의 내부 확산을 통한 안정 시 막전위의 감소로 인해 발생한다. 동방결절이 탈분극 역치에 도달하고 "발화"할 때, 탈분극의 파동이 심방을 통해 퍼져 심방 수축을 초래한다. 심방 탈분극의 파동은 직접적으로 심실로 전달될 수 없으며, 특수 전도 조직을 통해 전달되어야 한다. 이 특수 전도 조직은 **방실결절**(AV node)이라고 불리는 작은 근육 조직 덩어리에서 방사된다. 이 결절은 우심방의 하부에 위치하며, 상부방이 심실과 연결되는 곳에 위치한다. 방실결절은 *우측 및 좌측 번들 가지*(bundle branch)를 통해 심실에 전기적 탈분극 신호를 전달한다(그림 9.9 참조). 방실결절의 심방 매개 탈분극은 약 0.10초 동안 지연된다. 이 시간 지연은 심방 수축이 심방 혈액을 심실로 비우도록 한다. 심방에서의 혈액 이동 조정은 심실 충전을 이롭게 하며, 이는 심실 탈분극 및 수축 직전에 발생한다. 심실에 도달하면 이러한 전도 경로는 퍼킨제 섬유(Purkinje fibers)라고 불리는 더 작은 섬유로 전달된다. 퍼킨제 섬유는 세포 간 연결을 통

1. 활동 전위는 동방결절(SA node)에서 시작되어 심방벽을 가로질러 방실결절(AV node)로 이동한다(*화살표*로 표시).

2. 활동 전위는 방실결절(AV node)을 통과하여 방실다발(AV bundle)을 따라 이동하며, 이는 방실결절에서 시작되어 섬유성 골격을 지나 심실중격(interventricular septum)으로 이어진다.

3. 방실다발(AV bundle)은 우측 번들 가지(right bundle branch)와 좌측 번들 가지(left bundle branch)로 나뉘며, 활동 전위는 이 번들 가지를 따라 각 심실의 꼭대기(apex)까지 내려간다.

4. 활동 전위는 퍼킨제 섬유(Purkinje fibers)에 의해 번들 가지에서 심실벽(ventricular walls)으로 전달된다.

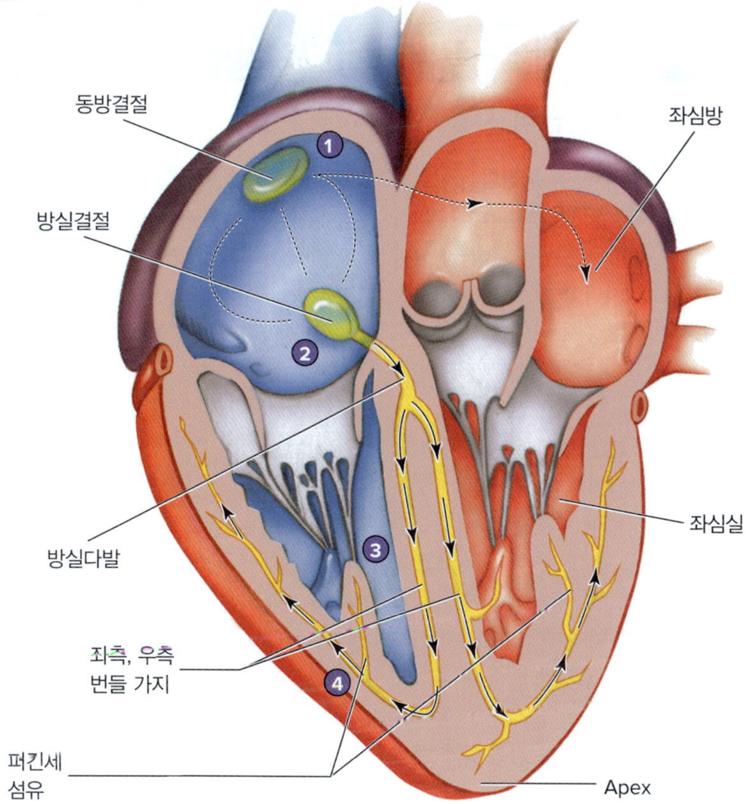

그림 9.9 심장의 전도 시스템.

해 탈분극의 파동을 심실 전체에 퍼뜨린다.

심장 주기 동안 심근에서 발생하는 전기적 변화를 기록한 것을 **심전도**(ECG 또는 EKG)라고 한다. 심전도 파형 분석은 의사가 심장의 전도 능력을 평가하고 전기적 문제가 있는지 여부를 결정할 수 있게 한다. 또한, 운동 중 심전도 분석은 관상 동맥 질환 진단에 자주 사용된다(자세히 살펴보기 9.2 참조). 그림 9.11은 정상적인 심전도 패턴을 나타낸다. 심전도 패턴은 각 심장 주기 동안 여러 다른 변위를 포함하고 있다. 각각의 독특한 파형은 다른 알파벳으로 표시한다. 심전도의 첫 번째 파형은 P 파라고 하며, 심방의 탈분극을 나타낸다. 두 번째 파형인 QRS 복합체(QRS complex)는 심실의 탈분극을 나타내며, P 파 후 약 0.10초에 발생한다. 마지막 변위인 T 파는 심실의 재분극 결과이다. 심방 재분극은 일반적으로 QRS 복합체와 동시에 발생하므로 심전도에서 보이지 않는다(그림 9.12). 즉, 심방 재분극은 QRS 복합체에 의해 "숨겨져" 있어서 심전도 상에서 보이지 않는다. 이는 심실의 전기적 활동이 크기에 비례하기 때문이다.

마지막으로, 그림 9.13은 심실내 압력 변화와 심전도 간의 관계를 나타낸다. QRS 복합체(즉, 심실의 탈분극)는 수축기의 시작과 심실 압력 상승 시 발생한다. 또한, T 파(심실의 재분극)는 심실이 이완기 시작 시 발생한다. 앞서 언급했듯이, 수축기 시작 시 심실 내 압력 상승은 방실 판막(AV 판막)이 닫히면서 첫 번째 심음을 유발하고, 수축기 끝에서 심실 내 압력 감소는 대동맥 및 폐동맥 반월판이 닫히면서 두 번째 심음을 유발한다.

요약 *In Summary*

- 심근은 세 개의 층으로 구성되어 있다: (1) 외부 층인 심외막, (2) 심장 근육 섬유로 구성된 중간 층인 심근, (3) 내부 층인 심내막
- 심장 주기의 수축 단계는 *수축기*(systole)와 *이완기*(diastole)로 구분한다. 심실 내에서 수축기 압력의 발생은 *등양적 수축* 단계(isovolumetric contraction phase)라고 하며, 이와 대응하는 압력 감소는 *등양적 이완* 단계(isovolumetric relaxation phase)라고 한다.
- 심장 주기 동안 평균 혈압은 *평균 동맥압*(mean arterial blood pressure)이라고 한다.
- 혈압은 다음 요인 중 하나 또는 모두에 의해 증가할 수 있다:
  a. 혈액량 증가 b. 심박수 증가 c. 혈액 점도 증가
  d. 1회 박출량 증가 e. 말초 저항 증가
- 심장의 박동 조절기(페이스메이커)는 동방결절이다.
- 심장 주기 동안 심장의 전기적 활동을 기록한 것을 *심전도*(*ECG* 또는 *EKG*)라고 한다.

자세히 살펴보기 9.2

운동 중 심전도의 진단적 사용

심장내과 전문의는 심장 및 혈관 질환을 치료하는 의사이다. 심장 기능을 평가하는 데 자주 사용되는 진단 절차 중 하나는 운동 부하 검사(일반적으로 스트레스 검사라고 함) 동안 심전도를 측정하는 것이다. 이를 통해 의사는 운동 유도 스트레스 동안 환자의 혈압 변화와 심전도 변화를 관찰할 수 있다.

심장 질환의 가장 흔한 원인은 관상 동맥 내에 지방 플라크(죽상경화증)가 축적되는 것이다. 이 플라크가 축적하여 혈관 통로를 막으면서 심근으로의 혈류를 감소시킨다. 심장으로의 혈류 적절성은 상대적이다. 즉, 심장에 가해지는 대사적 요구 정도에 따라 달라진다. 예를 들어, 관상 동맥의 작은 폐색은 안정 시 대사적 요구를 충족할 수 있을지 모르지만, 운동 중에는 대사적 요구가 크게 증가하므로 관상 동맥 폐색은 심장으로의 혈류가 부족할 가능성이 높다. 혈액 공급이 심장의 대사적 요구를 충족하지 못할 때, 이는 *공급-수요 불일치*로 설명한다. 따라서 점진적 운동 부하 검사는 심장 기능을 평가하는 "스트레스 검사"로 사용할 수 있다.

비정상적인 운동 심전도의 예는 그림 9.10에 나와 있다. 심근 허혈(혈류 감소)은 심전도의 S-T 분절 변화에 의해 감지될 수 있다. S-T 분절은 재분극으로의 전기적 전이를 나타내며(그림 9.12), 이때 ATP는 안정 시 막전위를 회복하기 위해 필요하다. 공급-수요 불일치 동안 ATP 수준이 부족하기 때문에, 심장의 전기적 재분극은 문제가 있음을 나타내는 첫 번째 신호일 수 있다. 왼쪽의 정상 심전도와 비교했을 때 오른쪽 그림에서 S-T 분절의 하강을 주목하라. 이 S-T 분절의 하강은 의사에게 허혈성 심장 질환이 있을 수 있음을 시사하며 추가 진단 절차가 필요할 수 있음을 나타낸다.

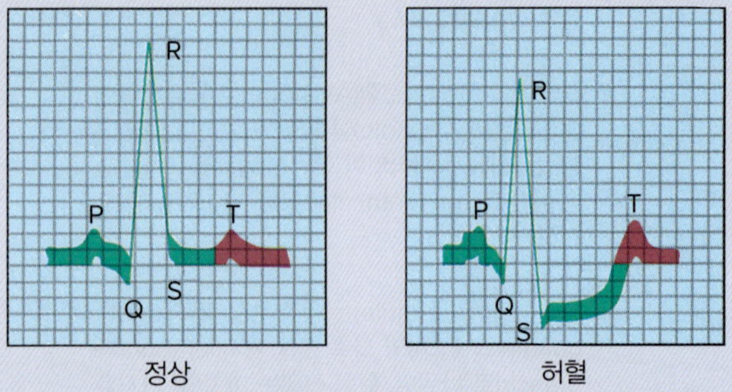

그림 9.10 심근 허혈의 결과로서의 심전도 S-T 분절 저하

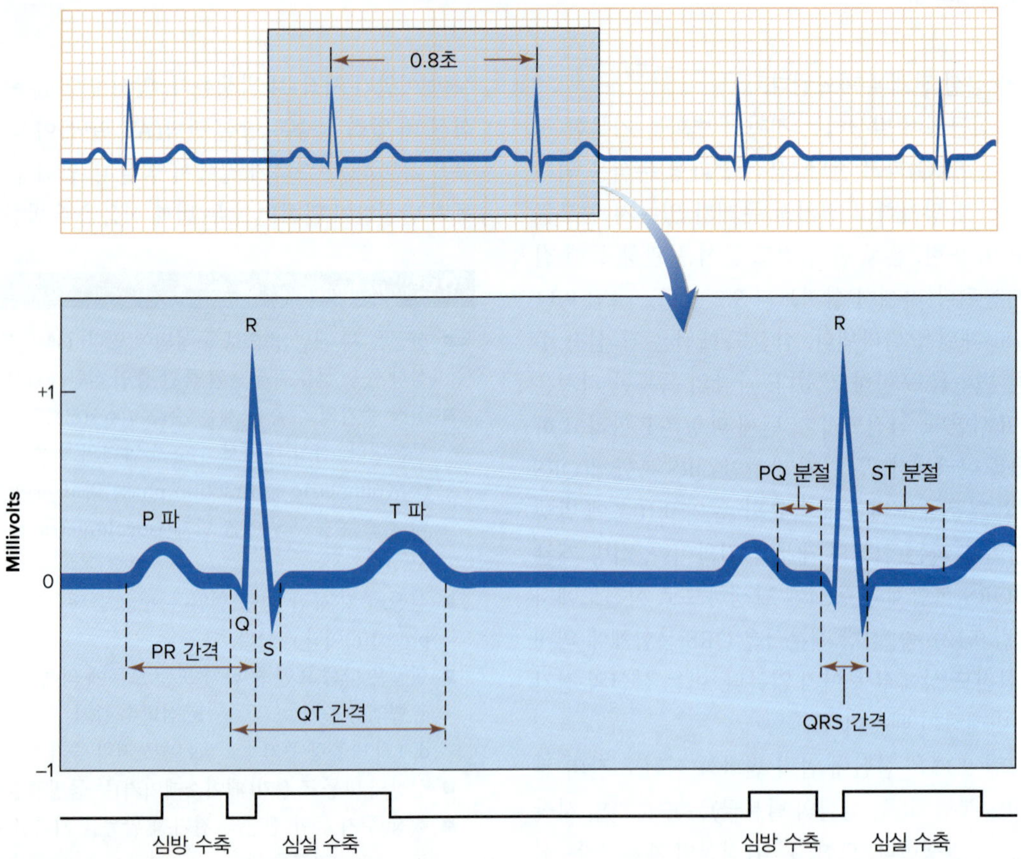

그림 9.11 휴식 중 정상적인 심전도.

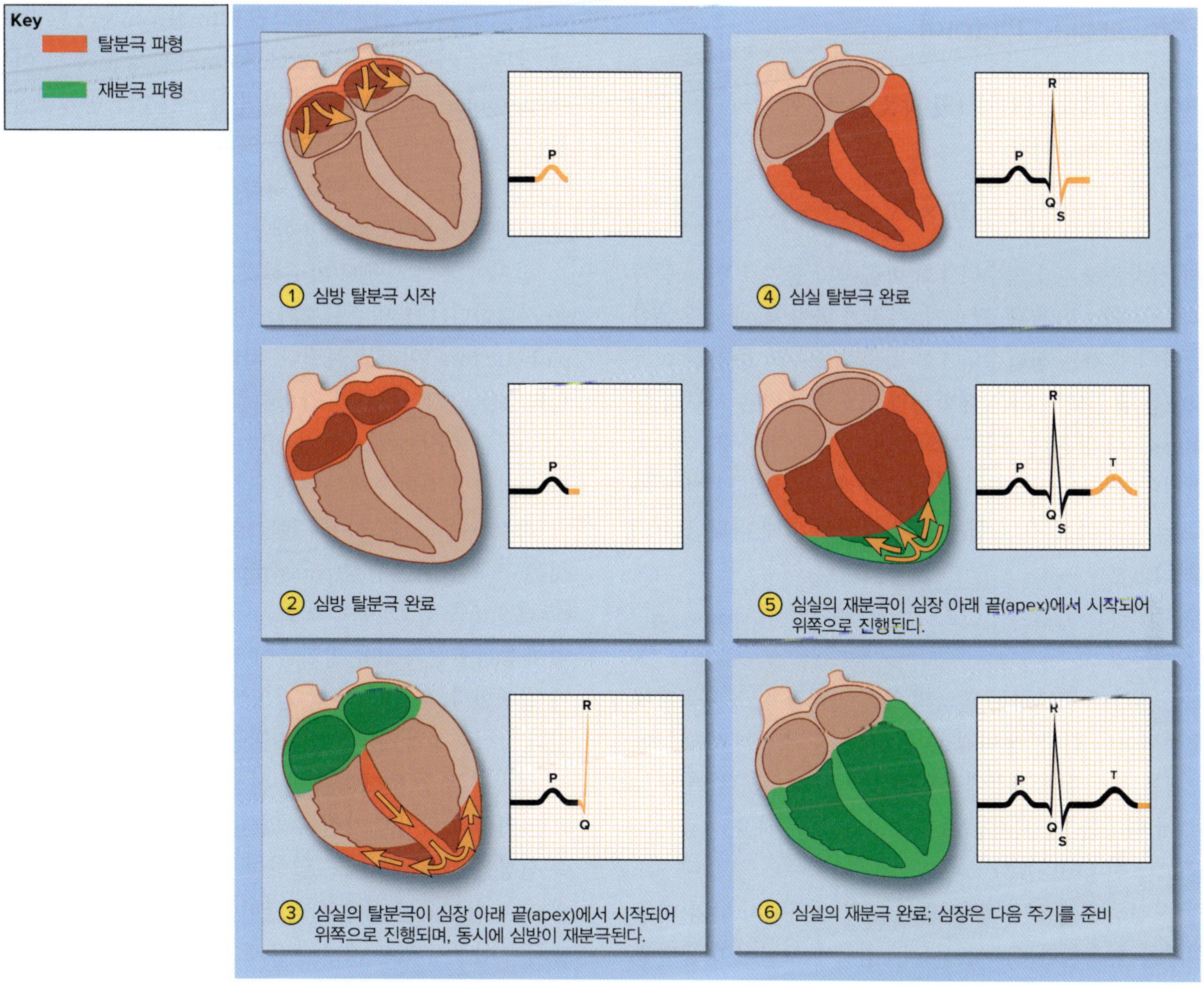

그림 9.12 심장의 전기적 사건과 심전도 기록의 관계를 나타낸 그림. 패널 1-2는 심방 탈분극과 P 파의 형성을 나타낸다. 패널 3-4는 심실 탈분극과 QRS 복합체의 형성을 나타낸다. 마지막으로, 패널 5-6은 심실 재분극과 T 파의 형성을 나타낸다.

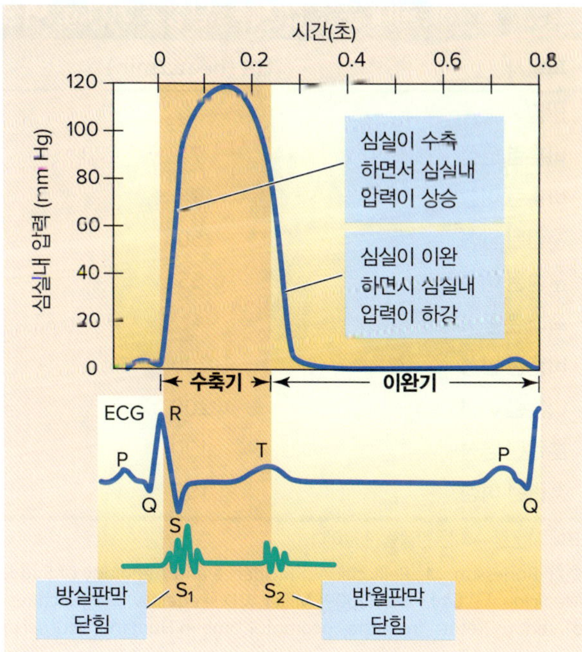

그림 9.13 심실내 압력 변화와 심전도 간의 관계. QRS 복합체(즉, 심실의 탈분극)는 수축기 시작과 심실 압력 상승 시 발생한다. 또한, T 파(심실의 재분극)는 심실이 이완기 시작 시 이완하는 동시에 발생한다.

심박출량(Cardiac Output)

심박출량(Q)은 심박수(HR)와 **1회 박출량**(SV, 한 번의 심박수당 펌프되는 혈액량)의 곱이다:

$$\dot{Q} = HR \times SV$$

따라서 심박출량은 심박수나 1회 박출량의 증가로 인해 증가할 수 있다. 서 있는 자세(예: 달리기, 자전거 타기 등)에서 운동할 때 심박출량의 증가는 심박수와 1회 박출량 모두의 증가로 나타난다. 표 9.2는 훈련되지 않은 대학생과 고도로 훈련된 지구력 운동선수의 휴식 시와 최대 운동 시의 심박수, 1회 박출량, 심박출량의 일반적인 값을 나타낸다. 1회 박출량과 심박출량의 성별 차이는 주로 남성과 여성 간의 신체 크기 차이에 의해 나타난다(2)(표 9.2 참조).

심박수 조절

운동 중에는 심장이 펌프하는 혈액의 양이 골격근 산소 요구량에 맞추어 조정되어야 한다. 동방결절이 심박수를 조절하기 때문에 심박수 변화는 종종 동방결절에 영향을 미치는 요인과 관련이 있다. 심박수에 영향을 미치는 두 가지 주요 요인은 자율 신경계의 부교감 및 교감 신경이다(13).

부교감 신경섬유는 연수 내 심혈관 조절 센터에서 나와 **미주 신경**의 일부를 형성한다(6). 이 섬유는 심장에 도달하여 동방결절과 방실결절과 접촉한다(그림 9.14 참조). 자극을 받으면, 이 신경 말단은 아세틸콜린(acetylcholine)을 방출하며, 이는 과분극(hyperpolarization)을 유발하여 동방결절과 방실결절의 활동을 감소시킨다(즉, 안정막전위를 역치에서 더 멀어지게 한다). 결과적으로 심박수가 감소한다. 따라서 부교감 신경계는 심박수를 늦추는 제동 시스템으로 작용한다.

심지어 휴식 시에도 미주신경은 동방결절 및 방실결절에 자극을 전달한다(13). 미주신경의 영향은 종종 부교감 활성(parasympathetic tone)이라고 불린다. 따라서 부교감 신경 활동의 변화는 심박수를 증가시키거나 감소시킬 수 있다. 예를 들어, 심장에 대한 부교감 긴장이 감소하면 심박수가 증가하고, 부교감 신경 활동이 증가하면 심박수가 느려진다.

저강도 운동 중 초기에 분당 심박수가 약 100회까지 증가하는 것은 부교감 신경 활성(parasympathetic tone)의 감소에 기인한다(그림 9.15를 참조)(44). 이 초기 심박수 증가는 부교감 신경 자극 없이 동방결절의 고유 발화율이 일반적으로 분당 100회이기 때문에 발생한다. 더 높은 운동 강도에서, 교감 신경계에 의한 동방결절과 방실결절의 자극은 심박수 증가의 원인이 된다.

심박수 조절 외에도 자율 신경계의 영향은 일부 개인에게 중요한 임상적 의미를 가질 수 있다. 특히, 교감 신경섬유는 **심장 가속 신경**을 통해 심장에 도달하여 동방결절과 심실을 자극한다(그림 9.14 참조). 이 섬유의 말단이 자극되면 노르에피네프린이 방출되어 심장에 있는 베타 수용체에 작용하여 심박수와 심근 수축

표 9.2 대학생 비훈련자와 훈련된 지구력 운동선수의 1회 박출량(SV), 심박수(HR), 심박출량(Q)의 휴식 및 최대 운동 값(체중: 남성 = 70 kg; 여성 = 50 kg)

피험자	HR (beats/min)		SV (ml/beat)		Q (L/min)
안정 시					
비훈련 남성	72	×	70	=	5.00
비훈련 여성	75	×	60	=	4.50
훈련된 남성	50	×	100	=	5.00
훈련된 여성	55	×	80	=	4.40
최대 운동 시					
비훈련 남성	200	×	110	=	22.0
비훈련 여성	200	×	90	=	18.0
훈련된 남성	190	×	180	=	34.2
훈련된 여성	190	×	125	=	23.8

표에 사용한 수치는 반올림한 값이다.

출처: Borjesson, M., Pelliccia, A., "Incidence and Aetiology of Sudden Cardiac Death in Young Athletes: An International Perspective," *British Journal of Sports Medicine* 43: 644–648, 2009; Miller, J. D., Pegelow, D. F., Jacques, A. J., Dempsey, J. A., "Skeletal Muscle Pump Versus Respiratory Muscle Pump: Modulation of Venous Return from the Locomotor Limb in Humans," *Journal of Physiology* 563: 925–943, 2005, p. 68.

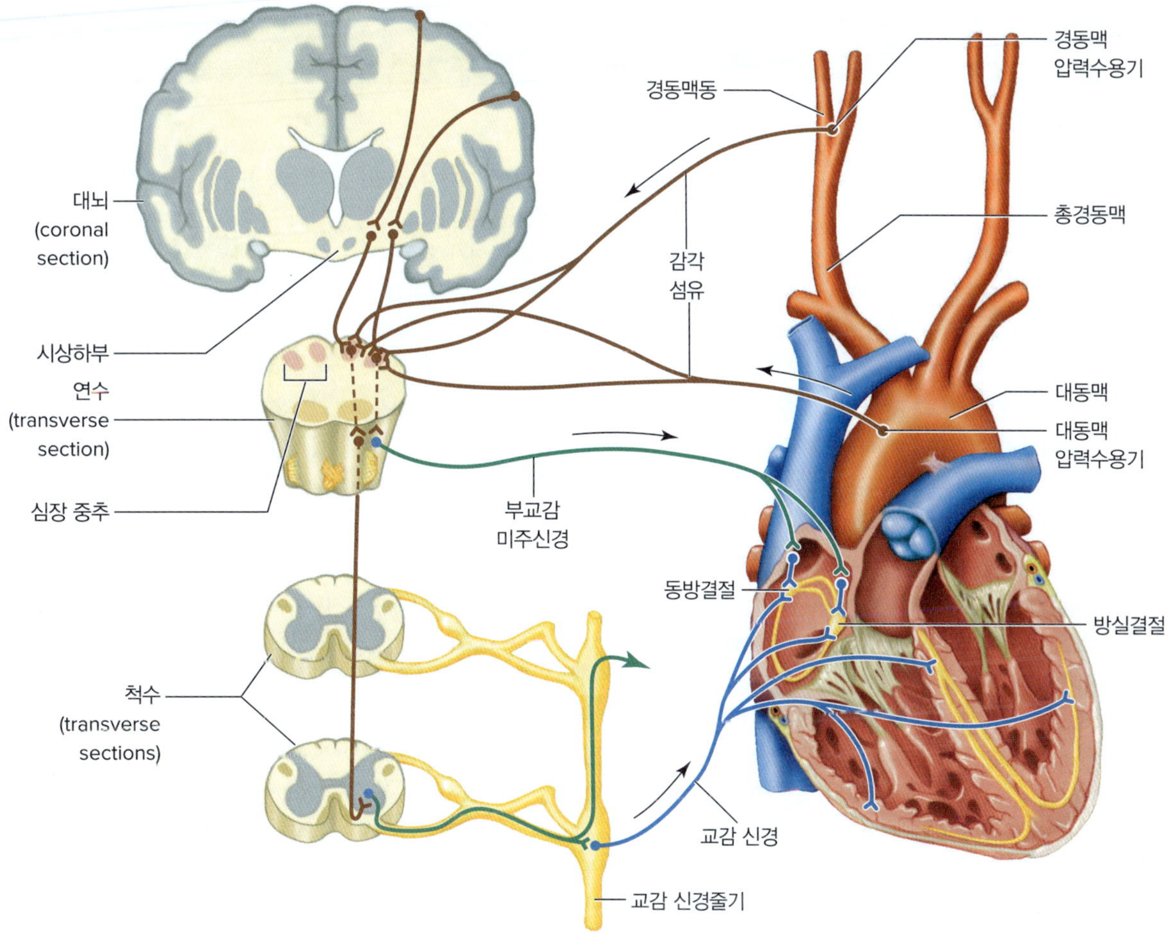

그림 9.14 동방결절 및 방실결절의 활동은 교감 및 부교감 신경계에 의해 변경될 수 있다.

력을 증가시킨다. 심장이 더 자주, 더 강하게 박동하면 대사율도 증가한다. 많은 환자에게는 적절한 심장 기능을 유지하기 위해 심장의 대사율에 대한 자율 신경계의 영향을 조절하는 것이 필요하다(임상 적용 9.2 참조).

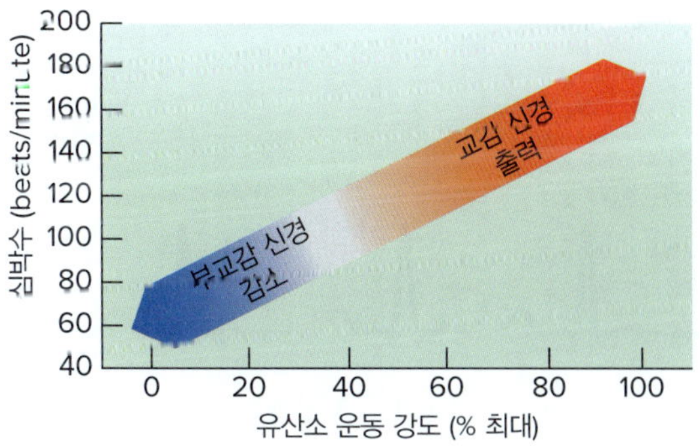

그림 9.15 운동 심박수의 자율 신경계 조절. 운동 강도가 증가함에 따라 자율 신경계의 부교감 및 교감 가지가 운동 심박수에 영향을 미친다. 저강도 운동에서 심박수는 부교감 조절이 사라지면서 가속된다. 중강도 운동에서는 교감 신경의 활동 증가로 심박수가 더욱 상승한다.

자율 신경계의 부교감 및 교감 신경은 신체의 심혈관 기능 통합 조절에 필수적이다. 안정 시, 정상적인 부교감 활동과 교감 활동 간의 균형은 연수 내 심혈관 조절 센터에 의해 유지된다. 심혈관 조절 센터는 혈압, 혈액 산소 장력 등 중요한 매개 변수의 변화에 따라 순환계의 여러 부분으로부터 자극을 받고, 변화하는 심혈관 요구에 대응하여 심장에 운동 자극을 전달한다. 예를 들어, 정상 이상의 혈압 상승은 경동맥과 대동맥 궁의 압력 수용체를 자극하여 심혈관 조절 센터에 신호를 보낸다(그림 9.14). 이에 대응하여, 심혈관 조절 센터는 심박수와 심박출량을 감소시키기 위해 부교감 활동을 증가시킨다. 이로 인해 심박출량 감소가 혈압을 정상으로 되돌린다.

또 다른 조절 반사는 우심방에 위치한 압력 수용체와 관련이 있다. 이 경우, 우심방 압력의 증가는 심혈관 조절 중추에 정맥 환류가 증가했음을 알리며, 따라서 몸 전체 정맥에 혈액이 정체되는

임상 적용 9.2

베타차단제와 운동 심박수

β-에피네프린 차단제(베타차단제)는 관상 동맥 질환 및/또는 고혈압 환자에게 자주 처방된다. 이 약물들은 심장에서 에피네프린과 노르에피네프린의 수용체에 경쟁적으로 작용하여 효과를 발휘한다. 5장과 표 5.1에서 다룬 바와 같이, 신체의 다양한 조직은 각기 다른 아드레날린 수용체(adrenergic receptor) 아형(subtype)을 가지고 있으며, 이는 에피네프린(E)과 노르에피네프린(NE)에 대해 조직별로 특화된 반응을 유도하는 데 유용하다. 심장 조직은 주로 β_1-에피네프린 수용체를 포함한다. 고강도 운동 중, 에피네프린과 노르에피네프린이 부신에서 방출된다. 이 호르몬은 심장의 β_1-에피네프린 수용체에 결합하여 더 자주, 더 강하게 수축을 촉진한다. 또한, 교감 신경계 입력에 의해 심장에서 방출된 노르에피네프린은 운동 중 심장 활동 증가에 기여한다(그림 9.16(*a*)).

운동과 관련된 심장 활동의 증가는 심혈관 질환이 있는 사람들에게 문제를 일으킬 수 있다. 이는 높은 수축기 혈압을 생성하기 위해 필요한 심박수 및 심장 수축력의 증가가 심장의 대사율을 증가시키기 때문이다. 부분적으로 관상 동맥이 막힌 사람들은 심장의 대사 활동 증가가 때때로 산소 공급을 초과할 수 있다(*공급-수요 불균형*이라고 부름). 심장에서 공급과 수요의 불균형이 발생하면, 운동성 협심증(예: 가슴 통증, 팔이나 등에 느껴지는 압박감, 소화불량 같은 느낌 등)과 같은 불편한 임상 증상이 나타날 수 있다. 이러한 사람들에게는 β-차단제 사용이 증상과 고혈압 문제를 크게 개선할 수 있다. 베타차단제는 심박수와 심근 수축력을 감소시켜 심장의 대사율과 산소 요구량을 줄인다(그림 9.16(*b*)).

베타차단제가 심혈관 질환 치료에 중요한 약물이지만, 이러한 약물의 사용은 운동 처방에 영향을 미칠 수 있다. 임상 운동 생리학자는 모든 베타차단제(β-blockers)가 안정 시 심박수와 운동 시 심박수를 모두 감소시킨다는 점을 인지해야 한다. 베타차단제를 복용하는 사람들은 최대 운동 시에도 낮은 심박수를 나타낸다. 베타차단제 사용이 심박수를 얼마나 낮추는지는 개인의 심혈관 건강과 연령, 약물의 용량에 따라 다르다. 대부분의 환자에서 베타차단제 사용은 휴식 시와 운동 중 심박수를 10~20%까지 낮출 수 있다(30, 54). 이러한 심장 기능 제한으로 인해 최대 산소 섭취량도 약간 감소할 수 있다. 그러나 심각한 심장 질환 환자에게서의 최대 산소 섭취량의 감소는 베타차단제의 이점을 고려한다면 중요한 요소가 아닐 수 있다. 실제로, 무작위 대조 연구(randomized control trials)는 베타차단제(β-blockers)를 사용하는 심혈관 질환(CVD) 환자들에게서 지구력 운동의 효과가 제한되지 않는다는 것을 보여준다(54). 이러한 사실은 운동을 처방하거나 베타차단제를 사용하는 개인의 운동 검사 결과를 해석할 때 반드시 고려되어야 한다. 운동과 심장 보호 약물(cardioprotective drugs)에 대한 추가적인 임상 및 연구적 고려 사항은 Quindry와 Franklin의 최근 리뷰를 참조.

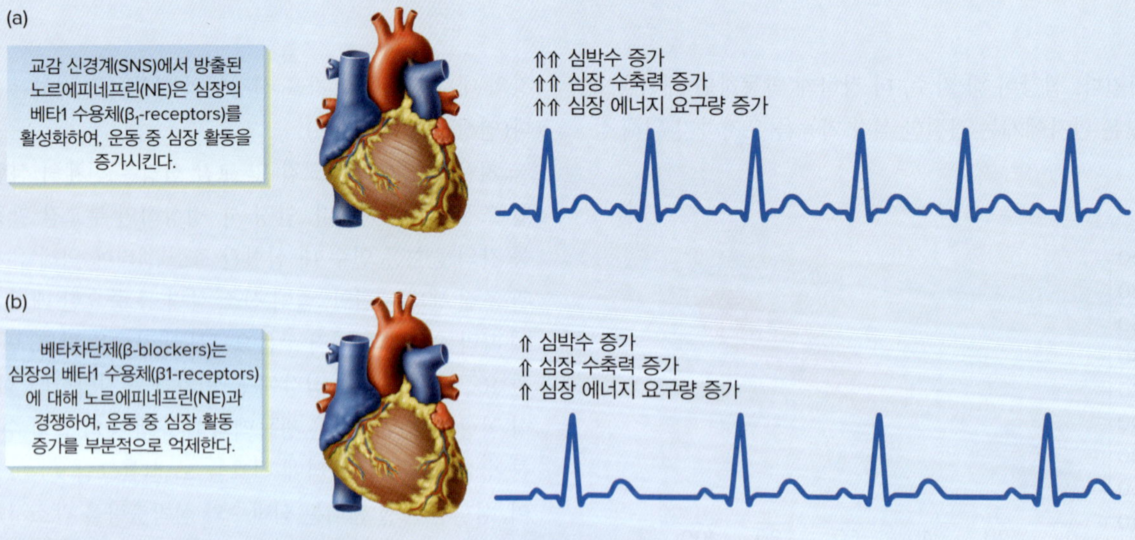

그림 9.16 고강도 운동에 대한 심장 반응은 베타차단제 사용으로 둔화된다. (*a*) 고강도 운동에 대한 심장의 반응은 심박수 상승, 심장 수축력 증가, 심장 에너지 요구량 증가를 포함한다. 이러한 반응은 교감 신경계(SNS)가 노르에피네프린(NE)을 방출하여 심장의 베타1 수용체(β_1-receptors)와 결합함으로써 조절된다. (*b*) 베타차단제 영향 하에 동일한 상대적 운동 강도를 수행할 때, 심박수, 심장 수축력, 심장 에너지 요구량의 둔화가 발생한다.

것을 방지하기 위해 심박출량이 증가해야 한다. 심혈관 조절 센터는 심장에 교감 신경 자극을 보내어 심박수와 심박출량을 증가시킨다. 이로 인해 심박출량 증가는 우심방 압력을 정상으로 되돌리고 정맥 혈압을 감소시킨다.

마지막으로, 체온 변화는 심박수에 영향을 미칠 수 있다. 정상 이상의 체온 상승은 심박수를 증가시키고, 반대로 체온이 정상 이하로 떨어지면 심박수가 감소한다(44). 예를 들어, 더운 환경에서 운동을 하면 같은 운동을 추운 환경에서 할 때보다 체온과 심박수가 더 높아진다. 이 주제는 12장에서 더 자세히 다루게 될 것이다.

심박수 변이(Heart Rate Variability)

이전에도 논의된 바와 같이, 심박수는 자율 신경계(부교감 및 교감 신경계)의 균형에 의해 조절된다. **심박수 변이**(HRV)라는 용어는 심장 박동 사이의 시간 변이를 의미한다(22). 실제로, 심전도를 사용하여 두 심장 박동 사이의 시간 간격(밀리초로 표현됨)을 R-R 간격으로 측정할 수 있다. HRV는 선택된 시간 동안 R-R 간격의 표준 편차로 계산된다. 휴식 시 HRV의 큰 변동은 교감 신경계와 부교감 신경계 간의 "건강한" 균형을 나타내는 좋은 지표로 간주되며, 낮은 HRV는 자율 신경계 조절에 불균형이 있음을 나타낸다. 예를 들어, 건강한 사람의 심전도에는 휴식이나 낮은 신체 활동 수준에서 두드러진 HRV를 나타낼 것이다(그림 9.15 참조). 그러나 운동 강도가 증가하면, 동일한 개인의 HRV는 교감 신경계가 주도하고 심박수가 증가함에 따라 매우 낮아진다.

HRV의 생리학적 중요성은 심장 박동 간의 시간 변동이 자율 신경계의 심장 조절을 반영한다는 것이다. 이 때문에 HRV는 자율 신경계 조절이 감소된 여러 질병의 비침습적 스크리닝 도구로 사용할 수 있다. 예를 들어, 낮은 HRV는 향후 심혈관 질환(예: 심장 돌연사)을 예측할 수 있다. 또한, 낮은 HRV는 심부전, 심근경색 및 고혈압과 같은 심혈관 질환 발병의 독립적인 위험 요인이다(23). 인구역학 연구에서는 낮은 HRV가 기존 심혈관 질환이 있는 환자의 심혈관 발병 및 사망률 증가를 예측하는 우수한 지표임이 확인되었다. 마지막으로, 낮은 HRV는 심혈관 동반 질환에도 민감하다. 예를 들어, 당뇨병 환자의 낮은 HRV는 심혈관 기능 장애를 반영할 수 있다(51).

낮은 HRV의 생리학적 원인은 무엇인가? 다시 말해, 자율 신경계는 심박수와 HRV를 포함한 많은 심혈관 매개 변수를 조절한다. 심박수는 교감 신경을 활성화시키면서 증가하거나 부교감 신경(미주신경) 활동을 증가시켜 감소할 수 있다. 자율 신경계의 두 반대 작용인 교감 신경계와 부교감 신경계 간의 심혈관 조절을 이동할 수 있는 능력은 *교감-부교감 균형*이라고 하며, 이는 심장 주기의 박동 간 변화에 반영된다(22).

교감-부교감 균형에 영향을 미쳐 HRV에 영향을 줄 수 있는 여러 요인이 있다. 예를 들어, 나이가 들거나 일부 질병 상태는 휴식 시 부교감 신경 긴장을 감소시키거나 교감 신경계의 활동을 증가시킬 수 있다(10). 두 가지 시나리오 모두 교감-부교감 균형에 혼란을 일으키고 HRV를 감소시킨다. HRV를 감소시키는 질병의 특정 예로는 우울증, 고혈압, 심장병 환자 및 심근경색 후 환자가 있다(22). 중요하게도, 신체 활동 부족은 HRV를 감소시키고, 규칙적인 유산소 운동은 HRV를 증가시킨다는 것을 알 수 있다(22). 따라서 HRV에 긍정적인 영향을 미치는 운동 유형 및 특정 훈련 프로그램을 조사하는 연구가 큰 관심을 받고 있다.

1회 박출량 조절(Regulation of Stroke Volume)

1회 박출량은 휴식 시 또는 운동 중 다음 세 가지 요인에 의해 조절된다: (1) 확장기 말 용적(EDV), 이는 확장기 말에 심실 내에 있는 혈액의 양, (2) 평균 대동맥 혈압, (3) 심실 수축력.

EDV는 종종 "전부하(preload)"라고 하며, 다음과 같은 방식으로 1회 박출량에 영향을 미친다. 프랭크와 스탈링은 EDV의 증가(즉, 심실의 신장)에 따라 심실 수축력이 증가한다는 것을 입증했다. 이 관계는 프랭크-스탈링 법칙으로 알려져 있다. EDV의 증가는 심근 섬유의 길이를 늘려, 골격근에서 관찰되는 것과 유사한 방식으로 수축력을 향상시킨다(8장 참조). 심근 섬유 길이가 심장 수축력에 미치는 영향을 설명하는 기전은 심근 섬유 길이의 증가가 액틴과 마이오신 간의 교차 결합 상호작용 수를 최적화하여 힘 생산을 증가시키는 것이다. 심장 수축력의 증가는 1회 박출량의 증가로 이어지며, EDV와 1회 박출량 간의 관계는 그림 9.17에 나와 있다.

EDV에 영향을 미치는 주요 변수는 심장으로의 정맥 회귀 속도이다. 정맥 회귀의 증가는 EDV의 증가와 1회 박출량의 증가를 초래한다. 정맥 회귀의 증가와 이에 따른 EDV 증가는 서 있는 자세에서의 운동 중 1회 박출량 증가에 중요한 역할을 한다.

운동 중 정맥 회귀를 조절하는 요인은 무엇인가? 세 가지 주요 기전이 있다: (1) 정맥 수축(venoconstriction), (2) 수축하는 골격근의 펌핑 작용(*근육 펌프*), (3) 호흡 시스템의 펌핑 작용(*호흡 펌프*).

1. 정맥 수축(venoconstriction): 정맥 수축은 혈관 직경을 감소시키고 정맥 내 압력을 증가시켜 정맥 회귀를 증가시킨다. 정맥 압력 증가의 최종 결과는 혈액을 심장으로 되돌리는 것이다. 정맥 수축은 골격근 내 혈관의 교감 반사 조절을 통해 발생

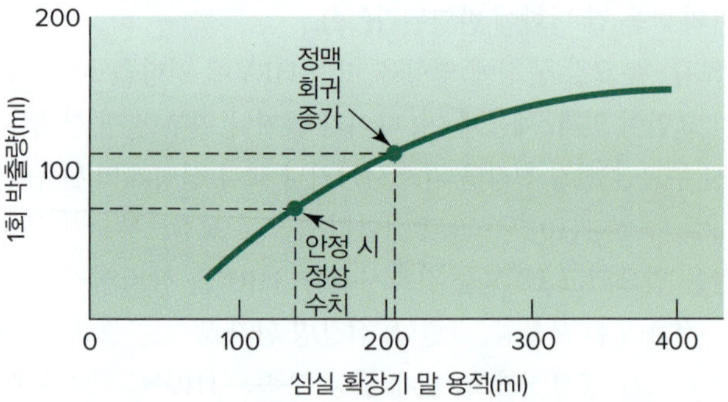

그림 9.17 심실 확장기 말 용적과 1회 박출량 간의 관계를 나타내는 그림. 정상적인 휴식 수준을 초과하는 정맥 회귀 증가 시 1회 박출량의 증가를 확인할 수 있다.

한다. 특히, 정맥의 평활근에 대한 교감 신경 수축은 혈액의 심장으로 회귀를 가속화한다. 이러한 효과는 연수 내 심혈관 조절 센터의 통합된 기능으로 인해 나타난다.

2. 근육 펌프(muscle pump): 근육 펌프는 리드미컬한 골격근 수축의 기계적 작용의 결과이다. 따라서 운동 중 근육이 수축하면 정맥을 압박하여 혈액을 심장으로 되돌린다. 수축 사이에 혈액이 정맥을 채우고 이 과정이 반복된다. 정맥에 있는 일방향 밸브는 수축 사이에 혈액이 심장에서 멀어지는 것을 방지한다(그림 9.18 참조). 지속적인 근육 수축(등척성 운동) 동안 근육 펌프는 작동하지 못하며, 정맥 회귀가 감소한다.
3. 호흡 펌프(respiratory pump): 호흡의 리드미컬한 패턴도 정맥 회귀를 촉진하는 기계적 펌프 역할을 한다. 호흡 펌프는 다음과 같이 작동한다. 흡입 동안 흉부(가슴) 내 압력이 감소하고 복부 압력이 증가한다. 따라서 호흡의 흡입 단계 동안 흉부 압력이 복부 압력보다 낮아지므로 정맥 회귀가 촉진된다. 조용한 호흡(휴식)도 정맥 회귀에 도움이 되지만, 운동 중 호흡 속도와 깊이가 증가하면서 호흡 펌프의 역할이 강화된다. 실제로, 최근 연구에서는 호흡 펌프가 서 있는 자세에서의 운동 중 정맥 회귀를 촉진하는 주요 요인임을 나타낸다(26).

1회 박출량에 영향을 미치는 두 번째 변수는 대동맥 압력(평균 동맥 압력)이다. 혈액을 배출하려면 좌심실에서 생성된 압력이 대동맥 압력을 초과해야 한다. 따라서 대동맥 압력 또는 평균 동맥 압력(후부하라고 함)은 심실에서 혈액의 배출을 방해하는 요인이다. 1회 박출량은 후부하와 반비례 관계에 있다; 즉, 대동맥 압력이 증가하면 1회 박출량은 감소한다.

심혈관 운동 중 경험하는 후부하의 증가는 건강한 심장에는 문제가 되지 않으며, 심장 수축력이 증가하여 쉽게 상쇄될 수 있다. 운동 중 심장 수축력은 교감 신경 자극 증가와 프랭크-스탈

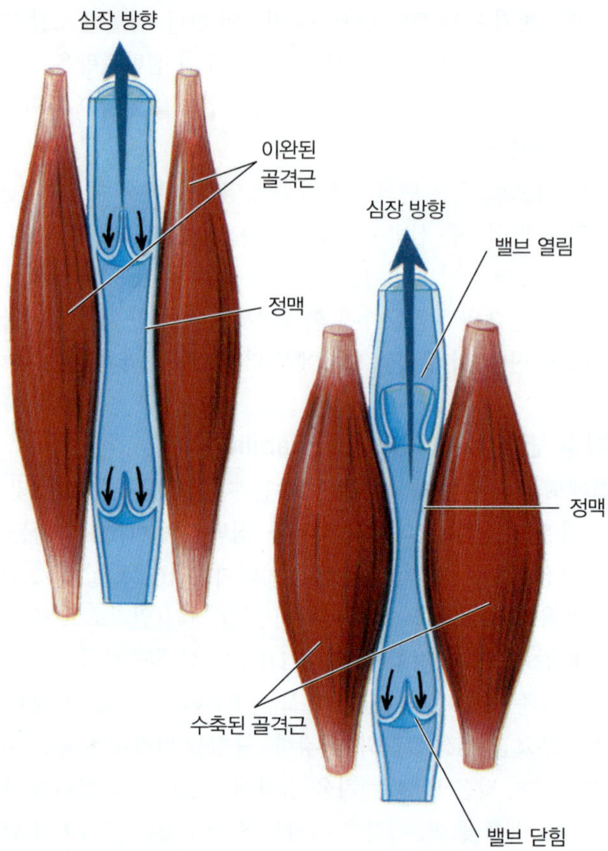

그림 9.18 일방향 정맥 밸브의 작용. 골격근의 수축은 혈액을 심장으로 펌프하는 데 도움을 주지만, 정맥 밸브의 닫힘으로 인해 혈액이 심장에서 멀어지는 것을 방지한다.

링 효과로 인해 증가하기 때문이다. 마지막으로, 운동 중 후부하(afterload)는 세동맥의 확장으로 인해 최소화된다. 운동 근육에서 주요 세동맥의 확장은 후부하를 감소시켜, 운동 중 수축기 혈압이 상승하더라도 심장이 대량의 혈액을 더 쉽게 펌프질할 수 있게 한다.

1회 박출량에 영향을 미치는 마지막 요인은 순환하는 카테콜아민(에피네프린 및 노르에피네프린)의 영향이다. 카테콜아민의 영향은 앞서 언급한 심장 촉진 신경의 직접적인 자극을 보완한다. 이 두 기전은 심근 섬유에 이용 가능한 칼슘 양을 증가시켜 심장 수축력을 증가시킨다(44). 특히, 에피네프린과 노르에피네프린은 모두 심근 섬유에 외부 칼슘의 유입을 증가시켜 교차 결합 활성화를 증가시키고 힘 생산을 높인다. 교감 신경 자극과 1회 박출량 간의 관계는 그림 9.19에 나타나 있다. 제한된 교감 신경 자극 조건과 비교할 때, 심장의 교감 신경 자극이 증가하면 어느 수준의 EDV에서나 1회 박출량이 증가한다.

정리하자면, 1회 박출량은 세 가지 요인에 의해 조절된다:

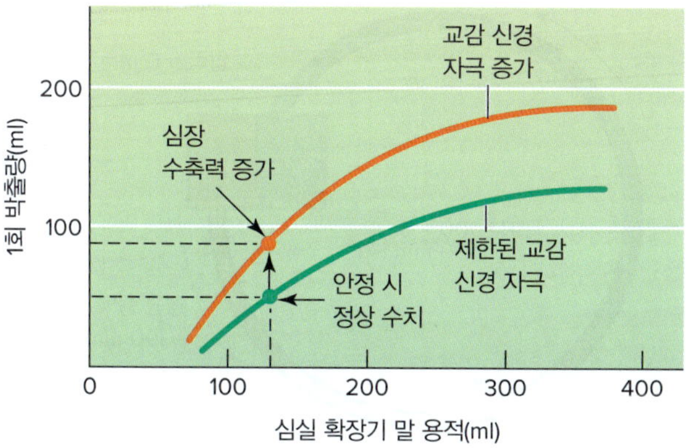

그림 9.19 심장에 대한 교감 신경 자극이 1회 박출량에 미치는 영향. 교감 신경 자극은 확장기 말 용적 수준에 관계 없이 1회 박출량을 증가시킨다; 이는 교감 신경 자극이 세포 내 칼슘 수준을 증가시켜 마이오신과 액틴의 교차 결합 상호작용을 높임으로써 심실 수축력을 증가시키기 때문이다.

EDV, 심장 수축력, 그리고 심장의 후부하. 서 있는 자세에서의 운동 중 1회 박출량의 증가 운동은 EDV의 증가와 순환하는 카테콜아민과/또는 교감 신경 자극으로 인한 심장 수축력의 증가로 인해 발생한다. 반면, 휴식 상태에서 심장의 수축력에 영향을 미치는 다양한 요인이 작동하지 않는 경우, 후부하의 증가는 1회 박출량의 감소를 초래한다. 그림 9.20은 심박수, 1회 박출량 및 결과적인 심박출량에 영향을 미치는 주요 요인을 개괄한다.

요약 *In Summary*

- 심박출량은 심박수와 1회 박출량의 곱으로 정의된다($\dot{Q}$ = HR × SV). 그림 9.20은 운동 중 심박출량에 영향을 미치는 변수를 요약한 것이다.
- 심장 박동을 조절하는 페이스메이커는 동방결절이다. 동방결절의 활동은 부교감 신경계(심박수 감소)와 교감 신경계(심박수 증가)에 의해 조절된다.
- 운동 시작 시 심박수는 부교감 신경 활동 감소로 인해 증가한다. 높은 강도의 운동에서는 교감 신경 자극 증가로 심박수가 증가한다.
- 1회 박출량은 (1) 확장기 말 용적, (2) 후부하(즉, 대동맥 혈압), 및 (3) 심실 수축력에 의해 조절된다.
- 운동 중 정맥 회귀는 (1) 정맥 수축, (2) 근육 펌프 및 (3) 호흡 펌프의 결과로 증가한다.

혈역학(Hemodynamics)

앞서 설명한 것처럼, 순환계의 가장 중요한 특징 중 하나는 이 시스템이 연속적인 "폐쇄 고리"라는 것이다. 순환계를 통해 혈액이 흐르는 것은 시스템의 양 끝 사이의 압력 차이로 인해 발생한다. 조직으로 전달되는 혈류의 물리적 조절을 이해하려면 압력, 흐름 및 저항 간의 상호 관계를 이해하는 것이 필요하다. 이러한 요소와 혈류의 물리적 원리를 연구하는 것을 *혈역학*이라고 한다.

혈액의 물리적 특성(Physical Characteristics of Blood)

혈액은 혈장과 세포의 두 가지 주요 성분으로 구성된다. 혈장은 많은 이온, 단백질 및 호르몬을 포함하는 "액체" 부분이다. 혈액을 구성하는 세포는 적혈구(RBC), 혈소판 및 백혈구이다. 적혈구는 산소 운반에 사용되는 헤모글로빈을 포함하고 있으며(10장 참조), 혈소판은 혈액 응고에 중요한 역할을 하며, 백혈구는 감염을 방지하는 데 중요한 역할을 한다(6장 참조).

혈액에서 세포가 차지하는 비율을 적혈구 용적률(hematocrit)이라고 한다. 즉, 혈액의 42%가 세포로 구성되고 나머지가 혈장인 경우, 적혈구 용적률은 42%이다(그림 9.21 참조). 비율로 보면, 적혈구가 혈액에서 가장 큰 비율을 차지한다. 따라서 적혈구 용적률은 적혈구 수의 증가 또는 감소에 주로 영향을 받는다. 정상적인 대학생 남성의 평균 적혈구용적률은 42%이며, 대학생

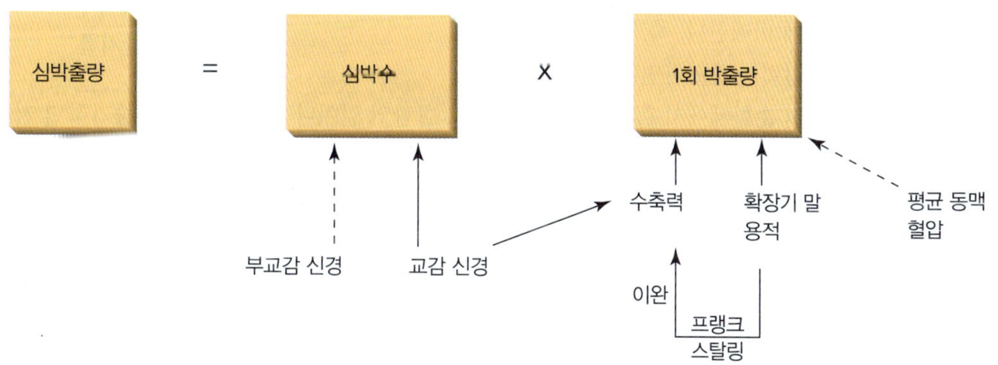

그림 9.20 심박출량을 조절하는 요인. 심박출량을 자극하는 변수는 실선으로, 심박출량을 감소시키는 요인은 점선으로 표시된다.

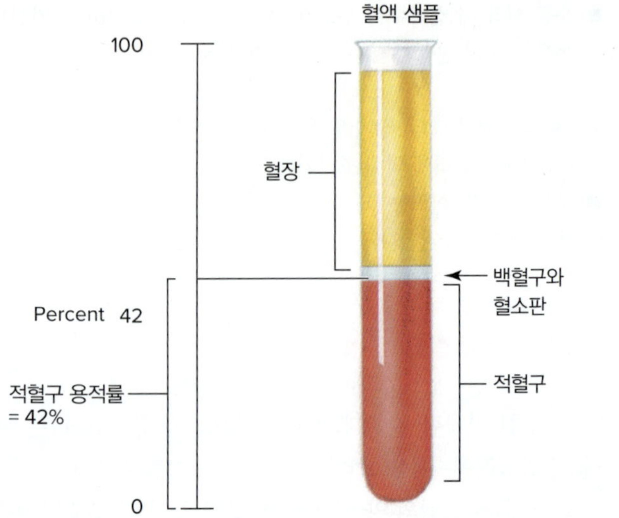

그림 9.21 혈액이 원심 분리되면 혈액 세포가 시험관 하단에 쌓이고 혈장은 시험관 상단에 남는다. 혈액 세포로 구성된 전체 혈액의 비율을 적혈구 용적률이라고 한다.

여성의 적혈구 용적률은 약 38%이다. 이러한 값은 개인에 따라 다르며 여러 변수에 따라 달라질 수 있다.

혈액은 물보다 몇 배 더 점성이 높으며, 이 점성은 혈액이 순환계를 통해 흐르기 어렵게 한다. 점성의 주요 기여 요소 중 하나는 혈액 내 적혈구 농도이다. 따라서 빈혈(적혈구 감소) 기간 동안 혈액의 점성은 낮아진다. 반대로, 운동 중 열에서 흔히 발생하는 적혈구 용적률의 증가는 혈액 점성의 상승을 초래한다. 혈액 점성 변화가 성능에 미치는 잠재적 영향은 24장에서 논의된다.

압력, 저항 및 흐름 간의 관계(Relationships among Pressure, Resistance, and Flow)

앞서 언급했듯이, 혈관을 통한 혈류는 시스템의 양 끝에서의 압력 차이에 달려 있다. 예를 들어, 혈관의 양 끝에서 압력이 같다면 흐름이 발생하지 않는다. 반면, 한쪽 끝의 압력이 다른 쪽 끝보다 높으면 혈액은 높은 압력에서 낮은 압력으로 흐른다. 흐름 속도는 관의 양 끝 사이의 압력 차이($P_1 - P_2$)에 비례한다. 즉, 혈류는 압력 차이와 직접적으로 관련이 있으며, 압력이 증가하면 흐름이 증가한다. 그림 9.22는 휴식 상태에서 전신 순환계에서 혈류를 구성하는데 있어 "압력 차이"를 보여준다. 여기서 평균 동맥압은 100 mm Hg(즉, 대동맥 내 혈압)이며, 회로의 반대쪽 끝(즉, 우심방 내 압력)은 0 mm Hg이다. 따라서 순환계를 가로지르는 압력은 100 mm Hg (100 – 0 = 100)이다.

혈관계를 통한 혈류 속도는 시스템 전체의 압력 차이에 비례하지만 저항에 반비례한다. 간단히 말해, 혈관 저항이 증가하면 혈류가 감소한다는 의미이다. 반비례 관계는 수학적으로 변수를 분수의 분모에 배치함으로써 표현된다. 이는 분모가 증가할 때 분수값이 감소하기 때문이다. 따라서 혈류, 압력 및 저항 간의 관계는 다음과 같은 방정식으로 나타낼 수 있다:

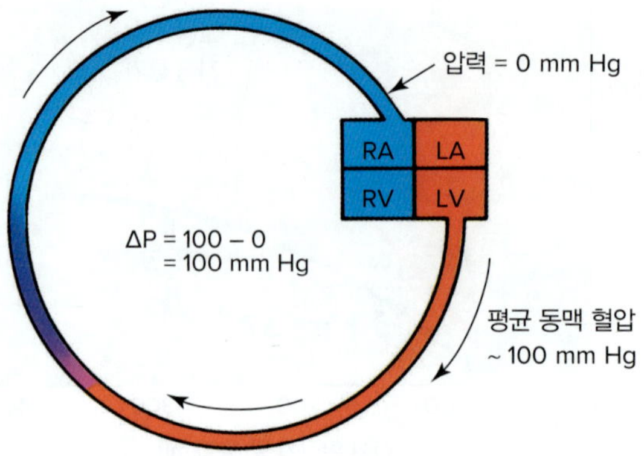

그림 9.22 전신 회로를 통한 혈류는 대동맥과 우심방 사이의 압력 차이(ΔP)에 달려 있다. 이 그림에서 대동맥의 평균 압력은 100 mm Hg이고, 우심방의 압력은 0 mm Hg이다. 따라서 회로를 가로지르는 압력은 100 mm Hg (100 – 0 = 100)이다.

$$\textbf{혈류} = \frac{\Delta\textbf{압력}}{\textbf{저항}}$$

여기서 Δ 압력은 순환계의 양 끝 사이의 압력 차이를 의미한다 ($P_1 - P_2$). 따라서 혈류는 혈압의 증가 또는 저항의 감소에 의해 증가할 수 있다. 혈류의 5배 증가는 압력을 5배 증가시켜 생성될 수 있지만, 이러한 큰 혈압 증가는 건강에 해로울 수 있다. 다행히도, 운동 중 혈류 증가는 주로 저항 감소와 약간의 혈압 상승을 통해 이루어진다.

혈류 저항에 기여하는 요인은 무엇인가? 혈류 저항은 혈관의 길이와 혈액의 점도에 비례한다. 그러나 혈관 저항을 결정하는 가장 중요한 변수는 혈관의 직경이다. 혈관 저항은 혈관 반지름의 네제곱에 반비례하기 때문이다:

$$\textbf{저항} = \frac{\textbf{길이} \times \textbf{점도}}{\textbf{반지름}^4}$$

즉, 혈관의 길이나 혈액의 점도가 증가하면 저항이 비례적으로 증가한다. 그러나 혈관 반지름을 절반으로 줄이면 저항이 16배 증가한다(즉, $2^4 = 16$)!

혈관 저항의 원천(Sources of Vascular Resistance)

정상적인 생리학 반응에서 혈관의 길이는 변하지 않는다. 마찬가지로, 혈액의 점도는 안정 시에는 변하지 않으며 급성 운동에 의

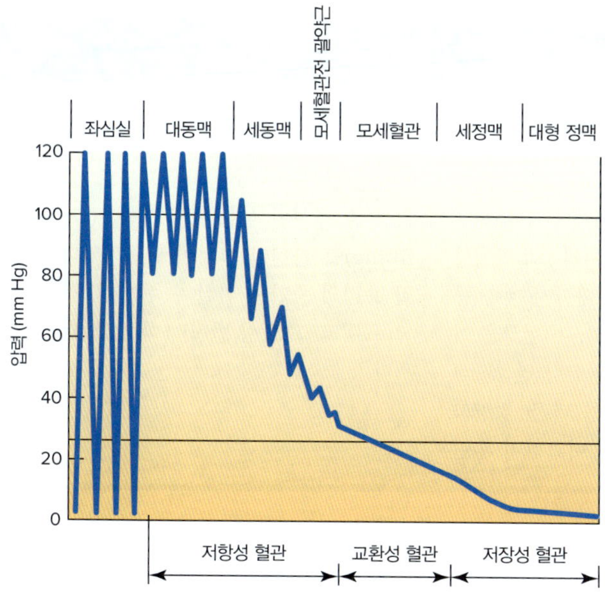

그림 9.23 전신 순환에서 나타나는 혈압 변화. 세동맥을 지날 때 큰 압력 감소에 주목하라.

해 약간만 변화한다. 따라서 장기를 통한 혈류를 조절하는 주요 요인은 혈관의 직경이다. 실제로, 혈관 반지름의 약간의 감소(혈관 수축)는 혈관 저항의 큰 증가와 혈류의 감소를 초래한다. 위의 저항 방정식에서 표현된 것처럼, 반지름의 변화(네제곱에 의해)가 혈류 속도에 미치는 영향은 더 커진다. 이러한 이유로, 혈류는 혈관 수축과 혈관 확장의 양을 변화시켜 한 장기 시스템에서 다른 시스템으로 전환될 수 있다. 격렬한 운동 중, 이 원리는 혈액이 덜 활동적인 조직에서 수축하는 골격근으로 전환되는 방법을 설명하는 데 도움이 된다. 이 개념은 "운동 중 근육으로의 산소 전달 변화"에서 자세히 논의된다.

혈류에서 가장 큰 혈관 저항은 세동맥에서 발생한다. 이 점은 그림 9.23에 잘 나타나 있다. 세동맥을 가로지르는 동맥압이 큰 하락을 주목하라; 평균 동맥압의 약 70~80%가 세동맥을 가로지르며 감소한다.

요약 *In Summary*

- 혈액은 혈장과 세포의 두 가지 주요 성분으로 구성된다.
- 혈관계를 통한 혈류는 시스템의 양 끝에서의 압력 차이($P_1 - P_2$)에 비례하고 저항에 반비례한다:

$$\text{혈류} = \frac{\Delta\text{압력}}{\text{저항}}$$

- 혈류 저항을 결정하는 가장 중요한 요소는 혈관의 반지름이다. 혈관 반지름, 혈관 길이, 혈액 점도와 흐름 간의 관계는 다음과 같다:

$$\text{저항} = \frac{\text{길이} \times \text{점도}}{\text{반지름}^4}$$

- 혈류에 대한 가장 큰 혈관 저항은 세동맥에서 발생한다.

운동 중 근육으로의 산소 전달 변화

강도 높은 운동 동안 골격근의 산소에 대한 대사적 필요가 안정 시 값보다 여러 배 증가한다. 이러한 산소 요구 증가를 충족하기 위해 수축하는 근육으로의 혈류가 증가해야 한다. 운동 중 골격근으로의 산소 전달 증가는 두 가지 기전을 통해 이루어진다: (1) 심박출량 증가와 (2) 비활성 기관에서 작동하는 골격근으로의 혈류 재분배.

운동 중 심박출량 변화

심박출량은 운동 중 수행해야 하는 운동 시 대사율에 비례하여 증가한다. 이는 최대 산소 섭취량과 비례하여 그림 9.24에 표현된다. 심박출량과 최대 산소 섭취량의 비율 간의 관계는 본질적으로 선형적이다. 직립 상태에서의 운동(예: 달리기 또는 사이클링) 중 심박출량 증가는 심박수와 1회 박출량 모두 증가하기 때문에 나타난다. 그러나 훈련이 부족하거나 중강도 훈련을 받은 피험자의 경우, 1회 박출량은 최대의 40~60%의 부하를 초과하지 않는다(그림 9.24 참조). 따라서 이러한 개인에서 40~60% 이상의 부하에서 심박출량 증가는 심박수의 증가에 의해서만 이루어진다. 그림 9.24에 제시된 최대 심박수, 1회 박출량, 심박출량의 예시는 70 kg의 활동적인(하지만 고도로 훈련되지 않은) 대학생 남성의 전형적인 수치이다. 훈련된 남성과 여성의 최대 1회 박출량 및 심박출량의 예시는 표 9.2를 참고.

운동과학자들은 훈련이 부족하거나 중강도 훈련을 받은 개인의 경우, 직립 운동 중 1회 박출량이 최대의 40~60%에서 평형 상태에 도달한다는 것에 동의한다. 그러나 훈련된 운동선수는 달리기 운동 중 1회 박출량이 평형 상태에 도달하지 않는다. 이 점은 중점연구 9.1에서 더 자세히 다룰 것이다. 또한, 직립 운동(예: 달리기)과 누운 자세에서의 운동(예: 수영) 간의 1회 박출량의 운동 유발 변화에 차이가 있다. 자세한 내용은 자세히 살펴보기 9.3을 참조하라.

최대 심박출량(maximal cardiac output)은 남성과 여성 모두 30세 이후 선형적으로 감소하는 경향이 있다(15). 연령에 따른 최대 심박출량 감소는 주로 최대 심박수의 감소 때문이다(15). 예를 들어, 심박출량은 심박수와 1회 박출량(stroke volume)의 곱

중점연구 9.1

훈련된 운동선수는 1회 박출량이 정체기(Plateau)에 도달하지 않는다

점진적으로 강도가 증가하는 운동 시에, 신체 활동적인 사람 또는 비훈련자에서 1회 박출량이 최대하 운동 부하(약 40~60% max)에서 정체기에 도달한다는 것은 널리 알려져 있다(그림 9.24). 1회 박출량의 이 정체기를 설명하는 생리학적 이유는 높은 심박수에서 심실 충전에 필요한 시간이 감소하기 때문이다. 따라서 이완기 말 용적이 정체기에 도달하거나 높은 운동 강도에서 약간 감소할 수 있다. 그러나 최근 연구에서는 증가하는 운동 부하 동안 운동선수(예: 고도로 훈련된 장거리 선수)의 1회 박출량이 정체기에 도달하지 않고 최대까지 계속 증가한다는 것을 시사한다(16, 58). 이 현상을 어떻게 설명할 수 있을까? 최근의 심장 영상학적 기술의 발전 덕분에 심장 기능을 더 잘 정량화되어, 훈련되지 않은 피험자와 비교하여 훈련된 운동선수는 증가된 정맥 회귀로 인해 고강도 운동 중 개선된 심실 혈액량 증가(ventricular filling)를 가진다는 것이 확인되었다. 이완기 말 용적의 증가는 심실 수축의 힘을 증가시키고(프랭크-스탈링 법칙) 1회 박출량을 증가시킨다.

이므로, 심박수의 감소는 심박출량 감소를 초래한다. 젊은 성인의 경우, 연령에 따른 최대 심박수 감소는 다음 공식으로 추정할 수 있다:

$$\text{최대 심박수(Max HR)} = 220 - \text{나이}$$

이 공식에 따르면, 20세의 대상자는 약 200회/분의 최대 심박수를 갖게 된다(220 − 20 = 200), 반면 35세의 경우 최대 심박수는 185회/분이다(220 − 35 = 185). 하지만, 계산된 값은 추정치일 뿐이며, 실제 최대 심박수는 개별적으로 ±20회/분 차이가 있을 수 있다.

이러한 성인 대상 공식은 노인이나 어린이의 최대 심박수를 예측하는 데 적합하지 않다. 성인(40세 이상)과 어린이(7~17세)의 경우, 다음 공식이 최대 심박수를 예측하는 데 더 적합하다(24, 49):

$$\text{최대 심박수(Max HR)} = 208 - 0.7 \times \text{나이(years)}$$

이 공식을 따르면, 12세 어린이는 약 200회/분의 최대 심박수를 갖게 된다(208 − 8 = 200). 젊은 성인의 최대 심박수를 예측하는 공식과 마찬가지로 이 공식도 추정치일 뿐이며, 개인 간의 최대 심박수는 크게 다를 수 있다(24, 35).

자세히 살펴보기 9.3

운동 중 1회 박출량에 대한 신체 위치의 영향

신체 위치는 중력의 심장으로의 정맥 회귀에 대한 영향 때문에 안정 시와 운동 중 1회 박출량에 큰 영향을 미친다. 실제로, 직립 상태(즉, 안정 시 서 있는 상태)에서는 중력이 다리에서의 혈액 정체를 촉진한다. 이는 심장으로의 정맥 회귀를 감소시키고 이완기 말 용적을 감소시켜 프랭크-스탈링 법칙에 따라 더 작은 1회 박출량을 초래한다. 그러나 안정 시와 비교하여, 직립 상태에서의 운동(예: 달리기 또는 사이클링)은 정맥 회귀를 증가시키고, 더 큰 이완기 말 용적과 개선된 1회 박출량을 초래한다. 예를 들어, 훈련되지 않은 개인에서 안정 시 1회 박출량은 일반적으로 60~80 ml이지만, 정맥 회귀 증가로 인해 강도 높은 운동 중 1회 박출량이 100% 증가할 수 있다.

이에 반해, 누운 자세에서의 강도 높은 운동(예: 수영)은 안정 상태에서 1회 박출량의 작은 증가(즉, 20~40%)만 초래한다. 누운 자세에서의 운동과 직립 운동 사이의 1회 박출량 차이에 대한 설명은 다음과 같다. 신체가 누운 자세에서 안정 상태에 있을 때, 다리에서 혈액이 정체되지 않으므로 심장으로의 정맥 회귀가 방해받지 않는다. 따라서, 직립 상태와 비교하여 누운 자세에서는 이완기 말 용적과 1회 박출량이 현저히 더 높다. 따라서 누운 자세에서 이미 높은 1회 박출량 때문에, 수영 운동 중 발생하는 1회 박출량의 증가는 직립 운동 중 발생하는 1회 박출량의 증가만큼 크지 않다.

요약하면, 안정 상태에서의 이완기 말 용적과 1회 박출량의 차이가 수영과 직립 운동(예: 달리기 또는 사이클링) 간의 운동 유발 1회 박출량 증가의 차이를 설명한다.

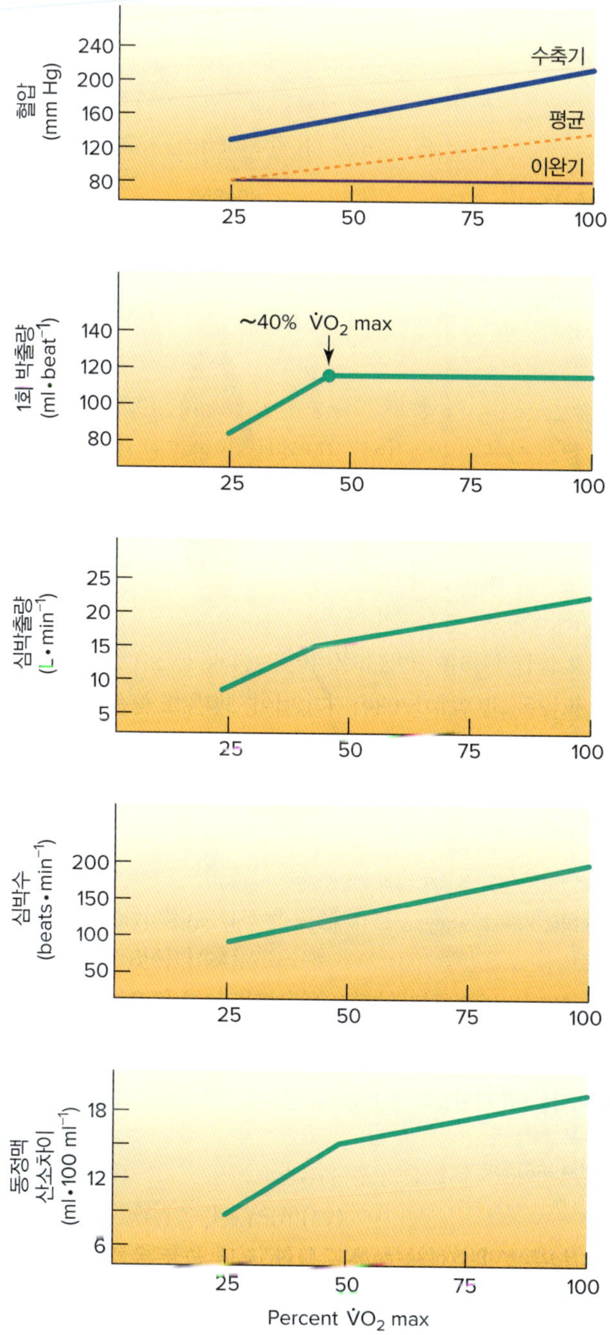

그림 9.24 혈압, 1회 박출량, 심박출량, 심박수 및 동정맥산소차이의 상대 운동 강도에 따른 변화. 세부 사항은 본문 참조.

운동 중 동정맥산소차이의 변화

그림 9.24는 운동 중 동정맥산소차이의 운동 유발 변화를 보여준다. 동정맥산소차이는 조직이 전신 회로를 한 번 도는 동안 100 ml의 혈액에서 섭취하는 산소의 양을 나타낸다. 운동 중 동정맥산소차이의 증가는 골격근의 ATP 산화적 생산을 위해 섭취 및 사용되는 산소량의 증가로 인한 것이다. 심박출량($\dot{Q}$), 동정맥산소

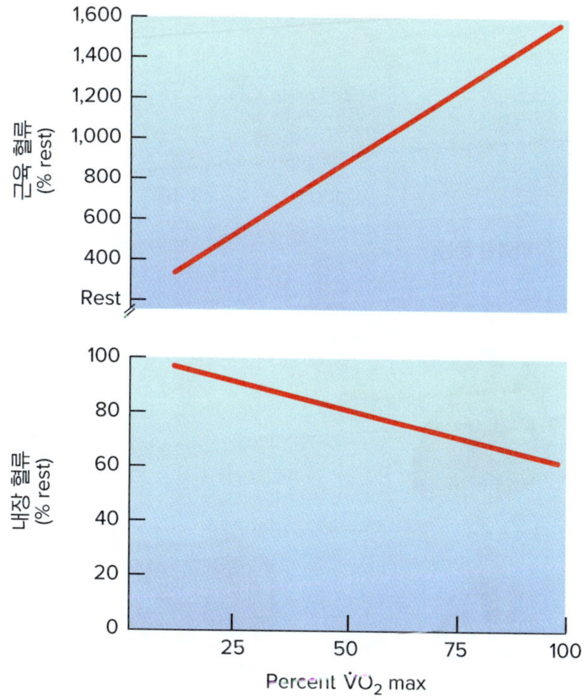

그림 9.25 운동 강도에 따른 근육 및 내장기관 혈류의 변화. 운동 강도가 증가함에 따라 근육 혈류의 큰 선형 증가에 주목해 보자.

출처: Data from Rowell, L. B., *Human Circulation: Regulation During Physical Stress*. New York, NY: Oxford University Press, 1986.

차이, 산소 섭취 간의 관계는 Fick 방정식에 의해 주어진다:

$$\dot{V}O_2 = \dot{Q} \times (a-\bar{v}O_2)$$

간단히 말해, Fick 방정식은 산소 섭취량이 심박출량과 동정맥산소차이의 곱과 같다는 것을 보여준다. 이는 심박출량 또는 동정맥산소차이 중 하나가 증가하면 산소 섭취량이 증가함을 의미한다. 그림 9.24는 운동 중 산소 소비가 심박출량의 증가와 동정맥 산소 차이의 증가로 인해 증가함을 보여준다.

운동 중 혈류 재분배

운동 중 골격근의 산소 요구를 충족하기 위해 근육으로 혈류를 증가시키는 동시에 간, 신장 및 소화관과 같은 덜 활동적인 기관으로의 혈류를 줄여야 한다. 그림 9.25는 근육과 내장 순환으로의 혈류 변화가 운동 강도(대사율)에 따라 달라진다는 것을 보여준다. 즉, 운동 중 근육 혈류의 증가와 내장 혈류의 감소는 % max의 선형 함수로 변화한다(44).

그림 9.26은 안정 상태와 최대 운동 시 다양한 신체 기관으로의 혈류 변화를 보여준다. 운동에 대한 이러한 반응을 이해하기 위해 몇 가지 중요한 점을 기억해야 한다. 첫째, 안정 시에는 전체

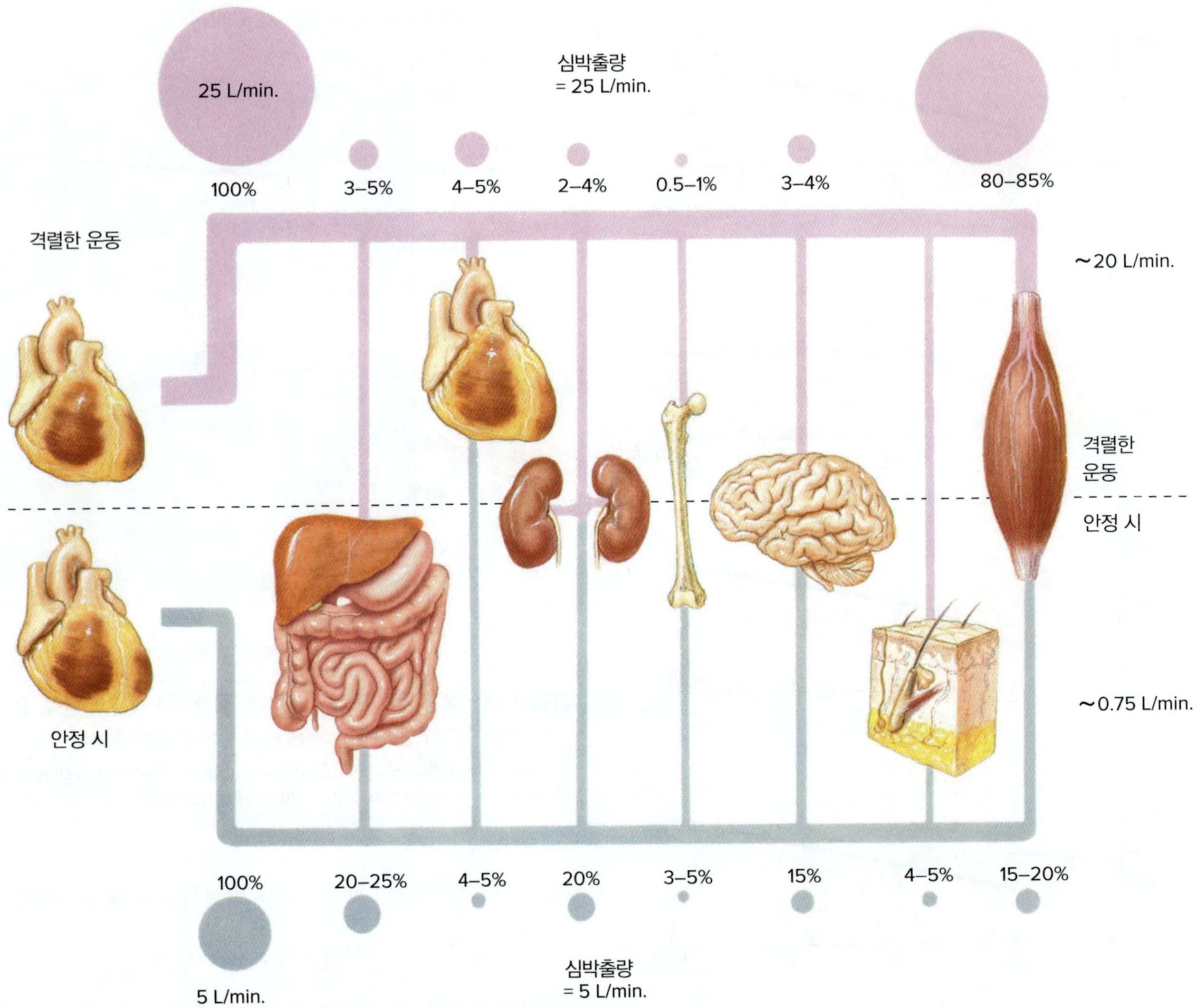

그림 9.26 안정 시와 최대 운동 시 심박출량의 분포. 안정 시 심박출량은 5 L/min이다(그림 하단). 최대 운동 시, 심박출량은 5배 증가하여 25 L/min이 된다(그림 상단). 골격근으로의 혈류의 큰 증가와 간/소화관으로의 혈류 감소에 주목.
출처: Åstrand, P., Rodahl, K., *Textbook of Work Physiology*, 3rd ed. New York: McGraw Hill, 1986.

심박출량의 약 15~20%가 골격근으로 향한다(2, 36). 그러나 최대 운동 중에는 전체 심박출량의 80~85%가 수축하는 골격근으로 간다(36). 따라서 안정 상태에서 최대 강도 운동으로의 전환 동안, 골격근이 받는 심박출량의 부피(약 0.75~20 L · min^{-1})와 비율이 모두 증가한다. 골격근으로의 혈류 증가는 강도 높은 운동 동안 증가하는 산소 요구를 충족하기 위해 필요하다. 둘째, 주목해야 할 점은 고강도 운동 중 뇌가 받는 전체 심박출량의 비율이 안정 시와 비교하여 감소하지만(15~34%로), 뇌에 도달하는 절대 혈류량은 안정 값보다 약간 증가한다는 점이다. 이러한 약간의 증가는 신체 활동 중 심박출량의 증가로 인한 것이며(8, 59), 운동 중 뇌 기능의 지속적인 중요성을 강조한다.

다른 신체기관과 비교할 때, 최대 운동 중 심장으로 할당된 혈액의 부피와 비율은 독특하다. 특히, 최대 운동 중 심근으로 도달하는 전체 심박출량의 비율은 안정 시와 최대 운동 시 동일하다(즉, 4~5%). 심장 혈류 비율이 안정 시와 최대 운동 시 거의 동일한 이유는 신체의 변화하는 에너지 요구를 신속히 충족시키기 위해 심장의 대사율을 정확히 조절해야 하기 때문이다. 따라서 강도 높은 운동 동안 증가된 심박출량에 맞추기 위해 총 관상 혈류가 증가한다. 최대 강도 운동 동안 운동하는 골격근과 심장, 뇌에 우선적으로 혈류가 증가하는 것을 알 수 있다.

운동 중 골격근으로의 혈류를 증가시키기 위해, 최대 강도의 운동 시 일부 조직은 안정 시보다 적은 혈류를 받는다. 실제로, 운동 중 골격근의 요구를 충족시키기 위해 복부 장기로의 혈류는 감소한다(그림 9.26). 이러한 복부 혈류 감소는 심박출량을 "덜 활동적인" 조직으로부터 이동시키는 중요한 방법이다. 그러나 높은 심박출량 덕분에 복부로 전달되는 실제 혈류량은 약간만 감소한다(1~1.25에서 0.75~1.25 L/min^{-1}로 감소). 유사하게, 최대 운동 시 피부로의 혈류도 근육 활동을 지원하기 위해 감소한다(그림 9.26). 최대 강도의 운동은 장시간 지속될 수 없기 때문에, 피부 혈류 감소는 열 조절 측면에서 큰 문제가 되지 않는다. 실제로, 안정 상태에서 운동으로 전환되는 동안 가벼운 운동과 중강도의 운동에서는 열을 방출하기 위해 피부 혈류가 증가한다(8). 운동 중 열 방출의 생리적 세부 사항은 12장과 23장에서 설명되어 있다.

운동 중 국소 혈류 조절

운동 중 여러 신체 기관으로의 혈류는 무엇에 의해 조절되는가? 근육 및 기타 신체 조직은 대사적 필요에 비례하여 스스로 혈류를 조절하는 독특한 능력을 가지고 있다. 운동 중 골격근으로의 혈류는 다음과 같이 조절된다. 먼저, 골격근의 세동맥은 안정 시 상대적으로 높은 혈관 저항을 가진다. 이는 에피네프린성 교감 신경 자극으로 인해 세동맥 평활근이 수축(혈관 수축)하기 때문이다(55). 혈관 수축으로 인한 혈관 저항 증가로 인해 근육으로의 혈류는 안정 시 상대적으로 낮다(4~5 ml/min per 100 g of muscle). 그러나 근육은 큰 질량을 가지므로 근육 혈류는 심박출량의 20~25%를 차지한다.

운동 중 골격근 혈류는 대사 요구에 비례하여 증가한다(31). 실제로, 안정 시 혈류와 비교하여, 강도 높은 운동 중 수축하는 골격근으로의 혈류는 100배 증가할 수 있다(31). 증가된 근육 혈류는 혈관 저항의 감소와 골격근의 모세혈관 "동원"이 결합되어 발생한다. 안정 시 골격근의 모세혈관 중 50~80%만이 열려 있다. 그러나 강도 높은 운동 중에는 수축하는 근육의 거의 모든 모세혈관이 열려 산소 전달이 증가한다(44).

운동 중 발생하는 근육 혈류의 증가는 혈관 확장을 촉진하는 요인에 의해 조절된다(31, 50). 혈류의 변화는 활성화된 근육 질량에 비례한다. 혈류가 국소 대사 요구에 맞춰지는 것이므로 혈류 조절은 국소적이어야 한다. 이러한 유형의 혈류 조절을 **자율 조절**이라고 하며, 운동 중 근육으로의 혈류를 조절하는 가장 중요한 수단이다. 세동맥과 소동맥에서 발생하는 혈관 확장의 정도는 근육의 대사(즉 산소와 영양소) 요구에 의해 영향을 받는다. 구체적으로, 운동 강도와 동원된 운동 단위의 수는 근육으로의 혈류 요구를 결정한다. 예를 들어, 저강도 운동 중에는 비교적 적은 수의 운동 단위가 작동하므로 수축하는 근육으로의 혈류 요구가 상대적으로 적다. 반면, 고강도 운동은 많은 수의 운동 단위를 동원하여 근육 혈류의 큰 증가를 초래한다.

근육의 대사 요구에 맞춰 근육 혈류의 자율 조절을 책임지는 대사 요인은 무엇인가? 골격근 혈류는 산화질소, 프로스타글란딘, ATP, 아데노신 및 내피 유래 과분극 인자와 같은 여러 국소적으로 형성된 혈관 확장제의 상호작용에 의해 조절된다(31). 혈관 확장을 촉진하는 생화학 물질 외에도 운동 중 교감 신경 활동 증가의 혈관 수축 효과를 억제하는 국소적으로 생성된 물질도 있다. 운동 중 발생하는 교감 신경 유도 혈관 수축의 국소 억제를 **교감 신경 억제**(sympatholysis)라고 한다(31).

운동 중 근육 혈류 조절에 관련된 국소 요인에 대해 더 자세히 논의해 보자. 운동 중 골격근의 대사율 증가는 산화질소, 프로스타글란딘, ATP, 아데노신 및 내피 유래 과분극 인자의 생산 증가와 같은 국소 변화를 초래한다. 이들 각 요인은 세동맥의 평활근 이완을 증가시켜 혈관 확장을 촉진하는 것으로 독립적으로 입증되었다(31). 예를 들어, 산화질소와 프로스타글란딘(예: 프로스타사이클린)은 강력한 혈관 확장제이다. 또한, ATP와 아데노신은 운동 중 근육 혈류를 증가시키는 중요한 혈관 확장제이다. 마지막으로, 내피 유래 과분극 인자는 세동맥의 평활근 세포를 과분극시켜 평활근 이완 및 세동맥 확장을 초래한다(31). 현재 근거는 이러한 혈관 확장 요인이 상호작용하여 수축하는 골격근으로 혈류를 증가시키는 혈관 확장을 초래한다고 한다. 이 혈관 확장은 혈관 저항을 감소시켜 혈류를 증가시킨다(31). 요약하자면, 운동으로 유발된 국소 대사 요인의 증가는 세동맥/소동맥의 혈관 확장을 증가시켜 수축하는 근육으로의 혈류를 증가시켜 대사 요구에 맞춘다.

운동 중 골격근의 혈관 저항은 감소하지만, 내장 기관 및 기타 비활동 조직의 혈관 저항은 증가한다. 혈관 저항 증가는 내장 기관과 조직에 대한 교감 신경 출력 증가로 인해 발생한다. 이 반응은 심혈관 조절 센터에 의해 조절되며, 대사 활동이 덜한 기관과 조직에 대한 "기본 설정값"을 나타낸다. 운동 중 내장 혈관 수축의 증가로 인해 내장으로의 혈류는 안정 시 값의 20~30%로 감소할 수 있다(44).

요약 *In Summary*

- 운동 중 골격근으로의 산소 전달은 (1) 심박출량의 증가와 (2) 비활성 기관에서 수축하는 골격근으로의 혈류 재분배로 인해 증가한다.
- 심박출량은 운동 중 산소 섭취량의 선형 함수로 증가한다. 직립 상태에서의 운동 중, 1회 박출량은 최대 산소 섭취량의 약 40~60%에서 평형 상태에 도달한다. 따라서 40~60% 이상의 운동 강도에서는 심박출량의 증가는 심박수 증가에 의해서만 이루어진다.
- 운동 중에는 수축하는 근육으로의 혈류가 증가하고 덜 활동적인 조직으로의 혈류가 감소한다.

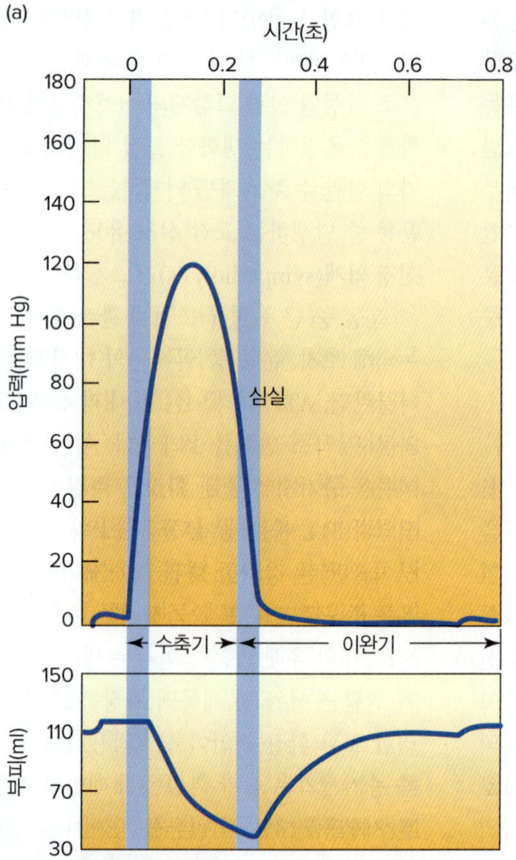

그림 9.27 훈련된 성인 여성의 안정 시(*a*)와 고강도 유산소 운동 중(*b*) 심장 압력 및 부피 관계. 운동 중 수축기 압력과 1회 박출량(이완기 말 용적 증가 및 수축기 말 용적 감소)의 증가와 함께 이완기 압력은 본질적으로 변하지 않는다. 운동 중 심장은 또한 수축기, 이완기, 등양적 수축기(왼쪽 파란 막대), 등양적 이완기 기간(오른쪽 파란 막대)의 짧은 기간을 나타낸다.

■ 운동 중 근육 혈류 조절은 주로 국소 요인(자율 조절)에 의해 조절된다. 자율 조절은 국소 대사물질(예: 산화질소, 프로스타글란딘, ATP, 아데노신 및 내피 유래 과분극 인자)의 증가에 의한 혈류의 본질적 조절을 의미한다. 이 요인들은 함께 작용하여 수축하는 근육으로의 혈류를 증가시키기 위해 혈관 확장을 촉진한다.

순환계의 운동 반응

운동 중 발생하는 심박수와 혈압의 변화는 수행된 운동의 유형과 강도, 운동의 지속 시간, 그리고 운동할 때의 환경 조건에 따라 달라진다. 예를 들어, 주어진 산소 섭취량에서 팔 운동 시의 심박수와 혈압은 다리 운동 시보다 더 높다. 또한, 뜨겁고 습한 조건에서의 운동은 시원한 환경에서의 동일한 운동보다 심박수가 더 높아진다. 다양한 운동 조건에서의 심혈관 반응을 논의해 보자.

운동에 대한 압력 및 부피 반응

운동에 대한 순환계의 동적 반응을 이해하려면 심장에서 경험하는 압력 및 부피 변화를 고려하는 것도 중요하다. 이러한 통합된 혈압과 1회 박출량 반응은 안정 상태(그림 9.27(*a*))와 운동 상태(그림 9.27(*b*)) 모두에 대해 그림 9.27에 제시되어 있다. 이 장의 앞에서 설명했듯이, 운동으로 인한 심박출량 증가는 강도에 따라 수축기 혈압의 증가가 필요하다(그림 9.24 참조). 그림 9.27(*b*)의 상단 부분은 안정 시(120 mm Hg)와 비교하여 고강도 운동 시 수축기 혈압이 60 mm Hg 증가(180 mm Hg)하는 개념을 설명한다. 건강한 사람의 경우, 이완기 혈압은 안정 시와 운동 시 크게 변화하지 않으며, 그림 9.27에 제시된 것처럼 비슷한 80 mm Hg 혈압 값을 나타낸다. 또한, 심장 주기의 수축기 및 이완기 단계가 짧아지는 것도 그림 9.27(*b*)에 나타나 있다.

운동 중 심박출량의 증가는 또한 1회 박출량의 증가를 요구한다(그림 9.24 참조). 그림 9.27의 하단 부분은 운동 조건(110 ml/박동)과 안정 상태(60 ml/박동)를 비교할 때 1회 박출량이 50 ml

증가한 것을 보여준다. 그림 9.27(*b*)의 하단 부분에서, 1회 박출량의 증가는 이완기 말 용적의 약간의 증가와 수축기 말 용적의 감소로 인한 것이다. 중요한 것은 이러한 안정 시와 운동 값이 훈련된 여성에 대해 제시되었으며, 표 9.2에 제시된 1회 박출량 추정치에 가깝다는 점이다. 이 장의 앞에서 논의된 바와 같이, 혈압과 1회 박출량의 유지를 위해서는 심장 수축력이 증가해야 한다. 심장 수축력의 증가는 심장 주기의 등양적 수축기 단계(왼쪽 파란 막대)의 시간이 단축됨으로써 그림 9.27(b)에서 명확히 드러난다. 마찬가지로, 운동 중 심장 주기의 이완기 단계가 짧아지기 때문에, 등양적 이완기 단계(그림 9.27(b)의 오른쪽 파란 막대)는 안정 시와 비교하여 약 절반의 시간을 차지한다. 이러한 효과는 그림 9.27에서 훈련된 여성에 대해 제시되었지만, 수축기 압력과 1회 박출량의 기초적인 변화는 모든 개인에게 적용된다.

감정적 영향

감정적으로 변화된 상황에서의 최대하 운동은 심리적으로 "중립적인" 환경에서의 동일한 운동과 비교할 때 더 높은 심박수와 혈압을 초래한다. 운동에 대한 심박수와 혈압 반응의 감정적 증가는 교감 신경계 활동의 증가에 의해 조절된다. 운동 강도가 최대일 경우(예: 400 m 달리기), 높은 감정수준은 운동 전 심박수와 혈압을 상승시키지만, 운동 자체에서 관찰되는 최대 심박수나 혈압을 일반적으로 변경하지는 않는다.

휴식에서 운동으로의 전환

운동 시작 시, 심박수, 1회 박출량 및 심박출량이 급격히 증가한다. 심박수와 심박출량은 근육 수축이 시작된 처음 몇 초 내에 증가하기 시작한다(그림 9.28 참조). 운동 강도가 일정하고 젖산 역치 이하인 경우 심박수, 1회 박출량 및 심박출량은 일반적으로 2~3분 내에 안정 상태 평형에 도달한다. 이 반응은 운동 시작 시 산소 섭취량에서 관찰된 반응과 유사하다(4장 참조).

운동 후 회복

단기 저강도 운동 후 회복은 일반적으로 빠르다. 이는 그림 9.28에 잘 나타나 있다. 최대하 안정 상태 운동 후 심박수, 1회 박출량 및 심박출량이 모두 빠르게 안정 수준으로 돌아간다. 회복 속도는 개인마다 다르며, 잘 훈련된 피험자가 훈련되지 않은 피험자보다 더 나은 회복력을 보인다. 회복 심박수와 관련하여, 운동 후 심박수 감소의 기울기는 훈련된 피험자와 훈련되지 않은 피험자 모두에게 동일하다. 그러나 연령이 일치하는 훈련된 피험자는 특정 최대하 운동 중 훈련되지 않은 피험자보다 더 낮은 심박수를 달성하기 때문에 운동 후 더 빠르게 회복된다.

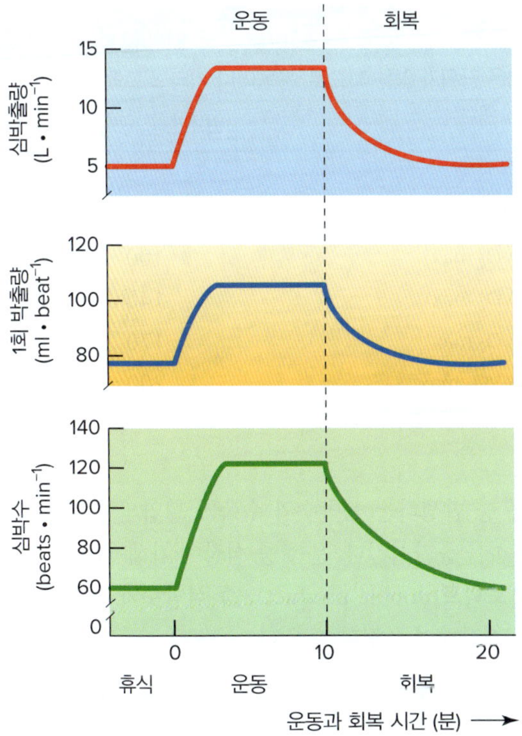

그림 9.28 휴식에서 최대하 일정 강도 운동으로의 전환 및 회복 중 심박출량, 1회 박출량 및 심박수의 변화. 세부 사항은 본문 참조.
출처: Data from Rowell, L., *Human Circulation: Regulation During Physical Stress*. New York: Oxford University Press, 1986.

장기 운동 후 회복은 그림 9.28에 나타난 반응보다 훨씬 느리다. 특히, 운동이 뜨겁고 습한 조건에서 수행될 때, 높은 체온이 운동 후 심박수 감소를 지연시키기 때문에 그렇다(45).

점진적 운동

동적 점진적 운동에 대한 심혈관 반응은 그림 9.24에서 설명되었다. 심박수와 심박출량은 산소 섭취량에 비례하여 증가한다. 또한, 근육으로의 혈류는 산소 섭취량의 함수로 증가한다(그림 9.25 참조). 이러한 생리적 반응은 근육 수축을 위해 필요한 ATP가 근육에 도달하는 산소 공급에 비례하여 증가하도록 보장하기 위해 동시에 발생한다. 그러나 심박출량과 심박수는 약 100% $\dot{V}O_2$ max에서 평형에 도달한다(그림 9.24 참조). 이 생리적 평형은 운동하는 골격근으로의 산소 운반에 대한 최대 한계를 나타내며, 최대 산소 섭취량 도달과 동시에 발생한다.

점진적 운동 중 심박출량의 증가는 혈류 저항의 감소와 평균 동맥 혈압의 증가를 통해 이루어진다. 운동 중 평균 동맥 혈압의 상승은 건강한 개인에서 점진적 운동 동안 이완기 혈압이 상당히 일정하게 유지되기 때문에 수축기 압력의 증가로 인한 것이다(그림 9.24 참조).

표 9.3 운동 부하 검사 동안 21세 건강한 여성 대상자의 더블 프로덕트(즉, 심박수 × 수축기 혈압) 변화

이중곱은 단위가 없는 지표로, 운동이나 기타 스트레스 상황에서 심장에 가해지는 부하의 상대적 변화를 나타낸다는 점에 유의.

상태	심박수(beats · min^{-1})	수축기 혈압(mm Hg)	더블 프로덕트
안정 시	75	110	8,250
운동 시			
25% $\dot{V}O_2$ max	100	130	13,000
50% $\dot{V}O_2$ max	140	160	22,400
75% $\dot{V}O_2$ max	170	180	30,600
100% $\dot{V}O_2$ max	200	210	42,000

운동 중 발생하는 심박수와 수축기 혈압의 증가는 심장에 대한 후부하를 증가시킨다. 운동 중 심장에 가해지는 대사적 요구는 **더블 프로덕트**(double product), 즉 심박수와 수축기 혈압의 곱한 값을 계산하여 추정할 수 있다.

더블 프로덕트 = 심박수 × 수축기 혈압

표 9.3에는 점진적 운동 검사 중 더블 프로덕트의 변화를 설명한 예가 포함되어 있다. 표 9.3에서 가져야 할 메시지는 운동 강도가 증가하면 심박수와 수축기 혈압이 모두 상승하여 심장에 가해지는 운동 강도가 증가한다는 것이다.

표 9.3을 면밀히 검토하면, 최대 산소 섭취량($\dot{V}O_2$ max)에서 운동 시 더블 프로덕트가 안정 시보다 5배 더 크다는 것을 알 수 있다. 이 결과는 최대 운동이 안정 상태에 비해 심장에 부하를 500% 증가시킨다는 것을 의미한다.

더블 프로덕트의 실제 활용은 이를 관상 동맥 폐색이 있는 환자에게 운동을 처방하는 지침으로 사용할 수 있다는 점이다. 예를 들어, 운동 중 환자가 더블 프로덕트 30,000에서 심근 허혈로 인한 협심증(angina pectoris)을 경험한다고 가정하자. 더블 프로덕트 30,000에서 흉통이 발생하기 때문에, 심장 전문의나 운동 생리학자는 환자에게 결과적인 더블 프로덕트가 30,000을 초과하지 않도록 운동을 수행할 것을 권장할 것이다. 더블 프로덕트는 심박수와 수축기 혈압의 적절한 조합으로 달성된다는 점을 명심해야 한다. 따라서, 특정 날에 환자가 수축기 혈압이 상승했을 경우(예: 고혈압 약물을 복용하지 않았을 때), 특정 운동 강도에서 경험하는 더블 프로덕트는 평소보다 높아질 것이다. 심박수와 혈압을 지속적으로 모니터링하면 증상이 나타나는 더블 프로덕트의 한계치를 초과하지 않도록 할 수 있다. 이러한 간단한 접근법은 심장의 높은 대사 요구로 인한 흉통 발생 위험을 줄이는 데 효과적이다.

팔 운동 vs 다리 운동

주어진 산소 소비 수준에서 팔 운동 시 심박수와 혈압은 다리 운동 시보다 더 높다(1, 29, 43)(그림 9.29 참조). 심박수가 더 높게 나타나는 이유는 팔 운동 시 심장으로의 교감 신경 흐름이 다리 운동 시보다 더 크기 때문이다(2). 또한, 등척성 운동은 동적 근육 수축 시의 산소 소비량에 기반한 예상 값보다 심박수를 더 증가시킨다(1).

팔 운동 시 혈압의 상대적으로 큰 증가는 비활동 근육 그룹에 혈액을 공급하는 혈관의 혈관 수축 때문이다(2). 반면, 운동을 수행하는 근육군이 클수록(예: 다리), 저항 혈관(세동맥)이 더 많이

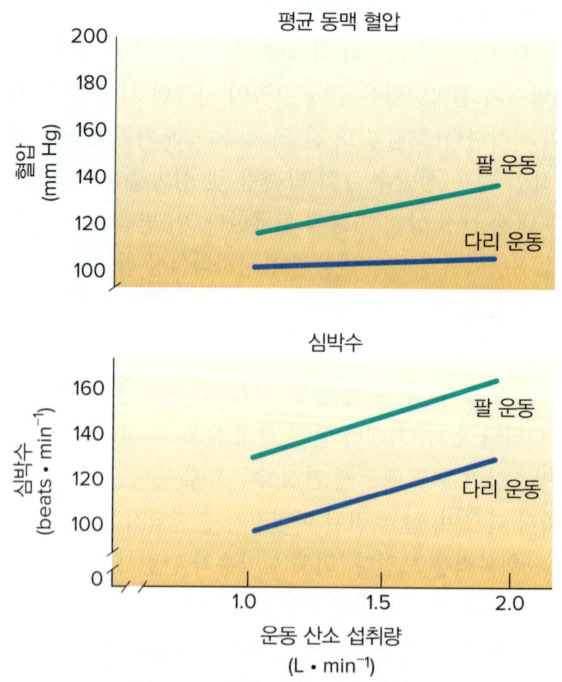

그림 9.29 **최대하 팔 및 다리 운동 중 평균 동맥 혈압과 심박수 비교.**

확장된다. 따라서, 이러한 낮은 말초 저항은 낮은 혈압으로 반영된다(심박출량 × 저항 = 압력).

간헐적 운동

운동이 간헐적일 경우(예: 인터벌 트레이닝), 운동 구간 사이의 심박수와 혈압 회복 정도는 몇 가지 주요 요인에 따라 달라진다. 예를 들어, 피험자의 체력 수준, 환경 조건(온도, 습도), 운동의 지속 시간 및 강도는 인터벌 회복 반응에 직접적인 영향을 미친다. 시원한 환경에서 비교적 가벼운 강도로 운동하면, 운동 간 간격이 몇 분 정도로 충분할 경우 완전히 회복되는 경우가 많다. 그러나 운동이 강렬하거나 뜨겁고 습한 환경에서 수행될 경우, 운동 자극이 신체에 누적되어 심박수가 증가하고 회복이 완전히 되지 않는다(47).

사실, 강도 높은 인터벌 트레이닝에 대한 심혈관 반응은 심박수와 혈압 모두에서 최대값에 근접할 수 있다. 그림 9.30은 강도 높은 사이클 에르고미터 운동 구간에 대한 심박수 회복 반응을 나타낸다. 마지막 운동 구간 종료 시 최대 심박수 반응이 관찰되며, 회복 구간 심박수 회복 반응은 35% 감소한다(첫 번째 구간 후 심박수 감소가 60회에서 마지막 구간 후 39회로 감소). 건강한 개인이 가벼운 운동(<40% $\dot{V}O_2$ max)을 반복하는 실질적 결과로 여러 번의 많은 운동을 수행할 수 있다는 것이다. 그러나 강도 높은 운동의 피로 유발은 제한된 운동을 허용한다. 이러한 심혈관 반응이 심혈관 질환이 있는 환자에게 미치는 영향을 잘 알지 못하기 때문에, 심혈관 질환 고위험군에게 최대 심혈관 반응을 유발할 수 있는 간헐적 운동을 처방할 때 주의가 필요하다(38).

장시간 운동

그림 9.31은 일정 운동 강도에서 장시간 운동 중 발생하는 심박수, 1회 박출량 및 심박출량의 변화를 보여준다. 심박출량은 운동 지속 시간 내내 일정한 수준으로 유지된다. 그러나 운동시간이 증가함에 따라 1회 박출량은 감소하고 심박수는 증가한다(8). 그림 9.31은 장시간 운동 중 일정한 심박출량을 유지하려면 1회 박출량의 비례적 감소를 보상하기 위해 심박수가 증가해야 한다는 것을 보여준다.

장시간 운동 중 관찰되는 심박수 증가와 1회 박출량 감소는 종종 *심혈관 드리프트*(cardiovascular drift)라고 한다. 심박수의 점진적 드리프트는 체온 상승이 탈수와 혈장량 감소에 미치는 영향 때문이다(7, 35, 40). 혈장량의 감소는 심장으로의 정맥 회귀를 감소시키며, 따라서 1회 박출량을 감소시킨다. 심박수가 1회 박출량 감소를 보상하기 위해 증가하지 않는다면, 심박출량은 감소할

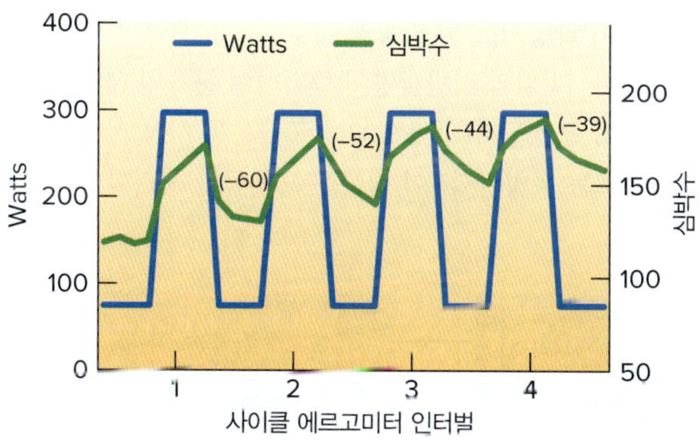

그림 9.30 강도 높은 사이클 에르고미터 운동 구간 후 심박수 회복 반응. 사이클 에르고미터에서 강도 높은 인터벌(4 × 4분, 300 W) 동안이 파워 출력(파란색 선)과 해당 심박수 반응(주황색 선). 심박수 회복 반응, 각 4분 회복 기간의 시작과 끝이 심박수 차이(괄호 안에 표시). 최대 심박수는 네 번째 인터벌 구간의 끝에서 연령 예측 최대치에 가까워지며, 구간 사이의 심박수 회복은 첫 번째 회복 구간에서 마지막 회복 구간까지 35% 감소한다(분당 −60에서 −39회로 감소).

출처: Data are unpublished from Quindry J. and Reisdorph C., with figure concept adapted from Stöggl T., and Björklund G. High intensity interval training leads to greater improvements in acute heart rate recovery and anaerobic power as high volume low intensity training. *Frontiers in Physiology* 245: 1-8, 2017.

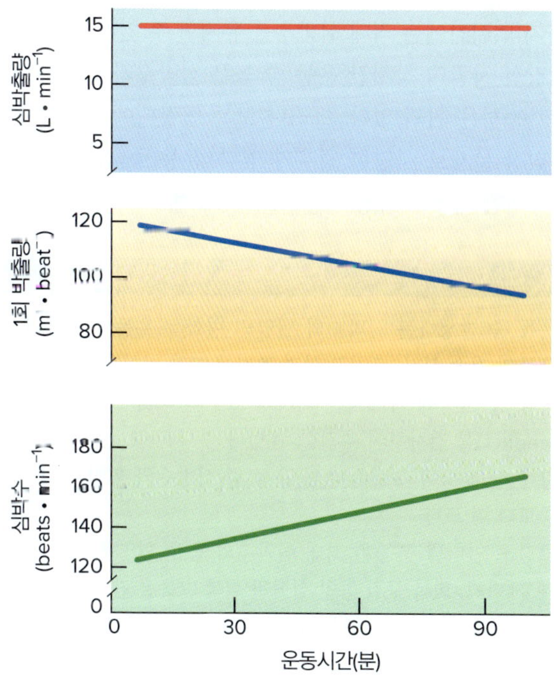

그림 9.31 일정 강도에서 장시간 운동 중 심박출량, 1회 박출량 및 심박수의 변화. 심박출량은 일정 강도에서 운동 중 유지되며, 이는 1회 박출량 감소를 보상하기 위해 심박수가 증가하기에 가능하다.

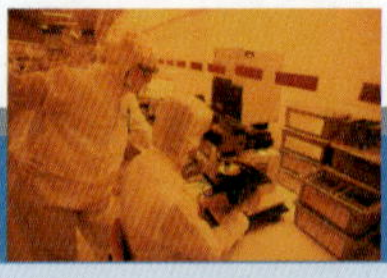

임상 적용 9.3

운동 중 갑작스러운 심장 문제로 사망

갑작스러운 사망은 증상이 시작된 후 첫 6시간 이내에 발생하는 예상치 못한 자연적이고 외상 없는 사망으로 정의된다. 모든 갑작스러운 사망이 심장 문제로 인한 것은 아니다. 실제로 미국에서는 14세에서 21세 사이의 사람들 중 30%만이 심장 문제로 갑작스러운 사망을 겪는다(16, 52). 이 갑작스러운 사망 사례 중 몇 건이 운동 중 발생할까? 매년 미국에서 운동 중 발생하는 갑작스러운 심장 사망 사례는 20건 미만이다. 따라서, 미국에서 수백만 명이 스포츠와 규칙적인 운동에 적극적으로 참여하고 있다는 점을 고려할 때, 건강한 사람이 갑작스러운 심장 문제로 사망할 가능성은 매우 적다. 전 세계적으로, 갑작스러운 심장 사망은 20만 명 중 1명꼴로 발생한다고 추정된다(11). 다시 말해, 무증상의 젊은 운동선수들에서 갑작스러운 심장 사망의 전반적인 위험은 낮다.

갑작스러운 심장 사망의 원인은 나이에 따라 다양하다. 예를 들어, 어린이와 청소년에서는 대부분의 갑작스러운 심장 사망이 치명적인 심장 부정맥(비정상적인 심장 리듬)으로 인해 발생한다. 이러한 부정맥은 관상 동맥의 유전적 이상, 심근병증(질병으로 인한 심장 근육의 소모), 및/또는 심근염(심장의 염증)에서 발생할 수 있다(3, 11, 52). 성인에서는 관상 동맥 질환과 심근병증이 갑작스런 심장 사망의 가장 흔한 원인이다(42). 어린이의 갑작스러운 사망과 마찬가지로, 성인의 갑작스러운 심장 사망도 일반적으로 치명적인 심장 부정맥과 관련이 있다.

운동 중 갑작스러운 심장 사망의 위험이 있는 사람들을 의료 검진으로 구별할 수 있는가? 그렇다. 의료 기록과 완전한 의료 검진(12유도 심전도 및 대사 관련 데이터를 포함한 점진적 운동 테스트, 별도의 심초음파 검사 및 관상 동맥 칼슘 스캔)을 포함한 검사로 기저 심장 질환 또는 유전적 결함이 있는 사람들을 의사가 구별할 수 있다. 자세한 내용은 추천 문헌의 Emery and Kovacs(2018)를 참조.

것이다. 뜨겁고 습한 환경에서 장기 운동이 수행되면, 심박수 증가와 1회 박출량 감소는 그림 9.31에 나타난 것보다 더 과장된다(33, 42). 사실, 더운 환경에서 장시간의 최대치에 가까운 운동이 끝날 무렵 최대 심박수에 도달하는 것은 놀라운 일이 아니다. 예를 들어, 70~75% $\dot{V}O_2$ max의 강도에서 2.5시간 마라톤 경주 동안, 마지막 시간에는 최대 심박수를 유지할 수 있다(12).

건강한 사람이 장시간 운동 중 높은 심박수가 심장 손상을 초래할 가능성은 거의 없다. 그러나 모든 연령대에서 운동 중 갑작스런 심장 문제로 사망한 경우가 있다. 운동 중 갑작스런 사망에 대한 자세한 내용은 임상 적용 9.3을 참조해 보자.

요약 *In Summary*

- 운동 중 발생하는 심박수와 혈압의 변화는 운동의 유형과 강도, 운동의 지속 시간, 그리고 환경 조건에 따라 변화한다.
- 운동 중 심장에 가해지는 대사적 요구는 더블 프로덕트(double product)를 검사하여 추정할 수 있다.
- 같은 산소 소비 수준에서 팔 운동 중 심박수와 혈압은 다리 운동 중보다 더 크다.
- 고강도 인터벌 운동은 최대 심박수와 높은 혈압을 유발할 수 있다. 게다가, 회복 구간 동안 심혈관 회복 반응은 감소한다.
- 장시간 운동 중 발생하는 심박수 증가는 심혈관 드리프트라고 한다.

운동에 대한 심혈관계 조절

운동 시작 시 심혈관 조절은 빠르게 발생한다. 근육 수축이 시작된 후 1초 이내에 미주신경의 활동이 감소하고, 그 뒤에 심장에 대한 교감 신경 자극이 증가한다(44). 동시에 활동적인 골격근의 세동맥이 확장되고 덜 활동적인 부위의 혈관 저항이 반사적으로 증가한다. 그 결과 심박출량이 증가하여 근육의 대사적 요구에 맞게 혈류가 조정된다(그림 9.32 참조). 운동 시작 시 심혈관계를 "켜는" 신호는 무엇일까? 이 질문은 오랫동안 생리학자들의 난제

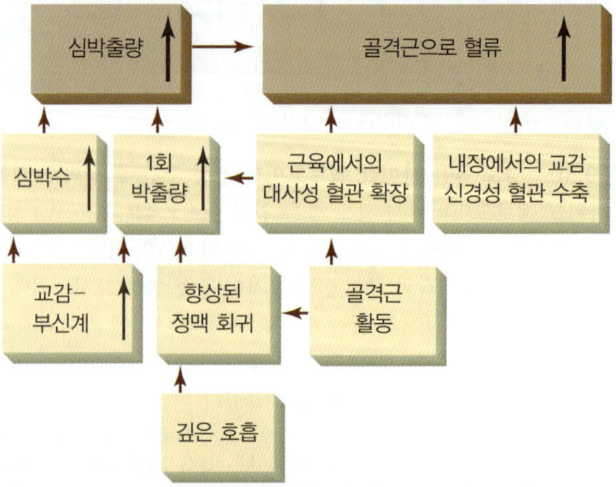

그림 9.32 운동에 대한 심혈관 반응 요약.

였으나(17), 최근의 심혈관 조절에 대한 과학적 발전은 *중심 명령 이론*의 개발로 이어졌다(56).

중심 명령(central command)이라는 용어는 뇌에서 기원하는 운동 신호를 의미한다. 심혈관 조절의 중심 명령 이론(central command theory)은 동적 운동(예: 사이클 에르고미터 운동) 시작 시 나타나는 초기 심혈관 변화가 중심에서 생성된 심혈관 운동 신호에 의해 발생하며, 이는 심혈관 반응의 전반적인 패턴을 설정한다고 제안한다. 그러나 심혈관계 활동은 뇌 중심으로 향하는 구심성 피드백에 의해서도 조절된다. 이러한 구심성 신호는 신체 곳곳에 전략적으로 위치해 있으며, 심장 기계수용기, 근육 화학수용기, 근육 기계수용기 및 경동맥과 대동맥궁에 위치한 압력 수용기(바로리셉터)로부터의 생리학적 입력 신호를 통합한다(41, 56). 이러한 구심성 신호의 입력은 운동에 대한 심혈관 반응을 정밀하게 조절하는 데 도움을 준다. 예를 들어, 근육 화학수용기는 근육 대사산물(예: 칼륨, 젖산)의 증가에 민감하며, 운동에 대한 심혈관 반응을 미세하게 조정하기 위해 높은 뇌 중심으로 메시지를 보낸다(56). 이러한 유형의 말초 피드백은 *운동 프레시 반사*(exercise pressor reflex)라고 한다(9, 28).

근육 기계수용기(예: 근육 방추, 골지 건 기관)는 근육 운동의 힘과 속도에 민감하다. 이러한 수용기도 근육 화학수용기처럼 뇌 중심으로 정보를 보내 주어진 운동에 대한 심혈관 반응을 조절하는 데 도움을 준다(44, 57).

마지막으로, 동맥 혈압의 변화에 민감한 바로리셉터도 운동 중 심혈관 활동을 정확하게 조절하기 위해 심혈관 조절 중심중추로 구심성 정보를 보낸다. 이러한 압력 수용기는 운동 중 높아진 압력 주위에서 동맥 혈압을 조절하기 때문에 중요하다(44).

요약하면, 중심 명령 이론은 운동 시작 시 심혈관계에 대한 초기 신호가 뇌 중심으로부터 온다고 제안한다. 그러나 심혈관 반응의 미세 조정은 근육 화학수용기, 근육 기계수용기 및 동맥 바로리셉터에서 오는 일련의 피드백 루프를 통해 이루어진다(그림 9.33 참조). 최대하 강도 운동 동안 이 세 가지 피드백 시스템 간에 겹침이 있는 것처럼 보이는 사실은 심혈관 조절에서 중복성이 존재한다는 것을 나타낸다(44). 중복된 조절 기전을 통한 심혈관 기능의 미세한 조절은 운동하는 골격근의 대사적 요구에 맞추는 혈류의 중요성을 보여준다. 고강도 운동 중 하나 또는 여러 피드백 루프가 더 중요해지는지 여부는 현재 알려지지 않았으며, 이는 향후 연구를 위한 흥미로운 점을 시사한다.

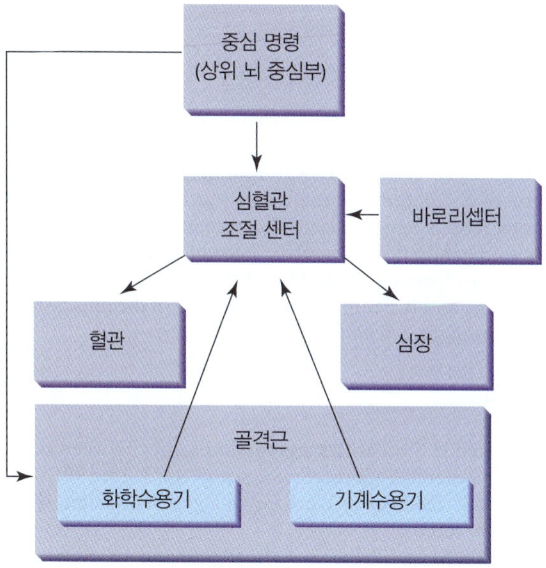

그림 9.33 운동 중 심혈관 조절. 본문 참조.

요약 *In Summary*

- 중심 명령 이론은 운동 시작 시 심혈관계를 운영하는 초기 신호가 뇌 중심으로부터 온다고 제안한다.
- 중심 명령은 운동 중 심박수를 증가시키는 주요 인동력이지만, 심혈관 반응은 근육 화학수용기, 근육 기계수용기 및 동맥 바로리셉터로부터 심혈관 조절 중심으로의 피드백에 의해 미세하게 조절된다.

연구 문제

1. 심혈관계의 주요 역할은 무엇인가?
2. 심장의 구조를 간략히 설명하시오. 왜 심장을 "두 개의 펌프가 하나로 작동하는 것"이라고 부르는가?
3. 심장 주기와 심전도로 기록되는 관련 전기 활동을 설명하시오.
4. 점진적 운동에 따른 심박수, 1회 박출량, 그리고 심박출량의 반응을 그래프로 나타내시오.
5. 운동 중 심박수를 조절하는 요인은 무엇인가? 1회 박출량은 무엇이 조절하는가?
6. 운동이 정맥 회귀에 어떤 영향을 미치는가?
7. 운동 중 국소 혈류를 결정하는 요인은 무엇인가?
8. 장시간 운동 시 심박수, 1회 박출량, 심박출량에서 발생하는 변화를 그래프로 나타내시오. 이러한 요인이 덥고 습한 환경에서 운동이 수행되면 어떻게 변화하는가?
9. 같은 산소 섭취량에서 팔 운동과 다리 운동에 대한 심박수와 혈압 반응을 비교하시오. 이러한 차이를 설명할 수 있는 요인은 무엇인가?
10. 운동 중 심혈관 조절에 대한 중심 명령 이론을 설명하시오.

추천 문헌

Fox, S. 2019. *Human Physiology*. New York, NY: McGraw-Hill Companies.

Hall, J. 2015. *Guyton and Hall Textbook of Medical Physiology*. Philadelphia, PA: Saunders.

Michelina, L., D. O'Leary, P. Raven, and C. Nobrega. 2015. Neural control of circulation and exercise: a translational approach disclosing interactions between central command, arterial baroreflex, and muscle metaboreflex. *American Journal of Physiology: Heart and Circulatory Physiology* 309: H381–H392.

Mortensen, S., and B. Saltin. 2014. Regulation of the muscle blood flow in humans. *Experimental Physiology* 99: 1552–1558.

Powers, S.K., A.J. Smuder, A.N. Kavazis, and J.C. Quindry. 2014. Mechanisms of exercise-induced cardioprotection. *Physiology* 29: 27–38.

Raven, P., B. Young, and P. Fadel. 2019. Arterial baroreflex resetting during exercise in humans: underlying signaling mechanisms. *Exercise and Sport Science Reviews* 47: 129–141.

Joyner, M., and D. Casey. 2015. Regulation of increased blood flow (hyperemia) to muscles during exercise: a hierarchy of competing physiological needs. *Physiological Reviews* 95: 549–601.

Emery, M., and R. Kovacs. 2018. Sudden cardiac death in athletes. *Journal of the American College of Cardiology* 6: 30–40.

참고 문헌

1. **Asmussen E.** Similarities and dissimilarities between static and dynamic exercise. *Circulation Research* 48: 3–10, 1981.
2. **Åstrand P.** *Textbook of Work Physiology*. Champaign, IL: Human Kinetics, 2003.
3. **Borjesson M and Pelliccia A.** Incidence and aetiology of sudden cardiac death in young athletes: an international perspective. *British Journal of Sports Medicine* 43: 644–648, 2009.
4. **Bowles D and Starnes J.** Exercise training improves metabolic response after ischemia in isolated working rat heart. *Journal of Applied Physiology* 76: 1608–1614, 1994.
5. **Chicco A, Johnson M, Armstrong C, Lynch J, Gardner R, Fasen G, et. al. 2007.** Sex-specific and exercise-acquired cardioprotection is abolished by sarcolemmal K ATP channel blockade in the rat heart. *American Journal of Physiology Heart and Circulatory Physiology* 292: 2432–2437.
6. **Courneya C and Parker M.** *Cardiovascular Physiology: A Clinical Approach*. Philadelphia, PA: Wolters Kluwer, 2010.
7. **Coyle EF and Gonzalez-Alonso J.** Cardiovascular drift during prolonged exercise: new perspectives. *Exercise and Sport Sciences Reviews* 29: 88–92, 2001.
8. **Crandall C and Gonzalez-Alonso J.** Cardiovascular function in the heat-stressed human. *Acta Physiologica (Oxford)* 199: 407–423, 2010.
9. **Duncan G, Johnson RH, and Lambie DG.** Role of sensory nerves in the cardiovascular and respiratory changes with isometric forearm exercise in man. *Clinical Science (London)* 60: 145–155, 1981.
10. **Feldman D, Elton TS, Menachemi DM, and Wexler RK.** Heart rate control with adrenergic blockade: clinical outcomes in cardiovascular medicine. *Vasc Health Risk Management* 6: 387–397, 2010.
11. **Ferreira M.** Sudden cardiac death athletes: a systematic review. *Sports Medicine, Rehabilitation, Therapy, and Technology* 2: 1–6, 2010.
12. **Fox EL and Costill DL.** Estimated cardiorespiratory response during marathon running. *Archives of Environmental Health* 24: 316–324, 1972.
13. **Fox S.** *Human Physiology*. New York, NY: McGraw-Hill, 2019.
14. **French J, Quindry J, Falk, D, staib J, Lee Y, Wang K, et al.** Ischemia-reperfusion-induced calpain activation and SERCA2a degradation are attenuated by exercise training and calpain inhibition. *American Journal of Physiology Heart and Circulatory Physiology* 290: 128–136, 2006.
15. **Gerstenblith G, Renlund DG, and Lakatta EG.** Cardiovascular response to exercise in younger and older men. *Federation Proceedings* 46: 1834–1839, 1987.
16. **Gledhill N, Cox D, and Jamnik R.** Endurance athletes' stroke volume does not plateau: major advantage is diastolic function. *Medicine & Science in Sports & Exercise* 26: 1116–1121, 1994.
17. **Gorman M and Sparks H.** The unanswered question. *News in Physiological Sciences* 6: 191–193, 1991.
18. **Harmon, K, Drezner, J, Maleszewski, J, Lopez-Anderson, M, Owens, M, Prutkin, J, et al.** Pathogenesis of sudden cardiac death in national collegiate athletic association athletes. *Circulation, Arrhythmias and Electrophysiology* 7: 198–201, 2014.
19. **Joyner M and Dempsey J.** Physiological redundancy and the integrative response to exercise. *Cold Springs Harbor Perspectives in Medicine* 9: 2018.
20. **Katz A.** *Physiology of the Heart*. Philadelphia, PA: Wolters Kluwer Lippincott Williams and Wilkins, 2010.
21. **Kavazis AN, McClung JM, Hood DA, and Powers SK.** Exercise induces a cardiac mitochondrial phenotype that resists apoptotic stimuli. *American Journal of Physiology – Heart and Circulatory Physiology* 294: H928–935, 2008.
22. **Levy WC, Cerqueira MD, Harp GD, Johannessen KA, Abrass IB, Schwartz RS, et al.** Effect of endurance exercise training on heart rate variability at rest in healthy young and older men. *American Journal of Cardiology* 82: 1236–1241, 1998.
23. **Liew R and Chiam PT.** Risk stratification for sudden cardiac death after acute myocardial infarction. *ANNALS Academy of Medicine Singapore* 39: 237–246, 2010.
24. **Mahon AD, Marjerrison AD, Lee JD, Woodruff ME, and Hanna LE.** Evaluating the prediction of maximal heart rate in children and adolescents. *Research Quarterly for Exercise and Sport* 81: 466–471, 2010.
25. **McGinnis G, Ballmann C, Peters B, Nanayakkara G, Roberts M, Amin R, et al.** Interleukin-6 mediates exercise preconditioning against myocardial ischemia reperfusion injury. *American Journal of Physiology Heart and Circulatory Physiology* 308: 1423–1433, 2015.
26. **Miller JD, Pegelow DF, Jacques AJ, and Dempsey JA.** Skeletal muscle pump versus respiratory muscle pump: modulation of venous return from the locomotor limb in humans. *The Journal of Physiology* 563: 925–943, 2005.
27. **Miller L, McGinnis G, Peters B, Ballman C, Nanayakkara G, Amin R, et al.** Involvement of the δ-opioid receptor in exercise-induced cardioprotection. *Experimental Physiology* 100: 410–421, 2015.
28. **Mitchell JH.** J. B. Wolffe memorial lecture. Neural control of the circulation during exercise. *Medicine & Science in Sports & Exercise* 22: 141–154, 1990.
29. **Mitchell JH, Payne FC, Saltin B, and Schibye B.** The role of muscle mass in the cardiovascular response to static contractions. *The Journal of Physiology* 309: 45–54, 1980.
30. **Moore R.** Cellular adaptations of the heart muscle to exercise training. *Annals of Medicine* 30: 46–53, 1998.
31. **Mortensen S and Saltin B.** Regulation of the muscle blood flow in humans. *Experimental Physiology* 99: 1552–1558, 2014.

32. **Powers SK, Demirel HA, Vincent HK, Coombes JS, Naito H, Hamilton KL, Shanely RA, and Jessup J.** Exercise training improves myocardial tolerance to in vivo ischemia-reperfusion in the rat. *American Journal of Physiology* 275: R1468–1477, 1998.
33. **Powers SK, Howley ET, and Cox R.** A differential catecholamine response during prolonged exercise and passive heating. *Medicine & Science in Sports & Exercise* 14: 435–439, 1982.
34. **Powers SK, Locke M, and Demirel HA.** Exercise, heat shock proteins, and myocardial protection from I-R injury. *Medicine & Science in Sports & Exercise* 33: 386–392, 2001.
35. **Powers SK, Smuder AJ, Kavazis AN, and Quindry JC.** Mechanisms of exercise-induced cardioprotection. *Physiology* 29: 27–38, 2014.
36. **Quindry J and Franklin B.** Cardioprotective exercise and pharmacologic interventions as complementary antidotes to cardiovascular disease. *Exercise and Sport Science Reviews* 46: 5–17, 2018.
37. **Quindry J and Franklin B.** Exercise preconditioning as a cardioprotective phenotype. *American Journal of Cardiology* 148: 8–15, 2021.
38. **Quindry J, Franklin B, Chapman M, Humphrey R, and Mathis S.** Benefits and risks of high-intensity interval training in patients with coronary artery disease. *American Journal of Cardiology* 123: 1370–1377, 2019.
39. **Quindry J, French J, Hamilton K, Lee Y, Mehta J, and Powers S.** Exercise training provides cardioprotection against ischemia-reperfusion induced apoptosis in young and old animals. *Experimental Gerontology* 40: 416–425, 2005.
40. **Raven P and Stevens G.** Cardiovascular function during prolonged exercise. In: *Perspectives in Exercise Science and Sports Medicine: Prolonged Exercise*, edited by Lamb D, and Murray R. Indianapolis: Benchmark Press, 1988, 43–71.
41. **Raven PB, Fadel PJ, and Ogoh S.** Arterial baroreflex resetting during exercise: a current perspective. *Experimental Physiology* 91: 37–49, 2006.
42. **Ridge B and Pyke F.** Physiological responses to combinations of exercise and sauna. *Australian Journal of Science and Medicine in Sport* 18: 25–28, 1986.
43. **Rosiello RA, Mahler DA, and Ward JL.** Cardiovascular responses to rowing. *Medicine & Science in Sports & Exercise* 19: 239–245, 1987.
44. **Rowell LB.** What signals govern the cardiovascular responses to exercise? *Medicine & Science in Sports & Exercise* 12: 307–315, 1980.
45. **Rubin SA.** Core temperature regulation of heart rate during exercise in humans. *Journal of Applied Physiology* 62: 1997–2002, 1987.
46. **Sarelius I and Pohl U.** Control of muscle blood flow during exercise: local factors and integrative mechanisms. *Acta physiologica (Oxford)* 199: 349–365, 2010.
47. **Sawka MN, Knowlton RG, and Critz JB.** Thermal and circulatory responses to repeated bouts of prolonged running. *Medicine and Science in Sports* 11: 177–180, 1979.
48. **Stoggl T and Bjorklund G.** High intensity interval training leads to greater improvements in acute heart rate recovery and anaerobic power as high volume low intensity training. *Frontiers in Physiology* 245: 1–8, 2017.
49. **Tanaka H, Monahan K, and Seals D.** Age-predicted maximal heart rate revisited. *Journal of the American College of Cardiology* 37: 153–156, 2001.
50. **Trinity J, Broxterman R, and Richardson R.** Regulation of exercise blood flow: role of free radicals. *Free Radical Biology and Medicine* 98: 90–102, 2016.
51. **Villafaina S, Collado-Mateo D, Fuentes J, Merellano-Novarro E, and Gusi N.** Physical exercise improves heart rate variability in patients with type 2 diabetes: a systematic review. *Current Diabetes Research* 17: 110–118, 2017.
52. **Virmani R, Burke AP, and Farb A.** Sudden cardiac death. *Cardiovascular Pathology* 10: 211–218, 2001.
53. **Whelton P, Carey R, Aronow W, Casey D, Collins KJ, Dennison HC, et al.** 2017 Guidelines for the prevention, detection, evaluation, and management of high blood pressure in adults. *Journal of the American College of Cardiology* 138: 426–477, 2018.
54. **Westhoff T, Franke N, Schmidt S, Vallbracht-Israng K, Zidek W, Dimeo F, et al.** Beta-blockers do not impair the cardiovascular benefits of endurance training in hypertensives. *Journal of Human Hypertension* 21: 486–493, 2007.
55. **Whyte J and Laughlin MH.** The effects of acute and chronic exercise on the vasculature. *Acta Physiologica* 199: 441–450, 2010.
56. **Williamson JW, Fadel PJ, and Mitchell JH.** New insights into central cardiovascular control during exercise in humans: a central command update. *Experimental Physiology* 91: 51–58, 2006.
57. **Wyss CR, Ardell JL, Scher AM, and Rowell LB.** Cardiovascular responses to graded reductions in hindlimb perfusion in exercising dogs. *American Journal of Physiology* 245: H481–486, 1983.
58. **Zhou B, Conlee RK, Jensen R, Fellingham GW, George JD, and Fisher AG.** Stroke volume does not plateau during graded exercise in elite male distance runners. *Medicine & Science in Sports & Exercise* 33: 1849–1854, 2001.
59. **Zobl E.** Effect of exercise on the cerebral circulation and metabolism. *Journal of Applied Physiology* 20: 1289–1293, 1965.

10

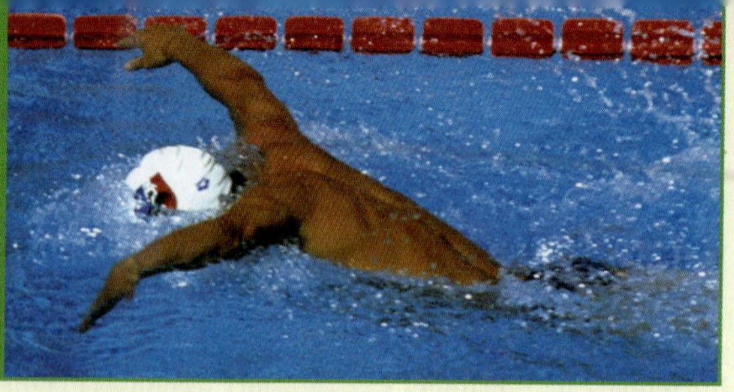

Mike Hewitt/Action Plus Sports Images/Alamy Stock Photo

운동 중 호흡

Respiration during Exercise

■ 학습 목표

이 장을 공부함으로써 다음과 같은 내용을 할 수 있어야 한다:

1. 폐의 주요 기능을 설명할 수 있다.
2. 호흡계의 주요 해부학적 구성 요소를 설명할 수 있다.
3. 안정 시 및 운동 중에 흡기와 호기에 관여하는 주요 근육을 열거할 수 있다.
4. 폐에서 혈류와 폐포 환기를 연결하는 것의 중요성에 대해 논의할 수 있다.
5. 가스가 폐에서 혈액-가스 경계를 어떻게 운반하는지 설명할 수 있다.
6. 혈액 내에서 산소와 이산화탄소의 주요 운반 방식을 설명할 수 있다.
7. 온도 상승, pH 감소, 2-3 DPG의 증가가 산소-헤모글로빈 해리 곡선에 미치는 영향을 논의할 수 있다.
8. 일정한 부하의 항정상태 운동에 대한 환기 반응을 설명할 수 있고, 운동이 장시간 지속되고 더운 환경에서 운동을 계속한다면 환기에는 어떤 변화가 일어나는지 논의할 수 있다.
9. 점진적인 운동에 대한 환기 반응을 설명할 수 있고, 최대 산소 섭취량의 50%가 넘는 운동 강도에서 호흡이 비직선적으로 증가하는 이유는 무엇인가? 또한, 안정 시에서 다양한 강도의 운동으로 전환될 때 호흡 패턴이 어떻게 변화하는지 논의할 수 있다.
10. 운동 중 호흡 조절에 관여하는 신경 구성 요소를 논의할 수 있다.
11. 호흡 조절에 기여하는 화학수용체와 기계수용체의 위치와 기능을 식별할 수 있다.
12. 운동 중 호흡 조절에 대한 신경-호르몬 이론을 논의할 수 있다.

■ 학습 목차

호흡계의 기능—전반적인 관점
호흡계의 구조
- 전도 영역
- 호흡 영역

호흡의 원리
- 흡기
- 호기
- 기도 저항

폐 환기
폐용적과 용량
가스의 확산
폐로의 혈류
환기-관류 관계
혈액 내 산소와 이산화탄소의 운반
- 헤모글로빈과 산소의 운반
- 산소-헤모글로빈 해리 곡선
- 근육 내 산소 운반
- 혈액 내 이산화탄소 운반

환기와 산-염기 균형
운동에 대한 환기 및 혈액-가스 반응
- 안정 시에서 운동으로의 전환
- 더운 환경에서의 장시간 운동

점진적 운동
- 운동 중 호흡 패턴의 변화

환기 조절
- 안정 시 환기 조절
- 호흡 조절 중추
- 호흡 조절 중추로의 정보입력
- 중강도 운동 시 호흡 조절
- 고강도 운동 시 호흡 조절

폐는 운동 트레이닝에 적응하는가?
폐는 최대 운동수행력을 제한할까?

핵심 용어

경동맥 소체(carotid body)
대동맥 소체(aortic body)
대량 흐름(bulk flow)
마이오글로빈(myoglobin)
보어 효과(Bohr effect)
분압(partial pressure)
산화 헤모글로빈(oxyhemoglobin)
세포 호흡(cellular respiration)
잔기량(residual volume, RV)
총 폐용량(total lung capacity, TLC)
폐포(alveoli)
폐포 환기량(alveolar ventilation, $\dot{V}_A$)
폐 호흡(pulmonary respiration)
폐활량(vital capacity, VC)
폐활량 검사(spirometry)
해부학적 사강(anatomical dead space)
헤모글로빈(hemoglobin)
호흡(respiration)
확산(diffusion)
환기(ventilation)
환기 역치(ventilatory threshold, Tvent)
환원 헤모글로빈(deoxyhemoglobin)
횡격막(diaphragm)
흉막(pleura)
1회 호흡량(tidal volume)

생리학에서 **호흡**(respiration)이라는 용어는 두 가지 다른 맥락에서 자주 사용되는데: (1) **폐 호흡**(pulmonary respiration)과 (2) **세포 호흡**(cellular respiration)이다. 폐 호흡은 환기(호흡)와 폐에서의 가스 교환(O_2와 CO_2)을 의미하고, 세포 호흡은 조직에서의 산소 이용과 이산화탄소 생산과 관련이 있다(3장 참조). 이 장에서는 폐 호흡에 대해 다루며, 이 장에서 호흡이라는 용어는 폐 호흡의 동의어로 사용된다. 폐는 운동 중 혈액-가스의 항상성(O_2와 CO_2의 분압)을 유지하는 데 중요한 역할을 하기 때문에, 운동 중 폐 기능을 이해하는 것은 매우 중요하다. 따라서 이 장에서는 운동 중 호흡계의 구조와 기능에 대해 논의할 것이다. 특히, 운동 중 호흡 조절과 고강도 운동 중 혈액 가스 항상성을 유지하는 데 있어 엘리트 지구력 선수들이 직면하는 특유의 도전 과제에 대해 흥미롭게 다룰 것이다.

호흡계의 기능—전반적인 관점

호흡계의 주요 목적은 대기와 신체 세포 사이의 가스 교환을 제공하는 것이다. 호흡계는 산소를 공급하고 혈액에서 이산화탄소를 제거하는 역할을 한다. 폐와 혈액 사이의 산소와 이산화탄소 교환은 (1) 환기와 (2) 확산의 두 가지 과정을 통해 이루어진다. **환기**(ventilation)는 공기를 폐로 들이쉬고 내쉬는 기계적 과정을 의미하며, 이는 일반적으로 호흡이라고 한다. **확산**(diffusion)은 분자가 높은 농도에서 낮은 농도로 무작위로 이동하는 과정이다. 대기와 신체 세포 사이의 호흡 가스 교환(O_2와 CO_2)의 전체적인 개요는 네 가지 연속적이고 동시에 발생하는 과정으로 설명할 수 있다(그림 10.1).

1. **환기**(ventilation): 환기는 대기와 폐의 가스 교환 부분(폐포 구역) 사이의 호흡 가스의 이동을 의미한다.
2. **폐포 가스 교환**(alveolar gas exchange): 폐포 가스 교환은 폐의 폐포 구역과 혈액 사이의 호흡 가스가 확산을 통해 이동하는 것을 의미한다. 폐의 폐포 구역에서 산소 압력이 혈액보다 높기 때문에 산소는 폐에서 혈액으로 이동한다. 마찬가지로 혈액 내 이산화탄소 압력이 폐보다 높기 때문에 이산화탄소는 혈액에서 폐로 이동하여 배출된다.
3. **순환 수송**(circulatory transport): 순환 수송은 폐에서 신체의 세포로 혈액을 통해 호흡 가스를 수송하는 것을 의미한다.
4. **전신 가스 교환**(systemic gas exchange): 전신 가스 교환은 혈

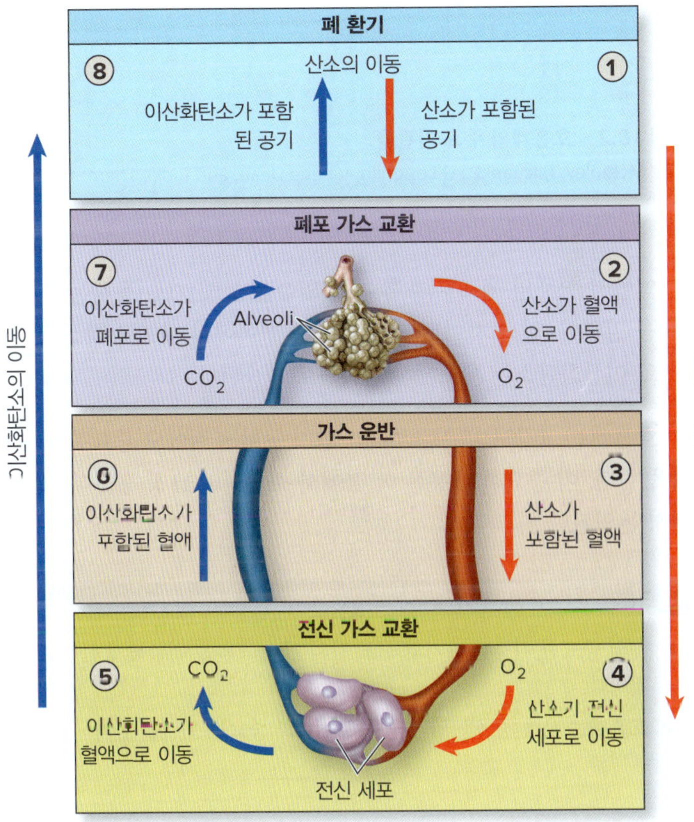

그림 10.1 호흡 개요. 호흡은 폐 환기, 폐포 가스 교환, 가스 수송, 전신 가스 교환의 네 가지 과정을 포함한다.
출처: McKinley, Michael P., O'Loughlin, Valerie Dean, and Bidle, Theresa. Anatomy and Physiology: An Integrative Approach, 2nd ed. New York: McGraw Hill, 2016.

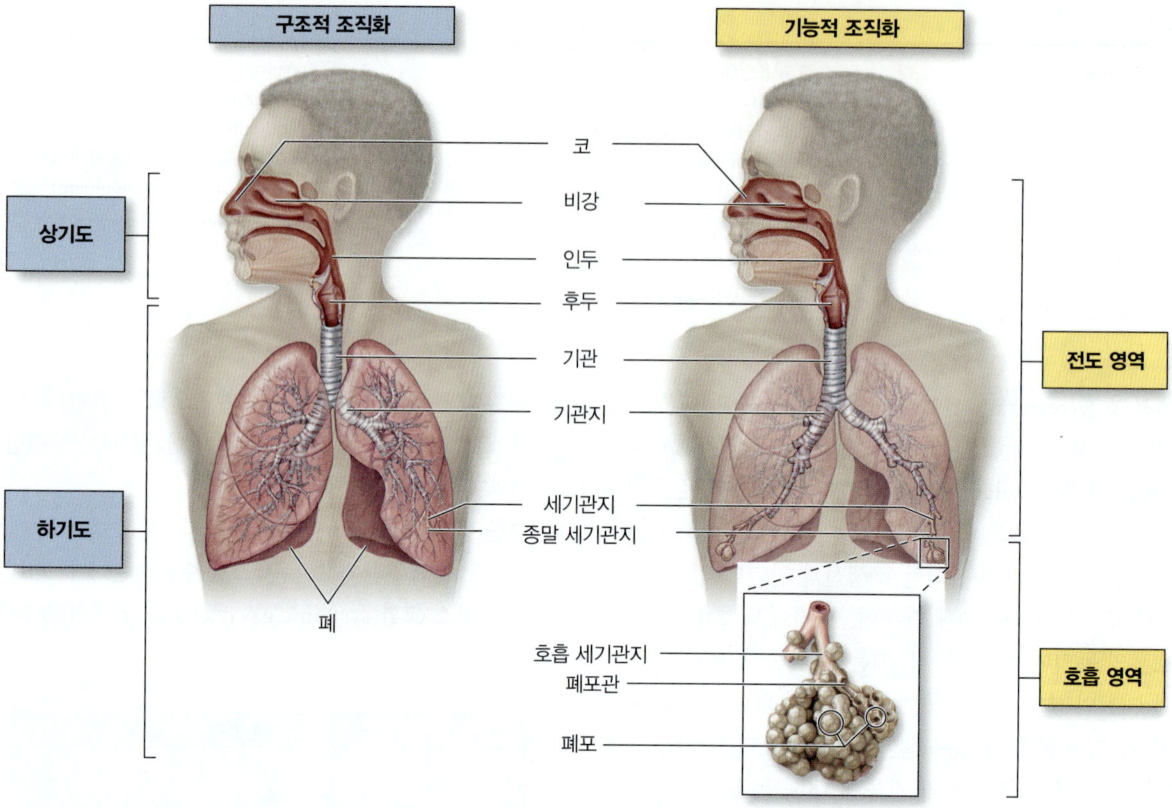

그림 10.2 호흡계의 주요 기관들.

출처: McKinley, Michael P., O'Loughlin, Valerie Dean, and Bidle, Theresa. Anatomy and Physiology: An Integrative Approach, 2nd ed. New York: McGraw Hill, 2016.

액에서 신체의 세포로 호흡 가스(확산을 통해)가 이동하는 것을 말한다. 압력 차이로 인해 산소는 혈액에서 세포로 확산되고 이산화탄소는 세포에서 정맥혈로 확산된다.

호흡계는 고강도의 운동 중 산–염기 균형 조절에도 중요한 역할을 한다. 이 중요한 내용은 이 장에서 소개되며 11장에서 더 자세히 논의된다.

요약 *In Summary*

- 폐의 중요한 기능은 대기와 신체 간의 가스 교환을 원활하게 하는 것이다.
- 호흡계는 운동 중 산–염기 균형 조절에도 중요한 역할을 한다.

호흡계의 구조

인간의 호흡계는 공기를 여과하고 폐로 운반하는 통로로 구성되며, 여기서 가스 교환은 **폐포**(alveoli)라는 작은 공기 주머니 안에서 이루어진다. 호흡계의 주요 구성 요소는 그림 10.2에 나타나 있다. 호흡계의 기관에는 코, 비강, 인두, 후두, 기관, 기관지 나무, 폐로 구성된다. 호흡기의 윗부분에는 코, 비강, 인두가 포함되고, 호흡 영역의 하부에는 기관, 기관지, 세기관지로 구성되며, 호흡 세기관지는 가스 교환이 이루어지는 폐포로 이어진다(그림 10.2). 폐의 해부학적 위치는 주요 흡기 근육인 횡격막과의 상대적인 위치로 그림 10.3에 나타나 있다. 좌 · 우측 폐는 모두 **흉막**(pleura)으로 둘러싸여 있다. 내장 흉막은 폐의 외부 표면에 부착되어 있고, 벽측 흉막은 흉벽을 따라 있다. 이 두 흉막은 윤활제 역할을 하는 얇은 층의 액체로 분리되어 있어 서로 미끄러지듯 움직일 수 있다. 흉막강 내 압력(흉막내압)은 대기압보다 낮으며, 흡기 시에는 더욱 낮아져 공기가 폐로 들어가게 된다. 흉막내압이 대기압보다 낮다는 사실은 폐 내부의 약한 공기 주머니(폐포)가 쪼그라드는 것을 방지하기 때문에 중요하다.

폐로 들어오고 나가는 기도는 두 가지 기능적 영역으로 나누어지는데: (1) 전도 영역과 (2) 호흡 영역(그림 10.2 및 10.4)이다. 전도 영역은 공기가 호흡 영역에 도달하기 위해 통과하는 모든 해부학적 구조들(기관, 기관지, 세기관지)을 포함한다. 호흡 영역은 가스 교환이 이루어지는 폐의 영역으로 호흡 세기관지, 폐포관,

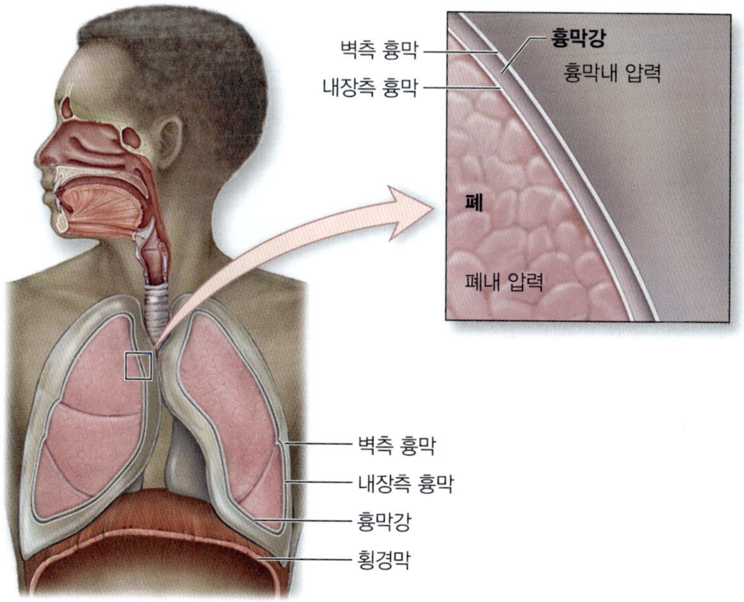

그림 10.3 **폐, 횡격막, 흉막의 위치.** 흉막강 내 압력이 흉막내 압으로 표시되어 있다. 자세한 내용은 본문에 나와 있다.

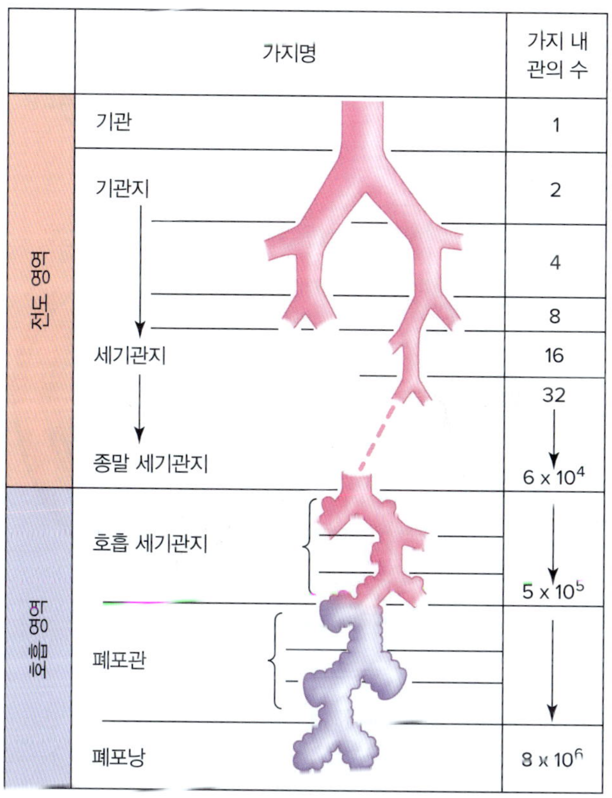

그림 10.4 **폐의 전도 영역과 호흡 영역.**

폐포낭으로 이루어져 있다. 호흡 세기관지는 작은 폐포 송이를 함유하고 있기 때문에 이 영역에 포함된다. 호흡계의 각 영역에 대해 더 자세히 살펴보도록 하겠다.

전도 영역

비강과 구강으로부터 들어온 공기는 인두(목구멍)를 거쳐 기관으로 들어간다. 안정 시에는 건강한 사람들은 코로 호흡을 하지만 중강도에서 고강도 운동을 할 때는 입이 주요 공기 통로가 된다(33). 가스가 기관으로 들어가거나 나가기 위해서는 성대 사이에 위치한 *후두덮개*(epiglottis)라는 밸브를 통과해야 한다.

기관은 각각의 폐로 들어가는 두 개의 1차 기관지(오른쪽과 왼쪽)로 나누어진다. 기관지는 그 후 여러 번 더 나뉘어 세기관지를 형성하고 세기관지는 기관지의 작은 가지들이다. 세기관지는 여러 번 더 나뉘어 폐포관이 되어 폐포낭과 호흡 영역으로 이어진다(그림 10.5).

호흡계의 전도 영역은 공기의 통로 역할을 할 뿐만 아니라 공기가 폐의 호흡 영역으로 이동할 때 공기를 여과하고 공기 속의 습기를 증가(가습)시키는 기능도 한다. 주변 환경의 온도나 습도와 관계없이 폐에 도달하는 공기는 따뜻하게 데워지고 수증기로 포화된다(67, 69). 이러한 공기의 온도 조절과 가습은 운동 중 호흡이 증가할 때 섬세한 폐 조직이 건조해지는 것을 방지한다(67).

호흡 영역

폐에서의 가스 교환은 약 3억 개의 작은 폐포를 통해 이루어진다. 이 엄청난 수의 구조물 덕분에 폐는 확산을 위한 넓은 표면적을 제공한다. 실제로, 인간 폐에서 확산에 사용 가능한 총 표면적은 60~80 m^2로, 이는 테니스 코트 크기와 같다. 가스 확산 속도는 각 폐포가 단일 세포층으로 이루어져 있고 총 혈액-가스 장벽은 폐포 세포와 모세혈관 세포의 두 개 세포층으로 이루어져 있다는 점

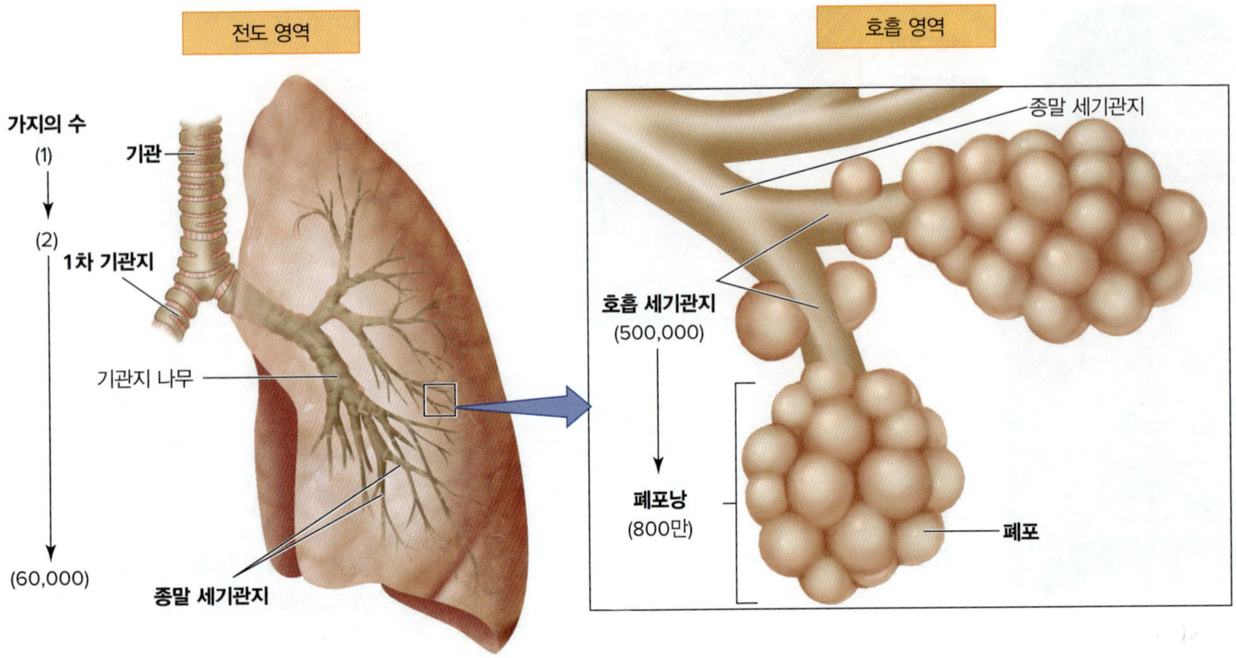

그림 10.5 기관지 나무는 기관과 폐포를 연결하는 통로로 구성되어 있다.

에서 도움을 받는다(그림 10.6).

폐포는 가스 교환에 이상적인 구조를 가지고 있지만 폐포의 취약성은 폐에 몇 가지 문제를 일으킬 수 있다. 예를 들어, 폐포를 덮고 있는 액체의 표면 장력(물의 특성으로 인해 발생하는 압력) 때문에 상대적으로 큰 힘이 발생하여 폐포가 쪼그라들 수 있다. 다행히도, 일부 폐포 세포는 *표면활성제*(surfactant)라는 물질을 합성하고 분비하여 폐포의 표면 장력을 낮추고 폐포의 쪼그라듦을 방지한다(60).

요약 *In Summary*

- 해부학적으로 폐 시스템은 공기를 여과시키고 폐로 운반하는 통로로 구성되어 있으며, 여기서 가스 교환은 *폐포*(alveoli)라는 작은 공기 주머니에서 이루어진다.
- 호흡계의 공기 통로는 (1) 전도 영역과 (2) 호흡 영역의 두 가지 기능적 영역으로 나뉜다.

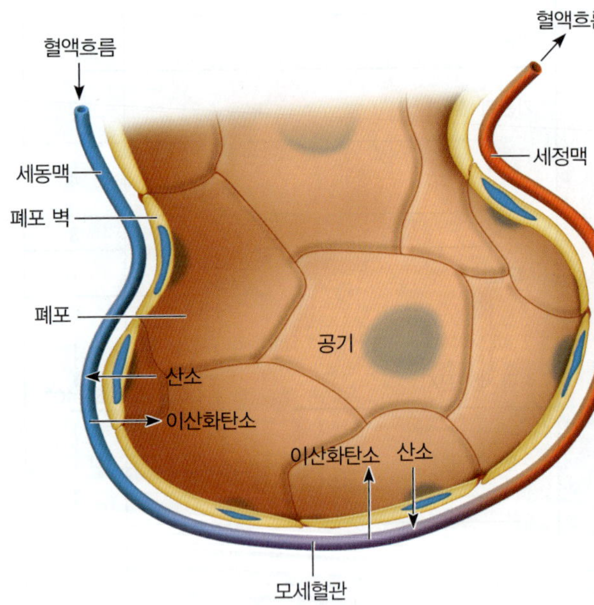

그림 10.6 폐 모세혈관과 폐포 벽 사이의 관계를 나타낸다. 산소(O_2)는 폐포의 공기에서 모세혈관으로 확산되고, 이산화탄소(CO_2)는 모세혈관에서 폐포로 확산된다.

호흡의 원리

주변 환경에서 폐로의 공기 이동을 폐 환기라고 하며, 이는 **대량 흐름**(bulk flow)이라는 과정에 의해 발생한다. 대량 흐름은 공기 통로의 양쪽 끝 사이에 압력 차이로 인해 분자들이 이동하는 것을 의미한다. 따라서, 흡기는 폐의 압력(폐내압)이 대기압보다 낮아질 때 발생한다. 반대로, 호기는 폐내 압력이 대기압을 초과할 때 발생한다. 폐 내에서 이 압력 변화를 일으키는 과정은 다음 단락에서 논의된다.

흡기

흉부의 용적을 증가시킬 수 있는 모든 근육은 흡기 근육이라 할 수 있다. **횡격막**(diaphragm)은 가장 중요한 흡기 근육으로, 정상적인 호흡이 이루어지기 위해 필수적이다(33, 66, 67, 89, 91, 93). 이 얇고 둥근 모양의 근육은 하부 늑골 부위에 부착되어 있으며, 횡격막 신경에 의해 자극된다. 횡격막이 수축하면 복부 내장들이 전방하부 쪽으로 밀려 나가며, 늑골은 바깥쪽으로 올라간다. 이 두 가지 움직임의 결과로 흉강의 상하, 좌우 크기가 증가하고 폐가 확장된다(그림 10.7). 폐의 확장으로 인해 폐내 압력이 대기압보다 낮아지며, 이로 인해 공기가 폐로 들어올 수 있게 된다.

안정 시에는 횡격막이 대부분의 흡기 작용을 수행하지만 운동 중에는 흡기 보조 근육들이 호흡을 도와준다(71, 73, 97). 여기에는 외늑간근, 소흉근, 사각근, 흉쇄유돌근이 포함된다(그림 10.8). 이들 근육은 함께 작용하여 횡격막이 흉부의 크기를 증가시켜 흡기를 도와준다(자세히 살펴보기 10.1).

호기

호기는 정상적인 조용한 호흡 중에는 수동적으로 일어난다. 즉, 안정 시에서는 호기가 일어나는 데 근육의 작용이 필요하지 않다. 이는 폐와 흉벽 모두 탄성이 있어 흡기 동안 확장된 후 원래의 평형 상태로 돌아가기 때문이다(101). 하지만 운동 중에는 호기가 능동적으로 일어난다. 호기 과정에서 가장 중요한 근육은 복부벽에 위치한 근육들로, 여기에는 복직근과 외복사근이 포함된다(67). 내늑간근은 늑골을 아래로 당기고(늑골을 눌러서) 흉강의 크기를 줄여 호기를 도와준다. 이 근육들이 수축하면 횡격막이 위로 밀려 올라가고, 늑골은 하부 안쪽으로 당겨진다. 이로 인해 흉부의 용적이 줄어들어 호기가 일어난다.

기도 저항

폐로의 공기 흐름 속도와 관계없이, 발생해야 하는 압력 차이는 기도의 저항에 따라 달라진다. 호흡계의 기도를 통한 공기 흐름은 다음과 같은 관계로 설명될 수 있다:

$$\text{공기의 흐름} = \frac{P_1 - P_2}{\text{저항}}$$

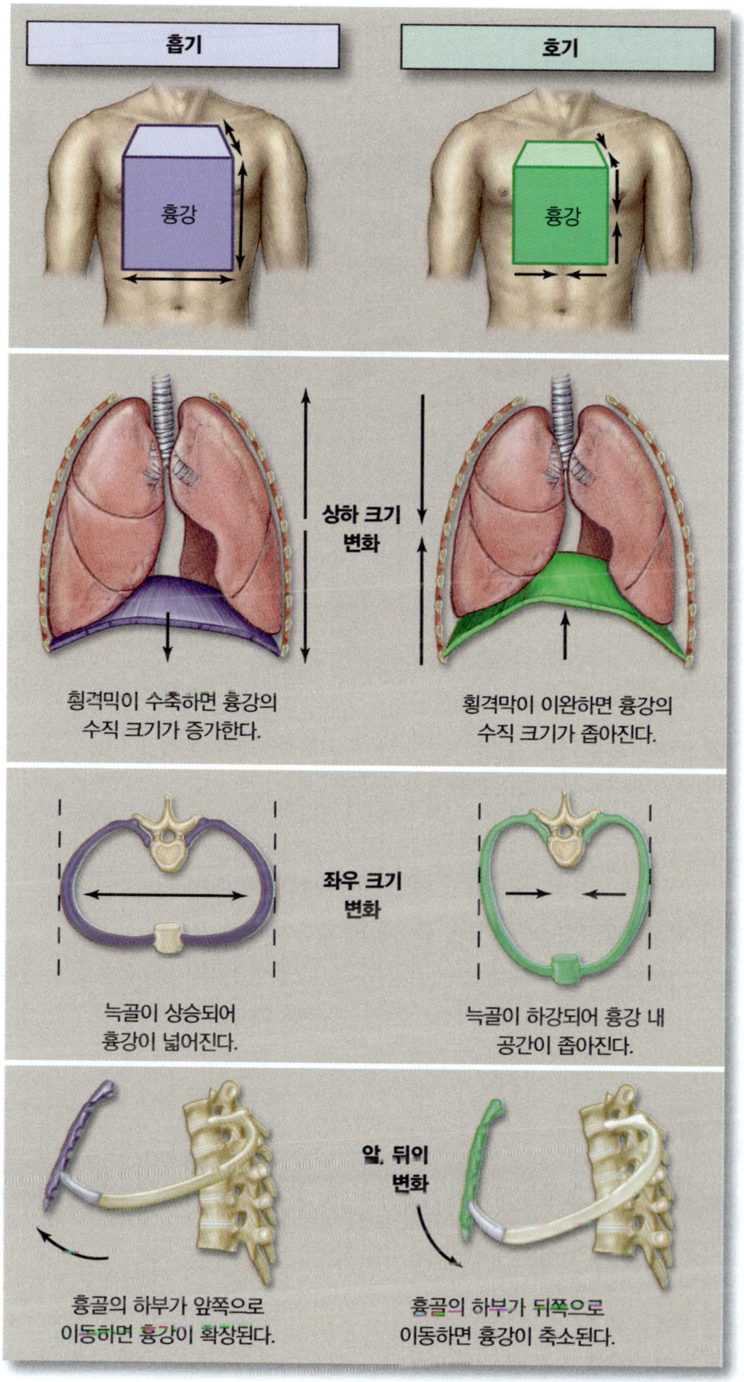

그림 10.7 호흡 중 흉강 크기의 변화. 상단의 상자 형태의 흉부 구조는 흡기와 호기 동안 흉강의 크기 변화를 나타낸다. 흡기 시에는 흉강의 상하, 좌우 크기가 모두 증가하는 반면, 호기 시에는 흉강의 크기가 감소한다.

$P_1 - P_2$는 기도의 양쪽 끝에서의 압력 차이를 의미하며, 저항은 기도가 제공하는 공기 흐름에 대한 저항이다. 폐 기관을 통한 압력 기울기가 증가하거나 기도 저항이 감소할 때 공기 흐름이 증가한다. 혈류에 대한 동일한 관계는 9장에서 논의되었다.

기도 저항에 기여하는 요인은 무엇일까? 가장 중요한 변수는 기도의 지름이다. 질병(만성 폐쇄성 폐질환, 천식 등)으로 인해 크

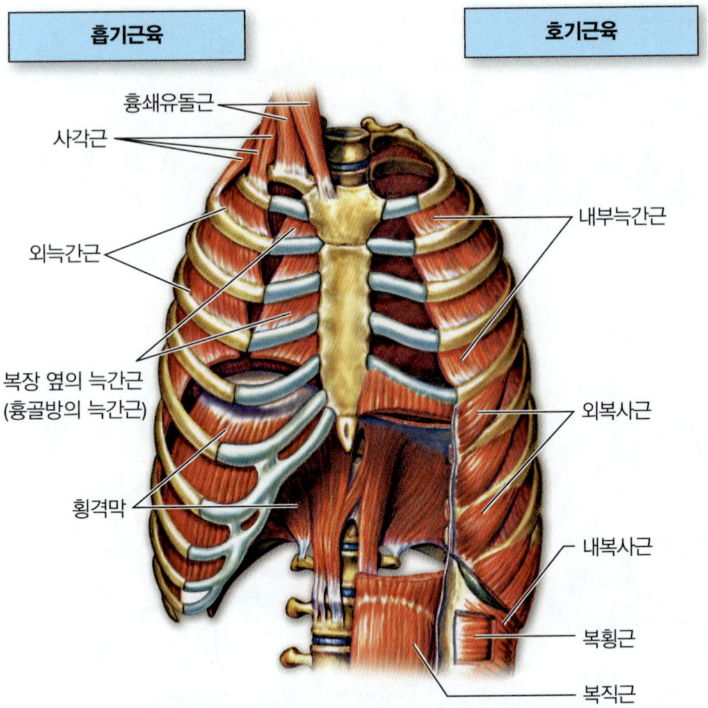

그림 10.8 호흡 근육. 흡기의 주요 근육은 그림의 왼쪽에 표시되어 있으며, 호기의 주요 근육은 오른쪽에 표시되어 있다.

기가 줄어든 기도는 건강하고 열린 기도보다 흐름에 더 많은 저항을 제공한다. 기도의 반경이 줄어들면 흐름에 대한 저항이 현저히 증가한다. 따라서 폐쇄성 폐질환(운동 유발성 천식)이 호흡을 증가시키는 영향을 쉽게 이해할 수 있다. 특히 폐 환기가 안정 시보다 10~20배 증가하는 운동 중에 더욱 그렇다(임상 적용 10.1, 10.2).

요약 *In Summary*

- 흡기 시 사용되는 주요 근육은 횡격막이다.
- 공기는 폐 내 압력이 대기압보다 낮아지면서(대량 흐름) 폐로 들어온다.
- 안정 시에서 호기는 수동적으로 일어나지만 운동 시에는 호기가 능동적으로 변하며, 복벽에 위치한 복직근과 외복사근을 사용한다.
- 폐 시스템에서 공기 저항에 가장 큰 영향을 미치는 요인은 기도의 지름이다.

폐 환기

환기에 대한 논의를 시작하기 전에, 자주 사용되는 생리학 기호를 정의하면 다음과 같다:

1. V: 기체의 부피를 나타내는 데 사용
2. $\dot{V}$: 시간 단위(일반적으로 1분)당 부피를 의미
3. 아래 첨자인 $_{T, D, A, I, E}$는 각각 1회 호흡량($_T$), 사강($_D$), 폐포($_A$), 흡기($_I$), 호기($_E$)를 나타낸다.

폐 환기는 공기가 폐로 들어가고 나오는 과정을 의미한다. 1분 동안의 환기되는 기체의 양은 호흡 빈도(f)와 호흡 한 번당 이동하는 가스의 양인 1회 호흡으로 운반되는 가스의 양인 **1회 호흡량**

자세히 살펴보기 10.1

호흡 근육과 운동

호흡 근육은 골격근으로서, 기능적으로는 운동 근육과 유사하다. 그들의 주요 임무는 가스를 폐로 들이고 내보내어 동맥혈 가스와 pH 항상성을 유지하기 위해 흉벽을 작동시키는 것이다. 정상적인 호흡 근육 기능의 중요성은 질병이나 척수 손상으로 인한 호흡 근육의 기능 상실이 폐를 환기시키지 못하게 하고 혈액 가스와 pH 수준을 적절한 범위 내에서 유지하지 못하게 한다.

근육 운동은 폐 환기를 증가시켜 호흡 근육에 더 큰 부담을 준다. 운동 근육과 마찬가지로 호흡 근육도 운동 중에 피로를 겪게 된다. 실제로, 많은 연구에서 장시간(중강도) 운동(120분)과 매우 높은 강도 운동(80~100% $\dot{V}O_2$ max)이 호흡 근육의 피로를 유발한다는 것을 보여준다(110). 호흡 근육 피로가 운동수행에 미치는 영향에 대해서는 이 장의 뒷부분에서 논의될 것이다.

호흡 근육은 규칙적인 운동 트레이닝에 운동 골격근과 유사한 방식으로 적응한다. 예를 들어, 지구력 운동 트레이닝은 호흡 근육의 산화 능력을 증가시키고 지구력을 향상시킨다(81, 82, 94, 106, 107). 또한, 운동 트레이닝은 상기도 근육의 산화 능력과 지구력도 증가시킨다(108). 이는 이 근육들이 운동 중 호흡의 부담을 줄이기 위해 기도를 유지하는 데 중요한 역할을 하기 때문에 중요하다. 호흡 근육의 운동 적응에 대한 정보는 Powers 등(2021)의 추천 문헌에 자세하게 설명되어 있다.

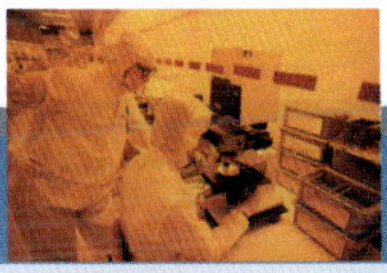

임상 적용 10.1

운동 유발성 천식

천식은 기도가 가역적으로 좁아지는 질환이다. 천식은 기도 주변의 평활근 수축(기관지수축)이나 기도 내 점액의 축적에 의해 발생할 수 있다. 기도의 지름이 줄어들면 호흡이 증가하며, 천식 환자들은 일반적으로 숨이 차다고 호소한다(호흡곤란).

천식의 잠재적인 원인은 다양하지만(24), 일부 천식 환자들은 운동 중이나 운동 직후에 기관지경련이 발생할 수 있다. 이를 "운동 유발성 기관지 수축" 또는 "운동 유발성 천식"이라고 부른다(상호 호환적으로 사용됨). 운동 중 천식 발작이 일어나면 호흡이 힘들어지고, 호기 시에 쌕쌕거리는 거친 숨소리가 자주 들리게 된다. 운동 중 천식 발작이 발생하면 호흡이 힘들어지고, 호기 시에는 쌕쌕거리는 소리가 자주 들린다. 천식 발작이 심각하면 호흡의 증가로 인해 호흡곤란이 동반되어 심지어 낮은 강도의 운동도 불가능해질 수 있다. 천식은 기도의 지름이 약간만 줄어들어도 호흡 저항이 크게 증가할 수 있는 좋은 사례이다.

운동 유발성 천식은 엘리트 지구력 운동선수의 10% 이상에서 발생하는 것으로 추정된다. 그러나 천식이 적절히 관리되면 이 문제는 운동수행력에 영향을 미치지 않는다. 또한, 많은 흡입형 천식 약물은 운동수행력을 향상시키지 않기 때문에, 이러한 약물에 대한 도핑 규정은 이전보다 덜 엄격하다(26). 운동과 천식에 대한 내용은 Cote 등(2018)의 추천 문헌에 자세하게 설명되어 있다.

(tidal volume, VT)의 곱이다:

$$\textbf{분당 환기량}(\dot{V}) = \textbf{1회 호흡량}(V_T) \times \textbf{호흡 빈도}(f)$$

체중이 70 kg의 성인 남성의 경우, 안정 시에서 분당 환기량($\dot{V}$)은 일반적으로 약 7.5 L/min이며, 1회 호흡량은 0.5 L, 호흡 빈도는 분당 15회이다. 매우 높은 강도 운동을 할 때는 환기량은 120~175 L/min에 이를 수 있으며, 호흡 빈도는 분당 40~50회, 1회 호흡량은 약 3~3.5 L이다.

입을 통해 들어온 공기가 모두 폐포 가스 구획에 도달하여 가스 교환에 참여하는 것은 아니다. 각 호흡의 일부는 기도(기관, 기관지 등)에 남아 가스 교환에 참여하지 않는다. 이 "사용되지 않는" 환기를 사강 환기(VD)라고 하며, 이 공간을 **해부학적 사강**(anatomical dead space)이라고 한다. 호흡 영역에 도달하는 흡기 가스의 양을 **폐포 환기량**(alveolar ventilation, $\dot{V}_A$)이라고 한다. 따라서, 총 분당 환기량은 사강 환기량과 폐포 환기량으로 나눌 수 있다.

$$\textbf{분당 총 환기량}(\dot{V}) = \textbf{폐포 환기량}(\dot{V}_A) + \textbf{사강 환기량}(\dot{V}_D)$$

폐포 환기량(alveolar ventilation, V_A)은 다음과 같이 계산할 수 있다:

$$\text{폐포 환기량}(V_A) = \text{1회 호흡량}(V_T) - \text{사강 환기}(V_D)$$

폐의 해부학적 사강은 운동 중에 증가하지 않기 때문에, 1회 호흡량(V_T)이 증가하면 폐포 환기량(V_A)이 증가한다. 따라서, 호흡 빈도(f_R)를 증가시키는 것보다 1회 호흡량을 증가시키면 사강 환기량(V_D)이 증가하지 않고 폐포 환기량을 증가시키는 방법이다. 운동 중 호흡 패턴에 대해서는 이 장의 뒷부분에서 더 자세히 다룰 것이다.

폐 환기는 폐 전체에 고르게 분포되지 않는다는 점을 유의해야 한다. 특히 조용히 호흡 시 폐의 바닥(하부)이 폐의 꼭대기(상부)보다 더 많은 환기량을 받는다(67). 그러나 운동 중에는 폐의 꼭대기(상부) 부분이 총 환기량의 더 높은 비율을 받게 된다(56). 폐 내 부위별 환기 분포에 대해서는 이 장의 뒷부분에서 더 자세히 다룰 것이다.

요약 *In Summary*

- 폐 환기는 폐로 가스가 들어오고 나가는 움직임을 의미한다.
- 분당 환기량은 1회 호흡량과 호흡 빈도를 곱한 값이다.

폐용적과 용량

폐용적은 **폐활량 검사**(spirometry)를 이용하여 측정할 수 있다. 이 방법을 사용하면 피험자가 호흡을 통해 흡기 가스와 호기 가스의 용적을 측정할 수 있는 장치에 호흡한다. 현대의 폐활량계는 컴퓨터를 활용하여 폐용적과 호기 시 공기의 흐름 속도를 측정한다(그림 10.9). 그림 10.10은 안정 시 1회 호흡량의 측정과 표 10.1에 정의된 다양한 폐용적 및 용량을 그래픽으로 보여준다. 이들 용어 중 몇 가지는 특별히 언급할 필요가 있다. 먼저, **폐활량**(vital capacity, VC)은 최대 흡기 후에 최대한으로 내뱉을 수 있는 가스의 양을 의미한다. 둘째, **잔기량**(residual volume, RV)은 최대 호기 후 폐에 남아 있는 가스의 양이다. 마지막으로, **총 폐용량**(total lung capacity, TLC)은 최대 흡기 후 폐에 있는 가스의

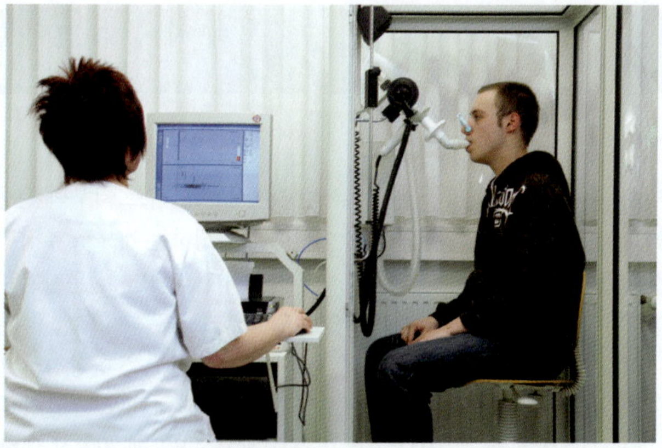

그림 10.9 **폐용적을 측정하는 데 사용되는 폐활량 측정기.**
Agencja Fotograficzna Caro/Alamy Stock Photo

양으로, 앞서 언급한 두 가지 폐용적(VC + RV)의 합이다. 운동 트레이닝은 이러한 폐용적이나 폐용량에 영향을 미치지 않는다. 이에 대한 내용은 이 장의 후반부에서 더 자세히 다룰 것이다.

임상적으로 폐활량 검사는 만성 폐쇄성 폐질환(chronic obstructive pulmonary disease, COPD)과 같은 폐질환을 진단하는 데 유용하다. 예를 들어, 기도 저항이 증가하기 때문에 COPD 환자는 폐활량이 감소하고 최대 호기 노력 시 내뱉는 공기의 속도가 줄어들게 된다. 폐활량 검사가 환자의 기도 폐쇄를 어떻게 감지할 수 있는지에 대한 설명은 다음과 같다. 기도 막힘을 감지하기 위한 가장 쉬운 폐 기능 검사 중 하나는 강제 호기 용적과 폐활량(VC)의 측정이다. 1초간 노력성 호기량(forced expiratory volume, FEV1)은 최대한 흡기 후 강제 호기(최대한의 노력)할 때 1초 동안 호기 가스의 양을 의미한다. 폐활량은 최대 흡기 후 최대 호기 시 내뱉을 수 있는 가스의 총량을 의미한다. 이러한 측정을

표 10.1 70 kg 젊은 성인 남성의 폐용적과 호흡 용량

측정	공기량	정의
폐용적		
1회 호흡량(TV)	500 ml	일반적인 호흡 중 한 번의 호흡으로 흡기하거나 호기할 때 공기의 양
예비 흡기량(IRV)	3,000 ml	1회 호흡량을 초과하여 최대한의 노력으로 흡기할 수 있는 공기의 양
예비 호기량(ERV)	1,200 ml	1회 호흡량을 초과하여 최대한의 노력으로 호기할 수 있는 공기의 양
잔기량(RV)	1,300 ml	최대 호기 후의 폐에 남아 있는 공기의 양; 자발적으로 호기할 수 없는 공기의 양
호흡 용량		
폐활량(VC)	4,700 ml	최대 흡기 후 강제로 호기할 수 있는 공기의 양 VC = (ERV + TV + IRV)
흡기량(IC)	3,500 ml	일반적인 호기 후 최대로 흡기할 수 있는 공기의 양(IC = TV + IRV)
기능적 잔기량(FRC)	2,500 ml	일반적인 호기 후 폐에 남아 있는 공기의 양(FRC = RV + ERV)
총 폐용량(TLC)	6,000 ml	최대 흡입 후 폐에 남아 있는 공기의 최대량(TLC = RV + VC)

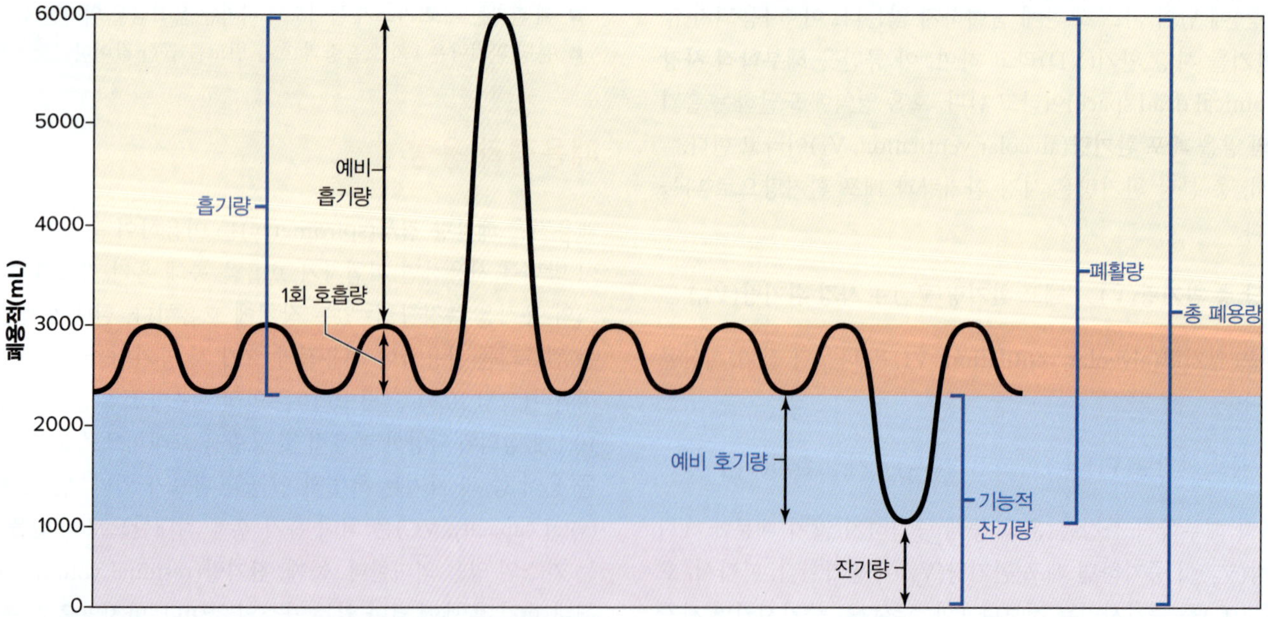

그림 10.10 **안정 시에서의 폐용적과 폐용량을 보여주는 호흡곡선.**

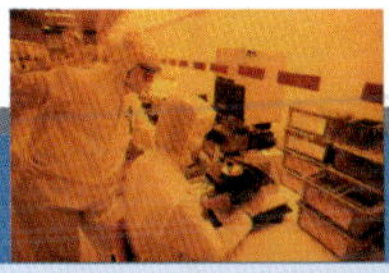

임상 적용 10.2

운동과 만성 폐쇄성 폐질환

만성 폐쇄성 폐질환(COPD)은 기도의 저항 증가로 인해 호기량이 감소하는 것으로 임상적으로 확인된다. COPD와 천식 모두 기도 폐쇄를 초래하지만, 이 두 질환은 한 가지 중요한 특징에서 다르다. 천식은 가역적인 기도 협착으로, 즉 천식은 발생했다가 사라질 수 있다. 빈면에, COPD는 지속적인 기도 협착을 특징으로 한다. COPD 환자는 기도 폐쇄의 정도에 다소 변동이 있을 수 있지만, 항상 어느 정도의 기도 폐쇄를 경험한다.

COPD는 종종 두 가지 별개의 폐질환의 조합으로 발생하는데: (1) 만성 기관지염과 (2) 폐기종이다. 각각의 질환은 기도 폐쇄를 증가시킨다. 만성 기관지염은 기도 내에 지속적으로 점액이 생성되어 기도를 막는 폐질환이다. 폐기종은 기도의 탄력성을 감소시켜 기도가 폐쇄되고 기도 저항이 증가하는 질환이다. COPD 발병의 두 가지 주요 위험 요소는 흡연과 폐기종의 가족력이다(116).

COPD 환자는 지속적인 기도 협착을 가지고 있기 때문에, 이로 인해 기도 저항이 증가하여 호흡근에 가스 교환을 위해 폐로 공기를 들이마시고 내쉬는 데 더 많은 부담을 준다. 이러한 호흡 작용의 증가를 인식하게 되면 숨이 가쁜 느낌(호흡곤란)을 경험하게 된다. 호흡곤란의 정도는 호흡근이 수행하는 작업량과 밀접하게 연관되어 있기 때문에, COPD 환자는 운동 중에 호흡곤란이 크게 증가한다. 중증 COPD 환자의 경우, 호흡곤란이 너무 심해져 일상 생활의 기본적인 활동(화장실 가기, 샤워하기 등)을 수행하는 네 어려움을 겪을 수 있다. COPD 환자를 위한 치료 지침에는 규칙적인 운동 훈련을 포함한 폐 재활 프로그램이 포함된다(42, 50). 실제로 저항 운동과 유산소 운동 모두 COPD 환자의 삶의 질을 향상시키는 것으로 나타났다(42, 50). COPD와 운동에 대한 내용은 추천 문헌의 Morris 등(2021)에 자세하게 설명되어 있다.

간단하게 수행하는 방법은 그림 10.9에 나타나 있다. 환자는 폐활량계 앞에 앉아 마우스피스를 통해 호흡한다. 환자는 최대한으로 공기를 들이마신 후 최대한으로 내뱉으면 폐활량계는 호기 시 가스의 양을 시간에 따라 기록한다.

그림 10.11은 건강인과 COPD 환자의 FEV1과 폐활량(VC) 측정을 비교한 것이다. 건강인에서는 폐활량이 5.0 L이고, FEV1은 4.0 L이다. 따라서 이 건강인의 FEV1은 폐활량의 80%에 해당한다(4.0/5.0 × 100 = 80%). 실제로, 건강인에서 FEV1과 폐활량의 정상 비율은 80% 이상이다.

이제 COPD 환자의 FEV1과 폐활량(VC)의 측정을 분석해 보겠다. COPD 환자에서는 호기 속도가 건강한 사람보다 훨씬 느리며, 1초 동안에 내뱉는 공기의 양은 1.0 L에 불과하다. 게다가 COPD 환자의 폐활량은 3.0 L 정도이기 때문에 이 환자의 강제 호기 용적과 폐활량 비율(1.0/3.0 × 100)은 33%이다. 이 값은 일반인의 정상 범위(80%)보다 훨씬 낮으며, 이는 심각한 기도 폐쇄가 있는 COPD 환자에서 나타나는 전형적인 수치이다. COPD가 운동 내성에 미치는 영향에 대한 정보는 임상 적용 10.2에 자세히 설명되어있다.

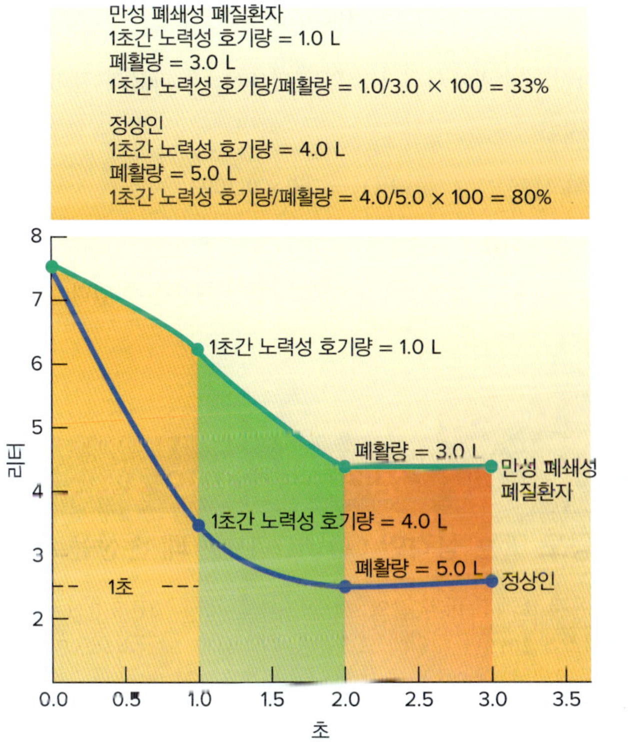

그림 10.11 강제 호기 공기 흐름을 사용하여 기도 폐쇄를 진단하는 방법을 보여주는 호흡곡선. 정상인과 만성 폐쇄성 폐질환 환자 사이에서 1초 동안의 노력성 호기량(FEV1)과 폐활량(VC) 간에 두드러진 차이가 있음을 주목한다.

요약 *In Summary*

- 폐용적은 폐활량 측정기를 사용하여 측정할 수 있다.
- 폐활량은 공기를 최대로 흡기한 후 내쉴 수 있는 최대 가스의 양이다.
- 잔기량은 최대 호기 후 폐에 남아 있는 가스의 양이다.

- 만성 폐쇄성 폐질환은 폐활량을 감소시키고 최대 호기 시 폐에서 나오는 공기의 흐름 속도를 줄인다.

가스의 확산

폐포 막을 통해 혈액으로 가스가 확산되기 전에, 가스의 **분압**(partial pressure) 개념을 이해해야 한다. 달톤의 법칙(Dalton's law)에 따르면, 가스 혼합물의 전체 압력은 각 가스가 독립적으로 가질 수 있는 압력의 합과 같다. 따라서 각 가스가 독립적으로 가하는 압력은 가스의 비율과 절대 압력(기압)을 곱하여 계산할 수 있다. 해수면에서 공기 중 산소의 분압을 계산하면 해수면에서의 기압은 760 mm Hg(기압은 대기 내에 포함된 가스의 무게에 의해 가해지는 힘)이다. 공기의 구성은 일반적으로 다음과 같다:

가스	백분율	비율
산소	20.93	0.2093
질소	79.04	0.7904
이산화탄소	0.03	0.0003
총	100.0	

따라서 해수면에서의 산소의 분압(PO_2)은 다음과 같이 계산할 수 있다:

$$PO_2 = 760 \times 0.2093$$
$$PO_2 = 159 \text{ mm Hg}$$

마찬가지로, 질소의 분압도 다음과 같이 계산할 수 있다:

$$PN_2 = 760 \times 0.7904$$
$$PN_2 = 600.7 \text{ mm Hg}$$

산소, 이산화탄소, 질소가 대기의 거의 100%를 차지하기 때문에, 총 대기압력(P)은 다음과 같이 계산할 수 있다:

$$P\,(\text{건조한 대기}) = PO_2 + PN_2 + PCO_2$$

조직을 통한 가스 확산은 Fick의 확산 법칙(Fick's law of diffusion)으로 설명되며, 이 법칙에 따르면 가스 운반율(V gas)은 조직 면적, 가스의 확산 계수(분자가 얼마나 쉽게 확산되는지), 조직의 양쪽에 있는 가스의 분압 차이에 비례하고, 조직의 두께에 반비례한다:

$$V\text{ gas} = \frac{A}{T} \times D \times (P_1 - P_2)$$

A는 조직의 면적, T는 조직의 두께, D는 가스의 확산 계수, $P_1 - P_2$는 조직 양쪽의 분압 차이다. 간단히 말해, 확산 표면적이 넓고 조직 양쪽의 "추진 압력"이 높을수록 단일 가스의 확산 속도는 더 커진다. 반대로, 조직 두께가 증가하면 확산이 방해를 받는다(두께는 조직과 액체 모두를 포함). 폐는 폐포 막을 통해 가스를 혈액 안팎으로 확산시키기에 잘 설계되어 있다. 첫째, 확산이 가능한 전체 표면적이 넓다. 둘째, 폐포 막이 매우 얇다. 이러한 설계로 인해 폐는 가스 교환에 이상적인 기관이며, 이는 매우 격렬한 운동 중에 산소 섭취량과 이산화탄소 생산량이 안정 시보다 20~30배 증가할 수 있기 때문에 중요하다.

6장에서 소개한 바와 같이, COVID-19는 호흡기 바이러스로

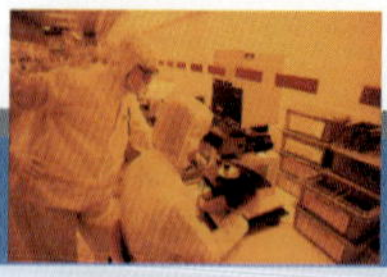

임상 적용 10.3

중등도 또는 심각한 COVID-19는 폐 손상을 초래한다

6장에서 소개된 바와 같이, 새로운 코로나바이러스가 2019년 12월에 드러나면서 전 세계적인 팬데믹을 촉발했다. 이 바이러스에 의해 발생하는 호흡기 질환은 코로나바이러스 19 (COVID-19)로 불리게 된다. 중등도에서 심각한 COVID-19 사례는 폐 기능을 방해하는데, 이는 폐포 내부와 모세혈관과 폐포 벽 사이의 공간에 액체가 고이게 만들어 발생된다. 이 액체의 축적은 확산 거리를 확장시키고, Fick의 확산 법칙(Fick's law of diffusion)에서 두께(T)를 증가시킨다. 그 결과, 폐포에서 혈액으로의 산소 이동이 방해받고 동맥의 산소 함량이 감소한다.

그림 10.12의 아래 그림에서는 중등도 및 심각한 COVID-19 모두에서 폐포와 모세혈관과 폐포 표면 사이의 공간에 액체가 고이는 모습을 보여준다(103). 또한, 심각한 COVID-19 (4번째 D 그림) 사례에서는 흉터 조직의 형성이 가스 교환을 더욱 복잡하게 해 가스 교환이 방해되어 동맥의 산소 함량이 감소하게 된다. 동맥혈에서 산소의 분압이 60 mm Hg 이하로 떨어지면 여러 장기(예: 심장)가 손상될 위험이 있다(103). 이런 환자들에게 의사들은 종종 산소 보충을 처방한다. 심각한 COVID-19 환자와 동맥 산소 함량이 매우 낮은 경우, 산소 보충과 인공 호흡기를 함께 제공하여 폐 가스 교환을 개선하고 혈액 내 산소 함량을 증가시킨다. COVID-19와 폐 손상에 대한 내용은 추천 문헌의 Swenson과 Swenson (2021)에 자세하게 설명되어 있다.

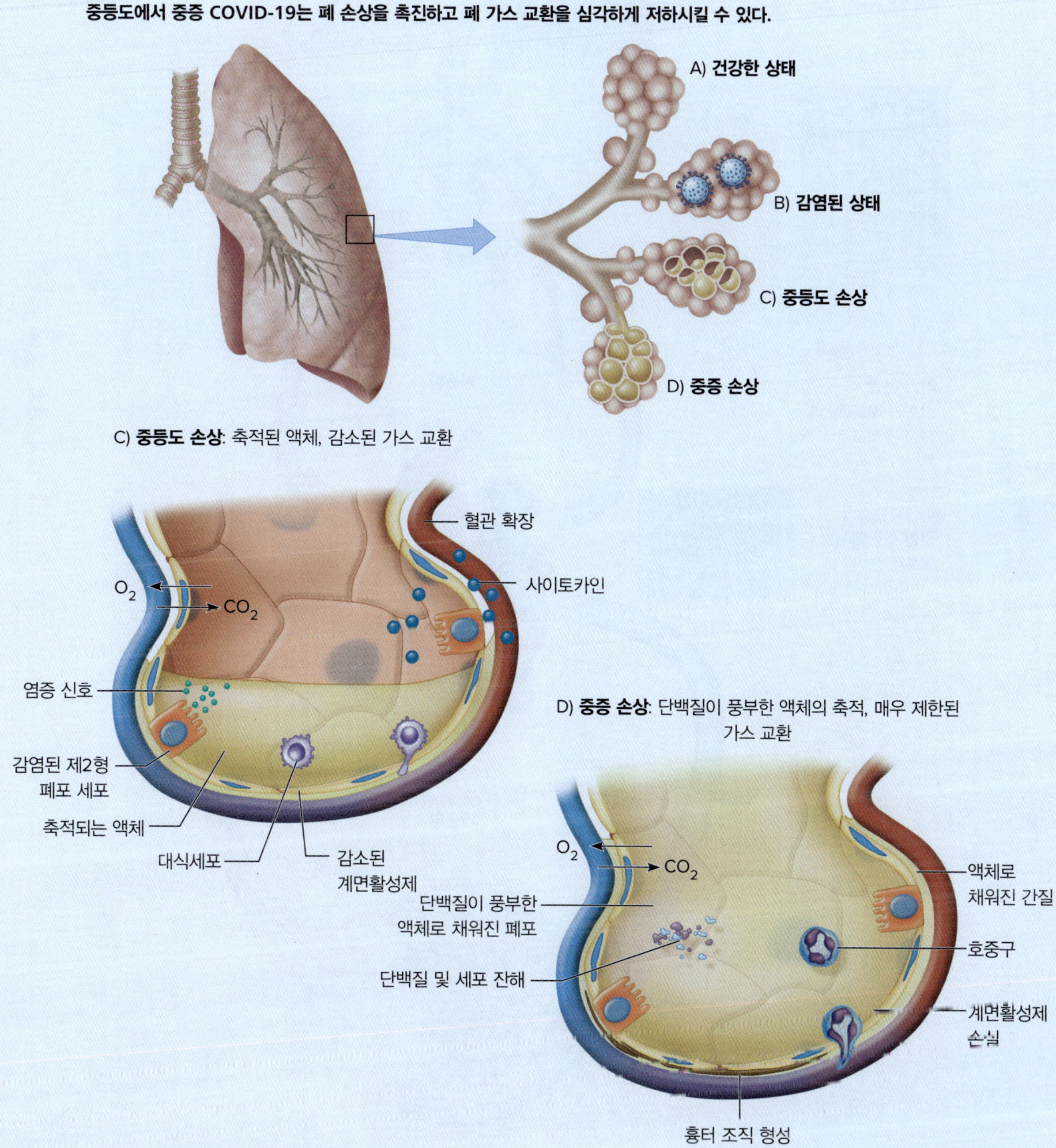

그림 10.12 중등도 및 심각한 COVID-19와 관련된 폐포 손상을 사진으로 설명한 것이다. 아래 사진에서, 중등도(C 그림) 및 심각한 COVID-19 감염(D 그림) 모두에서 모세혈관이 혈장을 누출하여 폐포와 모세혈관 벽과 폐포 표면 사이 공간에 액체가 축적된다. 이 액체의 축적은 확산 거리를 증가시키고, 폐 가스 교환을 심각하게 방해할 수 있다. COVID-19가 폐에 미치는 영향을 더 잘 이해하기 위해선, 그림 10.12를 건강한 폐포(그림 10.6)와 비교해 보면 된다.

폐를 손상시키고 산소와 이산화탄소의 확산을 방해할 수 있다. COVID-19로 인한 폐 손상은 폐 가스 교환을 방해하여 동맥혈로 도달하는 산소의 양을 감소시킨다. COVID-19가 폐와 폐 가스 교환에 미치는 영향을 더 잘 이해하려면, 임상 적용 10.3을 참조하면 된다.

혈액에 녹아 있는 산소나 이산화탄소의 양은 헨리의 법칙(Henry's law)에 따르며 혈액의 온도, 가스의 분압, 그리고 가스의 용해도에 의존한다. 운동 중에는 혈액 온도가 크게 변하지 않

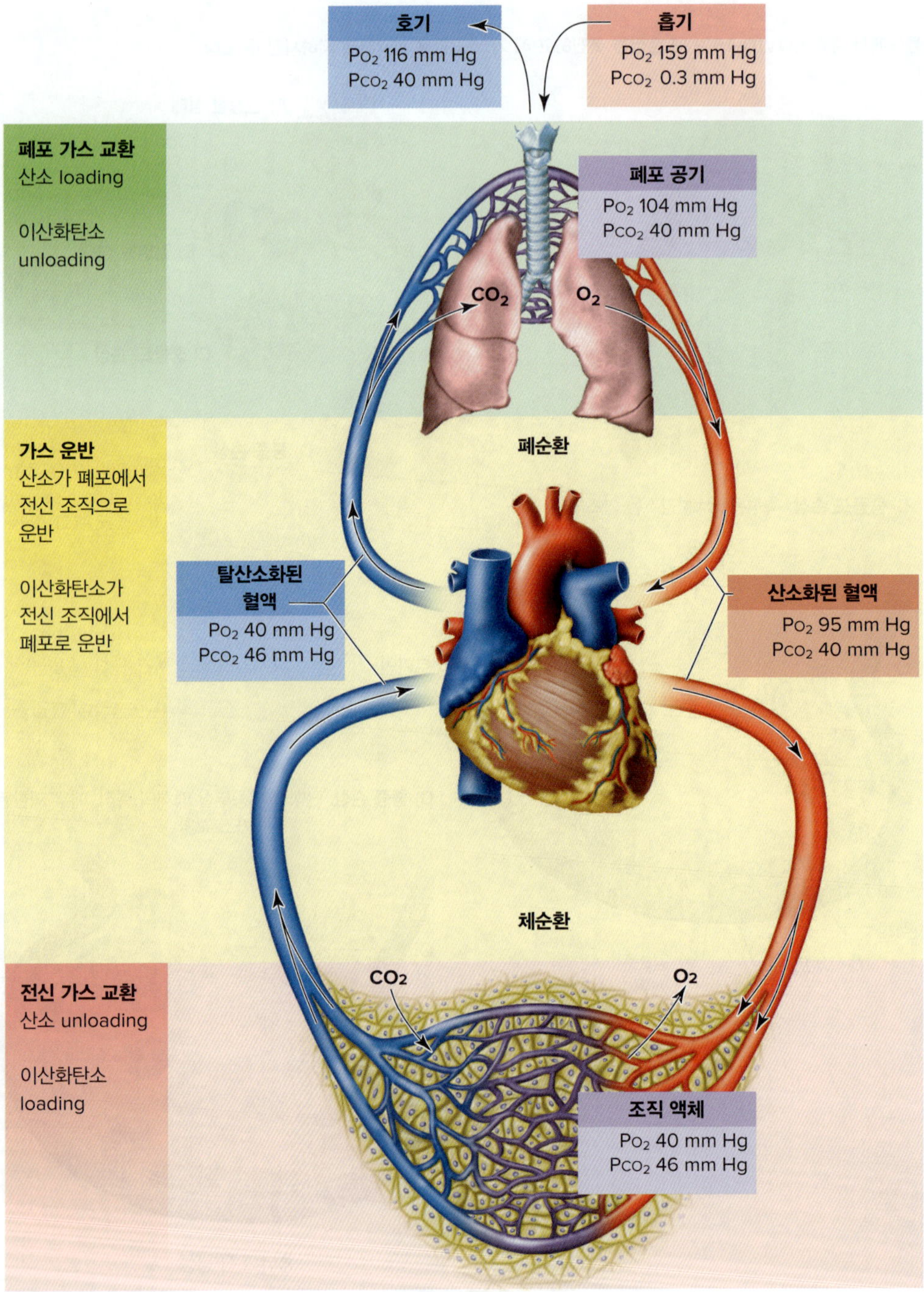

그림 10.13 폐에서의 가스 교환과 모세혈관과 조직 간의 가스 교환으로 인해 혈액 내 산소 분압(PO_2)과 이산화탄소 분압(PCO_2)을 나타낸다. 폐포의 PO_2가 104 mm Hg인 것은 대기 공기(해수면에서 159 mm Hg)와 기존 폐포 가스, 수증기가 혼합된 것이다.

으며(+1~3°C) 가스의 용해도도 일정하게 유지되므로, 녹아 있는 가스의 양을 결정하는 주요 요인은 가스의 분압이다.

그림 10.13은 폐포-모세혈관 막을 통한 가스 교환과 조직에서의 가스 교환을 설명한다. 폐로 들어오는 혈액의 PCO_2와 PO_2는 각각 약 46 mm Hg와 40 mm Hg이다. 반면, 폐포 내 가스의 PCO_2와 PO_2는 각각 약 40 mm Hg와 104 mm Hg이다. 혈액-가스 경계면에서의 분압 차이로 인해, 이산화탄소는 혈액을 떠나 폐포로 확산되고, 산소는 폐포에서 혈액으로 확산된다. 폐에서 나온 혈액의 PO_2는 약 95 mm Hg이고 PCO_2는 40 mm Hg이다.

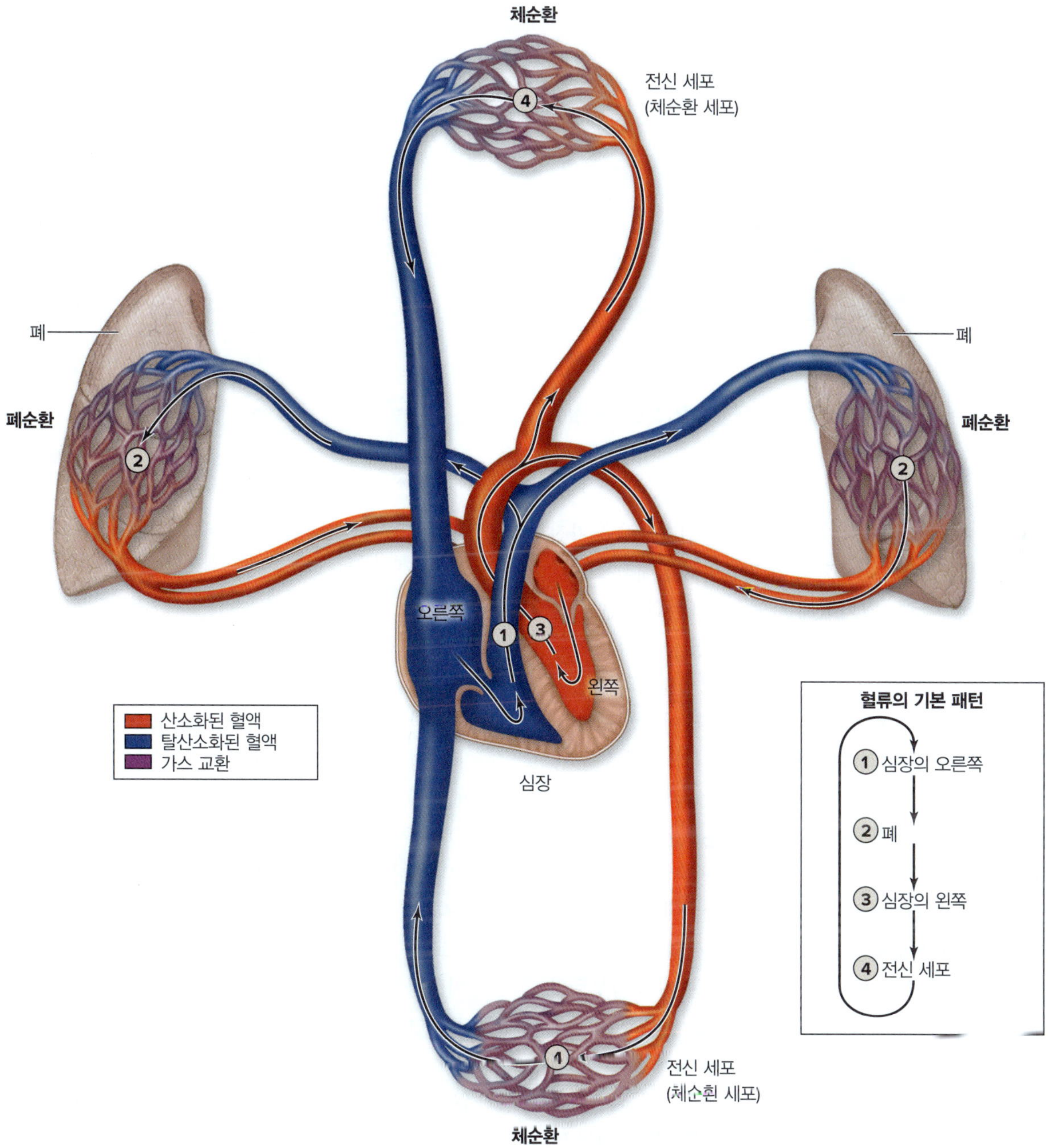

그림 10.14 폐순환이 낮은 압력체계로, 혼합 정맥혈을 폐 모세혈관을 통해 가스 교환을 위해 펌핑하는 과정이다. 가스 교환이 완료된 후, 산소화된 혈액은 좌심방으로 돌아와서 몸 전체에 순환된다.

요약 *In Summary*

- 폐에서 가스는 단순 확산을 통해 혈액-가스 경계면을 지나 이동한다.
- 확산 속도는 Fick의 법칙에 의해 설명되며, 표면적이 넓고 조직 두께가 얇으며 추진 압력이 높을 때 확산이 더 크게 일어난다.

폐로의 혈류

폐순환은 우심실에서 정맥혈을 받는 폐동맥에서 시작된다(혼합 정맥혈임을 기억). 혼합 정맥혈은 가스 교환이 일어나는 폐 모세혈관을 통해 순환된 후, 산소화된 혈액이 폐정맥을 통해 좌심방으로 돌아와 몸 전체에 순환된다(그림 10.14).

폐순환과 체순환의 혈류량은 동일하다. 건강한 성인의 경우,

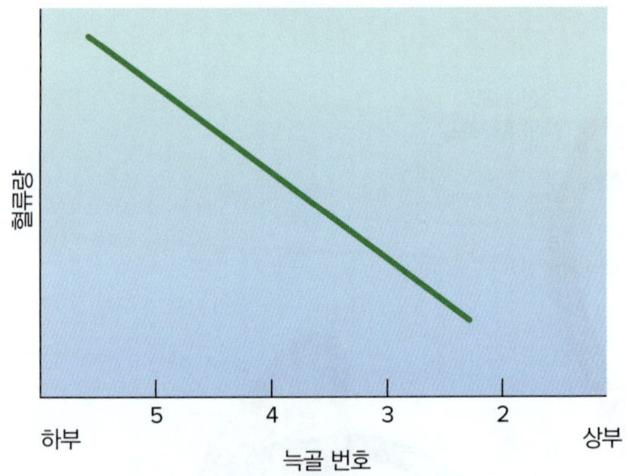

그림 10.15 폐 내 부위별 혈류량. 폐의 하부에서 상부로 갈수록 혈류가 직선적으로 감소하고 있다.

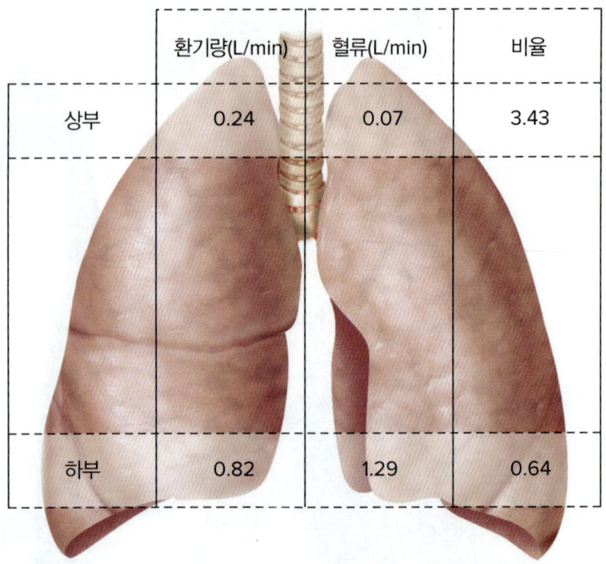

그림 10.16 폐의 상부와 하부에서의 환기와 혈류(환기/관류 비율) 간의 관계를 보여준다. 비율은 폐의 하부가 환기에 비해 과도하게 관류되고, 폐의 상부가 환기에 비해 부족하게 관류된다. 이와 같은 불균형한 혈류와 환기의 일치는 완벽하지 않은 가스 교환을 발생시킨다.

심장의 좌심실과 우심실은 각각 약 5 L/min의 심박출량을 가진다. 그러나 폐순환의 압력은 체순환의 압력에 비해 상대적으로 낮다(9장 참조). 이러한 낮은 압력체계는 폐순환에서의 낮은 혈관저항 때문이다(67, 118). 폐순환의 흥미로운 특징 중 하나는 운동 중에 혈관의 팽창과 이전에 사용되지 않았던 모세혈관의 사용이 이루어져 폐 혈관계의 저항이 감소한다는 것이다. 이러한 폐 혈관 저항의 감소는 폐동맥 압력의 비교적 적은 증가와 함께 운동 중 폐 혈류를 증가시킨다.

우리가 서 있을 때 중력 때문에 폐 내 혈류 분포는 상당히 불균등하다. 예를 들어, 직립 자세에서는 폐의 하부에서 상부 쪽으로 갈수록 혈류가 거의 직선적으로 감소하여 폐 상부에서는 매우 낮다(그림 10.15). 이러한 분포는 운동 중이나 자세의 변화에 따라 달라진다. 저강도 운동(약 40% $\dot{V}O_2$ max) 중에는 폐의 상부로의 혈류가 증가한다(19). 이러한 변화는 가스 교환을 개선하며, 다음 섹션에서 자세히 논의된다. 사람들이 등을 대고 눕게 되면 폐 내 혈류가 더 고르게 분포되고, 반대로 물구나무를 선 사람의 혈류 측정을 보면 폐의 상부로의 혈류가 하부에서의 혈류보다 훨씬 더 많은 것으로 나타난다.

요약 *In Summary*

- 폐순환은 낮은 압력체계로 혈류 속도는 체순환과 같다.
- 서 있는 자세에서는 중력의 영향으로 폐로 가는 혈류의 대부분이 폐의 하부에 분포한다.

환기–관류 관계

지금까지 우리는 폐 환기, 폐로의 혈류, 폐에서의 혈액–가스 장벽을 통한 가스 확산에 대해 논의했다. 이러한 모든 과정이 적절하다면 정상적인 가스 교환이 폐에서 일어날 것이라고 가정하는 것이 합리적이다. 그러나 정상적인 가스 교환은 환기와 혈류(관류, Q)의 일치가 필요하다. 다시 말해, 폐포가 잘 환기되더라도 폐포로의 혈류가 환기와 적절히 일치하지 않으면 가스 교환이 이루어지지 않는다. 실제로 환기와 관류의 불일치는 폐질환으로 인한 가스 교환 문제의 대부분을 발생시킨다.

이상적인 환기–관류 비율(V/Q)은 1.0 또는 약간 더 크다. 즉, 환기와 혈류가 1:1로 일치하여 최적의 가스 교환이 이루어진다. 그러나 V/Q 비율은 일반적으로 폐 전체에서 1.0과 같이 일관되지 않고, 고려되는 폐의 부위에 따라 달라진다(57, 67, 117). 이 개념은 그림 10.16에 나와 있으며, 안정 시 폐의 상부와 하부의 V/Q 비율이 계산되어 있다.

먼저 폐의 상단에서 V/Q 비율에 대해 논의해 보면, 폐 상부의 환기(안정 시)가 약 0.24 L/min으로 추정되며, 혈류는 0.07 L/min으로 예측된다. 따라서 V/Q 비율은 3.4가 된다(0.24/0.07 = 3.4). 높은 V/Q 비율은 혈류에 비해 환기가 비례적으로 높다는 것을 나타내며, 이는 가스 교환이 잘 이루어지지 않는 결과를 발생시킨다. 반면, 폐의 하부에서는 환기(그림 10.16)가 0.82 L/min이며, 혈류는 1.29 L/min이다(V/Q 비율 = 0.82/1.29 = 0.64). V/Q 비율이 1.0보다 낮다는 것은 혈류가 해당 지역의 환기보다 높다는 것을 의미한다. V/Q 비율이 1.0보다 낮다고 해서 가스 교환에 이상적인 조건을 나타내는 것은 아니지만, 대부분의 경우 V/Q 비율이 0.50보다 크면 안정 시에서의 가스 교환 요구를 충족하기에 충분하다(117).

운동은 V/Q 비율에 어떤 영향을 미칠까? 중강도의 운동은 V/Q 관계를 개선시키지만, 매우 높은 강도의 운동은 V/Q 비율의 불균형을 발생시켜 가스 교환에 경미한 장애를 일으킬 수 있다(56). V/Q 비율의 불균형 증가가 환기 부족 때문인지 관류 부족 때문인지는 명확하지 않다. 이 V/Q 불균형이 혈액 가스에 미칠 수 있는 영향은 이 장의 후반부에서 논의될 것이다.

요약 *In Summary*

- 혈액과 폐 사이의 효율적인 가스 교환을 위해서는 혈류와 환기의 적절한 일치가 필요하다(이를 환기-관류 관계라고 함).
- 환기와 관류의 이상적인 비율은 1.0 또는 약간 더 높아야 한다. 이 비율은 혈류와 환기가 완벽하게 일치함을 의미하기 때문이다.

혈액 내 산소와 이산화탄소의 운반

혈액 내에서 일부 산소와 이산화탄소는 용해된 가스로 운반되지만, 혈액을 통해 운반되는 산소와 이산화탄소의 대부분은 산소가 헤모글로빈과 결합하고 이산화탄소가 중탄산염(HCO_3^-)으로 변환되어 운반된다. 혈액 내 산소와 이산화탄소의 운반 방법은 다음과 같다.

헤모글로빈과 산소의 운반

혈액에서 운반되는 산소의 약 99%는 적혈구에 포함된 단백질인 **헤모글로빈**(hemoglobin)에 화학적으로 결합되어 있다. 각각의 헤모글로빈 분자는 4개의 산소 분자를 운반할 수 있다. 산소가 헤모글로빈에 결합하면 **산화 헤모글로빈**(oxyhemoglobin)이 형성되며, 산소에 결합하지 않은 헤모글로빈은 **환원 헤모글로빈**(deoxyhemoglobin)이라 한다.

혈액의 단위 부피당 운반할 수 있는 산소의 양은 헤모글로빈 농도에 따라 달라진다. 건강한 남성과 여성의 정상 헤모글로빈 농도는 각각 약 150 g/L과 130 g/L이다. 산소로 완전히 포화되었을 때, 헤모글로빈 1 g당 1.34 ml의 산소를 운반할 수 있다(67). 따라서, 해수면에서 헤모글로빈이 100% 산소로 포화되면, 건강한 남성과 여성은 각각 혈액 1 L당 약 200 ml와 174 ml의 산소를 운반할 수 있다.

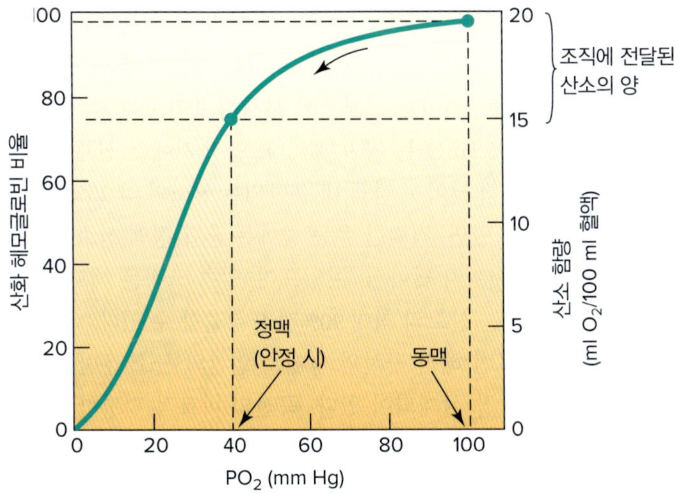

그림 10.17 혈액 내 산소 분압과 산소에 대한 헤모글로빈의 상대적인 포화도 간의 관계를 산소-헤모글로빈 해리 곡선으로 나타낸다. PO_2 값이 40 mm Hg까지는 곡선이 비교적 급격히 변화하다가, 이후에는 서서히 상승하여 고원 상태에 도달한다.

산소-헤모글로빈 해리 곡선

산소의 분압(PO_2)과 혈액 내 헤모글로빈에 대한 산소 결합 간의 정량적 관계를 산소-헤모글로빈 해리 곡선(산화 헤모글로빈 해리 곡선)이라고 한다(그림 10.17). 여기서 해리라는 용어는 산소를 헤모글로빈에서 "분리하다"는 의미를 가지며, 따라서 이 곡선은 산소-헤모글로빈 결합 곡선이라고도 불릴 수 있다. 폐(폐포 모세혈관)에서 헤모글로빈과 산소의 결합을 보통 로딩(loading)이라고 하며, 조직에서 헤모글로빈에서 산소의 방출은 언로딩(unloading)이라 한다. 따라서 로딩과 언로딩은 가역적인 반응이다.

환원 헤모글로빈 + 산소 ⟷ 산화 헤모글로빈

이 반응의 방향을 결정하는 요소는 (1) 혈액의 산소 분압과 (2) 헤모글로빈과 산소 간의 친화도 또는 결합력이다. 높은 산소 분압은 반응을 오른쪽으로 이동시켜(loading) 산소의 결합을 촉진하고, 낮은 산소 분압과 헤모글로빈의 산소에 대한 낮은 친화도는 반응을 왼쪽으로 이동시켜(unloading) 산소를 방출한다. 예를 들어, 폐에서 높은 산소 분압은 동맥 산소 분압의 증가와 산화 헤모글로빈의 형성을 발생시킨다(반응이 오른쪽으로 이동). 반면, 말초 조직(예: 골격근)에서 낮은 산소 분압은 전신 모세혈관에서 산소 분압의 감소를 발생시켜 산소가 헤모글로빈에서 방출되어 조직에서 사용된다(반응이 왼쪽으로 이동).

산소 분압이 헤모글로빈과 산소의 결합에 미치는 효과는 산화 헤모글로빈 해리 곡선(그림 10.17)으로 설명된다. 이 S자형 곡선은 몇 가지 흥미로운 특징을 가지고 있다. 첫째, 동맥 산소 분압이

40 mm Hg까지 증가하면 헤모글로빈의 산소 포화도(% HbO_2)가 급격히 증가한다. 산소 분압이 40 mm Hg 이상일 때, % HbO_2의 증가는 90~100 mm Hg 근처에서 서서히 증가하여 평탄화되며, 이 시점에서 % HbO_2는 약 97%이다. 안정 시에는 신체의 산소 요구량이 비교적 낮아서 혈액 내 운반되는 산소의 약 25%만이 조직에 전달된다. 반면, 격렬한 운동 중에는 혼합 정맥 산소 분압이 18~20 mm Hg까지 낮아질 수 있으며, 말초 조직은 헤모글로빈에 의해 운반되는 산소의 최대 90%까지 추출할 수 있다.

산화 헤모글로빈 해리 곡선의 형태는 인간의 산소 운반 요구를 충족시키도록 잘 설계되어 있다. 곡선의 비교적 평평한 부분(산소 분압이 약 90 mm Hg 이상)은 동맥 산소 분압이 90~100 mm Hg 사이에서 변화가 있어도 % HbO_2가 크게 감소하지 않도록 한다. 이러한 내용은 노화와 고지대로의 상승 시 동맥 산소 분압이 감소하기 때문에 중요하다. 곡선의 다른 끝부분(가파른 부분, 0~40 mm Hg)에서는 산소 분압의 작은 변화가 헤모글로빈에서 대량의 산소를 방출한다. 이는 근육의 산소 소비가 높은 운동 중에 매우 중요하다.

혈액 산소 분압이 헤모글로빈에 산소를 결합시키는 데 미치는 영향 외에도 산성도, 온도, 또는 적혈구 내 2~3 DPG 농도의 증가가 산소의 로딩/언로딩 반응에 영향을 줄 수 있다. 이는 운동 중에 중요하며 다음 부분에서 논의될 것이다.

pH가 산소-헤모글로빈 해리 곡선에 미치는 영향

혈액의 산-염기 상태 변화가 헤모글로빈의 산소에 대한 친화도에 미치는 영향에 대해 알아보겠다. 혈액 pH가 감소하면(산성이 증가하면) 산소와 헤모글로빈 간의 결합이 약해져서 조직에 산소 방출이 증가한다. 이는 산화 헤모글로빈 곡선이 "오른쪽"으로 이동하는 것으로 나타나며, 이를 **보어 효과**(Bohr effect)라고 한다(그림 10.18). 산화 헤모글로빈 해리 곡선이 오른쪽으로 이동하는 현상은 매우 높은 강도의 운동 중에 혈액 내 수소 이온 농도가 상승하기 때문에 발생한다. 보어 효과를 설명하는 메커니즘은 수소 이온이 헤모글로빈에 결합하여 산소 운반 능력을 감소시키는 것이다. 따라서 혈액 내 수소 이온 농도가 정상보다 높을 때(산성증) 헤모글로빈의 산소에 대한 친화도가 줄어든다. 이는 운동 중에 근육 내 산성도가 높기 때문에 조직으로의 산소 방출을 가능하게 한다.

온도가 산소-헤모글로빈 해리 곡선에 미치는 영향

헤모글로빈의 산소 친화도에 영향을 미치는 또 다른 요인은 온도이다. 일정한 pH에서 헤모글로빈의 산소 친화도는 혈액의 온도와 반비례한다. 즉, 온도가 낮아지면 산화 헤모글로빈 곡선이 왼쪽으로 이동하고, 온도가 높아지면 곡선이 오른쪽으로 이동한다. 이는 혈액 온도가 상승하면 산소와 헤모글로빈 간의 결합이 약해져 근육에 산소를 더 쉽게 공급할 수 있게 된다. 반대로 혈액 온도가 낮아지면 산소와 헤모글로빈 간의 결합이 강해져 산소의 방출이 어려워진다. 혈액의 온도 상승이 산화 헤모글로빈 해리 곡선에 미치는 영향은 그림 10.19에 제시되어 있다. 운동 중 수축하는 근육에서 열 생산이 증가하면 산화 헤모글로빈 해리 곡선이 오른쪽으로 이동하여 조직으로의 산소 방출을 쉽게 하게 된다.

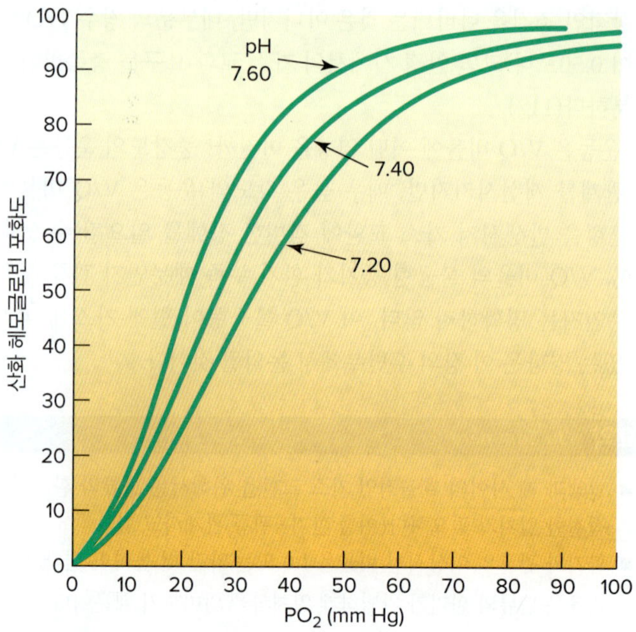

그림 10.18 혈액의 pH 변화가 산소-헤모글로빈 해리 곡선에 미치는 영향. pH 감소(산성 증가)는 곡선을 오른쪽으로 이동시키는 반면(보어 효과), pH 증가(산성 감소)는 곡선을 왼쪽으로 이동시킨다.

2-3 DPG와 산소-헤모글로빈의 해리 곡선

산화 헤모글로빈 해리 곡선의 형태에 영향을 미칠 수 있는 마지막 요인은 적혈구(red blood cell, RBC) 내 2-3 DPG (2,3-diphosphoglyceric acid)의 농도이다. 2-3 DPG가 헤모글로빈의 산소 결합에 미치는 영향에 대한 설명은 다음과 같다. 적혈구는 핵과 미토콘드리아를 포함하지 않는 독특한 세포이다. 따라서 세포의 에너지 요구를 충족시키기 위해 무산소 해당과정에 의존해야 한다. 적혈구 해당과정의 부산물 중 하나인 2-3 DPG는 헤모글로빈과 결합하여 헤모글로빈의 산소 친화도를 감소시킨다(산화 헤모글로빈 해리 곡선의 오른쪽 이동).

적혈구 내 2-3 DPG 농도는 고도에 노출되거나 빈혈(혈중 헤모글로빈 저하) 시 증가한다(67). 그러나 해수면에서 운동할 때 혈중 2-3 DPG 수치는 크게 증가하지 않는다(70, 99). 따라서 매

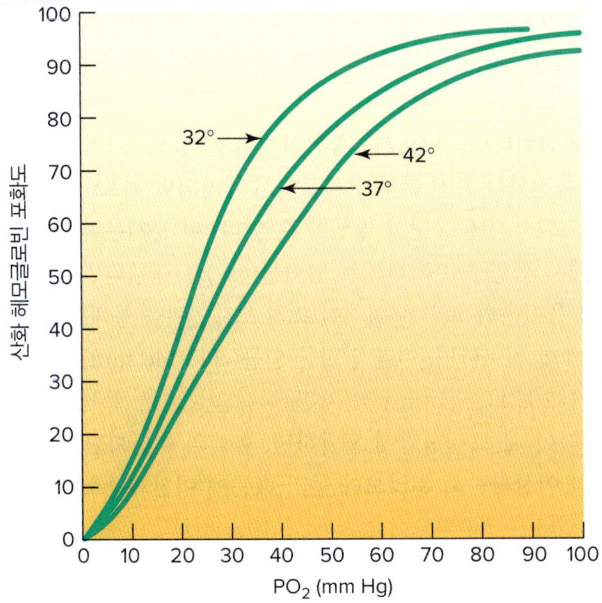

그림 10.19 혈액 온도 변화가 산소-헤모글로빈 해리 곡선에 미치는 영향. 온도가 증가하면 곡선이 오른쪽으로 이동하고, 감소하면 왼쪽으로 이동한다.

우 높은 강도의 운동 중에 발생하는 산화 헤모글로빈 곡선의 오른쪽 이동은 2-3 DPG의 변화 때문이 아니라 산성증(acidosis)과 혈액의 온도 상승 때문이다.

근육 내 산소 운반

마이오글로빈(myoglobin)은 골격근 섬유와 심장 근육에서 발견되는 산소 결합 단백질로, 근육 세포막에서 미토콘드리아로 산소를 운반하는 역할을 한다. 마이오글로빈은 지근 섬유(높은 유산소 능력)에서 많이 발견되며, 중간 섬유에서는 적게, 속근 섬유에서는 아주 적은 양만 존재한다. 마이오글로빈의 구조는 헤모글로빈과 유사하지만, 무게는 약 1/4 정도이다. 마이오글로빈과 헤모글로빈의 구조적 차이는 두 분자 간 산소 친화도의 차이이다. 이 내용은 그림 10.20에 설명되어 있다. 마이오글로빈은 헤모글로빈보다 산소 친화도가 더 높으며, 마이오글로빈-산소 해리 곡선은 산소 분압이 20 mm Hg 이하일 때 헤모글로빈의 해리 곡선보다 훨씬 가파르다. 마이오글로빈-산소 해리 곡선의 형태가 실질적으로 의미하는 바는, 마이오글로빈이 매우 낮은 산소 분압에서 산소를 방출한다는 것이다. 이는 수축하는 골격근의 미토콘드리아에서 산소 분압이 1~2 mm Hg 정도로 매우 낮을 수 있기 때문에 중요하다.

마이오글로빈에 저장된 산소는 안정 시에서 운동으로 전환되는 시기에 "산소 저장" 역할을 할 수 있다. 운동을 시작할 때 근육 수축이 시작되고 근육에 산소가 더 많이 공급되기까지 짧은 시간 지연이 발생한다. 따라서 운동 시작 전에 마이오글로빈에 결합된 산소는 심폐계가 새로운 산소 요구량을 충족시킬 수 있을 때까지 근육의 산소 필요를 완충해준다. 운동이 끝나면 마이오글로빈에 저장된 산소를 다시 채워야 하며, 이때 발생하는 안정 시 이상의 산소 소비는 산소 부채(O_2 debt)에 기여한다(4장 참조).

혈액 내 이산화탄소 운반

이산화탄소는 혈액에서 세 가지 형태로 운반된다: (1) 용해된 이산화탄소(혈액 내 이산화탄소의 약 10%가 이 형태로 운반됨), (2) 헤모글로빈에 결합된 이산화탄소(카바미노헤모글로빈이라고 함; 혈액 내 이산화탄소의 약 20%가 이 형태로 운반됨), (3) 중탄산염[혈액 내 이산화탄소의 70%가 중탄산염(HCO_3^-) 형태로 운반됨].

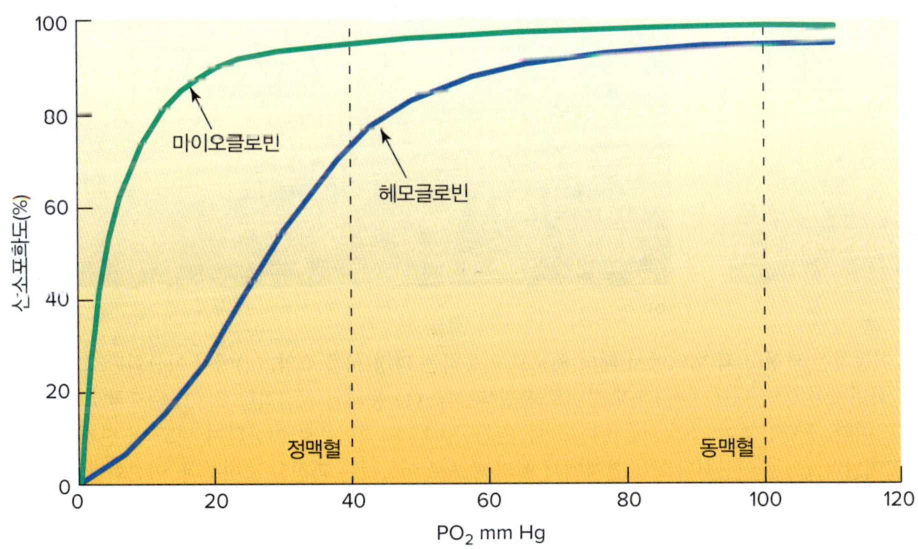

그림 10.20 마이오글로빈과 헤모글로빈에 대한 해리 곡선 비교. 마이오글로빈 해리 곡선이 가파른 것은 헤모글로빈보다 산소에 대한 친화도가 더 높음을 나타낸다.

혈액 내 이산화탄소의 세 가지 운반 형태는 그림 10.21에 제시되어 있다.

혈액에서 대부분의 이산화탄소가 중탄산염 형태로 운반되기 때문에, 이 메커니즘은 특별한 주목을 받아야 한다. 이산화탄소는 다음과 같은 방법으로 중탄산염으로 전환될 수 있다(적혈구 내에서).

$$CO_2 + H_2O \overset{\text{탄산무수화효소}}{\longleftrightarrow} \underset{\text{탄산}}{H_2CO_3} \longleftrightarrow H^+ + HCO_3^-$$

높은 이산화탄소 분압은 이산화탄소가 물과 결합하여 탄산을 형성하도록 한다. 이 반응은 적혈구 내에 존재하는 탄산무수화효소(enzyme carbonic anhydrase)에 의해 촉매된다. 탄산이 형성된 후, 탄산은 수소 이온과 중탄산염 이온으로 분해된다. 수소 이온은 헤모글로빈에 결합하고, 중탄산염 이온은 적혈구에서 혈장으로 확산된다(그림 10.21). 중탄산염이 음전하를 가지고 있기 때문에, 음전하를 가진 분자가 세포에서 제거되면 세포막을 가로막는 전기화학적 불균형이 발생할 수 있다. 이 문제는 중탄산염이 혈장에서 적혈구로 확산되는 염화물(Cl^-)로 대체되면서 해결된다. 이 음이온의 교환은 혈액이 조직 모세혈관을 통과할 때 적혈구 내에서 일어나며, 이를 염화물 이동(chloride shift)이라고 한다(그림 10.21).

혈액이 폐 모세혈관에 도달하면, 혈액의 이산화탄소 분압이 폐포의 이산화탄소 분압보다 높기 때문에 이산화탄소가 혈액에

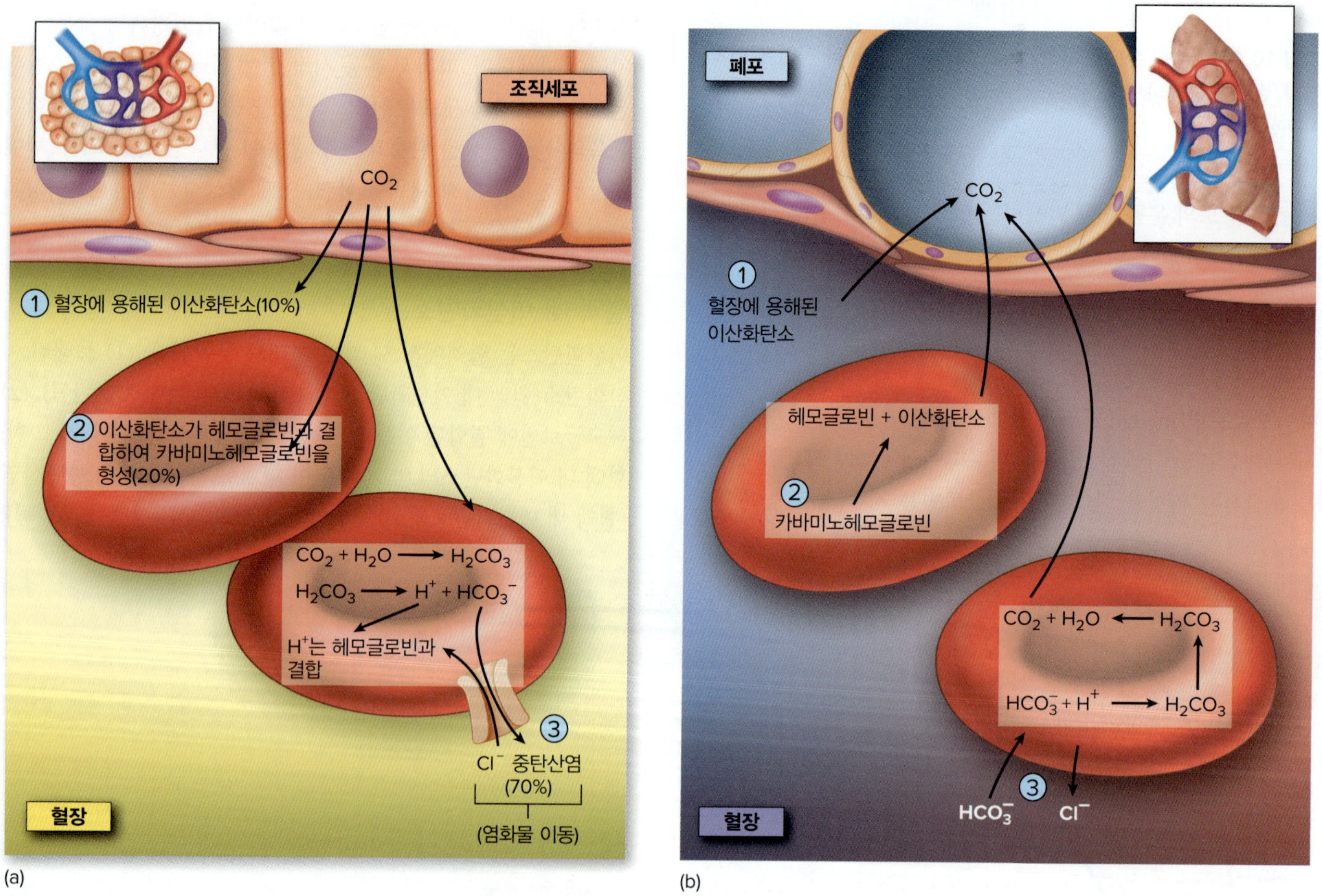

그림 10.21 이산화탄소(CO_2)가 조직에서 혈액으로 이동하는 과정(*a*)과 혈액에서 폐의 폐포로 이동하는 과정(*b*)을 요약. (*a*)에서 이산화탄소가 세포에서 방출되어 혈액으로 이동하는 것을 나타낸다. 이산화탄소는 혈액 내에서 세 가지 형태로 운반되는데: (1) 용해된 이산화탄소, (2) 헤모글로빈과 결합한 이산화탄소($HbCO_2$), 그리고 (3) 중탄산염(HCO_3^-)이다. 중탄산염이 적혈구에서 나올 때, 염화물(Cl^-)이 적혈구로 이동하여 세포 내 전기화학적 균형을 유지하는 염화물 이동(chloride Shift) 현상이 일어난다. (*b*)는 이산화탄소가 혈액에서 폐의 폐포로 이동하는 과정을 보여준다. 이산화탄소가 폐로 방출될 때, "역 염화물 이동(reverse chloride shift)"이 일어나며, 탄산이 이산화탄소와 물로 분해된다.

서 혈액-가스 경계면을 넘어 확산된다. 폐에서 산소가 헤모글로빈에 결합하면, 헤모글로빈에 결합된 수소 이온이 방출되고 탄산이 형성된다:

$$H^+ + HCO_3^- \longrightarrow H_2CO_3$$

폐포에서 존재하는 낮은 이산화탄소 분압 조건에서는 탄산이 이산화탄소와 물로 분해된다:

$$H_2CO_3 \longrightarrow CO_2 + H_2O$$

혈액에서 폐포로의 이산화탄소 방출은 호흡을 통해 체외로 배출된다.

요약 In Summary

- 혈액에서 운반되는 산소의 99% 이상이 헤모글로빈과 화학적으로 결합되어 있다. 산소 분압이 산소와 헤모글로빈의 결합에 미치는 영향은 S자 모양의 산소-헤모글로빈 해리 곡선으로 나타난다.
- 체온 상승과 혈액 pH 감소는 산소-헤모글로빈 해리 곡선을 오른쪽으로 이동시키며 헤모글로빈의 산소 친화도를 감소시킨다.
- 이산화탄소는 세 가지 형태로 혈액에서 운반된다: (1) 용해된 이산화탄소(10%는 이 방식으로 운반됨), (2) 헤모글로빈과 결합된 이산화탄소(카바미노헤모글로빈이라 불리며, 혈액 이산화탄소의 약 20%가 이 형태로 운반됨), (3) 중탄산염(혈액에서 발견되는 이산화탄소의 70%가 중탄산염[HCO_3^-] 형태로 운반됨).
- 마이오글로빈은 근육에서 발견되는 산소 결합 단백질로, 근육세포막에서 미토콘드리아로 산소를 운반하는 역할을 한다.

환기와 산-염기 균형

폐 환기는 앞서 논의된 중탄산염 반응을 통해 혈액에서 수소를 제거하는 중요한 역할을 한다(102). 예를 들어, 혈액이나 체액 내 이산화탄소 증가로 인해 수소 이온 축적이 증가하고 pH가 감소한다. 반대로, 혈액이나 체액에서 이산화탄소가 제거되면 수소 이온 농도가 감소하고 pH가 증가한다. CO_2-탄산무수화효소 반응이 다음과 같이 일어난다:

$$\text{폐} \longleftarrow$$
$$CO_2 + H_2O \longleftrightarrow H_2CO_3 \longleftrightarrow H^+ + HCO_3^-$$
$$\text{근육} \longrightarrow$$

따라서 폐 환기 증가로 인해 추가적인 이산화탄소 배출이 이루어지며, 이는 혈액 내 이산화탄소 분압 감소와 수소 이온 농도 감소(혈액의 pH 증가)를 가져온다. 반대로 폐 환기 감소는 이산화탄소 축적과 수소 이온 농도 증가(pH 감소)를 가져온다. 산-염기 균형에서 폐 시스템의 역할은 11장에서 다시 논의된다.

요약 In Summary

- 폐 환기 증가로 인해 추가적인 이산화탄소가 배출되며, 이는 혈액 내 이산화탄소 분압 감소와 수소 이온 농도 감소(pH 증가)를 가져온다.

운동에 대한 환기 및 혈액-가스 반응

운동 중 환기 조절에 대해 논의하기 전에, 여러 종류의 운동에 대한 환기 반응을 살펴보도록 하겠다.

안정 시에서 운동으로의 전환

안정 시에서 일정 강도의 중강도 운동(젖산 역치 이하)으로 전환될 때 관찰되는 폐 환기의 변화는 그림 10.22에 제시되어 있다. 운동 시작 시 폐 환기[호기 환기($\dot{V}_E$)]가 갑자기 증가한 후, 서서히 항정상태 값으로 증가하는 것을 알 수 있다(8, 21, 22, 38, 53, 80, 87, 120).

그림 10.22는 이 유형의 운동 동안 동맥 내 이산화탄소 분압과 산소 분압이 비교적 변화가 없음을 보여준다(35, 37, 113). 그러나 안정 시에서 항정상태 운동으로 전환될 때 동맥 산소 분압은 감소하고 동맥 이산화탄소 분압은 약간 증가하는 경향이 있다(37). 이 관찰 결과는 운동 시작 시 폐포 환기의 증가가 대사 증가만큼 빠르지 않다는 것을 나타낸다.

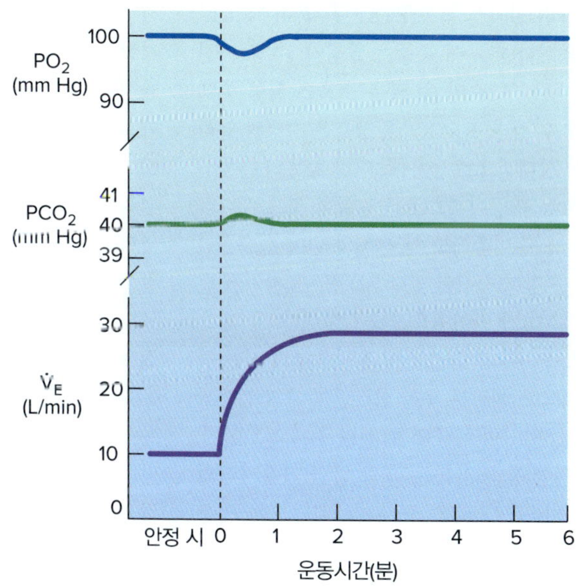

그림 10.22 **안정 시에서 항정상태의 최대하 운동으로 전환될 때 환기와 산소 및 이산화탄소의 분압 변화.**

더운 환경에서의 장시간 운동

그림 10.23은 두 가지 서로 다른 환경 조건에서의 장시간 일정 강도의 중강도 운동(젖산 역치 이하) 동안의 폐 환기 변화를 보여준다. 일반적인 환경은 시원하고 상대 습도가 낮은 환경(19°C, 45% 상대 습도)에서의 운동을 나타낸다. 그림 10.23에서 두 번째 조건은 덥고/높은 습도의 환경으로, 이 환경은 체온 손실을 방해한다. 그림 10.23에서 주목할 점은 장시간 운동 중 환기가 지속적으로 상승하는 경향이 있다는 것이다. 열 환경에서 운동 중 환기의 증가를 설명하는 메커니즘은 혈액 온도의 상승으로, 이는 호흡 조절 센터에 직접적인 영향을 미친다(88).

그림 10.23에서 또 다른 흥미로운 점은 덥고/습한 환경에서의 운동이 시원한 환경에서의 운동보다 환기가 더 크지만, 두 가지 운동 유형 간에 동맥 이산화탄소 분압에는 큰 차이가 없다는 것이다. 이 결과는 열 환경에서 운동 중 관찰되는 환기의 증가는 호흡 빈도와 사강 환기의 증가 때문임을 나타낸다.

장시간, 고강도, 또는 매우 높은 강도의 운동을 하는 사람들에게 일시적인 복통을 경험하는 것은 드문 일이 아니다. 이러한 운

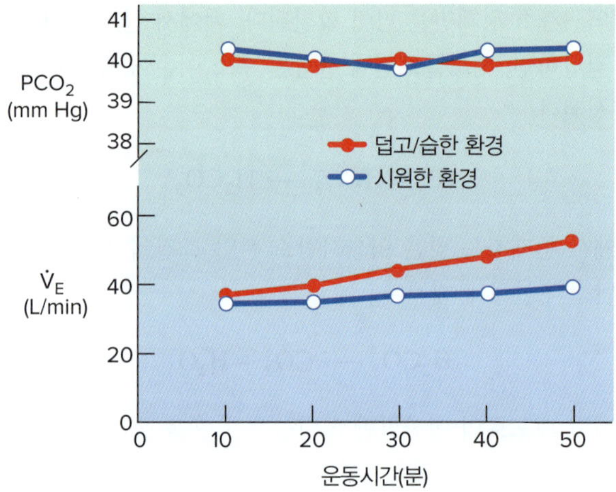

그림 10.23 덥고/습한 환경에서 장시간 최대하 운동 동안 환기와 혈액 가스의 변화.

동 관련 통증은 흔히 "stitch(바늘)"라고 부른다. 운동과 관련된 "stitch"의 원인은 지난 10년 동안 제한적으로 연구되었다. 그러나 중점연구 10.1에서는 stitch를 유발하는 운동 유형, 복통의 잠

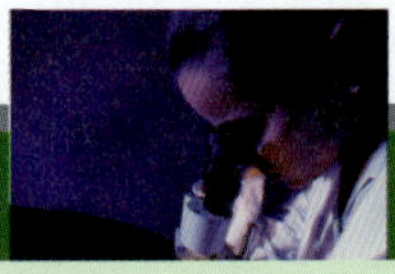

중점연구 10.1

운동 관련 일과성 복통(일명 "stitch")

운동 관련 일과성 복통(ETAP)은 흔히 "stitch"라고 불린다(72). 이 통증은 달리기, 수영, 자전거 타기, 농구, 승마 등 많은 스포츠 활동 중에 발생할 수 있다. ETAP의 발생률은 수영과 달리기에서 상대적으로 높은데, 이런 종목의 운동선수의 70% 이상이 ETAP를 경험한 것으로 나타났다(72). 흥미롭게도 약 62%의 승마 선수들이 ETAP를 경험한 적이 있다(72). 반면, 사이클 선수 중에는 32%만이 ETAP를 경험했다.

ETAP의 불편함은 경미한 통증부터 심할 경우 날카롭게 찌르는 듯한 심각한 수준의 통증까지 다양하다. 이 통증의 위치는 주로 복부이며, 가장 흔한 통증 부위는 흉곽 하단 가장자리의 상복부이다(72). 특히, ETAP 사례의 55% 이상이 복부의 오른쪽에서 발생한다(72). 이 현상의 원인은 아직 밝혀지지 않았다.

ETAP를 경험하는 사람들의 특징은 무엇일까? 여러 연구에 따르면 ETAP는 20세 이하의 사람들에게 더 흔하게 발생하며, 나이가 들수록 발생률이 감소한다고 하였다(72). 성별이 ETAP에 미치는 영향에 대해 상반된 보고가 있지만, ETAP 발생률이 성별에 의해 영향을 받는다는 설득력 있는 증거는 없다. 높은 수준의 트레이닝이 ETAP 위험을 줄일 수는 있지만, 이 질환은 잘 훈련된 사람들에게도 발생한다(72).

ETAP의 원인이 무엇인가? 라는 것이 핵심 질문이다. 불행히도, 이 질문에 대한 명확한 답은 아직 없다. 지난 60년 동안 ETAP에 대한 많은 가능한 설명이 제시되었는데, 여기에는 횡격막 허혈(낮은 혈류), 내장 인대에 가해지는 기계적 스트레스, 위장 장애, 복부 근육 경련, 그리고 벽측 복막의 자극 등이 포함된다(72). 연구에 따르면, ETAP의 많은 특성은 벽측 복막의 자극과 일치한다. 해부학에서 벽측 복막은 복강 내벽을 감싸는 막이라는 것을 기억해야 한다. 최근 연구자들은 몸통의 움직임이 포함된 운동(달리기, 수영 등) 중에 벽측 복막에 가해지는 마찰이 ETAP에 대한 가장 좋은 설명이라고 결론지었다(72).

만약 ETAP를 경험하는 사람이라면, 이 문제를 어떻게 관리해야 할까? ETAP를 예방하기 위한 많은 방법들이 제안되었지만, 운동 2시간 전에는 많은 양의 음식과 음료를 피하는 것이 가장 일반적인 효과 방법이다. ETAP를 위한 여러 치료 방법이 제안되었지만, ETAP를 완화하는 유일하게 확인된 방법은 운동을 중단하는 것이다. 하지만 운동을 중단하는 게 바람직한 방법이 아닐 수도 있으며, 특히 스포츠 경기 중일 때는 이 방법이 항상 적절하지 않을 수 있다. 이 주제에 대한 내용은 추천 문헌의 Morton과 Callister (2015)에 자세하게 설명되어 있다.

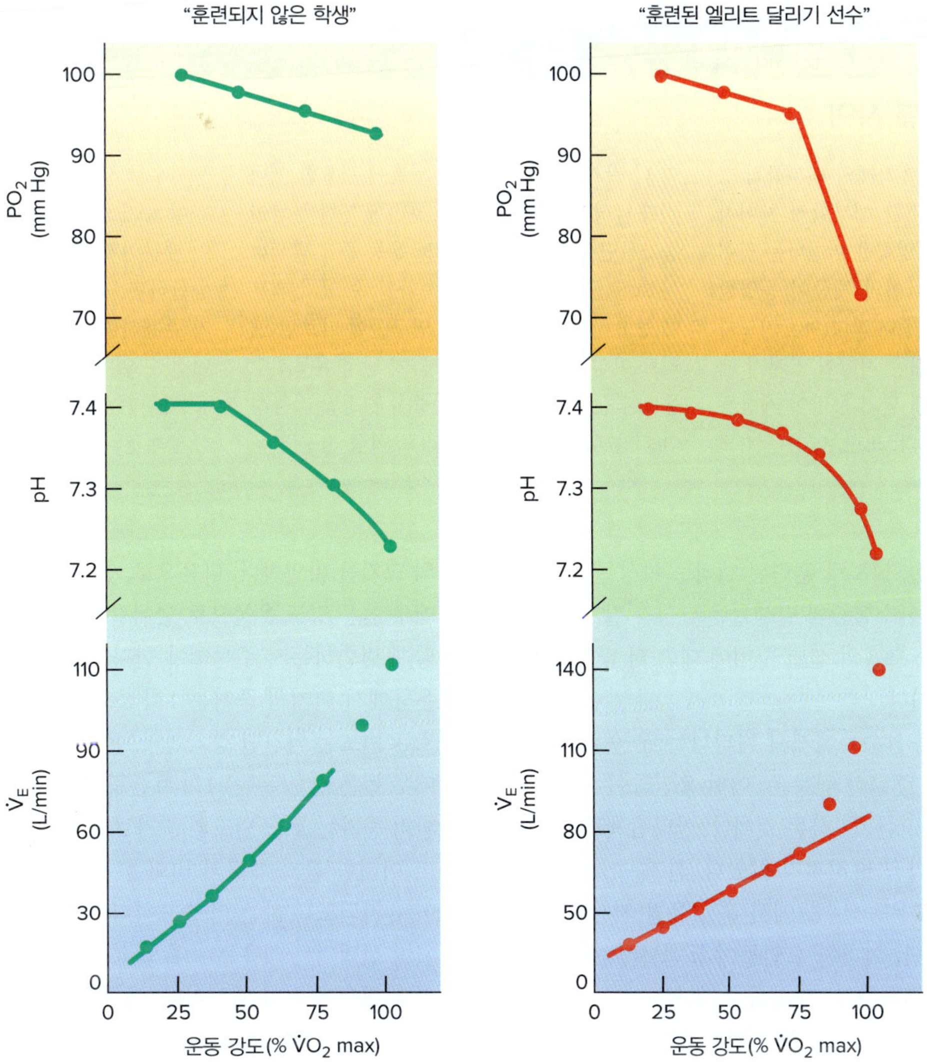

그림 10.24 **고도로 훈련된 남자 장거리 선수와 일반 남자 대학생의 점진적 운동 중 환기, 혈액-가스 분압 및 pH 변화.**

재적 원인과 문제를 예방하기 위한 가능한 전략들에 내한 논의가 제공된다.

점진적 운동

그림 10.24는 점진적 운동 검사 중 엘리트 남자 장거리 선수와 일반 대학생의 환기 반응을 보여준다. 두 피험자 모두, 산소 섭취량의 직선적인 증가로 $\dot{V}O_2$ max의 50~75%까지 환기가 증가하며, 이 지점에서 환기가 기하급수적으로 증가하기 시작한다(114). 이 $\dot{V}_E$의 "변곡 지점"을 **환기 역치**(Tvent)라고 부른다(7, 55, 77, 78).

그림 10.24에서 흥미로운 점은 매우 강도 높은 운동 중에 고도로 훈련된 엘리트 운동선수와 훈련되지 않은 피험자 사이의 동맥 산소 분압 차이가 매우 놀랍다는 것이다. 훈련되지 않은 피험자는 안정 시 값에서 동맥 산소 분압을 10~12 mm Hg 내로 유지할 수 있는 반면, 고도로 훈련된 장거리 선수는 매우 높은 강도의 강도 중에 30~40 mm Hg 감소를 보인다(30, 33). 건강한 지구력 운동선수에게서 관찰되는 이 동맥 산소 분압 감소는 심각한 폐질환을 앓는 환자가 운동할 때 나타나는 것과 유사하다. 하지만 모든 건강한 엘리트 지구력 운동선수들이 고강도 운동 중에 낮은 동맥 산소 분압을 나타내는 것은 아니다[산소 분압이 낮은 것을 *저산소혈증*(hypoxemia)이라 함]. 엘리트 남자 지구력 운동선수 중($\dot{V}O_2$ max 4.5 L/min 또는 68 ml · kg · min^{-1}) 약 40~50%만 나타난다(85, 93). 또한, 이러한 운동선수들이 매우 높은 강도 운동 중에 경험하는 저산소혈증의 정도는 개인마다 상당히 다르다(30, 41, 86, 93, 111). 이러한 개인 차이의 원인은 분명하지 않다.

여성 지구력 운동선수들도 운동으로 인한 저산소혈증을 겪는

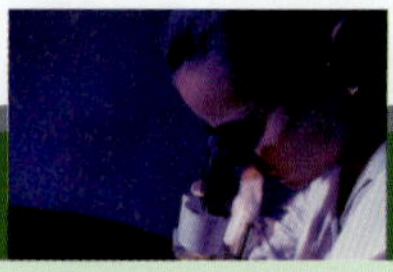

중점연구 10.2

운동 중 호흡의 성별 차이

새로운 연구에 따르면 호흡기계의 해부학적 성별 차이가 존재하며, 이러한 해부학적 차이가 운동에 대한 호흡 반응에 영향을 미친다는 것이 밝혀졌다. 구체적으로, 나이와 체중이 동일할 때 여성은 남성보다 기도가 더 작다(98). 기도가 더 작으면 공기 흐름에 대한 저항이 커지기 때문에 고강도 운동 중 최대 환기 용량이 제한될 수 있다는 점에서 중요하다. 또한, 여성은 기도가 더 작기 때문에 운동 중 호흡에 필요한 에너지가 남성보다 더 높다(40). 호흡에 대한 부담이 증가하면 장시간 또는 고강도 운동 중에 발생하는 호흡 근육의 피로가 가속화될 수 있기 때문에 중요하다. 게다가, 후속 연구들에 따르면 엘리트 여성 지구력 운동선수들이 남성 운동선수들보다 운동 유발 저산소혈증을 경험할 가능성이 더 높다고 한다(98). 엘리트 여성 지구력 운동선수들 사이에서 운동 유도 저산소증의 발생률이 증가하는 이유가 성별 간 기도 직경의 차이 때문인지 여부는 불확실하다. 이 데이터들을 종합하면, 운동에 대한 호흡 반응에 성별 차이가 존재하며, 이는 운동 시 심폐 반응에 영향을 미칠 수 있다. 폐 시스템의 성별 차이에 대한 내용은 추천 문헌의 Dominelli 등(2019)에 자세하게 설명되어 있다.

다(54, 58, 59, 61). 사실, 고도로 훈련된 엘리트 여성 운동선수들 사이에서 운동 유발 저산소혈증의 발생률은 남성과 같거나 더 높다(54, 59, 61). 운동 중 호흡의 성별 차이에 대한 더 많은 정보는 중점연구 10.2에 설명된다.

아마도 건강한 운동선수들에게서 나타나는 운동 유발 저산소혈증과 관련된 가장 중요한 질문은, 어떤 요인들이 폐 시스템의 이러한 실패를 불러오는가? 하는 것이다. 안타깝게도 이 질문에 대한 완전한 답은 아직 밝혀지지 않았다. 환기-관류 불균형과 확산 제한이 엘리트 운동선수들에서 운동 유발 저산소혈증에 기여할 가능성이 있지만, 이러한 요인들이 동맥 산소 분압 감소에 각각 어느 정도 기여하는지는 명확하지 않다(40, 73, 93, 119). 혈액-가스 경계면을 통한 산소 확산에 관해, 엘리트 운동선수들이 강도 높은 운동을 할 때 확산 제한이 발생할 수 있는 이유는 적혈구가 폐 모세혈관에서 머무는 시간이 줄어들기 때문일 수 있다(34). 폐 모세혈관에서 적혈구가 짧은 시간 동안 머무르는 이유는 이러한 운동선수들이 고강도 운동 중에 도달하는 높은 심박출량 때문이다. 매우 높은 운동 강도 중에 높은 심박출량은 적혈구가 폐를 빠르게 통과하게 만들어, 폐와 혈액 사이의 가스 평형이 이루어질 수 있는 시간이 제한된다(30, 96, 121). 운동 유발 저산소혈증에 대한 내용은 추천 문헌의 Dominelli와 Sheel (2018)에 자세하게 설명되어 있다.

운동 중 호흡 패턴의 변화

그림 10.24는 점진적 운동 검사 동안 발생하는 환기 변화의 모습이며, 그림 10.25는 이 환기 증가를 초래하는 호흡 패턴을 나타낸다. 폐 환기는 호흡의 빈도나 1회 호흡량 또는 둘 다 증가시킴으로써 증가할 수 있다.

먼저, 그림 10.25에서 안정 시에서의 1회 호흡량과 호흡 빈도의 크기를 확인한다. 다음으로, 안정 시에서 중강도, 고강도, 또는 매우 높은 강도 운동으로 넘어갈 때 1회 호흡량과 호흡 빈도가 어떻게 변화하는지 주목해야 한다. 안정 시와 비교할 때, 중강도의 운동에서 환기의 증가는 1회 호흡량의 증가에 의해 이루어지며, 호흡 빈도는 약간만 증가한다. 운동 강도가 높아질수록(고강도나 매우 높은 강도 운동) 1회 호흡량이 일정하게 유지되고, 추가적인 환기 증가는 호흡 빈도의 증가로만 이루어진다.

이러한 환기 패턴의 변화는 운동 중에 최적의 호흡 메커니즘이 유지되도록 하는 데 중요하다. 실제로, 운동 중 이러한 호흡 패턴이 선택되는 이유는 호흡의 부담을 최소화하고 호흡 근육의 피로 위험을 줄이기 때문이다. 예를 들어, 단순히 호흡 빈도를 증가시키는 대신 1회 호흡량을 늘리면, 사강 환기가 작게 유지되고 폐포 환기가 최대화된다. 즉, 1회 호흡량(V_T)을 증가시키면 폐포 환기(V_A)도 증가한다:

$$\text{폐포 환기}(V_A) = \text{1회 호흡량}(V_T) - \text{사강 환기}(V_D)$$

따라서 고강도나 매우 높은 강도 운동일 때, 호흡 빈도를 증가시키면 폐포 환기가 더욱 증가하여 근육이 산화적 인산화를 통해 ATP를 생성하기 위해 필요한 추가적인 산소를 공급받을 수 있다.

요약 *In Summary*

- 일정한 부하의 최대하 운동을 시작할 때, 환기는 급격히 증가하고, 그 후 서서히 증가하여 항정상태에 도달한다. 이와 같은 운동 중에는 동맥 내 산소 분압과 이산화탄소 분압이 비교적 일정하게 유지된다.
- 덥고/습한 환경에서 장시간 운동을 할 때, 체온 상승이 호흡 조절 중추에 영향을 미쳐 환기가 점차 증가한다.
- 점진적 운동을 하면 최대 산소 섭취량의 약 50~70%까지 환기가 직선적으로 증가하고, 그 이상에서는 환기가 기하급수적으로

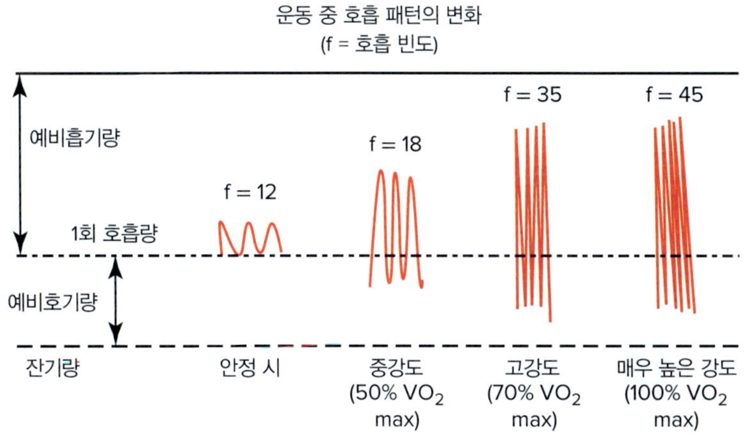

그림 10.25 운동 중 호흡 패턴의 변화. 가장 왼쪽의 폐활량 곡선은 안정 시의 정상적인 1회 호흡량을 나타낸다. 중강도에서 고강도 시 환기의 증가는 1회 호흡량과 호흡 빈도 모두 증가시킨다. 그러나 고강도에서 매우 높은 강도 운동으로의 환기 증가는 오로지 호흡 빈도의 증가에 의해 이루어진다. 자세한 내용은 본문에 설명되어 있다.

증가하기 시작한다. 이 환기 변곡지점을 *환기 역치*(ventilatory threshold)라고 한다.

- 운동 유발 저산소혈증은 엘리트 수준의 고도로 훈련된 남녀 지구력 운동선수들 중 40~50%에서 발생한다.
- 새로운 연구에 따르면, 폐 크기가 동일하더라도 여성의 기도가 남성보다 더 작아서 운동 중에 호흡량이 증가한다.

환기 조절

안정 시와 운동 중 폐 환기의 정밀한 조절은 혈액 내 가스 및 산-염기 평형을 유지하는 매우 효율적인 조절 시스템의 한 예이다. 실제로 폐 환기(폐포 환기)는 운동 강도와 산소 요구량 증가에 비례하여 증가한다. 이로 인해 동맥 내 산소 함량, 이산화탄소 농도, 산-염기 균형이 정확하게 조절된다. 운동 중 환기 조절에 대한 논의를 시작하기 전에, 먼저 안정 시의 환기 조절에 대해 살펴보도록 하겠다.

안정 시 환기 조절

앞서 논의한 바와 같이, 조용한 호흡 시에는 횡경막의 수축과 이완에 의해 흡기와 호기가 이루어지고, 운동 중에는 보조 호흡 근육이 동원된다. 이러한 호흡 근육의 수축과 이완은 척수에 있는 체성 운동 뉴런에 의해 직접적으로 조절된다. 운동 뉴런의 활동은 뇌간의 연수에 위치한 호흡 조절 중추에 의해 직접적으로 조절된다.

호흡 조절 중추

심박수와 심박출량의 조절과 유사하게, 호흡계에도 페이스메이커(pacemaker)와 조절 시스템이 있어 호흡을 증가시켜 대사율에 맞게 환기를 조절한다. 이와 관련하여, 뇌간의 연수에 위치한 뉴런 군집이 호흡의 빈도와 깊이를 조절한다. 흡기의 주요 신경 페이스메이커는 PreBotzinger 복합체(PreBotC)이며, retrotrapezoid nucleus/parafacial respiratory group (RTN/pFRG)은 능동적인 호기를 조절한다(그림 10.26)(47). 구체적으로, PreBotC는 횡격막과 외늑간근(둘 다 흡입 근육)을 활성화하는 운동 신경을 자극하는 반면, RTN/pFRG는 복직근과 내늑간근(둘 다 호기 근육)을 활성화한다(그림 10.26)(47). 또한, 뇌교에 위치한 신경세포 집단인 뇌교 호흡 중추는 PreBotC와 RTN/pFRG와 소통하여 호흡의 속도와 패턴을 조절함으로써 호흡을 세밀하게 조절한다(47). 실제로 정상적인 호흡 리듬은 이러한 각 영역(preBötC, RTN/pFRG, 뇌교 호흡 중추) 간의 상호작용에 의해 발생한다. 안정 시에서는 호흡 리듬이 preBötC의 페이스메이커(흡기) 신경에 의해 지배되며, 호기는 주로 폐와 흉벽의 탄성 특성으로 인해 수동적으로 이루어진다. 운동 중에는 preBötC가 뇌교 호흡 중추와 RTN/pFRG와 상호작용하여 호흡을 조절한다(100). 이러한 호흡 신경들 간의 상호작용은 호흡을 조절하기 위해 다양한 위치에서의 피드백(체액성 화학수용체, 중추 화학수용체 등)을 포함하여 호흡을 정확하게 조절한다. 다음에는 호흡 조절 중추에 대한 입력 신호에 대해 논의하겠다.

호흡 조절 중추로의 정보입력

호흡 조절 중추는 상위 뇌 중추들(대뇌 피질, 변연계)로부터의 입력과 중추신경계 외부의 여러 위치(체액성 화학수용체, 말초 화학수용체)에서 오는 감각신경 신호를 모두 수신한다. 일반적으

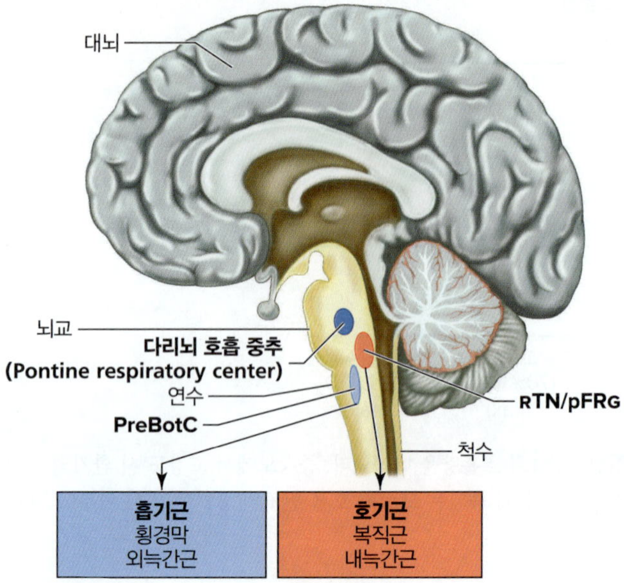

그림 10.26 뇌간 호흡 조절 중추의 위치.

로, 호흡 조절 중추에 대한 입력은 (1) 신경, (2) 체액성 물질(혈액을 통한) 두 가지 유형으로 분류될 수 있다. 신경 입력은 상위 뇌 중추에서 오는 신호나 혈액을 통한 자극이 아닌 다른 요인에 의해 자극된 뉴런으로부터 호흡 조절 중추에 전달되는 구심성 신호를 의미한다. 호흡 조절 중추에 대한 체액성 입력은 혈액을 통해 전달된 자극이 특수화된 화학수용체에 미치는 영향을 의미한다. 이 수용체는 자극의 강도에 반응하여 적절한 메시지를 연수로 전달한다. 이들 수용체 각각에 대한 간략한 개요 후, 운동 중 호흡 조절에 대한 논의가 이루어질 것이다.

체액성 화학수용체

화학수용체는 내부 환경의 변화에 반응할 수 있는 특수화된 뉴런이다. 전통적으로, 호흡 화학수용체는 그 위치에 따라 *중추 화학수용체*(central chemoreceptors)와 *말초 화학수용체*(peripheral chemoreceptors)로 분류된다.

중추 화학수용체는 연수(pFRG/RTN)에 위치하며, 뇌척수액의 이산화탄소 분압과 수소 이온의 변화에 영향을 받는다. 뇌척수액의 이산화탄소 분압과 수소 이온 농도가 증가하면 중추 화학수용체는 호흡 중추로 구심성 신호를 보내어 환기를 증가시킨다(32, 35).

주된 말초 화학수용체는 대동맥궁과 총경동맥의 분기점에 위치해 있다. 대동맥에 위치한 수용체는 **대동맥 소체**(aortic bodies)라고 불리며, 경동맥에 위치한 수용체는 **경동맥 소체**(carotid bodies)라고 불린다(그림 10.27). 이러한 말초 화학수용체는 동맥 내 수소 이온 농도와 이산화탄소 분압의 증가에 반응한다(1, 4, 10, 49, 109, 116, 122). 또한, 경동맥 소체는 혈중 칼륨 농도의 증가, 노르에피네프린의 상승, 동맥 산소 분압의 감소, 체온의 상승에 민감하게 반응한다(17, 32, 49, 75). 이 두 종류의 말초 화학수용체를 비교할 때, 초기 연구들은 경동맥 소체가 운동 중 호흡 조절에서 더 중요한 역할을 한다고 제안했다(5, 11, 16, 35, 49, 51–52, 67, 105, 113, 115). 그러나 새로운 연구에 따르면, 대동맥 소체는 혈중 이산화탄소 농도의 변화를 간접적으로 감지할 수 있으며, 따라서 이러한 화학수용체가 안정 시와 운동 중 모두 호흡 조절에 중요한 역할을 할 수 있다(31). 이 주제에 대한 추가 연구가 곧 발표될 예정이니 계속 관심가져 주기 바란다.

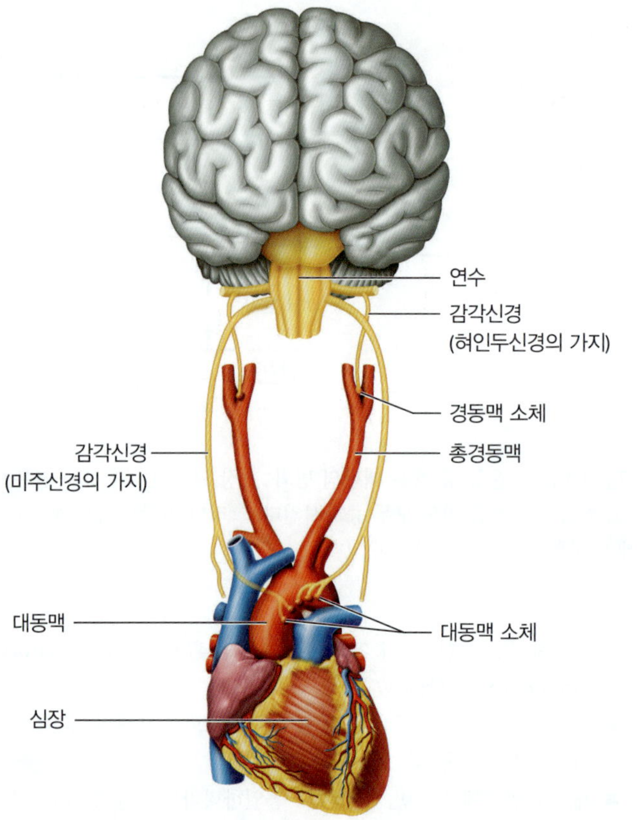

그림 10.27 말초 화학수용체(대동맥 소체와 경동맥 소체)의 해부학적 위치. 대동맥 화학수용체는 동맥 내 수소 이온 농도(pH)와 이산화탄소 분압의 변화에 반응한다. 경동맥 소체는 동맥 pH와 이산화탄소 분압의 변화뿐만 아니라 산소 분압의 변화에도 반응한다.

중추 및 말초 화학수용체는 화학적 자극의 변화에 어떻게 반응할까? 동맥 이산화탄소 분압 증가가 분당 환기에 미치는 영향은 그림 10.28에 나타나 있다. 환기가 동맥 이산화탄소 분압의 증가에 따라 직선적으로 증가한다는 점에 주목해야 하는데, 일반적으로 이산화탄소 분압이 1 mm Hg 상승할 때 환기는 2 L/min 증

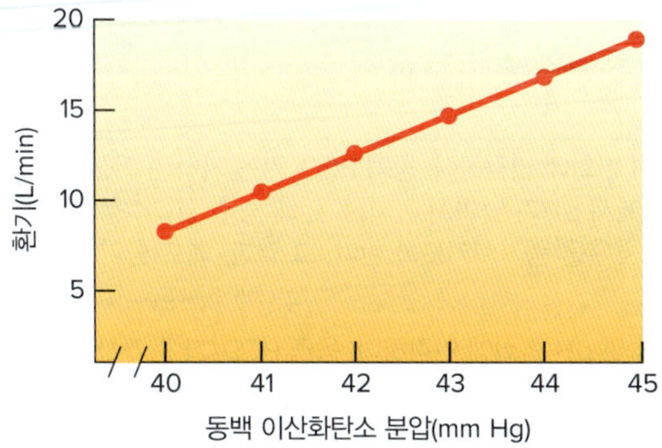

그림 10.28 동맥 이산화탄소 분압 증가에 따른 환기 변화. 이산화탄소 분압이 증가함에 따라 환기가 직선적으로 증가한다.

가한다(35). 동맥 이산화탄소 분압 상승으로 인해 환기가 증가하는 것은 주로 이산화탄소가 경동맥 소체와 중추 화학수용체를 자극하기 때문이다(35, 76).

건강한 사람이 해수면에서 호흡할 때, 동맥 산소 분압의 변화는 환기 조절에 거의 영향을 미치지 않는다(67). 하지만 해수면보다 기압이 훨씬 낮은 환경(고지대)에 노출되면 동맥 산소 분압이 감소하여 경동맥 소체를 자극하게 되고, 이는 호흡 조절 중추에 신호를 보내 환기를 증가시킨다(49, 68). 동맥 산소 분압과 환기 사이의 관계는 그림 10.29에 나와 있다. $PO_2/\dot{V}_E$ 곡선에서 환기가 급격히 증가하기 시작하는 지점을 저산소성 역치(*저산소성*은 낮은 산소 분압을 의미)라고 한다(2). 이 저산소성 역치는 보통 동맥 산소 분압이 60~75 mm Hg일 때 발생한다. 낮은 산소 분압에 노출된 후 환기를 증가시키는 화학수용체는 경동맥 소체이다. 이는 인간의 대동맥 및 중추 화학수용체가 산소 분압의 변화에 반응하지 않기 때문이다(35, 68, 67).

혈중 칼륨 농도가 증가하면 경동맥 소체를 자극하여 환기를 증가시킬 수 있다(17, 75). 운동 중에는 수축하는 근육에서 칼륨

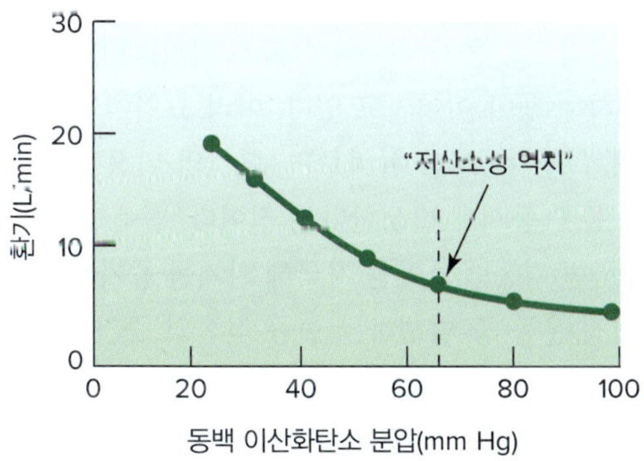

그림 10.29 동맥 산소 분압 감소에 따른 환기 변화. 동맥 산소 분압이 감소할 때 환기에 대한 "저산소성 역치"가 존재한다.

이 배출되면서 혈중 칼륨 농도가 상승하기 때문에, 칼륨이 운동 중 환기 조절에 중요한 역할을 할 수 있다(17, 75). 더 자세한 내용은 이후에 설명한다.

호흡 조절 중추에 대한 신경 입력

호흡 조절 중추에 대한 신경 입력은 상위 뇌 중추와 구심성 경로 모두에서 온다. 예를 들어, 운동 피질에서 오는 신경 자극(중추 명령)은 골격근을 수축시켜 운동량에 비례하여 환기를 증가시킨다(43). 실제로, 운동 피질에서 시작된 신경 자극은 연수를 지나면서 "퍼져 나가고", 이로 인해 환기가 증가하여 동원된 근육 운동 단위의 수를 반영하게 된다.

호흡 조절 중추에 추가적인 입력은 폐의 신장 수용체(stretch receptors)에서 온다. 이 수용체는 폐의 팽창에 민감하며, Hering-Breuer 반사라는 반사작용을 일으킨다. 실제로, Hering-Breuer 반사는 흡기의 깊이를 제한하고, 따라서 폐의 팽창을 제한한다. 이 반사는 폐의 기관지와 세기관지 벽에 위치한 신장 수용체에 의존한다. 폐가 팽창할 때 이러한 신장 수용체에서 활동 전위가 생성되며, 이 전위는 연수에 위치한 흡기 신경세포로 전달된다. 이 신호는 흡기 중추를 억제하고, 그 결과로 호기가 일어난다.

영아에서는 Hering-Breuer 반사가 호흡 조절에 중요한 역할을 하며 폐의 과도한 팽창을 방지한다. 하지만 성인에서는 이 반사가 운동 중에 호흡량이 증가할 때만 중요한 역할을 한다. 사실, Hering-Breuer 반사는 고강도 운동 중에 1회 호흡량의 크기를 제한하는 역할을 할 가능성이 크다. 운동 중 호흡 패턴(1회 호흡량/호흡 빈도)의 변화에 대해서는 이 장의 이전 부분에서 논의되었다.

운동 중 호흡 조절 중추에 대한 구심성 입력은 여러 가지 말초 기계수용체에서 온다. 여기에는 근방추, 골지건 기관, 또는 관절 압력 수용체가 포함된다(25, 27, 65, 104). 점점 더 많은 연구가 활동하는 근육에서 오는 구심성 신경 피드백이 최대하 강도의 항정상태 운동 중 호흡 조절에 중요하다는 것을 시사하고 있다(27, 31). 또한, 근육에 위치한 화학수용체는 칼륨과 수소 이온 농도의 변화에 반응하여 호흡 조절 중추에 구심성 정보를 전달하고 호흡을 증가시킬 수 있다. 이러한 유형의 입력은 자극이 체액을 매개하지 않기 때문에 구심성 신경 정보로 간주된다. 또한, 연구에 따르면 심장의 우심실에는 심박출량의 증가(운동 중)에 따라 호흡 조절 중추로 구심성 정보를 보내는 기계적 수용체가 포함되어 있다(115). 이러한 기계적 수용체는 운동 시작 시 호흡 조절 중추에 구심성 정보를 제공하는 중요한 역할을 한다. 표 10.2는 운동 중 호흡 조절에 참여하는 주요 수용체를 요약하고 있으며, 그림 10.27은 이들 수용체의 위치를 보여준다.

표 10.2 운동 중 호흡 조절을 위해 호흡 조절 센터에 입력을 제공하는 수용체들

수용체	자극	호흡의 조절에 대한 설명
연수에 위치한 화학수용체 (중추 화학수용체)	PCO_2 ↑	중추 화학수용체는 뇌척수액의 pH 변화에 민감하다. 동맥 PCO_2가 증가하면 이산화탄소가 혈액에서 뇌로 확산되게 된다. 이 과정에서 pH가 낮아지고, 이로 인해 중추 화학수용체가 자극을 받아 호흡 조절 중추에 신호를 보내 호흡을 증가시키도록 한다. 그 결과, 폐포 환기가 증가하고 이산화탄소가 제거된다.
경동맥 소체 (말초 화학수용체)	PCO_2 ↑, pH ↓, PO_2 ↓	경동맥 소체는 동맥의 PO_2, PCO_2 및 pH 변화에 민감하다. 동맥 PCO_2가 증가하면 경동맥 소체가 자극을 받아 호흡 조절 중추에 신호를 보내 호흡을 증가시킨다. 마찬가지로, 동맥 pH나 PO_2가 감소하면 경동맥 소체가 자극을 받아 호흡 조절 중추에 신호를 보내 환기를 증가시킨다.
대동맥 소체 (말초 화학수용체)	PCO_2 ↑, pH ↓	대동맥 소체는 PCO_2와 pH의 변화에 민감하다. 동맥 PCO_2가 증가하거나 혈중 pH가 감소하면 대동맥 소체가 자극을 받아 호흡 조절 중추에 신호를 보내 호흡을 증가시킨다.
근육 기계수용체	근수축 활동 ↑	골격근에는 여러 가지 기계수용체(근방추와 골지건 기관)가 포함되어 있다. 근육의 수축 활동이 이러한 수용체를 자극하여 신경 신호를 호흡 조절 중추에 보내며, 운동 강도에 비례하여 호흡을 증가시킨다.
근육 화학수용체 (또는 근육 대사수용체)	pH ↓, 칼륨 ↑	골격근에는 근육 섬유 내부와 주변의 화학적 변화에 민감한 화학수용체가 포함되어 있다. 운동은 근육의 pH를 감소시키고 세포 밖의 칼륨 농도를 증가시킬 수 있다. 이로 인해 이러한 화학수용체가 자극을 받아 신경 신호를 호흡 조절 중추에 보내 호흡을 증가시킨다.
폐 신장 수용체 **(Lung stretch receptors)**	기관지 늘림 (신장)	기관지와 세기관지의 벽에 위치한 신장 수용체들은 흡기의 깊이를 제한한다.

중강도 운동 시 호흡 조절

이전 섹션에서는 호흡 조절 중추에 입력되는 여러 신호들에 대해 논의했다. 이제 운동 중에 신체가 어떻게 호흡을 조절하는지에 대해 알아보겠다(2, 9, 15, 18, 25, 27, 43, 46, 65, 79, 95, 113, 122). 최근 연구에 따르면, 운동 중 환기를 증가시키는 "초기" 자극은 상위 뇌 중추(중추 명령)에서 호흡 조절 중추로 전달되는 신경 입력에 의해 발생한다(29). 그러나 대부분의 중강도 운동 동안 동맥 이산화탄소 분압이 엄격히 조절된다는 사실은, 체액성 화학수용체와 운동 중인 근육에서 오는 구심성 피드백이 호흡을 미세하게 조정하여 대사율에 맞추고, 결과적으로 동맥 이산화탄소 분압을 일정하게 유지한다(13, 14, 27, 49, 74, 113). 실제로, 새로운 연구에 따르면 중강도 운동 중 호흡을 유도하는 자극의 40~50%가 운동 중인 근육에서 상위 뇌 중추로 보내지는 신경 신호에서 시작된다고 한다(31). 따라서 운동 중 호흡은 여러 중복된 요인들에 의해 조절되며, 이러한 요인들은 호흡 조절 시스템에 여유를 제공한다.

무더운 환경에서의 장시간 중강도 운동 중에는 이전에 논의된 요인들 외에도 호흡에 영향을 미치는 요인들이 있다. 예를 들어, 그림 10.23에서 보이는 환기의 증가 현상은 혈액 온도의 상승이 호흡 조절 중추에 직접적으로 영향을 미치고, 혈중 카테콜아민(에피네프린과 노르에피네프린)의 증가가 경동맥 소체를 자극하여 환기를 증가시킬 수 있다(88).

요약하자면, 중강도 운동 중 호흡이 증가하는 것은 신경과 화학수용체 입력이 호흡 조절 중추에 상호작용한 결과이다. 상위 뇌 중추(중추 명령)에서 오는 구심성 신경 신호가 운동 중 초기 호흡 자극을 제공하며, 체액성 화학수용체와 운동 중인 근육에서 오는 신경 피드백은 대사과정을 통해 생성된 이산화탄소 양에 맞춰 환기를 정확하게 조절하는 역할을 한다. 호흡이 운동 중 항정상태를 유지하는 데 중요한 역할을 한다는 점을 고려하면, 조절 메커니즘의 이러한 중복성은 놀라운 일이 아니다(48). 중강도 운동 중 호흡 조절에 대한 요약은 그림 10.30에 나타나 있다.

고강도 운동 시 호흡 조절

점진적인 운동 검사에서 젖산 역치를 초과하는 운동 강도에서 환기가 비직선적으로 증가하는 현상(환기 역치)의 메커니즘에 대해서는 여전히 논쟁이 이어지고 있다. 여러 요인이 이 증가에 기여한다. 첫째, 그림 10.24를 살펴보면, 환기의 비직선적 증가와 pH의 감소가 종종 동시에 발생한다는 점이다. 혈액 내 수소 이온 농도가 증가하면 경동맥 소체를 자극해 환기를 증가시킬 수 있기 때문에, 점진적 운동 중 발생하는 혈중 젖산의 증가는 환기의 비직선적 증가(환기 역치)를 유발하는 주요 자극일 가능성이 높다. 이러한 사실에 기반하여, 연구자들은 환기 역치를 측정하여 비침습적으로 젖산 역치를 추정하는 것이 일반적이다(6, 18, 112, 114). 그러나 이 방법이 완벽하지는 않다. 환기 역치와 젖산 역치가 항

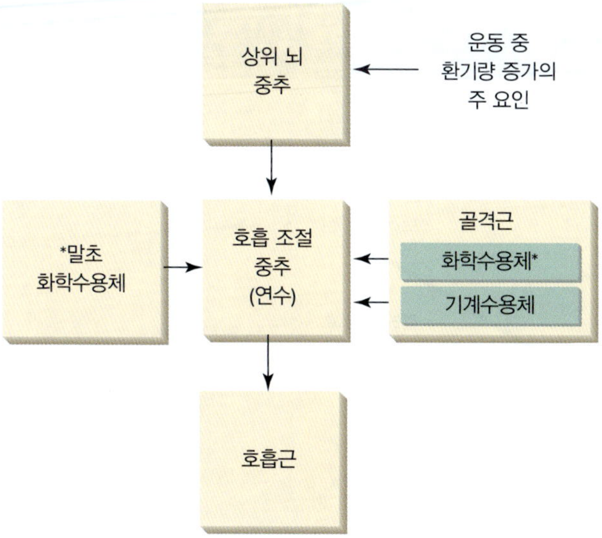

*운동 중 환기를 미세하게 조절하는 역할을 한다.

그림 10.30 최대하 강도 운동 중 호흡 조절.

상 동일한 운동 강도에서 나타나는 것은 아니다(44, 78).

젖산 역치를 초과하는 점진적 운동 중에 관찰되는 환기의 비직선적 증가를 유발할 수 있는, 혈중 젖산 상승 외에 다른 요인들은 무엇일까? 격렬한 운동 중 혈중 칼륨 수치와 환기 사이의 밀접한 관계로 인해, 여러 연구자들은 칼륨이 격렬한 운동 중 환기 조절에 중요한 역할을 한다고 추측하고 있다(17, 75). 물론, 체온 상승이나 혈중 카테콜아민 증가와 같은 다른 부차적인 요인들도 격렬한 운동 중 환기 증가에 기여할 수 있다. 또한, 호흡 조절 중추로 들어오는 구심성 입력이 점진적 운동 중 환기 패턴에 영향을 미칠 가능성이 높다. 예를 들어, 운동 강도가 증가함에 따라 운동 단위의 동원이 비직선적으로 이루어질 수 있으며, 이와 관련된 신경 신호(구심성 및 원심성)가 호흡 조절 중추에 전달되어 환기 역치에서 관찰되는 환기의 비직선적 증가를 촉진할 수 있다(78).

요약하자면, 젖산 역치에서 관찰되는 혈중 수소 이온의 증가는 환기를 자극할 수 있으며, 이는 환기 역치를 설명하는 주요 메커니즘일 수 있다. 그러나 혈중 칼륨 수치의 증가, 체온 상승, 혈중 카테콜아민의 증가, 구심성 신경 영향과 같은 부차적인 요인들도 격렬한 운동 중 호흡 조절에 기여할 수 있다(자세히 살펴보기 10.2).

제롬 뎀프시(Jerome Dempsey), 포스터(Forster), 브라이언 휘프(Brian Whipp) 및 칼 와서먼(Karl Wasserman)을 포함한 많은 연구자들이 운동 중 호흡 조절에 대한 내용에 기여했지만, 우리는 운동 중 호흡 기능 연구에 중요한 기여를 한 칼 와서먼의 경력을 강조하고자 한다(과학에서 중요한 인물 되돌아보기).

요약 *In Summary*

- 호흡의 정상적인 리듬은 연수와 뇌교에 위치한 별개의 호흡 리듬 중추 간의 상호작용에 의해 생성된다. 휴식 시에는 preBötzinger 복합체에 있는 페이스메이커 뉴런들이 호흡 리듬을 주도한다.
- 운동 중에는 호흡 조절 중추가 신경 및 체액성 입력을 모두 받는다.
- 호흡 조절 중추로의 신경 입력은 상위 뇌 중추와 운동 중인 근육의 수용체로부터 전달될 수 있다.
- 체액성 화학수용체의 입력은 중추 화학수용체와 말초 화학수용체 모두로부터 호흡 조절 중추로 전달된다. 중추 화학수용체는 PCO_2 증가와 pH 감소에 민감하다. 말초 화학수용체(가장 중요한 것은 경동맥 소체)는 PCO_2 증가와 PO_2 또는 pH 감소에 민감하다.
- 운동 중 환기를 증가시키는 주요 원동력은 상위 뇌 중추(중앙 명령)에서 나온다. 중요하게도, 체액성 화학수용체와 운동 중인 근육으로부터의 신경 피드백은 환기를 미세하게 조정하며, 중강도의 운동 중 호흡 조절에 중요한 역할을 한다.

폐는 운동 트레이닝에 적응하는가?

근골격계와 심혈관계는 근육 운동 중에 활발하게 작용하며, 규칙적인 지구력 운동에 반응하여 두 시스템 모두 적응 변화를 겪는다는 것은 잘 알려져 있다. 반면, 폐는 운동에 적응하지 않는다. 실제로 운동선수들의 폐는 비활동적인 사람의 폐와 크게 다르지 않다(36, 62). 더 구체적으로 말하면, 지구력 운동 트레이닝(수개월에서 수년)은 폐 구조와 폐 기능(확산 능력) 측정에 영향을 미치지 않으며, 이로 인해 운동 중 폐의 가스 교환이 개선되지 않는다(36, 62).

심혈관계와 골격근은 운동 트레이닝에 적응하는데, 왜 폐 구조는 산소 운반 시스템의 다른 요소들보다 적응 능력이 현저히 떨어질까? 그 이유는 정상 폐의 구조적 능력이 "과잉 설계"되어 있어, 젊은 성인의 운동 중 산소와 이산화탄소 운반 요구를 초과하기 때문이다(36). 따라서 대부분의 사람에게 있어, 운동 트레이닝에 따른 폐의 적응은 운동 중 혈액-가스의 항상성을 유지하는 역할을 충분히 수행하기 위해 필요하지 않다. 그러나 이 규칙의 예외는 고도로 훈련된 엘리트 지구력 운동선수들이다. 이들 중 일부는 운동 트레이닝에 대한 폐의 가스 교환 능력 증가가 부족하여, 최대 운동 중 높은 산소 전달 요구를 폐 시스템이 충족하지 못하게 된다. 이러한 실패는 동맥 산소 함량의 감소(저산소증)를 발생시킨다. 엘리트 선수들의 운동 유발 저산소증이 운동수행에 미치는 영향은 다음 섹션에서 논의된다.

자세히 살펴보기 10.2

트레이닝은 운동에 대한 환기 반응을 감소시킨다

운동 트레이닝이 폐의 구조를 변화시키지는 않지만, 지구력 트레이닝은 최대하 운동의 중강도에서 고강도의 운동 강도 동안 중강도 운동 시 환기를 감소시키는 데 도움이 된다. 예를 들어, 일정한 최대하 운동 강도에서 비교를 할 때, 트레이닝 프로그램은 운동 중 환기를 트레이닝 전 수준보다 20~30%까지 감소시킬 수 있다(20, 23) (그림 10.31).

이러한 훈련에 의해 유도된 운동 중 환기 감소를 설명하는 메커니즘은 무엇일까? 정확한 답은 알려져 있지 않지만 이 트레이닝 효과는 운동 골격근의 유산소 능력 변화로 인한 감소일 것이다. 이러한 트레이닝에 의해 유도된 변화는 수소 이온의 생산을 줄이고, 운동 중인 근육에서 호흡을 자극하는 구심성 피드백을 줄이는 결과를 초래한다(20).

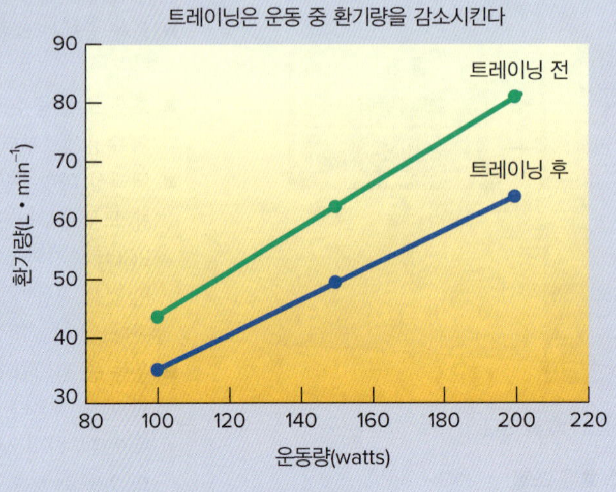

그림 10.31 지구력 훈련이 운동 중 환기에 미치는 영향.

과학에서 중요한 인물 되돌아보기

칼 와서먼(Karl Wasserman)—운동과 호흡계 연구의 선구자

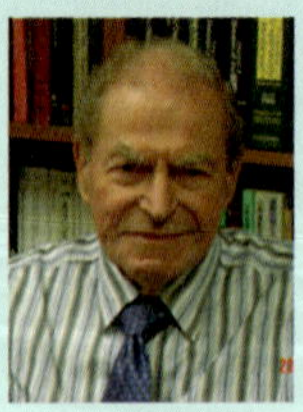

David Wasserman

칼 와서먼(Karl Wasserman)은 뉴욕 브루클린에서 태어나 툴레인 대학교(Tulane University)에서 박사학위와 의학 박사학위를 취득했다. 와서먼 박사는 스탠포드 대학교(Stanford University)에서 유명한 호흡 생리학자인 줄리어스 콤로(Julius Comroe) 박사와 함께 박사 후 연구를 시작했다. 이후 와서먼 박사는 UCLA로 채용되어, 30년 이상 Harbor-UCLA 의학 센터의 호흡기 내과 학부장으로 재직했다.

긴 시간 동안 연구 경력을 쌓아온 와서먼 교수와 그의 동료들은 운동 대사와 운동 중 폐의 기능에 대한 이해도를 크게 향상시켰다. 예를 들어, 와서먼은 운동 유발에 따른 폐 환기와 동맥 혈액 가스의 변화를 세밀하게 설명한 중요한 연구와 젖산 역치(무산소 역치)에 대한 초기 연구를 많이 수행했다. 또한, 그는 근육 운동의 효율성에 관한 중요한 연구를 발표했다.

와서먼 연구팀의 또 다른 중요한 성과는 호흡마다 폐 가스 교환을 측정할 수 있는 컴퓨터화된 시스템의 개발이었다. 이 중요한 연구 도구는 현재 상용화되어 있으며, 운동 생리학자들이 운동 중 호흡마다 가스 교환의 변화를 측정하는 데 널리 사용되고 있다. 이 컴퓨터화된 시스템(종종 *대사 카트*라고 불림)은 연구자나 임상의가 각 호흡의 크기와 짧은 시간 동안 체내에서 소비된 산소의 양을 측정할 수 있게 해준다. 이 호흡마다 측정할 수 있는 시스템의 장점 중 하나는 운동 중 호흡과 전신 대사에서 빠른 변화(초 단위)를 측정할 수 있다는 점이다. 와서먼 박사와 그의 동료들은 이 첨단 시스템을 이용하여 운동 시작 시 산소 섭취량의 빠른 변화에 관한 많은 연구를 수행했다.

와서먼 박사의 연구는 운동 중 호흡 조절에 대한 우리의 이해도를 크게 향상시켰다. 분명히, 칼 와서먼 박사는 운동과 심폐계에 관련된 연구의 선구자였다.

폐는 최대 운동수행력을 제한할까?

일부 논란이 있지만(12), 젊고 건강한 사람들의 장시간 최대하 운동 동안 폐 시스템이 일반적으로 제한 요소로 간주되지는 않는다(19, 28, 39, 45). 호흡근 피로는 특정 질병 상태(폐쇄성 폐질환)에서 발생할 수 있지만, 건강한 사람들이 해수면에서 저강도에서 중강도의 운동을 할 때 호흡근 피로가 운동을 제한한다고 생각되지는 않는다(28, 39). 실제로, 주요 호흡근인 횡경막은 높은 산화능력을 가진 근육으로 피로에 강하다(83, 89, 90). 장시간 최대하 운동(75% $\dot{V}O_2$ max) 중에 폐와 호흡근이 잘 기능하고 있다는 가장 확실한 증거는 이와 같은 운동 동안 동맥 산소 함량이 감소하지 않는다는 점이다(84).

역사적으로, 해수면에서 매우 높은 강도의 운동 중에 폐 시스템이 운동수행력을 제한한다고 믿지 않았다(39, 45, 64). 하지만 여러 연구가 이 생각에 의문을 제기하고 있다. 실제로, 증가하는 연구는 폐 시스템이 훈련된 사람과 훈련되지 않은 건강한 사람 모두에게 고강도 운동(95~100% $\dot{V}O_2$ max) 중에 운동수행력을 제한할 수 있음을 시사한다. 예를 들어, 고강도 운동(90% $\dot{V}O_2$ max) 중에 호흡근의 부담을 줄이기 위해 저밀도의 헬륨/산소 혼합 가스를 호흡하면 운동수행력이 향상된다(63). 이 저밀도 가스를 호흡하면 호흡의 부담이 줄어들고, 매우 격렬한 운동 중에 폐에서 분당 이동할 수 있는 공기의 양이 증가한다. 이러한 사실은 호흡근 피로가 극도로 높은 운동 강도에서 인간의 운동수행력을 제한할 수 있음을 나타낸다.

또한, 추가 연구에 따르면 고강도 운동(80~85% $\dot{V}O_2$ max에서 10분간의 운동) 중에 호흡근 피로가 발생한다(3). 운동수행력에 대한 호흡계의 영향은 전문가에게 묻기 10.1을 참조하면 된다. 폐 시스템은 운동 유발성 저산소증을 보이는 엘리트 지구력 선수의 고강도 운동 중에도 운동수행력을 제한할 수 있다. 약 40~50%의 엘리트 지구력 선수들은 고강도 운동 중에 동맥 산소 분압이 감소하여 작용하는 근육에 산소를 운반하는 능력에 부정적인 영향을 미친다는 점을 기억해야 한다(92, 96, 121)(그림 10.23). 이들 선수에서는 폐 시스템이 $\dot{V}O_2$ max에 가까운 운동 강도에서 필요한 호흡 가스 교환을 따라잡지 못한다(30-31, 85, 92, 93). 이러한 폐 가스 교환의 실패는 이들 선수의 운동수행력을 제한할 수 있다(92).

요약 *In Summary*

- 폐 시스템은 건강한 젊은 사람들이 장시간 중강도의 운동(75% $\dot{V}O_2$ max)을 할 때 운동수행력을 제한하지 않는다.
- 중강도의 운동과 달리, 90% $\dot{V}O_2$ max(고강도 운동)에서는 호흡 근육의 피로가 운동 능력을 제한하는 요인이 될 수 있다. 또한, 일부 엘리트 지구력 운동선수들에서는 폐의 가스 교환이 완벽하지 않을 수 있으며, 이는 높은 강도의 운동에서 운동 능력을 제한할 수 있다.

전문가에게 묻기 10.1

호흡계와 운동수행력에 대한 질문과 답변: 제롬 뎀프시(Jerome Dempsey) 박사와 함께

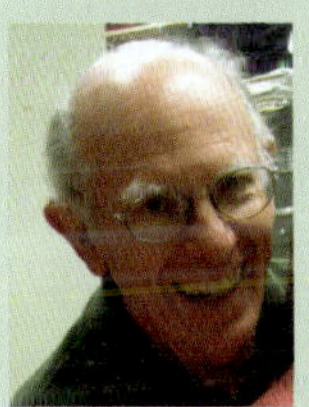
Jerome Dempsey

제롬 뎀프시 박사(Ph.D.)는 위스콘신-매디슨 대학교(University of Wisconsin-Madison)의 명예 교수이며, 호흡 생리학 분야에서 국제적으로 알려진 연구자이다. 뎀프시 박사의 연구 중 상당 부분은 운동 중 호흡 가스 교환과 고강도 운동 중 폐 가스 교환의 조절에 집중되어 있다. 의심의 여지 없이, 뎀프시 박사의 연구팀은 엘리트 운동선수의 운동 유발성 저산소증을 설명하는 메커니즘과, 운동이 호흡근 기능에 미치는 영향을 탐구하는 많은 "전형적인" 연구를 수행했다. 여기서 뎀프시 박사는 운동수행에서 폐 시스템이 수행하는 역할에 관련된 질문에 답하고 있다.

질문: 일부 연구자들은 호흡기 근육의 "특화된" 훈련이 최대하 및 최대 운동수행력을 모두 향상시킬 수 있다고 주장한다. 이러한 주장을 뒷받침할 수 있는 근거는 얼마나 강력한가?

답변: 호흡 근육 트레이닝에 대한 초기 연구는 운동수행력에 대해 크고 비현실적인 효과를 주장했지만, 이 연구들에는 플라시보(placebo) 대조군이 포함되지 않았다. 운동수행력이 주요 결과 변수로 고려될 때, 이는 큰 구성 요소임을 인식해야 한다. 따라서 실험 설계에 플라시보 효과를 포함하는 것이 필수적이다. 즉, 실험군과 대조군의 선수들 모두가 "치료"의 결과로 성과가 향상될 것이라는 "기대감"을 가져야 한다. 최근 잘 설계된 호흡 근육 트레이닝 연구에서는 저항성 흡기 부하를 이용한 몇 주간의 트레이닝 결과로 시간 시험 성능이 플라시보 그룹에 비해 2~3% 정도 소폭이지만 유의미하게 향상되었다는 결과가 나왔다. 따라서 제대로 진행되었다면, 호흡 근육 트레이닝은 실제로

지구력 수행에 작지만 중요한 긍정적인 영향을 미친다고 할 수 있다.

질문: 호흡 근육 트레이닝이 운동수행력을 향상시키는 잠재적 메커니즘은 무엇인가?

답변: 이 질문에 대한 직접적인 증거가 없지만, 다음과 같은 가능성을 제시할 수 있다. 고강도의 지구력 운동 중에 호흡 근육이 피로해지면, 피로해진 근육에서 대사적 반사(metaboreflex)가 시작되어 원심성 교감 신경 혈관 수축 활동이 증가하게 된다. 이는 혈류의 재분배를 일으켜, 팔다리의 운동 근육으로 가는 혈류가 감소하고 (추정컨대) 호흡 근육으로 가는 혈류가 증가하게 된다. 호흡 근육 훈련이 지구력 운동 중에 호흡 근육의 피로를 늦춘다면, 혈관 수축이 줄어들어 운동 중인 팔다리로 더 많은 혈류와 산소가 공급될 수 있다. 이로 인해 운동을 더 오랫동안 지속할 수 있게 된다. 여기에 덧붙이자면, 특정한 호흡 근육 트레이닝을 받지 않았더라도, 매일 높은 수준의 전신 운동을 하는 고도로 훈련된 지구력 운동선수들도 더 잘 훈련되고 피로에 덜 민감한 호흡 근육을 보여준다. 더 자세한 내용은 추천 문헌의 Sheel과 Dempsey (2018)에 자세하게 설명되어 있다.

질문: 전신 지구력 운동이 호흡 근육의 피로를 유발하는가?

답변: 그렇다. 다양한 체력 수준을 가진 인간에서 고강도 지구력 운동이 흡기근과 복부 호기근 모두의 피로를 유발한다는 것이 입증되었다. 이 피로를 측정하기 위해서는 특정 전기적 또는 자기적 초과 자극을 통해 횡경막이나 호기 근육에 분포하는 운동 신경을 자극하고, 운동 전후의 근육 힘 감소를 측정하는 방법이 사용된다. 이 피로는 운동 후 30~60분 이상 지속된다. 운동은 $\dot{V}O_2$ max의 80~85%를 초과하고, 자발적인 탈진 지점까지 최소한 10~15분 이상 지속되어야 한다. 운동에 의해 유발되는 호흡 근육 피로는 횡경막이 지속적으로 작용하는 일의 양(힘 생성과 빠른 단축 속도 모두)과 혈류량의 제한으로 인해 발생하는 것으로 알려져 있다. 즉, 격렬한 운동 동안에는 전체 심박출량이 호흡 근육과 사지 근육 모두에 나눠져야 한다.

질문: 호흡 근육 피로의 생리적 효과는 무엇인가?

답변: 이러한 효과는 호흡 근육의 부담을 덜어주고, 매우 높은 강도 운동 중에 호흡을 크게 줄여 횡경막 피로를 예방할 수 있는 특수 기계 환기를 통해 드러난다. 이렇게 높은 수준의 호흡 근육 작용의 부담을 많이 덜어주면 전신 운동 중 사지 근육 피로의 발달 속도가 감소하고, 지구력 운동수행력이 크게 향상된다. 호흡 근육 피로를 예방하더라도 환기나 폐 가스 교환의 개선이 일어나는 것은 *아니다*. 이는 건강한 사람에게는 보조 호흡 근육과 기본적인 흡기 및 호기 근육 모두에 충분한 여유가 있어 충분한 폐포 환기를 제공할 수 있기 때문이다. 오히려 운동으로 인한 호흡 근육 피로를 예방하는 주요 효과는 호흡 근육 대사 반사에 의한 교감 신경의 매개 혈관 수축 증가를 막고, 사지 운동 근육으로의 혈관 확장과 혈류 개선을 도와주는 것일 가능성이 크다. 이러한 호흡 근육의 작용 감소가 사지 근육 피로의 발생을 완화하고 운동 능력을 향상시키는 효과는 해수면에서 운동하는 정상적인 건강한 사람들에게서 나타난다. 운동으로 인한 호흡 근육 작용이 심혈관에 미치는 영향은 운동 중 호흡이 증가하는 조건에서 크게 강화된다. 이러한 상황은 높은 고도의 저산소 상태에서 운동하는 건강한 사람들에게서 나타나며, 해수면에서 비교적 낮은 강도로 운동하는 만성 심부전 환자들에게서는 더욱 크게 나타난다.

연구 문제

1. 폐 시스템의 주요 기능은 무엇인가? 어떤 부차적인 기능을 수행하는가?
2. 호흡 시스템의 주요 해부학적 구성 요소들을 나열하고 설명하시오.
3. 안정 시와 운동 시에 환기에 관여하는 근육들은 무엇인가?
4. 환기-관류 비율의 기능적 의미는 무엇인가? 높은 V/Q 비율이 폐의 가스 교환에 어떤 영향을 미치는가?
5. 폐의 혈액-가스 경계면에서 확산 속도에 영향을 미치는 요인들을 논의하시오.
6. 헤모글로빈-산소 포화도와 혈액 내 산소 분압의 관계를 그래프로 나타내시오. 산소-헤모글로빈 해리 곡선의 형태는 어떤 기능적 의미를 가지며, 이 곡선의 형태에 영향을 미치는 요인은 무엇인가?
7. 혈액 내 이산화탄소의 운반 방식에 대해 논의하시오.
8. 안정 시에서 일정 부하의 최대하 운동으로 전환될 때의 환기 반응을 그래프로 나타내시오. 운동이 장시간 지속되고 덥고/습한 환경에서 수행될 경우 환기에 어떤 변화가 일어나는가? 그 이유는 무엇인가?
9. 점진적 운동에 대한 환기 반응을 그래프로 나타내시오. 환기 역치를 표시하시오. 환기 역치를 설명할 수 있는 요인은 무엇인가?
10. 호흡 조절에 기여하는 화학수용체를 나열하고 그 기능을 설명하시오.
11. 운동 중 환기 조절에 기여할 수 있는 신경성 구심성 신호는 무엇인가?
12. 운동 중 환기의 조절에 대해 논의하시오.

추천 문헌

Cote, A, J. Turmel, and L. Boulet. 2018. Exercise and asthma. *Seminars in Respiratory and Critical Care Medicine* 39: 19–28.

Dempsey, J., A. La Gerche, and J. Hull. 2020. Is the healthy respiratory system built just right, overbuilt, or underbuilt to meet the demands of exercise? *Journal of Applied Physiology* 129: 1235–1256.

Dominelli, P., Y. Molgat-Seon, and A. Sheel. 2019. Sex differences in the pulmonary system influence the integrative response to exercise. *Exercise and Sport Science Reviews* 47: 142–150.

Fox, S., and K. Rompolski. 2022. *Human Physiology*. New York, NY: McGraw-Hill Companies.

Morris, R., K. Hill, J. Walsh, and S. Sabapathy. 2021. Exercise and Sport Science Australia position statement on exercise and chronic obstructive pulmonary disease. *Journal of Science and Medicine in Sport* 24: 52–59.

Morton, D., and R. Callister. 2015. Exercise-related transient abdominal pain (ETAP). *Sports Medicine* 45: 23–35.

Powers, S., et al. 2021. Respiratory muscle training. In: *Respiratory Muscle Strength Training,* edited by C. Sapienza and B. Hoffman. San Diego, CA: Plural Publishing.

Sheel, A.W., and J.A. Dempsey. 2018. Competition for blood flow distribution between respiratory and locomotor muscles: implications for muscle fatigue. *Journal of Applied Physiology* 125: 820–831.

Swenson, K.E., and E.R. Swenson. 2021. Pathophysiology of acute respiratory distress syndrome and COVID-19 lung injury. *Critical Care Clinics* 37: 749–776.

West, J., and A. Luks. 2020. *Respiratory Physiology—The Essentials*. Philadelphia, PA: Lippincott Williams & Wilkins.

Widmaier, E., H. Raff, and K. Strang. 2023. *Vander's Human Physiology*. New York, NY: McGraw-Hill Companies.

참고 문헌

1. **Allen CJ and Jones NL.** Rate of change of alveolar carbon dioxide and the control of ventilation during exercise. *Journal of Physiology* 355: 1–9, 1984.
2. **Asmussen E.** Control of ventilation in exercise. In: *Exercise and Sport Science Reviews*, edited by Terjung R. Philadelphia, PA: Franklin Press, 1983.
3. **Babcock MA, Pegelow DF, Harms CA, and Dempsey JA.** Effects of respiratory muscle unloading on exercise-induced diaphragm fatigue. *Journal of Applied Physiology* 93: 201–206, 2002.
4. **Band DM, Wolff CB, Ward J, Cochrane GM, and Prior J.** Respiratory oscillations in arterial carbon dioxide tension as a control signal in exercise. *Nature* 283: 84–85, 1980.
5. **Banzett RB, Coleridge HM, and Coleridge JC.** I. Pulmonary-CO_2 ventilatory reflex in dogs: effective range of CO_2 and results of vagal cooling. *Respiration Physiology* 34: 121–134, 1978.
6. **Beaver WL, Wasserman K, and Whipp BJ.** A new method for detecting anaerobic threshold by gas exchange. *Journal of Applied Physiology* 60: 2020–2027, 1986.
7. **Bellissimo N, Thomas SG, Goode RC, and Anderson GH.** Effect of short-duration physical activity and ventilation threshold on subjective appetite and short-term energy intake in boys. *Appetite* 49: 644–651, 2007.
8. **Bennett FM and Fordyce WE.** Characteristics of the ventilatory exercise stimulus. *Respiration Physiology* 59: 55–63, 1985.
9. **Bennett FM, Tallman RD, Jr., and Grodins FS.** Role of VCO_2 in control of breathing of awake exercising dogs. *Journal of Applied Physiology* 56: 1335–1339, 1984.
10. **Bisgard GE, Forster HV, Mesina J, and Sarazin RG.** Role of the carotid body in hyperpnea of moderate exercise in goats. *Journal of Applied Physiology* 52: 1216–1222, 1982.
11. **Boon JK, Kuhlmann WD, and Fedde MR.** Control of respiration in the chicken: effects of venous CO_2 loading. *Respiration Physiology* 39: 169–181, 1980.
12. **Boutellier U and Piwko P.** The respiratory system as an exercise limiting factor in normal sedentary subjects. *European Journal of Applied Physiology* 64: 145–152, 1992.
13. **Brice AG, Forster HV, Pan LG, Funahashi A, Hoffman MD, Murphy CL, et al.** Is the hyperpnea of muscular contractions critically dependent on spinal afferents? *Journal of Applied Physiology* 64: 226–233, 1988.
14. **Brice AG, Forster HV, Pan LG, Funahashi A, Lowry TF, Murphy CL, et al.** Ventilatory and $PaCO_2$ responses to voluntary and electrically induced leg exercise. *Journal of Applied Physiology* 64: 218–225, 1988.
15. **Brown DR, Forster HV, Pan LG, Brice AG, Murphy CL, Lowry TF, et al.** Ventilatory response of spinal cord-lesioned subjects to electrically induced exercise. *Journal of Applied Physiology* 68: 2312–2321, 1990.
16. **Brown HV, Wasserman K, and Whipp BJ.** Effect of beta-adrenergic blockade during exercise on ventilation and gas exchange. *Journal of Applied Physiology* 41: 886–892, 1976.
17. **Busse MW, Maassen N, and Konrad H.** Relation between plasma K+ and ventilation during incremental exercise after glycogen depletion and repletion in man. *Journal of Physiology* 443: 469–476, 1991.
18. **Caiozzo VJ, Davis JA, Ellis JF, Azus JL, Vandagriff R, Prietto CA, et al.** A comparison of gas exchange indices used to detect the anaerobic threshold. *Journal of Applied Physiology* 53: 1184–1189, 1982.
19. **Capen RL, Hanson WL, Latham LP, Dawson CA, and Wagner WW, Jr.** Distribution of pulmonary capillary transit times in recruited networks. *Journal of Applied Physiology* 69: 473–478, 1990.
20. **Casaburi R, Storer TW, and Wasserman K.** Mediation of reduced ventilatory response to exercise after endurance training. *Journal of Applied Physiology* 63: 1533–1538, 1987.
21. **Casaburi R, Whipp BJ, Wasserman K, Beaver WL, and Koyal SN.** Ventilatory and gas exchange dynamics in response to sinusoidal work. *Journal of Applied Physiology* 42: 300–301, 1977.
22. **Casaburi R, Whipp BJ, Wasserman K, and Stremel RW.** Ventilatory control characteristics of the exercise hyperpnea as discerned from dynamic forcing techniques. *Chest* 73: 280–283, 1978.
23. **Clanton TL, Dixon GF, Drake J, and Gadek JE.** Effects of swim training on lung volumes and inspiratory muscle conditioning. *Journal of Applied Physiology* 62: 39–46, 1987
24. **Coleridge H and Coleridge J.** Airway axon reflexes—where now? *News in Physiological Sciences* 10: 91–96, 1995.
25. **Davidson AC, Auyeung V, Luff R, Holland M, Hodgkiss A, and Weinman J.** Prolonged benefit in post-polio syndrome from comprehensive rehabilitation: a pilot study. *Disability and Rehabilitation* 31: 309–317, 2009.
26. **Del Giacco S, Firinu D, Bjermer L, and Carlsen K.** Exercise and asthma: an overview. *European Clinical Respiratory Journal* 2: 27984, 2015.
27. **Dempsey J, Blain G, and Amann M.** Are type II–IV afferents required for a normal steady-state exercise hyperpnea in humans? *Journal of Physiology* 592: 463–474, 2014.
28. **Dempsey J, Aaron E, and Martin B.** Pulmonary function during prolonged exercise. In: *Perspectives in Exercise and Sports Medicine: Prolonged Exercise*, edited by Lamb D, and Murray R. Indianapolis, IN: Benchmark Press, 1988, pp. 75–119.
29. **Dempsey J, Forster H, and Ainsworth D.** Regulation of hyperpnea, hyperventilation, and respiratory muscle recruitment during exercise. In: *Regulation of Breathing*, edited by Pack A, and Dempsey J. New York, NY: Marcel Dekker, 1994, pp. 1034–1065.

30. **Dempsey J, Hanson P, Pegelow D, Claremont A, and Rankin J.** Limitations to exercise capacity and endurance: pulmonary system. *Canadian Journal of Applied Sport Sciences* 7: 4–13, 1982.
31. **Dempsey J, Blain G, and Amann M.** Are the type III-IV muscle afferents required for normal steady-state exercise hyperpnoea in humans. *Journal of Physiology* 592: 463–474, 2014.
32. **Dempsey J and C Smith.** Pathophysiology of human ventilatory control. *European Respiratory Journal* 44: 495–512, 2014.
33. **Dempsey JA and Fregosi RF.** Adaptability of the pulmonary system to changing metabolic requirements. *American Journal of Cardiology* 55: 59D–67D, 1985.
34. **Dempsey JA, McKenzie DC, Haverkamp HC, and Eldridge MW.** Update in the understanding of respiratory limitations to exercise performance in fit, active adults. *Chest* 134: 613–622, 2008.
35. **Dempsey JA, Mitchell GS, and Smith CA.** Exercise and chemoreception. *American Review of Respiratory Disease* 129: S31–34, 1984.
36. **Dempsey JA, Sheel AW, Haverkamp HC, Babcock MA, and Harms CA.** [The John Sutton Lecture: CSEP, 2002]. Pulmonary system limitations to exercise in health. *Canadian Journal of Applied Physiology* 28 Suppl: S2–24, 2003.
37. **Dempsey JA, Vidruk EH, and Mitchell GS.** Pulmonary control systems in exercise: update. *Federation Proceedings* 44: 2260–2270, 1985.
38. **Dodd S, Powers S, O'Malley N, Brooks E, and Sommers H.** Effects of beta-adrenergic blockade on ventilation and gas exchange during the rest to work transition. *Aviation, Space, and Environmental Medicine* 59: 255–258, 1988.
39. **Dodd SL, Powers SK, Thompson D, Landry G, and Lawler J.** Exercise performance following intense, short-term ventilatory work. *International Journal of Sports Medicine* 10: 48–52, 1989.
40. **Dominelli, P, Render J, Molgat-Seon Y, Foster G, Romer L, and Sheel A.** Oxygen cost of exercise hyperpnoea is greater in women compared with men. *Journal of Physiology* 593: 1965–1979, 2015.
41. **Dominelli PA and Sheel AW.** Exercise-induced arterial hypoxemia; some answers, more questions. *Applied Physiology Nutrition Metabolism,* 2018. doi:10.1139/apnm-2018-0468.
42. **Emtner M and K Wadell.** Effects of exercise training in patients with chronic obstructive pulmonary disease-a narrative review for FYSS. *British Journal of Sports Medicine,* 2016. doi:10.1136/bjsports-2015-095872.
43. **Eldridge FL, Millhorn DE, and Waldrop TG.** Exercise hyperpnea and locomotion: parallel activation from the hypothalamus. *Science* 211: 844–846, 1981.
44. **England P.** The effect of acute thermal dehydration on blood lactate accumulation during incremental exercise. *Journal of Sports Sciences* 2: 105–111, 1985.
45. **Fairbarn MS, Coutts KC, Pardy RL, and McKenzie DC.** Improved respiratory muscle endurance of highly trained cyclists and the effects on maximal exercise performance. *International Journal of Sports Medicine* 12: 66–70, 1991.
46. **Favier R, Desplanches D, Frutoso J, Grandmontagne M, and Flandrois R.** Ventilatory and circulatory transients during exercise: new arguments for a neurohumoral theory. *Journal of Applied Physiology* 54: 647–653, 1983.
47. **Feldman JL, Del Negro CA, and Gray PA.** Understanding the rhythm of breathing: so near, yet so far. *Annual Review of Physiology* 75: 423–452, 2013.
48. **Forster H and Pan L.** Exercise hyperpnea: characteristics and control. In: *The Lung: Scientific Foundations*, edited by Crystal R, and West J. New York, NY: Raven Press, 1991, pp. 1553–1564.
49. **Forster HV and Smith CA.** Contributions of central and peripheral chemoreceptors to the ventilatory response to CO_2/H+. *Journal of Applied Physiology* 108: 989–994, 2010.
50. **Garvey, C, Bayles M, Hamm L, Hill K, Holland A, Limberg T, et al.** Pulmonary rehabilitation exercise prescription in chronic obstructive pulmonary disease: Review and selected guidelines: An official statement from the American Association of Cardiovascular and Pulmonary Rehabilitation. *Journal of Cardiopulmonary Rehabilitation Prevention* 36: 75–83, 2016.
51. **Green JF and Schmidt ND.** Mechanism of hyperpnea induced by changes in pulmonary blood flow. *Journal of Applied Physiology* 56: 1418–1422, 1984.
52. **Green JF and Sheldon MI.** Ventilatory changes associated with changes in pulmonary blood flow in dogs. *Journal of Applied Physiology* 54: 997–1002, 1983.
53. **Grucza R, Miyamoto Y, and Nakazono Y.** Kinetics of cardiorespiratory response to dynamic and rhythmic-static exercise in men. *European Journal of Applied Physiology* 61: 230–236, 1990.
54. **Guenette JA and Sheel AW.** Exercise-induced arterial hypoxaemia in active young women. *Applied Physiology, Nutrition, and Metabolism* 32: 1263–1273, 2007.
55. **Hagberg JM, Coyle EF, Carroll JE, Miller JM, Martin WH, and Brooke MH.** Exercise hyperventilation in patients with McArdle's disease. *Journal of Applied Physiology* 52: 991–994, 1982.
56. **Hammond MD, Gale GE, Kapitan KS, Ries A, and Wagner PD.** Pulmonary gas exchange in humans during exercise at sea level. *Journal of Applied Physiology* 60: 1590–1598, 1986.
57. **Hansen JE, Ulubay G, Chow BF, Sun XG, and Wasserman K.** Mixed-expired and end-tidal CO_2 distinguish between ventilation and perfusion defects during exercise testing in patients with lung and heart diseases. *Chest* 132: 977–983, 2007.
58. **Harms CA, McClaran SR, Nickele GA, Pegelow DF, Nelson WB, and Dempsey JA.** Effect of exercise-induced arterial O_2 desaturation on $\dot{V}O_2$ max in women. *Medicine & Science in Sports & Exercise* 32: 1101–1108, 2000.
59. **Harms CA, McClaran SR, Nickele GA, Pegelow DF, Nelson WB, and Dempsey JA.** Exercise-induced arterial hypoxaemia in healthy young women. *The Journal of Physiology* 507 (Pt 2): 619–628, 1998.
60. **Hawgood S and Shiffer K.** Structures and properties of the surfactant-associated proteins. *Annual Review of Physiology* 53: 375–394, 1991.
61. **Hopkins SR, Barker RC, Brutsaert TD, Gavin TP, Entin P, Olfert IM, et al.** Pulmonary gas exchange during exercise in women: effects of exercise type and work increment. *Journal of Applied Physiology* 89: 721–730, 2000.
62. **Hopkins SR and Harms CA.** Gender and pulmonary gas exchange during exercise. *Exercise and Sport Sciences Reviews* 32: 50–56, 2004.
63. **Johnson BD, Aaron EA, Babcock MA, and Dempsey JA.** Respiratory muscle fatigue during exercise: implications for performance. *Medicine & Science in Sports & Exercise* 28: 1129–1137, 1996.
64. **Johnson BD and Dempsey JA.** Demand vs. capacity in the aging pulmonary system. *Exercise and Sport Sciences Reviews* 19: 171–210, 1991.
65. **Kao F.** An experimental study of the pathways involved in exercise hyperpnea employing cross-circulation techniques. In: *The Regulation of Human Respiration*, edited by Cunningham D. Oxford: Blackwell, 1963.
66. **Kavazis AN, DeRuisseau KC, McClung JM, Whidden MA, Falk DJ, Smuder AJ, et al.** Diaphragmatic proteasome function is maintained in the ageing Fisher 344 rat. *Experimental Physiology* 92: 895–901, 2007.
67. **Levitzky M.** *Pulmonary Physiology*. New York, NY: McGraw-Hill, 2018.

68. **Lindsey BG, Nuding SC, Segers LS, and Morris KF.** Carotid bodies and the integrated cardiorespiratory response to hypoxia. *Physiology* 33: 281–297, 2018.
69. **Lumb AB.** *Nunn's Applied Respiratory Physiology*. Oxford: Butterworth-Heinemann, 2010.
70. **Mairbaurl H, Schobersberger W, Hasibeder W, Schwaberger G, Gaesser G, and Tanaka KR.** Regulation of red cell 2,3-DPG and Hb-O_2-affinity during acute exercise. *European Journal of Applied Physiology* 55: 174–180, 1986.
71. **McParland C, Mink J, and Gallagher CG.** Respiratory adaptations to dead space loading during maximal incremental exercise. *Journal of Applied Physiology* 70: 55–62, 1991.
72. **Morton D and Callister R.** Exercise-related abdominal pain (ETAP). *Sports Medicine* 45: 23–45, 2015.
73. **Nielsen H.** Arterial desaturation during exercise in man: implications for O_2 uptake and work capacity. *Scandinavian Journal of Medicine in Science and Sports* 13: 339–358, 2003.
74. **Pan LG, Forster HV, Wurster RD, Brice AG, and Lowry TF.** Effect of multiple denervations on the exercise hyperpnea in awake ponies. *Journal of Applied Physiology* 79: 302–311, 1995.
75. **Paterson DJ.** Potassium and ventilation in exercise. *Journal of Applied Physiology* 72: 811–820, 1992.
76. **Paulev PE, Mussell MJ, Miyamoto Y, Nakazono Y, and Sugawara T.** Modeling of alveolar carbon dioxide oscillations with or without exercise. *The Japanese Journal of Physiology* 40: 893–905, 1990.
77. **Powers S.** Ventilatory threshold, running economy, and distance running performance. *Research Quarterly for Exercise and Sport* 54: 179–182, 1983.
78. **Powers S and Beadle R.** Onset of hyperventilation during incremental exercise: a brief review. *Research Quarterly for Exercise and Sport* 56: 352–360, 1985.
79. **Powers SK and Beadle RE.** Control of ventilation during submaximal exercise: a brief review. *Journal of Sports Sciences* 3: 51–65, 1985.
80. **Powers SK, Beadle RE, Thompson D, and Lawler J.** Ventilatory and blood gas dynamics at onset and offset of exercise in the pony. *Journal of Applied Physiology* 62: 141–148, 1987.
81. **Powers SK, Coombes J, and Demirel H.** Exercise training-induced changes in respiratory muscles. *Sports Medicine* 24: 120–131, 1997.
82. **Powers SK and Criswell D.** Adaptive strategies of respiratory muscles in response to endurance exercise. *Medicine & Science in Sports & Exercise* 28: 1115–1122, 1996.
83. **Powers SK, Criswell D, Lawler J, Martin D, Ji LL, Herb RA, et al.** Regional training-induced alterations in diaphragmatic oxidative and antioxidant enzymes. *Respiration Physiology* 95: 227–237, 1994.
84. **Powers SK, Dodd S, Criswell DD, Lawler J, Martin D, and Grinton S.** Evidence for an alveolar-arterial PO_2 gradient threshold during incremental exercise. *International Journal of Sports Medicine* 12: 313–318, 1991.
85. **Powers SK, Dodd S, Lawler J, Landry G, Kirtley M, McKnight T, et al.** Incidence of exercise-induced hypoxemia in elite endurance athletes at sea level. *European Journal of Applied Physiology* 58: 298–302, 1988.
86. **Powers SK, Dodd S, Woodyard J, Beadle RE, and Church G.** Haemoglobin saturation during incremental arm and leg exercise. *British Journal of Sports Medicine* 18: 212–216, 1984.
87. **Powers SK, Dodd S, Woodyard J, and Mangum M.** Caffeine alters ventilatory and gas exchange kinetics during exercise. *Medicine & Science in Sports & Exercise* 18: 101–106, 1986.
88. **Powers SK, Howley ET, and Cox R.** Ventilatory and metabolic reactions to heat stress during prolonged exercise. *The Journal of Sports Medicine and Physical Fitness* 22: 32–36, 1982.
89. **Powers SK, Lawler J, Criswell D, Dodd S, Grinton S, Bagby G, et al.** Endurance-training-induced cellular adaptations in respiratory muscles. *Journal of Applied Physiology* 68: 2114–2118, 1990.
90. **Powers SK, Lawler J, Criswell D, Lieu FK, and Martin D.** Aging and respiratory muscle metabolic plasticity: effects of endurance training. *Journal of Applied Physiology* 72: 1068–1073, 1992.
91. **Powers SK, Lawler J, Criswell D, Silverman H, Forster HV, Grinton S, et al.** Regional metabolic differences in the rat diaphragm. *Journal of Applied Physiology* 69: 648–650, 1990.
92. **Powers SK, Lawler J, Dempsey JA, Dodd S, and Landry G.** Effects of incomplete pulmonary gas exchange on $\dot{V}O_2$ max. *Journal of Applied Physiology* 66: 2491–2495, 1989.
93. **Powers SK, Martin D, Cicale M, Collop N, Huang D, and Criswell D.** Exercise-induced hypoxemia in athletes: role of inadequate hyperventilation. *European Journal of Applied Physiology* 65: 37–42, 1992.
94. **Powers SK and Shanely RA.** Exercise-induced changes in diaphragmatic bioenergetic and antioxidant capacity. *Exercise and Sport Sciences Reviews* 30: 69–74, 2002.
95. **Powers SK, Stewart MK, and Landry G.** Ventilatory and gas exchange dynamics in response to head-down tilt with and without venous occlusion. *Aviation, Space, and Environmental Medicine* 59: 239–245, 1988.
96. **Powers SK and Williams J.** Exercise-induced hypoxemia in highly trained athletes. *Sports Medicine* 4: 46–53, 1987.
97. **Ramonatxo M, Mercier J, Cohendy R, and Prefaut C.** Effect of resistive loads on pattern of respiratory muscle recruitment during exercise. *Journal of Applied Physiology* 71: 1941–1948, 1991.
98. **Sheel AW, Dominelli P, and Mogat-Seon Y.** Revisiting dyanapsis: sex-based differences in airways and the mechanics of breathing during exercise. Experimental Physiology 101: 213–218, 2016.
99. **Spodaryk K and Zoladz JA.** The 2,3-DPG levels of human red blood cells during an incremental exercise test: relationship to the blood acid-base balance. *Physiological Research* 47: 17–22, 1998.
100. **St John WM and Paton JF.** Role of pontile mechanisms in the neurogenesis of eupnea. *Respiratory Physiology & Neurobiology* 143: 321–332, 2004.
101. **Stamenovic D.** Micromechanical foundations of pulmonary elasticity. *Physiological Reviews* 70: 1117–1134, 1990.
102. **Stringer W, Casaburi R, and Wasserman K.** Acid-base regulation during exercise and recovery in humans. *Journal of Applied Physiology* 72: 954–961, 1992.
103. **Swenson KE and Swenson ER.** Pathophysiology of acute respiratory distress syndrome and COVID-19 lung injury. *Critical Care Clinics* 37: 749–776, 2021.
104. **Tibes U.** Reflex inputs to the cardiovascular and respiratory centers from dynamically working canine muscles. Some evidence for involvement of group III or IV nerve fibers. *Circulation Research* 41: 332–341, 1977.
105. **Trenchard D, Russell NJ, and Raybould HE.** Non-myelinated vagal lung receptors and their reflex effects on respiration in rabbits. *Respiration Physiology* 55: 63–79, 1984.
106. **Vincent HK, Powers SK, Demirel HA, Coombes JS, and Naito H.** Exercise training protects against contraction-induced lipid peroxidation in the diaphragm. *European Journal of Applied Physiology and Occupational Physiology* 79: 268–273, 1999.
107. **Vincent HK, Powers SK, Stewart DJ, Demirel HA, Shanely RA, and Naito H.** Short-term exercise training improves diaphragm antioxidant capacity and endurance. *European Journal of Applied Physiology* 81: 67–74, 2000.
108. **Vincent HK, Shanely RA, Stewart DJ, Demirel HA, Hamilton KL, Ray AD, et al.** Adaptation of upper airway muscles to

chronic endurance exercise. *American Journal of Respiratory and Critical Care Medicine* 166: 287–293, 2002.
109. **Virkki A, Polo O, Gyllenberg M, and Aittokallio T.** Can carotid body perfusion act as a respiratory controller? *Journal of Theoretical Biology* 249: 737–748, 2007.
110. **Walker DJ, Walterspacher S, Schlager D, Ertl T, Roecker K, Windisch W, et al.** Characteristics of diaphragmatic fatigue during exhaustive exercise until task failure. *Respiratory Physiology & Neurobiology* 176: 14–20, 2011.
111. **Warren GL, Cureton KJ, Middendorf WF, Ray CA, and Warren JA.** Red blood cell pulmonary capillary transit time during exercise in athletes. *Medicine & Science in Sports & Exercise* 23: 1353–1361, 1991.
112. **Wasserman K.** The anaerobic threshold measurement to evaluate exercise performance. *American Review of Respiratory Disease* 129: S35–40, 1984.
113. **Wasserman K.** CO_2 flow to the lungs and ventilatory control. In: *Muscular Exercise and the Lung*, edited by Dempsey J, and Reed C. Madison, WI: University of Wisconsin Press, 1977.
114. **Wasserman K, Whipp BJ, Koyl SN, and Beaver WL.** Anaerobic threshold and respiratory gas exchange during exercise. *Journal of Applied Physiology* 35: 236–243, 1973.
115. **Weissman ML, Jones PW, Oren A, Lamarra N, Whipp BJ, and Wasserman K.** Cardiac output increase and gas exchange at start of exercise. *Journal of Applied Physiology* 52: 236–244, 1982.
116. **West J and Luks A.** *Pulmonary Pathophysiology.* Philadelphia, PA: Lippincott Williams & Wilkins, 2021.
117. **West J and Wagner P.** Ventilation-perfusion relationships. In: *The Lung: Scientific Foundations*, edited by Crystal R, and West J. New York, NY: Raven Press, 1991, p. 1289–1305.
118. **West JB and Luks A.** *Respiratory Physiology: The Essentials.* Philadelphia, PA: Wolters Kluwer/Lippincott Williams & Wilkins, 2020.
119. **Wetter TJ, Xiang Z, Sonetti DA, Haverkamp HC, Rice AJ, Abbasi AA, et al.** Role of lung inflammatory mediators as a cause of exercise-induced arterial hypoxemia in young athletes. *Journal of Applied Physiology* 93: 116–126, 2002.
120. **Whipp BJ and Ward SA.** Physiological determinants of pulmonary gas exchange kinetics during exercise. *Medicine & Science in Sports & Exercise* 22: 62–71, 1990.
121. **Williams JH, Powers SK, and Stuart MK.** Hemoglobin desaturation in highly trained athletes during heavy exercise. *Medicine & Science in Sports & Exercise* 18: 168–173, 1986.
122. **Yamamoto WS and Edwards MW, Jr.** Homeostasis of carbon dioxide during intravenous infusion of carbon dioxide. *Journal of Applied Physiology* 15: 807–818, 1960.

Design element credits: (test tubes): George Doyle/Stockbyte/Getty Images; (scientists using microscope): Digital Vision/Getty Images; (magnifying glass): Kick Images/Photodisc/Getty Images; (runners): Chris Ryan/OJO Images/age fotostock; (scientist using microscope): Ingram Publishing; (lightbulb): Amasterphotographer/Shutterstock

11

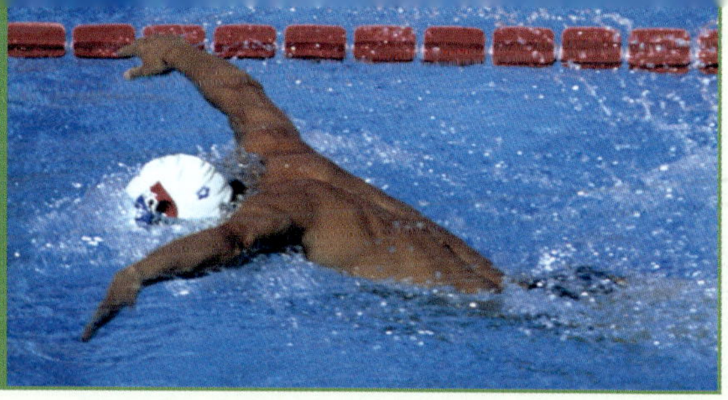
Mike Hewitt/Action Plus Sports Images/Alamy Stock Photo

운동 중 산–염기 균형

Acid-Base Balance during Exercise

■ 학습 목표

이 장을 공부함으로써 다음과 같은 내용을 할 수 있어야 한다:

1. *산*, *염기*, 산도의 개념을 이해할 수 있다.
2. 운동 중 수소 이온이 생성되는 주된 요인을 이해할 수 있다.
3. 운동수행력에 있어 산–염기 조절의 중요성에 대해 이해할 수 있다.
4. 주요 세포 내 완충제와 세포 외 완충제를 설명할 수 있다.
5. 운동 중 산–염기 조절에서 호흡의 역할을 설명할 수 있다.
6. 운동 중 산염기 조절에서 세포 내/외 완충제와 호흡계 사이의 상호작용에 대해 설명할 수 있다.

■ 학습 목차

산, 염기, 산도
운동 중 수소 이온 생성
운동 중 산–염기 조절의 중요성
산–염기 완충체계
세포 내 완충제
근섬유 유형과 훈련이 세포 내 완충능력에 미치는 영향
세포 외 완충제
호흡계가 산–염기 균형에 미치는 영향
신장을 통한 산–염기 균형 조절
운동 중 산–염기 균형 조절

■ 핵심 용어

강산(strong acid)
강염기(strong base)
산(acid)
산도(pH)
산증(acidosis)
수소 이온(hydrogen ion)
알칼리증(alkalosis)
염기(base)
완충제(buffer)
이온(ion)
호흡 보상(respiratory compensation)

이온(ion)은 전자를 잃거나 전자를 얻은 모든 원자를 말한다. **수소 이온**(hydrogen ion)은 전자를 잃으며 형성되고, 수소 이온을 방출하는 분자는 *산*이며 수소 이온과 쉽게 결합하는 물질을 *염기*라 한다. 생리학에서 체액의 수소 이온 농도는 pH 단위로 표현된다. 산-염기 항상성을 유지하기 위해서는 체액의 pH(정상 동맥혈 pH = 7.40 ± 0.02)를 조절해야 한다. 수소 이온의 농도인 pH는 효소가 조절하는 대사작용의 속도를 변화시키고 정상적인 신체의 기능을 변화시킬 수 있기 때문에 중요하다. 그리고 산-염기 균형은 수소 이온의 농도과 밀접한 관계가 있다. 고강도의 운동은 수소 이온의 생성으로 인한 수소 이온 조절 체계에 심각한 문제를 일으킬 수 있으며, 수소 이온은 특정한 유형의 고강도 운동에서 운동수행력을 제한할 수 있다(7, 10, 15, 17, 21). 수소 이온의 축적은 운동수행력에 잠재적으로 해로운 영향을 미칠 수 있으므로 운동 생리학을 공부하는 학생들이 산-염기조절을 이해해야 한다.

산, 염기, 산도

수소 이온은 생물계에서 가장 단순하면서도 가장 중요한 이온 중 하나이다. 수소 이온의 농도는 화학반응 속도, 효소와 다양한 세포 단백질의 기능과 모양, 세포 자체의 성질에 영향을 미칠 수 있다(11, 47).

산(acid)은 수소 이온을 방출하여 수용액의 수소 이온 농도를 순수한 물보다 높일 수 있는 분자로 정의되고, 반대로 **염기**(base)는 수소 이온과 결합하여 수용액의 수소 이온 농도를 낮출 수 있는 분자로 정의된다.

수소 이온을 전적으로 방출(이온화)하는 산을 **강산**(strong acid)이라 한다. 예를 들어 황산은 황을 포함하는 아미노산(예: 시스테인)의 대사에 의해 생산되는 강산이다. 정상적인 체내 pH에서 황산은 거의 모든 수소 이온을 방출하여 체내 수소 이온의 농도를 높인다.

수소 이온을 전적으로 받아들이는 분자를 **강염기**(strong base)라 한다. 중탄산 이온(HCO_3^-)은 생물학적으로 중요한 강염기의 예시이다. 중탄산염 이온은 체내에서 비교적 높은 농도를 가지는데, 중요한 점은 중탄산 이온은 수소 이온과 결합하여 약산인 탄산을 형성한다는 것이다. 운동 중 산-염기 균형 조절에 있어 중탄산 이온의 역할은 이 장 후반부에 논의될 것이다.

앞서 설명한 것과 같이 수소 이온의 농도는 0~14의 범위로 pH 단위를 사용하여 표시된다. pH 값이 7 미만인 용액은 산성이고, pH 값이 7 이상인 용액은 염기성이다. 용액의 **pH**는 수소 이온(H^+) 농도의 음의 로그로 정의된다. 로그는 지수의 역함수로 로그 1이 더해지기 위해서는 진수가 거듭제곱되어야 하는 것을 기억하라. 예를 들어 밑이 10인 로그에서 진수가 100이면 2이다 ($\log_{10} 100 = 2$). 그러므로 pH의 정의는 다음과 같이 수학적으로 나타낼 수 있다.

$$pH = -\log_{10} [H^+]$$

예를 들어 $[H^+]$ = 40 nM (0.000000040 M)이면 pH는 7.40이다. H^+의 농도와 수산화 이온(OH^-)의 농도가 같다면 용액은 중성이 된다. 이는 H^+와 OH^-의 농도가 모두 0.00000010 M인 순수한 물의 경우가 그러하다. 따라서 순수한 물의 pH는 다음과 같이 나타낼 수 있다.

$$pH(\text{순수한 물}) = -\log_{10} [H^+] = 7.0$$

그림 11.1(*a*) 및 (*b*)는 pH 농도와 동맥혈의 정상 pH가 7.4라는 것을 나타내고 있다. 그림 11.1(*a*)는 H^+의 농도가 증가하면 pH가 감소하여 용액이 산성이 되고, 반대로 H^+의 농도가 감소하고 pH가 감소하면 용액이 염기성이 된다는 것과 함께 산성과 염기성의 pH를 나타내는 일반적인 용액의 예시를 보여주고 있다. 그림 11.1(*b*)는 사람의 혈액 pH의 생존 범위를 보여주며 혈액의 H^+ 농도가 증가하면 pH가 감소하여 **산증**(acidosis)이 발생하는 것을 다시 한번 보여준다. 반대로 H^+ 농도가 감소하면 pH가 증가하여 용액이 더 염기성(알카리성)이 되고, 이를 **알카리증**(alklosis)이라고 한다. 산증 또는 알카리증을 유발하는 조건은 그림 11.2에 요약되어 있다.

정상적인 동맥 pH는 7.4이며 건강한 사람은 0.05 pH 이내로 변화를 보인다(43). 체내에서 산-염기 항상성을 유지하지 못하면 치명적인 결과를 초래할 수 있다. 실제로 혈중 pH의 작은 변화라도 기관계 기능에 부정적인 영향을 미칠 수 있다. 특히 산증은 중추신경계와 심혈관계에서 장애를 초래할 수 있는데, 예를 들어 정신착란과 피로감을 유발할 수 있다. 더 나아가 동맥 pH의 증가 또는 감소 모두 심장의 비정상적인 전기활동을 유발하여 리듬장애를 초래할 수 있으며 동맥 pH 값이 7.0 미만이거나 7.8 이상이면 치명적 결과를 초래할 수 있다(20, 43). 따라서 사람의 산-염기 균형은 0.05 pH 단위 미만으로 변화하지만, 이러한 한계는 건강한 사람에게는 거의 경험하지 못하는 극한값을 나타낸다. 그러나 많은 질병들은 산-염기 장애를 일으키는데, 이에 대한 내용은 임상 적용 11.1에 자세히 설명되어 있다.

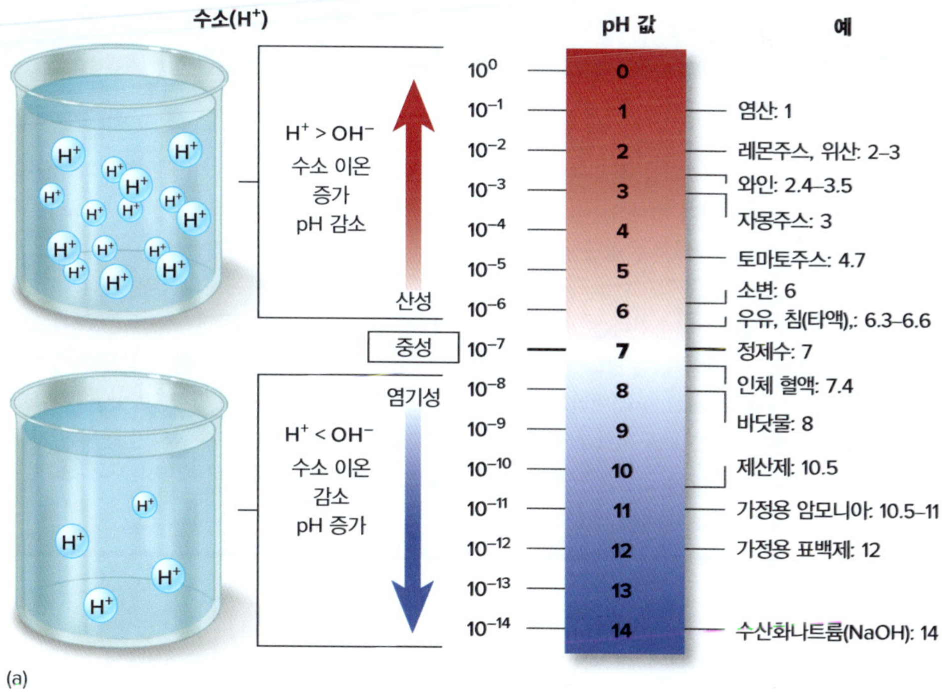

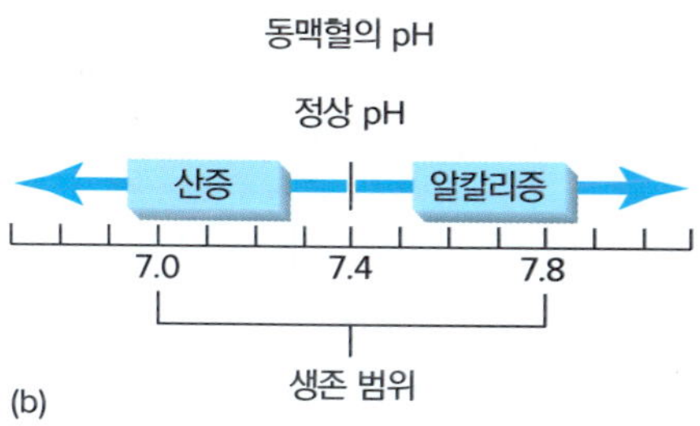

그림 11.1 (*a*) pH 척도는 수소 이온(H^+)과 수산화 이온(OH^-)의 상대 농도를 측정한 값이다. 중성 용액은 동일한 양의 H^+와 OH^-를 가지고 있다(즉, pH = 7.0). 일반적인 용액의 예와 pH는 그림 오른쪽에 나타나 있다. (*b*) pH 척도. 동맥혈의 pH가 정상 값인 7.4 이하로 떨어지면 산증이라고 하고, 반대로 pH가 7.4 이상으로 증가하면 혈액 알칼리증이 발생한다.

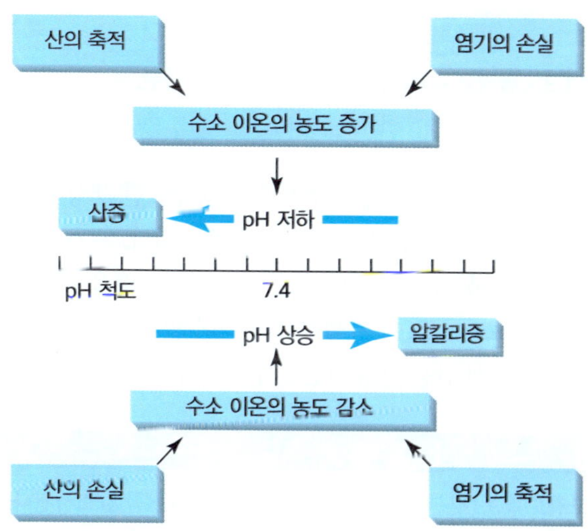

그림 11.2 산증은 산의 축적이나 염기의 부족으로 인해 발생하고, 알칼리증은 산의 손실이나 염기의 축적으로 인해 발생한다.

요약 *In Summary*

- 산은 수소 이온을 방출하는 분자로 정의되며, 수용액(예: 체액)의 수소 이온 농도를 증가시킨다.
- 염기는 수소 이온과 결합할 수 있는 분자로 수소 이온의 농도를 낮추고, pH를 증가시킨다.
- 용액의 수소 이온 농도의 단위는 pH이다. 용액의 pH는 수소 이온 농도의 음의 로그로 정의된다:

$$pH = -\log_{10}[H^+]$$

운동 중 수소 이온 생성

운동 중 수소 이온이 생성되는 주요 부위(primary site)에 대해서는 많은 의견이 있다(3, 19, 29). 그럼에도 불구하고 고강도 운동에 의해 근육과 혈액의 pH가 현저하게 감소하는 것은 분명하다. 다양한 요인에 의해 운동으로 인한 근육의 pH가 감소하는 것으로 알려져 있다. 운동 유발성 근육의 산증의 3가지 주요한 원인은

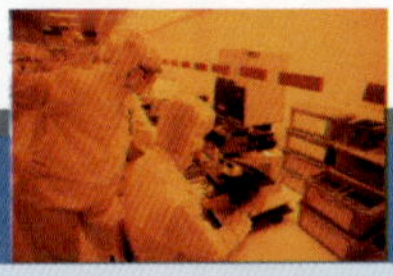

임상 적용 11.1

대사산증과 대사알칼리증을 촉진하는 상태와 질환

앞서 언급했듯이 체내 산-염기 항상성을 유지하지 못하면 심각한 결과를 초래할 수 있으며 필수 기관의 기능장애로 이어질 수 있다. 실제로 동맥 pH의 비교적 작은 변화(0.1~0.2 pH)도 장기 기능에 상당한 부정적인 영향을 미칠 수 있다(20).

대사산증(metabolic acidosis)은 체내 산의 양이 증가하여 발생하고, 여러 조건과 질병 상태에 따라 대사산증이 유발될 수 있다. 예를 들어, 며칠 동안 음식을 먹지 않는 장기간의 공복은 지방 대사의 부산물인 케톤산을 높은 수준의 체내에서 생성하게 되어 대사산증을 발생시킬 수 있다. 극단적인 상황에서는 대사산증이 사망까지 이어질 수 있다.

당뇨병은 대사산증을 촉진하는 일반적인 대사성 질환으로, 조절되지 않는 당뇨병은 당뇨병케톤산증(diabetic ketoacidosis)이라고 하는 대사산증을 초래할 수 있다. 공복으로 인한 산증과 마찬가지로 당뇨병케톤산증도 높은 수준의 지방 대사로 인한 케톤산 과잉 생산으로 인해 발생한다. 전 세계적으로 이러한 형태의 산증으로 인해 매년 수많은 사망자가 발생하고 있다(20, 43).

대사알칼리증은 체내의 산의 손실로 인해 발생한다. 대사알칼리증을 유발하는 조건으로는 극심한 수준의 구토와 산 손실을 초래하는 신장질환과 같은 질병이 있다(20, 43). 이 두 가지 상황 모두에서 산이 손실되면 체내 염기가 과잉되어 대사알칼리증이 발생한다.

다음과 같다(13, 26).

1. **운동으로 인한 골격근의 이산화탄소 및 탄산의 생성.** 탄수화물, 지방, 단백질의 산화는 물과 반응하여 탄산(H_2CO_3)을 생성할 수 있는 이산화탄소를 최종적으로 생산한다. 생성된 탄산은 다시 H^+를 해리하여 중탄산염(HCO_3^-)을 생성한다.

$$CO_2 + H_2O \longleftrightarrow H^+ + HCO_3^-$$

CO_2는 폐에서 제거될 수 있는 기체 형태로 종종 *휘발산*(volatile acid)이라 불린다. 하루 동안 신체는 산화적 인산화와 같은 정상적인 대사작용으로 인해 다량의 CO_2를 생성한다. 운동 중 발생하는 대사작용에서 CO_2의 생산량이 증가하여 신체에 가해지는 "휘발산"의 부하가 증가한다.

2. **운동으로 인한 근육의 젖산 생성.** 고강도 운동 중 근육에서 생성되는 젖산(젖산염)이 근육의 pH를 감소시키는 것으로 알려져 있지만 아직까지 이에 대한 논쟁이 있다(3, 29).
3. **운동으로 인한 ATP 분해.** 근육이 수축하는 동안 에너지를 위한 ATP 분해는 H^+를 방출한다(37). ATP 분해는 다음과 같은 반응을 나타낸다.

$$ATP + H_2O \rightarrow ADP + HPO_4 + H^+$$

따라서 ATP 분해는 근수축 중 주요한 H^+공급원이 될 수 있다.

요약하자면, 운동 유발성 산증의 주요 원인에 대해서는 논란의 여지가 있다. 그럼에도 불구하고 수축하는 근육은 다양한 부위에서 H^+를 생산하고 운동으로 인한 산증(acidosis)의 원인은 여러 다른 경로에서 생성되는 H^+의 생산에 의해서 기인한다. 그림 11.3은 수축하는 골격근에서 수소 이온의 주요한 생성부위로 여겨지는 3가지 대사과정의 요약을 나타내고 있다. 추가적으로 어떠한 종목과 운동이 산-염기 장애 위험에 큰 영향을 미치는지는 자세히 살펴보기 11.1에 자세히 설명되어 있다. 표 11.1은 몇몇 인기 스포츠에서 산증 발생 위험을 추정하여 나타내었다.

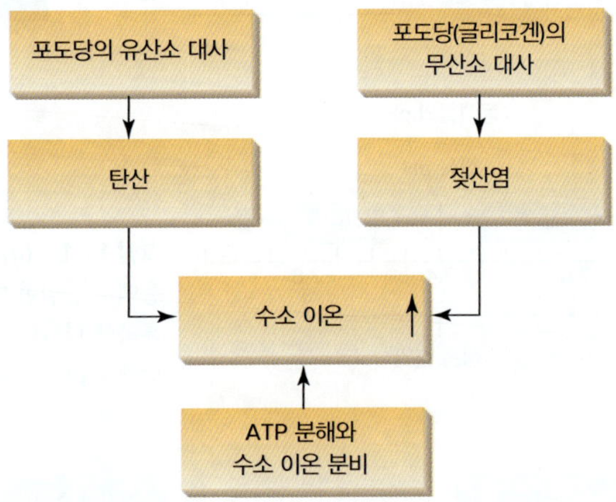

그림 11.3 골격근 수축 시 수소 이온의 주요 공급원.

요약 *In Summary*

- 고강도 운동(젖산 역치 이상)은 근육과 혈액 pH를 감소시킨다.
- 운동으로 인한 근육 pH의 감소는 (1) 이산화탄소 생성 증가, (2) 젖산 생성 증가, (3) ATP 분해 중 발생하는 수소 이온과 같은 여러 요인으로 인해 발생한다.
- 고강도 운동이 필요한 스포츠 경기에서 운동 중 산-염기 장애를 일으킬 위험이 있다(표 11.1).

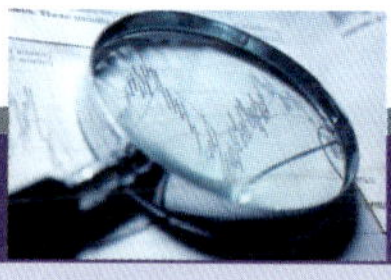

자세히 살펴보기 11.1

스포츠와 운동으로 인한 근육의 산-염기 균형 장애

어떤 유형의 스포츠와 운동이 골격근의 산-염기 균형 장애를 촉진할까? 일반적으로 45초 이상 지속되는 고강도 근수축이 필요한 모든 스포츠와 운동은 상당한 양의 수소 이온을 생성하여 근육과 혈액 pH를 감소시킬 수 있다. 표 11.1은 인기 있는 스포츠와 각 스포츠에서 근육 산-염기 균형 장애가 발생할 상대적 위험도를 나타내었다. 산-염기 장애의 위험도는 상, 중, 하의 단계로 분류된다.

축구처럼 하~중 정도의 위험 범주로 분류되는 스포츠의 경우, 근육 산-염기 장애의 위험은 선수의 노력과 관련이 있다. 지속적으로 100%의 노력으로 경기하는 공격적인 선수는 경기 중 "절반 속도"로 경기하는 선수에 비해 산-염기 불균형이 발생할 가능성이 더 높다. 5,000 m 달리기, 10,000 m 달리기와 같은 육상 경기는 각각 하, 하~중 정도의 산염기 장애 위험으로 분류되어 있다. 이러한 유형의 트랙 경주에서 선수는 일반적으로 대부분의 경기 동안 소량의 수소 이온을 생성하지만, 마지막 바퀴에서 결승점을 향해 지속적으로 질주하면서 상대적으로 많은 양의 수소 이온을 생성하여 근육과 혈액에 산-염기 장애를 초래할 수 있다.

산-염기 장애는 근피로를 유발하고 운동 능력을 제한할 수 있기 때문에 운동과학자들은 혈액의 완충능력을 높이면 운동 능력이 향상될 수 있다는 가능성에 흥미를 가진다. 이 주제에 대한 자세한 내용은 향상 비법 11.1을 참조하라.

표 11.1 스포츠 종목별 산-염기 장애 위험

스포츠 종목	산-염기 장애 위험
야구	하
농구	하~중
복싱	하~중
크로스컨트리 스키	하
미식축구(미국)	하
100 m 스프린트	하
100 m 수영	상
400 m 달리기	상
800 m 달리기	상
1,500 m 달리기	중~상
5,000 m 달리기	중
10,000 m 달리기	하~중
마라톤 달리기	하
축구	하~중
웨이트리프팅(저반복)	하
배구	하

운동 중 산-염기 조절의 중요성

앞서 설명한 것처럼 고강도(젖산 역치 이상) 운동은 다량의 수소 이온을 생성한다. 이러한 수소 이온은 다른 분자와 상호작용하여 형태와 기능을 변화시키고 세포 기능에 부정적인 영향을 미칠 수 있다(15, 17, 34, 42). 예를 들어, 고농도의 수소 이온은 효소의 활동을 감소시켜 효소의 기능에 영향을 미칠 수 있으며, 이는 정상적인 대사작용에 부정적인 영향을 미칠 수 있다.

근육 pH의 변화는 운동수행력에 어떠한 영향을 미칠까? 근육 내 수소 이온 농도가 증가하면 적어도 2가지 방식으로 운동수행력이 저하될 수 있다. 첫째, 수소 이온 농도가 증가하면 무산소성(해당과정) 및 유산소성 ATP 생성에 관여하는 주요 효소가 억제되어 근육세포의 ATP 생성 능력이 감소한다(15). 둘째, 수소 이온은 트로포닌의 결합 부위에서 칼슘 이온과 경쟁하여 수축 과정을 방해한다(15, 46). 이것은 19장에서 자세히 설명한다.

요약 In Summary

- 수소 이온은 분자와 상호작용하여 크기와 기능을 변화시킬 수 있다.
- 운동 중 산-염기 항상성을 유지하지 못하면 ATP 생성을 담당하는 대사경로를 억제하거나 운동하는 근육의 수축과정을 방해하여 운동 능력을 저하시킬 수 있다.

산-염기 완충체계

앞서 설명한 것처럼 고강도 운동 중에 수소 이온이 빠르게 축적되면 운동수행력에 부정적인 영향을 미칠 수 있다. 따라서 신체가 산-염기 상태를 조절할 수 있는 제어 시스템을 갖추고 있어 pH의 급격한 감소 또는 증가를 방지하는 것이 중요하다. 체액의 수소 이온 농도를 조절하는 가장 중요한 수단 중 하나는 완충체계이다. **완충제**(buffer)는 수소 이온 농도가 높아지면 수소 이온을 제거하고 수소 이온 농도가 낮아지면 수소 이온을 방출하여 pH 변화에 대응한다.

완충제는 흔히 약산과 그의 *짝염기*로 이루어져 있다. 완충제가 pH 변화에 저항하는 능력은 2가지 요인에 따라 달라진다. 첫째, 각각의 완충제는 완충제로 작용하기 위한 각각의 고유한 생리화학적 능력이 다르다. 다시 말하면, 각각의 완충제는 완충능력이 다르다는 것이다. 둘째, 용액내의 완충제의 농도에 따라 완충능력이 달라진다(23, 40). 특정 완충제의 농도가 높을수록 pH의 변화를 방지하는 데 더 효과적일 수 있다.

표 11.2	화학적 산-염기 완충체계	
완충제	성분	작용
중탄산염	중탄산염(HCO_3^-)	강산을 약산으로 변환
인산염	인산염(HPO_4^-)	강산을 약산으로 변환
단백질	히스티틴기를 포함한 단백질	수소 획득
히스티딘-디펩타이드	주성분은 카르노신임	수소 획득

세포 내 완충제

운동으로 인한 pH 감소로부터 보호하는 첫 번째 방어선은 근섬유 자체에 있다. 실제로 근섬유는 2가지 방식으로 수소 이온의 축적과 세포 pH 감소를 방지할 수 있다. 첫째, 근섬유는 수소 이온을 제거할 수 있는 다양한 종류의 화학 완충제를 가지고 있다. 둘째, 근섬유막(근섬유초)에는 수소 이온을 근섬유 내부에서 간극공간으로 이동시키는 2가지 주요 유형의 수소 이온 전달체가 있다. 이러한 각각의 완충체계에 대해 더 자세히 논의하도록 한다.

근섬유의 세포질에는 4가지 주요한 세포 내 화학 완충제가 존재한다: (1) 중탄산염, (2) 인산염, (3) 세포 단백질, (4) 히스티딘-디펩티드(histidine-dipeptides, 주로 카르노신)(1, 26, 40). 근섬유 내의 중탄산염은 운동 중 유용한 완충제가 된다(4, 16). 또한 인산염을 포함하는 여러 화합물들은 근섬유 내에서 완충제 역할을 할 수 있고, 특히 운동 시작 시 유용하다(23). 다양한 세포 내 단백질은 수소 이온을 받아들일 수 있는(완충작용) 아미노산인 히스티딘을 포함하고 있다. 이러한 세포 단백질과 수소 이온의 결합은 약산을 형성하여 세포 pH의 감소를 방지한다. 마지막으로, 근섬유는 수소 이온을 완충할 수 있는 히스티딘-디펩티드(디펩티드는 2개의 연결된 아미노산임)를 함유하고 있다. 골격근에 포함된 히스티딘-디펩티드 중 하나는 카르노신이며 여러 증거들은 이 카르노신이 근섬유에서 중요한 완충제임을 나타낸다(41). 4가지 세포 내 화학 완충체계는 종합적으로 작용하여 고강도의 운동 중 근육 pH의 감소로부터 근육을 보호한다. 이러한 완충체계에 대한 요약은 표 11.2에 정리되어 있다.

근육 pH의 항상성은 근섬유에서 간질공간으로 수소 이온을 운반하여 조절되며, 이러한 수소 이온은 세포 외액과 혈액 완충체계에 의해 조절된다. 나트륨-수소 교환체(sodium-hydrogen exchanger, NHE)와 모노카복실레이트 전달체(monocarboxlate transporter, MCT)는 근섬유막 간 수소 이온을 이동시키는 주요한 전달체이다. NHE는 나트륨 이온을 근육 내부로, 수소 이온을 근육에서 간극 공간으로 이동시킨다(그림 11.4). 구체적으로 설명하자면 이 교환체는 나트륨 이온 1개와 수소 이온 1개를 교환하여 세포 밖으로 이동시키는 것이다. 두 번째 수소 이온 전달체는 MCT이다. 인간의 골격근에는 MCT1과 MCT4로 명명된 두 가지 다른 MCT가 있다. 두 분자 모두 근섬유에서 젖산염과 수소 이온을 일대일로 공동수송한다. 다시 말해 MCT 분자는 1개의 젖산염 분자와 수소 이온을 근섬유를 가로질러 밖으로 수송한다는 것이다. 연구는 고강도 운동 중 이러한 전달체가 근육 pH 조절에

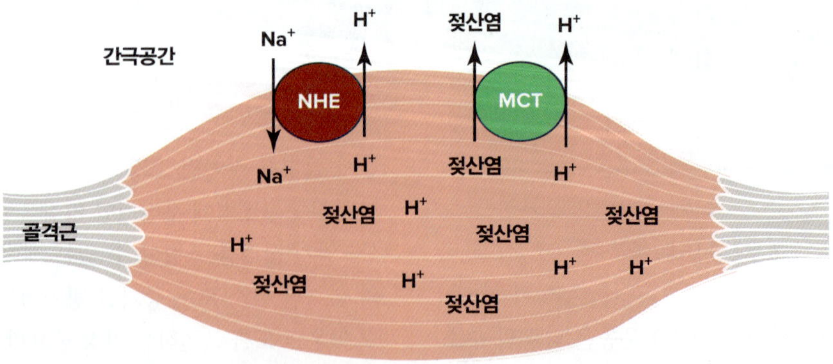

그림 11.4 골격근 섬유의 두 가지 중요한 수소 이온 수송체 그림. 나트륨-수소 교환체(NHE)는 1개의 나트륨 분자를 골격근 섬유 내부로 가져오고 1개의 수소 이온을 섬유 밖으로 교환한다. 모노카복실레이트 수송체(MCT)는 1개의 젖산 분자와 1개의 수소 이온을 근섬유 밖으로 함께 수송한다.

중요하다는 것을 나타내고 있다.

근섬유 유형과 훈련이 세포 내 완충능력에 미치는 영향

앞에서 논의된 것처럼, 2가지 방식으로 수소 이온의 축적과 세포 pH 감소를 보호할 수 있다: (1) 세포 내 완충제, (2) 수소 이온을 근섬유 내부에서 간극 공간으로 이동시키는 전달체. 연구들은 지근 섬유(type I)에 비해 세포 내 완충능력이 속근 섬유(type II)에서 더 높은 것을 밝혀냈다(1). 속근 섬유는 고강도 운동 중 젖산염과 수소 이온을 모두 높은 수준으로 생성하기 때문에 고강도 운동에서 속근 섬유가 높은 완충능력을 가지는 것은 운동수행력에 도움을 준다.

여러 연구에 따르면 고강도 운동은 개인의 사전 훈련배경에 상관없이 근육의 완충능력을 향상시키는 것을 밝혀냈다(9, 16). 훈련으로 인한 근육의 완충능력을 설명하는 정확한 메커니즘은 아직까지 논쟁의 여지가 있지만, 그럼에도 불구하고 훈련을 통해 근섬유의 카르노신과 수소 이온 전달체(MCT)의 양이 증가된다는 사실이 보고되고 있다(9, 16). 따라서 훈련으로 인한 근육의 완충능력의 향상은 카르노신과 수소 이온 전달체의 증가 때문인 것으로 보인다.

세포 외 완충제

혈액은 3개의 주요 완충체계를 가지고 있다(4, 17, 26). (1) 단백질, (2) 헤모글로빈, (3) 중탄산염. 혈액 단백질은 세포외 공간에서 완충제 역할을 한다. 세포 내 단백질과 마찬가지로 혈액 단백질은 약산인 이온화기를 포함하기 때문에 완충제 역할을 할 수 있다. 그렇지만 혈액 단백질은 소량으로 존재하기 때문에 고강도 운동 시 완충제로서의 기능은 제한적이다.

대부분의 혈액 단백질에 비해 헤모글로빈은 더 중요한 완충제이며 안정 시 주요한 혈액 완충제 역할을 한다. 실제로 헤모글로빈의 높은 농도로 인해 혈장 단백질보다 약 6배에 달하는 완충능력을 가지고 있다(13, 26). 또한 산소와 결합되어있는 헤모글로빈보다 산소와 결합하지 않은 헤모글로빈이 완충제로서의 완충능력이 좋다. 결과적으로 모세혈관에서 헤모글로빈의 산소가 제거되면 조직에서 혈액으로 이산화탄소가 유입될 때 발생하는 수소 이온과 결합하기 쉬워진다. 따라서 헤모글로빈은 이산화탄소가 유입되어 발생하는 pH 변화를 최소화하는 데 도움을 준다(13).

중탄산염의 완충체계는 신체에서 가장 중요한 세포 외 완충체계이다(4, 26). 이러한 사실은 혈중 중탄산염 농도의 증가(중탄산염 섭취)로 인해 특정 종목에서 운동수행력이 증진된다는 연구 결과들을 통해 확인되고 있다(향상 비법 11.1 참조) (4, 7, 21, 27).

중탄산염 완충체계에는 탄산(H_2CO_3)이 포함되며, 다음과 같은 해리반응을 거쳐 중탄산염(HCO_3^-)을 형성한다.

$$CO_2 + H_2O \longleftrightarrow H_2CO_3 \longleftrightarrow H^+ + HCO_3^-$$

완충제로서 작용하는 중탄산염(HCO_3^-)과 탄산(H_2CO_3)의 능력은 헨더슨-하셀바흐(Henderson-Hasselbalch) 공식을 통해 수학적으로 아래와 같이 나타낼 수 있다.

$$pH = pKa + \log_{10}\left(\frac{HCO_3^-}{H_2CO_3}\right)$$

pKa는 H_2CO_3의 해리상수로 항상 6.1이다. 즉, 헨더슨-하셀바흐 공식은 약산 용액의 pH는 용액내 염기(중탄산) 농도와 산(탄산) 농도의 비율에 의해 결정되는 것을 알 수 있다. 동맥혈의 정상 pH는 7.4이며, 중탄산염과 탄산의 정상 비율은 20:1이다.

헨더슨-하셀바흐의 공식을 사용하여 동맥혈의 pH를 계산해 보자. 정상적인 혈액의 중탄산염의 농도는 24 mEq/L이고 탄산의 농도는 1.2 mEq/L이다. mEq/L는 농도의 단위이며 리터당 밀리당량이라는 점을 기억하라. 그러므로 혈액의 pH는 다음과 같이 계산될 수 있다.

$$pH = pKa + \log_{10}\left(\frac{24}{1.2}\right)$$
$$= 6.1 + \log_{10}$$
$$= 6.1 + 1.3$$
$$pH = 7.4$$

전통적인 관점에서 산-염기구조는 중탄산염과 수소 이온의 농도를 pH의 2가지 주요 결정요인으로 간주했지만, 1980년대 초 체내 pH 균형 조절의 복잡성을 나타내는 새로운 개념이 소개되었다. 스튜어트(Peter Stewart)가 제시한 새로운 개념은 과학에서 중요한 인물 뇌돌아보기 11.1에서 설명하였다.

요약 *In Summary*

- 인체는 완충체계를 통해 산-염기 균형을 유지한다. 완충제는 pH가 낮아지면 수소 이온을 제거하고 pH가 높아지면 수소 이온을 방출하여 pH 변화를 막는다.
- 주요한 세포 내 완충제는 단백질, 인산염, 중탄산염, 히스티딘-다이펩티드(예: 카르노신)이다.
- 근섬유에는 근섬유 내부에서 간질 공간으로 수소 이온을 운반하는 두 가지 중요한 수소 이온 전달체가 있다: (1) 나트륨/수소 교환체, (2) 모노카복실레이트 전달체.
- 주요한 세포 외 완충제로는 중탄산염, 헤모글로빈, 혈액 단백질 등이 있다.

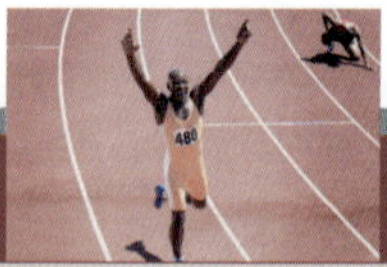

향상 비법 11.1

스포츠 현장에 적용되는 운동 생리학

운동으로 인한 산-염기 장애를 완충하고 운동 능력을 향상시키는 영양 보충제

근육 내 산증은 근피로와 연관되어 있기 때문에 많은 연구자들은 고강도 운동 중 완충능력을 높여 운동 능력을 개선하기 위한 영양 보충제를 연구하고 있다. 산 함량이 낮은 식단은 혈장 pH를 높일 수 있지만, 이러한 식단은 고강도와 초고강도 운동에서는 운동수행력을 개선하지 못한다(2). 반면 중탄산나트륨, 구연산나트륨, 베타-알라닌을 포함한 보충제는 완충능력을 개선함과 동시에 격렬한 강도와 고강도 운동 중에 운동 능력을 향상시킬 수 있는 잠재력을 가지고 있다. 근육 완충능력과 운동수행능력 향상에 대한 과학적 근거가 있는 보충제에 좀 더 자세히 알아보자.

중탄산나트. 중탄산염은 근육막(근육속막)을 자유롭게 통과하지 못하지만 세포 외 및 세포 내 모두에서 pH를 유지하는 데 중요한 역할을 한다. 휴식 중인 사람의 경우 중탄산염의 세포 외 농도(~30 mM)는 세포 내 농도(~10 mM)의 약 3배에 달하는데, 이는 중탄산나트륨(sodium bicarbonate) 보충이 혈액 pH를 완충하여 근섬유에서 수소 이온의 수송을 증가시킴으로써 운동 능력에 도움이 될 수 있다는 생각을 불러일으키게 한다(39). 이렇게 하면 수소 이온이 근육 ATP 생성과 수축 과정 자체에 미치는 부정적인 영향을 줄일 수 있다.

중탄산나트륨은 운동수행력과 관련되어 가장 많이 연구된 pH 완충 보충제이다(8). 많은 연구에 따르면 적절한 조건에서 선수가 운동 전에 중탄산나트륨을 섭취하면 고강도 운동수행능력이 향상될 수 있다는 점을 밝혀냈다(6, 7, 8, 12, 27, 31-33, 35, 38). 예를 들어, 여러 연구 결과에 따르면 중탄산나트륨을 섭취하여 혈액 완충능력을 높이면 최대 산소 섭취량의 80~120%에 달하는 고강도 운동을 하는 동안 탈진에 이르는 시간이 증가하는 것으로 나타났다. 또 다른 연구에 따르면 중탄산나트륨을 반복적으로 섭취하면 간헐적으로 매우 높은 강도의 운동을 하는 운동선수에게 도움이 될 수 있다고 한다(8). 종합적으로 볼 때, 중탄산나트륨 보충제는 혈중 젖산염 농도가 4 mM를 초과하는 격렬한 운동을 할 때 가장 유용한 것으로 보인다(8).

이러한 이해를 바탕으로, 중탄산나트륨 보충제는 30초 미만, 30초~10분, 10분 이상의 "최대운동" 시합의 세 가지 시간 범위 내에서 운동 결과를 개선할 수 있다(8). 예를 들어, 선행된 연구 결과에 따르면 중탄산나트륨은 60초 동안의 최대운동을 최대 2%까지 개선하는 것으로 나타났다(5). 게다가, 최대 산소 섭취량을 초과하는 고강도 운동을 반복적으로 사용한 연구에서는 운동 전 중탄산나트륨 섭취가 운동수행력을 최대 8%까지 향상시키는 결과를 나타내었다(19). 이러한 실험실 연구 외에도 유도, 수영, 수구 등 주로 무산소성 대사를 필요로 하는 활동에서 중탄산나트륨이 운동수행력 개선에 도움이 된다는 증거도 존재한다(19).

운동선수는 경기 전에 중탄산나트륨 사용 여부를 결정할 때 위험성을 인지해야 한다. 혈액 완충능력을 개선하는 데 필요한 양의 중탄산나트륨 섭취는 설사와 구토 같은 위장문제를 유발할 수 있다(7, 38). 대부분의 연구에서는 0.3 g/kg 정도의 보충제를 사용하며, 중탄산나트륨 용액을 섭취하는 것이 알약 형태의 보충제보다 더 효과적일 수 있다는 증거도 있다. 중탄산나트륨의 복용이 비훈련자에게 운동수행력의 개선의 효과를 나타내는 반면, 엘리트 운동선수와 훈련받은 사람에게 효과가 미미하다는 문제로 인해 명확한 효과를 입증하기 어려워지고 있다(8).

구연산나트륨. 중탄산나트륨과 마찬가지로 구연산나트륨(sodium citrate)은 세포 외 완충능력을 증가시킬 수 있는 또 다른 보충물이다(de Oliveria, 19, 25). 세포 외 pH 완충을 위해 2번째로 활발하게 연구된 보충제인 구연산나트륨은 적절한 상황에서 운동 능력을 향상시킬 수 있다는 증거가 제시되고 있다(de Oliveria). 고용량의 구연산나트륨(0.3~0.5 g/kg 체중)의 섭취는 혈중 젖산염 농도가 4 mM 이상으로 높아질 때 운동수행력을 개선시킬 수 있기 때문에 중탄산나트륨의 투여전략과 거의 동일하다(8, 19).

안타깝게도, 구연산나트륨을 과다 섭취하면 메스꺼움, 위장 불편, 두통 등의 부작용이 발생할 수 있다. 따라서 경기 전 구연산나트륨의 사용 여부에는 부작용을 고려해야 한다. 이와 관련된 최근 메타분석은 구연산나트륨은 중탄산나트륨의 절반 정도 효과를 가지고 있지만, 부작용은 비슷한 수준인 것으로 보고하였다(8).

베타-알라닌 최근 연구에 따르면 베타알라닌의 보충은 운동으로 인한 산증을 예방하고 단시간 고강도 운동 시 운동수행력을 개선하는 데 도움이 될 수 있다고 한다(40, 41). 베타알라닌은 간, 내장, 신장에서 생성되는 비필수 아미노산이다. 그러나 공복 시 베타알라닌의 혈중농도가 낮다는 점이 내생적 합성이 제한적이라는 것을 나타낸다.

베타-알라닌이 산증을 보호하는것은 베타-알라닌이 골격근에서 카르노신 합성을 위한 중요한 전구체라는 사실과 연결된다. 본문에서 설명한 것처럼 카르노신은 흥분성 세포(예: 뉴런, 골격근과 심근섬유)의 세포질에서 발견되는 작은 분자(디펩티드)이다(19). 카르노신은 수소 이온을 완충하고 운동으로 인한 세포 pH 감소를 방지하는 기능을 포함하여 몇 가지 중요한 생리적 기능을 가지고 있다(19).

베타-알라닌의 가용성은 근섬유에서 카르노신 합성 속도를 조절하는 인자라는 점이다. 하지만 베타-알라닌을 2주 이상(하루 2~3 g)으로 섭취하면 근육의 카르노신 수준을 60~80% 증가시킨다. 중요한 점은 근육의 카르노신 수준의 증가가 근육 완충능력의 3~5% 증가와 연관되어 있다는 것이다(19). 이론적으로 이러한 세포 내 완충능력의 증가는 고강도 운동 시 운동수행력의 개선으로 이어질 수 있다. 이와 관련하여 베타-알라닌 보충제가 1~4분 동안 지속되는 달리기와 사이클링 종목 모두에서 고강도 운동수행력을 향상시킨다는 증거가 점점 더 많아지고 있다(19). 흥미롭게도 이러한 연구 중 몇몇은 비훈련자에게 베타-알라닌을 보충하였을 때 운동수행력이 12~14%까지 향상되었다고 보고하였다(19, 41). 중탄산나트륨과 구연산나트륨의 사용과 비슷하게도, 많은 연구에서 베타-알라닌 보충제가 비훈련자의 1~10분 동안 지속되는 고강도 운동에서 운동수행력을 향상시킨다는 결론을 내린 반면, 훈련된 개인에서 베타-알라닌 보충제의 효능에 대해서는 논란이 존재한다(41). 베타-알라닌 보충제가 잘 훈련된 사람의 운동수행력을 향상시키지 못하는 것은 훈련이 근육 완충능력을 증가시키기 때문에 베타-알라닌 보충제가 훈련된 피험자의 세포 완충능력을 더 이상 증가시키지 못할 수 있기 때문일 수 있다(41).

유일한 알려진 베타-알라닌 보충의 부작용은 감각이상(피부 따끔거림)이며, 섭취 후 약 20분 후에 시작되어 최대 60분까지 지속된다(19). 감각이상은 인체에 무해하긴 하지만 불쾌하며, 하루 종일 시간차를 두고 복용하면 피할 수 있다(19). 베타-알라닌 보충이 운동수행력에 미치는 영향에 대한 자세한 설명은 추천 문헌의 Saunders 등(2017)을 참조하라.

운동수행력을 개선하기 위한 "완충제 보충물" 사용 시 주의 사항. 적절한 상황에서 중탄산나트륨과 구연산나트륨을 보충하는 것이 세포 외 완충능력을 향상시킬 수 있고, 베타-알라닌의 보충이 세포 내 완충능력을 향상시킬 수 있다는 증거가 점점 더 많아지고 있다. 섭취하는 완충제의 종류에 관계없이 완충제를 과다복용하면 심각한 알칼리증이 발생하여 건강에 부정적인 영향을 미칠 수 있다. 운동수행력 개선을 최대화하고 부작용은 최소화하기 위한 완충제 보충물의 투여하는 데는 미묘한 차이가 있을 수 있다. 따라서 비훈련자가 완충제 보충물 섭취를 통해 가장 많은 이점을 얻을 수 있다는 증거가 늘어나는 상황에서 투여전략의 필요성은 다소 모호한 경향이 있다(8)

운동수행력 개선을 위한 보충물 사용 시 마지막으로 고려해야 할 사항은 해당 화합물의 합법성이다. 산-염기 완충제 사용과 관련하여 일부 스포츠규제기관에서는 경기 중 나트륨 완충제의 사용을 금하고 있다. 중탄산나트륨, 구연산나트륨, 베타-알라닌의 운동수행력 개선 효과에 대한 자세한 내용은 추천 문헌의 junior 등(2015)과 Saunders 등(2017)을 참조하라.

호흡계가 산-염기 균형에 미치는 영향

호흡계가 운동 중 산-염기 균형을 이루는 데 기여한다는 점을 10장에서 설명하였다. 그러나 호흡계가 어떻게 pH를 조절하는지에 대한 자세한 내용을 여기서 살펴보도록 하자. CO_2는 탄산(H_2CO_3)으로 쉽게 변할 수 있기 때문에 휘발산으로 불리는 것을 상기해야 한다. 그리고 혈중 CO_2의 분압이 탄산 농도를 결정한다는 것 또한 염두해야 한다. 예를 들어 헨리의 법칙(Henry's law)은 용액 속 기체의 농도는 분압에 정비례하는 것을 나타낸다. 즉, 분압이 증가하면 용액 내 기체의 농도가 증가하고 반대로 분압이 감소하면 농도도 감소한다는 것이다.

CO_2는 기체이기 때문에 폐에서 제거될 수 있다. 따라서 호흡계는 혈중 탄산과 pH를 조절하는 중요한 기관이다. 산-염기 균형에서 폐의 역할을 이해하기 위해 단산 해리식을 다시 보자.

$$CO_2 + H_2O \leftrightarrow H_2CO_3 \leftrightarrow H^+ + HCO_3$$

이 관계에서는 혈중 CO_2가 증가하면 H_2CO_3가 증가하여 혈중 산도가 높아져 pH가 낮아진다(즉, 반응이 오른쪽으로 이동한다). 반대로 혈중 CO_2가 감소하면(즉, 폐에서 CO_2가 제거되면) 산의 양이 줄어 혈액의 pH가 높아진다(반응이 왼쪽으로 이동한다). 따라서 호흡계는 혈중 CO_2의 양을 조절하여 혈액의 pH를 빠르게 조절하는 수단이다(18, 28, 45).

요약 *In Summary*

- 호흡계는 혈중 이산화탄소 분압 조절을 통해 산-염기 균형을 유지한다.
- 혈중 이산화탄소 분압이 증가하면 pH가 낮아지고, 혈중 이산화탄소 분압이 감소하면 pH가 높아진다.
- 폐 환기의 증가는 몸에서 이산화탄소를 제거하도록 하여 수소 이온을 제거하고 pH를 높일 수 있다.

신장을 통한 산-염기 균형 조절

신장은 단시간 운동 중에는 산-염기 조절에 큰 역할을 하지 못하므로 이 절에서는 산-염기 균형 조절에서의 신장의 역할을 간단하게 살펴보자. 신장의 수소 이온의 농도 조절은 중탄산염의 농도조절을 통해 이루어진다(11, 13, 20, 24). 체액의 pH가 감소하면(수소 이온의 농도 증가) 신장은 중탄산염 배출 속도를 낮춘다. 결과적으로 혈중 중탄산염의 농도가 증가하여 수소 이온의 증가를 완충할 수 있다. 반대로 체액의 pH가 상승하면(수소 이온 농도 감소) 신장은 중탄산염을 빠르게 배출한다. 따라서 신장은 체액에 존재하는 완충제의 양을 변화시킴으로써 수소 이온 농도 조절에 도움을 준다. 중탄산염 농도 조절에 관여하는 신장의 메커니즘은 세관에 위치하여 일련의 과정을 거쳐 세관벽을 통하는 능동수송을 한다.

신장이 운동 중 산-염기 균형을 조절하는 데 중요한 역할을 하지 않는 이유는 무엇일까? 그 이유는 신장이 산-염기 불균형에 반응하는 데 오랜 시간이 걸리기 때문이다. 일반적으로 혈중 수소

과학에서 중요한 인물 되돌아보기

피터 스튜어트(Peter Stewart)는 "강한 이온 차이"의 개념을 제안하며 산-염기 연구에 도전했다

피터 스튜어트(Peter Stewart, 1921~1993)는 캐나다 위니펙에서 태어나고 성장했다. 미네소타 대학교에서 석사학위와 박사학위를 취득하였고, 일리노이 대학교, 에모리 대학교, 브라운 대학교의 교수로 재직하며 오랜 기간 동안 생산적인 연구 경력을 쌓았다.

1970년대에 스튜어트 박사는 산-염기 조절에 깊은 관심을 갖게 되었고 체액의 pH 조절과 관련된 변수를 수학적으로 분석하기 시작하였다. 1981년 「*산-염기 균형을 어떻게 이해할 것인가—생물학과 의학을 위한 산-염기 계량 입문서*(How to Understand Acid-Base Balance—A Quantitative Acid-Base Primer for Biology and Medicine)」라는 책을 출간하여 전통적인 개념에 도전하였다. 이 책은 산-염기 균형을 연구하는 연구자들 사이에서 논란과 논쟁을 불러일으켰다. 이 논란에 대한 개요는 다음과 같다. 역사적으로 수소 이온과 중탄산염 이온의 균형이 체액의 pH를 결정한다고 믿어졌다. 스튜어트 박사는 이 개념에 이의를 제기하며 수소 이온과 중탄산염 이온이 산-염기를 조절하는 독립 변수가 아니라고 주장하였다. 대신에 그는 이러한 변수가 강한 이온 차이,* 이산화탄소 수준, 체액 내 약산과 비휘발성 산의 양 등 다른 요인에 의해 조절되는 종속 변수라고 주장하였다. 그렇다면 헨더슨-하셀바흐 공식을 통한 pH의 계산에 의미가 없는 것인가? 그렇지 않다. 그러나 스튜어트 박사의 연구에 따르면 체내 산-염기 균형을 조절하는 요인은 원래 생각했던 것보다 더 복잡할 수 있다.

몇몇 생리학자들은 산-염기 균형이 유지되는 방식에 대한 스튜어트 박사의 제안을 수긍했지만, 인체에서 pH를 조절하는 방식에 대한 논의는 활발하게 진행되고 있다. 산-염기 조절의 강한 이온 균형 개념에 대한 실질적인 우려는 스튜어트 박사의 강한 이온 차이 방법을 사용하여 pH를 계산하는 데 필요한 모든 변수를 측정하는 데 수반되는 복잡성이다. 이러한 이유로 인해 한동안은 산-염기 균형에 대한 전통적인 접근 방식이 우세할 것으로 예측된다.

*스튜어트 박사의 용어 정의에서는 강한 이온 차이란 체액 안의 강한 양이온(예: 나트륨, 칼륨, 칼슘)과 강한 음이온(염화물, 젖산) 간의 양의 차이로 정의된다(22). 스튜어트의 원문을 보기 위해 acidbase.org를 방문하거나, *Textbook of Clinical Acid-Base Medicine*의 새 개정판은 최근에 발행되었으며, 추천 문헌에 나와있다(Kellum and Elbers, 2009)(22).

이온의 증가에 신장이 효과적으로 반응하는 데는 수 시간이 소요된다. 따라서 운동 중 수소 이온 농도를 조절하는 데 주요한 역할을 하기에는 신장은 너무 느리게 반응한다.

요약 *In Summary*

- 신장은 장기적인 산-염기 균형 조절에 중요한 역할을 하지만, 운동 중 산-염기 균형 조절에는 큰 역할을 하지 않는다.

운동 중 산-염기 균형 조절

점진적 운동 부하 검사의 마지막 단계나 단시간 고강도 운동 중에는 근육의 수소 이온 생성 증가로 인해 근육과 혈액의 pH가 모두 감소한다(14, 30). 이러한 점은 그림 11.5에 설명되어 있으며, 점진적 운동 부하 검사 중 혈액과 근육의 pH 변화가 운동 강도($\dot{V}O_2$ max)에 따라 변화하는 것을 그래프로 나타내었다. 운동 중 근육과 혈액의 pH는 비슷한 양상을 보이지만, 근육 pH는 혈액 pH보다 항상 0.4~0.6 낮다는 것을 알 수 있다. 이러한 pH의 차이는 근육의 수소 이온 농도가 혈액보다 높고 근육의 완충능력이 혈액의 완충능력보다 낮기 때문에 발생한다.

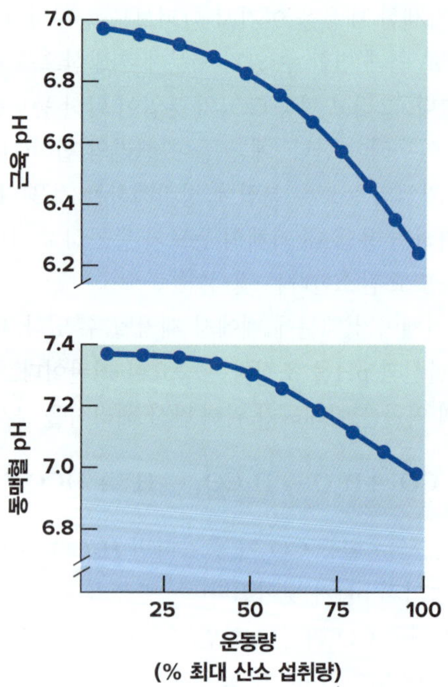

그림 11.5 점진적 운동 중 동맥혈과 근육 pH의 변화. 최대 산소 섭취량의 50% 이상에서 동맥과 근육의 pH가 함께 떨어지는 것에 주목한다.

운동 중 생성되는 수소 이온의 양은 다음과 같은 요인에 의해 결정된다. (1) 운동 강도, (2) 활동부위의 근육량, (3) 운동시간(14). 달리기와 같은 고강도 하지운동은 몇 분 안에 동맥 pH를 7.4~7.0으로 낮출 수 있다(14, 28, 36, 44). 이러한 운동 형태를 반복하면 혈중 pH가 6.8까지 낮아질 수 있다(14). 이런 pH는 매우 낮은 수치로서 몇 분 내로 조치가 취해지지 않으면 생명을 위협하는 상황에 놓일 수 있다.

운동 중 신체는 산-염기 균형을 어떻게 조절할까? 활동근육은 운동 중 수소 이온의 주요한 공급원이기 때문에 1차적인 방어선이 개별 근섬유 내에 존재한다는 것이 논리적이다. 세포 내 단백질인 히스티딘 디펩티드(예: 카르노신)은 세포 완충능력의 60%까지 차지하고 전체 완충능력의 20~30%는 근육의 중탄산염을 차지하는 것으로 알려져 있다(26). 근육 완충능력의 나머지 10~20%는 세포 내 인산기로부터 공급되는 것으로 알려져 있다.

근육의 완충능력에는 한계가 있기 때문에 세포 외액(주로 혈액)도 수소 이온을 완충할 수 있는 수단을 가지고 있어야 한다. 따라서 혈액 완충체계는 운동으로 인한 산증에 대한 2차적인 방어선의 역할을 한다. 주요한 세포 외 완충제는 혈중 중탄산염이다(26, 40). 헤모글로빈과 혈액 단백질은 완충과정을 돕지만 운동 중 혈액 완충에 있어서는 미미한 역할을 한다(26). 그림 11.6은 점진적 운동 중 완충제로서 혈중 중탄산염의 역할을 나타내고 있다(45). $\dot{V}O_2$ max의 약 50~60%에서 혈중 젖산염 수치가 증가하기 시작하고 혈중 수소 이온의 축적으로 인해 혈중 pH가 감소한다. 혈중 수소 이온 농도의 증가는 연수의 중추화학신경체와 경동맥소체의 말초화학신경체를 자극하여 호흡 조절 중추에 폐포 환기를 증가시키는 신호를 보낸다. 폐포 환기의 증가는 혈중 이산화탄소 분압이 감소하게 하여 운동으로 인해 발생하는 산의 부하를 경감시키는 역할을 한다(18). 운동 중 젖산을 완충에 보조적인 역할을 하는 호흡의 전반적인 과정을 **호흡 보상**(respiratory compensation)이라 한다.

요약하자면, 격렬한 강도의 운동 중에 산-염기 균형의 조절은 중요하다. 고강도 운동(예: 젖산 역치 이상의 강도에서 운동)을 하는 동안 수축하는 근육은 많은 양의 수소 이온을 생성한다. 운동으로 인한 산증에 대한 첫 번째 방어선은 근섬유(예: 중탄산염, 인산염, 단백질)이다. 하지만 근섬유의 완충능력에는 한계가 있기 때문에 운동 유발성 산증으로부터 신체를 보호하기 위해서 추가적인 완충체계가 필요하다. 이와 관련하여 운동 중 pH 변화에 대한 두 번째 방어선은 혈액 완충체계(예 중탄산염, 인산염, 헤모글로빈을 포함하는 단백질 완충제)이다. 중요한 점은, 격렬한 운동 중 폐환기의 증가는 이산화탄소를 방출함으로써 "탄산 제거"를 돕는다는 점이다. 운동 유발성 산증에 대한 이러한 호흡 보상은

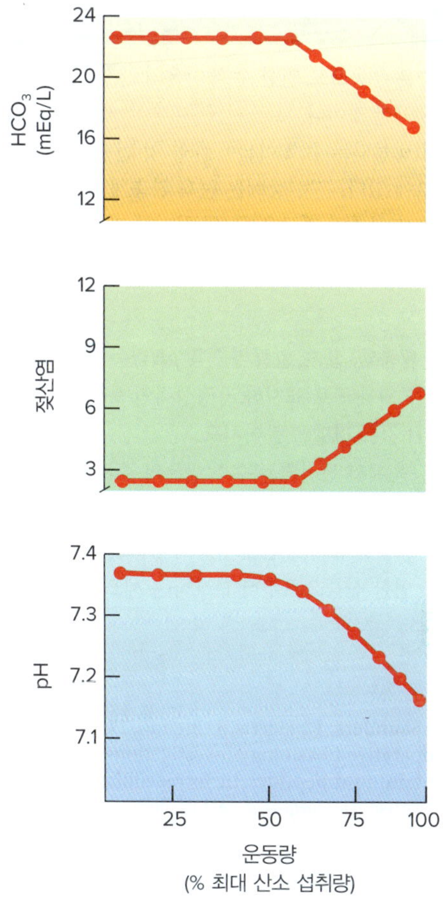

그림 11.6 운동량에 따른 혈중 중탄산염, 젖산염, pH 변화.

운동 중 pH 변화를 조절하는 데 중요한 역할을 한다. 이러한 2가지 방어선이 같이 운동 유발성 산증으로부터 신체를 보호한다(그림 11.7).

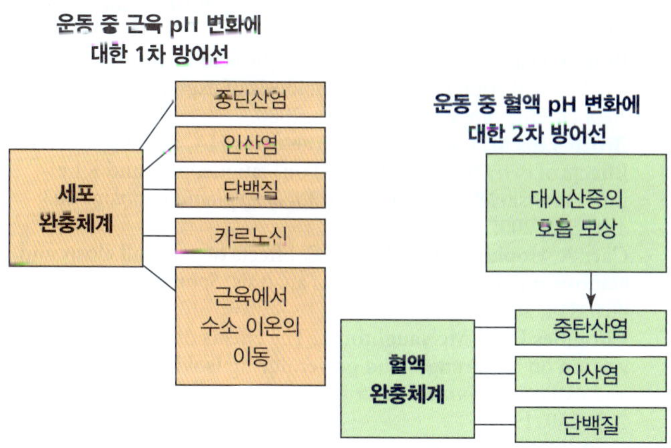

그림 11.7 고강도 운동 중 pH 변화에 대한 두 가지 주요 방어선.

요약 *In Summary*

- 그림 11.7은 운동으로 인한 수소 이온의 생성을 완충하는 "2단계" 과정을 요약한 것이다.
- 근육에서 생성되는 수소 이온에 대한 첫 번째 방어선은 근육 섬유 자체 내부에 있다. 운동 중에는 근육 완충체계가 빠르게 작용하여 수소 이온을 완충하고 근육 pH의 현저한 저하를 방지한다.
- 운동으로 인한 산증에 대한 두 번째 방어선은 중탄산염, 인산염, 단백질 완충제를 포함하는 혈액 완충체계이다.
- 중요한 것은 격렬한 운동 중 폐 환기가 증가하면 이산화탄소의 "배출"로 탄산을 제거하는 것이다. 이 과정을 "대사산증에 대한 호흡 보상"이라고 하며 운동으로 인한 산증에 대한 두 번째 방어선에서 중요한 역할을 한다.

연구 문제

1. *산*, *염기*, *완충액*, *산증*, *알칼리증* 및 *pH*라는 용어를 정의하시오.
2. pH 눈금을 그래프로 표시하고 정상적인 동맥 및 세포 내 pH를 나타내는 pH 값에 라벨을 붙이시오.
3. 운동 중 근육에서 생성되는 수소 이온의 주요 공급원을 나열하고 간략하게 논의하시오.
4. 산-염기 항상성 유지가 신체 성능에 중요한 이유는 무엇인가?
5. 운동으로 인한 산증으로부터 보호하는 세포 내 및 세포 외 완충 메커니즘을 모두 논의하시오. 이러한 각 방어선에서 발견되는 주요 완충 체계와 수소 이온 수송체는 무엇인가?
6. 대사성 산증에 대한 호흡기 보상에 대해 토론하시오. 휴식 중에 과호흡을 시작하면 혈중 pH는 어떻게 되는가? 왜 그런가?
7. 운동 중 신체가 pH 변화에 어떻게 저항하는지 간략하게 설명하시오. 세포 완충체계와 혈액 완충체계를 모두 개요에 포함시키시오.

추천 문헌

Dolan, E., B. Saunders, R. Harris, J. Bicudo, D. Bishop, C. Sale, et al., 2019. Comparative physiology investigations support a role for histadine-containing dipeptides in intracellular acid-base regulation of skeletal muscle. *Comparative Biochemistry and Physiology* 234: 77–86.

Fitts, R.H. 2016. The role of acidosis in fatigue. *Medicine and Science in Sports and Exercise* 48: 2335–2338.

Fox, S. 2018. *Human Physiology*. New York, NY: McGraw-Hill.

Junior, A., V. Painelli, B. Saunders, and G. Artioli. 2015. -Nutritional strategies to modulate intracellular and -extracellular buffering capacity during high intensity exercise. *Sports Medicine* 45: S71–S81.

Gough, L.A., D. Brown, S. Deb, S. Sparks, and L.R. McNaughton. 2018. The influence of alkalosis on repeated high-intensity exercise performance and acid-base recovery in acute moderate hypoxic conditions. *European Journal of Applied Physiology* 118: 2489–2498.

Saunders, B., K. Elliot-Sale, G. Artioli, P.A. Swinton, E. Dolan, H. Roschel, et al. 2017. Beta-alanine supplementation to improve exercise capacity and performance: a systematic review and meta-analysis. *British Journal of Sports Medicine* 51: 658–669.

Widmaier, E., H. Raff, and K. Strang. 2019. *Vander's Human Physiology*, 10th ed. New York, NY: McGraw-Hill.

참고 문헌

1. **Abe H.** Role of histidine-related compounds as intracellular proton buffering constituents in vertebrae muscle. *Biochemistry* (Moscow) 65: 757–765, 2000.
2. **Applegate C, Mueller M, and Zuniga K.** Influence of dietary acid load on exercise performance. *Sport Nutrition and Exercise Metabolism* 27: 213–219, 2016.
3. **Boning D and Maassen N.** Point: lactic acid is the only physicochemical contributor to the acidosis of exercise. *Journal of Applied Physiology* 105: 358–359, 2008.
4. **Broch-Lips M, Overgaard K, Praetorius HA, and Nielsen OB.** Effects of extracellular $HCO_3(-)$ on -fatigue, pHi, and K1 efflux in rat skeletal muscles. *Journal of Applied Physiology* 103: 494–503, 2007.
5. **Carr A, Hopkins W, and Gore C.** Effects of acute alkalosis and acidosis on performance: a meta analysis. *Sports Medicine* 41: 801–814, 2011.
6. **Coombes J and McNaughton L.** The effects of bicarbonate ingestion on leg strength and power during isokinetic knee flexion and extension. *Journal of Strength and Conditioning Research* 7: 241–249, 1993.
7. **Costill DL, Verstappen F, Kuipers H, Janssen E, and Fink W.** Acid-base balance during repeated bouts of exercise: influence of HCO_3. *International Journal of Sports and Medicine* 5: 228–231, 1984.
8. **de Oliveira LF, Dolan E, Swinton P, Durkalec-Michalski K, Artioli G, et al.** Extracellular buffering supplements to improve exercise capacity and performance: a comprehensive systematic review and meta-analysis. *Sports Medicine* 52: 505–526, 2022.
9. **Edge J, Bishop D, and Goodman C.** The effects of training intensity on muscle buffer capacity in females. *European Journal of Applied Physiology* 96: 97–105, 2006.
10. **Fitts RH.** The role of acidosis in fatigue. *Medicine and Science in Sports and Exercise* 48: 2335–2338, 2016.
11. **Fox S.** *Human Physiology*. New York, NY: McGraw-Hill, 2018.
12. **Gough LA, Brown D, Deb S, Sparks S, and McNaughton LR.** The influence of alkalosis on repeated high-intensity exercise performance and acid-base recovery in acute moderate hypoxic conditions. *European Journal of Applied Physiology* 118: 2489–2498, 2018.
13. **Hall JE.** *Guyton and Hall Textbook of Medical Physiology*. Philadelphia, PA: Mosby/Saunders, 2015.
14. **Hultman E and Sahlin K.** Acid-base balance during exercise. In: *Exercise and Sport Science Reviews*, edited by Hutton R, and Miller D. Philadelphia, PA: Franklin Institute Press, 1980, pp. 41–128.
15. **Hultman E and Sjoholm J.** Biochemical causes of fatigue. In: *Human Muscle Power*, edited by Jones N, McCartney N, and McComas A. Champaign, IL: Human Kinetics, 1986.

16. **Juel C.** Training-induced changes in membrane transport proteins of human skeletal muscle. *European Journal of Applied Physiology* 96: 627–635, 2006.
17. **Jones NL.** Hydrogen ion balance during exercise. *Clinical Science (London)* 59: 85–91, 1980.
18. **Jones NL.** An obsession with CO_2. *Applied Physiology, Nutrition, and Metabolism* 33: 641–650, 2008.
19. **Junior A, Painelli V, Saunders B, and Artioli G.** Nutritional strategies to modulate intracellular and -extracellular buffering capacity during high intensity exercise 45: S71–S81, 2015.
20. **Kamel S, Halperin, and Mitchell L.** *Fluid, electrolyte, and acid-base physiology: A problem-based approach.* Philadelphia, PA: Elsevier, 2016.
21. **Katz A, Costill DL, King DS, Hargreaves M, and Fink WJ.** Maximal exercise tolerance after induced alkalosis. *International Journal of Sports and Medicine* 5: 107–110, 1984.
22. **Kellum J and Elbers P,** eds. *Stewart's Textbook of Acid-Base.* acid-base.org, 2009.
23. **Kemp GJ, Tonon C, Malucelli E, Testa C, Liava A, Manners D, et al.** Cytosolic pH buffering during exercise and recovery in skeletal muscle of patients with McArdle's disease. *European Journal of Applied Physiology* 105: 687–694, 2009.
24. **Kiil F.** Mechanisms of transjunctional transport of NaCl and water in proximal tubules of mammalian kidneys. *Acta Physiologica Scandinavia* 175: 55–70, 2002.
25. **Kowalchuk JM, Maltais SA, Yamaji K, and Hughson RL.** The effect of citrate loading on exercise performance, acid-base balance and metabolism. *European Journal of Applied Physiology and Occupational Physiology* 58: 858–864, 1989.
26. **Laiken N and Fanestil D.** Acid-base balance and regulation of hydrogen ion excretion. In: *Physiological Basis of Medical Practice*, edited by West J. Baltimore, MD: Lippincott Williams & Wilkins, 1985.
27. **Linderman J and Fahey TD.** Sodium bicarbonate ingestion and exercise performance. An update. *Sports Medicine* 11: 71–77, 1991.
28. **Lindinger M and Heigenhauser G.** Effects of gas exchange on acid-base balance. *Comprehensive Physiology* 2: 2203–2254, 2012.
29. **Lindinger MI and Heigenhauser GJ.** Counterpoint: lactic acid is not the only physicochemical contributor to the acidosis of exercise. *Journal of Applied Physiology* 105: 359–361; discussion 361–362, 2008.
30. **Marsh GD, Paterson DH, Thompson RT, and Driedger AA.** Coincident thresholds in intracellular phosphorylation potential and pH during progressive exercise. *Journal of Applied Physiology* 71: 1076–1081, 1991.
31. **McNaughton L and Thompson D.** Acute versus chronic sodium bicarbonate ingestion and anaerobic work and power output. *Journal of Sports Medicine and Physical Fitness* 41. 456–462, 2001.
32. **McNaughton LR, Siegler J, and Midgley A.** Ergogenic effects of sodium bicarbonate. *Current Sports Medicine Reports* 7: 230–236, 2008.
33. **Miller P, Robinson A, Sparks S, Bridge C, Bentley D, and McNaughton, L.** The effects of novel ingestion of sodium bicarbonate on repeated sprint ability. *Journal of Strength and Conditioning Research* 30: 561–568, 2016.
34. **Nattie EE.** The alphastat hypothesis in respiratory control and acid-base balance. *Journal of Applied Physiology* 69: 1201–1207, 1990.
35. **Nielsen HB, Hein L, Svendsen LB, Secher NH, and Quistorff B.** Bicarbonate attenuates intracellular acidosis. *Acta Anaesthesiol Scandinavia* 46: 579–584, 2002.
36. **Robergs RA, Costill DL, Fink WJ, Williams C, Pascoe DD, Chwalbinska-Moneta J, et al.** Effects of warm-up on blood gases, lactate and acid-base status during sprint swimming. *International Journal of Sports and Medicine* 11: 273–278, 1990.
37. **Robergs RA, Ghiasvand F, and Parker D.** Biochemistry of exercise-induced metabolic acidosis. *American Journal of Physiology Regulatory Integrative and Comparative Physiology* 287: R502–516, 2004.
38. **Robertson RJ, Falkel JE, Drash AL, Swank AM, Metz KF, Spungen SA, et al.** Effect of induced alkalosis on physical work capacity during arm and leg exercise. *Ergonomics* 30: 19–31, 1987.
39. **Roth DA and Brooks GA.** Lactate transport is mediated by a membrane-bound carrier in rat skeletal -muscle sarcolemmal vesicles. *Archives Biochemistry Biophysics* 279: 377–385, 1990.
40. **Sale C, Artioli G, Gualano B, Saunders B, Hobson RM, and Harris RC.** Carnosine: from exercise performance to health. *Amino Acids* 44: 1477–1491, 2013.
41. **Saunders B, Elliot-Sale K, Artioli G, Swinton PA, Dolan E, Roschel H, et al.** Beta-alanine supplementation to improve exercise capacity and performance: a systematic review and meta-analysis. *British Journal of Sports Medicine* 51: 658–669, 2017.
42. **Spriet LL.** Phosphofructokinase activity and acidosis during short-term tetanic contractions. *Canadian Journal of Physiology and Pharmacology* 69: 298–304, 1991.
43. **Jameson L, Fauci AS, Kasper DL, Hauser SL, Longo DL, Loscalzo J.** *Harrison's Principles of Internal Medicine.* New York: McGraw-Hill, 2018.
44. **Street D, Bangsbo J, and Juel C.** Interstitial pH in human skeletal muscle during and after dynamic graded exercise. *Journal of Physiology* 537: 993–998, 2001.
45. **Strickland M, Lindinger M, Olfert I, Heigenhauser G, and Hopkins S.** Pulmonary gas exchange and acid-base balance during exercise. *Comprehensive Physiology* 3: 693–739, 2013.
46. **Vollestad NK and Sejersted OM.** Biochemical correlates of fatigue. A brief review. *European Journal of Applied Physiology and Occupational Physiology* 57: 336–347, 1988.
47. **Widmaier E, Raff H, and Strang K.** *Vander's Human Physiology.* New York, NY: McGraw-Hill, 2019.

12

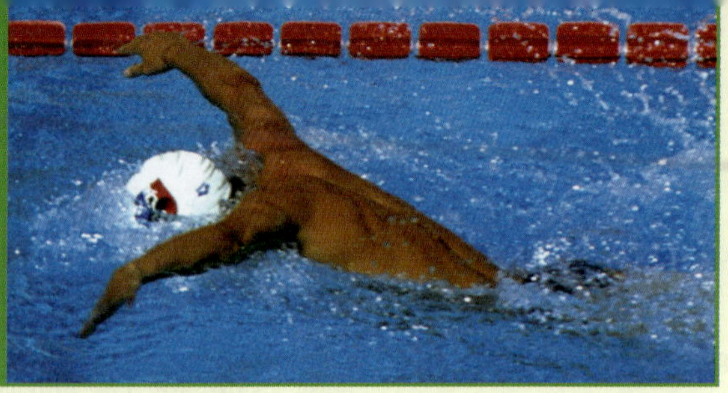

Mike Hewitt/Action Plus Sports Images/Alamy Stock Photo

체온 조절

Temperature Regulation

■ 학습 목표

이 장을 공부함으로써 다음과 같은 내용을 할 수 있어야 한다:

1. 항온동물을 정의할 수 있다.
2. 운동 중 열 평형이 발생하는 이유를 서술할 수 있다.
3. "심부 온도"의 개념을 설명할 수 있다.
4. 불수의적으로 열 생성을 증가시키는 주요 방법을 서술할 수 있다.
5. 운동 중 신체가 열을 잃을 수 있는 네 가지 과정을 정의할 수 있다.
6. 시각 교차 전방 시상하부(POAH)가 신체의 온도 조절기 역할을 하는 것에 대해 설명할 수 있다.
7. 시원하고 온화한 환경과 고온 다습한 환경에서 운동 중 발생하는 열 관련 현상을 설명할 수 있다.
8. 열 순응 시 발생하는 생리적 적응을 서술할 수 있다.
9. 추운 환경에 대한 생리적 반응을 설명할 수 있다.
10. 추위에 순응할 때 발생하는 생리적 변화를 설명할 수 있다.

■ 학습 목차

운동 시 열 평형
운동 시 체온 측정
열 생성과 열 손실
- 열 생성
- 열 손실
- 운동 시 신체 내 열 저장

신체의 온도 조절 장치: 시각 교차 전방 시상하부
- 발열로 인한 시상하부 온도 조절 장치 기준점(set point)의 변화

운동 시 체온 변화
열 지수: 체감 온도 측정
더운 환경에서의 운동
- 운동 시 땀 분비량
- 더운 환경에서의 운동수행 저하
- 성별 및 연령에 따른 온도 조절 차이
- 열 순응
- 열 순응에 따른 손실

추운 환경에서의 운동
- 추운 환경에서의 운동에 대한 생리적 반응
- 추위 순응

■ 핵심 용어

고열(hyperthermia)
대류(convection)
복사(radiation)
비열(specific heat)
순응(acclimation)
순화(acclimatization)
시각 교차 전방 시상하부(preoptic-anterior hypothalamus)
온도 수용체(thermoreceptor)
저체온증(hypothermia)
전도(conduction)
증발(evaporation)
항온동물(homeotherm)

세포 구조와 대사 경로가 온도의 영향을 받기 때문에 체온 조절은 매우 중요하다. 예를 들어, 대사 경로를 조절하는 효소는 온도 변화에 크게 영향을 받는다. 실제로 체온이 45°C 이상으로 올라가면(정상 심부 온도는 약 37°C) 효소의 구조가 변형되어 세포 에너지(ATP)를 생성할 수 없게 된다. 결국, 세포 에너지를 생산하지 못하면 세포가 죽게 되고, 이는 결국 생명체의 죽음으로 이어질 수 있다. 또한 체온이 34°C 이하로 떨어지면 신진대사가 느려지고 심장 기능이 비정상적으로(부정맥) 변하며, 이 역시 사망으로 이어질 수 있다. 따라서 인간과 온혈동물은 평생 동안 자신의 치명적인 온도에 근접한 체온 내외로 유지하며 살아간다. 따라서 체온은 반드시 신중하게 조절되어야 한다는 것이 분명하다.

체온을 일정하게 유지하는 인간과 다른 동물들을 **항온동물**(homeotherms)이라고 한다. 일정한 체온을 유지하려면 열 생성 속도와 열 손실 속도가 일치해야 한다. 체온 조절을 위해 신체는 체온 변화에 반응하여 대사율과 열 손실량을 조절하는 신경 및 호르몬 메커니즘을 잘 갖추고 있다. 항온동물의 체온 유지 전략은 체온을 일정하게 유지하기 위해 "냉각기" 대신 "가열기"를 사용하는 방식이다. 즉, 체온은 생존 가능한 범위의 상한선에 가깝게 설정되며, 지속적인 대사적 열 생성과 소량이지만 지속적인 열 손실을 통해 일정하게 유지된다. 이러한 전략의 이유는 열 생성과 보존을 통한 체온 조절이 매우 효율적인 반면, 신체의 냉각 능력은 훨씬 더 제한적이기 때문이다(6, 21).

수축하는 골격근은 많은 열을 발생시키기 때문에 덥고 습한 환경에서의 장시간 운동은 체온 항상성에 여전히 어려운 해결과제이다. 실제로 많은 운동 생리학자들은 운동으로 인한 과열이 건강한 개인에게 미치는 유일하게 심각한 건강 위협이라고 생각한다. 이 장에서는 운동 중 체온 조절의 원리에 대해 설명한다. 더운 환경에서의 운동에 대한 심혈관 및 폐 반응은 각각 9장과 10장에서 이미 다루었으며, 온도가 운동수행에 미치는 영향은 23장에서 논의할 것이다

운동 시 열 평형

딜(D. B. Dill)과 그의 동료들은 하버드 피로 연구소에서 인간의 열 스트레스에 관한 최초의 연구를 많이 수행했다. 이 초기 연구는 우리가 현재 운동 중 열 스트레스와 체온 조절에 대해 이해하는 과학적 기반을 제공했다. Dill의 연구에 대한 역사적 개요는 과학에서 중요한 인물 되돌아보기를 참조하면 된다.

체온 조절의 목표는 체온을 일정하게 유지하여 과열이나 과냉각을 방지하는 것이다. 체온이 일정하게 유지되려면 열 손실량이 열 생성량과 일치해야 한다(그림 12.1). 이에 따라 열 손실이 열 생성보다 적으면 체내 열이 순수하게 증가하여 체온이 상승하고, 열 손실이 열 생성을 초과하면 체내 열이 순수하게 감소하여 체온이 하강한다.

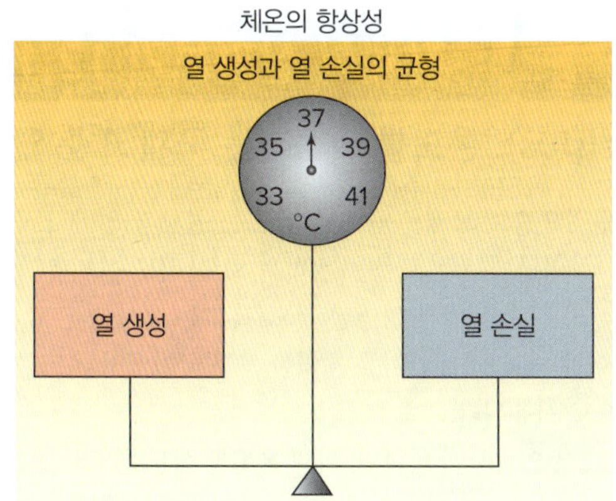

그림 12.1 항정상태에서 체온 항상성은 체내 열 생성과 열 손실이 동일한 속도로 이루어질 때 유지된다. 온도를 측정하는 SI 단위는 섭씨(°C)이며, 이 온도 척도에 대한 자세한 내용은 자세히 살펴보기 12.1을 참조.

운동 시 체온 조절을 위해 열 손실량을 조절한다. 이와 관련하여, 순환계의 주요 기능 중 하나는 열을 전달하는 것이다. 혈액은 열을 저장하는 능력이 높기 때문에 이 기능을 매우 효과적으로 수행한다. 체온을 낮추려 할 때는 열 손실을 촉진하기 위해 피부로의 혈류가 증가한다. 반대로, 체온 조절의 목표가 열 손실을 방지하는 것일 때는 혈액이 피부로부터 멀어지고 신체 내부로 향하게 되어 추가적인 열 손실을 방지한다.

신체 내에서 온도가 상당히 다르게 변할 수 있다는 것이 중요하다. 즉, 심부 온도(심장, 폐, 복부 장기 등 깊은 중앙 부위)와 "외피"(피부) 온도 사이에는 온도 차이가 존재한다. 극단적인 상황에서는(매우 낮은 온도에 노출될 경우) 심부 온도가 피부 온도보다 20°C 더 높을 수 있다(35). 그러나 이렇게 큰 심부-피부 온도 차이는 드물며, 심부 온도와 피부 온도 사이의 이상적인 차이는 약 4°C이다(60). 심부 부위 내에서도 기관마다 온도가 다를 수 있다. 따라서 체온을 논할 때는 온도 측정이 어느 부위에서 이루어졌는지(피부 온도 또는 심부 온도) 정확히 명시하는 것이 중요하다.

요약 *In Summary*

- 항온동물은 체온을 일정하게 유지하는 동물들로, 인간을 포함한 다른 포유류들이 여기에 해당한다. 일정한 심부 온도를 유지하려면 열 손실이 열 생성과 일치해야 한다.
- 체내 온도는 상당히 다르게 변할 수 있다. 일반적으로는 깊은 체온(심부 온도)에서부터 외피(피부) 온도까지 온도 차이가 존재한다.

자세히 살펴보기 12.1

섭씨(Celsius): 온도를 측정하는 국제 표준 단위(SI unit)

온도는 일반적으로 온도계로 측정되며, 이는 물체가 얼마나 뜨겁거나 차가운지를 나타낸다. 오랫동안 온도를 측정하는 SI 단위는 켈빈도(kelvin, °K)였다. 그러나 최근에는 온도를 측정하는 SI 단위로 섭씨(°C)를 사용하게 되었다. 섭씨는 스웨덴의 천문학자 안데르스 셀시우스(Anders Celsius, 1701~1744)의 이름을 따서 명명된 것으로, 그는 유사한 온도 척도를 개발했다. 섭씨 척도, 또는 센티그레이드 척도(centigrade scale)는 미국, 바하마, 벨리즈, 케이맨 제도, 리베리아를 제외한 모든 국가에서 온도를 측정하는 데 사용된다. 하지만 섭씨는 생리학적 연구에서 온도를 측정하는 표준 단위로 전 세계적으로 사용된다.

섭씨 온도에 익숙하지 않다면, 화씨 온도를 섭씨 온도로 변환하는 방법은 다음과 같은 간단한 변환식을 사용하면 된다:

변환 단위	화씨로 변환	섭씨로 변환
화씨(°F)		(°F − 32)/1.8
섭씨(°C)	(°C × 1.8) + 32	

위 표에서 알 수 있듯이, 화씨 온도(°F)를 섭씨 온도(°C)로 변환하려면 32를 빼고 나서 1.8로 나누면 된다. 예를 들어, 40°F를 섭씨로 변환하려면 다음과 같이 계산하면 된다:

$$\frac{(40 - 32)}{1.8} = 4.44°\mathrm{C}$$

섭씨 온도에 익숙하지 않은 자들을 위해, 아래 표에는 일반적인 온도 기준점들이 섭씨와 화씨로 모두 표현되어 있다.

일반적인 온도 기준점	섭씨(°C)	화씨(°F)
체온(심부)	37	98.6
물의 끓는 점	100	212
물의 어는 점	0	32
실내 온도	21	70
더운 날씨	30	86
추운 날씨	4	39

운동 시 체온 측정

심부 온도는 여러 장비를 사용하여 측정할 수 있다. 여기에는 수은 온도계, 디지털 온도계, 전기저항 온도계(thermistor), 또는 섭취 가능한 심부 온도 알약 등이 포함된다(9). 실험실 환경에서 심부 온도를 측정할 때 일반적으로 사용되는 부위는 직장(rectum)이다. 직장 온도가 온도 조절이 이루어지는 뇌의 온도와 동일하지는 않지만, 운동 시 심부 온도 변화를 측정하는 데 유용하게 사용된다. 또한, 고막 근처에서 온도를 측정하는 것을(고막 온도라고 함) 통해 뇌 온도를 잘 추정할 수 있다. 또 다른 대안은 식도의 온도를 측정하여 심부 온도를 나타낸다. 직장 온도와 마찬가지로 식도 온도는 뇌 온도와 동일하지는 않지만, 심부 온도를 측정하는 데 유용하다.

직장 온도, 고막 온도, 식도 온도 측정은 실험실 환경에서 쉽게 수행할 수 있지만, 현장에서는 각 측정마다 제한이 있다. 실제로, 미식축구나 축구 연습 중인 선수들에게 이러한 온도 측정을 적용하는 것은 어려울 것이다. 그럼에도 불구하고, 최근에 개발된 섭취 가능한 무선 온도 측정 시스템 덕분에 현장에서 심부 온도를 측정할 수 있게 되었으며, 이를 통해 선수들이 연습 중에 심부 온도의 변화를 측정할 수 있게 되었다(5). 이 섭취 가능한 온도 센서는 저전력 무선 주파수 전송을 사용하여 온도 모니터와 통신한다. 이 센서는 축구 선수들이 연습 중에 심부 온도를 측정하는 데 있어 유효하고 신뢰할 수 있는 것으로 입증되었다(5). 또한, 실험실과 현장 모두에서 체온을 측정할 수 있는 상용 장비들이 많이 존재한다.

실험실에서는 피부 온도를 측정함으로써 깊은 체온(중심 체온)과 피부 사이의 온도 차이에 대한 유용한 정보를 제공받을 수 있다. 이 심부-피부 온도 차이의 크기는 체열 손실에 중요하며, 이 장의 후반부에서 자세히 논의될 것이다. 피부 온도는 피부의 여러 위치에 온도 센서를 부착하여 측정할 수 있다. 평균 피부 온

과학에서 중요한 인물 되돌아보기

D. B. (Bruce) Dill – 환경과 열스트레스 연구의 선구자

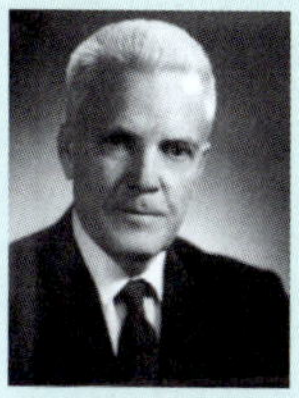
American College of Sports Medicine

D. B(브루스) 딜(D. B. Dill, 1891~1986)은 1925년 스탠포드 대학교(Stanford University)에서 박사학위를 취득한 후, 하버드 대학교(Harvard University)의 저명한 생리학자인 헨더슨(L. J. Henderson)과 함께 일했다. 헨더슨 교수는 오늘날에도 산-염기 화학에 대한 기여로 잘 알려져 있으며, 11장에서 소개된 헨더슨-하셀바흐(Henderson-Hasselbalch) 공식이 그중 하나이다.

1927년에 Dill 박사는 하버드 피로 연구소의 창립 멤버 중 한 명이 되었다. 이 중요한 연구소는 극한 환경(열, 추위, 고지대), 운동, 영양, 산-염기 균형, 노화 등이 인간 피로에 미치는 영향을 연구하였다. 하버드 피로 연구소가 20년 존재하는 동안, Dill 박사와 그의 동료들이 수행한 연구는 환경 생리학과 운동 생리학에 대한 우리의 이해도를 크게 향상시켰다.

하버드 피로 연구소가 폐쇄된 후, Dill 박사는 육군 화학 센터의 의학 부서 과학 책임자가 되었고, 1961년까지 연구 책임을 맡았다. 이 육군 연구 센터에서의 Dill 박사의 연구는 많은 중요한 성과를 낳았으며, 그중에는 심폐 소생술 개선을 위한 연구도 포함되어 있다. 이 방법은 오늘날에도 사용되고 있으며, 전 세계에서 많은 생명을 구하는 데 기여하고 있다.

육군 연구 센터에서 70세에 은퇴한 후, Dill 박사는 인디애나 대학교(Indiana University)에서 5년간 연구 임용직으로 교수직을 지냈다. 그 후, 그는 네바다수 볼더 시티로 이사하여 네바다 대학교 라스베이거스 캠퍼스(University of Nevada, Las Vegas)의 사막 연구소에서 연구 교수로 재직했다. 사막 연구소에서 Dill 박사는 열 스트레스의 생리적 영향에 대한 연구를 계속했으며, 95세에 사망할 때까지 환경 스트레스 연구에 활발히 참여했다. 그는 93세의 나이로 과학 세미나에서 마지막 강연을 하였으며, 그 주제는 지난 60년 동안 Dill 박사의 $\dot{V}O_2$ max 변화에 관한 것이었다. 실제로 93세의 나이로 딜 박사는 $\dot{V}O_2$ max 테스트를 수행한 가장 나이 많은 사람이었다. Dill 박사의 오랜 연구 경력 동안, 그는 여러 권의 책과 300편 이상의 연구 논문을 공동 저술했다. 이 연구들 중 많은 부분이 열 스트레스가 인간의 생리학과 수행에 미치는 영향을 이해하는 데 기초를 제공했다.

도는 여러 위치에서 피부 온도를 측정한 후, 이들 위치의 온도를 평균하여 계산할 수 있다. 예를 들어, 평균 피부 온도(T_s)는 다음과 같은 공식으로 계산할 수 있다(29):

$$T_s = (T_{forehead} + T_{chest} + T_{forearm} + T_{thigh} + T_{calf} + T_{abdomen} + T_{back}) \div 7$$

여기서 $T_{forehead}$, T_{chest}, $T_{forearm}$, T_{thigh}, T_{calf}, $T_{abdomen}$, T_{back}는 각각 이마, 가슴, 상완, 대퇴, 종아리, 복부, 등에서 측정된 피부 온도를 나타낸다.

요약 *In Summary*

- 심부 온도는 수은 온도계나 *전기저항 온도계*(thermistor)를 사용하여 측정할 수 있으며, 일반적인 측정 부위로는 직장, 귀(고막 온도), 식도가 있다.
- 피부 온도는 다양한 위치에 온도 센서를 부착하여 측정할 수 있다.

열 생성과 열 손실

앞서 설명한 바와 같이, 체온 조절(열 조절)의 목표는 일정한 심부 온도를 유지하는 것이다. 이 조절은 열 생성과 열 손실의 비율을 조절함으로써 이루어진다. 균형이 맞지 않을 때, 몸은 열을 얻거나 잃게 된다. 온도 조절 센터는 **시각 교차 전방 시상하부**(preoptic-anterior hypothalamus, POAH)라고 불리는 영역이다. POAH는 체온이 떨어질 때 열 생성을 증가시키고, 체온이 오를 때 열 손실 속도를 증가시키는 방식으로 온도 조절을 수행하는 온도 조절 장치(thermostat)와 같은 역할을 한다. 체온 조절은 물리적 과정과 화학적 과정 모두에 의해 조절된다. 체온 조절에 대한 논의를 시작하면서 열 생성과 열 손실을 조절하는 요인들에 대해 소개하겠다.

열 생성

신체는 정상적인 대사 과정으로 내부 열을 생성한다. 안정 시나 수면 중에는 대사 열 생성이 적지만, 격렬한 운동 중에는 열 생성이 크다. 체내 열 생성은 (1) 수의적(운동) 또는 (2) 불수의적(떨림 또는 티록신과 카테콜아민과 같은 호르몬 분비로 인한 생화학적 열 생성)으로 분류할 수 있다(그림 12.2).

신체는 대사 과정에서 거대 영양소를 화학 에너지로 변환하는 데 최대 20~30% 정도의 효율성을 가지고 있기 때문에, 운동 중 소모된 에너지의 70~80%는 열로 나타난다. 격렬한 운동을 할 경우, 이로 인해 큰 열 부하가 발생할 수 있다. 실제로, 덥고/습한 환경에서의 장시간 운동은 체온을 잃는 신체의 능력을 심각하게 시험하게 된다.

떨림에 의한 불수의적 열 생성은 추운 환경에 노출될 때 열 생

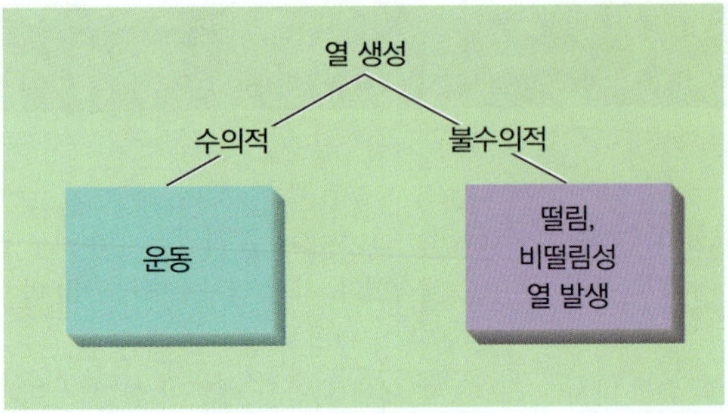

그림 12.2 체내 열 생성은 정상적인 대사 과정으로 인해 발생한다. 열 생성은 수의적(voluntary) 또는 불수의적(involuntary)으로 분류된다.

성을 증가시키는 주요 방법이다. 최대한의 떨림은 체온을 약 5배 증가시킬 수 있다(1, 6). 또한, 갑상선에서 분비되는 티록신(thyroxine)은 대사 속도를 증가시킬 수 있다. 티록신은 신체의 모든 세포에서 대사 속도를 높임으로써 작용한다(17). 마지막으로, 혈중 카테콜아민(에피네프린과 노르에피네프린) 수치의 증가는 세포 대사 속도를 증가시킬 수 있다(17). 티록신과 카테콜아민의 결합된 영향으로 인한 열 생성의 증가는 비떨림 열 생성(nonshivering thermogenesis)이라고 한다.

열 손실

체내 열 손실은 다음 네 가지 과정에 의해 발생한다: (1) 복사, (2) 전도, (3) 대류, (4) 증발이다. 첫 세 가지 열 손실 메커니즘은 피부와 환경 사이에 온도 차이가 있어야만 효과적으로 발생한다. **복사**(radiation)는 적외선 형태로 열이 손실되는 과정이다. 이는 물체의 표면에서 다른 물체의 표면으로 열이 전달되는 과정으로, 물리적 접촉 없이 이루어진다(태양이 복사를 통해 지구에 열을 전달하는 경우). 적정 환경(실내 온도 = 21°C)에서 안정 시일 때, 체열 손실의 60%는 복사를 통해 발생한다. 이는 피부 온도가 주변 물체(벽, 바닥 등)의 온도보다 높기 때문에 가능하며, 열 손실은 열 차이에 의해 발생한다. 덥고 햇볕이 강한 날에는 지면 온도(인도나 도로의 온도)가 피부 온도보다 높기 때문에, 복사를 통해 몸이 열을 흡수할 수도 있다. 요약하자면, 복사는 적외선에 의해 열이 전달되는 과정이며, 환경 조건에 따라 체온이 손실되거나 증가할 수 있다.

전도(conduction)는 체내 열이 몸의 표면과 접촉하는 차가운 물체의 분자들로 전달되는 과정이다. 일반적으로, 이 과정으로 인한 체열 손실은 매우 적다. 열 전도의 예로는 사람이 금속 의자에 앉아 있을 때, 체내 열이 의자에 전달되는 경우를 들 수 있다. 열 손실은 의자의 온도가 체내 접촉 면보다 낮으면 계속 발생한다.

대류(convection)는 체내 열이 공기나 물 분자에 전달되어 발생하는 열 손실의 한 형태이다. 대류 열 손실에서는 공기나 물 분자들이 따뜻해져서 열의 원천에서 멀어지며, 차가운 분자들이 그 자리를 대신하게 된다. 강제 대류의 예로는 팬(fan)이 차가운 공기를 피부 주위로 빠르게 움직이는 경우를 들 수 있다. 이 경우, 피부와 접촉하는 차가운 공기 분자의 수가 증가하여 열 손실이 촉진된다. 실제로, 대류에 의한 열 손실의 양은 피부 위를 흐르는 공기 흐름의 강도에 따라 달라진다. 따라서 바람이 잔잔한 조건에서는 빠른 속도로 자전거를 타는 것이 느린 속도로 타는 것보다 대류 냉각을 개선할 수 있다. 차가운 물(피부 온도보다 낮은 물)에서 수영을 하는 것도 대류에 의한 열 손실을 가져온다. 실제로, 같은 온도의 공기와 비교했을 때 물은 냉각 효과가 약 25배 더 크다.

열 손실의 마지막 방법은 증발이다. 증발은 안정 시에는 약 25%의 열 손실을 차지하지만, 대부분의 환경 조건에서는 운동 중 열 손실의 가장 중요한 방법이다(47). **증발**(evaporation)에서는 체내 열이 피부 표면의 물로 전달된다. 이 물이 충분한 열(에너지)을 얻으면 기체(수증기)로 변환되어 체내 열을 빼앗아간다. 증발은 피부와 공기 사이의 수증기 압력 차이 때문에 발생한다. 수증기 압력은 기체(수증기)로 변환된 물 분자가 가하는 압력이다. 운동 중 증발에 의한 냉각은 다음과 같은 방식으로 발생한다. 체온이 정상보다 높아지면, 신경계는 땀샘을 자극하여 피부 표면에 땀을 분비하도록 한다. 땀이 증발하면서 열이 환경으로 방출되어 피부 온도가 낮아진다.

피부에서 땀이 증발하는 것은 세 가지 요인에 따라 달라진다: (1) 주변 조건(대기 온도와 상대 습도), (2) 신체 주위의 대류 흐름, (3) 환경에 노출된 피부 표면의 양(46). 높은 온도에서 증발을 통한 열 손실 속도에 가장 큰 영향을 미치는 요인은 상대 습도이다. 높은 상대 습도는 증발 속도를 감소시킨다. 실제로, 습도가 높거나(60% 이상) 중간 정도인 경우(40~60%)에는 증발 속도가 낮은 습도(40% 미만)일 때보다 훨씬 낮다. 따라서 증발을 통한 냉각은 습도가 낮은 조건에서 가장 효과적이다.

높은 상대 습도는 왜 증발 속도를 감소시킬까? 그 이유는 높은 상대 습도가 피부와 환경 사이의 수증기 압력 차이를 줄이기 때문이다. 피부와 환경 사이의 수증기 압력 차이 개념은 습도가 높은 날(상대 습도 60% 이상)에 명확히 드러난다. 이때 대기 중의 물방울이 가시성(visibility)을 제한하여 수평선을 볼 때 흐릿한 모습을 만들어낸다. 실제로, 덥고 습한 날(상대 습도 80~100%)에는 공기 중의 수증기 압력이 축축한 피부의 증기 압력과 거의 같아진다. 따라서 증발 속도가 크게 줄어든다. 덥고 습도가 높은 환경에서 운동 중 땀을 많이 흘리면 효과적인 냉각 없이 물만 손실된다. 즉, 땀을 흘리는 것만으로는 피부를 식힐 수 없으며, 피부를 식히는 것은 땀의 증발이다.

증발 속도를 조절하는 요인들을 더 자세히 살펴보면, 여기서 중요한 점은 증발은 수증기 압력 차이에 의해 발생한다는 것이다. 즉, 운동 중 증발 냉각이 일어나려면 피부의 수증기 압력이 공기의 수증기 압력보다 높아야 한다는 것이다. 수증기 압력은 온도와 상대 습도에 의해 영향을 받는다. 이 관계는 표 12.1에 설명되어 있다. 주목할 점은 주어진 대기 온도에서 상대 습도가 상승하면 공기 중의 수증기 압력이 증가한다는 것이다. 실제로, 시원하고 습도가 낮을 때 운동을 하면 덥고 습도가 높을 때 운동을 하는 것보다 증발을 통한 냉각이 더 발생한다는 것을 의미한다. 예를 들어, 덥고 습한 날(기온이 30°C이고 상대 습도가 100%)에 달리는 운동선수는 평균 피부 온도가 33~34°C 사이일 수 있다. 이 예에서 피부의 수증기 압력은 약 35 mm Hg, 공기의 수증기 압력은 약 32 mm Hg일 것이다(표 12.1). 피부와 공기 간의 이 작은 수증기 압력 차이(3 mm Hg)는 증발을 제한하여 냉각이 거의 일어나지 않게 된다. 반면, 동일한 운동선수가 시원하고 습도가 낮을 때(기온 = 10°C, 상대 습도 = 50%)에 달리기를 할 경우, 평균 피부 온도는 약 30°C일 수 있다. 이러한 조건에서 피부와 공기 간의 수증기 압력 차이는 약 28 mm Hg (32 − 4 = 28)일 것이다(표 12.1). 이러한 큰 피부와 공기 간의 수증기 압력 차이는 비교적 높은 증발 속도를 가능하게 하여, 이러한 조건에서 신체 냉각이 더욱 효과적으로 이루어진다.

운동 중 증발을 통해 얼마나 많은 열이 손실될 수 있을까? 증발로 인한 열 손실은 다음과 같이 계산할 수 있다. 물 1 ml가 증발할 때마다 0.58 kcal의 열이 손실된다(71). 따라서, 땀 1 L가 증발하면 580 kcal의 열 손실이 발생한다(1000 ml × 0.58 kcal/ml = 580 kcal). 추가적인 체열 손실 계산 예시는 자세히 살펴보기 12.2를 참조하면 된다.

요약하자면, 시원하거나 적정 환경에서 운동을 할 때 대부분의 열 손실은 주로 증발을 통해 이루어진다. 실제로, 기온이 피부 온도보다 높은 뜨거운 환경에서 운동을 할 때는 열을 잃는 유일한 방법이 증발이다. 운동 중에 몸이 열을 얻고 잃는 방법은 그림 12.3에 요약되어 있다.

운동 시 신체 내 열 저장

이제 열 생성과 열 손실에 대해 논의했으므로, 운동 시 체내 열 저장에 대해 알아보겠다. 앞서 언급했듯이, 운동 시 움직이는 근육에서 생성된 열이 방출되지 않고 남아 있는 경우, 이 열은 체내 조직에 저장된다. 따라서 운동 시에 신체에서 발생하는 열의 양은 열 생성과 열 손실의 차이로 계산된다:

운동 중 열 생성 = (열 생성 − 열 손실)

표 12.1 온도와 상대 습도(RH)가 수증기 압력에 미치는 관계

상대 습도 50% 온도(°C)	수증기 압력 (mm Hg)
0	2.3
10	4.6
20	8.8
30	15.9
상대 습도 75% 온도(°C)	**수증기 압력 (mm Hg)**
0	3.4
10	6.9
20	13.2
30	23.9
상대 습도 100% 온도(°C)	**수증기 압력 (mm Hg)**
0	4.6
10	9.2
20	17.6
30	31.9

체온을 올리기 위해 필요한 열 에너지는 개인의 체중과 체조직의 특성 중 하나인 **비열**(specific heat)에 따라 달라진다. *비열*이라는 용어는 1 kg의 신체조직의 온도를 1°C 올리는 데 필요한 열 에너지를 의미한다. 인간의 *비열*은 체중 1 kg당 0.83 kcal이다. 따라서 체온을 1°C 올리는 데 필요한 열량은 다음과 같이 계산할 수 있다:

체온 1°C 올리는 데 필요한 열량 = 비열 × 체중

예를 들어, 위의 공식을 사용하면 70 kg의 체중을 가진 개인의 체온을 1°C 올리는 데 필요한 열량을 계산할 수 있다. 비열은 0.83 kcal/kg이므로, 이를 개인의 체중인 70 kg에 곱하면 된다. 따라서 체온을 1°C 올리는 데 필요한 열량은 58.1 kcal이 된다(0.83 kcal/kg × 70 kg = 58.1 kcal). 운동 중 신체의 열 증가 계산 예시는 자세히 살펴보기 12.3에서 확인할 수 있다.

요약 *In Summary*

- 대근육군(다리)을 사용하는 운동은 많은 열을 생성할 수 있다. 신체의 효율이 최대 20~30%일 때, 운동 중 소모된 에너지의 70~80%는 열로 방출된다.

자세히 살펴보기 12.2

증발에 의한 열 손실 계산

1000 ml의 땀이 증발할 때 580 kcal의 열이 손실된다는 사실을 알면, 운동 중에 특정 체온을 유지하기 위해 필요한 땀과 증발 속도를 계산할 수 있다. 다음 예를 고려해 보자: John이 사이클 에르고미터에서 $\dot{V}O_2$가 2.0 L · min^{-1}(에너지 소비가 10.0 kcal · min^{-1})인 상태에서 운동하고 있다. 그가 이 대사율로 20분 동안 운동하고 효율이 20%일 때, 체온 상승을 방지하기 위해 필요한 증발량은 얼마일까?[1] 총 열 생성량은 다음과 같이 계산할 수 있다:

총 에너지 소비량

= 20분 × 10 kcal/min

= 200 kcal

총 열 생성

= 200 kcal × .80[1]

= 160 kcal

체온 상승을 방지하기 위해 필요한 총 증발량은 다음과 같이 계산할 수 있다:

$$\frac{160\ \text{kcal}}{580\ \text{kcal/L}} = 0.276\ \text{L}^{2}$$

(열 생성을 방지하는 데 필요한 증발량)

[1]효율이 20%이면 총 에너지 소비량의 80%는 열로 방출되어야 한다.

[2]다른 열 손실 메커니즘이 없다고 가정한다.

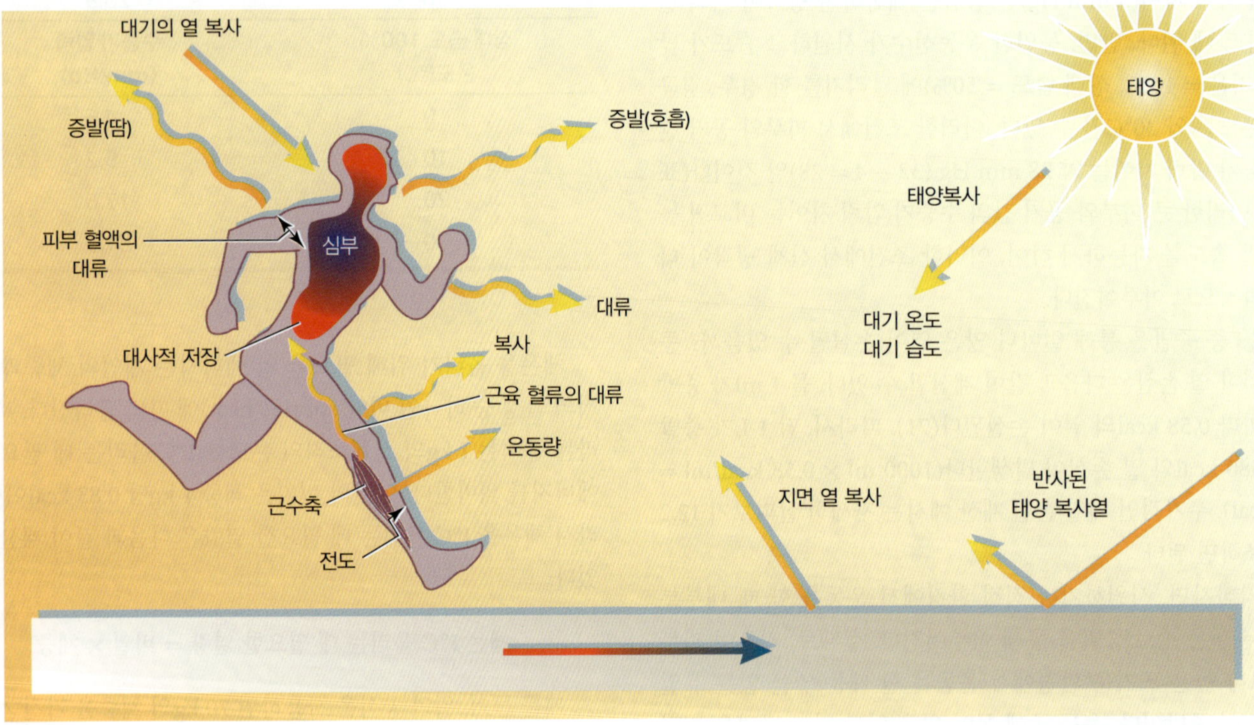

그림 12.3 운동 중 열 교환 메커니즘 요약.

- 체열은 증발, 대류, 전도, 복사에 의해 손실될 수 있다. 시원한 환경에서 운동할 때는 증발이 주된 열 손실 경로이다.
- 피부에서의 증발 속도는 다음 세 가지 요인에 의해 영향을 받는다: (1) 대기 온도와 상대 습도, (2) 몸 주위의 대류 흐름, (3) 환경에 노출된 피부의 양이다.
- 체열 저장량은 열 생성량과 열 손실량의 차이이다.
- 체온을 1°C 올리는 데 필요한 열량을 체온의 비열(specific heat of the body)이라고 한다.

신체의 온도 조절 장치: 시각 교차 전방 시상하부

체온 조절 센터는 시각 교차 전방 시상하부(POAH)에 위치해 있다(60). 일반적으로 POAH는 집의 온도 조절 장치와 유사하게 작동한다. 즉, 체온을 일정한 "설정 온도" 주위에서 유지하는 역할을 한다. 인간의 설정 온도는 약 37°C이다.

자세히 살펴보기 12.3

운동 시 체온 상승의 계산

신체의 비열과 운동 중 체내에서 생성되거나 손실되는 열량에 대한 정보를 알면, 운동시간 동안 체온이 얼마나 상승할지를 계산할 수 있다. 이러한 계산을 보다 잘 이해하기 위해, 다음과 같은 예를 고려해 보겠다: 잘 훈련된 장거리 선수가 야외 트랙에서 지구력 트레이닝을 수행하고 있다. 이날 날씨는 상대적으로 덥고(30°C) 습도가 높다(상대 습도 60%). 선수의 체중은 60 kg이며, 40분 동안 운동을 수행할 때 $\dot{V}O_2$는 3.0 $L \cdot min^{-1}$(에너지 소비량이 15 kcal/min)이다. 이 선수의 효율이 20%이고 운동 중 생성된 열의 60%만을 손실할 경우, 이 운동시간 동안 체온이 얼마나 상승할지 계산하면 다음과 같다.

1. **총 에너지 소비량**
   = 40분 × 15 kcal/min
   = 600 kcal
2. **총 열 생산**
   = 600 kcal × 0.80[1]
   = 480 kcal
3. **운동 시 저장된 총 열량**
   = 480 kcal × 0.40[2]
   = 192 kcal
4. **체온을 1°C 올리기 위해 필요한 열 저장량**
   = 0.83 kcal/kg × 60 kg[3]
   = 49.8 kcal

따라서 이 운동시간으로 인한 체온 상승을 다음과 같이 계산할 수 있다.

5. **운동 시 체온 상승 = 운동 시 저장된 총 열량 (비열 × 체중)**
   = 192 kcal/49.8 kcal/°C
   = 3.86°C

현재 예에서 이 운동시간은 체온을 3.86°C 상승시킨다. 이는 다음과 같이 계산된다: 192 kcal/(0.83 kcal/kg × 60 kg) = 3.86°C이다. 따라서, 운동 전 체온이 37°C였던 경우, 운동 후 체온은 40.86°C로 상승하게 된다(37°C + 3.86°C).

[1]효율이 20%인 경우, 전체 에너지 소비량의 80% (0.80)가 열로 방출되어야 한다.
[2]운동 중 생성된 열의 60%만을 손실할 경우, 나머지 40% (0.40)의 열은 열 에너지로 저장되어야 한다.
[3]체온을 1°C 올리기 위해 필요한 열량 = (비열 × 체중).

POAH의 체온 조절 센터로 입력되는 정보는 피부와 체내의 온도 감지 수용체(온도 수용체)에서 온다. 주변 온도의 변화는 먼저 피부에 위치한 온도 수용체(열과 추위 모두에 민감함)에 의해 감지된다. 이 **온도 수용체**(thermoreceptor)는 체온의 변화를 감지하고 이 정보를 체온 조절 센터(POAH)로 전달하는 감각 수용체이다. 구체적으로, 피부에 있는 온도 수용체는 신경 자극을 POAH로 전달하고, POAH는 체온의 설정 온도를 유지하기 위해 적절한 반응을 시작한다. 또한, 열/추위에 민감한 온도 수용체는 척수와 POAH 자체에도 위치해 있어, 체내 온도의 변화를 감지한다.

심부 온도가 설정 온도를 초과하여 상승하면, 시상하부는 열 손실을 증가시키기 위해 일련의 생리적 행동을 시작한다. 우선, 시상하부는 땀샘을 자극하여 증발성 열 손실을 증가시킨다(26, 31). 또한, 혈관 운동 신경 조절 센터는 피부에 대한 정상적인 혈관 수축 신경을 감소시켜, 피부 혈관 확장을 촉진하고 피부 혈류를 증가시키며, 이로 인해 열 손실이 증가한다(65). 그림 12.4는 체온 상승과 관련된 생리적 반응을 보여준다. 체온이 정상으로 돌아오면, 땀 분비와 혈관 확장을 촉진하는 자극이 제거된다. 이는 부적 피드백을 사용하는 제어 시스템의 예이다(2장 참조).

추위에 반응하여, 피부나 POAH에 있는 온도 수용체가 자극을 받으면, 체온 조절 센터는 열 손실을 최소화하고 열 생성을 증가시키기 위해 작용한다. 체온의 추가 손실을 방지하기 위해, 신체는 여러 가지 조치를 취한다. 첫째, 혈관 운동 센터는 말초 혈관을 수축시키도록 지시하여 열 손실을 감소시킨다(6, 24). 둘째, 체온이 심각하게 떨어지면, 무의식적인 떨림이 시작된다(6, 68). 추가적인 반응으로는 입모(pilomotor) 센터가 자극되어 소름(피부의 털이 일어나는 현상)을 유도한다. 이 입모 반사는 털이 있는 동물의 피부 위에 단열 공간을 증가시키는 데 효과적인 방법이지만, 인간의 경우 열 손실을 방지하는 데는 효과적이지 않다. 또한,

열 부하에 대한 생리학적 반응

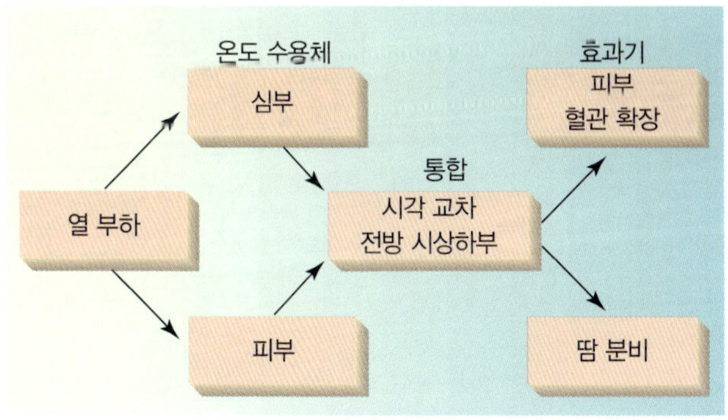

그림 12.4 열 부하의 증가에 따른 생리적 반응 도식.

POAH는 갑상선 호르몬인 티록신의 생성과 분비를 간접적으로 증가시켜 세포의 열 생성을 증가시킨다(6). 마지막으로, POAH는 노르에피네프린의 방출을 유도하여 세포 대사 속도를 증가시킨다(비떨림 열 생성). 체온 감소에 대한 생리적 반응은 그림 12.5에 요약되어 있다.

발열로 인한 시상하부 온도 조절 장치 기준점(set point)의 변화

발열은 체온이 정상 범위를 초과하여 상승하는 상태를 말하며, 여러 가지 세균성 또는 바이러스성 감염, 뇌 질환으로 인해 발생할 수 있다. 열이 발생하는 동안, 세균이 분비하는 특정 단백질과 지방산 신호 분자(fatty acid signaling molecules)가 체온 조절 센터의 설정 온도를 정상 수준 이상으로 상승시킨다. 이러한 효과를 유도하는 물질을 발열인자(pyrogens)라고 한다.

체온 조절 센터의 설정 온도가 정상보다 높은 수준으로 상승하면, 체온을 상승시키기 위한 모든 메커니즘이 작동하게 된다(17). 체온 조절 센터가 더 높은 수준으로 설정된 지 몇 시간 이내에, 체내 열 보존 덕분에 체온이 새로운 수준에 도달한다. 열로 인한 체온 상승의 원인은 운동 시 발생하는 것과 근본적으로 다르다. 실제로, 열이 있을 때는 발열인자의 방출로 인해 POAH가 체온이 실제로는 정상임에도 불구하고 몸이 차가운 것으로 "오인"하게 된다. 그럼에도 불구하고, 온도 조절과 발열 상태에서의 생리적 반응을 이해하는 것은 POAH가 운동 중 신체 온도를 조절하는 방식을 학습하는 데 유용하다. 이는 실제 체온과 온도 조절 장치 기준점 간의 차이를 감지하여 이루어진다.

추위에 대한 생리학적 반응

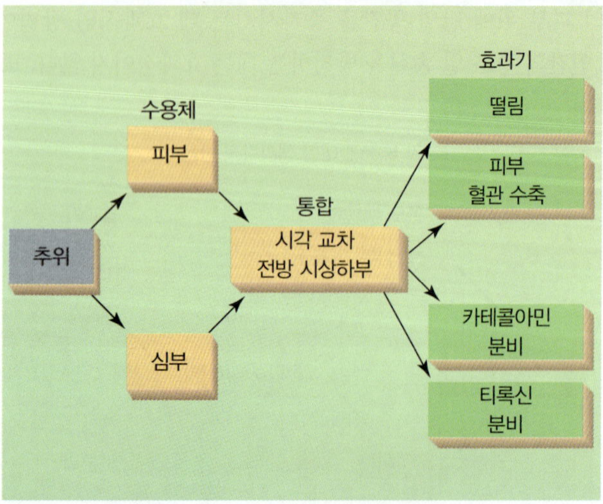

그림 12.5 추위 스트레스에 따른 생리적 반응 도식.

요약 *In Summary*

- 체온 조절 센터는 시각 교차 전방 시상하부(POAH)에 위치해 있다.
- 온도 수용체는 체온의 변화를 감지하고 이 정보를 체온 조절 센터(POAH)로 전달하는 감각 수용체이다.
- 체온이 상승하면, POAH는 열 손실을 증가시키기 위해 일련의 생리적 변화가 일어난다. 이러한 변화에는 땀 분비의 시작과 피부 혈관 확장에 따른 피부 혈류의 증가가 포함된다.
- 추위에 노출되면, POAH는 체온 생산을 증가시키기 위해 생리적 변화를 촉진하고(떨림), 열 손실을 줄이기 위해 생리적 변화를 촉진한다(피부 혈관 수축).
- 발열은 체온 조절 센터가 바이러스나 박테리아 신호에 반응하여 화학적으로 더 높은 수준으로 설정될 때 발생한다.

운동 시 체온 변화

POAH가 다양한 온도 변화에 어떻게 반응하는지에 대한 개념을 알아봤으니, 이제는 시원하거나 적정 환경(낮은 습도와 실내 온도)에서의 최대하 지속 부하 운동 중에 발생하는 온도 변화에 대해 논의할 것이다. 운동 중 근육 수축으로 인해 열 생성이 증가하며, 이는 운동 강도에 비례한다. 운동 중인 근육에서 흐르는 정맥혈은 과도한 열을 신체 중심부 전체로 분산시킨다. 심부 온도가 상승하면 POAH에 있는 온도 센서가 혈액 온도의 상승을 감지한다. POAH의 열 통합 센터는 이 온도 상승을 기준 온도와 비교하여 두 온도 간의 차이를 확인한다(19, 46, 49, 69). 이 반응으로 신경계는 땀을 배출하고 피부로의 혈류를 증가시키도록 지시한다(48). 이러한 생리적 반응은 체내 열 손실을 증가시키고 체온 상승을 최소화하는 역할을 한다. 이 시점에서 내부 온도는 새로운, 더 높은 항정상태에 도달한다. 주목할 점은, 짧은 시간 동안의 운동(마라톤이나 울트라 마라톤보다 짧은 운동)에서는 이 새로운 항정상태의 심부 온도는 발열 시처럼 기준 온도가 변화한 것을 의미하지 않는다(19, 46, 49, 73). 대신, 온도 조절 센터는 심부 온도를 안정적인 수준으로 되돌리려고 시도하지만, 운동으로 인해 지속적으로 발생하는 열 때문에 그 목표를 이루지 못한다.

그림 12.6은 적정 환경에서 일정 부하 운동 중 열 손실에 대한 증발, 대류, 복사의 역할을 나타낸다. 이 유형의 운동 동안 열 손실에서 대류와 복사가 지속적이지만 미미한 역할을 한다는 점을 주목해야 한다. 이는 피부와 실내 사이의 온도 차이가 일정하기 때문이다. 반면, 시원하고 낮은 습도의 환경에서 운동할 때는 증발이 열 손실에서 가장 중요한 역할을 한다(46, 49, 51).

지속적인 강도의 운동 동안 심부 온도의 증가는 운동 강도와 직접적으로 관련이 있으며, 낮은 상대 습도에서 8~29°C까지의

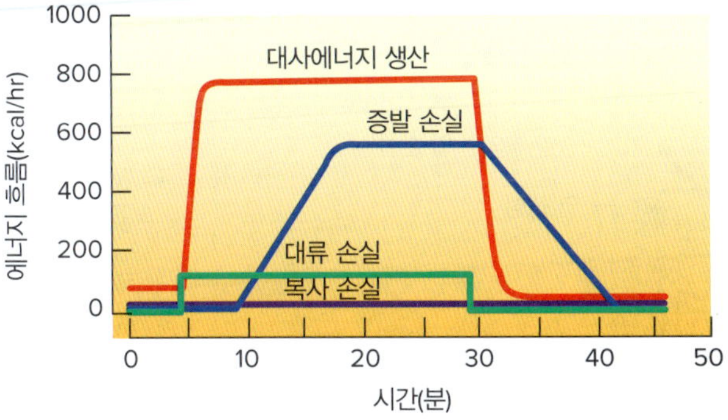

그림 12.6 시원한 환경에서 25분간 최대하 운동 동안의 대사에너지 생성, 증발, 대류, 복사에 의한 열 손실의 변화가 일어난다.

넓은 범위의 주변 온도에는 독립적이다(50). 이 내용은 그림 12.7에 나와 있다. 대사율이 증가함에 따라 심부 온도가 직선적으로 상승하는 것을 주목해야 한다. 또한, 팔 운동과 다리 운동 모두에서 운동에 의해 유도된 체온 상승은 동일하다는 점도 확인할 수 있다. 운동 중 심부 온도 상승을 결정짓는 것이 주변 온도가 아니라 운동 강도라는 사실은, 지속적인 운동 동인 열 손실 방법이 주변 조건에 따라 조정된다는 것을 보여준다(33, 50). 이 개념은 그림 12.8에 제시되어 있으며, 동일한 상대 습도에서 다양한 환경(주변) 온도에서의 일정 강도의 운동 중 열 손실 메커니즘을 보여준다. 주목할 점은, 주변 온도가 상승함에 따라 피부와 실내 온도 간의 온도 차이가 감소하므로 대류와 복사에 의한 열 손실 속도가 감소한다. 대류와 복사에 의한 열 손실의 감소는 증발에 의한 열 손실의 증가로 서로 영향을 주어 효과가 없어지게 되므로 심부 온도가 동일하게 유지될 수 있다(그림 12.8). 중요하게도, 그림 12.8에는 20°C에서 온도 교차점이 나타나 있다. 이 지점 이상의 온도에서 수행되는 운동은 증발에 의한 열 손실에 더 의존하게 되며, 대류와 복사에 의한 열 손실에는 상대적으로 덜 의존하게 된다. 또한, 주변 온도가 35°C를 초과하면 피부와 환경 간의 열 차이가 너무 작아져서 증발에 의한 냉각이 열 손실의 유일한 방법이 된다(그림 12.8).

운동 강도와 체내 열 생성 간의 관계는 그림 12.9에 나타나 있다. 운동 강도에 따라 에너지 출력(소비량), 열 생성 및 총 열 손실이 직선적으로 증가하는 것을 주목해야 한다. 또한, 대류와 복사에 의한 열 손실은 운동 강도에 따라 증가하지 않는다는 점에 주목해야 한다. 이는 피부와 환경 사이의 온도 차이가 상대적으로 일정하기 때문이다. 반대로, 운동 강도가 증가함에 따라 증발에 의한 열 손실은 일관되게 증가한다. 이 관찰은 대부분의 환경 조건에서 운동 중 열을 잃는 주요 방법이 증발이라는 점을 다시 강조한다. 앞서 언급한 바와 같이, 증발에 의한 열 손실의 중요성은

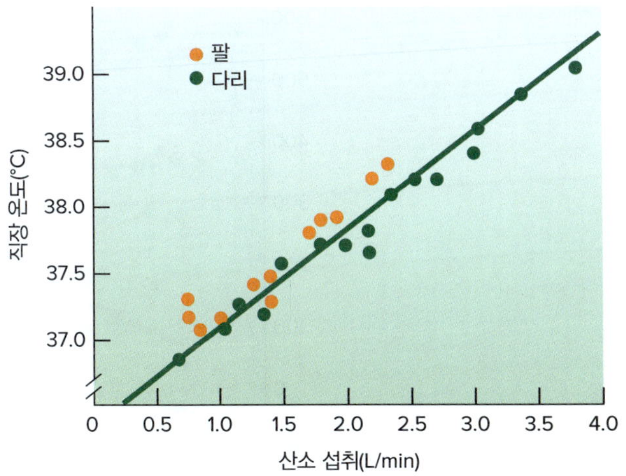

그림 12.7 일정한 부하의 팔 운동(●)과 다리 운동(●) 동안 대사율과 직장 온도 간의 관련성.

출처: Nielsen, Marius. "Die Regulation der Korpertemperatur bei Muskelarbeit." *Scandinavica Archives Physiology* 79(2): 193–230, 1938

체내 열의 축적에 비례하다. 이는 그림 12.9에서 열 생성(주황색 선)과 총 열 손실(녹색 선) 사이의 차이로 반영된다.

요약 *In Summary*

- 일정 강도의 운동 동안 체온의 상승은 운동 강도와 직접적으로 관련이 있다.
- 체내 열 생산은 운동 강도에 비례하여 증가한다.

열 지수: 체감 온도 측정

열 지수(heat index, HI)는 일반적으로 화씨(F) 또는 섭씨(C)로 표현되며, 상대 습도가 실제 대기 온도에 추가될 때의 체감 온도를 측정한 값이다. 다시 말해, 열 지수는 몸이 느끼는 실제 열기를 측정한 것이다. 열 지수는 대기 온도와 상대 습도를 결합하여 체감 온도를 계산한다. 앞서 논의한 바와 같이, 운동 중 열 손실의 가장 중요한 방법은 증발에 의한 열 손실이다(47). 하지만 상대 습도가 높을 때(대기 중의 수증기 포화도가 높을 때) 땀의 증발 속도가 감소한다. 이로 인해 체내 열이 더 낮은 속도로 제거되며, 결과적으로 체내 열이 저장되고 체온이 상승한다. 따라서 높은 습도는 환경이 얼마나 더 더운지에 대한 개인의 체감 온도를 증가시킨다. 예를 들어, 대기 온도가 82°F이고 상대 습도가 80%인 경우, 계산된 열 지수는 89°F이다. 이 예에서 환경의 체감 온도는 실제 대기 온도인 82°F가 아니라 89°F처럼 느껴진다. 그림 12.10은 다양한 상대 습도(%) 값과 온도에 따른 열 지수를 보여준다.

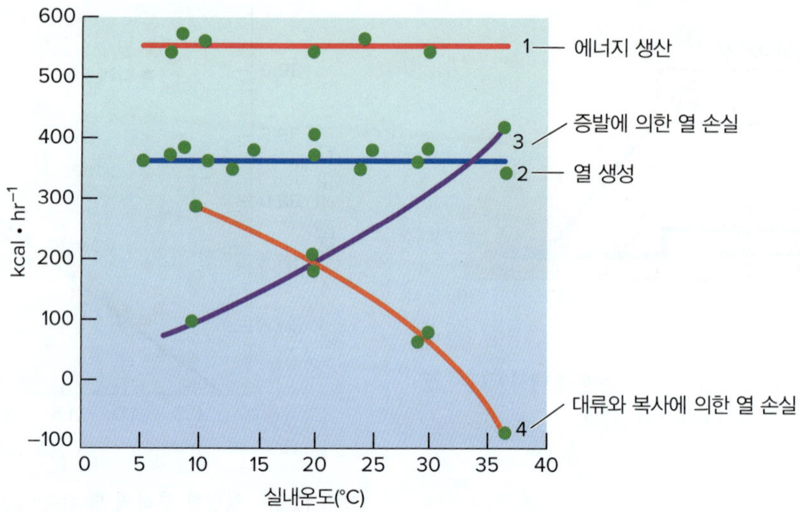

그림 12.8 다양한 주변 온도에서 운동 중 열 교환. 주변 온도가 상승함에 따라 증발과 대류/복사에 의한 열 손실의 변화에 주목해야 한다.

출처: Nielsen, Marius. "Die Regulation der Korpertemperatur bei Muskelarbeit." *Scandinavica Archives Physiology* 79(2): 193 – 230, 1938

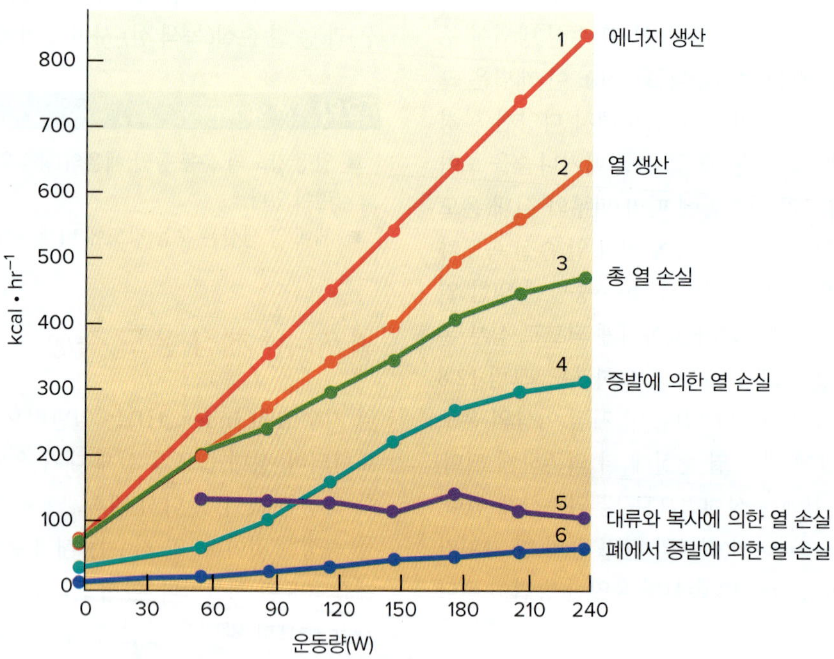

그림 12.9 다양한 운동 강도에서 사이클 에르고미터 운동 시와 안정 시의 열 교환. 파워 출력량이 증가함에 따라 증발에 의한 열 손실이 꾸준히 증가한다. 반면, 대사율의 증가는 대류와 복사에 의한 열 손실 속도에 실질적인 영향을 미치지 않는다.

출처: Nielsen, Marius. "Die Regulation der Korpertemperatur bei Muskelarbeit." *Scandinavica Archives Physiology* 79(2): 193 – 230, 1938

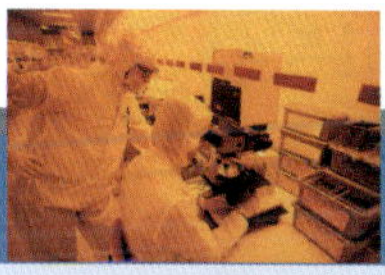

임상 적용 12.1

운동과 관련된 열 상해는 예방할 수 있다

운동 중 열 상해는 신체 열 생성이 높고 환경 조건(높은 기온과 습도)이 신체의 열 손실을 방해할 때 발생할 수 있다. 열 상해의 주요 원인은 고열(체온 상승)이다. 체온이 2~3°C 상승하는 것은 일반적으로 심각한 영향을 미치지 않는다(3, 7). 그럼에도 불구하고 체온이 40~41°C 이상으로 상승하면 다양한 열 관련 문제가 발생할 수 있다. 운동 중 열 관련 문제는 "실무율"이 아니라, 열 상해의 연속적인 범위를 형성한다. 이 범위는 상대적으로 경미한 문제(열 실신)부터 생명을 위협하는 심각한 의학적 응급 상황(열사병)까지 확장될 수 있다. 열 스트레스의 일반적인 증상으로는 메스꺼움, 두통, 어지러움, 땀 분비 감소, 이성적인 사고를 하기 어려운 상태가 있다.

미국에서는 매년 미식축구에서 여러 가지 열 관련 문제가 보고된다. 그럼에도 불구하고 운동 중 열 관련 질병은 예방할 수 있다. 운동 중 과열을 예방하기 위해 다음과 같은 지침이 유용하다:

- 운동 전에 미리 충분히 수분을 섭취하여 탈수의 위험을 줄인다.
- 하루 중 가장 시원한 시간대에 운동한다.
- 덥거나 습한 날에는 운동의 강도와 시간을 최소화한다.
- 운동 중에는 피부의 최대 면적을 노출시켜 수분이 증발할 수 있도록 한다(탈의).
- 운동 중에 옷을 벗는 것이 불가능한 경우(미식축구), 잦은 휴식(cool-down)을 제공하고, 간헐적으로 옷을 벗도록 한다(헬멧과 상의를 벗는 것).
- 탈수를 피하기 위해 운동 중에는 자주 물을 마실 수 있도록 하고, 휴식(cool-down) 시간을 함께 제공해야 한다.
- 운동 중 휴식(cool-down) 시간에는 태양에서 발생하는 복사열을 피할 수 있도록 운동선수를 그늘에 있게 하거나(텐트 아래에 앉기), 순환하는 시원한 공기(선풍기)와 접할 수 있도록 해야 한다.
- 트레이닝(연습)의 시작과 끝에서 체중을 측정하여 다음 트레이닝 전 신체 수분 균형을 회복하기 위해 필요한 수분 보충량을 결정한다. 적절한 수분 유지가 중요한 이유는 탈수가 열 상해의 위험을 증가시키기 때문이다(9).

선수가 열 상해 증상을 보일 때는 운동을 즉시 중단하고, 신체를 즉시 시원하게 하는 것이 가장 중요한 치료 방법이다(찬물에 담그기). 전해질이 포함된 차가운 음료도 수분 보충을 위해 공급해야 한다. 열 상해의 징후와 증상에 대한 자세한 내용은 23장을 참조하면 된다. 또한, 운동 유발 열 질환의 예방 및 치료에 대한 정보는 추천 문헌의 Casa 등(2015), Laitano 등(2019), Hosokawa 등(2019)에 자세하게 설명되어 있다.

더운 환경에서의 운동

덥고 습한 환경에서의 지속적인 운동은 정상 체온 유지와 체액 항상성 유지에 특히 해결하기 힘든 과제이다. 높은 열과 습도는 각각 복사/대류에 의한 열 손실과 증발에 의한 열 손실의 능력을 감소시킨다. 이러한 열 손실의 불가능성은 덥고 습한 환경에서 운동할 때 심부 온도가 더 높아지고 발한율이 증가하여 체액 손실이 더 커지는 결과를 초래한다. 이는 같은 운동을 적정 환경에서 수행할 때와 비교된다(56 – 58, 60, 61, 66). 이러한 점은 그림 12.11에서 설명되고 있다. 운동 중 덥고/습한 조건과 온화한 환경 사이에서 땀 배출량과 심부 온도에 현저한 차이가 있다. 체액 손실과 높은 심부 온도의 결합 효과는 **고체온**(심부 온도의 큰 상승)과 열 상해의 위험을 증가시킨다(임상 적용 12.1 및 23장 참조).

운동 시 땀 분비량

운동 중 증발을 통한 열 손실을 증가시키기 위해, 인간은 땀샘[교감 신경 콜린성 조절(sympathetic cholinergic control)을 받는 땀샘]을 통해 땀 생산을 증가시키는 능력에 의존한다(32). 체온 조절에 기여하는 세 가지 유형의 땀샘은 아포크린(apocrine), 아포에크린(apoeccrine), 에크린(eccrine)이다. 이 중에서 에크린 땀샘이 가장 많이 분포되어 있으며, 피부 표면 전체에 걸쳐 전신에 분포한다(3). 그림 12.12는 에크린 땀샘을 포함한 피부의 단면을 보여준다. 아포크린 땀샘(그림 12.12)이 땀을 생성하지만, 이 땀샘은 피부 표면이 아닌 모낭으로 열리는 점에 주목해야 한다. 이러한 이유로, 아포크린 땀샘은 땀을 통한 열 발산에 있어서 에크린 땀샘보다 덜 효과적이다. 전신적으로 아포크린 땀샘(아포에크린 땀샘 포함)은 피부의 몇몇 부위(두피와 겨드랑이)에만 존재하므로, 에크린 땀샘과 비교할 때 전체 땀 생산량이 더욱 제한된다(3).

이 장에 앞서 설명했듯이, 체온의 상승은 심부 온도와 피부에 위치한 열 수용체에 의해 감지된다. 시상하부의 효과기에는 에크린 땀샘에 대한 교감 신경(아드레날린성) 자극이 포함되며, 이로 인해 땀 생산 속도가 온도의 증가에 비례하여 증가한다(3). 흥미롭게도, 교감 신경계는 많은 운동선수들이 시합 시작 전에 심부

온도 °F (°C)	상대 습도(%)												
	40	45	50	55	60	65	70	75	80	85	90	95	100
110 (47)	136 (58)												
108 (43)	130 (54)	137 (58)											
106 (41)	124 (51)	130 (54)	137 (58)										
104 (40)	119 (48)	124 (51)	131 (55)	137 (58)									
102 (39)	114 (46)	119 (48)	124 (51)	130 (54)	137 (58)								
100 (38)	109 (43)	114 (46)	118 (48)	124 (51)	129 (54)	136 (58)							
98 (37)	105 (41)	109 (43)	113 (45)	117 (47)	123 (51)	128 (53)	134 (57)						
96 (36)	101 (38)	104 (40)	108 (42)	112 (44)	116 (47)	121 (49)	126 (52)	132 (56)					
94 (34)	97 (36)	100 (38)	103 (39)	106 (41)	110 (43)	114 (46)	119 (48)	124 (51)	129 (54)	135 (57)			
92 (33)	94 (34)	96 (36)	99 (37)	101 (38)	105 (41)	108 (42)	112 (44)	116 (47)	121 (49)	126 (52)	131 (55)		
90 (32)	91 (33)	93 (34)	95 (35)	97 (36)	100 (38)	103 (39)	106 (41)	109 (43)	113 (45)	117 (47)	122 (50)	127 (53)	132 (56)
88 (31)	88 (31)	89 (32)	91 (33)	93 (34)	95 (35)	98 (37)	100 (38)	103 (39)	106 (41)	110 (43)	113 (45)	117 (47)	121 (49)
86 (30)	85 (29)	87 (31)	88 (31)	89 (32)	91 (33)	93 (34)	95 (35)	97 (36)	100 (38)	102 (39)	105 (41)	108 (42)	112 (44)
84 (29)	83 (28)	84 (29)	85 (29)	86 (30)	88 (31)	89 (32)	90 (32)	92 (33)	94 (34)	96 (36)	98 (37)	100 (38)	103 (39)
82 (28)	81 (27)	82 (28)	83 (28)	84 (29)	84 (29)	85 (29)	86 (30)	88 (31)	89 (32)	90 (32)	91 (33)	93 (34)	95 (35)
80 (27)	80 (27)	80 (27)	81 (27)	81 (27)	82 (28)	82 (28)	83 (28)	84 (29)	84 (29)	85 (29)	86 (30)	86 (30)	87 (31)

범주	열 지수
극심한 위험	54°C 이상(130°F 이상)
위험	41–54°C (105–129°F)
극심한 주의	32–41°C (90–105°F)
주의	27–32°C (80–90°F)

그림 12.10 상대 습도(%)와 온도 및 열 지수의 관계.
출처: 미국 국립 기상청–Tulsa data.

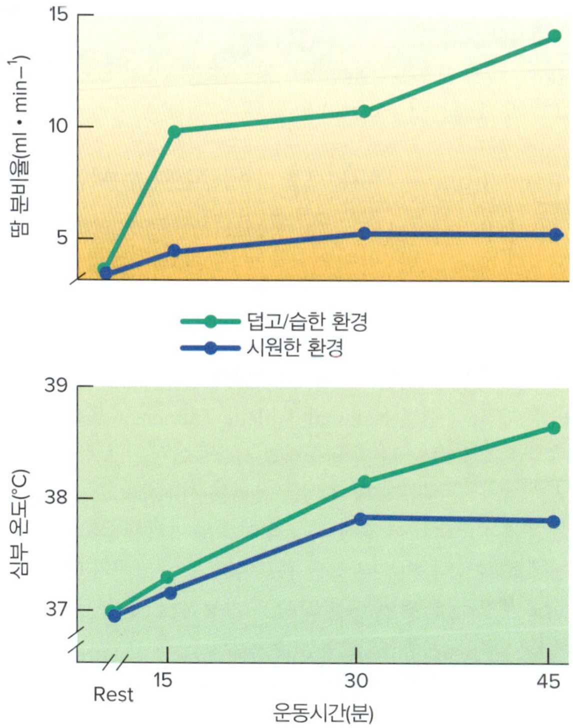

그림 12.11 덥고/습한 환경 vs 시원한 환경에서 45분 동안 최대하 운동 중 심부 온도와 발한율의 차이.

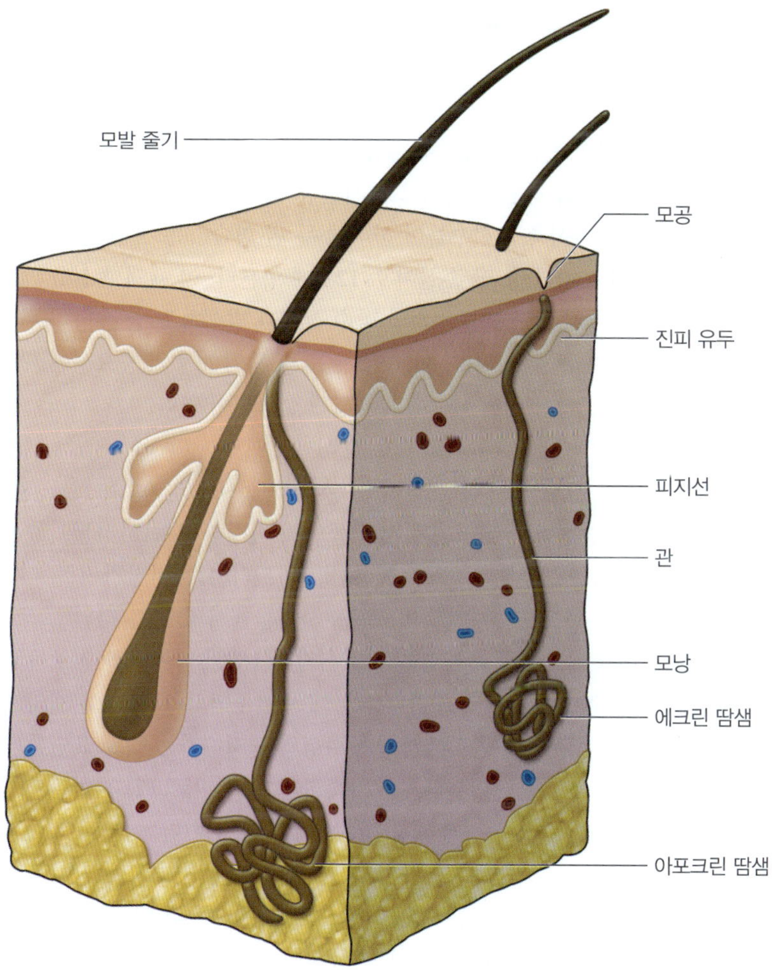

그림 12.12 전신에 걸쳐 에크린 땀샘이 피부 표면에 땀을 전달하는 주요 구조.

향상 비법 12.1

운동 중 탈수 예방

운동 중 땀으로 인한 체수분 손실(탈수)은 운동수행을 저하시킬 수 있다. 실제로, 체중의 1~2%가 감소될 정도의 탈수만으로도 운동수행이 저하될 수 있다(10, 41). 체중의 3% 이상이 감소될 정도의 탈수는 생리적 기능을 더욱 저하시킬 뿐만 아니라 열 상해의 위험을 증가시킨다(10, 40, 43). 따라서 운동 중 탈수를 예방하는 것은 운동수행을 극대화하고 열 상해를 방지하는 데 중요하다. 탈수는 다음 지침을 준수함으로써 예방할 수 있다:

- 운동이나 경기 시작 전에 선수들이 충분히 수분을 섭취해야 한다. 이는 운동 전 3시간 이내에 400~800 ml의 음료 섭취를 통해 해결할 수 있다(39, 41).
- 선수들은 운동 중 매 15~20분마다 150~300 ml의 음료를 섭취해야 한다(41). 각 음료 섭취 시 실제 음료량은 환경 조건(땀 배출 속도)과 운동 중 음료 섭취에 대한 개인의 허용 한계에 맞게 조절해야 한다.
- 운동 후 수분 보충을 원활하게 하려면, 선수들은 운동 전 체중을 기록하고 운동 직후 체중을 다시 측정하여 체액 손실을 주시해야 한다. 운동 후 적절한 수분 보충을 위해서는 체중 감소량의 약 150%에 해당하는 양의 음료를 섭취해야 한다. 예를 들어, 선수가 트레이닝 중 체중이 1 kg 감소했다면, 완전한 수분 보충을 위해 1.5 L의 음료를 섭취해야 한다(41).
- 운동 중 소변 색깔을 관찰하는 것은 선수의 수분 상태를 판단하는 실용적인 방법이다. 예를 들어, 충분히 수분이 공급된 경우 소변은 일반적으로 맑거나 레모네이드 색깔을 띤다. 반면, 탈수된 경우 소변은 짙은 노란색을 띤다.

최적의 수분 보충 음료는 물일까? 아니면 잘 조제된 스포츠 음료일까? 미국 선수 트레이너협회(National Athletic Trainers Association)는 선수와 활동적인 사람들이 수분 보충을 위해 차갑고 맛이 있는 음료를 선호한다고 결론지었다. 이 권장 사항의 이유는 이러한 음료가 선수들의 자발적인 음료 섭취를 증가시키고, 더 효과적인 수분 보충을 가능하게 하기 때문이다. 운동 중 및 운동 후 수분 보충에 대한 내용은 추천 문헌의 McDermott 등(2017)에 자세하게 설명되어 있다.

온도가 아직 상대적으로 낮을 때 경험하는 예비 땀 분비를 담당하기도 한다.

따라서, 더운 환경에서 운동을 하면 운동 트레이닝이나 스포츠 경기 중 땀 분비량이 크게 증가한다(5, 20, 32, 64). 그러나 땀 분비량은 개인마다 크게 다를 수 있다. 예를 들어, 열 적응이 된 사람들은 운동 중 땀의 발생이 더 빨라지고 땀 분비량이 더 높다. 또한, 체격이 큰 사람(체중이 많이 나가는 사람)은 체격이 작은 사람에 비해 땀 분비량이 더 높을 가능성이 크다. 땀 분비량에는 유전적 변이도 존재하여, 동일한 체격과 열 적응 수준을 가진 두 사람 간에도 땀 분비량이 다를 수 있다. 남성의 땀 분비량이 여성보다 더 많을까? 일부는 그렇다고 믿지만, 많은 연구들에 따르면 체중, 체표면적, 칼로리 소비량이 일치하는 경우 여성과 남성은 일반적으로 유사한 땀 분비량을 보인다(3).

생물학적 요인과는 별개로, 운동 중 땀 분비량에 영향을 미치는 중요한 요소 중 하나는 운동복의 종류이다. 예를 들어, 미식축구 선수들은 전체 유니폼을 착용하고 덥고 습한 환경에서 연습할 때, 운동선수들 사이에서 가장 높은 땀 분비량을 경험한다. 이러한 선수들이 높은 땀 손실을 경험하는 이유는 여러 가지가 있지만, 두 가지 주요 원인은 많은 미식축구 선수들이 체격이 크고, 미식축구 유니폼이 열 손실을 지연시키기 때문이다(1, 25). 예를 들어, 미식축구 선수들(체중 범위: 180~240 lb)은 덥고 습한 환경에서의 연습 동안 평균적으로 시간당 4~5 L의 땀을 배출한다(20). 또한, 미식축구 선수들이 하루에 두 번 연습하는 시즌 전 연습 동안에는 하루 총 땀 손실이 9~12 L에 이른다. 이 체액 손실을 매일 보충하지 않으면 점진적인 탈수 상태가 발생하고 열 손상의 위험이 증가할 수 있다(5, 64, 65). 운동 중 체액 보충의 중요성에 대한 정보는 향상 비법 12.1에 자세하게 설명되어 있다.

더운 환경에서의 운동수행 저하

덥고 습한 환경에서는 장시간 동안의 최대하 운동(마라톤이나 철인 3종 경기)에서 운동수행력이 저하된다(41). 마찬가지로, 더운 환경은 고강도 운동(럭비, 축구, 사이클에서의 15분 타임 트라이얼) 중에도 운동수행력을 감소시킨다(16, 28). 이러한 열로 인한 운동수행력 저하의 메커니즘은 계속 연구되고 있지만, 현재의 근거에 따르면 열 환경에서 운동수행력을 저해하는 주요 요인은 다음 세 가지로 설명된다. (1) 가속화된 근육 피로, (2) 심혈관 기능 장애, (3) 중추신경계 기능 장애(그림 12.13)이다. 이론적으로, 각 요인은 독립적으로 고온 환경에서 운동수행력 저하에 기여할 수 있다. 그러나 이러한 요인들이 상호작용하여 열이 많은 환경에서 운동수행력 저하에 기여할 가능성이 크다. 이와 관련하여, 각 요

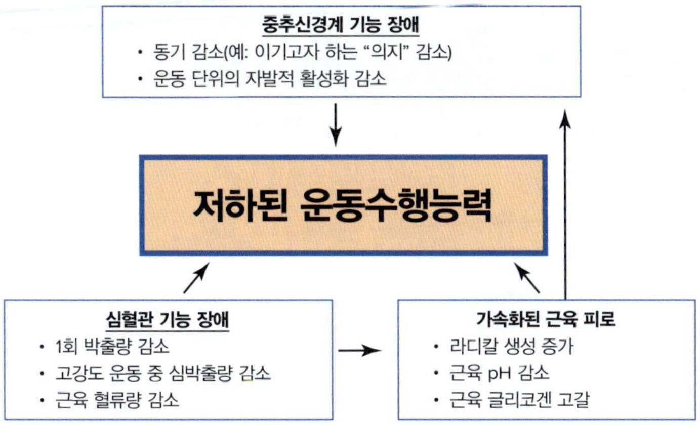

그림 12.13 열 환경에서 운동수행력을 저하시키는 요인들.

인이 운동수행력 저하에 미치는 상대적인 기여도는 운동의 강도와 지속 시간에 따라 달라진다. 이제 이들 요인에 대해 좀 더 자세히 논의해 보겠다.

가속화된 근육 피로

더운 환경에서 운동할 때, 근육 피로에 기여하는 세 가지 주요 근육 대사 변화가 발생한다. 첫째, 근육 글리고겐 분해 속도가 증가한다(22). 이는 근육 글리코겐 고갈이 장시간 운동 중 근육 피로에 기여하기 때문에 중요하다(22). 둘째, 더운 환경에서의 운동은 근육 내 젖산 생산을 증가시킨다. 운동으로 인한 근육 내 젖산 수치의 증가는 근육 pH를 낮추어, 근육 피로에 기여한다. 마지막으로, 더운 환경에서 운동할 때에는 골격근에서 자유 라디칼(free radical)의 생산이 증가한다. 이것은 근육에서 자유 라디칼의 생산이 증가하면 근육 피로에 기여할 수 있기 때문에 중요하다(75). 자유 라디칼은 근육 수축 동안 생성되며, 이러한 라디칼은 외부 궤도에 짝이 없는 전자를 포함한 매우 반응성이 강한 분자라는 점을 기억해야 한다(59). 이는 자유 라디칼이 근육 단백질과 빠르게 반응하여 산화적 손상(산화)을 초래하기 때문에 중요하다. 열로 인한 근육 내 자유 라디칼 생산의 증가는 수축 단백질(액틴과 미오신)을 손상시켜 근육이 힘 생성이 감소하게 만든다(근육 피로) (59).

또한 그림 12.13에서 보이는 바와 같이, 근육 피로는 중추신경계 기능 장애에 기여할 수 있다. 이는 피로한 근육에서 뇌로 전달되는 말초 피드백으로 인해 중추 운동 자극이 감소하기 때문이다. 특히, 피로한 운동 중에는 근육 화학수용체(대사 수용체라고도 불림)가 자극된다. 근육 화학수용체의 활성화는 III/IV형 구심성 신경을 통해 뇌로 전달되는 구심성 피드백을 발생시키며, 이 신경 피드백은 중추 운동 자극에 억제적인 영향을 미쳐 운동 단위의 동원(근육 섬유의 동원)이 감소하게 된다.

요약하자면, 더운 환경에서의 운동은 근육 글리코겐 고갈을 가속화하고, 젖산 생산을 증가시키며, 자유 라디칼 생산을 촉진하여 근육 피로를 유발한다. 이러한 세 가지 요인은 상호작용하며, 더운 환경에서 운동 중에 관찰되는 가속화된 근육 피로에 기여한다. 또한, 피로한 근육에서 뇌로 전달되는 구심성 신경 피드백은 중추 운동 자극에 억제적인 영향을 미쳐 운동 단위의 활성화가 감소하고, 결과적으로 근육의 힘 생성이 감소한다.

심혈관 기능 장애

심혈관 기능 장애는 덥고/습한 환경에서 운동수행력 저하에 기여할 수 있는 또 다른 요인이다. 실제로, 열 스트레스는 심혈관 부담(심박수 증가와 심박출량 감소)을 유도하고, 근육으로의 혈류를 감소시킨다. 그러나 주목할 점은, 근육으로의 혈류 감소가 저강도 운동이나 중강도 운동에서는 운동 지구력 저하에 기여하지 않는다. 이는 탈수가 발생하지 않을 경우, 최대하 운동 동안 근육 혈류가 잘 유지되기 때문이다(13). 반면, 덥고/습한 환경에서 고강도 운동($\dot{V}O_2$ max에 가까운 운동)을 할 때는 근육으로의 혈류가 점진적으로 감소한다. 더운 환경에서 운동 중 근육으로의 혈류 감소는 작용하는 근육과 피부 간의 혈액 경쟁으로 인해 발생한다. 즉, 더운 환경에서 운동 중 체온이 상승하면, 혈액이 수축하는 근육에서 피부 쪽으로 이동하여 체온을 낮추는 데 도움을 준다. 따라서, 더운 환경에서 고강도 운동을 할 때 근육으로의 혈류 감소는 운동수행력 저하를 가져올 수 있다. 이 혈류 감소는 근육에 대한 산소 공급을 줄이며, 더운 환경에서의 고강도 운동 중 가속화된 근육 피로에 기여하는 요인이다(그림 12.13). 반면, 근육으로의 혈류 감소는 장시간의 최대하 운동 동안 열로 인한 운동수행력 저하를 설명할 수 없다. 더운 환경에서 심혈관 기능 장애가 운동수행력 저하에 어떻게 기여하는지에 대한 내용은 추천 문헌의 Nybo 등(2014)과 Sawka 등(2015)에 자세하게 설명되어 있다.

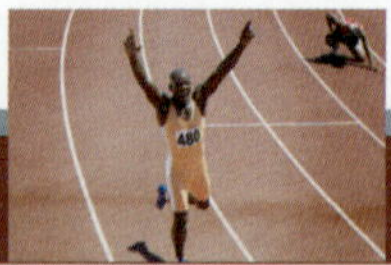

향상 비법 12.2

운동 생리학의 스포츠 적용–체온을 사전에 낮추면 더운 환경에서 운동수행력을 향상시킨다

더운 환경에서 장시간 운동을 하면 체열 생성과 열 손실의 불균형으로 인해 과도하게 높은 체온(고체온증)이 발생할 수 있다. 높은 체온은 여러 생리적 기능에 부정적인 영향을 미치며, 운동수행력을 저하시키기 때문에 중요한 문제이다. 특히, 지속적으로 높은 심부 온도는 열 관련 질환을 초래할 수 있다. 따라서, 더운 환경에서 장시간 운동 중에 과도한 체열 축적을 방지하는 전략은 운동수행력을 향상시키고 열 손상을 예방하는 데 도움이 될 수 있다.

더운 환경에서 운동수행력을 향상시키는 가장 효과적인 전략은 운동 전에 체온을 낮추는 것이다. 이를 "사전 냉각(precooling)"이라고 한다. 간단히 말해, 사전 냉각의 목적은 운동을 시작하기 전에 체온을 낮추는 것이다. 사전 냉각으로 인해 운동을 더 낮은 심부 온도에서 시작하면, 운동 중 심부 온도가 올라가 운동수행력이 제한되기 전에 더 많은 운동을 수행할 수 있게 된다. 이와 관련하여, 많은 연구들이 사전 냉각이 더운 환경에서 수행되는 지구력 운동 동안 소폭이지만 유의미한 운동수행력 향상(5~7%)을 가져온다는 사실을 확인했다(7).

사전 냉각이 운동수행력에 미치는 영향을 조사한 연구들은 다양한 냉각 기법을 사용했다: (1) 냉수에 몸 담그기, (2) 냉각(얼음) 조끼 착용, (3) 냉각 팩 사용, (4) 비교적 덜 효과적이지만 차가운 음료 섭취 등의 다양한 방법들이 사용되었다(7). 이러한 각 기술들이 더운 환경에서 운동수행력을 향상시키지만, 냉각 팩과 냉수에 몸 담그기와 같은 냉각 기법들을 조합하여 사용하는 것이 단일 냉각 기법보다 운동수행력 향상에 더 효과적이다(7). 이러한 복합 냉각 기법이 단일 냉각 기법보다 더 효과적인 이유는, "복합" 기법이 더 넓은 체표면적에 영향을 미치고 전체 심부 온도를 더 낮추기 때문이다(7). 사전 냉각과 운동수행력에 대한 더 많은 정보는 추천 문헌의 Bongers 등(2015)과 Stevens 등(2017)에 자세하게 설명되어 있다.

중추신경계 기능 장애

중추 신경계 기능 장애로 인해 고열과 탈수가 운동수행력을 저하시킬 수 있다는 것은 잘 알려져 있다. 특히, 높은 체온은 중추신경계에 영향을 미쳐 운동 단위 동원에 대한 심리적 자극을 감소시킨다(22, 40, 42). 앞서 논의했듯이, 근육 화학수용체의 활성화는 III/IV형 구심성 신경을 통해 뇌로 전달되는 구심성 피드백을 발생시킨다. 이 신경 피드백은 피로한 근육에서 중추 운동 자극에 방해작용을 미쳐 운동 단위의 동원을 감소시킨다.

요약하자면, 열 환경에서의 장시간 운동은 중추신경계의 변화로 인해 운동수행력을 저하시킨다. 이러한 운동 유발 중추신경계 기능 장애는 고체온증, 탈수, 근육 화학수용체에서 오는 구심성 피드백으로 인해 발생할 수 있다. 이 주제에 대한 내용은 추천 문헌의 Nybo 등(2014)에 자세하게 설명되어 있다.

더운 환경에서의 운동수행력: 요약 및 결론

고온에서의 운동은 근육 피로를 가속화하고 운동수행력을 저하시킨다. 열로 인한 피로는 단일 요인에 의한 것이 아니라 여러 생리적 요인의 조합으로 발생할 가능성이 높다(52). 열로 인한 운동수행력 저하에 기여하는 주요 요인은 가속화된 근육 피로, 심혈관 기능 장애, 중추신경계 기능 장애가 있다. 각 요인이 열로 인한 운동수행력 저하에 기여하는 정도는 운동의 지속 시간과 강도에 따라 달라진다. 예를 들어, 장시간의 최대하 운동 중에는 중추신경계 기능 장애와 가속화된 근육 피로가 상호작용하여 운동수행력을 저하시킨다. 반대로, 심혈관 기능 장애는 심각한 탈수가 없는 장시간의 최대하 운동에서는 운동수행력 저하에 주요한 역할을 하지 않는다. 그러나, 심혈관 기능 장애(근육으로의 혈류 감소)는 더운 환경에서 고강도 운동을 할 때 운동수행력 저하에 명확하게 기여한다.

운동선수들은 더운 환경에서 운동수행력을 향상시키기 위해 여러 가지 전략을 사용할 수 있다. 예를 들어, 운동선수들은 열 적응을 통해 고온에서의 운동수행력을 최적화하고, 운동 전과 운동 중에 수분을 섭취함으로써 성능을 향상시킬 수 있다. 체온에 대한 생리적 적응 과정(열 적응)은 운동 지구력을 향상시키며, 이 과정은 이 장에서 나중에 다루어질 것이다. 운동 전과 운동 중 물 섭취에 대한 지침은 향상 비법 12.1에 제시되어 있으며, 23장에서도 다루어진다. 또한, 체온 사전 냉각이 더운 환경에서 운동수행력을 향상시키는 것으로 나타났다(향상 비법 12.2). 마지막으로, 고온에서의 운동수행력에 대한 더 자세한 내용은 전문가에게 묻기 12.1을 참조하면 된다.

성별 및 연령에 따른 온도 조절 차이

1960년대에는 남성에 비해 여성들이 더운 환경에서의 운동에 덜 견딜 수 있다고 믿었다. 그러나 초기 연구들은 남성과 여성을 같은 수준의 열 적응과 유사한 체성분(동일한 체지방 비율)을 기준으로 비교하지 않았다. 실제로, 남성과 여성을 이러한 특성에 맞춰 비교했을 때, 열에 대한 내성의 성별 차이는 미미하다.

전문가에게 묻기 12.1

더운 환경에서의 운동수행력에 대한 마이클 소우카(Michael Sawka) 박사와의 Q&A

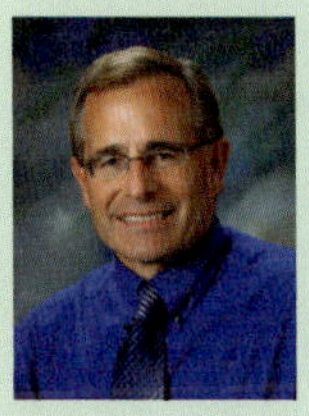

Dr. Michael Sawka

마이클 소우카(Michael Sawka) 박사는 조지아 공과대학교(Georgia Institute of Technology)의 응용 생리학 교수이다.

Sawka 박사는 운동 생리학과 환경 스트레스 분야에서 국제적으로 인정받는 전문가이다. 실제로, Sawka 박사는 운동과 환경 생리학과 관련된 200편 이상의 연구 논문을 저술했다. 특히, Sawka 박사와 그의 연구팀은 고온 환경이 운동수행력에 미치는 영향에 대해 많은 연구를 수행해 왔다.

Sawka 박사는 고온에서의 운동수행력과 관련된 세 가지 중요한 질문에 답변한다.

질문: 박사님의 연구는 환경적 열 스트레스가 유산소 운동수행력에 부정적인 영향을 미친다는 것을 입증했다. 그러나 열 스트레스가 축구나 미식축구와 같은 팀 스포츠의 운동수행력에는 어떻게 영향을 미치는가?

답변: 팀의 운동수행력은 개별 선수의 운동수행력에 의존한다. 만약 개별 선수의 운동수행력이 저하된다면, 팀의 운동수행력 또한 최적이 아닐 가능성이 높다. 또한, 팀 스포츠는 팀워크와 의사 결정에 크게 의존한다. 열 스트레스와 탈수가 인지 기능을 저하시킬 수 있다는 증거가 있으며, 이는 의사 결정과 팀워크에 부정적인 영향을 미칠 수 있다.

질문: 박사님의 연구팀은 환경적 열 스트레스가 유산소 운동수행력을 저하시킬 수 있는 메커니즘을 광범위하게 연구해 왔다. 더운 환경이 유산소 운동수행력을 저하시킬 수 있는 주요 이유는 무엇인가?

답변: 열 스트레스가 유산소 운동수행력을 저하시킬 수 있는 두 가지 주요 이유는 다음과 같다: (1) 피부 혈류를 지원하기 위해 필요한 심혈관 부담, 그리고 (2) 탈수로 인해 혈장 부피가 감소하고 이로 인해 심혈관 부담이 증가하는 것이다. 더운 환경에서 운동할 때, 높은 피부 혈류와 감소된 혈장 부피는 정맥압력을 낮추고, 그로 인해 심장 충전량을 감소시킨다. 심박수와 심장 수축력의 보상적인 증가에도 불구하고, 심박출량은 일반적으로 감소하게 되어 혈압을 유지하고 골격근과 뇌에 충분한 혈류를 지속하는 것이 어려워진다. 또한, 열 불쾌감과 주관적인 운동 강도도 증가한다. 결과적으로, 열 스트레스는 최대 유산소 파워를 저하시킬 뿐만 아니라, 모든 최대하 운동 강도가 상대적으로 더 높은 강도로 수행되며(최대 유산소 파워의 비율이 증가함), 이로 인해 운동에 대한 주관적인 노력의 인식도 증가하게 된다. 또한, 열 스트레스는 골격근 대사(글리코겐 사용 증가와 젖산 축적)와 중추신경계 기능을 변화시킬 수 있으며, 이로 인해 운동수행력이 저하될 수 있다.

질문: 연구에 따르면, 열 적응은 더운 환경에서 운동수행력을 개선하는 데 도움이 된다. 그러나, 운동선수들이 더운 환경에서 유산소 운동수행력을 향상시키기 위해 사용할 수 있는 다른 선택들(예: 사전 냉각이나 수분보급과다)이 있는가?

답변: 열 스트레스 동안 경기력을 유지하기 위한 가장 효과적인 전략은 열 적응을 이루고 적절한 수분을 유지하는 것이다. 또한, 최근 연구에 따르면 열 적응은 온화한 환경에서 유산소 운동수행력을 향상시키는 데도 도움이 되는 것으로 나타났다. 일부 연구에서는 사전 냉각과 수분보급과다(hyperhydration)가 더운 환경에서 운동수행력을 향상시킬 수 있다는 증거가 있지만, 개인적인 의견으로는 그 효과가 미미하며, 잘못 사용하면 오히려 역효과를 초래할 수 있다.

수분보급과다는 혈액량을 소폭 증가시키고 탈수를 약간 지연시킬 수 있으며, 이러한 변화는 더운 환경에서 운동 중 심혈관 시스템을 지원하는 데 도움이 된다. 그럼에도 불구하고 이러한 이점은 미미하며, 사용된 방법에 따라 수분보급과다는 저나트륨혈증(혈중 나트륨 수치 저하), 증가된 소변량으로 인한 불편감, 또는 두통의 위험을 높일 수 있다.

사전 냉각은 운동 시작 시 체온(피부와 내부 체온)을 낮출 수 있지만, 실험실 연구에서 나타난 소폭의 이점이 실제 경기에서는 선수들이 경기를 시작하기 전에 오랜 시간 동안 더운 환경에 노출되면 사라질 수 있다. 또한, 근육을 과도하게 냉각시키면 초기에는 근육 활동이 저하될 수 있다. 고온 환경에서의 운동 성능에 대한 정보는 추천 문헌의 Sawka, Cheuvront, and Kenefick (2016)에 자세하게 설명되어 있다.

노화가 열에서의 체온 조절 및 운동수행력에 영향을 미치는가? 이 문제는 논란의 여지가 있지만, 노화는 열에서의 운동 중 피부로 가는 혈류를 감소시켜 체온 조절 능력을 저하시킨다(4, 6, 15, 30, 32, 55). 그럼에도 불구하고, 운동 트레이닝과 열 적응을 병행하면 노인들의 열 내성을 개선할 수 있다(32, 55, 67). 노화가 체온 조절에 미치는 영향에 대한 내용은 추천 문헌의 Balmain 등 (2018)과 Kenney (2017)에 자세하게 설명되어 있다.

열 순응

더운 환경에서 규칙적으로 운동하면 열로 인한 스트레스로 인해 발생하는 항상성의 혼란을 최소화하기 위해 일련의 생리적 적응이 이루어진다. **순화**(acclimatization)라는 용어는 자연 환경에 장기간(수개월에서 수년) 노출되었을 때 발생하는 생리적 조정을 의미하고, **순응**(acclimation)은 환경적 스트레스에 대한 단기 노출로 인해 발생하는 생리적 조정을 말한다. 운동과 열 내성에 대한 논의에서는, 단기간(며칠에서 몇 주) 동안 더운 환경에 노출

중점연구 12.1

추운 환경에서의 운동 트레이닝이 열 순응을 촉진할 수 있을까?

추운 환경에서 트레이닝하는 운동선수들은 종종 더 더운 기후로 이동하여 경기에 출전한다. 충분한 열 순응이 이루어지지 않으면, 이러한 선수들은 덥고/습한 환경에서 트레이닝하여 높은 수준의 열 적응력을 가진 선수들에 비해 불리할 수 있다. 따라서 핵심 질문은 "*추운 환경에서 열 순응을 촉진할 수 있는 트레이닝 방법이 있는가?*"이다. 이러한 대체 트레이닝 방법의 예로는 운동 중 증발 냉각(evaporative cooling)을 제한하기 위해 여러 겹의 옷을 입는 것, 또는 운동 전후에 뜨거운 물에 잠기거나 사우나에 앉아 있는 것과 같은 수동적인 가열 방법을 사용하는 것이 있다.

두꺼운 옷을 입는 것과 관련한 질문에 대한 답은 "그렇다"이다. 하지만 이 방법으로 얻는 열 순응의 정도는 일반적으로 매일 덥고/습한 환경에서 트레이닝하여 얻을 수 있는 최대 수준의 순응보다 낮다(2, 14). 그럼에도 불구하고, 추운 환경에서 두꺼운 옷을 입고 하는 "인공적인" 열 트레이닝은 열 순응을 위한 조치를 전혀 하지 않는 것보다는 더 나은 방법이다(14).

이와 관련하여, 많은 사람들이 증발을 통한 땀 배출을 막는 옷을 입고 운동하는 사람들을 본 적이 있을 것이다. 이러한 운동복에는 고무 처리된 비닐 또는 통기성을 제한하는 합성 소재가 사용된 경우가 많다. 이러한 유형의 운동복은 일반적으로 전체 몸을 덮어 피부에서의 증발성 열 손실을 방지한다. 이러한 운동복을 입고 운동하면 체온이 상승하고 열 순응에 도움이 되겠지만, 통기성이 없는 의류를 착용한 상태에서 장시간 운동하는 것은 체온을 지나치게 높일 수 있으며, 열 손상의 위험을 증가시킬 수 있다. 따라서 땀을 많이 나게 하면서도 증발로 인한 열 손실을 막는 운동복을 착용하는 것은 고체온증의 위험 때문에 권장되지 않는다.

또한, 통기성이 없는 의류를 착용한 상태에서 운동하면 운동 후 체중이 감소할 수 있지만, 이 체중 감소는 대개 땀을 통해 잃은 수분 때문이지 지방 대사로 인한 것은 아니다. 실제로, 체지방을 상당히 줄이려면 에너지(칼로리) 부족 상태를 만들어야 한다(체지방 감소에 대한 자세한 내용은 18장 참조). 또한, 운동 후 수분 섭취를 통해 땀으로 잃어버린 수분이 보충되면 체중은 원래 상태로 돌아온다.

예비 연구에 따르면 수동적인 체열 가열(예: 운동 후 42°C 뜨거운 물에 담그기)이 열 순응에 효과적인 방법이 될 수 있다고 한다(27). 그러나 운동선수에 대한 수동적인 체열 가열은 고체온증과 관련된 추가적인 안전 문제를 발생시킬 수 있다. 게다가 현재 운동선수의 수동적인 체열 가열을 위한 최적화된 프로토콜이나 표준화된 접근 방식은 없다(44). 따라서, 보다 신중하게 수행된 연구가 진행될 때까지, 추운 기후에서 생활하고 트레이닝하는 운동선수들에게 열 순응을 달성하기 위해 두꺼운 통기성이 없는 의류나 수동적인 체열 가열 방법을 사용하는 것은 권장되지 않는다.

된 후 열 스트레스에 대한 내성이 향상되는 것을 의미하는 순응(acclimation)이라는 용어를 사용할 것이다.

모든 연령대의 사람들은 더운 환경에 순응할 수 있다(30, 67). 열 순응의 결과로 최대하 운동 중에 심박수와 심부 온도가 낮아진다(15). 추운 환경에서 트레이닝해도 부분적인 열 순응이 일어날 수 있지만, 최대한의 열 순응을 얻기 위해서는 운동선수들이 반드시 더운 환경에서 운동해야 한다(2). 심부 온도 상승이 열 순응을 촉진하는 주요 자극이기 때문에, 운동선수가 더 높은 심부 온도를 유도하려면 $\dot{V}O_2$ max의 50%를 넘는 강도로 고강도 인터벌 트레이닝이나 지속적인 운동을 하는 것이 권장된다(53) (중점연구 12.1).

열 순응 동안 발생하는 주요 적응은 혈장량 증가, 빠른 땀 분비의 시작, 땀 배출량 증가, 땀에서의 염분 손실 감소, 피부 혈류량 감소, 열 충격 단백질의 합성 증가 등이 있다. 열 적응이 빠르게 이루어지며, 처음 노출된 후 7~14일 만에 거의 완벽한 순응이 이루어진다는 점은 흥미롭다(54, 73)(그림 12.14). 각 생리적 적응에 대한 간단한 논의가 이어진다.

열 순응은 혈장량이 10~12% 증가하는 결과를 가져온다(18, 70). 이 혈장량 증가는 중심 혈액량, 1회 박출량, 발한 능력을 유지하며, 체내가 더 적은 온도 상승으로 더 많은 열을 저장할 수 있게 해준다.

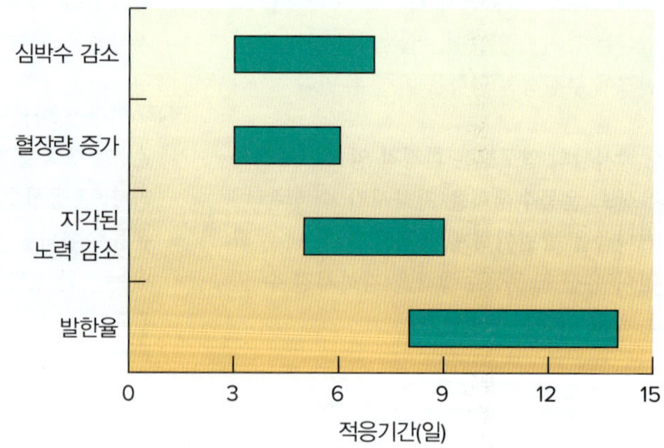

그림 12.14 연속적인 더운 환경 노출 동안 최대 열 순응에 도달하는 데 필요한 소요 일수. 처음 열 노출 후 7~14일 사이에 최대 열 순응이 나타난다.

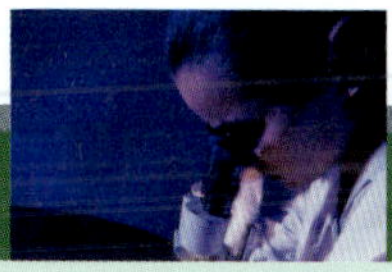

중점연구 12.2

열 순응과 열 충격 단백질

따뜻하거나 더운 환경에서 반복적으로 장시간 운동을 하면, 열 스트레스로 인한 항상성의 교란을 최소화하기 위한 여러 생리적 적응이 일어난다. 이러한 적응들은 더운 환경에서의 운동 내성을 향상시키고 열 손상의 위험을 줄인다. 연구에 따르면, 이 적응 과정의 중요한 부분은 골격근과 심장을 포함한 여러 조직에서 열 충격 단백질의 합성이다(45). 열 충격 단백질은 세포 스트레스(열, 산증, 조직 손상 등)에 반응하여 합성되는 "스트레스" 단백질을 대표한다. 열 충격 단백질은 다양한 세포 기능을 수행하지만, 이들 단백질이 손상된 단백질을 안정화하고 리폴딩(refolding)하여 세포를 열 손상으로부터 보호하는 역할을 한다는 점은 분명하다. 실제로, 열 충격 단백질은 열 내성을 개발하는 데 중요한 역할을 하며, 장시간 운동과 관련된 열 자극으로부터 신체 세포를 보호한다(45).

열 순응의 중요한 측면 중 하나는 땀이 더 빨리 나기 시작하고 발한율이 증가하는 것이다. 땀이 빨리 나기 시작한다는 것은 운동이 시작된 직후에 발한이 빠르게 시작된다는 것을 의미하며, 이는 운동 초기의 열 저장량이 줄어들고 심부 온도가 낮아진다는 것을 의미한다. 게다가, 열 순응은 발한 능력을 열 적응 이전의 거의 3배로 증가시킬 수 있다(62, 74). 따라서, 증발 냉각이 훨씬 더 가능해지며, 이는 장시간 운동 중 열 서상을 최소화하는 데 큰 장점이 된다.

또한, 열 순응 후에는 알도스테론 분비가 증가하여 나트륨과 염화물의 땀 손실이 줄어든다(12). 이 적응은 전해질 손실을 줄이고 더운 환경에서 운동 중 전해질 불균형을 줄이는 데 도움이 되지만, 운동 중 발생하는 체수분 손실을 보충할 필요성은 줄어들지 않는다(22장 및 23장 참조).

더욱이, 열 순응의 중요한 부분에는 골격근 섬유와 신체의 모든 세포에서 열 충격 단백질의 세포 내 생성이 포함된다. 열 충격 단백질은 "스트레스 단백질"이라는 큰 단백질군의 일부로, 2장에서 소개되었다. 이 이름이 암시하듯이, 이 스트레스 단백질들은 스트레스(열)에 반응하여 합성되며, 열이나 다른 스트레스로 인한 세포 손상을 방지한다. 열 충격 단백질이 열 스트레스로부터 세포를 보호하는 방식에 대한 자세한 내용은 중점연구 12.2에서 확인할 수 있다.

요약하자면, 더운 환경에서 규칙적으로 운동을 하면 열 순응이 빠르게 이루어지며, 7~14일 내에 최대 적응 상태에 도달한다. 이 적응은 더운 환경에서 최대하 운동 중 심박수 감소, 체온 감소, 심리적 피로감 감소, 운동수행력 향상으로 이어진다(36). 이러한 다양한 생리적 측정을 위한 최대 열 순응에 도달하는 데 필요한 소요 일수가 그림 12.14에 요약되어 있다. 그림 12.14에 나타난 바와 같이, 열에 의해 증가한 운동 중 심박수와 혈장량 확장은 더운 환경에 노출된 후 1주일 이내에 적응된다. 개인의 편안함 수준은 피로감 평가에 의해 정량화되며 6~9일 이내에 나타나고, 발한율의 변화는 7~14일 사이에 일어난다. 열 순응이 더운 환경에서 운동 중 심박수와 심부 온도에 미치는 영향은 그림 12.15에서 확인할 수 있다.

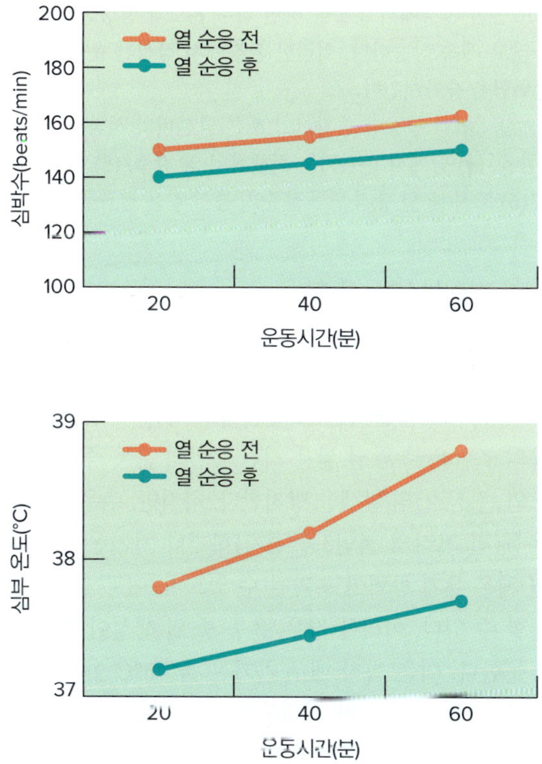

그림 12.15 더운 환경에서 일정한 부하의 최대하 운동(50% $\dot{V}O_2$ max) 중 열 순응이 심박수와 심부 온도에 미치는 영향.

열 순응에 따른 손실

운동을 중단하면 열 순응의 상실이 빠르게 진행되며, 활동 중단(열 노출이 없는 경우) 후 며칠 이내에 열 내성이 감소한다(34). 구체적으로, 열 노출을 중단한 후 7일 이내에 열 내성이 크게 감소하며, 28일 동안 열 노출이 없으면 열 내성이 완전히 상실된다(2). 따라서, 열 순응을 유지하기 위해서는 반복적인 더운 환경 노출이 필요하다(72).

요약 *In Summary*

- 발한율은 피부 표면에 분포된 에크린 땀샘의 밀도를 포함한 다양한 개인적 생물학적 요인에 의해 결정된다.
- 발한율은 주로 교감 신경 자극에 의해 조절되지만, 운동 중 착용하는 운동복의 종류에 의해서도 영향을 받을 수 있다.
- 온화한 환경에서 장시간 운동을 하면 심부 온도가 정상적인 휴식 상태를 넘어서 서서히 상승하며, 약 30~45분 정도 후에는 항정상태에 도달한다.
- 덥고/습한 환경에서 운동을 하면 심부 온도가 항정상태에 도달하지 않고 계속 상승한다. 이러한 환경에서 장시간 운동은 열 손상의 위험을 증가시킨다.
- 열 순응은 (1) 혈장량 증가, (2) 빠른 땀분비의 시작, (3) 더 높은 발한율, (4) 땀에서 손실되는 전해질의 양 감소, (5) 피부 혈류 감소, (6) 조직 내 열 충격 단백질 수치 증가 같은 결과를 가져온다.

추운 환경에서의 운동

추운 환경에서 운동하면 운동선수의 열 손실 능력이 향상되어 열 손상의 위험이 크게 줄어든다. 일반적으로, 대사 열 생성과 따뜻한 의복의 조합은 추운 날 짧은 시간 동안의 운동 중 **저체온증**(심부 온도의 큰 감소)의 발생을 방지한다. 하지만, 추운 환경에서 장시간 운동(긴 거리의 철인3종 경기)하거나 차가운 물에서 수영을 하면 체온 유지 능력이 초과될 수 있으며, 이로 인해 저체온증이 발생할 수 있다. 이러한 경우, 운동 중 열 생성이 열 손실을 따라잡지 못한다. 이는 특히 매우 차가운 물(15°C 이하)에서 수영할 때 더욱 그렇다. 심각한 저체온증은 판단력 상실을 초래할 수 있으며, 이로 인해 추가적인 추운 환경에서의 부상 위험이 증가한다.

체지방 비율이 높은 사람들은 체지방 비율이 낮은 사람들보다 추위에 대한 내성이 더 높다(24). 많은 양의 피하지방이 추위로부터 추가적인 단열층을 제공하여 열 손실 속도를 줄이고 추위에 대한 내성을 향상시킨다. 이러한 이유로 일부 여성들은 남성들보다 가벼운 추위에 더 잘 견딜 수 있다.

추운 날씨에서 스포츠 활동에 참여하면 운동선수에게 여러 가지 다른 문제가 발생할 수 있다. 예를 들어, 추운 날씨에 노출된 손은 신경 전달 속도 감소와 혈관 수축으로 인한 혈류 감소로 인해 감각이 무뎌질 수 있다. 이로 인해 손재주가 떨어지고 던지기나 잡기와 같은 기술에 영향을 미친다. 또한, 영하의 온도에 노출된 피부는 동상에 취약해지며, 이는 심각한 의학적 문제를 일으킬 수 있다. 추운 환경이 운동수행력에 미치는 영향에 대한 자세한 내용은 23장에서 다룬다.

사람들은 종종 추운 날씨 환경에서 운동이나 작업을 하지만, 일반적으로 추운 날씨는 운동 트레이닝이나 야외 작업을 수행하는 데 장애물이 되지 않는다. 그럼에도 불구하고, 일부 경우에는 추운 환경 스트레스(낮은 기온에서의 운동과 강한 바람, 또는 차가운 물에 담그는 경우)가 체온 항상성을 유지하는 신체의 능력을 시험할 수 있다(11). 추운 환경 스트레스는 체온 항상성을 위협하고 체열 손실을 촉진하는 모든 환경 조건으로 정의된다. 다음 섹션에서는 추운 환경에서의 운동에 대한 생리적 반응을 강조하고 추위에 대한 적응에 대해 논의할 것이다. 추운 환경에서의 운동 효과에 대한 자세한 내용은 23장에서 확인할 수 있다.

추운 환경에서의 운동에 대한 생리적 반응

안정 시에서는 인간이 추위에 노출되면 말초 혈관 수축이 나타난다. 이로 인해 피부 혈류가 감소하여 피부와 환경 사이의 대류 열 손실이 줄어들고 신체의 단열 효과가 증가한다. 이러한 조건에서는 노출된 신체 표면에서 열이 교체되는 속도보다 더 빠르게 손실되며, 피부 온도가 감소한다(11). 전체 몸이 추운 환경에 노출될 때(반바지와 반팔 셔츠를 입은 경우), 혈관 수축 반응은 손가락을 넘어 신체의 말초 순환 전체로 퍼진다(11). 이러한 혈관 수축 반응은 열 손실을 줄이고 심부 온도를 보호하지만, 그 대가로 피부 온도가 감소한다(11). 장시간 추위에 노출되면(안정 시) 떨림(반복적인 리듬의 근육 수축)과 갈색 지방 조직에 의한 대사 열 생산 증가를 통해 대사 열 생산이 증가할 수 있다(11).

추운 환경에서의 운동은 운동선수의 열 손실 능력을 향상시켜 열 손상의 위험을 크게 줄여준다. 일반적으로, 대사 열 생성과 따뜻한 의복의 조합은 추운 날 운동 중 저체온증(심부 온도의 큰 감소)의 발생을 예방한다. 그러나 추운 환경에서 장시간 운동(긴 거리 철인3종 경기)하거나 차가운 물에서 수영을 하면 체온 손실을 막는 신체의 능력을 초과할 수 있으며, 이로 인해 저체온증이 발생할 수 있다. 이러한 경우, 운동 중 열 생성이 열 손실을 따라잡지 못한다. 이는 특히 매우 차가운 물(15°C 이하)에서 수영할 때 더욱 그렇다.

추운 환경에서 체열 손실에 영향을 미치는 요인

여러 가지 요인이 추운 환경에서의 열 손실 양에 영향을 미친다. 예를 들어, 체지방 비율이 높은 사람들은 체지방 비율이 낮은 사람들보다 추위에 대한 내성이 더 높다(24, 52). 많은 양의 피하지방은 추위로부터 추가적인 단열층을 제공한다. 이 추가적인 단열

층은 열 손실 속도를 줄여 추위에 대한 내성을 향상시킨다. 여성은 일반적으로 추가적인 피하지방을 가지고 있기 때문에, 여성은 남성보다 가벼운 추위 노출과 차가운 물에 담그는 것에 더 잘 견디는 경우가 많다(11). 그럼에도 불구하고, 비슷한 체조성을 가진 남성과 여성을 비교할 때 성별에 따른 추위 내성 차이는 작다(11).

나이도 추위 내성에 영향을 미치는 또 다른 요인이다. 예를 들어, 어린이는 성인에 비해 표면적 대비 질량 비율이 크다. 이로 인해 체열 손실이 상대적으로 더 많아지며, 추운 환경에서 체온 항상성을 유지하기 어려워진다. 또한, 젊거나 중년의 성인과 비교하여, 상당량의 근육량을 잃은 노인들은 추운 환경에서 저체온증의 위험이 더 크다. 이는 근육량의 감소가 조직의 단열 효과를 줄여 추운 환경에서 체온 항상성을 유지하기 어렵게 만들기 때문이다.

마지막으로, 운동 트레이닝이나 신체 체력 수준은 추위에 대한 체온 조절 반응에 제한적인 영향을 미친다. 실제로, 횡단 연구와 종단 연구 모두 체지방 비율이 같은 경우 신체 체력 수준과 추위에 대한 내성 간의 관계는 없다고 결론짓는다(11).

추운 환경 스트레스가 운동수행력에 미치는 영향

추운 온도는 여러 가지 방식으로 운동수행력에 영향을 미칠 수 있다. 예를 들어, 추운 온도에 노출된 손은 신경 전달 속도의 감소와 혈관 수축으로 인한 혈류 감소 때문에 자주 감각이 둔해진다. 이로 인해 손의 감각이 떨어지고 던지기나 잡기와 같은 운동 기술에 영향을 미친다. 추위로 인한 손의 감각 감소 정도는 피부 온도와 직접적으로 연관되어 있다. 또한, 피부 온도가 15°C (59°F) 정도로 낮아지면 손의 감각이 급격히 감소하기 시작한다(11).

추위는 근육 온도가 크게 낮아질 때 근력과 파워 출력량에도 영향을 미칠 수 있다(11). 예를 들어, 차가운 물에 담그는 것이 근육 강도에 미치는 영향을 조사한 연구에 따르면, 근육 온도가 약 8°C 낮아지면 근력과 파워가 31~44%까지 감소할 수 있다(11). 그럼에도 불구하고, 차가운 공기에서 운동할 때는 운동 중인 근육의 온도가 일반적으로 낮아지지 않으므로, 차가운 공기 노출이 근육의 힘 생성에 영향을 미치는 경우는 드물다.

지금까지 차가운 공기가 유산소 운동수행력에 미치는 영향을 조사한 연구는 몇 편에 불과하나, 추운 환경에서 유산소 운동수행력이 상대적으로 따뜻한 온도에서보다 저하되는지에 대한 일치된 의견은 아직 없다. 차가운 공기 노출에 관한 연구와 유사하게, 차가운 물에서의 운동 중 유산소 운동수행력을 조사한 연구도 몇 편에 불과하다. 그럼에도 불구하고, 차가운 물이 유산소 운동수행력에 부정적인 영향을 미칠 것으로 예상된다. 이는 공기보다 물에서의 열 전도율이 25배 더 크기 때문에 근육 온도가 더 크게 감소하기 때문이다(11). 추운 환경 스트레스가 운동수행력에 미치는 영향에 대한 정보는 추천 문헌의 Castellani와 Tipton (2016)에 자세하게 설명되어 있다.

추운 환경에서 운동 시 건강 위험

차가운 물(15°C 이하)에 장시간(1시간 이상) 몸을 담근 사람들은 저체온증의 위험이 있다. 실제로, 거의 결빙 온도에 가까운 강이나 호수에 우연히 빠진 사람들은 체온이 정상 수준인 37°C에서 25°C 이하로 떨어지면 사망할 위험이 있다. 이 정도의 저체온증은 심장 부정맥과 잠재적인 심정지와 관련이 있다. 또한, 심각한 저체온증은 판단력 상실을 초래하여 추가적인 추위로 인한 부상의 위험을 증가시킨다.

차가운 물에서의 운동에 비해 차가운 공기에서의 운동은 저체온증 발생 위험이 낮다. 그럼에도 불구하고, 기온이 영하일 때 노출된 피부는 동상에 걸릴 위험이 있다. 이와 관련하여, 동상을 조기에 치료하지 않으면 심각한 의학적 상태가 될 수 있으며, 피부가 오랜 시간 동안 추운 환경에 노출될 경우 영구적인 조직 손상(괴저; 괴사의 일종)을 초래할 수 있다.

운동 중 차가운 공기를 호흡하는 것이 호흡기 계통이나 폐에 위험을 초래할 수 있는가? 짧게 말하면, 그렇지 않다. 실제로, 코나 입을 통해 들어오는 차가운 공기는 폐에 도달하기 전에 빠르게 따뜻해진다. 하지만, 차가운 공기를 호흡하면 일부 개인에게 운동 유발 천식을 유발할 수 있다. 이러한 유형의 운동 유발 천식은 기도의 냉각과 건조로 인해 발생하며, 이로 인해 기관지 수축이 일어난다. 운동 유발 천식의 원인에 대한 자세한 내용은 17장에 자세하게 설명되어 있다.

추위 순응

인간이 장기간 추운 온도에 노출될 때 세 가지 주요 생리적 적응이 발생한다(37, 38). 첫째, 추위에 대한 적응하면 떨림이 시작되는 평균 피부 온도가 낮아진다. 즉, 추위에 순응된 사람들은 순응되지 않은 사람들에 비해 더 낮은 피부 온도에서 떨림을 시작한다. 이 결과에 대한 설명은, 추위에 순응된 사람들은 떨림이 적어도 열 생산을 유지하는데, 이는 비떨림 열 생성을 증가시킴으로써 이루어진다는 것이다. 이는 노르에피네프린 분비가 증가하여 대사 열 생산이 증가함으로써 이루어진다(8, 23).

두 번째 생리적 적응은 추위에 순응된 사람은 그렇지 않은 사람들과 비교했을 때 손과 발의 평균 온도를 더 높게 유지할 수 있다. 추위에 순응하면 간헐적인 말초 혈관 확장이 개선되어 손과 발 모두에 대한 혈류 및 열 흐름을 증가시킨다(37, 38).

세 번째이자 마지막 생리적 적응은 추운 환경에서 수면 능력이 향상되는 것이다. 추위에 순응되지 않은 사람들은 추운 환경에서 자려고 하면 너무 많이 떨려서 수면이 방해될 수 있다. 반면, 추위에 순응된 사람들은 비떨림 열 생성의 증가로 인해 추운 환경에서도 편안하게 잘 수 있다. 완전한 추위 적응이 이루어지는 정확한 시간 경과는 명확히 정의되어 있지 않다. 그러나 추운 환경에 노출된 실험 참가자들은 1주일이 지나면 추위 적응의 징후를 보이기 시작한다(53).

요약 *In Summary*

- 안정 시에서 인간은 추위에 노출되면 말초 혈관 수축을 나타낸다. 이는 피부와 환경 사이의 대류 열 손실을 줄이기 위해 피부 혈류를 감소시킨다.
- 추운 환경에서 운동하면 운동선수의 열 손실 능력이 향상되어 열 손상 위험이 크게 줄어든다.
- 추위에 대한 순응은 세 가지 생리적 적응을 초래한다. (1) 비떨림 열생성의 증가, (2) 추운 환경에서 피부 온도가 크게 낮아지는 것을 방지하는 능력 향상, (3) 추운 환경에서 수면 능력이 향상된다. 이러한 적응의 전체 목표는 열 생산을 증가시키고 심부 온도를 유지하여 추운 환경에서 개인이 더 편안하게 지낼 수 있도록 하는 것이다.

연구 문제

1. 다음 용어를 정의하시오: (1) *항온동물*, (2) *고열*, (3) *저체온증*
2. 왜 심부 온도가 심각하게 상승하면 생명에 위협이 되는가?
3. *체온*이라는 용어가 잘못된 표현이라는 이유를 설명하시오.
4. 운동 중 체온은 어떻게 측정하는가?
5. 시각 교차 전방 시상하부의 체온 조절 역할에 대해 간단히 설명하시오.
6. 열 손실의 네 가지 메커니즘을 나열하고 설명하시오. 이 중 어떤 메커니즘이 덥고 건조한 환경에서 운동을 하는 동안 가장 중요한 역할을 하는가?
7. 사람의 열 생성에 대한 두 가지 일반적인 분류를 설명하시오.
8. 생화학적 열 생성에 관여하는 호르몬은 무엇인가?
9. 온화한 환경에서 장시간 운동 중 발생하는 열 현상을 간략하게 설명하시오. 심부 온도, 피부 혈류, 발한, 피부 온도의 변화를 포함하여 설명하시오.
10. 신체에서 400 kcal의 열을 제거하기 위해 필요한 증발량을 계산하시오.
11. 30분 동안 520 ml의 땀이 증발하면 피부에서 얼마나 많은 열이 제거되는가?
12. 열 순응 동안 발생하는 생리적 적응을 나열하고 설명하시오.
13. 추운 환경에서의 운동이 던지기나 잡기와 같은 기술에 어떤 영향을 미칠 수 있는가?
14. 만성적으로 추위에 노출되었을 때 발생하는 생리적 변화를 설명하시오.

추천 문헌

Bongers, C., D. Thijssen, M. Veltmeijer, M. Hopman, and T. Eijsvogels. 2015. Precooling and percooling both improve performance in the heat: a meta-analysis review. *British Journal of Sports Medicine* 49:377–384.

Casa, D., J. K. DeMartini, M. F. Bergeron, D. Csillan, E. R. Eichner, R. M. Lopez, et al. 2015. National Athletic Trainers' Association position statement: Exertional heat illnesses. *Journal of Athletic Training* 50:986–1000.

Casa, D. J., S. Cheuvront, D. Galloway, and S. Shirreffs. 2019. Fluid needs for training, competition, and recovery in track and field athletes. *International Journal of Sport Nutrition and Exercise Metabolism* 29: 175–180.

Castellani, J., and M. Tipton. 2016. Cold stress effects on exposure tolerance and exercise performance. *Comprehensive Physiology* 6: 443–469.

Hosokawa, Y., T. Nagata, and M. Hasegawa. 2019. Inconsistency in the standard of care-toward evidence-based management of exertional heat stroke. *Frontiers in Physiology* 10: 108. https://doi.org/10.3389/phys.2019.00108

Kenney, W. L. 2017. Edward F. Adolph Distinguished lecture: skin-deep insights into vascular aging. *Journal of Applied Physiology* 123: 1024–1038.

Laitano, O., L. Leon, W. Roberts, and M. Sawka. 2019. Controversies in exertional heat stroke diagnosis, prevention and treatment. *Journal of Applied Physiology* 127: 1338–1348.

McDermott, B. P., S.A. Anderson, L. E. Armstrong, D. L. Casa, S. N. Cheuvront, L. Cooper, et al. 2017. National athletic trainers' association position statement: fluid replacement for the physically active. *Journal of Athletic Training* 52: 877–895. https://natajournals.org/doi/10.4085/1062-6050-52.9.02

Nybo, L., P. Rasmussen, and M. Sawka. 2014. Performance in the heat-physiological factors of importance for hyperthermia-induced fatigue. *Comprehensive Physiology* 4: 657–89.

Sawka, M., J. Perlard, and S. Racinals. 2015. Heat acclimatization to improve athletic performance in warm-hot environments. Gatorade Sports Science Institute, Sports Science Exchange. 28: SSE #153.

Sawka, M., S. Cheuvront, and R. Kenefick. 2016. Hydration and aerobic performance: impact of environment. Gatorade Sports Science Institute. *Sports Science Exchange* #152.

Schlader, Z. and N. Vargas. 2019. Regulation of body temperature by autonomic and behaviorial thermoeffectors. *Exercise and Sport Science Reviews* 47: 116–126.

Stevens, C. J., L. Taylor, and B. Dascombe. 2017. Cooling during exercise: an overlooked strategy for enhancing performance in the heat. *Sports Medicine* 47: 829–841.

참고 문헌

1. **Armstrong LE, Johnson EC, Casa DJ, Ganio MS, McDermott BP, Yamamoto LM, et al.** The American football uniform: uncompensable heat stress and hyperthermic exhaustion. *Journal of Athletic Training* 45: 117–127, 2010.
2. **Armstrong LE and Maresh CM.** The induction and decay of heat acclimatisation in trained athletes. *Sports Medicine* 12: 302–312, 1991.
3. **Baker L.** Physiology of sweat gland function: the roles of sweating and sweat composition in human health. *Temperature* 6: 211–259, 2019.
4. **Balmain BN, Surendran S, Louis M, and Morris MR.** Aging and thermoregulatory control: the clinical implications of exercise under heat stress in older individuals. *BioMed Research International.* doi.org/1010.1155/2017/8306154. 2018.
5. **Bergeron MF, McKeag DB, Casa DJ, Clarkson PM, Dick RW, Eichner ER, et al.** Youth football: heat stress and injury risk. *Medicine & Science in Sports & Exercise* 37: 1421–1430, 2005.
6. **Blatteis CM.** Age-dependent changes in temperature regulation—a mini review. *Gerontology* 58: 289–295, 2012.
7. **Bongers C, Thijssen D, Veltmeijer M, Hopman M, and Eijsvogels T.** Precooling and percooling both improve performance in the heat: a meta analysis review. *British Journal of Sports Medicine* 49: 377–384, 2015.
8. **Cabanac M.** Temperature regulation. *Annual Review of Physiology* 37: 415–439, 1975.
9. **Casa DJ, Becker SM, Ganio MS, Brown CM, Yeargin SW, Roti MW, et al.** Validity of devices that assess body temperature during outdoor exercise in the heat. *Journal of Athletic Training* 42: 333–342, 2007.
10. **Casa DJ, Cheuvront S, Galloway D, and Shirreffs S.** Fluid needs for training, competition, and recovery in track and field athletes. *International Journal of Sport Nutrition and Exercise Metabolism* 29: 175–180, 2019.
11. **Castellani JW and Tipton MJ.** Cold stress effects on exposure tolerance and exercise performance. *Comprehensive Physiology* 6: 443–469, 2016.
12. **Chinevere TD, Kenefick RW, Cheuvront SN, Lukaski HC, and Sawka MN.** Effect of heat acclimation on sweat minerals. *Medicine & Science in Sports & Exercise* 40: 886–891, 2008.
13. **Crandall CG and Gonzalez-Alonso J.** Cardiovascular function in the heat-stressed human. *Acta Physiologica (Oxford)* 199: 407–423, 2010.
14. **Dawson B.** Exercise training in sweat clothing in cool conditions to improve heat tolerance. *Sports Medicine* 17: 233–244, 1994.
15. **Delamarche P, Bittel J, Lacour JR, and Flandrois R.** Thermoregulation at rest and during exercise in prepubertal boys. *European Journal of Applied Physiology and Occupational Physiology* 60: 436–440, 1990.
16. **Ely BR, Cheuvront SN, Kenefick RW, and Sawka MN.** Aerobic performance is degraded, despite modest hyperthermia, in hot environments. *Medicine & Science in Sports & Exercise* 42: 135–141, 2010.
17. **Fox S.** *Human Physiology.* New York, NY: McGraw-Hill, 2018.
18. **Gisolfi C and Cohen J.** Relationships among training, heat acclimation, and heat tolerance in men and women: the controversy revisited. *Medicine and Science in Sports* 11: 56–59, 1979.
19. **Gisolfi C and Wenger C.** Temperature regulation during exercise: old concepts, new ideas. *Exercise and Sport Science Reviews* 12: 339–372, 1984.
20. **Godek SF, Bartolozzi AR, and Godek JJ.** Sweat rate and fluid turnover in American football players compared with runners in a hot and humid environment. *British Journal of Sports Medicine* 39: 205–211; discussion 205–211, 2005.
21. **Gordon CJ.** *Temperature Regulation in Laboratory Rodents.* New York, NY: Oxford Press, 2009.
22. **Hargreaves M.** Physiological limits to exercise performance in the heat. *Journal of Science and Medicine in Sport* 11: 66–71, 2008.
23. **Hong S, Rennie D, and Park Y.** Humans can acclimatize to cold: a lesson from Korean divers. *News in Physiological Sciences* 2: 79–82, 1987.
24. **Horvath SM.** Exercise in a cold environment. *Exercise and Sport Science Reviews* 9: 221–263, 1981.
25. **Johnson EC, Ganio MS, Lee EC, Lopez RM, McDermott BP, Casa DJ, et al.** Perceptual responses while wearing an American football uniform in the heat. *Journal of Athletic Training* 45: 107–116, 2010.
26. **Johnson JM.** Exercise and the cutaneous circulation. *Exercise and Sport Science Reviews* 20: 59–97, 1992.
27. **Keiser S, Fluck D, Huppin F, Stravs A, Hilty M, and Lundby C.** Heat training increases exercise capacity in hot but not in temperate conditions: a mechanistic counter-balanced cross-over study. American Journal of Physiology: *Heart and Circulatory Physiology* 309: H750–H761, 2015.
28. **Kenefick RW, Ely BR, Cheuvront SN, Palombo LJ, Goodman DA, and Sawka MN.** Prior heat stress: effect on subsequent 15-min time trial performance in the heat. *Medicine & Science in Sports & Exercise* 41: 1311–1316, 2009.
29. **Kenney WL.** Control of heat-induced cutaneous vasodilatation in relation to age. *European Journal of Applied Physiology and Occupational Physiology* 57: 120–125, 1988.
30. **Kenney WL.** Edward F. Adolph Distinguished lecture: skin-deep insights into vascular aging. *Journal of Applied Physiology* 123: 1024–1038, 2017.
31. **Kenney WL and Johnson JM.** Control of skin blood flow during exercise. *Medicine & Science in Sports & Exercise* 24: 303–312, 1992.
32. **Kenney WL and Munce TA.** Invited review: aging and human temperature regulation. *Journal of Applied Physiology* 95: 2598–2603, 2003.
33. **Kruk B, Pekkarinen H, Manninen K, and Hanninen O.** Comparison in men of physiological responses to exercise of increasing intensity at low and moderate ambient temperatures. *European Journal of Applied Physiology and Occupational Physiology* 62: 353–357, 1991.
34. **Lee SM, Williams WJ, and Schneider SM.** Role of skin blood flow and sweating rate in exercise thermoregulation after bed rest. *Journal of Applied Physiology* 92: 2026–2034, 2002.
35. **Lim CL, Byrne C, and Lee JK.** Human thermoregulation and measurement of body temperature in exercise and clinical settings. *ANNALS Academy of Medicine Singapore* 37: 347–353, 2008.
36. **Lorenzo S, Halliwill JR, Sawka MN, and Minson CT.** Heat acclimation improves exercise performance. *Journal of Applied Physiology* 109: 1140–1147, 2010.
37. **Makinen TM.** Different types of cold adaptation in humans. *Frontiers in Bioscience (Scholar Edition)* 2: 1047–1067, 2010.
38. **Makinen TM.** Human cold exposure, adaptation, and performance in high latitude environments. *American Journal of Human Biology* 19: 155–164, 2007.
39. **Maughan R and Murray R.** *Sports Drinks: Basic Science and Practical Aspects.* Boca Raton, FL: CRC Press, 2000.
40. **Maughan RJ.** Distance running in hot environments: a thermal challenge to the elite runner. *Scandinavian Journal of Medicine & Science in Sports* 20 (Suppl 3): 95–102, 2010.

41. **Maughan RJ and Shirreffs SM.** Dehydration and rehydration in competitive sport. *Scandinavian Journal of Medicine & Science in Sports* 20 (Suppl 3): 40–47, 2010.
42. **Maughan RJ, Shirreffs SM, and Watson P.** Exercise, heat, hydration and the brain. *The Journal of the American College of Nutrition* 26: 604S–612S, 2007.
43. **McDermott BP, Anderson SA, Armstrong LE, Casa DJ, Cheuvront SN, Cooper L, et al.** National athletic trainers' association position statement: fluid replacement for the physically active. *Journal of Athletic Training* 52: 877–895. https://natajournals.org/doi/10.4085/1062-6050-52.9.02. 2017.
44. **Minson C and Cotter J.** Crosstalk proposal: heat acclimatization does improve performance in a cool condition. *Journal of Physiology* 594: 241–243, 2016.
45. **Morton JP, Kayani AC, McArdle A, and Drust B.** The exercise-induced stress response of skeletal muscle, with specific emphasis on humans. *Sports Medicine* 39: 643–662, 2009.
46. **Nadel E.** Temperature regulation. In: *Sports Medicine and Physiology,* edited by Strauss R. Philadelphia, PA: W. B. Saunders, 1979.
47. **Nadel E.** Temperature regulation during prolonged exercise. In: *Perspectives in Exercise Science and Sports Medicine: Prolonged Exercise,* edited by Lamb D, and Murray R. Indianapolis, IN: Benchmark Press, 1988, pp. 125–152.
48. **Nielsen B, Savard G, Richter EA, Hargreaves M, and Saltin B.** Muscle blood flow and muscle metabolism during exercise and heat stress. *Journal of Applied Physiology* 69: 1040–1046, 1990.
49. **Nielson B.** Thermoregulation during exercise. *Acta Physiologica Scandinavica* 323 (Suppl): 10–73, 1969.
50. **Nielson M.** Die regulation der korpertemperatur bei muskelarbeit. *Scandinavica Archives Physiology* 79: 193, 1938.
51. **Noble B.** *Physiology of Exercise and Sport.* St. Louis, MO: C. V. Mosby, 1986.
52. **Nybo L, Rasmussen P, and Sawka M.** Performance in the heat-physiological factors of importance for hyperthermia-induced fatigue. *Comprehensive Physiology* 4: 657–689, 2014.
53. **Pandolf KB.** Effects of physical training and cardiorespiratory physical fitness on exercise-heat tolerance: recent observations. *Medicine and Science in Sports* 11: 60–65, 1979.
54. **Pandolf KB.** Time course of heat acclimation and its decay. *International Journal of Sports Medicine* 19 (Suppl 2): S157–160, 1998.
55. **Pandolf KB, Cadarette BS, Sawka MN, Young AJ, Francesconi RP, and Gonzalez RR.** Thermoregulatory responses of middle-aged and young men during dry-heat acclimation. *Journal of Applied Physiology* 65: 65–71, 1988.
56. **Powers SK, Howley ET, and Cox R.** Blood lactate concentrations during submaximal work under differing environmental conditions. *The Journal of Sports Medicine and Physical Fitness* 25: 84–89, 1985.
57. **Powers SK, Howley ET, and Cox R.** A differential catecholamine response during prolonged exercise and passive heating. *Medicine & Science in Sports & Exercise* 14: 435–439, 1982.
58. **Powers SK, Howley ET, and Cox R.** Ventilatory and metabolic reactions to heat stress during prolonged exercise. *The Journal of Sports Medicine and Physical Fitness* 22: 32–36, 1982.
59. **Powers SK, Nelson WB, and Hudson MB.** Exercise-induced oxidative stress: cause and consequences. *Free Radical Biology & Medicine* 51: 942–950, 2011.
60. **Rasch W, Samson P, Cote J, and Cabanac M.** Heat loss from the human head during exercise. *Journal of Applied Physiology* 71: 590–595, 1991.
61. **Robinson S.** Temperature regulation in exercise. *Pediatrics* 32 (Suppl): 691–702, 1963.
62. **Sato F, Owen M, Matthes R, Sato K, and Gisolfi CV.** Functional and morphological changes in the eccrine sweat gland with heat acclimation. *Journal of Applied Physiology* 69: 232–236, 1990.
63. **Schlader Z and Vargas N.** Regulation of body temperature by autonomic and behaviorial thermoeffectors. *Exercise and Sport Science Reviews* 47: 116–126, 2019.
64. **Shirreffs SM.** The importance of good hydration for work and exercise performance. *Nutrition Reviews* 63: S14–21, 2005.
65. **Simmons G, Wong B, Holowatz L, and Kenney WL.** Changes in the control of skin blood flow with exercise training: where do cutaneous vascular adaptations fit in? *Experimental Physiology* 96: 822–828, 2011.
66. **Stolwijk JA, Saltin B, and Gagge AP.** Physiological factors associated with sweating during exercise. *Aerospace Medicine* 39: 1101–1105, 1968.
67. **Thomas CM, Pierzga JM, and Kenney WL.** Aerobic training and cutaneous vasodilation in young and older men. *Journal of Applied Physiology* 86: 1676–1686, 1999.
68. **Tikuisis P, Bell DG, and Jacobs I.** Shivering onset, metabolic response, and convective heat transfer during cold air exposure. *Journal of Applied Physiology* 70: 1996–2002, 1991.
69. **Wanner SP, Guimaraes JB, Rodrigues LO, Marubayashi U, Coimbra CC, and Lima NR.** Muscarinic cholinoceptors in the ventromedial hypothalamic nucleus facilitate tail heat loss during physical exercise. *Brain Research Bulletin* 73: 28–33, 2007.
70. **Wendt D, van Loon LJ, and Lichtenbelt WD.** Thermoregulation during exercise in the heat: strategies for maintaining health and performance. *Sports Medicine* 37: 669–682, 2007.
71. **Wenger CB.** Heat of evaporation of sweat: thermodynamic considerations. *Journal of Applied Physiology* 32: 456–459, 1972.
72. **Williams CG, Wyndham CH, and Morrison JF.** Rate of loss of acclimatization in summer and winter. *Journal of Applied Physiology* 22: 21–26, 1967.
73. **Wyndham CH.** The physiology of exercise under heat stress. *Annual Review of Physiology* 35: 193–220, 1973.
74. **Yanagimoto S, Aoki K, Horikawa N, Shibasaki M, Inoue Y, Nishiyasu T, et al.** Sweating response in physically trained men to sustained handgrip exercise in mildly hyperthermic conditions. *Acta Physiologica Scandinavia* 174: 31–39, 2002.
75. **Zuo L, Christofi FL, Wright VP, Liu CY, Merola AJ, Berliner LJ, et al.** Intra- and extracellular measurement of reactive oxygen species produced during heat stress in diaphragm muscle. *American Journal of Physiology – Cell Physiology* 279: C1058–1066, 2000.

Design element credits: (test tubes): George Doyle/Stockbyte/Getty Images; (scientists using microscope): Digital Vision/Getty Images; (magnifying glass): Kick Images/Photodisc/Getty Images; (runners): Chris Ryan/OJO Images/age fotostock; (scientist using microscope): Ingram Publishing; (lightbulb): Amasterphotographer/Shutterstock

13

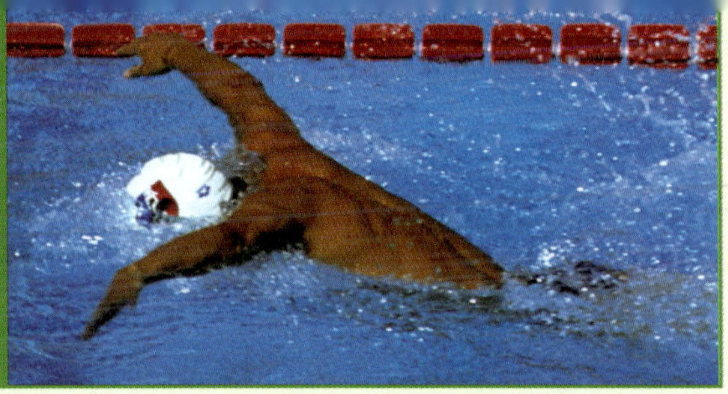

Mike Hewitt/Action Plus Sports Images/Alamy Stock Photo

훈련 생리학: 유산소성 훈련과 무산소성 훈련의 효과

The Physiology of Training: Effects of Aerobic and Anaerobic Training

■ 학습 목표

이 장을 공부함으로써 다음과 같은 내용을 할 수 있어야 한다:

1. 훈련의 기본 원칙인 과부하, 가역성 및 특이성을 설명할 수 있다.
2. 최대 산소 섭취량을 결정하는 요인 중 유전자의 역할에 대해 설명할 수 있다.
3. 지구력 훈련에 따른 최대 산소 섭취량의 변화와, 훈련 전과 비교하여 훈련 후 증가되는 이유에 대해 설명할 수 있다.
4. 좌식생활자, 활동적인 사람 및 운동선수들의 최대 산소 섭취량 범위를 제시할 수 있다.
5. 최대 산소 섭취량을 결정하는 주요 요인인 심박수, 1회 박출량 및 동정맥산소차이에 대해 설명할 수 있다.
6. 훈련이 어떻게 최대 산소 섭취량을 증가시키는지 설명할 수 있다.
7. 전부하, 후부하 및 수축력을 정의하고 지구력 훈련에 의해 최대 심박출량이 증가하는 기전을 설명할 수 있다.
8. 지구력 훈련이 동정맥산소차이를 증가시키는 데 기여하는 근육 구조의 변화를 설명할 수 있다.
9. 지구력 훈련 후 골격근에서 나타나는 변화를 설명할 수 있다.
10. "고강도" 지구력 훈련이 운동 중 산–염기 균형을 어떻게 향상시키는지 설명할 수 있다.
11. 운동에 의해 나타나는 골격근의 변화를 논의하고, 훈련 반응의 특수성에 대해 설명할 수 있다.
12. 골격근에서 주요한 네 가지 신호 전달 경로를 설명할 수 있다.
13. 골격근에서 중요한 2차 전달자를 나열하고 그 기능을 설명할 수 있다.
14. 지구력 훈련에 의해 근육이 적응하는 과정을 설명할 수 있다.
15. 지구력 훈련 프로그램에 따른 "중추 명령"과 "말초신경 피드백"의 변화가 최대하 운동 시 심박수, 호흡량 및 카테콜아민 반응을 어떻게 감소시키는지 설명할 수 있다.
16. 지구력 훈련을 중지했을 때 최대 산소 섭취량이 감소하는 이유를 설명할 수 있다.
17. 단시간 고강도 무산소 훈련이 운동수행능력에 미치는 영향을 설명할 수 있다.
18. 무산소 훈련이 골격근 섬유의 생화학적 특성에 미치는 영향을 설명할 수 있다.

■ 학습 목차

훈련의 원리
- 과부하와 가역성
- 특이성

지구력 훈련과 최대 산소 섭취량
- 훈련 프로그램과 최대 산소 섭취량의 변화

훈련으로 최대 산소 섭취량이 어떻게 증가되는가?
- 1회 박출량
- 동정맥산소차

지구력 훈련: 운동수행능력과 항상성에 미치는 효과
- 지구력 훈련에 의한 근섬유와 모세혈관의 변화
- 지구력 훈련은 골격근 섬유내 미토콘드리아 함량을 증가시킨다
- 훈련에 의한 근육내 에너지 동원율의 변화
- 지구력 훈련은 근육의 항산화 능력을 개선시킨다
- 지구력 훈련은 운동 중 산–염기의 균형을 개선시킨다

훈련에 의한 분자적 수준에서의 운동 적응
- 훈련 적응의 개요
- 훈련 반응의 특수성
- 골격근 내 주요 신호 전달 경로
- 골격근의 2차 신호 전달

지구력 운동이 근육 적응을 일으키는 신호 전달 과정

지구력 훈련: 근육과 계통생리학 간의 연관성
- 말초신경 피드백
- 중추 명령

지구력 훈련 이후 훈련 중단

무산소 운동 훈련에 의한 근육 적응
- 무산소 훈련에 따른 골격근의 변화
- 무산소 훈련에 의한 운동수행능력 향상

■ 핵심 용어

가역성(reversibility)
과부하(overload)
미토겐 활성화 인산화효소[p38 (mitogen activated kinase p38)]
서맥(bradycardia)
IGF-1/Akt/mTOR 신호 전달(IGF-1/Akt/mTOR signaling pathway)
칼모듈린-의존성 인산화효소[CaMK (calmodulin-dependent kinase)]
칼시뉴린(calciuneurin)
특이성(specificity)
퍼옥시좀 증식자-활성화 수용체 감마 공활성제[PGC-1α (peroxisome proliferator-activated receptor-gamma coactivator 1α)]
핵인자 카파 B [NF-κB (nuclear factor kappa B)]
5'-아데노신 일인산-활성화 단백질 인산화효소[5'adenosine monophosphate activated protein kinase (AMPK)]

규칙적인 지구력 운동(유산소 운동)은 심혈관계 기능을 향상시켜 근육으로 더 많은 혈액을 전달하고, 유산소성 대사 과정을 통해 ATP(에너지)를 생성하는 능력도 증가시킨다. 이러한 변화는 운동 중 신체 내부 환경의 불균형을 줄여주고, 그 결과 운동수행능력이 향상된다. 또한, 규칙적인 무산소 운동은 근육의 적응을 유도하여 200 m 스프린트와 같은 무산소 운동에서의 수행능력을 향상시킨다.

이번 장에서는 지구력 훈련과 무산소 훈련이 신체에 미치는 생리학적 적응에 대해 다룰 것이다. 이 장의 주요 목표는 이전 장에서 배운 생리학적 개념들을 종합하는 데 있다. 그 이유는 훈련 프로그램이 신체의 여러 조직과 기관계에 직·간접적으로 영향을 미치기 때문이다. 지구력 훈련에 대한 논의에서는 최대 산소 섭취량($\dot{V}O_2$ max) 증가를 촉진하는 생리학적 변화와 장시간 최대하 운동수행능력을 향상시키는 적응 현상을 각각 살펴볼 것이다. 이는 최대 산소 섭취량이 근육에 혈액을 전달하는 심혈관계의 최대 능력과 밀접하게 관련되어 있기 때문이다. 장시간 동안 최대하 운동을 지속할 수 있는 능력은 근육의 특정 생화학적 특성 덕분에 근섬유의 항상성을 유지하는 것과 더 밀접하게 연관되어 있다.

이 장에서는 무산소 훈련의 생리학도 살펴볼 것이다. 무산소 훈련이란 최대 산소 섭취량을 초과하는 강도(즉, 전력 질주에 가까운 고강도 운동)로 10~30초 동안 짧게 수행되는 운동을 의미한다. 이제 훈련 원칙과 훈련 용어에 대한 설명으로 시작해 보자.

훈련의 원리

훈련의 세 가지 핵심 원칙은 과부하, 특이성 및 가역성으로 알려져 있다. 이 원칙들은 이 장에서 소개되며, 17장(건강과 체력 훈련)과 20장(운동수행력 향상을 위한 트레이닝)에서 구체적으로 적용될 것이다.

과부하와 가역성

과부하 원칙은 특정 기관계(예: 심혈관계)나 조직(예: 골격근)이 훈련을 통해 적응하려면, 기존의 익숙한 수준을 넘는 강도로 운동해야 한다는 것을 의미한다. 이러한 기관계나 조직은 점진적인 과부하에 맞춰 서서히 적응하게 된다. 이 점진적인 과부하 패턴은 시간이 지남에 따라 기능 향상을 가져오는 적응을 촉진한다. 과부하를 유발하기 위한 변수로는 운동 강도, 지속 시간 및 빈도(주당 운동 횟수)가 있다. 과부하 원칙의 연관된 또 다른 원칙은 가역성 원칙이다. **가역성** 원칙은 높은 강도로 훈련하여 체력이 향상되더라도, 훈련을 중단하면 증가된 체력이 빠르게 감소한다는 것을 의미한다.

특이성

특이성 원칙은 훈련이 수행되는 활동과 관련된 근육, 동원되는 근섬유 유형, 주요 에너지 시스템(유산소 대 무산소), 수축 속도 및 근수축 유형(신장성, 단축성, 등척성)에 따라 특정하게 작용한다. 예를 들어, 10주간의 달리기 운동 프로그램 동안, 팔 근육은 유의미한 훈련 적응을 경험하지 않는다. 또한, 이는 개인이 저강도 장거리 달리기 프로그램에 참여하여 다리의 지근 섬유를 주로 사용할 경우, 다리 근육의 속근 섬유에는 거의 또는 전혀 훈련 효과가 발생하지 않는다는 것을 의미한다.

특이성은 훈련으로 인해 근육에서 일어나는 적응 유형에도 적용된다. 예를 들어, 지구력 훈련에 의한 적응은 모세혈관과 미토콘드리아 부피가 증가하여 근육의 유산소성 에너지 생성 능력을 향상시킨다. 반면, 고강도 저항 훈련에서는 근육의 수축 단백질의 양이 증가하는 적응이 일어난다(36).

요약 *In Summary*

- 과부하 원리는 신체의 시스템이나 인체 조직이 익숙하지 않은 운동 부하(강도, 지속 시간 및 빈도 증가)에 노출되어 자극을 받게 되면, 운동 효과가 나타난다는 훈련의 원리이다. 이러한 훈련은 시간이 지남에 따라 해당 시스템이나 인체 조직은 증가된 부하에 적응하게 된다. 가역성 원리는 훈련을 중단하면 증가되었던 체력 향상 효과가 사라진다는 것을 의미한다.
- 특이성 원리는 운동 효과가 해당 활동에 사용된 근섬유에 한정된다는 사실과 관련이 있다. 또한, 운동에 의한 근섬유의 적응은 운동의 유형에 의해 결정된다. 구체적으로, 지구력 운동은 근육 내 미토콘드리아와 모세혈관 밀도를 증가시키는 반면, 저항성 운동은 골격근 내 수축성 단백질을 증가시키는 결과를 가져온다.

지구력 훈련과 최대 산소 섭취량

최대 산소 섭취량(최대 유산소 능력 또는 $\dot{V}O_2$ max라고도 함)은 대근육군(예: 다리)을 사용하는 동적 운동 중에 신체가 산소를 운반하고 사용하는 최대 능력을 측정한 값이다. 이 개념은 4장에서 소개되었으며, 9장과 10장에서는 최대 산소 섭취량에 도달할 때까지 단계적으로 강도를 높이는 운동 중에 심혈관과 폐 기능이 어떻게 반응하는지를 다루었다. 이어지는 절에서는 지구력 운동 프로그램이 최대 산소 섭취량 증가에 미치는 영향과, 이러한 증가를 유도하는 생리적학 변화에 대해 논의할 것이다.

훈련 프로그램과 최대 산소 섭취량의 변화

최대 산소 섭취량을 증가시키는 지구력 훈련 프로그램은 일반적으로 대근육군(예: 달리기, 사이클링, 수영)을 사용하는 20분 이상의 지속적인 동적 운동을 주 3회 이상, 최대 산소 섭취량의 50% 이상의 운동 강도로 수행하는 것이다. 또한, 고강도 인터벌 훈련(즉, 30~120초의 전력 질주)도 최대 산소 섭취량을 향상시키는 데 효과가 있다(22). 일반인과 운동선수를 위한 훈련 프로그램 설계에 대한 세부 사항은 각각 17장과 20장에서 다루고 있다. 지구력 훈련 프로그램을 2~3개월 동안 수행하면 최대 산소 섭취량이 약 15~20% 정도 증가한다. 그러나 지구력 훈련에 대한 유전적 적응 능력이 낮은 사람들의 경우, 증가 폭이 2~3%로 적을 수 있다. 반면, 훈련을 통해 최대 산소 섭취량을 크게 향상시킬 수 있는 유전적 잠재력을 가진 사람들은 최대 50%까지 증가할 수 있다(5, 8, 25, 38, 53, 60).

상대적인 최대 산소 섭취량(체중에 맞추어 조정된 수치)은 나이, 건강 상태 및 훈련 상태에 따라 크게 달라질 수 있다. 예를 들어, 심각한 심혈관 및 폐질환을 앓고 있는 환자의 최대 산소 섭취량은 20 ml · kg^{-1} · min^{-1} 이하일 수 있지만, 세계적인 장거리 선수나 크로스컨트리 스키 선수는 80 ml · kg^{-1} · min^{-1} 이상일 수 있다(표 13.1 참조). 엘리트 남녀 지구력 운동선수들이 매우 높은 최대 산소 섭취량을 가지는 이유는 훈련, 심혈관계의 높은 용량 및 높은 비율의 지근 섬유를 가진 유전적인 특성 덕분이다. 연구에 따르면, 훈련되지 않은 상태에서 최대 산소 섭취량의 유전적 기여율은 약 50%에 이른다고 보고되었다(6, 7). 즉, 개인의 최대 산소 섭취량의 약 50%가 유전적 요인에 의해 결정된다는 것을 의미한다.

또한, 훈련에 의한 최대 산소 섭취량의 향상 정도도 유전적으로 결정된다고 보고되었다(8). 예를 들어, 훈련 프로그램을 수행한 후 개인별 최대 산소 섭취량의 향상 수준은 사람마다 크게 다르게 나타난다. 최대 산소 섭취량의 훈련 효과에 대한 유전적 기여율은 약 50%로 추정된다(8). 연구에 따르면, 훈련 초기 상태(즉, 훈련되지 않은 상태)에서의 최대 산소 섭취량과 훈련으로 인한 최대 산소 섭취량 향상에서의 개인 차이는 미토콘드리아 DNA의 차이와 밀접하게 관련이 있다고 보고되었다(8). 지구력 훈련 후 최대 산소 섭취량이 크게 증가하는(예: 40~50% 증가) 유전적 소질을 가진 사람들은 흔히 훈련에 대해 "높은 반응자"라고 불린다. 반면, 훈련에 의한 최대 산소 섭취량 증가가 적은 사람들은 "낮은 반응자"로 분류된다. 유전과 인간의 운동수행능력 간의 관계에 대한 자세한 내용은 자세히 살펴보기 13.1을 참조하라.

표 13.1 건강한 집단과 질환자 집단과의 최대 산소 섭취량 비교

집단	남성	여성
건강한 집단		
크로스컨트리 스키 선수	84	72
장거리 달리기 선수	83	62
좌식생활자: 젊은 성인	45	38
좌식생활자: 중년 성인	35	30
질환자 집단		
심근경색 이후 환자	22	18
심각한 폐질환 환자	13	13

단위는 mL/kg/min으로 표현됨.
출처: Astrand, P., Rodahl, K., Dahl, H. A., and Stromme, S. B., *Textbook of Work Physiology: Physiological Bases of Exercise*. Champaign, IL Human Kinetics, 2003.

유전적인 요인 외에도 지구력 훈련 강도와 지속 시간은 최대 산소 섭취량 변화에 중요한 영향을 미친다. 예를 들어, 장기간(2~3년)의 지구력 훈련은 유전적으로 재능이 있는 사람의 경우 최대 산소 섭취량을 40~50%까지 크게 향상시킬 수 있다. 또한, 고강도 지구력 훈련은 유전적 잠재력이 있는 사람에게서 최대 50%까지 최대 산소 섭취량을 증가시킬 수 있다(8, 25). 연구에 따르면, 10주간의 고강도 훈련은 최대 산소 섭취량을 30~50% 정도 선형적으로 증가시킬 수 있다고 보고되었다(25). 이는 중강도 훈련에서 몇 주 후 최대 산소 섭취량이 정체되는 것을 보고한 기존 연구들과 상반된 결과이다. 10주간의 훈련 프로그램에서 최대 산소 섭취량이 크게 증가한 이유는 일반적인 지구력 운동 프로그램보다 훈련 강도, 빈도, 지속 시간이 높았기 때문이다. 이제 지구력 훈련에 의해 최대 산소 섭취량이 향상되는 데 기여하는 생리학적 적응에 대해 살펴보자.

자세히 살펴보기 13.1

유전적인 소질은 운동수행능력에 중요한 역할을 담당한다

말콤 글래드웰의 인기 도서 "아웃라이어: 성공의 스토리"에서는 운동과 직업적 성공에 관여하는 다양한 요인들을 분석했다. 이 책에서 글래드웰은 엘리트 운동선수가 되기 위해서는 1만 시간의 연습이 필요하다고 주장했다. 하지만 이는 모든 선수에게 해당되는 것은 아니다. 물론 지도자 수준, 훈련 시간 및 영양 섭취가 운동수행능력에 중요하지만, 이 외에도 여러 다른 요인들이 운동수행능력에 영향을 미칠 수 있다. 예를 들어, 세계적인 운동선수들의 운동수행능력은 종목에 따라 생리학적, 형태학적(예: 신체 크기), 생체역학적 및 심리적 특성과 같은 한정적인 요인들에 영향을 받는다(51). 이는 세계적인 운동선수들이 유사한 유전적 요소를 공유하고 있을 것이라고 추측할 수 있다. 흥미롭게도, 최신 연구들은 유전자가 운동수행능력을 결정하는 데 중요한 역할을 한다는 것을 밝혀냈다(51). 따라서 유전자가 엘리트 운동선수가 되는 데 어떻게 중요한 영향을 미치는지 보여주는 두 가지 예를 살펴보자.

첫 번째로, 신장이 큰 것이 이점인 농구에서 유전자의 영향을 생각해 보자. 일반적으로 신장은 강한 유전적 요인에 의해 결정된다는 것이 잘 알려져 있다. 예를 들어, 신장의 약 65~80%는 유전적인 요인에 의해 결정된다고 추정된다(51). 따라서, 신장이 큰 부모로부터 적절한 "키 유전자"를 물려받는 것은 성공적인 농구 선수가 되는 데 중요한 요소이다(51).

또한, 유전자는 엘리트 지구력 운동선수가 되는 데 중요한 역할을 한다. 지구력 운동수행능력에 여러 요인이 기여하지만, 그중 핵심 요소 중 하나는 높은 최대 산소 섭취량이다. 따라서 세계적인 지구력 운동선수들이 높은 최대 산소 섭취량을 가지고 있다는 것은 당연한 일이다. 이제 훈련을 받지 않은 사람들과 지구력 훈련을 받은 사람들 모두에서 최대 산소 섭취량에 대한 유전적인 영향을 살펴보자. 이 장에서 설명한 것처럼, 좌식 생활을 하는 사람들의 최대 산소 섭취량 변동성 중 약 50%는 유전적 요인에 의해 결정된다. 따라서 훈련을 시작하기 전부터 이미 높은 최대 산소 섭취량을 가지고 있는 사람들은 지구력 스포츠에서 더 빠르게 성공할 가능성이 높다(51).

유전자가 훈련되지 않은 사람의 최대 산소 섭취량을 결정하는 데 중요한 역할을 하는 이유는 무엇일까? 최소 두 가지 요인이 관여한다. 첫째, 골격근의 섬유 유형이다. 예를 들어, Type I 근섬유의 비율이 높으면 지구력 운동선수에게 큰 이점이 된다. 이는 지구력 운동에서 근육이 높은 유산소 능력을 필요로 하기 때문이다(51). 이와 관련하여, 골격근 내 Type I 근섬유의 양에 대한 변동성의 약 45%가 유전적으로 결정된다고 한다(51). 둘째, 유전자는 심장 크기와 최대 심박출량을 결정하는 데 중요한 역할을 한다(2). 특히, 최대 산소 섭취량을 결정하는 두 가지 요소는 최대 심박출량과 운동하는 근육이 산소를 흡수하여 ATP를 생성하는 능력이다. 이 두 생리학적 요소의 상호작용은 훈련되지 않은 사람들의 최대 산소 섭취량에 유전자가 큰 영향을 미치는 이유를 설명한다.

또한, 유전자는 훈련에 따른 생리학적 적응을 결정하는 데 중요한 역할을 한다. 연구에 따르면, 지구력 훈련에 대한 개인의 반응 차이 중 약 50%가 유전적 요인에 의해 결정된다(47). 특히, 훈련을 통해 최대 산소 섭취량이 약 15~20%까지 향상되지만, 일부 훈련에 대한 반응이 낮은 "낮은 반응자"는 최대 산소 섭취량이 단지 2~3% 정도만 향상된다. 반면에, 지구력 훈련에 "높은 반응자"인 사람들은 "훈련을 받지 않은" 상태에서 최대 산소 섭취량을 약 40~50%까지 증가시킬 수 있다. 이러한 차이는 세계적인 지구력 운동선수가 되기 위해서는 훈련에 대해 "높은 반응자"여야 한다는 것을 보여준다(5-8, 47). 비록 유전자가 훈련에 따른 적응을 어떻게 조절하는지는 명확하게 밝혀지지 않았지만, 지금까지 총 97개의 유전자가 최대 산소 섭취량 향상에 관여하는 것으로 보고되었다(53, 61).

요약하면, 세계적인 지구력 경기에서 최고 수준의 성과를 달성하기 위해서는 높은 최대 산소 섭취량이 필수적이다. 연구에 따르면, 유전자는 좌식 생활을 하는 사람의 최대 산소 섭취량과 훈련에 대한 개인의 반응성을 결정하는 데 중요한 역할을 한다. 따라서 세계적인 지구력 운동선수가 되기 위해서는 훈련되지 않은 상태에서 이미 높은 최대 산소 섭취량을 가져야 할 뿐만 아니라, 지구력 훈련에 대한 높은 반응성도 가지고 있어야 한다. 이 연구 결과들을 종합하면, 뛰어난 유전적 소질 없이는 지구력 종목에서 세계적인 성과를 달성하는 것이 불가능하다는 것을 시사한다(51). 최대 산소 섭취량과 훈련에 대한 유전자의 영향에 대해 더 알고 싶다면, 추천 문헌 Bouchard(2019), Sarzynski와 Bouchard(2020), Ross 등(2019) 및 Williams 등(2017)을 참조하라.

요약 *In Summary*

- 최대 산소 섭취량을 증가시키기 위한 지구력 훈련 프로그램은 큰 근육이 사용되는 지속적인 활동을 한 세션당 20분 이상, 주 3회 이상, 최대 산소 섭취량의 50~85%에 해당하는 운동 강도로 수행해야 한다. 지구력 훈련과 마찬가지로, 고강도 인터벌 트레이닝도 최대 산소 섭취량을 향상시키는 효과가 있다.
- 비록 지구력 훈련은 최대 산소 섭취량을 평균적으로 약 15~20% 정도 증가시킨다. 그러나 유전적으로 뛰어난, 즉 지구력 훈련에 대한 "높은 반응자"로 불리는 사람들은 최대 산소 섭취량이 더욱 크게 증가하는 경향이 있다.
- 유전적 소질은 개인의 최대 산소 섭취량에 약 50% 정도 기여한다. 또한, 강도 높거나 장기간의 지구력 훈련은 일부 개인의 최대 산소 섭취량을 최대 50%까지 증가시킬 수 있다.

훈련으로 최대 산소 섭취량이 어떻게 증가되는가?

Fick 공식을 사용하여 산소 소비량을 계산하는 방법은 다음과 같다.

최대 산소 섭취량 = 최대 심박출량 × 최대 동정맥산소차이

최대 산소 섭취량은 심박출량(전신 혈류량)과 동정맥산소차(산소를 조직에서 얼마나 사용하는지)의 곱으로 결정된다. 따라서, 훈련을 통해 최대 산소 섭취량이 증가하는 이유는 최대 심박출량 증가, 최대 동정맥산소차이 증가 및 이 둘이 함께 증가하기 때문이다.

9장에서 설명했듯이, 심박출량은 심박수와 1회 박출량(한 번의 심장 박동 시 방출되는 혈액량)의 곱으로 계산된다. 동정맥산소차는 동맥혈에서 제거되어 조직에서 실제로 사용되는 산소의 양을 나타낸다. 즉, Fick 공식에 따르면, 훈련을 통해 최대 산소 섭취량이 증가하는 이유는 심박출량이 증가하거나 동정맥산소차가 증가하거나, 또는 이 둘이 증가하기 때문이다. 연구에 따르면, 비훈련자를 대상으로 한 비교적 짧은 기간(1~4개월)의 지구력 훈련은 최대 산소 섭취량을 약 26% 증가시키고, 최대 심박출량을 약 10% 증가시켰지만, 최대 동정맥산소차는 유의미하게 증가되지 않았다고 보고되었다(그림 13.1)(40). 따라서 단기간의 훈련으로 인한 최대 산소 섭취량의 증가는 최대 심박출량의 증가에 의한 것이다. 반면, 장기간(32개월 이상) 동안의 훈련은 최대 심박출량을 약 15% 증가시키고, 최대 동정맥산소차를 약 25% 증가시켜 최대 산소 섭취량을 증가시킨다(그림 13.1)(40). 단기간과 장기간의 지구력 훈련을 통해 최대 심박출량이 증가하는 것은 주로 1회 박출량이 증가하기 때문이며, 최대 심박수는 일정하게 유지되거나 약간 감소한다.

그렇다면 지구력 훈련이 어떻게 최대 1회 박출량과 최대 동정맥산소차를 증가시키는 걸까? 이에 대한 답은 다음 두 섹션에서 설명하겠다.

1회 박출량

1회 박출량은 매 심장 박동 시 심장에서 방출되는 혈액의 양으로, 이는 확장기 말 용적(EDV)과 수축기 말 용적(ESV)의 차이를 말한다. 훈련을 통해 최대 심박수가 증가하지는 않으며, 오히려 몇 개월간의 훈련 후에는 최대 심박수가 약간 감소할 수 있다. 따라서 훈련으로 인한 최대 심박출량 증가는 전적으로 1회 박출량이 증가하기 때문이다. 그림 13.2는 지구력 훈련에 의해 1회 박출량이 어떻게 증가하는지를 보여준다. 요약하자면, 1회 박출량의 증가는 확장기 말 용적(전부하)의 증가, 심근 수축력의 향상 및 총 말초 저항(후부하)의 감소에 의해 발생된다. 이제 지구력 훈련이 최대 1회 박출량을 증가시키는 각각의 요인들을 간략히게 살펴보겠다.

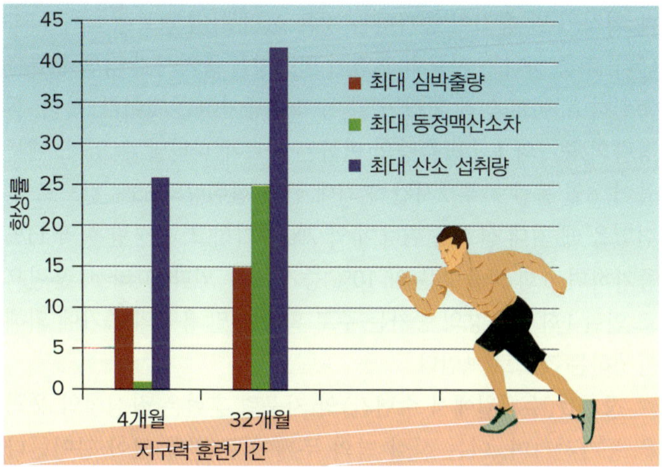

그림 13.1 건강한 좌식 생활을 하는 성인을 대상으로 4~32개월 동안 지구력 훈련을 통한 최대 산소 섭취량, 최대 심박출량 및 최대 동정맥산소차의 변화.

출처: Data from Montero, D., Diaz-Canestro, C., and Lundby, C., "Endurance Training and $\dot{V}O_2$ Max: Role of Maximal Cardiac Output and Oxygen Extraction," *Medicine & Science in Sports & Exercise* 47(10): 2024–2033, 2015.

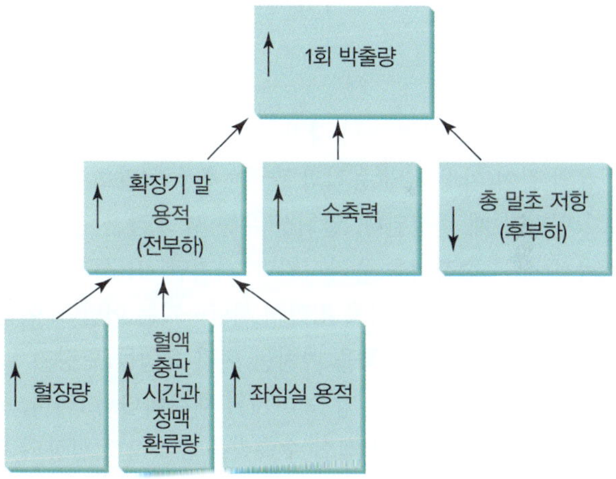

그림 13.2 1회 박출량을 증가시키는 다양한 요인들.

확장기 말 용적(EDV)

훈련으로 인한 최대 1회 박출량 증가에 중요한 요인 중 하나는 확장기 말 용적의 증가이다. 확장기 말 용적이 증가하면 좌심실이 신장되고(심근 섬유가 늘어남), 이는 프랭크-스탈링 법칙에(9장 참조) 따라 심근 수축력의 증가로 이어진다. 지구력 훈련을 통해 확장기 말 용적이 증가하는 것은 여러 가지 변화에 의해 나타난다. 그중 하나는 지구력 훈련이 혈장량을 증가시켜 정맥 환류를 촉진하고, 이로 인해 확장기 말 용적이 증가하는 것이다. 특히, 혈장량의 증가와 1회 박출량의 변화는 빠르게 나타날 수 있다. 예를 들어, 6일 동안 하루 2시간씩 최대 산소 섭취량의 65% 강도로 훈련했을 때 최대 산소 섭취량이 약 7% 증가하고, 혈장량은 약 11% 증가하며, 1회 박출량은 약 10% 증가할 수 있다. 따라서, 훈련으로 인한 1회 박출량의 증가는 주로 확장기 말 용적의 증가에 의해 발생하는 것으로 보인다.

장기간(수개월에서 수년간)의 지구력 훈련은 좌심실의 용적을 증가시키며, 이는 심실 벽의 두께에 큰 변화 없이 일어난다(52). 좌심실 용적이 증가하면 확장기 말 용적을 더 많이 수용할 수 있어, 훈련으로 인한 1회 박출량 증가에 기여한다(19, 52).

또한, 지구력 훈련은 최대 운동 중 뿐만 아니라 안정 시에도 1회 박출량을 증가시킨다. 운동선수의 안정 시 1회 박출량 증가는 확장기 말 용적이 늘어났기 때문으로 보인다. 이는 지구력 훈련 후 안정 시 심박수가 느려지기(**서맥**) 때문에 심실에 혈액이 더 오래 채워지고, 그 결과 심근이 더 많이 늘어나기 때문이다(52).

심근 수축력

심근 수축력은 심근이 얼마나 강하게 수축하는지를 의미하며, 이는 섬유의 길이(확장기 말 용적과 관련), 후부하(말초 저항) 및 심박수가 일정할 때 측정된다. 일회성 운동 시 교감 신경계가 심실에 작용해 심근 수축력을 증가시킨다. 하지만, 지구력 훈련이 심장의 수축력에 미치는 영향을 정확히 판단하기는 어렵다. 이는 지구력 훈련이 수축력에 영향을 미치는 여러 요인들(확장기 말 용적, 심박수, 후부하)에도 영향을 미치기 때문이다. 그러나, 동물 연구에서는 고강도 훈련이 심실 수축력을 증가시켜 심장의 펌핑 능력을 향상시킨다고 보고하였다(30, 31, 58, 59). 또한, 지구력 훈련이 좌심실의 "회전 기전"을 개선시켜 1회 박출량을 증가시킨다는 결과도 확인되었다(52, 59). 이러한 연구 결과는 지구력 훈련이 인간과 동물 모두에서 심실 수축력을 향상시킬 수 있음을 시사한다.

후부하

후부하(afterload)란 심실이 혈액을 대동맥으로 밀어낼 때 직면하는 말초 저항을 의미한다. 만약, 심장이 수축할 때 말초 저항이 높다면 1회 박출량은 감소된다. 지구력 훈련 후에는 훈련된 근육이 최대 운동 시 혈류에 대한 저항이 줄어드는데, 이는 훈련된 근육의 세동맥에 대한 교감 신경 작용이 감소하기 때문이다. 이러한 저항 감소는 최대 심박출량 증가와 병행되며, 결과적으로 운동 중 평균 동맥 혈압은 변화하지 않고 유지된다.

동정맥산소차

앞서 언급했듯이, 수개월 동안의 지구력 훈련은 최대 산소 섭취량을 증가시킨다. 이는 심박출량(특히, 1회 박출량 증가)과 동정맥산소차의 증가에 기인한다. 훈련 후 동정맥산소차가 증가하는 것은 근육이 혈액에서 더 많은 산소를 사용할 수 있게 된 결과이다. 훈련 후 근육의 산소 이용 능력이 향상되는 주된 이유는 모세혈관 밀도가 증가한 것이며, 미토콘드리아 부피의 증가도 영향을 미친다(3, 26). 훈련으로 인해 모세혈관 밀도가 증가하면 최대 운동 중 근육이 수용할 수 있는 혈류량이 늘어나고, 산소가 근육의 미토콘드리아에 도달하기 위한 거리가 짧아져 산소를 더 효율적으로 사용할 수 있게 된다. 또한, 혈류 속도가 느려지기 때문에 근육이 산소를 흡수할 수 있는 시간이 더 길어진다. 모세혈관 밀도의 증가는 훈련에 따른 하지 혈류와 최대 산소 섭취량의 증가와 함께 발생된다. 지구력 훈련 후 미토콘드리아 수가 증가하면 근섬유의 산소 소비 능력이 향상되어 동정맥산소차의 증가를 초래한다. 그러나 미토콘드리아가 산소를 사용하는 능력은 심장이 산소를 전달하는 능력보다 크기 때문에, 최대 산소 섭취량을 제한하는 주요 요인은 미토콘드리아 수가 아니다(3, 26). 그림 13.3은 지구력 훈련 프로그램과 관련된 최대 산소 섭취량의 증가에 기여하는 요인들을 보여준다.

마지막으로, 많은 연구자들이 훈련과 최대 산소 섭취량에 대해 연구했지만, 훈련에 따른 생리학적 효과를 이해하는 데 크게 기여한 두 과학자는 존 홀로지(John O. Holloszy) 박사와 벵트 살

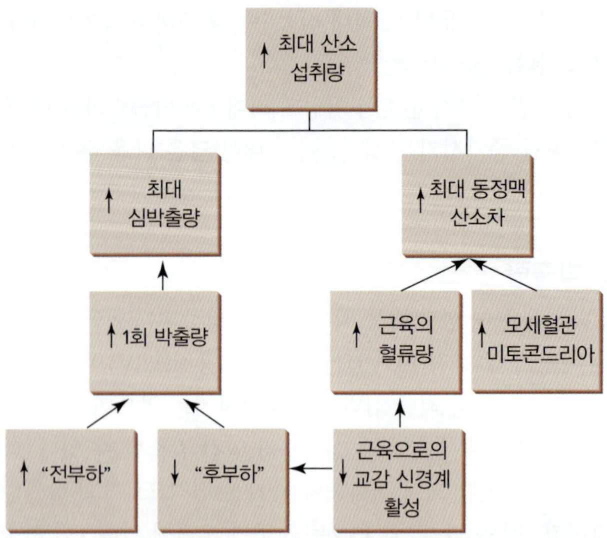

그림 13.3 지구력 훈련이 최대 산소 섭취량을 증가시키는 다양한 요인들.

틴(Bengt Saltin) 박사이다. 이 뛰어난 과학자들에 대한 추가 정보는 "과학에서 중요한 인물 되돌아보기"에서 확인할 수 있다.

요약 *In Summary*

- 건강한 좌식 생활을 하던 사람이 단기간(약 4개월 이내)의 훈련을 받으면 최대 산소 섭취량이 향상되는데, 이는 최대 심박출량의 증가에만 기인한다. 하지만 장기간의 훈련(약 32개월 이상)을 받은 후에는 최대 산소 섭취량의 증가가 최대 심박출량과 동정맥산소차의 증가로 나타난다.
- 운동에 의해 최대 1회 박출량이 증가하는 것은 전부하의 증가와 후부하의 감소 때문이다.
  a. 전부하의 증가는 주로 확장기 말 용적과 혈장량의 증가에 의해 발생한다.
  b. 후부하의 감소는 훈련된 근육에서 세동맥 수축의 감소에 기인하며, 이는 평균 동맥 혈압의 변화 없이 근육으로 가는 혈류가 최대로 증가하게 된다.
- 운동에 의한 동정맥산소차의 증가는 훈련된 근육에서 모세혈관 밀도가 증가했기 때문이며, 이는 운동 중인 근육이 필요로 하는 최대 혈류량을 제공하는 데 중요하다. 모세혈관 밀도가 높아지면 근육 내에서 적혈구의 통과 시간이 느려져, 모세혈관에서 근 섬유로 산소가 충분히 확산될 수 있는 시간을 제공할 수 있다.

지구력 훈련: 운동수행능력과 항상성에 미치는 효과

장시간 동안 최대하 운동을 지속할 수 있는 능력은, 운동 중 인체 내 항상성을 얼마나 잘 유지할 수 있는지에 달려 있다. 지구력 훈련은 안정 상태에서 항정상태로 더 빠른 전환을 가능하게 하고, 간과 근육 내 글리코겐 사용을 줄여준다. 또한, 지구력 훈련은 심혈관 기능과 체온 조절 능력을 향상시켜 항상성 유지에 도움을 준다. 이러한 변화는 주로 근육 내 구조적 및 생화학적 변화에서 비롯되며, 일부는 근육 외부의 요인과도 관련이 있다. 이 절의 시작에서 이 내용을 언급한 이유는, 골격근의 변화와 운동수행능력 간의 관계를 다루더라도, 실제로 운동수행능력이 골격근의 구조적 및 생화학적 변화보다 더 빠르게 향상될 수 있다는 증거가 있기 때문이다(23). 이는 지구력 훈련을 처음 시작할때, 신경계와 신경-호르몬 시스템에서 먼저 적응이 일어나고, 그 후에 근섬유 내에서 생화학적 변화가 뒤따른다는 것을 의미한다.

또한 앞서 언급했듯이, 지구력 훈련으로 인해 최대하 운동수행능력이 향상되는 주된 이유는 최대 산소 섭취량의 증가보다는 훈련된 골격근에서 일어나는 구조적 및 생화학적 변화 때문이다. 지구력 훈련을 통해 나타나는 일반적인 변화로는 느린 근섬유의 비율 증가(빠른 섬유에서 느린 섬유로의 전환), 근섬유 내 미토콘드리아 부피 증가, 근육내 지방을 에너지원으로 사용하는 능력 향상

과학에서 중요한 인물 되돌아보기

존 홀로지 박사와 벵트 살틴 박사—올림픽 스포츠 과학상 수상자

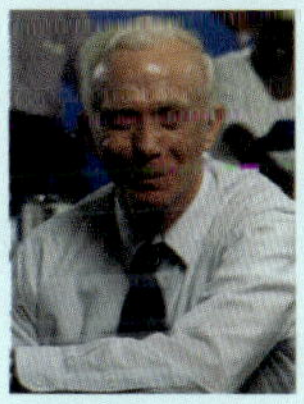

Joe Angeles/
WUSTL Photos

국제 올림픽 위원회(IOC)는 스포츠 과학 연구 분야에서 세계적인 스포츠 과학 지도자들을 인정하기 위해 IOC 올림픽 스포츠 과학상을 제정했다. 2000년, IOC는 이 상을 **존 홀로지(1933~2018) 박사**에게 수여했다. 이는 그가 지구력 훈련이 근육과 대사에 미치는 영향뿐만 아니라 지구력, 심장 질환, 당뇨병 및 노화에 미치는 영향에 대한 기전을 밝혀낸 탁월한 공로를 인정한 것이다. 그는 최고의 연구 저널에 400편이 넘는 논문을 발표하였으며, 운동 과학 및 예방 의학 분야에 미친 영향은 이루 말할 수 없을 정도로 크다. 또한, 존 홀로지 박사는 연구 활동 중 많은 과학자들을 지도하여 그의 발자취를 따르게 했다. 특히, 1960년대부터 그의 지도를 받은 박사후 연구원들은 운동 생리학 분야에서 매우 유명한 인물들로 성장하였으며, 이들의 연구 성과는 존 홀로지 박사가 운동 생리학 분야에 미친 영향을 몇 배로 확대시켰다. 실제로, 워싱턴 대학교에 있는 존 홀로지 박사의 연구실과 그의 제자들 연구실에서 나온 수많은 연구 논문들이 이 교재 전반에 걸쳐 인용되고 있다.

2002년, 국제 올림픽 위원회는 스포츠 과학 분야에서 **벵트 살틴(1935~2014)**에게 IOC 스포츠 과학상을 수여했다. 벵트 살틴은 오랜 기간 동안 활발한 연구 활동을 펼치며 450편 이상의 연구 논문을 발표하여 운동 생리학 분야에 큰 공헌을 했다. 특히, 그의 연구는 훈련에 의한 최대 산소 섭취량의 변화와 운동 중 골격근에서 연료 사용의 조절에 대한 기전들을 밝혀냈다. 또한, 침상 안정 연구를 통해 장기간의 비활동 이후 발생하는 중요한 생리학적 변화를 밝혀냈다. 그의 연구에 대한 중요성을 입증하듯, 벵트 살틴 박사의 많은 연구가 이 교재 전반에 걸쳐 인용되고 있다.

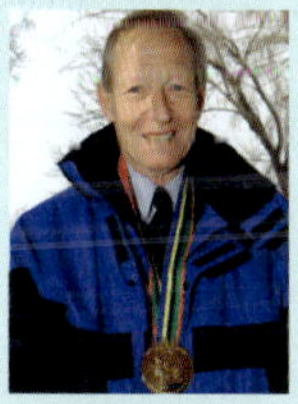

Harry How/Pool/
Getty Images

상, 근육의 항산화 능력 향상 및 모세혈관 밀도 증가 등이 있다(26, 55). 이러한 변화는 최대하 운동 중 인체의 전반적인 생리학적 반응에 중요한 역할을 한다. 이제 지구력 훈련이 골격근의 근섬유 유형과 모세혈관 수에 어떠한 영향을 미치는지 알아보자.

지구력 훈련에 의한 근섬유와 모세혈관의 변화

지구력 훈련이 빠른 근섬유(속근 섬유)를 느린 근섬유(지근 섬유)로 전환시키는 효과가 있다는 것은 잘 알려져 있다. 8장에서 설명한 것처럼, 이러한 근섬유의 변화는 근육 내 빠른 마이오신의 양이 감소하고, 느린 마이오신 동형체의 양이 증가하기 때문이다. 특히, 느린 마이오신 동형체는 마이오신 ATPase 활성이 낮아 ATP를 덜 사용하면서도 더 많은 일을 수행할 수 있기 때문에 효율적이다. 빠른 근섬유에서 느린 근섬유로 마이오신 동형체가 전환되는 것은, 지구력 운동수행능력을 높이는 데 중요한 역할을 한다.

근섬유 유형이 훈련에 의해 전환되는 정도는 훈련의 강도, 지속 시간 및 기간에 따라 달라진다. 예를 들어, 장거리 주자의 다리 근육에 있는 느린(Type I) 근섬유 수는 훈련 기간과 밀접한 연관이 있다. 이는 훈련을 통해 느린 근섬유 수가 점진적으로 증가하며, 몇 년간 지속적으로 증가될 수 있음을 시사한다. 그러나 대부분의 인간 및 동물 실험 결과에 따르면, 지구력 훈련은 빠른 근섬유를 느린 근섬유로 전환시키지만, 완전한 전환까지는 이루어지지 않는다. 따라서, 엘리트 남녀 지구력 운동선수들이 매우 높은 유산소 능력을 갖추고 있는 이유는, 높은 비율의 느린 근섬유와 최대 심박출량이라는 유전적 특성을 가지고 있기 때문이다.

지구력 훈련은 골격근 섬유 주변의 모세혈관 수를 증가시킨다. 실제로, 최대 산소 섭취량과 훈련된 팔다리 근섬유 주변의 모세혈관 수는 밀접한 연관이 있다. 이러한 모세혈관의 증가는 골격근에 유리하게 작용한다. 그 이유는 산소와 에너지원(기질)이 근섬유로 전달되는 거리를 줄여주기 때문이다. 또한, 근섬유에서 생성된 대사 폐기물이 확산되어 제거되는 거리도 줄어들어, 근육의 대사 효율도 높아진다.

지구력 훈련은 골격근 섬유내 미토콘드리아 함량을 증가시킨다

골격근에는 두 가지 유형의 미토콘드리아가 존재한다. 첫 번째는 근섬유막 바로 아래에 위치한 근형질막하 미토콘드리아(subsarcolemmal mitochondria)이고, 두 번째이자 더 큰 그룹(총 미토콘드리아의 약 80%)은 수축 단백질 주변에 분포하는 근섬유간 미토콘드리아(intermyofibrillar mitochondria)이다. 지구력 훈련과 고강도 인터벌 훈련은 이 두 유형의 미토콘드리아 부피를 근섬유 내에서 빠르게 증가시킬 수 있다. 예를 들어, 훈련을 시작한 지 5일 이내에도 근섬유 내 미토콘드리아 부피가 증가할 수 있으며(57), 장기간 지구력 훈련을 할 경우 보통 첫 6주 이내에 근육 내 미토콘드리아 부피를 50~100%까지 증가될 수 있다(10). 하지만 운동으로 인한 근육 내 미토콘드리아 증가는 운동 강도와 지속 시간에 따라 달라진다. 자세히 살펴보기 13.2에서는 운동으로 인

자세히 살펴보기 13.2

지구력 훈련은 미토콘드리아 양(부피)과 회전율(생성 혹은 제거)을 증가시킨다

지구력 훈련(지속적인 최대하 운동)과 고강도 인터벌 훈련은 미토콘드리아 생합성(미토콘드리아가 새로운 생성)을 촉진하여, 근형질막하와 근섬유 사이에서 미토콘드리아의 부피를 증가시킨다. 연구에 따르면, 운동으로 인한 미토콘드리아 부피 증가는 주로 미토콘드리아의 크기 증가에 기인하며, 미토콘드리아 수의 증가에 의한 것은 아니다(35). 운동을 통해 근섬유 내 미토콘드리아의 부피가 증가하면 산화 능력이 향상되고 지방을 연료로 사용하는 능력이 증가된다. 운동 중 지방을 연료로 사용하는 능력이 향상되는 것은 매우 중요하다. 이는 탄수화물 소비를 절약하여, 근육과 간에 제한적으로 저장된 탄수화물 고갈을 방지할 수 있기 때문이다(35).

지구력 훈련은 미토콘드리아 생합성을 촉진하는 것 외에도 손상된 미토콘드리아의 제거를 증가시킨다. 특히, 지구력 훈련은 "낡고" 손상된 미토콘드리아의 분해와 제거를 촉진하며, 이러한 손상된 미토콘드리아는 더 크고 건강한 "새로운" 미토콘드리아로 대체된다. 근육 내 미토콘드리아의 제거 및 대체 과정을 *미토콘드리아 회전율*(mitochondrial turnover)이라고 불린다. 손상된 미토콘드리아는 *미토파지*(mitophagy)라는 과정을 통해 제거된다. 즉, 미토파지는 리소좀에 의해 "낡고" 손상된 미토콘드리아를 선택적으로 분해하는 과정이다. 운동에 의해 미토콘드리아 회전율이 증가하면, 훈련된 사람의 근육 내 미토콘드리아는 훈련되지 않은 사람의 근섬유에서 발견되는 미토콘드리아보다 더 크고 건강하게 유지된다.

앞서 언급한 바와 같이, 건강한 미토콘드리아의 부피 증가로 인해 산화 능력이 향상되고, 근섬유의 지방 대사 능력이 증가한다. 운동과 미토콘드리아에 대한 더 자세한 내용은 추천 문헌 Memme 등(2021)을 참조하라.

해 미토콘드리아의 부피와 기능이 어떻게 변화되는지 자세히 다루고 있다. 미토콘드리아 생합성이 증가하면서 지구력 수행능력이 향상되는 이유는 운동 중에 근육의 대사 과정이 변하기 때문이다. 이러한 변화를 간단히 살펴보자.

운동을 시작하면 근섬유 내 ATP가 에너지를 만들기 위해 ADP와 P_i로 분해된다. 이 과정에서 세포 내 ADP의 양이 많아지면, ATP를 생성하는 시스템이 더욱 활성화되어 더 많은 ATP가 생성된다. 특히, 인산크레아틴은 ATP를 빠르게 재합성하는 데 중요한 역할을 한다. 그 다음으로 해당과정이 작용하고, 마지막으로 미토콘드리아의 산화적 인산화 과정을 통해 ATP가 공급된다. 특히, 마지막 과정은 운동이 항정상태 단계에 접어들었을 때 주요 ATP 공급원이 된다. 그렇다면 지구력 훈련이 최대하 운동 강도로 항정상태 운동을 시작할 때 초기 산소 섭취 반응에는 어떤 영향을 미칠까?

지구력 훈련은 중강도 운동 시 항정상태에 도달할 때 소비되는 산소 소비량에는 큰 영향을 미치지 않는다. 이는 운동 중인 근육내 미토콘드리아가 훈련 전후에도 분당 동일한 양의 산소분자를 소비한다는 것을 의미한다. 그러나 지구력 훈련으로 인해 근섬유 내 미토콘드리아 부피가 증가하므로, 훈련으로 단련된 근육과 훈련되지 않은 근육내 ATP 생산 방식에는 차이가 있다. 예를 들어, 그림 13.4는 훈련 전(왼쪽)과 훈련 후(오른쪽)에 동일한 강도로 수행된 중강도(항정상태) 운동에서 나타나는 생체에너지 반응을 비교하여 보여준다. 훈련 전과 후의 운동 중 산소 소비율은 동일하기 때문에, 분당 ATP 소비량도 동일하다. 운동 중 ATP가 분해되면 세포 내 ADP와 P_i의 농도가 증가되는데, 이는 해당과정의 속도를 조절하는 중요한 효소인 포스포프룩토키나아제(phosphofructokinase)를 활성화시키기 때문이다. 이로 인해 해당과정의 속도가 빨라지고, 젖산 생성이 증가된다. 또한, ATP의 유산소적 생성(산소를 이용한 ATP 합성)은 ADP가 미토콘드리아로 운반되어 P_i와 결합해 ATP로 재합성되는 과정이 필요하다. 지구력 훈련 후 근섬유 내 미토콘드리아 부피가 두 배로 증가하면, ADP가 미토콘드리아로 운반되는 속도도 두 배로 증가하게 된다. 따라서, 지구력 훈련으로 인해 새롭게 생성된 미토콘드리아가 ADP를 더 많이 흡수하게 되면서, 세포질 내 생성된 ADP 농도는 절반으로 줄어든다. 이 현상은 두 가지 측면에서 중요한 의미를 가진다. 첫째, ADP 농도가 낮아지면 인산크레아틴의 고갈이 지연된다. 이 반응은 [ADP] + [PC] → [ATP] + [C]로 설명할 수 있다. 둘째, 세포 내 ADP 농도가 낮아지면 해당과정의 자극이 줄어들어 젖산과 수소 이온 생성도 감소한다. 이는 지구력 훈련 후에 ADP 농도가 감소하는 반면, 인산크레아틴 농도는 증가하기 때문에 해당과정이 덜 활성화된다는 것을 의미한다. 그 결과 운동 초기에는 ATP를 공급하기 위한 무산소성 해당과정의 의존도가 줄어들게 된다(21, 24). 이로 인해 산소 부족(oxygen deficit)이 줄어들고, 인산크레아틴 고갈이 감소하며, 젖산과 수소 이온 생성도 줄어든다. 그림 13.5는 지구력 훈련 후 생화학적 적응이 운동 시작 시 산소 섭취 곡선을 더 빠르게 상승시키고, 항상성 교란을 최소화하는 결과를 보여준다.

훈련에 의한 근육내 에너지 동원율의 변화

혈중 포도당은 신경계의 주요 에너지원이기 때문에 혈당 수치를 유지하는 것은 매우 중요하다. 따라서 지구력 훈련은 이러한 혈당 수치를 안정적으로 유지하기 위해 골격근의 생화학적 변화들을

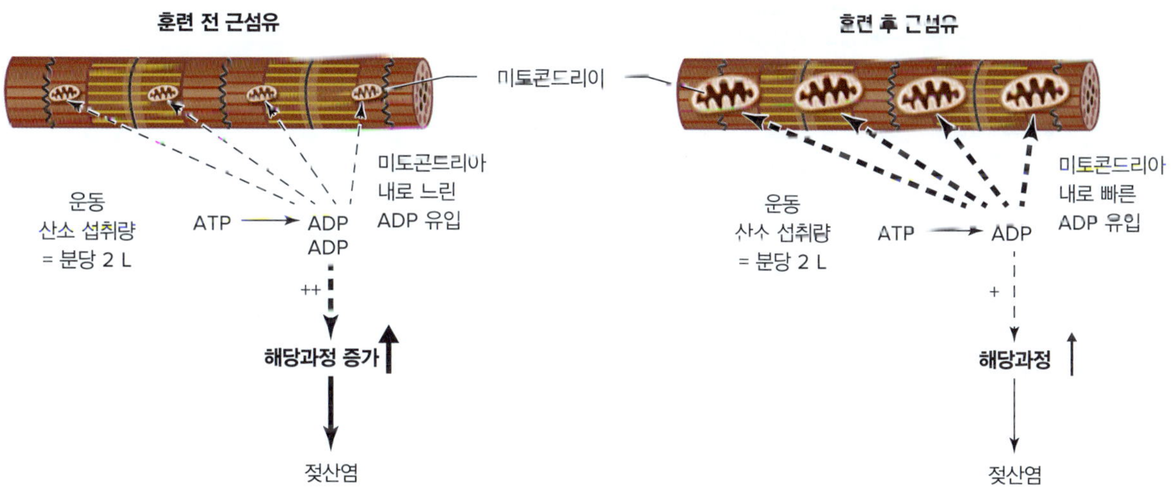

그림 13.4 지구력 훈련에 의한 골격근 내 미토콘드리아 부피 증가. 미토콘드리아 부피 증가로 인해 ADP가 미토콘드리아로 빠르게 흡수되며 해당과정과 젖산 생성이 감소된다.

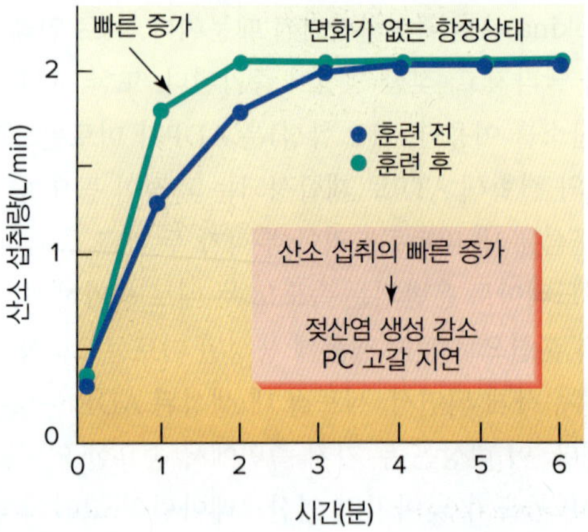

그림 13.5 지구력 훈련은 운동 시작 시 산소결핍을 감소시킨다.

유도하여, 장시간 최대하 운동 중에도 일정하게 혈당 농도를 유지하도록 돕는다. 구체적으로, 지구력 훈련은 장시간 최대하 운동 중 포도당의 사용을 줄이고 지방 대사를 증가시킨다. 이는 혈중 포도당의 소모가 줄어들고, 운동 중 골격근이 지방을 에너지원으로 더 많이 의존하게 만든다. 지구력 훈련이 탄수화물과 지방 대사에 미치는 영향에 대한 구체적인 내용은 다음 섹션에서 설명하도록 하겠다.

지구력 훈련은 장시간 최대하 운동 중 혈중 포도당의 이용을 감소시킨다

수축하는 골격근으로의 포도당 흡수는 촉진 확산을 통해 이루어지며, 이는 근세포막에 위치한 포도당 수송체(GLUT4)의 역할이 필요하다. 지구력 훈련은 포도당 수송체의 수와 인슐린이 근육으로 포도당을 수송하는 능력을 증가시켜, 골격근 섬유로 포도당을 운반하는 능력을 증가시킨다(46). 이러한 변화에도 불구하고, 지구력 훈련은 장시간 최대하 운동 중 탄수화물 의존도를 감소시킨다는 점은 매우 흥미롭다. 실제로, 훈련된 사람은 최대하 운동 중 혈액에서 포도당을 흡수하고 이를 산화시키는 정도가 감소되어(46), 장시간 운동을 할 때 혈당 수치를 더 잘 유지할 수 있다.

지구력 훈련이 장시간 운동 중 혈당 사용을 감소시키는 정확한 기전은 명확히 밝혀지지 않았지만, 이는 근육의 세포질에서 세포막으로 포도당 수송체 이동이 줄어드는 것과 관련이 있을 수 있다(46). 훈련에 의해 포도당 대사가 감소하는 원인이 무엇이든, 훈련된 사람의 경우 장시간 운동 중 포도당 이용률이 감소하는 것은 저혈당증(즉, 혈당 수치 감소)의 위험을 줄이는 합리적인 적응으로 볼 수 있다. 예를 들어, 마라톤 같은 장시간 운동을 할 때 저혈당 발생 위험이 줄어드는 것이다.

지구력 훈련은 최대하 운동 중 지방 대사를 증가시킨다

지구력 훈련은 지방을 근육으로 전달하는 능력을 높이고, 근육 내 지방을 효율적으로 사용할 수 있는 능력을 향상시켜 최대하 운동 중 지방 대사를 증가시킨다(그림 13.6). 훈련을 통해 지방을 근육으로 전달하는 데에 세 가지 주요한 적응 현상이 있다. 첫째, 모세혈관 밀도가 증가하여 유리지방산이 근육으로 더 많이 전달될 수 있게 한다. 둘째, 근섬유막을 통해 유리지방산을 운반하는 능력을 향상시킨다. 셋째, 세포질에서 미토콘드리아로 유리지방산을 이동시키는 능력을 증가시킨다. 또한, 지구력 훈련은 근섬유 내 미

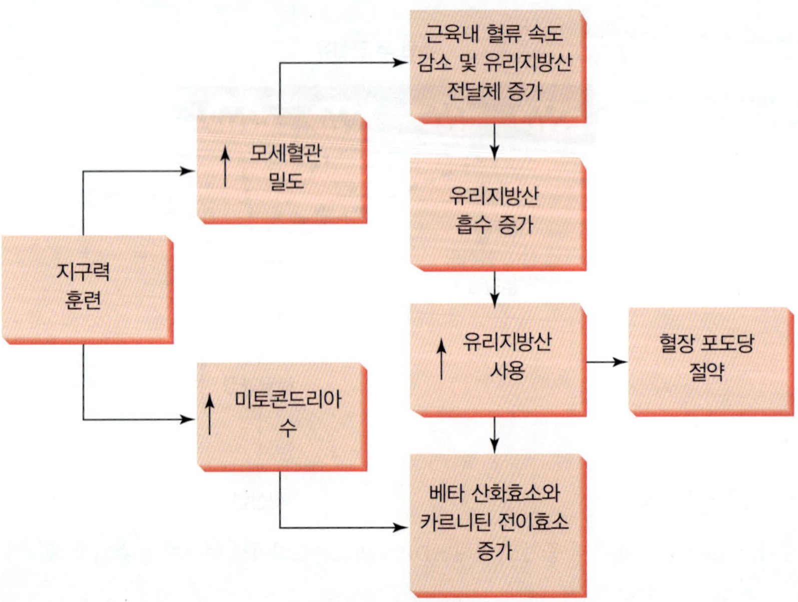

그림 13.6 지구력 훈련은 지방 대사를 증가시키고 장기간 최대하 운동 중 근육의 포도당 사용을 감소시킨다. 최대하 운동 중 지구력 훈련에 의한 지방 대사 증가는 모세혈관의 밀도를 증가시키고 근섬유 내 미토콘드리아 수를 증가시킴으로써 가능해진다.

토콘드리아의 부피를 증가시켜 지방 대사 능력을 향상시킨다. 이는 미토콘드리아에서 일어나는 "베타 산화" 과정과 관련이 있는데, 이 과정에서 유리지방산이 아세틸-CoA로 전환되어 크렙스 회로에서 대사되기 때문이다. 그렇다면 지구력 훈련이 어떻게 지방 대사를 증가시키는지에 대해 더 자세히 살펴보자.

운동 중 산화되는 지방의 약 50%는 근육에 저장된 지방에서 나오며, 나머지는 혈중 유리지방산에서 공급된다(28, 56). 근육이 유리지방산을 흡수하는 정도는 혈중 유리지방산의 농도에 따라 달라진다. 유리지방산이 근섬유로 들어가기 위해서는 먼저 혈중 유리지방산이 근육세포의 세포막을 통과해 세포질로 이동해야 하며, 이후 미토콘드리아로 들어가 산화 과정을 거쳐야 한다. 이 과정에서 유리지방산이 근육세포로 이동하기 위해서는 운반 분자가 필요하다. 그러나 이 운반 분자의 능력은 혈중 유리지방산 농도가 높을 때 더 이상 지방산을 운반할 수 없게 되는 포화상태에 이르게 된다(50). 하지만 지구력 훈련은 유리지방산이 세포막을 통해 근육세포 내로 운반하는 능력을 향상시킨다. 즉 훈련되지 않은 사람에 비해 훈련된 사람은 근육세포로 더 많은 유리지방산을 운반할 수 있게 한다(32). 이는 지방산을 근섬유막을 통해 세포 내로 이동시키는 지방산 결합 단백질과 지방산 수송체(FAT)의 양이 훈련으로 증가되기 때문이다(29). 또한, 유리지방산을 더 효율적으로 운반할 수 있는 능력은 훈련을 통해 근육의 모세혈관 밀도가 증가되기 때문이다. 모세혈관 밀도가 증가하면 혈류 속도가 느려져, 유리지방산이 근육세포 내로 운반될 시간이 더 많아진다(50) (그림 13.6).

지구력 훈련은 지방산 산화가 이루어지는 미토콘드리아 안으로 유리지방산을 운반하는 능력을 향상시킨다. 이 과정에서 중요한 역할을 하는 두 가지 요소는 카르니틴 팔미토일 전환효소 I (CPT-I)과 지방산 수송체(FAT)이다. 이 두 물질은 서로 상호작용하여 유리지방산이 미토콘드리아 안으로 더 많이 유입되도록 돕는다. 특히, 훈련으로 인해 지방산 산화가 증가하는 것은 미토콘드리아 내 지방산 수송체의 변화와 깊은 연관이 있다. 또한, 지구력 훈련은 미토콘드리아 크기를 증가시킨다. 이는 미토콘드리아 막의 표면적이 넓어지고 CPT-I 및 FAT의 양도 증가되어 세포질에서 미토콘드리아 안으로 유리지방산이 더 빠르게 운반될 수 있게 한다. 이렇게 운반 속도가 빨라지면, 혈액에서 더 많은 유리지방산이 근육세포로 들어올 수 있는 환경이 만들어져, 지방을 더 효율적으로 사용하여 에너지를 생성한다.

앞서 언급했듯이, 지구력 훈련은 근섬유 내 두 가지 미토콘드리아 유형인 근형질막하 미토콘드리아와 근섬유간 미토콘드리아의 증가를 유도한다(34). 이러한 미토콘드리아 크기의 증가로 인해 지방산의 베타 산화에 관여하는 효소의 양이 증가하게 된다. 그 결과, 유리지방산으로부터 생성된 아세틸-CoA 분자가 크렙스 회로에 들어가는 속도가 빨라진다. 크렙스 회로가 시작되면서 첫 번째 생성물인 시트르산 농도가 증가하게 된다. 이 과정은 매우 중요한데, 시트르산은 해당과정의 속도 제한 효소인 포스포프룩토키나아제를 억제하여 탄수화물 대사를 감소시키기 때문이다(26). 이러한 변화로 지질 산화가 증가하고 운동 중 탄수화물 대사에 대한 의존도가 줄어들어, 근육과 간의 글리코겐을 더 오래 보존할 수 있다.

요약 *In Summary*

- 지구력 훈련은 장시간 운동 중 근섬유가 항상성을 유지할 수 있는 능력을 향상시킨다.
- 규칙적인 지구력 훈련은 빠른 근섬유에서 느린 근섬유로 전환시키며, 훈련된 근섬유 주변의 모세혈관 수를 증가시킨다.
- 지구력 훈련은 근육 내 근형질막하와 근섬유 사이에 존재하는 미토콘드리아의 크기를 증가시킨다.
- 모세혈관 밀도와 근섬유 내 미토콘드리아 부피 증가는 유리지방산을 혈장 → 세포질 → 미토콘드리아로 운반하는 능력을 향상시킨다.
- 지방산을 산화시키는 효소의 증가는 유리지방산으로부터 아세틸 CoA 생성 속도를 높여 크렙스 회로에서 산화될 수 있게 한다. 지구력 훈련 후 근육에서의 지방산 산화 증가는 간과 근육의 글리코겐 사용을 줄이고 혈장 내 포도당을 절약시킨다. 이러한 내용은 그림 13.6에 요약되어 있다.

지구력 훈련은 근육의 항산화 능력을 향상시킨다

활성산소(자유 라디칼)는 외곽 궤도에 짝을 이루지 않은 전자를 가진 화학 분자이다. 이로 인해 활성산소는 매우 반응성이 높아 세포 구성 요소와 상호작용하여 단백질, 세포막 및 DNA에 손상을 일으킨다.

따라서 세포가 활성산소를 중화하는 분자들(즉, 항산화제)과 활성산소로 인한 손상을 방어하는 네트워크를 가지고 있다는 것은 놀라운 일이 아니다. 일반적으로 이러한 세포의 항산화제는 두 가지 주요 기전으로 나눌 수 있다. 첫 번째는 세포 내에서 생성되는 내인성 항산화제이고, 두 번째는 식이에서 유래하는 외인성 항산화제이다. 최대한의 보호 효과를 위해, 이 두 항산화제 기전은 서로 협력하여 활성산소를 감소시키고 항산화/산화 균형을 유지함으로써 활성산소에 의한 세포 손상을 예방한다.

8장에서 언급했듯이 근수축 동안 활성산소가 생성되며, 이는 세포의 항상성을 교란하고 근수축 단백질에 산화적 손상을 일으켜 장시간 지구력 운동 중 근육 피로를 유발한다(44, 45). 하지만, 지구력 훈련은 근육 내에서 내인성 항산화제의 수준을 증가시켜 활성산소로 인한 손상으로부터 근섬유를 보호할 수 있다(44). 따라서, 근육의 항산화 능력이 증가되면 운동 중 생성된 활성산소를 감소시키고, 활성산소로 인한 근섬유 손상을 방지하여 운동에 의한 근육 피로를 예방할 수 있다.

지구력 훈련은 운동 중 산-염기 균형을 향상시킨다

안정 시 동맥혈의 pH는 약 7.40으로 유지된다. 11장에서 설명한 것처럼, pH에 대한 급성 및 장기적인 변화는 세포 내외의 완충제뿐만 아니라 폐와 신장의 반응을 통해 조절된다. 고강도 인터벌 훈련은 근육의 완충 능력을 증가시키는 반면(18), 최대하 운동 강도의 지구력 훈련은 근육의 완충 능력을 증가시키지 않는다. 그러나 규칙적인 지구력 훈련은 최대하 운동 중 혈액 내 pH의 변화가 줄어들도록 돕는다. 어떻게 이런 일이 가능한 걸까? 이는 지구력 훈련을 받은 근육이 젖산염과 수소 이온을 덜 생성하기 때문이다. 한번 살펴보자.

젖산염의 생성은 세포질에서 NADH와 피루브산(pyruvate)이 축적될 때 발생하며, 이때 젖산 탈수소효소(LDH)가 작용한다:

$$[\text{피루브산}] + [\text{NADH}] \xrightarrow{\text{LDH}} [\text{젖산염}] + [\text{NAD}]$$

피루브산, NADH 농도 및 세포 내 젖산탈수소효소 형태에 영향을 미치는 모든 요인들은 젖산염의 생성 속도에 영향을 미친다. 미토콘드리아의 크기가 증가하면 피루브산 생성에 큰 영향을 미칠 수 있다는 점은 이미 언급하였다. 운동을 시작할 때 세포질 내 ADP 농도가 낮아지면 포스포프룩토키나아제가 활성화되지 않아, 지방을 에너지원으로 사용하는 능력이 높아진다. 그 결과 장시간 운동 중 탄수화물 산화의 필요성이 감소되어, 피루브산 생성도 감소된다. 또한, 훈련을 통해 미토콘드리아의 부피가 커지면서 피루브산이 세포질에서 젖산염으로 전환되기보다는 미토콘드리아로 흡수되어 크렙스 회로에서 산화될 가능성이 커진다. 이러한 모든 적응은 피루브산 농도를 낮추고 젖산염의 생성을 줄이는 데 기여한다.

지구력 훈련으로 인해 근육에서 생성된 젖산염과 수소 이온을 줄이는 두 가지 추가적인 생화학적 변화가 존재한다. 첫째, 해당과정 중에 생성된 NADH는 피루브산과 반응할 수도 있지만, 미토콘드리아로 운반되고 전자전달계에서 산화되어 ATP를 생성할 수도 있다(3장 참조). 지구력 훈련은 미토콘드리아 부피를 증가시켜 세포질의 NADH를 미토콘드리아로 운반할 수 있는 "셔틀"(운반체) 수를 증가시킨다(26). 즉, 해당과정에서 생성된 NADH가 미토콘드리아로 더 빠르게 운반될수록 젖산염과 수소 이온 생성이 감소하게 된다. 둘째, 지구력 훈련은 근육세포 내 존재하는 젖산탈수소효소의 유형을 변화시킨다. 이 효소는 다섯 가지 형태(동질효소)로 존재하며, 각각 M_4, M_3H, M_2H_2, MH_3 및 H_4이다. 이 중 H_4 형태(심장 형태 LDH)는 피루브산에 대한 친화성이 낮아 젖산염이 생성될 가능성을 낮춘다. 흥미롭게도, 지구력 훈련은 젖산탈수소효소를 H_4 형태로 전환시켜 젖산염 생성 가능성을 낮추고, 피루브산이 미토콘드리아로 흡수될 가능성을 높인다. 그림 13.7은 이러한 생화학적 변화가 최대하 운동 중 젖산염과 수소 이온 생성에 미치는 영향을 요약하고 있다.

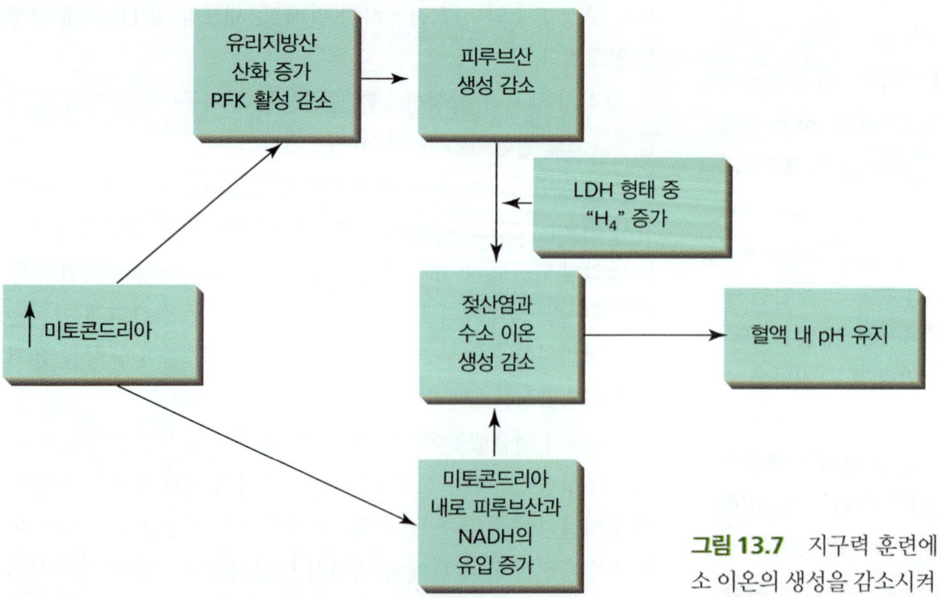

그림 13.7 지구력 훈련에 의해 증가된 미토콘드리아 부피는 젖산염과 수소 이온의 생성을 감소시켜 혈액의 pH를 유지한다.

요약 *In Summary*

- 지구력 훈련은 근육 내 내인성 항산화 물질을 증가시켜 장시간 지구력 운동 중 발생되는 활성산소로 인한 손상과 피로로부터 근섬유를 보호한다.
- 고강도 인터벌 훈련은 근육의 완충 능력을 증가시킬 수 있다.
- 지구력 훈련은 근육의 완충 능력을 증가시키지는 않지만, 규칙적인 지구력 훈련은 최대하 운동 중 혈액 내 수소 이온 농도(pH)의 항상성을 유지한다. 이는 지구력 훈련이 근육 내 젖산염과 수소 이온의 생성을 감소시키기 때문이다.

훈련에 의한 분자적 수준에서의 운동 적응

앞에서 우리는 수 주에서 수개월에 걸친 지구력 훈련으로 골격근에서 나타나는 다양한 생화학적 변화를 살펴보았다. 이러한 세포 내 변화는 "운동으로 인해" 활성화된 근육에서 시작되며, 결국 근섬유 내 특정 단백질의 합성을 증가시킨다. 골격근 섬유가 운동에 적응하는 과정에는 단백질 합성과 새로운 미토콘드리아 형성(미토콘드리아 생합성)을 촉진하는 여러 신호 경로가 관여한다. 다음은 운동에 의해 근육이 어떻게 적응하는지에 대한 신호 전달 과정을 간단히 설명하려고 한다. 먼저 운동으로 인한 근육 적응의 "전체적인" 개요를 제시한 뒤, 지구력 훈련에 반응하여 근육 적응에 관여하는 주요 신호 분자와 2차 신호 분자들을 소개할 것이다. 이 장에서는 지구력 운동에 의한 근육 적응을 유도하는 특정 신호에 중점을 둘 것이다. 이후 14장에서는 저항 훈련에 의해 근육 적응을 담당하는 신호 분자들을 살펴보고자 한다.

훈련 적응의 개요

훈련 프로그램이 지구력 운동이든 저항 운동이든, 근섬유에서 발생하는 운동 적응은 특정 단백질의 양이 증가함으로써 나타난다. 운동으로 인해 세포 단백질이 합성되는 과정은 이미 2장에서 소개되었다. 운동으로 인한 "스트레스"는 수축하는 근섬유 내의 세포 신호 경로를 자극하여 전사 활성인자를 활성화시킨다. 이러한 전사 활성인자는 특정 유전자의 "발현"을 증가시켜 새로운 단백질을 합성한다. 세포 핵에서 유전자가 활성화되면, 특정 단백질의 아미노산 서열 정보를 담고 있는 메신서 RNA (mRNA)의 전사를 초래한다. 새롭게 합성된 mRNA는 핵을 떠나 리보솜으로 이동하여, 특정 단백질로 번역된다. 각 단백질은 고유한 구조와 기능을 가지고 있으며, 근섬유에 포함된 특정 단백질 유형이 근육의 특성과 특정 운동 유형을 수행하는 능력을 결정한다는 점을 기억하길 바란다.

일회성 지구력 운동만으로는 근섬유 내 단백질에 큰 변화를 일으키기에는 부족하다. 하지만 일회성 운동은 세포 내 항상성을 일시적으로 교란시키고, 이러한 변화가 반복되면 장기적인 훈련에 따른 특정 운동 적응을 유도하게 된다(10, 11). 운동으로 인한 적응 과정은 다음과 같다. 훈련 동안 근수축은 주요 및 2차 신호 전달 분자의 생성을 촉진하고, 이를 통해 근육 적응을 유도하는 신호가 발생된다. 이 신호 전달 분자들은 특정 유전자의 발현을 증가시켜, 새로운 단백질의 합성을 유도한다. 즉, 한 번의 운동은 특정 mRNA 양을 일시적으로 증가시키며, 이는 운동 후 4~8시간 동안 최고조에 이르고, 24시간 이내에 원래 수준으로 돌아온다(그림 13.8(*a*)). 또한, mRNA 수치는 특정 근육 단백질에 따라 서로 다른 속도로 증가하며, 각기 다른 시점에 최고치에 도달한다. 운동에 의한 mRNA 증가는 특정 근육 단백질 합성을 촉진하는 결과를 가져온다. 따라서 매일 반복되는 훈련은 누적 효과를 만들어내며, 근 기능을 향상시키는 특정 근육 단백질의 점진적인 증가를 유도한다(그림 13.8(*b*)). 이러한 사실은 규칙적인 운동이 일정한 수준의 체력을 유지하는 데 중요하다는 필요성을 보여준다. 또한, 훈련으로 인한 근육 단백질의 증가는 점진적인 과정이라는 점을 알 수 있다. 훈련 초기 몇 주 동안에는 근육 단백질의 수준이 크게 증가하지만, 시간이 지나면서 단백질의 축적 속도는 점점 느려진다(그림 13.8(*b*)).

또한 0장에서 언급된 것처럼, 운동으로 인한 마이크로 RNA (miRNA) 변화가 운동에 의한 적응 반응에 기여할 수 있다는 증거가 점점 더 많이 보고되고 있다. miRNA는 mRNA에 결합하여 특정 단백질의 생산을 억제함으로써 유전자 발현을 조절하는 작은 RNA 분자이다. 실제로, 운동이 골격근 내 miRNA 수준의 변화를 유도하고, 이러한 변화가 근육 적응에 기여할 수 있다는 연구 결과들이 점점 증가되고 있다. 운동에 의한 miRNA 변화가 훈련 반응에 어떻게 영향을 미치는지에 대한 자세한 내용은 중점연구 13.1을 참조하라.

훈련 반응의 특수성

앞서 설명한 것처럼, 골격근은 여러 유전자의 발현을 증가시켜 훈련에 반응하는 매우 적응력이 높은 조직이다. 운동에 의한 근육 적응은 훈련의 강도, 빈도 및 기간에 따라 다르게 나타난다. 즉, 골격근에서 발생하는 특정 운동 적응은 운동 자극의 유형(저항성 운동 혹은 지구력 운동)에 따라 달라진다. 실제로, 서로 다른 운동 형태는 활성화된 근섬유에서 각각 다른 유전자의 발현을 촉진한다. 특히, 저항 운동과 지구력 운동은 각기 다른 세포 신호 경로를 활성화하여, 서로 다른 유전자를 활성화하고 다양한 단백질의 발현을 유도한다. 예를 들어, 장기간 지구력 훈련은 근섬유의 크기 변화 없이 다양한 대사 적응(미토콘드리아 부피 증가)을 유도한

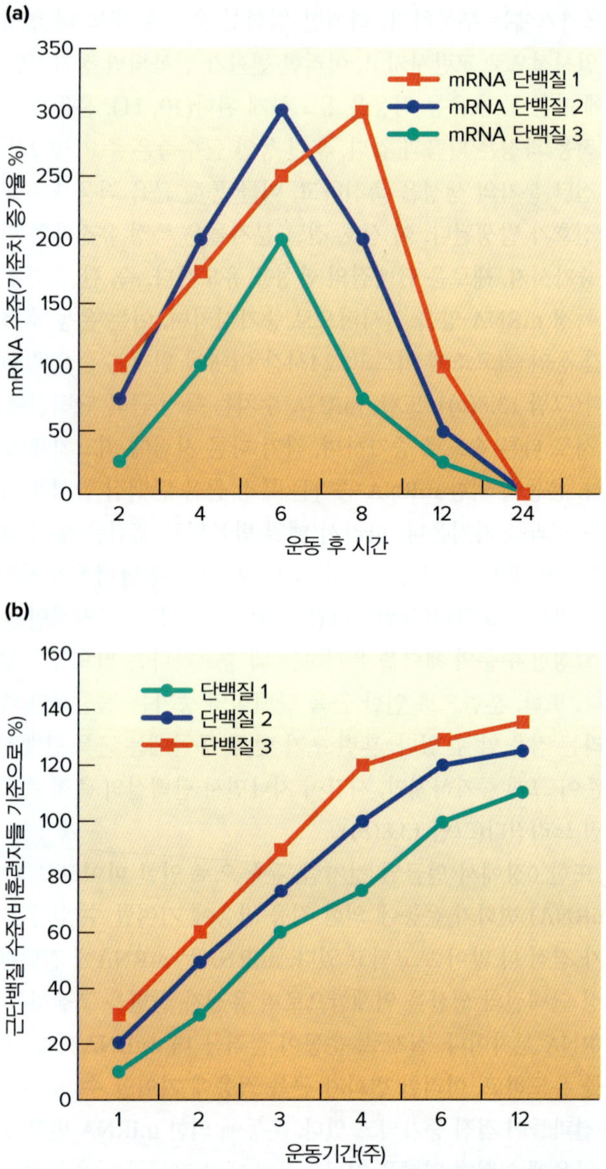

그림 13.8 (*a*) 일회성 운동 후 세 가지 근육 단백질 합성을 위한 mRNA의 증가와 감소. (*b*) 12주간의 훈련기간 동안 세 가지 근육 단백질의 증가를 보여준다.

다. 반면, 고강도 저항 운동은 수축 단백질의 합성을 증가시켜 근육 비대를 일으킨다. 따라서, 이러한 운동 형태에 따른 적응 현상을 조절하는 신호 경로와 분자 기전도 각각 다르게 나타난다. 다음으로, 지구력 운동과 저항 운동에 따른 훈련 적응을 유도하는 일반적인 "주요" 신호 경로를 소개하고자 한다. 이후 훈련 후 단백질 합성 증가를 담당하는 2차 신호에 대해서도 논의할 것이다. 특히, 이 장에서는 지구력 훈련에 의한 적응을 유도하는 신호에 초점을 맞출 것이며, 저항 훈련 적응을 유도하는 신호는 14장에서 자세히 다룰 것이다.

골격근 내 주요 신호 전달 경로

다양한 운동 형태에 대한 골격근의 적응 기전은 아직 완전히 밝혀지지 않았다. 하지만 일부 연구에서 운동에 의한 근육 적응을 조절하는 네 가지 주요 신호 전달 분자가 보고되었다. 이 네 가지 신호는 기계적 자극, 세포 내 칼슘 농도 증가, 활성산소 증가 및 근육 내 인산/에너지 수준 감소로 알려져 있다.

기계적 자극

저항 운동 중 근섬유에 가해지는 기계적 힘은 이에 대한 적응 현상을 촉진하는 신호 과정을 증가시킨다. 예를 들어, 근섬유의 수동적 스트레칭은 근육막의 기계적 수용체를 활성화하고 생화학적 신호를 자극하여, 수축 단백질의 합성을 증가시킨다(27). 따라서, 저항 운동 중 기계적 부하로 인해 시작되는 신호 전달 과정은 근섬유의 적응에 중요한 역할을 한다. 이와 관련하여, 근섬유는 기계적 자극의 강도와 지속 시간(저항 운동 혹은 지구력 운동)에 따라 서로 다른 신호를 감지해, 운동의 특이성에 맞는 근육 적응을 유도할 수 있다(10). 특히, 저항 운동 중 근육막에 가해지는 높은 수준의 기계적 스트레칭은 수축 단백질 합성을 촉진하는 주요 신호로 작용하며, 이를 통해 근육 비대가 일어난다. 기계적 자극에 의해 유도되는 훈련 적응의 자세한 내용은 14장에서 더 깊이 다룰 것이다.

칼슘

칼슘은 세포 내에서 중요한 신호 전달 역할을 한다. 실제로 세포 내 유리 칼슘은 단백질 합성을 촉진하는 다양한 효소와 기타 신호 분자들을 활성화시킨다. 예를 들어, 세포 내 칼슘 농도가 증가하면, *칼모듈린 의존성 인산화효소*(calmodulin-dependent kinase)가 활성화되어 다양한 단백질 기질을 인산화한다. 이러한 인산화 과정은 근섬유 내에서 신호 전달 연쇄 반응을 활성화하여, 훈련에 따른 근육의 적응을 촉진한다. 그렇다면 운동은 근육 내 칼슘 수준을 어떻게 변화시켜 칼슘 신호 전달을 조절할까?

8장에서 설명한 것처럼, 골격근을 수축하기 위한 신경 자극은 근형질세망(근소포체)에서 칼슘 방출을 촉진한다. 반면, 신경 자극이 멈추면 칼슘은 다시 근형질세망으로 재흡수되며, 이 과정은 능동 수송 칼슘 펌프에 의해 이루어진다. 근육 세포질 내 유리 칼슘 수준은 운동 형태, 강도 및 운동량에 의해 결정된다(10). 예를 들어, 장시간의 지구력 운동은 근육세포 내 칼슘 농도를 오랜 시간 동안 높은 상태를 유지하게 하고, 저항 운동은 짧은 주기로 칼슘 농도를 높인다(16). 따라서 지구력 운동과 저항 운동에서 나타나는 세포 내 칼슘 농도 차이는 칼슘 매개 신호 전달 경로에 영향을 미쳐 특정 근육 단백질 합성으로 이어진다. 특히, 지구력 운동

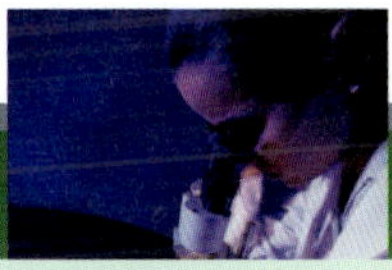

중점연구 13.1

마이크로RNA (miRNA)와 훈련에 대한 적응 반응

0장에서 언급했듯이, 운동은 골격근 내 마이크로RNA (miRNAs)의 수준을 감소시킨다. miRNA는 작은 분자로서, 메신저 RNA (mRNA)의 기능을 차단하여 단백질 합성을 감소시킨다. miRNA가 mRNA 기능을 방해하면 단백질 합성이 저해되는데, 이는 mRNA가 단백질 합성에 필수적인 역할을 하기 때문이다. 특히, mRNA는 특정 단백질을 합성하는 데 필요한 유전 정보를 담고 있다. 일반적으로, mRNA는 핵에서 생성된 후 세포질로 이동하여 리보솜에 도달하며, 리보솜에서 각각의 mRNA는 특정 단백질을 생성하기 위해 번역된다.

인간에게는 약 700개 이상의 다양한 miRNA가 존재하며, 이 miRNA들은 단백질 합성에 관여하는 유전자 발현의 약 60%를 조절한다(49). 각각의 miRNA는 여러 mRNA를 억제할 수 있으므로, 단일 miRNA가 여러 단백질의 합성을 억제할 수 있다. 따라서 특정 miRNA 수준이 감소하면 mRNA 기능에 대한 간섭이 줄어들어 특정 단백질의 합성을 증가시킨다. 반면, 특정 miRNA 수준이 증가하면 mRNA 기능이 차단되어 개별 단백질의 합성은 감소하게 된다.

이 장에서 설명한 것처럼, 지구력 훈련은 미토콘드리아의 단백질 합성을 촉진하여 근육 내 미토콘드리아의 부피를 증가시킨다. 미토콘드리아 부피의 증가는 근육이 유산소 대사(즉, 산화적 인산화)를 통해 ATP를 생성하는 능력이 향상되었음을 의미한다. 반면에, 대부분의 저항성 훈련은 미토콘드리아 단백질 합성을 증가시키지 않고, 대신 근수축 단백질의 합성을 촉진한다(14장). 흥미롭게도, 근섬유내 특정 miRNA 수준의 변화가 훈련에 의한 적응 현상에 기여한다는 연구결과가 제시되었다(17). 그렇다면, 특정 miRNA 수준의 변화가 다른 유형의 훈련에 대한 반응에 어떻게 영향을 미칠까?

연구에 따르면, 저항성 훈련은 적어도 두 가지 다른 miRNA(즉, miR-1과 miR-133a)의 수준을 감소시킨다. 이 특정 miRNA들은 근수축 단백질의 합성을 억제하는 역할을 한다. 따라서 저항성 훈련에 의한 두 miRNA들의 수준이 감소하면 근수축 단백질의 합성이 증가하여 근섬유의 성장이 촉진된다.

반면에, 지구력 훈련은 근육 내 miR-1과 miR-133a의 수준에는 변화를 일으키지 않는다. 하지만 지구력 훈련은 미토콘드리아 단백질 합성을 억제하는 miR-31의 수준을 감소시킨다. 따라서 지구력 훈련으로 인해 근육 내 miR-31 수준이 감소하면 미토콘드리아 생합성이 촉진되어 근섬유 내 미토콘드리아의 부피가 증가한다.

요약하면, miRNA는 mRNA의 기능을 차단하여 세포 내 단백질 합성을 감소시킨다. 중요한 점은, 훈련이 특정 miRNA의 양을 감소시키며, 이러한 변화가 운동에 의해 유도된 훈련 반응에 기여할 가능성이 높다는 것이다. 실제로, 저항성 운동과 지구력 운동 간에 골격근에서 나타나는 특정 miRNA의 발현 차이가 서로 다른 운동 방식에서 훈련 반응의 차이를 설명하는 데 중요한 역할을 할 수 있다(49). 운동과 miRNA 대한 연구가 확장됨에 따라 더 많은 연구 결과들을 기대하길 바란다.

중 세포 내 칼슘 농도가 지속적으로 높은 상태를 유지하는 것은 이 훈련 방식에 따른 골격근 적응을 촉진하는 중요한 신호로 작용한다.

활성산소(자유 라디칼)

운동은 골격근에서 활성산소와 기타 산화 물질을 생성한다(44). 흥미롭게도 운동 중 증가된 활성산소는 일부 근육 적응을 촉진하는 중요한 신호로 작용한다고 보고되었다(43, 45). 예를 들어, 운동 중 증가된 활성산소는 핵인자 카파 B (NF-κB)와 미토겐 활성화 인산화효소(p38)를 활성화시킨다. NF-κB는 운동으로 인해 발생된 산화적 스트레스로부터 근섬유를 보호하는 항산화 효소의 발현을 촉진하는 중요한 전사 활성인자이다(44). 반면, p38은 새로운 미토콘드리아 생성을 촉진하는 중요한 신호 역할을 한다. 이 두 분자는 모두 지구력 훈련에 따른 근육 적응에 관여하는 2차 신호로 작용한다. 다음 섹션에서 이들에 대해 더 자세히 살펴보자.

인산/근육 에너지 수준

근력 운동은 근육에서 ATP 소비를 가속화하여 근섬유 내 AMP/ATP 비율을 증가시키고, 이를 통해 골격근 섬유 내 여러 신호 전달 과정을 촉진한다(10). 특히, 운동에 의한 AMP/ATP 비율의 증가는 근육 적응에 중요한 2차 신호 전달 분자인 **5'-아데노신 일인산 활성화 단백질 인산화효소**(AMPK)를 활성화시킨다. AMPK는 근육의 에너지 상태를 감지하는 중요한 하위 신호 분자이며, 고강도 인터벌 훈련과 장시간 지구력 운동에 의해 활성화된다. 이 AMPK는 지구력 훈련에 따른 근육 적응을 유도하는 여러 신호 과정을 조절하는 중요한 역할을 한다.

골격근의 2차 신호 전달

운동 후 주요 신호가 시작되면, 여러 2차 신호 전달 경로가 활성화되어 근육이 운동에 적응하도록 돕는다. 실제로 골격근에는 다양한 2차 신호 전달 경로가 존재하는데, 여기에는 AMPK, p38, 퍼옥시좀 증식자-활성 수용체 감마 공활성제-1α (PGC-1α), 칼모듈린 의존성 인산화효소, 칼시뉴린, NF-κB 및 라파마이신 표적 기작(mTOR) 등이 포함된다. 이 신호 분자들은 훈련에 따른 근육 적응을 촉진하는 중요한 역할을 한다. 이 중에서 mTOR를 제외한 여섯 신호 분자는 주로 지구력 훈련에 의한 근육 적응에 관여한다. 반면에, mTOR는 저항 훈련에 따른 근육 적응에 중요한 역할을 한다.

AMPK

5'-아데노신 일인산 활성화 단백질 인산화효소(AMPK)는 고강도 인터벌 훈련과 최대하 운동 중 근섬유 내 에너지와 인산 수준이 변할 때 활성화되는 중요한 신호 분자이다. AMPK는 운동 중 포도당 흡수와 지방산의 분해를 촉진하여 근육 내 에너지의 생성 경로들을 조절한다. 또한, AMPK는 근육 내 유전자 발현에도 영향을 주어, 지방산을 분해하고 미토콘드리아 생합성과 관련된 전사인자들을 활성화시킨다. 흥미롭게도 AMPK는 mTOR 신호 경로의 일부를 억제할 수 있다는 것이다. 이 주제에 대한 더 깊은 내용은 14장에서 더 자세히 논의될 것이다.

p38

미토겐 활성화 인산화효소 p38 (**p38**)은 지구력 운동 중 근섬유에서 활성화되는 중요한 신호 분자이다. p38은 다양한 스트레스에 의해 활성화될 수 있지만, 지구력 운동으로 생성되는 활성산소가 p38을 활성화하는 주요 원인일 가능성이 크다. p38이 활성화되면 PGC-1α 단백질이 활성화되어 미토콘드리아 생합성(미토콘드리아를 새로 만드는 과정)에 기여할 수 있다.

PGC-1α

고강도 인터벌 훈련과 최대하 지구력 운동에 의해 활성화되며, 세포 내 미토콘드리아 생합성의 주요 조절자로 알려져 있다(41). 실제로, **PGC-1α**는 지구력 훈련 후 골격근에서 미토콘드리아 생합성을 촉진하는 전사 활성인자를 증가시킨다. 또한, PGC-1α는 골격근 내 새로운 모세혈관 형성, 빠른 근섬유에서 느린 근섬유로의 전환 및 항산화 효소 합성을 포함한 여러 지구력 수행능력과 관련된 변화들을 조절한다(41). PGC-1α는 근육의 지방 대사와 근섬유 내 포도당 흡수를 증가시킨다. 또한, 운동 중 AMPK와 p38을 포함한 여러 요소들이 PGC-1α를 활성화시킨다.

CaMK

칼모듈린 의존성 인산화효소(CaMK)는 지구력 훈련 중에 활성화되며(10), PGC-1α를 활성화시켜 운동에 따른 근육의 적응을 돕는다. CaMK를 활성화시키는 주요 상위 신호는 세포 내 증가된 칼슘 농도이다.

칼시뉴린

칼시뉴린은 세포 내 칼슘 농도가 증가할 때 활성화되는 인산가수분해효소(분자에서 인산기를 제거하는 효소)이다. 이 효소는 근섬유의 성장과 재생을 촉진한다. 또한, 지구력 훈련에 의해 빠른 섬유에서 느린 섬유로 전환되는 등 다양한 근육 적응 반응에도 중요한 역할을 한다.

NF-κB

앞서 언급했듯이, **NF-κB**는 근육이 수축할 때 생성되는 활성산소에 의해 활성화될 수 있는 전사인자이다. 활성화된 NF-κB는 여러 항산화 효소의 발현을 촉진하여 근섬유가 활성산소에 의해 손상되는 것을 보호하는 여러 역할을 한다.

mTOR

mTOR는 단백질의 합성과 근육의 크기를 조절하는 주요 단백질 인산화효소이다. mTOR의 활성화되면 단백질 합성을 증가시키는 번역 과정이 촉진된다. 특히, mTOR는 저항 훈련에 의한 근육 적응 과정에서 중요한 2차 신호 분자로, 근섬유막의 기계수용체가 자극될 때 활성화된다. mTOR의 활성화와 신호 전달에 대한 구체적인 내용은 14장에서 다룰 것이다.

요약 *In Summary*

- 운동 유형(지구력 운동, 저항 운동)과 관계없이, 근섬유에서 나타나는 훈련에 의한 적응은 특정 단백질 양의 증가로 나타난다.
- 운동에 의해 골격근 섬유에서 나타나는 적응은 운동 유형(저항 운동 VS 지구력 운동)에 따라 특정하게 나타난다.
- 운동에 의한 근육 적응은 근섬유 내 1차 및 2차 신호 전달 경로가 함께 작용하여 나타난다.
- 운동에 의한 근육 적응의 주요 신호는 네 가지로, 근육의 신장, 세포 내 칼슘 농도 증가, 활성산소 증가 및 근육 내 인산/에너지 수준 감소이다. 이러한 1차 신호들은 이후 하위 2차 신호 전달 경로를 활성화하여 유전자 발현을 촉진한다.
- 운동에 의한 근육 적응을 유도하는 7가지 2차 신호 전달 분자로는 AMPK, p38, PGC-1α, CaMK, 칼시뉴린, NF-κB 및 mTOR가 있다. 이 신호 전달 분자들은 네 가지 1차 신호 전달 경로 중 하나에 의해 활성화되며, 특정 근육 단백질의 유전자 발현을 직접 또는 간접적으로 증가시키는 역할을 한다.

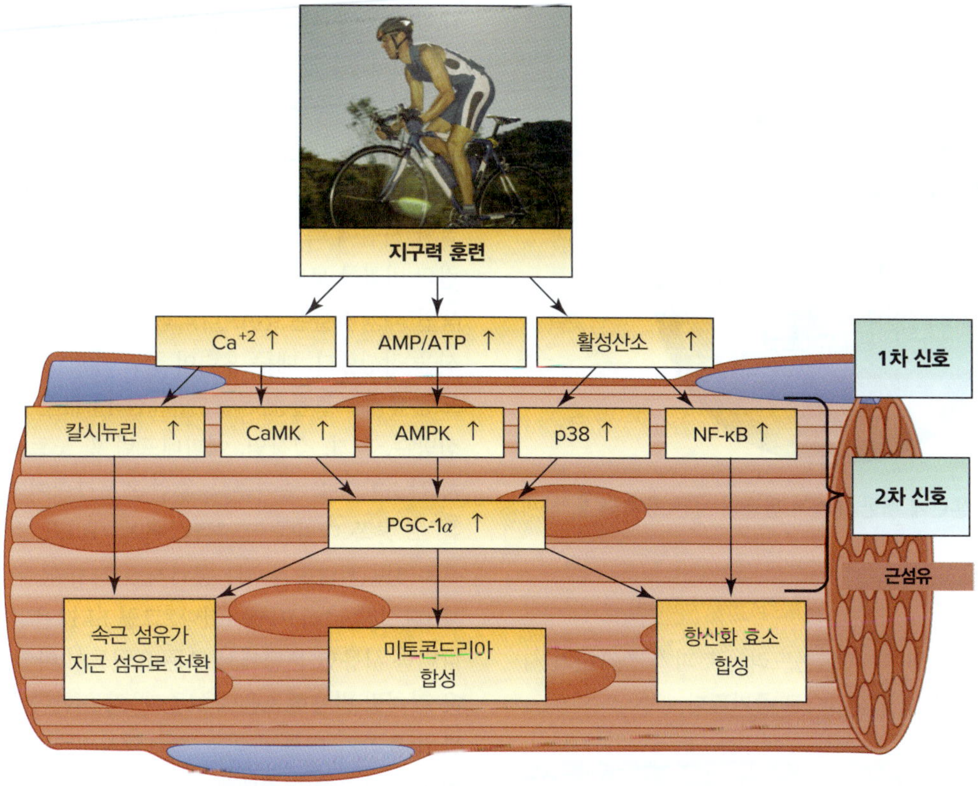

그림 13.9 지구력 훈련에 대한 골격근의 반응에 관여하는 세포 내 신호 네트워크. 지구력 훈련에 의한 근육 적응에는 1차 신호와 2차 신호가 모두 관여한다. 자세한 내용은 본문을 참조하라.

지구력 운동이 근육 적응을 일으키는 신호 전달 과정

앞서 설명한 것처럼, 지구력 훈련은 최대 산소 섭취량을 약 20~50%까지 증가시킬 수 있으며 최대하 지구력 운동에서의 운동수행능력을 향상시킬 수 있다. 이는 훈련을 통해 심박출량이 증가하고 모세혈관 밀도가 높아지며, 심장과 골격근 세포에서 다양한 변화가 일어나기 때문이다. 이 절에서는 고강도 인터벌 훈련과 지구력 훈련(지속적인 최대하 운동) 후 골격근 섬유의 분자 적응을 촉진하는 주요 신호 전달 기전들을 살펴볼 것이다.

최대하 지구력 운동 중 반복되는 근수축은 근섬유 내에서 신호 전달 연쇄 반응을 일으켜 미토콘드리아 생합성, 빠른 섬유에서 느린 섬유로의 전환 및 항산화 효소의 발현을 증가시킨다. 그림 13.9에 나타난 바와 같이 칼슘 방출, AMP/ATP 비율 증가, 활성산소 증가는 후속 2차 신호 전달 과정(즉, 칼시뉴린, CaMK, AMPK, p38, NF-κB, PGC-1α의 활성화)을 유도하는 주요 신호이다. 이러한 2차 신호들은 결국 미토콘드리아 생합성, 근섬유 유형 변화 및 항산화 효소의 합성 증가로 이어진다.

그림 13.9에서와 같이, 근수축으로 인해 AMP/ATP 비율이 증가하면 근육 내 AMPK가 활성화된다. 반면, CaMK와 칼시뉴린을 활성화하려면 세포 내 칼슘 농도가 증가해야 한다. 활성화된 칼시뉴린은 빠른 근섬유를 느린 근섬유로 전환시키는 신호 분자로 작용한다. 또한, 근수축은 활성산소 생성을 증가시켜, p38과 NF-κB를 활성화하는 주요 신호로 작용한다. 이러한 세 가지 2차 신호(AMPK, CaMK, p38)의 활성화는 모두 미토콘드리아 생합성을 조절하는 주요 인자인 PGC-1α를 활성화시켜 미토콘드리아 생합성을 촉진한다. 또한, PGC-1α는 훈련을 통해 빠른 근섬유에서 느린 근섬유로 전환되는 과정에도 기여한다. 마지막으로, 훈련에 의한 PGC-1α와 NF-κB의 활성화는 근육 내 주요 항산화 효소의 합성을 촉진하여 근섬유를 보호하는 역할을 한다(43, 44).

그림 13.10은 운동에 의해 미토콘드리아가 생합성되는 과정을 시간에 따라 보여준다. 운동이 시작된 후 몇 초 내에 미토콘드리아 생합성을 촉진하는 주요 신호들이 증가하기 시작한다. 운동 첫 몇 분 동안에는 근섬유 내에서 근육 적응에 관여하는 2차 신호들도 증가하기 시작한다. 이후 운동 후 몇 시간 내에 근육 내 PGC-1α 수준이 높아지면서 미토콘드리아 생합성 과정이 진행된

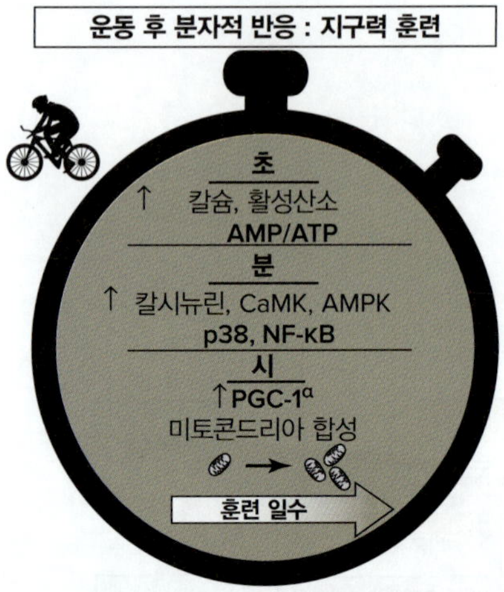

그림 13.10 지구력 훈련에 대한 분자적 반응의 시간 경과 과정. 자세한 내용은 본문을 참조하라.

다. 운동 후 며칠 내에 근육 내 미토콘드리아 부피가 증가하기 시작하며, 훈련이 지속될수록 점진적으로 증가된다.

요약 *In Summary*

- 지구력 운동에 의한 근육 적응에 관여하는 세 가지 주요 신호는 세포 내 칼슘 농도 증가, 활성산소 증가 및 근육 내 인산/에너지 수준의 감소이다. 이러한 1차 신호들은 하나 혹은 그 이상의 하위 2차 신호 전달 경로들을 활성화하여 유전자 발현을 촉진한다.
- 지구력 운동에 의한 근육 적응을 유도하는 6가지 2차 신호 전달 분자로는 AMPK, PGC-1α, 칼시뉴린, CaMK, p38 및 NF-κB가 있다.
- 활성화된 칼시뉴린과 PGC-1α는 지구력 운동에 의한 근섬유의 전환(빠른 섬유에서 느린 섬유로의 전환) 과정에 중요한 역할을 한다.
- 종합적으로 활성화된 CaMK, AMPK 및 p38는 모두 PGC-1α의 활성화에 관여한다. 활성화된 PGC-1α는 미토콘드리아 생합성을 조절하는 주요 조절 인자이다.
- 활성화된 PGC-1α와 NF-κB는 운동에 의한 근육 내 항산화제 증가에 기여한다.

지구력 훈련: 근육과 계통생리학 간의 연관성

지금까지는 지구력 훈련으로 나타나는 근육 적응이 장시간 최대하 운동 중에 항상성을 유지하는 데 얼마나 중요한지 설명하였다. 특히, 이러한 골격근의 적응은 지구력 훈련 후 최대하 운동 시 심박수, 환기량 및 카테콜아민 반응이 낮아지는 것과 밀접한 관련이 있다. 그렇다면, 근육의 변화와 운동 중 심박수 및 환기 반응의 감소 사이에는 어떤 연관성이 있을까?

이와 관련된 연구에 따르면, 훈련을 통해 이루어진 적응은 최대하 운동 중 산체의 전반적인 반응에 중요한 영향을 미친다고 보고되었다. 이 연구에서는 각 피험자의 왼쪽 다리와 오른쪽 다리를 개별적으로 측정하기 위해 최대하 운동 강도로 설정된 사이클 에르고미터에서 진행되었으며, 측정은 지구력 훈련 프로그램 이전과 훈련 중에 실시하였다. 심박수와 환기는 최대하 운동 테스트가 끝난 시점에 측정되었으며 젖산염, 에피네프린 및 노르에피네프린의 변화를 모니터링하기 위해 혈액 샘플도 채취했다. 연구 기간 동안 대상자들은 왼쪽 다리만을 사용해 13회의 지구력 훈련 세션을 진행했다. 매주 훈련이 끝날 때마다 동일한 최대하 운동 강도에서 테스트를 반복했다. 그림 13.11은 훈련이 진행됨에 따라 심박수, 환기, 젖산염, 에피네프린 및 노르에피네프린 반응이 점차 감소한 것을 보여준다. 훈련 프로그램이 끝난 후, "훈련되지 않은" 오른쪽 다리를 "훈련된" 왼쪽 다리와 동일한 최대하 운동 강도로 5일간 연속적으로 훈련시켰으며, 생리학적 측정은 첫째, 셋째, 다섯째 날에 이루어졌다. 그림 13.11은 훈련되지 않은 오른쪽 다리를 사용한 운동에서 모든 요인들이 마치 훈련을 전혀 받지 않은 것처럼 반응했음을 보여준다. 이는 한쪽 다리에서 얻은 지구력 훈련 효과가 다른 다리로 전이되지 않았다는 것을 의미한다. 이 실험은 장기간의 최대하 운동 중 심박수, 환기 및 혈중 카테콜아민 반응이 각 기관이나 시스템의 일반적인 적응에 의해 결정되는 것이 아니라, 실제로 운동에 참여한 특정 근육군의 훈련 상태에 따라 결정된다는 것을 보여준다(16). 그렇다면 이것이 어떻게 가능한 것일까?

지구력 훈련이 최대하 운동 중 더 낮은 심박수와 환기 반응을 나타내는 이유를 이해하기 위해, 운동 중 심폐 조절에 대해 다시 생각해 보자. 9장과 10장에서 설명했듯이, 운동 중 심박수와 폐환기의 조절은 운동 시 증가된 산소 요구량을 충족시키기 위해 중추와 말초신경계의 영향을 받는다. 심혈관과 호흡을 조절하는 중추는 운동을 지시하는 상위 뇌 중심부에서 오는 신호와, 실제로 운동을 수행하는 근육에서 보내는 신호에도 영향을 받는다. 운동 중에 운동 단위의 동원이 줄어들거나, 근육 내 수용체로부터 뇌로 전달되는 구심성 피드백이 줄어들면, 심혈관 및 호흡 반응 역시 감소하게 된다. 이에 대한 구체적인 내용은 다음과 같다.

말초신경 피드백

약 30년 전, 운동 중 근육내 수용체가 대사율에 비례하여 심폐 반응을 조절한다는 사실이 밝혀졌다. 7장에서 설명했듯이, 골격근 내 화학수용체는 대사 변화에 매우 민감하게 작용하여 운동 강도에 대한 정보를 중추신경계로 전달한다. 특히, 이러한 수용체들은 근육 내에서 일어나는 화학적 변화(예: 젖산염, 수소 이온 증가)에 반응한다. 이러한 수용체들은 직경이 작은 신경섬유인 그룹 III와

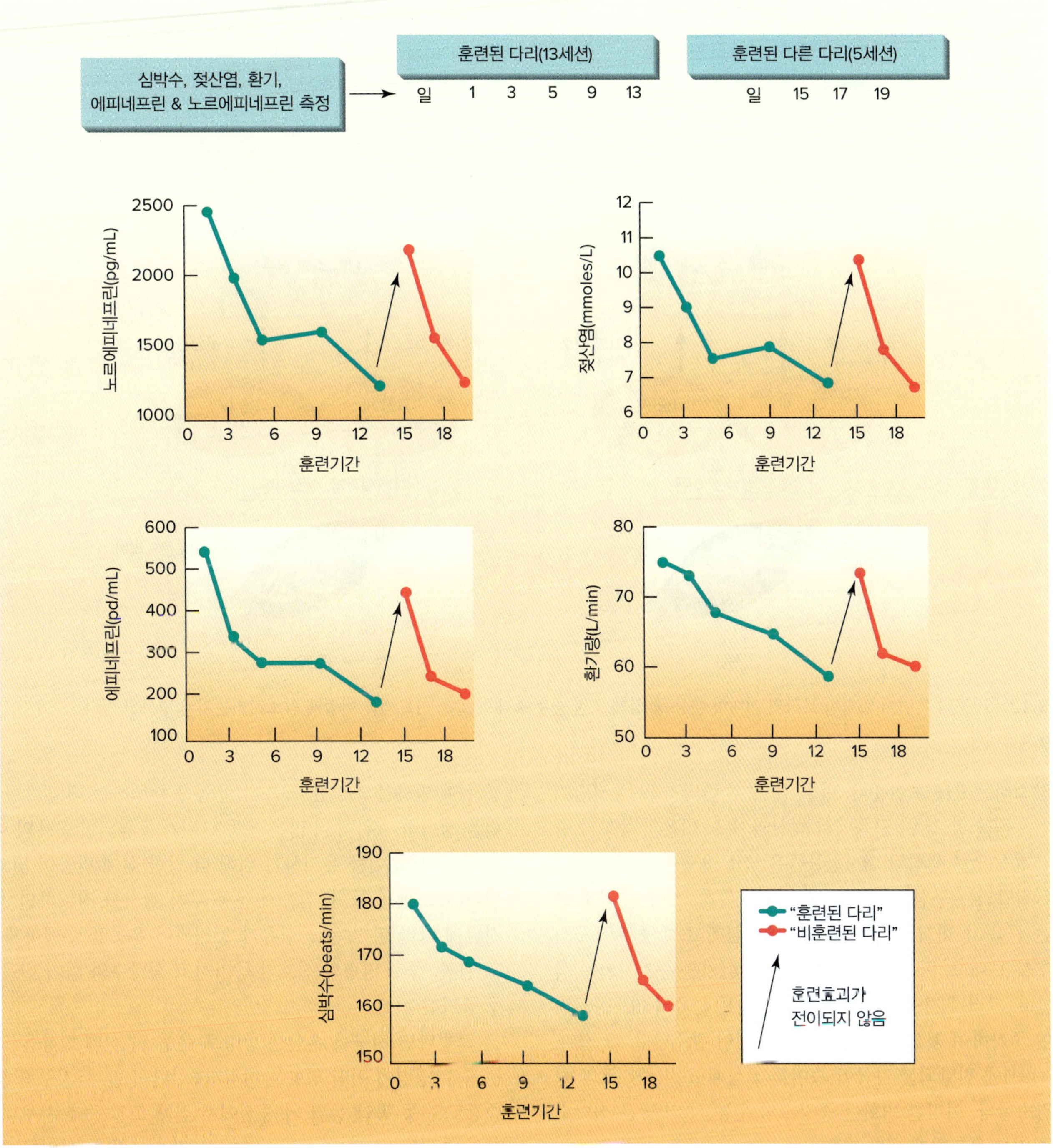

그림 13.11 훈련의 효과가 전이되지 않는다는 것은, 훈련에 의해 근육이 적응하는 것이 심혈관, 폐 및 교감 신경계의 변화로 나타나는 것이 아니라, 활동하는 근육의 변화로 나타난다는 의미이다.

그룹 IV를 통해 중추신경계로 신호를 전달한다. 그림 13.12는 골격근 내 그룹 III와 그룹 IV 신경섬유가 어떻게 말초 피드백에 관여하여 운동 중 심폐기능을 조절하는지 보여준다. 예를 들어, 격렬한 운동 중에 젖산과 수소 이온이 증가되면, 근육의 화학수용체가 이를 감지하여 신경 신호를 심폐 조절 센터로 보내어 심박수와 폐 환기를 모두 증가시킨다.

또한, 그림 13.12는 지구력 훈련을 받은 사람이 훈련받지 않은 사람과 비교했을 때, 심폐 조절 중추로 전달되는 말초 신호가 어

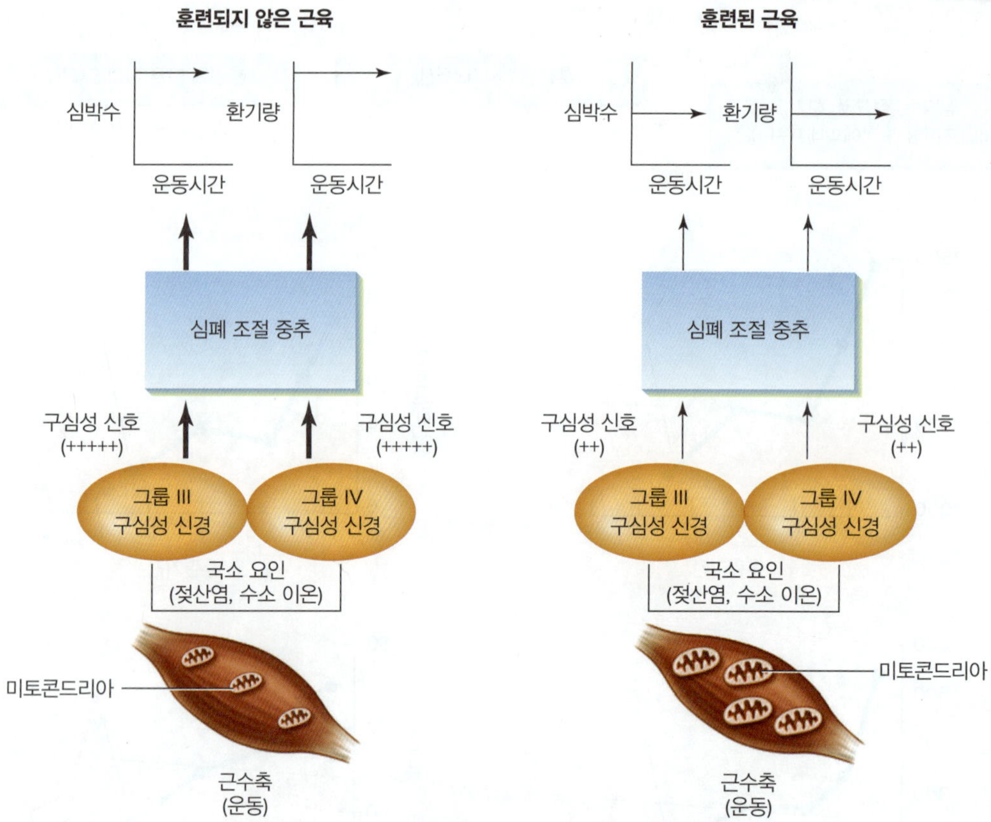

그림 13.12 지구력 훈련이 일정한 부하의 최대하 운동 중 심폐 조절 중추에 대한 말초 피드백을 어떻게 감소시키는지 설명하고 있다.

떻게 감소하는지를 보여준다. 예를 들어, 훈련되지 않은 사람이 격렬한 운동을 할 경우, 근육에서 젖산과 수소 이온의 농도가 증가된다. 운동으로 생성된 대사산물들은 국소 요인이 되어 중추신경계로 전달되는 구심성 신호로 작용한다. 특히, 이러한 "국소 요인"들은 근육 내 화학수용체를 자극하여, 심폐 조절 중추로 구심성 신호를 보내고, 이 신호는 심박수와 폐 환기를 증가시키는 역할을 한다. 그러나 지구력 훈련 후에는 훈련된 근육의 미토콘드리아 양이 증가하여 젖산과 수소 이온의 생성이 감소한다. 그 결과, 화학수용체에 전달되는 자극이 줄어들어 심폐 조절 중추로의 신호도 감소한다. 이러한 변화는 중강도의 운동 시 더 낮은 심박수와 폐 환기를 유도하게 된다.

중추 명령

중추 명령(central command)은 운동 중 심폐 반응을 조절하기 위해 말초가 아닌 상위 뇌(중추)에서 발생하는 신경 신호를 의미한다. 운동 중 심폐 반응을 조절하는 중추 조절 개념은 이미 9장과 10장에서 설명되었으며, 그림 13.13에서도 다시 언급되었다. 일반적으로 뇌에서 발생하는 신호는 운동을 수행할 준비를 하고, 하위 뇌 센터(뇌간)와 척수 뉴런을 통해 활동 전위를 보내어 운동 중 심폐 반응을 조절한다. 특히, 운동을 수행하는 데 필요한 큰 장력을 생성하기 위해 더 많은 운동 단위가 동원되면 근육의 대사율은 증가하며, 이를 유지하기 위해 더 강한 심폐 반응이 필요하게 된다(39). 예를 들어, 점증적 운동 부하 검사를 진행하면 시간이 지남에 따라 더 많은 근섬유가 동원되어 운동을 수행하게 된다. 그 결과, 중추 명령의 신호가 증가하고 심박수와 환기 반응이 모두 증가한다(1).

그렇다면 지구력 훈련은 중강도 운동 시 심폐 반응을 조절하는 중추 명령에 어떤 영향을 미칠까? 간단히 말해, 지구력 훈련은 중강도 운동 동안 상위 뇌 중심에서 심폐 조절 중추로 보내는 전향적 출력(feed-forward output)을 감소시킨다. 이러한 훈련으로 인해 중추 명령이 감소하는 이유는 최소 두 가지 기전으로 설명할 수 있다. 첫째, 훈련을 통해 근섬유의 산화 능력이 향상되면, 장기간 중강도 운동을 수행하는 데 필요한 운동 단위의 수가 줄어든다. 이는 심폐 조절 중추로 보내는 "중추적" 자극을 감소시키는 결과를 가져온다. 둘째, 한쪽 다리만 훈련한 연구에 의하면, 지구력 훈련은 중추신경계에 직접적인 변화를 일으켜, 중강도 운동 중 심폐 조절 중추로 보내는 중추 명령 출력을 감소시킨다. 이처럼 훈련으로 인해 상위 뇌 중심에서 발생하는 전향적 출력이 감소하

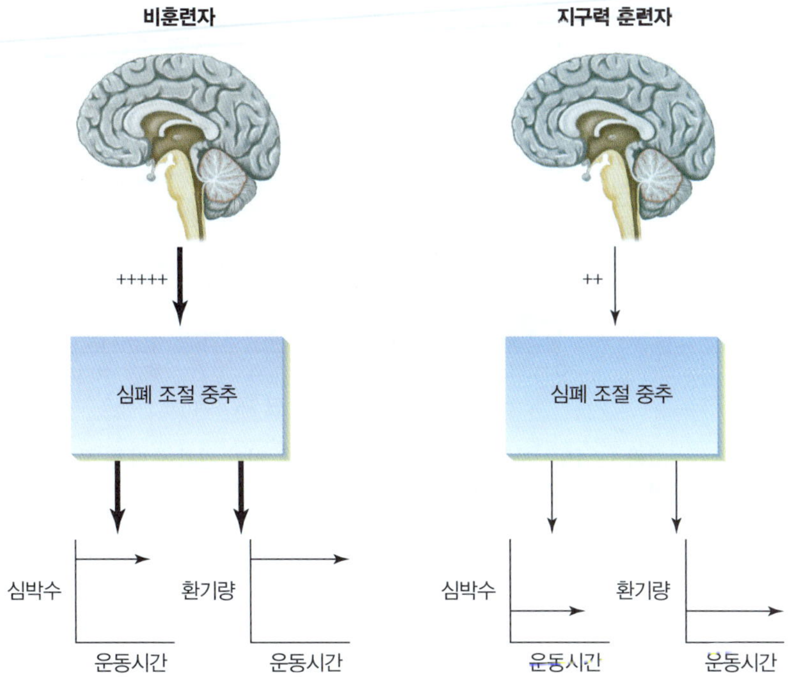

그림 13.13 지구력 훈련이 일정한 부하의 최대하 운동 중 심폐 조절 중추로 전달되는 중추 명령("선향적 출력")을 감소시키는 기전.

면, 교감 신경계의 출력도 줄어들게 되어 최대하 운동 시 심박수와 환기 반응이 감소하게 된다(39) (그림 13.13).

요약 *In Summary*

- 지구력 훈련으로 인해 근육에서 발생하는 생화학적 변화는 운동 중 심박수와 호흡 반응에 영향을 미친다.
- 훈련된 근육에서 화학수용체의 "피드백" 감소와 운동을 수행하기 위한 운동 단위 동원의 필요성이 줄어들면 교감 신경계 반응, 심박수 및 환기 반응이 최대하 운동 중 감소된다.
- 지구력 훈련은 최대하 운동 중 중추 명령의 출력을 감소시켜, 운동 중 심박수와 환기 반응을 감소시킨다.

지구력 훈련 이후 훈련 중단

앞서 지구력 훈련이 최대 산소 섭취량과 근섬유 내 세포 적응에 미치는 영향을 설명했다. 이제는 지구력 훈련이 중단되었을 때, 최대 산소 섭취량에 어떤 변화가 나타나는지 살펴보자. 고도로 훈련된 사람이 훈련을 중단하면 최대 산소 섭취량이 시간이 지남에 따라 감소하는 것은 잘 알려진 사실이다. 그 이유는 훈련 중단 기간 동안 최대 심박출량과 산소 추출 능력이 모두 감소하기 때문이다. 그림 13.14는 84일간 훈련을 중단했을 때, 최대 산소 섭취량, 심박출량, 1회 박출량, 심박수 및 산소 추출 능력의 변화를 보여준다(15). 최대 산소 섭취량의 초기 감소(훈련 중단 첫 12일 경과)는 전적으로 1회 박출량의 감소에 기인한다. 이는 심박수와 동정맥산소차가 동일하거나 오히려 증가했기 때문이다. 이러한 1회 박출량의 급격한 감소는 훈련 중단으로 인한 혈장량의 급격한 손실 때문으로 보인다(12). 실제로 혈장량을 인위적으로 주입하여 복원했을 때, 최대 산소 섭취량은 훈련 중단 이전의 수준으로 회복되었다(12). 또 다른 연구에서도 혈액 내 헤모글로빈 농도가 감소했음에도 불구하고 추가로 혈장량(200~300 ml)을 공급하면 최대 산소 섭취량이 증가한다는 사실을 보고하였다(13).

그림 13.14는 훈련중단 21일에서 84일 사이에서 나타나는 최대 산소 섭취량의 감소가 동정맥산소차의 감소에 기인한다는 사실도 보여준다. 이러한 변화는 근육 내 미토콘드리아의 감소와 관련이 있지만, 모세혈관 밀도에는 변화가 나타나지 않았다. 또한, 골격근의 전체적인 산화 능력은 감소했으며, 이는 속근 섬유인 Type IIa 섬유의 비율이 약 43~26%로 감소하고, Type IIx형 섬유의 비율이 약 5~19%로 증가한 것과 관련이 있다(14, 15). 이러한 훈련 중단으로 느린 섬유에서 빠른 섬유로 변화하는 현상은, 지구력 훈련 중에 일어나는 빠른 섬유에서 느린 섬유로의 변화와 반대되는 현상이다.

훈련 중단은 최대 산소 섭취량을 감소시킬 뿐만 아니라, 최대하 지구력 운동수행능력에도 영향을 미칠 수 있다. 예를 들어, 훈련 중단 후 14일만 지나도 최대하 운동수행능력(예: 10 km에 달리기 성능)이 크게 저하될 수 있다. 이는 주로 근육 내 미토콘드리아의 감소에 기인한다(37, 60). 실제로, 근육 내 미토콘드리아의 산화 능력은 훈련의 시작과 종료 시점에서 모두 빠르게 변화를

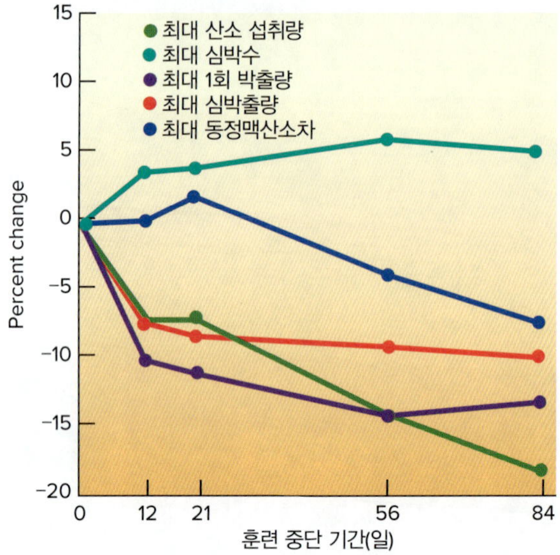

그림 13.14 훈련 중단 후 시간 경과에 따른 최대 산소 섭취량과 관련된 심혈관 변수들의 변화량.
출처: Coyle, E. F., Martin III, W. H., Sinacore, D. R., Joyner, M. J., Hagberg, J. M., and Holloszy, J. O. "Time Course of Loss of Adaptations After Stopping Prolonged Intense Endurance Training," *Journal of Applied Physiology* 57(6): 1857–1864, 1984.

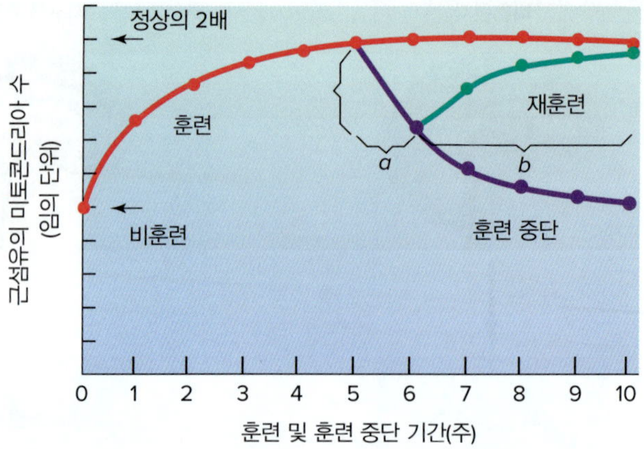

그림 13.15 지구력 훈련과 훈련 중단 후 시간 경과에 따른 골격근 내 미토콘드리아 함량 변화. 훈련 중단 1주일 후 증가된 미토콘드리아 양은 약 50% 감소되었으며(*a*), 5주가 지나면서 증가된 모든 미토콘드리아가 사라졌다. 또한, 이를 회복하기 위해서 4주간의 재훈련이 필요하다(*b*).

겪는다. 그림 13.15는 훈련 시작 시 근육 내 미토콘드리아가 얼마나 빠르게 증가하는지를 보여준다. 특히, 약 5주간의 훈련만으로도 미토콘드리아 양이 두 배로 증가하지만, 단 1주일의 훈련 중단(그림에서 "a"로 표시됨)만으로도 5주간의 훈련으로 얻은 미토콘드리아의 약 50%가 손실된다(4, 54). 이후, 이전 수준을 회복하기 위해서는 3~4주의 재훈련이 필요하다(그림에서 "b"로 표시됨). 그림 13.15를 자세히 살펴보면, 지구력 훈련 프로그램 초기 단계에서 골격근의 미토콘드리아가 증가하는 속도보다 재훈련 시에는 미토콘드리아가 더 빠르게 증가된다는 것을 알 수 있다.

이를 통해 뇌뿐만 아니라 골격근에서도 기억과 관련된 기전(근육기억)이 있다는 가설이 제시되었다. "근육 기억(muscle memory)"은 여러 방식으로 정의되지만, 훈련 중단으로 인해 잃은 훈련 적응을 다시 훈련을 시작할 때 더 빠르게 회복할 수 있는 현상을 설명하는 근섬유 내 세포 기억의 한 형태를 의미한다. 그러나 인간의 골격근에서 실제로 근육 기억이 존재하는지는 여전히 논란의 여지가 있다. 14장에서는 저항 훈련에 대한 반응으로 나타나는 근육 기억에 대해 더 자세히 논의할 것이다.

요약 *In Summary*

- 훈련을 중단하면 최대 산소 섭취량이 빠르게 감소된다. 특히, 훈련 중단 후 12일 내에 약 8% 감소하고, 84일이 지나면 거의 20%까지 감소될 수 있다.
- 훈련 중단으로 인한 최대 산소 섭취량 감소는 최대 심박출량과 산소 추출 능력의 감소에 기인하며, 이는 훈련 중 나타나는 변화와 반대 현상이다.
- 최대하 운동 강도에서의 운동수행능력은 운동 중단 후 빠르게 감소하며, 이는 주로 근섬유 내 미토콘드리아 수의 감소에 기인한다.

무산소 운동 훈련에 의한 근육 적응

무산소 훈련은 단기간의 고강도 운동으로 일부 고강도 인터벌 훈련(HIIT)과 스프린트 인터벌 훈련(SIT)으로 불리기도 한다. 사실 이 두 가지 훈련에 대한 명확한 정의는 없지만, 일반적으로 스프린트 인터벌 훈련은 고강도 인터벌 훈련보다 더 짧은 "전력" 운동 구간(10~30초)을 포함하는 것으로 알려져 있다. 반면, 고강도 인터벌 훈련은 31초에서 240초 동안 지속되는 매우 높은 강도의 운동 구간으로 구성된다(9B). 일반적으로 고강도 인터벌 훈련은 최대 산소 섭취량의 80~100% 사이의 운동 강도에서 수행되지만, 스프린트 인터벌 훈련은 최대 산소 섭취량을 초과하는 운동 강도에서 수행된다. 따라서 스프린트 인터벌 훈련 중에는 운동하는 근육의 에너지 요구가 주로 ATP-PC 체계와 해당과정에 의해 공급된다. 무산소 운동의 예로는 100미터와 200미터 육상 스프린트 경기를 들 수 있다. 3장에서 설명한 것처럼, 60초 동안 지속되는 고강도 인터벌 훈련은 주로 무산소 운동으로 간주된다. 이 훈련에서 필요한 ATP의 70%는 무산소 경로(ATP-PC 체계와 해당과정)에서 제공되고, 나머지 30%는 유산소적 ATP 생산(산화적 인산화 과정)을 통해 생성된다. 이제 스프린트 인터벌 훈련에 의한 골격근 내 적응 현상과 그로 인한 운동수행능력 향상에 대해 논의해 보자.

무산소 훈련에 따른 골격근의 변화

스프린트 인터벌 훈련 후 근육에서 발생하는 적응 현상은 운동 구간이 짧은 시간으로 구성되어 있기 때문임을 이해하는 것이 중요하다(48). 실제로, 스프린트 인터벌 훈련에서 사용되는 에너지 시스템은 운동 구간의 지속 시간에 따라 크게 달라진다. 예를 들어, 10초 이하의 최대(극심한) 운동 동안에서는 거의 모든 에너지가 ATP-PC 체계에서 공급된다. 그러나 운동 구간이 20~30초 지속될 경우, 무산소 에너지 시스템의 상대적 기여도가 감소하고, 약 20%의 에너지가 유산소적 에너지 시스템으로 공급된다(48). 이는 어떤 형태의 운동도 순수하게 무산소적이거나 유산소적이지 않다는 사실을 의미한다. 따라서 짧은 시간 혹은 긴 시간 동안의 스프린트 운동은 대사 요구가 다르므로, 근육의 적응도 훈련 프로그램의 구성에 따라 달라질 수 있다. 다음 섹션에서는 스프린트 인터벌 훈련이 골격근에 미치는 주요 적응 현상을 설명할 것이다.

스프린트 인터벌 훈련에 의한 골격근 완충 능력 변화

11장에 따르면 운동으로 인해 pH가 낮아지더라도, 완충제와 수소 이온 운반체가 수소 이온을 세포막을 통해 이동시켜 근육 내 산성화를 막아준다. 연구에 따르면, 스프린트 인터벌 훈련(운동 시간 = 10~30초)과 고강도 인터벌 훈련(운동 구간 = 31~60초) 모두 근육의 완충 능력을 향상시키는 것으로 보고되었다(그림 13.16)(48). 운동에 의한 근육 내 완충 능력 향상에는 세포 내 완충제(예: 카노신)와 수소 이온 운반체의 증가가 주요 기전으로 작용한다(9B, 48). 이러한 근육의 완충 능력 향상은 고강도 운동 중 급격하게 증가하는 젖산과 수소 이온을 낮추기 때문에 매우 중요하다.

스프린트 인터벌 훈련에 의한 골격근 내 단백질 변화

완충 능력의 향상 외에도, 스프린트 인터벌 훈련은 471개의 서로 다른 유전자의 발현을 증가시켜 근육 단백질의 합성을 촉진한다(9B). 이제 스프린트 인터벌 훈련으로 인한 근육 내 단백질 합성의 주요 변화를 살펴보자.

흥미롭게도, 스프린트 인터벌 훈련은 훈련 후 첫 4~8시간 동안 근수축 단백질(액틴, 마이오신)의 합성을 약 50% 증가시킨다. 예를 들어, 훈련되지 않은 사람이 4주간 스프린트 인터벌 훈련을 실시하면, 빠른 근섬유(type IIa와 type IIx)의 비대가 나타났고, ATP-PC 체계에 관여하는 효소들(근육 인산화효소와 크레아틴

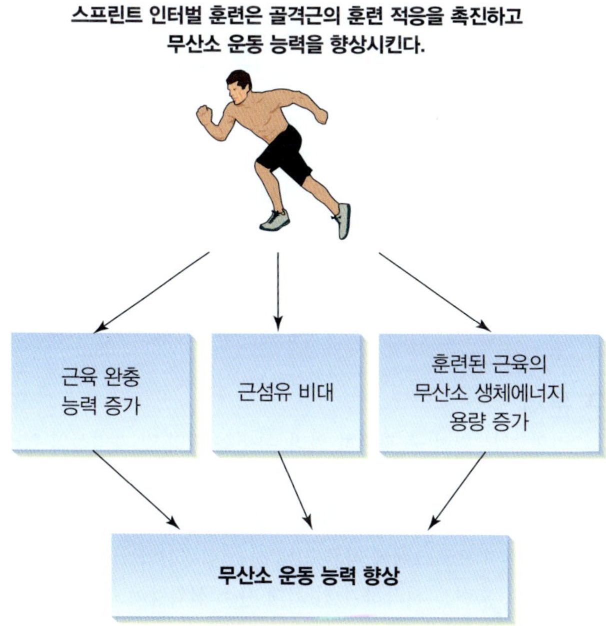

그림 13.16 스프린트 인터벌 훈련은 (1) 골격근의 완충 능력, (2) 근섬유 크기와 근력 및 (3) ATP를 생산하는 무산소성 에너지 시스템의 능력을 증가시킨다. 이는 결국 무산소성 운동수행능력을 향상시킨다.

인산화효소)의 활성이 증가하였다(48). 또한, 스프린트 인터벌 훈련은 근섬유 크기 증가와 함께 근력도 증가시킨다. 스프린트 인터벌 훈련은 근육 내 인산크레아틴의 양을 증가시키고, 크레아틴 인산화효소의 활성을 높여 ATP-PC 체계의 능력을 강화시킨다. 이러한 변화는 고강도 운동 중 인산크레아틴을 빠르게 사용하여 ATP를 재합성시켜 고강도 운동수행능력을 향상시키는 결과를 가져온다. 추가적으로, 스프린트 인터벌 훈련은 주요 해당과정 효소(예: 포스포프룩토키나아제)의 활성을 증가시켜 해당과정을 통해 ATP를 생산하는 능력을 높인다(그림 13.16)(20, 48).

마지막으로, 앞서 언급했듯이, 스프린트 인터벌 훈련(30초) 또는 고강도 인터벌 훈련(31~240초)은 미토콘드리아 생합성을 촉진한다. 반면, 단기간의 스프린트 인터벌 훈련(5~10초 지속)은 ATP-PC 체계와 해당과정의 변화에만 작용하기 때문에 근섬유 내 미토콘드리아의 부피는 증가되지 않는다.

무산소 훈련에 의한 운동수행능력 향상

지구력 훈련으로 최대 산소 섭취량이 증가하는 것처럼, 스프린트 훈련에 의한 무산소 능력 향상은 개인 간 차이가 존재하며, 이는 주로 유전적 차이에서 비롯된다. 예를 들어, 4주에서 10주간의 스프린트 인터벌 훈련 후, 최대 무산소 파워와 운동 능력의 향상 비율은 개인에 따라 약 3~25%까지 다양하다(48). 무산소 파워의 증

가 수준에 관계없이, 스프린트 훈련으로 인해 증가된 무산소 파워는 30초 이하의 고강도 운동수행능력을 향상시킨다. 그림 13.16은 스프린트 인터벌 훈련이 골격근에 미치는 변화와 무산소 운동에서의 운동수행능력 향상을 요약하고 있다. 골격근에 대한 스프린트 인터벌 훈련의 효과에 대한 자세한 내용은 추천 문헌인 Callahan 등(2021)을 참조하라.

요약 *In Summary*

- 스프린트 훈련에 의한 근육 적응은 운동의 지속 시간에 따라 달라진다.
- 10~30초 동안의 짧은 스프린트 인터벌 훈련은 근육의 완충 능력을 증가시키고, 속근 섬유(Type II)의 크기를 증가시키며, 무산소 에너지 시스템을 통해 ATP를 생성하는 능력을 향상시킨다.
- 31초 이상의 고강도 인터벌 트레이닝은 무산소 및 유산소성 에너지 시스템의 적응을 촉진한다(예: 미토콘드리아 생합성 증가).

연구 문제

1. 훈련의 기본 원리 중 과부하 원리, 특이성 원리 및 가역성의 원리를 정의하시오.
2. 최대 산소 섭취량의 결정에 있어 유전자의 역할을 설명하시오.
3. 지구력 훈련 프로그램에 따른 최대 산소 섭취량의 일반적인 변화를 설명하고, 훈련을 시작하기 전 최대 산소 섭취량이 높거나 혹은 낮을 때 훈련이 어떤 영향을 주는지 설명하시오.
4. 좌식생활자, 활동적인 사람, 운동선수의 일반적인 최대 산소 섭취량 값을 제시하시오.
5. 최대 산소 섭취량을 결정하는 데 있어 심박수, 1회 박출량 및 동정맥산소차의 기여도를 설명하시오.
6. 훈련이 최대 산소 섭취량을 증가시키는 방법을 설명하시오.
7. 전부하, 후부하 및 수축력(contractility)을 정의하고, 지구력 훈련에 따른 최대 1회 박출량 증가에서 각각의 역할들을 설명하시오.
8. 지구력 훈련으로 인한 최대 동정맥산소차 증가에 기여하는 근육 구조 변화를 설명하시오.
9. 지구력 훈련으로 인해 골격근에서 발생하는 주요 변화를 나열하고 설명하시오.
10. 지구력 훈련이 운동 중 산–염기 균형을 향상시키는 방법을 설명하시오.
11. 훈련으로 인해 골격근에서 발생하는 "전반적인" 변화를 정리하고, 훈련 반응의 특이성을 설명하시오.
12. 골격근에서 네 가지 주요 신호 전달 경로들을 나열하시오.
13. 골격근에서 6가지 중요한 2차 전달자를 나열하고 그 기능을 정의하시오.
14. 지구력 훈련에 의한 근육 적응을 유도하는 신호 전달 과정을 설명하시오.
15. 지구력 훈련 후 "중추 명령"과 "말초 피드백"의 변화가 최대하 운동 시 심박수, 환기량 및 카테콜아민 반응을 감소시키는 방식에 대해 설명하시오.
16. 지구력 훈련 중단 후 최대 산소 섭취량 감소의 근본적인 원인을 설명하시오.
17. 무산소성 훈련으로 인한 무산소성 능력 향상에서 개인 간 존재하는 차이를 설명하시오.
18. 무산소성(즉, 스프린트) 운동 훈련에 대한 골격근의 변화를 설명하시오.

추천 문헌

Bouchard, C. 2019. DNA sequence variations contribute to variability in fitness and trainability. *Med Sci Sports Exerc* 51: 1781–1785.

Callahan, M.J., E. Parr, J.A. Hawley, and D. Camera. 2021. Can high-intensity interval training promote skeletal muscle anabolism? *Sports Medicine* 51: 405–421.

Domanska-Senderowska, D., M.N. Laguette, A. Jegier, P. Cięszczyk, A.V. September, E. Brzezian¸ska-Lasota. 2019. MicroRNA profile and adaptive response to exercise training: a review. *International Journal of Sports Medicine* 40: 227–235.

Memme, J.M., A. Erlich, G. Phukan, and D.A. Hood. 2021. Exercise and mitochondrial health. *Journal of Physiology* 599: 803–817.

Ross, R. et al. 2019. Precision exercise medicine: understanding exercise response variability. *British Journal of Sports Medicine* 53: 1141–1153.

Sarzynski, M.A. and C. Bouchard. 2020. World-class athletic performance and genetic endowment. *Nature Metabolism* 2: 796–798.

Williams, C., M. Williams, N. Eynon, K. Ashton, J. Little, U. Wisloff, et al. 2017. Genes to predict VO_2 max trainability: systematic review. *BMC Genomics* 18 (Suppl 8): 83–131.

참고 문헌

1. **Asmussen E, Johansen SH, Jorgensen M, and Nielsen M.** On the nervous factors controlling respiration and circulation during exercise. Experiments with curarization. *Acta Physiologica Scandinavia* 63: 343–350, 1965.
2. **Avila JJ, Kim SK, and Massett MP.** Differences in exercise capacity and responses to training in 24 inbreed mouse strains. *Frontiers in Physiology.* https://doi.org/10.3389/fphys.2017.00974. 2017.
3. **Blomqvist CG and Saltin B.** Cardiovascular adaptations to physical training. *Annual Review of Physiology* 45: 169–189, 1983.

4. **Booth F.** Effects of endurance exercise on cytochrome C turnover in skeletal muscle. *Annals of the New York Academy of Sciences* 301: 431–439, 1977.
5. **Bouchard C, An P, Rice T, Skinner JS, Wilmore JH, Gagnon J, et al.** Familial aggregation of V̇O(2max) response to exercise training: results from the HERITAGE Family Study. *Journal of Applied Physiology* 87: 1003–1008, 1999.
6. **Bouchard C.** DNA sequence variations contribute to variability in fitness and trainability. *Medicine & Science in Sports and Exercise* 51: 1781–1785, 2019.
7. **Bouchard C, Daw EW, Rice T, Perusse L, -Gagnon J, Province MA, et al.** Familial resemblance for $\dot{V}O_2$ max in the sedentary state: the HERITAGE family study. *Medicine & Science in Sports & Exercise* 30: 252–258, 1998.
8. **Bouchard C, Sarzynski MA, Rice TK, Kraus WE, Church TS, Sung YJ, et al.** Genomic predictors of maximal oxygen uptake response to standardized exercise training programs. *Journal of Applied Physiology* 110: 1160–1170, 2011.
9. **Camera D, Smiles W, and Hawley JA.** Exercise-induced skeletal muscle signaling pathways and human athletic performance. http://hx.doi.org/10.1016/j.freeradbiomed.2016.02.007. 2016.
9B. **Callahan, M, Parr E, Hawley J, and Camera D.** Can high intensity interval training promote skeletal muscle anabolism. *Sports Medicine* 51: 405–421, 2021.
10. **Coffey VG and Hawley JA.** The molecular bases of training adaptation. *Sports Medicine* 37: 737–763, 2007.
11. **Coffey VG, Pilegaard H, Garnham AP, O'Brien BJ, and Hawley JA.** Consecutive bouts of diverse contractile activity alter acute responses in human skeletal muscle. *Journal of Applied Physiology* 106: 1187–1197, 2009.
12. **Coyle EF, Hemmert MK, and Coggan AR.** Effects of detraining on cardiovascular responses to exercise: role of blood volume. *Journal of Applied Physiology* 60: 95–99, 1986.
13. **Coyle EF, Hopper MK, and Coggan AR.** Maximal oxygen uptake relative to plasma volume expansion. *International Journal of Sports Medicine* 11: 116–119, 1990.
14. **Coyle EF, Martin WH, III, Bloomfield SA, Lowry OH, and Holloszy JO.** Effects of detraining on responses to submaximal exercise. *Journal of Applied Physiology* 59: 853–859, 1985.
15. **Coyle EF, Martin WH, III, Sinacore DR, Joyner MJ, Hagberg JM, and Holloszy JO.** Time course of loss of adaptations after stopping prolonged intense endurance training. *Journal of Applied Physiology* 57: 1857–1864, 1984.
16. **Cronan TL III and Howley ET.** The effect of training on epinephrine and norepinephrine excretion. *Medicine and Science in Sports* 6: 122–125, 1974
17. **Domanska-Senderowska D, Laguette MN, Jegier A, Cięszczyk P, September AV, and Brzezian ska-Lasota E.** MicroRNA profile and adaptive response to exercise training: a review. *International Journal of Sports Medicine* 40: 227–235, 2019.
18. **Edge J, Bishop D, and Goodman C.** The effects of training intensity on muscle buffer capacity in females. *European Journal of Applied Physiology* 96: 97–105, 2006.
19. **Ehsani AA, Hagberg JM, and Hickson RC.** Rapid changes in left ventricular dimensions and mass in response to physical conditioning and deconditioning. *American Journal of Cardiology* 42: 52–56, 1978.
20. **Esbjornsson Liljedahl M, Holm I, Sylven C, and Jansson E.** Different responses of skeletal muscle following sprint training in men and women. *European Journal of Applied Physiology and Occupational Physiology* 74: 375–383, 1996.
21. **Favier RJ, Constable SH, Chen M, and Holloszy JO.** Endurance exercise training reduces lactate production. *Journal of Applied Physiology* 61: 885–889, 1986.
22. **Gist N, Fedewa M, Dishman R, and Cureton K.** Sprint interval training effects on aerobic capacity: a systematic review and meta-analysis. *Sports Medicine* 44: 269–279, 2014.
23. **Green HJ, Jones S, Ball-Burnett ME, Smith D, Livesey J, and Farrance BW.** Early muscular and -metabolic adaptations to prolonged exercise training in humans. *Journal of Applied Physiology* 70: 2032–2038, 1991.
24. **Hagberg JM, Hickson RC, Ehsani AA, and Holloszy JO.** Faster adjustment to and recovery from submaximal exercise in the trained state. *Journal of Applied Physiology* 48: 218–224, 1980.
25. **Hickson RC, Dvorak BA, Gorostiaga EM, -Kurowski TT, and Foster C.** Potential for strength and endurance training to amplify endurance performance. *Journal of Applied Physiology* 65: 2285–2290, 1988.
26. **Holloszy JO and Coyle EF.** Adaptations of skeletal muscle to endurance exercise and their metabolic consequences. *Journal of Applied Physiology* 56: 831–838, 1984.
27. **Hornberger TA, Armstrong DD, Koh TJ, -Burkholder TJ, and Esser KA.** Intracellular signaling specificity in response to uniaxial vs. multiaxial stretch: implications for mechanotransduction. *American Journal of Physiology – Cell Physiology* 288: C185–194, 2005.
28. **Horowitz JF.** Fatty acid mobilization from adipose tissue during exercise. *Trends in Endocrinology & -Metabolism* 14: 386–392, 2003.
29. **Juel C.** Training-induced changes in membrane transport proteins of human skeletal muscle. *European -Journal of Applied Physiology* 96: 627–635, 2006.
30. **Kemi OJ, Hoydal MA, Macquaide N, Haram PM, Koch LG, Britton SL, et al.** The effect of exercise training on transverse tubules in normal, remodeled, and reverse remodeled hearts. *Journal of Cellular Physiology* 226: 2235–2243, 2011.
31. **Kemi OJ and Wisloff U.** Mechanisms of exercise-induced improvements in the contractile apparatus of the mammalian myocardium. *Acta Physiologica -(Oxford)* 199: 425–439, 2010.
32. **Kiens B, Essen-Gustavsson B, Christensen NJ, and Saltin B.** Skeletal muscle substrate utilization during submaximal exercise in man: effect of endurance training. *Journal Physiology* 469: 459–478, 1993.
33. **Klissouras V.** Heritability of adaptive variation. *Journal of Applied Physiology* 31: 338–344, 1971.
34. **Koves TR, Noland RC, Bates AL, Henes ST, Muoio DM, and Cortright RN.** Subsarcolemmal and intermyofibrillar mitochondria play distinct roles in regulating skeletal muscle fatty acid metabolism. *American Journal of Physiology – Cell Physiology* 288: C1074–1082, 2005.
35. **Lundby C and Jacobs R.** Adaptations of skeletal muscle mitochondria to exercise training. *Experimental Physiology* 101.1: 17–22, 2016.
36. **MacDougall JD.** Morphological changes in human skeletal muscle following strength training and immobilization. In: *Human Muscle Power,* edited by Jones N, McCartney N, and McComas A. Champaign, IL: -Human Kinetics, 1986, pp. 269–285.
37. **Madsen K, Pedersen PK, Djurhuus MS, and Klitgaard NA.** Effects of detraining on endurance capacity and metabolic changes during prolonged exhaustive exercise. *Journal of Applied Physiology* 75: 1444–1451, 1993.
38. **Midgley AW, McNaughton LR, and Wilkinson M.** Is there an optimal training intensity for enhancing the maximal oxygen uptake of distance runners? empirical research findings, current opinions, physiological rationale and practical recommendations. *Sports Medicine* 36: 117–132, 2006.
39. **Mitchell JH.** J.B. Wolffe memorial lecture. Neural control of the circulation during exercise. *Medicine & Science in Sports & Exercise* 22: 141–154, 1990.

40. **Montero D, Diaz-Canestro C, and Lundby C.** Endurance training and $\dot{V}O_2$ max: Role of maximal cardiac output and oxygen extraction. *Medicine & Science in Sports & Exercise* 47: 2024–2033, 2015.
41. **Olesen J, Kiilerich K, and Pilegaard H.** PGC-1αlpha-mediated adaptations in skeletal muscle. *Pflügers Archiv* 460: 153–162, 2010.
42. **Powers SK, KJ Sollanek, MP Wiggs, HA Demirel, and AJ Smuder.** Exercise-induced improvements in myocardial antioxidant capacity: the antioxidant players and cardioprotection. *Free Radical Research* 48: 43–51, 2014.
43. **Powers SK, Duarte J, Kavazis AN, and Talbert EE.** Reactive oxygen species are signalling molecules for skeletal muscle adaptation. *Experimental Physiology* 95: 1–9, 2010.
44. **Powers SK, Nelson WB, and Hudson MB.** Exercise-induced oxidative stress in humans: cause and consequences. *Free Radical Biology & Medicine* 51(5): 942–950, 2011.
45. **Powers SK, Talbert EE, and Adhihetty PJ.** Reactive oxygen and nitrogen species as intracellular signals in skeletal muscle. *Journal of Physiology* 589: 2129–2138, 2011.
46. **Richter E and Hargreaves M.** Exercise, GLUT 4, and skeletal muscle glucose uptake. *Physiological -Reviews* 93: 993–1017, 2013.
47. **Ross R, Goodpaster BH, Koch LG, Sarzynski MA, Kohrt WM, Johannsen NM, et al.** Precision exercise medicine: understanding exercise response variability. *British Journal of Sports Medicine* 53: 1141–1153, 2019.
48. **Ross A and Leveritt M.** Long-term metabolic and skeletal muscle adaptations to short-sprint training. *Sports Medicine* 15: 1063–1082, 2001.
49. **Rusanova I, Fernandez-Martinez J, Fernandez-Ortiz M, Aranda-Martinez P, Escames G, Garcia-Garcia F, et al.** Involvement of plasma miRNAs, muscle miRNAs and mitochondrial miRNAs in the pathophysiology of frailty. *Experimental Gerontology* 124: https://doi.org/10.1016/j.exger.2019.110637, 2019.
50. **Saltin B and Astrand PO.** Free fatty acids and exercise. *The American Journal of Clinical Nutrition* 57: 752S–757S; discussion 757S–758S, 1993.
51. **Sarzynski M and Bouchard C.** World-class athletic performance and genetic endowment. *Nature Metabolism* 2: 796–798, 2020.
52. **Schiros CG, Ahmed MI, Sangala T, Zha W, -McGriffin DC, Bamman MM, et al.** Importance of three-dimension geometric analysis in the assessment of the athlete's heart. *American Journal of Cardiology* 111: 1067–1072, 2013.
53. **Schutte N, Nederend I, Hudziak J, Bartels M, and de Geus E.** Twin-sibling study and meta-analysis on the heritability of maximal oxygen consumption. *Physiological Genomics* 48: 210 –219, 2016.
54. **Spina RJ, Ogawa T, Kohrt WM, Martin WH, III, Holloszy JO, and Ehsani AA.** Differences in cardiovascular adaptations to endurance exercise training between older men and women. *Journal of Applied Physiology* 75: 849–855, 1993.
55. **Terjung RL.** Muscle adaptations to aerobic training. In: *Sports Science Exchange.* Barrington, IL: Gatorade Sports Science Institute, 1995.
56. **Van Loon L.** Use of intramuscular triacylglycerol as a substrate source during exercise in humans. *Journal of Applied Physiology* 97: 1170–1187, 2004.
57. **Vincent HK, Powers SK, Stewart DJ, Demirel HA, Shanely RA, and Naito H.** Short-term exercise training improves diaphragm antioxidant capacity and endurance. *European Journal of Applied Physiology* 81: 67–74, 2000.
58. **Wang Y, Wisloff U, and Kemi OJ.** Animal models in the study of exercise-induced cardiac hypertrophy. *Physiological Research* 59: 633–644, 2010.
59. **Weiner RB, Hutter AM, Wang F, Kim J, -Weyman AE, Wood MJ, et al.** The impact of endurance exercise training on left ventricle torsion. *JACC Cardiovasc Imaging* 3: 1001–1009, 2010.
60. **Wibom R, Hultman E, Johansson M, Matherei K, Constantin-Teodosiu D, and Schantz PG.** Adaptation of mitochondrial ATP production in human skeletal muscle to endurance training and detraining. *Journal of Applied Physiology* 73: 2004–2010, 1992.
61. **Williams, C, Williams M, Eynon N, Ashton K, Little J, Wisloff U, and Combes J.** Genes to predict $\dot{V}O_2$ max trainability: a systematic review. *BMC Genomics.* 18 (Suppl 8): 83–131, 2017

Design element credits: (test tubes): George Doyle/Stockbyte/Getty Images; (scientists using microscope): Digital Vision/Getty Images; (magnifying glass): Kick Images/Photodisc/Getty Images; (runners): Chris Ryan/OJO Images/age fotostock; (scientist using microscope): Ingram Publishing; (lightbulb): Amasterphotographer/Shutterstock

14

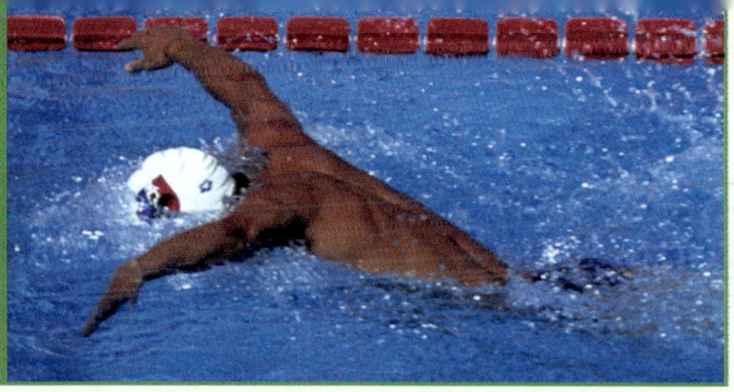

Mike Hewitt/Action Plus Sports Images/Alamy Stock Photo

저항성 훈련의 생리학

The Physiology of Resistance Training

■ 학습 목표

이 장을 공부함으로써 다음과 같은 내용을 할 수 있어야 한다:

1. 근육 수축에 관여하는 신경 경로를 파악할 수 있다.
2. 저항성 훈련 후 근력 증가에 대한 신경 적응의 역할과 근육량 및 근섬유 특이적 힘 생성의 증가를 비교할 수 있다.
3. 노화가 근력에 미치는 영향과 노인의 근력에 대한 저항성 훈련의 영향에 대해 설명할 수 있다.
4. 근력 증가에 기여하는 신경계에서 발생하는 저항성 훈련으로 인한 변화에 대해 논의할 수 있다.
5. 저항성 훈련에 반응하여 골격근 섬유에서 발생하는 생화학적 변화를 구분할 수 있다.
6. 힘줄, 인대 및 뼈에서 발생하는 저항성 훈련으로 인한 변화를 설명할 수 있다.
7. 저항 운동 후 근육 단백질 합성의 시간 경과에 대해 논의할 수 있다.
8. 저항성 훈련으로 인한 근육 성장의 증가로 이어지는 신호 이벤트에 대해 설명할 수 있다.
9. 저항성 훈련으로 인한 비대증에서 호르몬과 위성세포의 역할을 설명할 수 있다.
10. 근력 운동 후 휴식을 취하는 것이 근섬유 크기와 근력에 어떤 영향을 미치는지 논의하고, 재훈련이 근섬유 크기와 근력에 어떤 영향을 미치는지 설명할 수 있다.
11. 비활동으로 인한 근육 위축을 유발하는 세포 활동에 대해 설명할 수 있다.
12. 근육 기억을 정의하고 근육 기억에 기여할 수 있는 잠재적인 메커니즘에 대해 논의할 수 있다.
13. 근력 및 지구력 훈련을 동시에 하면 근력 향상에 방해가 되는 이유를 설명한다.

■ 학습 목차

저항성 훈련의 생리적 효과
- 저항성 훈련은 신경계의 변화를 촉진한다
- 저항성 훈련은 근육 섬유의 특성을 변화시킨다
- 저항성 훈련으로 인한 근육 섬유 유형의 변화
- 저항성 훈련이 근육의 산화 능력을 향상시키고 모세혈관 수를 증가시키는가?
- 저항성 훈련은 근육 항산화 효소 활동을 향상시킨다
- 힘줄과 인대 강도를 높이는 저항성 훈련
- 저항성 훈련으로 뼈의 미네랄 함량 향상

저항성 훈련으로 인한 근육 성장으로 이어지는 시간 경과 및 신호
- 근육 단백질 합성의 시간 경과
- 저항성 훈련으로 인한 근육 성장을 유도하는 신호
- 호르몬이 저항성 훈련으로 인한 비대에 영향을 미칠까?
- 항염증제가 훈련으로 인한 비대에 영향을 미칠까?
- 저항성 훈련으로 유발된 비대에서 위성세포의 역할
- 저항성 훈련으로 인한 비대의 크기에 대한 유전적 영향

근력 운동 후 운동 중단

골격근의 장기간 비활성화는 빠른 근위축으로 이어진다

근력 및 지구력 훈련 병행
- 근력 및 지구력 훈련을 동시에 하는 동안 근력 발달을 저해하는 메커니즘

■ 핵심 용어

과형성(hyperplasia)	길항근(antagonist)	주동근(agonist)
근육 위축(muscle atrophy)	류신(leucine)	1회 최대 반복 중량(one-repetition maximum)
근지구력(muscular endurance)	신경 구동력(neural drive)	

모든 유형의 규칙적인 운동(예: 지구력 운동 또는 저항 운동)은 골격근의 적응을 촉진한다. 그러나 근육에서 일어나는 생리적 적응은 훈련의 유형에 따라 다르다. 실제로 지구력 훈련에 대한 반응으로 발생하는 골격근 적응은 저항성 훈련(근력 운동)에 따른 변화와 현저하게 다르다. 예를 들어 달리기, 자전거 타기와 같은 지구력 훈련은 골격근의 질량과 근력에 제한적인 변화를 초래하는 반면, 몇 주간의 저항성 훈련은 근육 크기와 근력을 모두 증가시킨다. 이러한 훈련에 따른 적응의 차이는 근육 수축의 강도와 횟수의 차이에 기인한다. 예를 들어, 60분 동안 중강도의 지구력 훈련을 하는 동안 근육은 상대적으로 낮은 부하로 운동하며 종종 5,000번 이상 수축한다. 이와 대조적으로, 저항성 훈련 중에는 근육에 상대적으로 높은 부하가 가해지며 일반적으로 훈련 세션 동안 단일 근육군은 20~30회 정도의 적은 횟수로 수축한다.

이 장에서는 저항성 훈련에 따른 근력 발달의 생리학을 살펴보겠다. 또한 지구력 훈련은 저항성 훈련 프로그램과 관련된 변화와 충돌할 수 있는 근육의 적응을 일으키기 때문에 저항성 훈련과 지구력 훈련을 동시에 하면 저항성 훈련만 하는 것보다 근력 증가가 더 적은지에 대한 문제에 대해 논의한다. 먼저 저항 운동 훈련의 생리적 효과에 대한 설명부터 시작하겠다.

저항성 훈련의 생리적 효과

저항성 훈련이 근육량과 근력을 증가시킨다는 최초의 관찰은 100여 년 전에 보고되었다. 이러한 오랜 역사에도 불구하고 저항성 훈련이 건강에 미치는 중요성은 오랫동안 간과되어 왔다. 하지만 이제 저항성 훈련은 나이가 들면서 더욱 중요해지는 수많은 건강상의 이점을 가져다준다는 것이 분명해졌다. 나이가 들면서 근력 운동이 중요한 이유에 대한 배경 지식은 자세히 살펴보기 14.1을 참조하라. 저항성 훈련의 건강상 이점은 15장에서 논의할 것이다.

저항성 훈련으로 인한 생리적 적응에 대해 설명하기 전에 몇 가지 용어와 기본 원리를 살펴보도록 하자. 근력(muscular strength)은 근육 또는 근육 그룹이 생성할 수 있는 최대 힘을 말하며, 일반적으로 전체 운동 범위를 통해 움직일 수 있는 최대 부하인 **1-RM** (1-repetition maximum)으로 표현한다. 간단히 말해, 1-RM은 한 사람이 한 번 반복할 때 들어 올릴 수 있는 최대 무게의 양이다. **근지구력**(muscular endurance)은 근육이 최대 이하의 하중에 대해 반복적으로 수축할 수 있는 능력을 말한다. 앞서 13장에서 훈련과 최대 산소 섭취량에 대해 설명한 것과 마찬가지로, 근력 운동 프로그램에 반응하는 방식에는 개인차가 크다(75). 저항성 훈련으로 인한 근력 증가의 개인 간 큰 차이는 유전적 영향 때문이며 이 장의 뒷부분에서 더 자세히 설명하겠다. 마지막으로 지구력 훈련과 마찬가지로 훈련, 빈도, 과부하 및 특이성의 기본 원칙은 근력 훈련에도 적용된다. 예를 들어, 무거운 중량(60~90% 1RM × 6~10회 반복)을 사용한 저항성 훈련은 주로 근력을 향상시키는 반면, 가벼운 중량(즉, 피로할 때까지 35~40회 반복)을 사용한 저항성 훈련은 근지구력을 향상시키며 근력 증가는 더 적다. 저항성 훈련을 하면 근력을 증가시키는 생리적 변화에는 어떤 것이 있는가? 이 질문에 대한 답은 다음 단락에서 확인할 수 있다.

7장과 8장에서는 운동 단위 동원, 운동 뉴런 발화 빈도 및 운동 단위의 동기 발화가 근육 긴장 발달에 미치는 역할과 Type-II 운동 단위가 Type-I 운동 단위보다 더 많은 긴장을 발달시킨다는 사실에 대해 설명했다. 이러한 요소는 훈련을 통한 근력 향상에 매우 큰 영향을 미친다. 실제로 저항성 훈련은 신경계의 변화와 섬유 비특이적 힘 생성 및 근육량 증가를 통해 근력을 증가시킨다. 다음 두 섹션에서는 저항력 훈련 프로그램을 통한 근력 발달에서 신경계와 근육 성장이 하는 역할에 대해 설명하겠다. 그림 14.1은 근력 향상과 관련된 신경계 및 근육계 요인에 대해 쉽게 논의할 수 있는 도식이다. 단기간(2~8주)의 훈련 연구에서는 신경 적응이 근력 증가에 중요한 역할을 한다(24, 61). 대조적으로, 장기 훈련 프로그램에서는 근육 크기와 섬유 특이적 힘 생산의 증가가 근력 발달에 지배적인 역할을 한다(24, 61). 이러한 저항성 훈련으로 인한 신경계와 근육량의 변화에 대해 더 자세히 알아보겠다.

저항성 훈련은 신경계의 변화를 촉진한다

신경 적응이 저항성 훈련으로 인한 근력 증가에 기여한다는 것은 분명하다(19, 61). 이 결론은 두 가지 간단한 관찰로 뒷받침할 수 있다. 첫째, 저항성 훈련을 시작한 지 2주 이내에 근섬유 크기가 증가하지 않고도 근력이 증가한다(그림 14.1). 이 발견은 근육량의 증가 없이도 신경계의 변화로 근력이 증가할 수 있음을 나타낸다.

"교차 교육(cross education)"이라는 현상은 신경계의 변화가 저항성 훈련으로 인한 근력 증가에 기여한다는 추가적인 증거를 제공한다. 교차 교육이란 한쪽 팔다리가 저항성 훈련에 참여하면 훈련받지 않은 반대쪽 팔다리의 근력이 증가하는 현상이다. 예를 들어, 한쪽 팔이 저항성 훈련에 노출되면 훈련 효과의 일부가 다른 팔로 "전이"된다. 이 경우 훈련한 팔의 근력 증가는 근육 비대와 신경계의 변화로 인한 것일 수 있다. 반대로 훈련하지 않은 팔의 근력 증가는 훈련하지 않은 팔에서 근육 비대가 발생하지 않기 때문에 신경 적응만으로 인한 것임에 틀림없다(61). 한쪽 다리 저항성 훈련에서도 비슷한 결과가 관찰된다(38). 마지막으로 근력 운동에서 발생하는 신경 적응은 지구력 훈련에서 발생하는 신경 적응과

자세히 살펴보기 14.1

노화, 근력 및 훈련

노화는 근력 감소와 관련이 있으며, 대부분의 근력 감소는 50세 이후에 발생한다(자세한 내용은 22장 참조). 근력 감소는 부분적으로 근육량 감소에 기인하며, 이러한 노화와 관련된 근육량 감소를 근감소증이라고 한다. 근감소증은 Type II 근섬유의 크기 감소(위축)와 Type I 및 Type II 근섬유의 수 감소로 인해 발생한다(35). 이러한 노화와 관련된 근섬유 수의 감소는 운동 뉴런의 손실로 인해 발생하는 것으로 보인다. 따라서 노화 중에는 전체 운동 단위가 손실된다. 또한, 남은 Type I 또는 Type II 근육 섬유는 동질적인 그룹으로 모여 있는데, 이는 젊은 사람의 근육 단면에서 관찰되는 섬유 유형의 이질적인 분포와 대조적이다(35).

이는 좋지 못한 징후이며, 좋은 징후는 저항성 훈련 프로그램이 모든 연령대(21, 22, 32, 35)의 사람들에게 근육 비대와 근력 증가를 가져다준다는 것이다. 따라서 저항성 훈련 프로그램은 일상생활 활동을 수행하는 데 필요한 근력을 유지할 뿐만 아니라 균형을 개선하고 낙상 위험을 줄이는 데도 노인에게 중요하다(21, 22).

저항성 훈련은 노인의 근육 비대와 근력 향상을 촉진하지만, 동일한 훈련 프로그램을 수행하더라도 노인의 근육 섬유는 일반적으로 젊은 사람과 같은 정도로 비대가 진행되지 않는다(3). 노인의 근육 비대가 제한적인 이유는 젊은 성인에 비해 노인의 저항성 훈련은 운동 후 근육 단백질 합성이 더 적게 증가하기 때문이다(3). 또한, 젊은 성인에 비해 노인은 저항성 훈련으로 유도된 위성세포의 활성화가 감소하며, 근육 비대에서 위성세포의 역할에 대한 자세한 내용은 이 장의 뒷부분에서 설명할 것이다.

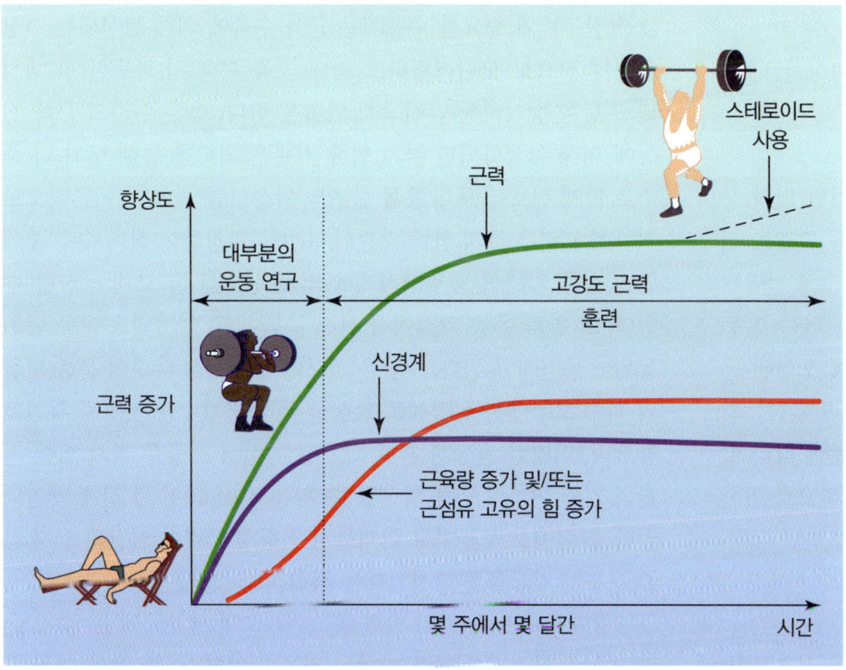

그림 14.1 저항성 훈련에 대한 신경 및 근육 적응의 상대적 역할. 저항성 훈련 프로그램을 처음 시작하는 훈련 경험이 없는 사람은 훈련 첫 6개월 동안 근력이 10~80% 이상 증가할 수 있다. 또한, 훈련 초기 몇 주 동안 이러한 근력 증가의 최대 50%는 신경 적응에 의한 것이다.

다르다. 실제로 13장(그림 13.11 참조)에서 사이클 에르고미터에서 한쪽 다리를 지구력 훈련에 노출했을 때 지구력 훈련 효과가 훈련을 받지 않은 다리로 "전이"되지 않았다는 점을 상기해 보라.

신경 인자가 훈련의 첫 2~8주 동안 근력 향상에 중요한 역할을 하지만, 저항성 훈련에 반응하여 발생하는 구체적인 신경 적응은 아직 명확하지 않다. 이 분야에 대한 이해가 제한적인 이유는 일관성 없는 연구 결과와 신경계의 변화를 정확히 파악하는 데 필요한 실험 기법이 없기 때문이다. 그럼에도 불구하고 현재의 증거에 따르면 저항성 훈련으로 인한 중추신경계의 신경 출력 증가가 근력 증가에 기여하는 핵심적인 변화라고 한다. 또한 저항성 훈련이 길항근의 공동 활성화를 감소시키고 길항근의 활성화가 감소하면 근력도 증가한다는 가능성도 있다. 이러한 문제를 논의하기 전에 근육 수축과 관련된 신경 경로를 살펴보도록 하자.

근육 수축에 관여하는 신경 경로

그림 14.2는 근육 수축을 실행하는 데 관련된 단계별 과정을 보여

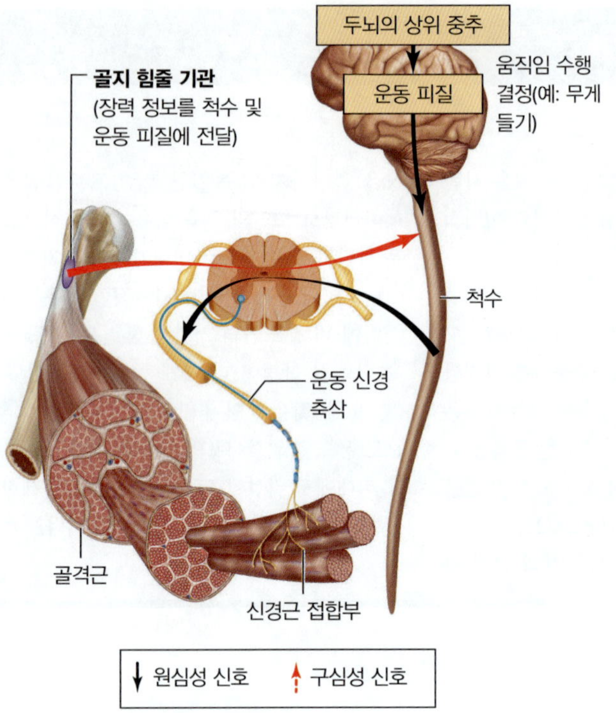

그림 14.2 근육 수축으로 이어지는 신경 단계. 자세한 내용은 본문을 참조하라.

준다. 자발적인 근육 운동(예: 역기 들기)을 시작하려면 뇌의 상위 중추에서 이 과정이 시작되고, 이 신경 신호는 운동 피질로 전달된다. 운동 피질에서 뇌간으로 전달된 메시지는 척수로 전달된다. 척수에서 이 흥분성 신경 신호는 운동 뉴런을 탈분극(즉, 운동 뉴런이 방전 또는 발화)하고 축삭을 따라 운동 단위에 포함된 근육 섬유로 탈분극 파동을 보낸다. 얼마나 많은 근력이 발달하는지는 부분적으로는 중추신경계에 대한 억제 신호의 수준에 따라 달라지는 신경 신호의 크기에 따라 달라진다. 저항성 훈련으로 인한 신경계의 변화에 대한 자세한 설명은 다음과 같다.

신경 구동력*(neural drive)* 증가

근육은 척수에 위치한 운동 뉴런으로부터 신경 활성화 신호를 받는다. 이 신경 신호를 **신경 구동력**이라고 하며, 보다 구체적으로 신경 구동력은 중추신경계에서 활성화된 근육 섬유로 전달되는 구심성 신경 출력의 크기로 정의된다. 신경 구동력은 종종 근전도 검사(EMG)로 측정한다. 이 절차에서는 피부 표면에 전극을 배치하여 활성 근육의 탈분극에서 생성되는 전기적 활동을 측정한다. 일반적으로 근전도 활동은 중추신경계와 골격근 사이의 상호작용에 따라 달라지는 근육 활동의 전반적인 척도이다(25).

저항성 훈련이 신경 구동력을 증가시키는 것처럼 보이지만, 신경 구동력은 (1) 활성화된 운동 뉴런의 총 수, (2) 운동 뉴런의 발화 속도, (3) 운동 단위 동기화(즉, 동시에 발사되는 운동 단위의 수), (4) 신경근 접합부를 통한 신경 전달 등 여러 요인 간의 복잡한 상호작용이라는 점을 이해하는 것이 중요하다. 이러한 각 요소와 이러한 요소들이 저항성 훈련의 근력 증가에 기여한다는 근거에 대해 논의하겠다.

연구에 따르면 저항성 훈련은 뇌의 피질과 피질하 영역 모두에서 신경 적응을 일으킨다. 중요한 것은 이러한 적응이 운동 뉴런의 활성화를 증가시켜 더 많은 수의 운동 단위를 활성화한다는 것이다. 앞서 7장과 8장에서 설명한 것처럼, 더 많은 수의 운동 단위를 모집하면 근력 생성이 증가한다. 근육 운동 중에 모집되는 운동 단위의 수에 영향을 미치는 가장 중요한 요소는 척수의 운동 피질과 운동 뉴런 모두에 대한 신경 억제 수준이다. 특히, 신경 억제 수준이 높으면 활성화되는 운동 뉴런의 수가 줄어들어 근육의 힘 생성량이 줄어든다. 저항 운동 중 운동 단위 활성화 억제에 기여하는 중요한 요소는 골지 힘줄 기관(Golgi tendon organ)이다. 골지 힘줄 기관은 골격근의 힘줄 내에 위치한다는 점을 기억하라(7장 참조). 이 중요한 수용체는 근육 수축에 의해 생성되는 긴장을 지속적으로 모니터링하고 최대 근육 수축 시 과도한 힘 생성 및 부상을 방지하는 안전장치 역할을 한다. 높은 수준의 근육 긴장에 의해 활성화되면 골지 힘줄 기관은 척수를 통해 상위 뇌 중추로 억제 신호를 보내 운동 단위의 활성화를 줄인다. 이론적으로 저항성 훈련은 골지 힘줄 기관의 특성을 변경하여 최대 수축 중에 골지 힘줄 기관이 중추신경계에 억제 신호를 덜 보내도록 할 수 있다. 그 결과 운동 피질에서 신경 구동이 덜 억제되고 운동 단위 동원이 증가하게 된다. 수많은 연구에서 저항성 훈련이 운동 피질과 척수 모두에서 신경세포 활성화 억제를 낮추는 것으로 확인되었으며, 이러한 저항성 훈련으로 인한 신경 적응은 골지 힘줄 기관의 기능 변화로 인해 발생할 수 있는 것이 40여 년 전에 확인되었다. 그럼에도 불구하고 현재까지 저항성 훈련이 인간의 골지 힘줄 구조와 기능을 변화시킨다는 직접적인 증거는 없다.

8장에서 운동 뉴런의 발화 속도(즉, 초당 탈분극의 빈도)가 근력 생성에 중요한 역할을 한다는 점을 기억하라. 즉, 운동 단위 방전율이 증가하면 근육은 자극 사이에 이완할 시간이 없으며 생성되는 힘은 추가된다. 따라서 저항성 훈련 중 근력을 증가시키는 가능한 신경 메커니즘은 최대 수축 중 운동 뉴런 발화 속도의 증가이다(6, 7). 일부 연구에서는 저항성 훈련이 팔과 다리 근육 모두에서 운동 단위 발화 속도를 크게 증가시킨다고 결론을 내렸지만, 이는 보편적인 결과는 아니다(7). 또한 저항성 훈련 후 근력과 운동 단위 발화율 사이의 상관관계는 낮으며, 이는 다른 신경학적 요인이 근력의 신경학적 증가에 기여해야 함을 시사한다.

저항성 훈련에 대한 또 다른 잠재적으로 중요한 신경 적응은 운동 단위 동기화의 증가이다(6, 19). 동기화라는 용어는 수많은 운동 단위를 동시에 동원하여 근력 생성을 증가시키는 것을 의미한다. 이와 관련하여 연구에 따르면 저항성 훈련은 운동 단위 동원의 동기화를 증가시키는 것으로 나타났다(6, 19). 예를 들어, 6주간의 저항성 훈련은 운동 단위의 동기화를 128%까지 증가시키고 근력 생산(즉, 근력)을 증가시킬 수 있다. 이러한 훈련으로 인한 신경계의 적응에는 운동 피질의 적응과 함께 척수 내 시냅스 전달을 비롯한 여러 신경 구성 요소가 관여할 가능성이 높다.

저항성 운동과 지구력 운동 훈련 모두 신경근 접합부에 긍정적인 효과가 있다는 점을 기억하라(8장). 특히 두 가지 유형의 운동 모두 신경근 접합부의 크기 증가를 촉진하며, 이러한 적응은 신경전달물질인 아세틸콜린을 포함하는 시냅스 소포의 증가를 동반한다(56). 이러한 적응은 함께 운동 뉴런이 근육 수축을 활성화하는 능력을 향상시킨다. 그럼에도 불구하고 현재로서는 저항 운동으로 유도된 신경근 접합부의 적응이 근력 향상에 어떤 역할을 하는지는 아직 명확하지 않다.

주동근/길항근 활성화 비율의 변화

여러 연구자들은 길항근의 활성화가 감소하면 저항성 훈련으로 인한 근력 향상에 기여한다고 추측한다. **주동근**(agonist)은 팔과 다리를 원하는 방향으로 움직이게 하는 근육이므로 근육 작용의 원동력이다. 반면 **길항근**(antagonist)은 주동근의 작용에 반대하는 역할을 한다. 예를 들어, 덤벨을 사용하여 팔꿈치를 구부리는 전완 굴곡 동작을 할 때 주동근은 이두근인 반면 길항근은 삼두근이다. 따라서 주동근에 의한 최대 힘 생성은 길항근이 함께 활성화되지 않을 때(즉, 주동근과 동시에 활성화될 때) 달성된다. 따라서 저항성 훈련은 운동 중 길항근의 공동 활성화를 줄임으로써 근력을 향상시킬 수 있다. 저항성 훈련이 길항근의 공동 활성화를 감소시킨다는 근거가 일부 존재하지만, 다른 연구에서는 훈련으로 인한 길항근의 공동 활성화의 변화를 뒷받침하지 않는다(7, 61). 따라서 저항성 훈련으로 인한 주동근/길항근 활성화 비율의 변화가 근력 증가에 미치는 역할은 아직 불분명하다.

요약 *In Summary*

- 중추신경계에서 근육 섬유로 전달되는 원심성 신경 출력의 크기를 "신경 구동력"이라고 한다.
- 저항성 훈련은 운동 피질의 억제 감소, 운동 단위 동원의 동기화 개선 등 여러 요인으로 인해 신경 구동력이 증가한다.
- 확실한 증거는 없지만 저항성 훈련이 길항근의 활성화를 감소시킨다는 가능성은 있다.

저항성 훈련은 근육 섬유의 특성을 변화시킨다

저항성 훈련은 신경계의 적응 외에도 훈련된 근육 섬유에 많은 변화를 가져온다. 예를 들어, 저항성 훈련은 근육 수축 단백질의 양과 근섬유 특이 장력을 모두 증가시킨다. 8장에서는 긴장성 수축 중에 근육이 생성하는 힘의 양은 근섬유 내의 액틴과 마이오신의 양에 정비례한다는 점을 논의하였다. 이 관찰에 대한 설명은 액틴에 부착되어 파워 스트로크에 관여하는 마이오신 가교가 많을수록 더 많은 힘이 생성된다는 것이다. 이 간단한 원리는 액틴과 마이오신이 더 많이 포함된 큰 근육이 작은 근육보다 더 많은 힘을 생성하는 이유를 설명한다. 저항성 훈련에 적응하여 골격근은 (1) 개별 섬유의 특정 힘 생성량 증가, (2) 근육의 총 섬유 수 증가(증식), (3) 기존 섬유의 크기 증가(비대) 등 세 가지 방식으로 힘 생성을 증가시킬 수 있다. 이 세 가지 요인을 개별적으로 논의하겠다.

근섬유 특정 장력

특정 힘 생성(근섬유의 단면적당 힘)은 Type-IIa 및 IIx 근섬유 모두에서 Type-I 근섬유에 비해 더 크다는 것을 기억하라(8장). 이 결과를 설명하는 메커니즘은 Type-IIa 및 IIx 근섬유가 Type-I 근섬유보다 단면적당 액틴과 마이오신을 더 많이 함유하고 있기 때문이다. 따라서 Type-I 근섬유에 비해 Type-II 근섬유는 더 많은 마이오신 가교를 가지고 있으며 더 많은 힘을 생성한다.

인간을 대상으로 한 저항성 훈련 연구에서 공통적으로 관찰되는 것은 근육 크기보다 근력이 더 많이 증가한다는 것인데, 이는 저항성 훈련 후 근육의 고유한 힘 생성 능력이 증가한다는 것을 시사한다(20). 실제로 연구에 따르면 저항성 훈련은 Type-IIa 또는 Type-IIx 근섬유의 특정 힘 생성에 변화를 주지 않고 Type-I 근섬유의 특정 힘 생성을 증가시키는 것으로 나타났다(14). 저항성 훈련으로 인한 근섬유 특정 힘(specific force) 생성의 증가를 설명하는 메커니즘은 아직 명확하지 않지만 섬유 단면적당 액틴/마이오신의 증가로 인한 것은 아니다. 저항성 훈련이 Type-I 근섬유에서 액틴과 마이오신의 양을 증가시키지 않는다면, 왜 훈련이 근섬유 특이적 힘 생성을 증가시킬까? 한 가지 가능한 설명은 저항성 훈련으로 인한 Type-I 근섬유의 특정 힘 증가가 근섬유 칼슘 민감도의 증가로 인한 것이라는 점이다(26). 골격근 섬유의 칼슘 민감도가 증가하면 액틴에 결합하는 마이오신 가교가 많아지고, 따라서 액틴에 결합하는 마이오신 가교가 많을수록 근력 생성량이 증가하게 된다. 메커니즘에 관계없이, 저항성 훈련으로 인한 Type-I 근섬유의 특정 장력 증가는 근육 성장과 무관하게 저항성 훈련으로 인한 근력 증가에 기여하는 요인 중 하나이다(14).

과형성(*Hyperplasia*)

앞서 언급했듯이 **과형성**은 특정 근육(예: 상완 이두근) 내의 총 근육 섬유 수가 증가하는 것을 의미한다. 저항성 훈련으로 인한 근육 크기 증가가 과형성 때문인지에 대한 의문은 동물 연구를 통해 제기되었으며, 이러한 조사에 따르면 강렬한 근육 과부하가 근육 섬유의 수를 증가시키는 것으로 나타났다(50, 52, 70). 이러한 동물 연구에서 훈련으로 인한 과형성을 설명할 수 있는 메커니즘은 적어도 두 가지이다. 첫 번째는 과형성이 강렬한 저항성 훈련에 대한 반응으로 근육 섬유가 분리되어 발생한다는 것이며, 여러 연구 결과가 이러한 가능성을 뒷받침한다(52). 두 번째는 위성세포가 활성화되어 새롭고 독립적인 근육 섬유를 형성한다는 것이다. 이는 가능한 것으로 보이지만, 훈련으로 인한 근섬유 수의 증가는 위성세포와 무관하게 발생할 수 있다는 근거가 있으며, 이러한 관찰은 저항성 훈련으로 인한 과형성을 설명하는 주요 메커니즘이 섬유 분열임을 시사한다(52).

동물에서 과형성이 발생한다는 것은 분명하지만, 저항성 훈련이 인간의 새로운 근육 섬유 생성을 촉진한다는 견해는 여전히 논란의 여지가 있다. 실제로 인간의 과형성에 대한 증거는 제한적이고 간접적이다(12, 24, 45, 47, 52). 또한, 인간에게 과형성이 발생하더라도 훈련으로 인한 근육량 증가에 대한 과형성의 기여도는 미미할 가능성이 높다.

비대(*Hypertrophy*)

근섬유 크기의 증가(비대)는 몇 주간의 저항성 훈련 후에 발생하며 장기적인 근력 운동 후 근육량을 증가시키는 주요 방법일 수 있다(24). 일반적으로 저항성 훈련에 의한 근섬유 크기 증가는 수개월에서 수년간의 훈련에 반응하여 점진적으로 일어나는 과정이다. 그러나 고강도 저항성 훈련을 하면 3주간의 훈련(즉, 10회 운동 세션) 후에 근섬유 크기가 약간 증가했다는 연구 결과가 있다(64). 또한, 저항성 훈련은 Type-I과 Type-II 근섬유의 크기를 모두 증가시키지만, Type-II 근섬유의 비대를 더 많이 유도한다(41, 73). Type-II 근섬유가 Type-I 근섬유보다 비대에 더 취약한 이유를 설명하는 메커니즘은 아직 명확하지 않으며, 이 문제를 해결하기 위해서는 추가 연구가 필요하다.

저항성 훈련으로 인한 근섬유 단면적의 증가는 근섬유 단백질(즉, 액틴과 마이오신)의 증가로 인해 발생한다. 섬유에서 액틴/마이오신 필라멘트의 이러한 증가는 기존 근절(sarcomeres)과 병행하여 근절이 추가되어 근섬유 비대를 초래하기 때문에 발생한다(24). 추가적인 수축 단백질의 축적은 섬유의 마이오신 가교 수를 증가시키고, 따라서 마이오신 가교가 추가되면 섬유의 힘 생성 능력이 증가한다.

골격근 비대가 근력을 증가시키기는 하지만, 일부 연구자들은 비대가 저항성 훈련으로 인한 근력 증가에 영향을 미치는 가장 중요한 요인이 아닐 수 있다고 주장한다. 예를 들어, 운동으로 인한 근육량 증가가 근력 증가와 항상 정비례하는 것은 아니라는 관찰로 인해 이러한 연구자들은 운동으로 인한 근력 증가에서 비대가 어떤 역할을 하는지에 대해 의문을 제기하고 있다. 이러한 운동 과학자들은 근육 비대가 근력 증가에 기여한다는 사실은 인정하지만, 저항성 훈련으로 인한 근력 증가에 영향을 미치는 두 가지 주요 요인이 있다고 추측한다: (1) 신경 적응과 (2) 섬유 특이적 힘 생성의 증가이다. 이 논쟁에 대한 자세한 내용은 추천 문헌에서 Loenneke 등(2019)을 참조하라.

저항성 훈련으로 인한 근육 섬유 유형의 변화

지구력 훈련과 마찬가지로, 장기간(예: 8주 이상) 저항성 훈련을 하면 훈련된 근육의 근섬유 유형이 빠르게 또는 느리게 변화한다(68, 69). 그러나 저항성 훈련으로 인한 근섬유 유형의 변화는 지구력 운동에서 관찰되는 것보다 덜 두드러진다. 또한, 저항성 훈련 후 근섬유 유형의 변화는 Type-IIx에서 Type-IIa로 전환되는 것이며 Type-I 근섬유의 비율은 증가하지 않는다. 예를 들어, 20주간의 저항성 훈련은 일반적으로 Type-IIx 근섬유의 비율을 5~11%까지 감소시키며, 훈련된 근육의 Type-IIa 근섬유는 그에 상응하는 비율로 증가한다(69). 현재로서는 저항성 훈련으로 인한 근육 섬유 유형의 변화를 기록한 장기(예: 1년 이상) 연구는 없으므로, 이러한 훈련으로 인한 Type-IIx 근섬유의 Type-IIa 근섬유로의 전환이 시간이 지나도 계속되는지는 아직 알려지지 않았다.

저항성 훈련이 근육의 산화 능력을 향상시키고 모세혈관 수를 증가시키는가?

13장에서 설명한 것처럼 지구력 훈련은 훈련된 근육 섬유의 산화 능력(즉, 미토콘드리아 부피 증가)을 증가시킨다. 지구력 훈련은 또한 훈련된 근섬유 주변에 새로운 모세혈관의 형성을 촉진한다. 저항성 훈련도 훈련된 근육의 미토콘드리아 부피 증가를 촉진할까? 저항성 훈련이 근육 산화 능력에 미치는 영향에 대한 연구 결과가 일관되지 않기 때문에 이 질문에 대한 답은 아직 불분명하다. 일부 연구에서는 저항성 훈련이 근육의 미토콘드리아 부피를 감소시킨다고 보고한 반면(46), 다른 연구에서는 근육 산화 능력에 변화가 없다고 보고했으며(74), 또 다른 연구에서는 저항성 훈련이 근육 산화 능력을 약간 증가시킨다는 결론을 내렸다(71). 마찬가지로, 저항성 훈련이 근육 모세혈관 형성에 미치는 영향에 대한 조사 결과도 일관된 결과를 제공하지 않는데, 일부 연구에서는 새로운 모세혈관이 형성되지 않았다고 보고하고 다른 연구에서는 근력 운동이 모세혈관 수의 작은 증가를 촉진한다고 결론지었다. 이러한 상반된 결과는 어떻게 설명할 수 있을까? 저항성 훈련의 빈도와 기간, 운동 중 반복 횟수 등 다양한 요인이 이러한 상반된 결과를 설명할 수 있다. 실제로 훈련 빈도(주 3일)와 운동량(즉, 반복 횟수)이 높은 장기간의 저항성 훈련 프로그램(주 3일~수개월)을 사용한 연구에서는 근육 산화 능력과 섬유 주변 모세혈관 형성 모두에서 작은 개선이 일관되게 보고되었다. 따라서 저항성 훈련이 근육 산화 능력을 개선하는지 여부는 운동 기간과 운동량에 따라 달라질 수 있다.

저항성 훈련은 근육 항산화 효소 활동을 향상시킨다

지구력 훈련과 마찬가지로 저항성 훈련도 근육 항산화 능력을 향상시킨다. 예를 들어, 12주간의 근력 운동은 훈련된 근육에서 주요 항산화 효소의 활동을 거의 100%까지 증가시킨다(58). 따라서 지구력 훈련과 마찬가지로 저항성 훈련도 근육의 항산화 능력을 향상시킨다. 운동으로 인한 근육 항산화 물질의 증가는 수축하는 근육 섬유에서 운동으로 인한 활성산소(free radical) 생성으로부터 근육을 보호한다.

힘줄과 인대 강도를 높이는 저항성 훈련

인간과 동물 실험 모두 저항성 훈련이 결합 조직의 강도에 긍정적인 영향을 미친다는 사실을 확인했다. 특히 저항성 훈련은 힘줄과 인대의 크기와 강도를 증가시킨다. 힘줄과 인대의 핵심 구성 요소는 콜라겐이며, 한 번의 저항성 훈련은 인간 힘줄의 콜라겐 합성 속도를 빠르게 증가시킨다. 실제로 콜라겐 합성 속도는 운동 후 6시간 이내에 증가하며 운동 세션 후 48시간 동안 높은 수준을 유지한다(51). 운동으로 인한 힘줄의 콜라겐 합성 증가와 골격근의 수축 단백질 합성의 시간 경과를 조사한 결과, 힘줄의 콜라겐 합성과 근육 섬유의 수축 단백질 합성이 일치하는 것으로 나타났다. 따라서 저항성 훈련에 대한 반응으로 힘줄과 근력이 비례적으로 증가한다(66). 이러한 병행 적응은 근육이 성장함에 따라 힘줄의 강도가 근력의 증가에 맞춰 증가하도록 한다.

저항성 훈련으로 뼈의 미네랄 함량 향상

저항성 훈련으로 인한 힘줄 및 인대 강도 증가와 마찬가지로 근력 운동도 골 무기질 함량을 증가시켜 골밀도를 증가시킨다. 운동으로 인한 이러한 골 무기질 함량 증가는 뼈의 강도를 높여 골절의 위험을 감소시킨다(66). 뼈는 여러 유형의 운동 훈련 프로그램에 반응하지만, 연구에 따르면 저항성 훈련과 뼈에 큰 부담을 주는 기타 운동 활동(예: 달리기 및 점프)이 뼈 강도를 가장 크게 향상시키는 것으로 나타났다(66).

요약 *In Summary*

- 단기간(2~8주)의 저항성 훈련으로 인한 근력 증가는 주로 신경계 변화의 결과이며, 장기간(수개월~수년)의 훈련 프로그램 중 근력 증가는 종합적으로 다음과 같은 원인에 의해 발생한다: (1) 신경계 적응, (2) 근육량 증가, (3) type I 근섬유 특이적 힘 생성의 증가.
- 저항성 훈련에 반응하여 과형성이 발생하는지 여부는 여전히 논란이 많으며, 현재 증거에 따르면 저항성 훈련 후 근육량 증가의 대부분은 과형성이 아닌 근육 비대로 인해 발생한다.
- 장기간의 저항성 훈련은 근육 섬유 유형의 빠른 전환에서 느린 전환을 촉진한다. 이러한 훈련으로 인한 근섬유 유형의 변화는 대부분 Type IIIx 근섬유가 Type IIa 근섬유로 전환되는 것이며, Type I 근섬유의 수는 증가하지 않는다.
- 저항성 훈련이 근육 산화 능력을 개선하는지는 아직 논란의 여지가 있다. 그럼에도 불구하고, 장기간의 많은 양의 저항성 훈련 프로그램이 근육 산화 능력을 개선하고 훈련된 섬유 주변의 모세혈관 수를 증가시킬 수 있다는 증거가 있다.
- 저항성 훈련은 훈련된 근육 섬유의 항산화 능력을 향상시킨다.
- 저항성 훈련은 힘줄, 인대 및 뼈의 강도를 증가시킨다. 중요한 것은 저항성 훈련으로 인한 근력 증가는 결합 조직(인대 및 힘줄)의 강도 증가와 동등하게 이루어진다는 것이다.
- 저항성 훈련으로 인한 생리적 적응에 대한 간략한 요약은 표 14.1을 참조하라.

저항성 훈련으로 인한 근육 성장으로 이어지는 시간 경과 및 신호

근육 섬유 크기의 증가(비대)는 단백질 합성 속도가 단백질 분해 속도를 초과할 때 발생한다. 저항성 훈련은 훈련된 근육 섬유에서 단백질 합성을 증가시키는 일련의 화학적 신호를 촉발하여 근육 비대를 유도한다. 이 섹션에서는 운동으로 인한 단백질 합성의 시간 경과에 대해 논의하고 훈련된 피험자와 훈련되지 않은 피험자 간의 근육 단백질 합성의 차이점을 논의할 것이다. 또한 저항성 훈련이 근육 단백질 합성을 증가시키는 신호 전달을 어떻게 조절하는지에 대해서도 논의할 것이다. 마지막으로, 저항성 훈련으로 인한 근육 비대에서 위성세포가 어떤 역할을 하는지 살펴볼 것이다. 먼저 훈련된 사람과 훈련되지 않은 사람 모두에서 운동으로 인한 근육 단백질 합성 증가의 시간 경과에 대해 논의해 보겠다.

근육 단백질 합성의 시간 경과

한 번의 저항성 훈련은 운동 후 근육 단백질 합성과 단백질 분해의 증가를 촉진한다. 그러나 운동으로 인한 근육 단백질 합성의

표 14.1 저항성 훈련으로 인한 생리적 적응에 대한 요약

생리적 변수	저항성 훈련 효과	비고
신경계	신경 구동(neural drive) 향상 주동근/길항근의 활성 비율 변화 가능성	교육 프로그램 시작 후 빠르게(2~8주 이내) 적응이 이루어짐
근육량	증가	훈련 시작 후 3주 이내에 비대 감지 가능 인간에서 과형성이 발생하는지 불분명함
근섬유 특이적 힘 생성	증가	I형 섬유에서만 특정한 힘 발생
근육 섬유 유형	속근에서 지근로의 전환	IIx형 섬유에서 IIa형 섬유로의 소폭 이동, I형 섬유의 비율이 증가했다는 증거 없음
근육 산화 능력	불분명	근육 산화 능력의 증가가 가능하지만 수행한 저항성 훈련의 유형에 따라 달라질 수 있음
근육 모세혈관 밀도	불분명	수행되는 저항성 훈련 유형에 따라 다름
근육 항산화 능력	증가	12주간의 훈련으로 항산화 효소 활성이 거의 100% 증가
힘줄 및 인대 강도	증가	근력 증가에 맞춰 힘줄/인대 강도를 조화롭게 증가
뼈 미네랄 함량	증가	뼈 미네랄 함량이 증가하면 뼈가 더 강화

증가가 단백질 분해 속도를 초과하기 때문에 근육 성장이 발생한다. 하지만 근육 섬유 크기가 크게 증가하려면 3주 이상 단백질 합성이 단백질 분해를 초과해야 하기 때문에 저항성 훈련으로 인한 근육 성장은 상대적으로 느린 속도로 이루어진다.

저항성 훈련 세션 후에는 근육 단백질 합성이 빠르게 증가한다. 실제로 한 번의 저항성 훈련은 훈련된 사람과 훈련되지 않은 사람 모두에서 운동 후 1~4시간 이내에 근육 단백질 합성을 50~150%까지 증가시킨다(그림 14.3 참조) (13, 44, 72). 운동으로 인한 단백질 합성의 증가는 개인의 훈련 상태에 따라 30~48시간 동안 계속 증가한다(13, 44, 72). 특히, 운동 후 단백질 합성은 훈련을 받지 않은 사람의 경우 더 오랜 기간 동안 높게 유지된다(그림 14.3 참조)(13). 따라서 한 번의 저항성 훈련 후 근육 단백질 합성의 증가율은 훈련을 받지 않은 피험자가 훈련을 받은 피험자에 비해 더 크다. 이러한 관찰은 운동으로 인한 근육 비대의 속도가 일반적으로 훈련된 개인에 비해 훈련되지 않은 피험자에서 더 빠르게 발생하는 이유를 설명한다(13).

저항성 훈련으로 인한 근육 성장을 유도하는 신호

단백질 합성은 유전자의 활성화부터 시작하여 최종 단백질 생성물을 형성하는 아미노산 사슬까지 세포에서 일련의 화학적 신호 전달 단계를 거친다. 근육 섬유에서 단백질 합성을 이끄는 단계는 이 책의 앞부분에서 강조했다(2장, 그림 2.7). 간단히 설명하면, 이 과정은 근형질(sarcoplasm)에서 전사 활성화제를 자극하는 일련의 세포 신호로 시작된다. 활성화 후 유전자를 활성화시키는 분자 단위인 전사 활성제는 근형질에서 핵으로 이동하여 유전자 프로모터(gene poromotor)에 결합한다. 유전자 프로모터의 활성

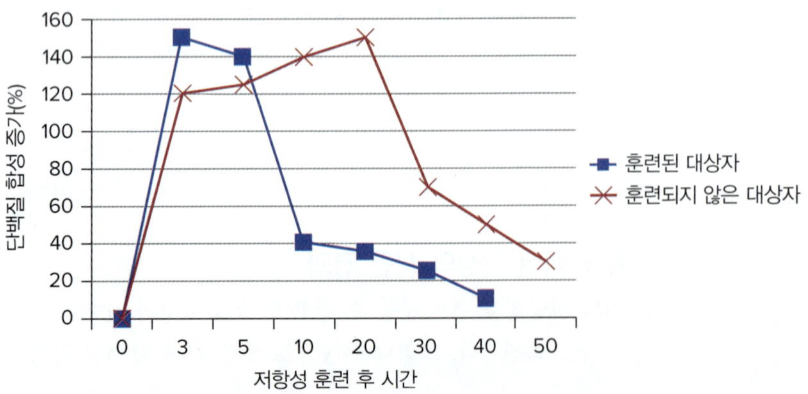

그림 14.3 1회성 저항성 훈련 후 시간 경과에 따른 단백질 합성.

출처: Data from Damas, F., Phillips, S., Vechin, F. C., and Ugrinowitsch, C. "A Review of Resistance Training-Induced Changes in Skeletal Muscle Protein Synthesis and Their Contribution to Hypertrophy." *Sports Medicine* 45(6): 801–807, 2015; MacDougall, J. D., Gibala, M. J., Tarnopolsky, M. A., MacDonald, J. R., Interisano, S. A., and Yarasheski, K. E. "The Time Course for Elevated Muscle Protein Synthesis Following Heavy Resistance Exercise." *Canadian Journal of Applied Physiology* 20(4): 480–486, 1995; Tang, J. E., Perco, J. G., Moore, D. R., Wilkinson, S. B., and Phillips, S. M. "Resistance training alters the response of fed state mixed muscle protein synthesis in young men." *American Journal of Phsyology: Regulatory, Imtegrative and Comparative Physiology* 294: R172-178, 2008

화는 전사를 위한 자극을 제공한다. 전사는 특정 단백질의 아미노산 서열에 대한 유전 정보를 담고 있는 메신저 RNA (mRNA)를 형성한다. mRNA는 핵을 떠나 세포질을 통해 단백질 합성 부위인 리보솜으로 이동한다. 리보솜에서 mRNA는 특정 단백질로 전환된다.

리보솜은 단백질 합성에 중요한 역할을 한다. 특히 리보솜은 mRNA가 지정한 순서대로 아미노산을 서로 연결하는 세포 내 단백질 공장이라 할 수 있다. 연구에 따르면 골격근에서 리보솜의 증가는 저항성 훈련으로 인한 섬유 비대에 필수적인 것으로 나타났다(39). 실제로 저항성 훈련 프로그램의 처음 몇 번의 운동에서 근육의 리보솜 양이 증가한다. 중요한 것은 연구에 따르면 근육 섬유의 리보솜의 수가 증가하면 근육 섬유가 비대해지며, 리보솜이 증가하면 근육 섬유의 번역 능력이 향상되어 수축 단백질을 합성하는 능력이 향상된다는 것이다. 따라서 골격근의 리보솜 풍부도 증가는 저항성 훈련으로 인한 근육 비대에 중요한 역할을 한다(39). 실제로 저항 운동은 근육 수축 단백질의 mRNA 수준을 증가시키지만, 운동으로 인한 근육 단백질 합성의 증가는 주로 총 mRNA의 증가보다는 mRNA 분자당 합성되는 단백질의 양이 증가하기 때문이다(29). 즉, 저항 운동은 번역 효율을 높여 근육 단백질 합성을 증가시키며, 이러한 효율성 증가는 리보솜 수의 증가로 인해 발생한다.

저항 운동 후 근육 단백질 합성을 자극하는 분자 신호는 무엇인가? 근육 단백질 합성을 증가시키는 세포 내 신호 전달 경로의 주요 단계는 그림 14.4에 설명되어 있다. 저항 운동으로 인한 단백질 합성의 초기(즉, 1차) 신호는 수축에 의한 횡문근의 기계 수용체 활성화이며, 이는 일련의 후속 세포 신호를 촉발하여 단백질 합성과 근육 성장(즉, 비대)으로 이어진다(34). 이 과정에 대해 더 자세히 설명하겠다.

13장에서 설명한 것처럼, 라파마이신의 기계적 표적(mTOR)이라고 불리는 단백질 인산화효소는 단백질 합성과 근육 크기를 조절하는 주요 인자이다(29, 37). 실제로 mTOR의 활성화는 번역을 증가시켜 단백질 합성을 촉진하고, 그 결과 단백질 합성이 증가한다(29). 운동에 의해 mTOR가 어떻게 조절되는지 이해하는 것은 여전히 뜨거운 연구 주제이다. 지금까지는 저항성 운동 훈련으로 인한 인슐린유사성장 인자 1 (IGF-1)의 증가가 근육 비대를 촉진하는 데 필요한 것으로 여겨졌다. 그러나 IGF-1이 근육 성장에 기여할 수 있지만, 새로운 증거에 따르면 다른 신호 분자가 운동으로 인한 mTOR의 활성화에 기여한다는 사실이 밝혀졌다. 특히, mTOR를 직접 활성화하는 두 가지 신호 분자로는 포스파티딘산(phosphatidic acid, PA)이라는 지질 분자와 뇌에 풍부한 Rheb (Ras homolog)라는 두 번째 분자가 있다. 이제 저항성 운동이 어떻게 mTOR를 활성화하여 근육 단백질 합성을 증가시키는지 알아보겠다.

mTOR 활성화를 조절하는 세포 부위는 엔도솜/리소좀 복합

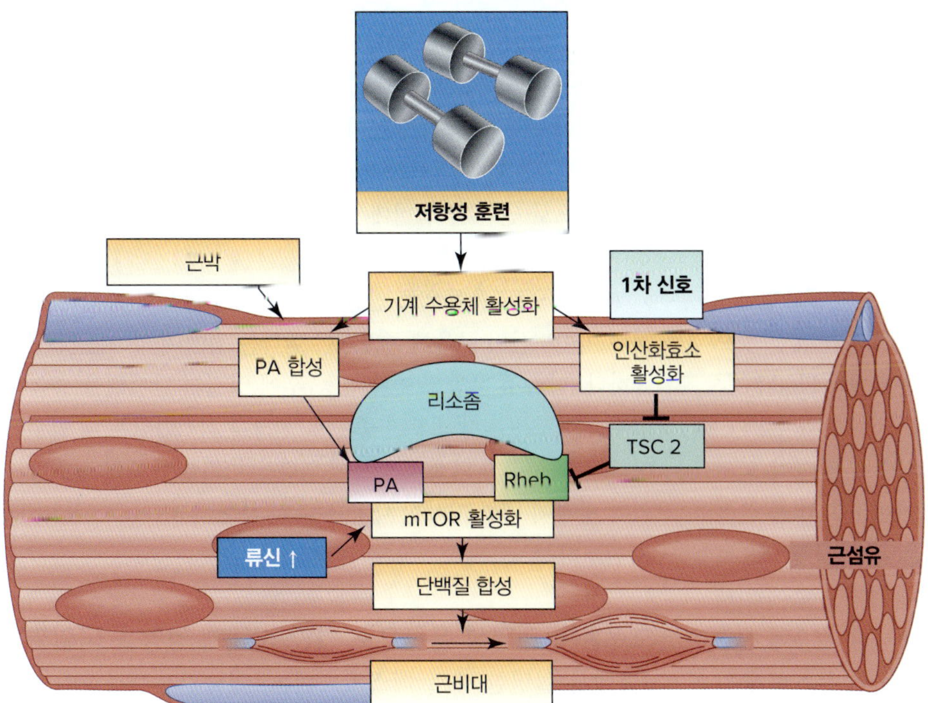

그림 14.4 저항성 훈련으로 인한 근육 단백질 합성의 증가를 담당하는 세포 내 신호 전달망. 1차 신호와 2차 신호 모두 저항성 훈련에 대한 근육의 적응에 관여한다. 자세한 내용은 본문을 참조하라.

체로 알려진 소기관이며, 간단히 설명하기 위해 이 복합체를 리소좀이라고 부른다. 그림 14.4에서 mTOR, PA, Rheb가 리소좀에 연결되어 있는 것을 볼 수 있다. 휴식 시에는 근육 섬유에 낮은 수준의 PA만 존재하기 때문에 mTOR는 비활성 상태로 유지된다. 또한, 비활성 근육에서는 결절성 경화증 복합체 2 (tuberous sclerosis complex 2, TSC2)라는 분자에 의해 mTOR의 Rheb 활성화가 억제된다. 따라서 mTOR를 활성화하려면 두 가지 이벤트 중 하나 또는 둘 다 발생해야 한다: (1) PA의 근육 수준이 증가하거나, (2) Rheb의 TSC2 차단이 제거되어야 한다(31). 흥미롭게도 저항성 운동을 하면 근육의 PA 수치가 증가하고 Rheb의 TSC2 억제가 제거된다. 이것이 어떻게 이루어지는지에 대한 요약은 다음과 같다.

저항성 운동 중 높은 하중에 대한 근육 수축은 근섬유막(sarcolemma)에 있는 기계 수용체를 활성화하여 PA 합성을 담당하는 효소를 자극한다. 운동으로 인한 근육의 PA 수치 상승은 PA 분자가 mTOR와 결합하여 mTOR 활성화를 유도한다. 또한, 수축에 의한 기계 수용체의 활성화는 세포 외 신호 조절 키나아제(extracellular signal-regulated kinase, Erk)라는 효소를 활성화하여 TSC2를 인산화하고 억제한다. 운동으로 인한 Erk의 활성화는 TSC2가 Rheb를 억제하는 능력을 차단하고, 따라서 Rheb는 자유롭게 mTOR를 활성화할 수 있게 된다.

마지막으로, 점점 더 많은 연구에 따르면 저항 운동과 관계없이 분지 사슬 아미노산인 **류신**은 mTOR을 활성화하고 근육 단백질 합성을 약간 증가시킬 수 있다(그림 14.4 참조). 실제로 인간과 동물 연구에 따르면 류신 보충제는 저항성 훈련 유무에 관계없이 근육 단백질 합성을 촉진하는 것으로 나타났다(11, 36, 80). 이는 중요한 의문을 제기한다: "다량의 류신을 함유한 고품질 단백질을 장기간 보충하면 앉아서 생활하는 사람들의 근육 비대가 촉진될까?"라는 질문이다. 이에 대한 대답은 '아니오'이다. 실제로 잘 통제된 연구에 따르면 다량의 류신을 섭취하면 근육 단백질 합성이 일시적으로 약간 증가할 수 있지만, 류신만 보충한다고 해서 앉아서 생활하는 성인의 근육 비대를 유발하지는 않는 것으로 나타났다. 이에 대한 자세한 내용은 추천 문헌에서 Plotkin 등(2021)을 참조하라.

요약하면, mTOR는 근육 단백질 합성의 주요 활성화 인자이다. 저항 운동은 근육 신호 이벤트를 유발하여 mTOR를 활성화하여 단백질 합성을 증가시킨다. 이 과정은 두 가지 방식으로 mTOR를 활성화할 수 있는 섬유막의 기계 수용체가 수축에 의해 활성화되는 것으로 시작된다. 첫째, 운동 매개 기계 수용체 신호는 mTOR 활성화제인 PA의 합성을 촉진한다. 둘째, 수축 매개 기계 수용체 신호는 또 다른 주요 mTOR 활성화제인 Rheb를 활성화한다. 이는 근육 수축이 Rheb 억제제인 TSC2를 인산화하는 효소 Erk를 활성화하고, 이 인산화가 TSC2의 Rheb 억제를 제거하여 Rheb가 mTOR를 활성화할 수 있도록 하기 때문에 발생한다. 이러한 운동 매개 신호 전달 작용은 함께 mTOR를 활성화하고 근육 단백질 합성을 촉진한다. 근육 단백질 합성에 있어 mTOR의 중요성에 대한 자세한 내용은 추천 문헌에서 Hodson과 Philip(2019)을 참조하라.

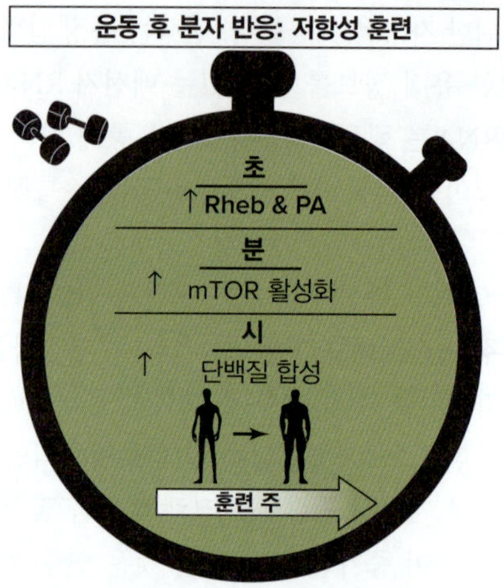

그림 14.5 저항성 운동 훈련에 대한 분자 반응의 과정. 자세한 내용은 본문을 참조하라.

그림 14.5는 골격근에서 저항성 운동으로 인한 신호의 시간 의존적 변화를 보여준다. 운동을 시작한 후 몇 초 이내에 근육의 활성화된 Rheb 및 포스파티딘산 수치가 상승하기 시작한다. 또한, 운동 시작 후 몇 분 이내에 mTOR 활성화가 시작되고 1~4시간 이내에 근육 단백질 합성이 증가한다. 그러나 근육이 크게 성장하려면 3주 이상 단백질 합성이 단백질 분해를 초과해야 하므로 운동으로 인한 근육 비대 및 근력 증가는 상대적으로 느린 과정이다.

마지막으로, 운동으로 인한 근육 단백질 합성의 증가는 모든 필수 아미노산이 근육에 존재해야 한다는 점에 유의하는 것이 중요하다. 따라서 운동 전이나 운동 후에 양질의 단백질을 충분히 섭취하는 것은 저항성 훈련 중 근육 성장을 최적화하는 데 필수적이다. 운동선수의 단백질 합성에 영향을 미치는 단백질 섭취량과 섭취 시기에 대한 자세한 내용은 추천 문헌의 Morton 등(2018)을 참조하라.

호르몬이 저항성 훈련으로 인한 비대에 영향을 미칠까?

5장에서 설명한 대로 테스토스테론, 인슐린유사성장인자-1(IGF-1), 성장호르몬 등 여러 내인성 호르몬이 근육 단백질 합성을 증가시킬 수 있다. 저항성 운동 훈련과 관계없이 약리학적으로 유도된 이러한 모든 호르몬의 혈중 농도 증가는 골격근 비대와 관련이 있다(23). 특히, 이러한 각 호르몬은 생화학적으로 mTOR 신호 전달 경로의 활성화와 관련이 있으며, 앞서 설명한 것처럼 mTOR 신호 전달 경로의 활성화는 근육 단백질 합성을 촉진하는 데 필수적인 역할을 한다(63). 논란의 여지가 있지만, 여러 연구에 따르면 대근육을 단 한 차례의 저항 운동 훈련으로 테스토스테론, IGF-1, 성장호르몬의 혈중 농도가 증가한다고 결론지었다(23).

저항성 훈련으로 인한 근육 비대에 테스토스테론, IGF-1 및/또는 성장호르몬의 순환 수치가 증가해야 할까? 이에 대한 대답은 '아니오'이다. 이러한 호르몬의 높은 순환 수치는 저항성 훈련으로 인한 비대를 지원할 수 있지만, 연구에 따르면 저항성 훈련으로 인한 근육 비대는 이러한 호르몬 중 하나 이상의 증가를 필요로 하지 않는다(23, 33). 특히, 저항성 훈련으로 인한 mTOR 신호의 활성화와 근육 단백질 합성은 이러한 호르몬과 무관하게 발생할 수 있다. 따라서 저항성 훈련에 의한 mTOR 신호의 활성화와 골격근의 단백질 합성 증가는 훈련에 의한 순환 호르몬의 증가 없이 근육 섬유 내의 고유한 신호 메커니즘이 이 과정에서 중요한 역할을 하기 때문일 가능성이 높다(그림 14.4).

항염증제가 훈련으로 인한 비대에 영향을 미칠까?

많은 사람이 관절염과 근육통을 치료하기 위해 비처방 비스테로이드성 항염증제(예: 이부프로펜 및 아세트아미노펜)를 사용한다. 또한, 젊은 운동선수들은 연조직 손상과 관련된 통증과 불편함을 줄이기 위해 이러한 약물을 자주 사용한다. 이부프로펜과 아세트아미노펜은 모두 프로스타글란딘을 생성하고 세포의 염증 과정에 관여하는 효소인 사이클로옥시게나제의 활성을 억제한다. 그러나 여러 동물 연구에 따르면 이러한 시클로옥시게나제 억제제는 저항성 훈련으로 인한 근육 비대를 방해할 수 있다고 한다(57, 67). 이러한 동물 연구에 따르면 이러한 약물을 근력 운동과 동시에 사용하면 오히려 역효과가 날 수 있다. 그럼에도 불구하고 최근의 인간 대상 연구에서는 일반적으로 사용되는 이러한 진통제가 저항 운동 훈련에 참여하는 사람들의 근력 향상을 방해하지 않는다는 결론을 내렸다(15, 43, 76, 77). 실제로 이러한 연구 중 하나는 근력 운동과 이부프로펜 또는 아세트아미노펜의 동시 사용이 근육 비대를 향상시킬 수 있음을 시사하며, 이 발견은 사이클로옥시게나제 경로가 인간의 근육 단백질 함량 조절에 관여한다는 것을 암시한다(76). 이러한 결과는 저항성 운동 훈련과 비스테로이드성 항염증제 사용 모두에 종사하는 모든 사람에게 희소식이다.

저항성 훈련으로 유발된 비대에서 위성세포의 역할

연구에 따르면 저항성 훈련 프로그램의 첫 몇 주 동안 골격근 섬유의 초기 비대는 새로운 근핵이 추가되지 않고도 발생할 수 있다고 한다. 그러나 저항성 훈련에 반응하여 근육 섬유의 크기가 계속 증가함에 따라, 이렇게 성장하는 근육 섬유는 섬유 내에 새로운 핵(근핵)을 추가하기 시작한다. 실제로, 훈련 과정 초기에 발생하는 초기 성장 이후에는 근육에 새로운 핵이 추가되어 섬유 크기를 증가시키는 데 필요한 것으로 보인다. 이 과정은 그림 14.6에 설명되어 있다. 8장에서 이러한 추가 근핵의 원천은 성체 줄기세포의 일종인 위성세포로, 이는 육종과 기저층(즉, 섬유 주변의 결합 조직 외층) 사이에 위치한다는 점을 기억하라(52). 젊은 성인의 경우, 저항성 훈련은 위성세포를 활성화하여 분열하고 인접한 근섬유와 융합하여 근섬유의 핵 수를 증가시킨다(1, 3). 성장하는 근섬유의 근핵 수가 증가하면 근핵 수와 근섬유의 크기 사이의 비율이 일정하게 유지된다. 중요한 것은 성장하는 근섬유에 이러한 근핵을 추가하는 것이 근력 운동에 반응하여 근섬유의 지속적인 성장과 크기 증가를 지원하는 데 필요한 요건일 가능성이 높다는 것이다. 실제로 골격근에서 위성세포를 제거하면 과부하에 대한 반응으로 섬유가 성장하는 능력이 제한된다는 연구 결과가 있다(1, 2, 59).

저항성 훈련에 대한 반응으로 최대 수준의 근육 비대를 달성하기 위해 추가 근핵이 필수적인 이유는 무엇일까? 한 가지 가능한 설명은 근력 운동 후 증가된 속도로 근육 단백질을 합성하는 데 필요한 높은 수준의 전사 능력을 유지하기 위해 성장하는 근육 섬유에 근핵을 추가해야 한다는 것이다(59). 즉, 단일 근핵은 특정 부피의 근육에 대한 mRNA만 생성할 수 있으므로 근육 섬유의 크기가 증가함에 따라 새로운 성장을 관리하기 위해서는 새로

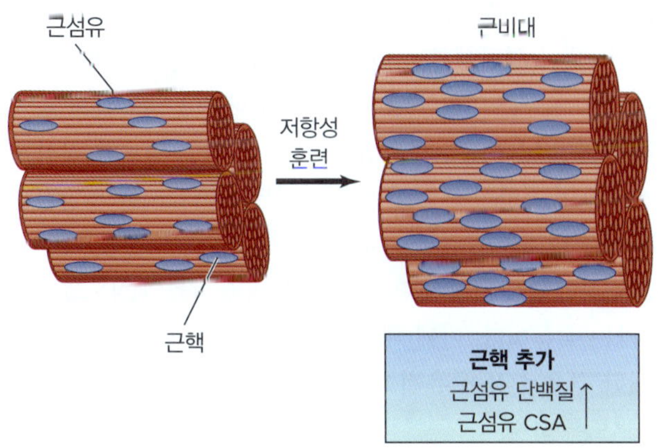

그림 14.6 저항성 훈련으로 인한 근섬유 비대는 근핵, 근섬유 단백질 및 근섬유 단면적의 동시 증가를 초래한다.

운 근핵의 추가가 필수적이다(49).

"자세히 살펴보기 14.1"에서 설명한 바와 같이, 골격근 섬유는 동일한 저항성 훈련 프로그램을 수행하더라도 젊은 성인에 비해 노인의 경우 같은 수준으로 비대해지지 않는다(3, 35). 노인이 저항성 훈련에 반응하는 능력의 이러한 연령 관련 차이는 위성세포 수와 기능으로 인한 근육 단백질 합성의 연령 관련 억제와 관련이 있을 수 있다(3, 55). 특히, 젊은 성인에 비해 노인의 근육에서는 위성세포의 수가 더 적다(3). 또한, 운동으로 인한 위성세포 활성화는 노년층(예: 60세 이상)의 근육에서 손상된다(3, 55). 노년층에서 위성세포 활성화가 감소하는 이유를 설명하는 메커니즘은 여전히 논쟁의 여지가 있다. 그럼에도 불구하고 노화와 관련된 위성세포 기능의 손상은 위성세포 기능에 부정적인 영향을 미치는 전신 염증 증가와 함께 위성세포 활성화에 사용할 수 있는 성장 인자가 감소하기 때문인 것으로 보인다.

결론적으로, 위성세포는 근육 섬유의 추가 핵의 원천이며, 성장하는 섬유에 근핵을 추가하는 것은 저항성 훈련에 반응하여 최적의 섬유 비대를 위해 필수적인 것으로 보인다(1, 2). 또한, 저항성 훈련은 노인의 근섬유 비대를 초래하지만, 젊은 사람에 비해 노인의 근섬유는 같은 정도로 비대화되지 않는다. 노인의 근육에서 저항성 훈련으로 인한 비대를 달성하는 능력이 감소하는 것은 노화와 관련된 위성세포 수 및 기능의 억제로 인해 이차적으로 단백질 합성이 저하되기 때문인 것으로 보인다. 근육의 위성세포 기능에 대한 자세한 내용은 추천 문헌에서 Murach 등(2018)을 참조하라.

저항성 훈련으로 인한 비대의 크기에 대한 유전적 영향

골격근의 양은 개인마다 크게 다르며 이러한 차이는 주로 유전적 특성(즉, 개인 간의 유전적 차이)에 기인한다. 실제로 개인 간 근육량 차이의 80%는 유전적 변이로 설명할 수 있는 것으로 추정된다. 특히 최근 연구에 따르면 47개의 서로 다른 유전자가 근육량에 주요한 영향을 미치는 것으로 밝혀졌다(79). 놀랍게도 근육 비대와 관련된 많은 유전자는 mTOR 신호 전달 경로와 직접 연결되어 있으며 저항성 훈련 후에 활성화된다(75). 이는 저항성 훈련으로 인한 비대와 관련된 중요한 의문을 제기한다. 즉, "개인 간의 유전적 다양성이 저항성 훈련에 대한 근육 적응의 정도를 결정할까?"라는 질문이다. 이에 대한 대답은 '그렇다'이다. 저항성 훈련에 대한 근육 적응에 유전학이 중요한 역할을 하는 이유에 대해 알아보도록 하자.

저항성 훈련으로 인한 골격근 비대의 정도는 사람마다 큰 차이가 있다(75). 운동으로 인한 근육 비대는 근육 단백질 합성을 증가시켜 발생하며, 운동으로 인한 근육 단백질 합성 증가의 정도는 개인마다 크게 다르다는 것을 기억하라. 일반적으로 사람들은 저항성 훈련 후 근육 비대 정도에 따라 (1) 높은 반응자(높은 수준의 근육 비대), (2) 중등도 반응자(중간 수준의 근육 비대), (3) 비반응자(제한적이거나 비대하지 않음)의 세 그룹으로 분류할 수 있다(그림 14.7). 이와 관련하여 최근 연구에 따르면 한 번의 저항성 훈련으로 개인 간 근육 유전자 발현에 현저한 차이가 있다는 사실이 밝혀졌다(75). 특히 저항성 훈련에 반응하여 특정 골격근 유전자를 활성화하는 능력은 사람마다 상당한 차이가 있으며, 이러한 유전자 발현의 차이는 훈련으로 인한 근육 비대의 크기 변화를 피험자 간에 상당 부분 설명하는 것으로 보인다. 보다 구체적으로, 이 실험은 높은 반응자의 근육에서 높게 발현되는 유전자가 근육 단백질 합성과 위성세포의 활성화를 모두 촉진하는 유전자라는 것을 보여준다. 훈련으로 인한 위성세포의 활성화는 근섬유에 근핵을 추가하고 근핵의 증가는 단백질 합성 능력을 높인다(75). 이러한 훈련으로 인한 단백질 합성과 근핵 수의 증가는 함께 작용하여 근육 비대를 촉진한다. 따라서 개인이 지구력 훈련에 반응하는 방식을 결정하는 데 유전학이 중요한 역할을 한다는 이전 논의(13장)와 마찬가지로, 유전학은 사람마다 저항성 훈련에 반응하는 방식에 있어서도 중요한 역할을 한다. 이에 대한 자세한 내용은 추천 문헌의 Verbrugge 등(2018)을 참조하라.

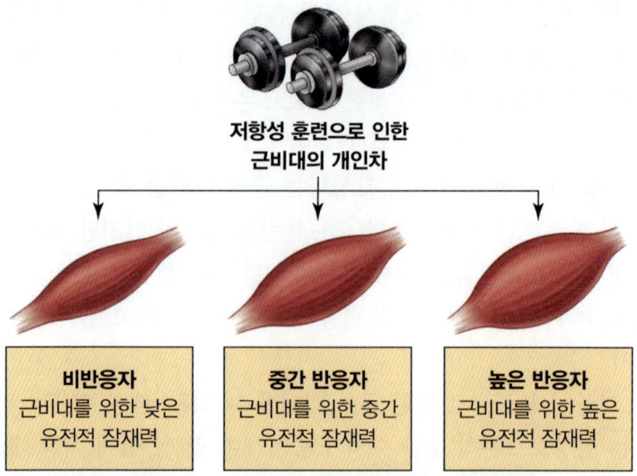

그림 14.7 장기간(몇 주에서 몇 달)의 저항성 훈련 후 근육 비대 정도에 있어 피험자 간의 차이. 일반적으로 개인은 비반응자, 중간 반응자, 높은 반응자로 분류할 수 있다. 저항성 훈련으로 인한 근육 비대의 정도에서 피험자 간 큰 차이는 개인 간의 유전적 차이와 직접적으로 연관되어 있는 것으로 추정된다. 자세한 내용은 본문을 참조하라.

요약 *In Summary*

- 저항성 훈련은 근수축 단백질 합성을 증가시켜 섬유의 단면적 증가(즉, 비대)를 초래한다.
- 저항성 훈련으로 인한 단백질 합성의 증가는 mTOR 신호 경로에 의해 제어되는 번역(translation)의 증가를 통해 발생한다.
- 저항성 훈련은 포스파티딘산(phosphatidic acid)과 Rheb를 증가시킨다. 이 두 분자는 모두 mTOR 신호를 활성화하여 근육 단백질 합성을 증가시킬 수 있다.
- 분지 사슬 아미노산 류신(branched chain amino acid leucine)을 섭취하면 저항성 훈련과 관계없이 mTOR를 활성화할 수 있다.
- 인슐린유사성장인자-1 (insulin-like growth factor-1, IGF-1), 테스토스테론 및 성장호르몬의 높은 순환 수치는 저항성 훈련으로 인한 비대를 지원할 수 있지만, 이러한 호르몬의 순환 수치가 증가한다고 해서 저항성 훈련으로 인한 근비대가 필수적이지는 않다.
- 저항성 훈련은 근섬유 단면적과 근핵의 수를 동시에 증가시킨다.
- 위성세포는 근육 섬유에서 추가 근핵의 원천이다.
- 논란의 여지는 있지만, 근섬유에 근핵을 추가하는 것은 저항성 훈련에 대한 반응으로 최대 근섬유 비대를 달성하는 데 필요한 것으로 보인다.
- 개인 간 근육량 차이의 약 80%는 유전적 변이로 설명할 수 있다.
- 일부 개인은 유전적 재능을 타고나서 높은 수준의 비대를 경험하기 때문에(높은 반응자) 유전학도 저항성 훈련으로 유발되는 비대 정도에 뚜렷한 영향을 미친다. 반면, 어떤 사람들은 저항 운동 훈련 후 비대가 제한적으로 나타나는 반면(비반응자), 어떤 사람들은 중간 정도의 비대가 나타난다(중간 반응자).

근력 운동 후 운동 중단

지구력 훈련 후 운동 중단과 마찬가지로, 저항성 훈련 프로그램에도 "사용하거나 또는 잃거나"라는 격언이 적용된다. 실제로 저항성 훈련을 중단하면 근력 손실과 근육 위축이 발생한다는 것은 살 일려진 사실이다. 그러나 지구력 훈련에 비해 저항성 훈련 프로그램 후 근력 저하(즉, 근력 손실)의 속도는 더 느리다. 이 점은 그림 14.8에 설명되어 있다. 구체적으로 그림 14.8(*a*)는 30주간의 운동 중단(detraining)이 근력과 근섬유 크기에 미치는 영향과 장기간의 운동 중단 후 6주간의 재훈련이 미치는 영향을 보여준다(68). 이 연구에서 피험자들은 20주간의 저항성 훈련 프로그램에 참여했다. 훈련 프로그램을 철저하게 관리한 결과, 다리 신전근의 세 가지 근섬유 유형 모두에서 최대 동적 근력(다리 신전)과 비대를 60% 증가시켰다. 30주간의 운동 중단 후 피험자들은 최대 동적 근력이 31% 감소했다. 그러나 이러한 억제에 의한 동적 근력 손실은 비교적 적은 정도의 근육 위축과 관련이 있었다. 예를 들어, type I 섬유는 약 2%, type IIa 섬유는 10%, type IIx 섬유는 14% 위축되었다(그림 14.8(*b*) 참조). 이 결과는 억제와 관련된 근력 손실의 대부분이 신경계의 변화와 관련이 있음을 시사한다. 종합적으로 이러한 결과는 저항성 훈련으로 인한 근육 적응(즉, 동적 근력 및 근육 비대)이 운동 중단 동안 비교적 오랜 기간 동안 보존될 수 있음을 나타낸다.

또한 고부하 저항성 운동을 이용한 6주간의 재훈련 결과 동적 근력이 빠르게 회복되고 최대 훈련 수준과 동일한 근섬유 크기가 완전히 회복되었다(그림 14.8(*b*) 참조)(68). 이러한 결과는 이전에 근력 운동을 했던 사람이 근력 운동을 다시 시작하면 빠른 근력 적응이 일어난다는 것을 보여준다. 재훈련 중 근력이 빠르게 향상되는 것은 파워 운동선수들이 오랜 기간 훈련을 중단한 후 "경기력"을 빠르게 회복할 수 있는 이유를 설명해준다. 이전에 훈련을 받은 사람들이 장기간의 훈련 중단 후 어떻게 그렇게 빨리 근력을 회복할 수 있을까? 근육 기억(muscle memory)이라는 주제에 대한 논의는 중점연구 14.1을 참조하라.

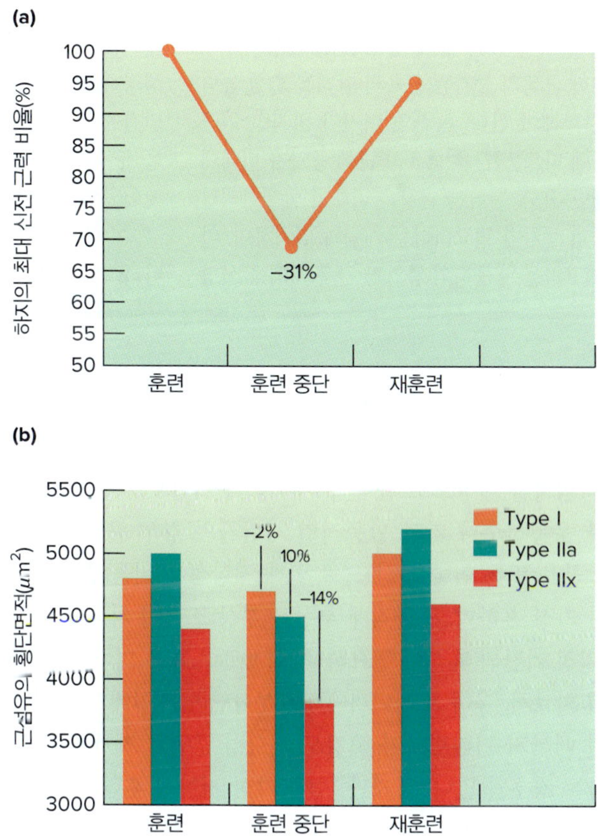

그림 14.8 (*a*) 30주간의 휴식과 6주간의 저항 운동 재훈련 완료 후의 동적 근력 변화. (*b*) 30주간의 휴식과 6주간의 저항 운동 재훈련 후 근섬유 단면적의 변화.

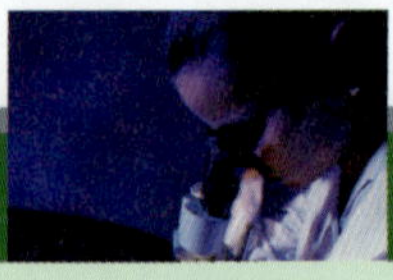

중점연구 14.1

골격근에도 기억이 있는가?

체육관 속설에 따르면 오랜 기간 운동을 하지 않은 사람이라도 이전에 저항성 훈련을 한 경험이 있는 사람은 재훈련을 하면 근력을 더 빨리 향상시킬 수 있다고 한다. 중요한 것은 이러한 훈련 속설이 연구를 통해 확인되었다는 점이다(67). 예를 들어, 그림 14.8(a)와 (b)를 자세히 살펴보면 이전의 근력 훈련이 재훈련 중 근력과 비대를 가속화한다는 것을 알 수 있다. 이 현상을 "근육 기억(muscle memory)"이라고 부른다. 현재 근육 기억을 설명하는 메커니즘은 여전히 논란의 여지가 있지만, 최근 연구에 따르면 근육 기억을 설명하는 주요 메커니즘은 근섬유 내에 존재하며 저항성 훈련으로 인한 근핵의 증가로 인한 것이다. 자세한 내용은 다음과 같다.

앞서 설명한 바와 같이 저항성 훈련은 근육 비대를 초래하며, 이러한 섬유 크기의 증가는 근핵 수의 증가와 함께 반영된다. 이론적으로 이러한 근핵의 증가는 근육의 단백질 합성 능력을 강화해야 한다. 논란의 여지가 있지만 최근 연구에 따르면 근육 섬유의 근핵 증가가 비대에 선행한다(5). 이러한 관찰은 비대가 발생하려면 근핵의 증가가 필요하다는 개념과 일치하며, 일부 연구자들은 근핵의 증가가 근육 기억을 설명하는 메커니즘을 제공한다고 제안했다(5).

근핵이 증가하면 어떻게 "근육 기억"이 생성되는가? 이론적으로 근핵은 근육 단백질 합성에 중요한 역할을 하기 때문에 더 많은 수의 근핵을 포함하는 근육 섬유는 단백질 합성 용량이 커야 한다(5, 16, 18, 27). 노르웨이의 한 연구팀은 이 개념을 사용하여 저항성 훈련 중에 근섬유가 근핵을 증가시키고 이러한 근핵은 장기간의 억제(즉, 저항성 훈련 중단) 후에도 근섬유에 남아 있다고 제안했다. 따라서 더 많은 수의 핵을 획득한 근섬유는 저항 운동을 받을 때 더 빨리 성장하며, 따라서 이러한 핵은 이전 근력에 대한 기능적 형태의 근육 기억을 나타낸다(27). 실제로 이 연구자들은 이러한 근육 기억이 인간의 경우 15년 정도 지속될 수 있다고 예측한다(27). 또한 앞서 설명한 바와 같이(자세히 살펴보기 14.1), 노인의 경우 근섬유에 추가 근핵을 생성하는 위성세포 활성화가 더 어렵기 때문에, 인간에게 근육 기억이 존재한다면 노화 중 근력을 유지하려면 생애 초기에 저항성 훈련을 하는 것이 중요할 수 있다(27).

이 근육 기억 이론에 대한 실험적 증거는 얼마나 강력한가? 현재 이 개념은 오래 지속되는 근핵에 대한 과학적 증거가 제한적이기 때문에 논란에 휩싸여 있다. 실제로 동물 연구에 따르면 장기간 근육을 사용하지 않으면 근핵이 소실되는 것으로 나타났다(17, 49). 예를 들어, 최근 연구에 따르면 저항성 훈련으로 인한 생쥐의 근핵 증가는 12주 이내에 소실되는 것으로 나타났다(17). 따라서 근육 기억을 담당하는 생물학적 메커니즘을 설명하기 위해서는 추가적인 연구가 필요하다.

마지막으로, 연구에 따르면 저항성 훈련으로 근력을 높인 후 저빈도 프로그램을 진행할 경우 근력을 장기간 유지할 수 있는 것으로 나타났다. 예를 들어, 연구에 따르면 12주 동안 강도 높은 근력 운동(주 3일)을 한 후 일주일에 하루만 운동해도 최대 12주 동안 최대 동적 근력을 유지할 수 있는 것으로 나타났다. 또한 또 다른 연구에서는 2주마다 하루만 훈련해도 허리 근육의 최대 근력을 12주 동안 유지할 수 있다고 보고했다(78). 이러한 연구 결과를 종합하면 저항 운동 횟수를 줄여도 근력이 최대 12주 동안 유지되는 것으로 나타났다.

앞서 설명한 저항성 훈련 중단 후 근력 손실에 대한 논의는 근골격계 부상이 아닌 연구 프로토콜의 일부로 훈련을 중단한 건강한 피험자를 대상으로 한 연구 데이터를 기반으로 한 것이다. 그러나 운동선수나 기타 활동적인 사람들의 경우 근골격계 부상(예: 근육 또는 힘줄 부상)으로 인해 저항성 훈련을 중단하는 경우가 가장 흔하며, 근골격계 부상은 부상 조직이 치유될 수 있도록 일정 기간의 휴식이 필요하다. 실제로 스포츠 의학 전문가(예: 물리 치료사, 운동 트레이너 등)는 부상당한 개인에게 조직이 치유될 때까지 기다렸다가 고강도 저항성 훈련을 재개할 것을 권장하는 경우가 많다. 하지만 "혈류 제한 저항성 훈련(blood flow restriction resistance training)"이라는 새로운 재활 기법을 사용하면 저부하 저항성 훈련을 통해 치유 조직에 대한 스트레스를 최소화하여 부상당한 선수의 근육 위축과 약화를 예방할 수 있다. 이 재활 기법에 대한 자세한 내용은 중점연구 14.2를 참조하라.

골격근의 장기간 비활성화는 빠른 근위축으로 이어진다

근육 위축(muscle atrophy)은 근육 섬유의 단면적 감소로 인해 근육량이 감소하는 것으로 정의된다. 장기간의 고정(예: 골절 후 팔다리 깁스), 우주 비행(무중력으로 인한 근육 부하 감소) 및/또는 장기간의 침상 휴식은 근육 위축을 촉진할 수 있다. 예를 들어, 사지 고정, 침상 안정 또는 우주 비행을 7일만 해도 근육량이 약 7~10% 감소한다. 근육 비활동 기간이 20~30일로 연장되면 모든 근육 섬유 유형의 크기(즉, 단면적)가 15~20% 감소할 정도로 위축이 심해질 수 있다. 장기간 활동하지 않으면 골격근이 위축되는 이유는 무엇인가?

골격근량(즉, 단백질 풍부도)의 보존은 단백질 합성과 단백질 분해 사이의 균형에 따라 달라진다. 다수의 연구에 따르면 장기

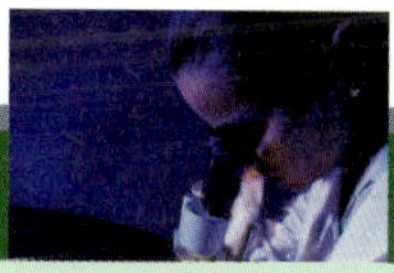

중점연구 14.2

혈류 제한 저항성 훈련: 근골격계 부상으로 인한 재활을 위한 새로운 도구

골격근 위축과 근력 감소는 근골격계 부상(예: 근육 또는 힘줄의 긴장)을 경험한 사람들에게 흔히 나타나는 문제이다. 근골격계 부상에서 회복하려면 장기간 휴식을 취한 후 천천히 운동 훈련으로 복귀해야 하는 경우가 많다. "혈류 제한 훈련"이라는 재활 훈련 기법은 비교적 새롭고 효과적인 방법으로 치유 조직의 손상을 피하면서 근력을 증가시킬 수 있다. 혈류 제한 훈련의 이론과 실제에 대한 개요는 다음과 같다.

이 장의 앞부분에서 설명한 것처럼, 근력과 비대를 발달시키려면 저항성 훈련 중에 근육에 무거운 부하를 가해야 한다고 널리 알려져 있다. 예를 들어, 근력을 높이기 위한 일반적인 권장 사항은 높은 부하(예: 1RM의 60~90%)에 대해 6~10회 근육 수축(즉, 반복)을 수행하는 것이다. 하지만 근골격계 부상 후 고부하를 이용한 저항성 훈련은 손상된 조직을 더욱 손상시킬 수 있다. 따라서 근육에 큰 부하를 주지 않으면서 근력을 향상시킬 수 있는 재활 방법을 개발하는 것이 필수적이다. 이와 관련하여 근골격계 부상 후 근력을 향상시키기 위해 혈류 제한 훈련을 사용하는 것이 최근 몇 년 동안 인기를 얻고 있다. 이 기법(혈류 제한 훈련)은 카츠(Kaatsu) 훈련, 폐색 훈련, 저산소 훈련 등 다른 이름으로도 알려져 있다. 이 훈련 방법은 팔다리에 운동 중 정맥 회귀를 억제하는 지혈대 역할을 하는 공압식 커프를 착용하여 운동하는 근육의 동맥 혈류를 부분적으로 제한한다. 혈류 제한 훈련 방법은 기존의 저항성 훈련과 비교하여 근육 비대를 촉진하는 데 필요한 훈련 부하가 상당히 낮다(예: 1RM의 20~30%). 따라서 이 방법은 스포츠 의학 전문가(예: 물리 치료사, 운동 트레이너 등)에게 손상된 조직에 추가적인 손상을 주지 않고 근력을 증가시킬 수 있는 방법을 제공한다.

혈류 제한 훈련은 근육 비대와 근력 증가를 촉진하는 데 얼마나 효과적일까? 다양한 연구에 따르면 혈류 제한 저항성 훈련은 근육 크기와 근력을 모두 증가시키는 것으로 나타났다. 또한, 고부하 저항성 훈련과 비교했을 때 혈류 제한 훈련을 통한 근력의 증가는 종종 비슷한 것으로 나타났다. 중요한 것은 부상 후 근력 회복을 위한 혈류 제한 접근법의 장점은 낮은 부하로 훈련하면 손상된 조직의 추가 부상 위험이 줄어든다는 것이다.

혈류 제한 저항성 훈련이 안전하다는 보고가 대부분이지만, 이러한 형태의 훈련이 심부정맥, 혈전증의 위험을 증가시킨다는 우려의 목소리도 존재한다. 그럼에도 불구하고 혈류 제한 훈련과 관련된 전반적인 안전성과 위험성에 대한 최근의 검토에 따르면 이 기술은 대부분의 환자 집단에서 효과적이고 안전하다고 결론지었다. 이러한 유형의 훈련의 안전성에 대한 자세한 내용은 추천 문헌에서 Anderson 등(2022)을 참조하라.

다시 말하지만, 혈류 제한 저항성 훈련은 근육에 비교적 낮은 저항 부하(즉, 20~30% 1RM)를 적용한다. 앞서 설명한 것처럼, 저항성 훈련 중 높은 부하에 대한 근육 수축은 근육 단백질 합성을 촉진하고 근력을 증가시키는 신호 연쇄반응을 활성화하는 근섬유막(sarcolemma)의 기계수용체를 활성화한다. 그렇다면 "저부하 저항 운동 프로그램이 어떻게 단백질 합성을 촉진하고 근력을 증가시킬 수 있을까?"라는 의문이 생긴다. 안타깝게도 이 질문에 대한 명확한 답은 아직 없다. 그럼에도 불구하고 현재의 증거에 따르면 혈류량 감소로 인한 근육의 대사 스트레스가 혈류 제한 저항성 훈련 후 근육 비대를 촉진하는 주된 요인으로 작용하는 것으로 나타났다. 혈류 제한으로 인한 근육 비대의 메커니즘에 대한 자세한 내용은 추천 문헌에서 Pearson과 Hussain(2015) 및 Hwang과 Willoughby(2019)를 참조하라. 또한 재활 의학에서의 혈류 제한 훈련에 대한 간략한 개요는 추천 문헌의 Lorenz(2021)를 참조하라.

간 근육 활동을 하지 않으면 근육 단백질 분해가 증가하고 단백질 합성이 저하되어 골격근 단백질이 손실된다(60)(그림 14.9 참조). 예를 들어, 근육 비활동 시작 후 처음 6시간 이내에 단백질 합성 속도가 감소한다. 또한, 연구에 따르면 근육을 사용하지 않은 첫 6~12시간 이내에 근육 단백질 분해가 증가한다(65). 따라서 장기간 근육을 사용하지 않을 경우 근육 단백질 손실은 단백질 합성의 감소와 근육 단백질 분해의 증가로 인해 발생한다.

비활동으로 인한 근육 단백질 분해의 증가와 단백질 합성의 저하를 일으키는 메커니즘은 무엇일까? 사용하지 않는 근육 위축의 주요 조절 인자는 비활성 근육 섬유에서 자유 라디칼이 생성되는 것이다. 실제로 장기간 근육을 사용하지 않으면 비활성 근육에서 자유 라디칼 생성이 증가한다(60). 자유 라디칼 생성이 증가하

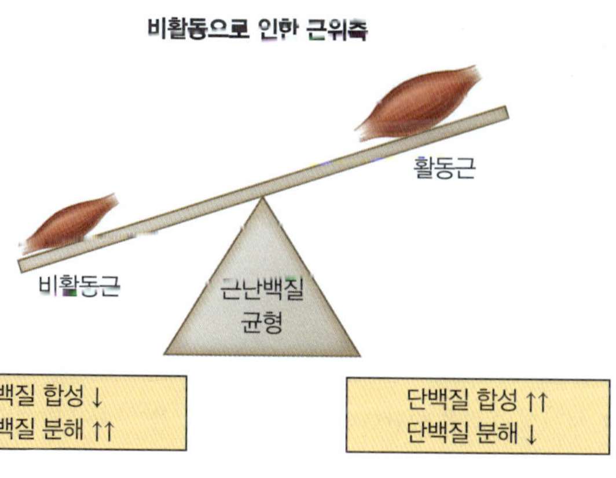

그림 14.9 비활동으로 인한 근위축은 근육 단백질 분해의 증가와 근육 단백질 합성의 감소로 인해 발생한다. 자세한 내용은 본문을 참조하라.

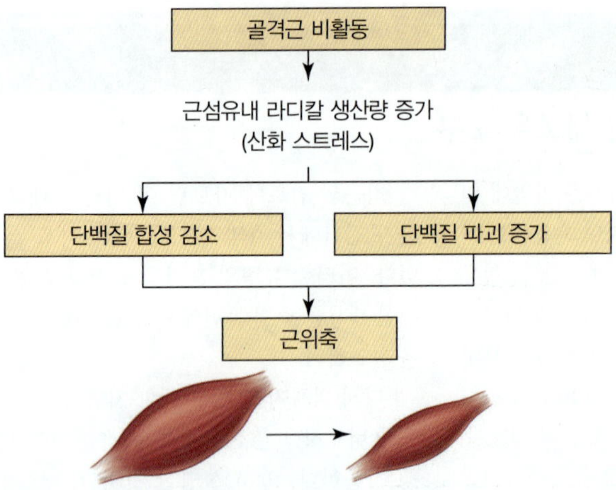

그림 14.10 자유 라디칼 생성 증가는 장기간의 근육 비활동 기간 동안 근육 위축을 촉진하는 중요한 요인이다. 자유 라디칼 생성이 증가하면 산화 스트레스가 발생하고 근육 단백질 합성이 감소하고 근육 단백질 분해가 증가한다.

면 근육 섬유에 산화적 손상이 발생하고 이러한 산화적 손상을 산화 스트레스라고 한다(60). 산화 스트레스는 근육 섬유의 단백질 분해와 단백질 합성을 모두 제어하는 세포 신호 전달 경로를 활성화하기 때문에 이는 중요하다(그림 14.10 참조). 특히, 산화 스트레스가 증가하면 근육 단백질을 분해하는 효소(프로테아제)가 빠르게 활성화되고, 산화 스트레스는 mTOR 활성화를 방지하고 근육 단백질 합성을 감소시킨다(60).

사용하지 않는 근육 위축을 예방하거나 지연시키는 치료법을 개발하는 것은 중요한 연구 주제이다. 근육을 사용할 수 없는 상황(예: 팔다리에 깁스를 하거나 병상에 누워 있는 경우)에서는 사용하지 않는 근육을 보호하기 위해 운동을 하는 것은 선택 사항이 아니다. 따라서 연구자들은 현재 사용하지 않는 골격근 위축을 예방하기 위한 약리학적인 접근법을 모색하고 있다. 산화 스트레스를 줄이기 위해 고안된 몇 가지 독특한 항산화제와 미토콘드리아 표적 분자를 포함하여 여러 실험 약물들이 비활동으로 인한 근육 위축으로부터 보호할 수 있는 가능성을 보여주고 있다. 근육 위축을 예방하기 위한 새로운 치료법이 등장함에 따라 이 연구 분야에 관심을 가질 필요가 있다.

요약 *In Summary*

- 저항성 훈련을 중단하면 근력 손실과 근육 위축이 발생한다. 그러나 지구력 훈련 후 감소하는 속도에 비해 저항성 훈련의 감소 속도는 더 느리다.
- 근력 운동을 중단한 후, 이전에 근력 운동을 했던 사람이 다시 근력 운동을 시작하면 빠른 근력 증가가 일어난다. 이러한 현상을 일반적으로 "근육 기억(muscle memory)"이라고 한다. 논란의 여지가 있지만, 근육 기억은 훈련된 근육 섬유에 많은 수의 근핵이 남아 있기 때문일 수 있다.
- 최대 동적 근력은 훈련 빈도를 줄이면서 최대 12주 동안 유지된다.
- 장기간 근육을 사용하지 않으면(예: 깁스를 하거나 침상에 누워 있는 경우) 근육 단백질 합성이 감소하고 근육 단백질 분해가 증가하여 근섬유가 빠르게 위축된다(그림 14.9 참조).
- 비활동으로 인한 근육 위축의 주요 메커니즘은 비활성 섬유에서 라디칼 생성이 증가하여 근육 단백질 합성이 감소하고 근육 단백질 분해가 증가한다는 것이다(그림 14.10).

근력 및 지구력 훈련 병행

13장과 본 장을 읽은 후, 저항성 훈련과 지구력 운동을 동시에 하면 저항성 훈련만 할 때 나타나는 적응 효과를 방해할 수 있다는 생각이 들었을 수 있다. 예를 들어, 저항성 훈련은 근섬유 크기를 증가시키는 반면 지구력 운동은 근섬유 크기를 증가시키지 않는다. 한 가지 유형의 훈련이 다른 유형의 훈련 효과를 실제로 방해할까? 이 주제는 여전히 논란의 여지가 있지만, 점점 더 많은 연구에서 같은 날 저항성 훈련과 지구력 운동 훈련을 동시에 수행하면 저항성 훈련만 할 때보다 근력 향상 효과가 떨어진다고 결론 내리고 있다. 이 문제에 대해 자세히 살펴보겠다.

병행 훈련이 근력 향상에 장애를 초래한다는 최초의 보고는 40년 전에 발표되었다. 이 최초의 연구에 따르면 10주간 근력 및 지구력 훈련 프로그램을 병행한 그룹은 지구력만 실시한 그룹과 비교했을 때 최대 산소 섭취량($\dot{V}O_2$)이 비슷하게 증가했지만, 근력 훈련(근력 + 지구력)을 병행하면 근력 증가에 방해가 되는 것으로 나타났다(30). 근력만 훈련한 그룹은 10주 동안 근력이 증가했지만 근력과 지구력을 병행한 그룹은 훈련 프로그램이 끝날 때 근력이 평준화되고 근력이 감소한 것으로 나타났다.

이 초기 연구 이후 수많은 조사에서 동시 훈련 중 근력 발달이 손상된다는 개념을 지지하거나 반대하는 결과가 나왔다(4, 9, 54, 81에서 검토). 이러한 연구 결과의 차이는 훈련 프로그램의 차이에서 비롯된 것으로 보인다. 예를 들어, 병행 훈련이 근력 향상에 미치는 영향은 훈련의 강도, 양, 빈도, 훈련 방법 등 다양한 요인에 따라 달라지는 것으로 보인다(62). 실제로 훈련의 빈도와 강도는 한 유형의 훈련이 다른 유형의 훈련을 방해할 수 있는 가능성에 영향을 미친다(48). 즉, 같은 날 훈련 세션을 결합하고 많은 양의 지구력 운동을 포함하는 연구에서는 종종 병행 훈련이 근력 향상을 저해한다고 보고한다(16, 42). 실제로 최근 문헌을 검도한 결과, 저항성/지구력 훈련을 동시에 하는 것이 근력 향상에 영향을 미치는지 여부는 지구력 운동 훈련 시간(분/훈련 세션)과 훈련 빈도(일/주) 모두에 직접적으로 의존하는 것으로 밝혀졌다(81). 특히, 피험자가 주당 2일 이상, 하루 30분 이상 지구력 훈련을 수행한 병행 훈련 연구에 따르면 병행 훈련은 저항성 훈련만 수행한 피험자에 비해 근력 향상과 근육 비대를 감소시킨다는 일관된 결론을 내렸다(81). 병행 훈련이 근력 증가를 저해하는 이유를 설명할 수 있는 잠재적인 메커니즘은 다음 절에서 다뤄보겠다.

근력 및 지구력 훈련을 동시에 하는 동안 근력 발달을 저해하는 메커니즘

수년에 걸쳐 지구력과 근력 운동을 동시에 하는 것이 근력 운동만 하는 것보다 근력 발달에 방해가 되는 이유를 설명하는 몇 가지 이론이 제시되었다. 세 가지 주요 이론은 신경 요인, 과도한 훈련, 단백질 합성 장애와 관련이 있다. 각 가능성에 대한 간략한 설명은 다음과 같다.

신경 요인(*neural factors*)

근력 및 지구력 훈련을 동시에 하면 신경 요인으로 인해 근력 발달이 손상된다는 주장이 제기되었다. 특히, 일부 연구자들은 병행 훈련이 저항성 훈련에 대한 신경 적응을 손상시킬 수 있다고 예측한다(16). 그럼에도 불구하고 저항성 훈련에 대한 신경 적응을 연구하는 것이 복잡하기 때문에 이러한 가능성을 뒷받침하는 실험적 증거는 제한적이다(28). 따라서 지구력 운동 훈련으로 인한 신경 적응의 간섭이 저항성 훈련과 지구력 훈련을 동시에 수행할 때 근력 증가의 손상에 기여하는지는 현재로서는 불분명하다.

과잉 훈련(*overtraining*)

과잉 훈련은 훈련과 회복 사이의 불균형으로 정의된다. 즉, 과잉 훈련은 충분한 휴식과 회복 없이 운동의 양과 강도를 높인 결과이다. 이론적으로 과잉 훈련은 근력 및 지구력 훈련을 동시에 진행하는 동안 최적의 근력 향상을 달성하지 못하는 원인이 될 수 있다. 하지만 현재로서는 과잉 훈련이 저항성 운동과 지구력 운동을 동시에 수행할 때 근력 증가를 억제하는 주요 요인임을 입증하는 실험적 증거는 존재하지 않는다.

단백질 합성 저하(*depressed protein synthesis*)

저항성 운동과 지구력 운동 훈련을 동시에 실시하면 저항성 운동 훈련 후 단백질 합성이 손상될 수 있다(4, 8-10, 29). 이 개념의 과학적 근거는 다음과 같다(그림 14.11). 저항성 운동 훈련은 mTOR 신호 경로를 활성화하여 근육 수축성 단백질 합성을 증가시킨다는 사실을 기억하라(그림 14.11 참조). 반대로 지구력 운동 훈련은 AMPK 활성화를 증가시키고 미토콘드리아 생성을 촉진한다는 13장의 내용을 상기해 보라. 또한 활성 AMPK는 결절성 경화증 복합체 2 (TSC2)라는 신호 분자를 활성화할 수 있다. 활성화된 TSC2는 mTOR 활성을 억제하여 단백질 합성을 손상시킨다(29). 따라서 AMPK/TSC2 경로는 지구력/저항성 훈련을 동시에 하면 근력 향상에 장애가 생기는 이유를 설명할 수 있는 생화학적 연결고리를 제공한다. 지구력 훈련 중 골격근에서 TSC2의 활성화는 지구력 훈련이 근력 향상을 저해하는 이유에 대한 그럴듯한 설명이지만, 이 생화학적 신호 경로가 이러한 현상이 발생하는 유일한 설명인지 확인하려면 추가 연구가 필요하다. 병행 훈련에 대한 자세한 내용은 추천 문헌의 Coffey와 Hawley(2017)를 참조하라.

요약 *In Summary*

- 저항성 훈련과 고강도 지구력 운동 훈련을 동시에 하는 사람은 저항성 운동 훈련만 하는 사람에 비해 근력 향상 효과가 떨어진다.
- 적어도 세 가지 메커니즘이 동시 훈련이 근력 증가를 저해할 수 있는 이유를 설명할 수 있다. 여기에는 신경 요인, 과도한 훈련, 단백질 합성 저하가 포함된다.
- 저항성 훈련과 지구력 운동을 동시에 하면 이론적으로 저항 운동 훈련 후 단백질 합성이 손상될 수 있다. 이 예측의 과학적 근거는 그림 14.11에 설명되어 있다.

연구 문제

1. 근육 수축에 관여하는 신경 경로를 설명하시오.
2. 저항성 훈련으로 발생하는 근력 증가에서 신경 적응의 역할과 근육량 및 섬유 비특이적 힘 생성의 증가에 대해 자세히 논의하시오.
3. 노화가 골격근 근력에 미치는 영향과 저항성 훈련이 노인의 근력에 미치는 영향에 대해 설명하시오. 저항성 운동 훈련은 노인의 근력에 어떤 영향을 미치는가? 항염증제 섭취는 저항성 훈련으로 인한 근력 증가에 어떤 영향을 미치는가?
4. 저항성 훈련에 반응하여 골격근 섬유에서 일어나는 생화학적 변화를 설명하시오. 근섬유 유형, 산화 능력, 모세혈관 수, 항산화 효소 활성, 힘줄/인대 강도, 골 무기질 함량 등 저항성 훈련으로 인해 발생하는 변화에 대해 논의하시오.
5. 한 번의 저항 운동 후 근육 단백질 합성의 시간 경과에 대해 논의하시오.
6. 저항성 훈련으로 인한 근육 단백질 합성의 증가를 유도하는 신호 이

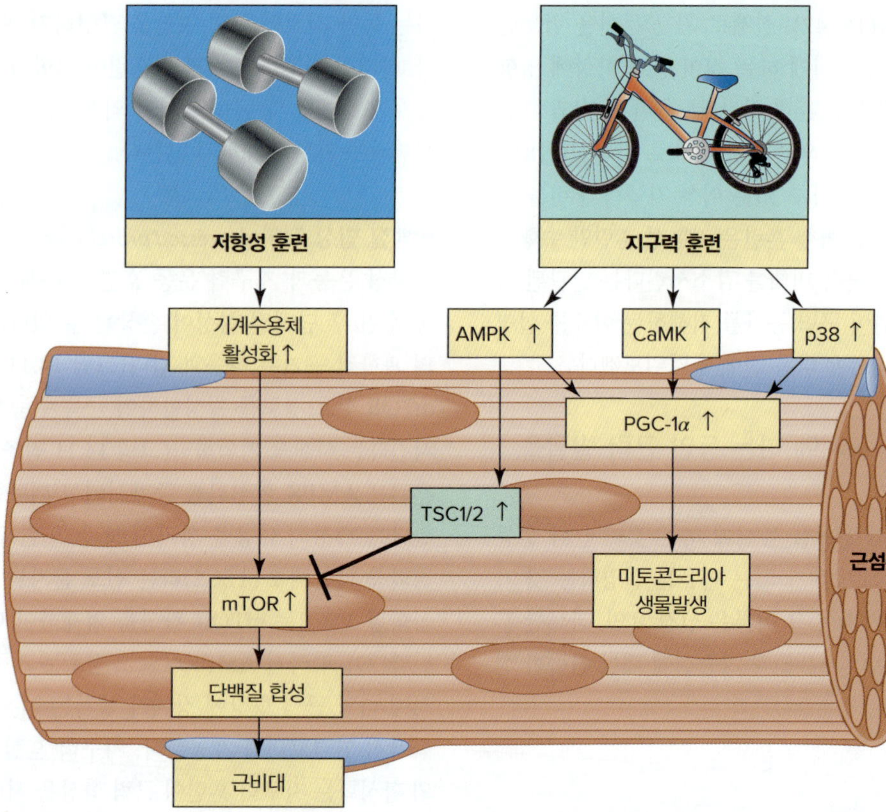

그림 14.11 저항성 훈련과 지구력 훈련에 대한 운동 유발 골격근 적응 반응을 매개하는 세포 내 신호망. 저항성 훈련은 번역(translation)을 증가시켜 단백질 합성을 촉진하는 mTOR 경로를 활성화한다. 지구력 훈련은 여러 이차 신호를 활성화하여 PGC-1α의 증가와 미토콘드리아 생성을 촉진한다. 지구력 훈련에 의한 AMPK의 활성화는 결절성 경화증 복합체 2 (TSC2)를 통한 mTOR 신호를 억제하고 저항성 훈련으로 유도된 단백질 합성을 억제할 수 있다. 이러한 두 세포 내 신호망 간의 상호작용은 저항성 훈련과 지구력 운동 프로그램을 동시에 실시하면 저항성 훈련만으로 근력이 증가하는 것에 비해 근력 증가가 감소하는 이유를 잠재적으로 설명할 수 있다.

벤트에 대해 논의하시오.

7. 저항성 훈련으로 인한 비대증에서 호르몬과 위성세포의 역할을 설명하시오.
8. 근력 운동 후 휴식을 취하는 것이 근섬유의 크기와 근력에 어떤 영향을 미치는지 논의하시오. 재훈련이 근섬유의 크기와 근력에 어떤 영향을 미치는지 설명하시오.
9. 비활동성 근육 위축을 유발하는 세포 작용을 설명하시오.
10. 근육 기억을 정의하고 근육 기억에 기여할 수 있는 잠재적인 메커니즘에 대해 논의하시오.
11. 근력 및 지구력 훈련을 동시에 하면 근력 향상에 방해가 되는 이유를 설명하는 메커니즘에 대해 논의하시오.

추천 문헌

Anderson, K., D. Rask, T. Bates, J. Nuelle. 2022. Overall safety and risks associated with blood flow restriction therapy: a literature review. *Military Medicine* doi: 10.1093/milmed/usac055

Coffey, V.G. and J.A. Hawley. 2017. Concurrent exercise training: do opposites distract? *Journal of Physiology* 595: 2883–2896.

Hodson, N. and A. Philip. 2019. The importance of mTOR trafficking for human skeletal muscle translational control. *Exercise and Sport Sciences Reviews* 47: 46–53.

Hwang, P. and D. Willoughby. 2019. Mechanisms behind blood flow-restricted training and its effect toward muscle growth. *Journal of Strength and Conditioning* 33: S167–S179.

Loenneke, J.P., S. Buckner, S. Dankel, and T. Abe. 2019. Exercise-induced changes in muscle size do not contribute to exercise-induced changes in muscle strength. *Sports Medicine*. doi:org/10.1007/s40279-01106-9.

Lorenz, D. 2021. Blood flow restriction: cause for optimism, but let's not abandon the fundamentals. *International Journal of Sports Physical Therapy* 16: 962–967.

Morton, R.W., K.T. Murphy, S.R. McKellar, B.J. Schoenfeld, M. Henselmans, E. Helms. 2018. A systematic review, meta-analysis and meta-regression of the effect of protein supplementation on resistance training-induced gains in muscle mass on strength in healthy adults. *British Journal of Sports Medicine* 52: 376–384.

Murach, K., C. Fry, T. Kirby, J. Jackson, J. Lee, S. White, et al. 2018. Starring or supporting role? Satellite cells and skeletal muscle fiber regulation. *Physiology* 33: 26–38.

Pearson, S. and S Hussain. 2015. A review of the mechanisms of blood-flow restriction resistance training-induced muscle hypertrophy. *Sports Medicine* 45: 187–200.

Plotkin, D., et al. 2021. Isolated leucine and branched chain amino acid supplementation for enhancing muscular strength and hypertrophy: a narriative review. *International Journal of Sport Nutrition and Exercise Metabolism* 31: 292–301.

Taber, C., A. Vigotsky, G. Nuckols, and C. Haun. 2019. Exercise-induced myofibrillar hypertrophy is a contributory cause of gains in muscle strength. *Sports Medicine* doi:org/10.1007/s40279-01106-9.

Verbrugge, S., M. Schonfelder, L. Becker, F. Nezhad, M. de Angelis, and H. Wackerhage. 2018. Genes whose gain or loss of function increases skeletal muscle mass in mice: a systematic literature review. *Frontiers in Physiology* 9: 553.

Wackerhage, H., B.J. Schoenfeld, D. L. Hamilton, M. Lehti, and J. Hulmi. 2019. Stimuli and sensors that initiate skeletal muscle hypertrophy following resistance exercise. *Journal of Applied Physiology* 126: 30–43.

참고 문헌

1. **Adams GR.** Satellite cell proliferation and skeletal muscle hypertrophy. *Applied Physiology, Nutrition, and Metabolism* 31: 782–790, 2006.
2. **Adams GR, Caiozzo VJ, Haddad F, and Baldwin KM.** Cellular and molecular responses to increased skeletal muscle loading after irradiation. *American Journal of Physiology—Cell Physiology* 283: C1182–1195, 2002.
3. **Alway SE, Myers, MJ, and Mohamed JS.** Regulation of satellite cell function in sarcopenia. *Frontiers in Aging Neuroscience* 6: 1–15, 2014.
4. **Baar K.** Using molecular biology to maximize concurrent training. *Sports Medicine* 44: S117–S125, 2014.
5. **Bruusgaard JC, Johansen IB, Egner IM, Rana A, and Gundersen K.** Myonuclei acquired by overload exercise precede hypertrophy and are not lost on detraining. *Proceedings of the National Academy of Sciences* 107: 15111–15116, 2010.
6. **Carroll TJ, Riek S, and Carson R.** Neural adaptations to resistance training. *Sports Medicine* 31: 829–840, 2001.
7. **Carroll TJ, Selvanayagam V, Riek S, and Semmler J.** Neural adaptations to strength training: Moving beyond transcranial magnetic stimulation and reflex studies. *Acta Physiologica* 202: 119–140, 2011.
8. **Coffey VG and Hawley JA.** The molecular bases of training adaptation. *Sports Medicine* 37: 737–763, 2007.
9. **Coffey G and Hawley JA.** Concurrent exercise training: do opposites distract? *Journal of Physiology* 595: 2883–2896, 2017.
10. **Coffey VG, Pilegaard H, Garnham AP, O'Brien BJ, and Hawley JA.** Consecutive bouts of diverse contractile activity alter acute responses in human skeletal muscle. *Journal of Applied Physiology* 106: 1187–1197, 2009.
11. **Columbus DA, Fiorotto M, and Davis TA.** Leucine is a major regular of muscle protein synthesis in neonates. *Amino Acids* 47: 259–270, 2015.
12. **Craig B.** Hyperplasia; scientific fact or fiction? *Strength & Conditioning Journal* 23: 42–44, 2001.
13. **Damas F, Phillips S, Vechin F, and Ugrinowitch C.** A review of resistance training changes in skeletal muscle protein synthesis and their contribution to hypertrophy. *Sports Medicine* 45: 801–807, 2015.
14. **Dankel SJ, Kang M, Abe T, and Loenneke.** Resistance training induced changes in strength and specific force at the fiber and whole muscle level: a meta-analysis. *European Journal of Applied Physiology* 119: 265–278, 2019.
15. **Dideriksen K., Boesen AP, Kristiansen JF, Magnusson SP, Schjerling P, Holm L, et al.** Skeletal muscle adaptation to immobilization and subsequent retraining in elderly men: no effect of anti-inflammatory medication. *Experimental Gerontology* 82: 8–18. 2016. doi:10.1016/jexger.2016.05.009.
16. **Dudley GA and Djamil R.** Incompatibility of endurance- and strength-training modes of exercise. *Journal of Applied Physiology* 59: 1446–1451, 1985.
17. **Dungan CM, Murach KA, Frick KK, Jones SR, Crow SE, Englund DA, et al.** Elevated myonuclear density during skeletal muscle hypertrophy in response to training is reversed during detraining. *American Journal of Physiology: Cell Physiology* 316: C649-C654, 2019.
18. **Egner I, Bruugaard J, Eftestol E, and Gundersen K.** A cellular memory mechanism aids overload hypertrophy in muscle long after an episodic exposure to anabolic steroids. *Journal of Physiology* 591: 6221–6230, 2013.
19. **Enoka R.** Neural adaptations with chronic physical activity. *Journal of Biomechanics* 30: 447–455, 1997.
20. **Erskine R, Jones D, Maffulli N, Williams A, Stewart C, and Degens H.** What causes in vivo muscle tension to increase following resistance training? *Experimental Physiology* 96: 145–155, 2011.
21. **Fiatarone MA, Marks EC, Ryan ND, Meredith CN, Lipsitz LA, and Evans WJ.** High-intensity strength training in nonagenarians: effects on skeletal muscle. *JAMA* 263: 3029–3034, 1990.
22. **Fiatarone MA, O'Neill EF, Ryan ND, Clements KM, Solares GR, Nelson ME, et al.** Exercise training and nutritional supplementation for physical frailty in very elderly people. *The New England Journal of Medicine* 330: 1769–1775, 1994.
23. **Fink J, Schoenfeld B, and Nakazato K.** The role of hormones in muscle hypertrophy. *Physician and Sports Medicine* 46: 129–134. 2018. https://doi.org/10.1080/00913847.2018.1406778.
24. **Folland JP and Williams AG.** The adaptations to strength training: morphological and neurological contributions to increased strength. *Sports Medicine* 37: 145–168, 2007.
25. **Gabriel DA, Kamen G, and Frost G.** Neural adaptations to resistance exercise. *Sports Medicine* 36: 133–149, 2006.
26. **Godard MP, Gallagher P, Raue U, and Trappe S.** Alterations in single fiber calcium sensitivity with resistance training in older women. *Pflugers Archives-European Journal of Physiology* 444: 419–425, 2002.
27. **Gundersen K.** Muscle memory and a new cellular model for muscle atrophy and hypertrophy. Journal of Experimental Biology 219: 235–242. 2016.
28. **Hakkinen K, Alen M, Kraemer WJ, Gorostiaga E, Izquierdo M, Rusko H, et al.** Neuromuscular adaptations during concurrent strength and endurance training versus strength training. *European Journal of Applied Physiology* 89: 42–52, 2003.
29. **Hawley JA.** Molecular responses to strength and endurance training: are they incompatible? *Applied Physiology, Nutrition, and Metabolism* 34: 355–361, 2009.
30. **Hickson RC.** Interference of strength development by simultaneously training for strength and endurance. *European Journal of Applied Physiology and Occupational Physiology* 45: 255–263, 1980.
31. **Hodson N and Philip A.** The importance of mTOR trafficking for human skeletal muscle translational control. *Exercise and Sport Sciences Reviews* 47: 46–53, 2019.
32. **Holviala JH, Sallinen JM, Kraemer WJ, Alen MJ, and Hakkinen KK.** Effects of strength training on muscle strength character-

istics, functional capabilities, and balance in middle-aged and older women. *Journal of Strength and Conditioning Research* 20: 336–344, 2006.

33. **Hooper DR, Kraemer WJ, Focht BC, Volek JS, DuPont WH, Caldwell LK, et al.** Endocrinological roles for testosterone in resistance exercise responses and adaptations. *Sports Medicine* 47: 1709–1720. doi:10.1007/s40279-017-0698-y, 2017.
34. **Hornberger TA, Armstrong DD, Koh TJ, Burkholder TJ, and Esser KA.** Intracellular signaling specificity in response to uniaxial vs. multiaxial stretch: implications for mechanotransduction. *American Journal of Physiology—Cell Physiology* 288: C185–194, 2005.
35. **Hunter GR, McCarthy JP, and Bamman MM.** Effects of resistance training on older adults. *Sports Medicine* 34: 329–348, 2004.
36. **Jackman SR, Witard OC, Philip A, Wallis G, Baar K, and Tipton K.** Branched-chain amino acid ingestion stimulates muscle myofibrillar protein synthesis following resistance exercise in humans. *Frontiers in Physiology* 8: 390. 2017. doi:10.3389/phys.2017.00390.
37. **Jacobs B, Goodman C, and Hornberger T.** The mechanical activation of mTOR signaling: an emerging role for late endosome/lysosomal targeting. *Journal of Muscle Research and Cell Motility* 35: 11–21, 2014.
38. **Kannus P, Alosa D, Cook L, Johnson RJ, Renstrom P, Pope M, et al.** Effect of one-legged exercise on the strength, power and endurance of the contralateral leg: a randomized, controlled study using isometric and concentric isokinetic training. *European Journal of Applied Physiology and Occupational Physiology* 64: 117–126, 1992.
39. **Kim H, Guo B, and Nader G.** Regulation of ribosome biosynthesis during skeletal muscle hypertrophy. *Exercise and Sport Sciences Reviews* 47: 91–97, 2019.
40. **Kidgell DJ, Bonanno D, Frazer A, Howatson G, and Pearce A.** Corticospinal responses following strength training: a systematic review and meta-analysis. *European Journal of Neuroscience* 46: 2648–2661, 2017.
41. **Kraemer WJ, Deschenes MR, and Fleck SJ.** Physiological adaptations to resistance exercise: implications for athletic conditioning. *Sports Medicine* 6: 246–256, 1988.
42. **Kraemer WJ, Patton JF, Gordon SE, Harman EA, Deschenes MR, Reynolds K, et al.** Compatibility of high-intensity strength and endurance training on hormonal and skeletal muscle adaptations. *Journal of Applied Physiology* 78: 976–989, 1995.
43. **Krentz JR, Quest B, Farthing JP, Quest DW, and Chilibeck PD.** The effects of ibuprofen on muscle hypertrophy, strength, and soreness during resistance training. *Applied Physiology, Nutrition, and Metabolism* 33: 470–475, 2008.
44. **MacDougall JD, Gibala MJ, Tarnopolsky MA, MacDonald JR, Interisano SA, and Yarasheski KE.** The time course for elevated muscle protein synthesis following heavy resistance exercise. *Canadian Journal of Applied Physiology* 20: 480–486, 1995.
45. **MacDougall JD, Sale DG, Alway SE, and Sutton JR.** Muscle fiber number in biceps brachii in bodybuilders and control subjects. *Journal of Applied Physiology* 57: 1399–1403, 1984.
46. **MacDougall JD, Sale DG, Elder GC, and Sutton JR.** Muscle ultrastructural characteristics of elite powerlifters and bodybuilders. *European Journal of Applied Physiology* 48: 117–126, 1982.
47. **McCall GE, Byrnes WC, Dickinson A, Pattany PM, and Fleck SJ.** Muscle fiber hypertrophy, hyperplasia, and capillary density in college men after resistance training. *Journal of Applied Physiology* 81: 2004–2012, 1996.
48. **McCarthy JP, Pozniak MA, and Agre JC.** Neuromuscular adaptations to concurrent strength and endurance training. *Medicine & Science in Sports & Exercise* 34: 511–519, 2002.
49. **McClung J, Kavazis AN, DeRuisseau KC, Falk DJ, Deering MA, Lee Y, et al.** Caspase-3 regulation of diaphragm myonuclear domain during mechanical ventilation-induced atrophy. *American Journal of Respiratory and Critical Care Medicine* 175: 150–159, 2007.
50. **Mikesky AE, Giddings CJ, Matthews W, and Gonyea WJ.** Changes in muscle fiber size and composition in response to heavy-resistance exercise. *Medicine & Science in Sports & Exercise* 23: 1042–1049, 1991.
51. **Miller BF, Olesen JL, Hansen M, Døssing S, Crameri RM, Welling RJ, et al.** Coordinated collagen and muscle protein synthesis in human patella tendon and quadriceps muscle after exercise. *Journal of Physiology* 15: 1021–1033, 2005.
52. **Murach K, Dungan C, Peterson C, and McCarthy J.** Muscle fiber splitting is a physiological response to extreme loading in animals. *Exercise and Sport Science Reviews* 47: 108–115, 2019.
53. **Murach K, Fry C, Kirby T, Jackson J, Lee J, White S, et al.** Starring or supporting role? Satellite cells and skeletal muscle fiber regulation *Physiology* 33: 26–38, 2018.
54. **Nader GA.** Concurrent strength and endurance training: from molecules to man. *Medicine & Science in Sports & Exercise* 38: 1965–1970, 2006.
55. **Nederveen JP, Joanisse S, Snijders T, Ivankovic V, Baker SK, Phillips SM, et al.** Skeletal muscle satellite cells are located at a closer proximity to capillaries in healthy young compared to older men. *Journal of Cachexia, Sarcopenia and Muscle* 7: 547–554, 2016.
56. **Nishimune H, Stanford J, and Mori Y.** Role of exercise in maintaining the integrity of the neuromuscular junction. *Muscle Nerve* 49: 315–324, 2014.
57. **Novak ML, Billich W, Smith SM, Sukhija KB, McLoughlin TJ, Hornberger TA, et al.** COX-2 inhibitor reduces skeletal muscle hypertrophy in mice. *American Journal of Physiology Regulatory Integrative and Comparative Physiology* 296: R1132–1139, 2009.
58. **Parise G, Phillips SM, Kaczor JJ, and Tarnopolsky MA.** Antioxidant enzyme activity is up-regulated after unilateral resistance exercise training in older adults. *Free Radical Biology & Medicine* 39: 289–295, 2005.
59. **Petrella, J, Kim J, Cross J, Kosek D, and Bamman M.** Efficacy of myonuclear addition may explain differential myofiber growth among resistance-trained young and older men and women. *American Journal of Physiology* 291: E937–E946, 2006.
60. **Powers SK, Ozdemir M, and Hyatt H.** Redox control of proteolysis during inactivity-induced skeletal muscle atrophy. *Antioxidants and Redox Signaling* 33: 559–569, 2020.
61. **Sale DG.** Neural adaptation to resistance training. *Medicine & Science in Sports & Exercise* 20: S135–145, 1988.
62. **Sale DG, Jacobs I, MacDougall JD, and Garner S.** Comparison of two regimens of concurrent strength and endurance training. *Medicine & Science in Sports & Exercise* 22: 348–356, 1990.
63. **Schiaffino S, Dyar KA, Ciciliot S, Blaauw B, Sandri M.** Mechanisms regulating skeletal muscle growth and atrophy. *FEBS Journal* 280: 4294–4314, 2013.
64. **Seynnes OR, de Boer M, and Narici MV.** Early skeletal muscle hypertrophy and architectural changes in response to high-intensity resistance training. *Journal of Applied Physiology* 102: 368–373, 2007.
65. **Shanely A, Van Gammeren D, Deruisseau KC, Zergeroglu AM, McKenzie MJ, Yarasheski KE, et al.** Mechanical ventilation depresses protein synthesis in the rat diaphragm. *American Journal of Respiratory and Critical Care Medicine* 170: 994–999, 2004.
66. **Shaw I, Shaw B, Brown G, and Shariat A.** Review of the role of resistance training and musculoskeletal injury prevention and rehabilitation. *Gavin Journal of Orthopedic Research and Therapy* 2016: 1–5, 2016.

67. **Soltow QA, Betters JL, Sellman JE, Lira VA, Long JH, and Criswell DS.** Ibuprofen inhibits skeletal muscle hypertrophy in rats. *Medicine & Science in Sports & Exercise* 38: 840–846, 2006.
68. **Staron RS, Leonardi MJ, Karapondo DL, Malicky ES, Falkel JE, Hagerman FC, et al.** Strength and skeletal muscle adaptations in heavy-resistance-trained women after detraining and retraining. *Journal of Applied Physiology* 70: 631–640, 1991.
69. **Staron RS, Malicky ES, Leonardi MJ, Falkel JE, Hagerman FC, and Dudley GA.** Muscle hypertrophy and fast fiber type conversions in heavy resistance-trained women. *European Journal of Applied Physiology and Occupational Physiology* 60: 71–79, 1990.
70. **Tamaki T, Uchiyama S, and Nakano S.** A weight-lifting exercise model for inducing hypertrophy in the hindlimb muscles of rats. *Medicine & Science in Sports & Exercise* 24: 881–886, 1992.
71. **Tang JE, Hartman JW, and Phillips SM.** Increased muscle oxidative potential following resistance training induced fibre hypertrophy in young men. *Applied Physiology, Nutrition, and Metabolism* 31: 495–501, 2006.
72. **Tang JE, Perco JG, Moore DR, Wilkinson SB, and Phillips SM.** Resistance training alters the response of fed state mixed muscle protein synthesis in young men. *American Journal of Physiology Regulatory Integrative and Comparative Physiology* 294: R172–178, 2008.
73. **Tesch PA.** Skeletal muscle adaptations consequent to long-term heavy resistance exercise. *Medicine & Science in Sports & Exercise* 20: S132–134, 1988.
74. **Tesch PA, Komi PV, and Hakkinen K.** Enzymatic adaptations consequent to long-term strength training. *International Journal of Sports Medicine* 8 (Suppl 1): 66–69, 1987.
75. **Thalacker-Mercer A, Stec M, Cui X, Cross J, Windham S, and Bamman M.** Cluster analysis reveals differential transcript profiles associated with resistance training human muscle hypertrophy. *Physiological Genomics* 45: 499–507, 2013.
76. **Trappe TA, Carroll CC, Dickinson JM, LeMoine JK, Haus JM, Sullivan BE, et al.** Influence of acetaminophen and ibuprofen on skeletal muscle adaptations to resistance exercise in older adults. *American Journal of Physiology Regulatory Integrative and Comparative Physiology* 300: R655–662, 2011.
77. **Trappe TA, Ratchford SM, Brower BE, Liu SZ, Lavin KM, Carroll CC, et al.** COC inhibitor influence on skeletal muscle fiber size and metabolic adaptations to resistance exercise in older adults. *Journal of Gerontology* 71: 1289–1294, 2016.
78. **Tucci JT, Carpenter DM, Pollock ML, Graves JE, and Leggett SH.** Effect of reduced frequency of training and detraining on lumbar extension strength. *Spine* (Phila Pa 1976) 17: 1497–1501, 1992.
79. **Verbrugge S, Schonfelder M, Becker L, Nezhad F, de Angelis M, and Wackerhage H, et al.** Genes whose gain or loss of function increases skeletal muscle mass in mice: a systematic literature review. *Frontiers in Physiology* 9: 553, 2018.
80. **Wilkinson DJ, Hossain T, Hill DS, Phillips BE, Crossland H, Williams J, et al.** Effects of leucine and its metabolite B hydroxy B methylbutyrate on human skeletal muscle protein metabolism. *Journal of Physiology* 591: 2911–2923, 2013.
81. **Wilson JM, Marin PJ, Rhea MR, Wilson SM, Loenneke JP, and Anderson JC.** Concurrent training: a meta-analysis examining interference of aerobic and resistance exercises. *Journal of Strength and Conditioning Research* 26: 2293–2307, 2012

Design element credits: (test tubes): George Doyle/Stockbyte/Getty Images; (scientists using microscope): Digital Vision/Getty Images; (magnifying glass): Kick Images/Photodisc/Getty Images; (runners): Chris Ryan/OJO Images/age fotostock; (scientist using microscope): Ingram Publishing; (lightbulb): Amasterphotographer/Shutterstock

EXERCISE PHYSIOLOGY Theory and Application to Fitness and Performance

SECTION 2

건강과 체력의 생리학

Physiology of Health and Fitness

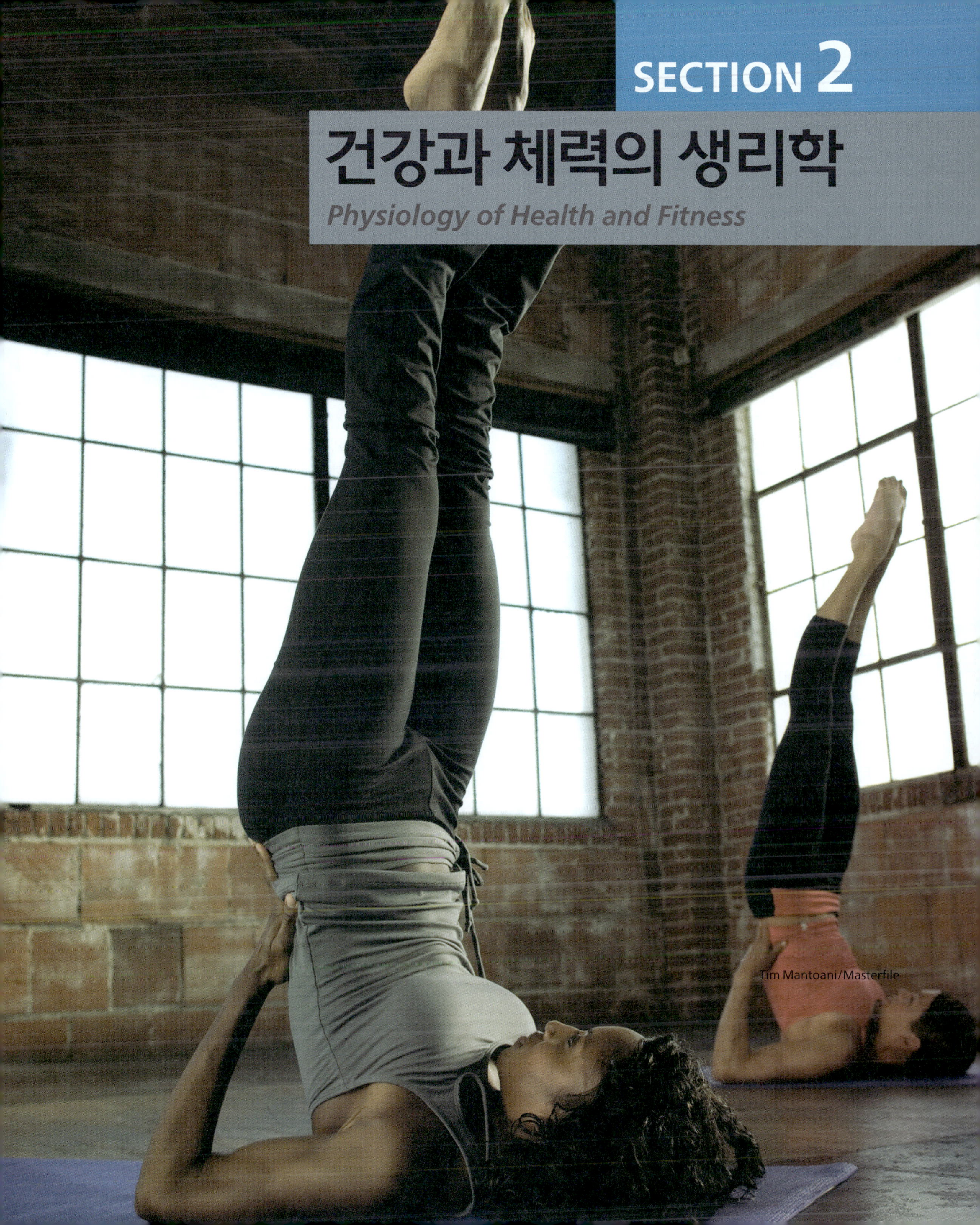

Tim Mantoani/Masterfile

15

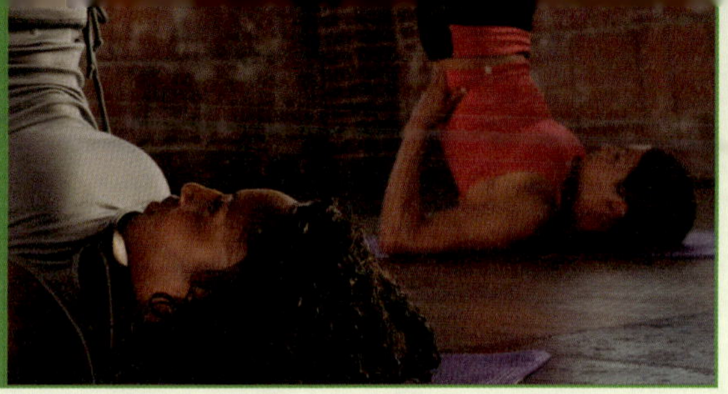

Tim Mantoani/Masterfile

운동이 약이다–1부: 만성 질환 예방

Exercise Is Medicine—Part 1: Prevention of Chronic Diseases

■ 학습 목표

이 장을 공부함으로써 다음과 같은 내용을 할 수 있어야 한다:

1. 건강과 수명의 주요 결정 요인에 대해 논의할 수 있다.
2. 다음 주요 용어를 정의할 수 있다: 인구 역학(epidemiology), 인구 운동 역학(exercise epidemiology), 신체 활동(physical activity, PA), 운동(exercise), 체력(physical fitness), 가벼운 신체 활동(light PA), 중등도 신체 활동(moderate PA), 격렬한 신체 활동(vigorous PA), 좌식 행동(sedentary behavior, SB), 신체 활동 부족(physical inactivity), 위험비(hazard ratio)
3. 장시간 좌식 행동이 사망률에 미치는 영향을 분석하고, 신체 활동이 이러한 위험을 어떻게 줄일 수 있는지 설명할 수 있다.
4. 장시간 좌식 행동과 관련된 세 가지 만성 질환을 식별할 수 있다.
5. 동맥경화를 정의하고, 동맥경화성 플라크의 축적이 심장으로의 혈류를 감소시키는지에 대한 이유를 설명할 수 있다.
6. 내장 지방 증가와 만성 질환 사이의 생물학적 연관성을 논의할 수 있다.
7. 미국 스포츠 의학회(American College of Sports Medicine)의 “Exercise is Medicine(운동이 약이다)” 초기 목표에 대해 알아볼 수 있다.
8. 신체 활동 수준과 사망률 간의 관계를 시각적으로 나타낸다. 그래프에 권장 신체 활동량과 권장 운동 가이드라인을 3~10배 초과하는 지점을 표시할 수 있다.
9. 규칙적인 신체 활동이 장시간 좌식 행동 시간과 사망률 간의 유해한 연관성을 완화하거나 제거할 수 있는지 논의할 수 있다.
10. 중등도 및 격렬한 신체 활동의 건강상의 효과을 검토할 수 있다.
11. 신체 활동이 관상 동맥 질환(CHD), 암, 제2형 당뇨병의 발병 위험에 미치는 영향을 논의할 수 있다.
12. 유산소 신체 활동이 CHD, 암, 당뇨병, 알츠하이머병, 뇌졸중의 발병 위험을 줄이는 기전을 설명할 수 있다.
13. 저항성 운동이 사망률과 만성 질환 위험에 미치는 영향을 설명할 수 있다.
14. 저항성 운동이 사망률 및 암과 제2형 당뇨병의 위험을 어떻게 줄이는지 설명할 수 있다.

■ 학습 목차

인구 운동 역학에서 사용되는 주요 용어
장시간 좌식 행동이 일반 사망률과 만성 질환의 위험을 증가시킨다
- 장시간 좌식 행동이 사망률을 증가시킨다
- 좌식 행동은 관상 동맥 질환으로 인한 사망 위험을 증가시킨다
- 장시간 좌식 행동과 만성 질환 사이의 생물학적 연결고리

운동이 약이다
유산소 신체 활동이 사망률을 줄인다
- 유산소 신체 활동이 만성 질환 사망 위험을 감소시켜 사망률을 낮춘다

유산소 신체 활동과 만성 질환 발생률 감소의 생물학적 연결고리
- 관상 동맥 질환에 대한 보호: 유산소 운동의 심혈관 효과
- 유산소 신체 활동이 암 위험을 줄인다
- 유산소 신체 활동은 COVID-19로 인한 중증 질환 또는 사망을 예방한다
- 유산소 신체 활동은 뇌졸중 위험과 뇌졸중으로 인한 뇌 손상을 줄인다
- 유산소 신체 활동의 알츠하이머병 예방 효과
- 유산소 신체 활동/운동은 대사 건강을 개선하고 제2형 당뇨병을 예방한다

저항성 운동이 사망률을 감소시킨다
- 저항성 운동이 제2형 당뇨병 및 암으로 인한 사망 위험을 낮춰 사망률을 감소시킨다

저항성 운동과 사망률 감소의 생물학적 연관성
- 제2형 당뇨병 예방과 저항성 운동의 연관기전
- 저항성 운동과 암 위험 감소의 연관기전

■ 핵심 용어

고강도 신체 활동(vigorous physical activity)
신체 비활동(physical inactivity)
신체 활동(physical activity)
알츠하이머병(Alzheimer's disease)
운동(exercise)
위험비(hazard ratio)
인구 역학(epidemiology)
인구 운동 역학(exercise epidemiology)
저강도 신체 활동(light physical activity)
전이(metastasis)
좌식 행동(sedentary behavior)
죽상동맥경화증(atherosclerosis)
중강도 신체 활동(moderate physical activity)
체력(physical fitness)

건강과 장수의 주요 결정 요인의 90%는 유전, 환경 요인, 그리고 생활 습관과 관련이 있다(그림 15.1). 유전적 요인은 우리가 통제할 수 없기 때문에, 환경 요인과 행동 요인에 집중하는 것이 건강을 개선하고 수명을 늘리는 주요 목표가 된다. 이와 관련하여, 질병에 대한 환경적 영향을 줄이기 위한 의미 있는 진전이 이루어졌으며, 이러한 중재전략에는 개인 위생 개선과 물과 공기의 질 향상이 포함된다. 반면, 질병 위험을 증가시키는 개인의 행동 변화에 대한 진전은 부족하다. 생활 습관이 건강과 장수의 결정 요인 중 40%를 차지하기 때문에 이에 대한 개선이 필요하다(그림 15.1). 건강과 장수에 주요 기여를 하는 두 가지 생활 습관은 신체 활동(PA)과 식단이다. 따라서 "Physiology of Health and Fitness(건강과 체력의 생리학)"의 이번 섹션에서는 신체 활동과 영양에 중점을 둔다. 이번 15장에서는 신체 비활동과 신체 활동이 건강과 장수에 미치는 영향을 강조한다. 다음 장(16장)에서는 만성 질환 치료에서 운동의 유익한 효과를 논의하며, 17장에서는 건강과 체력을 개선하기 위한 저항성 운동과 유산소 운동에 대한 권장 운동 처방에 대해 자세히 다룬다. 이 단원의 마지막 장(18장)에서는 영양이 건강과 체중 관리에 미치는 중요성에 대해 다룬다.

이번 장 "운동이 약이다–1부: 만성 질환 예방"에서는 규칙적인 신체 활동의 효과에 초점을 맞춘다. 또한 우리는 신체 비활동이 여러 만성 질환의 위험을 증가시킨다는 사실을 논의하고, 규칙적인 운동이 만성 질환과 사망률을 낮춘다는 점을 강조한다. 사실 운동이 건강에 중요하다는 개념은 새로운 내용이 아니다. 그리스 의사 히포크라테스(c460~370 BC)는 "먹는 것만으로는 건강을 유지할 수 없다; 운동도 해야 한다"고 했다(9). 규칙적인 운동이 건강을 증진시킨다는 믿음은 오래전부터 있었지만, 규칙적인 운동이 만성 질환의 위험을 감소시킨다는 연구는 지난 30년 동안에 주로 등장했다. 이번 장에서는 신체 비활동/좌식 행동이 건강에 미치는 부정적인 면을 검토하고, 유산소 운동과 저항성 운동이 사망률과 만성 질환의 위험을 낮춘다는 강력한 근거를 강조한다. 먼저 이번 장에서 사용되는 주요 용어들을 정의해 보자.

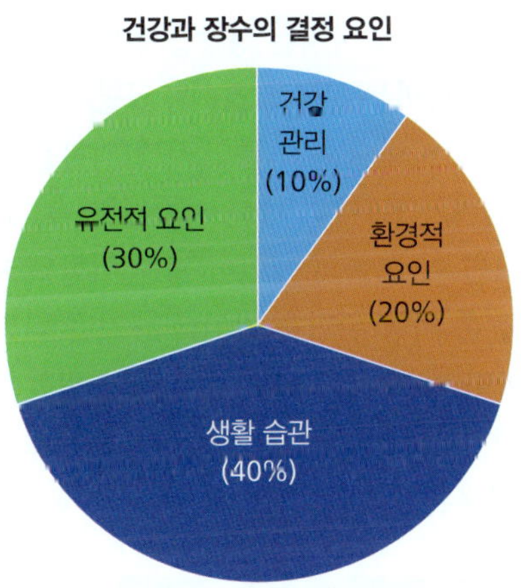

그림 15.1 건강과 장수의 결정 요인. 생활 습관이 건강과 장수에 가장 큰 단일 기여 요인임에 주목하라. 참고 문헌(90)에서 수정됨.
Schroeder, SA. We can do better-improving the health of the American people. *New England Journal of Medicine* 357: 1221–1228, 2007

인구 운동 역학에서 사용되는 주요 용어

신체 비활동과 운동이 건강과 질병에 미치는 영향을 논의하기 전에 인구 운동 역학과 이 분야에서 자주 사용되는 여러 용어를 정의해 보자. 먼저, **인구 역학**(epidemiology)은 건강과 질병의 패턴과 결정 요인을 연구하는 학문이다. 즉, 인구 역학은 건강과 질병에 기여하는 요인을 규명하는 학문이다. **인구 운동 역학**(exercise epidemiology)은 좌식 행동(SB)과 신체 활동(PA)이 건강과 질병 위험에 미치는 역할을 조사하는 인구 역학의 한 분야이다.

이제 인구 운동 역학에서 사용되는 여러 용어를 정의해 보자. 먼저, **신체 활동**(PA)은 골격근의 반복적인 수축에 의해 발생하는 신체의 모든 움직임으로, 에너지 소비를 상당한 수준으로 증가시키는 활동이다. 신체 활동의 범주에는 직업 활동, 여가 활동(예: 걷기, 자전거 타기, 정원 가꾸기), 가사일, 교통 활동(예: 직장까지 걷기, 달리기, 자전거 타기)이 포함된다. **체력**(physical fitness)은 사람들이 신체 활동을 수행할 수 있는 능력과 관련된 특성의 집합이다. **운동**(exercise)은 신체 활동의 하위 개념으로, 체력을 향상하거나 유지하려는 목표를 가진 계획된 신체 활동이다. 신체 활동과 운동의 차이는 미묘하지만, 모든 형태의 신체 활동이 체력 수준을 향상시키기 위해 구조화된 것은 아니며(예: 직업적 및 가사 관련 신체 활동), 이러한 유형의 신체 활동은 운동으로 분류되지 않는다. 이제 신체 활동의 다양한 강도와 관련된 용어를 논의해 보자.

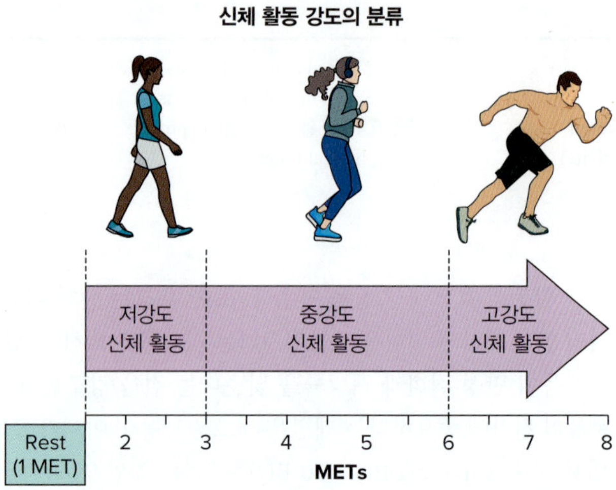

그림 15.2 신체 활동(PA) 강도의 세 가지 분류. 자세한 내용은 본문을 참조.

4장에서 운동 생리학자들이 정의한 운동 강도의 네 가지 범주를 논의했다. 그러나 인구 운동 역학자들은 운동 강도를 다르게 분류하고, 신체 활동을 대사율의 MET라는 단위를 사용하여 세 가지 범주(저강도, 중강도, 고강도 신체 활동)로 나눈다. 1장에서 언급했듯이, MET는 안정 시 대비 에너지 소비를 나타내는 용어이다. **저강도 신체 활동**은 1.6~2.9 MET의 에너지 소비를 요구하는 활동으로 분류된다. **중강도 신체 활동**은 3~5.9 MET의 에너지 소비를 요구하며, **고강도 신체 활동**은 6 MET 이상의 에너지 소비를 요구하는 근육 작용을 포함한다(그림 15.2). MET을 사용하여 신체 활동 강도를 설명하는 개념은 운동시간을 MET로 표현된 운동 강도로 곱하여 주당 총 신체 활동량을 계산하는 데도 사용할 수 있다. 계산 결과는 주당 MET-hr/wk으로 표현된다. 간단히 말해, MET-hr/wk는 신체 활동(PA) 중 총 에너지 소비량을 측정하는 지표이다. 예를 들어, 하루에 0.5시간씩 일주일 동안 6 MET 강도로 운동하면 총 PA 양은 다음과 같이 계산된다:

일일 운동량: 0.5시간 운동/일 × 6 METs = 3 MET-hours/day

주간 운동량: 3 MET-hours/day × 7일/주 = 21 MET-hr/wk

이 책의 17장에서는 성인을 위한 권장 운동 처방(신체 활동 가이드라인)을 자세히 다룰 것이다. 그러나, 현재 신체 활동 가이드라인에 대한 기본적인 이해는 이 장에서 논의할 운동의 건강상 이점을 이해하는 데 도움이 될 것이다. 간략히 말하면, 세계보건기구와 미국 보건복지부는 성인이 건강상의 효과를 누리기 위해 유산소 운동(즉, 지구력 활동)과 근력 운동을 모두 수행할 것을 권장한다. 유산소 신체 활동에 대한 권장 사항은 성인이 주당 150~300분의 중강도 활동 또는 주당 75~150분의 고강도 신체 활동을 수행해야 한다는 것이다(16, 74). 신체 활동 가이드라인의 하한선은 일주일에 7.5 MET-hour로 해석될 수 있으며, 상한선 권장량은 일주일에 15 MET-hour에 도달하는 것이다.

근력 운동(웨이트 트레이닝, 근력 훈련, 근력 강화 운동, 근육 강화 활동)에 대한 권장량은 모든 주요 근육 그룹을 포함하는 운동을 주 2회 이상 수행해야 한다는 것이다(16, 74). 이러한 유산소 및 근력 운동에 대한 신체 활동 가이드라인은 두 가지 유형의 신체 활동이 건강상의 효과를 제공한다는 연구 결과를 바탕으로 개발되었다.

이제 신체 활동 부족과 관련된 두 가지 중요한 용어를 정의해 보자. 먼저, **좌식 행동**은 에너지 소비가 ≤1.5 MET인 깨어 있는 동안의 모든 행동으로 정의된다. 예를 들어, 책상에 앉아 있거나, TV를 보거나, 쉬는 행동이 일반적인 좌식 행동 유형이다. 서서 일하는 것이 앉아서 일하는 것보다 유익하지만, 서 있을 때 소모되는 에너지는 좌식 행동(SB)보다 약간 높은 수준인 1.6 METs에 불과하다(즉, 1.6 MET).

신체 비활동은 좌식 행동과 구별된다. 개인이 신체 비활동으로 분류될 때, 이는 해당 개인이 권장 신체 활동 가이드라인(즉, 주당 150분의 중강도 PA)을 충족하지 못함을 의미한다. 또한, 개인은 좌식 행동과 신체 비활동을 모두 가질 수 있다. 즉, 일부 사람들은 좌식 행동(즉, 앉아 있는) 시간을 너무 많이 보내고, 규칙적으로 신체 활동을 수행하지 않기 때문에 신체 비활동으로도 분류된다.

마지막으로, 인구 운동 역학자가 신체 비활동이 사망률과 신체 활동이 제공하는 사망 위험 감소에 미치는 영향을 어떻게 계산하는지 알아보자. 신체 활동이 건강에 미치는 영향을 연구할 때, 인구 역학자는 비활동과 신체 활동이 일반적인 사망률이나 특정 질병으로 인한 사망률에 미치는 영향을 설명하기 위해 간단한 비율을 사용한다. **위험비**는 참조 그룹(즉, 일반적으로 평균 사망 위험을 가진 그룹)에 비해 개인 그룹의 사망 위험을 추정한 값이다. 예를 들어, 위험비가 1.0이면 평균 사망 위험을 나타낸다. 반면, 위험비가 1.2이면 이 그룹의 개인이 평균 위험을 가진 사람들에 비해 20% 더 높은 사망 위험을 가진다는 것을 의미한다. 따라서 위험비가 0.8이면 이 그룹이 20% 낮은 사망 위험을 가진다는 의미다. 이제 신체 비활동이 사망률과 특정 질환으로 인한 사망률에 미치는 영향을 논의해 보자.

요약 *In Summary*

- 인구 운동 역학은 좌식 행동과 신체 활동이 건강과 질병에 미치는 역할을 조사하는 역학의 한 분야다.
- 신체 활동은 골격근의 수축에 의해 발생하는 신체의 모든 움직임

으로, 에너지 소비를 상당 수준 증가시키는 활동이다. 운동은 신체 활동의 하위 개념으로, 체력을 향상하거나 유지하려는 목표를 가진 계획된 신체 활동이다.

- 인구 운동 역학자는 운동 강도를 MET의 배수를 사용하여 세 가지 범주(저강도, 중강도, 고강도 신체 활동)로 분류한다.
- 좌식 행동은 에너지 소비가 ≤1.5 MET인 깨어 있는 동안의 모든 행동으로 정의된다.
- 권장되는 양의 신체 활동량을 충족하지 않을 때 신체 비활동으로 분류된다.
- 위험비는 개별 그룹의 사망 위험을 참조 그룹과 비교한 값으로, 참조 그룹은 일반적으로 사망률의 평균 위험을 가진 그룹이다.

장시간 좌식 행동이 일반 사망률과 만성 질환의 위험을 증가시킨다

장시간 앉아 있는 행동(즉, 좌식 행동)과 신체 비활동이 여러 만성 질환과 사망률 증가의 위험 요인이라는 것은 잘 알려진 내용이다(42). 불행히도, 전 세계 인구 대부분이 매일 몇 시간씩 앉아 있으며 권장되는 신체 활동 가이드라인을 충족할 만큼의 신체 활동을 수행하지 않는다. 예를 들어, 168개국의 데이터에 따르면 전체 성인의 약 28%가 건강에 이득을 얻을 만큼 충분한 운동을 하지 않는다(31). 미국에서의 신체 비활동 유병률은 전 세계 평균보다 거의 3배 높다. 실제로, 미국 성인의 80%가 권장되는 신체 활동 가이드라인을 충족하지 못하고 있다(8). 따라서 신체 비활동은 미국뿐만 아니라 전 세계 여러 나라에서 주요한 건강 문제이다.

신체 활동 가이드라인을 충족하지 못하는 것 외에도 많은 직업이 책상에서의 장시간 앉아 있는 행동을 요구한다. 게다가 최근 몇십 년 동안 TV 시청과 전자 기기 사용 시간이 크게 증가했다. 직장에서의 앉아 있는 시간, 전자 기기 사용, 그리고 TV 시청은 사람들이 좌식 행동에 소비하는 시간을 현저히 증가시켰다. 다음 절에서는 장시간 앉아 있는 행동이 사망률과 여러 만성 질환의 주요 위험 요인이라는 강력한 근거를 보여준다.

장시간 좌식 행동이 사망률을 증가시킨다.

좌식 행동(즉, 장시간 앉아 있는 행동)이 건강에 해롭다는 최초의 보고는 1953년에 발표되었으며, 이 획기적인 연구는 런던 버스 운전사들이 관상 동맥 질환(CHD)의 위험이 평균보다 높다는 것을 보여주었다(61). 이 중요한 연구는 장시간 앉아 있는 행동이 주요한 건강 위험 요소임을 확인하는 많은 후속 연구들을 촉발했다. 실제로, 현재는 좌식 행동과 신체 비활동이 매년 전 세계적으로 500만 명 이상의 사망을 초래한다고 추정된다(47).

앞서 언급했듯이, 오늘날 성인들은 컴퓨터 앞에서 보내는 시간과 텔레비전 시청으로 인해 매우 좌식적인 생활을 하고 있다. 실제로 연구에 따르면 고소득 국가의 성인들은 깨어 있는 시간 대부분을 좌식 상태로 보낸다(52). 불행히도, 장시간 앉아 있는 시간은 사망률을 크게 증가시킨다(24). 이 내용에 대해 더 자세히 살펴보자.

최근 보고서에서는 앉아 있는 시간이 사망률에 미치는 영향을 알아보기 위해 대규모 데이터를 분석했다(24). 이 연구들은 2년에서 18년 동안 추적된 100만 명 이상의 남성과 여성을 포함한다. 결과는 그림 15.3에 요약되어 있다. 그림 15.3의 핵심 내용은 장시간 앉아 있는 행동이 사망률을 증가시키며, 일일 앉아 있는 시간이 길어질수록 사망 위험이 증가한다는 것이다. 예를 들어, 좌식 행동이 적은 기준 그룹(즉, 하루 2시간 미만 앉아 있는 그룹)에 비해, 하루 4~6시간 앉아 있는 경우 사망 위험이 30% 증가한다. 앉아 있는 시간이 하루 6~8시간으로 늘어나면 사망률이 기준 그룹보다 36% 증가한다. 마지막으로, 하루 8시간 이상 앉아 있

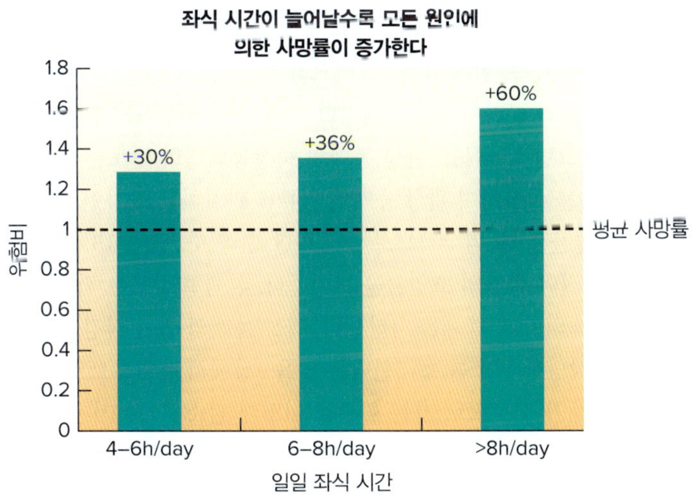

그림 15.3 일일 좌식 시간에 따른 사망률 증가. 이 비교에서 참조 그룹은 하루에 2시간 미만 앉아 있는 사람들이다(24, 39).

데이터 출처: Ekelund U, Steene-Johannessen J, Brown WJ, Fagerland MW, Owen N, Powell KE, Bauman A, Lee IM, Lancet Physical Activity Series 2 Executive C, Lancet Sedentary Behaviour Working G. Does physical activity attenuate, or even eliminate, the detrimental association of sitting time with mortality? a harmonised meta-analysis of data from more than 1 million men and women. *Lancet* 388: 1302–1310, 2016; Katzmarzyk PT, Ross R, Blair SN, Despres JP. Should we target increased physical activity or less sedentary behavior in the battle against cardiovascular disease risk development? *Atherosclerosis* 311: 107-115, 2020.

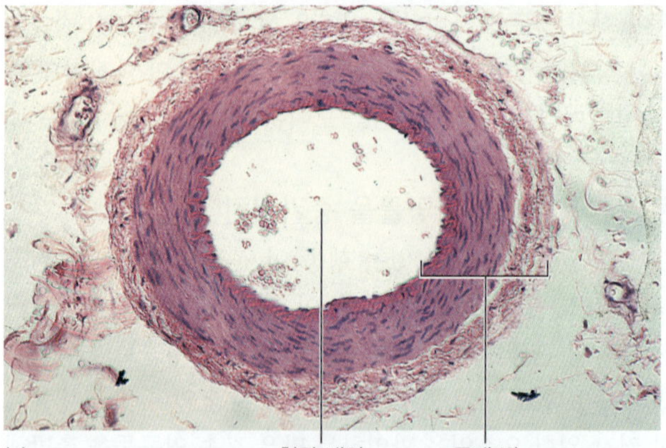

(a)

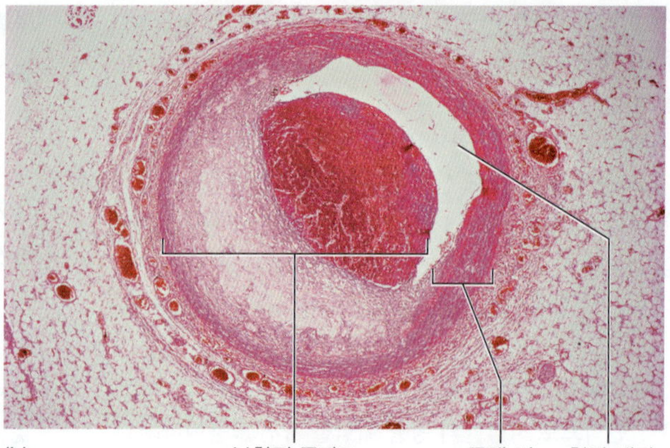

(b)

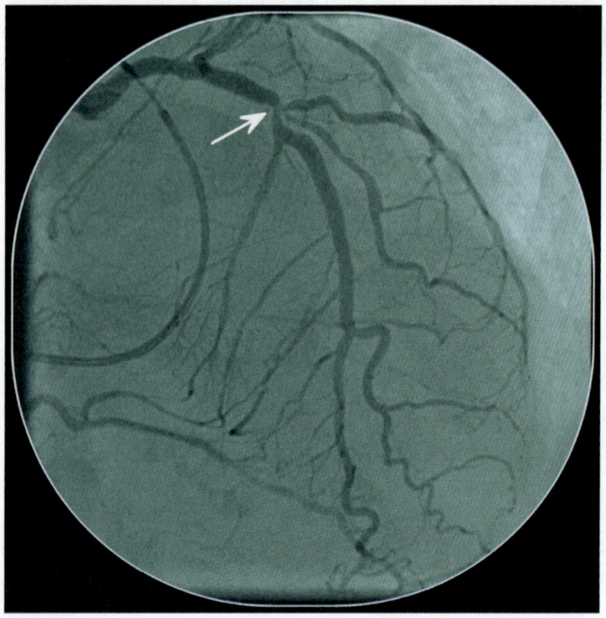

(c)

그림 15.4 관상 동맥 죽상동맥경화증. 정상(*a*)과 질병이 있는(*b*) 동맥의 단면을 상단의 두 사진에 보여주고 있다. 하단 사진(*c*)은 관상 동맥의 혈관 조영술을 나타낸다. "화살표"는 동맥이 죽상동맥경화증으로 인해 60% 막힌 부위를 가리키고 있다. 이미지 출처(그림 15.5): Powers/Howley, Quindry의 11판

(a) Ed Reschke/Stone/Getty Images; (b) Image Source/Getty Images; (c) kalewa/Shutterstock

는 경우 사망률이 60% 증가한다. 이 결과는 좌식 행동 시간을 제한하는 것이 얼마나 중요한지를 강조한다. 장시간 앉아 있는 행동과 사망률 사이의 생물학적 연결고리는 좌식 행동이 관상 동맥 질환, 뇌졸중, 제2형 당뇨병, 치매, 그리고 일부 암을 포함한 많은 만성 질환의 위험을 증가시킨다는 것이다(20, 21, 42, 45, 68, 108, 109). 관상 동맥 질환이 여전히 많은 나라에서 주요 사망 원인으로 남아 있기 때문에, 좌식 행동과 관상 동맥 질환으로 인한 사망 위험 증가 사이의 생물학적 연결고리에 대해 알아보자.

좌식 행동은 관상 동맥 질환으로 인한 사망 위험을 증가시킨다

심혈관 질환은 심장 내부와 외부의 혈관과 관련된 다양한 질환을 포함한다. 심혈관 질환과 관련된 여러 문제는 동맥 내벽의 지방 플라크 축적으로 인해 동맥이 좁아지는 진행성 질환인 **죽상동맥경화증**과 관련이 있다. 관상 동맥의 죽상동맥경화증(즉, 관상 동맥 질환: CHD)은 그림 15.4에 나와 있다. 건강한 동맥 단면의 정상적인 공간(즉, 혈관 내부)과 비교하여(그림 15.4(*a*)), 질병에 걸린 혈관 내의 공간은 죽상동맥경화 플라크로 인해 거의 완전히 막혀 있다(그림 15.4(*b*)). 관상 동맥의 죽상동맥경화 정도는 조영제와 X-ray를 사용하여 관상 동맥의 혈류를 관찰하는 절차인 관상동맥조영술을 통해 임상적으로 시각화할 수 있다. 그림 15.4c는 관상 동맥 질환 환자의 조영술을 보여준다. 흰색 화살표는 좌전하행 관상 동맥의 60% 폐쇄를 나타낸다. 관상 동맥의 혈관 직경 감소는 혈류의 상당한 감소를 초래한다는 것을 9장에서 배웠으므로, 관상 동맥 폐쇄가 심장으로 가는 혈류를 어떻게 감소시키는지 쉽게 이해할 수 있다. 이러한 관상 동맥 혈류 감소는 신체 활동/운동 중에

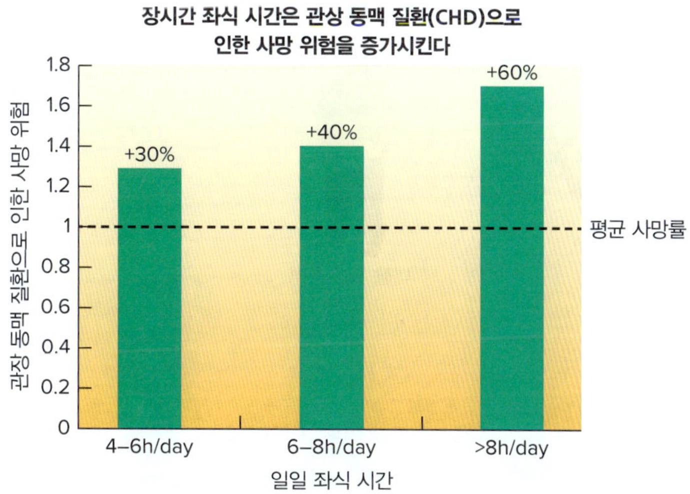

그림 15.5 장시간 앉아 있는 시간은 관상 동맥 질환(CHD)으로 인한 사망 위험을 증가시킨다. 평균 사망 위험의 기준 그룹은 하루에 2시간 이하로 앉아 있는 사람들이다.

데이터 출처: Katzmarzyk PT, Ross R, Blair SN, and Despres JP. Should we target increased physical activity or less sedentary behavior in the battle against cardiovascular disease risk development? *Atherosclerosis* 311: 107 – 115, 2020.

심장에서의 산소와 영양소 필요가 증가할 때 특히 문제가 된다.

진행된 관상 동맥 질환(CHD)은 심근경색(심장마비)으로 인한 사망을 초래할 수 있다. 심장마비는 종종 관상 동맥 내부에 축적된 플라크의 파열로 발생하며, 이 플라크의 파열은 혈전을 유발하여 심장 근육으로의 혈류를 차단한다. 혈류의 장기간 중단(허혈이라고 함)은 심근세포를 손상시키고 파괴하여 심근경색을 초래할 수 있다(77). 또한, 장시간의 심근 허혈은 치명적인 심장 부정맥을 초래할 수 있다(77).

신체 비활동과 좌식 행동은 모두 관상 동맥 질환(CHD)의 주요 위험 요소이다. 실제로 그림 15.5에서 보여주듯이, 장시간 앉아 있는 시간이 CHD로 인한 사망 위험을 크게 증가시킨다. 예를 들어, 하루에 2시간 미만으로 앉아 있는 사람들과 비교했을 때, 하루에 4~6시간 앉아 있는 것은 CHD로 인한 사망 위험을 30% 증가시킨다. 더 나아가, 앉아 있는 시간이 더 길어질수록 CHD로 인한 사망 위험은 더욱 증가한다. 예를 들어, 앉아 있는 시간이 하루 6~8시간으로 늘어나면 CHD로 인한 사망 위험이 40% 증가하고, 8시간 이상 앉아 있는 경우 CHD로 인한 사망 위험이 평균보다 60% 증가한다. 따라서, 이러한 결과는 장기간의 좌식 행동(즉, 앉아 있는 시간)이 CHD로 인한 사망 위험 증가로 인해 사망률을 증가시킨다는 것을 보여준다. 또한 장시간 좌식 행동은 암, 제2형 당뇨병 등 여러 다른 만성 질환의 위험도 증가시켜 사망률을 높인다. 그렇다면, 장시간의 좌식 행동이 만성 질환의 위험을 증가시키는 생물학적 연관성은 무엇인가?

장시간 좌식 행동과 만성 질환 사이의 생물학적 연결고리

장시간 좌식 행동의 건강 영향은 수십 년 동안 활발히 연구되었다. 좌식 행동과 만성 질환은 여러 측면에서 연결되어 있지만, 중요한 연결고리는 복부(즉, 내장) 지방의 증가이다. 실제로, 신체 비활동과 내장 지방 증가 사이의 직접적인 연결고리가 인간과 다른 동물에서 입증되었다(46, 66). 내장 지방의 증가는 심혈관 질환, 제2형 당뇨병, 치매, 대장암, 유방암 등 여러 만성 질환의 위험이 높아지는 것과 관련이 있다(70, 76). 당연히 내장 지방의 증가는 사망률 증가와도 연결되어 있다(70, 76).

내장 지방이 증가하면 어떻게 만성 질환의 위험이 증가하는가? 내장(백색) 지방세포가 중성지방 증가로 인해 크기가 커질 때, 이 세포들은 수많은 염증성 분자를 혈액으로 방출한다(72). 혈액 내 염증 분자가 증가하면 만성적인 전신 염증이 발생하며, 이는 제2형 당뇨병, 죽상동맥경화증, 알츠하이머병, 골격근 위축 등의 건강 문제의 위험 요인이 된다(그림 15.6)(70, 72). 만성 염증과 이 질환들 사이의 연결 기전은 복잡하지만, 만성 염증은 비정상적인 세포 신호를 유발하고 세포에 대한 자유 라디칼 매개 산화 손상을 증가시켜 장기를 손상시킬 수 있다. 염증과 질병에 대한 자세한 내용은 추천 문헌 중 Pedersen(2019)을 참조.

수많은 전임상 및 임상 연구를 통해 좌식 행동과 그로 인한 만성 염증이 골격근에 부정적인 영향을 미친다는 것을 확인했다. 예를 들어, 장기간의 신체 비활동은 골격근 위축, 미토콘드리아 기능 장애, 자유 라디칼 증가, 그리고 근섬유의 중성지방과 포도당 흡수 능력의 손상을 촉진한다(11, 33, 38, 58, 102). 더욱이, 4시간

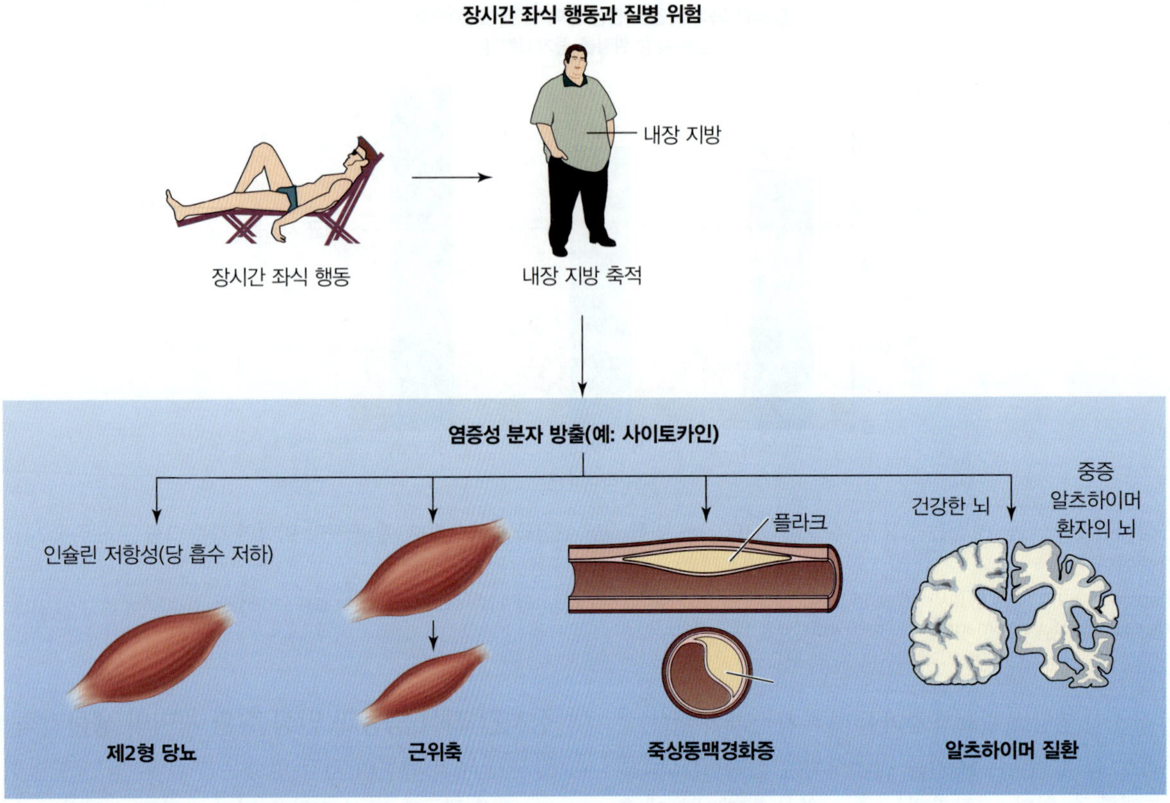

그림 15.6 장시간의 좌식 행동은 여러 만성 질환과 근위축의 위험을 증가시킨다.

의 좌식 행동만으로도 근육 유전자 발현에 상당한 변화를 일으키며, 이러한 변화는 수축 단백질과 미토콘드리아 생합성과 관련된 유전자 발현의 감소를 포함한다(10). 이러한 결과는 장기간 좌식 행동으로 인한 많은 대사 장애가 골격근 내에서 발생한다는 것을 보여준다(45)(그림 15.7).

마지막으로, 연구들은 하루의 좌식 행동(예: 8시간 앉아 있는 것)이 고밀도 지단백(즉, HDL, 좋은 콜레스테롤)의 혈중 농도를 감소시키고 순환 중성지방의 수치를 증가시킨다는 것을 밝혀냈다(11, 40). 이 모든 변화는 혈액 지질의 변화와 만성 염증이 결합되어 죽상동맥경화 플라크를 증가시킨다.

요약 *In Summary*

- 장시간 좌식 행동은 여러 만성 질환과 사망률을 증가시킨다. 일일 좌식 행동 시간이 길어질수록 사망 위험이 증가한다.
- 장시간 앉아 있는 행동과 사망률 사이의 생물학적 연결고리는 좌식 행동이 관상 동맥 질환, 뇌졸중, 제2형 당뇨병, 치매, 일부 암을 포함한 많은 비전염성 질환의 위험을 증가시키기 때문이다.
- 좌식 행동과 만성 질환 사이의 중요한 생물학적 연결고리는 장기간의 비활동이 내장 지방의 증가를 촉진한다는 것이다. 내장 지방의 증가는 사망률과 여러 만성 질환(예: 심혈관 질환, 제2형 당뇨병, 치매, 대장암, 유방암)의 위험 증가와 관련이 있다.
- 내장 지방의 증가는 혈액 내 여러 염증성 분자의 방출로 이어진다. 혈액 내 염증 분자의 증가는 만성적인 전신 염증을 일으키며, 이는 제2형 당뇨병, 암, 죽상동맥경화증, 알츠하이머병, 골격근 소모(muscle wasting) 등의 여러 질환의 위험 요인이 된다.

운동이 약이다

앞서 논의한 바와 같이, 신체 비활동은 여러 만성 질환과 사망률의 위험을 증가시킨다. 신체 비활동이 문제라면, 규칙적인 신체 활동/운동이 해결책일까? 확실히 그렇다. 예를 들어, 저명한 의학 저널에서는 신체 활동만큼 여러 인체 장기에 긍정적인 영향을 미치는 약물이 없다고 결론지었다(50). 이 주장은 규칙적인 신체 활동/운동이 사망률을 감소시키고 여러 만성 질환으로 인한 사망 위험을 낮춘다는 많은 연구에 의해 뒷받침된다(2, 42, 45). 규칙적인 신체 활동이 주요 건강 효과를 제공한다는 강력한 근거는 미국 스포츠의학회(ACSM)로 하여금 "운동이 약이다" 캠페인을 시작하는 계기가 됐다. 이 캠페인의 초기 목표는 의사 및 기타 의료 제공자들에게 신체 활동의 건강 효과에 대해 알리고, 이들이 환자에게 운동을 처방하도록 장려하는 것이었다(87, 104). 2007년 이 프

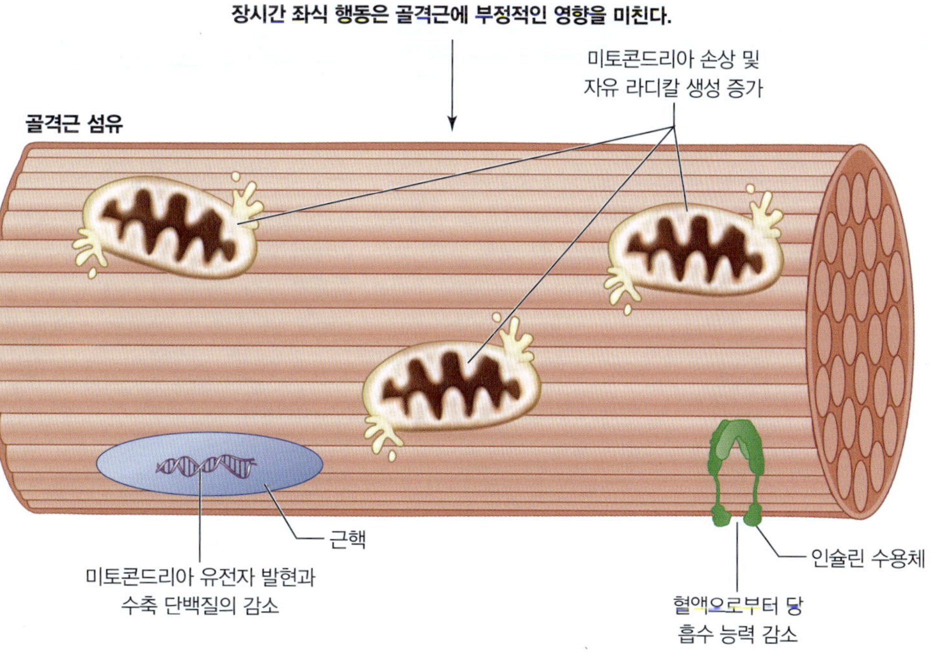

그림 15.7 장시간 좌식 행동은 골격근 건강에 부정적인 영향을 미친다.

로그램이 시작된 이후로 "운동이 약이다" 캠페인의 목표가 더욱 확장되었다. 더 자세한 내용은 전문가에게 묻기 15.1을 참조하기 바란다.

다음 절에서는 규칙적인 유산소 신체 활동/운동이 사망률과 만성 질환 발생 위험을 줄이는 근거를 요약한다. 또한, 유산소 신체 활동/운동의 양과 강도 사이의 용량-반응 관계와 질병 위험 감소에 대해 논의한다. 마지막으로 유산소 신체 활동/운동과 건강을 연결하는 생물학적 기전에 대해 논의한다. 먼저 신체 활동/운동의 증가가 사망률을 줄이는 근거를 살펴보자.

유산소 신체 활동이 사망률을 줄인다

규칙적인 유산소 직업 관련 신체 활동이 사망률을 줄인다는 첫 번째 주요 연구는 약 70년 전에 발표되었다(61). 이 초기 보고서 이후, 많은 연구들이 규칙적인 신체 활동이 사망률을 줄인다는 것을 확인하였다(42). 이러한 중요한 연구들은 신체 활동의 건강 효과에 대한 우리의 이해를 형성하는 데 중요한 역할을 했다. 운동과 건강 분야에 주요 기여를 한 여러 연구자들은 "과학에서 중요한 인물 되돌아보기"에 강조되어 있다.

운동의 건강상 이점을 논의하기 위해, 규칙적인 신체 활동이 전체 사망률에 미치는 영향을 살펴보자. 그림 15.8은 신체 활동과 사망률 사이의 관계를 보여준다. 이 그림은 네 가지 주요 포인트를 제공한다. 첫째, 낮은 수준의 신체 활동(예: 3 MET-hr/wk)도 사망률을 약 20% 줄인다(59). 둘째, 미국 신체 활동 가이드라인에 따른 권장 신체 활동량(즉, 7.5 MET-hr/wk)을 충족하면 사망률이 약 30% 감소한다. 중요한 점은 이 위험 감소가 유산소 신체 활동의 최대 효과의 약 75%에 해당한다는 것이다. 셋째, 권장 신체 활동량의 세 배를 수행하면 신체 활동으로 인한 최대 사망률 감소 효과를 얻을 수 있으며, 이 수준의 활동은 사망률을 37% 줄인다(59). 마지막으로, 그림 15.8은 권장 최소 신체 활동량의 10배를 수행해도 세 배 권장량을 수행했을 때 관찰된 것 이상으로 추가적인 건강 효과를 얻을 수 없음을 보여준다. 주목할 점은 이러한 높은 수준의 신체 활동(즉, 10배 권장량)을 수행해도 사망률 위험이 증가하지 않는다는 것이다. 요약하자면, 권장 신체 활동 가이드라인을 충족하는 것은 상당한 건강 효과를 제공하며 사망률을 30% 줄인다. 그러나 권장 신체 활동량의 세 배를 수행하면 최대 건강 효과를 얻을 수 있으며, 사망률을 37% 줄인다(59).

지나치게 많은 양의 유산소 운동을 하면 전체 사망률의 위험을 증가시킬 가능성이 있을까? 이 질문에 대한 답은 여전히 알 수 없다. 이는 극단적인 수준의 운동 훈련이 전체 사망률에 미치는 영향에 대한 연구가 충분히 이루어지지 않았기 때문이다. 앞서 논의한 바와 같이, 개인은 권장 운동량의 최대 10배에 이르는 운동을 수행하더라도 전체 사망률 위험을 증가시키지 않을 수 있다(그림 15.8)(24). 따라서 현재 근거는 권장량의 10배까지의 활동은 해로운 영향을 미치지 않는다는 것을 보여주지만, 10배를 초과하는 극단적인 운동이 건강에 부정적인 영향을 미치는지 여부

전문가에게 묻기 15.1

운동이 약이다: Dr. Robert Sallis와의 질문과 답변

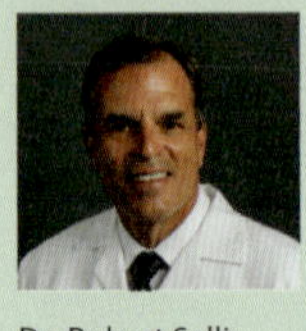

Dr. Robert Sallis

Robert Sallis MD는 캘리포니아 폰타나에 있는 Kaiser-Permanente Fontana Medical Center의 가정의학/스포츠의학 의사이다. Dr. Sallis는 신체 활동이 건강에 미치는 효과에 대한 국제적으로 인정받는 전문가이다. 그는 미국 스포츠의학회 회장 재임 중에 "운동은 약이다(EIM)" 프로그램을 시작했다. 이 상징적인 캠페인은 전 세계적으로 확산되어 신체 활동/운동의 건강 효과에 대한 인식을 높이려는 목표를 가지고 있다. Dr. Sallis는 "EIM" 캠페인과 규칙적인 신체 활동/운동의 건강 효과에 대해 질문에 답변한다.

질문: EIM 캠페인을 만들게 된 동기는 무엇인가?

답변: 미국 스포츠의학회의 오랜 회원으로서, 나는 신체 활동과 건강 사이의 강력한 연결을 증명하는 연구에 매료되었다. 가정의학과 의사로서, 만약 같은 수준의 연구가 약물의 효과를 입증하는 약을 가지고 있었다면, 나는 그것을 모든 환자에게 처방했을 것이다. 사실, 특히 만성 질환을 앓고 있거나 이 질환의 고위험군인 환자에게 처방하지 않는 것은 직무 태만으로 간주될 수 있다. 그렇다면 왜 운동에 대해서는 그렇게 하지 않았을까? 특히 이 "약물"이 무료라는 사실을 감안할 때 말이다.

질문: EIM 프로그램의 목표는 무엇이며, 최근 대학생들을 대상으로 한 EIM 캠페인에는 어떤 것이 있는가?

답변: EIM 캠페인의 초기 목표는 오늘날에도 여전히 중요하다. 그것은 모든 환자에게 질병 예방과 치료 패러다임의 한 부분으로 신체 활동 평가와 운동 처방을 만드는 것이다. 이를 실현하기 위해, 모든 환자에게 일반적인 운동 습관에 대해 두 가지 질문을 하는 신체 활동 생체징후(PAVS)의 사용을 적극적으로 추진해왔다. 첫 번째 질문은 "평균적으로, 일주일에 며칠 중등도 또는 격렬한 운동을 하시나요?" 두 번째 질문은 "운동하는 날에는 그 강도에서 몇 분 동안 운동을 하나요?" 이 답변들은 곱하여 환자가 매주 수행하는 운동 시간을 산출한다. 환자들은 미국 신체 활동 가이드라인을 준수한 것에 대해 격려받거나, 주당 150분의 신체 활동 목표에 도달하도록 권고한다.

최근에는 EIM이 대학가 캠페인을 시작하여, 모든 학생들이 평생의 건강 계획을 가지고 대학을 졸업하는 목표를 설정했다. 이것은 기본적이면서도 중요한 일이지만, 학생들이 왜 운동을 해야 하는지, 그리고 피트니스 상태를 유지하기 위해 정확히 무엇을 해야 하는지를 배우는 학생이 거의 없다는 것은 놀라운 일이다. 또한, 대학은 학생들이 활발히 활동할 수 있도록 해야 하며, 다양한 활동 장소를 제공해야 한다. 신체 활동은 캠퍼스 생활의 필수적인 부분이어야 한다.

질문: EIM 캠페인이 15년 넘게 시행되고 있다. 현재까지 EIM의 가장 중요한 성과는 무엇인가?

답변: 가장 중요한 성과는 PAVS의 개발과 보급이라고 생각한다. 그 결과, 점점 더 많은 의료 전문가들이 이제 환자의 운동 습관에 대해 정기적으로 묻고 주당 150분 이상의 중등도 또는 격렬한 신체 활동 가이드라인을 준수하도록 권장하고 있다. 내가 30년 이상 근무한 Kaiser Permanente는 PAVS를 채택한 최초의 주요 의료 기관이었으며, 거의 500만 명의 환자들에게 매 외래 방문 시 이러한 질문을 하고 있다. 이를 통해 의사와 기타 의료 제공자가 각 환자와 운동과 그 중요성에 대해 쉽게 대화를 시작할 수 있다.

게다가, EIM은 전 세계 40개국에 3개의 지역 센터와 인디애나폴리스의 글로벌 센터를 두고 확산되었다. 이 네트워크는 아이디어 공유와 전 세계적인 협력에 있어 큰 자산이 되었다. 동시에, EIM 캠퍼스 캠페인은 전 세계 280개 이상의 캠퍼스로 확산되어, 많은 학생들이 신체 활동의 평생 중요성을 이해하며 대학을 졸업하도록 보장하고 있다.

질문: 뛰어난 경력을 통해, 당신은 건강을 개선하고 만성 질환의 위험을 줄이기 위해 생활 습관으로서 운동을 지지해 왔다. 규칙적인 신체 활동에 참여해야 하는 세 가지 주요 이유는 무엇이라고 생각하는가?

답변: 나열할 이유가 너무 많아서 세 가지로 제한하기가 어렵다. 그러나 가장 중요한 이유는 운동이 우리를 기분 좋게 만들고 즉각적으로 에너지를 증가시킨다는 사실이다. 두 번째 이유는 운동이 거의 모든 만성 질환을 예방하고 치료할 수 있다는 것이다. 마지막으로, 규칙적으로 운동하는 사람들이 그렇지 않은 사람들보다 더 오래 살 가능성이 높다는 것을 알고 있다. 나는 신체 비활동이 우리 시대의 주요 공중 보건 문제라고 믿으며, 우리가 그것을 바꾸기를 바란다.

는 아직 알려져 있지 않다.

규칙적인 유산소 신체 활동이 사망률을 줄이는 것이 분명하다면, 신체 활동이 수명을 연장하는 것도 당연한 결과이다. 그림 15.9는 비교적 적은 양의 신체 활동도 수명을 거의 2년 연장한다는 것을 보여준다. 더 나아가, 권장 신체 활동량을 수행하면 수명이 거의 3년 연장되며, 20~30 MET-hr/wk를 수행하면 4년의 수명을 추가로 얻을 수 있다(59).

장시간 좌식 행동과 관련된 사망률 증가에 대해 논의했다. 이제, 규칙적인 유산소 신체 활동/운동이 장시간 앉아있는 시간과 사망률 간의 유해한 연관성을 완화하거나 없앨 수 있는지에 대한 내용을 다뤄보자. 그 답은 "예"이다. 그러나 장시간 앉아있는 것의 부정적인 영향을 없애기 위해서는 권장되는 신체 활동 가이드

과학에서 중요한 인물 되돌아보기

Jeremy Morris, Ralph Paffenbarger, Jr., Steve Blair, Frank Booth, Victor Matsudo, Ulf Ekelund, 그리고 Bente Pedersen—운동과 건강 연구의 리더들

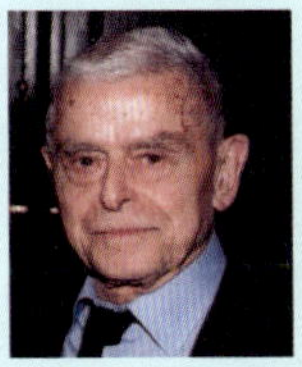
Dr. Jeremy Morris

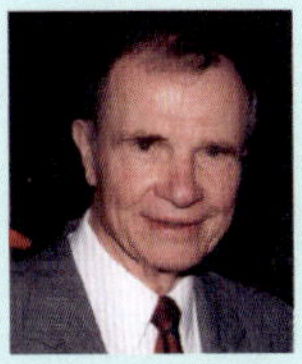
Dr. Ralph Paffenbarger

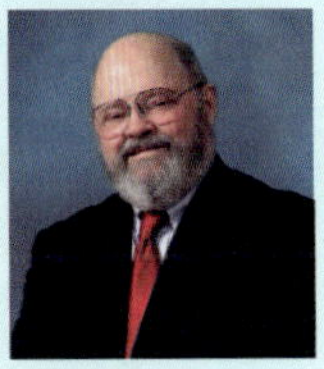
Dr. Steve Blair

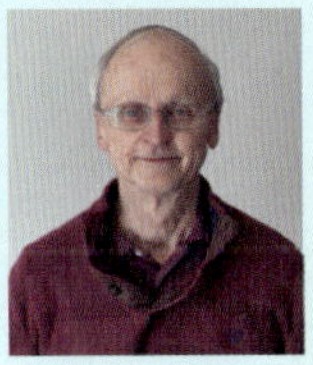
Dr. Frank Booth

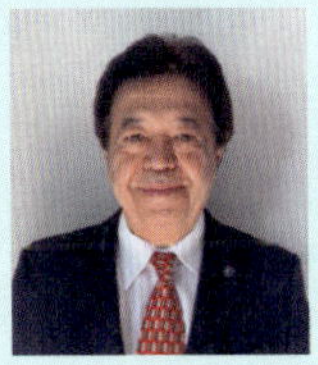
Dr. Victor Matsudo

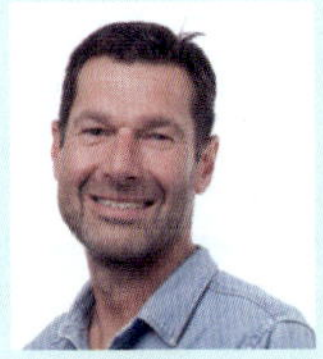
Dr. Ulf Ekelund

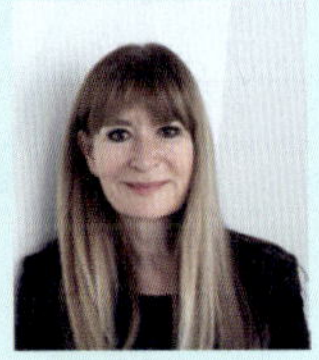
Dr. Bente Pedersen

이 "과학에서 중요한 인물들"에서 강조된 일곱 과학자들은 신체 활동이 건강에 미치는 긍정적인 영향에 대한 우리의 이해를 높이는 데 크게 기여했다. 런던에서 근무하는 스코틀랜드 출신 과학자인 Dr. Jeremy Morris는 직업 관련 신체 활동이 관상 동맥 질환 위험에 미치는 영향을 조사한 첫 번째 역학 연구를 발표했다. 이 획기적인 연구는 신체 활동의 건강 효과를 탐구하는 추후 연구의 토대를 마련했다(61).

Ralph Paffenbarger, Jr. 박사는 50년에 걸쳐 비활동, 신체 활동, 건강 사이의 연결을 조사하는 많은 선구적인 역학 연구를 수행했다. 그의 가장 잘 알려진 연구 중 하나인 하버드 동문 건강 연구는 신체 활동/운동이 관상 동맥 질환으로 인한 사망 위험을 낮춘다는 중요한 연구였다(69).

Steven Blair 박사의 뛰어난 운동 역학 연구 경력은 심혈관 체력이 사망률에 미치는 중요성에 대한 이해를 크게 높였다(12, 13). 특히, Blair 박사와 그의 동료들은 낮은 체력이 사망률의 주요 위험 요소라는 첫 번째 근거를 제공했다.

Frank Booth 박사는 운동 생리학과 관련된 많은 중요한 주제를 연구했다. 최근 그의 연구는 운동이 건강에 미치는 효과의 세포 기전을 조사했다. 중요하게도, Booth 박사는 신체 비활동과 만성 질환 사이의 연관성을 강조한 두 가지 저명한 리뷰를 저술했다(14, 15). 그의 뛰어난 과학적 기여 외에도, Booth 박사는 모든 연령대의 사람들이 신체 활동에 참여하도록 격려하는 활동가로 남아 있다.

Victor Matsuda 박사는 브라질의 의사-과학자로서, 신체 활동의 효과에 대한 연구와 신체 활동을 촉진하여 건강을 개선하는 데 평생을 바쳤다. Matsuda 박사는 "국제 스포츠 과학 심포지엄"을 창설했다. 이 연구 모임은 현재 45년째를 맞이하며 신체 활동과 건강에 중점을 둔 세계 최고의 전문 모임 중 하나로 평가받고 있다.

Ulf Ekelund 박사는 노르웨이의 운동 역학자이다. 그의 연구팀은 비활동, 신체 활동, 사망률 사이의 연결을 탐구하는 많은 중요한 연구를 수행했다. 그의 가장 중요한 연구 중 하나는 신체 활동이 장시간 앉아 있는 것의 유해한 영향을 완화할 수 있는지 여부를 결정한 것이다(24). 이 중요한 연구의 세부 사항은 이 장에서 후속으로 논의할 것이다.

Bente Pedersen 박사는 덴마크의 의사-과학자로서, 운동과 건강 사이의 생물학적 연결을 이해하는 데 중요한 새로운 정보를 제공했다. 특히, Pedersen 박사는 골격근이 근육 수축 중 사이토카인 인터루킨-6 (IL-6)을 방출하는 내분비 기관이라는 사실을 발견했다(96). 이 획기적인 발견은 운동 중 골격근이 다른 기관 시스템과 어떻게 소통하는지에 대한 첫 번째 근거를 제공했다. 이 발견의 중요성은 0장에서 소개되었다.

라인보다 네 배 이상 많은 양의 신체 활동이 필요하다(24). 실제로, 그림 15.10은 신체 활동을 하지 않는 사람들과 권장 신체 활동 가이드라인을 초과하는 세 가지 다른 운동량을 수행하는 사람들에서의 장시간 앉아있는 것(즉, 하루 6~8시간)과 관련된 사망률 위험성을 보여준다. 신체 활동을 하지 않는 사람들(<2.5 MET-hr/wk)과 비교했을 때, 권장 유산소 운동량의 두 배(즉, 16 MET-hr/wk)를 수행하는 것은 앉아있는 것 때문에 사망률 위험을 40% 증가에서 22% 증가로 줄여준다. 이 그림은 또한 권장된 유산소 신체 활동 가이드라인의 네 배 이상(즉, >35 MET-hr/wk)을 수행해야 하루 6~8시간 앉아있는 것과 관련된 위험을 제거할 수 있음을 보여준다.

이 연구는 일상적으로 앉아있는 시간을 제한하는 것이 중요함을 더욱 강조한다. 실제로 하루에 6~8시간 앉아있는 경우, 사망률 위험을 평균 수준으로 낮추기 위해서는 권장되는 신체 활동 가이드라인의 4배를 초과해야 한다. 반면, 하루에 6~8시간의 앉아있는 시간을 없애고 신체 활동 가이드라인을 4배 초과하여 운동을 수행하면 사망률 위험을 37% 줄일 수 있다. 여러 시간 동안 앉아있는 자신을 발견할 때 이 사실을 생각해 보자.

중강도의 유산소 운동과 비교했을 때, 고강도 운동이 더 큰 건강 효과를 제공하는가? 이 질문에 대한 확실한 답은 없다. 중강도 운동과 고강도 운동의 영향을 조사한 연구 결과는 혼합되어 있기 때문이다. 예를 들어, 일부 연구에서는 고강도 운동이 중강도 운

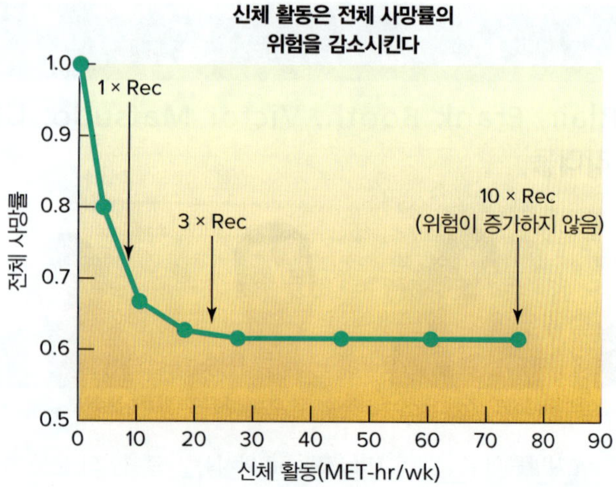

그림 15.8 유산소 신체 활동은 전체 사망률의 위험을 감소시킨다. Rec = 권장 유산소 신체 활동 가이드라인. 현재 신체 활동 가이드라인은 개인이 주당 최소 150분의 중등도 강도 유산소 신체 활동 또는 주당 75분의 격렬한 유산소 신체 활동(7.5 MET-hr/wk)을 수행할 것을 권장한다(2).
데이터 출처: Arem H, Moore SC, Patel A, Hartge P, Berrington de Gonzalez A, Visvanathan K, Campbell PT, Freedman M, Weiderpass E, Adami HO, Linet MS, Lee IM, and Matthews CE. Leisure time physical activity and mortality: a detailed pooled analysis of the dose-response relationship. *JAMA Intern Med* 175: 959–967, 2015.

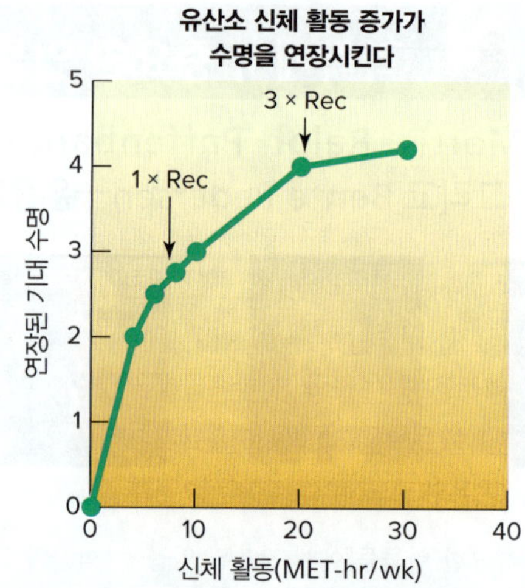

그림 15.9 유산소 신체 활동이 수명에 미치는 영향. 참고 문헌 (59)
데이터 출처: Moore SC, Patel AV, Matthews CE, Berrington de Gonzalez A, Park Y, Katki HA, Linet MS, Weiderpass E, Visvanathan K, Helzlsouer KJ, Thun M, Gapstur SM, Hartge P, and Lee IM. Leisure time physical activity of moderate to vigorous intensity and mortality: a large pooled cohort analysis. *PLoS Med 9*: e1001335, 2012.

동보다 더 큰 건강 효과를 제공한다고 결론짓는 반면, 다른 연구에서는 수행된 운동량이 MET-hr/wk로 표현될 때 중강도 운동과 고강도 운동 모두 사망률에 대해 유사한 보호 효과를 제공한다고 결론짓는다(2). 따라서 건강 효과는 중강도 운동과 고강도 운동 모두를 통해 얻을 수 있다.

최근 몇 년간 고강도 인터벌 트레이닝(HIIT)에 대한 관심이 증가했다. 그렇다면 HIIT 운동이 사망률을 감소시킬 수 있을까? 현재 이 질문에 대한 답은 없다. 그럼에도 불구하고, 연구는 정기적인 HIIT가 지속적인 중강도 또는 고강도 운동과 동일한 고전적인 생리적 적응을 촉진한다고 밝히고 있다(49). 따라서 정기적인 HIIT는 지속적인 유산소 운동과 유사한 건강 효과를 제공할 가능성이 높으며, 따라서 HIIT 운동은 사망률을 감소시킬 만한 잠재력이 있다.

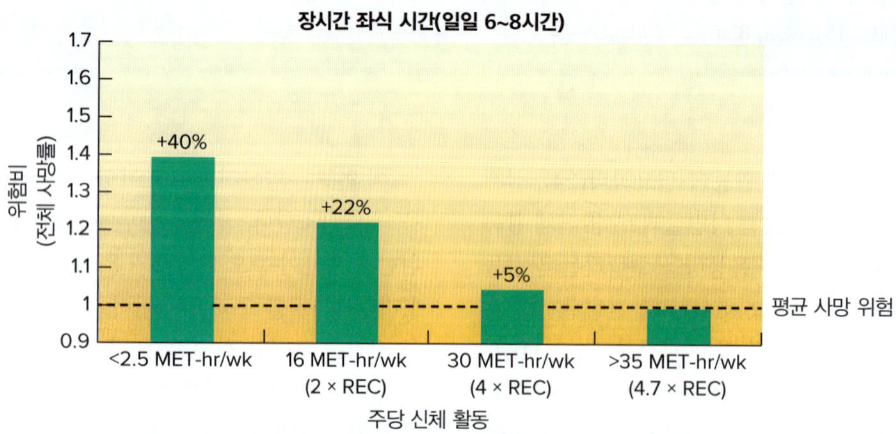

그림 15.10 장시간 앉아있는 시간(6~8시간/일)은 사망률을 40% 증가시킨다. 다행히도, 권장된 유산소 신체 활동 가이드라인을 초과하는 운동을 통해 장시간 좌식 행동에 의한 사망률 위험을 줄일 수 있다. 데이터 출처: 참고 문헌 (24). Rec = 권장된 유산소 신체 활동 가이드라인. 구체적으로, 현재의 신체 활동 가이드라인은 개인이 주당 최소 150분의 중강도 유산소 신체 활동 또는 주당 75분의 고강도 유산소 신체 활동(7.5 MET-hr/wk)을 수행할 것을 권장한다. 사망 위험의 평균 기준 그룹은 하루에 2시간 이하로 앉아있는 사람들이다.

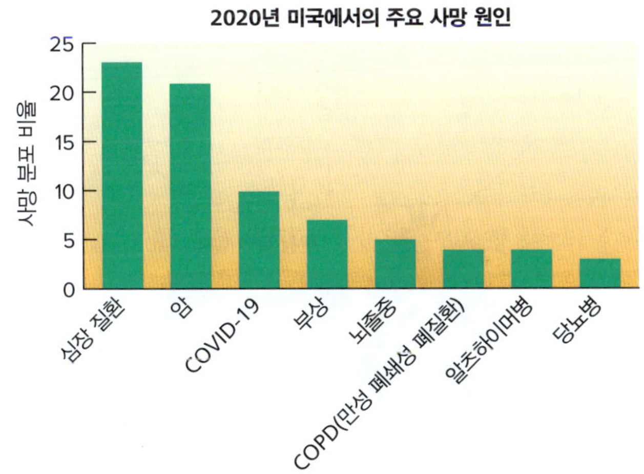

그림 15.11 **2020년 미국의 주요 사망 원인.**

데이터 출처: Centers for Disease Control.

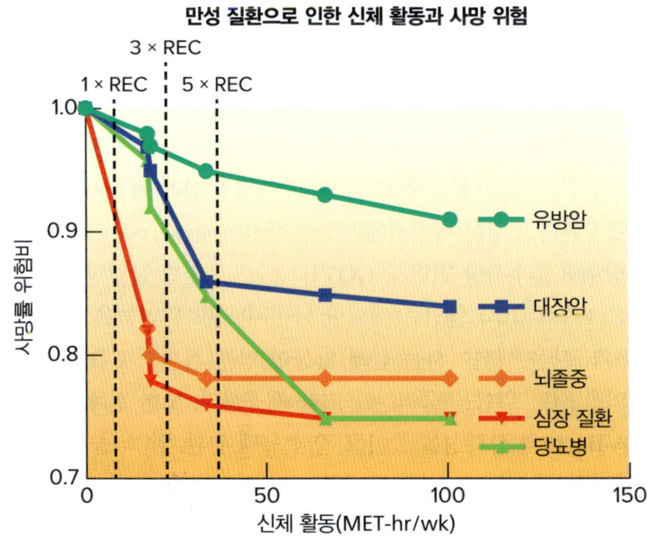

그림 15.12 유산소 신체 활동은 여러 만성 질환으로 인한 사망 위험을 감소시킨다. 데이터 출처(참고 문헌 44).

데이터 출처: Kyu HH, Bachman VF, Alexander LT, Mumford JE, Afshin A, Estep K, Veerman JL, Delwiche K, Iannarone ML, Moyer ML, Cercy K, Vos T, Murray CJ, and Forouzanfar MH. Physical activity and risk of breast cancer, colon cancer, diabetes, ischemic heart disease, and ischemic stroke events: systematic review and dose-response meta-analysis for the Global Burden of Disease Study 2013. *BMJ* 354: i3857, 2016.

유산소 신체 활동이 만성 질환 사망 위험을 감소시켜 사망률을 낮춘다

이전 문단에서 규칙적인 신체 활동이 전체 사망률을 줄이고 수명을 연장한다는 강력한 근거를 확인했다. 이제 문제는, 유산소 신체 활동/운동이 어떻게 전체 사망률을 낮추는가이다. 그에 대한 답은 신체 활동/운동이 여러 만성 질환으로 인한 사망 위험을 줄여준다는 것이다. 예를 들어, 2020년 미국에서 가장 높은 사망 원인 8가지를 그림 15.11에서 보여주고 있다. 이 사망 원인 중 6가지가 만성 질환임을 주목할 필요가 있다[즉, 관상 동맥 질환(CHD), 암, 뇌졸중, 만성 폐쇄성 폐질환(COPD), 알츠하이머병, 당뇨병]. 중요한 것은, 연구에 따르면 규칙적인 유산소 신체 활동이 CHD, 뇌졸중, 여러 유형의 암, 그리고 당뇨병으로 인한 사망 위험을 감소시킨다는 것이다(그림 15.12)(44).

또한, 2020년에는 COVID-19가 미국에서 세 번째로 높은 사망 원인이었다는 점에 주목해야 한다. 6장에서 소개된 바와 같이, 최근 연구에 따르면 COVID-19 감염 이전에 권장된 유산소 신체 활동 가이드라인을 충족한 사람들은 신체적으로 활동하지 않은 사람들에 비해 COVID-19로 인한 사망 위험이 더 낮다는 사실이 밝혀졌다(86). 따라서 규칙적인 유산소 신체 활동은 만성 질환으로 인한 사망 위험을 줄일 뿐만 아니라, 신체 활동 가이드라인을 준수하는 것이 COVID-19로 인한 사망 위험도 감소시킨다.

요약 *In Summary*

- ACSM은 2007년에 EIM (Exercise Is Medicine) 캠페인을 시작하여, 의사와 의료 관련 종사자들에게 신체 활동의 효과에 대해 교육하고 환자에게 운동을 처방하도록 장려했다.
- 강력한 근거에 따르면 권장 유산소 신체 활동 가이드라인을 충족하면 사망률이 30% 감소하며, 권장량의 세 배 이상의 신체 활동을 수행하면 사망률이 37% 감소한다.
- 연구에 따르면, 권장 신체 활동량의 10배를 수행해도 사망률이 증가하지 않는다.
- 권장 신체 활동량을 최소한으로 충족하면 수명이 약 3년 연장된다.
- 하루 6~8시간을 앉아 있는 시간으로 보내는 경우, 사망률을 평균 수준으로 줄이기 위해 권장 신체 활동 가이드라인의 네 배를 초과해야 한다.
- 현재 근거에 따르면 중등도 및 격렬한 강도의 유산소 운동은 사망률을 보호하는 데 유사한 결과를 제공한다.
- 신체 활동/운동은 여러 만성 질환으로 인한 사망 위험을 줄인다. 구체적으로, 규칙적인 유산소 신체 활동은 관상 동맥 질환, 뇌졸중, 특정 암 및 당뇨병으로 인한 사망 위험을 줄인다.

유산소 신체 활동과 만성 질환 발생률 감소의 생물학적 연결고리

신체 비활동은 전 세계 사망의 주요 원인 중 하나이다(72). 역학적 근거에 따르면 규칙적인 유산소 신체 활동/운동은 35개 이상의 질병의 위험을 감소시킨다(15). 이 섹션에서는 규칙적인 유산소 신체 활동/운동이 2020년 미국에서 사망 원인 상위 6가지를 포함한 주요 사망 원인에서 사망 위험을 감소시키는 이유를 설명하는 기전에 대해 논의한다. 상위 8개의 사망 원인 중 사고사(부상으로 인한 사망)는 신체 활동에 의해 영향을 받지 않는 유일한 사망 원인이다(그림 15.11). 실제로, 신체 활동은 관상 동맥 질환(CHD), 암, COVID-19, 뇌졸중, 알츠하이머병 및 당뇨병으로 인한 사망 위험을 줄인다. 최근까지의 연구는 신체 활동이 COPD 발생 위험을 줄인다고 제안하지만, 규칙적인 신체 활동이 COPD를 예방한다고 결론 내리기에는 충분하지 않다(34, 62).

상위 8개의 사망 원인 중 COVID-19는 유일한 감염병이다(그림 15.11). 사고사 원인을 제외한 나머지 사망 원인들은 만성 질환이다. 다음 섹션에서는 신체 활동이 만성 질환과 COVID-19로 인한 사망 위험을 줄이는 근거를 제공한다. 또한 신체 활동이 COVID-19의 심각성을 줄이고 관상 동맥 질환, 암, 뇌졸중, 알츠하이머병, 제2형 당뇨병으로 인한 사망 위험을 낮추는 기전에 대해서도 논의한다. 먼저 유산소 신체 활동이 관상 동맥 질환으로 인한 사망 위험을 줄이는 이유를 살펴보자.

관상 동맥 질환에 대한 보호: 유산소 운동의 심혈관 효과

앞서 언급했듯이(그림 15.11), 관상 동맥 질환은 미국 및 여러 다른 국가에서 여전히 주요 사망 원인이다. 다행히도 규칙적인 유산소 신체 활동(권장사항을 충족하는)은 관상 동맥 질환으로 인한 사망 위험을 줄인다(그림 15.12). 유산소 신체 활동과 관상 동맥 질환으로 인한 사망 위험 감소 사이의 생물학적 연결고리는 무엇인가? 이 질문에 답하기 위해 관상 동맥 질환의 9가지 주요 위험 요인을 논의해 보자(그림 15.13). 이 중 3가지 위험 요인은 우리가 바꿀 수 없는 것이다; 즉, 나이, 성별, 유전은 우리의 통제 밖에 있다. 반면, 나머지 6가지 위험 요인은 우리의 통제 하에 있다; 여기에는 흡연, 당뇨병, 고혈압, 혈중 콜레스테롤, 비만/과체중, 신체 비활동이 포함된다. 이러한 예방 가능한 위험 요인 중 규칙적인 유산소 신체 활동은 신체 비활동, 비만 및 과체중, 혈중 콜레스테롤, 고혈압, 당뇨병의 5가지 위험 요인에 긍정적인 영향을 미쳐 관상 동맥 질환의 위험을 줄일 수 있다. 또한 신체 활동은 심장마비 동안 심장을 보호하는 심장 적응을 촉진하여 심장마비로 인한 사망 위험을 줄인다. 이를 "운동 유도 심장 보호(exercise-induced cardioprotection)"라고 한다. 이제 유산소 신체 활동이 신체 비활동, 높은 체지방, 혈중 콜레스테롤, 고혈압 및 제2형 당뇨병과 같은 관상 동맥 질환 위험 요인을 어떻게 수정하는지 논의하고, 운동 유도 심장 보호의 중요성과 기전에 대해 논의해 보자.

유산소 신체 활동은 신체 비활동과 관련된 건강 위험을 줄인다

신체 비활동은 관상 동맥 질환의 독립적인 위험 요인이다. 신체 비활동의 정의는 신체 활동 가이드라인에서 권장하는 신체 활동량보다 적은 활동을 하는 것이다. 따라서 신체 활동 가이드라인을

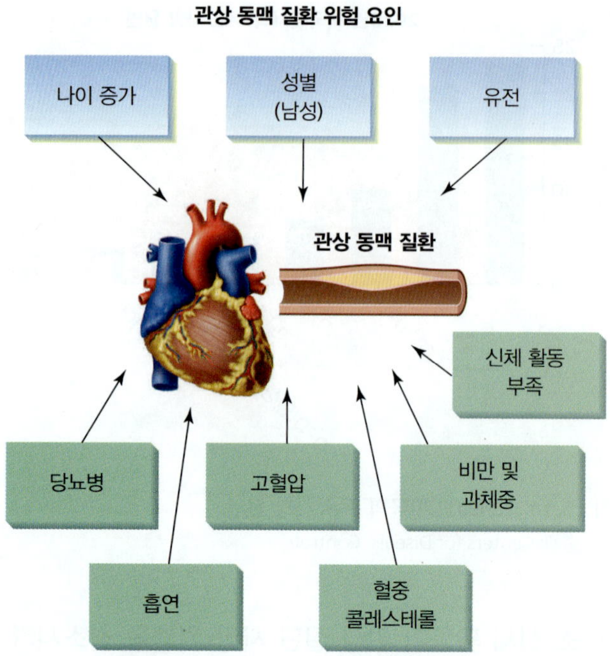

그림 15.13 관상 동맥 질환의 위험 요인. 빨간색 텍스트로 표시된 위험 요인은 통제할 수 없는 위험 요인. 자세한 내용은 본문을 참고.

충족하는 신체 활동 프로그램을 시작하면 신체 비활동을 관상 동맥 질환의 위험 요인으로서 제거할 수 있다.

또한 좌식 행동(예: 앉기)도 관상 동맥 질환의 위험을 증가시킨다. 앞서 논의했듯이, 유산소 신체 활동에 참여하면 좌식 행동을 사망률의 위험 요인으로 완화할 수 있다. 그러나 좌식 행동의 부정적인 건강 효과를 제거하는 유일한 방법은 좌식 행동(즉, 장시간 앉기)에 소비되는 시간을 줄이는 것이다. 따라서 앉는 시간을 줄이는 것이 모든 사람의 건강 목표가 되어야 한다.

유산소 신체 활동은 건강한 체중 유지에 도움을 준다

비만은 미국 및 세계 여러 나라에서 주요 건강 문제로 남아 있다. 비만은 관상 동맥 질환의 주요 위험 요인이며 고혈압, 제2형 당뇨병, 암 및 여러 다른 만성 질환과도 연관되어 있다. 내장 지방 축적 증가는 염증 분자의 방출을 증가시켜 만성 염증을 유발한다. 만성 염증은 여러 질병의 위험 요인 중 하나인데, 중요한 것은 규칙적인 유산소 신체 활동은 건강한 체중 유지에 도움을 주며, 칼로리 소모를 통해 체지방 감소를 촉진할 수 있다(18장에서 자세히 다룸). 예를 들어, 유산소 신체 활동 증가는 일일 칼로리 소모를 증가시키며, 이 증가된 에너지 소모는 칼로리 제한 식이와 결합하여 체지방 감소를 촉진할 수 있다. 실제로, 신체 활동 증가를 통한 일일 에너지 소모 증가는 내장 지방 감소에 도움을 준다(92).

그러나 운동만으로 체중 감소를 달성할 수 있지만, 이러한 결

과를 얻기 위해 필요한 운동의 강도와 양은 고도 비만 성인에게는 어려울 수 있다(84). 예를 들어, 지속적인 체중 감소를 위해서는 높은 양의 운동(주당 1200~2000 kcals)이 필요하다(99). 그럼에도 불구하고, 많은 양의 체지방이 빠지지 않아도 건강상의 효과를 얻을 수 있다는 것이 중요하다. 구체적으로, 연구는 적당한 체중 감소(예: 체중의 5~10%)도 관상 동맥 질환의 발병 위험을 줄일 수 있음을 확인한다(99). 식이, 운동 및 체중 관리에 대한 자세한 내용은 18장에서 다룬다.

유산소 신체 활동은 혈중 지질 상태를 개선한다

이상지질혈증은 혈중 지질 상태가 건강하지 않은 상태를 설명하는 용어이다. 혈중 지질 상태는 콜레스테롤과 중성지방의 하위 지질로 구성된다. 이상지질혈증은 콜레스테롤이 관상 동맥 내부에 축적되는 데 직접적으로 포함되기 때문에 동맥경화증 발병의 핵심이다. 혈중 지질 패널의 주요 구성 요소를 식별하는 것부터 시작해 보자. 혈중 지질 패널은 총 콜레스테롤과 저밀도 지단백질(LDL, "나쁜 콜레스테롤") 및 고밀도 지단백질(HDL, "좋은 콜레스테롤")로 분류되는 두 가지 콜레스테롤의 하위 지질을 포함하는 혈중 지질을 나타낸다. 높은 혈중 LDL 콜레스테롤 수치는 동맥경화증을 촉진하는 반면, 높은 HDL 콜레스테롤 수치는 혈관 내부의 플라크 축적을 방지한다. HDL 콜레스테롤 수치가 높으면 *역콜레스테롤 수송*(reverse cholesterol transport) 과정을 촉진하여 동맥경화를 예방한다. 이 과정에서 콜레스테롤이 혈관에서 제거되어 동맥경화성 플라크로 발전하는 "지질 띠(fatty streak)"에 축적되지 않도록 한다(4). LDL이 "나쁜 콜레스테롤"이고 HDL이 "좋은 콜레스테롤"로 간주되기 때문에, 총 콜레스테롤과 HDL 콜레스테롤의 비율은 관상 동맥 질환(CHD) 위험을 평가하는 좋은 지표로 여겨진다. 물론, 좋은 콜레스테롤(HDL)이 분모에 위치하기 때문에, 이 비율이 낮을수록 건강하다고 볼 수 있다. 예를 들어, 총 콜레스테롤/HDL 콜레스테롤 비율이 1~3.5 사이인 경우 건강한 것으로 간주되며, 3.6 이상인 경우 관상 동맥 질환 발병 위험이 높음을 나타낸다.

혈중 지질 패널의 마지막 구성 요소는 중성지방이다. 중성지방 비율은 동맥경화증을 직접적으로 촉진하지는 않지만, 높은 혈중 중성지방 수치는 관상 동맥 질환의 위험을 나타내는 중요한 생체 지표이다. 실제로, 높은 혈중 중성지방 수치는 동맥경화증에 기여하는 다른 지질 입자와 관련되어 있다(57).

연구에 따르면 유산소 신체 활동/운동은 혈중 지질 상태를 긍정적으로 바꾸어 관상 동맥 질환의 위험을 감소시킨다. 일부 연구는 운동이 혈중 LDL 수치를 낮춘다는 결론을 내리지만, 이러한 결과는 주로 고강도 운동 훈련 후에 더 자주 관찰된다(51). 신체

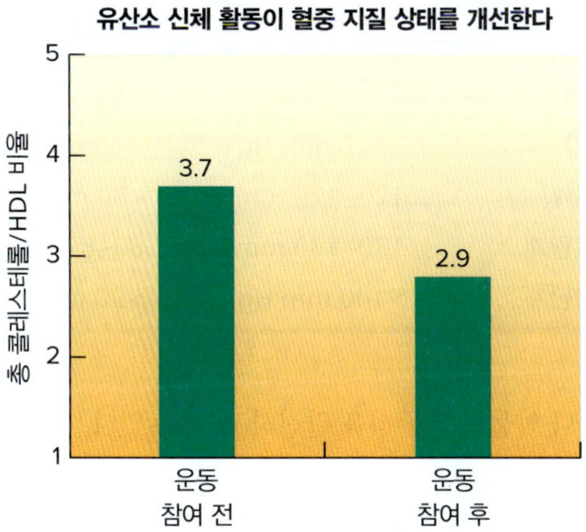

그림 15.14 유산소 신체 활동(PA)은 총 콜레스테롤/HDL 콜레스테롤 비율을 낮춤으로써 혈중 지질 상태를 개선한다. 참고 문헌(65).
데이터 출처: Nybo L, Sundstrup E, Jakobsen MD, Mohr M, Hornstrup T, Simonsen L, Bulow J, Randers MB, Nielsen JJ, Aagaard P, and Krustrup P. High-intensity training versus traditional exercise interventions for promoting health. *Med Sci Sports Exerc* 42: 1951–1958, 2010.

활동/운동이 혈중 LDL 수치를 낮추는지 여부와 상관없이, 규칙적인 유산소 운동 훈련은 혈중 HDL 수치를 증가시킨다(26, 64, 85). 이 신체 활동/운동으로 인한 HDL 증가로 인해 총 콜레스테롤 대비 HDL 콜레스테롤 비율이 감소하면서 관상 동맥 질환 위험이 낮아진다. 특히, 이러한 변화는 관상 동맥 질환 발병 위험을 줄이는 데 중요한 역할을 한다. 유산소 신체 활동이 총 콜레스테롤과 HDL 콜레스테롤 비율에 미치는 영향은 그림 15.14에 나와 있다(65).

중성지방의 비율은 단기 일회성 운동 후에도 감소한다. 규칙적으로 운동하는 사람이 식사 후 혈중 중성지방을 낮추는 이유는 운동이 중성지방의 제거를 촉진하기 때문이다(51). 그럼에도 불구하고, 운동에 의한 혈중 중성지방 수치 감소는 관상 동맥 질환 발병을 낮추는 주요 요인은 아니다.

운동의 양이 혈중 지질 상태에 어떤 영향을 미치는가? 이 질문에 대한 완전한 답변은 없지만, 주당 1200~2200 kcal의 에너지 소비가 혈중 지질 상태를 개선한다는 근거가 있다(23). 혈중 지질 상태를 개선하는 신체 활동/운동의 강도에 관해서는, 중강도 및 고강도 유산소 신체 활동/운동이 혈중 콜레스테롤 프로필을 개선하는 것으로 나타났다(51). 마지막으로, 가장 널리 처방되는 콜레스테롤 저하 약물인 스타틴이 관상 동맥 질환 위험을 크게 줄이는 반면, 운동과 스타틴을 결합하면 추가적인 효과가 있다(30). 이는 일부 사람들이 스타틴 유발 근육 약화와 같은 부작용을 경험하기 때문에 중요하다(103). 따라서 의사의 지시에 따라, 신체 활동/운동과 식이 조절을 통해 처방된 스타틴의 용량을 줄여 부작용을 최

표 15.1 성인 안정 시 혈압의 분류

혈압 카테고리	수축기 혈압	이완기 혈압
정상 혈압	<120 mm Hg	<80 mm Hg
상승된 혈압	120~129 mm Hg	<80 mm Hg
고혈압 1단계	130~139 mm Hg	80~89 mm Hg
고혈압 2단계	>140 mm Hg	>90 mm Hg

소화하거나 약물의 의존성을 완전히 없앨 수 있다.

유산소 신체 활동은 고혈압으로 인한 관상 동맥 질환을 줄인다

고혈압은 가장 흔하면서도 예방 가능한 관상 동맥 질환의 위험 요인 중 하나이다(7). **고혈압**은 수축기 혈압이 130 mm Hg 이상 또는 이완기 혈압이 80 mm Hg 이상으로 상승하는 것을 의미한다. 정상 혈압과 고혈압 단계를 비교한 표는 표 15.1에 나와 있다. 많은 생활 습관 관련 질환에서처럼, 고혈압은 몇 달 또는 몇 년에 걸쳐 서서히 증가한다(73). 혈압은 사람의 나이가 들수록 증가하는 경향이 있기 때문에 정기적으로 혈압을 모니터링하는 것이 중요하다(자세히 살펴보기 9.1, 동맥 혈압 측정 참조). 나이가 들어감에 따라 고혈압의 발병률이 증가하지만, 고혈압은 20대에서 30대와 같은 젊은 사람들 사이에서도 흔하다. 안타깝게도, 거의 70%의 미국 성인이 고혈압 또는 혈압 상승을 겪고 있는 것으로 예측된다(17). 또한 젊은 여성은 젊은 남성보다 고혈압 발생률이 낮은 경향이 있지만, 폐경 후 여성의 고혈압 발생률은 동일 연령대의 남성과 동일하다(6). 비약물적 생활 습관 중재 전략 중에서, 신체 활동은 혈압을 낮추는 가장 효과적인 방법 중 하나로, 고혈압 환자의 안정 시 수축기 혈압과 이완기 혈압을 각각 평균 8~11 mm Hg 및 5~8 mm Hg 낮춘다(73). 중요하게도, 유산소 및 저항성 운동 훈련 모두 고혈압 환자의 안정 시 혈압을 낮출 수 있다(73). 성인의 유산소 신체 활동과 고혈압 위험 간의 용량–반응 관계(dose-response relationship)는 주간 유산소 운동량과 고혈압 위험 사이에 선형 관계가 있음을 나타낸다(그림 15.15)(48). 미국 신체 활동 가이드라인에 따른 유산소 신체 활동량을 충족하면 고혈압 발생 위험이 단 5% 감소한다. 따라서 나트륨 섭취 감소, 체중 감소 및 금연과 관련된 기타 중재 전략이 고혈압 발생 가능성을 줄이기 위해 필요할 수 있다.

규칙적인 유산소 운동은 적어도 세 가지 기전을 통해 안정 시 혈압을 낮춘다(그림 15.16). 첫째, 유산소 운동은 혈관 내피의 산화질소 합성효소를 증가시킨다(즉, 혈관의 안쪽을 이루는 세포층)(75). 이 주요 효소는 주요 혈관 확장 분자인 산화질소의 생산을 담당한다. 산화질소의 생산 증가는 내피 기능을 개선하고 혈관

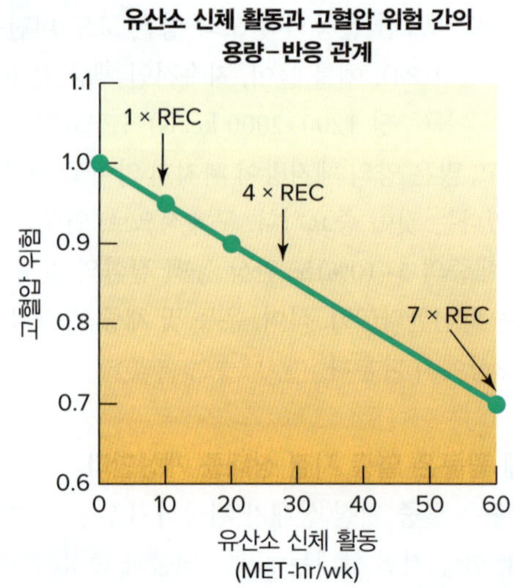

그림 15.15 용량–반응 관계는 유산소 신체 활동과 고혈압 위험의 관계를 나타낸다. 데이터 출처: 참고 문헌(48). Rec = 권장 유산소 신체 활동 가이드라인. 구체적으로, 현재 신체 활동 가이드라인은 사람들이 주당 최소 150분의 중강도 유산소 신체 활동 또는 주당 75분의 고강도 유산소 신체 활동을 수행할 것을 권장한다.

확장을 유발하여 혈액 흐름에 대한 저항을 낮추고, 따라서 동맥 혈압을 낮춘다. 둘째, 규칙적인 유산소 신체 활동은 혈관 내 플라크 형성을 줄여 동맥의 좁아짐과 동맥경화를 방지한다. 마지막으로, 규칙적인 유산소 신체 활동은 신생혈관 형성을 촉진한다. 이 신생혈관 형성의 증가는 전신 혈관 저항을 감소시키고 혈압을 낮춘다.

유산소 신체 활동은 제2형 당뇨병에 의한 관상 동맥 질환을 낮춘다.

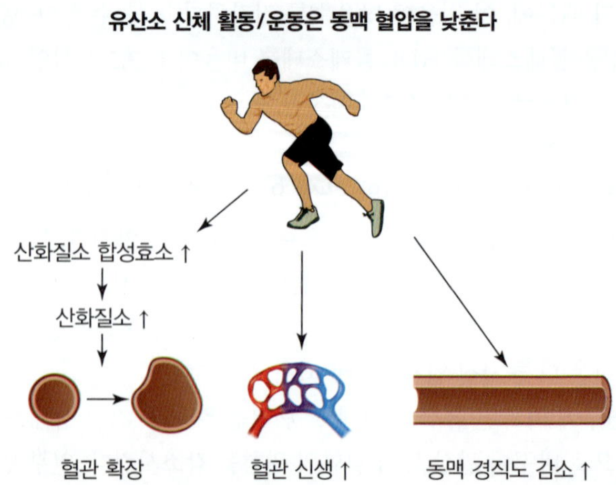

그림 15.16 유산소 신체 활동은 여러 기전을 통해 동맥 혈압을 낮춘다.

당뇨병은 만성 **고혈당**에 의해 유발되는 질병이다(5, 19). 이 질병의 높은 발생률뿐만 아니라 당뇨병의 진행적 특성은 공공 보건에 큰 우려를 주고 있다. 왜냐하면 당뇨병의 심각성이 증가할수록 관상 동맥 질환과 기타 동반 질환의 발병 가능성이 증가하기 때문이다(5, 20). 예를 들어, 만성 고혈당은 염증과 동맥경화를 촉진한다. 또한, 조절되지 않은 당뇨병은 큰 혈관(동맥)과 작은 혈관(모세혈관) 모두에 손상을 주어 장기 부전, 심장마비 및 뇌졸중을 초래한다. 다행히도 규칙적인 유산소 신체 활동은 혈당 항상성을 유지하고 제2형 당뇨병의 발병 위험을 줄이는 데 도움이 된다. 신체 활동이 제2형 당뇨병을 조절하는 데 미치는 영향에 대한 자세한 내용은 이 장의 후반부에서 다룰 것이다.

유산소 신체 활동/운동은 심장마비 동안 심장을 보호한다

관상 동맥 질환 발병 위험을 줄이는 것 외에도, 규칙적인 유산소 신체 활동/운동은 심장마비 동안 심장을 보호하여 심장마비로 인한 심장의 손상을 줄인다. 이 보호는 운동 유도 심장 보호라고 한다. 운동이 심장마비 동안 심장을 보호할 수 있다는 사실은 9장에서 소개되었다. 여기에서는 운동 유도 심장 보호를 담당하는 기전에 대한 자세한 내용을 제공한다. 많은 전임상 연구는 심장마비 전에 수행한 유산소 운동이 심장마비 동안 심장 손상을 크게 줄인다는 것을 확인했다(78-80). 심장마비는 동맥 내의 동맥경화성 플라크가 파열되어 혈전이 형성되어 심장으로의 혈류가 차단될 때 발생한다. 심장마비 동안 심장 근육 손상은 혈류 차단(허혈)과 혈전이 녹은 후 혈류 회귀(재관류)로 인한 손상 때문이다. 이러한 손상은 허혈-재관류(ischemia-reperfusion, I-R) 손상으로 불린다. I-R 동안 심장 세포에 대한 손상은 여러 요인에 의해 발생한다. 그러나 심장 세포에 가장 손상을 주는 두 가지는 자유 라디칼에 의한 심장 막과 단백질 손상 및 높은 수준의 세포내 칼슘이다. 이 두 요인이 심장 세포를 어떻게 손상시키는지 간단히 살펴보자. 첫째, 자유 라디칼에 의한 심장 세포 손상은 I-R 손상의 근간을 이룬다(82). 자유 라디칼은 외부에 짝을 이루지 않은 전자를 가진 분자로, 매우 반응성이 높아 세포의 지질과 단백질을 산화시켜 손상을 일으킨다. 산화된 단백질은 변형되고 기능을 상실하여 효소 기능 장애, 수축 단백질 기능 장애 및 세포내 칼슘 수준 조절 능력 상실을 초래한다(77). 세포 내 칼슘 수준을 조절할 수 없다는 것이 중요한 점인데, 그 이유는 높은 세포 내 칼슘 수준은 세포 단백질을 분해하는 효소(프로테아제)를 활성화하여 심장 근육 섬유의 정상적인 수축 기능을 방해하기 때문이다(77).

심장마비는 치명적인 결과를 초래할 수 있다. 심장마비로부터 생존하더라도 심장 근육 손상은 영구적인 심장 기능 장애를 초래하여 삶의 질을 저하시킨다. 다행히도 규칙적인 신체 활동은 심장 근육 세포에서 I-R 손상에 저항하는 적응을 촉진한다. 실제로, 5일의 유산소 운동 훈련만으로도 심장 I-R 손상에 대한 상당한 보호를 제공한다(그림 9.4. 9장 참조). 운동 훈련이 I-R 손상에 대해 심장을 보호하는 방법은 무엇인가?

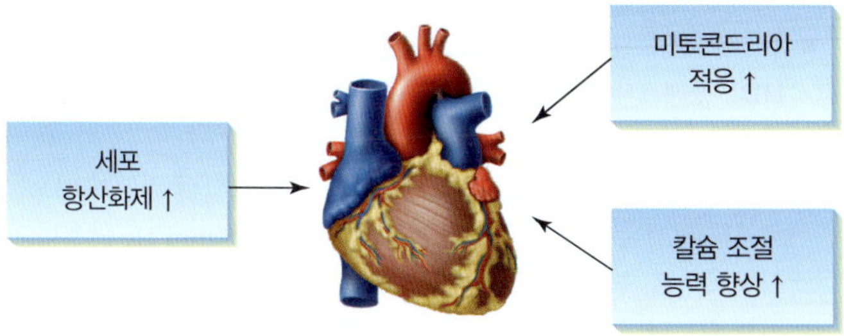

그림 15.17 운동 유도 심장 보호 기전.

연구에 따르면 운동 훈련에 대한 반응으로 심장 근육세포에서 여러 변화가 발생하며, 이러한 적응 중 최소 세 가지가 운동 유도 심장 보호에 중요한 역할을 한다. 구체적으로, 심장 보호에 기여하는 주요 운동 유도 변화에는 다음이 포함된다: (1) 세포 항산화제의 증가, (2) I-R 손상에 대한 미토콘드리아 저항성 강화, (3) 세포내 칼슘 조절 개선(그림 15.17). 이러한 신체 활동/운동 유도 변화가 심장 보호를 어떻게 유도하는지 알아보자.

운동 유도 세포 항산화제의 증가는 운동 유도 심장 보호에서 중요한 역할을 한다. 항산화 효소는 심장 근육 섬유의 항산화 수준을 증가시켜 자유 라디칼에 의한 손상과 세포 손상을 방지한다. 또한, 운동 훈련은 미토콘드리아의 적응을 촉진하여 I-R 손상에 저항하는 더 견고한 미토콘드리아를 생성한다. 마지막으로, 운동 훈련은 심장 근육세포의 칼슘 조절을 개선하여 심장마비 동안 세포 내 칼슘 수준을 낮추고, 칼슘에 의한 세포 손상을 줄인다. 이 세 가지 운동 유도 적응이 결합하여 심장마비 동안 심장을 손상으로부터 보호한다.

요약 *In Summary*

- 관상 동맥 질환에 대한 9가지 주요 위험 요인이 존재하며, 규칙적인 유산소 신체 활동/운동은 다음의 5가지 요인의 위험을 줄일 수 있다: (1) 신체 비활동, (2) 비만 및 과체중, (3) 혈중 콜레스테롤, (4) 고혈압, (5) 당뇨병.
- 유산소 신체 활동 권장량을 충족하는 신체 활동 프로그램을 시작하면 신체 비활동을 관상 동맥 질환의 위험 요인에서 없앨 수 있다.
- 유산소 신체 활동의 증가는 건강한 체중 유지에 도움을 주며, 비만 및 과체중을 관상 동맥 질환의 위험 요인으로부터 제거할 수 있다.

- 유산소 신체 활동/운동은 혈중 지질 상태에 긍정적인 영향을 미쳐 HDL 콜레스테롤을 증가시키고, 총 콜레스테롤/HDL 콜레스테롤 비율을 개선한다.
- 유산소 신체 활동/운동은 고혈압을 관상 동맥 질환의 위험 요인으로부터 없앨 수 있다. 안정 시 수축기 혈압을 5~8 mm Hg 낮춘다. 일반적으로, 혈압에 대한 운동의 효과를 얻기 위해서는 더 높은 신체 활동량이 필요하다.
- 유산소 신체 활동 가이드라인을 충족하면 제2형 당뇨병의 발병 위험이 감소하여 전신 혈당 항상성이 개선된다.
- 유산소 신체 활동/운동은 심장마비 동안 심장 손상을 줄이는 심장 보호형 표현형을 촉진한다. 이는 심장 근육 섬유의 항산화제 증가, 심장 근육세포의 칼슘 조절 개선 및 심장마비 동안 손상을 저항하는 미토콘드리아 생성에 의해 발생한다.

유산소 신체 활동이 암 위험을 줄인다

암은 세포가 통제 없이 분열하고 증식하는 질병군으로, 이러한 비정상적인 세포들은 "암세포"라고 불린다. 암은 건강한 세포 내의 DNA 손상으로 인해 발생하며, 이러한 변화는 세포 분열과 성장을 통제할 수 없게 만든다. 암세포가 몸 안에서 퍼지는 것을 **전이**(metastasis)라고 하며, 특정 위치에 암세포가 모여 있는 것을 종양이라고 한다. 불행히도 암세포의 통제되지 않은 증식은 장기를 손상시킬 수 있으며, 종양 성장을 억제하지 못하면 종종 사망에 이르게 된다(93).

암세포 형성의 단일 원인은 없으며, 암의 위험 요인은 여러 가지가 있다. 만성 염증은 암을 촉진하는 공통 위험 요인이다. 시간이 지남에 따라 만성 염증은 DNA 손상을 일으켜 암세포 형성을 유발할 수 있다. 예를 들어, 만성 염증은 산소 자유 라디칼과 기타 손상 분자의 생성을 촉진한다. 이러한 분자들을 통틀어 활성 산소종(ROS)이라고 한다. 세포가 높은 수준의 ROS에 노출되면 DNA가 손상되어 종종 통제되지 않은 세포 분열과 암세포 형성을 초래한다.

만성 염증의 원인은 여러 가지가 있다. 예를 들어, 만성 염증은 전신 감염이나 다양한 염증 질환(예: 염증성 장 질환, 류마티스 관절염, 당뇨병, 천식)에 대한 반응으로 발생할 수 있다. 또한, 신체 비활동과 과체중도 만성 염증을 촉진한다. 다행히도 이러한 염증 및 암의 위험 요인은 규칙적인 유산소 신체 활동과 체지방 감소를 통해 제거할 수 있다(54, 93). 실제로, 유산소 신체 활동 가이드라인을 준수하면 식도 선암, 간, 폐, 신장, 위 카르디아, 자궁내막, 골수성 백혈병, 다발성 골수종, 결장, 두경부, 직장, 방광, 유방을 포함한 13가지 종류의 암 위험이 감소한다(54, 60). 이제 규칙적인 신체 활동이 암 위험을 줄이는 방법에 대해 논의해 보겠다.

운동으로 인한 암 위험 감소의 분자적 기전은 아직 연구 중이다. 현재의 근거는 규칙적인 유산소 신체 활동이 암을 두 가지 주요 방식으로 보호한다고 보여준다: (1) 새로 형성된 암세포의 식별 및 제거와 (2) 종양 성장 및 암의 전이 속도 감소(35). 운동이 이러한 효과를 달성하는 방법을 요약하면 다음과 같다.

운동은 새로 형성된 암세포를 제거한다

6장에서 설명한 바와 같이, 면역 체계는 암 예방에 중요한 역할을 한다. 실제로, 면역 체계의 주요 역할 중 하나는 새로 형성된 암세포를 인식하고 파괴하여 종양이 형성되거나 몸 전체로 퍼지기 전에 이를 막는 것이다. 암세포 인식과 제거에 참여하는 두 가지 면역 세포는 자연 살해(NK) 세포와 세포독성 T세포(T세포)이다. 중요하게도, 유산소 신체 활동은 NK 세포와 T세포의 순환 수준을 증가시킨다(35). 또한, 유산소 신체 활동은 순환 면역 케모카인을 증가시킨다. 이러한 분자들은 자연 살해 세포가 암세포를 식별하고 파괴하는 데 도움을 준다. 마지막으로, 암세포는 상당량의 젖산을 생성한다. 암세포 내 젖산 축적은 면역 세포의 기능을 억제하여 암세포를 파괴하는 능력을 감소시킨다. 다행히도, 신체 활동은 종양 세포의 젖산 수준을 낮추어 면역 세포가 암세포를 식별하고 파괴하는 능력을 향상시킨다(35). 이러한 기전들이 결합하여 규칙적인 신체 활동이 암세포의 진행 위험을 감소시키는 방법을 설명한다.

운동은 종양 성장을 늦추고 전이를 줄인다

신체 활동이 종양 크기를 줄이거나 기존 종양을 제거할 수는 없지만, 규칙적인 신체 활동은 종양 성장을 최대 67%까지 늦출 수 있다(35). 이는 중요한데, 종양 성장 속도를 줄이면 암세포의 전이를 지연시킬 수 있기 때문이다. 규칙적인 신체 활동은 세 가지 방법으로 종양 성장을 감소시킨다. 첫째, 중강도에서 고강도의 유산소 신체 활동은 NK 세포를 동원한다. 둘째, 신체 활동은 체온을 증가시켜 종양 세포로의 혈류를 증가시킨다. 이로 인해 NK 세포와 T 세포의 전달이 증가하여 암세포를 파괴하고 종양 성장을 늦춘다. 마지막으로, 운동으로 인해 순환되는 에피네프린 수준이 증가하면 암세포의 중요한 성장 경로인 히포 경로를 억제하여 종양 성장 속도를 늦춘다(35). 이러한 기전들이 결합되어 종양 성장과 암의 전이를 늦춘다(그림 15.18).

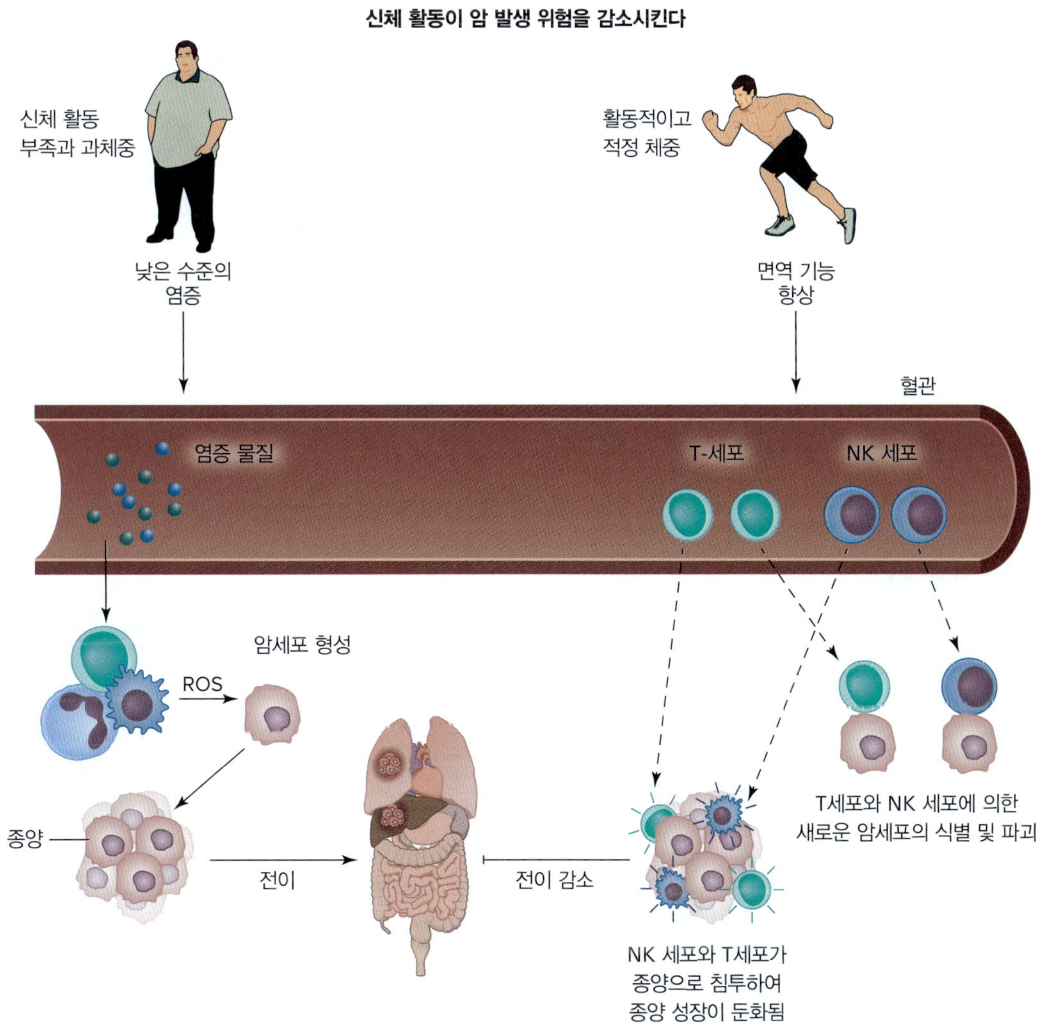

그림 15.18 유산소 신체 활동은 여러 가지 방법으로 암의 위험을 줄인다. 중요한 방법 중 하나는 면역 기능의 개선을 통한 것이다.

요약 *In Summary*

- 암은 통제되지 않은 세포 성장과 증식으로 특징지어지는 질병군이다.
- 암세포 형성의 단일 원인은 없으며, 여러 암 위험 요인이 존재한다. 중요한 위험 요인은 만성 염증이다. 만성 염증의 잠재적 원천은 내장 지방 증가이며, 시간이 지나면서 만성 염증은 DNA 손상을 촉진하여 암을 유발할 수 있다.
- 유산소 신체 활동 가이드라인을 준수하면 식도 선암, 간, 폐, 신장, 위 카르디아, 자궁내막, 골수성 백혈병, 다발성 골수종, 결장, 누경부, 직장, 방광, 유방을 포함한 13가지 종류의 암 위험이 감소한다.
- 신체 활동으로 인한 암 위험 감소의 정확한 기전은 논쟁의 여지가 있지만, 현재의 근거는 규칙적인 유산소 신체 활동이 암을 보호하는 두 가지 주요 방식으로 작용한다고 한다: (1) 새로 형성된 암세포의 식별 및 제거와 (2) 종양 성장 속도 및 암의 전이 감소.

유산소 신체 활동은 COVID-19로 인한 중증 질환이나 사망을 예방한다

앞서 언급했듯이, 2020년 미국에서 COVID-19는 세 번째로 높은 사망 원인이었다. 2020년의 상위 8대 사망 원인 중 COVID-19는 유일한 감염병이었다. 이전 두 섹션에서는 유산소 신체 활동 가이드라인을 준수하면 관상 동맥 질환(CHD)과 암(각각 1위와 2위 사망 원인)으로 인한 사망 위험이 감소한다는 사실을 강조했다. 중요하게도, 규칙적인 유산소 신체 활동은 COVID-19로 인한 사망 위험도 감소시킨다.

6장에서 논의했듯이, 규칙적인 신체 활동/운동은 면역 기능을 향상시키고 바이러스 감염 위험을 줄인다. 신체 활동이 COVID-19 감염으로 인한 입원 및 사망 위험에 미치는 영향은 6장에서 처음 논의되었다. 따라서 여기에서는 간단한 요약만 제공한다. 최근 연구에 따르면, COVID-19 팬데믹 이전 2년 동안 신체적으로 비활동적이었던 사람들은 일관되게 유산소 신체 활동 가이드라인을 준수한 환자들에 비해 입원, 중환자실 입원 및 사망 확률이 더 높았다(86). 더 나아가, 일관되게 비활동적이었던 환자들에 비해 어느 정도의 신체 활동을 한 환자들은 입원 및 사망 확률이 낮았다. 이는 어느 정도의 신체 활동이라도 COVID-19의 심각한 결과로부터 개인을 보호하는 데 효과가 있음을 시사한다. 그러나 신체 활동 가이드라인을 일관되게 준수한 환자들에 비해, 어느 정도의 신체 활동만 한 사람들은 입원 및 사망 확률이 더 높았다.

유산소 신체 활동은 뇌졸중 위험과 뇌졸중으로 인한 뇌 손상을 줄인다

뇌졸중은 산소 부족으로 인한 뇌 세포의 사망을 의미한다. 세 가지 주요 유형의 뇌졸중이 존재한다: (1) 허혈성 뇌졸중, (2) 출혈성 뇌졸중, (3) 일과성 허혈 발작. 대부분의 뇌졸중(87%)은 허혈성 뇌졸중이다. 불행히도, 허혈성 뇌졸중은 주요 사망 및 장애 원인이다. 허혈성 뇌졸중은 뇌로의 혈류를 공급하는 동맥이 막힐 때 발생하며, 혈전이 허혈성 뇌졸중을 유발하는 가장 일반적인 막힘이다. 출혈성 뇌졸중은 뇌로 이어지는 동맥의 파열로 인해 발생한다. 손상된 혈관에서 혈액이 누출되면 뇌로의 산소 공급이 감소하고 뇌 세포에 대한 압력이 증가하여 집합적으로 신경세포의 사망을 초래한다. 마지막으로, 일과성 허혈 발작은 혈전으로 인한 짧은 기간의 허혈로 인해 발생한다. 이러한 사건은 흔히 "미니 뇌졸중"이라고 불린다. 다행히도, 이러한 단기간 뇌졸중은 일반적으로 뇌에 큰 손상을 일으키지 않는다.

이제 규칙적인 유산소 신체 활동이 뇌졸중 위험과 뇌졸중으로 인한 뇌 손상의 정도를 모두 줄인다는 근거를 논의해 보자. 또한, 신체 활동으로 인한 뇌졸중 보호의 기전도 함께 다뤄보자.

규칙적인 유산소 신체 활동/운동은 뇌졸중 위험을 줄인다

다수의 연구에서 신체 활동이 뇌졸중의 위험 요인을 줄이며, 뇌졸중 발생 위험을 낮춘다는 것을 보여준다(32, 81). 실제로, 연구들은 모든 연령에서 신체 활동 수준과 뇌졸중 위험 간의 강한 반비례 관계가 존재한다고 밝히고 있다(106). 근거는 중강도 및 고강도 신체 활동이 뇌졸중 위험을 50% 감소시킨다는 것을 나타낸다(106). 중요하게도, 중강도 및 고강도 신체 활동은 뇌졸중 위험에 대해 유사한 수준의 보호를 제공한다(106). 신체 활동이 뇌졸중 위험을 줄인다는 개념에 대한 추가적인 근거는 심폐 체력 측정치인 최대 산소 섭취량과 뇌졸중 위험 간의 강한 반비례 관계를 나타내는 연구에서 나타난다(43). 즉, 최대 산소 섭취량이 높은 사람에 비해 낮은 사람들은 뇌졸중 위험이 더 크다는 것이다. 신체 활동과 뇌졸중 위험 감소를 연결하는 생물학적 연관성은 무엇인가?

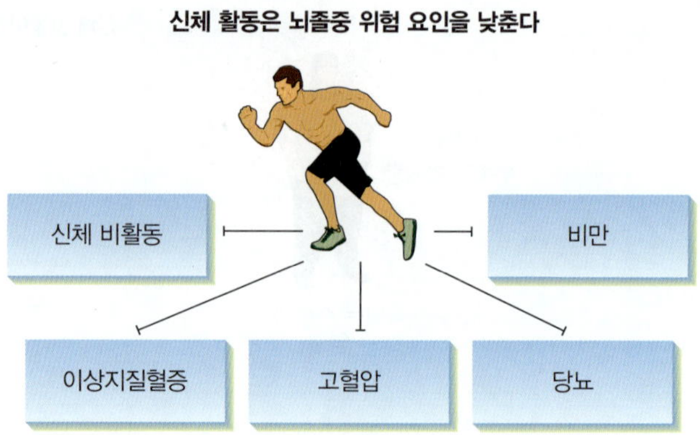

그림 15.19 유산소 신체 활동은 5가지 주요 뇌졸중 위험요인을 낮춘다.

신체 활동으로 인한 뇌졸중 및 뇌졸중으로 인한 뇌 손상 보호의 기전

신체 활동은 뇌졸중 위험 요인에 유익한 효과를 제공하여 뇌졸중 발생 위험을 줄인다. 주요 뇌졸중 위험 요인에는 고혈압, 혈중 지질 상태 이상, 당뇨병, 신체 비활동, 비만, 과도한 알코올 소비, 그리고 담배 사용이 포함된다(81). 이 일곱 가지 위험 요인 중, 규칙적인 신체 활동은 고혈압, 혈중 지질 상태 이상, 당뇨병, 신체 비활동, 비만에 유익한 효과를 제공한다(그림 15.19)(81). 구체적으로, 규칙적인 신체 활동은 혈압을 낮추고, 혈중 지질 상태를 개선하며, 혈당 항상성을 유지하고, 신체 비활동을 뇌졸중 위험 요인에서 제거하고, 체중 감량을 돕는다. 따라서 신체 활동은 뇌졸중의 일곱 가지 위험 요인 중 다섯 가지에 긍정적인 영향을 미칠 수 있다.

게다가, 신체 활동은 뇌졸중 동안 뇌를 보호하여 뇌졸중으로 인한 뇌 손상의 심각성을 줄인다. 중요한 것은 뇌 손상의 정도를 줄임으로써 신체 활동으로 인한 뇌 보호가 뇌졸중 후 기능적 결과를 개선하여 더 빠른 회복을 가능하게 한다는 것이다(32). 신체 활동은 뇌졸중 동안 뇌를 어떻게 보호하는가?

다수의 전임상 연구들은 신체 활동이 뇌 내에서 생화학적 적응을 유도하여 뇌졸중과 관련된 스트레스로부터 신경세포를 보호한다는 것을 보여준다. 운동으로 인한 뇌졸중 손상 보호의 기전에는 혈뇌장벽의 무결성 개선, 열충격 단백질의 증가, 뇌 내 항산화제의 증가, 뇌유래신경영양인자(brain-derived neurotrophic factor, BDNF)의 증가가 포함된다(32). 이 신체 활동으로 인한 변화들은 종합적으로 뇌졸중 동안 신경세포를 손상으로부터 보호한다.

요약 *In Summary*

- COVID-19는 2020년 미국에서 세 번째로 높은 사망 원인이었다. 다행히도, 비활동적인 사람에 비해 유산소 신체 활동 가이드라인을 준수한 사람들은 COVID-19로 인한 입원 및 사망 위험이 현저히 낮았다. 이러한 신체 활동/운동으로 인한 보호는 향상된 면역 기능으로 인해 바이러스 감염 위험이 줄어들었기 때문일 가능성이 높다.
- 뇌졸중은 산소 부족으로 인한 뇌 세포의 사망을 의미한다. 규칙적인 신체 활동/운동은 뇌졸중 위험 요인을 줄임으로써 뇌졸중 위험을 상당히 줄인다. 구체적으로, 신체 활동/운동은 다음과 같은 뇌졸중 위험 요인에 유익한 효과를 제공한다: (1) 고혈압, (2) 혈중 지질 상태 이상, (3) 당뇨병, (4) 신체 비활동, (5) 비만.
- 신체 활동은 뇌졸중 동안 뇌를 보호하여 뇌졸중으로 인한 뇌 손상의 심각성을 줄인다. 따라서 뇌 손상의 정도를 줄임으로써 신체 활동으로 인한 뇌 보호는 뇌졸중 후 기능적 결과를 개선하여 더 빠른 회복을 가능하게 한다.
- 운동으로 인한 뇌졸중 손상 보호의 기전에는 혈뇌장벽의 무결성 개선, 열충격 단백질의 증가, 뇌 내 항산화제의 증가, 뇌유래신경영양인자(BDNF)의 증가가 포함된다.

유산소 신체 활동의 알츠하이머병 예방 효과

치매는 특정 질환이 아니라 기억, 사고, 또는 결정을 내리는 능력이 손상되어 일상 활동에 지장을 주는 일반적인 용어이다. 치매의 가장 흔한 원인은 알츠하이머병으로, 전체 치매 사례의 60~80%를 차지한다(56). **알츠하이머병**(AD)은 기억 상실 및 여러 인지 장애를 특징으로 하는 진행성 신경퇴행성 질환이다. 알츠하이머병의 위험 요인으로는 연령, 가족력, 신체 비활동, 복부 비만, 당뇨병, 흡연, 고콜레스테롤 등이 있다(56). 이 질병은 보통 65세 이후에 발생하며, 연령이 증가함에 따라 위험도 증가한다. 실제로, 알츠하이머병 환자의 약 80%가 75세 이상이다(56). 대부분의 가족성 알츠하이머병 사례는 조기 발병이며, 이러한 사례의 약 60%는 세 가지 유전자의 결함으로 인한 것이다.

알츠하이머병은 단기 기억 및 논리적 추론과 관련된 여러 뇌 영역에서 기능성 뉴런의 손실로 인해 발생한다. 알츠하이머병의 정확한 원인은 논란의 여지가 있지만, 신경세포 외부의 아밀로이드-베타 난백질의 응집과 신경세포 내부의 타우 단백질(신경섬유 엉킴) 집합이 신경퇴행, 인지 저하 및 치매를 촉진한다고 한다(3, 22, 29). 알츠하이머병의 초기 단계에서는 주로 기억과 관련된 뇌 영역의 뉴런과 그 연결을 파괴한다; 해마가 첫 번째로 손상되는 영역이다(63). 질병이 진행됨에 따라 뇌의 다른 영역, 특히 언어, 추론 및 사회적 행동을 담당하는 대뇌피질이 손상된다(63). 결국, 뇌의 다른 많은 영역도 손상되어 개인이 독립적으로 생활하고 기능할 수 없게 되며, 궁극적으로 질병은 치명적이다(63).

점점 더 많은 연구들이 신체 활동이 알츠하이머병 및 기타 형태의 치매 위험을 줄인다고 지적하고 있다(56, 89, 105). 구체적으로, 매주 일정 형태의 신체 활동을 하는 사람들은 신체 비활동적인 동료들에 비해 인지 저하 위험이 35% 낮다(94). 게다가, 권장되는 유산소 신체 활동(즉, 주 150분)을 수행하는 사람들은 AD 발생 위험이 40% 낮다(88). 그러나, 신체 활동이 65세 이상의 사람들에서 알츠하이머병 위험을 줄이지 않을 수 있다는 점에 유의해야 한다(105). 또한, 알츠하이머병에 대한 운동의 효과는 평생 지속되는 것이 아니며, 뇌에 대한 평생 효과를 얻기 위해서는 일생 동안 규칙적으로 신체 활동을 수행해야 한다. 신체 활동은 알츠하이머병에 대해 뇌를 어떻게 보호하는가?

신체 활동이 알츠하이머병 위험을 줄이는 기전

신체 활동 및 운동이 뇌에 미치는 영향을 바탕으로 신체 활동이 노화로 인한 인지 저하를 예방하거나 지연시키는 전략이라는 것이 오랫동안 알려져 왔다(5). 실제로, 운동은 뇌 기능의 세 가지 주요 영역에 긍정적인 영향을 미친다: 혈관 생리학, 신경 발생, 그리고 해마 부피(5). 이 세 가지 영역을 간략히 논의해 보자. 알츠하이머병의 연령 관련 위험 요인 중 하나는 나이가 들면서 뇌 혈류가 감소하는 것이다. 감소된 뇌 혈류는 뉴런 퇴행 및 인지 기능 저하와 관련이 있다(105). 중요하게도, 규칙적인 유산소 활동은 노화 동안 뇌 혈류에 긍정적인 영향을 미쳐 알츠하이머 발병을 방지할 수 있다(105). 앞서 7장에서 논의했듯이, 신체 활동 및 운동은 신경 발생(새로운 뉴런 생성)을 촉진하여 평생 동안 뇌 건강을 유지하는 데 필수적이다. 이와 관련하여, 신체 활동은 신경 발생을 촉진하고 기억 조절에 중요한 역할을 하는 분자인 뇌유래신경영양인자(BDNF)의 순환 및 뇌 수준을 증가시킨다. 반대로, 알츠하이머병 환자는 혈액과 뇌에서 BDNF 수준이 낮다(105). 알츠하이머병은 뇌의 여러 영역에서 기능성 뉴런의 손실과도 관련이 있다; 따라서 신체 활동으로 인한 신경 발생은 알츠하이머병의 위험을 줄일 수 있다. 마지막으로, 알츠하이머병은 초기 단계에서 해마 뉴런을 파괴한다. 이 문제는 노화로 인해 해마 부피가 감소하면서 더욱 복잡해진다. 따라서, 신체 활동/운동이 (신경 생성 증가로 인해) 해마의 부피를 증가시키는 사실은, 신체 활동/운동이 알츠하이머병(AD)으로 인한 해마 신경세포 감소 위험을 줄일 것이라는 개념과 일치한다.

마지막으로, 자유 라디칼(산화) 손상은 알츠하이머병의 특징이다. 또한, 염증도 알츠하이머병에서 뉴런 손상의 주요 원인이다. 중요하게도, 규칙적인 신체 활동은 뇌의 항산화제 수준을 증가시켜 뉴런에 대한 산화 손상을 줄일 수 있다(105). 더 나아가,

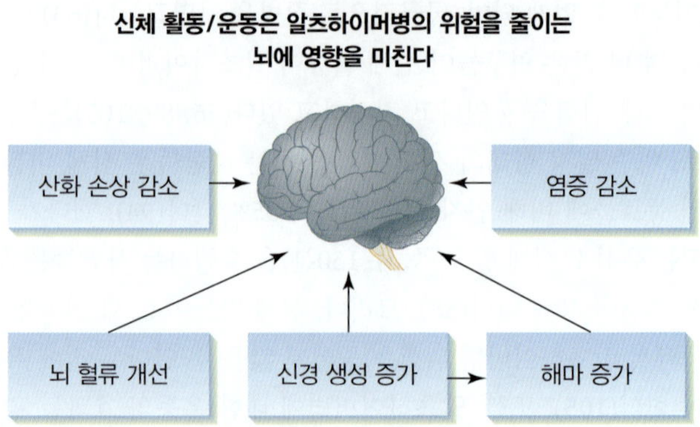

그림 15.20 유산소 신체 활동/운동은 알츠하이머병의 위험을 감소시킨다.

신체 활동 / 운동은 전신 염증을 줄여 알츠하이머 발병 위험을 줄인다(105).

요약하자면, 신체 활동으로 인한 알츠하이머병 위험 감소에 기여하는 여러 가지 기전이 있다. 여기에는 뇌 혈류 개선, 신경 발생, 해마 부피 증가가 포함된다. 또한, 규칙적인 신체 활동은 뉴런에 대한 자유 라디칼 매개 손상 위험을 줄이고 알츠하이머병의 또 다른 위험 요인인 전신 염증 수준을 감소시킨다(그림 15.20).

요약 *In Summary*

- 치매는 특정 질환이 아니라 기억, 사고, 또는 결정을 내리는 능력이 손상되어 일상 활동에 지장을 주는 일반적인 용어이다. 치매의 가장 흔한 원인은 알츠하이머병(AD)으로, 기억 상실 및 여러 인지 장애를 특징으로 하는 진행성 신경퇴행성 질환이다.
- 알츠하이머병의 위험 요인으로는 연령, 가족력, 신체 비활동, 복부 비만 및 염증, 당뇨병, 흡연, 고콜레스테롤 등이 있다.
- 유산소 신체 활동/운동은 뇌 혈류 개선, 신경 발생, 해마 부피 증가를 통해 알츠하이머병의 위험을 줄인다. 더 나아가, 규칙적인 신체 활동은 뉴런에 대한 자유 라디칼 매개 손상 위험을 줄이고 알츠하이머병의 또 다른 위험 요인인 전신 염증 수준을 감소시킨다.

유산소 신체 활동/운동은 대사 건강을 개선하고 제2형 당뇨병을 예방한다

세계보건기구에 따르면 전 세계적으로 4억 2,200만 명 이상의 사람들이 당뇨병(또는 당뇨병)을 앓고 있다. 현재 미국에서는 3,700만 명 이상의 사람들이 당뇨병 진단을 받았으며, 당뇨병은 여전히 주요 사망 원인 중 하나로 남아 있다. 앞서 소개한 바와 같이 당뇨병은 고혈당에 의해 발생하는 질병이다(5, 19). 당뇨병은 관상 동맥 질환(CHD) 및 기타 동반질환의 주요 위험 요소이기 때문에 계속해서 중요한 공중보건 문제로 남아 있다. 특히 만성 고혈당은 혈당과 여러 순환 단백질 사이의 자발적인 화학 반응(당화 반응, glycosylation)을 초래한다. 이러한 당화 단백질은 염증을 촉진하여 동맥경화증을 가속화할 수 있다(66). 실제로 통제되지 않은 당뇨병은 장기에 손상을 주고 대동맥 및 모세혈관과 같은 작은 혈관에 손상을 주어 장기 부전, 심장마비 및 뇌졸중을 초래할 수 있다.

만성 질환으로서의 당뇨병

당뇨병은 여러 가지 방법으로 진단될 수 있다. 먼저, 혈장 포도당 수치(공복 혈당 ≥126 $mg \cdot dl^{-1}$ [7.0 $mmol \cdot L^{-1}$])를 측정하거나 표준화된 경구 포도당 내성 검사를 통해 당뇨병을 진단할 수 있다. 또한, 혈액 내 당화 헤모글로빈(HbA1c)을 측정하여 당뇨병을 진단할 수 있다. 만성적으로 높은 혈당 수치는 헤모글로빈에 포도당이 추가되는 결과를 낳는다. HbA1c는 혈액에서 발견되는 당화 헤모글로빈의 백분율로 정의되며, HbA1c ≥ 6.5%는 당뇨병의 기준이다(4, 5). 진단 후, 당뇨병 사례는 제1형 당뇨병과 제2형 당뇨병 두 가지 형태로 분류된다.

제1형 당뇨병은 인슐린 결핍으로 인해 발생하며 진단된 당뇨병 사례 중 약 5~10%를 차지한다(4, 5, 18). 이 질병은 일반적으로 바이러스(독감과 유사한) 감염이 췌장의 베타 세포를 공격한 후 젊은 개인에서 시작된다. 췌장의 베타 세포는 인슐린이라는 호르몬을 생성한다. 인슐린은 세포로 포도당 흡수를 촉진하기 때문에, 인슐린이 충분한 수준으로 공급되지 않으면 신체 전체의 대사에 부정적인 영향을 미친다. 진단 후 제1형 당뇨병 환자는 일반적으로 각 식사 후 세포 내 포도당 흡수를 촉진하기 위해 외부(주사) 인슐린을 매일 복용해야 한다. 이러한 인슐린 치료는 혈당 농도를 정상 범위 내로 유지하기 위해 필요하다.

제2형 당뇨병은 인슐린 저항성 형태의 질병이다. 제2형 당뇨병 환자는 종종 정상적인 수준의 순환 인슐린을 가지고 있지만, 골격근 및 기타 조직이 혈액에서 포도당을 흡수하는 효율성이 떨어져 고혈당을 초래한다. 미국과 같은 산업화된 국가에서는 당뇨병 환자의 90~95%가 제2형 당뇨병으로 진단된다(4, 18, 20). 제1형 당뇨병과 달리 제2형 당뇨병 환자는 일반적으로 보충 인슐린이 필요하지 않다. 제2형 당뇨병은 진행성 질환으로 종종 젊거나 중년 성인에게 나타나며, 종종 전당뇨병 진단(예: 임상적 당뇨병 기준에 근접한 혈당 수치)으로 선행된다. 이러한 질병의 진행성 특성 때문에 수년 또는 수십 년 동안 이 형태의 당뇨병은 종종 성인 발병 당뇨병으로 불린다. 그러나 최근 몇 년 동안 인종, 비만 및 생활 방식 요인(즉, 비활동성)과 같은 여러 요인으로 인해 어린이 및 청소년에서 제2형 당뇨병 진단이 더 빈번해지고 있다(5, 74). 이 추세는 전 세계 국가에서 당뇨병의 증가하는 건강 부담을 강조한다.

제2형 당뇨병의 원인

제2형 당뇨병의 발병은 만성적인 비활동과 복부 부위(내장 지방)의 지방 축적과 관련이 있다. 제2형 당뇨병은 **대사 증후군**이라는 대사 장애의 핵심이다. 대사 증후군은 고혈압, 혈중 지질 프로필 이상, 인슐린 저항성(즉, 제2형 당뇨병) 및 복부 비만을 포함한 여러 관상 동맥 질환(CHD) 위험 요인을 포함하는 포괄적인 용어이다. 이와 관련하여 복부 지방은 제2형 당뇨병의 발병에 대한 주요 위험 요인으로 예측된다.

내장 지방의 증가로 인해 TNF-α와 같은 염증성 사이토카인의 생산이 증가하고 산화 스트레스가 증가하며 아디포넥틴과 같은 항염증 호르몬의 생산이 감소한다. 이러한 변화로 인해 세포가 인슐린에 저항하게 된다. 인슐린 저항성은 인슐린이 존재하더라도 세포가 정상 속도로 포도당을 흡수할 수 없음을 의미한다.

신체 활동과 제2형 당뇨병 예방 기전

제2형 당뇨병 진단을 받은 후 건강한 혈당 수치를 유지하는 것이 주요 의료 목표이다. 다행히도, 정기적인 신체 활동과 식이 제한 및 체중 감소를 결합하면 제2형 당뇨병 예방과 치료에 매우 효과적이다(4). 신체 활동이 제2형 당뇨병 발병 위험을 줄이는 방법과 제2형 당뇨병 환자에게 유익한 방법을 살펴보자.

정기적인 유산소 신체 활동/운동은 전신 및 골격근 인슐린 민감성을 개선하며, 이는 휴식 중 및 운동 중에 포도당 흡수를 개선한다(71, 97). 네 가지 기전이 골격근에서 신체 활동으로 인한 포도당 흡수 개선에 기여한다: (1) 근육에서 미토콘드리아 생합성 증가, (2) 수용체 후 인슐린 신호 개선(즉, 포도당 흡수 증가), (3) 골격근에서 포도당 운반 단백질(GLUT4) 양 증가, (4) 근육 섬유를 둘러싼 모세혈관 증가(100, 101). 신체 활동으로 인한 미토콘드리아 부피 증가로 인해 산화적 인산화 과정을 통해 포도당과 지방을 대사하는 능력이 증가한다(55). 또한, 유산소 운동으로 인한 근육 인슐린 민감성 개선은 세포로의 포도당 흡수를 증가시키고 혈당 항상성을 개선한다(41). 게다가, 만성 유산소 신체 활동/운동은 골격근에 GLUT4 발현을 증가시키고 훈련된 근육에 혈관 공급을 증가시킨다(1, 37). GLUT4는 골격근 섬유 내에서 발견되는 포도당 운반 단백질로, 근육 수축 중에 GLUT4가 세포질에서 세포막으로 이동하여 근육으로의 포도당 흡수를 촉진한다. 따라서 GLUT4의 양을 증가시키는 것은 신체 활동 중 근육으로의 포도당 흡수를 증가시킨다. 마지막으로, 모세혈관의 증가는 근육으로의 포도당 전달과 흡수를 보장한다(97). 이러한 신체 활동으로 인한 적응은 제2형 당뇨병 환자의 혈당 항상성 개선에 기여한다(그림 15.21).

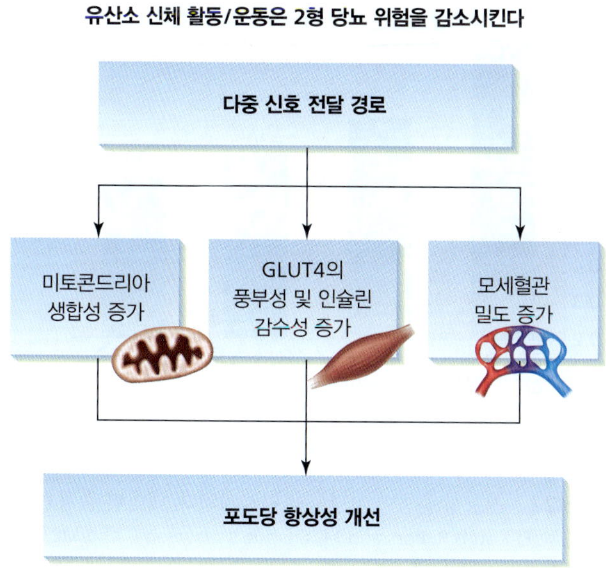

그림 15.21 유산소 신체 활동/운동은 미토콘드리아 생합성 증가, GLUT4 발현 증가, 인슐린 민감성 증가, 모세혈관 형성 증가를 통해 제2형 당뇨병의 위험을 감소시킨다.

요약 *In Summary*

- 당뇨병은 만성 고혈당으로 인해 발생하는 질병이다.
- 당뇨병에는 두 가지 형태가 있다: (1) 제1형 당뇨병과 (2) 제2형 당뇨병. 제1형 당뇨병은 인슐린 결핍으로 인해 발생하며, 제2형 당뇨병은 조직이 포도당을 흡수하지 못하게 하는 인슐린 신호 전달 장애로 인해 발생한다. 산업화된 국가에서는 당뇨병 환자의 90~95%가 제2형 당뇨병을 앓고 있다.
- 대사 증후군은 고혈압, 혈중 지질 프로필 이상, 인슐린 저항성(즉, 제2형 당뇨병), 복부 비만을 포함한 여러 관상 동맥 질환(CHD) 위험 요인의 군집을 포함하는 포괄적인 용어이다.
- 정기적인 유산소 신체 활동/운동은 제2형 당뇨병을 예방한다. 신체 활동으로 인해 골격근에서 포도당 흡수가 개선되는 네 가지 기전은 나음과 같다: (1) 훈련된 근육에서 미토콘드리아 생합성 증가, (2) 수용체 후 인슐린 신호 개선(즉, 포도당 흡수 증가), (3) 골격근에서 GLUT4의 발현 증가, (4) 훈련된 근육 섬유를 둘러싼 모세혈관의 증가.

저항성 운동이 사망률을 감소시킨다

지금까지는 유산소 신체 활동의 건강상 효과에 대해 논의했다. 이제 저항성 운동의 건강상 효과에 대해 알아보자. 앞서 제시한 바와 같이, 현재 신체 활동 가이드라인에서는 유산소 신체 활동 외에도 성인이 주당 최소 두 번의 근력 운동을 할 것을 권장하고 있다. 이 권장 사항은 주당 두 번 이상의 저항성 운동이 사망률을 감

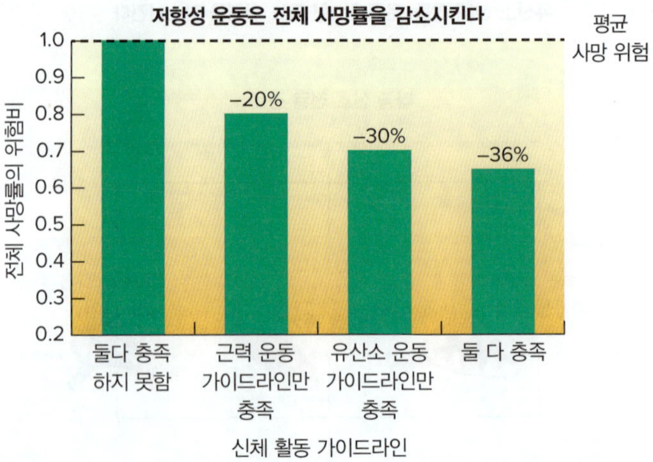

그림 15.22 저항성 운동이 사망률을 감소시킨다. 데이터 출처 (25, 95)
데이터 출처: El-Kotob R, Ponzano M, Chaput JP, Janssen I, Kho ME, Poitras VJ, Ross R, Ross-White A, Saunders TJ, and Giangregorio LM. Resistance training and health in adults: an overview of systematic reviews. Appl Physiol Nutr Metab 45: S165–S179, 2020; Stamatakis E, Lee IM, Bennie J, Freeston J, Hamer M, O'Donovan G, Ding D, Bauman A, and Mavros Y. Does strength-promoting exercise confer unique health benefits? a pooled analysis of data on 11 population cohorts with all-cause, cancer, and cardiovascular mortality endpoints. *Am J Epidemiol* 187: 1102–1112, 2018

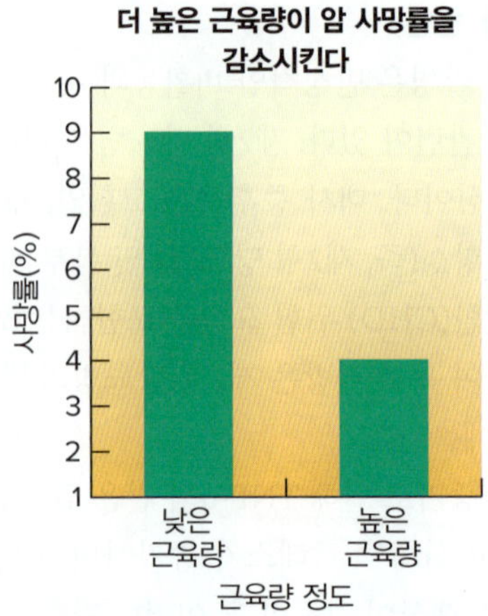

그림 15.23 낮은 근육량을 가진 사람과 비교했을때, 높은 근육량을 가진 암환자는 암 생존율이 더 높다. 데이터 출처: 참고 문헌(67)
데이터 출처: Oppert JM, Charles MA, Thibult N, Guy-Grand B, Eschwege E, and Ducimetiere P. Anthropometric estimates of muscle and fat mass in relation to cardiac and cancer mortality in men: the Paris Prospective Study. *Am J Clin Nutr* 75: 1107–1113, 2002

소시킨다는 연구 결과에 기반하고 있다(그림 15.22 참조). 예를 들어, 유산소 운동이나 근력 운동 가이드라인을 모두 충족하지 않는 사람들과 비교할 때, 근력 운동 가이드라인만 충족해도 사망률이 약 20% 감소한다(25, 95). 그림 15.22는 또한 최소한의 유산소 운동 가이드라인을 충족하면 사망률이 약 30% 감소함을 보여준다(2, 42). 중요한 점은 유산소 신체 활동과 저항성 운동을 결합하여 두 가지 신체 활동 가이드라인을 모두 충족하면 추가적인 효과가 발생하여 사망률이 약 36% 감소한다는 것이다(95).

저항성 운동이 제2형 당뇨병 및 암으로 인한 사망 위험을 낮춰 사망률을 감소시킨다

유산소 운동의 건강상 효과를 조사하는 연구와 비교할 때, 저항성 운동의 건강상 효과에 대한 연구는 상대적으로 적다. 그럼에도 불구하고, 저항성 운동이 암과 당뇨병으로 인한 사망 위험을 줄인다는 근거가 점점 늘어나고 있다. 특히, 저항성 운동은 제2형 당뇨병 발병 위험을 30% 감소시킨다(91).

또한 최신 연구에 따르면, 저항성 운동은 결장암, 방광암, 신장암 발병 위험을 줄인다(53, 83). 이는 미국에서 새로운 암 진단의 21% 이상을 차지하는 암들이다. 또한, 연구에 따르면 근육량과 암 사망률은 반비례 관계에 있다. 즉, 근육량이 많은 사람은 근육량이 적은 사람보다 암 생존율이 높다. 예를 들어, 초기 연구에서는 근육량이 많은 사람이 근육량이 적은 사람보다 암으로 인한 사망 위험이 훨씬 낮다는 것을 보여주었다(67). 그림 15.23은 이 점을 설명한다. 근육량이 가장 많은 상위 사분위수에 속하는 사람들이 암으로 인한 사망 위험이 가장 낮고, 근육량이 적은 사람들은 암 사망률이 크게 높다는 것을 보여준다. 따라서 저항성 운동은 암 발병 위험을 줄일 뿐만 아니라, 근력 운동은 암 생존율도 높인다.

저항성 운동이 심혈관 질환 발병 위험을 줄이는지 여부는 여전히 논쟁의 여지가 있다. 많은 연구에서 저항성 운동이 관상 동맥 질환(CHD)으로 인한 사망 위험을 감소시키는 경향이 있다는 결과를 보여주지만(약 17% 위험 감소), 현재 근거는 결론을 내리기에는 부족하다(18, 19, 25, 95). 그럼에도 불구하고, 35,000명 이상의 여성을 대상으로 한 최근 연구에서는 유산소 신체 활동과 관계없이 저항성 운동이 CHD로 인한 사망 위험을 상당히 줄인다는 결론을 내렸다(91). 저항성 운동이 관상 동맥 질환으로 인한 사망 위험 감소에 미치는 역할을 명확히 하기 위해 추가 연구가 필요하기 때문에 앞으로의 연구 결과를 기대해 볼만하다.

결론적으로, 저항성 운동이 제2형 당뇨병으로 인한 사망 위험을 줄이며 결장암, 방광암, 신장암 발병 위험도 줄인다. 저항성 운동이 관상 동맥 질환으로 인한 사망 위험을 줄이는 경향이 있지만, 저항 운동이 관상 동맥 질환 발생 위험을 효과적으로 감소시키는지 확인하기 위해 추가 연구가 필요하다(그림 15.24).

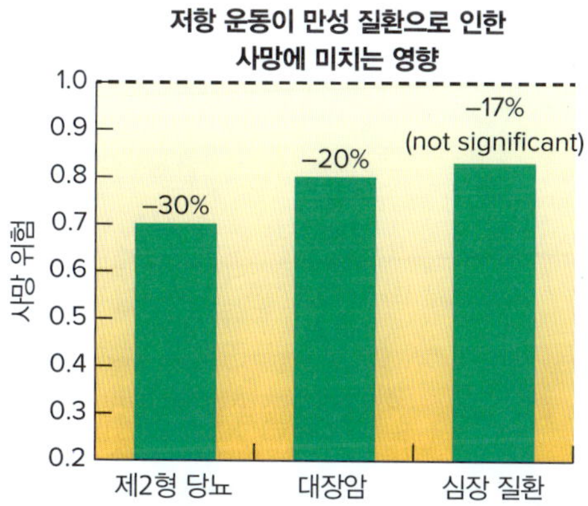

그림 15.24 저항성 운동은 제2형 당뇨병과 결장암으로 인한 사망 위험을 줄인다. 데이터 출처: 참고 문헌 (53, 91, 95).

데이터 출처: Mazzilli KM, Matthews CE, Salerno EA, and Moore SC. Weight training and risk of 10 common types of cancer. *Med Sci Sports Exerc* 51: 1845-1851, 2019; Shiroma EJ, Cook NR, Manson JE, Moorthy MV, Buring JE, Rimm EB, and Lee IM. Strength training and the risk of type 2 diabetes and cardiovascular disease. *Med Sci Sports Exerc* 49: 40-46, 2017; Stamatakis E, Lee IM, Bennie J, Freeston J, Hamer M, O'Donovan G, Ding D, Bauman A, and Mavros Y. Does strength-promoting exercise confer unique health benefits? a pooled analysis of data on 11 population cohorts with all-cause, cancer, and cardiovascular mortality endpoints. *Am J Epidemiol* 187: 1102-1112, 2018.

저항성 운동과 사망률 감소의 생물학적 연관성

이제 저항성 운동이 제2형 당뇨병과 여러 형태의 암 발생 위험을 줄인다는 사실을 확인했으므로, 이러한 보호 효과를 일으키는 운동 유도 변화에 대해 논의해 보자.

제2형 당뇨병 예방과 저항성 운동의 연관 기전

수많은 연구에서 저항성 운동이 제2형 당뇨병 발생 위험을 줄이는 생물학적 적응을 유도한다는 것을 보여준다. 예를 들어, 저항성 운동은 제2형 당뇨병 발생 위험 요인인 복부 지방을 줄일 수 있다(107). 앞서 논의했듯이 인슐린 저항성은 높은 수준의 내장 지방과 이로 인한 염증 분자의 생산과 밀접하게 연결되어 있으며, 이는 인슐린 감수성의 감소에 기여한다. 저항성 운동은 내장 지방 함량을 줄임으로써 전신 인슐린 감수성을 개선하여 전신 포도당 흡수를 증가시키고 포도당 항상성을 개선한다(27). 마지막으로, 저항성 운동은 골격근 내 GLUT4 함량을 증가시켜 운동 중 근섬유로의 비인슐린 매개 포도당 흡수를 돕는다(36). 종합적으로, 이러한 저항성 운동 유도 생물학적 적응은 제2형 당뇨병 발생 위험을 줄인다(그림 15.25) (98).

저항성 운동과 암 위험 감소의 연관 기전

현재까지 저항성 운동이 세 가지 일반적인 암(대장암, 방광암, 신장암) 발생 위험을 줄인다는 것이 확인되었다. 현재 저항성 운동이 이러한 암의 위험을 줄이는 이유에 대한 명확한 설명은 없다. 그럼에도 불구하고 유산소 운동과 마찬가지로, 저항성 운동의 단일 세션은 염증 바이오마커를 감소시키고 면역 기능을 개선한다(28). 앞서 자세히 논의했듯이 이러한 생리적 변화는 암 발생과 진행 위험을 줄일 수 있다. 내장 지방세포에서 만성적으로 방출되는 염증 분자는 암 형성 위험을 증가시킨다는 것을 기억하자. 또한 면역 체계의 중요한 역할 중 하나는 암 세포가 체내에 퍼지기 전에 이를 인식하고 파괴하는 것이다. 따라서 저항성 운동 유도 염증 감소와 면역 체계 강화가 협력하여 암 위험을 줄일 가능성이 높다(그림 15.26).

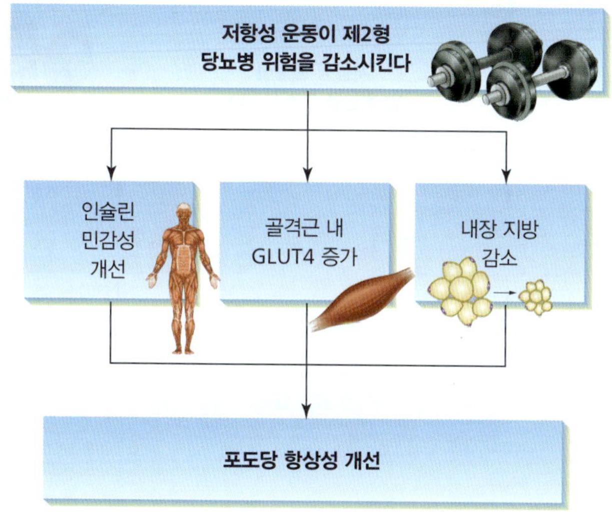

그림 15.25 저항성 운동은 제2형 당뇨 위험을 낮춘다.

요약 *In Summary*

- 유산소 운동이나 근력 운동의 PA 가이드라인을 충족하지 못하는 사람에 비해 근력 훈련 가이드라인만 충족해도 사망률이 약 20% 감소한다.
- 유산소 PA와 저항성 운동을 결합하여 두 가지 PA 가이드라인을 모두 충족하면 사망률이 약 36% 감소한다.
- 저항성 운동은 제2형 당뇨병과 세 가지 유형의 암으로 인한 사망 위험을 낮추어 사망률을 감소시킨다.
- 저항성 운동은 복부 지방(염증) 감소, 전신 인슐린 감수성 증가 및 골격근 내 GLUT4 풍부도 증가를 통해 제2형 당뇨병 위험을 감소시킨다. 종합적으로, 이러한 저항성 운동 유도 적응은 전신 포도당 항상성을 개선한다.
- 저항성 운동은 세 가지 일반적인 형태의 암(대장암, 방광암, 신장암) 발생 위험을 감소시킨다.
- 저항성 운동 유도 암 보호 기전은 여전히 활발히 연구 중이다. 현재 근거는 저항성 운동 유도 염증 감소와 면역 기능 개선이 이 보호에 기여할 가능성이 있음을 시사한다.

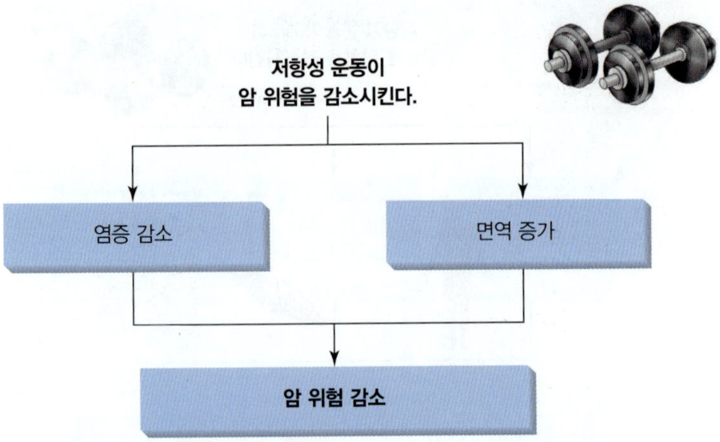

그림 15.26 저항성 운동은 만성 염증을 줄이고 면역 기능을 개선하여 암 발생 위험을 낮춘다.

연구 문제

1. 2020년 미국에서 주요 사망 원인은 무엇이었는가? COVID-19가 미국 및 전 세계 사망 원인에 어떤 영향을 미쳤는가?
2. 전반적인 건강 상태에 기여하는 네 가지 주요 요인을 구별하시오. 이 요인들 중 건강 결정에 가장 큰 역할을 하는 것은 무엇인가?
3. 건강 증진을 위한 현재 미국의 유산소 신체 활동 권장 사항은 무엇인가?
4. 유산소 신체 활동/운동이 사망률 감소에 기여한다는 것이 밝혀졌다. 규칙적인 신체 활동이 영향을 미칠 수 있는 7가지 주요 사망 원인은 무엇인가?
5. 관상 동맥 질환(CHD)의 주요 위험 요인을 구별하시오. 이러한 요인들 중 위험을 줄이기 위해 수정할 수 있는 요인은 무엇인가? 규칙적인 유산소 신체 활동으로 바꿀 수 있는 CHD의 주요 위험 요인은 무엇인가?
6. 신체 활동/운동 훈련이 만성 염증 위험을 줄이는 방법을 설명하시오.
7. 다음의 핵심 용어를 정의하시오: 인구 역학, 인구 운동 역학, 신체 활동, 운동, 체력, 가벼운 신체 활동, 중등도 신체 활동, 고강도 신체 활동, 좌식 행동, 위험비, 신체 활동 부족.
8. 장시간 좌식 행동이 사망률에 미치는 영향을 논하고, 장시간 앉아 있는 것으로 인한 사망 위험을 줄이는 데 유산소 신체 활동이 미치는 영향을 제시하시오.
9. 장시간 앉아 있는 것과 관련된 3가지 만성 질환을 구별하시오.
10. 죽상동맥경화증을 정의하고 죽상동맥경화성 플라크 축적이 혈류 감소를 초래하는 이유를 설명하시오.
11. 내장 지방 증가와 만성 질환의 연관성을 논하시오.
12. Exercise is Medicine 프로그램의 초기 목표를 구별하시오.
13. 신체 활동과 사망률 간의 용량-반응 관계를 나타내는 그래프를 그리시오. 그래프에 신체 활동 권장량과 권장량의 3배 및 10배를 초과하는 지점을 표시하시오.
14. 규칙적인 신체 활동이 장시간 앉아 있는 시간과 사망률 간의 해로운 연관성을 완화하거나 제거할 수 있는지 논하시오.
15. 중강도 및 고강도 신체 활동의 건강상의 효과를 검토하시오.
16. 신체 활동이 관상 동맥 질환, 암, 제2형 당뇨병 발생 위험에 미치는 영향을 논하시오.
17. 저항성 운동이 사망률에 미치는 영향을 설명하시오.
18. 저항성 운동이 사망률을 줄이는 방법을 설명하시오.
19. 유산소 신체 활동과 암의 관계는 수많은 연구팀에 의해 조사되어 왔다. 유산소 신체 활동이 12% 이상의 상대 위험을 줄이는 것으로 밝혀진 7가지 암 유형을 나열하시오.
20. 저항성 운동이 3가지 유형의 암 위험을 줄이는 것으로 밝혀졌다. 이러한 암을 나열하고 저항성 운동에 의한 보호 기전에 기여하는 세 가지 요인을 설명하시오.

추천 문헌

Kraus, W.E., K.E. Powell, W.L. Haskell, K.F. Janz, W.W. Campbell, J.M. Jakicic, et al. 2019. Physical activity, all-cause and cardiovascular mortality, and cardiovascular disease. *Med Sci Sports Exerc* 51: 1270–1281.

Meng, Q, M.S. Lin, and I.S. Tzeng. 2020. Relationship between exercise and alzheimer's disease: a narrative literature review *Front Neurosci* 14: 131.

Pedersen, B.K. 2019 The physiology of optimizing health with a focus on exercise as medicine. *Annu Rev Physiol* 81: 607–627.

Powers, S.K., A.J. Smuder, A.N. Kavazis, and J.C. Quindry. 2014. Mechanisms of exercise-induced cardioprotection. *Physiology (Bethesda)* 29: 27–38.

Thompson, W.R., R. Sallis, E. Joy, C.A. Jaworski, R.M. Stuhr, and J.L. Trilk. 2020. Exercise is medicine. *Am J Lifestyle Med* 14: 511–523.

Westcott, W.L. 2012. Resistance training is medicine: effects of strength training on health. *Curr Sports Med Rep* 11: 209–216.

참고 문헌

1. **Andersen P and Henriksson J**. Capillary supply of the quadriceps femoris muscle of man: adaptive response to exercise. *J Physiol* 270: 677–690, 1977.
2. **Arem H, Moore SC, Patel A, Hartge P, Berrington de Gonzalez A, Visvanathan K, Campbell PT, Freedman M, Weiderpass E, Adami HO, Linet MS, Lee IM, and Matthews CE**. Leisure time physical activity and mortality: a detailed pooled analysis of the dose-response relationship. *JAMA Intern Med* 175: 959–967, 2015.
3. **Ashrafian H Zadeh EH, and Khan RH**. Review on Alzheimer's disease: Inhibition of amyloid beta and tau tangle formation. *Int J Biol Macromol* 167: 382–394, 2021.
4. **Bandeali S and Farmer J**. High-density lipoprotein and atherosclerosis: the role of antioxidant activity. *Curr Atheroscler Rep* 14: 101–107, 2012.
5. **Barnes JN**. Exercise, cognitive function, and aging. *Adv Physiol Educ* 39: 55–62, 2015.
6. **Barnes JN**. Sex-specific factors regulating pressure and flow. *Exp Physiol* 102: 1385–1392, 2017.
7. **Benjamin EJ, Blaha MJ, Chiuve SE, Cushman M, Das SR, Deo R, de Ferranti SD, Floyd J, Fornage M, Gillespie C, Isasi CR, Jimenez MC, Jordan LC, Judd SE, Lackland D, Lichtman JH, Lisabeth L, Liu S, Longenecker CT, Mackey RH, Matsushita K, Mozaffarian D, Mussolino ME, Nasir K, Neumar RW, Palaniappan L, Pandey DK, Thiagarajan RR, Reeves MJ, Ritchey M, Rodriguez CJ, Roth GA, Rosamond WD, Sasson C, Towfighi A, Tsao CW, Turner MB, Virani SS, Voeks JH, Willey JZ, Wilkins JT, Wu JH, Alger HM, Wong SS, Muntner P, American Heart Association Statistics C, and Stroke Statistics S**. Heart disease and stroke statistics-2017 update: a report from the American heart association. *Circulation* 135: e146–e603, 2017.
8. **Bennie JA, De Cocker K, Teychenne MJ, Brown WJ, and Biddle SJH**. The epidemiology of aerobic physical activity and muscle-strengthening activity guideline adherence among 383,928 U.S. adults. *Int J Behav Nutr Phys Act* 16: 34, 2019.
9. **Berryman JW**. Motion and rest: galen on exercise and health. *Lancet* 380: 210–211, 2012.
10. **Bey L, Akunuri N, Zhao P, Hoffman EP, Hamilton DG, and Hamilton MT**. Patterns of global gene expression in rat skeletal muscle during unloading and low-intensity ambulatory activity. *Physiol Genomics* 13: 157–167, 2003.
11. **Bey L and Hamilton MT**. Suppression of skeletal muscle lipoprotein lipase activity during physical inactivity: a molecular reason to maintain daily low-intensity activity. *J Physiol* 551: 673–682, 2003.
12. **Blair SN, Kohl HW, 3rd, Barlow CE, Paffenbarger RS, Jr., Gibbons LW, and Macera CA**. Changes in physical fitness and all-cause mortality. A prospective study of healthy and unhealthy men. *JAMA* 273: 1093–1098, 1995.
13. **Blair SN, Kampert JB, Kohl HW, 3rd, Barlow CE, Macera CA, Paffenbarger RS, Jr., and Gibbons LW**. Influences of cardiorespiratory fitness and other precursors on cardiovascular disease and all-cause mortality in men and women. *JAMA* 276: 205-210, 1996.
14. **Booth FW, Laye MJ, and Roberts MD**. Lifetime sedentary living accelerates some aspects of secondary aging. *J Appl Physiol (1985)* 111: 1497–1504, 2011.
15. **Booth FW, Roberts CK, and Laye MJ**. Lack of exercise is a major cause of chronic diseases. *Compr Physiol* 2: 1143–1211, 2012.
16. **Bull FC, Al-Ansari SS, Biddle S, Borodulin K, Buman MP, Cardon G, Carty C, Chaput JP, Chastin S, Chou R, Dempsey PC, DiPietro L, Ekelund U, Firth J, Friedenreich CM, Garcia L, Gichu M, Jago R, Katzmarzyk PT, Lambert E, Leitzmann M, Milton K, Ortega FB, Ranasinghe C, Stamatakis E, Tiedemann A, Troiano RP, van der Ploeg HP, Wari V, and Willumsen JF**. World Health Organization 2020 guidelines on physical activity and sedentary behaviour. *Br J Sports Med* 54: 1451–1462, 2020.
17. **Chobanian AV, Bakris GL, Black HR, Cushman WC, Green LA, Izzo JL, Jr., Jones DW, Materson BJ, Oparil S, Wright JT, Jr., Roccella EJ, Joint National Committee on Prevention DE, Treatment of High Blood Pressure. National Heart L, Blood I, and National High Blood Pressure Education Program Coordinating C**. Seventh report of the Joint National Committee on Prevention, Detection, Evaluation, and Treatment of High Blood Pressure. *Hypertension* 42: 1206–1252, 2003.
18. **Dankel SJ, Loenneke JP, and Loprinzi PD**. Determining the Importance of Meeting Muscle-Strengthening Activity Guidelines: Is the Behavior or the Outcome of the Behavior (Strength) a More Important Determinant of All-Cause Mortality? *Mayo Clin Proc* 91: 166–174, 2016.
19. **Dankel SJ, Loenneke JP, and Loprinzi PD**. Dose-dependent association between muscle-strengthening activities and all-cause mortality: prospective cohort study among a national sample of adults in the USA. *Arch Cardiovasc Dis* 109: 626–633, 2016.
20. **de Rezende LF, Rey-Lopez JP, Matsudo VK, and do Carmo Luiz O**. Sedentary behavior and health outcomes among older adults: a systematic review. *BMC Public Health* 14: 333, 2014.
21. **de Rezende LF, Rodrigues Lopes M, Rey-Lopez JP, Matsudo VK, and Luiz Odo C**. Sedentary behavior and health outcomes: an overview of systematic reviews. *PLoS One* 9: e105620, 2014.
22. **De Sousa RAL, Rodrigues CM, Mendes BF, Improta-Caria AC, Peixoto MFD, and Cassilhas RC**. Physical exercise protocols in animal models of Alzheimer's disease: a systematic review. *Metab Brain Dis* 36: 85–95, 2021.
23. **Durstine JL, Grandjean PW, Cox CA, and Thompson PD**. Lipids, lipoproteins, and exercise. *J Cardiopulm Rehabil* 22: 385–398, 2002.
24. **Ekelund U, Steene-Johannessen J, Brown WJ, Fagerland MW, Owen N, Powell KE, Bauman A, Lee IM, Lancet Physical Activity Series 2 Executive C, and Lancet Sedentary Behaviour Working G**. Does physical activity attenuate, or even eliminate, the detrimental association of sitting time with mortality? a harmonised meta-analysis of data from more than 1 million men and women. *Lancet* 388: 1302-1310, 2016.
25. **El-Kotob R, Ponzano M, Chaput JP, Janssen I, Kho ME, Poitras VJ, Ross R, Ross-White A, Saunders TJ, and Giangregorio LM**. Resistance training and health in adults: an overview of systematic reviews. *Appl Physiol Nutr Metab* 45: S165–S179, 2020.
26. **Fikenzer K, Fikenzer S, Laufs U, and Werner C**. Effects of endurance training on serum lipids. *Vascul Pharmacol* 101: 9–20, 2018.
27. **Flack KD, Davy KP, Hulver MW, Winett RA, Frisard MI, and Davy BM**. Aging, resistance training, and diabetes prevention. *J Aging Res* 2011: 127315, 2010.
28. **Fortunato AK, Pontes WM, De Souza DMS, Prazeres JSF, Marcucci-Barbosa LS, Santos JMM, Veira ELM, Bearzoti E, Pinto KMC, Talvani A, and Da Silva AN**. Strength training session induces important changes on physiological, immunological, and inflammatory biomarkers. *J Immunol Res* 2018: 9675216, 2018.
29. **Franzmeier N, Neitzel J, Rubinski A, Smith R, Strandberg O, Ossenkoppele R, Hansson O, Ewers M, and Alzheimer's Disease Neuroimaging I**. Functional brain architecture is associated with the rate of tau accumulation in Alzheimer's disease. *Nat Commun* 11: 347, 2020.
30. **Gui YJ, Liao CX, Liu Q, Guo Y, Yang T, Chen JY, Wang YT, Hu JH, and Xu DY**. Efficacy and safety of statins and exercise combination therapy compared to statin monotherapy in patients

with dyslipidaemia: A systematic review and meta-analysis. *Eur J Prev Cardiol* 24: 907–916, 2017.

31. **Guthold R, Stevens GA, Riley LM, and Bull FC.** Worldwide trends in insufficient physical activity from 2001 to 2016: a pooled analysis of 358 population-based surveys with 1.9 million participants. *Lancet Glob Health* 6: e1077–e1086, 2018.
32. **Hafez S, Eid Z, Alabasi S, Darwiche Y, Channaoui S, and Hess DC.** Mechanisms of preconditioning exercise-induced neurovascular protection in stroke. *J Stroke* 23: 312–326, 2021.
33. **Hamilton MT, Hamilton DG, and Zderic TW.** Exercise physiology versus inactivity physiology: an essential concept for understanding lipoprotein lipase regulation. *Exerc Sport Sci Rev* 32: 161-166, 2004.
34. **Hirayama F, Lee AH, and Hiramatsu T.** Life-long physical activity involvement reduces the risk of chronic obstructive pulmonary disease: a case-control study in Japan. *J Phys Act Health* 7: 622–626, 2010.
35. **Hojman P, Gehl J, Christensen JF, and Pedersen BK.** Molecular Mechanisms Linking Exercise to Cancer Prevention and Treatment. *Cell Metab* 27: 10–21, 2018.
36. **Holten MK, Zacho M, Gaster M, Juel C, Wojtaszewski JF, and Dela F.** Strength training increases insulin-mediated glucose uptake, GLUT4 content, and insulin signaling in skeletal muscle in patients with type 2 diabetes. *Diabetes* 53: 294–305, 2004.
37. **Houmard JA, Shinebarger MH, Dolan PL, Leggett-Frazier N, Bruner RK, McCammon MR, Israel RG, and Dohm GL.** Exercise training increases GLUT-4 protein concentration in previously sedentary middle-aged men. *Am J Physiol* 264: E896–901, 1993.
38. **Joseph AM, Adhihetty PJ, Buford TW, Wohlgemuth SE, Lees HA, Nguyen LM, Aranda JM, Sandesara BD, Pahor M, Manini TM, Marzetti E, and Leeuwenburgh C.** The impact of aging on mitochondrial function and biogenesis pathways in skeletal muscle of sedentary high- and low-functioning elderly individuals. *Aging Cell* 11: 801–809, 2012.
39. **Katzmarzyk PT, Ross R, Blair SN, and Despres JP.** Should we target increased physical activity or less sedentary behavior in the battle against cardiovascular disease risk development? *Atherosclerosis* 311: 107–115, 2020.
40. **Kim IY, Park S, Chou TH, Trombold JR, and Coyle EF.** Prolonged sitting negatively affects the postprandial plasma triglyceride-lowering effect of acute exercise. *Am J Physiol Endocrinol Metab* 311: E891–E898, 2016.
41. **Kirwan JP, Solomon TP, Wojta DM, Staten MA, and Holloszy JO.** Effects of 7 days of exercise training on insulin sensitivity and responsiveness in type 2 diabetes mellitus. *Am J Physiol Endocrinol Metab* 297: E151–156, 2009.
42. **Kraus WE, Powell KE, Haskell WL, Janz KF, Campbell WW, Jakicic JM, Troiano RP, Sprow K, Torres A, Piercy KL, and Physical Activity Guidelines Advisory C.** Physical activity, all-cause and cardiovascular mortality, and cardiovascular disease. *Med Sci Sports Exerc* 51: 1270–1281, 2019.
43. **Kurl S, Laukkanen JA, Rauramaa R, Lakka TA, Sivenius J, and Salonen JT.** Cardiorespiratory fitness and the risk for stroke in men. *Arch Intern Med* 163: 1682–1688, 2003.
44. **Kyu HH, Bachman VF, Alexander LT, Mumford JE, Afshin A, Estep K, Veerman JL, Delwiche K, Iannarone ML, Moyer ML, Cercy K, Vos T, Murray CJ, and Forouzanfar MH.** Physical activity and risk of breast cancer, colon cancer, diabetes, ischemic heart disease, and ischemic stroke events: systematic review and dose-response meta-analysis for the global burden of disease study 2013. *BMJ* 354: i3857, 2016.
45. **Lavie CJ, Ozemek C, Carbone S, Katzmarzyk PT, and Blair SN.** Sedentary behavior, exercise, and cardiovascular health. *Circ Res* 124: 799–815, 2019.
46. **Laye MJ, Thyfault JP, Stump CS, and Booth FW.** Inactivity induces increases in abdominal fat. *J Appl Physiol (1985)* 102: 1341–1347, 2007.
47. **Lee IM, Shiroma EJ, Lobelo F, Puska P, Blair SN, Katzmarzyk PT, and Lancet Physical Activity Series Working G.** Effect of physical inactivity on major non-communicable diseases worldwide: an analysis of burden of disease and life expectancy. *Lancet* 380: 219–229, 2012.
48. **Liu X, Zhang D, Liu Y, Sun X, Han C, Wang B, Ren Y, Zhou J, Zhao Y, Shi Y, Hu D, and Zhang M.** Dose-response association between physical activity and incident hypertension: a systematic review and meta-analysis of cohort studies. *Hypertension* 69: 813–820, 2017.
49. **MacInnis MJ, and Gibala MJ.** Physiological adaptations to interval training and the role of exercise intensity. *J Physiol* 595: 2915–2930, 2017.
50. **Manini TM.** Using physical activity to gain the most public health bang for the buck. *JAMA Intern Med* 175: 968–969, 2015.
51. **Mann S, Beedie C, and Jimenez A.** Differential effects of aerobic exercise, resistance training and combined exercise modalities on cholesterol and the lipid profile: review, synthesis and recommendations. *Sports Med* 44: 211–221, 2014.
52. **Matthews CE, Chen KY, Freedson PS, Buchowski MS, Beech BM, Pate RR, and Troiano RP.** Amount of time spent in sedentary behaviors in the United States, 2003–2004. *Am J Epidemiol* 167: 875–881, 2008.
53. **Mazzilli KM, Matthews CE, Salerno EA, and Moore SC.** Weight training and risk of 10 common types of cancer. *Med Sci Sports Exerc* 51: 1845–1851, 2019.
54. **McTiernan A, Friedenreich CM, Katzmarzyk PT, Powell KE, Macko R, Buchner D, Pescatello LS, Bloodgood B, Tennant B, Vaux-Bjerke A, George SM, Troiano RP, Piercy KL, and Physical Activity Guidelines Advisory C.** Physical activity in cancer prevention and survival: a systematic review. *Med Sci Sports Exerc* 51: 1252–1261, 2019.
55. **Meex RC, Schrauwen-Hinderling VB, Moonen-Kornips E, Schaart G, Mensink M, Phielix E, van de Weijer T, Sels JP, Schrauwen P, and Hesselink MK.** Restoration of muscle mitochondrial function and metabolic flexibility in type 2 diabetes by exercise training is paralleled by increased myocellular fat storage and improved insulin sensitivity. *Diabetes* 59: 572–579, 2010.
56. **Meng Q, Lin MS, and Tzeng IS.** Relationship between exercise and alzheimer's disease: a narrative literature review. *Front Neurosci* 14: 131, 2020.
57. **Miller M, Stone NJ, Ballantyne C, Bittner V, Criqui MH, Ginsberg HN, Goldberg AC, Howard WJ, Jacobson MS, Kris-Etherton PM, Lennie TA, Levi M, Mazzone T, Pennathur S, American Heart Association Clinical Lipidology T, Prevention Committee of the Council on Nutrition PA, Metabolism, Council on Arteriosclerosis T, Vascular B, Council on Cardiovascular N, and Council on the Kidney in Cardiovascular D.** Triglycerides and cardiovascular disease: a scientific statement from the American heart association. *Circulation* 123: 2292–2333, 2011.
58. **Min K, Smuder AJ, Kwon OS, Kavazis AN, Szeto HH, and Powers SK.** Mitochondrial-targeted antioxidants protect skeletal muscle against immobilization-induced muscle atrophy. *J Appl Physiol (1985)* 111: 1459–1466, 2011.
59. **Moore SC, Patel AV, Matthews CE, Berrington de Gonzalez A, Park Y, Katki HA, Linet MS, Weiderpass E, Visvanathan K, Helzlsouer KJ, Thun M, Gapstur SM, Hartge P, and Lee IM.** Leisure time physical activity of moderate to vigorous intensity and mortality: a large pooled cohort analysis. *PLoS Med* 9: e1001335, 2012.

60. **Moore SC, Lee IM, Weiderpass E, Campbell PT, Sampson JN, Kitahara CM, Keadle SK, Arem H, Berrington de Gonzalez A, Hartge P, Adami HO, Blair CK, Borch KB, Boyd E, Check DP, Fournier A, Freedman ND, Gunter M, Johannson M, Khaw KT, Linet MS, Orsini N, Park Y, Riboli E, Robien K, Schairer C, Sesso H, Spriggs M, Van Dusen R, Wolk A, Matthews CE, and Patel AV.** Association of leisure-time physical activity with risk of 26 types of cancer in 1.44 million adults. *JAMA Intern Med* 176: 816–825, 2016.
61. **Morris JN, Heady JA, Raffle PA, Roberts CG, and Parks JW.** Coronary heart-disease and physical activity of work. *Lancet* 262: 1053–1057, 1953.
62. **Nakhaee MR, Zolfaghari MR, Joukar S, Nakhaee N, Masoumi-Ardakani Y, Iranpour M, and Nazari M.** Swimming exercise training attenuates the lung inflammatory response and injury induced by exposing to waterpipe tobacco smoke. *Addict Health* 12: 109–117, 2020.
63. **NIA.** What happens to the brain in Alzheimer's disease? National Institutes of Health. https://www.nia.nih.gov/health/what-happens-brain-alzheimers-disease.
64. **Nimmo MA, Leggate M, Viana JL, and King JA.** The effect of physical activity on mediators of inflammation. *Diabetes Obes Metab* 15 Suppl 3: 51–60, 2013.
65. **Nybo L, Sundstrup E, Jakobsen MD, Mohr M, Hornstrup T, Simonsen L, Bulow J, Randers MB, Nielsen JJ, Aagaard P, and Krustrup P.** High-intensity training versus traditional exercise interventions for promoting health. *Med Sci Sports Exerc* 42: 1951–1958, 2010.
66. **Olsen RH, Krogh-Madsen R, Thomsen C, Booth FW, and Pedersen BK.** Metabolic responses to reduced daily steps in healthy nonexercising men. *JAMA* 299: 1261–1263, 2008.
67. **Oppert JM, Charles MA, Thibult N, Guy-Grand B, Eschwege E, and Ducimetiere P.** Anthropometric estimates of muscle and fat mass in relation to cardiac and cancer mortality in men: the Paris Prospective Study. *Am J Clin Nutr* 75: 1107–1113, 2002.
68. **Ozemek C, Laddu DR, Lavie CJ, Claeys H, Kaminsky LA, Ross R, Wisloff U, Arena R, and Blair SN.** An update on the role of cardiorespiratory fitness, structured exercise and lifestyle physical activity in preventing cardiovascular disease and health risk. *Prog Cardiovasc Dis* 61: 484–490, 2018.
69. **Paffenbarger RS, Jr., Hyde RT, Wing AL, and Hsieh CC.** Physical activity, all-cause mortality, and longevity of college alumni. *N Engl J Med* 314: 605–613, 1986.
70. **Pedersen BK.** The diseasome of physical inactivity and the role of myokines in muscle--fat cross talk. *J Physiol* 587: 5559–5568, 2009.
71. **Pedersen BK, and Saltin B.** Exercise as medicine – evidence for prescribing exercise as therapy in 26 different chronic diseases. *Scand J Med Sci Sports* 25 Suppl 3: 1–72, 2015.
72. **Pedersen BK.** The physiology of optimizing health with a focus on exercise as medicine. *Annu Rev Physiol* 81: 607–627, 2019.
73. **Pescatello LS, Buchner DM, Jakicic JM, Powell KE, Kraus WE, Bloodgood B, Campbell WW, Dietz S, Dipietro L, George SM, Macko RF, McTiernan A, Pate RR, Piercy KL, and Physical Activity Guidelines Advisory C.** Physical activity to prevent and treat hypertension: a systematic review. *Med Sci Sports Exerc* 51: 1314–1323, 2019.
74. **Piercy KL, Troiano RP, Ballard RM, Carlson SA, Fulton JE, Galuska DA, George SM, and Olson RD.** The physical activity guidelines for Americans. *JAMA* 320: 2020–2028, 2018.
75. **Pinckard K, Baskin KK, and Stanford KI.** Effects of exercise to improve cardiovascular health. *Front Cardiovasc Med* 6: 69, 2019.
76. **Pischon T, Boeing H, Hoffmann K, Bergmann M, Schulze MB, Overvad K, van der Schouw YT, Spencer E, Moons KG, Tjonneland A, Halkjaer J, Jensen MK, Stegger J, Clavel-Chapelon F, Boutron-Ruault MC, Chajes V, Linseisen J, Kaaks R, Trichopoulou A, Trichopoulos D, Bamia C, Sieri S, Palli D, Tumino R, Vineis P, Panico S, Peeters PH, May AM, Bueno-de-Mesquita HB, van Duijnhoven FJ, Hallmans G, Weinehall L, Manjer J, Hedblad B, Lund E, Agudo A, Arriola L, Barricarte A, Navarro C, Martinez C, Quiros JR, Key T, Bingham S, Khaw KT, Boffetta P, Jenab M, Ferrari P, and Riboli E.** General and abdominal adiposity and risk of death in Europe. *N Engl J Med* 359: 2105–2120, 2008.
77. **Powers SK, Murlasits Z, Wu M, and Kavazis AN.** Ischemia-reperfusion-induced cardiac injury: a brief review. *Med Sci Sports Exerc* 39: 1529–1536, 2007.
78. **Powers SK, Quindry JC, and Kavazis AN.** Exercise-induced cardioprotection against myocardial ischemia-reperfusion injury. *Free Radic Biol Med* 44: 193–201, 2008.
79. **Powers SK, Smuder AJ, Kavazis AN, and Quindry JC.** Mechanisms of exercise-induced cardioprotection. *Physiology (Bethesda)* 29: 27–38, 2014.
80. **Powers SK.** Exercise: Teaching myocytes new tricks. *J Appl Physiol (1985)* 123: 460–472, 2017.
81. **Prior PL, and Suskin N.** Exercise for stroke prevention. *Stroke Vasc Neurol* 3: 59–68, 2018.
82. **Quindry JC, and Hamilton KL.** Exercise and cardiac preconditioning against ischemia reperfusion injury. *Curr Cardiol Rev* 9: 220–229, 2013.
83. **Rezende LFM, Lee DH, Keum N, Wu K, Eluf-Neto J, Tabung FK, and Giovannucci EL.** Resistance training and total and site-specific cancer risk: a prospective cohort study of 33,787 US men. *Br J Cancer* 123: 666–672, 2020.
84. **Ross R, Dagnone D, Jones PJ, Smith H, Paddags A, Hudson R, and Janssen I.** Reduction in obesity and related comorbid conditions after diet-induced weight loss or exercise-induced weight loss in men. A randomized, controlled trial. *Ann Intern Med* 133: 92–103, 2000.
85. **Ruiz-Ramie JJ, Barber JL, and Sarzynski MA.** Effects of exercise on HDL functionality. *Curr Opin Lipidol* 30: 16–23, 2019.
86. **Sallis R, Young DR, Tartof SY, Sallis JF, Sall J, Li Q, Smith GN, and Cohen DA.** Physical inactivity is associated with a higher risk for severe COVID-19 outcomes: a study in 48 440 adult patients. *Br J Sports Med* 55: 1099–1105, 2021.
87. **Sallis RE.** Exercise is medicine and physicians need to prescribe it! *Br J Sports Med* 43: 3–4, 2009.
88. **Santos-Lozano A, Pareja-Galeano H, Sanchis-Gomar F, Quindos-Rubial M, Fiuza-Luces C, Cristi-Montero C, Emanuele E, Garatachea N, and Lucia A.** Physical activity and alzheimer disease: a protective association. *Mayo Clin Proc* 91: 999–1020, 2016.
89. **Scarmeas N, Luchsinger JA, Schupf N, Brickman AM, Cosentino S, Tang MX, and Stern Y.** Physical activity, diet, and risk of Alzheimer disease. *JAMA* 302: 627–637, 2009.
90. **Schroeder SA.** We can do better-Improving the health of the American People. *New England Journal of Medicine* 357: 1221–1228, 2007.
91. **Shiroma EJ, Cook NR, Manson JE, Moorthy MV, Buring JE, Rimm EB, and Lee IM.** Strength Training and the Risk of Type 2 Diabetes and Cardiovascular Disease. *Med Sci Sports Exerc* 49: 40–46, 2017.
92. **Slentz CA, Bateman LA, Willis LH, Shields AT, Tanner CJ, Piner LW, Hawk VH, Muehlbauer MJ, Samsa GP, Nelson RC, Huffman KM, Bales CW, Houmard JA, and Kraus WE.** Effects of aerobic vs. resistance training on visceral and liver fat stores, liver enzymes, and insulin resistance by HOMA in overweight adults from STRRIDE AT/RT. *Am J Physiol Endocrinol Metab* 301: E1033-1039, 2011.

93. **society Ac**. Cancer facts and figures 2022. In: *American cancer society*, edited by society Ac. Atlanta: American cancer society, 2022.
94. **Sofi F, Valecchi D, Bacci D, Abbate R, Gensini GF, Casini A, and Macchi C**. Physical activity and risk of cognitive decline: a meta-analysis of prospective studies. *J Intern Med* 269: 107–117, 2011.
95. **Stamatakis E, Lee IM, Bennie J, Freeston J, Hamer M, O'Donovan G, Ding D, Bauman A, and Mavros Y**. Does strength-promoting exercise confer unique health benefits? a pooled analysis of data on 11 population cohorts with all-cause, cancer, and cardiovascular mortality endpoints. *Am J Epidemiol* 187: 1102–1112, 2018.
96. **Steensberg A, Keller C, Starkie RL, Osada T, Febbraio MA, and Pedersen BK**. IL-6 and TNF-alpha expression in, and release from, contracting human skeletal muscle. *Am J Physiol Endocrinol Metab* 283: E1272–1278, 2002.
97. **Stocks B and Zierath JR**. Post-translational modifications: the signals at the intersection of exercise, glucose uptake and insulin sensitivity. *Endocr Rev* 2021.
98. **Strasser B and Pesta D**. Resistance training for diabetes prevention and therapy: experimental findings and molecular mechanisms. *Biomed Res Int* 2013: 805217, 2013.
99. **Swift DL, Johannsen NM, Lavie CJ, Earnest CP, and Church TS**. The role of exercise and physical activity in weight loss and maintenance. *Prog Cardiovasc Dis* 56: 441–447, 2014.
100. **Sylow L, Kleinert M, Richter EA, and Jensen TE**. Exercise-stimulated glucose uptake – regulation and implications for glycaemic control. *Nat Rev Endocrinol* 13: 133–148, 2017.
101. **Sylow L and Richter EA.** Current advances in our understanding of exercise as medicine in metabolic disease. *Current opinion in physiology* 12: 12–19, 2019.
102. **Talbert EE, Smuder AJ, Min K, Kwon OS, Szeto HH, and Powers SK**. Immobilization-induced activation of key proteolytic systems in skeletal muscles is prevented by a mitochondria-targeted antioxidant. *J Appl Physiol (1985)* 115: 529–538, 2013.
103. **Thompson PD, Panza G, Zaleski A, and Taylor B**. Statin-Associated Side Effects. *J Am Coll Cardiol* 67: 2395–2410, 2016.
104. **Thompson WR, Sallis R, Joy E, Jaworski CA, Stuhr RM, and Trilk JL**. Exercise Is Medicine. *Am J Lifestyle Med* 14: 511–523, 2020.
105. **Valenzuela PL, Castillo-Garcia A, Morales JS, de la Villa P, Hampel H, Emanuele E, Lista S, and Lucia A**. Exercise benefits on Alzheimer's disease: State-of-the-science. *Ageing Res Rev* 62: 101-108, 2020.
106. **Wannamethee G, and Shaper AG**. Physical activity and stroke in British middle aged men. *BMJ* 304: 597–601, 1992.
107. **Westcott WL**. Resistance training is medicine: effects of strength training on health. *Curr Sports Med Rep* 11: 209–216, 2012.
108. **Wilmot EG, Edwardson CL, Achana FA, Davies MJ, Gorely T, Gray LJ, Khunti K, Yates T, and Biddle SJ**. Sedentary time in adults and the association with diabetes, cardiovascular disease and death: systematic review and meta-analysis. *Diabetologia* 55: 2895–2905, 2012.
109. **Yan S, Fu W, Wang C, Mao J, Liu B, Zou L, and Lv C**. Association between sedentary behavior and the risk of dementia: a systematic review and meta-analysis. *Transl Psychiatry* 10: 112, 2020.

Design element credits: (test tubes): George Doyle/Stockbyte/Getty Images; (scientists using microscope): Digital Vision/Getty Images; (magnifying glass): Kick Images/Photodisc/Getty Images; (runners): Chris Ryan/OJO Images/age fotostock; (scientist using microscope): Ingram Publishing; (lightbulb): Amasterphotographer/Shutterstock

16

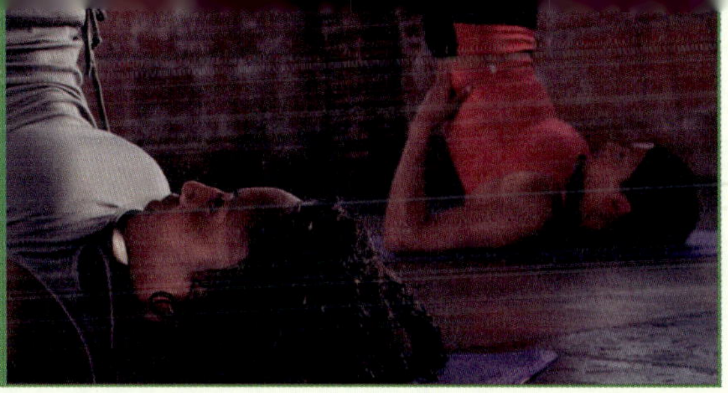

Tim Mantoani/Masterfile

운동이 약이다—2부: 만성 질환 치료와 노화 관련 기능 장애 예방

Exercise Is Medicine—Part 2: Therapy for Chronic Diseases and Prevention of Age-related Physiological Dysfunction

■ 학습 목표

이 장을 공부함으로써 다음과 같은 내용을 할 수 있어야 한다:

1. 세 가지 주요 심혈관 질환을 구별하고 각 질환과 관련된 병리를 설명할 수 있다.
2. 관상 동맥 질환 환자에게 심장 재활의 효과를 논의하고, 건강에 부정적인 요인으로부터 운동이 인체를 보호하는 기전을 설명할 수 있다.
3. 고혈압을 정의하고 고혈압 환자가 겪는 다양한 건강 위험 요인의 원인을 설명할 수 있다.
4. 고혈압 환자에게 유산소 운동과 저항성 운동이 혈압에 미치는 영향을 논의할 수 있다.
5. 운동이 고혈압 환자의 혈압을 낮추는 세 가지 기전을 구별할 수 있다.
6. 뇌졸중이 환자의 인지 기능과 신경 기능에 미치는 영향을 논의할 수 있다.
7. 뇌졸중 환자에게 유산소 운동의 여덟 가지 효과를 나열하고 논의할 수 있다.
8. 유산소 운동이 뇌졸중 회복과 연결되는 기전을 구별할 수 있다.
9. 암을 정의하고 암이 전이되는 과정을 설명할 수 있다.
10. 운동이 암 치료에 도움이 되는 네 가지 주요 원리를 나열하고 논의할 수 있다.
11. 운동과 성공적인 암 치료의 연결 기전을 이해할 수 있다.
12. 만성 폐쇄성 폐질환(COPD)을 정의하고 COPD에 기여할 수 있는 두 가지 주요 폐 질환을 구별할 수 있다.
13. COPD 환자에게 운동 기반 폐 재활 프로그램의 주요 효과를 나열할 수 있다.
14. 운동으로 인해 걷기 능력/심폐 체력 향상, 낙상 위험 감소, 호흡곤란 감소, 불안/우울 감소를 담당하는 기전을 논의할 수 있다.
15. 제2형 당뇨병을 정의하고 제1형 당뇨병과 제2형 당뇨병의 차이점을 이해할 수 있다.
16. 제2형 당뇨병 환자가 유산소 운동과 저항성 운동에서 얻는 네 가지 주요 건강 효과를 구별할 수 있다.
17. 제2형 당뇨병에서 운동으로 인한 혈당 조절 향상의 주요 기전을 설명할 수 있다.
18. 노화가 최대 산소 섭취량($\dot{V}O_2$ max), 근력, 골밀도 및 인지 기능에 미치는 영향을 이해할 수 있다.
19. 운동으로 인한 (1) $\dot{V}O_2$ max 향상, (2) 근력 증가, (3) 골밀도 증가, (4) 인지 기능 향상의 기전을 논의할 수 있다.

■ 학습 목차

운동과 심혈관 질환
- 관상 동맥 질환(CHD)을 위한 운동 요법
- 고혈압 치료를 위한 운동
- 운동을 통한 뇌졸중 환자 회복 치료

암 환자 치료를 위한 운동
- 만성 질환으로서의 암
- 유산소 운동 및 저항성 운동이 암 환자에게 유익하다
- 성공적인 암 치료를 위한 운동 효과 기전

운동이 만성 폐쇄성 폐질환 환자에게 주는 치료 효과
- COPD 개요
- 유산소 운동과 저항성 운동이 COPD 환자에게 미치는 효과
- 운동이 COPD 치료에 성공적으로 기여하는 기전

운동이 제2형 당뇨병에 미치는 영향
- 제2형 당뇨병 개요
- 제2형 당뇨병 환자에 대한 운동의 효과
- 운동과 제2형 당뇨병 치료의 연관 기전

운동이 노화 관련 생리학적 기능의 감소를 지연시키는 치료법으로서의 역할
노화 관련 생리학적 기능 감소 개요
운동은 노화에 따른 생리학적 기능 저하를 지연시킨다
고령자에서 운동에 의해 유도되는 생리학적 기능 개선을 조절하는 기전

■ 핵심 용어

골다공증(osteoporosis)
악액질(cachexia)
종양(tumors)
호흡곤란(dyspnea)

15장에서는 규칙적인 신체 활동(PA)과 운동이 만성 질환의 발병 위험을 줄여 전체 사망률을 낮춘다는 근거를 강조했다. 이번 장에서는 "운동이 약이다"라는 논의를 계속 이어가며, 운동이 여러 만성 질환 치료에 효과적인 치료법이라는 과학적 근거를 다룬다. 특히, 운동이 심혈관 질환[예: 관상 동맥 질환(CHD), 고혈압, 뇌졸중], 암, 만성 폐쇄성 폐질환, 제2형 당뇨병 치료에 미치는 치료적 효과를 살펴볼 것이다. 또한 규칙적인 운동이 심폐 기능, 근력, 골밀도 및 인지 기능의 노화 관련 저하를 지연시키는 중요한 역할에 대해서도 논의할 것이다. 특히 심혈관 질환 환자 치료에서 운동의 효과를 검토하면서 만성 질환에 대한 운동의 의학적 역할에 대해 다룬다.

운동과 심혈관 질환

심혈관 질환은 심장 내부 및 외부의 혈관과 관련된 다양한 질환을 포함하며, 흔히 알려진 심혈관 질환으로는 관상 동맥 질환(CHD), 뇌졸중 및 고혈압이 있다. 심혈관 질환은 전 세계적으로 사망 원인 1위이며 연간 1,700만 명 이상의 사망자를 초래하고 있다(29). 이번 절에서는 CHD, 뇌졸중 및 고혈압 환자의 치료에서 운동의 역할을 강조할 것이다. 먼저 CHD 환자가 운동에 참여하면서 나타나는 건강상의 효과에 대해 알아보자.

관상 동맥 질환(CHD)을 위한 운동 요법

CHD 치료로서 운동의 활용은 오랜 역사를 가지고 있다. 실제로 심장 질환에서 운동의 가치를 설명하는 몇몇 사례 보고서는 1772년으로 거슬러 올라간다(11). 그럼에도 불구하고 1950년대까지 심장마비, 즉 심근경색(MI) 후 환자에게는 장기적인 침상 안정이 주요 치료법으로 유지되었다. 1940년대와 1950년대에 소수의 의사 그룹에서 운동이 MI 후 환자의 정서적 및 신체적 회복을 돕는다는 인식이 높아졌다. 수많은 사람들이 CHD 환자에게 운동의 효과를 이해하는 데 기여했지만, 미국 심장 전문의 Herman Hellerstein은 운동 기반 치료인 심장 재활(cardiac rehab)의 아버지로 종종 불린다(11). 이제 운동은 대부분의 CHD 환자에게 권장되는 치료법이 되었으며, 수십 년 전부터 이러한 운동 프로그램에 대한 가이드라인이 있다(예: ACSM 운동 검사 및 처방 가이드라인). 대부분의 심장 재활 프로그램은 주 3~5회, 20~50분 동안 가벼운 유산소 운동을 수행하도록 한다. 일부 프로그램은 CHD 환자에게 중강도에서 고강도 운동을 처방하기도 하지만, 고강도 운동보다는 가벼운 유산소 운동이 더 일반적이다. 일부 심장 재활 프로그램은 혈압 조절에 문제가 없는 CHD 환자에게 가벼운 저항성 운동도 처방한다. 심장 재활이 환자 결과에 미치는 효과를 논의하기 전에, CHD의 병리를 간략히 살펴보고 CHD 환자의 네 가지 범주에 대해 알아보자.

CHD 개요

15장에서 설명한 바와 같이, CHD는 관상동맥 내에 동맥경화성 플라크가 축적되어 관상동맥이 좁아지고 심장 근육으로의 혈류가 감소하여 발생한다. 조직으로의 혈류가 불충분한 상태를 허혈(ischemia)이라고 한다. 심근 허혈은 종종 가슴통증(협심증)과 중강도에서 고강도 운동 중 심박출량 감소를 초래한다. 중요한 것은 CHD가 MI의 위험을 증가시킨다는 점이다. MI는 관상동맥 내의 동맥경화성 플라크 파열로 인해 유발된 혈전으로 인해 장기적인 허혈 동안 산소 부족으로 심장 근육세포가 죽는 현상을 의미한다.

관상 동맥 질환(CHD)은 침습적 또는 비침습적 기법을 통해 진단되며, 이를 통해 환자의 관상동맥에 죽상경화증이 존재하는지를 확인한다. CHD 환자는 다음과 같은 범주로 나눌 수 있다: (1) 이전에 MI가 없이 동맥경화가 진단된 환자, (2) MI를 경험한 환자, (3) CHD 치료를 위해 관상동맥 우회술을 받은 환자, (4) CHD 치료를 위해 관상동맥 조영술 및/또는 혈관을 개방하기 위해 스텐트를 삽입한 환자. 일반적으로 모든 CHD 환자는 심장 재활에 잠재적으로 참여할 수 있다. 먼저 CHD 환자에게 심장 재활이 주는 건강상의 효과를 논의해 보자.

심장 재활이 CHD 환자의 부작용을 줄인다

의료에서 부작용은 치료 중 또는 치료를 받지 않는 환자에게 발생하는 예상치 못한 의학적 문제로 정의된다. 예를 들어, 입원과 사망은 모두 부작용으로 간주된다. 운동 프로그램 없이 진행되는 표

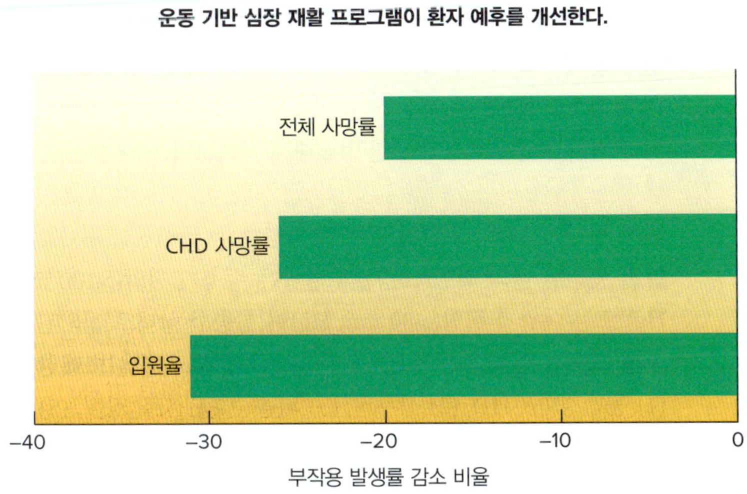

그림 16.1 운동 기반 심장 재활 프로그램은 전체 사망률, CHD로 인한 사망률, 그리고 CHD 합병증으로 인한 입원율을 낮춤으로써 환자의 예후를 향상시킨다.

준 의료 서비스와 비교할 때, CHD 환자를 위한 운동 기반 심장 재활 프로그램은 입원, CHD로 인한 사망, 전체 사망률과 같은 부작용을 줄인다(25, 71). 그림 16.1에서 알 수 있듯이, 심장 재활에 참여하지 않는 CHD 환자와 비교할 때 운동 기반 심장 재활 프로그램에 참여하는 환자는 입원율이 31% 감소하고, CHD로 인한 사망률이 26% 낮으며, 전체 사망률이 20% 낮다. 또한 가벼운 강도에서 중강도 운동과 비교할 때, 환자가 중강도에서 고강도 운동에 참여할 때 심장 재활의 효과가 향상된다는 의견이 제시되었다(70). CHD 환자에게 심장 재활로 인한 부작용을 낮추는 보호 기전은 무엇일까?

운동 기반 심장 재활 프로그램의 건강 증진 기전

15장에서 소개한 바와 같이, 규칙적인 신체 활동(PA)과 운동은 관상 동맥 질환(CHD)의 발병 위험을 줄인다. 이와 유사하게, 운동 기반 심장 재활 프로그램은 CHD 환자의 건강을 개선하여 CHD와 관련된 향후 질병(예: MI)의 위험을 낮춘다. 구체적으로, 운동 기반 심장 재활 프로그램은 CHD 환자가 다음과 같은 방법으로 건강 위험 요인을 줄이는 데 도움을 준다: (1) 건강한 체중 유지, (2) 동맥 혈압 감소, (3) 지질 대사 개선, (4) MI로 인한 심장 손상에 대한 심장 근육세포 보호, (5) 최대 산소 섭취량($\dot{V}O_2$ max) 증가. 이러한 운동으로 인한 건강 혜택은 15장에서 자세히 다루었기 때문에, 여기서는 간단히 요약하기로 하자. 우선 신체 활동 및 운동이 체중 관리에 미치는 긍정적인 영향을 살펴보자.

심장 재활 프로그램의 주된 목표는 환자가 건강한 체중을 갖도록 돕는 것이다. 이와 관련하여, 운동 기반 심장 재활 프로그램은 운동과 식이 교육을 결합하여 환자가 체지방을 줄이고 건강한 체중을 유지하도록 돕는다. 건강한 체중을 유지하면 만성 염증의 위험이 줄어들어 CHD와 기타 만성 질환의 위험도 낮아진다(47).

규칙적인 유산소 운동은 CHD 환자의 좋은 콜레스테롤(즉, HDL) 양을 증가시켜 지질 대사를 개선한다. 15장에서 살펴본 바와 같이, 운동으로 인한 HDL 콜레스테롤의 증가는 총 콜레스테롤과 HDL의 비율을 감소시켜 동맥경화를 일으키는 위험을 낮춘다(17, 50).

대부분의 CHD 환자는 고혈압을 앓고 있으며, 이는 CHD의 주요 위험 요소이다. 연구에 따르면 심장 재활 프로그램에 포함된 유산소 운동은 수축기 혈압을 5~8 mm Hg 낮춘다(49). 그러나 5~8 mm Hg의 수축기 혈압 감소는 CHD 환자의 혈압을 고혈압 임계값인 130 mm Hg 이하로 낮추기에 충분하지 않을 수 있다. 따라서 유산소 운동 외에도 심장 재활 환자들은 뇌졸중 및 동맥경화 진행 위험을 줄이기 위해 항고혈압 약을 처방받는다.

9장과 15장에서 논의한 바와 같이, 유산소 운동은 심장의 고유 변화를 촉진하여 MI로부터 심장 근육세포를 보호한다. 이러한 적응은 운동 유도 심장 보호(exercise-induced cardioprotection)로 불린다. 여기서 중요한 점은 운동으로 인한 심장 보호 효과는 심장마비가 일어나는 동안 심근 섬유의 손상 위험을 크게 줄인다는 점이다(54, 55). 따라서 몇 주 동안의 심장 재활 후, CHD 환자의 심장은 또 다른 MI가 발생할 경우 손상을 줄일 수 있게 심장 보호 기능을 향상시킨다.

마지막으로, 심장 재활의 건강에 기여하는 또 다른 기전은 환자의 최대 산소 섭취량($\dot{V}O_2$ max) 증가이다. 앞서 언급했듯이, 저강도에서 중강도의 운동보다 중강도에서 고강도 운동을 포함한 심장 재활 프로그램이 환자에게 더 많은 건강 효과를 제공할 수 있다(70). 중강도에서 고강도 운동이 모든 심장 재활 환자에게 적합하지는 않지만, 높은 강도의 운동을 안전하게 할 수 있는 환자는 $\dot{V}O_2$ max가 더 크게 향상되는 추가적인 이점을 얻을 수 있다. 향상된 심폐 체력(즉, 더 높은 $\dot{V}O_2$ max)은 일상 활동과 관련된 상대

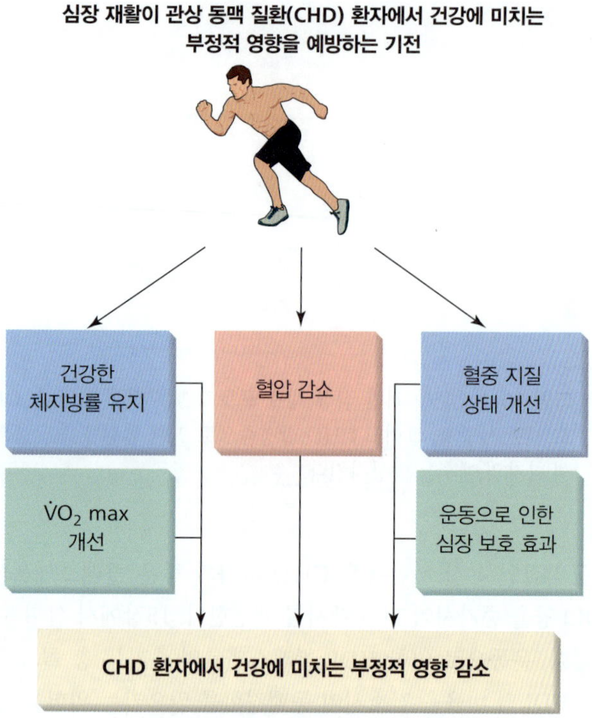

그림 16.2 **운동 기반 심장 재활 프로그램이 CHD 환자의 건강을 보호하는 다섯 가지 주요 기전.**

적 작업량을 줄여 환자에게 실질적인 혜택을 제공한다. 중요한 점은, 운동을 통해 $\dot{V}O_2$ max를 개선한 환자는 CHD를 포함한 전체 사망률이 낮아진다(7). 그림 16.2는 운동 기반 심장 재활이 CHD 환자의 부정적인 건강 위험을 줄이는 기전을 보여준다.

요약 *In Summary*

- 심혈관 질환은 심장 내외 혈관과 관련된 여러 질환을 포함하며, 일반적인 심혈관 질환으로는 관상 동맥 질환(CHD), 뇌졸중, 고혈압 등이 있다.
- CHD는 관상동맥 내에 동맥경화성 플라크가 축적되어 발생한다.
- 운동이 포함되지 않은 표준 의학적 치료와 비교할 때, 운동 기반 심장 재활 프로그램은 CHD 환자의 입원율, CHD로 인한 사망률, 전체 사망률을 줄여준다.
- 운동 기반 심장 재활 프로그램은 환자가 건강한 체중을 유지하도록 돕고, 혈압을 낮추며, 지질 대사를 개선하고, 심장 보호를 촉진하며, 최대 산소 섭취량($\dot{V}O_2$ max)을 증가시킴으로써 건강 관련 위험을 줄여준다.

고혈압 치료를 위한 운동

고혈압은 미국 및 기타 산업화된 국가의 성인들 사이에서 매우 흔한 심혈관 질환이다. 다행히도 고혈압은 진단이 비교적 간단하고 운동 또는 약물로 치료하는 비용도 저렴하다. 이 섹션에서는 주요 건강 문제로의 고혈압을 소개하고, 고혈압에 대한 규칙적인 운동의 효과, 그리고 운동으로 인한 혈압 감소의 기전을 검토한다. 먼저 심혈관 질환으로서의 고혈압에 대해 살펴보자.

만성 질환으로서의 고혈압

앞서 논의한 바와 같이(15장), 고혈압은 수축기 혈압(>130 mm Hg) 또는 이완기 혈압(>80 mm Hg)이 상승한 상태로 정의된다. 만성 고혈압은 다음과 같은 여러 심각한 건강 위험을 초래한다: (1) 동맥경화/CHD, (2) 심부전, (3) 뇌졸중, (4) 시력 상실, (5) 치매(12). 실제로 고혈압은 전 세계적으로 매년 700만 명 이상의 사망 원인이 된다. 먼저 나이와 성별이 고혈압에 미치는 영향을 살펴보자.

그림 16.3은 고혈압 발생률에 대한 나이의 영향을 보여준다. 이 그림을 검토하면 몇 가지 주요 사항을 알 수 있다. 첫째, 젊은 남성과 여성(34세 미만) 모두에서 고혈압 발생률이 상대적으로 낮다. 그러나 35세 이후부터는 두 성별 모두에서 고혈압 유병률이 급격히 증가한다는 점에 주목하자. 특히, 55세 이상 미국 인구의 약 55% 이상이 고혈압을 가지고 있다. 따라서 고혈압으로 인한 조기 사망이 고령자에게 더 흔하다(41). 또한, 여성은 54세 이전에는 남성보다 혈압이 낮은 경향이 있지만, 54세 이후에는 남성과 여성 모두에서 고혈압이 동일하게 나타난다(23). 따라서 고혈압은 남녀 모두에게 주요한 건강 문제이다.

유산소 및 저항성 운동이 동맥 혈압을 낮춘다

유산소 운동은 고혈압 성인의 약 75%에서 혈압을 낮춘다(23). 일부 유산소 운동에 반응하지 않는 이유는 반응자와 비반응자 간의 유전적 차이로 설명한다(23). 연구에 따르면 규칙적인 유산소 운동은 반응자에서 수축기 혈압과 이완기 혈압을 각각 약 5~11 mm Hg 및 5~8 mm Hg 낮춘다(23, 49).

고혈압 치료를 위한 권장 운동 처방은 주당 3~5회, 최대 산소 섭취량($\dot{V}O_2$ max)의 40~70% 강도로 20~60분의 유산소 운동을 하는 것이다(75). 구체적으로, 혈압을 낮추기 위해서는 최소한 주 3일의 운동이 필요하다. 또한 주 3일 운동하는 것에 비해 주 4일 이상 운동하면 혈압을 더 많이 낮출 수 있다(75). 운동 참여 시간은, 30분의 운동이 혈압을 크게 낮추며, 운동시간을 늘린다고 해서 혈압을 추가적으로 낮추지 않는다(75). 흥미롭게도, 중강도의 유산소 운동(예: $\dot{V}O_2$ max의 40~60%)은 고혈압 환자에서 혈압을 낮추는 데 고강도 운동만큼 효과적이다(23). 마지막으로, 유산소 운동으로 인한 혈압 감소는 고혈압 환자에서 빠르게 발생한다

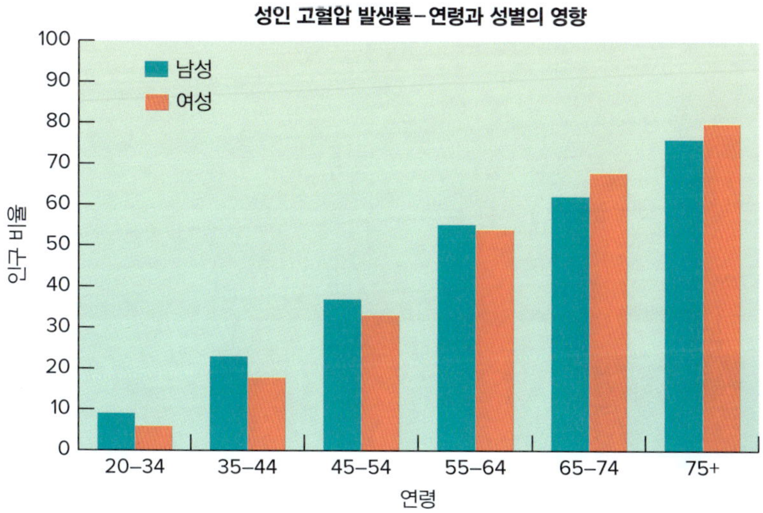

그림 16.3 남성과 여성의 전 생애에 걸친 고혈압 발병률. 데이터 출처: 참고 문헌(41).

Mozaffarian D, Benjamin EJ, Go AS, Arnett DK, Blaha MJ, Cushman M, de Ferranti S, Despres JP, Fullerton HJ, Howard VJ, Huffman MD, Judd SE, Kissela BM, Lackland DT, Lichtman JH, Lisabeth LD, Liu S, Mackey RH, Matchar DB, McGuire DK, Mohler ER, 3rd, Moy CS, Muntner P, Mussolino ME, Nasir K, Neumar RW, Nichol G, Palaniappan L, Pandey DK, Reeves MJ, Rodriguez CJ, Sorlie PD, Stein J, Towfighi A, Turan TN, Virani SS, Willey JZ, Woo D, Yeh RW, Turner MB, American Heart Association Statistics C, and Stroke Statistics S. Heart disease and stroke statistics–2015 update: a report from the American heart association Circulation 131: e29–322, 2015.

(즉, 운동 프로그램의 첫 1~10주 내)(23). 운동 중재 기간이 길수록 혈압을 더 낮출 수 있지만, 10주와 20주 운동 프로그램 기간에서 혈압 감소의 차이는 작다(즉, 1~3 mm Hg)(23). 이제 "저항성 운동이 고혈압 환자의 혈압을 낮출 수 있는지"에 대해 다루어 보자.

무거운 중량을 활용하는 동적(등장성) 저항성 운동은 혈압을 크게 증가시키기 때문에, 고혈압 환자는 무거운 부하를 사용하는 저항성 운동을 피해야 한다. 따라서, 고혈압 환자에게 권장되는 저항성 운동은 가벼운 강도에서 중강도의 동적 저항성 운동이다. 몇몇 연구에 따르면, 고혈압 환자에서 중강도의 동적 저항성 운동은 유산소 운동과 비교할 때 혈압을 유사한 수준으로 낮춘다(35). 그럼에도 불구하고, 인종 간의 연구에서 백인 및 백인이 아닌 피험자를 포함한 여러 연구들은 저항성 운동이 고혈압 환자의 혈압을 낮추는 데 유산소 운동보다 우수하지 않다고 결론지었다(13, 34, 75). 이러한 합의에 기반하여, 저항성 운동은 고혈압 환자의 혈압을 낮추기 위한 선호 운동 방식이 아닐 수 있다. 이는 그림 16.4에 설명되어 있다.

15장에서 인급된 바와 같이, 저항성 운동과 유산소 운동은 현재 미국의 권장 신체 활동 가이드라인에 포함되어 있다. 이는 고혈압 환자가 동적 저항성 운동과 유산소 운동을 모두 수행할 때 혈압에 어떤 변화가 생기는지에 대한 질문을 제기한다. 14장에서 논의된 바와 같이, 저항성 운동과 유산소 운동을 동시에 수행하는 것을 "복합 운동"이라고 한다. 이 주제에 대한 최근 문헌에 따르면, 고혈압 환자에게 복합 운동은 유산소 운동만큼 혈압을 감소시키는 효과가 있다고 한다(그림 16.4)(14).

운동에 의해 유발되는 동맥 혈압 감소 기전

운동에 의해 유발되는 동맥 혈압 감소 기전에 대해 15장에서 나루었기 때문에 이번 장에서는 간단히 다룬다. 간단히 말해, 유산

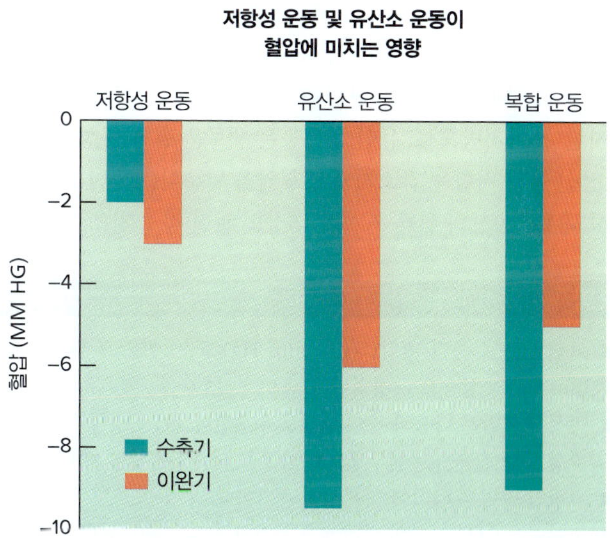

그림 16.4 저항성 운동, 유산소 운동 및 복합 운동이 고혈압 남성과 여성의 수축기 및 이완기 혈압 감소에 미치는 영향. 데이터 출처: 참고 문헌(14, 30, 49).

데이터 출처: Corso LM, Macdonald HV, Johnson BT, Farinatti P, Livingston J, Zaleski AL, Blanchard A, and Pescatello LS. Is concurrent training efficacious antihypertensive therapy? a meta-analysis. Med Sci Sports Exerc 48: 2398–2406, 2016; Kelley GA, and Kelley KS. Progressive resistance exercise and resting blood pressure : A metaanalysis of randomized controlled trials. Hypertension 35: 838–843, 2000; Pescatello LS, Buchner DM, Jakicic JM, Powell KE, Kraus WE, Bloodgood B, Campbell WW, Dietz S, Dipietro L, George SM, Macko RF, McTiernan A, Pate RR, Piercy KL, and Physical Activity Guidelines Advisory C.Physical activity to prevent and treat hypertension: a systematic review. Med Sci Sports Exerc 51: 1314–1323, 2019.

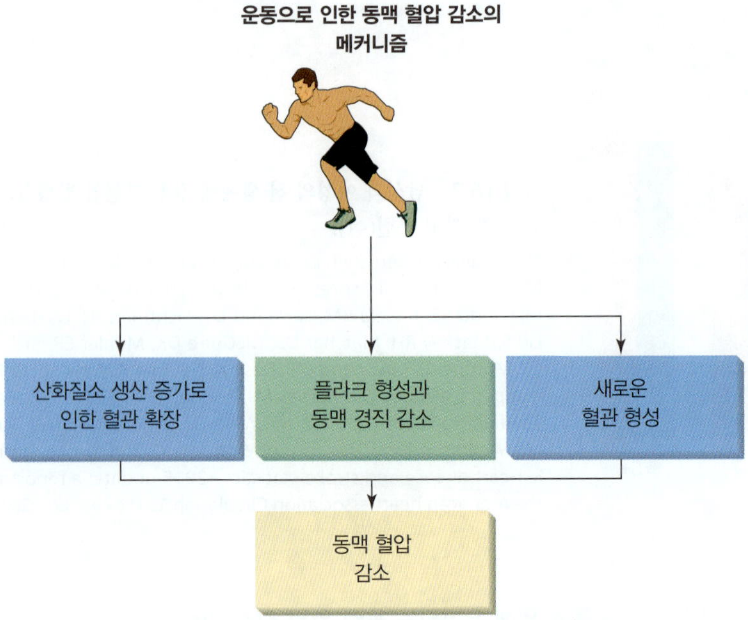

그림 16.5 운동에 의해 유발되는 동맥 혈압 감소 기전.

소 운동은 세 가지 기전을 통해 안정 시 혈압을 낮춘다. 첫째, 운동은 혈관에서 산화질소(nitric oxide)의 생성을 증가시켜 내피 기능을 개선하고 혈관 확장을 촉진한다(혈관의 직경 증가). 이 혈관 확장은 혈류 저항을 낮추어 동맥 혈압을 감소시킨다. 둘째, 운동은 또한 혈관 내 플라크 형성을 줄여 혈관의 협착과 동맥경화를 방지한다. 마지막으로, 유산소 운동은 새로운 혈관 형성을 촉진하여 전신 혈관 저항을 감소시키고 혈압을 낮춘다(그림 16.5). 더 자세한 내용은 9장의 혈류 조절과 15장의 관련 정보 참조.

요약 *In Summary*

- 고혈압은 수축기 혈압(>130 mm Hg) 또는 이완기 혈압(>80 mm Hg)의 상승으로 정의된다.
- 만성 고혈압은 다음과 같이 건강을 위협한다: (1) 죽상동맥경화증/관상 동맥 질환, (2) 심부전, (3) 뇌졸중, (4) 시력 상실, (5) 치매.
- 고혈압 발병은 나이에 비례하여 증가한다.
- 고혈압은 54세 이상의 남녀에게 동일하게 유병률이 높다.
- 유산소 운동은 고혈압 성인의 약 75%에서 혈압을 낮춘다.
- 유산소 운동과 저항성 운동 모두 혈압을 낮출 수 있지만, 유산소 운동이 고혈압 환자의 혈압을 낮추는 데 저항성 운동보다 더 효과적인 것으로 보인다.
- 유산소 운동은 다음과 같은 방법으로 혈압을 낮춘다: (1) 혈관 내 산화질소 생산 증가, (2) 혈관 내 플라크 형성 속도 감소, (3) 새로운 혈관 형성 자극.

운동을 통한 뇌졸중 환자 회복 치료

뇌졸중은 전 세계적으로 사망의 주요 원인이다. 비록 뇌졸중으로 인한 사망률은 감소하고 있지만, 뇌졸중의 영향을 받는 사람들이 증가하고 있다(68). 뇌졸중 관련 장애를 겪는 사람들이 증가함에 따라 뇌졸중 재활 프로그램에 대한 수요도 증가하고 있다. 현재까지 최적의 뇌졸중 재활 치료에 대한 구체적인 사항은 명확하지 않지만, 성공적인 뇌졸중 치료 프로그램에는 유산소 운동과 함께 다양한 접근 방법(예: 뇌졸중으로 손상된 쪽 팔의 운동, 손상된 사지의 근육 전기 자극, 뇌의 전자기 자극 등)을 사용하는 특정 운동 재활 치료가 포함된다. 이러한 운동 재활 프로그램에 대한 자세한 논의는 이 장에서 다루지 않고, 뇌졸중 후 회복에 대한 유산소 운동의 효과에 초점을 맞추어 살펴보자. 먼저, 만성 질환으로서의 뇌졸중에 대해 전반적으로 알아보자.

만성 질환으로서의 뇌졸중 개요

뇌졸중과 관련된 생리학적 문제들은 15장에서 소개되었다. 간단히 말해, 뇌졸중[일명 아포플렉시(apoplexy) 또는 뇌혈관 손상]은 24시간 이상 지속되는 혈관 유발 뇌 기능 장애의 발병을 의미한다(46). 대부분의 뇌졸중은 혈류가 차단되어 발생하는 뇌 조직의 경색(즉, 뉴런의 손실)으로 인한 것으로, 혈액을 뇌에 공급하는 동맥이 혈전으로 인해 막히면 허혈성 뇌졸중이 발생한다. 뇌졸중은 주로 65세 이상의 사람들에게서 빈번하게 발생한다(46). 뇌졸중의 심각성은 허혈의 지속 시간과 영향을 받는 뇌의 영역 등 여러 요인에 의해 결정된다. 많은 뇌졸중 환자들은 인지 기능에 영향을 받으며 상지와 하지의 편측 근력 약화(편마비)를 경험하고, 약 33%의 뇌졸중 환자들은 언어 장애(실어증)를 겪는다(46).

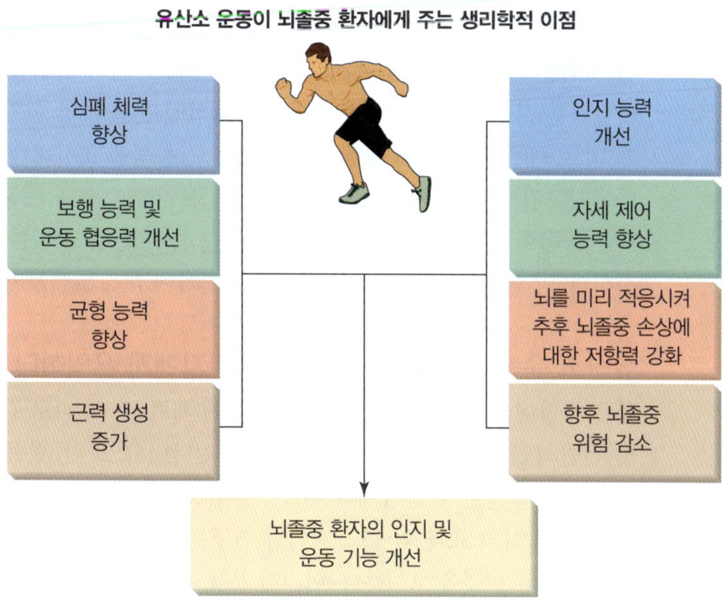

그림 16.6 유산소 운동이 뇌졸중 환자에게 제공하는 주요 생리학적 효과.

유산소 운동이 뇌졸중 환자에게 미치는 긍정적인 영향

유산소 운동이 뇌졸중 환자에게 여러 생리학적 효과를 제공하고 두 번째 뇌졸중의 위험을 줄여준다는 것에 대한 충분한 근거가 있다(22, 31, 46, 59, 74). 구체적으로, 유산소 운동은 뇌졸중 환자에게 다음과 같은 생리학적 효과를 제공한다: (1) 심폐 체력 향상, (2) 걷기 능력 및 운동 능력 개선, (3) 균형 감각 향상, (4) 편마비 쪽의 근력 증가, (5) 인지 능력 향상, (6) 자세 조절 능력 향상, (7) 뇌졸중 재발생 시 뇌 손상 저항력 향상, (8) 향후 뇌졸중 위험 감소(74). 이와 같은 생리학적 적응 현상은 뇌졸중에서 회복 중인 환자에게 많은 효과를 제공한다(그림 16.6). 이제 이러한 운동으로 인한 뇌졸중 환자에게 제공되는 효과의 생리학적 기전에 대해 알아보자.

유산소 운동과 뇌졸중 재활의 기전

유산소 운동은 여러 기전을 통해 뇌졸중 회복을 돕는다. 예를 들어, 유산소 운동은 $\dot{V}O_2$ max(즉, 심폐 체력)를 증가시킨다. 구체적으로, 유산소 운동에 반응하여 최대 심박출량이 증가하며, 이는 심박출량의 증가 덕분이다. 운동을 몇 주에서 몇 개월, 몇 년 동안 유지하게 되면, $\dot{V}O_2$ max는 심박출량의 증가와 골격근이 산소를 흡수하고 산화적 인산화를 통해 ATP를 생성하는 능력의 향상으로 인해 서서히 증가한다(자세한 내용은 13장을 참조).

전임상 연구는 유산소 운동이 뇌졸중 후 뇌 복구 과정에 직접적으로 작용한다는 것을 보여준다. 7장에서 논의된 바와 같이, 유산소 운동은 뇌의 여러 영역에서 뇌 유래 신경영양 인자(BDNF), 인슐린유사성장인자-1 (IGF-1) 및 신경 성장 인자의 농도를 증가시킨다(51). 이러한 뇌 성장 인자는 신생 혈관 형성과 뇌에서 새로운 뉴런, 시냅스 및 가지돌기의 형성을 돕는다(3, 51). 이 요인들이 함께 결합하여 뇌 복구를 도와 걷기 능력/운동 조정력 향상, 균형 감각 향상, 근력 증가, 인지 능력 향상 및 자세 조절 능력을 개선한다(3, 51).

유산소 운동이 뇌졸중 위험을 줄이는 능력은 15장에서 논의되었다. 간단히 말해, 유산소 운동은 고혈압과 총 콜레스테롤/HDL 콜레스테롤 비율을 포함한 주요 뇌졸중 위험 요인을 낮춤으로써 뇌졸중 위험을 낮춘다(59). 또한, 낮은 심폐 체력 수준은 뇌졸중의 위험 요인인데(31), 유산소 운동을 통해 뇌졸중 환자의 심폐 체력을 향상시키면 뇌졸중 재발 위험 요인이 줄어든다.

마지막으로, 유산소 운동은 뇌졸중의 위험을 줄일 뿐만 아니라, 뇌의 표현인자를 변화시켜 뇌졸중으로 인한 손상으로부터 뇌를 보호하는데, 이러한 운동으로 인한 적응은 일반적으로 운동으로 인한 프리컨디셔닝, 즉 사전 준비(exercise-induced preconditioning)라고 불린다(22). 현재 이 운동으로 인한 뇌 보호 기전에 대한 완전한 이해는 부족하지만, 가능성 있는 기전으로는 신생 혈관 형성, 뇌 내 항산화제 증가, 열 충격 난백질 증가 및 BDNF 수준 증가 등이 있다(22). 이러한 운동으로 인한 변화가 결합하여 뇌졸중과 관련된 허혈 손상으로부터 뇌를 보호한다.

요약 *In Summary*

- 뇌졸중은 전 세계적으로 발생하는 장애와 사망의 주요 원인이다.
- 뇌졸중은 24시간 이상 지속되는 혈관 유발 뇌 기능 장애의 발병을 의미하며, 대부분의 뇌졸중은 혈전으로 인해 뇌로 가는 동맥이 막

히면서 발생한다.

- 뇌졸중 환자는 종종 상지와 하지의 편측 근력이 약화되며, 많은 환자가 인지 및 언어 장애를 겪는다.
- 연구에 따르면 유산소 운동은 뇌를 사전에 강화하고 뇌졸중 재발 위험을 감소시키는 등 여러 생리학적 이점을 제공한다.
- 유산소 운동은 뇌졸중 환자에게 다음과 같은 여덟 가지 효과를 제공한다: (1) 심폐 체력 향상, (2) 걷기 능력 및 운동 조정력 향상, (3) 균형 감각 향상, (4) 편마비 사지의 근력 증가, (5) 인지 능력 향상, (6) 자세 조절 능력 향상, (7) 뇌졸중 재발 시 뇌 손상 저항력 향상, (8) 향후 뇌졸중 위험 감소.

암 환자 치료를 위한 운동

암은 미국에서 두 번째로 높은 사망 원인이며, 전 세계 여러 나라에서 주요 사망 원인이다. 최근 몇 년 동안 암 치료에서 운동의 역할에 대한 관심이 크게 증가했다. 이 섹션에서는 암에 대한 전반적인 소개와 함께, 운동이 암 환자에게 유익한 치료법임을 입증하는 근거를 논의하며, 운동과 암 환자의 건강을 개선하는 기전에 대해 소개한다. 먼저 암에 대해 알아보자.

만성 질환으로서의 암

암은 단일 질병이 아니라 비정상(악성) 세포의 통제되지 않은 성장으로 인해 **종양**을 형성하는 여러 질병의 집합체이다(46). 15장에서 논의된 바와 같이, 암은 악성 암 세포가 혈액이나 림프계를 통해 몸 전체의 조직과 장기로 이동함으로써 한 부위에서 다른 부위로 전이된다. 이러한 암 세포의 확산을 전이(metastasis)라고 한다.

암 증상은 다양하며, 종양의 종류와 크기, 위치에 따라 달라진다(46). 여러 암에서 체중 감소가 나타나며, 이러한 암 유발 체중 감소를 악액질(cachexia)이라고 한다. 간단히 말해, **악액질**은 질병으로 인해 근육량과 지방 조직 모두가 감소하는 현상을 의미한다. 암 유발 악액질은 염증과 골격근 및 심장 근육에서 단백질의 급속 분해를 촉진하는 종양 유래 인자의 방출 등 여러 요인으로 인해 발생한다(27). 다양한 암 종류가 존재하지만 전체 암의 50% 이상이 악액질과 관련이 있으며 췌장암, 폐암, 식도암, 대장암, 두경부암 및 위암 환자에서 악액질의 유병률이 높다(45). 중요한 것은, 악액질이 전체 암 관련 사망의 20%를 차지하며, 중증 악액질은 암 환자의 예후가 나쁘다는 신호로 간주된다는 점이다(45).

악액질을 겪는 암 환자는 근육 피로, 무기력, 식욕 부진, 그리고 어려운 암 치료(예: 수술, 항암치료, 방사선 치료)로 인해 신체 활동을 거의 하지 않는다(46). 항암치료는 심장 및 골격근 소모, 피로, 신체 활동 감소를 촉진하여 심폐 체력의 감소를 초래할 수 있는 힘든 치료이다. 암과 항암치료 모두 근력 약화와 피로를 유발한다는 사실은 연구자들로 하여금 규칙적인 운동이 암 환자에게 피로, 메스꺼움, 신체 장애를 덜 유발할 가능성을 조사하게 했다. 그로 인해 운동이 암 환자에게 수많은 유익한 효과를 제공한다는 사실이 잘 확립되었다. 운동이 피로를 줄이고, 암 결과를 개선하며, 암 환자의 삶의 질을 향상시키는 근거에 대해 알아보자.

유산소 운동 및 저항성 운동이 암 환자에게 유익하다

많은 근거에 따르면 운동은 암 환자의 심폐 체력, 근력, 피로 감소 및 전반적인 웰빙에 긍정적인 영향을 미친다(46). 또한, 운동은 암 환자에게 흔한 수면 장애와 우울증을 감소시킨다(46).

생활 방식의 효과 외에도, 전임상 연구는 운동이 암 치료에도 도움이 된다는 것을 보여준다. 이러한 운동 유발 효과에는 다음이 포함된다: (1) 종양 성장을 늦추고 전이 속도를 늦춤으로써 암 진행을 제어, (2) 암 치료와 관련된 부작용 감소, (3) 암으로 인한 골격근 약화 방지, (4) 암 치료 효능 향상(27). 각 운동 효과에 대해 자세히 논의해 보자(그림 16.7).

전임상 연구에서 일관적으로 나타나는 내용은 유산소 운동이 종양 성장 속도를 늦춘다는 것이다(1). 구체적으로, 운동은 암 성장을 최대 67%까지 감소시킬 수 있다(48). 중요한 점은 이러한 운동으로 인한 종양 성장 감소가 암 전이 속도도 늦춘다는 것이다(27). 그러나 운동만으로 기존 종양의 크기를 제거하거나 줄일 수는 없다(27).

암 환자에게 있어 운동의 중요한 효과 중 하나는 암 치료와 관련된 부작용을 줄이는 것이다. 예를 들어, 유산소 운동은 골격근 세포에 유익한 적응을 촉진하여 중요한 항암 약물인 독소루비신(doxorubicin)의 독성 부작용을 감소시킨다(56, 57, 67). 독소루비신은 많은 암 치료에 사용되는 매우 효과적인 항암제이다. 독소루비신은 부분적으로 종양 세포 내에서 자유 라디칼 생성을 자극하여 암 세포를 파괴한다. 자유 라디칼 생성은 단백질과 세포 소기관을 손상시켜 암 세포를 죽인다. 불행히도, 독소루비신은 건강한 세포에서도 자유 라디칼 생성을 촉진하여 심장 및 골격근 섬유뿐만 아니라 다른 장기에도 손상과 사망을 초래할 수 있다(67). 따라서 유산소 운동이 독소루비신의 유해한 부작용을 현저히 줄인다는 발견은 중요하며, 규칙적으로 유산소 운동을 하는 환자에게 독소루비신을 처방할 때 부작용을 줄일 수 있게 한다(26, 64-66).

많은 암 환자가 악액질로 인해 근육량과 근력을 잃는다는 사실은 이미 앞서 논의된 바 있다. 암으로 인한 근육 약화는 약물이나 영양 섭취만으로 되돌릴 수 없다(27). 그러나 연구에 따르면 유산소 운동은 암으로 인한 근육 손실을 방지한다(48). 또한, 저

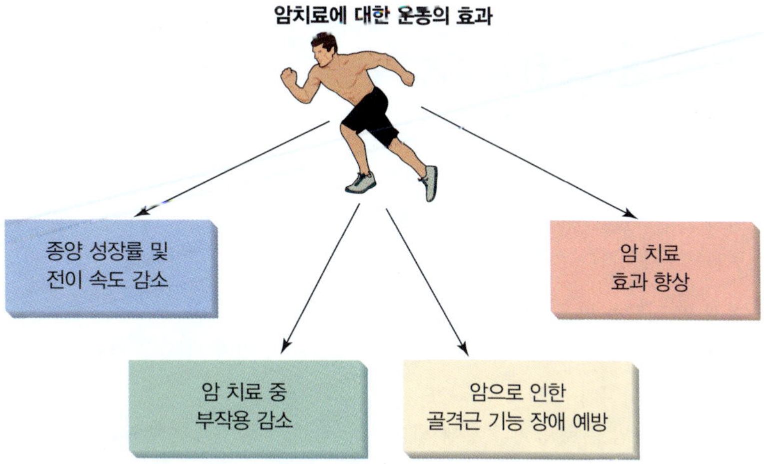

그림 16.7 암 치료에 대한 운동의 효과.

항성 운동은 악액질이 있는 암 환자에서 골격근 비대를 촉진하지 않지만, 근력을 증가시킨다(33). 이 연구들은 유산소 운동과 저항성 운동 모두 암으로 인한 근육 약화로 고통받는 암 환자에게 유익하다는 것을 보여준다.

마지막으로, 운동은 기존의 암 치료의 효능을 증가킨다(27, 61). 예를 들어, 전임상 연구에 따르면 유산소 운동과 항암치료를 결합하면 항암치료를 단독으로 받는 것보다 더 나은 치료 결과를 낳는다(6, 60). 이제 암 치료에서 운동의 효과가 나타나는 기전에 대해 알아보자.

성공적인 암 치료를 위한 운동 효과 기전

운동은 암 환자에게 종양 성장 속도 감소, 암 치료의 부작용 감소, 근력 약화 방지, 암 치료 효능 향상 등의 다양한 효과를 제공한다. 이러한 각 효과와 관련된 생물학적 기전은 무엇인가?

유산소 운동은 종양 크기를 줄이지는 않지만, 세 가지 방법으로 종양 성장을 늦춘다. 첫째, 유산소 운동은 자연 살해 세포(natural killer cells, NK Cells)를 동원하여 암 세포를 공격하고 파괴한다. 둘째, 장기간의 유산소 운동은 체온을 상승시키고 종양 세포로의 혈류를 증가시킨다. 이 증가된 혈류는 자연 살해 세포와 T 세포의 전달을 증가시켜 암 세포를 파괴하고 종양 성장을 늦춘다. 마지막으로, 유산소 운동은 혈중 에피네프린 수치를 증가시켜 종양 세포의 주요 성장 경로를 억제하여 종양 성장을 늦춘다. 이러한 기전들이 종합적으로 종양 성장과 암의 전이를 감소시킨다(15장의 그림 15.18 참조).

앞서 언급했듯이, 항암 약물인 독소루비신은 종양 크기를 줄이고 종양 성장을 억제하는 데 매우 효과적인 치료제이다. 그러나 독소루비신은 주요 장기에 있는 건강한 세포에도 독성을 일으켜 암 치료에 사용이 제한된다. 그러나 독소루비신 치료 전에 또는 치료 중에 수행된 유산소 운동은 독소루비신 관련 손상으로부터 신체의 건강한 세포를 보호한다. 구체적으로, 유산소 운동은 심장, 골격근, 신장, 간을 독소루비신 유발 손상으로부터 보호한다(26, 56, 57, 67). 운동은 두 가지 방법으로 독소루비신 유발 손상으로부터 세포를 보호한다. 첫째, 유산소 운동은 심장, 골격근, 신장, 간에서 항산화 물질을 증가시켜 독소루비신으로 유발된 자유라디칼로부터 신체 기관을 보호한다(67). 둘째, 유산소 운동은 세포에서 외래 물질을 제거하는 세포 운반 단백질의 양을 증가시킨다. 구체적으로, 유산소 운동은 심장과 골격근에서 ATP 결합 카세트 단백질(cassette protein)의 양을 증가시켜 건강한 세포에서 독소루비신을 제거한다(40). 이는 이러한 운반 단백질의 양 증가가 건강한 장기에서 독소루비신 유발 손상으로부터 세포를 보호하는 데 중요하다(67). 따라서, 운동으로 인한 보호는 ATP 결합 카세트 단백질의 증가와 세포 항산화제의 상승이 결합된 결과로 인해 심장과 골격근을 독소루비신 유발 손상으로부터 보호할 가능성이 크다.

운동을 통해 근력 감소를 방지하는 정확한 기전은 아직 불분명하다. 그러나 최소한 두 가지 가능성이 있다. 첫째, 전임상 연구는 운동이 근육 소모를 촉진하는 인자의 방출을 방지하기 위해 종양 세포에 직접 영향을 미친다고 제안한다(48). 저항성 운동과 유산소 운동 모두 암 환자에서 근육 비대를 촉진하지 않지만, 저항성 운동은 신경계를 통해 근력을 증가시킬 수 있다. 운동이 신경계에 미치는 변화에 대한 자세한 내용은 14장을 참조하라.

연구에 따르면, 운동은 암 치료 효능을 향상시킨다. 암 치료에는 여러 방법이 있지만, 일반적으로 네 가지 주요 치료법이 있다: 항암치료, 면역치료, 방사선 치료, 수술. 운동은 이들 각각의 치료법에 유익할 수 있다. 예를 들어, 항암치료와 면역치료의 효능은 암 치료 약물을 종양으로 전달하기 위한 충분한 혈류에 달려 있다

전문가에게 묻기 16.1

암 환자의 운동 재활

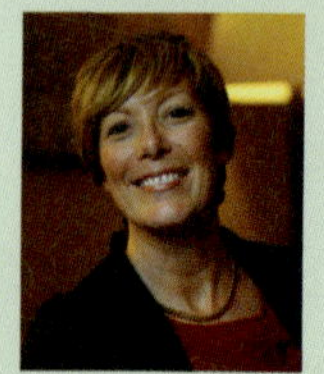

Kathryn H. Schmitz

Dr. Kathryn Schmitz는 펜실베이니아 주립대학교 공중 보건 과학부와 재활의학부의 교수이며, 미국 스포츠 의학 대학의 최근 전임 회장이다. 그녀의 연구는 여러 유형의 암을 겪고 있는 사람들의 운동 재활에 중점을 두고 있으며, 암 환자와 그 지원 네트워크의 삶의 질을 개선하는 정책을 적극적으로 옹호하는 영향력 있는 과학자이다.

질문: 암 진단을 받은 환자에게 완전한 침상 휴식을 권장하던 것이 일반적이었는데, 이제는 많은 암 환자가 재활의 일환으로 운동에 참여하게 된 이유는 무엇인가?

답변: 1970년대에 오하이오 주립대학교의 몇몇 “혁신적” 간호사들은 심장병이나 당뇨병과 같은 다른 만성 질환에 대해 우리가 운동의 가치를 얼마나 잘 알고 있는지를 고려할 때, 그 조언이 정말 타당한 것인지 궁금해했다. 연구자들은 유방암 환자들에게 상당히 강도 높은 사이클 에르고미터 프로그램을 적용했고, 이는 통증과 피로를 개선하는 데 도움이 되었다는 것을 발견했다. 이로 인해 새로운 연구 분야가 탄생하게 되었다. 심장병과 관련된 유사한 사례로는 1970년, 제네바 대학 병원에서 연구자인 헨리 블랙번이 심근경색 생존자들을 더 일찍 침대에서 일어나게 하면 회복이 더 잘된다는 것을 발견한 것이다. 두 경우 모두에서 의사들은 운동이 너무 과도할 것이라고 우려했지만, 두 경우 모두 운동이 해로움보다 유익하다는 것이 입증되었다.

질문: 현재 암 진단을 받은 환자들에게 제공되는 운동 재활 옵션은 무엇인가?

답변: 현재 특정 환자가 양질의 운동 또는 재활 프로그램을 암 치료 중이나 후에 제공받을 가능성은 예측 불가 상태이다. 이 문제를 해결하기 위해 ACSM의 운동이 약이다(Exercise Is Medicine, EIM) 캠페인을 통해 기존 운동 프로그램을 지도화하는 작업을 진행하고 있다. “암 극복을 위한 운동” 캠페인은 EIM의 후원 아래 이러한 프로그램에 대한 등록부를 시작하고 있다. 해당 등록부에 접근하려면 다음 링크로 이동하면 된다: (https://www.exerciseismedicine.org/support_page.php/moving-through-cancer/)

질문: 진단 전에 완전히 좌식 생활을 해 온 암 환자에게 특별한 고려 사항이 있는가?

답변: 암 진단을 받은 좌식 생활을 해온 사람은 진단 시점에서 걷기 프로그램을 시작하는 것이 좋다. 이 저강도/중강도의 활동은 암 치료를 시작하기 전에도 유익할 가능성이 높다. 주 2~3회의 저항성 운동 프로그램을 시작하여 치료 중 및 치료 후에 신체 기능과 근육량을 개선하거나 최소한 유지하는 것도 마찬가지로 중요하다. 이러한 운동 중재 프로그램의 안전성은 수십 건의 잘 통제된 실험에서 확립되었다.

질문: 말기 암 진단을 받은 사람에게 무엇을 추천하는가?

답변: 계속 움직이세요(KEEP MOVING)! 최근 몇 년 동안, 전이성 암 환자들은 10년 전보다 더 오래 살고 있다. 면역 치료 및 기타 치료 방법이 전이성 질환을 가진 사람들의 수명을 연장하고 있다. 전이성 질환을 가진 사람들은 남은 생애 동안 치료를 계속 받아야 할 가능성이 높으며, 치료는 상당한 부작용을 초래할 수 있다. 운동은 신체 기능, 불안, 우울증, 피로 및 삶의 질 등 여러 암 관련 건강 결과에 유익한 영향을 미친다고 잘 알려져 있다. 이러한 증상들은 환자가 치료를 중단하도록 선택하게 만들 수 있는데, 이는 생명에 위험을 초래할 수 있다. 따라서 이 상황에서 운동이 생명을 구하는 수단이 될 수 있다. 이 강력한 가설을 입증하기 위해서는 무작위 대조 시험이 필요하다. 충분한 근거가 나올 때까지, 전이성 환자는 운동이 없을 때보다 있을 때 증상 조절이 더 쉬울 것이라고 조언을 받는 것이 좋다.

(27). 유산소 운동은 혈관 신생(angiogenesis)과 종양으로의 혈류를 증가시켜 약물 전달을 개선하고 암 치료 효능을 향상시킨다.

방사선 치료는 암 세포에 산소를 전달하는 것이 필요한데, 이는 방사선으로 인해 생성되는 산소 라디칼이 암 세포를 죽이는 데 필요하기 때문이다(27). 따라서 운동 유발 종양으로의 혈류 증가는 방사선 치료의 효능을 개선한다(27).

마지막으로, 많은 고형암(solid tumor)의 경우 수술이 암 치료의 일차적 치료법이다. 사실, 종양 절제술은 여러 암에 대해 가장 효율적인 치료법으로 여겨진다(27). 고령 환자 및/또는 허약한 환자의 경우, 수술 전에 근력과 심폐 체력을 향상시키기 위해 운동이 권장된다. 이는 환자의 심폐 체력과 근력이 향상되면 수술 후 입원 기간이 단축되기 때문이다. 따라서, 운동은 입원 기간이 길어짐에 따라 발생하는 감염 등의 수술 후 합병증을 피함으로써 암 환자에게 직접적으로 혜택을 제공한다. 암 치료에서 운동에 대한 더 많은 정보는 전문가에게 묻기 16.1을 참조해 보자.

요약 *In Summary*

- 암은 하나의 질병이 아니라 종양을 형성하는 악성 세포의 통제되지 않은 성장을 특징으로 하는 일련의 질병이다.
- 많은 유형의 암이 근육과 지방의 손실을 유발하며, 이로 인해 발생하는 골격근 소모는 악액질로 불린다.
- 운동이 암 환자의 심폐 체력, 근력, 피로 감소, 전반적인 웰빙에 긍

정적인 영향을 미친다.

- 암 환자가 운동에 참여함으로써 얻을 수 있는 효과으로는 (1) 종양 성장과 전이 속도를 늦춤으로써 암 진행을 조절, (2) 암 치료와 관련된 부작용 감소, (3) 암으로 인한 골격근 약화 방지, (4) 암 치료 효과 개선이 포함된다.

운동이 만성 폐쇄성 폐질환(COPD) 환자에게 주는 치료 효과

만성 폐쇄성 폐질환(COPD)은 미국과 전 세계 여러 나라에서 주요한 사망 및 장애 원인으로 남아 있다. COPD 환자에게 운동을 치료로 사용하는 것에 대한 관심은 70년 전부터 시작되었다. 이 섹션에서는 COPD를 만성 질환으로 논의하고, COPD 환자에게 운동이 주는 효과를 요약하며, COPD 환자에게 운동이 유도하는 효과를 책임지는 기전을 설명한다. 우선 COPD에 대한 개요로 시작하자.

COPD 개요

COPD는 만성적인 기도 폐쇄를 특징으로 하는 폐 질환이다. 이러한 기도 폐쇄는 종종 폐의 기도를 막는 질병 하나 또는 그 이상이 결과로 발생한다. 기도 폐쇄의 최종 결과는 환자가 호흡에 어려움을 겪게 된다는 것이다. 즉, 폐로 공기 이동이 제대로 이루어지지 않으면서 폐포에서 가스 교환이 손상된다. 특히, 폐로의 공기 유입이 충분하지 않으면 환기-관류 불균형이 발생하고 산소/이산화탄소 교환이 손상된다. 그 결과 동맥의 산소 함량이 감소하고 혈중 이산화탄소 수준이 증가하게 된다(환기-관류 불균형에 대한 자세한 내용은 10장을 참조). COPD의 증상으로는 기침, **호흡곤란**, 운동 내성 감소, 그리고 중증 COPD 환자의 경우에는 일상생활의 간단한 활동조차 수행할 수 없는 상태가 포함된다(76). COPD의 주요 위험 요소로는 나이, 흡연 이력, 대기 오염에 대한 만성 노출, 천식 이력이 있는 사람들이 있다. 흡연은 COPD 발병 위험을 높이는 것 외에도 폐에 여러 가지 방식으로 손상을 줄 수 있다. 흡연과 대기 오염이 폐에 미치는 장기적인 영향을 그림 16.8에 보여주고 있다.

COPD는 흔히 만성 기관지염과 폐기종으로 인해 발생하며, 이 두 가지 질환이 결합되어 나타나거나 단독으로 발생할 수 있다(76). COPD는 기도 폐쇄를 유발하는 또 다른 폐 질환인 천식과 구별된다. 천식과 COPD의 차이점은 천식에서 발생하는 기도 폐쇄는 짧은 기간(예: 1~2일) 동안 지속되며 약물로 쉽게 완화될 수 있다. 반면, COPD에서 발생하는 기도 폐쇄는 만성적이며 약물로 쉽게 완화되지 않는다. 이제 기관지염과 폐기종을 각각 살펴보겠다.

만성 기관지염은 기도에서 지속적인 점액 생성이 특징이다. 보다 구체적으로, 만성 기관지염의 주요 특징은 점액샘의 비대와 작은 기도의 만성 염증으로, 이로 인해 기도 크기가 줄어든다. 이러한 현상들이 결합되어 기도 저항을 증가시키고 호흡의 부담을 가중시킨다.

여러 종류의 폐기종이 존재하지만, 모든 형태의 폐기종은 불치병으로, 환자의 증상을 개선하는 유일한 치료법은 운동 기반 재활 프로그램이다. 폐기종의 유형과 관계없이 이 질환은 폐포에 손상을 일으켜 확산 면적이 줄어들게 한다. 또한, 폐기종으로 인해 폐포벽의 탄성이 감소하여 기도가 무너지고, 이로 인해 호흡이 더 어려워진다. 실제로 폐기종은 들숨을 힘들게 할 뿐만 아니라 기도가 무너지면서 숨을 내쉬는 것조차 어렵게 만들어, 호기 끝에 폐 안에 공기가 갇히게 된다(76). 그림 16.9는 COPD가 폐 기능과 폐 가스 교환에 미치는 영향을 요약한 것이다. 이제 COPD 환자를 위한 재활 프로그램의 효과에 대해 논의해 보자.

유산소 운동과 저항성 운동이 COPD 환자에게 미치는 효과

COPD로 고통받는 환자들은 종종 움직임과 관련된 호흡곤란으로 인해 신체 활동을 피하게 된다. 이러한 행동 패턴은 비활동/체력 상실, 불안, 우울증, 사회적 고립이라는 악순환을 초래한다. 국제적 합의에 따르면, 운동을 포함한 폐 재활 프로그램은 COPD 치료에 필수적이다. 이는 COPD에 대한 약물 치료만으로는 충분하지 않기 때문이다(46).

대부분의 폐 재활 프로그램은 8~12주 동안 진행되며, 환자 교육과 근육 운동을 포함한다. 이 프로그램의 운동 부분은 가벼운 유산소 활동(예: 걷기 또는 자전거 타기)과 가벼운 저항성 운동으로 구성된다. COPD 환자 개개인의 질병 상태가 크게 다르기 때문에, 이러한 환자들을 위한 운동 처방은 개인의 능력에 맞춰진다. COPD 환자에게 신체 운동이 긍정적인 효과를 준다는 점은 잘 확립되어 있다. 비록 폐 재활이 COPD 환자의 폐 기능을 개선하지는 않지만, 폐 재활의 여러 가지 다른 효과들이 있다. 실제로 폐 재활 프로그램은 보행 능력, 심폐 지구력을 향상시키고, 근력을 증가시키며, 낙상 위험을 줄이고, 호흡곤란과 불안/우울증을 완화하여 삶의 질을 개선하는 데 기여한다(20, 21, 46). 또한, 폐 재활은 COPD 환자의 입원 횟수를 줄이는 것으로 나타났다. 폐 재활의 주요 효과는 그림 16.10에 요약되어 있다.

운동이 COPD 치료에 성공적으로 기여하는 기전

운동을 통한 폐 재활이 COPD 환자들에게 제공하는 효과는 유산소 및 저항성 운동으로부터 유도된 다양한 긍정적인 생리학적 적

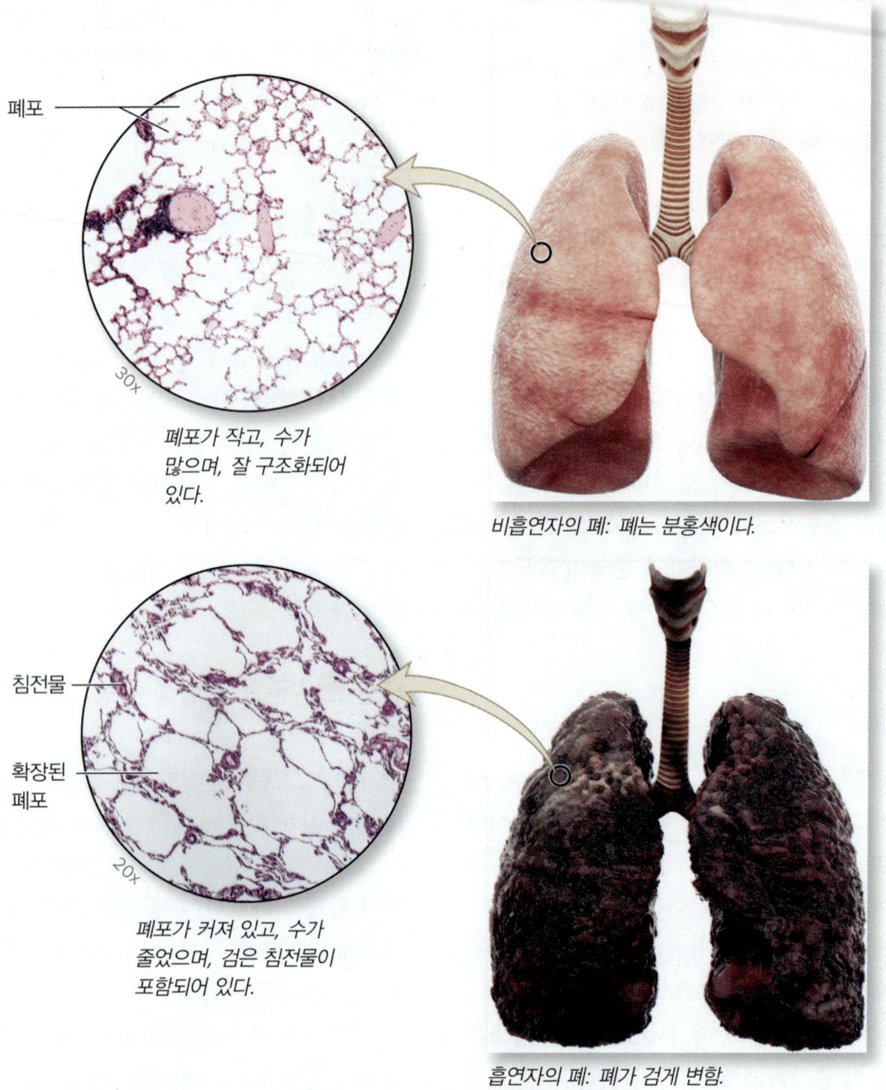

그림 16.8 흡연자와 비흡연자의 폐 비교.
Al Telser/McGraw Hill; Pavel Chagochkin/Shutterstock; Dr_Microbe/iStockphoto/Getty Images; Pavel Chagochkin/Shutterstock

응에 기인한다. 예를 들어, 유산소 운동은 COPD 환자들의 최대 심박출량을 증가시키고, 근육 내 혈관 신생 및 미토콘드리아 생성을 촉진시켜 심폐 체력을 향상시킨다. 이러한 적응은 COPD 환자들의 보행 능력을 향상시킨다(13장 참조). 근력 증가 또한 신경계의 변화와 근육 비대에 의해 이루어진다. 특히 다리 근력의 증가는 COPD 환자들의 낙상 위험을 줄이는 주요 요인으로 작용한다.

많은 연구들은 유산소 및 저항성 운동의 결합이 COPD 환자들의 불안 및 우울증을 감소시킨다는 것을 보여준다. 이러한 운동이 뇌에 미치는 긍정적인 영향의 구체적인 생물학적 기전은 아직 완전히 이해되지 않았지만, 그럼에도 불구하고 COPD 환자에서 운동이 우울증과 불안에 미치는 긍정적인 영향은 운동으로 인해 뇌 신경전달물질의 균형이 개선되고 내인성 진통물질(오피오이드, endogenous opioids)의 분비가 증가하기 때문일 수 있다. 특히, 뇌의 모노아민 신경전달물질의 불균형은 우울증과 관련이 있으며(24), 운동에 의해 촉진된 내인성 진통물질의 증가는 기분을 개선하고 우울증을 줄이는 데 기여할 수 있다(24). 이러한 운동에 의한 뇌 변화는 COPD 환자들의 우울증 및 불안을 완화하는 데 도움이 된다(24, 73).

마지막으로, 모든 폐 재활 프로그램에 포함된 유산소 운동은 COPD 환자들의 신체 활동으로 인한 호흡곤란(dyspnea)을 줄여준다. 이는 폐 재활의 주요 효과 중 하나로, 운동에 의한 호흡곤란이 COPD 환자들이 느끼는 주요 증상이기 때문이다(15). 실제로,

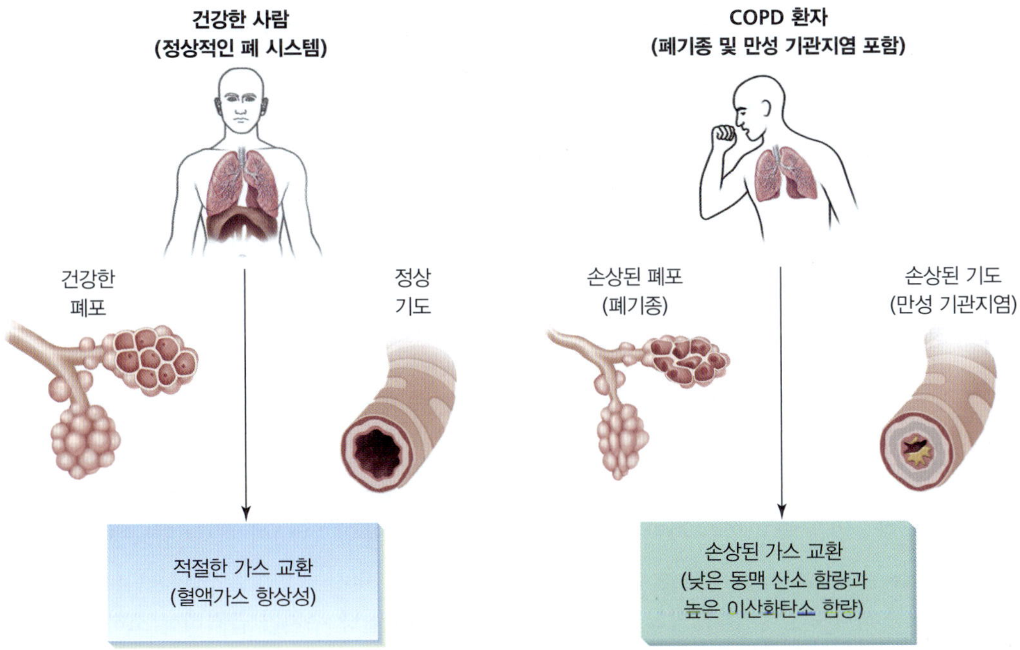

그림 16.9 정상 폐와 폐기종 및 만성 기관지염을 동시에 가진 COPD 환자의 폐 비교. COPD 환자에서 가스 교환의 장애가 건강한 개인과 비교하여 어떻게 나타나는지 확인할 수 있다.

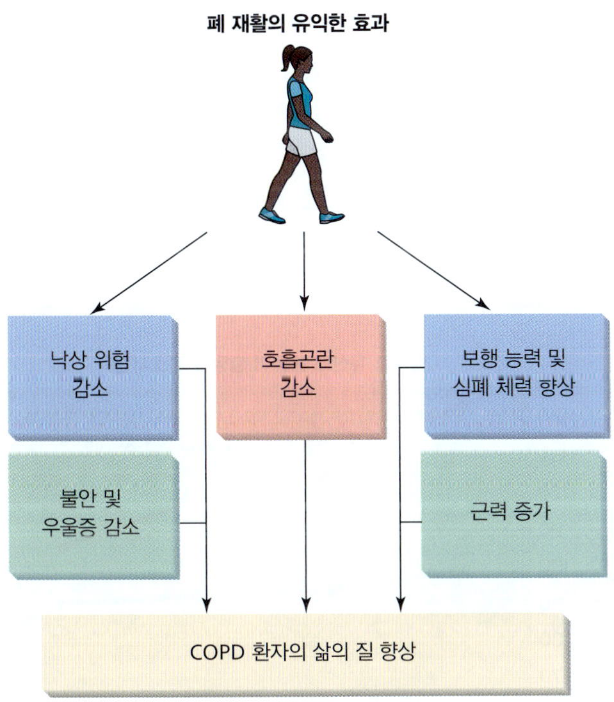

그림 16.10 COPD 환자들에게 호흡 재활이 주는 효과.

호흡곤란(짧은 숨 또는 "공기 부족")은 COPD 환자의 삶의 질을 제한하는 주요 요인이다. 왜 유산소 운동이 이러한 환자들의 호흡곤란을 감소시키는가? 호흡곤란의 원인은 복잡하지만, 흡기 근육에 높은 부하가 걸린다는 정신적 인식이 중요한 역할을 한다. 따라서 호흡근이 높은 부하에 직면한다는 감각을 줄여주는 모든 중재는 호흡곤란을 줄일 수 있다. 유산소 운동은 두 가지 방식으로 호흡근의 높은 부하에 대한 정신적 감각을 줄인다. 첫째, 전신 운동은 골격근에서의 운동 프로그램 적응(예: 미토콘드리아 증가)을 유도한다. 13장에서 논의한 바와 같이, 이러한 운동 프로그램 적응은 골격근에서 호흡 조절 중추로 전달되는 피드백을 줄여 호흡을 위한 "드라이브"를 낮추고, 그 결과 하위 최대 운동 강도에서 호흡 횟수가 줄어든다. 둘째, 유산소 운동은 호흡근의 세포 적응(즉, 미토콘드리아 용적 및 모세혈관 증가)을 유도한다(52, 53). 이로 인해 호흡근의 지구력 용량이 개선되어, 호흡근이 높은 부하에 직면하고 있다는 정신적 감각이 줄어들게 된다. 이러한 운동에 의한 변화들은 신체 활동 중 호흡곤란의 감각을 줄이는 데 기여한다.

요약 *In Summary*

- COPD는 미국 및 전 세계에서 주요 사망 및 장애 원인 중 하나로 남아 있다.
- COPD는 만성적인 기도 폐색이 특징인 폐 질환으로, 이러한 기도 폐색은 종종 만성 기관지염 및/또는 폐기종과 같은 한 가지 이상의 질환으로 인해 발생하며, 이는 폐의 기도를 막는 결과를 초래한다.

- COPD 환자들은 신체 활동과 관련된 호흡곤란 때문에 신체적으로 비활동적이 되는 경우가 많다. 이러한 행동 패턴은 비활동/체력 손실, 불안, 우울증, 그리고 사회적 고립의 악순환으로 이어진다.
- 폐 재활은 COPD 환자들의 폐 기능을 개선하지는 못하지만, 보행 능력/심폐 체력 개선, 근력 증가, 낙상 위험 감소, 호흡곤란 완화, 불안/우울 감소 등 다양한 효과를 제공한다.
- 폐 재활이 환자들에게 제공하는 효과는 유산소 및 저항성 운동에 의해 유도된 다양한 긍정적인 생리학적 적응과 연관되어 있다.

운동이 제2형 당뇨병에 미치는 영향

15장에서 논의했듯이, 제2형 당뇨병을 앓고 있는 사람들의 수가 전 세계적으로 4억 2천만 명을 넘어섰으며, 이 질환은 전 세계 여러 나라에서 주요 사망 원인 중 하나로 남아 있다. 당뇨병은 만성적으로 높은 혈당 수치(고혈당)로 인해 발생하며, 고혈당은 포도당과 다양한 혈액 단백질 간의 화학적 반응(당화)으로 이어진다. 이러한 당화된 단백질은 낮은 수준의 만성 염증을 유발하여 동맥경화를 가속화하고, 대혈관(동맥) 및 소혈관(모세혈관)에 손상을 일으켜 장기 부전, 심장마비, 뇌졸중 등을 유발한다. 앞서 논의한 바와 같이, 당뇨병에는 두 가지 유형이 있다. 제1형 당뇨병은 췌장에서 인슐린이 분비되지 않는 경우에 발생하는 반면, 제2형 당뇨병은 인슐린 저항성 질환이다. 인슐린 저항성은 인슐린이 존재함에도 불구하고 세포가 포도당을 흡수하지 못하는 상태를 의미한다. 제2형 당뇨병은 전 세계에서 가장 흔한 당뇨병 유형으로, 당뇨병 환자의 약 90%를 차지하며, 본 논의의 초점이 된다.

제2형 당뇨병 개요

15장에서 제2형 당뇨병에 대해 자세히 논의했으므로, 여기서는 간략히 요약한다. 제2형 당뇨병 환자는 정상적인 수준의 순환 인슐린을 보유하고 있을 수 있지만, 이들 환자의 신체 조직은 인슐린에 덜 민감하기 때문에 포도당 흡수가 저하된다. 그 결과, 세포로의 포도당 흡수 능력이 감소하여 고혈당이 발생한다. 제2형 당뇨병의 발병은 신체적 비활동과 내장 지방 증가의 조합과 밀접한 관련이 있다. 특히, 많은 제2형 당뇨병 환자들은 대사 증후군이라는 질환을 앓고 있다. 대사 증후군은 15장에서 소개된 바와 같이 고혈압, 이상지질혈증, 인슐린 저항성(즉, 제2형 당뇨병), 복부 비만 등 관상 동맥 질환(CHD)의 위험 요소들을 포함하는 건강 문제의 집합체이다.

제2형 당뇨병 환자에 대한 운동의 효과

제2형 당뇨병을 치료하기 위해 약물이 일반적으로 처방되지만, 규칙적인 운동도 제2형 당뇨병 관리를 위해 매우 중요하다(36, 37, 58, 77). 구체적으로, 제2형 당뇨병 치료를 위한 현재의 의학적 가이드라인에는 유산소 운동과 저항성 운동의 조합이 포함된다(44). 실제로 유산소 운동과 저항성 운동은 제2형 당뇨병 환자들에게 특정한 효과를 제공하며, 이 두 가지 운동 방식을 결합하면 건강에 대한 추가적인 효과를 얻을 수 있다. 이제 제2형 당뇨병 환자들에게 운동이 주는 구체적인 건강상의 효과를 살펴보자.

연구에 따르면, 유산소 운동과 저항성 운동 모두 혈당 수치를 낮추고 제2형 당뇨병 환자들의 혈당 조절을 개선하는 것으로 나타났다(78). 그림 16.11은 한 번의 장시간 유산소 운동 세션(즉, $\dot{V}O_2$ max의 약 35%)이 제2형 당뇨병 환자와 건강한 대조군의 혈당 수치에 미치는 영향을 보여준다(16). 운동 90분 동안 당뇨병 환자들의 혈당 수치가 급격히 감소하는 것을 확인할 수 있다. 또한, 유산소 운동이나 저항성 운동 한 번의 세션만으로도 제2형 당뇨병 환자들의 전신 인슐린 민감성을 개선하는 것으로 나타났다(37, 78).

당화혈색소, 헤모글로빈 A1c (HbA1c)의 측정은 환자의 혈당 조절 상태를 평가하는 표준 지표이다. 건강한 사람의 정상 HbA1c 수치는 전체 헤모글로빈의 약 5.0%로 표현되며, 당뇨병 환자에서는 HbA1c 수치가 증가하여 6.5% 이상일 때 당뇨병으로 진단된다. 중요한 점은 유산소 운동과 저항성 운동 모두 제2형 당뇨병 환자의 혈중 HbA1c 수치를 낮추는 효과가 있다는 것이다. 다수의 연구를 분석한 결과, 중강도의 유산소 운동이 저항성 운동

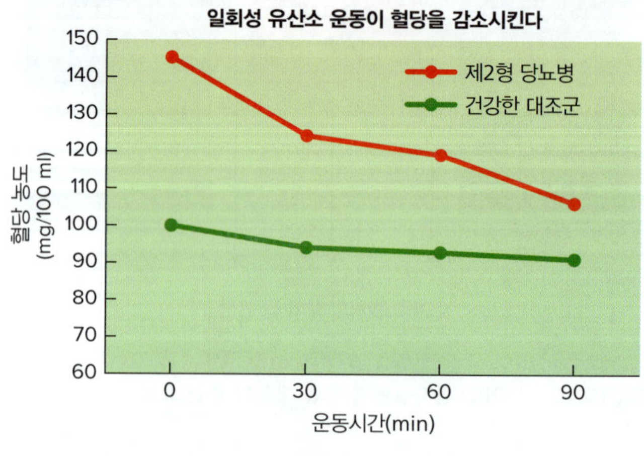

그림 16.11 제2형 당뇨병 환자에게 90분간의 중강도 유산소 운동이 혈당에 미치는 영향.

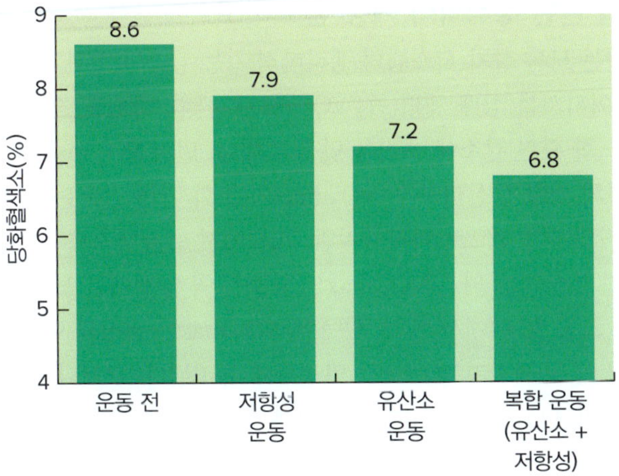

그림 16.12 제2형 당뇨병 환자에서 저항성 운동, 유산소 운동, 그리고 복합 운동(저항성 운동과 유산소 운동 병행)이 헤모글로빈 A1c (HbA1c) 수치에 미치는 영향 비교.

에 비해 HbA1c 수치를 낮추는 데 약간 더 우수한 것으로 나타났다. 또한, 유산소 운동과 저항성 운동을 병행한 운동 프로그램(즉, 복합 운동)은 제2형 당뇨병 환자의 HbA1c 수치를 효과적으로 낮출 수 있다(그림 16.12)(37). 흥미롭게도, 운동으로 인한 혈당 조절 개선은 체중 감소와 독립적으로 나타날 수 있다(37). 마지막으로, 유산소 운동과 저항성 운동 모두 제2형 당뇨병 환자의 HbA1c 수치를 낮출 수 있지만, 운동만으로는 HbA1c를 6.5% 미만으로 낮추는 데 충분하지 않을 수 있다. 따라서 많은 제2형 당뇨병 환자들은 약물 치료와 운동을 병행하여 당뇨병을 관리하게 된다.

제2형 당뇨병 환자에서 혈당 조절을 개선하는 것 외에도, 유산소 운동과 저항성 운동 모두 추가적인 건강상의 효과를 제공한다. 예를 들어, 두 가지 운동 방식 모두 수축기 및 이완기 혈압을 낮추어 평균 동맥압을 감소시킨다(37). 또한 유산소 운동과 저항성 운동은 각각 내장 지방을 감소시키는 것과 관련이 있다(18, 63). 유산소 운동은 제2형 당뇨병 환자의 심폐지구력($\dot{V}O_2$ max)을 개선하지만(37, 78), 저항성 운동은 심폐지구력을 개선하지 않는다(37, 78). 그럼에도 불구하고, 저항성 운동은 당뇨병 환자의 근력을 증가시키며, 유산소 운동은 일반적으로 근력을 향상시키지 않는다(37, 78). 따라서 유산소 운동과 저항성 운동을 결합한 복합 운동 프로그램은 제2형 당뇨병 환자에게 가장 큰 혜택을 제공한다. 그림 16.13은 제2형 당뇨병 치료를 위해 유산소 운동과 저항성 운동을 결합한 운동 프로그램의 건강상의 효과를 요약한 것이다. 제2형 당뇨병 치료에서 운동의 역할에 대한 자세한 내용은 Mannucci 등(2021) 및 Magkos 등(2020)의 추천 문헌을 참조.

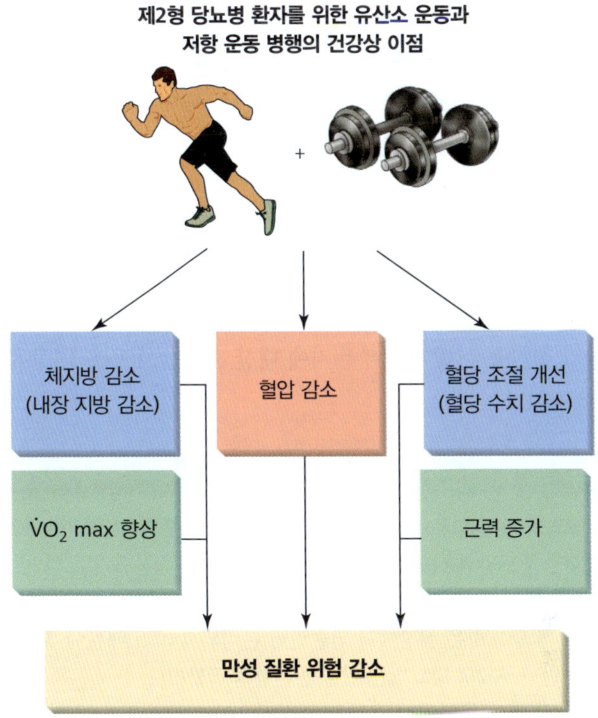

그림 16.13 제2형 당뇨병 환자를 위한 유산소 운동과 저항성 운동의 결합(복합 운동)에 따른 건강상의 효과.

운동과 제2형 당뇨병 치료의 연관 기전

유산소 운동과 저항성 운동이 제공하는 운동 유발 건강 혜택에 대한 기전은 15장에서 자세히 논의했으므로 여기서는 간략하게 요약한다.

운동이 혈당 조절을 개선하는 기전은 네 가지 적응 과정의 결과로 이루어진다: (1) 골격근 내에서 운동 유도 미토콘드리아 합성 증가, (2) 신체 조직에서 인슐린 신호전달 개선(즉, 더 큰 포도당 흡수), (3) 골격근 내 포도당 수송체인 GLUT4 증가, (4) 운동 후 근섬유 주변 모세혈관 밀도의 증가. 이 운동 유발 변화들이 모여 제2형 당뇨병 환자의 혈당 항상성을 개선한다.

다음으로, 근력과 최대 산소 섭취량($\dot{V}O_2$ max) 증가에 대한 운동 유발 기전을 살펴보자. 제2형 당뇨병 환자의 저항 운동 프로그램에 의한 근력 증가는 신경계 적응(즉, 신경 구동력 증가)과 골격근 비대 모두에 의해 발생한다. 유산소 운동은 최대 심박출량 증가(즉, 1회 박출량 증가)와 골격근의 산소 흡수 및 산화적 인산화에 의한 ATP 생성 능력의 확장을 통해 $\dot{V}O_2$ max를 개선한다. 근섬유에 대한 산소 전달 개선은 모세혈관 밀도 증가와 미토콘드리아 부피 증가에 의한 산화적 인산화 능력의 상승으로 이루어진다.

유산소 운동과 저항성 운동은 모두 일일 에너지 소비를 증가시키고 칼로리 결핍 상태를 만들어 체지방을 줄일 수 있다. 또한, 이 두 가지 운동 방법은 지방세포에서 유리지방산의 동원을 증가시켜 내장 지방세포의 크기를 줄인다(18, 63). 흥미롭게도, 이 운동 유발 내장 지방 감소는 체중의 큰 변화 없이도 달성할 수 있다(63).

마지막으로, 유산소 운동과 저항성 운동은 제2형 당뇨병 환자의 동맥 확장을 개선하여 산화질소 합성 증가, 혈관 신생 증가, 동맥 경직도 감소를 통해 혈압을 낮춘다. 유산소 운동이 수축기 및 이완기 혈압을 어떻게 낮추는지에 대한 자세한 내용은 15장을 참조할 수 있다.

요약 *In Summary*

- 당뇨병은 만성적으로 높은 혈당 수치에서 비롯되며, 이러한 고혈당은 포도당과 다양한 혈액 단백질 간의 화학 반응을 일으켜 낮은 수준의 만성 염증을 유발하고 동맥경화증을 촉진한다.
- 제1형 당뇨병은 췌장에서 인슐린이 분비되지 않기 때문에 발생하는 반면, 제2형 당뇨병은 인슐린 저항성 질환이다.
- 제2형 당뇨병 환자 치료에는 일반적으로 약물과 운동이 함께 처방된다.
- 유산소 운동과 저항성 운동은 제2형 당뇨병 환자에게 다양한 건강 혜택을 제공하며, 이 운동들은 혈당 조절 개선, 혈압 감소, 내장 지방 감소를 포함한다.
- 유산소 운동은 제2형 당뇨병 환자의 최대 산소 섭취량($\dot{V}O_2$ max)을 개선하며, 저항성 운동은 근력을 향상시킨다.
- 운동이 혈당 조절을 개선하는 기전은 운동 유도 미토콘드리아 생합성, 인슐린 신호전달 개선, 골격근 내 GLUT4 증가, 훈련된 근섬유 주변 모세혈관 밀도의 증가를 포함한다. 이 운동 유발 변화들이 모여 제2형 당뇨병 환자의 혈당 항상성을 개선한다.

운동이 노화 관련 생리학적 기능의 감소를 지연시키는 치료법으로서의 역할

65세 이상의 인구가 전 세계적으로 증가하고 있으며, 불행히도 세계 인구의 많은 부분이 점점 더 좌식 생활을 하고 비만이 증가하고 있다(28). 좌식 생활, 비만, 노화가 결합된 영향은 모든 장기 시스템의 생리학적 기능 감소를 촉진한다(4). 평균 수명의 증가가 긍정적인 소식임에도 불구하고, 노화가 건강 악화와 함께 진행된다면 이는 건강 관리에 큰 문제가 된다. 따라서 미래의 과제는 건강한 노화를 촉진하는 생활 방식 변화를 장려하는 것이다. 이 장의 마지막 부분에서는 노인들의 심폐 체력, 근력, 골 건강, 인지 능력에 대한 규칙적인 운동의 혜택을 논의한다. 먼저, 노화 관련 생리학적 기능 감소에 대한 개요로 시작하겠다.

노화 관련 생리학적 기능 감소 개요

노화는 모든 장기 시스템의 생리학적 기능 감소와 연관되어 있지만, 여기서는 심폐 체력(즉, $\dot{V}O_2$ max), 근력, 골밀도, 인지 능력의 노화 관련 감소에 초점을 맞출 것이다. 먼저 $\dot{V}O_2$ max에 대한 노화의 영향을 살펴보자. $\dot{V}O_2$ max의 노화 관련 감소는 45세 이후 거의 선형적으로 나타나지만, 20세에서 85세까지의 그래프에서 보면 노화에 따른 $\dot{V}O_2$ max의 감소는 곡선 형태를 보인다(19, 28). 그림 16.14에서 볼 수 있듯이, $\dot{V}O_2$ max는 남성과 여성 모두에서 약 30세까지는 비교적 일정하게 유지된다. 그러나 약 40세쯤 되면, $\dot{V}O_2$ max는 30대와 40대에 점진적으로 감소하기 시작하며(3~6%), 60대 이후에 가장 빠른 감소가 나타난다. 이 시기 동안 심폐 체력은 10년마다 10~20%까지 감소한다(28).

노화에 따른 최대 산소 섭취량($\dot{V}O_2$ max)의 감소는 최대 심박출량과 최대 동정맥산소차이의 감소에 기인한다. 노화에 따른 최대 심박출량의 감소는 최대 심박수와 1회 박출량의 감소로 인한 것이며, 동정맥산소차이의 감소는 골격근 섬유 내 모세혈관 밀도와 미토콘드리아 용적의 감소로 인한 것이다(69).

노화는 근력의 감소와도 관련이 있다. 골격근의 노화에 따른 손실은 근감소증(sarcopenia)이라고 불리며, 이는 8장에서 소개되었다. 노화에 따른 근육량 감소는 약 25세부터 시작되며 평생에 걸쳐 계속된다. 그러나 노화에 따른 근육 손실 속도는 두 단계로 진행된다. 첫 번째 단계는 근육량이 천천히 감소하는 "느린" 단계로, 25세에서 50세 사이에 근육량의 약 10%가 손실된다. 그 후, 근육량이 더 빠르게 감소하는 단계가 시작된다. 실제로 50세에서 80세 사이에 추가로 40%의 근육량이 손실된다(43). 따라서 80세가 되면 전체 골격근량의 절반이 손실될 수 있다. 또한, 노화

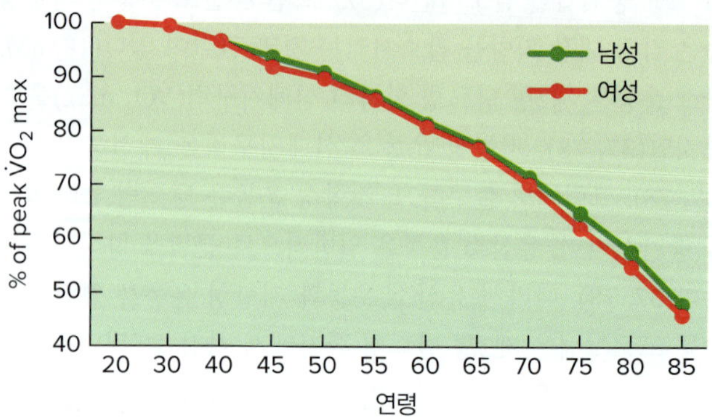

그림 16.14 노화에 따른 최대 산소 섭취량($\dot{V}O_2$ max)의 감소. 데이터 출처: 참고 문헌(28).
Jackson AS, Sui X, Hebert JR, Church TS, and Blair SN. Role of lifestyle and aging on the longitudinal change in cardiorespiratory fitness. *Arch Intern Med* 169: 1781 – 1787, 2009.

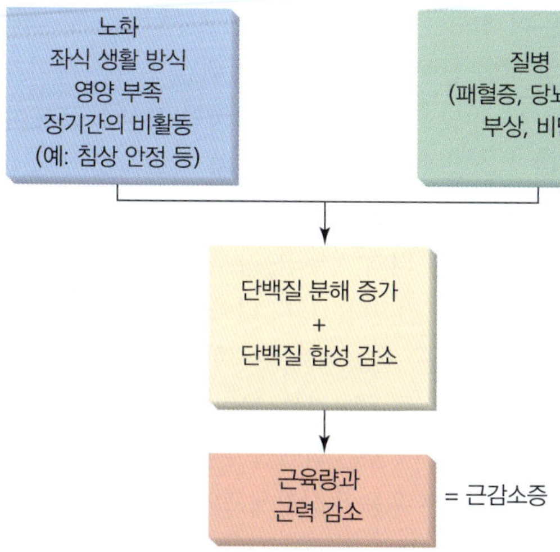

그림 16.15 근감소증의 위험 요인. 참고 문헌(39)

Marzetti E, Calvani R, Tosato M, Cesari M, Di Bari M, Cherubini A, Collamati A, D'Angelo E, Pahor M, Bernabei R, Landi F, and Consortium S. Sarcopenia: an overview. *Aging Clin Exp Res* 29: 11–17, 2017.

는 빠른 근섬유(특히 type IIx 근섬유)의 손실과 느린 근섬유의 증가를 초래한다(32, 39, 43). 임상적으로, 심각한 근감소증은 건강에 부정적인 영향을 미치는데, 노인의 근력 약화는 낙상 위험을 증가시키고 일상 생활 활동을 수행하는 능력을 감소시켜 독립성을 상실하게 만들기 때문이다(43). 근감소증의 위험 요인은 그림 16.15에 설명되어 있다. 노화가 골격근에 미치는 영향에 대한 자세한 내용은 21장을 참조하거나 Larsson 등(2019)의 추천 문헌을 참조하라.

일반적인 노화도 인지 기능 저하의 위험 요인 중 하나이다. 인지 기능 저하는 기억 상실, 언어 능력 저하, 수행능력 저하(예: 문제 해결, 멀티태스킹 등), 그리고 시공간 처리 능력 저하(예: 물체, 형태 등의 시각적 인식) 등을 포함할 수 있다(42). 비록 인지 기능 저하가 가장 많이 발생하는 시기는 65세 이후이지만, 45세부터도 경미한 인지 기능 저하가 발생할 가능성이 있다(62). 노화와 관련된 인지 기능 저하는 뇌의 회백질(뉴런)의 감소와 시냅스의 구조 및 기능 변화와 관련이 있다(42).

마지막으로, 신체 활동 감소와 노화는 골량 감소의 주요 위험 요인이다(8). 골량 감소는 **골다공증**이라고 불린다. 골격을 구성하는 뼈는 두 가지 유형으로, 외부의 치밀한 뼈(피질골)와 내부의 격자 구조를 가진 해면골(또는 *갱내골*)로 이루어져 있다. 두 종류의 뼈 모두 골다공증에 취약하지만, 척추와 축골의 긴 뼈의 중심부에 위치한 해면골이 특히 취약하다. 그림 16.16은 뼈의 해면골 구조를 전자 현미경으로 촬영한 것이다. 건강한 해면골(그림 16.16(*a*))과 비교했을 때, 골다공증이 있는 사람의 해면골(그림 16.16(*b*))이 어떻게 골절에 취약한지 쉽게 시각화할 수 있다. 골량 감소는 30세 이후 시작되며, 불행히도 60세 이후에는 골 손실이 심각한 상태가 될 수 있다(8). 흥미롭게도, 근감소증과 골다공증은 종종 동일한 환자에게서 발견되며, 이는 신체 활동 부족과 골 및 골격근 손실 간의 중요한 연관성을 강화한다. 이제 운동이 생리학적 기능의 노화 관련 저하를 예방하는 데 미치는 긍정적인 영향을 논의해 보자.

운동은 노화에 따른 생리학적 기능 저하를 지연시킨다

그림 16.14에 나타난 것처럼, $\dot{V}O_2$ max는 남성과 여성 모두에서 나이가 들수록 감소한다. 비록 유산소 운동이 나이에 따른 기능 저하를 완전히 막을 수는 없지만, 유산소 운동은 심폐 기능 노화

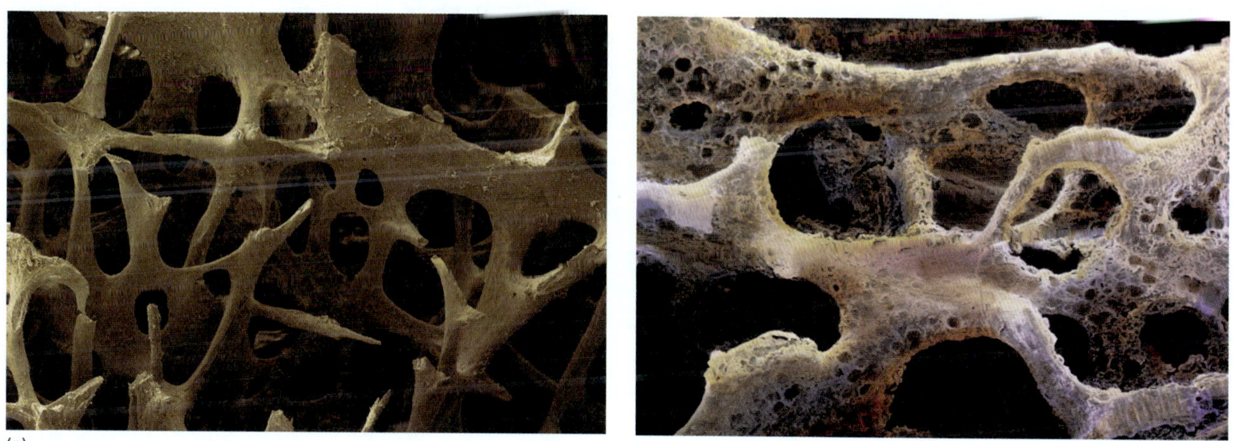
(a) (b)

그림 16.16 골격의 주상 구조를 보여주는 주사 전자 현미경 이미지: (*a*) 건강한 사람의 건강한 골격 구조와 (*b*) 골다공증 환자의 손상된 골격 구조.

(a) Ted Kinsman/Science Source; (b) Professor Pietro M. Motta/Science Source

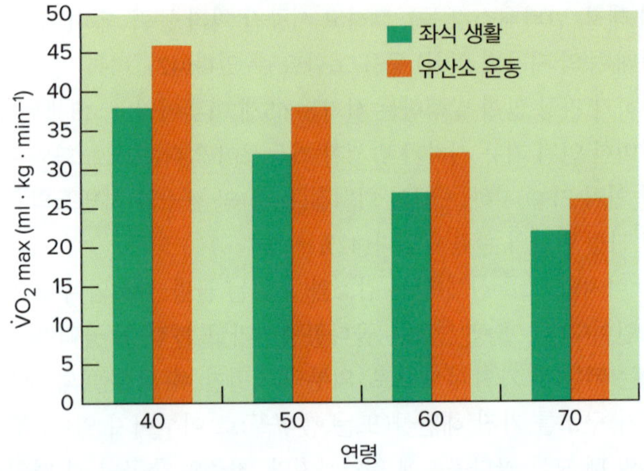

그림 16.17 전 연령대에서 나타나는 최대 산소 섭취량에 대한 유산소 운동 효과.

를 지연시킬 수 있다. 예를 들어, 좌식 생활을 하는 사람들과 비교했을 때, 유산소 운동을 받은 사람들의 $\dot{V}O_2$ max는 모든 연령대에서 약 20% 더 높다(그림 16.17). 이와 유사하게, 근력도 나이가 들면서 감소한다(그림 16.18). 저항성 운동은 모든 연령대의 사람들에게 근력을 증가시킬 수 있지만, 근력 강화 운동은 근감소증으로 인한 노화에 따른 근력 손실을 완전히 되돌릴 수는 없다.

근육과 유사하게 뼈도 살아있는 조직으로, 운동에 반응하여 더 강해진다(8). 실제로 많은 연구들이 뼈에 "부하"를 가하는 운동이 골밀도를 크게 증가시킨다는 것을 확인했다(38). 걷기, 달리기, 계단 오르기, 테니스와 같은 체중 부하 운동은 골밀도를 증가시켜 뼈 건강을 유지하는 데 탁월한 방법이다. 저항성 운동 또한 뼈의 강도를 향상시킬 수 있다. 수영과 사이클링은 심폐 건강을 향상시키는 훌륭한 방법이지만, 뼈 건강을 개선하는 데 가장 적합

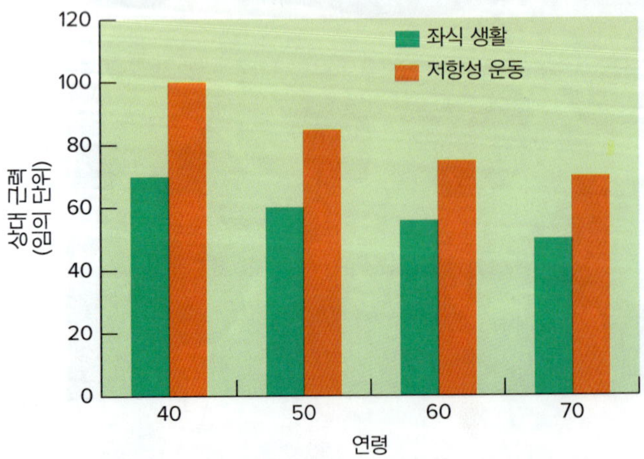

그림 16.18 저항성 운동은 전 연령대에서 근력을 증가시킨다.

한 운동 방식은 아니다.

앞서 논의한 바와 같이, 뇌의 부피와 회백질 부피는 나이가 들수록 감소한다(4). 수많은 연구들이 규칙적인 유산소 운동이 나이에 따른 회백질 손실과 인지 기능 저하를 지연시킬 수 있다는 것을 보여준다. 예를 들어, 유산소 운동은 회백질의 나이에 따른 감소를 지연시키며, 특히 뇌의 전두엽, 상부 두정엽, 측두엽 부위에서 이러한 효과가 두드러진다(4). 더 나아가, 장기 연구에 따르면 주기적으로 유산소 운동을 3~4회 수행한 노인은 치매 위험이 감소한 것으로 나타났다. 중요한 것은, 고령자에게서 9년 동안 수행된 유산소 운동의 총량이 높은 회백질 부피와 밀접한 상관관계를 보였다는 점이다. 이는 운동이 신경세포의 노화에 따른 손실을 방지한다는 것을 시사한다(4). 종합적으로, 이러한 연구들은 노화에 따른 회백질 감소를 지연시키고 인지 기능 저하를 방지하는 데 있어 규칙적인 유산소 운동의 중요성을 강조한다.

고령자에서 운동에 의해 유도되는 생리학적 기능 개선을 조절하는 기전

고령자에서 $\dot{V}O_2$ max와 근력 향상에 기여하는 운동과 관련된 기전은 젊은 사람들의 심폐 기능과 근력을 향상시키는 기전과 동일하다. 간단히 말해서, 유산소 운동은 최대 심박출량과 최대 동정맥산소차를 증가시켜 고령자의 $\dot{V}O_2$ max를 높인다. 구체적으로, 유산소 운동은 최대 심박수를 크게 변화시키지 않으면서 최대 심박출량을 높이고, 훈련된 근육 섬유 주변의 모세혈관 밀도를 높이며, 섬유 내 미토콘드리아 부피를 확장시킨다. 이러한 적응은 최대 동정맥산소차를 증가시킨다. 이처럼 운동에 의해 유도된 최대 심박출량과 최대 동정맥산소차의 증가가 $\dot{V}O_2$ max를 높인다(그림 16.19(*a*)).

이전에 논의된 바와 같이, 저항성 운동은 근단백질 합성을 촉진하여 근육 비대화를 유도함으로써 근력을 증가시킨다. 근육 비대화는 근수축 단백질의 증가를 초래하여 액틴에 결합하고 힘을 생성할 수 있는 마이오신 십자형가교가 더 많이 형성된다. 또한, 저항성 운동은 신경계의 적응을 일으켜 신경 구동력 증가와 추가적인 운동 단위의 동원을 촉진한다. 이러한 저항 운동 프로그램으로 인한 적응들은 모두 근력 증가로 이어진다(그림 16.19(*b*)).

하중 운동(저항성 운동, 체중 부하 활동 등)은 뼈에 대한 기계적 부하를 증가시켜 여러 신호 경로를 활성화하고, 그 결과 조골세포의 활성화와 파골세포의 활동 감소를 유도한다(8, 72). 조골세포는 콜라겐과 성장 인자를 생성하여 뼈의 미네랄화를 촉진하는 세포로, 이는 뼈의 미네랄 양을 증가(즉, 더 강한 뼈)시킨다(9). 반면, 파골세포는 뼈의 재흡수를 촉진하여 뼈의 강도를 감소시킨다. 따라서, 조골세포의 활성화를 촉진하고 파골세포의 활동을 억

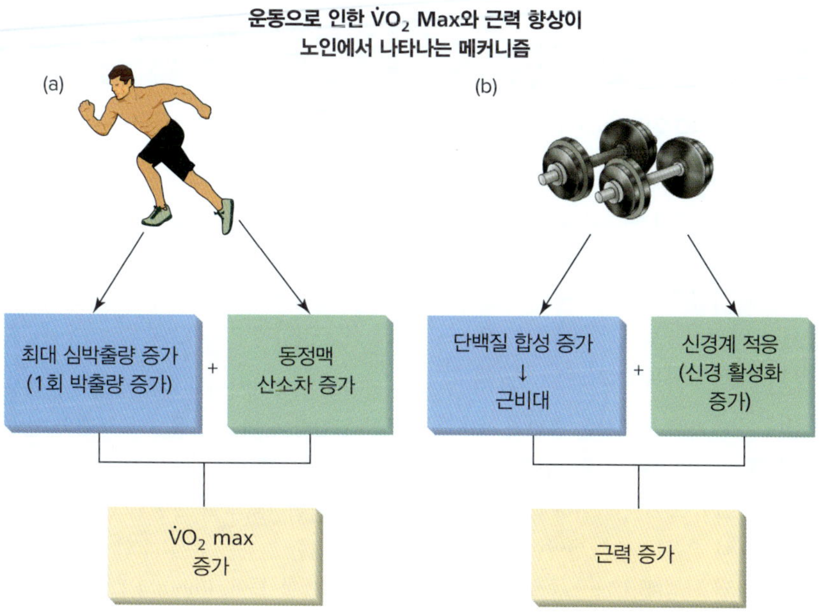

그림 16.19 운동에 의해 유도된 (*a*) $\dot{V}O_2$ max와 (*b*) 근력 향상에 기여하는 기전.

제함으로써 운동은 뼈의 미네랄 밀도를 증가시키고 건강한 골격을 유지하게 한다(8, 72).

운동은 또한 뼈의 혈관 신생을 촉진하여 뼈로의 혈류를 증가시키는 것으로 보고되고 있다(72). 뼈로의 혈류 감소는 골다공증의 위험 요인이므로, 뼈로의 혈류 증가가 골다공증 예방에 도움이 된다(72).

비록 하중 운동이 뼈 강도를 증가시키는 여러 신호 경로를 활성화한다는 것이 밝혀졌지만, 뼈 성장 경로를 활성화하는 상위 기전의 세부 사항은 아직 명확하지 않다. 그럼에도 불구하고, 운동은 뼈 강도를 증가시키고 뼈 건강을 개선하는 호르몬과 사이토카인의 방출을 증가시킨다. 또한, 운동은 혈관 신생을 촉진하는 다양한 신호 분자의 양을 증가시킨다. 그림 16.20은 노인에서 운동으로 인한 골밀도 향상의 기전을 요약한 것이다. 뼈 건강에 대한 운동의 영향에 대한 더 자세한 내용은 추천 문헌인 Bonewald (2019)와 전문가에게 묻기 16.2를 참조하기 바란다.

앞서 15장에서 노인의 인지 기능 개선에 기여하는 기전을 자세히 다루었으므로, 여기서는 간략히 요약한다. 운동은 뇌 기능의 세 가지 주요 영역인 혈관 생리학, 신경 생성, 그리고 해마의 부피에 긍정적인 영향을 미친다(2). 구체적으로, 규칙적인 유산소 운동은 뇌 혈류를 개선하고, 신경 생성을 증가시키며, 해마의 부피를 확장시킨다. 이러한 변화는 노인의 인지 기능을 향상시킬 가능성이 있다. 또한, 규칙적인 신체 활동은 자유 라디칼로 인한 신경 손상(즉, 산화 손상)의 위험을 줄이고, 노화와 관련된 인지 기능 저하의 위험 요인인 전신 염증 수준을 감소시킨다(그림 16.21).

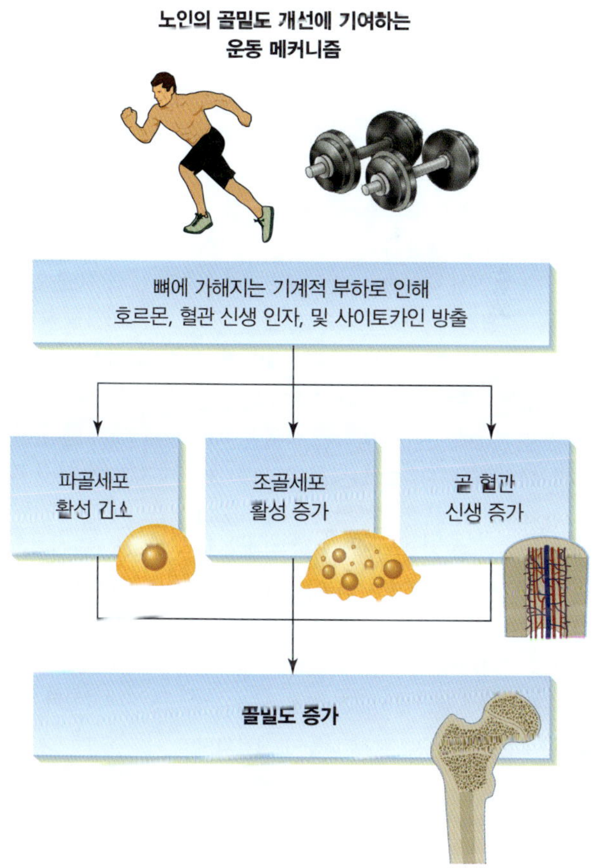

그림 16.20 노인에서 운동이 골밀도 개선에 기여하는 기전.

전문가에게 묻기 16.2

운동과 골 건강에 관한 질문과 답변—Dr. Susan A. Bloomfield

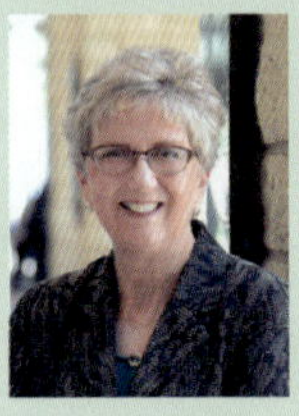

Susan Bloomfield

Susan Bloomfield 박사는 텍사스 A&M 대학교의 건강 및 운동학과 교수이자 영양 및 식품 과학 대학원 교수이다. 그녀의 연구는 동물 모델을 활용하여 미세 중력, 장기간의 칼로리 제한, 운동에 따른 뼈 적응을 이끄는 통합 생리학을 연구하며, 이러한 모델에서 뼈와 근육 간의 기능적 관계를 탐구한다. Bloomfield 박사는 College Station에 거주하며, 활발한 래브라도 믹스견 Beau와 두 마리의 고양이와 함께 지내며 매년 여러 번 U.S. Masters 수영 대회에 참가한다.

질문: 뼈 건강에 영향을 미치는 주요 요인은 무엇인가?

답변: 최적의 뼈 건강은 칼슘, 비타민 D, 에너지, 단백질의 적절한 영양 섭취와 규칙적인 운동에 달려 있으며, 이는 정상적인 생식 호르몬을 유지하는 상황에서 이루어져야 한다. 에스트로겐이나 테스토스테론의 혈청 수치가 낮을 경우, 골질량(일반적으로 골밀도로 측정)이 감소하는 경향이 있다. 흥미롭게도, 에스트로겐의 주요 효과는 뼈 흡수를 촉진하는 세포인 파골세포의 활동을 억제하는 것이다. 따라서 폐경기나 젊은 여성에서 장기적인 무월경 후 에스트로겐 결핍이 발생하면 뼈 흡수가 "촉진되고" 골 손실이 일어난다. 성장호르몬과 성인에서 IGF-I 및 렙틴은 영양 상태에 따라 변화하는 내분비 요인이다. 이러한 "대사" 호르몬 중 어느 하나라도 감소하면 뼈 균형에 부정적인 영향을 미친다. 최적의 골 건강을 유지하기 위해 충분한 에너지와 단백질을 섭취하는 것이 중요하다. 흥미롭게도, 규칙적인 신체 활동은 칼슘 섭취가 골질량에 미치는 유익한 영향을 최대화하는 데 필수적이라는 강력한 증거가 있다. 모든 체중 부하 신체 활동이 제거되면 골격이 그 감소된 부하에 맞게 "축소"된다는 매우 명확한 증거도 있다. 예를 들어, 우주정거장(ISS) 우주비행사들은 그들의 운동 프로그램과 영양 섭취에 주의를 기울이지 않는다면, 폐경 후 여성들보다 우주에 있는 동안 10배 더 빠르게 골밀도를 잃는다.

질문: 뼈 손실이 가장 자주 발생하는 후반기 생애에서 운동과 좋은 영양이 더 중요한가?

답변: 50세 이후 노화와 폐경으로 인한 골 손실이 더 뚜렷해질 때 운동과 좋은 영양이 중요하지만, 공중 보건 관점에서 가장 중요한 시기는 사실 사춘기 전후이다. 사춘기를 전후한 3년 동안 우리는 최종 최대 골질량의 놀라운 30%를 획득한다; 골밀도의 추가 증가는 최소한 25세까지 계속된다. 이 시기의 급성장 동안 운동이 골밀도와 최적의 뼈 구조에 미치는 가장 큰 영향은 활발한 어린이가 나이와 관련된 골 손실이 시작되기 전에 높은 최대 골질량을 가진 성인으로 자라게 한다는 결과를 보여준다. 이 연령대에서의 높은 칼슘 섭취(하루 1200~1500 mg)는 최대 이익을 보장하는 데 도움이 된다. 그러나 미국 어린이들, 특히 골절 위험을 가장 줄일 수 있는 사춘기 소녀들 사이에서 칼슘 섭취가 감소하고 있다는 점은 역설적이다. 여기서 공중 보건 메시지는 미국의 어린이와 청소년들이 더 많은 칼슘이 풍부한 식품(특히 우유)을 섭취하고 더 많은 신체 활동을 하도록 장려해야 한다는 것이다. 이는 학교 복도에서 탄산음료 자판기를 제거하고 고등학교까지 규칙적인 체육 수업을 장려하는 것으로 해석된다. 인구 전체에 걸쳐 골다공증을 예방하는 것이 기존의 골 손실을 치료하는 것보다 훨씬 더 효과적일 가능성이 크다. 그렇다고 해서 고연령의 사람들도 좋은 영양과 운동에 주의를 기울일 필요가 없다는 것은 아니다. 특히 적절한 근육량을 유지하여 노화와 관련된 골 손실과 취약 골절 위험을 최소화하는 것이 중요하다.

질문: 골밀도를 증가시키고 나중에 골다공증성 골절 위험을 줄이는 운동 프로그램의 일반적인 특징은 무엇인가?

답변: 동물 실험들로부터 확인된 연구들이 있으며, 이러한 결과는 점점 더 인체에 적용되고 있다. 예를 들어, Rubin과 Lanyon(100)의 칠면조 뼈에 대한 실험은 뼈에 가해지는 힘의 크기(많은 부하 주기가 아닌)와 독특한 부하 분포의 중요성을 강조한다. 따라서 골격에 적절한 자극을 제공하기 위해 체중 운동 프로그램 또는 체중 부하 활동에 대한 현재의 강조가 이루어지고 있다. 또한, 다양한 근육 그룹을 사용하고 빈번하고 다양한 움직임 패턴을 포함하는 다각화된 운동 프로그램이 뼈에 단조로운 신호(예: 달리기 또는 사이클링)보다 더 좋다. Robling과 연구 동료들(97)의 최근 연구 결과는 짧은 운동 세션을 하루에 네 번 분산시키는 것이 한 번 또는 두 번의 긴 운동 세션보다 골형성(골질량 증가를 촉진) 효과가 더 클 수 있음을 시사한다. 흥미롭게도, 이러한 접근법은 하루에 걸쳐 축적된 활동이 상당한 건강상의 효과를 제공한다는 운동 역학자들의 권장 사항과 잘 맞아떨어진다. 우리의 일상 생활에 더 많은 활동을 포함시키는 것(자전거로 출퇴근, 집에서 신체 작업, 더 많은 걷기 및 계획된 운동)은 골 건강을 개선하는 데 많은 잠재력을 가지고 있다.

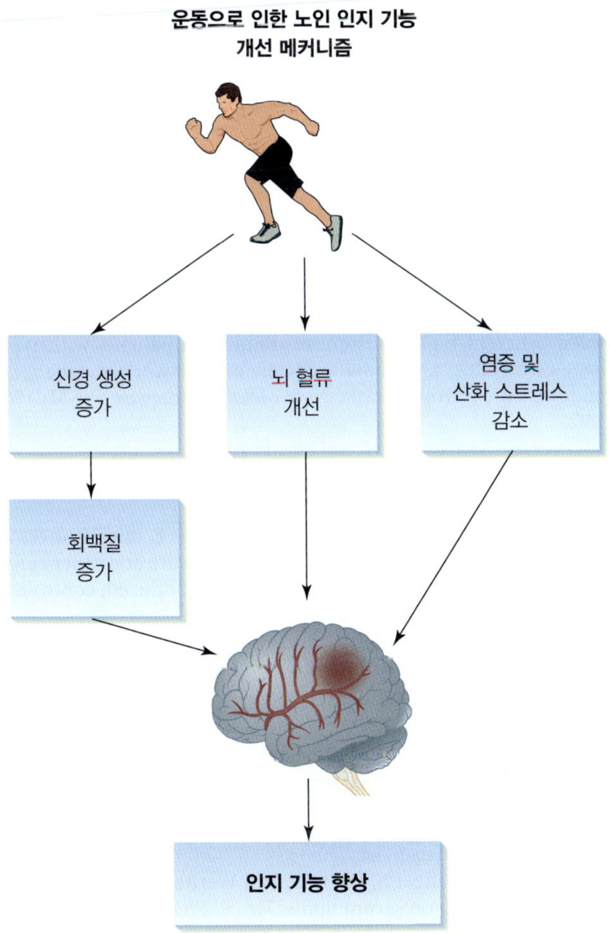

그림 16.21 노년층에서 운동에 의해 유도된 인지 기능 개선과 연관된 기전.

요약 *In Summary*

- 노화는 모든 신체 기관의 생리학적 기능 저하와 관련이 있다. 예를 들어, 노화는 심폐 지구력($\dot{V}O_2$ max), 근력, 골밀도, 인지 기능의 감소를 초래한다.
- 노화와 관련된 $\dot{V}O_2$ max의 감소는 최대 심박출량과 최대 동정맥 산소차이의 감소로 인해 발생한다.
- 유산소 운동은 노인들의 $\dot{V}O_2$ max를 증가시킬 수 있지만, 운동이 노화에 따른 $\dot{V}O_2$ max 감소를 완전히 막을 수는 없다.
- 노화와 관련된 근력 감소는 부분적으로 근감소증(sarcopenia) 때문이다.
- 저항성 운동은 모든 연령대에서 근육의 비대를 촉진하고 신경계의 적응을 통해 근력을 증가시킬 수 있다. 그럼에도 불구하고, 저항성 운동은 노화에 따른 근력 감소를 완전히 예방할 수는 없다.
- 정상적인 노화는 인지 기능 저하와 연관이 있다. 인지 기능 저하에는 기억력 상실, 언어/말하기 능력 손상, 수행능력 저하, 시공간 처리 능력 손상이 포함될 수 있다.
- 규칙적인 운동은 뇌 혈류 개선, 신경 생성 증가, 해마 부피 확장을 통해 노화와 관련된 인지 저하 위험을 줄인다. 이로 인해 이러한 변화는 노인들의 인지 기능을 개선한다.

연구 문제

1. 세 가지 일반적인 심혈관 질환을 구별하고 각 질병과 관련된 병리를 설명하시오.
2. 관상 동맥 질환 환자에게 심장 재활의 효과를 요약하시오. 이러한 운동으로 인한 보호가 부정적인 건강 사건으로부터 어떻게 보호하는지 설명하시오.
3. 고혈압을 정의하고, 왜 고혈압이 고혈압 환자에게 여러 가지 건강 위험을 초래하는지 설명하시오.
4. 고혈압 환자에게서 유산소 운동과 저항성 운동이 혈압에 미치는 영향을 논하시오.
5. 운동이 고혈압 환자의 혈압을 낮추는 세 가지 기전을 설명하시오.
6. 뇌졸중이 환자의 인지 기능과 운동 기능에 미치는 영향을 논하시오.
7. 뇌졸중 환자에게 유산소 운동이 주는 여덟 가지 효과를 나열하고 논하시오.
8. 유산소 운동이 뇌졸중 회복과 관련된 기전은 무엇인지 설명하시오.
9. 암을 정의하고, 암이 한 장소에서 다른 장소로 어떻게 전이되는지 설명하시오.
10. 운동이 암 치료에 기여하는 네 가지 주요 방법을 나열하고 설명하시오.
11. 운동이 암 치료에 성공적으로 기여하는 기전은 무엇인지 설명하시오.
12. COPD를 정의하고, COPD에 기여할 수 있는 두 가지 일반적인 폐 질환을 설명하시오.
13. COPD 환자를 위한 운동 기반 폐 재활 프로그램의 주요 효과가 무엇인지 설명하시오.
14. COPD 환자에게서 운동으로 인해 신기 능력/심폐 체력, 낙상 위험 감소, 호흡 곤란 감소, 불안/우울증 감소가 어떻게 개선되는지 설명하시오.
15. 제2형 당뇨병을 정의하고, 제1형 당뇨병과 제2형 당뇨병의 차이점을 설명하시오.
16. 제2형 당뇨병 환자가 유산소 운동과 저항성 운동으로부터 얻는 네 가지 중요한 건강 효과를 설명하시오.
17. 제2형 당뇨병 환자에게서 운동으로 인해 혈당 조절이 어떻게 개선

되는지에 대한 주요 기전을 설명하시오.

18. 노화가 $\dot{V}O_2$ max, 근력, 골밀도, 인지 기능에 미치는 영향을 설명하시오.

19. 운동으로 인해 (1) $\dot{V}O_2$ max, (2) 근력, (3) 골밀도, (4) 인지 기능이 개선되는 기전에 대해 설명하시오.

추천 문헌

Bonewald, L. 2019. Use it or lose it to age: a review of bone and muscle communication. *Bone* 120: 212–218.

Larsson, L., H. Degens, M. Li, L. Salviati, Y. I. Lee, W. Thompson, et al. 2019. Sarcopenia: aging-related loss of muscle mass and function. *Physiological Reviews* 99: 427–511.

Pedersen, B.K. 2019. The physiology of optimizing health with a focus on exercise as medicine. *Annu Rev Physiol* 81: 607–627.

Magkos, F., M.F. Hjorth, and A. Astrup. 2020. Diet and exercise in the prevention and treatment of type 2 diabetes mellitus. *Nat Rev Endocrinol* 16: 545–555.

Mannucci, E., A. Bonifazi, and M. Monami. 2021. Comparison between different types of exercise training in patients with type 2 diabetes mellitus: a systematic review and network metanalysis of randomized controlled trials. *Nutr Metab Cardiovasc Dis* 31: 1985–1992.

참고 문헌

1. **Ashcraft KA, Peace RM, Betof AS, Dewhirst MW, and Jones LW.** Efficacy and mechanisms of aerobic exercise on cancer initiation, progression, and metastasis: a critical systematic review of in vivo preclinical data. *Cancer Res* 76: 4032–4050, 2016.
2. **Ashrafian H, Zadeh EH, and Khan RH.** Review on Alzheimer's disease: inhibition of amyloid beta and tau tangle formation. *Int J Biol Macromol* 167: 382–394, 2021.
3. **Austin MW, Ploughman M, Glynn L, and Corbett D.** Aerobic exercise effects on neuroprotection and brain repair following stroke: a systematic review and perspective. *Neurosci Res* 87: 8–15, 2014.
4. **Barnes JN.** Exercise, cognitive function, and aging. *Adv Physiol Educ* 39: 55–62, 2015.
5. **Benjamin EJ, Blaha MJ, Chiuve SE, Cushman M, Das SR, Deo R, de Ferranti SD, Floyd J, Fornage M, Gillespie C, Isasi CR, Jimenez MC, Jordan LC, Judd SE, Lackland D, Lichtman JH, Lisabeth L, Liu S, Longenecker CT, Mackey RH, Matsushita K, Mozaffarian D, Mussolino ME, Nasir K, Neumar RW, Palaniappan L, Pandey DK, Thiagarajan RR, Reeves MJ, Ritchey M, Rodriguez CJ, Roth GA, Rosamond WD, Sasson C, Towfighi A, Tsao CW, Turner MB, Virani SS, Voeks JH, Willey JZ, Wilkins JT, Wu JH, Alger HM, Wong SS, Muntner P, American Heart Association Statistics C, and Stroke Statistics S.** Heart disease and stroke statistics-2017 update: a report from the American heart association. *Circulation* 135: e146–e603, 2017.
6. **Betof AS, Lascola CD, Weitzel D, Landon C, Scarbrough PM, Devi GR, Palmer G, Jones LW, and Dewhirst MW.** Modulation of murine breast tumor vascularity, hypoxia and chemotherapeutic response by exercise. *J Natl Cancer Inst* 107: 2015.
7. **Blair SN, Kohl HW, 3rd, Barlow CE, Paffenbarger RS, Jr., Gibbons LW, and Macera CA.** Changes in physical fitness and all-cause mortality. A prospective study of healthy and unhealthy men. *JAMA* 273: 1093–1098, 1995.
8. **Bonewald L.** Use it or lose it to age: a review of bone and muscle communication. *Bone* 120: 212–218, 2019.
9. **Bonewald LF.** The amazing osteocyte. *J Bone Miner Res* 26: 229–238, 2011.
10. **Bramlage P and Hasford J.** Blood pressure reduction, persistence and costs in the evaluation of antihypertensive drug treatment--a review. *Cardiovasc Diabetol* 8: 18, 2009.
11. **Buckley JP.** The changing landscape of cardiac rehabilitation; from early mobilisation and reduced mortality to chronic multi-morbidity management. *Disabil Rehabil* 43: 3515–3522, 2021.
12. **Buford TW.** Hypertension and aging. *Ageing Res Rev* 26: 96–111, 2016.
13. **Cornelissen VA, Fagard RH, Coeckelberghs E, and Vanhees L.** Impact of resistance training on blood pressure and other cardiovascular risk factors: a meta-analysis of randomized, controlled trials. *Hypertension* 58: 950–958, 2011.
14. **Corso LM, Macdonald HV, Johnson BT, Farinatti P, Livingston J, Zaleski AL, Blanchard A, and Pescatello LS.** Is concurrent training efficacious antihypertensive therapy? a meta-analysis. *Med Sci Sports Exerc* 48: 2398–2406, 2016.
15. **Crisafulli E and Clini EM.** Measures of dyspnea in pulmonary rehabilitation. *Multidiscip Respir Med* 5: 202–210, 2010.
16. **Devlin JT, Hirshman M, Horton ED, and Horton ES.** Enhanced peripheral and splanchnic insulin sensitivity in NIDDM men after single bout of exercise. *Diabetes* 36: 434–439, 1987.
17. **Fikenzer K, Fikenzer S, Laufs U, and Werner C.** Effects of endurance training on serum lipids. *Vascul Pharmacol* 101: 9–20, 2018.
18. **Flack KD, Davy KP, Hulver MW, Winett RA, Frisard MI, and Davy BM.** Aging, resistance training, and diabetes prevention. *J Aging Res* 2011: 127315, 2010.
19. **Fleg JL, Morrell CH, Bos AG, Brant LJ, Talbot LA, Wright JG, and Lakatta EG.** Accelerated longitudinal decline of aerobic capacity in healthy older adults. *Circulation* 112: 674–682, 2005.
20. **Goldstein RS, Hill K, Brooks D, and Dolmage TE.** Pulmonary rehabilitation: a review of the recent literature. *Chest* 142: 738–749, 2012.
21. **Gordon CS, Waller JW, Cook RM, Cavalera SL, Lim WT, and Osadnik CR.** Effect of pulmonary rehabilitation on symptoms of anxiety and depression in COPD: a systematic review and meta-analysis. *Chest* 156: 80–91, 2019.
22. **Hafez S, Eid Z, Alabasi S, Darwiche Y, Channaoui S, and Hess DC.** Mechanisms of Preconditioning Exercise-Induced Neurovascular Protection in Stroke. *J Stroke* 23: 312–326, 2021.
23. **Hagberg JM, Park JJ, and Brown MD.** The role of exercise training in the treatment of hypertension: an update. *Sports Med* 30: 193–206, 2000.
24. **Helmich I, Latini A, Sigwalt A, Carta MG, Machado S, Velasques B, Ribeiro P, and Budde H.** Neurobiological alterations induced by exercise and their impact on depressive disorders [corrected]. *Clin Pract Epidemiol Ment Health* 6: 115–125, 2010.
25. **Heran BS, Chen JM, Ebrahim S, Moxham T, Oldridge N, Rees K, Thompson DR, and Taylor RS.** Exercise-based cardiac rehabilitation for coronary heart disease. *Cochrane Database Syst Rev* CD001800, 2011.
26. **Hinkley JM, Morton AB, Ichinoseki-Sekine N, Huertas AM, and Smuder AJ.** Exercise training prevents doxorubicin-induced

mitochondrial dysfunction of the liver. *Med Sci Sports Exerc* 51: 1106–1115, 2019.

27. **Hojman P, Gehl J, Christensen JF, and Pedersen BK**. Molecular mechanisms linking exercise to cancer prevention and treatment. *Cell Metab* 27: 10–21, 2018.
28. **Jackson AS, Sui X, Hebert JR, Church TS, and Blair SN**. Role of lifestyle and aging on the longitudinal change in cardiorespiratory fitness. *Arch Intern Med* 169: 1781–1787, 2009.
29. **Kachur S, Chongthammakun V, Lavie CJ, De Schutter A, Arena R, Milani RV, and Franklin BA**. Impact of cardiac rehabilitation and exercise training programs in coronary heart disease. *Prog Cardiovasc Dis* 60: 103–114, 2017.
30. **Kelley GA and Kelley KS**. Progressive resistance exercise and resting blood pressure: a meta-analysis of randomized controlled trials. *Hypertension* 35: 838–843, 2000.
31. **Kurl S, Laukkanen JA, Rauramaa R, Lakka TA, Sivenius J, and Salonen JT**. Cardiorespiratory fitness and the risk for stroke in men. *Arch Intern Med* 163: 1682–1688, 2003.
32. **Larsson L, Degens H, Li M, Salviati L, Lee YI, Thompson W, Kirkland JL, and Sandri M**. Sarcopenia: aging-related loss of muscle mass and function. *Physiol Rev* 99: 427–511, 2019.
33. **Lee J**. The effects of resistance training on muscular strength and hypertrophy in elderly cancer patients: A systematic review and meta-analysis. *Journal of Sport and Health Science* 11: 194–201, 2022.
34. **Lemes IR, Ferreira PH, Linares SN, Machado AF, Pastre CM, and Netto JJ**. Resistance training reduces systolic blood pressure in metabolic syndrome: a systematic review and meta-analysis of randomised controlled trials. *Br J Sports Med* 50: 1438–1442, 2016.
35. **MacDonald HV, Johnson BT, Huedo-Medina TB, Livingston J, Forsyth KC, Kraemer WJ, Farinatti PT, and Pescatello LS**. Dynamic resistance training as stand-alone antihypertensive lifestyle therapy: a meta-analysis. *J Am Heart Assoc* 5: 2016.
36. **Magkos F, Hjorth MF, and Astrup A**. Diet and exercise in the prevention and treatment of type 2 diabetes mellitus. *Nat Rev Endocrinol* 16: 545–555, 2020.
37. **Mannucci E, Bonifazi A, and Monami M**. Comparison between different types of exercise training in patients with type 2 diabetes mellitus: A systematic review and network metanalysis of randomized controlled trials. *Nutr Metab Cardiovasc Dis* 31: 1985–1992, 2021.
38. **Marques EA, Mota J, and Carvalho J**. Exercise effects on bone mineral density in older adults: a meta-analysis of randomized controlled trials. *Age (Dordr)* 34: 1493–1515, 2012.
39. **Marzetti E, Calvani R, Tosato M, Cesari M, Di Bari M, Cherubini A, Collamati A, D'Angelo E, Pahor M, Bernabei R, Landi F, and Consortium S**. Sarcopenia: an overview. *Aging Clin Exp Res* 29: 11–17, 2017.
40. **Morton AB, Mor Huertas A, Hinkley JM, Ichinoseki-Sekine N, Christou DD, and Smuder AJ**. Mitochondrial accumulation of doxorubicin in cardiac and diaphragm muscle following exercise preconditioning. *Mitochondrion* 45: 52–62, 2019.
41. **Mozaffarian D, Benjamin EJ, Go AS, Arnett DK, Blaha MJ, Cushman M, de Ferranti S, Despres JP, Fullerton HJ, Howard VJ, Huffman MD, Judd SE, Kissela BM, Lackland DT, Lichtman JH, Lisabeth LD, Liu S, Mackey RH, Matchar DB, McGuire DK, Mohler ER, 3rd, Moy CS, Muntner P, Mussolino ME, Nasir K, Neumar RW, Nichol G, Palaniappan L, Pandey DK, Reeves MJ, Rodriguez CJ, Sorlie PD, Stein J, Towfighi A, Turan TN, Virani SS, Willey JZ, Woo D, Yeh RW, Turner MB, American Heart Association Statistics C, and Stroke Statistics S**. Heart disease and stroke statistics--2015 update: a report from the American heart association. *Circulation* 131: e29–322, 2015.
42. **Murman DL**. The Impact of Age on Cognition. *Semin Hear* 36: 111–121, 2015.
43. **Narici MV and Maffulli N**. Sarcopenia: characteristics, mechanisms and functional significance. *Br Med Bull* 95: 139–159, 2010.
44. **Nathan DM, Buse JB, Davidson MB, Ferrannini E, Holman RR, Sherwin R, Zinman B, American Diabetes A, and European Association for Study of D**. Medical management of hyperglycemia in type 2 diabetes: a consensus algorithm for the initiation and adjustment of therapy: a consensus statement of the American Diabetes Association and the European Association for the Study of Diabetes. *Diabetes Care* 32: 193–203, 2009.
45. **Ni J and Zhang L**. Cancer Cachexia: Definition, Staging, and Emerging Treatments. *Cancer Manag Res* 12: 5597–5605, 2020.
46. **Pedersen BK and Saltin B**. Exercise as medicine - evidence for prescribing exercise as therapy in 26 different chronic diseases. *Scand J Med Sci Sports* 25 Suppl 3: 1–72, 2015.
47. **Pedersen BK**. The physiology of optimizing health with a focus on exercise as medicine. *Annu Rev Physiol* 81: 607–627, 2019.
48. **Pedersen L, Idorn M, Olofsson GH, Lauenborg B, Nookaew I, Hansen RH, Johannesen HH, Becker JC, Pedersen KS, Dethlefsen C, Nielsen J, Gehl J, Pedersen BK, Thor Straten P, and Hojman P**. running suppresses tumor growth through epinephrine- and IL-6-dependent NK cell mobilization and redistribution. *Cell Metab* 23: 554–562, 2016.
49. **Pescatello LS, Buchner DM, Jakicic JM, Powell KE, Kraus WE, Bloodgood B, Campbell WW, Dietz S, Dipietro L, George SM, Macko RF, McTiernan A, Pate RR, Piercy KL, and Physical Activity Guidelines Advisory C**. Physical activity to prevent and treat hypertension: a systematic review. *Med Sci Sports Exerc* 51: 1314–1323, 2019.
50. **Pinckard K, Baskin KK, and Stanford KI**. Effects of exercise to improve cardiovascular health. *Front Cardiovasc Med* 6: 69, 2019.
51. **Ploughman M, Austin MW, Glynn L, and Corbett D**. The effects of poststroke aerobic exercise on neuroplasticity: a systematic review of animal and clinical studies. *Transl Stroke Res* 6: 13–28, 2015.
52. **Powers SK and Criswell D**. Adaptive strategies of respiratory muscles in response to endurance exercise. *Med Sci Sports Exerc* 28: 1115–1122, 1996.
53. **Powers SK, Coombes J, and Demirel H**. Exercise training-induced changes in respiratory muscles. *Sports Med* 24: 120–131, 1997.
54. **Powers SK, Smuder AJ, Kavazis AN, and Quindry JC**. Mechanisms of exercise-induced cardioprotection. *Physiology (Bethesda)* 29: 27–38, 2014.
55. **Powers SK**. Exercise: teaching myocytes new tricks. *J Appl Physiol (1985)* 123: 460–472, 2017.
56. **Powers SK, Duarte JA, Le Nguyen B, and Hyatt H**. Endurance exercise protects skeletal muscle against both doxorubicin-induced and inactivity-induced muscle wasting. *Pflugers Arch* 471: 441–453, 2019.
57. **Powers SK, Bomkamp M, Ozdemir M, and Hyatt H**. Mechanisms of exercise-induced preconditioning in skeletal muscles. *Redox Biol* 35: 101462, 2020.
58. **Praet SF and van Loon LJ**. Exercise therapy in type 2 diabetes. *Acta Diabetol* 46: 263–278, 2009.
59. **Prior PL and Suskin N**. Exercise for stroke prevention. *Stroke Vasc Neurol* 3: 59–68, 2018.
60. **Schadler KL, Thomas NJ, Galie PA, Bhang DH, Roby KC, Addai P, Till JE, Sturgeon K, Zaslavsky A, Chen CS, and Ryeom S**. Tumor vessel normalization after aerobic exercise enhances chemotherapeutic efficacy. *Oncotarget* 7: 65429–65440, 2016.
61. **Schmitz KH, Courneya KS, Matthews C, Demark-Wahnefried W, Galvao DA, Pinto BM, Irwin ML, Wolin KY, Segal RJ, Lucia**

A, **Schneider CM, von Gruenigen VE, Schwartz AL, and American College of Sports M**. American College of Sports Medicine roundtable on exercise guidelines for cancer survivors. *Med Sci Sports Exerc* 42: 1409–1426, 2010.

62. **Singh-Manoux A, Kivimaki M, Glymour MM, Elbaz A, Berr C, Ebmeier KP, Ferrie JE, and Dugravot A**. Timing of onset of cognitive decline: results from Whitehall II prospective cohort study. *BMJ* 344: d7622, 2012.
63. **Slentz CA, Bateman LA, Willis LH, Shields AT, Tanner CJ, Piner LW, Hawk VH, Muehlbauer MJ, Samsa GP, Nelson RC, Huffman KM, Bales CW, Houmard JA, and Kraus WE**. Effects of aerobic vs. resistance training on visceral and liver fat stores, liver enzymes, and insulin resistance by HOMA in overweight adults from STRRIDE AT/RT. *Am J Physiol Endocrinol Metab* 301: E1033–1039, 2011.
64. **Smuder AJ, Kavazis AN, Min K, and Powers SK**. Exercise protects against doxorubicin-induced markers of autophagy signaling in skeletal muscle. *J Appl Physiol (1985)* 111: 1190–1198, 2011.
65. **Smuder AJ, Kavazis AN, Min K, and Powers SK**. Exercise protects against doxorubicin-induced oxidative stress and proteolysis in skeletal muscle. *J Appl Physiol (1985)* 110: 935–942, 2011.
66. **Smuder AJ, Kavazis AN, Min K, and Powers SK**. Doxorubicin-induced markers of myocardial autophagic signaling in sedentary and exercise trained animals. *J Appl Physiol (1985)* 115: 176–185, 2013.
67. **Smuder AJ**. Exercise stimulates beneficial adaptations to diminish doxorubicin-induced cellular toxicity. *Am J Physiol Regul Integr Comp Physiol* 317: R662–R672, 2019.
68. **Stinear CM, Lang CE, Zeiler S, and Byblow WD**. Advances and challenges in stroke rehabilitation. *Lancet Neurol* 19: 348–360, 2020.
69. **Tanaka H and Seals DR**. Endurance exercise performance in Masters athletes: age-associated changes and underlying physiological mechanisms. *J Physiol* 586: 55–63, 2008.
70. **Taylor JL, Bonikowske AR, and Olson TP**. Optimizing Outcomes in Cardiac Rehabilitation: The Importance of Exercise Intensity. *Front Cardiovasc Med* 8: 734278, 2021.
71. **Taylor RS, Brown A, Ebrahim S, Jolliffe J, Noorani H, Rees K, Skidmore B, Stone JA, Thompson DR, and Oldridge N**. Exercise-based rehabilitation for patients with coronary heart disease: systematic review and meta-analysis of randomized controlled trials. *Am J Med* 116: 682–692, 2004.
72. **Tong X, Chen X, Zhang S, Huang M, Shen X, Xu J, and Zou J**. The Effect of Exercise on the Prevention of Osteoporosis and Bone Angiogenesis. *Biomed Res Int* 2019: 8171897, 2019.
73. **Tselebis A, Bratis D, Pachi A, Moussas G, Ilias I, Harikiopoulou M, Theodorakopoulou E, Dumitru S, Kosmas E, Vgontzas A, Siafakas N, and Tzanakis N**. A pulmonary rehabilitation program reduces levels of anxiety and depression in COPD patients. *Multidiscip Respir Med* 8: 41, 2013.
74. **Veldema J and Jansen P**. Ergometer training in stroke rehabilitation: systematic review and meta-analysis. *Arch Phys Med Rehabil* 101: 674–689, 2020.
75. **Wallace JP**. Exercise in hypertension. A clinical review. *Sports Med* 33: 585–598, 2003.
76. **West J. B.** *Pulmonary Pathophysiology*. Philadelphia: Wolters Kluwer, 2017.
77. **Yang D, Yang Y, Li Y, and Han R**. Physical Exercise as Therapy for Type 2 Diabetes Mellitus: From Mechanism to Orientation. *Ann Nutr Metab* 74: 313–321, 2019.
78. **Yang Z, Scott CA, Mao C, Tang J, and Farmer AJ**. Resistance exercise versus aerobic exercise for type 2 diabetes: a systematic review and meta-analysis. *Sports Med* 44: 487–499, 2014.

Design element credits: (test tubes): George Doyle/Stockbyte/Getty Images; (scientists using microscope): Digital Vision/Getty Images; (magnifying glass): Kick Images/Photodisc/Getty Images; (runners): Chris Ryan/OJO Images/age fotostock; (scientist using microscope): Ingram Publishing; (lightbulb): Amasterphotographer/Shutterstock

17

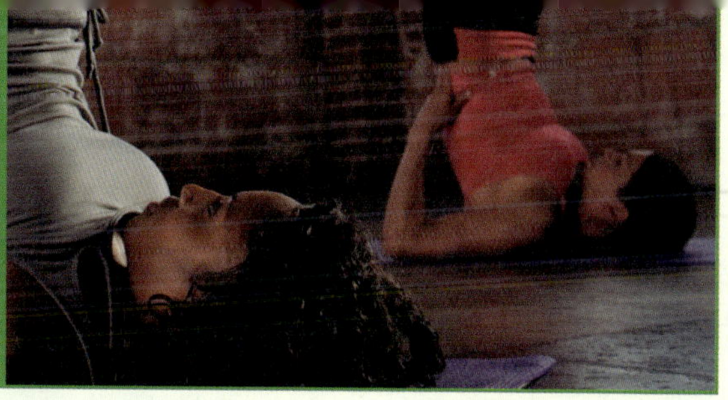

Tim Mantoani/Masterfile

운동이 약이다–3부: 건강과 체력을 위한 운동 처방

Exercise Is Medicine—Part 3: Exercise Prescriptions for Health and Fitness

■ 학습 목표

이 장을 공부함으로써 다음과 같은 내용을 할 수 있어야 한다:

1. 운동량–반응 곡선을 도식하고 이 곡선과 관련된 용량, 기울기, 최대 효과라는 용어를 설명할 수 있다.
2. 운동량을 설명하는 네 가지 요소를 정의하고 논의할 수 있다.
3. 유산소 운동과 저항성 운동에 대한 현재의 신체 활동 가이드라인을 설명할 수 있다.
4. 저강도, 중강도, 고강도 활동의 정의를 논의할 수 있다.
5. 건강을 개선하기 위해 어느 정도의 저강도 신체 활동이 필요한지 설명할 수 있다.
6. 심폐 체력을 향상시키는 데 관련된 빈도, 강도, 시간(지속 시간), 유형(FITT)의 범위를 구별할 수 있다.
7. 심폐 체력을 향상시키기 위해 유산소 운동 중 목표 심박수 범위를 계산하는 데 사용되는 두 가지 간접 방법을 설명할 수 있다.
8. 고강도 인터벌 트레이닝(HIIT)을 설명하고 이에 대한 생리학적 적응을 논의할 수 있다.
9. 운동 강도를 계산하는 데 사용되는 두 가지 일반적인 방법(예비 심박수와 예비 산소 섭취량)을 정의할 수 있다.
10. 저항성 운동의 건강상 효과를 설명하고 성인을 위한 권장 저항성 운동 및 스트레칭 프로그램을 요약할 수 있다.

■ 학습 목차

운동량–반응 곡선
  운동량 정의
건강 증진을 위한 신체 활동 가이드라인
저강도의 신체 활동, 보행 수, 그리고 건강
심폐 체력(CRF)을 위한 운동 처방
  빈도
  운동 강도
  심박수 모니터링
  시간(지속 시간)
$\dot{V}O_2$ max의 평가
  $\dot{V}O_2$ max의 직접 측정
  $\dot{V}O_2$ max의 추정
저항성 운동
유연성 향상을 위한 훈련

■ 핵심 용어

고강도 인터벌 트레이닝[high intensity interval training (HIIT)]
목표 심박수 범위[target heart rate (THR) range]
보행 수(step counts)
예비 산소 섭취량($\dot{V}O_2$ reserve)
예비 심박수[heart rate reserve (HRR)]
운동량(dose)
효과(반응)[effect (response)]

이 장은 "운동이 약이다(Exercise is Medicine)" 3부작의 마지막 내용이다. 1부(15장)에서는 다양한 만성 질환(예: 심혈관 질환) 발생 위험을 운동이 감소시키는 기전에 대해 논의했다. 2부(16장)에서는 만성 질환 치료에 있어 운동의 치료 효과를 설명했다. 또한, 16장에서는 $\dot{V}O_2$ max, 근력, 인지 기능, 그리고 골밀도의 노화 관련 감소를 운동이 지연시키는 효과도 다루었다. 이번 17장은 3부작의 결론적인 내용에 해당하며, 건강과 심폐 체력을 향상시키기 위해 필요한 운동 처방에 대해 다룬다.

15장에서 설명했듯이, 많은 연구들이 신체 비활동이 관상동맥 질환(CHD) 발생 위험을 증가시킨다는 것을 확인했다(15, 74, 76, 87, 93). 이러한 연구들은 또한 규칙적인 신체 활동이 CHD 발생 위험을 줄일 수 있다는 것을 보여준다. 특히 규칙적인 신체 활동은 장기간의 신체 비활동과 관련된 부정적인 영향을 없앨 수 있다(64, 75). 이러한 연구 근거를 바탕으로, 미국 심장 협회(American Heart Association, AHA)는 신체 비활동을 CHD의 주요 위험 요인으로 분류했다(8). 더 나아가, 역학 연구들은 신체 활동의 증가와 심폐 체력의 향상이 암, 당뇨병, 그리고 CHD를 포함한 모든 원인에 의한 사망 위험을 줄인다는 것을 보여준다(14, 77). 이러한 근거에 기반하여, 신체 활동이 만성 질환의 예방과 치료에 필수적인 건강한 생활 방식의 일부라는 과학적 합의가 이루어졌다. 최신 미국 신체 활동 가이드라인 자문 위원회의 보고서는 다양한 질병의 예방과 치료에서 신체 활동의 중요성을 뒷받침하는 연구들을 요약하고 있다(4, 15, 20, 41, 43, 59, 86, 88, 107). 이 근거들은 15장에서 소개된 "운동이 약이다" 캠페인의 기초가 되었다(95, 109). 여기서 중요한 질문은, "건강과 체력을 향상시키기 위해 얼마나 많은 운동이 필요한가?"일 것이다. 이 질문에 대한 답을 이번 장에서 다룬다. 구체적으로, 이번 장에서는 건강을 개선하고 질병의 위험을 줄이기 위한 미국 보건복지부의 최신 신체 활동 가이드라인을 요약하며, 심폐 체력(즉, $\dot{V}O_2$ max)과 근력 및 유연성을 향상시키기 위한 운동 처방 가이드라인도 살펴본다. 먼저, 유산소 운동량–반응 곡선에 대한 내용으로 시작해 보자.

운동량–반응 곡선

운동이 약이라는 개념을 바탕으로, 운동량은 약물 처방 용량과 유사하게 적용된다. 실제로, 운동은 종종 여러 질병을 예방하고 치료할 수 있는 "기적의 약물"로 묘사된다. 약물을 처방할 때, 의사는 특정 질병을 치료하기 위해 설계된 약을 환자에게 처방한다. 효과적인 치료를 위해, 의사는 약물의 효능과 원하는 효과를 얻기 위해 필요한 약물의 **용량**을 먼저 이해해야 한다. 이와 마찬가지로, 운동 전문가들은 원하는 건강 **효과(반응)**를 얻기 위해 적절한 운동량을 처방해야 한다. 여러 처방약과 마찬가지로, 운동도 용량–반응 방식으로 건강 및 체력에 대한 효과를 만들어낸다. 따라서 높은 수준의 운동 성과를 달성하기 위해 필요한 신체 활동량은 건강 효과(예: 혈압 감소)나 심폐 체력 향상(예: $\dot{V}O_2$ max 증가)을 얻기 위해 필요한 용량과 다르다. 약물의 용량–반응 관계는 그림 17.1 (36)에 나와 있다. 운동량–반응 곡선에 대한 논의에 앞서 약물의 용량–반응 관계를 먼저 살펴보자.

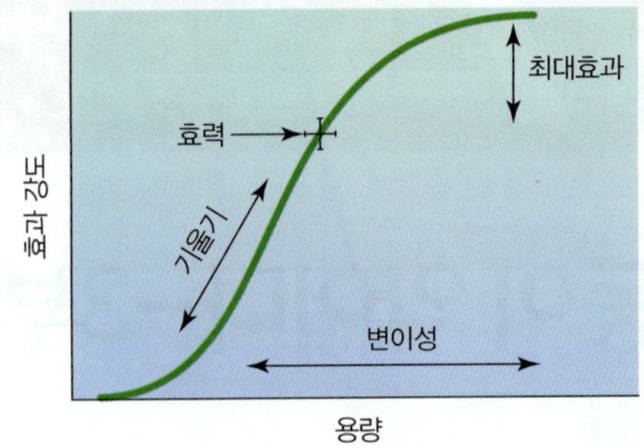

그림 17.1 약물의 용량(용량의 로그 값으로 표현)과 효과 간의 관계.

- **효력**(potency). 약물의 효력은 원하는 효과를 가져오기 위해 필요한 약물의 양을 의미한다. 운동의 경우, **운동량**은 운동의 강도와 지속 시간 모두와 관련이 있다.
- **기울기**(slope). 용량–반응 곡선의 기울기는 약물 용량의 증가에 따라 얼마나 많은 효과의 변화를 얻을 수 있는지를 설명한다. 운동량–반응 곡선으로 해석하면, 몇 가지 생리적 적응은 적은 양의 운동으로 발생하지만, 다른 건강 관련 효과는 더 높은 운동량(및 더 긴 치료 시간)을 요구하여 원하는 건강 결과를 얻는다.
- **최대 효과**(maximal effect). 약물의 최대 효과(효능)는 약물의 종류에 따라 다르다. 마찬가지로, 중강도에서 고강도 운동은 유산소 운동의 최대 효과를 가져오기 위해 종종 필요하다. 비록 가벼운 운동이 질병 위험 요인을 줄일 수 있지만, 이러한 강도의 운동은 일반적으로 $\dot{V}O_2$ max 및 다른 생리적 변인에 제한된 효과만을 미친다.
- **변이성**(variability). 약물의 효과는 개인마다 다르게 나타난다. 그림 17.1의 교차 괄호는 특정 효과를 얻기 위해 필요한 약물 용량에서의 변이성을 나타내며, 또한 특정 용량의 약물에 따른 효과의 변이성도 보여준다. 운동과 관련해서는 사람들 사이에 유전적 차이가 존재하여 일부 개인이 동일한 운동량에 덜 반응하도록 만든다(26). 따라서 이러한 생물학적 차이는 개인 간 운동량–반응 효과의 변이성을 설명한다.

- **부작용**(side effects). 모든 약물에는 부작용이 있으며, 이러한 부작용은 원하지 않는 결과를 초래한다. 실제로, 부작용은 종종 약물의 유용성을 제한한다. 운동의 경우, 고강도/장시간 운동에 따른 과훈련으로 인한 부상 위험 증가를 제외하고는 바람직하지 않은 부작용이 거의 없다.

이제 운동량–반응 곡선에 대해 더 자세히 살펴보자. 특정 건강 효과를 유도하기 위해 적절한 운동량을 설정하는 문제는 질병의 예방과 재활 모두를 위한 운동 처방에서 매우 중요하다. 연구에 따르면, 적절한 신체 활동의 양은 목표로 하는 건강 결과에 따라 달라진다. 예를 들어, 일부 건강 관련 변인(예: 안정 시 혈압)을 개선하기 위해서는 상대적으로 적은 양의 운동으로도 충분할 수 있다. 반면에, $\dot{V}O_2$ max 증가와 같은 다른 생리적 효과를 달성하기 위해서는 더 많은 운동량이 필요하다. 이 문제를 더 자세히 탐구해 보자.

일부 생리적 변인은 비교적 "적은 양의" 운동에도 반응하지만, 다른 변인은 효과를 얻기 위해 더 많은 운동량을 필요로 한다. 그림 17.2는 운동량과 다섯 가지 생리적 변인 사이의 용량–반응 관계를 보여준다(52). 이 예시에서 운동량은 매주 수행되는 중강도의 운동시간(즉, 약 60% $\dot{V}O_2$ max)으로 정의된다. 안정 시 혈압

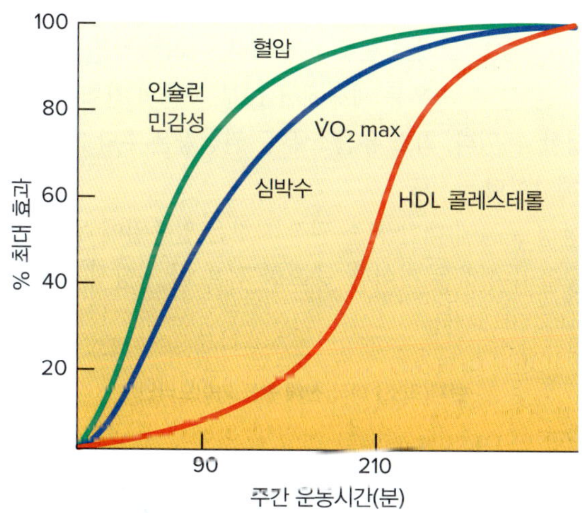

그림 17.2 그림에서 60~70%의 최대 운동 강도에서 주당 수행된 운동량과 여러 건강 관련 변인의 변화 간의 제안된 용량–반응 관계를 보여준다. 혈압(BP)과 인슐린 민감성(곡선의 왼쪽)은 운동에 매우 민감하게 반응한다. 실제로, 비교적 짧은 주간 운동시간(즉, 주당 90분)은 고혈압 환자의 안정 시 혈압을 낮추고 인슐린 민감성을 개선한다. 최대 산소 소비량($\dot{V}O_2$ max)과 안정 시 심박수는 매개 변인이며(중간 곡선), 고밀도 지단백(HDL) 증가와 같은 지질 변화는 운동에 대한 민감도가 가장 낮다(오른쪽 곡선). 보다 구체적으로, 인슐린 민감성과 혈압에 비해 $\dot{V}O_2$ max를 향상시키고 안정 시 심박수를 낮추며 혈중 HDL 수치를 증가시키기 위해서는 더 긴 주간 운동시간이 필요하다.

(BP)과 인슐린 민감성은 운동에 가장 민감하게 반응하는 반면, 안정 시 심박수(HR)의 감소와 $\dot{V}O_2$ max의 증가는 BP와 인슐린 민감성에 비해 더 높은 운동량을 요구한다. 또한, 혈중 지질(즉, 고밀도 지단백/HDL)의 증가와 같은 운동에 의한 변화는 이 건강 효과를 얻기 위해 훨씬 더 많은 운동량이 필요하다. 이러한 연구 결과들은 건강 개선을 위한 현재의 신체 활동 및 운동 권장 사항을 형성하는 데 중요한 역할을 해왔다. 우리가 건강과 체력을 위한 운동 가이드라인의 세부 사항을 논의하기 전에, "운동량"이라는 개념을 좀 더 명확히 정의해 보자.

운동량 정의

운동의 용량은 FITT 원칙에 따라 설명한다. 이 원칙은 다음과 같은 요소들을 포함한다:

빈도(frequency, F) — 활동이 얼마나 자주 수행되는지를 나타낸다. 빈도는 주당 운동 일수로 표현되는 경우가 많다.

강도(intensity, I) — 활동의 강도를 의미한다. 강도는 %$\dot{V}O_2$ max, % 최대 심박수, 자각 운동 강도, 그리고/또는 젖산 역치와 같은 지표로 설명될 수 있다.

시간(time, T) — 활동의 지속 시간을 의미한다. 일반적으로 운동의 총 시간을 분 단위로 표현한다.

유형(type, T) — 수행된 활동의 형태나 종류를 의미한다. 유형은 단순히 저항성 운동인지 유산소 운동인지에 대한 구별이 될 수 있다.

따라서, FITT 원칙은 운동 처방의 네 가지 주요 요소를 설명한다. 또한, 빈도 × 강도 × 시간을 곱한 값은 주당 수행된 총 운동량을 나타내며, 이는 건강 혜택과 직접적으로 관련이 있다(57, 107, 108). 운동 처방의 또 다른 요소인 점진적 강화(progression)는 훈련 프로그램을 통해 개인이 더 쉬운 운동에서 더 어려운 운동으로 어떻게 전환해야 하는지를 설명한다. 점진적 강화의 개념은 이 장에서 후반부에 더 자세히 다룰 것이다.

운동 처방으로 인한 반응(효과)에는 심폐 체력($\dot{V}O_2$ max)의 증가와 15장에서 설명된 다양한 건강 요소가 포함된다. 그러나, 운동의 건강 관련 효과는 항상 $\dot{V}O_2$ max의 증가에 의존하는 것은 아니라는 점에 유의해야 한다(40, 41, 107). 이 중요한 점은 다음 섹션의 논의로 자연스럽게 연결된다.

요약 *In Summary*

- FITT 원칙은 수행된 운동의 빈도, 강도, 시간(지속 시간) 및 유형을 정의한다.
- 운동의 용량은 강도, 빈도, 지속 시간의 상호작용을 반영하여 수

행된 운동의 총량을 산출한다.

- 규칙적인 운동에 대한 반응은 기능적 변화(예: $\dot{V}O_2$ max 증가)와 건강상의 효과(예: 혈압 감소)를 모두 포함한다. 운동이 $\dot{V}O_2$ max와 건강에 미치는 효과는 서로 독립적으로 발생할 수 있다.

건강 증진을 위한 신체 활동 가이드라인

건강을 개선하기 위한 운동 처방을 논의하기 전에, 15장에서 소개된 여러 용어를 복습해 보자. 신체 활동(PA)은 골격근의 반복적인 수축에 의해 발생하며, 에너지 소비를 상당히 증가시키는 모든 신체 움직임을 의미한다. 운동은 신체 활동의 한 형태로, 체력을 향상시키거나 유지하는 것을 목표로 계획된 활동이다. 체력이란 특정 유형의 신체 활동을 수행할 수 있는 능력과 관련된 일련의 특성을 의미한다. 이 장에서는 먼저 심폐 체력에 초점을 맞추며, 심폐 체력은 $\dot{V}O_2$ max 측정을 통해 결정된다. $\dot{V}O_2$ max를 직접 측정하고 추정하는 방법은 이 장의 후반부에서 다룰 것이다.

15장에서 상기한 바와 같이, 인구 운동 역학자들은 신체 활동(PA)의 강도를 저강도, 중강도, 또는 고강도 신체 활동으로 정의한다. 이러한 신체 활동의 강도는 해당 신체 활동이나 운동을 수행하는 데 필요한 대사 당량(METS) 수에 따라 분류된다. MET는 휴식 시의 대사율과 동일하다. 구체적으로, 저강도 신체 활동은 1.6~2.9 METs의 에너지 소비를 요구하는 활동으로 분류된다. 중강도의 신체 활동은 3~5.9 METs의 에너지 소비로 정의되며, 고강도 신체 활동은 6 METs 이상의 에너지 소비를 요구하는 근육 활동을 포함한다. 마지막으로, METs를 사용하여 신체 활동의 강도를 설명하는 개념은 매주 수행되는 운동의 지속 시간(즉, 시간)과 METs로 표현된 운동 강도를 곱하여 신체 활동의 총량을 계산하는 데도 사용될 수 있다. 계산 결과는 주당 MET-hours (MET-hr/wk)으로 표현된다. 이제 건강을 개선하기 위한 운동 처방 가이드라인에 대해 논의해 보자.

신체적 비활동이 건강에 미치는 부정적인 영향을 줄이기 위해, 미국 스포츠 의학회와 질병 통제 예방 센터(CDC)는 1995년에 건강 개선을 위한 첫 번째 신체 활동 가이드라인을 발표했다. 이 획기적인 발표는 신체 활동의 건강 혜택을 뒷받침하는 연구를 바탕으로 했다(85). 가장 최근(2번째 판) 미국 보건복지부의 미국인을 위한 신체 활동 가이드라인은 2018년에 발표되었다(107). 다음 문단에서는 건강 개선을 위한 이러한 신체 활동 권장 사항을 요약한 내용을 제시한다. 이러한 권장 사항에 포함된 일반적인 개념을 확인해 보자.

- 일반적으로 성인은 대부분의 날, 바람직하게는 매일 30분 이상의 중강도의 신체 활동을 축적해야 한다(7, 78).
- 주당 총 권장 신체 활동량은 다양한 운동 강도와 시간 조합으로 달성할 수 있다(107).
- 현재의 신체 활동 가이드라인은 다양한 개인의 신체 활동 선호도를 수용하기 위해 의도적으로 폭넓게 설정되었다. 또한, 현재의 신체 활동 권장 사항은 총 활동 시간(운동량)과 심혈관 질환 사망률 감소 간의 연관성을 입증한 근거를 바탕으로 형성되었다. 예를 들어, 여러 번의 10분짜리 신체 활동을 모아서 수행하는 것이 건강 혜택을 얻을 수 있다는 점이 강조된다. 장시간 신체 활동을 수행할 수 없거나 원하지 않는 사람들에게는 짧은 시간 동안의 활동을 축적하는 것이 건강 혜택을 얻을 수 있는 전략적인 방법이다.
- 더 높은 강도의 신체 활동을 수행할 수 있는 사람들은 총 활동 시간이 적어도 건강 혜택을 얻을 수 있다(42, 78, 107).
- 성인은 가능한 한 활동적이어야 하며, 하루 종일 앉아 있는 시간을 줄이도록 노력해야 한다.

이제 건강을 개선하기 위한 구체적인 운동 권장 사항에 대해 논의해 보자. 현재 *미국의 신체 활동 가이드라인*은 성인들이 유산소 신체 활동과 근력 강화(즉, 저항성 운동) 운동 모두를 수행할 것을 권장하며, 최소 권장 신체 활동량은 그림 17.3에 강조되어 있다(107). 구체적으로, 최소 유산소 신체 활동량은 주당 중강도 활동 150분 또는 고강도 활동 75분이다. 이러한 주간 활동량은 매일, 짧게는 한 번의 운동 세션에서 10분 동안의 간헐적인 운동으로 달성할 수 있다. 최소 유산소 운동 권장량은 주당 7.5 MET-hr/wk에 해당한다.

저항성 운동에 대한 최소 권장 사항은 일주일에 두 번 근력 강화 운동을 수행하는 것이다. 중요한 점은 이 저항성 운동이 모든

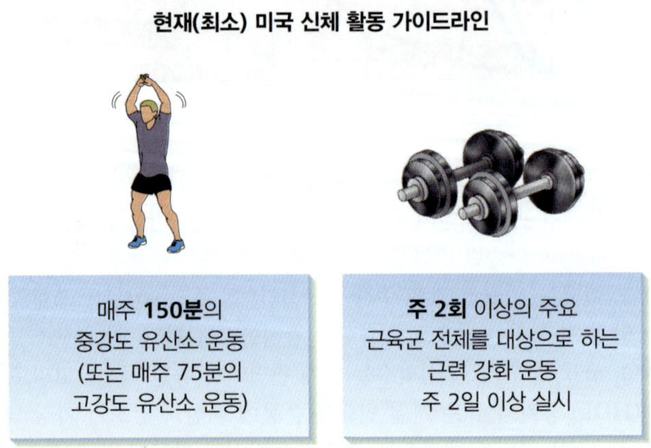
현재(최소) 미국 신체 활동 가이드라인
매주 **150분**의
중강도 유산소 운동
(또는 매주 75분의
고강도 유산소 운동)
주 2회 이상의 주요
근육군 전체를 대상으로 하는
근력 강화 운동
주 2일 이상 실시

그림 17.3 현재 미국의 신체 활동 가이드라인은 유산소 운동과 근력 강화 운동에 대한 권장 사항을 포함한다.

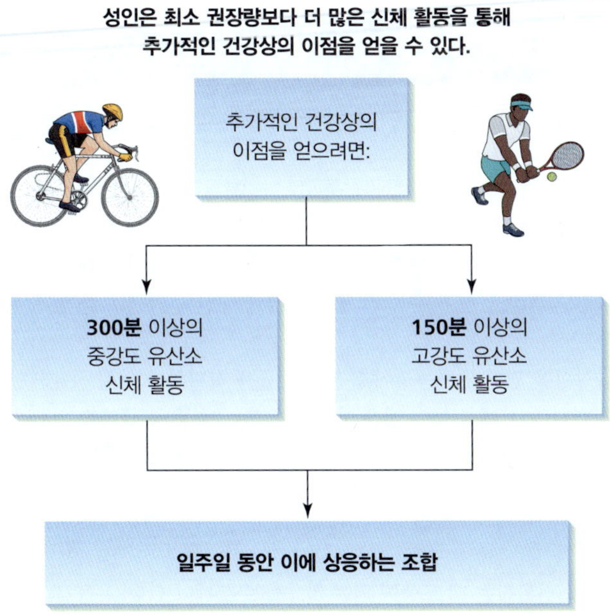

그림 17.4 성인은 최소 권장량보다 더 많은 신체 활동을 통해 추가적인 건강상의 이점을 얻을 수 있다.

주요 근육군을 포함해야 한다는 것이다. 일반적으로 모든 주요 근육군을 포함하는 저항성 운동은 8~10가지의 다양한 운동을 포함하며, 각 운동에서 8~12회의 반복을 수행해야 한다.

미국의 신체 활동 가이드라인은 최소 유산소 운동 권장량을 수행하는 것 외에도, 더 많은 신체 활동을 수행함으로써 추가적인 건강 관련 효과를 얻을 수 있다고 명시하고 있다(즉, 더 많은 활동이 더 좋다). 예를 들어, 주당 300분의 중강도 신체 활동 또는 150분의 고강도 신체 활동을 누적하면 최소 권장량을 충족하는 것보다 더 많은 건강 효과를 제공한다(그림 17.4). 유산소 운동 권장량을 두 배로 늘리는 것(즉, 2배 권장량)은 15.0 MET-hr/wk에 해당한다. 또한, 주 3일 저항성 운동을 수행하면 주 2일 근력 강화 운동을 수행하는 최소 권장량보다 더 많은 건강 효과를 제공할 수 있다.

건강 개선을 위한 신체 활동(PA)을 할 때, 보통 중강도 및 고강도의 신체 활동을 모두 참여하게 된다. 따라서 연구에서는 중등도 및 고강도 신체 활동을 포함하는 활동을 집합적으로 중강도에서 고강도 신체 활동(MVPA)으로 지칭하는 것이 일반적이다. 활동이 중강도 또는 고강도 운동에 해당하는지 판단하는 데 도움을 주기 위해, 부록 G에서는 일반적인 신체 활동과 이에 따른 에너지 요구량(즉, METS)을 보여준다(1). 부록 G에 나열된 활동 중 지구력 운동이 종종 고강도 활동으로 분류되기 위해 필요한 6 MET 기준을 초과하는 경우가 많다는 점에 유의해야 한다. 중요한 점은 저강도의 신체 활동으로도 건강 효과를 얻을 수 있지만, $\dot{V}O_2$ max의 개선은 더 높은 강도의 중강도 및/또는 고강도 운동을 필요로 하기 때문이다. $\dot{V}O_2$ max 개선을 위한 운동 처방에 대한 설명에서 운동 전략에 대해 다루어 보자.

마지막으로, 건강을 위한 일반적인 운동 처방 외에도 규칙적인 운동 프로그램을 계획할 때 고려해야 할 몇 가지 다른 요소들이 있다. 고려해야 할 사항에는 만성 질환(예: 심혈관 질환, 제2형 당뇨병 등)에 걸릴 위험이 높은 성인 또는 현재 만성 질환을 앓고 있는 성인에 대한 사전 검사가 포함된다. 또한, 매일의 운동 루틴에 준비 운동과 정리 운동시간을 포함해야 한다. 더 나아가, *미국 신체 활동 가이드라인* 전반에서 강조된 주요 사항은 운동 프로그램을 시작할 때 적절한 신체 활동의 강도 증가이다. 이러한 요소들에 대한 자세한 내용은 "자세히 살펴보기 17.1"을 참조해 보자.

현재 여러 종류의 활동 추적 모니터가 이용 가능하며, 대부분의 모니터는 **보행 수**를 측정할 수 있는 기능을 갖추고 있다. 그러나 자발적인 걷기는 일반적으로 저강도 신체 활동(즉, 1.6~2.9 METS)을 포함하며, 이 낮은 강도의 운동은 현재 권장되는 중강도 또는 고강도 신체 활동 가이드라인을 충족하지 못한다. 이제 질문은, 저강도 신체 활동(천천히 걷기)이 건강상의 효과를 가져올 수 있는가이다. 다음 섹션에서 이 질문에 대한 답을 확인할 수 있다.

저강도의 신체 활동, 보행 수, 그리고 건강

*미국 신체 활동 가이드라인*의 목표는 중강도 또는 고강도의 신체 활동을 통해 건강을 개선하는 것이지만, 많은 연구에서 저강도의 신체 활동(1.1~2.9 METs)을 통해서도 건강상의 효과를 얻을 수 있음을 보여준다. 최신 신체 활동 가이드라인에서는 이러한 점을 강조하며, 신체 활동 권장 사항을 달성할 수 없다면 가능한 활동을 해야 하며, 어떤 형태의 신체 활동도 유익하다고 언급한다. 사실, 5분의 저강도 신체 활동조차도 상당한 건강상의 효과를 제공한다(107).

저강도 신체 활동(예: 걷기)은 때때로 "자발적인" 활동으로 묘사되며, 자발적인 활동이란 구조화된 운동 프로그램의 일부가 아닌 일상 생활과 관련된 움직임을 의미한다(49, 107). 저강도 신체 활동이 건강상의 효과를 제공한다는 근거는, 적어도 부분적으로는 가벼운 신체 활동의 양을 정확하게 정량화하고 이것이 유익한 건강 결과로 이어지는지를 확인할 수 있는 웨어러블 기술 및 활동 추적 장치의 발전에서 비롯되었다. 일반적으로 웨어러블 신체 활동 추적기는 허리, 손목 또는 손가락에 착용되어 하루 동안 수행한 **보행 수**(즉, 매일 수행한 보행 수)를 모니터링하는 방식으로 신체 활동과 관련된 에너지 소비량을 추정한다(71). 보행 수가

자세히 살펴보기 17.1

운동 전 건강 검진, 준비 운동, 그리고 운동의 점진적 증가의 중요성

운동 프로그램을 시작하기 전 사전 검사

운동 프로그램을 시작하려는 모든 성인에게 좋은 첫 단계는 건강 상태 검사를 실시하여, 의료 전문가의 상담 없이도 운동 프로그램을 시작할 수 있는지를 결정하는 것이다. 운동 프로그램 전에 사람의 위험도를 평가하기 위해 사용할 수 있는 표준화된 설문지가 많이 있는데, 흔히 사용되는 자료 중 하나는 *신체 활동 준비 설문지*(PAR-Q+)이다. 또한, ACSM 운동 검사 및 처방 가이드라인도 건강 검진과 운동 전 평가 과정에 대한 추가 정보를 얻기 위해 참고할 수 있다.

운동 전 검진은 중강도 또는 고강도 운동을 할 때 생명에 위협이 될 수 있는 응급상황을 경험할 가능성이 높은 사람들을 식별하기 위해 설계되었다. 대부분의 사람들에게 급성 운동 중 응급상황을 경험할 위험은 낮다는 점을 유념해야 한다(99). 예를 들어 젊은 사람들의 경우, 운동 중 급사할 위험은 남성은 연간 1/133,000명, 여성은 연간 1/769,000명이며, 대부분의 사망은 주로 선천적 심장 질환으로 인한 것이다(103). 성인의 경우, 고강도 신체 활동 중 급사할 위험은 매년 15,000명에서 18,000명 중 1명꼴로 발생한다(4).

준비 운동, 스트레칭, 그리고 마무리 운동, 스트레칭

운동을 시작하기 전에, 매우 가벼운 운동과 스트레칭을 통해 휴식 상태에서 운동 상태로 전환하는 데 도움이 되는 활동을 수행해야 한다. 운동을 시작하는 사람은 원하는 운동 강도에 도달할 때까지 활동 수준을 점진적으로 증가시켜야 한다. 운동에 참여하는 관절의 가동 범위를 증가시키기 위한 스트레칭 운동과 함께, 허리와 어깨의 유연성을 증가시키기 위한 특정 스트레칭을 준비 운동에 포함시켜야 한다. 활동 세션이 끝난 후에는 심박수와 혈압을 정상으로 점진적으로 되돌리기 위해 약 5분간의 마무리 운동으로 천천히 걷는 활동이 권장된다. 이 운동 세션의 일부는 운동 후 저혈압 발생을 줄이는 데 중요하다.

운동의 점진적 증가

*미국 신체 활동 가이드라인*에서 강조된 주요 사항 중 하나는 신체 활동 프로그램을 시작하거나 개인이 중강도 활동에서 고강도 활동으로 전환할 때 운동 강도와 지속 시간을 점진적으로 증가시키는 것이다. 일반적인 권장 사항은 다음과 같다:

- 저강도 활동에서 중강도, 고강도 활동으로 점진적으로 전환할 것(예: 달리기 전에 걷기)
- 운동 프로그램을 저강도 또는 중강도의 활동으로 시작하고, 강도를 높이기 전에 하루 동안의 운동시간(또는 주간 운동 일수)을 증가시킬 것
- 운동량의 증가율은 주당 10%를 넘지 않아야 한다(예: 주당 100분 운동하는 사람의 경우 10분 더 운동)
- 운동 지속 시간의 증가 속도는 노인, 체력이 낮은 사람, 그리고 운동에 익숙하지 않은 사람들에게 더 느리게 나타날 수 있다.

에너지 소비량을 정확하게 추정하지는 못하지만, 매일 수행한 보행 수는 매우 정확하게 정량화할 수 있으며, 일반적으로 더 많은 보행 수는 에너지 소비량 증가 및 건강상의 효과과 관련이 있다(11).

어떻게 하면 저강도의 신체 활동과 중강도–고강도 신체 활동(MVPA)으로 인해 발생한 일일 보행 수를 구별할 수 있을까? 그 답은 많은 활동 추적 모니터가 MVPA와 관련된 보행 수를 사용자에게 자동으로 알려준다는 것이다. 또는 걷기의 지속 시간과 그 동안 달성한 보행 수를 기록하는 방법도 있다. 일반적으로 개인이 중강도 및/또는 고강도 수준(MVPA)으로 걷는 경우, 권장된 일일 신체 활동 가이드라인을 충족하기 위해 3000~6000보행이 필요하다(63). 걷기의 속도와 운동 강도에 관해서는, 중강도의 신체 활동은 분당 100보행의 속도로 이루어지며 고강도는 분당 130보행을 요구한다(106). 따라서 분당 99보 미만의 속도는 저강도의 신체 활동에 해당한다.

결론적으로, 더 많은 저강도의 신체 활동(즉, 더 많은 보행)을 수행하는 사람들은 앉아서 지내는 사람들에 비해 만성 질환의 위험이 낮다(3, 22, 63, 106). 그렇다면, 건강을 크게 개선하기 위해 저강도의 신체활동은 얼마나 해야 할까?

전문가들은 흔히 권장되는 10,000보행 목표가 대부분의 사람들에게 건강상의 효과를 제공할 것이라고 동의하지만, 이 일일 보행 수 기준은 다소 임의적이며, 더 적은 보행 수로도 건강상의 효과를 얻을 수 있다(56, 63). 예를 들어, 고령자는 10,000보행 이하로도 건강상의 효과를 얻을 수 있다. 특히, 고령 여성(평균 연령 = 72세)을 대상으로 한 연구에 따르면, 하루 4400보행이 모든 원인에 의한 사망 위험을 감소시킨다. 또한, 하루 보행 수가 4400을 초과할 때 사망률은 계속해서 감소하며, 하루 7500보행에서 정점에 도달한다(65).

따라서, 하루 10,000보행을 달성한 중년 성인이 상당한 건강상의 효과를 얻을 가능성이 높지만, 중년 성인이 건강을 유지하기 위해 필요한 보행 수 기준은 명확히 정의되지 않았다. 그럼에도 불구하고, 연구는 하루 7000보행을 목표로 삼는 것이 건강상의 효과를 제공하고 모든 원인에 의한 사망률을 줄일 가능성이 높다고 제안한다(3, 22, 63). 또한 기존 근거에 따르면, 하루에 더 많은 보행을 걸을수록 건강 결과가 더 좋아지는 것처럼 보인다(21, 22, 63). 10,000보행 목표에 대한 근거를 자세히 논의한 내용은 Wattanaspisit 및 Thanamee (2017)의 추천 문헌에서 확인할 수 있다.

요약 *In Summary*

- 건강 효과를 얻기 위해 성인은 주당 150~300분의 중강도 신체 활동 또는 주당 75~150분의 고강도 신체 활동을 수행해야 한다.
- MVPA의 조합은 MET-hr/wk로 정량화할 수 있다. 주당 7.5 MET-hr/wk에서 15 MET-hr/wk를 목표로 하면 건강이 개선된다.
- 보행 수는 저강도, 중강도, 고강도의 신체 활동을 추정하는 데 사용할 수 있다. 자주 인용되는 하루 10,000보행 목표는 긍정적인 건강 효과와 관련이 있지만, 이는 대부분의 중년 성인에게 건강상의 효과를 얻기 위해 필요한 보행 수보다 높다(하루 7000보행이면 충분할 가능성이 높다).
- 신체 활동 가이드라인은 또한 성인이 주당 2회 이상의 저항성 운동을 수행할 것을 권장하며, 이러한 근력 강화 운동은 모든 주요 근육군을 포함해야 한다.

심폐 체력(CRF)을 위한 운동 처방

앞서 논의한 바와 같이, 신체 활동을 통해 $\dot{V}O_2$ max를 증가시키지 않고도 건강 관련 효과를 얻을 수 있다. 실제로, 가벼운 강도에서 중강도의 신체 활동을 수행하는 것만으로는 $\dot{V}O_2$ max를 크게 향상시키지 못하는 경우가 많다. 따라서 이번에는 $\dot{V}O_2$ max를 증가시키고 건강상의 효과를 제공하기 위한 운동 처방에 대해 논의한다.

심폐 체력(CRF)을 개선하기 위한 운동 처방은 동적인 대근육 활동을 포함한다. 유산소 운동 활동은 다양하게 구성될 수 있지만 보통 걷기, 달리기, 그리고/또는 자전거 타기를 포함한다. 운동 프로그램의 CRF 훈련 효과는 $\dot{V}O_2$ max를 개선하기 위해 적절한 에너지 소비(즉, 총 운동량)를 생성하는 운동 세션의 빈도, 지속 시간, 강도에 따라 달라진다. 역사적으로 $\dot{V}O_2$ max를 개선하기 위한 운동 처방은 CRF 향상을 촉진하는 상대적 운동 강도와 함께 적절한 운동 지속 시간과 빈도를 설정하는 것으로 안내되어 왔다. CRF를 개선하기 위해 ACSM은 **예비 심박수**(HRR) 또는 **예비 산소 섭취량**($\dot{V}O_2R$)의 40~89%의 강도로 주 3~5일 동안 세션당 20~60분의 운동을 권장한다(4). HRR은 안정 시 심박수와 최대 심박수의 차이로 정의된다. 유사하게 $\dot{V}O_2R$은 안정 시 $\dot{V}O_2$와 $\dot{V}O_2$ max의 차이로 정의된다. 앞서 언급한 상대적 강도 범위는 중강도(40~59% HRR)와 고강도 운동(60~89% HRR) 모두를 포괄한다. %$\dot{V}O_2R$이라는 용어는 종종 전통적인 %$\dot{V}O_2$ max 대신 사용되지만, 평균에서 높은 체력을 가진 사람들에게는 두 용어가 유사하다(50). 운동 빈도, 강도, 지속 시간의 조합은 주당 8.3~16.6 MET-hr/wk의 운동량을 생성해야 한다(2, 4). 이제 CRF 운동 처방에 대한 논의를 시작하기 위해 운동 빈도에 대해 더 자세히 논의해 보자. $\dot{V}O_2$ max와 건강 개선을 위한 운동 처방에 큰 영향을 미친 연구자에 대한 정보는 "과학에서 중요한 인물 되돌아보기"를 참조하라.

빈도

$\dot{V}O_2$ max를 증가시키기 위해 요구되는 운동량을 달성하려면, 중강도의 운동을 위해 권장되는 운동 빈도는 고강도 운동(≥3일/주)보다 높은 수준(≥5일/주)이다(3, 5, 106). 심폐 체력(CRF)의 향상은 운동 세션의 빈도에 따라 증가하고, 주 2회 세션이 최소 요구 사항이며, CRF의 향상은 주 4회 세션 이후에 종종 정체기에 도달한다(5, 109). 그러나 주 2회 운동 프로그램으로도 CRF의 향상을 이룰 수 있지만, 운동 강도는 주 3~5회 프로그램보다 더 높아야 하며, 참가자들은 주 2회 운동만으로는 체중 감량 목표를 달성하기 어려운 경우가 많다(81). 또한, 주 2회 빈도로 실시하는 고강도 운동은 이전에 비활동적이었던 대부분의 사람들에게 적절하지 않다. 만약 고강도 운동을 수행한다면, 주 3~5일의 일정에 하루 휴식을 포함하여 훈련 세션 간 회복을 해야 한다. 그림 17.5는 운동의 빈도/강도/지속 시간과 $\dot{V}O_2$ max의 향상 간의 관계를 보여준다. 또한, 더 높은 운동량이 부상 위험 증가와 관련이 있음을 기억해야 한다(80, 82, 83, 108).

운동 강도

운동 강도는 신체 활동 중 심혈관계에 가해지는 부하를 의미한다. 예상할 수 있듯이, $\dot{V}O_2$ max를 향상시키기 위한 강도 최소값은 체력이 낮은 사람들에게는 낮고, 체력이 높은 사람들에게는 더 높다. $\dot{V}O_2$ max를 증가시키기 위해 필요한 강도를 논의하기 전에, 운동 강도를 설명하는 데 자주 사용되는 두 가지 용어를 재정의해 보자. 첫째, 운동 강도는 종종 HRR의 백분율로 설명된다. HRR은 안정 시 심박수와 최대 심박수의 차이를 의미한다. 둘째, 운동 강도는 때로 $\dot{V}O_2$ reserve ($\dot{V}O_2R$)의 백분율로 설명된다. $\dot{V}O_2R$은 안정 시 $\dot{V}O_2$와 $\dot{V}O_2$ max의 차이를 의미한다.

과학에서 중요한 인물 되돌아보기

마이클 L. 폴록 박사, 운동 처방의 기초를 다지다

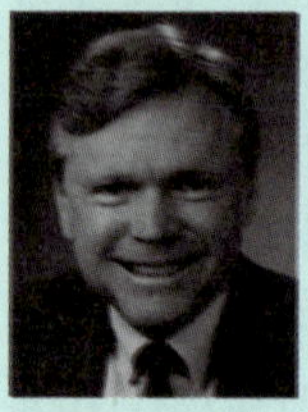

미국 스포츠 의학회

마이클 L. 폴록(Michael L. Pollock) 박사는 일리노이 대학교에서 운동 생리학 분야의 초기 개척자인 토마스 K. 큐레톤 박사의 지도하에 박사 학위를 받았다. 여러 면에서 폴록 박사의 연구는 큐레톤 박사의 운동과 신체 건강에 대한 헌신을 기반으로 이루어졌다. 특히 폴록 박사의 연구는 현재 $\dot{V}O_2$ max를 향상시키기 위한 운동 처방의 기초를 마련했다. 예를 들어, 폴록 박사의 연구는 $\dot{V}O_2$ max를 향상시키고 건강상의 효과를 제공하기 위해 필요한 운동 강도, 빈도, 지속 시간에 대한 현재의 이해를 제공했다. 이후 폴록 박사의 연구는 저항성 운동의 중요성을 강조했으며, 이는 ACSM의 운동 권장 가이드라인서에 저항성 운동이 포함되게 하는 데 기여했다. 또한, 폴록 박사의 이름은 피부 두께 측정 값을 체지방 비율로 변환하는 가장 인기 있는 공식 중 하나에 붙여져 있다. 이 공식들이 개발된 지 오랜 시간이 지난 지금도 여전히 사용되고 있다는 사실은 그의 연구가 얼마나 중요한지를 보여준다.

폴록 박사는 또한 심혈관 질환을 앓고 있는 환자들을 대상으로 한 심폐 운동 검사와 훈련 개발에 큰 영향을 미쳤다. 이 분야에서 그의 연구 논문과 교과서는 심폐 재활 환경에서 안전하고 효과적인 운동 프로그램을 제공하기 위한 가이드라인을 제공했다(그의 이름을 딴 교과서인 *Pollock's Textbook of Cardiovascular Disease and Rehabilitation* 참조). 그는 미국 심혈관 및 폐 재활 협회의 창립 멤버였으며, *Journal of Cardiopulmonary Rehabilitation*의 창립자이기도 하다. 이러한 귀중한 공헌 외에도 폴록 박사는 미국 스포츠 의학회의 회장을 역임했다.

마이클 폴록은 강직성 척추염이라는 척추 기동성을 저해하는 퇴행성 염증 질환을 앓으면서도 이 모든 업적을 이루었다. 그는 1998년에 세상을 떠났지만, 오늘날 운동 전문가가 운동 처방을 작성하고 "얼마나 많은 운동이 충분한가?"라는 질문에 답할 때 그의 학문적 유산은 계속 이어지고 있다.

이 상자에 대한 정보 제공에 대해 배리 프랭클린과 윌리엄 해스켈에게 특별한 감사를 표한다.

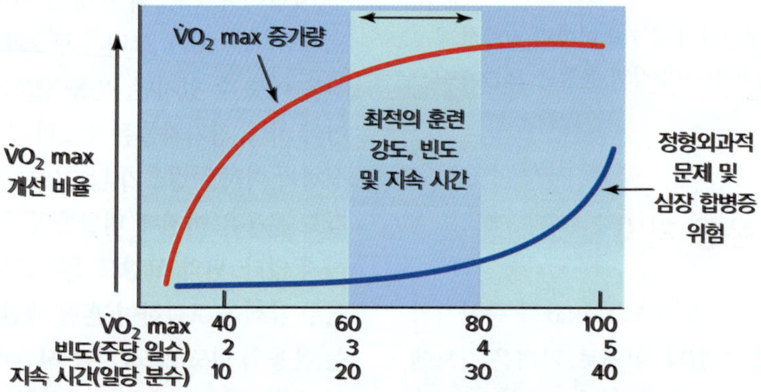

그림 17.5 운동 빈도, 지속 시간, 강도의 증가가 훈련 프로그램에서 $\dot{V}O_2$ max 증가에 미치는 영향. 이 그림은 운동 세션이 너무 길거나 주에 너무 많이 수행될 때 발생할 수 있는 정형외과적 문제의 증가 위험을 보여준다. 또한, 심폐 체력 향상을 위해 권장된 강도를 초과하는 운동 강도에서는 심장 합병증의 발생 가능성이 증가한다.

$\dot{V}O_2$ max가 낮은 사람들(즉, <40 ml · kg^{-1} · min^{-1})의 경우, $\dot{V}O_2$ max 증가를 위한 강도 최소치는 $\dot{V}O_2$R의 단 30%에 불과하다. 그러나, $\dot{V}O_2$ max가 40 ml·kg^{-1} · min^{-1} 이상인 사람들의 경우, $\dot{V}O_2$ max를 개선하기 위해 필요한 운동 강도는 $\dot{V}O_2$R의 46% 이상이다. 앞서 언급했듯이, 대부분의 사람들에게 $\dot{V}O_2$ max 개선과 관련된 운동 강도 범위는 $\dot{V}O_2$R의 40~89% 사이이며, 이는 $\dot{V}O_2$ max의 50~80% 수준의 운동을 의미한다(50).

이제 질문은 운동 강도가 $\dot{V}O_2$ max 개선 비율에 영향을 미치는지에 관한 것이다. 일부 연구자들은 운동 강도가 $\dot{V}O_2$ max의 운동 유도 개선에서 중요한 역할을 한다고 결론 내렸지만(73, 103, 104), 최근 근거에 따르면 운동 강도만이 $\dot{V}O_2$ max 개선을 결정하는 유일한 요소가 아니라는 것을 나타낸다. 실제로 비교적 높은 운동 강도(e.g., $\dot{V}O_2$ max의 80%)에서 운동하는 사람들과 비교했을 때, 운동 강도 역치의 낮은 범위(e.g., $\dot{V}O_2$ max의 50%)에서 운동하는 사람들이 더 긴 운동시간을 통해 유사한 심폐 기능 개선을 달성할 수 있다. 이러한 결과는 적응에 있어 총 운동량이 미치는 영향을 강조한다. 따라서 운동 강도와 운동 지속 시간의 곱이 훈련 적응의 크기를 결정하는 데 중요하다(e.g., HRR의 65% × 60분 지속 시간의 운동). $\dot{V}O_2$ max 개선에 미치는 운동 강도의 영향을 더 알고 싶다면, 추천 문헌의 Crowley 등(2022)을 참조하라.

이제 운동 강도 모니터링 과정을 논의해 보자. 운동 강도와 심박수(HR) 사이의 선형 관계로 인해, HR을 측정함으로써 운동 강도를 모니터링할 수 있다(55). $\dot{V}O_2$ max를 개선하기 위해 필요한 운동 강도와 관련된 HR 범위를 **목표 심박수(THR) 범위**라고 한다. 그렇다면 $\dot{V}O_2$ max를 개선하기 위해 필요한 THR 범위를 어떻게 결정할 수 있을까?

직접 방법

이 방법은 이름에서 알 수 있듯이, $\dot{V}O_2$ max를 결정하기 위해 등급별 운동 테스트 중에 HR을 직접 측정하여 THR 범위를 결정하는 것을 포함한다. 그림 17.6은 이 과정을 보여준다. 구체적으로, 그림 17.6은 트레드밀에서 등급별 운동 테스트 중 20세 피험자의 HR 반응을 보여준다. 피험자의 $\dot{V}O_2$ max는 12 METs였으므로 $\dot{V}O_2$ max의 60%와 80%는 각각 약 7.2 METS 및 9.6 METs에 해당한다. THR 범위를 결정하기 위해, 각 운동 강도에서 HR/MET 선까지 수직선을 그린 다음, y축으로 가로선을 그려 이러한 운동 강도에 해당하는 HR이 운동을 위한 THR 범위를 나타낸다. 이 HR 범위(분당 138~164회)는 $\dot{V}O_2$ max를 개선하기 위해 필요한 THR 범위를 나타낸다(2, 50).

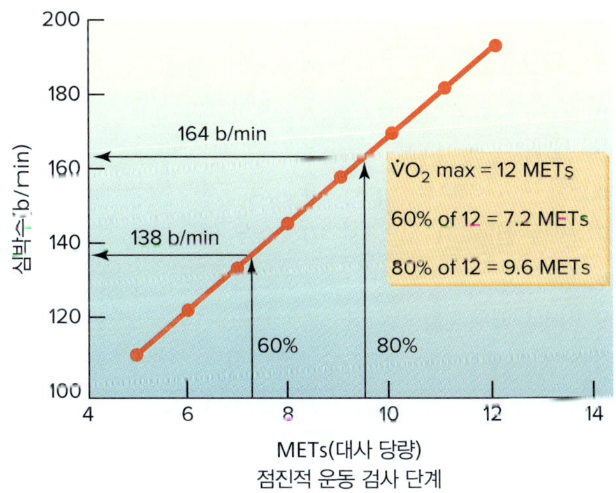

그림 17.6 운동 부하 검사 결과에서 결정된 목표 심박수 범위. 60% 및 80%의 $\dot{V}O_2$ max에 해당하는 운동 강도에서 측정된 심박수 값이 목표 심박수(THR) 범위를 구성한다.

간접 방법

목표 심박수(THR) 범위를 추정하는 데 흔히 사용되는 두 가지 간접 방법은 다음과 같다: (1) 예비 심박수 방법(카르보넨 방법으로도 알려져 있음)과 (2) 최대 심박수 비율 방법. 이 두 가지 접근법은 점진적 운동 부하 검사에서 결정된 개인의 최대 심박수를 기반으로 하거나 연령을 기반으로 한 공식으로 최대 심박수를 추정하는 데 기초한다. 이제 $\dot{V}O_2$ max를 개선하기 위해 필요한 THR 범위를 추정하는 예비 심박수 방법에 대해 논의해 보자.

예비 심박수 방법을 사용하면 HR과 $\dot{V}O_2$ 간의 관계가 선형임을 감안하여 몇 가지 간단한 계산을 통해 THR 범위를 추정할 수 있다. 예비 심박수 방법을 사용하여 THR 범위를 계산하는 절차는 다음의 세 가지 간단한 단계로 이루어진다(55, 56):

1. 최대 심박수에서 안정 시 HR을 빼서 예비 심박수(HRR)를 구한다.
2. HRR의 60%와 80%를 계산한다.
3. 각 HRR 값을 안정 시 HR에 더해 THR 범위를 구한다.

예를 들어:

1. 한 피험자의 최대 심박수가 200회/분이고 안정 시 HR이 60회/분인 경우, HRR은 140회/분이다(즉, 200 − 60 = 140).
2. 140회/분의 60%는 84회/분이고, 80%는 112회/분이다.
3. 84회/분 + 60회/분 = 144회/분
   112회/분 + 60회/분 = 172회/분
   따라서, 이 피험자의 THR 범위는 144~172회/분이다.

이 방법은 적절한 운동 강도를 추정하는 데 유용하며, HRR의 60~80%는 평균 또는 높은 심폐 체력을 가진 사람들에게 약 60~80% $\dot{V}O_2$ max에 해당한다. HRR 방법을 사용하여 HRR과 THR 범위를 계산하는 방법은 그림 17.7에 설명되어 있다.

최대 심박수 방법으로 THR 범위를 계산하는 두 번째 간접 방법은 최대 심박수의 70%와 85%를 계산하여 THR 범위를 얻는 것이다. 다음 예제를 통해 이 계산 방법을 알아보자.

이 예제에서는 최대 심박수 방법을 사용하여 THR 범위를 결정한다. 이때 피험자의 최대 심박수는 200회/분이다. 이 사람이 THR 범위는 140~170회/분이다(70% × 200 = 140회/분; 85% × 200 = 170회/분). 최대 심박수의 70%는 $\dot{V}O_2$ max의 약 55%에 해당하고, 최대 심박수의 85%는 $\dot{V}O_2$ max의 약 75%에 해당한다. 이는 CRF 증가에 필요한 강도 범위 내에 있지만, 60~80% HRR보다 약간 더 보수적이다(44-46, 67).

운동 강도는 직접 방법이나 두 가지 간접 방법 중 하나로 처방

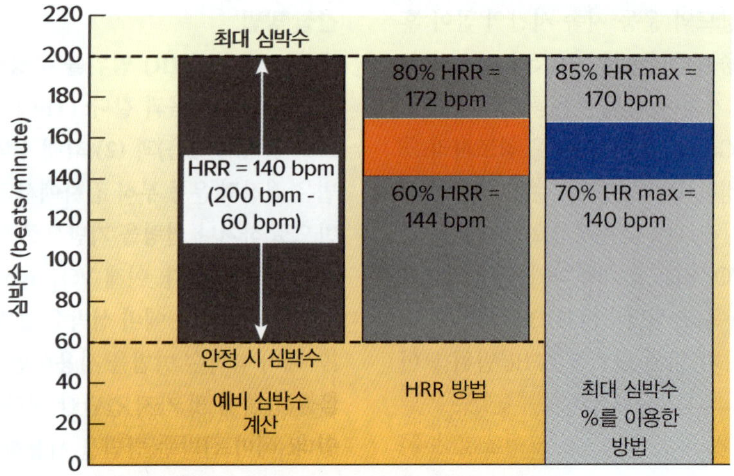

그림 17.7 **예비 심박수(HRR)는 최대 심박수 200회/분에서 안정 시 심박수 60회/분을 뺀 값으로 140회/분으로 계산된다. 이에 따라 HRR 방법을 사용하여 80~60%를 적용하면 목표 범위는 172회/분에서 144회/분이 된다. 한편, 최대 심박수 비율 방법을 사용하여 85~70%의 강도를 적용하면 거의 동일한 심박수 범위인 170회/분에서 140회/분이 계산된다. 두 가지 THR 결정 방법의 서로 다른 강도 비율이 유사한 심박수 범위를 산출하는 이유는 최대 심박수 비율 방법이 안정 시 심박수를 포함하는 반면, HRR 방법은 그렇지 않기 때문이다.**

할 수 있다. 두 간접 방법 모두 최대 심박수에 대한 정보가 필요하다. 최대 심박수가 최대 등급 운동 테스트 동안 측정된 경우 이를 계산에 사용해야 한다. 그러나 최대 심박수를 직접 측정하지 않은 경우, 두 가지 다른 공식을 사용하여 최대 심박수를 추정할 수 있다.

추정식 1: 최대 심박수 = 220 – 나이

추정식 2: 최대 심박수= 208 – (0.7 × 나이)

두 공식 모두 오류가 발생할 수 있다. 구체적으로, 이들 공식과 관련된 오류는 대략 ± 10~11회/분 정도이다(32, 105). 개인이 운동 중인 %$\dot{V}O_2$ max 또는 %$\dot{V}O_2R$을 추정하기 위해 운동 심박수 값을 사용할 때, 최대 심박수가 *측정된* 경우 오류는 약 6%이다(즉, 60% HRR = 60 ± 6% $\dot{V}O_2R$).

따라서 간접적인 방법을 사용하여 추정된 THR 범위를 제공하는 것은 운동 강도에 대한 *가이드라인*이며, 다른 정보(예: Borg의 운동 자각도 평가)를 함께 사용하여 운동 강도가 적절한지 판단할 수 있다. 이와 관련하여 Borg의 운동자각도(RPE)는 일반적으로 건강한 사람들에게 운동 강도를 처방할 때 THR의 보조 도구로 자주 사용된다(표 17.1 참조). Borg의 원래 척도에서 12~17 범위의 RPE는 40~89% HRR와 유사한 운동 강도 범위를 포함한다(2, 4, 13, 24, 38, 39, 84). RPE 척도는 운동하는 사람이 THR 범위를 노력의 인식과 연관 짓는 것을 배우는 데 유용하며, 이를 통해 맥박수 측정의 빈도를 줄일 수 있다. RPE 척도는 높은 재검사 신뢰도를 가지고 있으며(23), 운동 형태와 피험자의 체력에

표 17.1 운동자각도

기존 평가 척도		수정된 평가 척도	
6		0	전혀 없음
7	매우, 매우 경미함	0.5	매우, 매우 경미함
8		1	매우 경미함
9	매우 경미함	2	경미함
10		3	중간
11	상당히 경미함	4	약간 힘듦
12		5	힘듦
13	약간 힘듦	6	
14		7	매우 힘듦
15	힘듦	8	
16		9	
17	매우 힘듦	10	매우, 매우 힘듦
18			
19	매우, 매우 힘듦		
20			

출처: Borg, Gunnar A. V. Psychophysical bases of perceived exertion. *Medicine & Science in Sports & Exercise* 14(5): 377–381, 1982.

관계없이 %$\dot{V}O_2$ max와 젖산 역치와 밀접하게 연결된다(48, 92, 98). 지속적인 운동을 사용하여 $\dot{V}O_2$ max를 향상시키는 것과 대조적으로, 같은 목표를 더 짧은 시간 내에 달성하기 위해 고강도

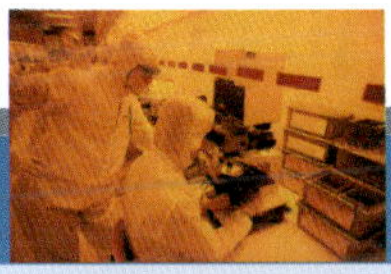

임상 적용 17.1

고강도 인터벌 트레이닝(HIIT)

신체 활동 가이드라인은 보통 중강도 또는 고강도의 지속적인 유산소 운동을 강조한다. 그러나 100년 넘게 지구력 운동선수들이 사용해 온 운동 방식인 인터벌 트레이닝, 종종 고강도 인터벌 트레이닝(HIIT)이라고 불리는 운동 방식이 피트니스 프로그램에서 인기를 얻고 있다(자세한 내용은 20장을 참조). HIIT 프로그램은 보통 워밍업으로 시작하여, 고강도의 짧은 운동을 여러 번 반복하고, 각 고강도 운동 사이에는 휴식 또는 낮은 강도의 운동으로 회복 시간을 가진다. 인터벌은 일반적으로 정해진 횟수만큼 반복되며(예: 3~12회), 정확한 횟수는 개인의 체력 수준에 따라 결정된다. 따라서 HIIT 운동 처방에 포함된 변인은 적어도 다음과 같다(16, 17):

- 운동 종류(예: 달리기, 자전거 타기)
- 인터벌의 강도와 지속 시간
- 수행된 인터벌 횟수

인터벌 트레이닝에 대한 관심의 부활은 이러한 프로그램이 매우 짧은 시간 내에 상당한 생리적 적응을 촉진한다는 연구 결과로 촉진되었다. 예를 들어, "전력" 30초 운동 세션을 포함한 6번의 훈련 후, 회복 시간으로 4분을 가지는 동안 산화 능력, 지방 산화 능력, 근내 포도당 수송체, 휴식 근육 글리코겐 수준, 그리고 운동 성능이 향상되었다(18, 33, 34, 66, 96).

또한, 최대 심박수의 약 90% 강도로 60초 운동을 수행하는 연구에서는, 이러한 훈련이 훈련된 근육의 미토콘드리아 부피를 증가시키고 운동 내성을 향상시킨다는 결과가 나타났다(34). 흥미롭게도, 일부 사람들은 HIIT 운동이 70% $\dot{V}O_2$ max로 50분 동안 지속적으로 운동하는 것보다 더 즐겁다고 느낀다(12, 70). 중요한 것은, 심혈관 대사 장애를 가진 환자들을 대상으로 한 연구에서 HIIT 훈련이 인슐린 민감도, 혈압, 체성분의 유의미한 개선을 가져온다는 결과가 나왔다(19). 마지막으로, 관상 동맥 질환(CHD) 환자들이 HIIT에 참여했을 때 중강도의 운동과 비교해 $\dot{V}O_2$ max에서 더 높은 향상을 경험했다는 연구 결과가 있다(19, 31, 37, 38, 58, 89, 100).

인터벌 트레이닝(HIIT)을 사용하는 것에 대한 관심이 다시 증가하고 있다(임상 적용 17.1 참조).

심박수 모니터링

이제 CRF를 향상시키기 위해 필요한 목표 심박수(THR)에 대해 논의한 만큼, 운동 중 심박수 모니터링에 대해 알아보자. 운동 중에 개인이 THR 범위 내에 있는지 확인하려면, 운동을 멈춘 직후 10초 동안 맥박을 측정하여 15초 이내에 심박수를 기록해야 한다. 맥박은 요골동맥이나 경동맥에서 측정할 수 있으며, 후자의 경우 가벼운 압력만 사용해야 한다. 너무 강하게 누르면 심박수가 느려질 수 있기 때문이다(50, 84). 그러나 심박수 모니터를 사용하여 운동 중에 심박수를 측정할 수도 있다. 사실, 심박수 감지 기능이 있는 "스마트워치"나 가슴에 착용하는 심박수 모니터를 포함한 다양한 착용형 기술이 있다. 스마트워치의 심박수 측정 정확도는 다양하지만, 여러 연구에 따르면 많은 스마트워치와 가슴에 착용하는 심박수 모니터가 심박수를 정확하게 측정할 수 있다(62, 101). 이제 심폐 체력(CRF)을 향상시키기 위해 필요한 운동 시간(지속 시간)에 대해 알아보자.

시간(지속 시간)

앞서 언급했듯이, 운동 강도와 함께 운동 세션의 지속 시간은 $\dot{V}O_2$ max의 향상에 중요한 역할을 한다(5, 110). 일반적으로 ACSM은 유산소 운동 세션당 20~60분의 운동 지속 시간을 권장한다(4). 그러나 $\dot{V}O_2$ max를 향상시키기 위해 필요한 특정 운동 지속 시간은 운동 강도에 따라 달라진다. 이는 낮은 강도(즉, 낮은 %$\dot{V}O_2$ max)로 운동할 때 CRF 향상을 위해 더 긴 운동시간이 필요하기 때문이다.

Church와 동료들이 수행한 고전적인 연구는 운동 지속 시간이 $\dot{V}O_2$ max의 향상에 미치는 영향을 잘 보여준다(23). 이 연구에서 피험자들은 네 개의 실험군으로 나누어졌다. 대조군은 운동을 하지 않았고, 세 개의 운동군은 중강도 운동(약 $\dot{V}O_2$ max의 50%)을 세 가지 다른 운동 지속 시간 동안 수행했다. 이 연구 결과는 운동 지속 시간과 $\dot{V}O_2$ max 향상 사이의 용량 반응 관계를 보여준다(그림 17.8). 이 결과는 대부분의 좌식 생활을 하는 사람들이 고강도 운동에 비해 낮은 강도 운동을 더 긴 시간 동안 수행하는 것이 더 쉽다는 점에서 중요하다. 또한, 고강도 운동에 비해 낮은 강도 운동을 수행하는 사람들은 부상의 위험이 줄어든다. CRF를 향상시키기 위한 일반적인 가이드라인 요약은 그림 17.9를 참조.

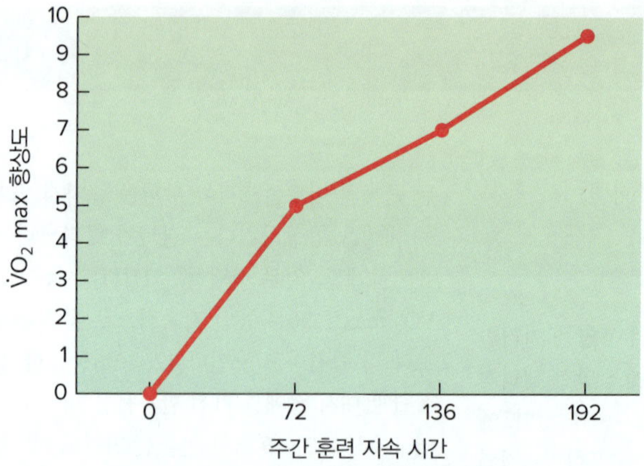

그림 17.8 주간 훈련 지속 시간이 $\dot{V}O_2$ max 향상에 미치는 영향. 세부사항은 본문을 참고.

요약 *In Summary*

- 운동을 시작하기 전에 앉아서 생활하던 사람은 건강 상태 검사를 받아야 한다.
- 이전에 운동을 하지 않았던 사람들을 위한 운동 프로그램은 중강도의 활동(걷기)으로 시작해야 하며, 강도를 높이기 전에 빈도와 시간을 늘려 추가적인 건강 혜택을 얻는 데 중점을 두어야 한다.
- $\dot{V}O_2$ max를 증가시키기 위한 고강도 운동 프로그램의 최적 특성은 다음과 같다: 강도 = $\dot{V}O_2$ max의 60~80%; 빈도 = 주 3~5회; 시간 = 1회당 20~60분.
- 예비 심박수(HRR)의 60~80% 또는 최대 심박수의 70~85%로 설정된 목표 심박수 범위(THR)는 심폐 체력을 향상시키기 위한 적절한 운동 강도의 합리적인 추정치이다.

$\dot{V}O_2$ max의 평가

심폐 체력은 건강상의 효과에 매우 중요하기 때문에, $\dot{V}O_2$ max를 측정하는 것은 심혈관 건강을 평가하고, 유산소 운동을 처방하며, 유산소 운동 프로그램의 효과를 평가하는 데 유용하다(35, 60). 심혈관 건강과 관련하여, 점진적 운동 부하 검사(GXT)를 통해 $\dot{V}O_2$ max를 측정하는 것은 관상 동맥 질환(CHD)이 있는 사람들을 식별하는 데 자주 사용된다(53, 54, 72). 예를 들어, 연령과 성별에 비해 $\dot{V}O_2$ max가 매우 낮은 범위에 속하는 사람들은 심장 질환 위험이 높은 것으로 간주된다. 표 17.2에는 미국에서 연령과 성별에 따른 $\dot{V}O_2$ max의 백분위수 순위가 포함되어 있다. 예를 들어, $\dot{V}O_2$ max가 21 $ml \cdot kg \cdot min^{-1}$ 이하인 55세 남성은 전국적으로 5번째 백분위수에 해당하며, 이 낮은 상대적 $\dot{V}O_2$ max는 이 개인이 매우 낮은 체력 범주에 속하며, CHD 위험에 처해 있음을 나타낸다(표 17.2). 이제 $\dot{V}O_2$ max의 직접 측정과 $\dot{V}O_2$ max를 추정하는 절차에 대해 논의해 보자.

$\dot{V}O_2$ max의 직접 측정

4장에서 소개했듯이, $\dot{V}O_2$ max는 운동 부하 검사로 직접 측정할 수 있다. 심폐 체력이 건강 결과에 중요한 만큼, 최대 운동 부하 검사 중에 $\dot{V}O_2$ max를 정확하게 측정하는 것이 중요하다. 산소 섭취량($\dot{V}O_2$)은 검사 중 부하가 증가함에 따라 증가하며, 심폐 시스템의 최대 용량에 도달할 때까지 계속된다(즉, $\dot{V}O_2$ max에 도달할 때까지). 이와 관련하여, 정확한 $\dot{V}O_2$ max 측정을 위해서는 테스트 세부 사항에 주의하는 것이 중요하다(자세한 내용은 자세히 살펴보기 4.2를 참조하라) (68). $\dot{V}O_2$ max 값을 다양한 운동 프

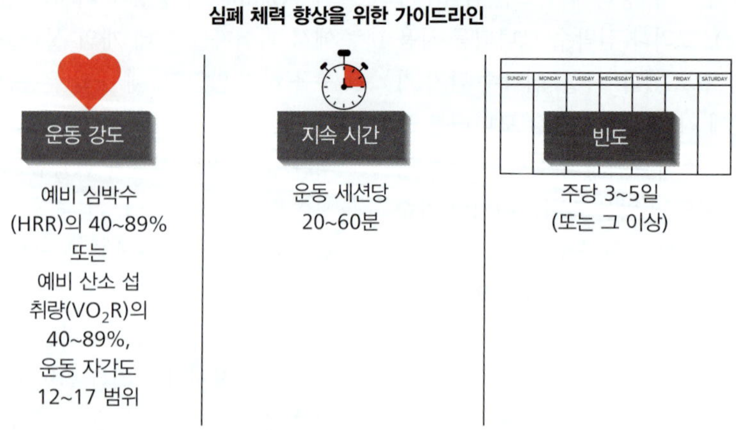

그림 17.9 심폐 체력을 향상시키기 위한 유산소 운동에 대한 일반 가이드라인. 예비 심박수(HRR) 또는 $\dot{V}O_2R$ 척도의 하단(즉, 40%)에서 운동하는 것은 체력이 낮은 사람들의 심폐 체력을 향상시킬 수 있으며, 더 높은 체력을 가진 사람들의 경우에는 종종 더 높은 강도의 운동(예: 60%)이 필요하다.

표 17.2 연령 및 성별에 따른 $\dot{V}O_2$ max의 백분위수

Percentile	남성 [Age Group (y)]						여성 [Age Group (y)]					
	20-29	30-39	40-49	50-59	60-69	70-79	20-29	30-39	40-49	50-59	60-69	70-79
95	66.3	59.8	55.6	50.7	43.0	39.7	56.0	45.8	41.7	35.9	29.4	24.1
90	61.8	56.5	52.1	45.6	40.3	36.6	51.3	41.4	38.4	32.0	27.0	23.1
85	59.3	54.2	49.3	43.2	38.2	35.5	48.3	39.3	36.0	30.2	25.6	22.2
80	57.1	51.6	46.7	41.2	36.1	31.4	46.5	37.5	34.0	28.6	24.6	21.3
75	55.2	49.2	45.0	39.7	34.5	30.4	44.7	36.1	32.4	27.6	23.8	20.8
70	53.7	48.0	43.9	38.2	32.9	28.4	43.2	34.6	31.1	26.8	23.1	20.5
65	52.1	46.6	42.1	36.3	31.6	27.6	41.6	33.5	30.0	26.0	22.0	19.9
60	50.2	45.2	40.3	35.1	30.5	26.9	40.6	32.2	28.7	25.2	21.2	19.4
55	49.0	43.8	38.9	33.8	29.1	25.6	38.9	31.2	27.7	24.4	20.5	19.2
50	48.0	42.4	37.8	32.6	28.2	24.4	37.6	30.2	26.7	23.4	20.0	18.3
45	46.5	41.3	36.7	31.6	27.2	24.0	35.9	29.3	25.9	22.7	19.6	17.8
40	44.9	39.6	35.7	30.7	26.6	22.8	34.6	28.2	24.9	21.8	18.9	17.0
35	43.5	38.5	34.6	29.5	25.7	22.4	33.6	27.4	24.1	21.2	18.4	16.8
30	41.9	37.4	33.3	28.4	24.6	21.2	32.0	26.4	23.3	20.6	17.9	15.9
25	40.1	35.9	31.9	27.1	23.7	20.4	30.5	25.3	22.1	19.9	17.2	15.6
20	38.1	34.1	30.5	26.1	22.4	19.2	28.6	24.1	21.3	19.1	16.5	15.1
15	35.4	32.7	29.0	24.4	21.2	18.2	26.2	22.5	20.0	18.3	15.6	14.6
10	32.1	30.2	26.8	22.8	19.8	17.1	23.9	20.9	18.8	17.3	14.6	13.6
5	29.0	27.2	24.2	20.9	17.4	16.3	21.7	19.0	17.0	16.0	13.4	13.1

$\dot{V}O_2$ max값은 ml kg^{-1} min^{-1} 단위로 측정되며, 성별에 따라 달라진다.

체력 카테고리(백분위수): 최상급(Superior): 95 백분위수: 우수(Excellent): 80–90 백분위수: 좋음(Good): 60–75 백분위수: 보통(Fair): 40–55 백분위수: 낮음(Poor): 20–35 백분위수: 매우 낮음(Very Poor): 5–15 백분위수

출처: Kaminsky, L. A., R. Arena, and J. Myers. Reference standards for cardiorespiratory fitness measured with cardiopulmonary exercise testing: data from the fitness registry and the importance of exercise national database. *Mayo Clinic Proceedings* 90(11): 1515-23, 2015.

로토콜 간에 비교할 때는 체계적인 차이가 존재함을 유의해야 한다(10). 대부분의 사람들에게 $\dot{V}O_2$ max의 최고 값은 경사 트레드밀에서 달리기할 때 얻어지며, 그 다음이 경사 트레드밀에서 걷기 테스트, 마지막으로 사이클 에르고미터에서 얻어진다. 미국 인구를 대상으로 한 연구에서, 걷기 테스트 프로토콜에서 측정된 값은 달리기 테스트에서 측정된 값보다 약 6% 낮게 나타났으며(69), 사이클 테스트 프로토콜에서 측정된 값은 달리기 테스트에서 측정된 값보다 10~11% 정도 낮게 나타났다(27, 28, 61). 그러나 자전거 운동을 규칙적으로 하는 사람들에게는 트레드밀에서 달리기할 때 측정된 $\dot{V}O_2$ max 값이 사이클 에르고미터에서 측정된 $\dot{V}O_2$ max 값보다 5~7% 정도 높게 나타난다(10, 47). 암 에르고미터 테스트는 다리 운동으로 측정된 $\dot{V}O_2$ max의 약 70%에 해당하는 값을 나타낸다(29, 97). 이러한 차이점를 인식하고 서로 다른 테스트를 비교하거나 $\dot{V}O_2$ max를 측정할 때 같은 주제라도 다른 운동 방식을 사용할 때에는 주의해야 한다. 이러한 테스트 간의 차이점으로 인해 "진정한" $\dot{V}O_2$ max는 달리기 트레드밀 테스트에서 측정된 값으로 간주되며, $\dot{V}O_2$ peak는 걷기나 자전거 운동부하 검사 중에 달성된 최고 $\dot{V}O_2$를 설명하는 데 사용된다(94). 그러나 이 규칙의 예외는 고도로 훈련된 자전거 선수들의 사이클 에르고미터 $\dot{V}O_2$ max를 측정할 때 발생한다. 이러한 운동선수들은 종종 자전거 에르고미터에서 측정된 $\dot{V}O_2$ max 값이 트레드밀 테스트에서 측정된 값보다 높게 나타난다(102).

$\dot{V}O_2$ max의 정확한 측정은 연구에서 매우 중요하다. 그러나 $\dot{V}O_2$ max를 직접 측정하려면 고가의 실험실 장비가 필요하며, 일

부 실험실에서는 이러한 장비를 사용할 수 없을 수 있다(35). 따라서 많은 기술이 다양한 최대하 운동 부하 검사를 사용하여 $\dot{V}O_2$ max를 추정하는 방법으로 개발되었다. $\dot{V}O_2$ max를 추정하는 방법에 대한 간략한 요약이 다음 절에 소개된다.

$\dot{V}O_2$ max 추정

심박수와 $\dot{V}O_2$ 간의 선형 관계 때문에, 최대하 운동 부하 검사에서 $\dot{V}O_2$ max를 추정하는 것이 가능하다. 이러한 테스트에서 심박수(Y축)는 운동 강도(또는 추정된 $\dot{V}O_2$, X축)와 대조되며 피험자가 나이 예측 최대 심박수의 70~85%에 도달할 때까지 기록된다. 그림 17.10은 사이클 에르고미터에서 최대하 운동 부하 검사를 완료한 20세 피험자의 심박수 반응을 보여준다. 최대 심박수의 85%에 해당하는 170 bpm에 도달할 때까지 운동 강도마다 심박수가 측정되었다. 심박수 지점을 통해 선을 그린 다음 최대 심박수를 추정하기 위해 나이에서 220을 뺀 값을 사용하여 선을 연장하였다. 그 지점에서부터 X축까지 또 다른 선을 그려 최대 심박수로 운동했을 때 달성할 수 있었던 운동 강도 또는 $\dot{V}O_2$(이 경우 2.7 L min^{-1})를 추정할 수 있다(35). 그런 다음 상대적인 $\dot{V}O_2$ max를 계산하기 위해 총 산소 섭취량(ml/min)을 피험자의 체중(킬로그램)으로 나눈다.

비록 이것이 $\dot{V}O_2$ max를 추정하는 간단한 절차이지만, 이 기술에는 잠재적인 결함이 있다. 주된 문제는 최대 심박수를 추정하는 데 사용되는 공식과 관련이 있다. 이러한 추정치는 약 ±11 beats min^{-1}의 표준 편차(SD)를 가지고 있다(35). 따라서 220-연령 공식을 사용하여 20세의 최대 심박수를 200 beats min^{-1}로 추정하더라도 실제 최대 심박수는 178 또는 222 beats min^{-1}일 수 있다. 실제로 피험자의 측정된 최대 심박수가 나이 예측 최대 심박수보다 ±20 beats min^{-1} 이상 차이가 나는 경우도 드물지 않다. 이 예에서, 만약 그림 17.10에 나온 피험자의 실제 측정된 최대 심박수가 추정된 200 beats min^{-1} 대신 180 beats min^{-1}에 불과하다면, 추정된 $\dot{V}O_2$ max는 올바른 값보다 과대평가될 것이다. 더욱이 최대 심박수를 과대평가한 20 beats/min의 오차는 이 피험자가 검사의 마지막 단계에서 거의 최대 심박수로 운동하게 만들 수 있다. 이러한 최대하 운동 부하 검사에서 $\dot{V}O_2$ max를 추정하는 데 발생할 수 있는 잠재적인 오류에도 불구하고, 이러한 $\dot{V}O_2$ max 추정치는 피트니스 프로그램에 참여하는 참가자들에게 피드백을 제공하는 데 유용하다. 연구나 임상 환경에서 정확성이 필요할 때는 폐 가스 교환을 측정하여 $\dot{V}O_2$ max를 측정해야 한다(즉, 간접 열량측정법). $\dot{V}O_2$ max 추정의 오류에 대한 더 많은 세부 사항은 자세히 살펴보기 17.2를 참조.

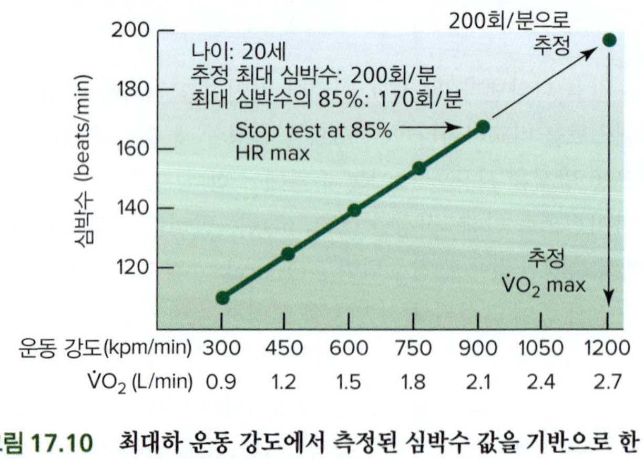

그림 17.10 최대하 운동 강도에서 측정된 심박수 값을 기반으로 한 사이클 에르고미터에서의 $\dot{V}O_2$ max 추정. 테스트는 피험자가 최대 심박수의 85%에 도달했을 때 중단되었다. 테스트 중에 측정된 심박수 지점을 통해 선을 그려 나이 예측 최대 심박수에까지 연장하였다. 그 지점에서 X축까지 또 다른 선을 그려 $\dot{V}O_2$ max를 식별할 수 있다.

요약 *In Summary*

- $\dot{V}O_2$ max는 점진적 운동 부하 검사를 통해 직접 측정할 수 있다. 이 과정에는 비싼 실험실 장비와 정확성을 보장하기 위한 세심한 주의가 필요하다.
- $\dot{V}O_2$ max의 최고치는 일반적으로 경사 트레드밀에서 달리기 테스트를 통해 측정되며, 걷기 트레드밀 테스트와 사이클 에르고미터에서 측정된 $\dot{V}O_2$ max는 각각 트레드밀 값보다 6%, 10~11% 낮게 나타나는 경향이 있다.
- $\dot{V}O_2$ max는 또한 최대하 실험실 테스트 및 현장 테스트를 통해 추정할 수 있으며, 이러한 모든 테스트는 추정치에 오류가 있을 수 있다.

저항성 운동

지금까지 이 장에서는 건강과 심폐 체력을 향상시키기 위한 유산소 운동에 중점을 두었다. 그러나 ACSM의 체력에 대한 입장 표명(2)과 현재의 공중 보건 신체 활동 가이드라인(42, 107)은 완전한 체력 프로그램의 일환으로 저항성 및 유연성 운동을 권장한다. 저항성 운동의 생리학적 효과는 14장에서 다루었지만, 표 17.3은 이러한 효과를 재확인하며 저항성 운동이 근력을 증가시키거나 유지하는 것 외에도 다양한 건강상의 효과를 제공한다는 점을 요약한다(9). 이 건강 관련 연구 결과들은 저항성 운동이 규칙적인 운동 프로그램의 일환으로 포함되어야 하는 이유에 대한 근거를 제공한다. 이 절에서는 건강을 증진하기 위한 저항성 운동 처방에 대해 논의한다. 스포츠 성능 향상을 위한 저항성 운동에 대한 자

자세히 살펴보기 17.2

$\dot{V}O_2$ max 추정의 오류

$\dot{V}O_2$ max의 추정치는 $\dot{V}O_2$ max를 직접 측정하는 것과 비교했을 때 내재된 "오류"가 있다. 과학자들이 $\dot{V}O_2$ max를 추정하는 운동 테스트의 유효성을 결정할 때, 먼저 실험실에서 많은 수의 피험자들의 $\dot{V}O_2$ max를 실제로 측정해야 한다. 다른 날에, 연구자들은 피험자들이 시간을 기준으로 거리를 달리거나, 표준화된 점진적 트레드밀 또는 사이클 에르고미터 테스트를 완료하여 피험자가 달성할 수 있는 가장 높은 경사/속도 또는 운동 강도를 결정하도록 할 수 있다. 그 정보는 종합적으로 사용되어 달리기 시간, 트레드밀 테스트에서 달성한 마지막 경사/속도, 또는 사이클 에르고미터 테스트에서의 최종 운동 강도로부터 측정된 $\dot{V}O_2$ max 값을 예측하는 방정식을 개발하는 데 사용된다.

예측된 값은 일반적으로 측정된 $\dot{V}O_2$ max 값과 같지 않으며, 예측 방정식을 사용할 때 예측된 값이 실제 값보다 얼마나 벗어날 수 있는지(높거나 낮은 정도)를 설명하기 위해 표준 오류(SE)라는 용어가 사용된다. 하나의 표준 오류(±SE)는 예측된 값이 실제 값과 비교했을 때 68%가 어디에 있는지를 설명한다. 만약 SE가 $\pm 1\ \text{ml kg}^{-1} \cdot \text{min}^{-1}$이라면, 예측된 $\dot{V}O_2$ max 값의 68%가 실제 값의 $\pm 1\ \text{ml kg}^{-1} \cdot \text{min}^{-1}$ 내에 있을 것이다. 일반적으로 SE는 그보다 크다(10, 68). 예를 들어:

- 최대 테스트의 마지막 단계에서 $\dot{V}O_2$ max가 추정된 경우, $SE = \pm 3\ \text{ml kg}^{-1} \cdot \text{min}^{-1}$이다.
- 최대하 테스트 중에 측정된 심박수 값으로부터 $\dot{V}O_2$ max가 추정된 경우, $SE = \pm 4\text{~}5\ \text{ml kg}^{-1}\ \text{min}^{-1}$이다.
- 앞서 설명한 1마일 걷기 테스트 또는 12분 달리기 테스트에서 $\dot{V}O_2$ max가 추정된 경우, $SE = \pm 5\ \text{ml kg}^{-1} \cdot \text{min}^{-1}$이다.

비교적 큰 표준 오류는 이러한 테스트의 가치가 낮다고 생각할 수 있지만, 실제로는 그렇지 않다. 앞서 설명한 것처럼 최대하 운동에서 $\dot{V}O_2$ max를 추정할 때, 이 테스트들은 신뢰할 수 있으며, 동일한 개인이 동일한 테스트를 시간 경과에 따라 반복할 때, 추정된 $\dot{V}O_2$ max의 변화는 심폐 체력의 향상을 반영한다. 따라서, $\dot{V}O_2$ max의 추정은 피트니스 클라이언트와 작업할 때 동기 부여 및 교육 도구로 활용될 수 있다.

또한, $\dot{V}O_2$ max는 Cooper 12분 달리기/걷기 테스트, 1마일 걷기 테스트, 그리고 비싼 장비가 필요하지 않은 다른 여러 현장 테스트를 통해서도 추정될 수 있다. 실험실 및 현장에서 $\dot{V}O_2$ max 추정에 대한 자세한 내용은 Buttar 등(2019)의 추천 문헌에서 사용할 수 있는 다양한 실험실 및 현장 테스트의 요약을 참조하라.

세한 내용은 20장을 참조하라.

ACSM 권장 사항에 따르면 모든 연령대의 사람들이 정기적인 저항성 운동에 참여해야 한다. 이는 다양한 질병의 위험을 줄이고, 모든 원인으로 인한 사망률을 낮추며, 삶의 질을 향상시키는 데 도움이 된다. 풍부한 연구 결과에 따르면 유산소 운동에 저항성 운동을 추가하면 어린 시절부터 노년기까지 건강상의 효과가 제공된다는 것이 밝혀졌다. 예를 들어, 유산소 운동만 하는 것과 비교했을 때 저항성 운동은 제지방량과 기초 대사율의 유의미한 증가를 가져온다. 또한, 저항성 운동은 근력과 파워를 증가시키는 데 유산소 운동보다 훨씬 우수하다. 유산소 운동과 저항성 운동은 인슐린 민감성을 개선하는 데 있어 거의 동일한 효과를 보인다(표 17.3 참조).

주요 저항성 운동의 목표는 근력과 제지방량을 증가시키고, 기초 대사율과 골밀도를 높이는 것이다(2-6). 이를 달성하기 위해, 모든 주요 근육군을 포함하는 8~10개의 다양한 운동을 수행해야 한다. 각 세트의 운동은 8~12회 반복되어야 하며, 이상적으로는 2~3세트의 운동을 수행해야 한다. 저항성 운동의 빈도는 일주일에 두 번 이상의 비연속적인 운동 세션이어야 한다. 저항성 운동을 위한 운동 계획의 요약은 그림 17.11에 제공된다.

ACSM 저항성 운동 입장서는 "다중 세트 프로그램이 더 큰 효과를 제공할 수 있다"고 인정하면서도, 하나의 세트만으로도 근력을 증가시키고 건강 목표를 달성할 수 있다는 근거가 존재한다(30, 90, 91, 93, 111). 그럼에도 불구하고, 연구에 따르면 근력을 증가시키기 위해서는 다중 세트가 단일 세트보다 더 효과적이라는 사실이 밝혀졌다(51, 96). 하지만 최대 근력 증가가 훈련 프로그램의 주요 목표가 아닐 경우, 단일 세트 프로그램만으로도 상체 및 하체 근력을 상당히 향상시킬 수 있으며, "시간 효율적"이다(30). 반대로, 최대 근력 증가가 목표라면 다중 세트 저항성 운동이 필요하다. $\dot{V}O_2$ max를 개선하기 위한 운동량-반응 곡선과 마찬가지로, 근력 강화를 위한 저항성 운동의 양도 운동을 하지 않은 사람들보다 운동을 하는 사람들에게 더 많이 요구된다(79, 91). 실제로 운동을 하지 않는 사람들은 주 2~3회 수행되는 하나의 세트만 포함된 웨이트 트레이닝 프로그램을 시작한 지 몇 주 안에 근력이 빠르게 증가한다. 저항성 운동에 대한 운동 처방에 대한 자세한 내용은 추천 문헌에서 Ratamess (2021), Faigenbaum (2017), Haff 및 Triplett (2021)을 참조하라.

표 17.3 유산소 운동과 저항성 운동이 건강 및 체력 변인에 미치는 영향 비교[a]

변인	유산소 운동	저항성 운동
전체 체지방	↓↓	↓
내장 지방	↓↓	↓↔
제지방량	↔	↑↑
체중	↓	↔
안정 시 대사율	↑	↑↑
근력	↔	↑↑↑
근육량	↔	↑↑
근력 파워	↔	↑
모세혈관 밀도	↑	↔
미토콘드리아 부피	↑↑	↓↔
기저 인슐린 수치	↓	↓
인슐린 민감성	↑↑	↑↑
안정 시 심박수	↓↓	↔
안정 시 수축기 혈압	↓↓	↓
안정 시 이완기 혈압	↓↓	↓
최대 산소 섭취량($\dot{V}O_2$ peak)	↑↑↑	↑↔
최대하 및 최대 운동 지속 시간	↑↑↑	↑↑
최대하 운동 시 심박수-혈압 곱	↓↓↓	↓↓

[a]↑ Indicates increased; ↓, decreased; ↔, negligible effect; 1 arrow, small effect; 2 arrows, moderate effect; 3 arrows, large effect.

건강을 위한 저항성 운동

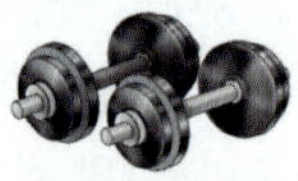

운동 계획

- 프리웨이트, 머신 또는 밴드를 사용할 수 있음
- 주요 근육군 전체를 자극하는 8~10개의 다관절 운동수행
- 올바른 자세로 8~12회 반복, 1~3세트 수행
- 중량을 들어 올리고 내릴 때는 통제된 방식으로 실행(2초 동안 상하로 이동)
- 마지막 반복은 완료하기 어려워야 함
- 주당 2~3일 훈련(세션 사이에 휴식일 포함)
- 시간이 지나면서 점진적으로 중량을 증가

그림 17.11 저항성 운동을 위한 일반적인 건강 가이드라인.

유연성 향상을 위한 훈련

유연성은 관절을 정상적인 가동 범위 내에서 움직일 수 있는 능력을 의미한다. 유연성을 향상시키기 위한 여러 스트레칭 방법이 있으며 동적 스트레칭, 탄성 스트레칭, 고유수용성 신경근 촉진법(PNF), 정적 스트레칭 등이 포함된다. 이 장에서 스트레칭과 유연성에 대해 자세히 논의하는 것은 범위를 벗어나므로, 이 주제에 대한 세부 사항은 20장과 Ratamess (2021)의 추천 문헌을 참조하라.

정적 스트레칭은 유연성을 향상시키기 위해 사용되는 가장 효과적인 스트레칭 방법 중 하나이므로, 정적 스트레칭을 사용하여 유연성을 향상시키기 위한 현재의 권장 사항을 검토할 것이다. 정

정적 스트레칭 가이드라인

- 빈도: 주 3~5일
- 강도: 약간의 불편함을 느낄 정도로 스트레칭
- 지속 시간: 정적 스트레칭 15~30초
- 반복 횟수: 각 스트레칭당 3~5회
- 총량: 근육군별로 총 60초 이상 스트레칭

그림 17.12 유연성 향상을 위한 정적 스트레칭 가이드라인.

적 스트레칭은 근육을 이완한 상태에서 근육을 늘린 위치로 유지하는 스트레칭 방법이다. 이 과정에서 근육을 늘린 상태로 최소한의 불편함을 느끼는 지점에서 유지하게 된다. 유연성의 증가는 시간이 지남에 따라 점차적으로 근육을 더 늘려 가동 범위를 확장함으로써 이루어진다. 정적 스트레칭을 사용하여 유연성을 향상시키기 위한 일반적인 가이드라인은 그림 17.12에 나와 있다.

요약 In Summary

- 현재의 공중보건 가이드라인에서는 건강을 개선하기 위해 저항성 운동과 유연성 운동을 수행할 것을 권장한다.
- 연구에 따르면, 유산소 운동에 저항성 운동을 추가하는 것이 어린이부터 노년기까지 건강에 효과를 제공한다.
- 저항성 운동의 목표는 광범위하며, 주요 목표에는 근력 증가와 골밀도 향상이 포함된다.
- 저항성 운동 처방은 모든 근육군을 포함하는 8~10개의 복합 관절 운동으로 구성된다. 세트당 8~12회의 반복으로 1~3세트를 수행하며, 더 많은 세트를 수행할수록 근력 향상이 크다. 훈련 빈도는 주 2~3회로, 세션 간에 휴식을 두어야 한다.
- 유연성은 관절을 정상 범위 내에서 움직일 수 있는 능력을 의미한다.
- 여러 가지 스트레칭 방법이 존재하지만, 정적 스트레칭이 일반적이고 효과적인 방법이다.
- 정적 스트레칭의 가이드라인은 주 3~5회 훈련, 각 운동당 15~30초의 정적 스트레칭, 각 스트레칭을 3~5회 반복하는 것이다.

연구 문제

1. 운동량-반응 곡선을 도식화하고, 이 곡선과 관련된 용량(potency), 기울기(slope), 최대 효과(maximal effect)의 의미를 설명하시오.
2. 운동 용량을 설명하는 네 가지 요소를 정의하고 논의하시오.
3. 유산소 운동과 저항성 운동에 대한 현재의 신체 활동 가이드라인을 설명하시오.
4. 저강도, 중강도, 고강도 활동의 정의를 논의하시오.
5. 건강을 개선하기 위해 필요한 저강도 신체 활동의 양을 설명하시오.
6. 심폐 체력 향상과 관련된 운동의 빈도, 강도, 시간(지속 시간), 유형(FITT)의 범위를 확인하시오.
7. 심폐 체력 향상을 위한 유산소 운동 중 목표 심박수 범위를 계산하는 두 가지 간접 방법을 설명하시오.
8. 고강도 인터벌 트레이닝(HIIT)을 설명하고, HIIT에 대한 생리학적 적응을 논의하시오.
9. 운동 강도를 계산하는 데 사용되는 두 가지 일반적인 방법(예비 심박수 및 예비 산소 섭취량)을 정의하시오.
10. 저항성 운동의 건강상의 효과를 설명하고, 성인을 위한 추천되는 저항성 운동 및 스트레칭 프로그램을 요약하시오.

추천 문헌

American College of Sports Medicine. 2013. *ACSM's Resource Manual for Guidelines for Exercise Testing and Prescription.* 7th ed. Baltimore, MD: Lippincott Williams & Wilkins.

American College of Sports Medicine. 2009. Progression models in resistance training for health adults. *Medicine and Science in Sports and Exercise.* DOI: 10.1249/MSS.0b013e3181915670

Buttar, K., N. Saboo, and S. Kacker. 2019. A review: maximal oxygen uptake and its estimation methods. *International Journal of Physical Education, Sports, and Health* 6:24–32.

Crowley, E, et al. 2022. The effect of exercise intensity training on $\dot{V}O_2$ max in healthy adults: an overview of systematic reviews and meta-analyses. *Translational Sports Medicine.*

Durstine, J. L., G. E. Moore, M. J. LaMonte, and B. A. Franklin. 2008. *Pollock's Textbook of Cardiovascular Disease and Rehabilitation.* Champaign, IL: Human Kinetics.

Faigenbaum, A. D. 2017. Exercise prescription for muscular fitness. In *Fitness Professional's Handbook,* 7th ed. E. T. Howley and D. L. Thompson (eds). Champaign, IL: Human Kinetics.

Gagnon, L. H. 2017. Exercise prescription for flexibility and low-back function. In *Fitness Professional's Handbook.* 7th ed. E. T. Howley and D. L. Thompson (eds). Champaign, IL: Human Kinetics.

Haff, G., and N. Triplett. 2021. Essentials of Strength and Conditioning. Champaign, IL: Human Kinetics.

Howley, E. T., and D. L. Thompson. 2017. *Fitness Professional's Handbook.* 7th ed. Champaign, IL: Human Kinetics.

Ratamess, N. 2021. *ACSM's Foundations of Strength Training and Conditioning.* 2nd ed. Baltimore, MD: Wolters Kluwer.

Wattanapisit, A. and S. Thanamee. 2017. Evidence behind 10,000 steps walking. *Journal of Health Research* 31: 241–248.

참고 문헌

1. **Ainsworth B, Haskell W, Herrmann S, Meckes N, Bassett D, Tudor-Locke C, et al.** 2011 compendium of physical activity: a second update of codes and MET values. *Medicine and Science in Sports and Exercise* 43:1575–1581, 2011.
2. **American College of Sports Medicine.** American College of Sports Medicine position stand: the recommended quantity and quality of exercise for developing and maintaining cardiorespiratory and muscular fitness, and flexibility in healthy adults. *Medicine & Science in Sports & Exercise* 30: 975–991, 1998.
3. **American College of Sports Medicine.** Quantity and quality of exercise for developing and maintaining cardiorespiratory, musculoskeletal, and neuromotor fitness in apparently healthy adults: guidance for prescribing exercise. *Medicine & Science in Sports & Exercise* 43:1334–1359, 2011.
4. **American College of Sports Medicine.** *Guidelines for Exercise Testing and Prescription.* Baltimore, MD: Lippincott Williams & Wilkins, 2017.
5. **American College of Sports Medicine.** Progression models in resistance training for healthy adults. *Medicine & Science in Sports & Exercise* 41: 1510–1530, 2009.
6. **American College of Sports Medicine.** Progression models in resistance training for healthy adults. *Medicine & Science in Sports & Exercise* 34: 364–380, 2002.
7. **American College of Sports Medicine.** Summary statement: workshop on physical activity and public health. *Sports Medicine Bulletin* 28: 7, 1993.
8. **American Heart Association.** Statement on exercise: benefits and recommendations for physical activity programs for all Americans. A statement for health professionals by the Committee on Exercise and Cardiac Rehabilitation of the Council on Clinical Cardiology, American Heart Association. *Circulation* 86: 340–344, 1992.
9. **Artero EG, Lee D-C, Lavie CJ, España-Romero V, Sui X, Church TS, et al.** Effects of muscular strength on cardiovascular risk factors and prognosis. *Journal of Cardiopulmonary Rehabilitation and Prevention* 32: 351–358, 2012.
10. **Åstrand PO and Saltin B.** Maximal oxygen uptake and heart rate in various types of muscular activity. *Journal of Applied Physiology* 16: 977–981, 1961.
11. **Bai Y, Welk G, Nam Y, Lee J, Lee J, Kim Y, Meier N, and Dixon P.** Comparison of consumer and research monitors under semistructured settings. *Medicine and Science in Sports and Exercise* 48: 151–158, 2016.
12. **Bartlett JD, Close GL, Maclaren DPM, Gregson W, Drust B, and Morton JP.** High-intensity running is perceived to be more enjoyable than moderate-intensity continuous exercise: implications for exercise adherence. *Journal of Sport Sciences* 29: 547–553, 2011.
13. **Birk TJ and Birk CA.** Use of ratings of perceived exertion for exercise prescription. *Sports Medicine* 4: 1–8, 1987.
14. **Blair SN, Kohl HW, III, Barlow CE, Paffenbarger RS, Jr., Gibbons LW, and Macera CA.** Changes in physical fitness and all-cause mortality: a prospective study of healthy and unhealthy men. *JAMA* 273: 1093–1098, 1995.
15. **Blair SN, Kohl HW, III, Paffenbarger RS, Jr., Clark DG, Cooper KH, and Gibbons LW.** Physical fitness and all-cause mortality: a prospective study of healthy men and women. *JAMA* 262: 2395–2401, 1989.
16. **Buchheit M and Laursen PB.** High-intensity interval training, solutions to the programming puzzle. Part I: cardiopulmonary emphasis. *Sports Medicine* 43: 313–338, 2013.
17. **Buchheit M and Laursen PB.** High-intensity interval training, solutions to the programming puzzle. Part II: anaerobic energy, neuromuscular load and practical applications. *Sports Medicine* 43: 927–954, 2013.
18. **Burgomaster KA, Hughes SC, Heigenhauser GJF, Bradwell SN, and Gibala MJ.** Six sessions of sprint interval training increases muscle oxidative potential and cycle endurance capacity in humans. *Journal of Applied Physiology* 98: 1985–1990, 2005.
19. **Campbell W, Kraus W, Powell K, Haskell W, Janz K, Jakicic J, et al.** High-intensity interval training for cardiometabolic disease prevention. *Medicine and Science in Sports and Exercise* 51: 1220–1226, 2019.
20. **Caspersen CJ, Powell KE, and Christenson GM.** Physical activity, exercise, and physical fitness: definitions and distinctions for health-related research. *Public Health Reports* 100: 126–131, 1985.
21. **Cavero-Redondo I, Peleteiro B, Alvarez-Bueno C, Artero E, and Martinez-Vizcaino V.** The effect of physical interventions on glycosylated haemoglobin in non-diabetic populations: a systematic review and meta-analysis. *Sports Medicine* 48: 1151–1164, 2018.
22. **Cavero-Redondo I, Tudor-Locke C, Alvarez-Bueno C, Cunha P, Aguiar E, and Martinez-Vizcaino V.** Steps per day and arterial stiffness. *Hypertension* 73: 350–363, 2019.
23. **Ceci R and Hassmen P.** Self-monitored exercise at three different RPE intensities in treadmill vs field running. *Medicine & Science in Sports & Exercise* 23: 732–738, 1991.
24. **Chow RJ and Wilmore JH.** The regulation of exercise intensity by ratings of perceived exertion. *Journal of Cardiac Rehabilitation* 4: 382–387, 1984.
25. **Church TS, Earnest CP, Skinner JS, and Blair SN.** Effects of different doses of physical activity on cardiorespiratory fitness among sedentary, overweight or obese postmenopausal women with elevated blood pressure: a randomized controlled trial. *JAMA* 297: 2081–2091, 2007.
26. **Dionne FT, Turcotte L, Thibault MC, Boulay MR, Skinner JS, and Bouchard C.** Mitochondrial DNA sequence polymorphism, $\dot{V}O_2$ max, and response to endurance training. *Medicine & Science in Sports & Exercise* 23: 177–185, 1991.
27. **Duncan GE, Howley ET, and Johnson BN.** Applicability of $\dot{V}O_2$ max criteria: discontinuous versus continuous protocols. *Medicine & Science in Sports & Exercise* 29: 273–278, 1997.
28. **Faulkner JA, Roberts DE, Elk RL, and Conway J.** Cardiovascular responses to submaximum and maximum effort cycling and running. *Journal of Applied Physiology* 30: 457–461, 1971.
29. **Franklin BA.** Exercise testing, training and arm ergometry. *Sports Medicine* 2: 100–119, 1985.
30. **Galvao DA and Taaffe DR.** Single- vs. multiple-set resistance training: recent developments in the controversy. *Journal of Strength and Conditioning Research/National Strength & Conditioning Association* 18: 660–667, 2004.
31. **Gayda M, Ribeiro PAB, Juneau M, and Nigam A.** Comparison of different forms of exercise training in patients with cardiac disease: where does high--intensity interval training fit? *Canadian Journal of -Cardiology* 32: 485–494, 2016.
32. **Gellish RL, Goslin BR, Olson RE, McDonald A, Russi GD, and Moudgil VK.** Longitudinal modeling of the relationship between age and maximal heart rate. *Medicine & Science in Sports & Exercise* 39: 822–829, 2007.
33. **Gibala MJ and McGee SL.** Metabolic adaptations to short-term high-intensity interval training a little pain for a lot of gain? *Exercise and Sport Science Review* 36: 58–63, 2008.
34. **Gibala MJ, Little JP, MacDonald J, and Hawley JA.** Physiological adaptations to low-volume, high-intensity interval training

in health and disease. *Journal of Physiology* 590(5): 1077–1084, 2012.
35. **Golding LA.** YMCA *Fitness Testing and Assessment Manual.* Champaign, IL: Human Kinetics, 2000.
36. **Goodman LS and Gilman A.** Goodman's and Gilman's *The Pharmacological Basis of Therapeutics.* (Eds. Brunton, L. et al.) New York, NY: Macmillan, 2018.
37. **Guiraud T, Nigam A, Gremeaux V, Meyer P, Juneau M, and Bosquet L.** High-intensity interval training in cardiac rehabilitation. *Sports Medicine* 42: 587–605, 2012.
38. **Gutmann M.** Perceived exertion-heart rate relationship during exercise testing and training in cardiac patients. *Journal of Cardiac Rehabilitation* 1: 52–59, 1981.
39. **Hage P.** Perceived exertion: one measure of exercise intensity. *Physician and Sportsmedicine* 9: 136–143, 1981.
40. **Haskell WL.** Dose-response issues from a biological perspective. In *Physical Activity, Fitness, and Health,* edited by Bouchard C, Shephard RJ, and Stevens T. Champaign, IL: Human Kinetics, 1994, pp. 1030–1039.
41. **Haskell WL.** Physical activity and health: need to define the required stimulus. *The American Journal of Cardiology* 55: 4D–9D, 1985.
42. **Haskell WL, Lee IM, Pate RR, Powell KE, Blair SN, Franklin BA, et al.** Physical activity and public health: updated recommendation for adults from the American College of Sports Medicine and the American Heart Association. *Medicine & Science in Sports & Exercise* 39: 1423–1434, 2007.
43. **Haskell WL, Montoye HJ, and Orenstein D.** Physical activity and exercise to achieve health related physical fitness components. *Public Health Report* 100: 202–212, 1985.
44. **Hellerstein H.** Principles of exercise prescription for normals and cardiac subjects. In *Exercise Training in Coronary Heart Disease,* edited by Naughton JP, and Hellerstein HK. New York, NY: Academic Press, 1973, pp. 129–167.
45. **Hellerstein HK and Ader R.** Relationship between percent maximal oxygen uptake (% max $V^{\cdot}O_2$) and percent maximal heart rate (% MHR) in normals and cardiacs (ASHD). *Circulation* 43–44 (Suppl II): 76, 1971.
46. **Hellerstein HK and Franklin BA.** Exercise testing and prescription. In *Rehabilitation of the Coronary Patient,* edited by Wenger NK, and Hellerstein HK. New York, NY: Wiley, 1984, pp. 197–284.
47. **Hermansen L and Saltin B.** Oxygen uptake during maximal treadmill and bicycle exercise. *Journal of Applied Physiology* 26: 31–37, 1969.
48. **Hetzler RK, Seip RL, Boutcher SH, Pierce E, Snead D, and Weltman A.** Effect of exercise modality on ratings of perceived exertion at various lactate concentrations. *Medicine & Science in Sports & Exercise* 23. 88–92, 1991.
49. **Howley ET.** Type of activity: resistance, aerobic and leisure versus occupational physical activity. *Medicine & Science in Sports & Exercise* 33: S364–369; discussion S419–320, 2001.
50. **Howley ET and Thompson DL.** *Fitness Professional's Handbook.* 7th ed. Champaign, IL: Human Kinetics, 2017.
51. **Humburg H, Baars H, Schroder J, Reer R, and Braumann KM.** 1-set vs. 3-set resistance training: a crossover study. *Journal of Strength and Conditioning Research/National Strength & Conditioning Association* 21: 578–582, 2007.
52. **Jennings GL, Deakin G, Korner P, Meredith I, Kingwell B, and Nelson L.** What is the dose-response relationship between exercise training and blood pressure? *Annals of Medicine* 23: 313–318, 1991.
53. **Kaminsky LA, Arena R, Beckie TM, Brubaker PH, Church TS, Forman DE, et al.** The importance of cardiorespiratory fitness in the United States: the need for a national registry. A policy statement from the American Heart Association. *Circulation* 127: 652–662, 2013.
54. **Kaminsky LA, Arena R, and Myers J.** Reference standards for cardiorespiratory fitness measured with cardiopulmonary exercise testing: data from the Fitness Registry and the Importance of Exercise National Database. *Mayo Clinic Proceedings* 90: 1515–1523, 2015.
55. **Karvonen J and Vuorimaa T.** Heart rate and exercise intensity during sports activities: practical application. *Sports Medicine* 5: 303–311, 1988.
56. **Karvonen MJ, Kentala E, and Mustala O.** The effects of training on heart rate; a longitudinal study. *Annales Medicinae Experimentalis et Biologiae Fenniae* 35: 307–315, 1957.
57. **Kasaniemi YA, Danforth JE, Jensen MD, Kopelman PG, Lefebvre P, and Reeder BA.** Dose—response issues concerning physical activity and health: an evidenced-based symposium. *Medicine & Science in Sports & Exercise* 33 (Suppl): S351–358, 2001.
58. **Kessler HS, Sisson SB, and Short KR.** The Potential for high-intensity interval training to reduce cardiometabolic disease risk. *Sports Medicine* 42: 489–509, 2012.
59. **King A, Powell K, and Kraus W.** The US physical activity guidelines advisory committee report - introduction. *Medicine & Science in Sports & Exercise* 51:1203–1205, 2019.
60. **Kodama S, Saito K, Tanaka S, Maki M, Yachi Y, Asumi M, et al.** Cardiorespiratory fitness as a quantitative predictor of all-cause mortality and cardiovascular events in healthy men and women. *Journal of the American Medical Association* 301: 2024–2035, 2009.
61. **Kohl HW, Gibbons LW, Gordon NF, and Blair SN.** An empirical evaluation of the ACSM guidelines for exercise testing. *Medicine & Science in Sports & Exercise* 22: 533–539, 1990.
62. **Koshy A, Sajeev J, Nerlekar N, Brown A, Rajakariar K, Zuriek M, et al.** Smart watches for heart rate assessment in atrial arrhythmias. *International Journal of Cardiology* 266: 124–127, 2018.
63. **Kraus W, Janz K, Powell K, Campbell W, Jakicic J, Troiano R, et al.** Daily step counts for measuring physical activity and its relationship to health. *Medicine and Science in Sports and Exercise* 51: 1206–1212, 2019.
64. **Lee IM, Hsieh CC, and Paffenbarger RS, Jr.** Exercise intensity and longevity in men. The Harvard alumni health study. *JAMA* 273: 1179–1184, 1995.
65. **Lee IM, Shiroma E, Kamada M, Bassett D, Matthews C, and Buring J.** Association of step volume and intensity with all-cause mortality in older women. *JAMA Internal Medicine* in press 2019.
66. **Little JP, Safdar A, Wilkin GP, Tarnopolsky MA, and Gibala MJ.** A practical model of low-volume high intensity interval training induces mitochondrial biogenesis in human skeletal muscle: potential mechanisms. *Journal of Physiology* 588(6): 1011–1022, 2010.
67. **Londeree BR and Ames SA.** Trend analysis of the % $\dot{V}O_2$ max-HR regression. *Medicine and Science in Sports* 8: 123–125, 1976.
68. **McConnell TR.** Practical considerations in the testing of $\dot{V}O_2$ max in runners. *Sports Medicine* 5: 57–68, 1988.
69. **McArdle WD, Katch FI, and Pechar GS.** Comparison of continuous and discontinuous treadmill and bicycle tests for max $\dot{V}O_2$. *Medicine and Science in Sports* 5: 156–160, 1973.
70. **Milanovic Z, Sporis G, and Weston M.** Effectiveness of high-intensity interval training (HIT) and continuous endurance training for $\dot{V}O_2$ max improvements: a systematic review and meta-analysis of controlled trials. *Sports Medicine.* 45: 1469–1481, 2015.
71. **Milanovic Z, Stojiljkovic N, Pavlovic L, Antic V, and Stankovic N.** Accupedo pedometer: daily walking step counter.

British Journal of Sports Medicine. http://dx.doi.org/10.1136/bjsports-2016-095993. 2016.

72. **Myers J, Prakash M, Froelicher V, Do D, -Partington S, and Atwood JE.** Exercise capacity and mortality among men referred for exercise testing. *New England Journal of Medicine* 346: 793–801, 2002.
73. **O'Donovan G, Owen A, Bird SR, Kearney EM, Nevill AM, Jones DW, et al.** Changes in cardiorespiratory fitness and coronary heart disease risk factors following 24 wk of moderate- or high-intensity exercise of equal energy cost. *Journal of Applied Physiology* 98: 1619–1625, 2005.
74. **Paffenbarger RS and Hale WE.** Work activity and coronary heart mortality. *New England Journal of Medicine* 292: 545–550, 1975.
75. **Paffenbarger RS, Hyde RT, and Wing AL.** Physical activity and physical fitness as determinants of health and longevity. In *Exercise, Fitness and Health,* edited by Bouchard C, Shephard RJ, Stevens T, Sutton JR, and McPherson BD. Champaign, IL: Human Kinetics, 1990, pp. 33–48.
76. **Paffenbarger RS, Jr., Hyde RT, Wing AL, and Hsieh CC.** Physical activity, all-cause mortality, and longevity of college alumni. *New England Journal of Medicine* 314: 605–613, 1986.
77. **Paffenbarger RS, Jr., Hyde RT, Wing AL, Lee IM, Jung DL, and Kampert JB.** The association of changes in physical-activity level and other lifestyle characteristics with mortality among men. *New England Journal of Medicine* 328: 538–545, 1993.
78. **Pate RR, Pratt M, Blair SN, Haskell WL, Macera CA, Bouchard C, et al.** Physical activity and public health: a recommendation from the Centers for Disease Control and Prevention and the American College of Sports Medicine. *JAMA* 273: 402–407, 1995.
79. **Peterson MD, Rhea MR, and Alvar BA.** Maximizing strength development in athletes: a meta-analysis to determine the dose-response relationship. *Journal of Strength and Conditioning Research/National Strength & Conditioning Association* 18: 377–382, 2004.
80. **Pollock ML.** How much exercise is enough? *Physician and Sportsmedicine* 6: 50–64, 1978.
81. **Pollock ML, Broida J, Kendrick Z, Miller HS, Jr., Janeway R, and Linnerud AC.** Effects of training two days per week at different intensities on middle-aged men. *Medicine and Science in Sports* 4: 192–197, 1972.
82. **Pollock ML, Dimmick J, Miller HS, Jr., Kendrick Z, and Linnerud AC.** Effects of mode of training on cardiovascular function and body composition of adult men. *Medicine and Science in Sports* 7: 139–145, 1975.
83. **Pollock ML, Gettman LR, Milesis CA, Bah MD, Durstine L, and Johnson RB.** Effects of frequency and duration of training on attrition and incidence of injury. *Medicine and Science in Sports* 9: 31–36, 1977.
84. **Pollock ML and Wilmore JH.** *Exercise in Health and Disease.* Philadelphia, IL: W. B. Saunders, 1990.
85. **Porcari JP, Ebbeling CB, Ward A, Freedson PS, and Rippe JM.** Walking for exercise testing and training. *Sports Medicine* 8: 189–200, 1989.
86. **Powell KE, Paluch AE, and Blair SN.** Physical activity for health:What kind? How much? How intense? On top of what? *Annual Review of Public Health* 2011 32: 349–365.
87. **Powell KE, Thompson PD, Caspersen CJ, and Kendrick JS.** Physical activity and the incidence of coronary heart disease. *Annual Review of Public Health* 8: 253–287, 1987.
88. **Proper KI, van den Heuvel SG, De Vroome EM, Hildebrandt VH, and Van der Beek AJ.** Dose-response relation between physical activity and sick leave. *British Journal of Sports Medicine* 40: 173–178, 2006.
89. **Quindry J, Franklin B, Chapman M, Humphrey R, and Mathis S.** Benefits and risks of high-intensity interval training in patients with coronary artery disease. *American Journal of Cardiology* 123: 1370–1377, 2019.
90. **Rhea MR, Alvar BA, and Burkett LN.** Single versus multiple sets for strength: a meta-analysis to address the controversy. *Research Quarterly for Exercise and Sport* 73: 485–488, 2002.
91. **Rhea MR, Alvar BA, Burkett LN, and Ball SD.** A meta-analysis to determine the dose response for strength development. *Medicine & Science in Sports & Exercise* 35: 456–464, 2003.
92. **Robertson RJ, Goss FL, Auble TE, Cassinelli DA, Spina RJ, Glickman EL, et al.** Cross-modal exercise prescription at absolute and relative oxygen uptake using perceived exertion. *Medicine & Science in Sports & Exercise* 22: 653–659, 1990.
93. **Ronnestad BR, Egeland W, Kvamme NH, Refsnes PE, Kadi F, and Raastad T.** Dissimilar effects of one- and three-set strength training on strength and muscle mass gains in upper and lower body in untrained subjects. *Journal of Strength and Conditioning Research/National Strength & Conditioning Association* 21: 157–163, 2007.
94. **Rowell LB.** Human cardiovascular adjustments to exercise and thermal stress. *Physiological Reviews* 54: 75–159, 1974.
95. **Sallis R, Matuszak J, Baggish A, Franklin B, Chodzko-Zajko W, Fletcher B, et al.** Call to action on making physical activity assessment and prescription a standard of care. *Current Sport Medicine Reports* 15: 207–215, 2016.
96. **Saltin B and Gollnick PD.** Skeletal muscle adaptability: significance for metabolism and performance. In *Handbook of Physiology—Section 10: Skeletal Muscle,* edited by Peachey LD, Adrian RH, and Geiger SR. Baltimore, MD: Lippincott Williams & Wilkins, 1983.
97. **Sawka MN, Foley ME, Pimental NA, Toner MM, and Pandolf KB.** Determination of maximal aerobic power during upper-body exercise. *Journal of Applied Physiology* 54: 113–117, 1983.
98. **Seip RL, Snead D, Pierce EF, Stein P, and -Weltman A.** Perceptual responses and blood lactate concentration: effect of training state. *Medicine & -Science in Sports & Exercise* 23: 80–87, 1991.
99. **Siscovick DS, Weiss NS, Fletcher RH, and Lasky T.** The incidence of primary cardiac arrest during vigorous exercise. *New England Journal of Medicine* 311: 874–877, 1984.
100. **Siscovick DS, Weiss NS, Fletcher RH, Schoenbach VJ, and Wagner EH.** Habitual vigorous exercise and primary cardiac arrest: effect of other risk factors on the relationship. *Journal of Chronic Diseases* 37: 625–631, 1984.
101. **Stahl S, An H, Dinkel D, Noble, J, and Lee J.** How accurate are wrist-based heart rate monitors during walking and running activities? *Sports Exercise and Medicine* 2: 1–8, 2016.
102. **Stromme SB, Ingjer F, and Meen HD.** Assessment of maximal aerobic power in specifically trained athletes. *Journal of Applied Physiology* 42: 833–837, 1977.
103. **Swain DP and Franklin BA.** Comparison of cardioprotective benefits of vigorous versus moderate intensity aerobic exercise. *American Journal of Cardiology* 97: 141–147, 2006.
104. **Swain DP and Franklin BA.** $VO_{(2)}$ reserve and the minimal intensity for improving cardiorespiratory fitness. *Medicine & Science in Sports & Exercise* 34: 152–157, 2002.
105. **Tanaka H, Monahan KD, and Seals DR.** Age-predicted maximal heart rate revisited. *Journal of the American College of Cardiology* 37: 153–156, 2001.
106. **Tudor-Locke C, Aguiar E, Han H, Ducharme S, Schuna J, Barriera T, et al.** Walking cadence (steps/min) and intensity in 21–40 year olds: CADENCE adults. *International Journal of Behavior Nutrition and Physical Activity* 16: 1–11, 2019.

107. **U.S. Department of Health and Human -Services.** 2018 Physcial activity guidelines for Americans. 2nd edition. https://health.gov/paguidelines/second-edition/pdf/Physical_Activity_Guidelines_2nd_edition.pdf
108. **U.S. Department of Health and Human Services.** Physical Activity Guidelines Advisory Committee Report 2018. https://health.gov/paguidelines/second-edition/report/pdf/PAG_Advisory_Committee_Report.pdf
109. **U.S. Department of Health and Human Services.** *Healthy People* 2000: *National Health Promotion and Disease Prevention Objectives.* U.S. Government Printing Office, 1990.
110. **Wenger HA and Bell GJ.** The interactions of intensity, frequency and duration of exercise training in altering cardiorespiratory fitness. *Sports Medicine* 3: 346–356, 1986.
111. **Wolfe BL, LeMura LM, and Cole PJ.** Quantitative analysis of single- vs. multiple-set programs in resistance training. *Journal of Strength and Conditioning Research/National Strength & Conditioning Association* 18: 35–47, 2004.

18

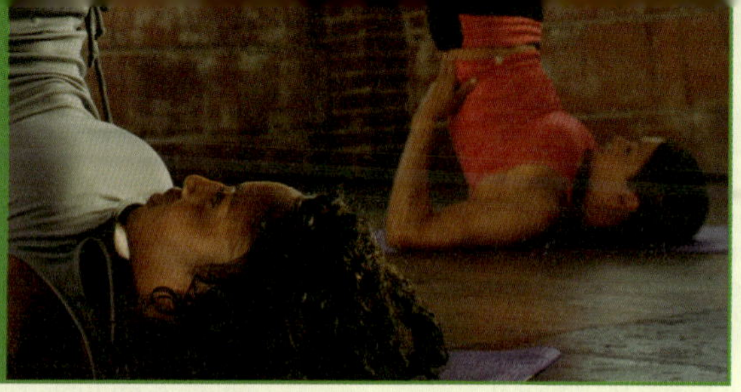

Tim Mantoani/Masterfile

영양, 신체조성과 체중 조절

Nutrition, Body Composition, and Weight Management

■ 학습 목표

이 장을 공부함으로써 다음과 같은 내용을 할 수 있어야 한다:

1. 영양(nutrition)과 영양소(nutrients)를 정의할 수 있다.
2. 영양소의 종류와 기능에 대해 설명할 수 있다.
3. 탄수화물의 두 가지 주요 분류를 식별하고, 혈당 지수(glycemic index)에 대해 설명할 수 있다.
4. 아미노산이 비필수 아미노산과 필수 아미노산으로 분류되는 이유를 설명할 수 있다.
5. 지질의 세 가지 주요 분류를 나열하고 신체에서 지질의 주요 기능을 설명할 수 있다.
6. 다량영양소로서 물의 중요성을 설명할 수 있다.
7. 비타민을 정의하고, 비타민으로 분류되는 요소들의 기준을 설명할 수 있다.
8. 지용성 비타민과 수용성 비타민을 구분할 수 있다.
9. 필수 무기질, 주요 무기질, 미량 무기질을 정의하고 설명할 수 있다.
10. *영양소 섭취 기준, 평균 필요량, 권장 섭취량, 상한 섭취량, 에너지 필요 추정량, 일일 기준치, 에너지 적정 비율*이라는 용어들이 의미하는 바를 설명할 수 있다.
11. 일반 식품에 표시된 영양 성분 표의 목적을 설명할 수 있다.
12. 탄수화물, 지방, 단백질의 에너지 적정 비율을 구분할 수 있다.
13. 혈액 내 콜레스테롤의 두 가지 종류를 설명하고, 심혈관 질환 발병 위험에 어떤 역할을 하는지 설명할 수 있다.
14. 현재 *미국의 식이 지침*에 포함된 다섯 가지 주요 사항을 나열하고 간략히 설명할 수 있다.
15. 신체조성을 정의하고 2요소 모델에 대해 설명할 수 있다.
16. 체질량 지수를 설명하고, 이 방법을 사용하여 비만과 과체중을 평가하는 데 있어서 장점과 단점을 설명할 수 있다.
17. 신체조성을 측정하는 다양한 방법인 수중 체중 측정법, 공기 변위 체적 측정법(Bod Pod), 이중 에너지 X-선 흡수법, 생체 전기 저항 분석법, 피하지방 두께 측정법의 원리를 나열하고 설명할 수 있다. 또한, 이 방법들 중 표준오차가 가장 높은 것과 가장 낮은 것을 구분할 수 있다.
18. 청년과 중년층(18~44세) 남성과 여성의 체지방률 정상 범위를 설명할 수 있다.
19. 에너지 균형 방정식을 설명하고, 방정식의 에너지 소비 측면을 구성하는 요소들을 구분할 수 있다.
20. 다량영양소 에너지 저장의 구성 요소를 구분하고, 세 가지 유형의 지방세포의 기능을 나열하고 설명할 수 있다.
21. 네 가지 인기 있는 식이요법(저탄수화물 식이, 저지방 식이, 고단백 식이, 영양 균형 식이)을 나열하고 설명할 수 있다.
22. 식이요법에 다량영양소 함량이 체중 감소의 핵심이 아닐 수 있다는 증거에 대해 설명할 수 있다.
23. 저칼로리 식이가 제지방 감소에 미치는 영향에 대해 설명하고, 운동과 식이를 병행하는 것이 제지방을 감소시킬 수 있는 방법인지 설명할 수 있다.
24. 건강한 체지방률을 달성하기 위한 5가지 단계를 나열하고 설명할 수 있다.

■ 학습 목차

영양—식품의 과학
영양소의 분류와 기능
다량영양소
- 탄수화물
- 단백질
- 지방
- 물

미량영양소
- 비타민
- 무기질

영양 필요량과 식이 지침
- 평균 필요량
- 권장 섭취량
- 충분 섭취량
- 상한 섭취량
- 에너지 필요 추정량
- 에너지 적정 비율

식품의 영양 성분표
다량 및 미량영양소 섭취에 대한 영양 권장 사항
- 에너지 적정 비율
- 미량영양소 섭취에 대한 권장 사항

미국인의 식이 지침
신체조성
- 과체중 및 비만 평가 방법
- 신체조성 측정 방법

건강한 체지방률이란 무엇인가?
체중 감량: 식이와 운동의 역할
- 신체 에너지 균형
- 인기있는 다이어트 플랜
- 식이의 다량영양소 구성 비율이 체중 감량에 영향을 미치는가?
- 식이 지속에 영향을 미치는 요인
- 저에너지 식이는 지방과 제지방 모두를 감소시킨다
- 운동만으로는 장기적인 체중 감량을 촉진하지 않는다
- 운동과 식이를 병행하면 체중 감량을 촉진하고 제지방량을 유지할 수 있다
- 건강한 체지방률을 유지하기 위한 단계

■ 핵심 용어

권장 섭취량(recommended dietary allowance, RDA)
다량영양소(macronutrient)
미량 무기질(trace minerals)
미량영양소(micronutrient)
비타민(vitamins)
비필수 아미노산(nonessential acid)
상한 섭취량(tolerable upper intake level, UL)
에너지 적정 비율(acceptable macronutrient distribution ranges)
에너지 필요 추정량(estimated energy requirement)
영양(nutrition)
영양소(nutrients)
영양소 섭취 기준(dietary reference intake, DRI)
일일 기준치(daily value)
저에너지 식이(low-energy diet)
주요 무기질(major mineral)
충분 섭취량(adequate intake)
필수 아미노산(essential amino acid)
혈당 지수(glycemic index)

평생 동안 우리는 70,000번 이상의 식사와 셀 수 없이 많은 간식을 먹게 된다(8). 연구에 따르면 우리가 먹는 음식의 양, 질, 종류가 건강과 수명에 큰 영향을 미친다(44). 예를 들어, 지방이 적고 과일과 채소가 풍부한 식단에 규칙적인 운동을 병행하면 심혈관 질환, 제2형 당뇨병, 암 등 다양한 만성 질환의 발생 위험을 줄일 수 있다. 반면, 잘못된 식단과 좌식 생활습관은 여러 질병의 발병 위험을 증가시킨다. 실제로 연구에 따르면, 부실한 식단 선택과 좌식 생활습관은 매년 미국에서 40만 건 이상의 사망에 기여한다고 한다(36).

이 장에서는 세 가지 중요하고 상호 연관된 주제인 (1) 영양의 원칙, (2) 신체조성 평가, (3) 체중 관리를 소개한다. 먼저 영양의 일반적인 원칙에 대해 논의할 것이다. 특히, 다양한 종류의 영양소를 살펴보고, 건강한 신체를 유지하기 위한 각 영양소의 필요한 양에 대해 다룰 것이다. 이 장의 두 번째 부분에서는 신체조성 측정 방법에 대해 논의하고, 신체조성 측정이 건강한 신체조성을 달성하기 위한 체중 감량 프로그램에서 어떻게 유용한지 설명한다. 이 장의 마지막 부분에서는 체중 감량과 체중 관리에서 식단과 운동의 역할에 대해 논의한다.

영양—식품의 과학

우리가 먹는 음식에는 영양소(nutrients)가 포함되어 있다. **영양소**는 신체 기능에 필요한 물질로, 많은 영양소가 생명 유지에 필수적이다. **영양**(nutrition)은 영양소의 상호작용과 건강한 신체에 대한 기여를 과학적으로 연구하는 학문이다(46). 논리적으로, 영양의 연구는 생리학과 생화학의 원리를 포함한다. 예를 들어, 영양은 영양소의 섭취와 소화 과정, 음식의 흡수와 대사, 영양소가 신체 조직에 통합되는 과정 등을 포함하는 생리학적 및 생화학적 과정에 대한 과학이다(45).

영양소의 분류와 기능

음식은 모든 장기와 신체 세포에 연료를 공급하고, 구축하며, 유지하는 데 필요한 영양소를 제공한다. 영양소는 크게 탄수화물, 지방, 단백질, 물, 비타민, 무기질의 여섯 가지 주요 분류로 나눌 수 있다.

모든 영양소는 건강에 중요하며, 몸이 일부 영양소는 음식에서 합성할 수 있지만(예: 지방과 콜레스테롤), 많은 영양소(약 50

가지)는 식이가 필수적이다(46). **필수 영양소**(essential nutrient)는 신체가 이 영양소를 충분히 합성할 수 없기 때문에 음식을 통해 공급받아야 한다. 일반적으로, 각 영양소는 신체에서 다음 세 가지 중요한 기능 중 하나를 제공한다:

1. **세포가 필요로 하는 에너지를 공급한다.** 탄수화물과 지방은 세포에 에너지를 공급하는 주요 영양소이다(8). 단백질도 연료원으로 사용될 수 있지만, 그 기여도는 일반적으로 적기 때문에 단백질의 주요 기능은 에너지 제공이 아니다. 영양소의 에너지 함량은 킬로칼로리(kcal)로 표현되지만, 킬로칼로리는 일반적으로 칼로리라고 불린다.
2. **성장과 발달을 촉진한다.** 단백질은 성장과 발달에 관여하는 주요 영양소이다(8). 특히, 식이 단백질은 세포가 세포 단백질(예: 근육의 수축 단백질, 효소 등)을 합성하는 데 필요한 아미노산을 공급한다. 또한, 칼슘과 인은 뼈를 구성하는 중요한 요소들이다.
3. **대사 조절.** 대사 조절에 관여하는 영양소로는 비타민, 무기질, 미량 원소, 단백질, 물이 있다. 예를 들어, 모든 비타민은 세포 대사의 조절에 참여한다(8, 45, 46). 특히, 비타민 E와 C는 항산화제로서 중요한 역할을 하며, 이 비타민들은 라디칼 대사에 관여한다. 또한, 무기질과 미량 원소는 여러 대사 과정의 조절에 중요한 역할을 한다. 예를 들어, 나트륨은 세포 외액의 균형 유지와 신경 전달에 필요하다(8). 여러 미량 원소(예: 철과 구리)는 일부 효소가 제대로 기능하는 데 필요한 보조 인자이며, 많은 세포 단백질도 대사에서 중요한 역할을 한다(8, 45, 46). 대표적인 예로 세포 효소는 대사 반응의 촉매 역할을 하는 단백질이다. 마지막으로, 물은 신체에서 다양한 필수 대사 기능을 수행하기 때문에 독특한 영양소이다. 특히, 물은 일부 대사 반응에서 소비되며(예: ATP의 분해), 다른 반응에서는 생성된다(예: 산화적 인산화의 최종 생성물). 물은 영양소를 세포로 운반하는 데 중요한 역할을 하며, 대사에서도 필수적인 역할을 한다.

신체는 매일 일부 영양소를 상당량 필요로 하고, 다른 영양소는 제한적으로 필요로 한다. 따라서 6대 영양소는 필요량에 따라 두 가지 주요 범주로 나뉜다(그림 18.1). **다량영양소**(macronutrient)로 분류되는 영양소는 상대적으로 많은 양(하루에 몇 그램 이상)이 필요하다. 이 범주에는 탄수화물, 지방, 단백질, 물이 포함된다. **미량영양소**(micronutrient)는 적은 양(하루에 1 g 이하)이 필요한 영양소를 말한다. 비타민과 무기질은 미량영양소 범주에 속하며 이제 다량영양소와 미량영양소를 별도로 논의하도록 하겠다.

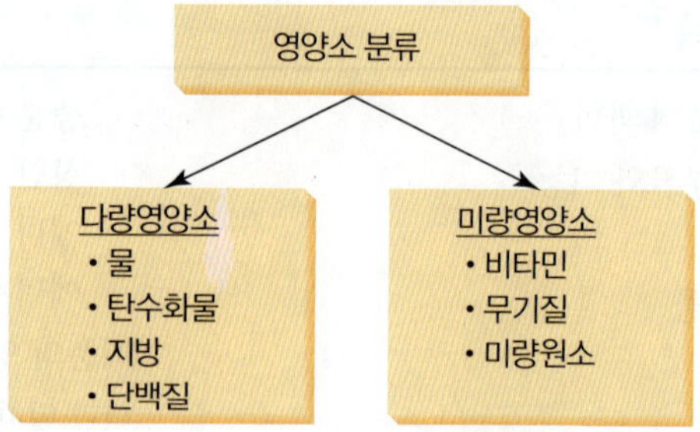

그림 18.1 두 가지 주요 영양소 범주는 다량영양소와 미량영양소를 포함한다.

요약 *In Summary*

- 영양소는 신체 기능에 필요한 물질이며, 많은 영양소는 생명 유지에 필수적이다.
- 영양은 영양소의 상호작용과 건강한 신체에 대한 기여를 과학적으로 연구하는 학문이다.
- 6대 영양소는 탄수화물, 지방, 단백질, 물, 비타민과 무기질이다.
- 영양소는 신체에서 다음 세 가지 중요한 기능 중 하나를 수행한다: (1) 세포에 필요한 에너지 공급, (2) 성장과 발달 촉진, (3) 대사 조절.
- 6대 영양소는 다량영양소와 미량영양소로 나뉜다. 다량영양소는 상대적으로 많은 양이 소비되며 탄수화물, 단백질, 지방, 물로 구성된다. 미량영양소는 적은 양으로 소비되며, 비타민과 무기질이 이 영양소를 구성한다.

다량영양소

앞서 언급한 바와 같이, 다량영양소는 상대적으로 많은 양이 필요하며 탄수화물, 단백질, 지방, 물이 포함된다. 이제 다량영양소 중 탄수화물에 대해 알아보도록 하겠다.

탄수화물

탄수화물은 탄소, 산소, 수소 원자로 구성되며, 수소의 비율이 탄소와 산소의 두 배이다(탄수화물의 일반적인 화학식은 CH_2O이다) (8). 탄수화물은 신체에서 여러 중요한 역할을 한다. 우선, 탄수화물은 골격근과 뇌의 주요 에너지원이다. 실제로, 뇌 세포(뉴런)는 정상적으로 기능하기 위해 지속적인 탄수화물 공급이 필요하다. 또한, 탄수화물은 세포막의 중요한 구성 요소를 형성하며, 대부분의 세포막 탄수화물은 단백질(당단백질)이나 지방(당지질)에 결합되어 있다. 세포막에 위치한 탄수화물은 여러 기능을 수행하며, 그중 하나가 막 수용체 역할을 한다. 마지막으로, 일부 탄수화물은 소화되지 않는 것들(예: 섬유소)이며, 이러한 화합물은 건강에 유익한 효과를 제공한다(8, 45, 46).

탄수화물은 화학적으로 단순 탄수화물과 복합 탄수화물로 존재한다. 단순 탄수화물(종종 단순 당이라고 불림)은 상대적으로 작은 분자로, 자연적으로 과일, 채소, 유제품에 존재한다. 구체적으로, 단당류는 탄수화물의 기본 화학 단위이고, 가장 중요한 식이 단당류 세 가지는 포도당(혈당), 과당, 갈락토스이다(8, 45, 46).

이당류는 두 개의 단당류가 연결(결합)된 단순 당이다. 일반적인 식이 이당류로는 자당, 맥아당, 유당이 있다. 자당(식탁용 설탕)은 포도당 분자와 과당 분자가 결합된 것으로 구성된다. 맥아당(맥아 설탕)은 두 개의 포도당 분자가 결합된 것이며, 유당(우유 설탕)은 갈락토스 분자와 포도당 분자가 결합된 것이다.

복합 탄수화물은 세 개 이상의 단당류가 결합된 것으로, 두 가지 주요 형태인 올리고당과 다당류로 나뉜다. 올리고당은 3~10개의 단당류로 구성된 복합 탄수화물이며, 다당류는 11개 이상의 단당류가 결합된 것이다(8). 올리고당의 식품 원천으로는 양파, 브뤼셀 콩나물, 양배추, 브로콜리, 콩류, 전곡이 있다. 인간의 소화 효소는 올리고당을 분해하지 않으므로, 대부분의 이러한 복합 탄수화물은 흡수되지 않고 소화관을 통과한다(8).

다시 말해, 다당류는 11개 이상의 단당류로 구성된 복합 탄수화물이다. 전분은 소화 가능한 다당류로, 수백 개의 포도당 분자가 결합하여 큰 사슬 모양의 구조를 형성한다. 전분이 풍부한 음식에는 빵, 밀로 만든 시리얼 제품, 쌀, 보리, 귀리가 포함된다. 또한 옥수수, 호박, 콩, 감자, 완두콩과 같은 채소에도 전분이 포함되어 있다.

3장에서 5장까지 논의된 바와 같이, 신체는 포도당을 글리코겐 형태로 간과 골격근에 저장한다. 탄수화물 함량이 높은 음식은 포도당을 간과 골격근에 공급하여 글리코겐 합성을 촉진한다. 글리코겐 합성과 운동 중의 역할에 대한 내용은 추천 문헌의 Murray와 Rosenbloom (2018)에 자세하게 설명되어 있다.

소화 가능한 다당류인 전분 외에도, 식물은 "섬유소"라고 불리는 다른 복합 다당류를 합성한다. 식이 섬유소는 단당류가 화학 결합으로 연결된 긴 사슬로 구성되어 있으며, 인간의 소화 효소에 의해 분해될 수 없다. 식단에서 흔히 발견되는 섬유소 형태로는 셀룰로오스, 헤미셀룰로오스, 펙틴, 점액질, 껌류(gums)가 있다. 섬유소는 소화될 수 없지만, 위장관에 위치한 박테리아(미생물 군)에 의해 대사(발효)될 수 있다. 이 미생물들에 의해 사용되지 않은 섬유소는 위장관을 통과하여 대변으로 배출된다.

식이 섬유소에는 수용성 섬유소와 불용성 섬유소 두 가지 유형이 있다. 수용성 섬유소는 펙틴과 껌류와 같이 물에 용해된다. 불용성 섬유소에는 셀룰로오스와 헤미셀룰로오스가 포함된다. 수용성 섬유소와 불용성 섬유소는 필수 영양소는 아니다. 왜냐하면 신체는 이들 없이도 생존할 수 있기 때문이다. 그럼에도 불구하고, 수용성 및 불용성 섬유소를 포함한 음식을 섭취하는 것은 건강에 중요하다. 예를 들어, 음식에 포함된 불용성 섬유소는 장의 통과 시간을 빠르게 하여 변비, 게실염(대장 염증 질환), 대장암의 위험을 줄이는 데 도움이 된다. 또한, 수용성 섬유소가 풍부한 식단은 혈중 콜레스테롤 수치를 낮추고, 혈압을 감소시키며, 염증 지표를 줄임으로써 심혈관 질환의 위험을 줄일 수 있다(46). 식이 섬유소가 건강에 미치는 이점은 추천 문헌의 Stephenson과 Schiff (2019)에 자세하게 설명되어 있다.

단백질

탄수화물 및 지방과 유사하지만, 단백질은 탄소, 수소, 산소, 질소를 포함하고 있으며, 일부 단백질은 황도 포함하고 있다. 이 화학 원소들은 함께 결합하여 아미노산을 형성하며, 아미노산은 단백질 합성의 기본 구성 요소이다. 단백질은 신체의 모든 세포에서 중요한 역할을 한다. 예를 들어, 단백질은 평활근, 골격근, 심장근의 수축 요소로 작용한다. 또한, 단백질은 세포막 수송을 촉진하고 면역 시스템에서 중요한 역할을 한다. 사실, 물을 제외하고 단백질은 신체 제지방 조직의 주요 구성 요소로, 체중의 약 17%를 차지한다(8, 45, 46). 많은 단백질은 골격근, 결합 조직, 효소, 호르몬에서 발견된다.

신체는 인간의 다양한 세포 유형을 구성하는 모든 단백질을 형성하기 위해 20가지 다른 아미노산을 필요로 한다. 모든 아미노산이 생명에 필요하지만, 20가지 아미노산 중 11개는 세포에서 합성할 수 있으므로, 이들 아미노산은 식이에서 반드시 필요하지 않기 때문에 **비필수 아미노산**(nonessential amino acid)으로 분류된다. 반면 신체는 9가지 아미노산을 형성할 수 없으므로, 이들 아미노산은 **필수 아미노산**(essential amino acid)으로 분류된다. 이러한 아미노산은 식이로 반드시 섭취해야 한다(8) (표 18.1).

단백질의 식이 원천에는 동물성과 식물성 단백질이 모두 포함된다. 그러나 동물성과 식물성 단백질은 필수 아미노산과 비필수 아미노산의 비율에서 차이가 있다. 소고기, 닭고기, 생선, 달걀, 우유와 같은 동물성 단백질은 9가지 필수 아미노산을 모두 포함하고 있다(8). 동물성 단백질은 필수 아미노산이 풍부하므로, 완전 단백질로 분류된다(8, 45, 46). 반대로, 많은 식물성 단백질(콩과 퀴노아를 제외하고)은 모든 필수 아미노산을 포함하지 않는다. 모든 필수 아미노산을 포함하지 않는 식물성 단백질은 불완전 단백질로 분류된다. 완전 단백질 식품을 포함한 식단의 중요성에 대한 논의가 이어진다.

2장에서 소개한 바와 같이, 단백질은 세포 내에서 일련의 잘 조절된 생화학적 단계를 통해 합성되며, 이 과정에서 아미노산이

표 18.1 아미노산의 분류. 세포에서 합성되지 않는 아미노산은 필수 아미노산으로 분류되며, 신체에서 합성될 수 있는 아미노산은 비필수 아미노산으로 분류된다. 특히, 세 가지 필수 아미노산은 branch-chained 아미노산으로 분류되는데, 이 아미노산들은 가지 모양의 곁사슬을 가지고 있으며, 골격근 단백질에 존재하는 필수 아미노산의 약 35%를 차지한다.

필수 아미노산 (9)	비필수 아미노산 (11)
히스티딘(Histidine)	알라닌(Alanine)
이소류신(Isoleucine)*	아르기닌(Arginine)
류신(Leucine)*	아스파라진(Asparagine)
라이신(Lysine)	아스파르트산(Aspatic acid)
메티오닌(Methionine)	시스테인(Cysteine)
페닐알라닌(Phenhlalanine)	글루탐산(Glutamic acid)
트레오닌(Threonine)	글루타민(Glutamine)
트립토판(Tryptophan)	글라이신(Glycine)
발린(Valine)*	프롤린(Proline)
	세린(Serine)
	티로신(Tyrosine)

* Branched-chain 아미노산

연결되어 특정 단백질을 정의하는 독특한 서열을 형성한다. 신체의 모든 세포는 단백질을 합성하기 위해 자유 아미노산 pool(풀, 집합소)을 필요로 하고, 대부분의 단백질은 필수 아미노산과 비필수 아미노산의 조합이 요구된다(8). 명백히, 특정 단백질을 형성하는 데 필요한 아미노산이 단백질 합성 시점에 자유 아미노산 pool에서 충분히 이용 가능해야 한다. 예를 들어, 필수 아미노산인 라이신(lysine)이 부족한 단일 불완전 식물성 단백질인 밀은 라이신을 필요로 하는 단백질 합성을 지원할 수 없다. 따라서 세포가 충분한 양의 필수 아미노산을 갖고 있지 않으면 단백질을 합성할 수 없으며, 남아 있는 아미노산은 종종 세포 에너지를 제공하거나 탄수화물이나 지방으로 전환된다.

식단에서 가장 적은 양으로 공급되는 필수 아미노산을 제한 아미노산(limiting amino acid)이라고 한다. 간단히 말해, 제한 아미노산은 세포에서 합성되는 단백질의 양을 조절한다. 예를 들어, 큰 단백질의 합성이 필수 아미노산 라이신 20개 분자를 필요로 한다면, 이 단백질을 만들기 위해서는 자유 아미노산 pool에 최소한 20개 분자의 라이신이 있어야 한다. 하지만 라이신이 15개 분자만 존재할 경우 이 단백질을 합성할 수 없게 되며, 따라서 라이신이 제한 아미노산이 된다.

마지막으로, 많은 식물은 불완전한 단백질 원천이지만, 식단에서 여러 가지 식물을 조합하여 단일 식물의 필수 아미노산 부족을 보충할 수 있다. 두 가지 이상의 서로 다른 식물을 섭취하여 각 식물 식품의 필수 아미노산 결핍을 보완하는 경우, 이 조합을 상호 보완 단백질(complementary proteins)이라고 한다(8, 45, 46). 즉, 식단에서 상호 보완 단백질 원천을 조합하면, 하나의 식물 원천에서 부족한 아미노산을 다른 원천에서 보충하여 완전 단백질 식단을 만들 수 있다. 이러한 식물 단백질의 조합 방식은 채식주의자들이 식물만으로도 생명에 필요한 모든 필수 아미노산을 제공하는 식단을 신중하게 계획할 수 있는 방법을 설명해 준다.

지방

지방은 유기 용매에 용해되며 대부분의 지방은 물에 용해되지 않는다. 지방(lipid)이라는 용어는 그리스어 *리포스*(lipos)에서 유래된 것으로, 이는 지방(fat)을 의미한다. 지방에는 중성지방, 인지질, 콜레스테롤과 같은 스테롤의 세 가지 주요 종류가 있다(8). 모든 지방 종류는 체내에서 합성되며, 음식에서도 발견될 수 있다.

지방은 몸에서 여러 가지 주요 기능을 수행한다. 중성지방은 지방세포에서 저장된 에너지의 주요 공급원을 제공한다. 연료 공급원 역할 외에도 저장된 중성지방은 지방 용해 비타민의 저장소 역할을 하며, 신체를 단열하고 중요한 장기를 보호하는 기능도 한다. 인지질은 세포막과 세포 소기관을 둘러싼 막(예: 미토콘드리아)의 필수 구성 성분이다. 마지막으로, 콜레스테롤은 세포막의 중요한 구성 요소이기도 하다. 비록 콜레스테롤이 몸에서 연료 공급원으로 사용되지는 않지만, 비타민 D와 스테로이드 호르몬(예: 코르티솔, 테스토스테론, 에스트로겐 등)과 같은 다양한 중요한 물질을 합성하는 데 필요하다.

대부분의 지방은 그 구조에 지방산을 포함하고 있다. 예를 들어, 중성지방은 글리세롤 뼈대(glycerol backbone)에 세 개의 지방산 사슬이 결합된 구조로 이루어져 있다. 이 지방산은 근육과 여러 다른 세포에 중요한 연료 공급원이다. 지방산은 2~24개 탄소로 구성된 수소와 탄소 분자의 사슬로 이루어져 있으며, 이 탄화수소 사슬의 한쪽 끝에는 산소 분자를 포함한 유기산이 붙어 있다(8). 따라서 지방산은 탄수화물과 단백질과 같은 기본 화학 요소를 포함하고 있지만, 산소 분자는 상대적으로 제한된 양만 포함하고 있다. 신체는 대부분의 지방산을 합성할 수 있지만, 신경계의 발달에 중요한 역할을 하는 두 가지 특정 지방산(알파-리놀렌산과 리놀렌산)은 합성할 수 없다. 따라서 이 필수 지방산은 건강을 위해 식단에서 섭취해야 한다.

마지막으로, 일부 식품에는 소량의 트랜스 지방(또는 트랜스 지방산)이 포함되어 있다. 트랜스 지방은 고기와 우유에 자연적으로 소량 존재하는 불포화 지방의 일종이다. 트랜스 지방은 가공 식품의 유통 기한을 늘릴 수 있기 때문에, 20세기에는 마가린, 여러 종류의 스낵 식품, 제과류에 포함시키기 위해 산업적으로 트랜스 지방의 생산이 크게 증가했다. 트랜스 지방이 포함된 식품의 섭취가 증가하는 것은 문제이다. 왜냐하면 트랜스 지방의 소비는 심장병의 위험을 증가시킬 수 있기 때문이다. 이 중요한 주제에 대해서는 이 장 후반부에서 더 자세히 다룰 것이다.

물

물은 종종 다량영양소로서 주목받지 않지만, 가장 많이 필요한 다량영양소이다. 이는 물이 여러 중요한 신체 기능에서 독특하고 필수적인 역할을 하기 때문이다. 예를 들어, 물은 혈액, 침, 점액, 땀, 관절액의 주요 성분이다. 또한 음식 소화, 체온 조절, 혈압 조절, 그리고 혈액 내 영양소 운반에 중요한 역할을 한다. 따라서, 체내에서 적절한 수분 수준을 유지하는 것은 항상성을 유지하는 데 매우 중요하다. 충분한 양의 물을 섭취하지 않으면 탈수가 발생하고, 이는 운동수행을 포함한 많은 신체 기능에 부정적인 영향을 미친다. 이제 체내 수분 분포에 대해 알아보고자 한다.

체내 수분은 (1) 세포 내 수분(세포 안에 있는 물)과 (2) 세포 외 수분(세포 밖에 있는 물) 두 가지 주요 구획으로 나뉜다(그림 18.2). 체내 수분의 대부분(약 63%)은 세포 내 구획에 존재하며, 나머지 37%는 세포 외 구획에 있다(15). 세포 외 수분 구획은 세포를 둘러싼 수분(간질액)과 혈액의 수분 성분(혈장)을 포함한 여러 다른 수분 pool로 구성된다. 개인의 신체조성에 따라, 물은 일반적으로 성인 남성과 여성 체중의 약 50~60%를 차지한다. 체중의 대부분을 차지하는 제지방(골격근, 심장, 간 등)과 같은 조직은 대략 75%의 물을 포함하고 있다. 반면, 지방세포는 중성지방으로 채워져 있어 물은 5%만 포함되어 있다. 따라서 체내 지방의 양은 전체 체내 수분량의 주요 결정 요소가 된다. 즉, 체지방률이 낮은 사람들에 비해 체지방률이 높은 사람들은 전체 체내 수분량이 더 적다.

체수분 비율(%)

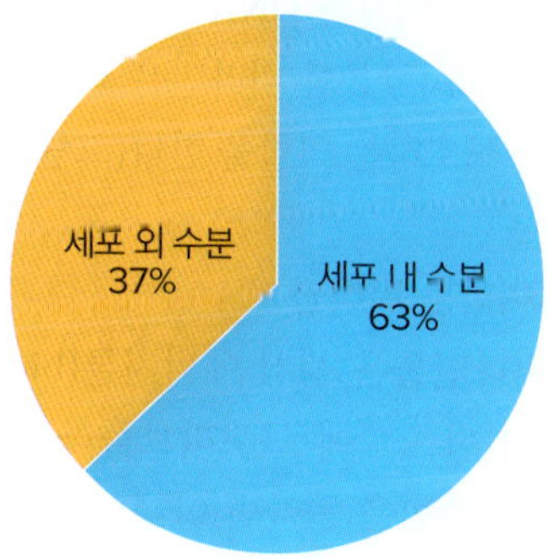

그림 18.2 물은 일반적으로 체중의 50~60%를 차지한다. 물은 두 가지 주요 구획에 위치해 있다: (1) 세포 내 수분, (2) 세포 외 수분.

수분이 생리적 기능에서 중요한 역할을 하는 만큼, 체내 수분 균형이 신경 및 호르몬 요인에 의해 철저히 조절되는 것은 놀랄 일이 아니다. 이러한 조절 메커니즘은 갈증을 증가시켜 수분 섭취를 유도한다. 매일 체내로 들어오는 수분의 약 90%는 음료와 음식에서 얻어진다. 나머지 10%의 수분은 세포 내에서 산화적 인산화 과정 중에 생성된다(3장 참조). 추후에 비활동적인 사람과 활동적인 사람 모두의 수분 섭취 필요량에 대해 논의하고, 환경이 수분 필요에 미치는 영향도 고려할 것이다.

요약 *In Summary*

- 다량영양소인 탄수화물은 체내에서 (1) 에너지 공급원, (2) 세포막 구성 요소, (3) 막 수용체의 요소, (4) 소화 건강 증진(섬유소)과 같은 여러 가지 기능을 제공한다.
- 단백질은 다량영양소로서 세포 단백질의 구성 블록인 아미노산을 제공한다.
- 아미노산은 필수 아미노산과 비필수 아미노산으로 분류된다. 비필수 아미노산은 몸에서 합성될 수 있지만, 필수 아미노산은 세포에서 합성되지 않으므로 식이에서 섭취해야 한다.
- 지방은 일반적으로 물에 용해되지 않는 다량영양소이다. 식이에서 지방은 (1) 에너지 공급원, (2) 신체 단열, (3) 주요 장기 보호, (4) 세포막 구성 요소, (5) 스테로이드 호르몬과 비타민 D 등의 중요한 체내 물질 합성에 필요한 여러 중요한 기능을 제공한다.
- 물은 생명 유지에 필요한 중요한 다량영양소이다. 물은 혈액, 타액, 점액, 땀, 관절액의 주요 구성 요소이다. 게다가 물은 체온 조절, 혈압 조절, 혈액 내 영양소 운반에 중요한 역할을 한다.

미량영양소

미량영양소는 소량으로 필요한 영양소이며, 이 범주에는 비타민과 무기질이 포함된다. 비록 미량영양소가 제한된 양만 필요하지만, 이들 영양소는 정상적인 신체 기능에 필수적이며 생명 유지에 필요하다. 이제 미량영양소 중 비타민에 대한 설명부터 시작하고자 한다.

비타민

식물과 동물에서 다양한 식품들이 비타민을 함유하고 있다. 특히, **비타민**(vitamin)은 신체의 여러 대사 과정에 참여하며 생명 유지에 필요한 유기 물질이다. 비타민으로 분류되기 위해서는 다음의 기준을 모두 충족해야 한다(8):

- 신체가 해당 화합물을 합성할 수 없거나, 건강을 유지하는

데 충분한 양을 만들 수 없다.

- 해당 화합물은 식품에서 자연적으로 발생해야 한다.
- 해당 화합물이(비타민) 식단에서 결핍될 때 건강 문제가 발생한다. 식단에 해당 화합물의 섭취가 회복되면 건강이 회복되며 건강 문제의 징후와 증상이 회복된다.

현재까지 13가지의 화합물이 비타민의 정의를 충족한다(46). 비타민은 용해성에 따라 지용성 비타민과 수용성 비타민으로 분류된다. 이름에서 알 수 있듯이, 지용성 비타민(비타민 A, D, E, K)은 음식의 지방 부분에 존재하며, 체내의 지방 성분(예: 지방 조직)에 저장된다. 수용성 비타민에는 티아민, 리보플라빈, 나이아신, 판토텐산, 엽산, 바이오틴, 비타민 B-6, 비타민 B-12, 비타민 C가 포함된다. 표 18.2는 지용성 비타민과 수용성 비타민을 식별하는 이름 목록을 제공한다.

지용성 비타민은 체내 지방 저장소에 축적된다는 점을 인식하는 것이 중요하다. 따라서, 지용성 비타민을 몇 주에서 몇 달 동안 높은 수준으로 섭취하면 이러한 비타민이 체내 조직에서 독성 수준에 도달할 수 있다. 반면, 대부분의 수용성 비타민은 소변을 통해 배출되기 때문에 체내에 오랫동안 저장되지 않는다. 따라서, 수용성 비타민은 지용성 비타민만큼 독성이 강하지 않다.

비타민은 신체에서 다양한 역할을 하며, 각 비타민은 일반적으로 여러 기능을 가지고 있다(46). 비타민 보충제 광고에서는 종종 비타민이 에너지 수준을 높여준다고 홍보하지만, 비타민 자체는 신체에 에너지를 제공하지 않는다(8, 45, 46). 대신에 여러 비타민은 연료(산화적 인산화)에서 에너지를 방출하는 화학 반응에 참여한다. 또한 비타민은 뼈 건강, 혈액 응고, 아미노산 대사, 항산화 방어, 면역 기능, 적혈구 형성 및 성장/발달에 기여한다(그림 18.3). 각 비타민과 그 생리적 기능에 대한 자세한 논의는 이 장에서 모두 다루기는 힘들다. 그럼에도 불구하고, 다음 섹션에서는 특정 주요 비타민의 생리적 역할을 좀 더 자세히 소개할 것이다. 모든 비타민에 대한 정보는 추천 문헌의 Stephenson과 Schiff (2019)에 자세하게 설명되어 있다.

표 18.2 지용성 및 수용성 비타민을 식별하는 데 사용되는 이름
지용성 비타민
비타민 A(레티놀; retinol)
비타민 D(콜레칼시페롤; cholecalciferol, 에르고칼시페롤; ergocalciferol)
비타민 E(토코페롤; tocopherol, 알파 토코페롤; alpha-tocopherol)
비타민 K(필로퀴논; phylloquinone, 메나퀴논; menaquinone)
수용성 비타민
티아민(티아민; thiamine, 비타민 B_{-1})
리보플라빈(비타민 B_{-2})
나이아신(니코틴아미드; nicotinamide, 니코틴산; nicotinic acid, 비타민 B_{-3})
비타민 B_{-6}(피리독신; pyridoxine)
바이오틴(비타민 H)
판토텐산(비타민 B_{-5})
엽산(엽산; folic acid)
비타민 C (아스코르브산)

항산화 비타민

자유 라디칼(종종 라디칼이라고도 함)은 외부 궤도에 짝을 이루지 않은 전자를 가진 분자들로, 이 짝을 이루지 않은 전자는 라디칼 반응성을 매우 높게 만든다. 3장에서 논의했듯이, 라디칼은 신진대사의 부산물이며 생물학적으로 중요하다. 왜냐하면 라디칼은 산화제로서 안정적인 세포 분자들(예: 단백질, 지방산 또는 DNA)에서 전자를 제거하기 때문이다. 라디칼이 적게 생성되면 세포에 해를 끼치지 않지만 단백질, 지방산, 또는 DNA의 산화가 높은 수준에 이르면 이러한 분자들이 손상되고 종종 파괴되기도 한다(46). 이것은 단백질, 지방, DNA의 산화가 노화에 기여하고 암, 심장병, 뇌졸중 등 다양한 질병을 초래할 수 있기 때문에 중요하다.

높은 수준의 자유 라디칼이 세포 구성 요소에 손상을 주기 때문에, 세포 내에는 내인성 항산화제(세포 내에서 생성되는 항산화제)와 외인성 항산화제(식이를 통해 섭취되는 항산화제)가 존재하여 라디칼에 의한 세포 손상으로부터 보호하는 것은 놀라운 일이 아니다. 이름에서 알 수 있듯이, 항산화제는 자유 라디칼을 중화시켜 산화를 방지한다. 비타민 E와 비타민 C는 중요한 항산화 비타민이다. 비타민 E는 지용성 비타민으로, 세포막 내의 지방산에 대한 자유 라디칼에 의한 손상을 방지한다. 비타민 C는 수용성 비타민으로, 세포 단백질과 DNA에 대한 자유 라디칼에 의한 손상을 방지한다. 이 두 항산화 비타민은 함께 작용하여 자유 라디칼로부터 세포를 보호하는 역할을 한다(그림 18.4).

에너지 대사에 관여하는 비타민

몇 가지 수용성 비타민들은 생체 에너지론(bioenergetics)에서 필수적인 역할을 한다. 그 예로는 리보플라빈, 나이아신, 바이오틴이 있다. 리보플라빈은 플라빈 아데닌 다이뉴클레오타이드(FAD)라는 조효소의 주요 구성 요소이다. FAD는 전자전달계로 전자를 전달하는 데 중요한 역할을 한다는 것을 3장에서 소개했

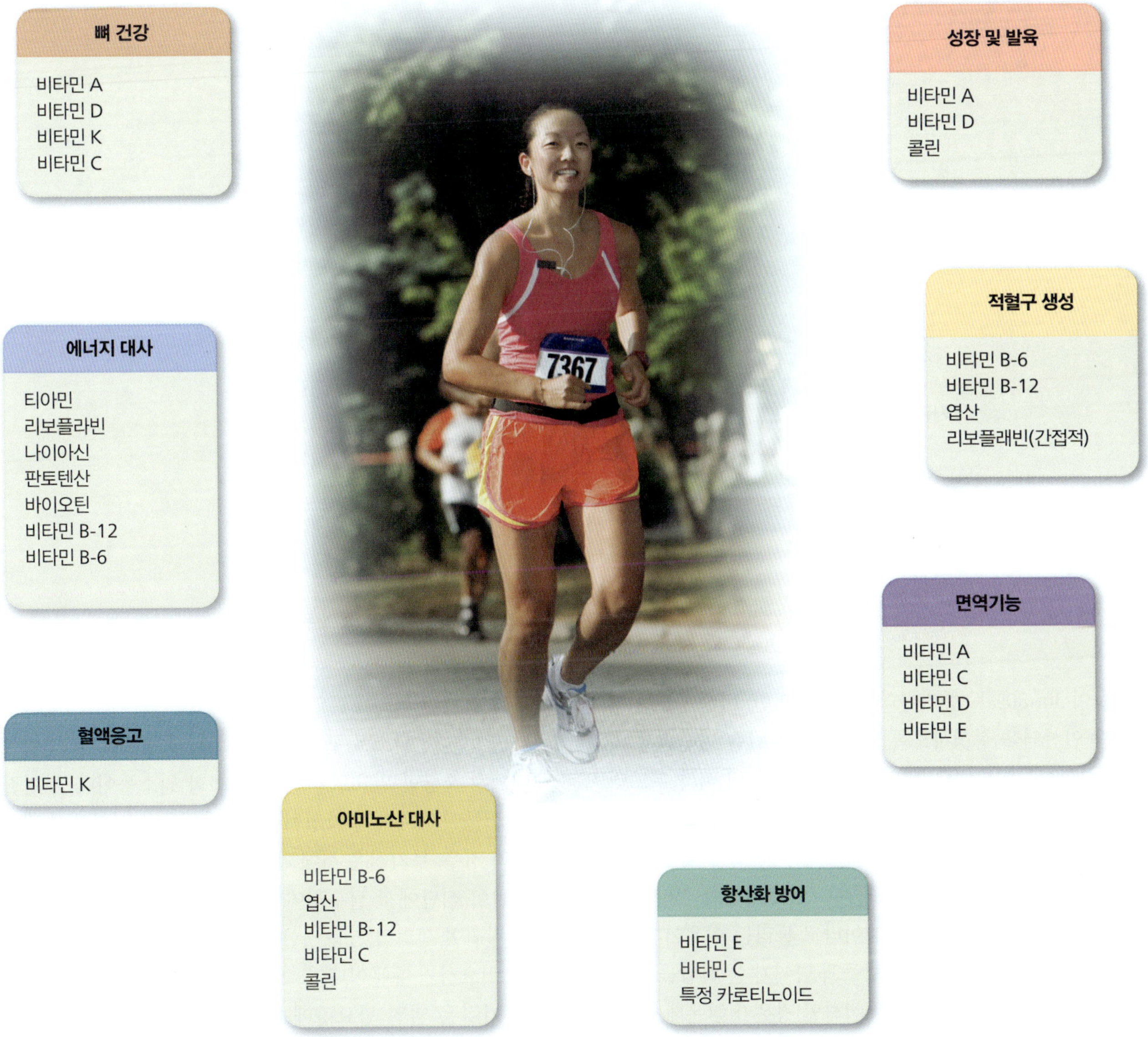
뼈 건강
비타민 A
비타민 D
비타민 K
비타민 C
성장 및 발육
비타민 A
비타민 D
콜린
적혈구 생성
비타민 B-6
비타민 B-12
엽산
리보플래빈(간접적)
에너지 대사
티아민
리보플라빈
나이아신
판토텐산
바이오틴
비타민 B-12
비타민 B-6
면역기능
비타민 A
비타민 C
비타민 D
비타민 E
혈액응고
비타민 K
아미노산 대사
비타민 B-6
엽산
비타민 B-12
비타민 C
콜린
항산화 방어
비타민 E
비타민 C
특정 카로티노이드
7367

그림 18.3 비타민과 관련 화합물의 기능. 비타민과 비타민 유사 화합물(콜린 및 특정 카로티노이드) 그룹은 함께 작용하여 건강을 유지하는 데 기여한다.

Michael Krinkel/E[illegible]/Getty Images

다. 마찬가지로 나이아신은 두 가지 조효소, 즉 니코틴아마이드 아데닌 다이뉴클레오타이드(NAD)와 니코틴아마이드 아데닌 다이뉴클레오타이드 인산(NADP)의 합성에 필수적인 역할을 한다. 이 나이아신에서 유래된 보조효소들은 200개 이상의 세포 반응에 참여하며, 그중에는 생체 에너지 생성과 관련된 여러 경로도 포함된다(8, 45, 46). 마지막으로, 비타민 바이오틴은 시트르산 회로에서 옥살로아세트산의 재생을 포함한 여러 중요한 세포 반응에 참여한다(8).

뼈건강에 관여하는 비타민

네 가지 비타민(A, D, K, C)이 뼈 선상에 기여한다(그림 18.3). 이 중 비타민 D는 뼈 건강에 특히 중요한 역할을 한다. 정확히 말하면, 비타민 D는 칼슘과 인의 대사에서 중요한 역할을 하기 때문에 신체가 건강한 뼈를 유지하는 데 필수적이다. 구체적으로, 비타민 D는 소장 세포(small intestine cell)가 음식에서 칼슘과 인을 흡수하도록 자극한다. 예를 들어, 비타민 D가 부족하면 음식에 포함된 칼슘의 10~15%만이 흡수되지만, 비타민 D가 충분히 있

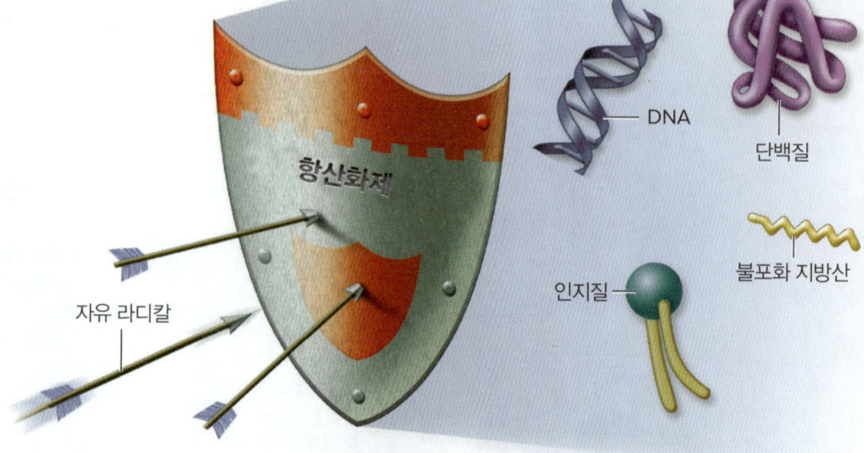

그림 18.4 항산화제는 세포 구성 요소(예: 인지질, 지방산, DNA, 단백질)를 라디칼 매개 손상으로부터 보호하는 방패 역할을 한다.

으면 흡수율이 30~80%로 증가한다(45, 46). 또한, 비타민 D는 뼈세포가 칼슘 인산염을 형성하도록 자극하는데, 칼슘 인산염은 뼈의 주요 광물 화합물이다(46). 비타민 D가 부족하면 뼈가 부드러워지고 뼈 질환인 구루병(rickets)이 발생할 수 있어 중요하다(8).

비타민 D는 비타민으로 간주되지만, 피부 세포가 햇빛에 노출될 때 체내에서 이 화합물을 합성할 수 있다. 이것이 비타민 D가 "햇빛 비타민(sunshine vitamin)"이라고 불리는 이유이다. 그럼에도 불구하고, 북반구에 사는 사람들과 나이가 든 사람들은 혈중 비타민 D 수치가 종종 정상 수준 이하인 경우가 많은데, 이는 나이가 들수록 피부의 비타민 D 합성 능력이 감소하기 때문이다. 따라서 일부 사람들에게는 식단에서 비타민 D를 섭취하는 것이 특히 중요하다(8, 45, 46).

비타민 A, K, C도 뼈 건강에 중요한 역할을 한다. 예를 들어, 비타민 A는 건강한 뼈의 분해와 형성에 필요하기 때문에 결핍된 어린이들은 성장이 저해될 수 있다(8, 45, 46). 비타민 K는 혈액 응고에 중요하며, 뼈 건강에도 중요한 역할을 한다. 이는 뼛속의 세 가지 칼슘 결합 단백질이 뼈의 무기질화 과정에서 비타민 K에 의존하기 때문이다(8). 마지막으로, 비타민 C는 항산화제로서의 역할 외에도 뼈 건강에 긍정적인 영향을 미치는데, 이는 비타민 C가 뼈의 형성을 증가시키는 유전자의 발현을 촉진하기 때문이다(1).

무기질

비타민이 여러 원소로 구성된 유기 화합물인 것과 달리, 무기질은 체내에서 소량만 필요로 하는 개별 화학 원소들이다. 무기질은 기본 원소들이 체내에서 합성될 수 없기 때문에 식단에서 필요하다. 인간의 경우, 무기질은 전체 체중의 약 4%를 차지하며, 약 16가지 무기질이 식단에서 필수적이다(45) (그림 18.5). 왜냐하면, 만약 식이 결핍이 생리적 기능 장애나 질병을 초래할 경우 해당 무기질이 꼭 필요하기 때문이다.

무기질은 일일 필요량에 따라 두 가지 범주로 분류된다. 하루에 100 mg (1/50 티스푼) 이상 필요한 무기질은 **주요 무기질**(major mineral)로 분류된다. 필수적인 7가지 주요 무기질에는 칼슘, 인, 마그네슘, 황, 나트륨, 칼륨, 염화물이 포함된다. **미량 무기질**(또는 **미량 원소**)은 하루에 100 mg 이하로 필요하다(46). 필수적인 9가지 미량 무기질에는 철, 아연, 구리, 아이오딘(요오드), 셀레늄, 몰리브덴, 플루오린(불소), 망가니즈(망간), 크로뮴(크롬)이 포함된다. 그림 18.6은 주요 무기질과 미량 무기질의 주요 기능에 대한 개요를 제공한다.

필수 무기질은 몸에서 많은 역할을 한다. 예를 들어, 칼슘과 인과 같은 일부 무기질은 뼈와 치아에서 무기질 구조를 형성한다. 또한 무기질은 체액 균형에 기여하며, 일부 무기질은 효소 기능에서 보조인자로 중요한 역할을 한다(효소 기능에 필요한 요소를 보조인자라고 한다). 다음 섹션에서는 선택된 주요 무기질과 미

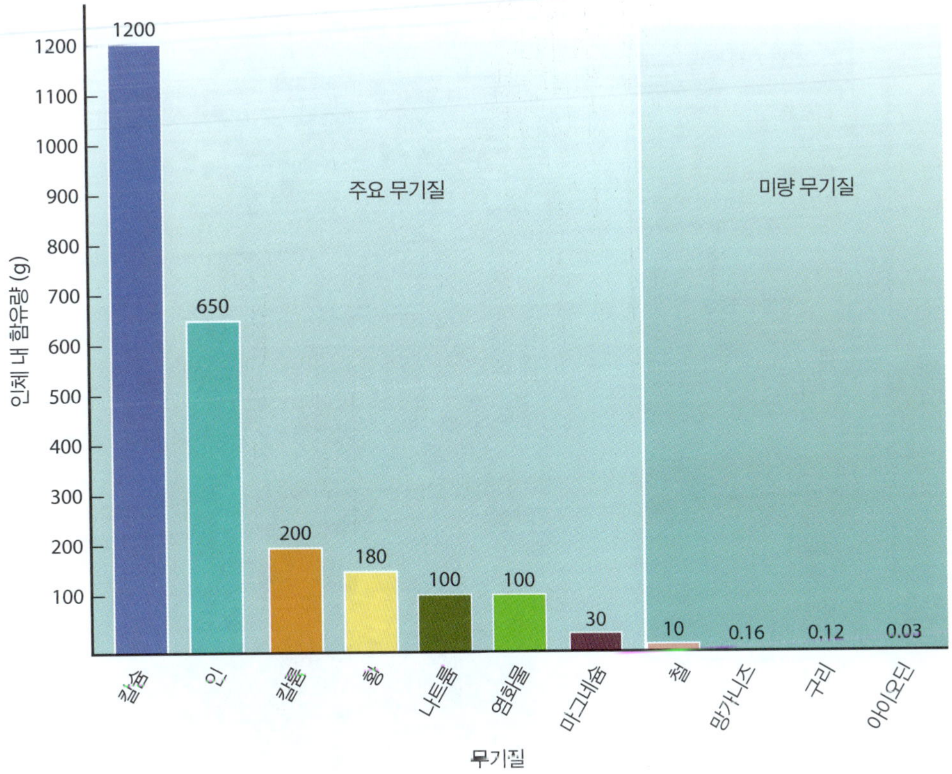

그림 18.5 평균적인 인간의 신체에 존재하는 무기질의 대략적인 양.

량 무기질의 기능을 강조할 것이다.

주요 무기질

주요 무기질이라고 불리는 이유는 건강에 대한 상대적 중요성 때문이 아니라, 미량 무기질보다 더 많은 양이 필요하기 때문이다. 칼슘, 인, 칼륨, 나트륨이 신체에 미치는 중요한 역할에 대해 알아보도록 하겠다.

칼슘은 신체에서 가장 풍부한 주요 무기질이며 정상적인 생리적 기능에 많은 중요한 역할을 한다. 예를 들어, 칼슘은 뼈와 치아의 필수 구성 요소이며, 혈액 응고와 신경전달에도 참여한다. 게다가 칼슘은 세포 내에서 중요한 신호 전달 분자로 작용하며, 근육 수축이 일어나기 위해 필수적이다.

인(P)은 신체에서 두 번째로 많은 주요 무기질로, 체중의 약 1%를 차지한다. 체내 인의 85%는 뼈와 치아에 위치하지만, 인은 모든 세포의 정상적인 기능에 필수적이고 다음과 같은 이유로 필요하다(45):

- ATP, 인산크레아틴 및 에너지 생산에 필요한 기타 물질을 합성한다.
- 인지질, DNA 및 RNA를 합성한다.
- 여러 효소와 호르몬을 활성화한다.

칼륨은 체내에서 세 번째로 풍부한 주요 무기질이며, 세포 내부의 주요 양전하(+) 이온이다. 실제로 체내 칼륨의 대부분은 세포 내액에 저장되어 있고 모든 세포는 칼륨을 필요로 한다. 칼륨은 신경과 근육세포의 기능에 중요한 역할을 하며, 정상적인 신장 기능에도 필수적이다.

나트륨은 신체에서 다섯 번째로 풍부한 주요 무기질이다. 식용 소금(염화나트륨)은 서구 식단에서 나트륨의 주요 공급원이다. 나트륨은 체액 균형에서 중요한 역할을 하며, 세포 외액에서 주요 양전하 이온으로 존재한다. 또한 신경 전달, 골격근 기능, 세포로의 포도당과 아미노산의 운반에도 중요하다.

미량 무기질

앞서 논의한 바와 같이 미량 무기질은 몸에서 소량(<100 mg/일) 필요하지만, 중요한 것은 필수 미량 무기질이 생명 유지에 필요하다는 것이다. 철, 아연, 구리, 셀레늄, 아이오딘와 같은 몇 가지 필수 미량 무기질의 기능을 알아보도록 하겠다.

철은 혈액과 근육 섬유 내에서 산소 운반에 필수적인 역할을 한다. 구체적으로, 철은 헤모글로빈과 마이오글로빈의 필수 구성

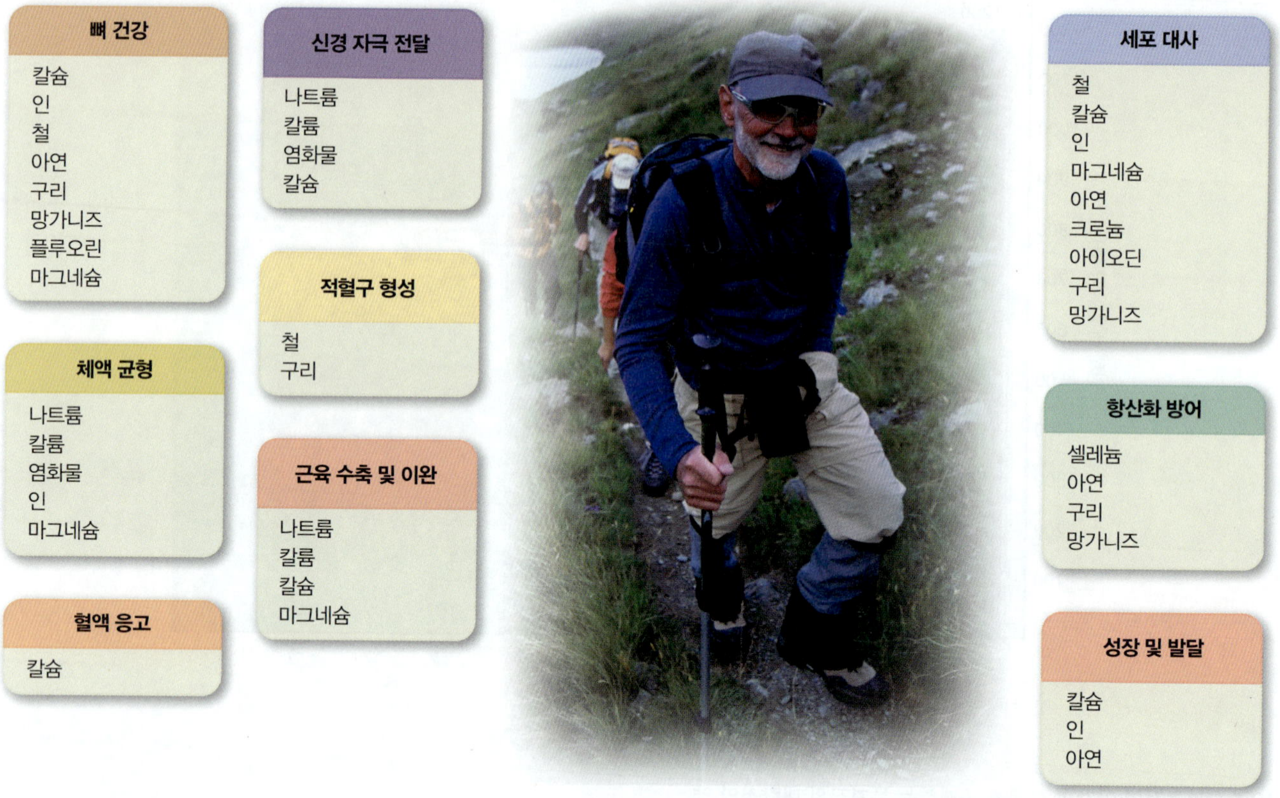
뼈 건강
칼슘
인
철
아연
구리
망가니즈
플루오린
마그네슘
신경 자극 전달
나트륨
칼륨
염화물
칼슘
적혈구 형성
철
구리
체액 균형
나트륨
칼륨
염화물
인
마그네슘
근육 수축 및 이완
나트륨
칼륨
칼슘
마그네슘
혈액 응고
칼슘
세포 대사
철
칼슘
인
마그네슘
아연
크로뮴
아이오딘
구리
망가니즈
항산화 방어
셀레늄
아연
구리
망가니즈
성장 및 발달
칼슘
인
아연

그림 18.6 무기질의 기능.
Heath Korvola/Photodisc/Getty Images

요소이며, 도파민과 세로토닌과 같은 신경전달물질 합성에 관여하는 여러 중요한 효소의 필수 보조 인자이기도 하다. 또한, 철은 자연 살해 세포의 생산에 관여하기 때문에 면역 시스템의 정상적인 기능을 위해 필요하다(6장 참조).

아연은 체내 약 300개의 효소에서 필수적인 보조 인자로 작용한다(8). 사실, 아연은 거의 모든 신체 과정에서 직접적 또는 간접적인 역할을 한다(8). 예를 들어, 아연은 DNA와 RNA의 합성, 헤모글로빈과 같은 헴의 합성, 뼈 형성, 면역 기능에 필요하다. 또한 적정한 수준의 아연은 생식, 성장, 발달에도 필요하다. 마지막으로, 아연은 중요한 항산화 효소인 슈퍼옥사이드 디스뮤타제(superoxide dismutase)를 포함한 여러 효소에서 보조 인자로 작용한다.

철과 아연과 유사하게, 구리 또한 여러 주요 효소의 중요한 구성 요소이다. 예를 들어, 아연과 협력하여 구리는 항산화 효소인 슈퍼옥사이드 디스뮤타제의 기능에 필수적이다. 또한 미토콘드리아의 전자 전달 사슬의 마지막 단계를 촉매하는 사이토크롬 C 산화효소와 같은 다른 주요 효소의 기능에도 필수적이다.

셀레늄은 최소 몸의 25가지 다른 효소의 구성 요소이다(8). 예를 들어, 셀레늄은 항산화 효소 중 하나인 글루타티온 퍼옥시다제(glutathione peroxidase)의 필수 구성 요소이다. 항산화 네트워크의 일환으로, 셀레늄은 세포를 손상하는 라디칼로부터 보호한다. 마지막으로, 셀레늄은 면역 기능에도 참여한다.

아이오딘은 다른 미량 무기질들과는 다르게 유일한 역할을 하는 필수 영양소이다. 구체적으로, 아이오딘은 갑상선 호르몬(티록신과 트라이아이오도티로닌)의 필수 구성 요소이다. 아이오딘은 단일 기능만 수행하지만, 갑상선 호르몬이 대사 조절에 중요한 역할을 하기 때문에 이 미량 무기질은 중요한 생리적 역할을 한다. 갑상선 호르몬은 기초 에너지 소비, 주요 영양소 대사, 뇌와 신경계 발달, 전반적인 성장에 영향을 미친다.

요약 *In Summary*

- 미량영양소는 몸에서 소량만 필요하며, 비타민과 무기질이 포함된다.
- 비타민은 식물과 동물 모두에서 자연적으로 발생하는 중요한 물질이다.
- 비타민은 용해성에 따라 수용성 비타민과 지용성 비타민 두 그룹으로 분류된다.

- 비타민으로 분류되기 위해서는, 해당 물질이 자연적으로 식품에서 발생하고 정상적인 신체 기능에 필수적이어야 한다. 또한, 비타민은 신체에서 충분한 양을 합성할 수 없어 건강을 유지하는 데 필수적인 화합물이다.
- 비타민은 화학 반응에 참여하고 뼈 건강, 혈액 응고, 아미노산 대사, 항산화 방어 등에 기여하는 등 신체에서 다양한 역할을 한다.
- 지용성 비타민에는 비타민 A, D, E, K가 포함된다.
- 수용성 비타민에는 티아민, 리보플라빈, 나이아신, 비타민 B-6, 바이오틴, 판토텐산, 엽산, 비타민 C가 포함된다.
- 무기질은 주요 무기질과 미량 무기질로 분류된다. 주요 무기질은 미량 무기질보다 체내에서 더 많은 양이 필요하다.
- 주요 무기질에는 칼슘, 인, 마그네슘, 황, 나트륨, 칼륨, 염화물이 포함된다.
- 미량 무기질(또는 미량 원소)에는 철, 아연, 구리, 아이오딘, 셀레늄, 몰리브덴, 플루오린, 망가니즈, 크로뮴이 포함된다.

영양 필요량과 식이 지침

음식이 생명에 필요한 영양소(탄수화물, 지방, 단백질, 무기질, 비타민, 물)를 제공한다는 것은 분명하다. 핵심 질문은 "건강한 몸을 유지하기 위해 매일 식단에서 각 영양소가 얼마나 필요한가?"이다. 이 질문에 답하기 위해, 미국의 과학자들이 식품 및 영양 위원회(Food and Nutrition Board)를 조직하였다. 이 위원회의 임무는 영양 연구를 검토하고 모든 연령대의 사람들(유아부터 노인까지)의 영양 요구를 충족시키기 위한 식이 지침을 설정하는 것이다. 식품 영양 위원회의 최신 권장 사항은 **영양소 섭취 기준**(Dietary Reference Intakes, DRIs)이라고 불린다. 영양소 섭취 기준은 식이 섭취에 대한 여섯 가지 기준 세트를 포괄하는 일반 용어(우산 용어)이다(그림 18.7). 현재의 영양소 섭취 기준에는 다음이 포함된다:

평균 필요량

평균 필요량(estimated average requirements, EARs)은 특정 연령대의 50%가 필요량을 충족시킬 수 있는 영양소의 하루 섭취량을 의미한다. 특정 영양소에 대한 평균 필요량은 식품 및 영양 위원회가 충분한 근거가 있다고 판단할 때만 설정된다. 현재 17가지 영양소에 대해 평균 필요량이 설정되어 있다.

권장 섭취량

권장 섭취량(recommended dietary allowance, RDA)은 특정 연령대의 97~98%에 해당하는 건강한 사람들의 영양소 필요량을 충족시킬 수 있는 섭취 수준이다. 권장 섭취량을 설정할 때 중요한 고려사항은 영양소가 단순히 결핍을 예방하는 것이 아니라 질병을 예방할 수 있는 능력이다.

충분 섭취량

충분 섭취량(adequate intakes, AIs)은 평균 필요량 또는 권장 섭취량을 설정할 수 있을 만큼 충분한 데이터가 없는 영양소의 섭취 수준을 설명한다. 충분 섭취량(AI)을 결정할 때, 식품 영양 위원회는 권장 섭취량이 알려져 있었다면 이를 초과할 것으로 예측되는 충분 섭취량을 설정한다. 따라서 충분 섭취량은 특정 연령대의 97~98%에 해당하는 건강한 사람들의 영양소 필요량을 충족시키기 위해 설정된다.

상한 섭취량

상한 섭취량(tolerable upper intake levels, ULs)은 특정 연령대의 97~98%에 해당하는 사람들의 건강에 유해한 영향이 나타나지 않는 최대 일일 영양소 섭취량을 의미한다. 즉, 상한 섭취량은 건강에 유해한 영향이 나타나지 않는 최고 평균 일일 영양소 섭취 수준을 의미한다. 상한 섭취량은 영양소 섭취 목표가 아니라는 점에 유의해야 한다. 대신, 상한섭취량은 특정 영양소 섭취가 초과해서는 안 되는 최대 한도를 나타낸다. 현재 모든 영양소에 대해 상한 섭취량을 설정하기에는 정보가 부족하다.

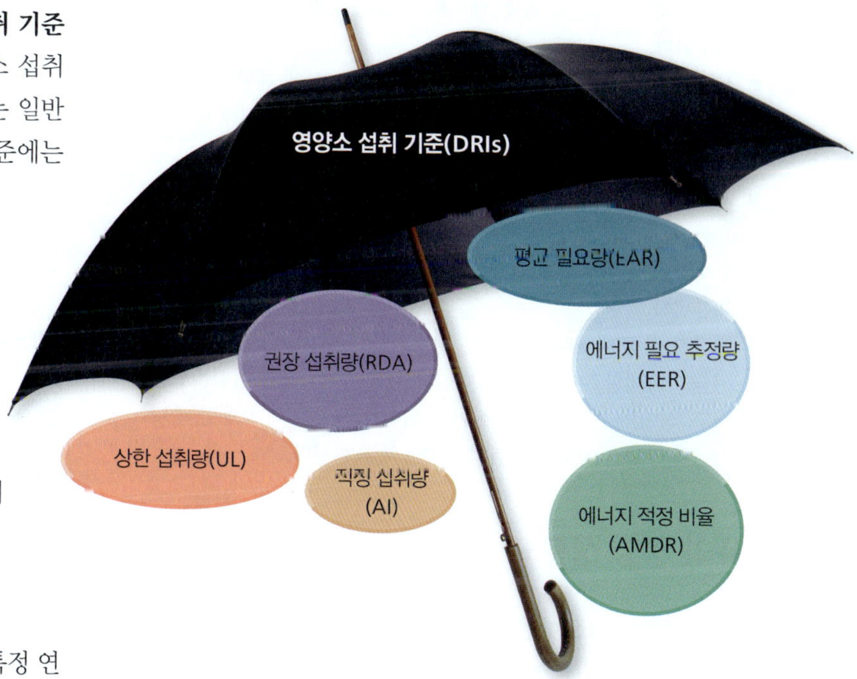

그림 18.7 영양소 섭취 기준.
Ryan McVay/Photodisc/Getty Images

에너지 필요 추정량

에너지 필요 추정량(estimated energy requirement, EER)은 건강한 사람이 체중을 유지하는 데 필요한 평균(하루) 식이 에너지 섭취량이다. 에너지 필요 추정량은 개인의 신체 활동 수준, 키, 체중, 성별, 나이를 고려하여 계산된다. 남성과 여성의 다양한 연령대별 에너지 필요 추정량은 부록 B에서 확인할 수 있다.

에너지 적정 비율

에너지 적정 비율(acceptable macronutrient distribution ranges, AMDRs)은 탄수화물, 지방, 단백질의 섭취 범위를 나타낸다. 이 범위는 비타민과 무기질의 적정 섭취량을 제공하고, 제2형 당뇨병 및 심장병과 같은 식이 관련 만성 질환의 위험을 줄여준다. 에너지 적정 비율 값은 총 에너지 섭취량(칼로리)의 백분율로 표현된다.

요약 *In Summary*

- 미국 식품영양위원회에서 제시한 최신 권장 사항은 영양소 섭취 기준(DRIs)이다. 이 용어는 식이 섭취를 위한 여섯 가지 개별 기준을 나타낸다.
- 평균 필요량(EARs)은 특정 연령대의 50%가 필요량을 충족시킬 수 있는 영양소의 일일 섭취량을 의미한다.
- 권장 섭취량(RDA)은 특정 연령대에서 97~98%에 해당하는 사람들의 영양소 필요량을 충족시킬 수 있는 섭취 수준을 의미한다.
- 충분 섭취량(AIs)은 평균 필요량(EARs) 또는 권장 섭취량(RDA)을 설정할 수 있는 충분한 데이터가 없는 영양소의 섭취 수준을 설명한다.
- 상한 섭취량(ULs)은 특정 연령대에서 97~98%에 해당하는 사람들의 건강에 유해한 영향이 나타나지 않는 영양소의 최대 일일 섭취량을 말한다.
- 에너지 필요 추정량(EER)은 체중을 유지하는 건강한 사람이 필요한 평균적인 일일 식이 에너지 섭취량을 말한다. 에너지 필요 추정량은 개인의 신체 활동 수준, 키, 체중, 성별, 연령을 고려하여 계산된다.
- 에너지 적정 비율(AMDRs)는 탄수화물, 지방, 단백질의 섭취 범위를 나타낸다. 이 범위는 비타민과 무기질의 충분한 섭취를 보장하고, 식이와 관련된 만성 질환의 위험을 줄이는 데 도움을 준다. 이러한 값들은 에너지 섭취의 백분율로 표현된다.

식품의 영양 성분표

미국 식품의약국(FDA)은 식품 제조업체가 포장된 식품에 영양 성분표를 제공하도록 요구한다. 이 표는 소비자에게 제품의 에너지와 영양소 함량에 대한 정보를 제공한다. 최근에는 최신의 영양 성분표가 도입되어 식품의 1회 제공량, 칼로리 함량, 총 지방, 포화 지방, 트랜스 지방, 콜레스테롤, 나트륨, 총 탄수화물, 섬유질, 총 당류(total sugars), 첨가당(added sugars), 단백질, 비타민 D, 칼륨, 칼슘, 철의 함량을 제공한다(그림 18.8).

영양 성분표는 소비자가 포장된 식품의 영양 성분을 비교하는 데 도움을 준다. 식품 제품에 포함된 지방, 콜레스테롤, 나트륨, 탄수화물, 단백질의 양은 일일 기준치에 대한 비율로 표현된다(그림 18.8). **일일 기준치**(DV)는 영양 성분표에서 사용되는 기준으로, 특정 식품이 2000 kcal/day 기준으로 얼마나 많은 영양소를 포함하고 있는지를 나타낸다. 예를 들어, 한 제품의 1회 제공량이 지방의 일일 기준치의 5%를 제공한다면, 이는 하루 동안 권장되는 지방 총량의 5%를 포함하고 있다는 것을 의미한다. 일일 기준치 비율은 영양 성분표의 오른쪽에 제시되어 있다(그림 18.8).

요약 *In Summary*

- 미국 식품의약국(FDA)은 식품 제조업체가 포장 식품에 영양 성분표를 제공하도록 요구하여 소비자에게 제품의 에너지 및 영양 성분에 대한 정보를 제공하도록 하고 있다.
- 영양 성분표에는 제품에 포함된 1회 제공량, 칼로리, 총 지방, 포화 지방, 트랜스 지방, 콜레스테롤, 나트륨, 총 탄수화물, 섬유질, 총 당류, 첨가당, 단백질, 비타민 D, 칼륨, 칼슘, 철에 대한 정보가 포함되어 있다.
- 일일 기준치(DV)는 2000 kcal/day 기준으로 식품에 포함된 다양한 영양소의 양을 나타내는 표준이다.

다량 및 미량영양소 섭취에 대한 영양 권장 사항

이 부분에서는 현재 다량영양소와 미량영양소 섭취에 대한 영양 권장 사항을 간략하게 요약한다. 먼저, 다량영양소 섭취 권장 사항에 대해 논의한다.

에너지 적정 비율

현재 탄수화물, 지방, 단백질에 대한 에너지 적정 비율(AMDRs)은 표 18.3에 제공되어 있다. 음식의 에너지 함량은 킬로칼로리(kcal)로 측정되며, 에너지 적정 비율은 kcal/day로 표현된 총 에너지 섭취량의 백분율을 기반으로 다량영양소 섭취 권장량을 제공한다. 이제 탄수화물부터 시작하여 다량영양소의 권장 섭취 요구량에 대해 논의하고자 한다.

탄수화물 권장 섭취량

탄수화물을 포함한 음식은 주요 에너지와 식이 섬유의 공급원이

FOOD FACTS

U.S. FOOD & DRUG ADMINISTRATION

New and Improved Nutrition Facts Label

The U.S. Food and Drug Administration has updated the Nutrition Facts label on packaged foods and beverages with a fresh design that will make it easier for you to make informed food choices that contribute to lifelong healthy eating habits. Explore it today!

Size Up Servings

WHAT'S NEW: Servings per container and serving size are now in larger and/or bolder type. Serving sizes have also been updated to reflect what people eat and drink today. Additionally, there are new requirements for certain size packages, such as those that are between one and two servings or are larger than a single serving but could be consumed in one or multiple sittings.

Serving size is based on the amount of food that is customarily eaten at one time and is not a recommendation of how much to eat. The nutrition information listed on the Nutrition Facts label is *usually based on one serving* of the food; however, some containers may also have information displayed per package.

- **When comparing calories and nutrients in different foods, check the serving size in order to make an accurate comparison.**

Servings per container shows the total number of servings in the entire food package or container.

- **One package of food may contain more than one serving.** Some containers may also have a label with two columns – one column listing the amount of calories and nutrients in one serving and the other column listing this information for the entire package.

Consider the Calories

WHAT'S NEW: Calories are now in larger and bolder type.

Calories refers to the total number of calories, or "energy," supplied from all sources (fat, carbohydrate, protein, and alcohol) in one serving of the food.

- As a general guide: **100 calories per serving of an individual food is considered a moderate amount, and 400 calories or more per serving of an individual food is considered high in calories.**
- To achieve or maintain a healthy weight, balance the number of calories you consume with the number of calories your body uses. **2,000 calories a day is used as a guide for general nutrition advice. Your calorie needs may be higher or lower** and vary depending on your age, sex, height, weight, and physical activity level. Check your calorie needs at **www.ChooseMyPlate.gov/GetMyPlan.**

Transitioning to the New Label

Manufacturers still have time to begin using the new and improved Nutrition Facts label, so you will see both label versions for a while. However, the new label is already starting to appear on products nationwide.

Nutrition Facts

4 servings per container	
Serving size 1 1/2 cup (208g)	
Amount per serving	
Calories	**240**
	% Daily Value*
Total Fat 4g	**5%**
Saturated Fat 1.5g	**8%**
Trans Fat 0g	
Cholesterol 5mg	**2%**
Sodium 430mg	**19%**
Total Carbohydrate 46g	**17%**
Dietary Fiber 7g	**25%**
Total Sugars 4g	
Includes 2g Added Sugars	**4%**
Protein 11g	
Vitamin D 2mcg	10%
Calcium 260mg	20%
Iron 6mg	35%
Potassium 240mg	6%

* The % Daily Value (DV) tells you how much a nutrient in a serving of food contributes to a daily diet. 2,000 calories a day is used for general nutrition advice.

To learn more about the new Nutrition Facts label, visit: **http://go.usa.gov/xkHru**

June 2018 1

그림 18.8 새로운 식품 영양 성분 표시 이해하기.

출처: U.S. Food & Drug Administration

표 18.3 성인의 에너지 적정 비율(AMDRs). 값은 총 에너지 섭취량의 백분율로 표현됨(kcal/day)

다량영양소	총 에너지 섭취 % (kcal/day)
탄수화물	45~65
지방	20~35
단백질	10~35

다. 탄수화물은 연료로 사용될 때 1 g당 4 kcal의 에너지를 제공한다. 앞서 언급했듯이, 탄수화물은 건강과 관련된 여러 가지 중요한 기능을 제공하기 때문에 식단에서 필수적이다. 탄수화물의 에너지 적정 비율은 45~65%이며, 성인의 탄수화물 권장 섭취량(RDA)은 하루 130 g이다. 탄수화물의 권장 섭취량은 소화되지 않는 식이 섬유를 포함하지 않는다. 또한, 탄수화물의 권장 섭취량은 중앙 신경계에 충분한 포도당을 공급하고 활동 중 사용된 근육 글리코겐 저장량을 보충하기 위한 최소한의 탄수화물 수준만을 의미한다. 따라서, 권장 섭취량은 탄수화물의 에너지 적정 비율 중간 값보다 훨씬 낮다. 2000 kcal 식단에서의 에너지 적정 비율 중간 값은 275 g의 탄수화물에 해당한다.

식단에 포함되는 탄수화물의 종류와 관련하여, 대부분의 과학자들은 탄수화물이 식이 섬유가 풍부한 과일, 채소, 통곡물과 같은 복합 탄수화물 공급원에서 나와야 한다고 동의하고 있다. 이러한 복합 탄수화물은 종종 비타민과 무기질이 풍부하다. 따라서 이들 탄수화물은 단순히 신체에 연료를 제공할 뿐만 아니라, 식단에 필수적인 비타민과 무기질도 공급한다.

중요하게도, 미국의 식이 지침에서는 가공 과정에서 첨가된 정제 설탕이 총 에너지 섭취량의 10%를 넘지 않도록 제한할 것을 권장하고 있다. 많은 사람들에게 이 10%는 여성의 경우 약 100 cal, 남성의 경우 약 150 cal에 해당한다. 현대 서구식 식단을 따르는 사람들에게는 이 식이 목표를 달성하기 어려운 경우가 많다. 왜냐하면 많은 스낵 식품에 정제된 설탕이 포함되어 있기 때문이다.

적절한 탄수화물 섭취는 건강 유지와 만성 질환의 위험 감소에 중요하지만, 여러 영양소와 마찬가지로 일부 탄수화물을 과다 섭취하면 건강에 해로울 수 있다. 예를 들어, 단순 탄수화물을 과다 섭취하면 체중 증가와 비만의 위험이 커질 수 있다. 그러나 비만은 제2형 당뇨병 발병의 위험 요소이지만, 고당분 식단이 항상 당뇨병을 유발하는 것은 아니다(4). 그럼에도 불구하고 단순 탄수화물이 포함된 음식을 섭취하면 비타민과 무기질을 제공하지 않으면서 추가적인 칼로리만 얻을 수 있다. 게다가, 당분이 많은 식단은 입 안의 박테리아가 당분을 산으로 대사하면서 충치(치아우식증) 위험을 증가시킬 수 있다(8). 탄수화물 섭취에 대한 또 다른 우려는 유당이 포함된 음식의 섭취이다. 유당은 다양한 음식에서 발견되는 이당류로, 예를 들어 우유, 요거트, 아이스크림, 치즈 등이 있다. 유당 불내증은 유당을 소화할 수 없는 소화 장애로, 유당 불내증이 있는 사람은 식단에서 유당을 피해야 한다. 마지막으로, 당뇨병이 있는 사람은 특정 유형의 탄수화물을 과도하게 섭취하지 않도록 식단을 계획하여 고혈당(높은 혈당)을 예방해야 한다. 이와 관련하여, 혈당 지수는 음식의 탄수화물이 혈당을 얼마나 상승시키는지를 측정하는 지표이다. 따라서 혈당 지수는 당뇨병 환자를 위한 식단 계획에 자주 사용된다. 혈당 지수에 대한 자세한 정보는 임상 적용 18.1을 참조하면 된다.

지방 권장 섭취량

탄수화물과는 달리, 성인에 대한 총 지방 섭취량의 권장 섭취량(RDA)은 없다. 그러나 지방의 에너지 적정 비율(AMDR)은 총 칼로리의 20~35%이다(표 18.3). 이는 2000 kcal/day를 섭취하는 개인에게는 하루 44~78 g의 지방에 해당한다.

지방은 여러 가지 이유로 우리 식단에서 필수적이다. 예를 들어, 지방은 에너지를 제공할 뿐만 아니라 지방에 용해되는 비타민의 흡수에도 중요하며, 세포막 구조의 중요한 구성 요소를 이룬다. 또한 지방은 스테로이드 호르몬의 합성에 필요하며, 신체를 단열하는 역할도 한다. 식단에서 지방의 종류와 관련하여, 인간은 두 가지 필수 지방산인 리놀레산(오메가-6 지방산 계열)과 알파-리놀렌산(오메가-3 지방산 계열)을 섭취해야 한다. 이 두 가지 지방산 모두 세포막의 필수 구성 요소이다. 표 18.4에는 이러한 필수 지방산의 현재 섭취 권장량이 포함되어 있다.

체내 대부분의 지방은 지방 조직에 저장되어 이후 혈류로 방출되어 자유 지방산으로 사용된다. 지방을 연료로서 소량 저장하는 것은 지방의 높은 칼로리 밀도(9 kcal/g) 덕분에 유리하다. 지방의 높은 칼로리 밀도 덕분에 적은 체중으로도 큰 에너지 저장량을 유지할 수 있다. 사실, 지방 조직 1파운드(약 0.45 kg)의 에너지 함량인 3500 kcal는 마라톤을 완주하는 데 필요한 에너지를 충분히 제공할 수 있다. 이와 같은 이점의 반대측면은, 지방의 높은 칼로리 밀도 때문에 다이어트를 할 때 지방 조직의 양을 줄이는 데 시간이 오래 걸린다는 것이다.

표 18.4 식품 및 영양 위원회 필수 지방산 권장 사항

필수 지방산	남성(g/일)	여성(g/일)
리놀레산(오메가-6)	17	12
알파-리놀렌산(오메가-3)	1.6	1.1

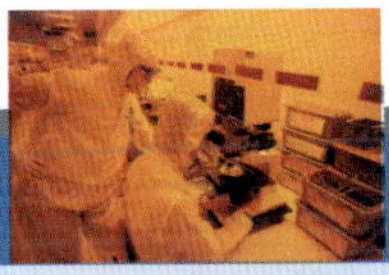

임상 적용 18.1

혈당 지수(Glycemic Index)가 무엇이며 중요한가?

우리가 음식을 먹을 때 인슐린 분비가 증가하여 탄수화물의 흡수, 사용, 저장을 촉진한다는 것을 모두 알고 있다. 혈당 농도가 얼마나 증가하고 일정 기간 동안 높게 유지되는지는 섭취한 탄수화물의 종류와 양, 개인의 인슐린 반응 및 조직의 인슐린 민감도에 따라 달라진다(42).

일부 유형의 탄수화물은 다른 유형에 비해 혈당을 더 많이 상승시킨다는 것은 분명하다. **혈당 지수**(glycemic index, GI)는 특정 탄수화물 음식이 혈당 수치를 얼마나 상승시키는지를 측정하는 지표이다. 중요하게도, 혈당 지수(GI)는 포도당 처리에 어려움을 겪는 사람들(예: 당뇨병 환자)이 식사 계획을 더 잘 할 수 있도록 도와준다. 탄수화물 음식을 섭취한 후, GI는 표준 탄수화물 음식에 비해 두 시간 동안 혈당이 얼마나 증가하는지를 측정한다. 구체적으로, 포도당 반응은 같은 양의 기준 음식(포도당이나 흰빵)과 비교된다. 혈당 지수가 낮은 음식은 포도당을 흡수하고 사용하는 능력이 감소된 사람(예: 제2형 당뇨병 환자)에게 더 적은 부담을 준다. 하지만, 탄수화물이 "그램당(g)" 기준으로 비교되기 때문에, GI는 식사에서 실제 탄수화물의 양이 반응에 미치는 영향을 고려하지 않는다. "혈당 부하(glycemic load, GL)"는 GI에 제공되는 탄수화물의 양을 곱하여 이를 계산한다(42). GI와 GL의 간단함은 대부분의 식사가 단일 탄수화물만을 포함하지 않는다는 사실로 인해 복잡해진다. 식단에 포함된 단백질과 지방의 양과 같은 요소는 섭취한 탄수화물에 대한 혈당 반응에 영향을 미친다.

혈당 지수(GI)를 사용하여 식품 선택을 통해 대사 및 심혈관 질환을 관리하는 데 도움이 된다고 하지만, 저혈당 지수/저혈당 부하 식단이 항상 심혈관 위험 요소를 낮추는 것은 아니며(29, 40), 이점은 주로 여성에게만 나타나고 남성에게는 그렇지 않다는 증거가 있다(13). 마지막으로, 긍정적인 효과가 관찰된 경우, 혈당 부하(GL)가 혈당 지수(GI)보다 더 중요한 요소인 것으로 보인다(13).

흥미롭게도, 혈당 지수(GI)와 혈당 부하(GL)에 대한 이 이야기에 새로운 전개가 있다. 과당은 평균적인 미국인의 식단에서 총 탄수화물 섭취의 상당 부분을 차지한다. 몇 년 전, 고과당 옥수수 시럽의 섭취 증가와 미국의 비만 유병률 증가가 평행하게 나타났다는 사실이 발견되면서 우려가 제기되었다. 우려되는 이유는 과당이 포도당과 달리 인슐린과 렙틴 반응을 그만큼 증가시키지 않으며, 결과적으로 식욕과 관련된 뇌 중추에 대한 입력이 적기 때문이다(6). 이와 함께, 과당이 직접 뇌에 주입되면 식사량이 실제로 증가하는데, 이는 포도당의 효과와는 반대되는 현상이다(4). 따라서 일부 연구자들이 심혈관 대사 질환의 발병을 GI와 GL만을 한정하지 말고 "과당 지수(fructose index, FI)"와 "과당 부하(fructose load, FL)"의 역할을 살펴보자고 제안하는 것은 놀라운 일이 아니다(4). 하지만 최근의 연구 결과에 따르면, 식이를 통해한 연구에 기반한 증거는 과당과 설탕이 첨가된 음료를 높은 수준으로 섭취하거나 과잉 에너지를 공급하는 식단을 보충할 때만 심혈관 대사 위험이 증가한다고 제시하고 있다(18, 40). 이 문제에 대해서는 앞으로 더 많은 논의가 있을 것이다.

지방을 너무 많이 섭취하는 것이 건강에 위험을 초래할 수 있는가? 짧은 대답은 "그렇다"이다. 구체적으로, 고지방 식단은 일반적으로 높은 칼로리 섭취와 관련이 있으며, 이로 인해 체내 지방 저장량이 증가하게 된다. 불행히도, 높은 수준의 체지방 저장은 비만을 초래할 수 있으며, 여러 만성 질환의 위험을 증가시킬 수 있다.

의학에서는 식이 지방이 동맥경화증 발생에 미치는 역할에 주목해왔다. 많은 건강 관련 기관들의 식이 권장 사항에는 혈중 콜레스테롤 수치를 낮추기 위해 지방 섭취, 특히 포화 지방과 트랜스 지방의 감소가 포함되어 있다. 15장에 소개된 바와 같이, 혈청 내 콜레스테롤 농도는 콜레스테롤을 운반하는 **지단백질**(lipoprotein)의 유형에 따라 두 가지 유형으로 나뉜다. **저밀도 지단백질**(low-density lipoproteins, LDLs)은 **고밀도 지단백질**(high-density lipoproteins, HDLs)보다 더 많은 콜레스테롤을 운반한다. 높은 혈중 **LDL 콜레스테롤** 수치는 심혈관 질환의 위험 증가와 직접적으로 관련이 있다. 이는 LDL 콜레스테롤이 동맥 벽에 축적되어 "플라크(plaque)"를 형성하기 때문이다. 반면, 높은 수준의 **HDL 콜레스테롤**은 혈액에서 콜레스테롤을 제거함으로써 심장병으로부터 보호하는 역할을 한다. HDL 콜레스테롤 농도는 유전, 성별, 운동, 식단에 영향을 받는다. 포화 지방과 트랜스 지방이 많은 식단은 일반적으로 HDL 콜레스테롤 수준에는 큰 영향을 미치지 않지만, LDL 콜레스테롤을 증가시킨다. 따라서 포화 지방이나 트랜스 지방의 섭취를 줄이면 LDL 콜레스테롤이 감소한다. 실제로, 식단에서 포화 지방을 불포화 지방으로 대체하는 것만으로도 (지방 섭취 비율을 변경하지 않고) 혈청 콜레스테롤 수치를 낮출 수 있다. 과거와 현재의 *미국 식이 지침*은 포화 지방 섭취를 칼로리 섭취량의 10% 이하로 줄일 것을 권장해왔다. 이 권장 사항에는 식단에서 트랜스 지방을 줄이거나 제거하는 것도 포함된다. 트랜스 지방은 포화 지방과 함께 심장병의 주요 원인으로 꼽히며, 다가 불포화 지방(polyunsaturated fats)으로 대체하면 콜레스테롤 수치가 낮아져야 한다(28).

단백질 권장 섭취량

단백질의 에너지 밀도는 탄수화물과 동일하게 4 kcal/g이지만, 단백질은 건강하고 영양이 충분한 사람들에게는 주요 에너지원이 아니다. 대신, 식단에서 단백질이 중요한 이유는 9가지 필수 아미노산을 포함하고 있기 때문이다. 이 필수 아미노산이 없으면 신체는 세포 기능에 필요한 모든 단백질을 합성할 수 없다. 식단에서 단백질의 *질*은 이러한 필수 아미노산들이 단백질 공급원에 얼마나 잘 포함되어 있는지에 따라 평가할 수 있다. 단일 공급원으로 완전한 단백질을 제공하는 식품의 예로는 붉은 고기, 가금류, 생선, 달걀, 우유, 요구르트, 콩, 퀴노아 등이 있다. 그럼에도 불구하고, 신중하게 식단을 계획하면 필수 아미노산이 일부만 포함된 여러 식품들을 결합하여 모든 필수 아미노산을 섭취할 수 있다. 예를 들어 곡류, 채소, 콩류, 씨앗, 견과류 등을 조합하는 방법이 있다. 식사에 다양한 음식을 포함하면, 고품질의 단백질을 가진 음식이 저품질의 단백질을 가진 음식을 보완하여 필수 아미노산을 충분히 섭취할 수 있게 해준다.

단백질의 에너지 적정 비율(AMDR)은 10~35%이다. 성인의 단백질 권장 섭취량(RDA)은 체중 1 kg당 0.8 g으로 설정되어 있다. 이 수준의 단백질 섭취는 앞서 언급한 다양한 단백질이 풍부한 음식을 포함하는 식단으로 쉽게 충족할 수 있다. 대부분의 미국인들이 이 권장량을 충족하지만, 운동선수의 단백질 필요량은 권장 섭취량보다 더 클 것으로 예상된다. 운동선수의 단백질 필요량에 대한 내용은 22장에서 다루고 있다.

적정 수분 섭취량

앞서 설명한 것처럼, 물은 생명 유지에 필수적인 영양소이다. 성인 여성의 총 수분 섭취량(음식과 음료를 합친 것)의 충분 섭취량(AI)은 하루 2.7 L, 성인 남성은 하루 3.7 L이다. 그러나 개인의 하루 수분 섭취 필요량을 예측하는 것은 어려운데, 이는 체격, 주변 온도, 발한율, 신체 활동 수준의 차이 때문이다. 22장에서 운동 훈련과 수분 상태에 대해 자세히 다룰 예정이지만, 여기서 간단히 개요를 소개할 필요가 있다.

수분 상태를 나타내는 용어가 바로 수분공급(hydration)이다. 신체의 수분 함량이 최적 수준 이하로 감소하는 것을 탈수(dehydration)라고 한다. 체내 수분 균형을 유지하는 것은 수분 섭취와 땀, 소변, 대변, 호흡 중 수분 증발을 통한 수분 손실 사이의 균형을 맞추는 활동이다. 적정한 수분 공급을 유지하지 않으면 정상적인 생리적 기능이 저해될 수 있다. 실제로 체중의 2%에 해당하는 수분 손실만으로도 피로감, 두통, 어지러움을 느낄 수 있다. 체중의 4% 이상에 해당하는 수분 손실은 운동수행력을 저하시킬 수 있다. 더욱이, 장기간의 심각한 탈수(체중의 10%에 해당하는 수분 손실)는 수분 섭취를 하지 않으면 열사병, 신부전, 혼수상태 및 사망의 위험을 증가시킨다. 따라서 적절한 수분 공급을 유지하는 것은 우선순위가 되어야 한다.

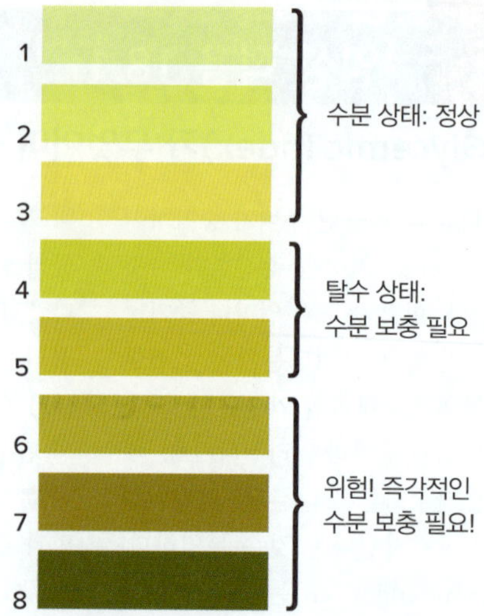

그림 18.9 소변의 색깔을 활용하여 수분 상태를 판단하는 방법.

체내 수분 손실은 갈증을 유발하고 자발적인 수분 섭취를 증가시키지만, 갈증 메커니즘만으로는 개인이 적절한 양의 수분을 섭취하여 수분을 보충하는 데 충분하지 않다. 그렇다면 수분 섭취가 충분하여 수분 균형을 유지하고 있는지 어떻게 확인할 수 있을까? 수분 상태를 모니터링하는 가장 간단한 방법은 소변의 색깔을 관찰하는 것이다(2) (그림 18.9). 수분 공급이 적절하면 소변의 색깔은 투명하거나 연한 노란색(연한 레모네이드 색상)이어야 한다. 반대로, 개인이 탈수 상태일 때는 신장이 더 농축된 소변을 생성하여 소변이 어두운 노란색(사과 주스 색상) 또는 그보다 더 어두운 색으로 나타난다. 이는 그림 18.9의 표 7~8에서 볼 수 있다. 그렇지만, 소변의 색깔은 수분 상태를 완벽하게 나타내는 지표가 아니다. 여러 가지 다른 요인이 소변의 색깔에 영향을 미칠 수 있다. 예를 들어, 요로 감염이나 특정 약물, 음식(예: 비트, 파바 빈, 대황) 또는 비타민 B가 포함된 식이 보충제를 섭취하면 소변의 색깔이 변할 수 있다.

수분 보충을 위해 음료를 선택하기 전에는 음료의 칼로리 함량을 고려하는 것이 좋다(물과 높은 설탕 함량이 있는 음료 중에서 선택). 많은 고당분 음료는 추가적인 영양 혜택 없이 칼로리만 제공하는 경우가 많다. 수분 보충을 위해 물을 선택할 경우, 다양한 옵션이 있다. 생수는 수돗물에 비해 오염된 병원균이나 불순물이 적을 것이라는 믿음으로 인기가 높다. 이와 관련하여, 많은 생수 브랜드는 병원균을 제거하기 위해 염화물이나 오존 처리된다. 그럼에도 불구하고, 수돗물과 생수의 품질 및 오염 수준에 대한 미국 연방정부의 기준은 동일하다. 예를 들어, 환경 보호청은 공공 수돗물의 품질을 모니터링하고, 미국 식품의약국(FDA)은 생수의 품질을 규제한다. 실제로, 미국에서 생산되는 대부분의 생수는 처리된 시내 수돗물이다.

너무 많은 물을 섭취해도 괜찮은가? 그렇다. 물을 많이 섭취할 수도 있다. 건강한 사람의 신장은 하루에 약 15 L의 소변을 형성할 수 있지만, 지나치게 많은 물을 섭취하면 혈액 내 나트륨 농도가 감소할 수 있다. 이 상태를 저나트륨혈증(hyponatremia)이라고 하며, 생명을 위협할 수 있다. 이 중요한 문제는 22장에서 더 자세히 다룰 예정이다.

요약 *In Summary*

- 탄수화물의 에너지 적정 비율(AMDR)은 총 에너지 섭취량의 45~65%이다.
- 지방의 에너지 적정 비율(AMDR)은 총 에너지 섭취량의 20~35%이다.
- 단백질의 에너지 적정 비율(AMDR)은 총 에너지 섭취량의 10~35%이다. 단백질 권장 섭취량(RDA)은 체중 1 kg당 0.8 g이지만, 운동선수의 경우 단백질 필요량이 권장량보다 클 가능성이 있다.
- 수분의 에너지 적정 비율(AMDR)은 여성의 경우 하루 2.7 L, 남성의 경우 하루 3.7 L이다. 그러나 개인의 수분 필요량을 예측하는 것은 체격, 주변 온도, 발한 정도, 신체 활동 수준 등의 차이로 인해 어렵다.

미량영양소 섭취에 대한 권장 사항

앞서 논의한 바와 같이, 지용성 비타민과 수용성 비타민 모두 신체의 대사 기능에서 중요한 역할을 한다. 대부분의 비타민에는 권장 섭취량(RDA)이 설정되어 있지만, 충분한 증거가 없어 권장 섭취량을 설정할 수 없는 비타민의 경우에는 충분 섭취량(AI)이 정해져 있다. 표 18.5는 비타민의 주요 기능, 각 비타민의 식이 공급원 목록, 권장 섭취량(RDA) 또는 충분 섭취량(AI)을 요약하여 제공한다. 생애 전반에 걸친 비타민 필요량에 대한 추가 세부 사항은 부록 C를 참조하면 된다.

필수 무기질은 생리적 기능에서 중요한 역할을 한다. 더 많은 양이 필요한 무기질은 주요 무기질로, 상대적으로 적은 양이 필요한 무기질은 미량 무기질로 분류된다. 표 18.6에는 주요 무기질과 미량 무기질의 주요 기능, 무기질의 식이 공급원, 각 무기질의 권장 섭취량(RDA) 또는 충분 섭취량(AI)이 요약되어 있다. 생애 전반에 걸친 주요 무기질 및 미량 무기질 섭취 필요량에 대한 세부 사항은 부록 D를 참조하면 된다.

요약 *In Summary*

- 지용성 비타민과 수용성 비타민 모두 신체의 대사 기능에서 중요한 역할을 한다. 대부분의 비타민에는 권장 섭취량(RDA)이 설정되어 있지만, 충분한 증거가 없어 권장 섭취량을 설정할 수 없는 비타민의 경우에는 충분 섭취량(AI)이 정해져 있다. 지용성 비타민과 수용성 비타민 모두에서 권장 섭취량 또는 충분 섭취량을 충족하는 것이 건강을 유지하는 데 필수적이다.
- 필수 무기질은 생리적 기능에서 중요한 역할을 한다. 비타민과 마찬가지로, 여러 무기질에는 권장 섭취량(RDA)이 설정되어 있지만, 충분한 증거가 없어 권장 섭취량을 설정할 수 없는 무기질의 경우에는 충분 섭취량(AI)이 정해져 있다. 무기질의 권장 섭취량 또는 충분 섭취량을 충족하는 것은 건강을 유지하는 데 필수적이다.

미국인의 식이 지침

많은 사람들이 칼로리, 포화 지방, 트랜스 지방, 콜레스테롤, 단순당, 소금, 알코올이 높은 식단을 섭취하고 있다. 또한, 많은 사람들이 통곡물, 과일, 채소를 충분히 섭취하지 않는다. 이러한 식습관은 심혈관 질환, 암, 제2형 당뇨병을 포함한 다양한 만성 질환의 위험을 증가시킨다.

미국 농무부(USDA)와 미국 보건복지부(HHS)는 5년마다 협력하여 *미국인을 위한 식이 지침*(줄여서 식이 지침)을 발행한다. 이 지침은 영양학 전문가들에 의해 개발되며 영양, 신체 활동, 기타 건강한 생활 방식에 대한 최신 과학적 지식을 제공하기 위해 만들어진다. 식이 지침은 영양 요구를 충족하고 비만, 고혈압, 심혈관 질환, 제2형 당뇨병 및 기타 질환의 위험을 줄이기 위해 설계되었다. 식이 지침의 기본 전제는 영양소 요구를 주로 음식 섭취를 통해 충족해야 한다는 것이다. 현재의 식이 지침은 2세 이상의 일반인과 특정 집단(예: 노인)을 위해 건강한 식습관을 달성하는 데 도움이 되는 다섯 가지 주요 권장 사항을 제공하고 있다. 다섯 가지 권장 사항은 상호 연관되어 있으므로 최상의 결과를 얻기 위해서는 이 다섯 가지 권장 사항을 모두 따라야 한다는 전에 유의해야 하며, 현재의 식이 지침은 다음과 같다:

1. **전 생애에 걸쳐 건강한 식사 패턴을 따르자.** 모든 음식과 음료 선택이 중요하다. 적절한 칼로리 수준의 건강한 식사 패턴을 선택하여 건강한 체중을 유지하고, 영양소의 적절성을 지원하며, 만성 질환의 위험을 줄이자.
2. **다양성, 영양 밀도, 양에 집중하자.** 칼로리 한도 내에서 영양소 요구를 충족하기 위해, 모든 식품군에서 권장량에 따라 다양한 영양 밀도가 높은 음식을 선택하자.

표 18.5 비타민 요약

비타민	주요 기능	음식원료	RDA 또는 AI*
비타민 A(레티노이드)와 프로비타민 A(카로티노이드)	시력 증진: 빛과 색상 인식 성장 촉진 피부와 눈의 건조 방지 박테리아 감염에 대한 저항력 증진	비타민 A: 간, 강화 우유, 강화 아침 시리얼 프로비타민 A: 고구마, 시금치, 녹색 잎 채소, 당근, 멜론, 살구, 브로콜리	남성: 900 μg 여성: 700 μg
비타민 D(콜레칼시페롤 및 에르고칼시페롤)	칼슘과 인의 흡수 촉진 뼈의 최적 석회적용 유지	비타민 D 강화우유 강화 아침 시리얼 생선 기름 정어리 연어	15 μg
비타민 E(토코페롤)	항산화제 역할: 비타민 A와 불포화 지방산의 분해 방지	식물성 기름 녹색 채소 과일 강화 아침 시리얼	15 μg
비타민 K(필로퀴논 및 메나퀴논)	혈액 응고 효소 및 기타 혈액 응고 인자의 형성 지원 뼈 대사에 기여	녹색 채소 간	남성: 120 μg* 여성: 90 μg*
비타민	**주요 기능**	**음식원료***	**RDA 또는 AI***
티아민(thiamin)	탄수화물 대사에 관여하는 보조효소; 신경 기능 지원	해바라기 씨, 돼지고기, 통곡물 및 강화 곡물, 콩, 완두콩, 효모	남성: 1.2 mg 여성: 1.1 mg
리보플라빈(riboflavin)	에너지 대사에 관여하는 보조효소	우유, 버섯, 시금치, 간, 강화 곡물	남성: 1.3 mg 여성: 1.1 mg
나이아신(niacin)	에너지 대사에 관여하는 보조효소, 지방 합성 및 분해 지원	버섯, 왕겨, 참치, 연어, 닭고기, 소고기, 간, 땅콩, 강화 곡물	남성: 16 mg 여성: 14 mg
판토텐산(pantothenic acid)	에너지 대사에 관여하는 보조효소, 지방 합성 및 분해 지원	버섯, 간, 브로콜리, 달걀, 대부분의 식품에 일부 포함	5 mg*
바이오틴(biotin)	포도당 생성에 관여하는 보조효소, 지방 합성 지원	치즈, 달걀 노른자, 콜리플라워, 땅콩버터, 간	30 μg
비타민 B_6(피리독신 및 기타 형태)	단백질 대사에 관여하는 보조효소, 신경 전달 물질 합성 지원, 헤모글로빈 합성 지원, 기타 많은 기능	동물성 단백질 식품, 시금치, 브로콜리, 바나나, 연어, 해바라기 씨	1.3 mg
엽산(folic acid)	DNA 합성에 관여하는 보조효소, 기타 여러 기능	녹색 잎 채소, 오렌지 주스, 내장육, 새싹, 해바라기 씨	400 μg
비타민 B_{12}(코발라민)	엽산 대사에 관여하는 보조효소, 신경 기능, 기타 여러 기능	동물성 식품, 특히 냉장육, 굴, 조개	2.4 μg
비타민 C(아스코르브산)	결합 조직 합성, 호르몬 합성, 신경 전달 물질 합성	감귤류, 딸기, 브로콜리, 녹색 채소	남성: 90 mg 여성: 75 mg

참고: 기준치는 19~50세 성인을 위한 권장 섭취량(RDAs)이다. 별표(*)로 표시된 경우에는 권장 섭취량이 아닌 충분 섭취량(AIs)을 나타낸다. 또한, 상한 섭취량(ULs)은 독성 항목에 나열되어 있으며, 이 값을 초과할 경우 건강에 부정적인 영향을 미칠 수 있다.

표 18.6 무기질 요약

주요 무기질	주요 기능	음식원료	RDA 또는 AI*
나트륨	세포 외액의 주요 이온으로 기능; 신경 자극 전달을 도움	식용 소금, 가공 식품, 조미료, 소스, 수프, 감자 튀김	1.500 mg*
칼륨	세포 내액의 주요 이온으로 기능; 신경 자극 전달을 도움	시금치, 호박, 바나나, 오렌지 주스, 기타 채소와 과일, 우유, 고기, 콩류, 통곡물	4,700 mg*
염화물	세포 외액의 주요 이온으로 기능; 위에서 산 생산 관여, 신경 전달을 도움	식용 소금, 일부 채소, 가공 식품	2,300 mg*
칼슘	뼈와 치아의 강도 제공; 혈액 응고를 도움; 신경 자극 전달을 도움; 근수축에 필수적	유제품, 생선 통조림, 잎 채소, 두부, 강화 오렌지 주스(기타 강화 식품)	1,000 mg
인	뼈와 치아의 강도에 필수적; 다양한 대사 화합물의 일부로 작용; 세포내 액체의 주요 이온으로 기능	유제품, 가공 식품, 생선, 탄산음료, 빵류, 육류	700 mg
마그네슘	뼈의 강도를 제공; 효소 기능을 도움; 신경과 심장 기능에 도움	밀겨, 녹색 채소, 견과류, 초콜릿, 콩류	남성: 420 mg 여성: 320 mg
미량 무기질	**주요 기능**	**음식 원료**	**RDA 또는 AI***
철	호흡에 사용되는 헤모글로빈 및 기타 주요 화합물에 필요; 면역 기능에 사용	육류, 시금치, 해산물, 브로콜리, 완두콩, 밀겨, 강화된 빵	남성: 8 mg 여성: 18 mg
아연	효소에 필요하며 성장, 면역, 알코올 대시, 성적 발달, 생식에 관여	해산물, 육류, 녹색 채소, 전곡	남성: 11 mg 여성: 8 mg
셀레늄	항산화 시스템을 도움	육류, 달걀, 생선, 해산물, 전곡	55 μg
아이오딘	갑상선 호르몬을 도움	요오드 첨가된 소금, 흰 빵, 바다 생선, 유제품	150 μg
구리	철 대사 도움; 단백질 대사와 호르몬 합성에 관여하는 여러 효소들과 공동작용	간, 코코아, 콩류, 견과류, 통곡물, 말린 과일	900 μg
플루오린	치아 에나멜의 충치 저항성 증가	플루오린화된 물, 치약, 치과 치료, 차, 해초	남성: 4 mg* 여성: 3 mg*
크로뮴	혈당 조절의 향상	달걀 노른자, 통곡물, 돼지고기, 견과류, 버섯, 맥주	남성: 30~35 μg* 여성: 20~25 μg*
망가니즈	탄수화물 대사에 관여하는 효소의 작용 도움	견과류, 귀리, 콩, 차	남성 : 2.3 mg* 여성 : 1.8 mg*
몰리브덴	일부 효소의 작용 도움	콩, 곡물, 견과류	45 μg

참고: 기준치는 19~50세 성인을 위한 권장 섭취량(RDAs)이며, 별표(*)로 표시된 경우에는 권장 섭취량이 아닌 충분 섭취량(AIs)을 나타낸다. 또한, 상한 섭취량(ULs)이 독성 아래에 나열되어 있으며, 이 값을 초과하는 섭취는 건강에 부정적인 결과들 초래할 수 있다.

3. **첨가당과 포화 지방의 칼로리를 제한하고 나트륨 섭취를 줄이자.** 첨가당, 포화 지방, 나트륨이 낮은 식단을 섭취하자. 이러한 성분이 많은 음식과 음료를 줄여 건강한 식습관에 맞는 양으로 조절하자.
4. **더 건강한 음식과 음료를 선택하자.** 모든 음식 그룹 내에서 영양 밀도가 높은 음식을 선택하여 덜 건강한 선택을 대체하자. 이러한 전환이 더 쉽게 이루어질 수 있도록 문화적 및 개인적 선호를 고려하자.
5. **모든 사람을 위한 건강한 식습관을 지원하자.** 가정, 학교, 직상, 지역 사회 등 다양한 환경에서 건강한 식습관을 만들고 지원하는 데 모두가 역할을 해야 한다.

2015~2020년 식이 지침에 대한 내용은 추천 문헌의 미국 보건복지부와 미국 농무부의 *2015-2020 Dietary Guidelines for Americans*에 자세하게 설명되어 있다.

요약 *In Summary*

- 5년마다, 미국 농무부(USDA)와 미국 보건복지부는 협력하여 *미국인을 위한 식이 지침*을 발표한다.
- 현재의 식이 지침은 전 생애에 걸쳐 건강한 식사 패턴을 권장한다.
- 지침은 또한 첨가당, 포화 지방, 나트륨이 적은 식사 패턴을 권장한다.
- 지침은 모든 연령대의 사람들이 덜 건강한 선택 대신, 모든 식품군에서 영양이 풍부한 식품과 음료를 선택하도록 권장한다.

신체조성

"신체조성"이라는 용어는 신체 내 조직의 구성 요소를 의미하며, 일반적으로는 체내 지방의 비율을 언급할 때 사용된다. 체성분을 설명하기 위한 여러 모델이 존재한다. 가장 일반적인 모델은 두 가지 구성 요소로 신체를 분류하는 2요소 모델이다(그림 18.10). 이 모델에서 지방량은 체내에 저장된 모든 지방을 나타내며, 이는 상대적인 지방량(체지방률)으로 표현된다. 제지방량은 지방이 아닌 모든 신체 조직을 의미하며, 여기에는 골격근, 뼈, 장기, 결합 조직이 포함된다.

신체조성 측정은 다양한 용도로 사용되며 코치, 운동선수, 의료 전문가들에게 유용한 정보를 제공한다. 예를 들어 비만은 우리 사회에서 주요한 건강 문제이며, 과체중이나 비만은 암, 고혈압, 심장병, 제2형 당뇨병의 위험 요소이다(4). 또한, 어린이 비만의 발생률이 증가함에 따라 성인 비만 인구도 증가할 것이라는 우려가 커지고 있다. 이 문제를 해결하려면 과체중과 비만의 유병률을 정확히 파악하고, 식단과 운동이 신체조성에 미치는 영향을 평가할 수 있어야 한다. 이 섹션에서는 신체조성을 평가하는 방법에 대한 간략한 개요를 제공한다. 신체조성 평가에 대한 자세한 정보를 원하는 사람들은 추천 문헌에 있는 *ACSM의 신체조성 평가*에 자세하게 설명되어 있다.

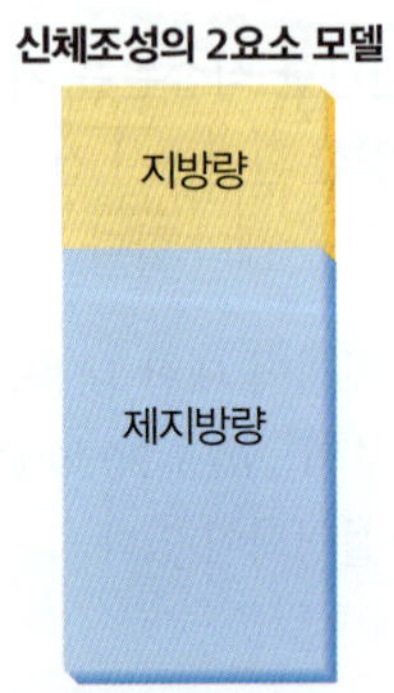

그림 18.10 신체조성의 2요소 모델.

과체중 및 비만 평가 방법

의료 전문가들은 환자의 건강 위험을 초래할 수 있는 체지방 수준을 간단하고 신속하게 저렴한 방법으로 확인할 필요가 있다. 전 세계적으로 체지방을 평가하는 가장 일반적인 방법은 체질량 지수(BMI)이다. BMI는 체중(kg)과 신장(m)의 제곱에 대한 비율로 계산된다:

$$\text{BMI} = \text{weight [kg]} \div \text{height [m}^2\text{]}$$

현재 성인을 위한 BMI 기준은 다음과 같다:

저체중(Underweight):	BMI < 18.5
정상 체중(Normal weight):	BMI 18.5-24.9
과체중(Overweight):	BMI 25.0-29.9
경도 비만(Obesity—Class I):	BMI 30.0-34.9
중등도 비만(Obesity—Class II):	BMI 35.0-39.9
고도 비만(Extreme Obesity—Class III):	BMI ≥ 40

BMI 지침은 일반인들을 위해 유용하지만, 체질량 지수 계산은 직접적으로 체지방을 측정하지는 않는다. 그럼에도 불구하고 체질량 지수는 체지방을 간단하게 평가하는 방법으로 건강 전문가들에게 도움이 될 수 있다. BMI가 일반 성인의 비만을 얼마나 잘 진단할 수 있을까? 자세한 연구에 따르면, BMI는 성인의 체지방률과 유의미한 상관관계가 있지만, 비만 진단의 정확도는 완벽하지 않다고 결론지었다. 특히, BMI 범위가 24~28 kg/m^2인 남성과 여성, 노인에게 해당된다(38).

또한, BMI는 일반적으로 운동선수의 체지방 비율을 잘 예측하지 못한다. 실제로, BMI 측정과 관련된 주요 문제 중 하나는 BMI가 근육량이 많은 사람과 단순히 지방이 많은 사람을 구별할 수 없다는 것이다. 다음은 신체조성이 크게 다른 두 사람의 BMI 계산 예시이다:

1. 고도로 훈련된 보디빌더
   체중 = 91 kg
   신장 = 1.7 m
   직접 측정한 체지방률 = 8%
   BMI = 31.5
2. 고칼로리 식사를 섭취하는 비활동적인 개인
   체중 = 91 kg
   신장 = 1.7 m
   직접 측정한 체지방률 = 30%
   BMI = 31.5

이 예시에서 두 사람의 체지방률은 신체조성을 측정하기 위해 정확하고 신뢰할 수 있는 방법(예: 수중 체중 측정법)을 사용하여 측정되었다. 이 예시는 두 사람이 정확히 같은 BMI를 가지더라도, 체지방률이 한 사람은 다른 사람에 비해 3.5배 더 높을 수 있음을 보여준다(30% 대 8% 체지방률). 따라서 BMI 계산은 간단하고 저비용이지만, 체지방률 예측에는 한계가 있다. BMI와는 달리, 체지방량을 정확하게 추정할 수 있는 여러 신체조성 측정 방법에 대해 설명하겠다.

요약 *In Summary*

- BMI는 체중을 키의 제곱(kg/m^2)으로 나눈 간단한 비율을 사용하여 개인을 정상 체중, 과체중, 또는 비만으로 분류한다.
- BMI는 체내 구성(예: 근육 조직과 지방 조직의 비율)을 직접 측정하는 지표가 아니며, 개인이 과체중인지 비만인지를 정확하게 판단하기 어렵다.

신체조성 측정 방법

지난 수십 년 동안, 신체조성을 측정하는 다양한 방법들이 발전해왔다. 이 중 몇 가지는 복잡하고 시간 소모적이며 비용이 많이 들기 때문에 연구나 피트니스 시설에서는 거의 사용되지 않는다. 그럼에도 불구하고, 신체조성을 평가하는 몇 가지 방법은 정확하고 비용이 저렴하다는 것이 입증되었으며, 이 부분에서 다룰 것이다.

어떤 신체조성 측정 방법을 사용하더라도, 각 방법에는 내재적인 오류가 존재한다는 것을 기억하는 것이 중요하다. 신체조성을 추정하는 데 사용되는 방법의 측정 오류 크기는 추정의 표준오차(standard error of the estimate, SEE)로 설명될 수 있다. 추정의 표준오차는 예측 값과 실제 값 사이의 변동을 측정하는 지표이다. 추정의 표준오차 값이 작을수록, 해당 방법이 실제 체지방률을 더 잘 예측한다는 것을 의미한다. 예를 들어, 어떤 방법이 체지방률을 20%로 추정하고 추정의 표준오차가 ±2.5%인 경우, 이 개인의 실제 체지방률은 68%의 확률로 17.5~22.5% 사이일 가능성이 높다. 따라서, 개인이 체지방률이 그 범위 내의 어느 지점에 있는지 알 수 없기 때문에 체지방률 값을 해석할 때 주의가 필요하다. 그럼에도 불구하고, 특정 신체조성 측정 방법을 사용하여 체지방률을 측정하는 것은 동일한 피험자의 체지방률 변화 추적에 여전히 유용하다. 실제로, 측정된 체지방률의 변화는 지방량과 제지방량 변화를 나타낸다.

다음 섹션에서는 연구실과 피트니스 센터에서 널리 사용되는 신체조성 추정 방법 다섯 가지를 요약한다. 유사한 원리를 기반으로 신체조성을 평가하는 두 가지 일반적인 접근 방식부터 살펴보도록 한다.

체지방률을 추정하는 두 가지 인기 있는 방법은 신체밀도를 측정하여 신체조성을 추정하는 방법이다. 이러한 전통적인 신체조성 측정 방법(예: 수중 체중 측정 및 공기 변위 체적 측정법)에서는 연구자가 **전신밀도**(whole-body density)의 추정을 얻고, 이를 바탕으로 체지방률과 제지방률을 계산한다. 이 방법들은 앞서 논의된 2요소 모델 신체조성 방법(제지방량과 지방량)을 포함한다(3). 신체의 밀도(D_{body})는 신체의 질량(M_{body})을 신체의 부피(V_{body})로 나누어 계산한다:

$$\textbf{신체밀도}(D_{body}) = \textbf{신체질량}(M_{body}) \div \textbf{신체부피}(V_{body})$$

전신밀도 값을 지방과 제지방 성분으로 변환하는 것은 각 조직 성분에 사용되는 "상수"에 의존한다. 인간 지방 조직의 밀도는 0.900 g/ml로 예측되며, 제지방 밀도는 1.100 g/ml로 예측된다. 이러한 밀도 값을 사용하여 Siri (43)는 전신밀도에서 체지방률을 계산하는 공식을 도출했다.

$$\textbf{체지방률}(\%) = (495 \div \textbf{밀도}) - 450$$

이 공식은 지방 조직과 제지방의 밀도가 각각 0.900 g/ml와 1.100 g/ml일 때만 정확하다. 지방량에 대한 밀도 예측은 정확하다고 여겨지지만, 제지방의 밀도는 인구 집단에 따라 다를 수 있다. 예를 들어 성인과 비교했을 때, 어린이는 단위 제지방당 뼈 무기질 함량이 낮고 수분이 더 많아 제지방 밀도가 낮다(33). 또한, 일부 성인 집단에서는 제지방의 밀도가 1.100보다 더 높을 수 있다(32). 따라서, 제지방의 밀도 차이는 위의 방정식을 사용하여 체지방률을 추정하는 데 오차를 발생시킨다.

수중 체중 측정법*(Underwater Weighing)*

체지방을 측정하는 **수중 체중 측정법**은 신체조성을 추정하는 데 있어 가장 이상적인 표준 측정방법으로 간주된다. 이 방법은 체지방률 계산에 사용되는 신체밀도를 결정하기 위해 물리학의 간단한 원리를 적용한다. 밀도는 질량을 부피로 나눈 값과 같다($D = M \div V$). 체중계를 이용해 체중을 정확히 측정할 수 있으므로, 전신밀도를 계산하기 위해서는 신체부피(body volume)만 측정하면 된다(17). 수중 체중 측정법은 아르키메데스(Archimedes)의 원리를 적용하여 신체부피를 측정한다. 이 원리는 물에 물체(사람)를 넣으면 물체가 밀어낸 물의 무게와 같은 반발력으로 떠오른다고 설명한다. 간단히 말해, 물체가 이동시키는 물의 부피는 물속에 잠긴 사람의 신체부피와 같다.

그림 18.11은 수중 체중 측정법에 사용되는 장비를 보여준다. 이 방법은 간단한 두 단계로 이루어진다: (1) 피험자는 육상에서 체중을 측정하고 (2) 같은 피험자가 물속에서 체중을 측정한다. 신체의 부피는 다음과 같이 계산된다: 육상에서 측정한 체중에서

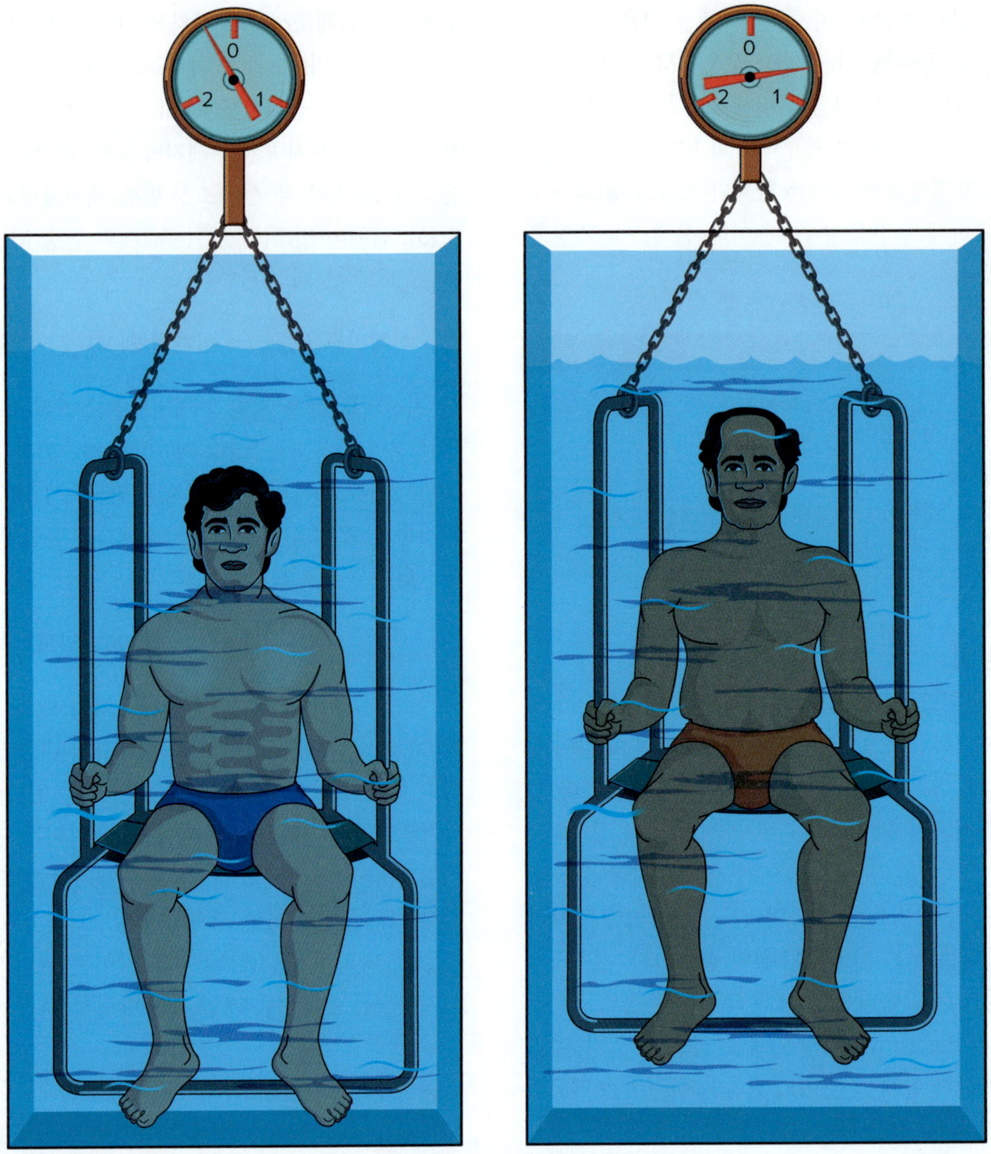

그림 18.11 신체밀도와 신체조성을 측정하기 위한 수중 체중 측정법. 신장과 체중이 동일하지만, 신체조성이 다른 두 사람을 비교하고 있다.

물속에서 측정한 체중을 빼고, 이를 물의 밀도(탱크의 물 온도를 보정한 값)로 나눈다. 체중의 부피를 구한 후, 다음 공식을 사용하여 신체밀도를 계산할 수 있다(신체밀도 = 신체질량 ÷ 신체부피). 신체밀도가 결정되면, Siri 공식을 사용하여 체지방률을 계산한다.

수중 체중 측정법은 체지방률을 추정하는 훌륭한 방법이지만, 이 방법에는 제한점이 있다. 문제 중 하나는 이 방법이 몸속의 모든 공기(폐와 위장관에 있는 공기)를 정확하게 측정해야 한다는 점이다. 위장관에 있는 공기는 일반적으로 적고, 큰 오류 없이 예측할 수 있다. 그러나 기도와 폐에 있는 공기의 부피는 훨씬 더 크며, 오류 없이 정확하게 측정해야 한다. 이 방법의 또 다른 오류 원인은 다양한 인구 집단 간에 제지방량의 밀도가 약간 다를 수 있다는 것이다. 따라서 개인의 제지방량의 밀도가 Siri 방정식에서 가정한 1.100과 다르면, 체지방률 추정에 오류가 발생할 수 있다. 각 피험자의 제지방량의 실제 밀도를 알 수 없기 때문에, 이 절차와 관련된 고유한 오류가 약 2.7%로 추정된다. 이러한 제한에도 불구하고, 이 방법은 여전히 새로운 신체조성 평가 방법을 비교하는 기준으로 여겨진다.

공기 변위 체적 측정법*(Air Displacement Plethysmography)*

신체밀도는 수중 체중 측정법에 사용되는 물의 대체 방법과는 대조적으로, 공기 변위 체적 측정법을 통해 얻은 신체 부피 측정을

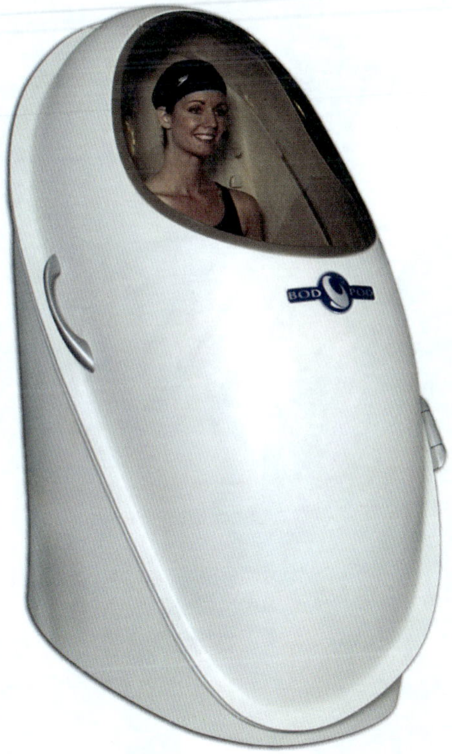

그림 18.12 공기 변위 체적 측정법을 이용해 신체 부피를 측정하는 Bod Pod.
www.cosmed.com

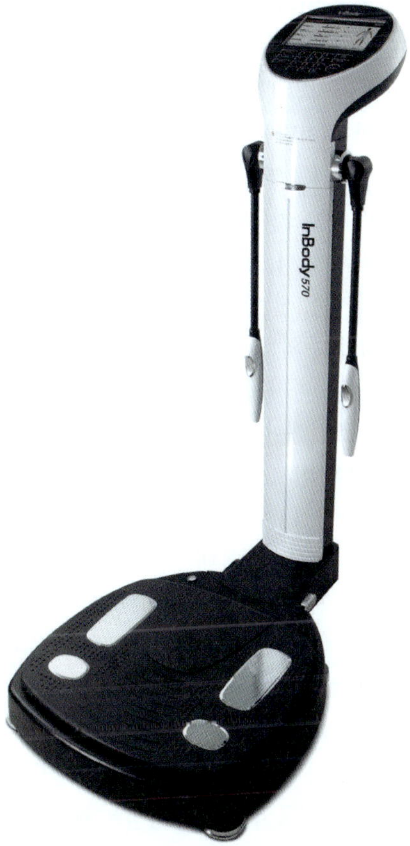

그림 18.13 InBody 570을 사용하여 생체 전기 임피던스를 측정하여 신체조성을 측정한다.
InBody USA

통해서도 결정될 수 있다. 폐쇄된 챔버 내에서 공기 부피의 변화로 인한 작은 압력 변화를 이용해, 챔버에 앉아 있는 개인의 부피를 계산한다. Bod Pod 공기 변위 장치는 이 방법을 사용하여 신체부피의 측정을 간소화하고, 이를 통해 전신밀도의 계산을 용이하게 한다(그림 18.12). 공기 변위 체적 측정법은 피험자가 수행하기에 비교적 간단한 절차이지만, 연구자는 측정 중에 온도, 가스 조성 및 피험자의 호흡 움직임의 변화를 통제해야 한다. 공기 변위 체적 측정법 동안 몸의 부피가 한번 측정되면, 이 정보는 수중 체중 측정에서 수집된 것과 동일한 방식으로 사용된다(11). 이 방법에서 도출된 체지방률 값이 수중 체중 측정과 다를 수 있지만, 그 차이는 일반적으로 작다(35). 추정의 표준오차는 약 ±2.2~3.7%이다(37).

이중에너지 X-선 흡수법*(Dual-Energy X-ray Abosorptiometry, DEXA)*

이 방법은 두 개의 X선 빔을 사용하여 전신 및 특정 부위의 제지방 조직, 뼈 밀도, 지방을 매우 정확하고 신뢰성 있게 측정한다(32, 37). 추정의 표준오차는 약 ±1.8%이다. DEXA는 신체조성 측정에 빠르게 인기를 얻고 있는 방법으로 신체조성뿐만 아니라 뼈의 밀도까지 측정할 수 있어 수중 체중 측정법이나 공기 변위 체적 측정법보다 더 많은 장점이 있다. 또한, DEXA는 검사가 진행되는 동안 개인이 플랫폼(platform)에 단순히 누워 있는 간단한 방법이다. 따라서 수중 체중 측정법과 비교할 때 DEXA는 측정 동안 피험자가 물에 잠길 필요가 없지만 장비가 비싸고, 검사를 수행하려면 인증된 의료 전문가가 필요하다는 단점이 있다.

생체 전기 저항 분석법*(Bioelectrical Impedence Analysis, BIA)*

이 방법은 1980년대에 개발되었으며, 신체조성에 대한 정보를 얻는 간단하고 빠르며 비침습적인 방법이다. 처음에는 전극이 서로 떨어진 두 개의 사지에 부착되었으나(예: 손목에서 발목까지, 손에서 손까지, 발에서 발까지), 최신 장비는 발판과/또는 손에 쥐는 전극을 사용하며, 다중 주파수와 직접 부위 측정 등의 기술 발전이 적용되었다(그림 18.13). 이 방법은 작은(느낄 수 없는) 전류를 한쪽 끝에 흘려보내고, 다른 쪽 끝에서 전압 강하(임피던스)를 측정하는 방식이다(32). 전류는 전극 사이의 경로에 있는 모든 전도성 물질을 통과하며, 근육 조직(주로 물과 전해질)은 전도성이 높은 전도체(낮은 임피던스)이고, 지방 조직은 전도성이 낮은 물질(높은 임피던스)이다. 임피던스 값은 총 체수분량을 추정하는 데 사용되며, 이를 통해 제지방과 체지방을 계산할 수 있다(32).

이 방법을 사용한 체지방률 추정치는 종종 수중 체중 측정법을 사용한 체지방 측정과 높은 상관관계를 보인다. 생체 전기 저항 분석법의 추정의 표준오차(SEE)는 일반적으로 ±3.5~5% 범위이며, 기기마다 다를 수 있다(32). 그러나 생체 전기 저항 분석법이 간단해 보일 수 있지만, 신뢰할 수 있고 유효한 값을 얻기 위해서는 많은 세부 사항에 주의를 기울여야 한다. 그렇지 않으면 앞서 언급한 추정의 표준오차가 증가할 수 있다(48). 예를 들어, 피험자의 수분 상태를 조절해야 한다. 탈수나 과도한 수분 섭취는 체내 임피던스에 영향을 미쳐 이 방법을 사용하여 체지방률을 추정하는 데 오류를 증가시킬 수 있다. 생체 전기 저항 분석법과 체성분 추정과 관련된 문제에 대한 내용은 추천 문헌의 Lohman and Milliken (2020)에 자세하게 설명되어 있다.

피하지방 두께 측정법*(Sum of Skinfolds)*

다양한 신체조성 측정 방법은 시간이 많이 걸리고, 특수 장비나 의학적으로 훈련된 전문가가 필요하다. 반면, 여러 부위의 피하지방 두께를 측정해 신체조성을 추정하는 방법은 빠르고, 저렴하며, 의학적으로 숙련된 전문가 없이도 수행할 수 있다. 피하지방 두께 측정법은 어떤 집단 내에서 전체 체지방의 상당 부분이 피부 아래(피하지방)에 있다는 사실에 기반한다. 만약 이 피하지방을 대표할 수 있는 샘플을 얻을 수 있다면, 전체 체지방률(밀도)을 정확하게 예측할 수 있다. 일반적으로 이러한 예측 방정식은 수중 체중 측정법을 가장 이상적인 기준으로 사용하여 개발된다. 여기에는 대학생 남녀의 체지방률을 예측하기 위한 유효한 피하지방 두께 측정법을 개발하는 과정에 대한 개요가 있다. 먼저, 많은 대학생 남녀가 수중 체중 측정법을 통해 신체밀도를 측정한다. 수중 체중 측정법을 통해 체지방률을 계산한 후, 동일한 개인에게서 여러 부위의 피하지방 두께 측정값을 얻는다. 연구자는 수중 체중 측정법으로 결정된 체지방률을 가장 정확하게 예측할 수 있는 피하지방 두께 부위의 조합을 찾아낸다.

연구자들은 피하지방이 나이, 성별, 전체 지방량, 측정 방법에 따라 총 지방의 변동적인 비율(20~70%)을 차지한다고 하였다. 특정 체지방에서 여성은 남성보다 피하지방이 적고, 같은 성별의 경우 나이가 많은 사람이 젊은 사람보다 피하지방이 적다(32). 이러한 변수들이 신체밀도 추정에 영향을 미칠 수 있기 때문에, 100개 이상의 방정식이 개발되었지만 대부분이 "특정 인구집단(population specific)"으로 발견되어 나이와 성별이 다른 집단에는 사용할 수 없다. 이로 인해 성인 피트니스 프로그램 전문가나

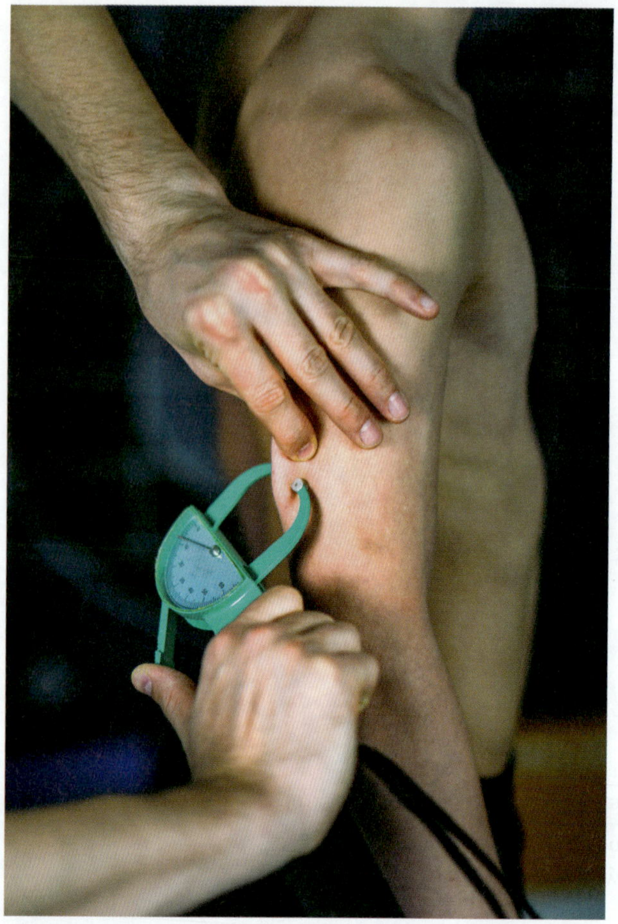

그림 18.14 신체조성 측정을 위한 피하지방 두께 측정법의 예시.
Microgen/Shutterstock

초등학교 및 고등학교 체육 교사들은 특정 그룹에 맞는 단일 공식이 없어서 문제가 발생할 수 있지만, 지속적인 연구로 이러한 문제는 상당히 줄어들고 있다.

신체조성을 정확하게 추정할 수 있는 유효한 피하지방 두께 측정 공식을 개발하기 위한 첫 연구는 수십 년 전에 발표되었다. 이 분야 두 명의 선구자는 Michael Pollack와 Andrew Jackson 박사였다. 이 연구자들은 남성과 여성 모두에게 사용할 수 있는 "일반화된 방정식"을 개발한 최초의 연구자들 중 하나였다. 이 방정식은 여러 연령대에 걸쳐 적용할 수 있다(26). 많은 연구에서 이러한 방정식이 운동선수와 비운동선수 집단 모두에서 체지방률을 추정하는 데 유효하다는 것을 확인했다. 이 방정식에서는 특정 부위에서 피하지방 두께를 측정하고, 그 측정값을 합산하여 신체밀도를 계산한다(그림 18.14). 부록 E와 F는 남성과 여성 각각의 피하지방 두께 측정값 세 가지의 합을 사용하여 추정한 체지방률 표를 보여준다(26). 피하지방 두께 측정값에서 추정한 체지방률은 "실제" 값에 대해 약 ±3.5%의 추정의 표준오차를 가진다고

추정된다(26).

피하지방 두께 측정법은 비만의 조기 발견을 위해 학교에서 아이들에게도 사용되기 시작했다. 현재 피트니스그램(FITNESSGRAM)에서는 피하지방 두께 측정을 이용해 체지방률을 추정하고 기준 참고 표준을 설정하고 있다. 피하지방 두께 측정을 할 수 없는 경우, 대안으로 체질량 지수를 사용하며 적절한 기준 참고 컷오프 값을 통해 건강 상태를 평가한다. 자세한 내용은 FITNESSGRAM 웹사이트(http://www.cooperinstitute.org/ fitnessgram)에서 확인할 수 있다.

건강한 체지방률이란 무엇인가?

우리는 이미 체질량 지수가 개인의 건강과 질병에 따라 어떻게 분류하는지에 대해 논의했다. 신체조성(예: 체지방률)을 어떻게 활용하여 개인의 건강 상태를 판단할 수 있을까? 불행히도, 현재 건강하다고 간주되는 체지방률에 대한 과학적 합의된 내용은 존재하지 않는다. 이는 체질량 지수와 달리, 많은 사람들의 체지방률을 측정하고 건강 결과를 지속적으로 추적한 데이터가 부족하기 때문이다. 반면, 체질량 지수는 측정이 간단하기 때문에(예: 신장과 체중만 필요), 과학자들은 전 세계 수백만 명의 사람들에게 체질량 지수를 측정해왔다. 체지방률을 측정하고 수년간 많은 사람들의 건강 결과를 모니터링함으로써, 너무 적거나 너무 많은 지방과 관련된 질병 위험을 최소화하는 체지방률 범위에 대한 합의된 권장 사항을 도출할 수 있을 것이다.

현재 건강을 위한 이상적인 체지방률에 대한 과학적으로 합의된 내용은 없지만, 건강에 좋은 체지방률 범위에 대한 "정보에 기반한 추정"이 제안되었다(표 18.7).

표 18.7 성인 남성과 여성의 생애주기가 건강하다고 여겨지는 체지방률 범위

남성	체지방률
청년층(18~44세)	8~22
중년층(45~64세)	10~25
장년층(65세 이상)	10~23
여성	**체지방률**
청년층(18~44세)	20~35
중년층(45~64세)	25~38
장년층(65세 이상)	25~35

출처: Lobman, T. G., L. Houtkooper, and S. B. Going. Body fat measurement goes high-tech: not all are created equal. *ACSM'S Health & Fitness Journal* 1(1): 30–35, 1997

요약 *In Summary*

- 다섯 가지 가장 유효하고 일반적인 신체조성 평가 방법에는 수중 체중 측정법과 공기 변위 체적 측정법(수중 측정 방법), 이중에너지 X-선 흡수법(DEXA), 생체 전기 저항 분석법, 피하지방 두께 측정법이 있다.
- 신체조성 분석의 2요소 모델에서는 신체를 제지방과 지방으로 나누며, 각각의 밀도는 1.100과 0.900이다.
- 신체밀도는 질량 ÷ 부피로 계산된다. 수중 체중 측정법과 공기 변위 체적 측정법 모두 체적을 측정하는 데 사용된다. 현재 수중 체중 측정법이 신체조성 측정의 가장 이상적인 기준(gold standard)으로 남아 있다.
- 생체 전기 저항 분석법(BIA)은 전체 체수분을 추정하고, 이를 바탕으로 제지방량과 체지방률을 산출한다. BIA의 표준오차 범위는 ±3.5~5%까지이며, 기기마다 다를 수 있다.
- 피하지방은 피부 두께 측정을 통해 "표본값"을 측정할 수 있으며, 피부 두께의 합을 체지방률로 변환할 수 있다. 피부 두께 측정을 통해 신체조성을 평가할 때의 표준오차는 ±3.5%이다.
- DEXA는 두 개의 X선 빔을 사용하여 전체 및 지역적인 근육 조직, 뼈 밀도, 체지방을 추정한다. 표준오차는 약 ±1.8%이며, DEXA는 신체조성 측정에서 인기 있는 방법으로 자리잡고 있다.
- 젊은 남성의 건강을 위한 권장 체지방 범위는 8~22%이며, 젊은 여성의 경우 20~35%이다.

체중 감량: 식이와 운동의 역할

불행히도, 전 세계적으로 과체중이나 비만인의 수가 증가하고 있다. 이는 심혈관 질환, 당뇨병, 암 등으로 인한 사망률이 증가하면서 전체 사망률이 비만인들 사이에서 상당히 높기 때문에 우려되는 문제이다(14). 비만의 원인으로는 여러 가지가 제시되었으며, 전 세계적으로 비만이 증가하는 이유에 대한 논쟁이 계속되고 있다.

지난 수십 년 동안, 성공적인 체중 감량과 관리의 비결을 제공한다고 주장하는 수많은 책들이 출판되었다. 많은 책들이 지금까지 성공적인 체중 관리에 대한 신실이 묻혀 있었으며, 저자가 마침내 배고픔 없이 빠르게 체중을 감량하는 비밀을 공개할 것이다(4). 몇몇 책에서는 그들의 계획 뒤에 숨겨진 과학이 간단하며 과학적 개념들이 종종 몇 단락이나 짧은 한 장으로 설명된다고 한다. 또한, 그들의 식사 계획은 따르기 쉽고 체중 감량을 위해 운동이 필요 없다고 주장한다. 그러나 실제로 체중 관리에 관한 진실은 훨씬 더 복잡하다.

이 장의 나머지 부분에서는 체중 감량 다이어트에 대한 여러 인기 있는 신화를 명확히 하고, 에너지 균형과 체중 관리에 대한 식이와 운동의 영향을 논의할 것이다. 신체 에너지 균형 개념에 대한 전체적인 개요부터 시작하겠다.

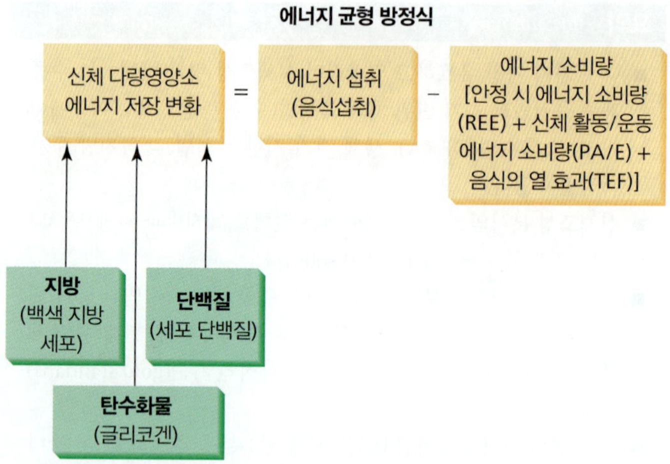

그림 18.15 에너지 균형 방정식.

신체 에너지 균형

성공적인 체중 관리 프로그램을 개발하는 핵심은 신체 에너지 저장의 조절을 이해하는 것이다. 체중 관리의 기본 틀은 인체 생리학이 열역학 제1법칙을 준수한다는 사실에 기반한다. 이 간단한 법칙은 에너지가 하나의 형태에서 다른 형태로 변환될 수 있지만 생성되거나 파괴될 수는 없다는 것을 명시하고 있다. 이 물리 법칙이 체중 관리에 적용될 때, 개인이 소비하는 에너지(음식 섭취)가 지출하는 에너지보다 더 많으면 잉여 에너지(양의 에너지 균형)가 신체에 저장된다는 개념으로 변환된다. 음식 에너지(칼로리)를 소비하는 것보다 더 많이 섭취하면, 신체는 남은 에너지를 지방이나 탄수화물 저장 형태로 저장하게 된다. 이 개념은 에너지 균형 방정식을 설명하는 그림(그림 18.15)에서 쉽게 이해할 수 있다. 에너지 균형 방정식은 신체 에너지 저장의 변화가 에너지 섭취량에서 에너지 소비량을 뺀 값과 같다는 것을 설명한다. 신체 에너지 균형 개념을 더 잘 이해하기 위해, 이 방정식에 포함된 요소들을 방정식의 오른쪽부터 설명하고자 한다.

에너지 섭취의 구성 요소

에너지 섭취는 탄수화물, 단백질, 지방의 세 가지 주요 영양소 중 하나 이상을 포함하여 음식을 먹는 것을 의미한다. 섭취된 후 이러한 주요 영양소의 흡수는 종종 불완전하며, 섭취된 에너지의 2~10%는 대변을 통해 손실된다(45, 46). 음식에서의 에너지 흡수는 개인에 따라 다를 수 있으며, 이는 장의 요인(예: 장내 미생물 군집), 섭취한 특정 음식, 음식의 준비 방법에 따라 달라질 수 있다(45, 46). 각각의 다량영양소는 칼로리 밀도가 다르다는 점을 기억해야 한다. 지방의 에너지 밀도는 9 kcal/g인 반면, 단백질과 탄수화물은 각각 4 kcal/g의 에너지를 포함하고 있다. 따라서 지방의 에너지 밀도는 단백질과 탄수화물의 에너지 밀도의 두 배 이상이다. 이제 에너지 균형 방정식의 에너지 소비 부분에 대해 논의하도록 하겠다.

에너지 소비량의 구성 요소

개인의 에너지 소비는 신체가 생성하는 열의 양이나 분당 소비되는 산소의 양을 측정하여 결정할 수 있다. 하루 동안의 총 에너지 소비는 세 가지 요소의 합으로 (1) 안정 시 에너지 소비량(REE), (2) 신체 활동/운동 에너지 소비량(PA/E), (3) 음식의 열 효과(TEF)로 각각의 요소를 간단히 살펴보도록 하겠다.

신체의 모든 세포는 다양한 세포 작업을 수행하기 위해 지속적인 에너지 공급이 필요하다. 예를 들어, 세포의 안정막 전위를 유지하고, 글리코겐과 단백질 합성 같은 동화 작용을 수행하는 데 에너지가 필요하다. 또한 심장은 온몸에 혈액을 보내기 위해 지속적으로 수축하고 펌프질을 해야 하므로 끊임없는 에너지 공급이 필요하다. 마찬가지로, 호흡 근육도 폐 환기(호흡)를 유지하기 위해 에너지 공급이 필요하다. 이는 혈액에 산소를 공급하고, 세포에서 생성된 이산화탄소를 제거하는 역할을 한다. 안정 시 에너지 소비량(REE)은 안정 시 대사율(RMR)이라고 하며 개인의 나이, 성별, 신체조성, 체질량에 의해 영향을 받는다. 체질량이 클수록 안정 시 대사율도 높아진다. 또한, 근육 같은 제지방 조직(지방이 없는 조직)은 지방 조직보다 더 많은 에너지를 필요로 하기 때문에 체지방률이 낮은 사람들은 체지방률이 높은 사람들보다 체질량 1 kg당 더 높은 안정 시 대사율을 갖는다. 일반적으로 안정 시 에너지 소비량은 총 에너지 소비량의 50~85%를 차지한다(그림 18.16).

신체 활동/운동(PA/E) 부분은 일상 생활에서의 활동과 하루 동안 수행하는 운동에서 나오는 총 일일 에너지 소비량의 일부를

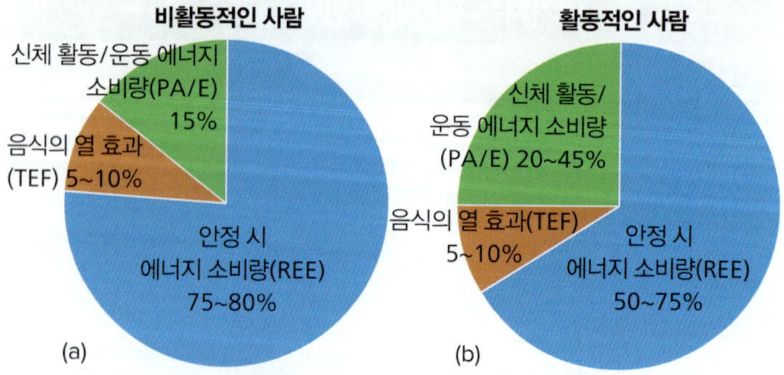

그림 18.16 일일 에너지 소비량의 요소를 보여준다: (*a*) 비활동적인 사람, (*b*) 활동적인 사람. 비활동적인 사람은 신체 활동 중 총 에너지 소비량의 15%만 소비하는 반면, 활동적인 사람은 신체 활동/운동 중 총 에너지 소비량의 20~45%를 소비할 수 있다.

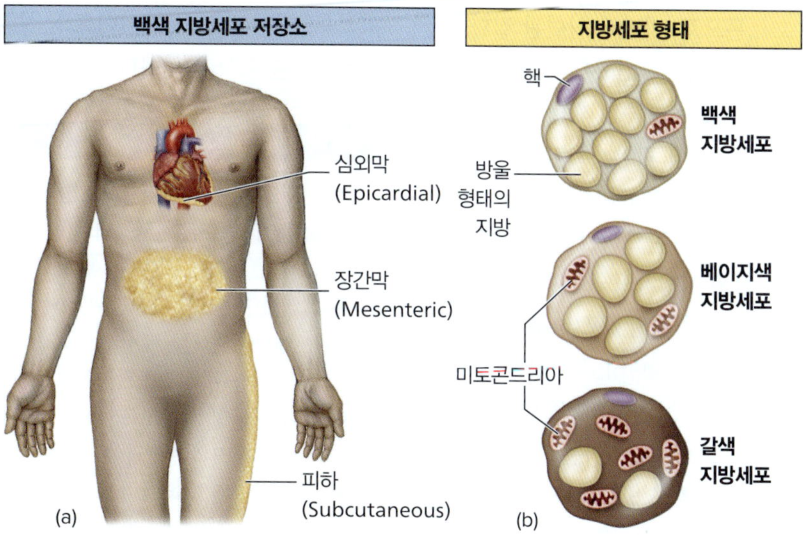

그림 18.17 (*a*) 신체에서 백색 지방세포의 위치, (*b*) 백색 지방세포, 베이지색 지방세포, 갈색 지방세포.

차지한다. 16장에서 설명했듯이, 신체 활동은 모든 형태의 근육 활동을 의미하며, 운동은 신체를 향상시키기 위해 설계된 신체 활동의 하위 집합이다. 비활동적인 사람들은 신체 활동이 총 일일 에너지 필요량이 15%만 차지한다(그림 18.16(*a*)). 반면, 규칙적인 운동을 하는 활동적인 사람들은 신체 활동/운동이 총 일일 에너지 소비량의 20~45%를 차지한다(그림 18.16(*b*)).

총 에너지 소비의 세 번째이자 마지막 요소는 음식의 열 효과(TEF)이다. 음식의 열 효과는 음식의 소화와 저장에 필요한 에너지를 의미한다. 음식의 열 효과는 에너지 소비의 세 가지 요소 중 가장 작은 부분을 차지하지만, 음식의 열 효과와 관련된 에너지 소비는 중요성을 가지고 있다. 음식의 열 효과는 총 에너지 소비의 5~10%를 차지한다. 식단 구성은 음식의 열 효과 크기에 큰 영향을 미치는데, 특히 다양한 주요 영양소는 음식의 열 효과 크기에 서로 다른 영향을 미친다. 예를 들어, 단백질을 섭취하면 가장 높은 음식의 열 효과가 발생하며, 그 다음으로는 탄수화물, 지방이 음식의 열 효과를 발생시킨다(19). 이제 에너지 균형 방정식의 왼쪽 부분, 즉 주요 영양소 저장의 변화를 살펴보고자 한다.

다량영양소 에너지 저장의 구성 요소

에너지 균형 방정식의 이 구성 요소(그림 18.5)는 신체 내 탄수화물, 단백질, 지방의 저장 변화를 반영한다. 에너지 섭취가 에너지 소비보다 많으면, 신체의 에너지 저장이 증가한다. 반대로, 에너지 소비가 에너지 섭취를 초과하면 에너지 저장이 손실된다. 다음은 신체가 지방, 탄수화물, 단백질을 어떻게 저장하는지에 대한 간단한 설명이다.

몸에서 가장 큰 에너지 공급원은 백색 지방 조직에 저장된 중성지방 형태의 지방이다. 이 지방 조직은 주로 지방세포(adipocytes)로 구성되어 있다. 신체에는 세 가지 유형의 지방세포인 (1) 백색 지방세포, (2) 갈색 지방세포, (3) 베이지색 지방세포가 존재한다(그림 18.17(*b*)). 이 세 가지 유형의 지방세포는 각각의 풍부함과 기능에서 차이를 보인다.

백색 지방세포는 몸에서 가장 풍부한 유형의 지방세포로, 피부 아래(피하지방), 심장 주위(심장외막), 위장관 근처(장간막) 등 여러 위치에서 발견된다(그림 18.17(*a*)). 장간막 지방은 내장 지방(visceral fat)이라고도 하며, 내장 지방의 대량 저장은 만성 저등급 염증(low-grade inflamation)과 관련이 있다. **백색 지방세포**(white adipocyte)의 주요 기능은 연료를 방울 형태의 지방(lipid droplets)으로 저장하는 것이다. 이 지방은 트리글리세리드(트리글리세리드 = 3개의 지방산 분자 + 글리세롤)로 저장된다. 날씬한 성인은 약 350억 개의 지방세포를 가지고 있으며, 이들 지방세포에는 총 13만 kcal의 저장된 에너지가 있다(10). 반면, 극도로 비만인 개인(예: 체지방률 >35%)은 백색 지방세포가 4배 많아질 수 있으며(1400억 개), 이들 지방세포는 날씬한 사람들보다 100% 더 많은 지방을 포함하고 있다. 고도로 비만인의 큰 지방세포에는 약 100만 kcal의 저장된 에너지를 포함하고 있다(19).

백색 지방세포는 많은 양의 방울 형태의 지방과 제한된 수의 미토콘드리아를 포함하고 있기 때문에 흰색(또는 약간 노란색)으로 보인다(그림 18.17(*b*)). 백색 지방 조직은 단순한 연료 저장소일 뿐만 아니라 여러 호르몬을 분비할 수 있는 내분비 기관이라는 점도 기억해야 한다(5장 참조). 이 호르몬들은 혈액으로 방출되어 골격근, 뇌, 간, 췌장 등 여러 기관에 정보를 전달한다(30). 불행히도, 내장 지방세포에서 방출되는 많은 호르몬(지방유래 호르몬, adipokines)은 염증성 호르몬으로, 비만과 심혈관 질환, 암, 당뇨병 위험 사이의 연결 고리를 제공할 수 있다(15).

갈색 지방세포는 유아와 어린이에서 체중의 최대 6%를 차지할 수 있다(30). 그러나 성인에서는 갈색 지방세포가 세 가지 주요 위치(어깨, 상체, 신장 근처의 지방 패드)에서 소량만 존재한다. 이 독특한 지방세포는 많은 수의 미토콘드리아를 포함하고 있어 갈색을 띤다(그림 18.17(*b*)). 갈색 지방세포의 기능은 백색 지방 조직과 현저히 다르다. 실제로, **갈색 지방세포**(brown adipocyte)는 연료 저장소가 아니라, 안정 시 에너지 소비량을 증가시키고 열을 생성하는 역할을 한다. 이는 갈색 지방세포에 존재하는 독특한 미토콘드리아 덕분이다. 이 미토콘드리아는 ATP를 합성하지 않고, 지방을 산화시켜 에너지를 열로 방출한다(30). 연구결과에 따르면, 체내 갈색 지방의 양을 증가시키면 안정 시 대사율이 증가하고 백색 지방세포의 크기가 감소하여 건강에 긍정적인 영향을 미친다.

마지막으로, 세 번째 유형의 지방세포는 **베이지색 지방세포**(beige adipicyte; 때때로 브라이트 지방세포라고도 불림)이다. 이 베이지색 지방세포는 갈색 지방세포와 유사하게 에너지 소비를 증가시킬 수 있다(30). 중요하게도, 전 임상 연구 결과에 따르면 지구력 운동 트레이닝이 설치류의 백색 지방세포를 베이지색 지방세포로 전환하는 데 도움을 줄 수 있다(13). 이 변환이 인간에게서 발생하면, 이 과정은 체내 에너지 소비를 증가시킬 가능성이 있다. 이 주제는 이 장 후반부에서 논의될 것이다.

탄수화물은 주로 골격근과 간에 있는 세포 내 글리코겐 형태로 체내에 저장된다. 체내 글리코겐의 총 질량은 상대적으로 작으며, 약 500 g(약 1 lb)이다(19). 그러나 물은 포도당 분자를 결합시켜 글리코겐을 형성하는 데 필요하다. 따라서 글리코겐 합성과 분해는 체액 균형의 변화를 수반한다. 체내에 1 g의 글리코겐이 저장될 때마다 추가로 2.8 g의 물도 함께 저장된다. 따라서 체내 글리코겐 저장이 현저히 고갈되면 물도 함께 소실되어 체지방 함량 변화 없이 체중이 감소할 수 있다.

이 책에서 논의한 바와 같이, 체내 단백질은 다양한 유형의 세포 단백질(예: 수축 단백질, 효소 등)로 존재하며, 각 단백질은 세포에서 특정한 역할을 수행한다. 이와 관련하여, 단백질은 체내의 연료 원천으로 저장되지 않고, 세포 내에서 기능적 분자로만 합성된다. 그러나 세포 단백질이 분해되면, 아미노산이 세포질로 방출되어 세포에 제한된 연료 공급원을 제공한다.

다량영양소의 섭취와 사용 간의 불균형은 신체조성의 변화를 초래할 것이다. 따라서 체중의 장기적인 안정성은 에너지 균형의 변화를 나타내는 지표이다. 체중 감소에 대한 논의를 계속하며, 인기 있는 체중 감량 다이어트에 대한 간단한 개요를 살펴보겠다. 그 후, 이러한 인기 다이어트의 성공 여부에 대한 증거를 제공하는 연구를 요약할 것이다.

요약 *In Summary*

- 인체 생리학은 열역학 제1법칙을 따른다. 이 법칙은 에너지가 하나의 형태에서 다른 형태로 변환될 수는 있지만, 생성되거나 파괴될 수는 없다는 것이다.
- 열역학 제1법칙이 체중 관리에 적용될 때, 이 법칙은 음식에서 얻은 에너지와 신체에서 사용되는 에너지 간의 불균형으로 남은 음식 에너지를 체내에 저장함으로써 설명된다.
- 에너지 균형 방정식은 체내 에너지 저장의 변화가 에너지 섭취량에서 에너지 소비량을 뺀 값과 같다:
- 체내 다량영양소 에너지 저장의 변화 = (에너지 섭취량 – 에너지 소비량)
- 하루 동안의 총 에너지 소비량은 세 가지 요소인 (1) 안정 시 에너지 소비량, (2) 신체 활동/운동 에너지 소비량, (3) 음식의 열 효과이다.
- 체내에는 세 가지 유형의 지방세포인 (1) 백색 지방세포, (2) 갈색 지방세포, (3) 베이지색 지방세포가 존재한다.
- 체내에서 가장 큰 에너지 공급원은 백색 지방 조직에 저장된 중성지방 형태의 지방으로 주로 지방세포(adipocytes)로 구성되어 있다.
- 성인은 갈색 지방세포가 세 가지 주요 위치(어깨, 등 상부, 신장 근처의 지방층)에서 상대적으로 소량만 존재한다. 이 지방세포들은 연료 저장소가 아니며, 안정 시 에너지 소비량을 증가시키고 열을 생성하는 역할을 한다.
- 베이지색 지방세포(브라이트 지방세포)는 갈색 지방세포와 유사하게 에너지 소비를 증가시킬 수 있다. 중요하게도, 많은 최신의 연구들은 지구력 운동이 백색 지방세포를 베이지색 지방세포로 변환하는 데 도움을 줄 수 있다고 하였다. 이러한 변환이 일어나면, 체내 에너지 소비량이 증가할 가능성이 있다.
- 탄수화물은 주로 골격근과 간의 세포 내 글리코겐 형태로 체내에 저장된다.
- 단백질은 체내의 연료 원천으로 저장되지 않고, 세포 내에서 기능적 분자로만 합성된다.

인기 있는 다이어트 플랜

지난 50년 동안 수없이 유행된 다이어트 플랜이 광범위한 미디어의 주목을 받았다. 이러한 다이어트 플랜 중 많은 것들이 책으로 출판되거나 상업적으로 판매되며(준비된 음식 형태로), 대부분의 플랜은 칼로리 계산 없이 빠르고 쉽게 체중을 감량할 수 있다고 주장한다. 일반적으로, 대부분의 인기 있는 체중 감량 다이어트는 추천된 다량영양소 함량에 따라 그룹으로 분류될 수 있다. 이 부분에서는 대중문화에서 가장 영향력 있는 체중 감량 다이어트 몇 가지를 요약한다. 좀 더 구체적으로, 이러한 체중 감량 다이어트 이론을 논의할 것이다. 먼저, 항상 인기 있는 저탄수화물 식이에 대한 개요를 살펴보도록 하겠다.

저탄수화물 식이

저탄수화물 식이는 50년 이상 동안 인기 있는 체중 감량 다이어트였다. 저탄수화물 식이가 처음으로 널리 알려진 것은 1972년 Robert Atkins 박사가 발표한 책『다이어트 혁명(Diet Revolution)』덕분이다. 이 식이는 앳킨스 다이어트로 알려지게 되었다. 앳킨스 다이어트가 인기를 끌면서, 수백 가지의 다른 저탄수화물 식이가 등장했다. 여기에는 사우스 비치 다이어트(South Beach diet)와 여러 가지 버전의 케톤체생성(ketogenic, keto) 다이어트 플랜이 포함된다.

이러한 저탄수화물 식이는 허용되는 탄수화물의 양에 따라 종종 다르다. 일반적으로, 많은 저탄수화물 식이에서는 하루에 50~100 g의 탄수화물(200~400 kcal)을 허용한다. 그러나 케토(keto) 다이어트 플랜은 하루에 30 g 이하의 탄수화물 섭취를 권장하며, 이러한 다이어트 플랜은 초저탄수화물 식이로 간주된다. 다양한 저탄수화물 식이에서는 탄수화물 섭취량이 하루 권장 섭취량(RDA)인 130 g 이하로 설정되는 것이 중요하다. 권장 섭취량은 정상적인 뇌 기능을 위해 필요한 최소한의 탄수화물 섭취량을 나타낸다.

탄수화물의 양 외에도, 저탄수화물 식이의 또 다른 변동 요소는 식단에서 탄수화물을 대체할 때 주된 다량영양소로서 고지방 또는 고단백질을 선택하는지 여부이다. 예를 들어, 현재의 대부분의 "케토" 다이어트 플랜은 탄수화물이 매우 낮고 지방이 높은 식단이다.

저탄수화물 식이 외에도 다른 탄수화물 제한 식이도 존재한다. 가장 인기 있는 존 다이어트(Zone diet)는 다량영양소를 "30-30-40" 비율로 분배할 것을 권장한다. 구체적으로, 이 플랜을 따르는 사람들은 총 칼로리의 30%를 단백질, 30%를 지방, 40%를 탄수화물에서 섭취한다. 따라서, 다양한 다른 저탄수화물 식이와는 달리, 존 다이어트는 탄수화물 섭취에 대한 권장 섭취량을 충족시킨다.

저탄수화물 식이가 체중 감소를 촉진한다는 이론적 근거는 무엇일까? 간단히 말해, 정제된 탄수화물(단순 당)을 많이 섭취하면 세 가지 방법으로 지방 축적에 기여할 수 있다. 첫째, 고탄수화물 식이는 혈당 수치를 크게 상승시키며, 이로 인해 췌장에서 인슐린이 분비된다(23). 혈중 인슐린 수치가 높아지면 지방세포에서 지방 저장이 촉진되고, 지방세포에서 지방산의 방출이 차단된다(23). 둘째, 인슐린에 의해 혈중 지방산의 가용성이 감소하면 안정 시 대사율이 감소한다. 마지막으로, 고탄수화물 식이는 식욕을 증가시키고(포만감을 감소시키며), 이로 인해 전체 에너지 섭취량이 증가한다. 반대로, 저탄수화물 식이는 지방산에서 케톤(또는 케톤체, 케토산)의 생산이 증가하는 것과 관련이 있다. 높은 케톤 수치는 식욕을 낮추어 전체 에너지 섭취량을 줄이는 데 도움이 될 수 있다(23).

그렇다면 저탄수화물 식이의 단점은 무엇일까? 저탄수화물 식이의 한 가지 우려는 이러한 식이가 종종 지방 함량이 높아 혈중 콜레스테롤 수치를 높일 수 있다는 것이다. 저탄수화물/고단백 식이와 관련된 또 다른 잠재적 위험은, 고단백 섭취가 신장 질환이 있는 사람들에게 위험을 초래할 수 있다는 것이다. 또한, 저탄수화물 식이는 종종 섬유질이 부족하고 장기적으로 식단을 지속하기 어려운 단점이 있다.

저지방 식이

저지방 식이는 여러 가지 변형이 있으며, 기본 원칙은 총 칼로리 섭취량에서 지방이 차지하는 비율이 적다는 것이다. 인기 있는 저지방 식이에는 지중해식 다이어트와 오니쉬(Ornish) 다이어트가 포함된다. 지중해식 다이어트는 유행 다이어트로 분류되지 않으며, 지난 수십 년 동안 인기 있는 저지방 식이로 자리잡아 왔다. 이 식이에 대한 관심은 지중해 연안 국가의 사람들이 더 오래 살고 심장병 발생률이 낮다는 사실이 널리 알려지면서 증가했다. 이 식이는 붉은 고기, 설탕, 포화 지방이 적고, 채소, 견과류 및 기타 건강한 식품이 풍부하다. 하지만, 지중해를 둘러싼 여러 나라(그리스, 이탈리아, 프랑스, 스페인) 사람들이 식사 방식이 다르기 때문에 이 식이에는 여러 가지 방식이 존재한다는 점에 유의해야 한다.

또 다른 인기 있는 저지방 식이는 오니쉬 다이어트이다. 이 식이는 지방과 콜레스테롤을 제거하고, 이를 대신하여 통곡물, 콩류, 과일, 채소를 섭취할 것을 권장한다. 오니쉬 다이어트는 하루 칼로리의 70%를 탄수화물, 20%를 단백질, 10%를 지방에서 섭취할 것을 권장한다.

저지방 식이를 지지하는 논리는 타당하다. 왜냐하면 저지방 식이는 고지방 식이에 비해 여러 가지 건강상의 이점을 제공하기 때문이다. 예를 들어, 지방이 풍부한 음식은 고칼로리 음식이다. 또한, 고지방 식이의 섭취는 혈중 콜레스테롤 수치를 증가시키고 심장병 위험을 높이는 것과 관련이 있다.

그렇다면 저지방 식이의 단점은 무엇일까? 저지방 식품 중 많은 제품이 고도로 가공되어 있으며, 종종 단순 당과 첨가물이 많이 포함되어 있다는 잠재적 우려가 있다. 또한, 지방 섭취가 너무 낮으면 지용성 비타민 A, D, E, K의 흡수에 방해가 될 수 있으며, 건강에 필요한 필수 지방산의 섭취를 제한할 수 있다.

고단백 식이

팔레오(Paleo) 다이어트(또는 구석기 시대 다이어트, 동굴인 다이어트라고도 불림)는 선사 시대 조상들이 먹었던 음식을 모방하도록 설계된 식단이다. 간단히 말해, 이 식단은 인류가 처음 지구를 돌아다닐 때 먹었던 음식들로 구성된 고단백 식단이다. 생선, 저지방 육류, 과일, 전분이 없는 채소, 견과류가 포함되며 유제품, 곡물, 가공식품은 제외된다.

팔레오 다이어트의 장점 중 하나는 지방 함량이 낮다는 것이다. 앞서 언급했듯이, 저지방 식이는 고지방 식이에 비해 최소 두 가지 이점을 제공한다. 첫째, 고지방 식품은 칼로리가 높으며, 고지방 식이는 혈중 콜레스테롤 수치를 증가시키는 경향이 있다. 둘째, 고단백 식이는 단백질의 소화 과정에서 발생하는 열 생성 효과 증가로 인해 포만감을 높이고 에너지 소비를 증가시킨다.

그렇다면 팔레오 다이어트의 단점은 무엇일까? 안타깝게도, 팔레오 다이어트는 자세히 연구되지 않았기 때문에 이 다이어트의 단점은 잘 알려져 있지 않다. 그럼에도 불구하고 여러 보고서에서는 팔레오 다이어트를 유지하기 어렵다는 결론을 내리고 있다. 따라서 이 다이어트의 장기적인 체중 감량 성공 여부는 의문이다.

칼로리를 제한하면서도 영양이 균형 잡힌 식이

저에너지 식이(low-energy diet) 또는 칼로리 제한 식이는 개인이 하루 동안 소비하는 에너지보다 적은 식사 에너지를 제공하는 식단이다. 이러한 식단은 보통 하루 800~1200 kcal를 제공한다. 다양한 상업적인 다이어트 플랜은 영양적으로 균형 잡힌 저에너지 식단을 사용한다(예: Weight Watchers and Jenny Craig). 많은 영양사들은 체중 감량을 위해 칼로리를 제한하면서 균형 잡힌 식단 접근법을 지지한다.

이러한 영양적으로 균형 잡힌 다이어트 계획은 일반적으로 이 장에서 제공된 탄수화물, 지방, 단백질의 에너지 적정 비율(AMDR)을 따른다(표 18.3). 권장되는 다량영양소 섭취량은 총 에너지 섭취량의 백분율을 기반으로 한다는 점을 기억해야 한다. 에너지 적정 비율 지침을 따르는 영양적으로 균형 잡힌 식단은 총 지방이 상대적으로 낮아 높은 혈중 콜레스테롤 수치의 위험을 낮춘다. 또한, 영양적으로 균형 잡힌 식단은 적절한 양의 단백질과 식이 섬유를 제공한다. 따라서 균형 잡힌 식단을 섭취하는 데에는 특별한 단점이 없다. 실제로, 영양학 아카데미(Academy of Nutrition and Dietetics)는 체중 감량 다이어트가 다량영양소의 에너지 적정 비율 지침에 맞춘 올바른 영양 관행을 따를 것을 권장하고 있다.

많은 영양 전문가들이 영양적으로 균형 잡힌 식단을 추천하지만, 여러 다른 식이요법의 지지자들은 여전히 식단에서 하나 이상의 주요 영양소의 중요성을 강조하고 있다. 식단의 다량영양소 함량이 체중 감량에 상당한 영향을 미친다는 주장을 뒷받침하는 증거는 무엇일까?

식이의 다량영양소 구성 비율이 체중 감량에 영향을 미치는가?

여러 가지 인기 있는 체중 감량 다이어트를 소개했으니, 이제 이러한 다이어트들 간의 직접적인 비교를 제공하는 연구를 살펴보도록 하겠다. 앞서 0장에서 소개한 바와 같이, 모든 과학적 연구에는 철저한 실험 설계가 필수적이다. 따라서 체중 감량 다이어트와 관련된 연구를 읽을 때는 적정 수의 피험자를 포함하고, 다이어트와 신체 활동 모두에 대해 뛰어난 실험적 통제를 제공하는 연구만을 고려해야 한다. 예를 들어, 많은 다이어트 연구는 "일상적인 생활 조건"(피험자들이 집에서 생활하고 식사하는 상태)에 의존한다. 일상적인 생활 조건에서 진행되는 연구에서는 연구자들이 피험자들이 실제로 무엇을 먹는지 알지 못한다. 실제로, 설문지를 통한 식이 평가 방법은 신뢰성이 낮다. 특히 과체중인 사람들은 식이 섭취량을 실제보다 적게 보고하는 경향이 있다(47). 따라서 일상적인 생활 조건에서 진행된 연구 결과는 식이에 대한 실험적 통제가 부족하기 때문에 해석하기 어렵다. 또한, 단기간의 식이도 문제가 될 수 있는데, 많은 연구에서는 피험자들이 저탄수화물 식이를 할 때, 다른 다량영양소(예: 지방이나 단백질)를 제한할 때보다 단기간에 더 많은 체중 감소를 보인다고 보고하고 있다. 이러한 단기간 식이는 저탄수화물 식이를 시작한 초기의 체중 감소(7~14일)의 대부분은 체내 수분 손실에 의한 것이라는 사실로 인해 혼란스러울 수 있다. 이 현상은 글리코겐 고갈(글리코겐과 함께 물이 저장됨)과 나트륨 손실로 인한 세포 외액 감소로 인해 발생한다. 저탄수화물 식이를 시작한 첫 1~2주 동안 2.2 kg 이상의 체내 수분을 잃을 수 있을 것으로 추정된다(20, 47). 따라서 이러한 실험 설계 문제로 인해, 우리는 식이 섭취를 신중하게 통제하는 1년 이상 진행된 다이어트 연구만을 고려할 것이다.

철저한 연구 검토 결과, 장기적인 체중 감소는 저에너지 식이(즉, 식이 섭취량이 일일 에너지 소비량보다 적은 경우)에서만 발생하며, 체중 감소는 식이의 다량영양소 구성과는 무관하다는 것이 밝혀졌다(47). 보다 구체적으로, 에너지 제한이 클수록 체중 감소도 더 크며, 이 에너지 제한이 단백질, 탄수화물, 지방 중 어느 것에서 발생하든 상관없다(47). 이 결론은 그림 18.18에 나타나 있다. 이 그림은 600명 이상의 과체중 성인들을 대상으로 24개월 동안 식이를 연구한 결과로 서로 다른 다량영양소를 강조하는 네 가지 저에너지 식이의 체중 감소 반응을 조사한 연구이다(39).

특히, 각각의 저에너지 식이는 동일한 칼로리를 포함했지만, 네 가지 식이는 다량영양소 구성이 다음과 같이 달랐다.

식이 1: 65% 탄수화물 / 15% 단백질 / 20% 지방(고탄수화물/저지방)

식이 2: 55% 탄수화물 / 25% 단백질 / 20% 지방(중탄수화물/저지방)

식이 3: 45% 탄수화물 / 15% 단백질 / 40% 지방(중탄수화물/고지방)

식이 4: 35% 탄수화물 / 25% 단백질 / 40% 지방(저탄수화물/고지방)

그림 18.18을 살펴보면, 이 네 가지 식이가 다량영양소 함량에서 뚜렷한 차이를 보였음에도 불구하고, 체중 감소에서 유의미한 차이는 없었다. 따라서 칼로리가 동일하게 맞춰졌을 때, 저탄수화물 식이는 고탄수화물 식이에 비해 체중 감소를 촉진하는 데 더 효과적이지 않다. 마찬가지로, 칼로리가 동일하게 맞춰졌을 때 저지방 식이는 고지방 식이에 비해 체중 감소를 촉진하는 데 비효율적이다. 이 결과들은 앞선 열역학 제1법칙에 대한 논의를 뒷받침하며, 칼로리가 지방, 단백질, 탄수화물 중 어느 것으로부터 유래했든 칼로리는 칼로리일 뿐이라는 것을 시사한다.

다른 연구들에서도 식이의 다량영양소 함량이 체중 감소의 핵심이 아니라는 추가적인 지원이 제공된다. 예를 들어, 482명의 과체중 피험자를 대상으로 한 두 가지 연구에서는 앳킨스, 오니쉬, 존, 지중해식, 웨이트 워처스(Weight Watchers) 다이어트의 체중

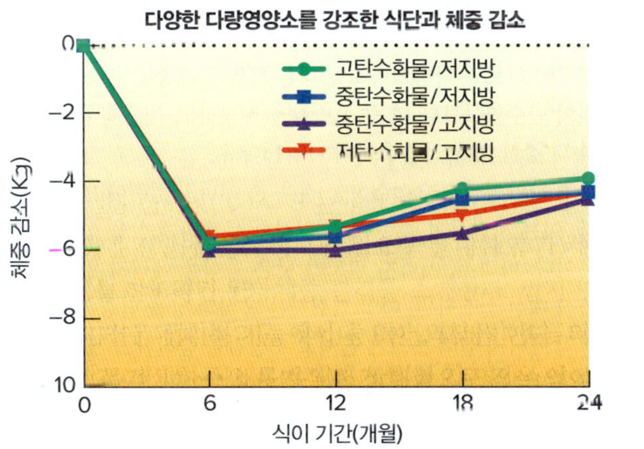

그림 18.18 저에너지 식이에서 다양한 다량영양소를 강조할 때의 체중 감소. 데이터 출처: Sacks 등(39).

데이터 출처: Sacks FM, Bray GA, Carey VJ, Smith SR, Ryan DH, Anton SD, et al. "Comparison of weight-loss diets with different compositions of fat, protein and carbohydrates." *New England Journal of Medicine* 360: 859–873, 2009.

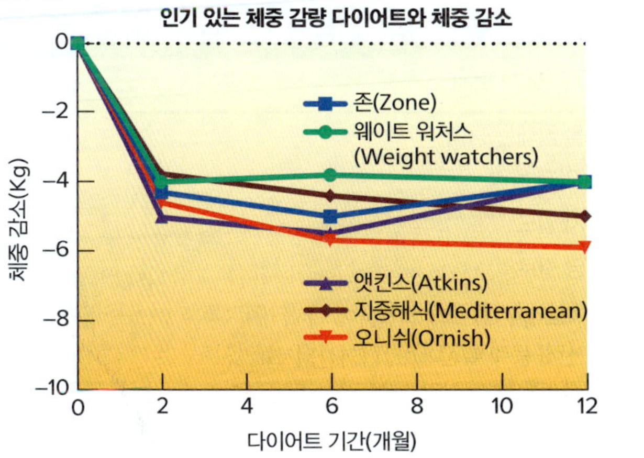

그림 18.19 인기 있는 체중 감량 다이어트에서 다양한 다량영양소를 강조할 때의 체중 감소. 데이터 출처: 참고 문헌 11 및 41.

데이터 출처: Dansinger ML, Gleason JA, Griffith JL, Selker HP, Schaefer EJ. "Comparison of the Atkins, Ornish, Weight Watchers, and Zone diets for weight loss and heart disease risk reduction: a randomized trial." JAMA 293: 43–53, 2005; Shai I, Schwarzfuchs D, Henkin Y, Shahar DR, Witkow S, Greenberg I, et al. "Weight loss with a low carbohydrate, Mediterranean, or low-fat diet." *New England Journal of Medicine* 359: 229–241, 2008.

감소를 비교하였다(11, 41). 각 식이의 다량영양소 함량에서 뚜렷한 차이를 보인다는 점을 기억해야 한다. 그럼에도 불구하고, 칼로리 섭취가 동일하게 맞춰졌을 때, 12개월 동안 이들 다이어트 플랜 간에 체중 감소의 차이는 없었다(그림 18.19). 이 결과들과 그림 18.18에서 제시된 결과들을 종합하면, 체중 감소 식이를 성공하기 위해서는 낮은 칼로리 균형(negative calroric balance)이 핵심이라는 사실을 강하게 뒷받침한다(4, 21, 23). 그러나 모든 다이어트 계획에서 성공의 핵심은 다이어트의 지속적인 실천이다. 따라서 질문은 "어떤 다이어트가 지속적인 실천을 촉진하는 중요한 요소를 가지고 있는가?"가 된다. 다음 섹션에서는 이 중요한 질문을 다룰 것이다

식이 지속에 영향을 미치는 요인

저에너지 식이에 대한 체중 감소를 예측하는 주요 요소는 지속적인 실천이다. 많은 요인들이 식이를 지속하는 것을 어렵게 만든다. 예를 들어, 패스트푸드의 가용성과 마케팅은 사람들이 고지방 및/또는 고당 스낵을 먹을 기회에 끊임없이 노출되는 환경을 만들었다(47). 에너지 밀도가 높은 가공식품을 섭취할 기회는 사람들이 규칙적인 식사 계획에서 벗어나도록 만들었으며, 하루 종일 간헐적으로 먹는 "방목지(grazing)" 식사 패턴을 촉진시켜 높은 칼로리 균형(positive caloric balance)을 초래하고 결과적으로 체지방 저장을 증가시켰다(47).

분명히, 식이 지속에 영향을 미치는 중요한 요소 중 하나는 식

표 18.8 지방, 단백질, 탄수화물의 에너지 및 포만감 특성

다량영양소의 특성	지방	단백질	탄수화물
식사를 끝내는 능력	낮음	높음	중간
식욕 억제 능력	낮음	높음	중간
에너지 밀도	높음	낮음	낮음
그램당 칼로리	9 kcal/g	4 kcal/g	4 kcal/g
체내 연료로서의 저장 용량	높음	전무	낮음
자체 산화 능력 촉진	낮음	높음	높음

출처: Modified from reference (47).

욕이다. "포만감"을 느끼지 못하는 음식은 식욕이 억제될 때까지 추가 음식을 섭취하게 만들 수 있다(식욕 억제를 포만감이라고 한다). 식욕 조절은 복잡한 생리학적 조절 아래에 있으며, 이 주제에 대한 자세한 논의는 본 장의 목표를 벗어나지만, 특정 다량영양소의 섭취가 포만감에 미치는 영향을 간단히 논의해 보도록 하겠다.

의견이 분분하지만, 다량영양소에 따른 포만감 계층이 있다는 증거도 존재한다. 단백질이 탄수화물보다 더 큰 포만감을 제공하며, 탄수화물이 지방보다 더 강한 식욕 억제 효과를 나타낸다(47). 따라서 지방이 많거나 탄수화물이 많은 식이는 문제를 일으킬 수 있다. 왜냐하면 이 두 가지 다량영양소는 가장 큰 포만감을 제공하지 않기 때문이다. 반대로, 초저탄수화물 식이는 순환하는 케톤의 증가를 촉진하여 식욕을 억제할 수 있다(23). 표 18.8은 지방, 단백질, 탄수화물의 특성과 음식 섭취에 미치는 영향을 요약하고 있다.

특정 다량영양소를 섭취하는 것은 총 에너지 섭취에 다른 방식으로 영향을 미칠 수 있다. 구체적으로, 연구에 따르면 사람들은 종종 매일 일정한 양(무게)의 음식을 섭취하는 경향이 있다. 따라서, 에너지 밀도가 낮은 음식(예: 채소나 단백질이 풍부한 음식)을 에너지 밀도가 높은 음식(예: 지방이 많은 음식) 대신 섭취하면, 매일 섭취하는 음식의 양을 변경하지 않고도 일일 에너지 섭취를 크게 줄이고 포만감을 증진할 수 있다(47).

마지막으로, 식이의 지속성은 식단에 다양한 음식이 포함될 때 가장 높다. 이것은 음식 선택을 제한하는 가장 인기 있는 다이어트 플랜들이 지속성에 문제를 일으키는 이유를 설명할 수 있다(11). 따라서, 다양한 음식 선택을 제공하는 식이를 선택하는 것이 다이어트 성공에 중요하다.

분명, 모든 체중 감량 프로그램의 목표는 체지방을 줄이는 것이다. 그러나 불행히도, 저칼로리 식이에 따른 체중 감소는 지방과 함께 근육량도 감소하는 결과를 초래한다. 다음 섹션에서는 저에너지 식이가 어떻게 지방 없는 질량을 감소시키고, 안정 시 대사율을 낮추는지를 논의할 것이다.

요약 *In Summary*

- 수많은 체중 감량 다이어트 플랜들이 지난 수십 년 동안 대중 매체에서 큰 주목을 받았다. 체중 감량 다이어트 플랜의 주요 분류는 저탄수화물 식이, 저지방 식이, 고단백 식이, 칼로리를 제한한 영양 균형 식이이다.
- 모든 다이어트 플랜 분류에는 단점이 있지만 탄수화물, 지방, 단백질에 대한 에너지 적정 비율을 따르는 영양 균형 식이는 예외이다. 영양학 아카데미(Academy of Nutrition and Dietetics)는 체중 감량 다이어트가 다량영양소에 대한 적정 에너지 비율을 준수하는 올바른 영양 지침을 따를 것을 권장하고 있다.
- 연구에 따르면, 장기적인 체중 감량은 에너지 소비를 제한하는 식이(일일 에너지 소비보다 적은 에너지를 섭취하는 식단)에서만 발생하며, 체중 감량은 식단의 다량영양소 구성과 무관하다.
- 체중 감량을 위한 모든 식이의 성공 핵심은 다이어트의 지속적인 실천이다.
- 연구에 따르면 다량영양소에 따른 포만감 계층이 존재하며, 단백질이 탄수화물보다 더 큰 포만감을 제공하고, 탄수화물이 지방보다 더 강한 식욕 억제 효과를 나타낸다.
- 특정 다량영양소를 섭취하는 것은 총 에너지 섭취에 영향을 미친다. 이는 사람들이 종종 매일 일정한 무게의 음식을 섭취하기 때문이다. 따라서, 에너지 밀도가 낮은 음식을 에너지 밀도가 높은 음식 대신 섭취하면, 매일 섭취하는 음식의 양을 변경하지 않고도 일일 에너지 섭취를 크게 줄이고 포만감을 증진할 수 있다.
- 다이어트를 지속하는 데 있어, 식이에 다양한 음식이 포함될 때 가장 높은 지속성을 보이는 경우가 많다.

저에너지 식이는 지방과 제지방 모두를 감소시킨다

앞서 소개한 바와 같이, 체중 감량 다이어트는 불가피하게 지방량과 제지방량 모두의 감소를 초래한다. 근육 조직(예: 골격근)의 손

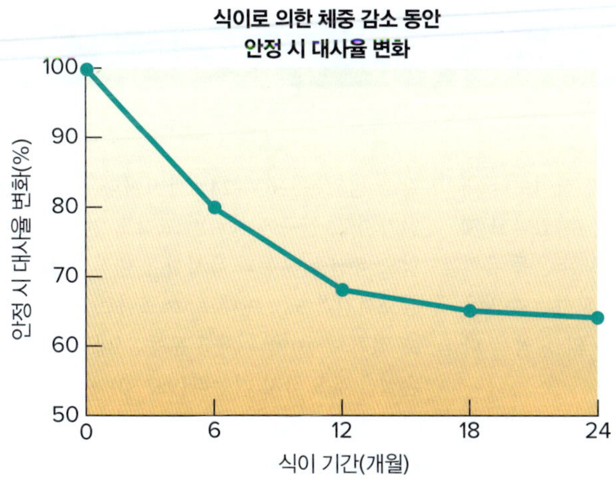

그림 18.20 24개월 동안 저칼로리 식이의 안정 시 대사율 변화(27). 데이터 출처: Keys A. *The Biology of Human Starvation*. Minneapolis, MN: The University of Minnesota Press, 1950.

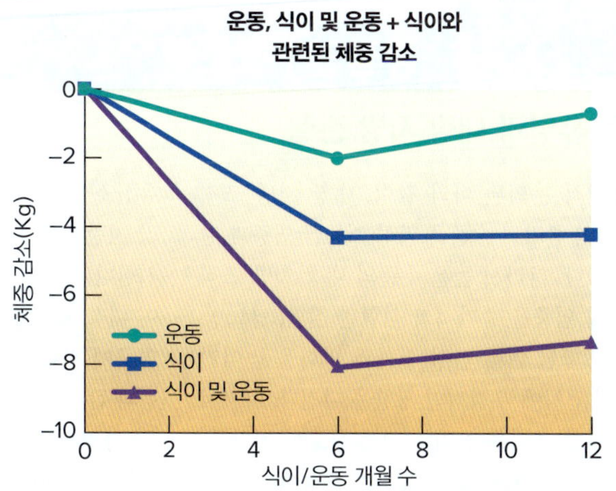

그림 18.21 운동, 저칼로리 식이, 운동 + 저칼로리 식이가 체중 감량에 미치는 영향. 데이터 출처: 참고 문헌 10 및 16.

실은 여러 가지 이유로 원하지 않는 현상이다. 골격근량의 감소는 근력 감소를 초래하며, 제지방량의 감소는 근육량이 대부분의 안정 시 에너지 소비량을 주로 담당하기 때문에 바람직하지 않다. 안정 시 에너지 소비량의 감소는 중요하다. 안정 시 에너지 소비량의 감소가 중요한 이유는 총 에너지 소비량의 50~75%를 차지하기 때문이다. 식이와 관련된 제지방량의 손실과 그로 인한 안정 시 에너지 소비량의 감소를 좀 더 자세히 논의하기로 한다.

그림 18.20은 초저칼로리 식이를 24개월 동안 진행한 피험자들에서 안정 시 대사율의 감소를 보여준다. 안정 시 대사율은 식이를 시작하기 전 측정된 안정 시 에너지 소비량의 백분율로 표현되어 있음을 주목해야 한다. 또한, 저칼로리 식이의 첫 6개월 동안 안정 시 대사율이 20% 감소하고, 이후 18개월 동안 서서히 더 감소하여 식이 전보다 35% 낮아진다(27). 안정 시 대사율 감소의 주요 원인은 제지방량의 손실이지만, 순환하는 갑상선 호르몬(T3)의 감소와 자율 신경계 활동의 감소도 이 감소에 기여한다(5). 중요하게도, 안정 시 에너지 소비량의 감소는 총 에너지 소비량을 줄여 에너지 균형 방정식에 영향을 미친다.

식이유발성에 의한 제지방량의 손실을 조사한 연구에 따르면, 제지방량의 감소 정도는 칼로리 제한의 정도에 따라 달라진다(9). 예를 들어, 저칼로리 식이(하루 750~1000 kcal 결핍)에 반응하여 전체 체중 감량이 약 14%가 제지방량의 감소에 기인한다(9). 그러나 칼로리 결핍이 하루 1500 kcal로 증가할 경우(초저칼로리 식이), 이 증가된 칼로리 제한은 제지방량의 더 큰 손실을 초래한다(전체 체중 감량의 23%가 제지방량에 해당함) (9). 이러한 식이로 인한 제지방량의 손실을 방지하기 위한 전략이 존재하는가? 다음 섹션에서는 체중 감량 및 체중 감량 프로그램 동안 제지방량 유지에 있어 운동 트레이닝이 수행하는 역할을 논의할 것이다.

운동만으로는 장기적인 체중 감량을 촉진하지 않는다

많은 연구가 운동을 단독으로 실시했을 때의 체중 감량에 미치는 영향을 조사했다. 놀랍게도, 저항 운동이나 지구력 운동 단독으로는 대부분의 사람들에게서 장기적인 체중 감량이 나타나지 않는다(그림 18.21) (16). 이러한 연구 결과에 대한 설명은 많은 연구가 에너지 균형 방정식에 유의미한 영향을 미치기 위해 필요한 운동의 강도와 지속 시간을 포함하지 않았다는 것이다.

운동 단독으로는 체중 감량을 유도하지 않지만, 유산소 운동 트레이닝은 내장 지방 조직의 유의미한 감소를 초래한다. 반면, 저항 운동 단독으로는 내장 지방의 큰 감소를 유도하지 않는다(9a, 49). 유산소 운동에 의해 유도된 내장 지방의 손실은 중요하다. 왜냐하면 높은 수준의 내장 지방은 만성 저등급 염증과 관련이 있으며, 이는 여러 만성 질환의 위험 요소가 되기 때문이다(15장). 흥미롭게도, 저칼로리 식이는 체중 감량 및 지방 손실을 촉진하지만, 운동 단독과 비교했을 때 이러한 식이는 내장 지방의 큰 손실을 유도하지 않는 경우가 많다. 내장 지방 감소에 대한 운동의 영향에 대한 자세한 내용은 중점연구 18.1을 참조하면 된다.

운동과 식이를 병행하면 체중 감량을 촉진하고 제지방량을 유지할 수 있다

운동 단독으로는 체중 감량에 효과적이지 않지만, 칼로리 제한과 결합된 운동은 식이 단독보다 더 큰 체중 감량을 가져온다(10, 16) (그림 18.21). 이러한 발견에 대한 설명은 저칼로리 식이가 에너지 섭취를 줄이고, 운동 트레이닝이 에너지 균형 방정식의 총

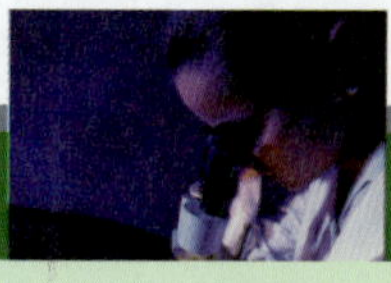

중점연구 18.1

운동 유형과 내장 지방 손실

15장에서 논의된 바와 같이, 내장 지방 조직(VAT)의 증가된 수준은 만성 저등급 염증과 관련이 있다. 따라서 높은 수준의 내장 지방 조직은 만성 염증을 증가시켜 심혈관 질환, 당뇨병, 암을 포함한 여러 만성 질환의 위험을 높이기 때문에 건강에 부정적인 영향을 미친다. 따라서 내장 지방 조직을 줄이는 것은 중요한 건강 목표이다. 이와 관련하여, 유산소 운동과 저칼로리 식이 모두 내장 지방 조직 감소에 효과적이다. 흥미롭게도, 의견이 다르지만 여러 연구는 유산소 운동 트레이닝이 저칼로리 식이보다 내장 지방을 낮추는 데 더 효과적일 수 있다고 제시한다(49). 이 중요한 발견은 다양한 운동 유형이 내장 지방에 미치는 영향을 비교하는 수많은 연구에 자극을 주었다. 이들 연구의 요약은 다음과 같다.

다양한 연구들은 장기간의 중강도 유산소 운동(하루 30분 이상, 주 4~7일 수행)이 내장 지방의 감소를 초래한다고 결론짓고 있다. 유산소 운동에 의해 유도된 내장 지방 손실의 보고된 감소 범위는 −6~−24%까지이다(38b, 49). 마찬가지로, 연구에 따르면 고강도 인터벌 트레이닝도 유산소 운동과 유사하게 내장 지방 수준을 감소시킨다(9a). 반대로, 스프린트 트레이닝(30초 전력 운동)이나 저항 운동은 내장 지방의 큰 손실을 유도하지 않는다(9a, 50). 이 주제에 대한 내용은 Chen 등(2021)의 추천 문헌에 자세하게 설명되어 있다.

에너지 소비량을 증가시킨다는 것이다. 이는 세 가지 방법으로 발생할 수 있다. 첫째, 단일 운동 세션(저항 운동 또는 지구력 운동)은 에너지 소비를 증가시켜, 총 에너지 소비량을 증가시킴으로써 에너지 균형 방정식에 영향을 미친다(그림 18.15). 4장에서 기억하듯이, 운동에 의해 유도된 에너지 소비량의 증가는 두 단계로 발생한다. 첫 번째 단계는 운동 자체 동안 소비되는 에너지이다. 두 번째 단계는 운동에 의해 유발된 안정 시 에너지 소비량의 증가로, 때때로 운동 후 48시간까지 지속될 수 있다. 그럼에도 불구하고 이 운동 후 에너지 소비량은 적으며, 운동 세션 동안 총 소비 에너지의 6~15%를 차지한다.

앞서 논의한 바와 같이, 베이지 지방세포는 갈색 지방세포와 유사하며, 안정 시 에너지 소비량을 증가시킬 수 있다. 의견이 분분하지만, 동물 연구에 따르면 유산소 운동 트레이닝이 백색 지방세포를 베이지 지방세포로 전환시키는 것으로 나타났다(12). 만약 이것이 인간에게서 발생한다면, 베이지 지방세포의 증가가 안정 시 에너지 소비량을 증가시킬 수 있다(12).

마지막으로, 단일 저항 운동 세션이 골격근에서 단백질 합성을 촉진하기 때문에, 저항 운동은 칼로리 제한으로 인한 제지방량의 손실을 보호할 수 있다. 이러한 운동에 의한 근육 유지가 안정 시 대사율의 감소를 방지한다. 실제로, 저항 운동 트레이닝과 저칼로리 식이를 병행하면 단독 식이에 비해 제지방량의 유지가 이루어진다(7). 중요한 점은, 제지방량 손실에 대한 이러한 보호가 식이로 인한 안정 시 에너지 소비량 감소를 방지한다는 것이다(그림 18.22).

저항 트레이닝이 체중 감량 중에 이점을 제공하는 것은 인정되지만, 지구력 운동 트레이닝이 식이로 인한 제지방량 손실을 방지하는 데 어떤 이점이 있는지는 여전히 불확실하다. 구체적으로, 일부 연구는 지구력 운동 트레이닝이 제지방량 손실을 보호한다고 보고하는 반면, 다른 연구는 보호하지 않는다고 결론 짓고 있다(24). 그럼에도 불구하고, 지구력 운동 트레이닝이 제지방량을 유지하느냐와 관계없이, 지구력 운동은 여러 가지 다른 건강상의 이점을 제공한다. 따라서 많은 체중 감량 전문가들은 체중 감량 다이어트를 하는 사람들이 저항 운동과 지구력 운동을 모두 포함시키는 것을 추천한다.

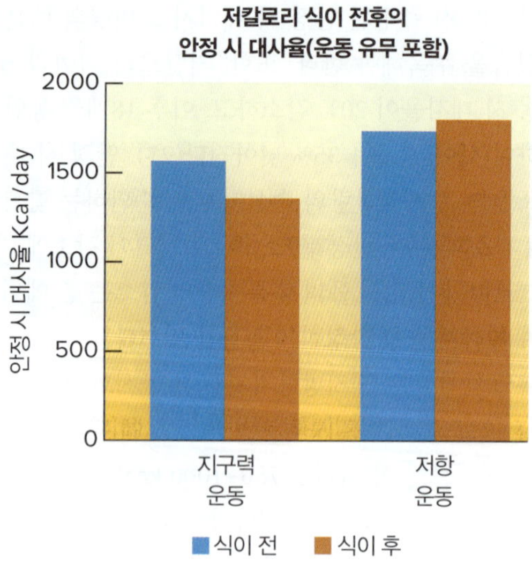

그림 18.22 저칼로리 식이를 동반한 피험자에서 지구력 운동과 저항 운동이 안정 시 대사율에 미치는 영향. 데이터 출처: 참고 문헌 7.

데이터 출처: Bryner RW, Ullrich IH, Sauers J, Donley D, Hornsby G, Kolar M, et al. "Effects of resistance vs. aerobic training combined with an 800 calorie liquid diet on lean body mass and resting metabolic rate." *Journal of the American College of Nutrition* 18: 115–121, 1999.

요약 *In Summary*

- 저칼로리 체중 감량 다이어트는 지방량과 제지방량 모두의 손실을 초래한다.
- 제지방량(골격근)의 손실은 근력의 감소와 안정 시 에너지 소비량의 감소를 초래한다.
- 저칼로리 식이와 관련된 제지방량의 감소는 칼로리 제한의 정도에 따라 달라지며, 총 체중 손실의 14~23% 사이에 해당한다.
- 운동 트레이닝만으로는(저항 운동이나 지구력 운동 모두) 체중 감량에 큰 효과를 보이지 않는다.
- 운동만으로는 체중 감량을 촉진하지 않지만, 운동과 칼로리 제한을 병행하면 식이만으로는 얻기 어려운 더 큰 체중 감량 효과를 볼 수 있다.

건강한 체지방률을 유지하기 위한 단계

이 장에서는 영양에 대한 소개와 함께 건강한 식습관에 대한 지침을 제공하며, 신체조성 측정 방법과 건강한 체지방률 범위에 대해서도 논의한다. 따라서 체지방을 줄이고 건강한 신체조성을 달성하기 위한 식단과 신체 활동 전략을 계획하는 데 필요한 지식을 갖추게 되었다. 이 과정은 다음과 같은 다섯 가지 간단한 단계로 구성된다: (1) 현재 체지방률 결정하기, (2) "목표" 체지방률 설정하기, (3) 일일 에너지 소비량 추정하기, (4) 특정 기간 내 신체조성 목표를 달성하기 위해 필요한 일일 칼로리 부족량 설정하기, (5) 신체조성 목표를 달성하기 위해 식단과 운동 프로그램 계획하기. 각 단계를 좀 더 자세히 살펴보도록 하겠다.

1단계: 건강한 체지방률을 달성하기 위한 첫 번째 단계는 유효한 방법을 사용하여 신체조성을 측정하는 것이다. 많은 신체조성 측정 방법(피하지방 두께 측정법, 생체 전기 저항 분석법, DEXA 등)에는 본질적인 오류가 있을 수 있다. 따라서 측정된 체지방률이 "실제" 체지방률보다 높거나 낮을 수 있다는 걸 기억해야 한다.

2단계: 체지방률을 측정한 후, 다음 단계는 표 18.7에 제공된 정보를 사용하여 원하는 체지방률을 설정하는 것이다. 만약 체지방률이 "건강한" 범위를 초과한다면, 목표 체지방률을 설정하고 원하는 체지방률에 도달하기 위해 얼마나 많은 체중을 줄여야 하는지 계산한다. 다음은 목표를 달성하기 위한 체중을 계산하는 두 단계의 예이다. 이 예에서 여자 대학생은 체지방이 36%이다. 현재 체중이 73.5 kg인 그녀는 건강한 체지방률 범위의 하한에 도달하기 위해 지방을 줄이기를 원하며, 체지방률을 20%로 줄이는 목표를 설정했다. 목표 체지방률 20%를 달성하기 위한 목표 체중 계산은 다음과 같다:

단계 1. 제지방량을 계산한다.

100% – 36% 지방 = 64% 제지방량

64% × 73.5 kg = 47.04 kg 제지방량

여기서 주의할 점은 제지방률은 백분율로서 0.64로 표현된다.

단계 2. 목표 체중 계산은 다음과 같다.

목표 체중 = 제지방 체중 ÷ (1 – 목표 체지방률)

위와 유사하게, 목표 체지방률은 백분율로서 0.20으로 표현된다.

체지방률 20%에 해당하는 체중을 계산하려면 다음과 같다:

목표 체중 = 47.04 kg ÷ (1 – 0.20) = 58.8 kg

따라서, 그녀의 목표 체중은 20% 체지방률을 달성하기 위해 58.8 kg이다.

3단계: 다음 단계는 일일 총 에너지 소비량(TEE)을 결정하는 것이다. 에너지 균형 방정식에서 총 에너지 소비량은 다음 세 가지 요소로 구성된다: (1) 안정 시 에너지 소비량(REE), (2) 신체 활동/운동 에너지 소비량(PA/E), (3) 음식의 열 효과(TEF). 총 에너지 소비량을 추정하는 다양한 방법이 있으며, 모든 방법은 가정에 기반하고 있기 때문에 총 에너지 소비량을 과소 또는 과대 추정할 수 있다. 여기서는 총 에너지 소비량(TEE)를 추정하기 위한 간단한 4단계 접근법을 제시한다:

단계 1: 첫 번째 단계는 안정 시 에너지 소비량(REE)을 계산하는 것이다. 안정 시 에너지 소비량는 다음과 같이 계산할 수 있다(34):

남성: 안정 시 에너지 소비량(kcal) = (10 × 체중) + (6.25 × 신장) – (5 × 나이) + 5

여성: 안정 시 에너지 소비량(kcal) = (10 × 체중) + (6.25 × 신장) – (5 × 나이) – 161

여기서 체중은 킬로그램(kg) 단위로, 신장은 센티미터(cm) 단위로, 나이는 년(years) 단위로 입력한다.

단계 2: 총 에너지 소비량(TEE)을 추정하기 위한 두 번째 계산은 음식의 소화 및 흡수에 필요한 에너지(음식의 열 효과, TEF)를 계산하는 것이다. 이 총 에너지 소비량의 구성 요소는 종종 안정 시 에너지 소비량 + 신체 활동/운동 에너지 소비량의 10%로 추정된다.

여기서 안정 시 에너지 소비량과 신체 활동/운동 에너지 소비량은 kcal 단위이며, 이 계산에서 10%는 백분율로 표현된 0.10을 사용한다. 예를 들어, 안정 시 에너지 소비량 + 신체 활

자세히 살펴보기 18.1

웹 기반 체중 계획표

최근에, 미국 국립 보건원(National Institutes of Health, NIH)은 사용자들이 지정된 기간 내 목표 체중에 도달할 수 있도록 개인화된 칼로리 및 신체 활동 계획을 개발할 수 있는 웹 기반 체중 계획표를 출시했다. 또한, 이 사이트는 체중 감량 목표를 달성한 후 원하는 체중을 유지하는 방법에 대한 정보도 제공한다.

웹사이트(https://www.niddk.nih.gov/bwp)는 사용하기 쉬우며, 체중 계획표를 사용하는 방법에 대한 단계별 비디오도 포함되어 있다. 이 체중 계획표는 수년간의 과학적 연구를 바탕으로 개발된 수학적 모델을 포함하고 있어, 저칼로리 식단과 규칙적인 운동을 포함한 체중 감량 계획을 수립하는 데 도움을 준다. 다음은 NIH 체중 계획표를 사용하여 체중 감량을 계획하는 예시이다. 21세의 여대생 수잔(Susan)을 가정해 보겠다. Susan은 신장이 약 162 cm이고, 현재 체중은 약 73.5 kg이다. DEXA 스캔 결과, Susan의 체지방률은 36%로 나타났다. 그녀의 체중 감량 목표는 체지방률 20%로 낮추는 것이며, 이를 위해 약 14.5 kg를 감량하여 목표 체중인 약 58.5 kg에 도달할 필요가 있다. NIH 체중 계획표를 사용하여 Susan이 32주 동안 체중을 감량하기 위해 필요한 칼로리 섭취량을 계산해 보겠다.

1단계: 웹사이트에 로그인한 후 체중, 성별, 나이, 신장을 입력하고 현재 직장/학교에서의 활동 수준과 여가 시간 동안의 활동 수준을 평가한다. Susan은 자신의 현재 신체 활동 수준을 대학과 여가 활동 모두에서 가벼운 활동으로 평가했다.

2단계: 해당 단계에서는 목표 체중과 목표 체중에 도달하고자 하는 기간을 입력해야 한다. Susan은 목표 체중을 58.5 kg으로 설정하고, 32주(224일) 안에 목표 체중에 도달한다고 기록한다.

3단계: 자신의 신체 활동을 증가시켜 일일 에너지 소비량을 높이기 위한 계획을 입력할 수 있다. Susan은 주 4일 동안 중강도로 60분 걷기를 하고, 주 3일 동안 30분간의 저항 운동을 계획한다. Susan은 먼저 걷기 운동을 입력한 후, "다른 변경 사항 지정"을 선택해 저항 운동을 추가한다. 그러나 NIH 체중 계획표에는 저항 운동 항목이 없기 때문에, Susan은 저항 운동(주 3일 30분)을 중강도의 걷기(주 3일)로 대신 입력한다.

4단계: Susan의 식단과 운동 계획에 따른 결과가 제시된다. 224일 동안의 식단과 운동 후, 그녀는 목표 체중인 58.5 kg에 도달할 것으로 예상된다. 결과 화면에서는 224일 동안 14.5 kg을 감량하기 위해 필요한 일일 칼로리 섭취량과 목표 체중인 58.5 kg을 달성한 후 이를 유지하기 위한 일일 에너지 필요량(칼로리/일)을 추정할 수 있다.

요약하자면, NIH 체중 계획 웹사이트는 체중 감량 목표를 달성하고 건강한 체지방률에 도달하기 위한 식단 및 운동 전략을 세우는 데 유용하고 정확한 도구를 제공한다. 이 체중 계획표는 최신 연구를 바탕으로 체지방을 줄이기 위해 필요한 에너지 결핍량을 계산하며, 이는 저칼로리 식단 계획을 통해 몇 주에 걸쳐 진행된다(21, 22). 웹사이트에 접속하여 체중 감량 계획을 재미있게 설계할 수 있다.

동/운동 에너지 소비량의 합이 1800 kcal인 경우, 음식의 열효과는 180 kcal이 된다($1800 \times 0.10 = 180$).

단계 3: 세 번째 계산은 신체 활동/운동 에너지 소비량 동안 소비되는 에너지를 추정하는 것이다. 이 에너지 균형 방정식의 요소는 일상 활동 동안의 에너지 소비량을 정확히 추정하기 어렵다. 그럼에도 불구하고, 다음과 같은 방법을 사용하여 신체 활동/운동 에너지 소비량과 관련된 에너지를 추정할 수 있다.

비활동적인 사람(운동 거의 없음, 사무직): 0.15 × 안정 시 에너지 소비량

가벼운 활동(가벼운 운동/스포츠 주 1~3일): 0.20 × 안정 시 에너지 소비량

중강도 활동(중강도의 운동/스포츠 주 3~5일): 0.25 – 0.30 × 안정 시 에너지 소비량

고강도 활동(고강도 운동/스포츠 주 6~7일): 0.35 – 0.45 × 안정 시 에너지 소비량

여기서 안정 시 에너지 소비량은 kcal 단위로 측정된다.

단계 4: 마지막 단계는 총 에너지 소비량을 추정하기 위해 총 에너지 소비량을 구성하는 세 가지 별도 요소의 에너지를 합산하는 것이다:

총 에너지 소비량(kcal) = 안정 시 에너지 소비량(kcal) + 음식의 열 효과(kcal) + 신체 활동/운동 에너지 소비량(kcal)

4단계: 해당 단계에서는 목표 체중 감량을 달성하기 위해 필요한 칼로리 결핍량을 추정하는 중요한 과정이 포함된다. 역사적으로 1 lb(약 0.45 kg)의 지방을 감량하려면 3500 kcal의 누적 에너지 결핍이 필요하다고 믿어졌다. 그러나 연구에 따르면 "1 lb당 3500 kcal"라는 일반적인 규칙은 몇 주에서 몇 달 동안의 저에너지 식이에서 체중 감소를 정확하게 예측하지 못한다는 것이 밝혀졌다(21, 22). 3500 kcal 규칙이 장기적인 체중 변화를 정확히 예측하지 못하는 이유는, 체중 감소에 따라 발생하는 생리적 변화를 고

려하지 않기 때문이다. 더 구체적으로 말하자면, 체중 감소는 안정 시 대사율과 신체 활동의 에너지 비용(체중 감소로 인한) 모두를 감소시킨다. 체지방을 일정 기간 동안 줄이기 위해 필요한 에너지 결핍량을 보다 정확하게 추정하기 위해, 미국 국립 보건원(National Institutes of Health) 연구원들은 특정 기간 동안 지정된 양의 지방을 줄이기 위해 필요한 일일 에너지 결핍량을 계산할 수 있는 간단한 웹 기반 접근 방식을 개발하였다. 이 프로그램에는 개인 체중 감량 목표에 맞게 이 웹 기반 도구를 적용하는 방법을 설명하는 "체중 계획표 사용 방법" 비디오가 함께 제공된다. 자세히 살펴보기 18.1에서는 이 체중 계획표를 사용하는 방법의 예를 소개한다.

5단계: 체중 감량 프로그램을 실행하는 마지막 단계는 1단계부터 4단계까지 얻은 정보를 바탕으로 체중 감량 목표를 달성하기 위한 계획을 수립하는 것이다. 계획을 수립할 때는 칼로리 결핍량, 운동 트레이닝 포함, 식단 구성에 대한 다음의 권장 사항을 고려해야 한다.

성공적인 체중 감량 프로그램은 종종 칼로리 섭취량 감소와 운동을 통한 칼로리 소비량 증가를 포함한다. 일일 칼로리 결핍량에 관해서는, 질병 통제 예방 센터(CDC) 가이드라인은 칼로리 섭취를 하루 500~1000 kcal 줄이는 것을 권장한다. 1000 kcal/day를 초과하는 칼로리 결핍은 제지방량의 손실을 촉진할 수 있으므로, 이러한 초저칼로리 식이는 피해야 한다.

앞서 논의한 바와 같이, 저칼로리 식이와 운동을 병행하면 식이만으로는 얻기 어려운 더 큰 체중 감량을 이룰 수 있다. 실제로, 식이와 운동을 모두 포함하면 에너지 섭취량과 에너지 소비량 양쪽을 모두 다룰 수 있어 에너지 균형 방정식을 효과적으로 조절할 수 있다. 현재 ACSM(미국 스포츠 의학회) 지침에 따르면, 체중 감량을 위해 주 3회 저항 운동과 주중 대부분에 지구력 운동을 포함하여 주당 총 150~300분의 운동을 권장하고 있다. 체중 감량 프로그램에 저항 운동을 포함하는 것은 제지방량의 손실을 줄이는 데 필수적이다.

체중 감량의 핵심은 식이를 지속하는 것이다. 저에너지 식이를 계획할 때는 지방이 적고 과일과 채소가 풍부한 균형 잡힌 식단을 계획하는 것이 좋다. 또한, 연구에 따르면 다양한 음식을 포함한 식단이 저칼로리 식이에 대한 지속성을 향상시킨다고 한다. 마지막으로, 알코올의 소비도 총 칼로리 섭취량에 기여한다는 점을 기억해야 한다. 순수 알코올은 1 g당 7 kcal를 제공한다. 이는 약 355 ml 맥주 한 잔당 약 150 kcal, 와인 한 잔당 약 120 kcal로 변환된다. 뿐만 아니라, 알코올 칵테일을 소비하면 칼로리 섭취량이 추가되며, 칵테일의 에너지는 음료에 포함된 재료에 따라 다양하게 변할 수 있다(예: 112~490 kcal). 따라서, 칼로리 섭취 목표를 지키기 위해 알코올의 소비를 제한하는 것이 좋다.

요약 *In Summary*

- 건강한 체지방률을 달성하기 위한 계획을 수립하는 과정은 다음과 같은 5단계로 진행된다: (1) 체지방률 결정, (2) 목표 체지방률 설정 및 목표 체중 계산, (3) 총 에너지 소비량 추정, (4) 특정 기간 동안 체중 감량 목표 달성을 위한 칼로리 결핍량 결정, (5) 건강한 체지방률을 달성하기 위한 식단 및 운동 계획을 세운다.
- 미국 국립 보건원(NIH) 체중 계획표 웹사이트는 체중 감량 목표를 달성하고 건강한 체지방률에 도달하기 위한 식단 및 운동 전략을 계획할 수 있는 정확하고 사용하기 쉬운 도구를 제공한다.

연구 문제

1. 영양과 영양소를 정의하고, 영양소의 신체에서의 기능을 식별하고 논의하시오.
2. 여섯 가지 주요 영양소의 종류를 나열하고 각 종류의 기능에 대해 간단히 설명하시오.
3. 다량영양소와 미량영양소를 정의하시오.
4. 각 다량영양소의 기능을 나열하고 설명하시오.
5. 두 가지 미량영양소 카테고리의 기능을 나열하고 설명하시오.
6. 아미노산의 두 가지 종류를 논의하고, 일부 아미노산이 식이에서 필수적인 이유를 설명하시오.
7. 체내의 주요 수분 분포를 식별하고 체내 수분이 어떻게 조절되는지 논의하시오.
8. 비타민으로 간주되기 위해 필요한 기준을 나열하시오.
9. 두 가지 형태의 비타민이 중요한 이유는 무엇인가?
10. 주요 무기질과 미량 무기질의 차이점을 설명하시오.
11. 영양소 섭취 기준(DRI)을 구성하는 여섯 가지 표준을 나열하고 정의하시오.
12. 식품에 대한 미국 식품의약국(FDA) 필수 영양 성분 표시판에 포함된 정보를 식별하시오.
13. 탄수화물, 지방, 단백질의 에너지 적정 비율은 무엇인가?
14. 혈당 지수(glycemic index)란 무엇이며, 왜 중요한가?
15. 필수 지방산이란 무엇이며, 왜 중요한가?
16. 혈액 내 두 가지 주요 콜레스테롤과 이들이 심장병 발병 위험에 미치는 영향을 설명하시오.
17. 수분 섭취가 충분하여 수분이 유지되고 있는지 어떻게 확인할 수 있는가?
18. *미국인의 식이 지침* 중요성을 설명하고, 이 지침의 다섯 가지 주요

권장 사항을 식별하시오.

19. 체질량 지수가 무엇인지 정의하고, 이 카테고리를 분류하는 장점과 단점을 설명하시오.
20. 수중 체중 측정법, 공기 변위 체적 측정법, 이중에너지 X선 흡수법(DEXA), 생체 전기 저항 분석법, 피하지방 두께 측정법을 이용한 신체조성 평가의 장점과 단점을 논의하시오.
21. 신체조성 분석의 2요소 모델을 논의하고, 신체밀도가 어떻게 계산되는지 설명하시오.
22. 에너지 균형 방정식의 구성 요소를 논의하시오.
23. 체내에서 지방, 탄수화물, 단백질이 어떻게 저장되는지 설명하시오. 체내의 세 가지 지방세포 유형을 식별하고 이들의 기능을 논의하시오.
24. 네 가지 인기 있는 다이어트 플랜의 장점과 단점을 나열하고 논의하시오.
25. 체중 감량에서 운동과 식이의 역할을 논의하시오.

추천 문헌

Benardot, D. 2019. *Nutrition for Exercise Science*. Philadelphia, PA: Wolkers Kluwer.

Chan, Y., H. Yang, and S. Shun. 2021. Effect of exercise intervention dosage on reducing visceral adipose tissue: a systematic review and network analysis of randomized controlled trials. *International Journal of Obesity* 45: 982–997.

Lohman, T. and L. Milliken. 2020. *ACSM's Body Composition Assessment*. Champaign, IL: Human Kinetics.

Murray, B. and C. Rosenbloom. 2018. Fundamentals of glycogen metabolism for coaches and athletes. *Nutrition Reviews* 76: 243–259.

Stephenson, T. J. and W. J. Schiff. 2022. *Human Nutrition: Science for Healthy Living*. New York, NY: McGraw-Hill.

U.S. Department of Health and Human Services and U.S. Department of Agriculture. 2015. *2015–2020 Dietary Guidelines for Americans*. 8th ed. December 2015. Available at https://health.gov/dietaryguidelines/2015/guidelines/.

참고 문헌

1. **Aghajanian, P, Hall S, Wongworawat M, and Mohan S.** The roles and mechanisms of actions of vitamin C in bone: new developments. *Journal of Bone and Mineral Research* 30: 1945–1955, 2015.
2. **Armstrong LE.** Hydration assessment techniques. *Nutrition Reviews* 63: S40–S54, 2005.
3. **Behnke AR, Welham WC, and Feen BG.** The specific gravity of healthy men: body weight volume as an index of obesity. *Journal of the American Medical Association* 118: 495–498, 1942.
4. **Bergeron N, Siri-Tarino P, Bray GA, and Krauss R** (Eds.). Nutrition and cardiometabolic health. Boca Raton, FL: CRC Press, 2018.
5. **Bray GA.** Effect of caloric restriction on energy expenditure in obese patients. *Lancet* 2: 397–398, 1969.
6. **Bray GA, Nielsen SJ, and Popkin BM.** Consumption of high fructose corn syrup in beverages may play a role in the epidemic of obesity. *American Journal of Clinical Nutrition* 79: 537–543, 2004.
7. **Bryner RW, Ullrich IH, Sauers J, Donley D, Hornsby G, Kolar M, et al.** Effects of resistance vs. aerobic training combined with an 800 calorie liquid diet on lean body mass and resting metabolic rate. *Journal of the American College of Nutrition* 18: 115–121, 1999.
8. **Byrd-Bredbenner C, Moe G, Berning J, and Kelley D.** *Wardlaw's Perspectives in Nutrition*. New York, NY: McGraw-Hill, 2022.
9. **Chaston TB and O'Brien PE.** Changes in fat-free mass during significant weight loss: a systematic review. *International Journal of Obesity* 31: 743–750, 2007.

9a. **Chan Y, Yang H, and Shun S.** Effect of exercise intervention dosage on reducing visceral adipose tissue: a systematic review and network analysis of randomized controlled trials. *International Journal of Obesity*. 45: 982–997, 2021.

10. **Curioni CC and Lourenco PM.** Long-term weight loss after diet and exercise. *International Journal of Obesity* 29: 1168–1174, 2005.
11. **Dansinger ML, Gleason JA, Griffith JL, Selker HP, and Schaefer EJ.** Comparison of the Atkins, Ornish, Weight Watchers, and Zone diets for weight loss and heart disease risk reduction: a randomized trial. *JAMA* 293: 43–53, 2005.
12. **Dewal RS and Stanford KI.** Effects of exercise on brown and beige adipocytes. *Biochimica et Biophysica Acta* 1864: 71–78, 2019.
13. **Fan JY, Song YQ, Wang YY, Hui RT, Zhang WL.** Dietary glycemic index, glycemic load, and risk coronary heart disease, stroke, and stroke mortality: a systematic review with meta-analysis. *PLOS ONE* 7: e52182, 2012.
14. **Flegal KM, Kit BK, Orprana H, and Graubard BI.** Association of all-cause mortality with overweight and obesity using standard body mass index categories: a systematic review and meta-analysis. *JAMA* 309: 71–78, 2013.
15. **Fox SI and Rompolski K.** *Human Physiology*. McGraw Hill, New York. 16e, 2022.
16. **Franz MJ, VanWormer JJ, Crain AL, Boucher JL, Histon T, Caplan W, et al.** Weight-loss outcomes: a systematic review and meta-analysis of weight-loss clinical trials with a minimum 1-year follow-up. *Journal of the American Dietetic Association* 107: 1755–1767, 2007.
17. **Goldman RF and Buskirk ER.** Body volume measurement by underwater weighing: description of a method. In: *Techniques for Measuring Body Composition*, edited by Brozek J, and Henschel A. National Research Council, Washington, DC, 1961.
18. **Ha V, Jayalath VH, Cozma AI, Mirrahimi A, de Souza RJ, and Sievenpiper, JL.** Fructose-containing sugars, blood pressure and cardiometabolic risk: a critical review. *Current Hypertension Reports* 15: 281–297, 2013.
19. **Hall KD, Heymsfield SB, Kemnitz JW, Klein S, Schoeller DA, Speakman JR.** Energy balance and its components: implications for body weight regulation. *American Journal of Clinical Nutrition* 95: 989–994, 2012.
20. **Hall KD, Bemis T, Brychta R, Chen KY, Courville A, Crayner EJ, et al.** Calorie for calorie, dietary fat restriction results in more fat loss than carbohydrate restriction in people with obesity. *Cell Metabolism* 22: 427–436, 2015.

21. **Hall KD, Sacks G, Chandramohan D, Chow CC, Wang YC, Gortmaker SL, et al.** Quantification of the effect of energy imbalance on body weight. *Lancet* 378: 826–837, 2011.
22. **Hall KD.** What is the required energy deficit per unit weight loss. *International Journal of Obesity* 32: 573–576, 2008.
23. **Hall KD.** A review of the carbohydrate-insulin model of obesity. *European Journal of Clinical Nutrition*.doi:10:.1038/ejcn.2016.269. 2017.
24. **Hensen LC, Poole DC, Donahoe CP, and Heber D.** Effect of exercise training on resting energy expenditure during caloric restriction. *American Journal of Clinical Nutrition* 46: 893–899, 1987.
25. Reference deleted
26. **Jackson AS and Pollock ML.** Practical assessment of body composition. *Physician and Sportsmedicine* 13: 76–90, 1985.
27. **Keys A.** *The Biology of Human Starvation*. Minneapolis, MN: The University of Minnesota Press, 1950.
28. **Kris-Etherton P, Daniels SR, Eckel RH, Engler M, Howard BV, Krauss RM, et al.** Summary of the scientific conference on dietary fatty acids and cardiovascular health: conference summary from the Nutrition Committee of the American Heart Association. Circulation 103: 1034–1039, 2001.
29. **Kristo AS, Matthan NR, and Lichtenstein AH.** Effects of diets differing in glycemic index and glycemic load on cardiovascular risk factors: review of randomized controlled feeding trials. *Nutrients* 5: 1071–1080, 2013.
30. **Kwok K, Lam K, and Xu A.** Heterogeneity of white adipose tissue: molecular basis and clinical implications. *Experimental and Molecular Medicine* 48: e215; doi:10.1038/emm.2016.5, 2016.
31. Reference deleted
32. **Lohman T and Milliken L.** *ACSM's Body Composition Assessment*. Champaign, IL: Human Kinetics, 2020.
33. **Lohman TG.** Applicability of body composition techniques and constants for children and youths. In: *Exercise and Sport Sciences Reviews*, edited by Pandolf KB. New York, NY: Macmillan, 1986, pp. 325–357.
34. **Mifflin MD, St Jeor S, Hill LA and Scott B.** A new predictive equation for resting energy expenditure in healthy individuals. *American Journal of Clinical Nutrition* 51: 241–247, 1990.
35. **Millard-Stafford ML, Collins MA, Evans EM, Snow TK, Cureton KJ, and Rosskopf LB.** Use of air displacement plethysmography for estimating body fat in a four-component model. *Medicine and Science in Sports and Exercise* 33: 1311–1317, 2001.
36. **Mokdad AH, Marks J, Stroup DF, and Gerberding JL.** Actual causes of death in the United States, 2000. *Journal of American Medical Association* 291: 1238–1245, 2004.
37. **Ratamess N.** Body composition status and assessment. In: *ACSM's Resource Manual for Guidelines for Exercise Testing and Prescription*, edited by Swain DP. Baltimore, MD: Lippincott Williams & Wilkins, 2014, pp. 287–308.
38. **Romero-Corral A, Somers V, Sierra-Johnson J, Thomas R, Collazo-Clavell M, Korinek J, et al.** Accuracy of body mass index in diagnosing obesity in the general adults population. *International Journal of Obesity* 32: 959–966, 2008.

38b. **Ross R, Soni S, and Houle S.** Negative energy balance induced by exercise or diet: effects on visceral adipose tissue and liver fat. *Nutrients*. 12: 891, 2020.

39. **Sacks FM, Bray GA, Carey VJ, Smith SR, Ryan DH, Anton SD, et al.** Comparison of weight-loss diets with different compositions of fat, protein and carbohydrates. *New England Journal of Medicine* 360: 859–873, 2009.
40. **Schwingshackl L and Hoffmann G.** Long-term effects of low glycemic index/load vs. high glycemic index/load diets on parameters of obesity and obesity-associated risks: a systematic review and meta-analysis. *Nutrition Metabolism and Cardiovascular Diseases* 23: 699–706, 2013.
41. **Shai I, Schwarzfuchs D, Henkin Y, Shahar DR, Witkow S, Greenberg I, et al.** Weight loss with a low carbohydrate, Mediterranean, or low-fat diet. *New England Journal of Medicine* 359: 229–241, 2008.
42. **Sheard NF, Clark NG, Brand-Miller JC, Franz MJ, Pi-Sunyer FX, Mayer-Davis E, et al.** Dietary carbohydrate (amount and type) in the prevention and management of diabetes: a statement by the American Diabetes Association. *Diabetes Care* 27: 2266–2271, 2004.
43. **Siri WE.** Body composition from fluid spaces and density: analysis of methods. In: *Techniques for Measuring Body Composition*, edited by Brozek J, and Henschel A. Washington, D.C.: National Academy of Sciences, 1961, pp. 223–244.
44. **Slawson DL, Fitzgerald N, and Morgan K.** Position of the academy of nutrition and dietetics: the role of nutrition in health promotion and chronic disease prevention. *Journal of Academy of Nutrition and Dietetics* 113: 972–979, 2013.
45. **Smith AM, Collene AL, and Spees CK.** Wardlaw's *Contemporary Nutrition—A Functional Approach*. New York, NY: McGraw-Hill, 2021.
46. **Stephenson TJ and Schiff WJ.** *Human Nutrition: Science for Healthy Living*. New York, NY: McGraw-Hill, 2022.
47. **Thom G and Lean M.** Is there an optimal diet for weight management and metabolic health? *Gastroenterology* 152: 1739–1751, 2017.
48. **Thompson DL.** Body composition. In: *Fitness Professional's Handbook*, edited by Howley ET and Thompson, DL. Champaign, IL: Human Kinetics, 2017.
49. **Verheggen RJ, Maessen MF, Green DJ, Hermus AR, Hopman MT, and Thijssen DH.** A systematic review and meta-analysis on the effects of exercise training versus hypocaloric diet: distinct effects on body weight and visceral adipose tissue. Obesity Reviews 17: 664–690, 2016.
50. **Ziegler AK, Jensen SM, Schjerling P, Mackey AL, Andersen JL, and Kjaer M.** The effect of resistance training upon age-related systemic and local skeletal muscle inflammation. Experimental Gerontology 121: 19–32, 2019.

EXERCISE PHYSIOLOGY Theory and Application to Fitness and Performance

SECTION 3

운동수행을 위한 생리학

Physiology of Performance

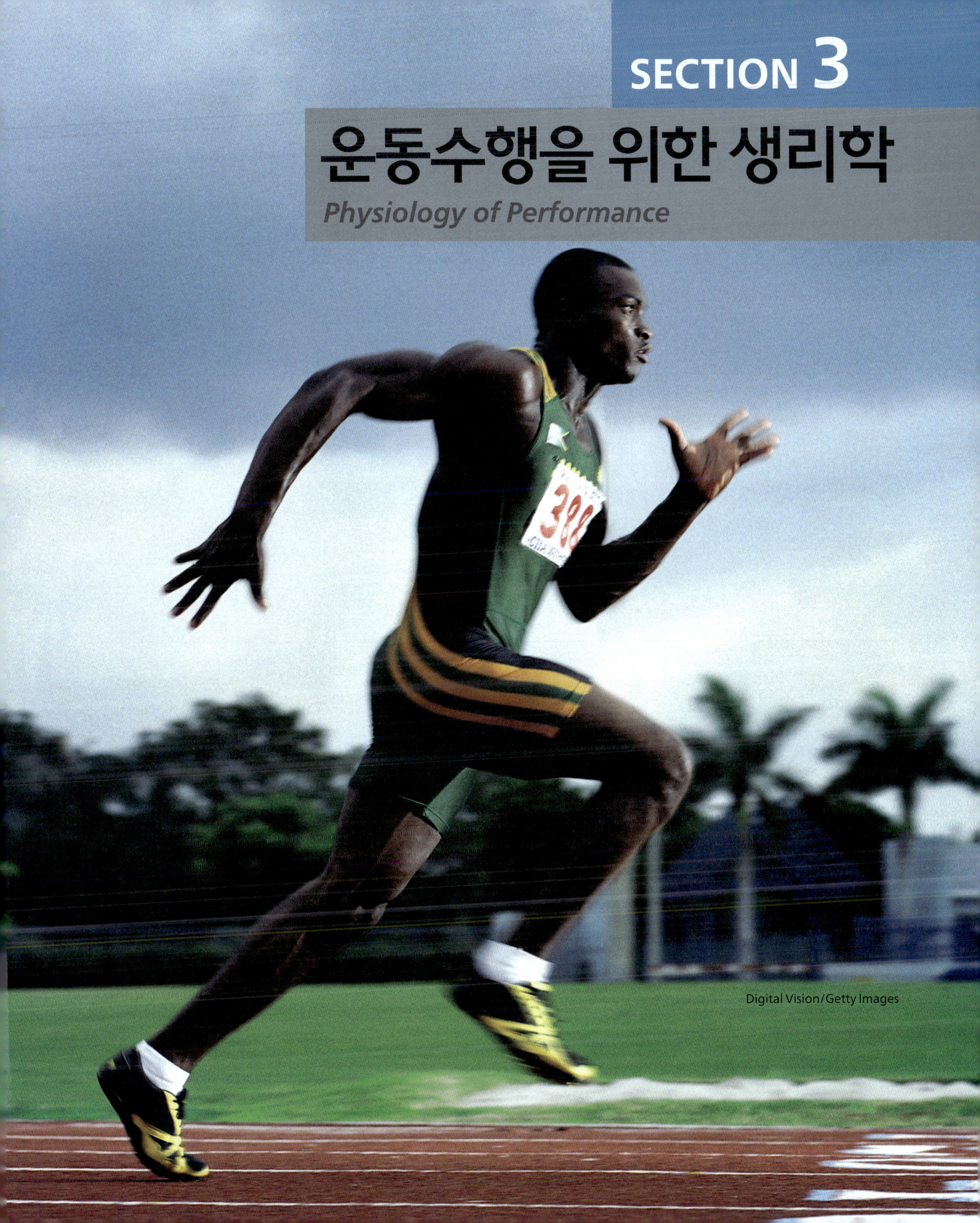

Digital Vision/Getty Images

19

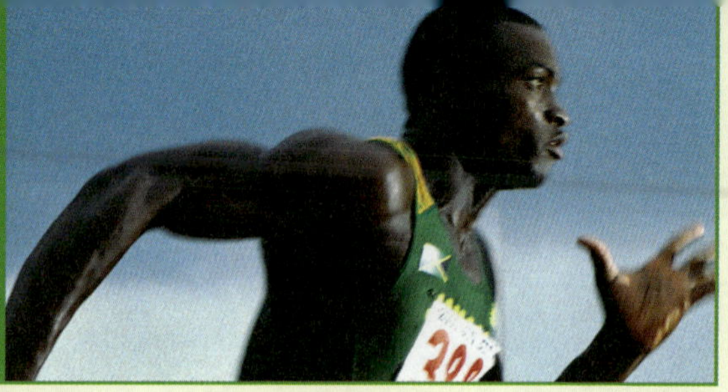

Digital Vision/Getty Images

운동수행에 영향을 미치는 요인들

Factors Affecting Performance

■ 학습 목표

이 장을 공부함으로써 다음과 같은 내용을 할 수 있어야 한다:

1. 최대 운동수행능력에 영향을 미치는 요인들을 설명할 수 있다.
2. 중추신경계가 피로의 원인이 될 수 있는지에 대해 논리적인 근거를 이해할 수 있다.
3. 말초신경계에서 피로와 관련이 있는 신경 요인들을 식별하고 이해할 수 있다.
4. 근육 수축 시 십자형가교가 피로에 미치는 영향을 이해할 수 있다.
5. 운동 강도가 증가할 때 어떤 근섬유가 먼저 동원되고 주로 사용하는 에너지 대사 과정이 무엇인지 이해할 수 있다.
6. 10초 이내에 끝나는 최대 운동에 영향을 미치는 주요 요인들을 이해할 수 있다.
7. 10~180초 동안 지속되는 고강도 운동수행능력을 제한하는 요인들을 설명할 수 있다.
8. 3분 혹은 4시간 동안 각각 최고 운동 능력을 발휘하는 데 영향을 미치는 다양한 요인들을 설명하고 이를 서로 비교 분석할 수 있다.

■ 학습 목차

피로 발생원인
- 중추피로
- 말초피로
- 중추피로와 말초피로

탈진적 무산소성 운동수행능력을 제한하는 요인들
- 매우 짧은 단시간의 운동수행(10초 이내)
- 단시간의 운동수행능력(10~180초)

탈진적 유산소성 운동수행능력을 제한하는 요인들
- 중등 지속 시간의 운동수행(3~20분)
- 중간 지속 시간의 운동수행(21~60분)
- 장시간의 운동수행(1~4시간)

기계처럼 다루어지는 운동선수

■ 핵심 용어

말초피로(peripheral fatigue)
자유 라디칼(free radicals)
중추피로(central fatigue)
피로(fatigue)

이전 및 상에서는 건강과 체력을 위한 적절한 운동과 영양 섭취에 대해 집중적으로 설명했다. 특히 다양한 질병의 위험을 줄이기 위해 *절제*(moderation)의 중요성을 강조했다. 이제 초점을 바꾸어 운동수행능력을 제한하는 요인들에 대해 설명하고자 한다.

운동수행능력 향상을 목표로 하는 운동은 건강 증진을 목표로 하는 운동에 비해 훨씬 더 많은 시간과 노력이 필요하고, 부상의 위험도 더 높아질 수 있다. 그렇다면 운동수행능력을 향상시키기 위해 필요한 조건은 무엇일까? 이 질문에 답하기 위해서는 먼저 어떤 종류의 운동수행인지 알아야 한다. 예를 들어, 400 m 달리기에서 최고의 성과를 내기 위한 조건은 마라톤과는 분명히 다르다. 그림 19.1은 운동수행능력에 영향을 미치는 주요 요인들을 보여준다(8). 모든 신체 활동에는 일정한 수준의 힘이 필요할 뿐만 아니라, 그 힘을 최적의 방식으로 활용할 수 있는 "기술"도 필요하다. 또한, 에너지가 적절히 공급되지 않으면 운동수행능력이 저하될 수 있다. 서로 다른 운동들은 유산소 과정과 무산소 과정에서 각기 다른 에너지를 요구한다. 환경적 요인(예: 고도와 열)과 식이 요인(예: 탄수화물과 수분 섭취)도 지구력 운동에 중요한 역할을 한다. 게다가 최고의 운동 성과를 위해서는 목표를 이루려는 심리적인 부분("금메달 달성을 위한 마음")도 필요하다.

이번 장은 피로라는 주제를 시작으로, 그림 19.1에 제시된 개념을 확장하고 다양한 종목에서 운동수행을 제한하는 주요 요인들을 논의할 것이다. 이는 본 교재의 '운동수행을 위한 생리학' 섹션의 기초가 될 것이다.

피로 발생원인

피로(fatigue)는 반복적인 근수축 동안 힘이나 파워를 유지할 수 없는 상태로 정의되며, 휴식을 통해 회복이 가능하다(22, 30, 61). 400 m 달리기와 마라톤의 예시처럼 피로의 원인은 다양하며 대개 특정한 신체 활동의 유형에 따라 다르게 나타난다. 그림 19.2는 생리학자들이 자주 언급하는 내용으로 피로가 발생되는 부위를 보여준다(31). 다양한 요인이 "승부욕"에 영향을 주는데 피로 기전은 뇌에서 시작되어 운동 단위를 통한 근 조직 및 개별 근섬유로 이어지고, 이후 근육 자체의 십자형가교와 같은 세포 내 구조까지 영향을 미친다. 생리학자들은 해부학적 구분에 따라 그림 19.2에서 제시된 9가지 피로 발생 부위 중 처음 두 가지는 중추 부위(뇌와 척수)에, 나머지 부위들은 말초 부위로 분류한다. 따라서, 이 절에서는 중추피로와 말초피로에 대해 더 자세히 논의할 것이다.

그림 19.2에 나열된 "연결된 취약점(weak link)"으로 언급된 부위들은 최적의 운동수행을 위해 필요한 근육 장력을 생성하는 과정에서 장애 요인으로 작용할 수 있다는 생리학적인 증거들이 많다. 흥미롭게도, 세계적인 전문가들 사이에서도 피로에 기여하

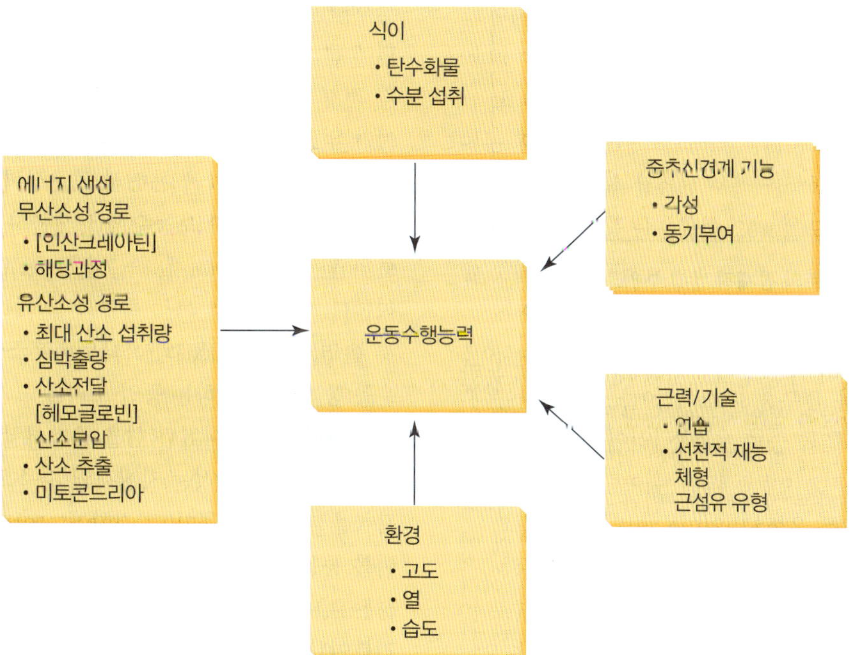

그림 19.1 운동수행능력에 영향을 미치는 요인들.

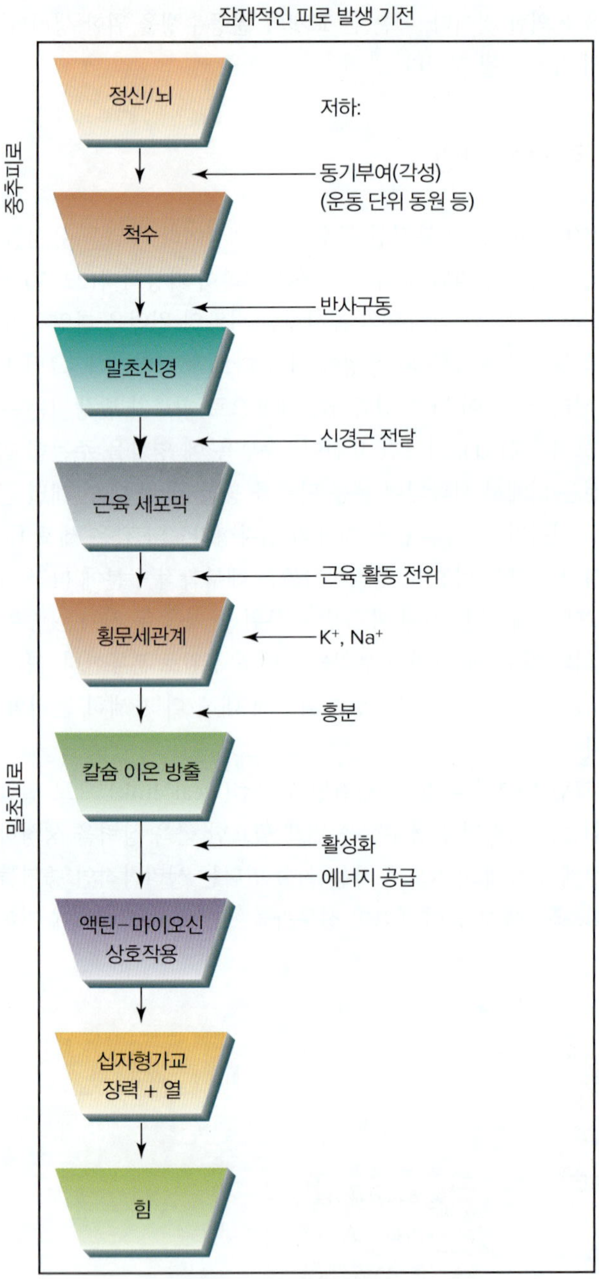

그림 19.2 중추피로와 말초피로의 잠재적 발생 부위.

는 여러 요인들 중 어떤 것이 가장 중요한지에 대해 여전히 논란이 있다. 때로는 이러한 과학적 불일치들이 혼란을 초래할 수 있다. 하지만, 이러한 논쟁은 대개 피로의 다양한 원인 중 하나를 다른 요인들과 분리하여 연구하는 실험적 접근법과 관련이 있다. 실제로, 피로는 중추신경계에서부터 개별 근세포의 내부 구조에 이르기까지 여러 기관계와 조직을 포함하는 생리적 현상이다. 이러한 해부학적 및 생화학적 복잡성 때문에, 피로의 모든 원인을 완전히 서로 분리하여 단일 실험으로 연구하는 것은 불가능하다.

피로의 원인에 대해 서로 다른 과학적 해석을 이끌어 낼 수 있는 몇 가지 실험적 접근법의 예로는 다음과 같다: (a) 실험 대상자의 근섬유 유형과 훈련 상태, (b) 근수축이 자발적으로 시작되었는지 또는 전기 자극으로 유도되었는지, (c) 양서류와 포유류 "숙주"로부터 분리된 근섬유를 사용하는 방법, (d) 운동의 강도와 지속 시간 및 활동(또는 실험적으로 근수축을 유도한 방식)이 지속적이었는지 아니면 간헐적이었는지 등이 있다(72, 73)." 표 19.1은 피로 연구에 사용되는 다양한 실험법들의 장단점을 요약한 것이다(1). 대다수의 과학자들은 중추피로와 말초피로의 가능성 있는 부위들(그림 19.2)이 피로를 유발할 수 있는 요인이라고 동의하지만, 각 요인의 상대적인 중요성에 대해서는 여전히 논쟁이 있다. 피로의 다양한 원인에 대한 과학적 의견 차이는 어떠한 실험방법들을 적용했는지에 따라 크게 영향을 받는다(표 19.1). 이제 각각의 연결된 취약점에 대한 증거를 요약하고, 이를 다양한 운동수행 유형에 어떻게 적용할 수 있는지 살펴보자.

중추피로

과거에는 활발한 논쟁의 주제였지만, 현재는 중추신경계가 생리적인 피로를 겪으며, 이로 인해 운동수행이 제한된다는 주장이 널리 인정되고 있다. 이 중요한 개념을 *중추피로 가설*(central fatigue hypothesis) 또는 **"중추피로"**라고 한다(25). 기본적으로 중추피로는 (a) 신체 활동 중 운동 단위의 수가 감소하거나, (b) 운동 단위의 발화 빈도(운동 단위가 신호를 보내는 빈도)가 감소하는 것과 같은 특징을 포함할 가능성이 크다(22).

과거 중추피로의 역할에 대한 논쟁은 Merton의 고전적인 실험에 큰 영향을 받았다. 이 실험에서는 *자발적인* 최대 근육 수축과 *전기 자극*에 의한 최대 근육 수축 간에 발생하는 근장력의 차이가 없음을 관찰하였다. 근육이 자발적으로 수축하면서 피로해졌을 때, 전기 자극을 통해서도 근장력을 회복할 수 없는데(55), 이는 중추신경계가 운동수행을 제한하는 역할을 하지 않으며, 피로의 원인이 근육 자체, 즉 "말초(periphery)"에 있다는 것을 의미한다.

반면, 이카이(Ikai)와 스테인하우스(Steinhaus)(35)의 연구는 운동 중 힘을 발휘하는 동안 소리를 크게 외치는 것만으로도 이전에 "최대"라고 여겨졌던 힘을 증가시킬 수 있다는 것을 보고하였다. 이후의 연구에서는 자발적인 수축으로 피로해진 근육에 전기 자극을 가하면 근육이 더 강하게 수축한다는 것을 밝혀냈다(36). 이를 종합해 보면, 자발적인 최대 근력의 한계는 "심리적으로" 설정된 것이며, 이는 생리학적 한계에 도달하기 위해서는 특정한 동기부여나 각성 요인이 필요하다는 것을 의미한다(36).

표 19.1 피로 연구를 위한 다양한 접근법의 장점과 단점

접근법	구분	내용
생체 내 근육 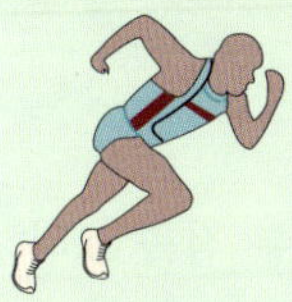	장점	모든 생리학적 메커니즘이 존재한다. 피로는 중추성 또는 말초성일 수 있다. 모든 유형의 피로를 연구할 수 있다. 근섬유 유형과 피로 단계에 적합한 자극 패턴 사용이 가능하다.
	단점	다양한 섬유 유형이 혼합되어 있다. 활성화 패턴이 복잡하다. 상관 데이터를 생성하기 때문에 기전을 규명하기 힘들다. 실험적 개입방법이 제한적이다.
분리된 근육 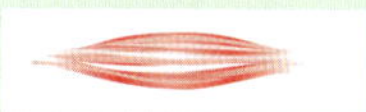	장점	중추피로 요인을 배제할 수 있다. 해부 과정이 간단하다.
	단점	다양한 섬유 유형이 혼합되어 있다. O_2, CO_2, K^+, 젖산의 불가피한 세포외 농도 기울기가 존재한다. 세포 외 변화에 의해 나타나는 피로 기전이 왜곡될 수 있다. 확산 기울기로 인해 약물이 빠르게 적용되지 못한다.
분리된 단일 근섬유 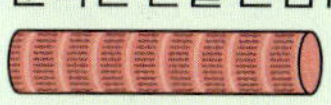	장점	오직 단일 섬유 유형만 존재한다. 힘과 기타 변화(이온, 대사적 변화)를 명확히 연관 지을 수 있다. 이온, 대사물질, 막전위 등의 형광 측정이 가능하다. 세포외 약물, 이온, 대사물질 등을 쉽고 빠르게 적용할 수 있다.
	단점	생체 내 환경과 다르다. 칼륨 축적 및 생체 내에서 발생하는 기타 변화가 없다. 생리학적 온도에서 손상 가능성이 높다. 크기가 작아 대사물질 분석이 어렵다.
탈막근섬유 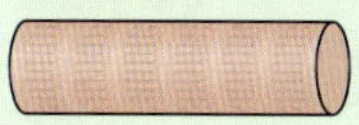	장점	정확한 용액을 정밀하게 조절하여 적용할 수 있다. 근원섬유의 특성, 근소포체의 칼슘 방출 및 흡수, 활동 전위와 칼슘 방출의 연계 과정을 연구할 수 있다. 피로와 관련된 대사 및 이온 변화를 단독으로 연구할 수 있다.
	단점	피로와의 관련성이 불명확할 수 있다. 중요한 세포 내 구성 요소가 손실될 가능성이 있다. 연구에 적합한 대사물질은 다른 시스템에서 먼저 식별되어야 한다.

또한, 이러한 결과들(CNS가 운동수행을 제한할 수 있다는 것)과 일치하는 아스무센(Asmussen)과 마진(Mazin)(6, 7)의 연구도 보고되었다. 이 연구에서 대상자들은 1분에 30번씩 중량을 들어 올렸고, 2~3분 후에는 피로를 느끼게 되었다. 이후 2분간의 휴식 후, 다시 운동을 수행했다. 연구자들은 휴식 중에 신체적 전환(예: 피로하지 않은 근육의 수축)이나 정신적 전환(예: 간단한 사수 계산하기)을 할 경우, 아무것도 하지 않았을 때보다 운동수행이 더 좋았다는 것을 발견하였다. 또한, 눈을 감고 근육 수축을 반복하다가 피로에 도달했을 때, 단순히 눈을 뜨는 것만으로도 긴장이 회복된다는 사실을 발견했다(6). 이러한 연구들은 중추신경계(CNS)의 "각성(arousal)" 상태를 조절함으로써 운동 단위의 동원이 촉진되어 근력이 증가하고 피로 상태를 변화시킬 수 있음을 시사한다.

왜 각성 상태가 반복적인 근육 수축을 할 때 힘의 크기에 영향을 미치는 것처럼 보일까? 연구에 따르면, 근육을 계속 움직일 때 피로해지면서 근육을 자발적으로 움직이는 능력이 떨어지는 이유 중 하나는 근육을 조절하는 척수의 신경이 제대로 활성화되지 않기 때문이다. 이 활동이 감소되는 이유는 대뇌 상위중추에서 근육으로 이어지는 하행 경로의 자극 구동 감소와 근육으로부터 대뇌로 전달되는 구심성 피드백 감소와 관련이 있다(24).

과도한 지구력 훈련은 운동 능력 저하, 피로 누적, 기분 변화, 수면 장애, 식욕 감소 및 불안 증가와 같은 증상과 관련이 있다(20, 78, 79). 뇌에서 세로토닌(5-하이드록시트립타민) 분비의 변화가 우울증, 졸음 및 기분 변화와 관련이 있다는 점을 고려할 때, 근육 수축 중에 생기는 피로의 원인 중 하나가 세로토닌의 변화와 관련이 있다고 생각해 볼 수 있다(78, 79). 실제로, 장시간 운동 중 뇌에서 세로토닌의 분비가 증가하면 피로가 빨리 오고, 반대로 세로토닌 분비가 줄어들면 피로가 늦게 오는 근거가 보고되었다(19). 규칙적인 중강도 운동은 우울증 환자의 기분 상태를 개선시킬 수 있지만, 과도한 운동은 오히려 역효과를 가져올 수 있다. 이는 중추신경계(CNS)에서 피로와 관련된 신경전달물질이 적절한 범위 내에서 유지되어야 한다는 것을 의미한다(17). 또한, 최근 연구에 따르면 피로는 단순히 세로토닌의 양 때문만이 아니라, 세로토닌과 도파민의 비율에 의해서도 영향을 받는다고 보고되었다. 특히, 세로토닌 대 도파민 비율이 높을 때는 피로가 증가하고, 이 비율이 낮을 때는 각성 상태가 유지된다. 게다가 뇌에서 노르에피네프린의 양이 적을 때에도 피로가 증가할 수 있다(17, 52, 53).

중추신경계(CNS)는 운동과 밀접하게 관련되어 있으며, 이는 운동 전 정신적으로 준비하는 것부터 시작해(81), 운동 단위 동원, 근육의 긴장, 온도, 혈액 내 가스, 혈압 및 다른 여러 변수들을 감지하는 다양한 수용체로부터 지속적으로 피드백을 받는 과정까지 포함된다. 뇌는 이러한 다양한 신호들을 통합하여, 몸을 보호하기 위해 자동으로 운동 강도를 감소시키는 명령을 내린다. 이런 의미에서, 운동은 뇌에서 시작되고 뇌에서 끝난다고 할 수 있다(41). 노크스(Noakes)와 다른 연구자들(44, 62 – 64, 76)은 "중추 통제자(central governor)"라는 모델을 개발했다. 이 모델은 피로의 원인을 주로 의식적 또는 무의식적인 뇌의 역할로 설명하며, 척수나 운동 단위와는 관련이 없는 것으로 간주한다(이 주제에 대한 더 많은 정보는 향상 비법 7.1을 참조하라). 이 모델에는 새로운 개념들이 포함되어 있지만, 일부 비판의 대상이 되기도 했다(85). 최근 전문가들의 의견에 따르면, 피로 과정에 중추신경계가 얼마나 기여하는지를 따로 구분하는 것은 매우 어려운 일이라고 주장한다(25). 현재 가장 신뢰할 수 있는 연구에 따르면, 중추신경계는 운동 중 경험하는 피로의 약 10~15% 정도만을 차지하는 것으로 보고되었다(25, 29). 이제 중추신경계 외부에서 피로와 관련된 여러 요소들에 대해 살펴보자.

요약 *In Summary*

- 피로는 반복적인 근수축 동안 힘 또는 장력을 생성하는 능력을 유지하지 못하는 상태로 정의되며, 이는 휴식을 통해 가역적으로 회복될 수 있는 현상이다.
- 피로에는 중추피로와 말초피로 요인을 포함하며, 최소 아홉 가지의 잠재적인 원인이 존재한다. 잠재적인 피로의 원인 중 상대적인 중요성은 여전히 논쟁 중이며, 이는 다양한 요인을 연구하기 위해 사용되는 실험적 접근 방법에 따라 영향을 받기 때문이다.
- 중추신경계의 각성이 증가하면 신경전달물질(예: 세로토닌, 도파민, 노르에피네프린) 수치가 최적화되어 운동 단위의 동원이 촉진되고, 힘이 증가하며 피로 상태가 변화할 수 있다.
- 현재 중추신경계가 피로에 기여한다는 점은 일반적으로 동의하고 있지만(약 10~15%로 추정), 전체적인 기여도는 말초 요인에 비해 제한적이다.

말초피로

중추신경계가 피로에 미치는 영향은 비교적 적다는 점을 고려하면(28), 대부분의 피로는 말초 부위에서 발생한다고 볼 수 있다(**말초피로**). 이 말초 부위에서는 신경적, 기계적, 또는 에너지와 관련된 요인들이 근육의 장력 생성을 방해할 수 있다(26, 86).

신경적 요인

피로가 어디에서 발생되는지 알고 싶다면, 신경에서 근육으로 이동하는 활동 전위의 움직임을 생각해 볼 수 있다. 근육 내부에서는 이 활동 전위가 근육세포막과 T-세관을 따라 진행하여, 칼슘이 저장된 근소포체(SR)에 도달한다. 칼슘이 방출되면, 트로포닌(troponin)과 같은 조절 단백질과 상호작용하여 십자형가교(cross-bridge)의 움직임을 유도하고, 결과적으로 근육의 장력이 발생된다. 마지막으로 근육이 이완되기 위해서는 칼슘이 근소포체로 다시 재흡수되어야 한다. 이제 이러한 과정 중 어떤 위치가 피로 과정에 관련되어 있는지 알아보자.

신경근육 접합부

피로가 발생하더라도 활동 전위는 신경근육 접합부(운동 뉴런과 근섬유가 만나는 지점)까지 도달한다(55). 또한, 신경근육 접합부와 개별 근섬유에서의 전기 활동을 동시에 측정한 연구에서는, 신경근육 접합부가 피로의 원인이 되는 부위가 아님을 보고하였다(12, 29).

근육세포막과 가로세관*(T-세관)*

근육세포막이 반복적인 자극 동안 나트륨과 칼륨 농도를 유지하지 못하면 피로가 나타날 수 있다는 가설이 제기되었다. 특히 나트륨/칼륨 펌프는 ATP의 에너지를 사용하여 작동하는데, 이 펌프가 제대로 기능하지 않으면 칼륨이 세포막 바깥에 축적되고 세포 내부에서는 칼륨 농도가 낮아진다. 이로 인해 세포가 탈분극되어 활동 전위의 진폭이 감소하게 된다(74). 근육세포막의 점진적인 탈분극은 T-세관에서의 활동 전위를 차단시킨다. 이러한 현상이 발생하면, 근소포체에서 칼슘 방출이 감소하고, 그 결과 근육의 수축력도 감소한다(3). 하지만 연구에 따르면, 활동 전위 진폭이 감소되어도 근육이 내는 힘에는 큰 영향을 미치지 않는 것으로 보고되었다. 또한, 근육을 반복적으로 자극했을 때 활동 전위의 발생 빈도가 낮아지는 것은 피로를 유발하기보다는 오히려 근육을 추가적인 피로로부터 보호하는 역할을 한다. 이는 자극 빈도를 더 낮고 최적화된 수준으로 조절함으로써 가능해진다(26). 하지만 이것이 T-세관이 피로 과정에 전혀 관여하지 않는다는 의미는 아니다. 특정 자극 조건에서는 T-세관에서 활동 전위가 차단될 수 있으며, 이로 인해 근소포체에서 칼슘 방출이 감소된다(26, 29, 32). 그 결과 마이오신 가교 결합의 활성화가 방해받게 된다. 훈련의 이점 중 하나는 나트륨/칼륨 펌프의 능력을 향상시키는 것으로, 이는 나트륨/칼륨 농도 기울기를 유지하고 이러한 기전을 통해 피로 가능성을 줄일 수 있다(29, 32).

요약 *In Summary*

- 신경근육 접합부는 말초피로의 주요 발생 부위와 관련성이 낮은 것으로 보인다.
- 근섬유막을 반복적으로 자극하면 활동 전위의 크기와 빈도가 줄어들 수 있다. 하지만 근육을 활성화하는 데 필요한 최적의 신호 빈도가 조정되어 근육이 힘을 유지할 수 있게 한다.
- 특정 조건에서는 T-세관에서 활동 전위가 차단되어 근소포체로부터 칼슘 방출이 감소할 수 있다.

기계적 요인

피로와 관련된 기계적 요인에는 근수축을 일으키는 십자형가교 결합의 "순환"이 있다. 십자형가교 결합은 다음과 같은 과정을 통해 진행된다: (a) 액틴과 마이오신의 기능적 배열, (b) 마이오신이 액틴과 결합할 수 있도록 칼슘이 트로포닌에 결합되는 것, (c) 십자형가교 결합을 활성화하여 근수축을 일으키고, 액틴으로부터 십자형가교가 분리되기 위해 필요한 ATP. 운동, 특히 신장성 운동은 근절에 물리적 손상을 일으켜 근육의 장력 생성 능력을 감소시킬 수 있다(5). 그러나 고강도 운동 시 발생하는 높은 수소 이온 농도는 여러 가지 방식으로 피로에 기여할 수 있다(26, 27, 30, 72, 73).

- 십자형가교 결합당 발생하는 힘의 감소
- 특정 칼슘 농도에서 생성되는 힘 감소(수소 이온이 트로포닌과 칼슘 결합을 방해하는 것과 관련)
- 근소포체에서 칼슘 방출 억제

이와 일치하게, 탈막근섬유(기능적 근육세포 내의 생화학적 과정을 연구하기 위한 실험적 접근법, 표 19.1)에서 실험한 데이터에 따르면, 상온(~20°C)에서 수소 이온 농도가 증가하면 근력과 최대 수축 속도가 감소하는 것으로 나타났다. 그러나 탈막근섬유와 정상 근섬유 모두를 대상으로 한 실험을 30°C(생리적인 온도)에서 수행했을 때, 수소 이온이 증가되어 나타난 산성화는 근력을 약 10%만 감소시켰으며 피로를 가속화하지 않았다. 이러한 결과는 운동 중 측정된 연구 결과와도 일치하는데, 이는 힘이 회복되는 시점이 수소 이온 농도가 운동 전 수준으로 돌아가기 전이었다는 것을 보여준다(66).

등척성 수축에서 나타나는 피로의 한 가지 증상은 "이완 시간"이 길어지는 것이다. 이완 시간은 최대 장력에서 시작해 안정 시 장력으로 돌아가는 데 걸리는 시간을 의미한다. 이는 속근 섬유(빠르게 수축하는 근섬유)에서 피로를 유발하는 중요한 요인으로 볼 수 있다. 이 이완 시간이 길어지는 이유는 근소포체가 칼슘을 분비하는 능력이 느려지거나, 십자형가교 결합의 순환이 느려지는 것일 수도 있으며, 후자가 더 중요한 원인으로 알려져 있다(66). 이완 시간이 길어지면 보폭 속도가 감소하게 되는데, 이는 400 m 경주에서 나타나는 피로의 특징 중 하나이다(66). 수소 이온이 이완 시간 연장에 관여한다고 알려져 있지만, ATP 분해로 인한 무기인산(Pi) 축적 또한 관련되어 있다고 제시되었다(29). 이제 이 부분에 주목해 보자.

요약 *In Summary*

- 십자형가교 결합이 "순환"할 수 있는 능력은 지속적인 장력 생성에 중요하다.
- 피로는 세포 내 여러 요소의 농도 변화와 관련이 있다.
  - 근육세포 내 높은 수소 이온 농도는 피로를 유발한다.
  - 근소포체가 반복적인 근수축 과정에서 칼슘을 신속하게 흡수하지 못하면 이완 시간이 길어지고, 이는 근수축 속도에 영향을 미친다.

자유 라디칼*(활성산소)*.

기계적 요인이 피로에 미치는 영향에는 자유 라디칼(활성산소)로 인한 근수축과 항상성 조절 단백질의 변화가 포함된다. 활성산소가 등척성 수축 시 힘 생성과 근육 피로에 일시적으로 도움이 되는 효과를 검증하는 연구는 여전히 진행 중에 있다. 지금까지 대부분의 연구는 활성산소에 의한 피로 유발에 초점을 맞추고 있지만, 근육 기능에 유익한 효과와 해로운 효과를 모두 설명하는 기전은 동일할 가능성이 높다(69, 70). 현재까지의 활성산소에 대한 연구는 두 가지 주요 방식으로 근육 피로에 기여할 수 있음을 보고하였다. 첫 번째로, 활성산소는 마이오신과 트로포닌을 포함한 주요 수축 단백질을 손상시킬 수 있다(15). 이러한 근육 단백질들이 손상되면 근섬유의 칼슘 감수성이 감소하고, 마이오신과 액틴이 결합할 수 있는 수가 제한된다(75). 따라서 마이오신 십자형가교가 액틴에 덜 결합하게 되면 근육의 힘 생성이 줄어들게 되어 피로가 발생된다. 두 번째로, 골격근에서의 활성산소 축적은 나트

자세히 살펴보기 19.1

운동 중 라디칼의 생성은 근육 피로를 유발한다

자유 라디칼(라디칼)은 외부 궤도에 짝을 이루지 않은 전자를 가진 분자이다. 이 짝을 이루지 않은 전자는 분자의 불안정을 초래하고 반응성이 높아 단백질, 지질 및 DNA를 손상시킬 수 있다(33). 반면, 항산화제는 자유 라디칼과 접촉하여 짝을 이루지 않은 전자를 안정화(또는 *감소*)시키는 분자이다. 자유 라디칼과 항산화제 간의 균형은 화학적으로 *산화-환원* 상태(redox state)로 설명되며, 이는 *항산화제*에 의한 *환원*과 자유 라디칼에 의한 산화를 의미한다. 자유 라디칼에 의한 세포 손상을 산화 스트레스라고 하며, 높은 수준의 산화 스트레스는 세포 기능 장애를 초래할 수 있다.

흥미롭게도 규칙적인 운동이 많은 건강상의 이점을 제공하지만, 운동은 골격근에서 라디칼의 생성을 촉진하고, 장시간 또는 고강도 운동은 근육에 산화 스트레스를 증가시킨다. 휴식 상태의 골격근은 상대적으로 환원 상태에 있는 것으로, 즉 라디칼이 거의 없는 상태이다. 반면, 장시간 운동 중 많은 라디칼이 생성되면 세포 내 항산화제를 압도하여 근육 내 산화 상태로 전환된다(67). 운동으로 인한 산화 손상은 장시간 운동 중에 발생하는 급성 근육 피로의 주요 원인 중 하나이다(예, 30분 이상의 운동, 46, 47, 51, 67). 이러한 피로 과정은 그림 19.3에 나타나 있으며, 골격근의 힘 생성이 산화-환원 상태에 따라 어떻게 변화하는지 보여준다. 그림 19.3에서 휴식 상태의 근육은(a) 상대적으로 환원된 상태로 존재한다. 운동을 시작하면 자유 라디칼의 초기 생성이 근력 생성에 잠시 유익한 효과를 주며, 즉각적인 근육 피로 없이 성능을 향상시킨다(b). 그러나 장시간 지속되는 운동(예: 30분 이상) 동안 자유 라디칼의 지속적인 생성은 결국 근력 생성에 부정적인 영향을 미친다(c). 회복 중에는 근육의 산화-환원 상태가 더 환원된 상태로 전환되면서 피로가 회복된다(그림 19.3에서 (c)에서 (a)로 전환).

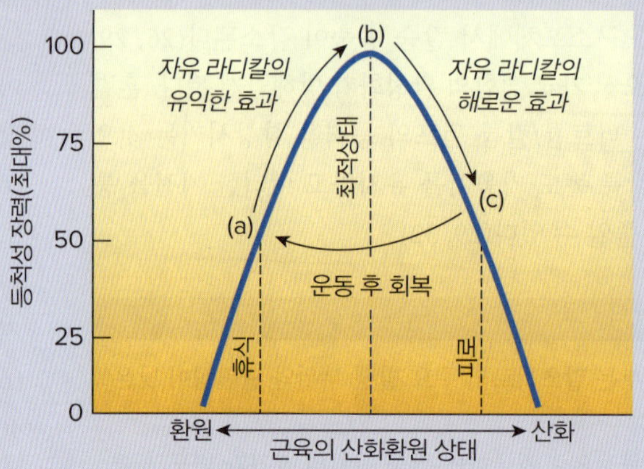

그림 19.3 근육의 산화환원 상태와 등척성 힘 생성. 안정 시(*a*)에서는 근육이 환원된 상태이다. 운동이 시작되면 골격근 내에서 자유 라디칼이 초기 생성되는데, 이는 힘 생성에 긍정적인 영향을 미친다(*b*). 하지만 운동이 장시간 지속될 경우(즉, 30분 이상), 라디칼의 지속적인 생성으로 인해 근육이 산화된 상태가 되고, 피로가 쌓이면서 힘 생성이 감소하게 된다(*c*). 운동이 끝나고 휴식을 취하면 근육은 피로가 없는 환원된 상태로 돌아간다.

출처: Reid, Michael B. Invited Review: Redox modulation of skeletal muscle contraction: what we know and what we don't. *Journal of Applied Physiology* 90(2): 724-731, 2001.

륨/칼륨 펌프의 활성을 억제할 수 있다(46). 나트륨/칼륨 펌프 기능이 손상되면 근섬유의 흥분-수축 결합 과정에 문제가 발생하여 근육의 힘 생성에 장애가 생기게 된다(46).

활성산소가 근육 피로에 기여하기 때문에 항산화제 보충이 운동으로 인한 근육 피로를 늦출 수 있다는 가설이 제기될 수 있다. 그러나 항산화 비타민(예: 비타민 E와 C)을 사용한 연구들은 식이 항산화제가 인간의 운동 능력을 향상시킬 수 있다는 개념을 뒷받침하지 못한다(68). 반면에, 강력한 항산화제인 N-아세틸시스테인을 사용한 연구에서는 장시간의 최대하 운동 동안 피로를 지연시킬 수 있음을 보고하였다(47, 50). 하지만 이 보충제를 사용하는 것은 설사와 같은 부작용이 발생하여 운동수행에 영향을 미칠 수 있다(63). 또한, 적당한 양의 항산화제는 피로를 지연시킬 수 있지만 항산화제를 과도하게 섭취하는 경우, 근육 성능이 저하될 수 있다(16)(자세한 내용은 '자세히 살펴보기 19.1'을 참조하라).

또한 고용량 항산화제(예: 비타민 C와 E)를 매일 보충할 경우, 훈련으로 인한 골격근의 적응을 억제한다는 연구가 보고되었다(54). 따라서 무분별한 항산화제 보충은 운동수행에 해로울 수 있다. 근육 피로에 있어 활성산소가 하는 역할에 대한 더 자세한 내용은 추천 문헌 Cheng 등(2016)의 연구를 참조하라.

요약 *In Summary*

- 근육이 수축하는 동안 생성되는 자유 라디칼은 피로를 유발할 수 있다.
- 수축 단백질의 손상과 칼슘에 대한 민감성 감소는 자유 라디칼이

피로를 촉진할 수 있는 주요 요인 중 하나이다.

- 항산화제인 비타민 C와 E를 섭취하는 것은 운동 중에 생성된 자유 라디칼이 유발하는 피로를 줄이는 데 효과적이지 않은 것으로 보이며, 오히려 운동으로 인해 발생하는 일부 적응을 저하시킬 수 있다.
- N-아세틸시스테인의 사용은 일부 실험에서 피로를 지연시키는 효과가 보고되었지만, 부정적인 부작용과 관련이 있다.

수축의 에너지학

피로는 근육의 ATP 요구량과 생성량의 불균형으로 나타난다고 볼 수 있다(73). 3장에서 설명했듯이, 운동이 시작되면 ATP의 필요가 급격히 증가하며, ATP를 보충하기 위해 여러 ATP 생성 반응이 일어난다.

- 십자형가교 결합이 ATP 사용으로 ADP가 생성되면, 인산크레아틴(PC)이 즉각적으로 ATP를 재합성한다.
  (PC + ADP → ATP + C)
- 인산크레아틴이 고갈되기 시작되면 ADP가 축적되고, 이를 통해 마이오키나아제 반응이 일어나 ATP를 생성한다.
  (ADP + ADP → ATP + AMP)
- 이러한 산물들의 축적은 추가적인 ATP 생성을 위해 해당과정을 자극하며, 이 과정에서 수소 이온이 축적된다(9).

그러나 ATP의 수요보다 공급이 지속적으로 초과하게 되면, 세포 내에서 다양한 반응이 일어나 세포는 힘을 덜 내도록 능력을 제한하면서 세포를 손상으로부터 보호하려고 한다. 특히, ATP는 이온을 이동시키고 세포 구조를 유지하는 데 필수적이라는 점을 염두에 두어야 한다. 이런 맥락에서 피로는 일종의 보호 기능을 수행한다고 볼 수 있다. 그렇다면 에너지 사용을 줄여야 한다는 신호가 어떻게 근육세포로 전달될까? ATP를 생성하는 것보다 사용되는 것이 많아질 때, 세포 내에서는 무기인산염(P_i)이 축적되기 시작한다(이는 P_i와 ADP가 ATP로 전환되지 않음). 근육 내에서 무기인산의 증가는 근육이 낼 수 있는 최대 힘을 억제한다는 사실이 밝혀졌다. 특히, 무기인산 농도가 높을수록 피로에서 회복될 때 근육이 낼 수 있는 힘도 더 줄어든다. 무기인산은 십자형가교 결합에 직접 작용하여 액틴과의 결합을 약하게 만들고(26, 27, 49, 66, 84), 근소포체에서 칼슘이 방출하는 것도 방해한다(2, 21, 29, 66). 그러나 P_i가 축적되면 근육이 힘을 내는 데 필요한 ATP의 총 소비량이 줄어들기 때문에 오히려 근육의 효율성이 개선될 수 있다(49).

이 부분에서 흥미로운 점은, 극심한 피로 상태에서도 세포가 ATP를 완전히 소진하지 않는다는 점이다. 즉, 운동을 하더라도 ATP 농도는 운동 전 수준의 약 70%까지만 감소한다. 피로를 유발하는 요인들이 ATP의 사용을 감소시키기 때문에, 결과적으로 ATP 농도가 유지된다. 이는 지속적인 자극에도 세포의 항상성을 유지하기 위한 보호 기능으로 작용한다. 또한, 피로와 관련된 다른 새로운 요인들이 있을 수 있다.

마지막으로, 피로에 대한 생체에너지학적 영향은 골격근의 국소적인 혈류와 그 혈류가 공급하는 산소와 깊은 관련이 있다. 여러 연구에 의하면 골격근의 산화 능력은 최대 혈류량에 의해 제한된다(42). 9장에서 언급했듯이, 각 혈관의 내피 세포에서 방출되는 생화학적 물질들에 의해 국소적인 혈류가 *자동적으로 조절*될 수 있다는 것을 기억하라(59). 혈관에 작용하는 물질인 산화질소(NO)의 방출은 혈류를 증가시키는 데 중요한 역할을 하는 국소 대사산물 중 하나이며, 이는 피로를 유발하는 신체 활동 상황에서도 나타난다. 흥미롭게도, 최대 혈류 속도는 근육들 사이에서도, 같은 근육 내에서도 상당히 다르다. 이는 모든 근육 섬유 유형이 혈류가 제한되면 피로해지지만, 서로 다른 근육 섬유 유형의 피로 특성은 운동 단위의 동원 순서와 관련된 생화학적 특성에 따라 달라진다는 것을 의미한다(참조: 표 8.2)(42).

요약 *In Summary*

- 피로는 근육이 ATP를 사용하는 속도와 ATP가 공급될 수 있는 속도 간의 불균형으로 인해 발생된다.
- 근육 수축 동안 ATP 분해 대사산물인 무기인산과 ADP의 축적은 급성 근육 피로를 유발한다.
- 세포 피로 기전은 ATP 농도와 세포 항상성을 유지하기 위해 ATP 생성 속도보다 ATP 사용 속도를 더 빠르게 감소시킨다.
- 근육 피로는 혈류가 제한될 때 발생하며, 이는 근육 섬유 유형에 상관없이 나타난다. 혈관 내피세포에서 방출되는 일산화질소(NO)는 운동 중 발생되는 피로 유발 시 혈류 증가를 유도하는 생화학적인 요인 중 하나이다.

근섬유 유형의 동원

8장에서는 서로 다른 ATP 생산 방법이 운동 중에 동원되는 다양한 근육 섬유 유형과 어떻게 연결되는지에 대해 살펴보았다. 여기서는 피로와 관련하여 이 정보를 간단히 요약하겠다. 그림 19.4는 운동 강도가 증가함에 따라 근섬유 유형이 어떻게 동원되는지를 보여준다. 운동 강도가 최대 산소 섭취량의 약 40%까지 올라갈 때, I형(느린 연축 산화성 근섬유)이 힘을 만들어내기 위해 동원된다(73). 이 섬유 유형은 탄수화물과 지방으로부터 ATP를 생성하는 데 필요한 산소를 지속적으로 공급받아야 한다(42). 만약, 산소 공급이 부족해지는 상황이 발생하면(예: 고도, 탈수, 혈액 손실, 빈혈 등), 이 섬유는 힘을 생성하는 능력이 감소되고, 대신 IIa

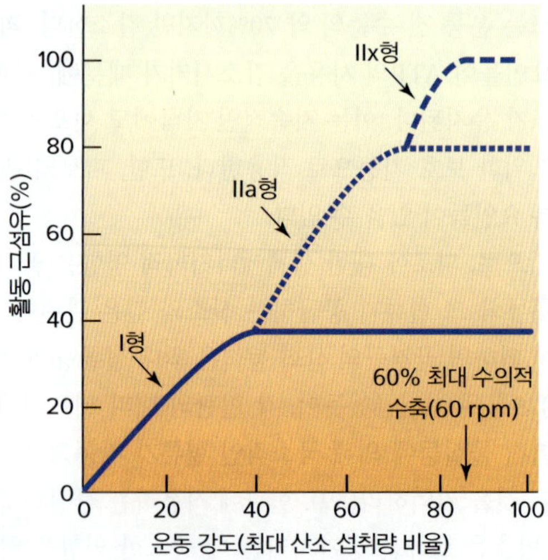

그림 19.4 운동 강도 증가에 따른 근섬유 동원 순서.
출처: McArdle, W. D., F. I. Katch, and V. L. Katch. *Exercise physiology: energy, nutrition, and human performance*. Baltimore: Lippincott Williams & Wilkins, 2001.

형의 근육 섬유가 힘을 만들어 내기 위해 동원된다.

최대 산소 섭취량의 40~75% 사이에서는, I형 섬유 외에도 IIa형이라는 빠르게 수축하는 근육 섬유가 함께 동원된다(73). 이 빠른 수축 섬유는 I형 섬유처럼 미토콘드리아가 풍부하여, 힘을 생성하기 위해 산소 공급에 의존한다. 또한, 이 섬유는 무산소성 해당과정을 통해 ATP를 생성하는 능력도 뛰어나다. IIa형 섬유의 미토콘드리아 함량은 지구력 훈련에 민감하게 반응하여, 훈련을 중단하면 더 많은 ATP가 해당과정을 통해 공급되어 젖산이 생성될 수 있다(13장 참조). 만약 이 섬유에 산소 공급이 줄어들거나 산소를 사용하는 능력이 감소된다면(예: 미토콘드리아 수가 적을 때), 힘을 생성하는 능력이 감소된다.

지속적으로 부하가 걸리는 근수축 동안, 피로로 인해 IIa형 섬유의 힘이 감소하면 운동 강도를 유지하기 위해 IIx형 운동 단위의 활성화가 필요하게 된다. IIx형 섬유는 미토콘드리아 함량이 적고 빠르게 수축하는 근육 섬유이다. 이 섬유는 무산소 에너지원으로 큰 힘을 생성할 수 있지만 피로가 빨리 나타난다. 이 섬유는 최대 산소 섭취량의 약 75% 정도에서 동원되며, I형 및 IIa형 섬유의 힘에 추가로 힘을 보태기 때문에, 고강도 운동에서 이 섬유가 힘을 내는 능력은 매우 중요하다(73).

요약 *In Summary*

- 근섬유는 운동 강도가 증가함에 따라 다음과 같은 순서로 동원된다: I형 → IIa형 → IIx형.
- 운동 강도가 증가함에 따라 가장 산화적인 근섬유 유형에서 가장 산화적이지 않은 근섬유 유형으로 이동한다. 강도 높은 운동(>75% 최대 산소 섭취량)에서는 IIx형 섬유가(I형 및 IIa형 섬유에 추가로) 동원되며, 이로 인해 수소 이온 생성이 증가한다.

중추피로와 말초피로

앞부분에서는 운동하는 근육에서 생성되는 다양한 대사산물들(예: H^+, P_i)이 말초에서 힘을 생성하는 기전에 영향을 미쳐 피로를 유발할 수 있다고 설명하였다(즉, 십자형가교 결합당 생성되는 힘이 줄어듦). 하지만, 이러한 동일한 대사산물들은 중추피로에도 영향을 미칠 수 있다. 9장과 10장에서 언급했듯이, 골격근에는 III/IV군의 구심성(감각) 신경섬유가 포함되어 있으며, 이 신경섬유의 끝부분은 근육세포를 둘러싼 간질액에서 기계적 자극(예: 힘)과 화학적 자극(예: 피로 유발 수축 중 근육에서 분비되는 H^+ 및 다른 이온)을 모두 감지할 수 있다. 따라서 말초에서 발생하는 수축 관련 정보는 척수와 상위 중추 수준 모두에서 중추신경계로 전달되며, 이를 통해 운동 뉴런의 활성화가 조절될 수 있다. 일반적인 상황에서는, III/IV형 신경섬유가 운동 중 정상적인 심장과 호흡반응 및 혈류역학적 반응을 유지하는 데 매우 중요하다(9장과 10장에서 설명). 하지만 근육이 수축하면서 분비되는 여러 물질들의 농도가 높아지면, III/IV형 신경섬유로부터 중추신경계로 전달되는 정보 때문에 운동 단위의 동원이 억제된다. 이것은 중추성 피로의 또 다른 예이다. 즉, 이러한 현상은 근육의 힘 생성과 운동 능력을 감소시킨다(4).

이 책에서는 주로 지구에 사는 사람들의(중력에 영향을 받는 사람) 체력과 운동 능력에 초점을 맞추고 있지만, 우주에서 돌아온 후 우주 비행사들이 우주선에서 나올 때 나타나는 근육의 약화와 불안정성을 우리 모두 알고 있다. 2000년부터 승무원이 정기적으로 교대하며 국제우주정거장(ISS)이 궤도에 머물고 있는 상황에서, 생리학자들이 장기간 무중력이 근육 기능에 미치는 영향을 연구하고 있다는 것은 놀라운 일이 아니다(28). 전문가에게 묻기 19.1에서는 왜 우주 비행사들이 지구로 돌아올 때 더 약해지는지에 대한 몇 가지 이유를 설명하고 있다.

요약 *In Summary*

- 근육 수축으로 생성되는 수소 이온 및 무기인산과 같은 대사산물은 그 농도가 높아질 경우, III형 및 IV형 구심성 신경섬유의 작용을 통해 운동 단위 동원을 반사적으로 감소시키고 피로를 유발시킨다.

전문가에게 묻기 19.1

우주 여행에 따른 근육 적응: 로버트 피츠(Robert H. Fitts) 박사와의 질문과 답변

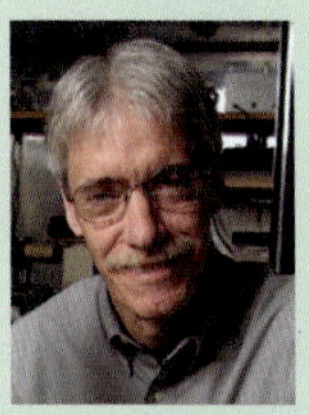
Robert H. Fitts

피츠 박사는 마케트대학교 생물과학과 명예 교수이다. 그의 주요 연구 관심사는 흥분-수축 결합(excitation-contraction coupling)과 근육 기계학(mechanics), 우주 비행 및 규칙적인 운동 프로그램에 따른 근육 적응의 기전에 대한 것이다. 또한, 근육 피로를 세포 수준에서 원인을 규명하는 데 중점을 두고 있다. 그는 1999년에 미국 스포츠의학회(American College of Sports Medicine)로부터 공로상을 수상했으며, 2000년에는 마케트대학교에서 올해의 연구자 상을 받았다.

질문: 우주 비행으로 인해 골격근에 어떤 변화가 발생하는가?

답변: 우주 비행으로 골격근에서 발생하는 주요 변화는 근육잔섬유(myofilaments)의 선택적 손실로 근육 위축이 나타난다. 다리 근육은 팔 근육보다 더 큰 위축을 보이며, 특히 비복근 같은 속근 섬유보다는 지근 섬유인 가자미근에 더 큰 영향을 받는다. 근육잔섬유의 손실로 근섬유의 힘과 파워는 감소하게 된다. 짧은 기간(약 3주 이하)의 우주 비행 후에는 지근 섬유의 최대 수축 속도가 증가할 수 있지만, 이는 속근 섬유로 전환되는 것은 아니다. 근육의 수축 속도가 증가되는 것은 얇은 필라멘트인 액틴이 선택적 손실되어 발생한다는 가설이 제기되었다. 이는 필라멘트 사이의 간격이 증가하고, 파워 스트로크가 끝날 때 마이오신 십자형가교가 더 빨리 분리되기 때문이다. 최근 국제우주정거장(ISS) 실험 결과에 따르면, 이러한 수축 속도 증가는 일시적인 변화이며, 장기간 우주 비행 이후 지근 섬유의 수축 속도가 상당히 감소하는 것으로 보고하였다. 게다가 근육이 작아지는 근위축이 함께 발생하며, 장시간 우주 비행 후에는 지근 섬유의 힘이 단기간 비행 후보다 훨씬 많이 줄어든다. 또한, 우주 비행은 근육이 탄수화물에 더 많이 의존하게 하고, 지방을 산화하는 능력을 감소시킨다. 이러한 대사 변화는 β-산화 경로나 크렙스 회로의 효소 활동이 감소해서 발생하는 것은 아니다. 근육 섬유의 힘이 약해지고 탄수화물에 더 의존하게 되면 신체 능력이 감소된다. 게다가 비행 후 승무원들은 근섬유가 늘어나면서 힘을 쓰는 운동(신장성 수축)으로 인해 근섬유 손상과 함께 근육통을 겪게 된다.

질문: 동물 실험이 인간에게 나타나는 변화들을 대변할 수 있는가?

답변: 우주 비행으로 골격근에 나타나는 많은 변화들은 설치류, 영장류 및 인간에게서 관찰된다. 모든 종에서 근육잔섬유의 선택적 손실로 근섬유 위축이 확인되었다. 하지만 이러한 변화가 일어나는 속도는 종에 따라 차이가 있다. 예를 들어, 우주에 노출된 쥐들은 인간보다 근섬유 위축 속도가 더 빠르게 나타났다. 짧은 기간(2~3주)의 우주 비행에서도 쥐와 인간 모두에서 가자미근의 수축 속도가 증가하는 것이 확인되었다. 흥미롭게도, 쥐의 경우 지근 섬유의 약 20%가 속근 섬유로 전환되면서 수축 속도가 증가하는 것으로 나타났다. 반면 인간의 경우 짧은 기간의 우주 비행은 근섬유의 유형 전환을 일으키지 않았다. 그러나 최근 연구에 따르면 장기간(6개월) 우주 비행 후에는 인간에서도 이러한 섬유 전환(느린 섬유에서 빠른 섬유로)이 발생할 수 있는 것으로 보고되었다.

질문: 우주 비행으로 인해 근육이 약해지는 것을 막기 위한 훈련 방법이 있는가?

답변: 우주에서는 골격근 손실을 방지하기 위해 주로 자전거나 러닝 머신을 이용한 지구력 운동이 사용되고 있다. 하지만 이러한 운동 방법만으로는 완전히 근육을 보호할 수 없으며, 승무원들은 여전히 우주 비행(6개월 이상) 후 다리 근육량의 최대 20%까지 손실을 경험한다. 국제우주정거장에서는 고강도 운동이 대책 프로그램에 포함되었지만, 해당 운동의 부하가 충분하지 않아 사지 근육의 크기나 힘을 적절히 보호하지 못했다. 최근 국제우주정거장에는 더 강한 저항을 줄 수 있는 새로운 장비가 설치되었지만, 그 효과는 아직 입증되지 않았다. 이와 관련해 더 알고 싶다면 추천 문헌에 있는 피츠 박사님의 두 논문을 찾아보길 바란다.

탈진적 무산소성 운동수행능력을 제한하는 요인들

운동 강도가 증가함에 따라, 근육 섬유의 동원은 I형 → IIa형 → IIx형 순서로 진행된다. 이는 힘 생성을 위해 필요한 ATP 공급이 점점 더 무산소 대사에 의존하게 된다는 것을 의미한다(73). 즉, 피로는 어떤 운동을 수행하고 있는지에 따라 다르게 나타난다. 만약 운동이 I형 섬유만을 필요로 한다면, 그 운동수행능력을 제한하는 요인들은 IIx형 섬유를 필요로 하는 운동에서와는 매우 다를 것이다. 이러한 점들을 염두에 두고, 운동 능력을 제한하는 요인들을 살펴보자.

매우 짧은 단시간의 운동수행(10초 이내)

이 운동에 해당하는 종목에는 포환던지기, 높이뛰기, 멀리뛰기 및 50 m와 100 m 단거리 달리기가 있다. 이 운동들은 매우 짧은 시간 동안 엄청난 양의 에너지를 생산해야 하는 고강도 운동으로, II형 근육 섬유의 동원이 필요하다. 그림 19.5는 최고의 운동 능력이 근육 섬유 유형의 분포(I형 vs. II형)와 동원된 근육 섬유의 수

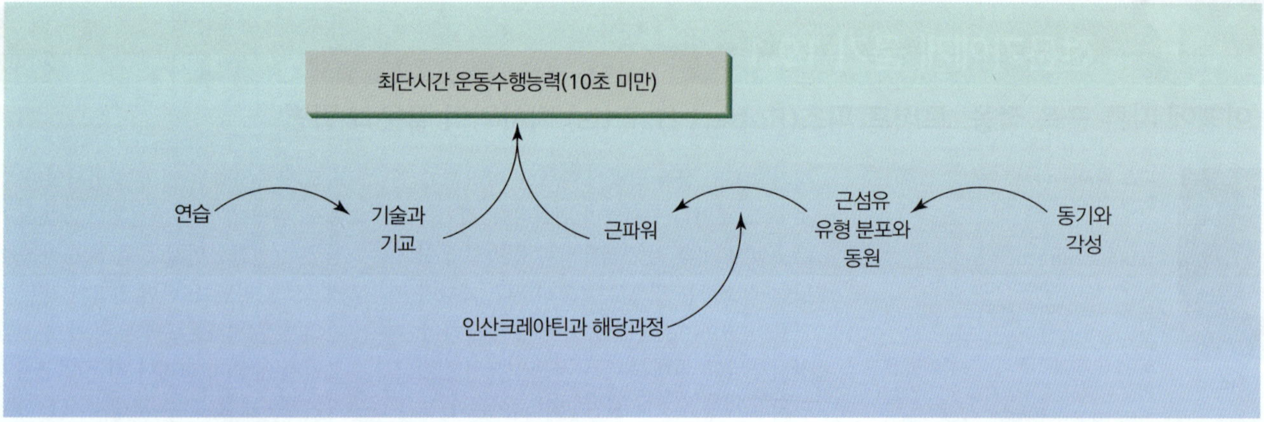

그림 19.5 매우 짧은 단시간의 운동에서 피로에 영향을 미치는 요인들.

에 의해 제한된다는 것을 보여준다. 이는 동기부여와 각성상태에 따라 영향을 받을 수 있다(35). 또한, 최상의 운동 능력은 기술과 기교에도 영향을 받으며, 이를 위해서는 많은 연습이 필요하다. 무산소 공급원인 ATP-PC 시스템과 해당과정을 통해 ATP를 제공한다는 것은 놀라운 일이 아니다. 그러나 이러한 매우 짧은 시간의 운동에서 운동 능력을 위한 에너지는 주로 신경근 활성에 의해 결정되며, 근육 내의 에너지 공급량 때문에 제한되지 않는다(14). 20장의 표 20.1에는 이러한 높은 힘에 의존하는 활동들이 구체적으로 설명되어 있다. 또한, 크레아틴 섭취가 고강도 운동에서 성과에 영향을 줄 수 있다는 증거도 존재한다. 자세한 내용은 24장을 참조하라.

요약 *In Summary*

- 10초 이하로 지속되는 운동에서는 필요한 힘을 생성하기 위해 II형 섬유의 적절한 동원이 최적의 운동수행능력을 결정한다.
- 운동수행에 있어 동기와 각성은 필수적이며, 생성된 힘을 효과적으로 활용하기 위한 기술도 요구된다.
- 주요 에너지원은 무산소 대사이며, 특히 인산크레아틴이 중심적인 역할을 한다.

단시간의 운동수행능력(10~180초)

단기 운동수행은 보통 10초에서 180초의 비교적 짧은 시간 동안 발생된다. 이 시간은 일부 사람들에게 짧게 느껴질 수 있지만, 근육 피로에 영향을 주는 생리학적 및 대사적 변화는 10초 운동과 180초 운동에서 상당히 다를 수 있다. 실제로, 10초에서 60초 사이의 최대 운동수행은 여전히 대부분(>70%) 무산소성 대사에 의존하며, 빠르게 강한 힘을 낼 수 있는 속근 섬유가 사용된다. 하지만, 최대 운동수행이 3분으로 길어질 경우, 약 60%의 에너지는 더 느린 유산소성 대사과정에서 ATP가 생성된다. 무산소성 에너지 대사에서 유산소성 에너지 대사로 전환되면서, 경주 시간이 10초에서 180초로 길어지면, 최대 달리기 속도는 점점 감소한다. ATP-PC 시스템은 몇 초 동안만 ATP를 공급할 수 있기 때문에, 대부분의 ATP는 무산소성 해당과정에서 얻어지게 된다(3장 참조).

이러한 대사적 및 생리학적 차이는 100 m 달리기와 800 m 달리기를 비교해 보면 쉽게 알 수 있다. 100 m와 800 m 경주 간의 차이를 설명하기 위해, 그림 19.6에서는 10초에서 60초 동안 지속되는 짧은 운동과 60초에서 180초 동안 지속되는 운동 간의 주요 차이를 보여준다. 10초에서 60초 동안 수행되는 운동에서는

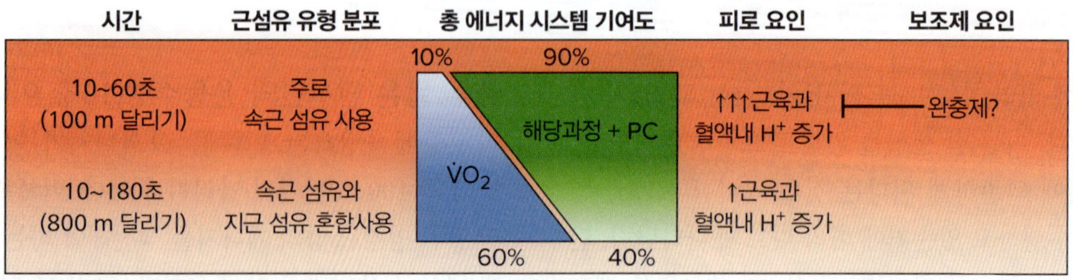

그림 19.6 단시간의 운동수행과 피로에 영향을 미치는 요인들. 10초에서 180초 사이에서 수행되는 경쟁 운동에서는 생리학적 및 대사적 결과가 다를 수 있다. 자세한 내용은 본문을 참조하라.

과학에서 중요한 인물 되돌아보기

브렌다 빅랜드-리치 박사

브렌다 빅랜드-리치(Brenda Bigland-Ritchie) 박사는 근육에 대한 이해에 큰 영향을 미쳤으며, 특히 근육이 어떻게 작동하고 피로가 어떻게 발생하는지에 집중적으로 연구하였다. 그녀는 런던에 있는 유니버시티 칼리지에서 학부 과정을 마쳤으며, 졸업 후 생리학과에서 연구를 진행할 수 있는 연구 장학금을 받았다. 대학원생 시절, 그녀는 노벨상 수상자인 A.V. 힐(참조: 0장)의 권유로 인간이 단축성 수축과 신장성 수축 시 나타나는 산소 소비량을 연구했다. 이는 A.V. 힐이 고립된 근육에서 단축성 수축과 신장성 수축을 대상으로 수행한 실험과 유사했으며, 두 가지 수축 유형에서 열이 다르게 생성된다는 결과를 제시하였다.

브렌다 빅랜드, 머독 리치(그녀의 미래 남편) 및 버드 애보트는 두 대의 자전거를 등을 맞대어 배치하여 한 사람이 앞으로 페달을 밟고, 다른 사람이 뒤로 페달을 밟게 하는 기발한 실험을 진행했다. 같은 근육들이 사용되었지만, 한쪽 근육은 길어지는 동안(신장성 수축) 다른 쪽은 짧아지며(단축성 수축) 힘을 생성하게 했다. 그들은 1952년에 발표된 연구에 따르면, 같은 힘을 내는 경우라도 단축성 수축이 신장성 수축보다 훨씬 더 많은 에너지를 필요로 한다는 것을 보여주었으며, 이는 힐이 고립된 근육에서 관찰한 결과를 확인하는 것이었다.

또한, 그녀는 근육의 힘, 속도 및 피부 표면에 부착한 전극으로 측정한 통합 근전도(IEMG) 활동 간의 관계에 대한 논문을 발표했으며, 다른 실험에서는 사람의 근육이 자발적으로 수축할 때 운동 단위가 어떻게 활동하는지에 대해 대해 연구했다.

브렌다 빅랜드-리치는 1953년 그녀의 첫 아이가 태어난 후 약 20년 동안 본인의 연구에서 잠시 물러났다. 이후 1956년, 그녀의 남편이 뉴욕 브롱크스에 있는 알버트 아인슈타인 의과대학에 자리를 받아 가족은 미국으로 이주했다. 당시 자녀들이 고등학생이 되었을 때, 그녀는 장시간 과학을 떠나있었기 때문에 다시 연구 분야로 돌아갈 수 없을 것이라는 걱정을 많이 했다. 그런 그녀에게 남편은 자신의 연구실에서 파트 타임으로 일해보라고 격려했고, 이후 몇 년간 그들은 3편의 논문을 발표했다. 이후 그녀는 헌터 칼리지에서 생리학 강좌를 가르치는 자리를 수락했고, 그 과정에서 가르치는 것을 즐길 뿐만 아니라 젊은 학생들만큼 잘 배울 수 있다는 것을 발견했다. 남편의 격려로 그녀는 영국으로 돌아가 몇 년 전의 연구를 바탕으로 박사 논문을 작성하기로 했으며, 그녀는 자신의 오래된 데이터를 최근 실험 결과의 관점에서 다시 해석하면서 새로운 아이디어들이 떠오르기 시작하는 것을 경험했다. 이후 그녀는 1969년에 마침내 박사 학위를 받았다.

남편이 예일대학교에서 일하게 되면서, 그녀는 근처에 있는 퀴니피악 칼리지의 교수진에 합류하게 되었다. 그곳에서 그녀는 동료인 조우즈와 함께 미국 국립보건원 연구 보조금을 신청했고, 이 보조금을 받아 근육 생리학에 대한 연구를 계속할 수 있었다. 이전 연구에서 사용한 단축성-신장성 근수축 모델을 사용하여, 그녀와 우즈는 신장성 근수축 동안 통합 근전도 활동과 산소 섭취량이 단축성 근수축보다 훨씬 낮다는 것을 발견하였다.

빅랜드-리치의 연구는 근육 기능과 피로를 알아보는 방법으로 표면 근전도(IEMG)를 사용하는 것에 대해 큰 의문을 제게했다. 그녀는 근육 내부의 근전도 활동을 모니터링하기 위해 미세 전선을 이용한 기술을 고안했고, 이를 통해 운동과 피로 동안 근육 내 운동 단위 활동을 연구했다. 그녀의 주요 관심사는 피로가 어디에서 발생되는지 확인하는 것이었다: 중추신경계(CNS)에서 생기는 것인가, 근육신경 접합부에서 생기는 것인가, 아니면 근육 자체에서 생기는 것인가? 우리가 알고 있는 피로에 대한 많은 내용은 그녀와 그녀의 학생들 및 많은 동료들의 연구 덕분이다. 이 흥미로운 과학자에 대해 더 알고 싶다면, 추천 문헌에서 빅랜드-리치(1995)와 토마스(1995) 등 공동 저자의 논문을 참조하라.

주로 무산소 해당과정을 통해 빠른 속도로 ATP를 생성하는 속근 섬유를 사용한다. 하지만 이러한 무산소성 에너지 시스템에 의존하여 ATP를 생성하면 근육과 혈액 내 수소 이온의 축적을 초래할 것이다. 증가된 수소 이온 농도는 실제로 해당과정을 통한 ATP의 생산을 방해하거나, 트로포닌이 칼슘과 결합하는 능력을 방해함으로써 근육이 수축하는 과정에 영향을 줄 수 있다. 그러나 중요한 점은, 격렬한 운동 후에 근육의 힘은 수소 이온 농도가 회복되기 전에 먼저 회복된다는 것이며, 이는 피로 과정이 매우 복잡하다는 것을 나타낸다(30, 71, 72, 82). 수소 이온의 축적을 지연시키기 위해, 일부 운동 선수들은 경주 전에 버퍼(완충제)를 섭취하는 경우도 있다. 이러한 방법은 향상 비법 11.1과 24장에 자세히 설명되어 있다.

그림 19.6은 60~180초 동안 지속되는 운동(예: 800 m 달리기)과 관련된 생리학적인 변화들을 보여준다. 이러한 운동은 급성 근육 피로와 관련이 있지만, 지속 시간이 길어짐에 따라 IIx형 섬유의 기여도는 감소하고, 대신 IIa형과 I형 섬유가 더 많은 장력을 제공한다. 또한, 총 ATP 생산에서 산화적 대사 경로의 기여도는 50%를 초과한다. 다양한 단기 운동에서 피로에 영향을 미치는 요인들을 이해함으로써, 운동수행을 최적화하기 위한 훈련 프로그램을 설계할 수 있다. 근육 피로에 대해 최초로 연구하고 발전시킨 선구적인 과학자에 대한 정보는 "과학에서 중요한 인물 되돌아보기"를 참조하라.

요약 In Summary

- 0~180초 동안 지속되는 단기간의 운동에서는, 에너지원의 비율이 변화된다. 10초 시점에서는 90%의 에너지가 무산소성 대사에 의해 공급되지만, 180초 시점에서는 60%의 에너지가 유산소성 대사에 의해 공급된다.
- 무산소성 해당과정은 10~60초 동안 지속되는 매우 짧은 운동에서 상당한 에너지를 공급하며, 이 과정에서 수소 이온 농도가 증가한다.
- 60~180초 동안 지속되는 운동에서는 IIa형과 I형 근섬유의 기여도가 점진적으로 증가한다. 또한, 이 기간 동안 전체 ATP 생산량의 50% 이상이 유산소성 대사에 의해 공급될 수 있다.

탈진적 유산소성 운동수행능력을 제한하는 요인들

전력을 다해 운동하는 시간이 길어질수록, 에너지를 공급하기 위해 더 많은 유산소성 에너지원이 필요하게 된다. 또한, 열과 습도와 같은 환경적인 요인과 물과 탄수화물 섭취 같은 식이 요인도 피로에 영향을 미칠 수 있다.

중등 지속 시간의 운동수행(3~20분)

3분 동안의 최대 운동에서 ATP 생성은 60%가 유산소성 과정에서 얻어지지만, 20분 동안 전력을 다하는 운동에서는 이 비율이 90%로 증가한다. 이러한 산화적 에너지 시스템에 대한 의존도를 고려할 때, 운동 능력을 제한하는 요인에는 혈액을 통해 근육에 산소를 전달하는 심혈관계와 근육의 미토콘드리아 함량이 해당된다. 20분 이하로 지속되는 경주에서는 속도가 필수적이기 때문에, 미토콘드리아가 풍부한 IIa형 근섬유도 이미 동원된 I형 근섬유와 마찬가지로 산소를 사용하여 ATP를 공급한다. 20분 이하로 지속되는 경주는 최대 산소 섭취량의 90~100% 정도의 운동 강도로 수행되기 때문에, 최대 산소 섭취량이 가장 높은 선수가 유리하다. 하지만 IIx형 근육 섬유도 동원되기 때문에 젖산과 수소 이온이 축적되어 근육이 힘을 생성하는 데 방해가 된다(30, 71, 72, 83).

그림 19.7은 최대 산소 섭취량이 높은 운동수행에 영향을 미치는 요소들을 요약하였다. 최대 심박출량은 높은 심장 기능을 유지하는 데 중요한 요소이며(13장 참조), 유전과 훈련에 의해 영향을 받는다. 동맥의 산소 농도(CaO_2)는 동맥 헤모글로빈 농도 [Hb], 흡입된 공기 중 산소의 비율(FIO_2) 및 흡입된 공기의 산소 분압(PO_2)에 의해 영향을 받는다. 23장에서는 고도(낮은 PO_2, 산소가 적은 곳)가 최대 산소 섭취량에 미치는 영향을 논의하고 있으며, 24장에서는 혈액 도핑(헤모글로빈 농도를 높이기 위해)과 산소 호흡이 유산소성 운동수행에 미치는 영향을 다루고 있다.

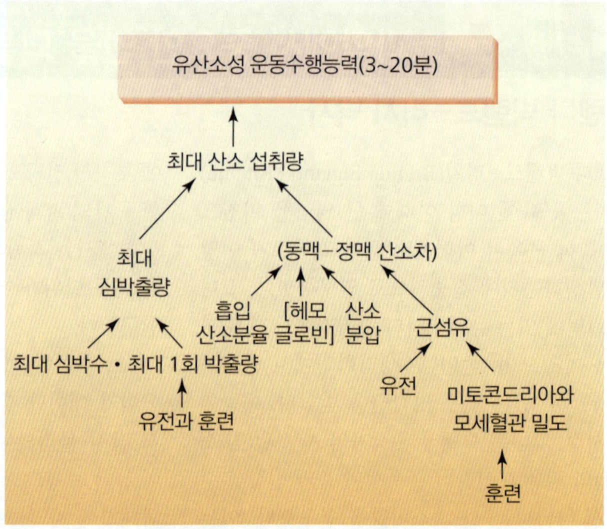

그림 19.7 3~20분간 지속되는 유산소 운동이 피로에 영향을 미치는 요인들.

요약 In Summary

- 3~20분 동안 지속되는 중등 지속 시간 운동에서는 유산소성 대사가 ATP 공급의 60~90%를 담당한다.
- 이러한 활동은 최대 산소 섭취량에 가까운 에너지 소비를 요구하며, I형 근섬유뿐만 아니라 II형 근섬유도 동원된다.
- 선천적으로 높은 1회 박출량과 상대적으로 많은 IIa 근섬유를 가진 사람들은 3~20분 동안 지속되는 탈진적 운동에서 성공할 가능성이 더 높다.
- 산소 전달을 방해하는 요인(예: 고지대 환경 또는 빈혈)은 유산소성 에너지 생성에 크게 의존하는 운동수행능력을 저하시킨다. 또한, 이러한 유형의 운동에서는 높은 수준의 수소 이온을 생성시킨다.

중간 지속 시간의 운동수행(21~60분)

일반적으로 선수들은 21~60분 동안 지속되는 운동에서는 최대 산소 섭취량의 90% 이하로 운동을 수행한다. 높은 최대 산소 섭취량은 운동수행능력에 있어 필수 조건이지만, 20분 이하의 유산소성 운동과는 다르게 다른 요인들이 작용한다. 예를 들어, 에너지 시스템을 기준으로 "효율적으로" 잘 달리는 선수는 같은 양의 산소를 사용하면서도 더 빠른 속도로 달릴 수 있다. 반면에 비효율적인 달리기 선수는 동일한 거리임에도 더 많은 에너지를 소모하게 된다.

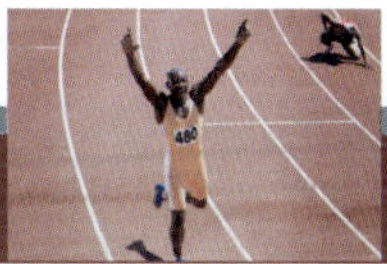

향상 비법 19.1

장거리 달리기 수행에 있어 최대 산소 섭취량이 중요한가?

최대 산소 섭취량은 장거리 달리기 동안 ATP를 얼마나 빨리 만들어 낼 수 있는지와 직접적으로 관련이 있다. 비록 경기가 최대 산소 섭취량의 100% 수준으로 진행되지 않더라도, 이 개념은 21분에서 몇 시간까지 지속되는 경기(예: 5 km 달리기부터 마라톤까지)에 적용된다. 즉, ATP를 얼마나 빨리 만들어 낼 수 있는지는 실제로 달리는 동안 몸에서 사용할 수 있는 산소섭취량(ml/kg/min)에 달려있다. 이 산소 섭취량은 선수의 최대 산소 섭취량과, 그중에서 실제로 얼마나 많은 비율로 산소를 사용할 수 있는지에 의해 결정된다. 예를 들어, 마라톤을 2시간 15분 정도 수준으로 완주하려면, 선수는 경기 내내 약 60 ml/kg/min의 산소 섭취량을 유지해야 한다. 이 경우 선수가 최대 산소 섭취량의 80% 수준으로 달린다고 가정하면, 그 선수의 최대 산소 섭취량은 75 ml/kg/min이 필요하게 된다. 이와 같은 방식으로 최대 산소 섭취량은 지구력 경기에서 에너지 생산의 한계를 설정하지만, 최종 운동 성과를 결정하지는 않는다. 중요한 것은, 달리는 동안 유지할 수 있는 최대 산소 섭취량의 비율(젖산 역치로 추정됨)과 달리기 효율성이 경기에서 유지할 수 있는 속도에 큰 영향을 미친다는 점이다(10, 11, 48). 이 흥미로운 주제는 2시간 이내 마라톤 기록을 달성하기 위해 필요한 생리학적 요구에 대해 설명하는 향상 비법 19.2에서 추가로 논의하였다. 흥미롭게도, 나이가 들면서 최대 산소 섭취량이 점진적으로 감소하는 것이 숙련된 선수들의 지구력 감소와 관련된 주요 생리학적 기전인 것으로 보이며, 이와 함께 젖산 역치에서의 속도 감소도 관찰된다(80).

달리기 운동 능력을 예측하는 데 있어 최대 산소 섭취량과 달리기 효율성의 중요성이 최근에 관심을 받고 있다(48). 실제로, 최대 산소 섭취량과 달리기 효율성 모두가 짧은 거리(예: 1500 m) 경주에서 성공하는 데 중요한 요소라는 증거가 제시되었다(37). 달리기 효율성의 차이는 생체역학적 및/또는 생체에너지적 요인들로 인한 것이다. 이 경우, 운동 능력을 예측하기 위해서는 최대 산소 섭취량과 달리기 효율성 둘 다 측정해야 한다.

흥미롭게도 최대 산소 섭취량과 달리기 효율성 외에도, 21~60분 동안 지속되는 탈진적 유산소 운동에서는 또 다른 중요한 변수가 존재한다. 이런 유형의 운동에서는 최대 산소 섭취량 수준으로 달리는 것은 아니지만, 최대 산소 섭취량에 가까운 높은 비율에서 달릴 수 있는 능력을 가진 사람이 더 유리하다. 높은 비율의 최대 산소 섭취량 수준으로 달릴 수 있는 능력은 혈액 내 젖산 농도와 관련이 있으며, 달리는 속도를 예측할 수 있는 가장 효과적인 지표 중 하나는 젖산 역치이다(10, 11). 이에 대한 추가 정보는 향상 비법 19.1을 참조하라. 흥미롭게도, 높은 비율의 I형 근섬유의 비율이 높은 사람들은 젖산 역치가 높고 더 높은 기계적 효율성(mechanical efficiency)을 가지고 있다(17). 21~60분 동안의 달리기에서 운동수행을 제한하는 요인들은 그림 19.8에 요약되어 있다.

마지막으로, 운동수행능력을 제한하는 요인 중 열과 습도와 같은 환경적 요인과 운동선수의 수분 상태를 고려해야 한다. 특히 열 부하가 증가하면 심박출량의 일부가 피부로 이동해야 하므로, 어떤 속도로 달리든지 심혈관계가 최대치에 더 가까워지게 된다.

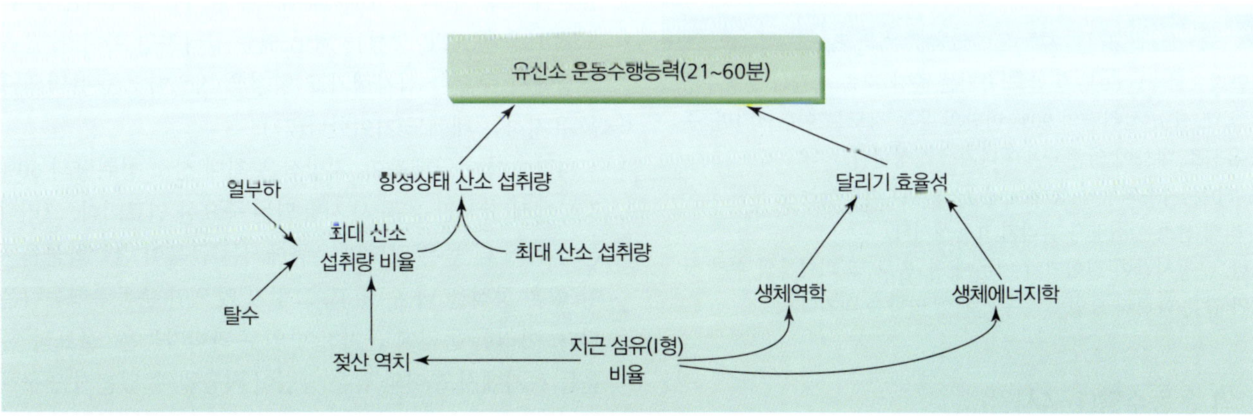

그림 19.8 21~60분간 지속되는 유산소 운동에서 피로에 영향을 미치는 요인들.

과학에서 중요한 인물 되돌아보기

데이비드 L. 코스틸 박사: 지구력 운동수행능력 연구의 선구자

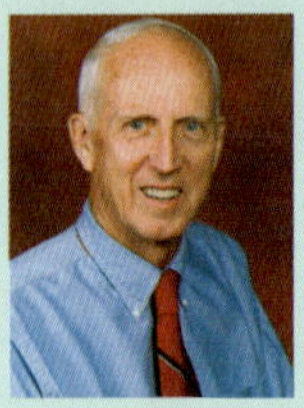

Ball State University Photo Service

데이비드 코스틸(David Costill) 박사는 지구력 운동수행능력에 미치는 요인에 대한 이해에 큰 영향을 미쳤다. 코스틸 박사는 오하이오 주립대학교에서 박사 학위를 마쳤으며, 뉴욕주 코틀랜드에 있는 주립대학교에서 2년 동안 근무한 후 볼 스테이트 대학교에 자리를 잡았다. 그는 자신의 경력 전반에 걸쳐 볼 스테이트 대학교의 인간의 운동수행능력과 관련된 연구소를 이끌었다. 특히 이 연구소는 운동 성과에 영향을 미치는 요인들을 연구하고자 하는 사람들에게 있어 중요한 연구 장소로 알려졌다. 코스틸 박사와 그의 학생들은 지구력 운동수행능력에 미치는 다양한 변수들을 연구했고 그 주제는 다음과 같다.

- 최대 산소 섭취량의 역할
- 최대 산소 섭취량의 비율이 기여하는 정도
- 달리기 효율성의 중요성
- 혈액/혈장 젖산 농도와 운동 성과와의 관련성
- 근육 내 글리코겐 축적을 위한 전략(22장 참조)
- 수분 보충—스포츠 음료의 특성에 중점(22장 참조)
- 근섬유 유형별 특징과 역할(8장 참조)
- 운동 보조제의 효과 여부(예: 카페인, L-카르니틴/24장 참조)

이들 변수와 관련된 많은 연구들은 발표된 후 수십 년이 지난 지금까지도 연구자들이 계속해서 인용하는 "고전적인" 연구가 되었다. 코스틸 박사는 지구력 운동수행능력의 과학적 배경만을 밝히는 데에만 관심을 둔 것이 아니라, 운동선수들과 코치들에게 이러한 지식을 전달하는 데에도 많은 시간과 노력을 기울였다. 이러한 노력은 확고한 과학적 원칙에 기반하였으며, 운동수행능력을 향상시키기 위한 최고의 방법들을 전달하는 데 기여했다.

코스틸 박사의 연구는 단순히 장거리 달리기를 연구하는 데 그치지 않았다. 그의 연구 초기부터 마지막까지 그는 수영에서 운동 능력을 향상시키는 방법에 주목했고, 또한 국제우주정거장에 오랜 시간 머무는 우주 비행사들의 근육이 손상되는 것을 예방하는 방법을 이해하기 위한 연구를 수행했다. 코스틸 박사는 항상 자신이 연구한 내용을 직접 실천에 옮기기 위해 장거리 달리기에 참여했을 뿐만 아니라, 최근에는 마스터즈 수영에도 참여했다. 특히, 그는 대학 시절보다 더 빠른 속도로 수영하는 놀라운 성과를 보였다.

코스틸 박사는 그의 연구 경력 동안 미국스포츠의학회에 탁월한 공헌을 하였으며, 학회 회장을 역임하기도 했다. 그의 연구는 지난 30년 동안 수많은 상을 받으며 인정받았고, 그중 미국스포츠의학회의 명예상을 수상하였다. 그는 400편 이상의 논문을 출판했을 뿐만 아니라, 30개국 이상에서 연구 강연자로 초청을 받으며 전 세계적으로 영향을 미쳤다. 또한, 그가 지도한 후학들은 근육, 대사 및 운동수행 연구 분야에서 "두각"을 나타내며, 그의 학문적 유산을 더욱 확장시키고 있다. 현재 그는 볼 스테이트 대학교 운동과학 분야에서 John and Janis Fisher 명예교수로서 연구 프로그램에 지속적으로 영향을 미치고 있다.

22장과 23장은 탈수와 환경적 열 부하가 운동수행에 미치는 영향에 대해 다루고 있다. 과학에서 중요한 인물 되돌아보기에서는 지구력 운동수행과 관련된 요인을 발견하는 데 큰 역할을 한 생리학자를 소개하고 있다.

요약 *In Summary*

- 일반적으로 21~60분 동안 지속되는 중간 지속 시간의 운동수행은 최대 산소 섭취량의 90% 미만의 운동 강도로 이루어지며, 주로 유산소 대사에 의존하여 에너지를 생성한다.
- 21~60분 지속되는 운동에서 운동 성과를 좌우하는 중요한 요소는 최대 산소 섭취량과 달리기 효율성이다.
- 또한, 운동시간이 길어지기 때문에 열, 습도 및 피험자의 수분 상태와 같은 환경적 요인도 운동 성과에 영향을 미친다.

장시간의 운동수행(1~4시간)

1~4시간 동안 지속되는 운동은 대부분 유산소 운동에 의존하며, 무산소성 에너지 생산의 기여도는 거의 없다. 또한, 짧은 유산소 운동(60분 이하)을 시작으로, 운동시간이 길어질수록 환경적인 요인들이 운동 결과에 미치는 영향이 점점 커진다. 또한, 1시간 이상의 운동에서는 근육과 간의 탄수화물이 포도당을 충분히 공급하지 못할 수도 있다(22장 참조). 장시간 지속되는 운동 중 포도당 보충은 ATP 생성을 위한 연료 공급뿐만 아니라, 근육 수축 과정에서 중요한 십자형가교 형성을 지원하고 근육막의 흥분성을 유지하는 데에도 기여한다(77).

4장에서 언급했듯이, 지방산은 최대 산소 섭취량의 60% 이하 강도에서 장시간 운동 시 사용되는 중요한 연료이다. 그러나 마라톤과 같이 더 높은 강도의 운동에서는 근육이 탄수화물을 사용해야 좋은 성적을 낼 수 있고, 그렇지 않으면 운동수행능력은 저하된다. 이러한 논리에 근거하여 일부 과학자들은 "울트라" 유형의 운동 경기에서도 이와 같은 방법이 적용될 수 있는지 연구해 보았다(자세히 살펴보기 19.2 참조). 22장에서는 장기간의 운동 중 최

자세히 살펴보기 19.2

울트라 지구력(ultra-endurance) 경기에서 운동수행능력에 영향을 미치는 요인들

앞서 언급한 지구력 경기의 지속 시간과는 대조적으로, 울트라 지구력 경기는 아주 특별한 범주에 속한다. 그 예로는 166 km의 산악 마라톤(58), 트라이애슬론(11.6 km 수영, 540 km 자전거, 126.6 km 달리기)(43) 및 파리에서 베이징까지의 8500 km 달리기(161일 동안)(57) 등이 있다. 최근 연구에서는 14명의 참가자들이 24시간 동안 러닝 머신에서 최대한 많은 거리를 달리는 실험을 진행했다. 참가자들은 평균 149.2 km를 달렸고, 실제로 달린 시간은 18시간 39분이었다. 운동수행능력과 관련된 두 가지 중요한 요인은 최대 산소 섭취량과 그 산소 섭취량을 얼마나 오랫동안 유지할 수 있는지였다(56). 이 두 가지는 앞서 말한 일반적인 지구력 경기에서 중요한 요소이다.

울트라 지구력 경기 전후의 대사 반응을 추적한 연구에 따르면, 울트라 지구력 경기 후 지방 산화가 현저하게 증가하며, 혈장 유리지방산 수치가 3.5배 높아진다는 것을 발견했다(34). 이러한 경기에서 운동 강도가 최대 산소 섭취량의 60% 이하로 유지되는 경우가 많다는 점을 고려할 때 대사반응은 예상할 수 있는 결과이다. 하지만 이것이 탄수화물이 중요하지 않다는 의미는 아니다. 몇몇 연구에서는 울트라 지구력 경기 후 근육 내 글리코겐 저장량이 약 50% 감소한다고 보고하였다(34). 울트라 지구력 달리기는 저나트륨혈증(체내 나트륨이 과도한 수분 섭취로 인해 희석되는 위험한 상태—23장 참조)의 가능성을 증가시키지만, 실제로 이러한 상태를 경험한 달리기 선수는 약 4%에 불과하다(65).

적의 식이 전략, 특히 운동 중 수분과 탄수화물을 섭취하는 방법에 대해 설명하고 있다.

그림 19.9는 마라톤과 같은 장거리 달리기에서 운동 능력을 제한하는 요인들을 요약하였다. 하지만 장기간의 지구력 경기에서 세계 기록을 세우는 것은 그림 19.9에 포함된 내용만으로는 설명하기 어려운 복잡한 요소들이 존재한다. 최근 몇 년 동안 과학자, 의사 및 엘리트 코치들로 구성된 연구팀들이 이전에는 불가능하다고 여겨졌던 운동수행능력을 달성하기 위해 협력해 왔다. 이에 대한 예로, 뛰어난 운동수행 목표를 달성하기 위해 팀이 주도한 연구 사례는 "향상 비법 19.2: 2시간 이내에 마라톤 완주하기"에서 확인할 수 있다.

최근 몇십 년 동안 남자 마라톤에서 상위 50위 안에 드는 기록 대부분은 케냐 또는 에티오피아 출신 선수들이 차지하고 있다(https://www.iaaf.org/records/toplists/road-running /marathon/outdoor/ men/senior/2019?regionType=world&drop=-regular&fiftyPercentRule =regular&page=1&bestResultsOnly=true). 연구자들은 이 선수들의 놀라운 기록을 설명하기 위해 그림 19.9에 제시된 여러 변수들을 조사했다. 엘리트 유럽 마라토너들과 비교했을 때, 케냐 선수들은 평균 최대 산소 섭취량, 경기 중 유지할 수 있는 최대 산소 섭취량 비율 및 다리 근육의 산화

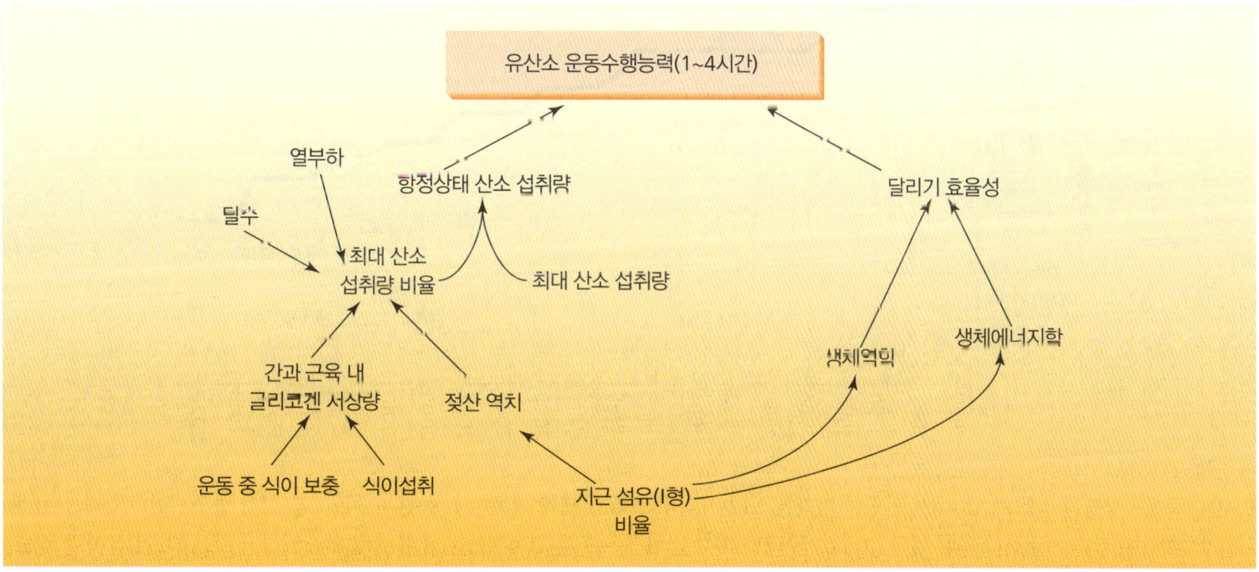

그림 19.9 1~4시간 지속되는 유산소 운동에서 피로에 영향을 미치는 요인들.

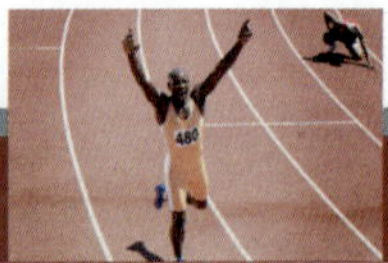

향상 비법 19.2

2시간 이내에 마라톤 완주하기

마라톤(26.2마일, 42.2 km)은 달리기 선수들에게 있어 운동 성공의 최고 목표로 남아있다. 마라톤에 대한 대중의 관심은 1970년대 러닝 붐이 시작된 이후로 계속 높게 유지되고 있다. 이러한 관심과 최고 수준의 남녀 선수들에게 제공되는 후원금들을 고려하면, 최근 수십 년 동안 마라톤 세계 기록이 급격히 단축된 것은 놀라운 일이 아니다. 지난 30년 동안 남녀 마라톤 세계 기록은 각각 4~5% 단축된 반면, 1500 m 달리기의 세계 기록은 단 1~2%만 단축되었다(40). 현재 국제육상경기연맹(IAAF)에서 인정한 세계 기록은 엘리우드 킵초게가 2018년 베를린 마라톤에서 달성한 2시간 1분 39초이다. 킵초게의 성과는 1980년 이후 IAAF가 인정한 마라톤 세계 기록의 발전 과정을 보여주는 그림 19.10에 설명되었다. 이러한 성과는 한때 불가능하다고 여겨졌던 2시간 이내의 마라톤 완주가 이제는 도달 가능한 목표로 여겨지게 되었다.

마라톤에서 2시간을 돌파하는 것은 임의적인 목표일 수 있지만, 4분 이내의 1마일 기록처럼 여전히 많은 운동선수들과 팬들에게 흥미로운 목표로 남아 있다. 최근 몇 년 동안 저명한 스포츠 과학자들, 의사-과학자들 및 코치들은 이 목표를 달성하기 위해 필요한 생리학적 및 생체역학적 결정 요인을 찾기 위해 끊임없이 노력해왔다. 이러한 요인에는 높은 최대 산소 섭취량, 젖산 역치 및/또는 시속 13.1마일(약 21.1 km/h) 이상의 속도를 유지할 수 있는 능력 및 선수의 달리기 효율성 등이 포함된다(38, 40). 또한 마라톤 챔피언의 특성들이 유전적 요인에 더 의존하는지 아니면 엄격한 훈련 프로그램의 영향인지에 대한 논쟁도 일부 존재한다(13, 39). 그럼에도 불구하고, 세계 기록을 세우기 위해서는 유전적 특성(예: 매우 높은 최대 산소 섭취량에 대한 소질) 외에도 수많은 다른 요인들이 함께 작용해야 한다는 것이 분명하다.

스포츠 과학의 최고 전문가들은 2시간 이내로 마라톤을 완주하기 위해 무엇이 필요하다고 생각할까? 최근 Jones 등 연구진은 2시간 이내 기록을 달성하기 위해 필요한 생리학적 요구를 이해하기 위해 엘리트 장거리 주자들을 대상으로 한 중요한 연구 결과를 발표했다. 이 연구에서는 세계 최고 마라토너 13명을 대상으로 생리학적 및 생체역학적 측정을 수행했다(38). 이 연구의 결론은, 이 엘리트 그룹이 달리기 효율성과 체형적 특성에서 공통점을 가질 가능성이 높다는 점에서 뚜렷한 장점이 있다고 보고하였다. 또한, 연구진은 평균 시속 13.1마일(약 21.1 km/h)을 유지하기 위해 필요한 산소 섭취량은 분당 4 L이고, 이를 평균 체중을 기준으로 환산하면 약 67 ml/kg/min의 산소가 필요하다는 것을 발견했다. 이 항정상태의 산소 요구량은 최대 산소 섭취량의 약 85%에 해당하며, 이는 단순히 유전적 요인만으로는 달성할 수 없는 수치이다. 따라서 연구자들은 선수들의 유전적 소질뿐만 아니라 엄격한 훈련 프로그램에도 영향을 받는다고 결론지었다. 이러한 복잡한 이유 때문에, 연구자들은 이 연구에서 생성된 모든 결과값을 종합적으로 신중하게 고려해야 하며, 참여자 외의 사람들에게 적용하려는 시도를 피해야 한다고 강조했다(38).

현재까지 국제육상경기연맹이 공인한 마라

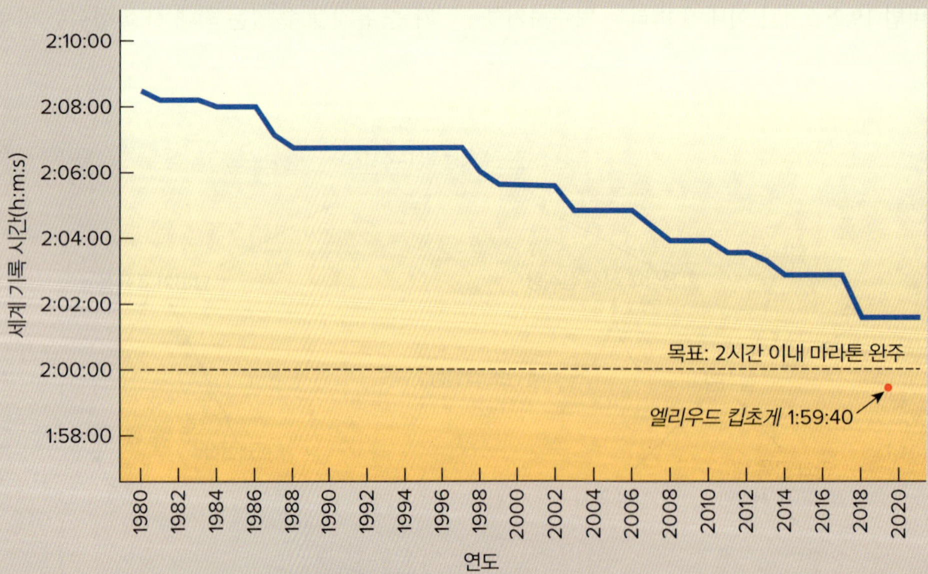

그림 19.10 국제육상경기연맹(IAAF)에서 인정한 마라톤(26.2마일, 42.2 km) 세계 기록은 1980년 이후로 7분 이상 단축되었다. 2시간 이하의 마라톤 기록은 여전히 달성하기 어려운 목표로 남아 있지만, 2019년 10월 12일 엘리우드 킵초게는 비공식 육상 행사에서 마라톤 거리를 1시간 59분 40초에 주파했다(빨간 점으로 표시됨). 이 놀라운 업적 외에도 킵초게는 현재 IAAF 마라톤 세계 기록 보유자이다.

톤 대회에서 2시간 이내로 완주한 사람은 없다. 그러나 2019년 10월, 현재 마라톤 세계 기록 보유자인 엘리우드 킵초게는 26.2마일을 1시간 59분 40초에 달렸다(그림 19.10의 빨간 점). 이 놀라운 성과에도 불구하고, 이 기록은 국제육상경기연맹에서 세계 기록으로 인정되지 않았다. 그 이유 중 하나는 이 행사가 상업적으로 후원된 이벤트였으며, 다른 선수들이 참가할 수 있는 공개된 경기가 아니었기 때문이다. 게다가, 이 경기는 엘리우드 킵초게에게 맞춰 설계되었으며, 몇몇 다른 엘리트 마라토너들이 26.2마일(42.2 km) 동안 번갈아 달리며 킵초게의 바람 저항을 줄여주는 역할을 했다. 그럼에도 불구하고, 킵초게가 2시간 이내 마라톤을 완주한 것은 큰 의미가 있으며, 이는 현재 지구력 운동에 대한 과학의 발전과 더불어, 가까운 미래에 IAAF가 공인하는 마라톤 대회에서도 이 기록이 달성될 가능성을 높이고 있다.

효소 활성도는 유사한 결과를 보였다. I형 근섬유의 비율에 대해서는 서로 다른 결과들을 보였지만, 케냐 선수들은 같은 운동 강도에서 혈중 젖산 값이 낮았고, 달리기 효율성은 더 좋은 것으로 나타났다. 특히, 달리기 효율성은 케냐 선수들의 선형적(키가 크고 마른 체형) 체형과 관련이 있었으며, 이는 백인 마라토너 중에서도 두 번째로 높은 수준과 비슷한 결과를 나타냈다(45). 윌버(Wilber)와 피실라디스(Pitsiladis)(87)는 이러한 케냐 선수들의 성공에는 생리학적인 요인 외에도 다른 요인이 있을 수 있다고 제안했다:

- 어린 시절부터 하교를 오기는 수단으로 꾸준히 달리기 훈련을 해온 것과, 고지대(해발 2000~3000 m)에서 중강도에서 고강도 훈련을 수행한 것이 중요 요인이다.
- 또한, 사회경제적 지위를 향상시키고자 하는 높은 동기부여도 중요한 요소로 작용한다.

*경제적 지위를 향상시키기 위한 높은 동기부여*는 일부 부적절한 행동을 초래하기도 한다. 예를 들어, 경기에서 우승하고 상금을 타기 위해 에리트로포이에틴(erythropoietin)과 같은 경기력 향상 약물(PEDs)을 사용하는 것이다(24장 참조). 최근 PEDs를 사용한 케냐 선수들이 더 많이 적발되고 있지만, 케냐의 허술한 도핑관리 시스템이 이러한 문제의 주요 원인이 되었을 가능성이 크다(23). 이러한 이유 때문에 2016년 5월, 세계 반도핑기구(WADA)는 케냐의 빈도핑 기구를 "비순수" 상태로 판정했고, 이는 케냐 선수들이 국제 대회에 참가하는 데 큰 영향을 줄 수 있었다. 다행히도, 케냐의 지구력 프로그램은 이러한 잘못된 관행을 바꾸고 2017년 이후로 WADA 규정을 잘 준수해 오고 있다. 국제적인 관점에서 볼 때, 우리는 앞으로도 PEDs에 대한 이야기를 더 많이 듣게 될 것이다. 24장에서는 PDEs와 선수들을 추적하는 생물학적 여권(biological passport)에 대해 다룰 예정이다. 이 방법은 각 선수와 운동프로그램을 기록하고 관리하는 데 사용된다. 또 하나 고려해야 할 점은, 일부 스포츠에서는 장기간의 지구력 운동 능력에 큰 영향을 미치는 추가적인 요인들이 있다는 것이다. 예를 들어 사이클 경기를 들 수 있는데, 이 경우 선수들은 하루에 4시간 이상, 길게는 20일까지 경기를 한다. 장거리 사이클에서는 공기 저항이나 구름 저항(rolling resistance)을 최소화하는 것과 같은 다양한 요인들도 고려해야 한다(더 자세한 내용은 24장 참조).

요약 *In Summary*

- 1~4시간 동안 지속되는 장시간의 운동에서는, 근육과 간의 글리코겐 저장량이 탄수화물 대사의 속도를 제한하게 되므로, 환경적 요인이 경기력에 미치는 영향이 더욱 커진다.
- 운동선수의 식단과 수분 섭취 및 고온 및 습도와 같은 환경에 대한 적응하는 능력은 경기 결과에 중요한 영향을 미친다.
- 장시간 지구력 운동에 영향을 미치는 주요 생리학적 요소들 중 상당수가 경기력 향상 약물(PEDs)을 통해 인위적으로 조작될 수 있다. 따라서 이를 방지하기 위해 의사와 과학자로 구성된 팀이 지속적으로 연구와 감시를 수행해야 한다.

결론적으로, 다양한 운동 종목에서 운동 능력을 제한하는 생리학적 요인들은 각 운동의 유형에 따라 다르게 나타난다. 단시간 폭발적인 운동은 무산소 과정을 통해 큰 힘을 생성할 수 있는 IIx형 근섬유에 의존한다. 반면, 장시간 지속되는 유산소 운동은 많은 미토콘드리아를 소유한 근섬유에 산소를 높은 비율로 공급할 수 있는 심혈관계 시스템이 필요하다. 따라서 운동선수의 테스트와 훈련은 특정 경기의 운동 성과를 제한하는 요인에 중점을 두어야 한다는 것이 분명하다. 예를 들어, 장거리 달리기 선수에게는 탄수화물과 수분 섭취가 높이뛰기 선수보다 더 중요하다. 에비스(Abbiss)와 로어슨(Laursen, 2016)이 작성한 추천 문헌에서는 다양한 피로 모델들을 하나의 그림으로 정리하였다. 운동 성과에 영향을 미치는 요인들을 어느 정도 이해한 지금, 이 자료는 유익할 것이다. 이어지는 장에서는 운동선수들이 최고의 성과를 내기 위해 어떻게 훈련하고 영양을 섭취해야 하는지를 살펴볼 것이다.

기계처럼 다루어지는 운동선수

운동 성과를 향상시키는 방법에 대한 세부 사항들을 고려할 때 염두에 두어야 할 한 가지 중요한 부분이 있다. 이는 과학자들이 합리적이고 윤리적인 범위를 벗어나 실험을 진행하거나 혹은 엘리트 운동선수를 사람이라기보다는 마치 하나의 기계처럼 다루게 되는 것은 아닌가 하는 점이다. 엘리트 운동선수들이 마치 레이싱카처럼 취급받고 있는 것은 아닐까? 엔지니어나 정비공(즉, 과학자와 코치)이 차의 고장난 부분만을 찾아서 고치는 것처럼 운동선수들의 약점만을 찾아내고 해결책만을 제시하는 것은 아닌지 고려해 봐야 한다. 어떤 사람들은 이러한 방법이 가치 있다고 말할 수 있다. 반면에, 다른 사람들은 어떤 대가를 치르더라도 반드시 성공해야 한다는 접근 방식이 운동선수를 단순히 여러 부품처럼 여기게 하고, 결국에는 비인간적으로 만드는 문제가 있을 수 있다고 지적할 수 있다.

이 철학적인 논쟁의 중심을 더 잘 해결하려면, 운동 성과를 연구하는 연구들의 목표를 고려해 보는 것이 도움이 된다.

예를 들어, 어떻게 신체가 작동하는지 이해하고, 안전하고 건강한 방법으로 개인의 한계를 극복하려고 한다면 우리는 올바른 방향으로 나아가고 있는 것으로 보일 것이다. 반면, 운동선수를 단순히 도구로 사용한다면 이야기는 달라진다. 우리는 특정 정치적 이념을 추진하기 위해 운동선수를 이용한 일부 국가들과, 선수들을 더 빠르고 오래 달리고 더 높이 뛰게 하기 위해 동원된 과학자들의 공모에 대해 잘 알고 있다. 다행히도 대학, 병원 및 연구센터에는 연구 계획을 검토하고 연구 참여자의 권리를 보호하기 위한 기관윤리위원회(IRB)가 있다. 이 과정은 연구자가 연구에 참여하는 참가자에게 발생할 수 있는 위험(아주 작은 위험이라 하더라도)이 연구로 인해 얻을 수 있는 이익보다 가치가 있는지 명확하게 설명하도록 강제하고 있다. 또한, 연구 저널들은 연구자들이 IRB 가이드라인을 준수해야만 그들의 연구가 출판 고려 대상으로 받아들여지도록 하고 있다. 이렇게 함으로써 과학자들은 연구 참여자의 권리를 보호하면서도, 피로가 어떻게 발생하는지에 대해 더 잘 이해할 수 있게 된다.

연구 문제

1. 운동 성과에 영향을 미치는 요인들을 나열하시오.
2. 근력 발달을 제한하는 요인은 중추신경계인지 아니면 말초 부위에 있는 것인지 그 이유를 설명하시오.
3. 운동 종판에서 활동 전위가 전달된 이후, 흥분-수축 결합 과정에서 가장 "취약한 단계"는 어디인지 설명하시오.
4. 피로가 발생할 때 세포 내에는 여전히 ATP가 존재한다. 그 이유는 무엇인지 설명하시오.
5. 점진적으로 운동 강도가 증가하는 유산소 운동 중 어떤 형태의 근섬유가 동원되는지 설명하시오.
6. 최대 운동시간이 10초 이하에서 10~180초 사이로 늘어날 때, 에너지 생성 과정을 제한하는 요인들이 무엇인지 설명하시오.
7. 1500 m에서 5 km까지의 최대 달리기 운동 성과를 제한하는 요인들을 그림을 통해 설명하시오.
8. 높은 최대 산소 섭취량은 세계적인 수준의 운동 성과를 내기 위해 필수적이다. 그렇다면 달리기의 효율성은 운동 성과에 어떤 영향을 미치는지 설명하시오.
9. 젖산 축적이 지구력 운동수행에 부정적인 영향을 미친다면, 최대 지속 달리기(수영, 자전거) 속도를 측정할 수 있는 테스트는 무엇인지 설명하시오.
10. 해발고도와 열과 같은 환경적 요인은 1~4시간 동안 지속되는 장거리 경기에서 어떤 영향을 미치는지 설명하시오.

추천 문헌

Abbiss, C. R., and P. B. Laursen. 2005. Models to explain fatigue during prolonged endurance cycling. *Sports Medicine* 35: 865–98.

Bigland-Ritchie, B. Looking Back. In *Fatigue*, edited by Enoka RM, Gandevia SC, McComas AJ, Stuart DG, and Thomas CK. New York, NY: Plenum Press, 1995, pp. 1–9.

Cheng, A. J., T. Yamada, D. Rassier, D. C. Andersson, H. Westerblad, and J. T. Lanner. 2016. ROS/RNS and contractile function in skeletal muscle during fatigue and recovery. *Journal of Physiology* 594: 5149–5160.

Daniels, J. T. 2005. *Daniels' Running Formula*, 2nd ed. Champaign, IL: Human Kinetics.

Fitts, R. H., S. W. Trappe, D. L. Costill, P. M. Gallagher, A. C. Creer, et al. 2010. Prolonged space flight-induced alterations in the structure and function of human skeletal muscle fibres. *Journal of Physiology* 588: 3567–3592.

Fitts, R. H., P. A. Colloton, S. W. Trappe, D. L. Costill, J. L. W. Bain, and D. A. Riley. 2013. Effects of prolonged space flight on human skeletal muscle enzyme and substrate profiles. *Journal of Applied Physiology* 115: 667–679.

Kent, J., N. Ortenblad, M. Hogan, D. Poole, and T. Musch. 2016. No muscle is an island: integrative perspective on muscle fatigue. *Medicine and Science in Sports and Exercise* 48: 2281–2293.

Thomas, C. K., R. M. Enoka, S. C. Gandevia, A. J. McComas, and D. G. Stuart. The scientific contributions of Brenda Bigland-Ritchie. In *Fatigue*, edited by Enoke RM, Gandevia SC, McComas AJ, Stuart DG, and Thomas CK. New York, NY: Plenum Press, 1995, pp. 11–26.

참고 문헌

1. **Allen DG, Lamb GD, and Westerblad H.** Skeletal muscle fatigue: cellular mechanisms. *Physiological Reviews* 88: 287–332, 2008.
2. **Allen DG and Westerblad H.** Role of phosphate and calcium stores in muscle fatigue. *Journal of Physiology* 536: 657–665, 2001.
3. **Allen DG, Westerblad H, Lee JA, and Lannergren J.** Role of excitation-contraction coupling in muscle fatigue. *Sports Medicine* 13: 116–126, 1992.
4. **Amann M, Sidhu SK, Weavil JC, Mangum TS, and Venturelli M.** Autonomic responses to exercise: group III/IV muscle afferents. *Autonomic Neuroscience: Basic and Clinical* 188: 19–23, 2015.
5. **Appell HJ, Soares JM, and Duarte JA.** Exercise, muscle damage and fatigue. *Sports Medicine* 13: 108–115, 1992.
6. **Asmussen E and Mazin B.** A central nervous component in local muscular fatigue. *European Journal of Applied Physiology and Occupational Physiology* 38: 9–15, 1978.
7. **Asmussen E and Mazin B.** Recuperation after muscular fatigue by "diverting activities." *European Journal of Applied Physiology and Occupational Physiology* 38: 1–7, 1978.
8. **Åstrand P-O and Rodahl K.** *Textbook of Work Physiology*. 2nd edition, New York: McGraw-Hill, 1977.
9. **Banister EW and Cameron BJ.** Exercise-induced hyperammonemia: peripheral and central effects. *International Journal of Sports Medicine* 11 (Suppl 2): S129–142, 1990.
10. **Bassett DR, Jr. and Howley ET.** Limiting factors for maximum oxygen uptake and determinants of endurance performance. *Medicine & Science in Sports & -Exercise* 32: 70–84, 2000.
11. **Bassett DR, Jr. and Howley ET.** Maximal oxygen uptake: "classical" versus "contemporary" viewpoints. *Medicine & Science in Sports & Exercise* 29: 591–603, 1997.
12. **Bigland-Ritchie B.** EMG and fatigue of human voluntary and stimulated contractions. In *Human Muscle Fatigue: Physiological Mechanisms*. London: Pitman Medical, 1981, pp. 130–156.
13. **Bouchard C.** DNA sequence variations contribute to variability in fitness and trainability. *Medicine and Science in Sport and Exercise* 51: 1781–1785, 2019.
14. **Bundle MW and Weyand PG.** Sprint exercise performance: does metabolic power matter? *Exercise and Sports Sciences Reviews* 40: 174–182, 2012.
15. **Coirault C, Guellich A, Barbry T, Samuel JL, Riou B, and Lecarpentier Y.** Oxidative stress of myosin contributes to skeletal muscle dysfunction in rats with chronic heart failure. *American Journal of Physiology* 292: H1009–1017, 2007.
16. **Coombes JS, Powers SK, Rowell B, Hamilton KL, Dodd SL, Shanely RA, et al.** Effects of vitamin E and alpha-lipoic acid on skeletal muscle contractile properties. *Journal of Applied Physiology* 90: 1424–1430, 2001.
17. **Cordiero L, Rabelo P, Moraes M, Teixeira-Coelho F, Coimbra C, Wanner S, et al.** Physical exercise-induced fatigue: the role of the serotonergic and dopaminergic systems. *Brazilian Journal of Medical and Biological Research* 50: 1–13, 2017.
18. **Coyle EF.** Integration of the physiological factors determining endurance performance ability. *Exercise and Sport Sciences Reviews* 23: 25–63, 1995.
19. **Davis JM, Alderson NL, and Welsh RS.** Serotonin and central nervous system fatigue: nutritional considerations. *American Journal of Clinical Nutrition* 72: 573S–578S, 2000.
20. **Davis JM and Bailey SP.** Possible mechanisms of central nervous system fatigue during exercise. *Medicine & Science in Sports & Exercise* 29: 45–57, 1997.
21. **Duke AM and Steele DS.** Mechanisms of reduced SR Ca12 release induced by inorganic phosphate in rat skeletal muscle fibers. *American Journal of Physiology—Cell Physiology* 281: C418–429, 2001.
22. **Edwards R.** Human muscle function and fatigue. In *Human Muscle Fatigue: Physiological Mechanisms*. London: Pitman Medical, 1981.
23. **Eichner ER.** Top marathon performance: interesting debate and troubling trends. *Current Sports Medicine Reports* 14: 2–3, 2015.
24. **Enoka RM, Baudry S, Rudroff T, Farina D, Klass M, and Duchateau J.** Unraveling the neurophysiology of muscle fatigue. *Journal of Electromyography and Kinesiology* 21: 208–219, 2011.
25. **Enoka R, and Duchateau J.** Translating fatigue to human performance. *Medicine and Science in Sports and Exercise* 48: 2228–2238, 2016.
26. **Fitts RH.** Cellular mechanisms of muscle fatigue. *Physiological Reviews* 74: 49–94, 1994.
27. **Fitts RH.** The cross-bridge cycle and skeletal muscle fatigue. *Journal of Applied Physiology* 104: 551–558, 2008.
28. **Fitts RH, Riley DR, and Widrick JJ.** Functional and structural adaptations of skeletal muscle to microgravity. *Journal of Experimental Biology* 204: 3201–3208, 2001.
29. **Fitts RH.** The muscular system: fatigue processes. In *ACSM's Advanced Exercise Physiology*, edited by Tipton CM, Sawka MN, Tate CA, and Terjung RL. Baltimore, MD: Lippincott Williams & Wilkins, 2006, pp. 178–196.
30. **Fuchs F, Reddy Y, and Briggs FN.** The interaction of cations with the calcium-binding site of troponin. *Biochimica et Biophysica Acta* 221: 407–409, 1970.
31. **Gibson H and Edwards RH.** Muscular exercise and fatigue. *Sports Medicine* 2: 120–132, 1985.
32. **Green HJ.** Membrane excitability, weakness, and fatigue. *Canadian Journal of Applied Physiology 5 Revue Canadienne de Physiologie Appliquee* 29: 291–307, 2004.
33. **Halliwell B and Gutteridge J.** *Free Radicals in Biology and Medicine*. Oxford: Oxford Press, 2007.
34. **Helge JW, Rehrer NJ, Pilegaard H, Manning P, Lucas SJE, Gerrard DF, et al.** Increased fat oxidation and regulation of metabolic genes with ultraendurance exercise. *Acta Physiologica* 191: 77–86, 2007.
35. **Ikai M and Steinhaus AH.** Some factors modifying the expression of human strength. *Journal of Applied Physiology* 16: 157–163, 1961.
36. **Ikai M and Yabe K.** Training effect of muscular endurance by means by voluntary and electrical stimulation. *Internationale Zeitschrift Fur Angewandte Physiologie, Einschliesslich Arbeitsphysiologie* 28: 55–60, 1969.
37. **Ingham SA, Whyte GP, Pedlar C, Bailey DM, Dunman N, and Nevill AM.** Determinants of 800-m and 1500-m running performance using allometric models. *Medicine & Science in Sports & Exercise* 40: 345–350, 2008.
38. **Jones A, Kirby B, Clark I, Rice H, Fulkerson E, Wylie L, et al.** Physiological demands of running at 2-hour marathon race pace. *Journal of Applied Physiology* 130: 369–379, 2021.
39. **Joyner M.** Limits to the evidence that DNA sequence differences contribute to variability in fitness and trainability. *Medicine and Science in Sport and Exercise* 51: 1786–1789, 2019.
40. **Joyner M, Hunter S, Lucia A, and Jones A.** Physiology and fast marathoners. *Journal of Applied Physiology* 128: 1065–1068, 2020.
41. **Kayser B.** Exercise starts and ends in the brain. *European Journal of Applied Physiology* 90: 411–419, 2003.
42. **Kent J, Ortenblad N, Hogan M, Poole D, and Musch T.** No muscle is an island: integrative perspectives on muscle fatigue. *Medicine and Science in Sport and Exercise* 48: 2281–2293, 2016.

43. **Knechtle B and Kohler G.** Running performance, not anthropometric factors, is associated with race success in a triple iron triathlon. *British Journal of Sports Medicine* 43: 437–441, 2009.
44. **Lambert EV, St Clair Gibson A, and Noakes TD.** Complex systems model of fatigue: integrative homeostatic control of peripheral physiological systems during exercise in humans. *British Journal of Sports Medicine* 39: 52–62, 2005.
45. **Larsen HB and Sheel AW.** The Kenyan runners. *Scandinavian Journal of Medicine and Science in Sports* 25 (Suppl 4): 110–118, 2015.
46. **Matuszczak Y, Farid M, Jones J, Lansdowne S, Smith MA, Taylor AA, et al.** Effects of N-acetylcysteine on glutathione oxidation and fatigue during handgrip exercise. *Muscle & Nerve* 32: 633–638, 2005.
47. **McKenna MJ, Medved I, Goodman CA, Brown MJ, Bjorksten AR, Murphy KT, et al.** N-acetylcysteine attenuates the decline in muscle Na^+, K^+-pump activity and delays fatigue during prolonged exercise in humans. *Journal of Physiology* 576: 279–288, 2006.
48. **McLaughlin JE, Howley ET, Bassett DR, Jr., Thompson DL, and Fitzhugh EC.** Test of the classic model for predicting endurance running performance. *Medicine & Science in Sports & Exercise* 42: 991–997, 2010.
49. **McLester JR, Jr.** Muscle contraction and fatigue. The role of adenosine 5'-diphosphate and inorganic phosphate. *Sports Medicine* 23: 287–305, 1997.
50. **Medved I, Brown MJ, Bjorksten AR, and McKenna MJ.** Effects of intravenous N-acetylcysteine infusion on time to fatigue and potassium regulation during prolonged cycling exercise. *Journal of Applied Physiology* 96: 211–217, 2004.
51. **Medved I, Brown MJ, Bjorksten AR, Murphy KT, Petersen AC, Sostaric S, et al.** N-acetylcysteine enhances muscle cysteine and glutathione availability and attenuates fatigue during prolonged exercise in endurance-trained individuals. *Journal of Applied Physiology* 97: 1477–1485, 2004.
52. **Meeusen R and Watson P.** Amino acids and the brain: do they play a role in "central fatigue"? *International Journal of Sport Nutrition and Exercise Metabolism* 17: S37–S46, 2007.
53. **Meeusen R, Watson P, Hasegawa H, Roelands B, and Piacentini MF.** Central fatigue: the serotonin hypothesis and beyond. *Sports Medicine* 36: 881–909, 2006.
54. **Merry TL and Ristow M.** Do antioxidant supplements interfere with skeletal muscle adaptations to exercise training? *Journal of Physiology* 594: 5135–5147, 2016.
55. **Merton PA.** Voluntary strength and fatigue. *Journal of Physiology* 123: 553–564, 1954.
56. **Millet GY, Banfi JC, Kerherve H, Morin JB, Vincent L, Estrade C, et al.** Physiological and biological factors associated with a 24 h treadmill ultra-marathon performance. *Scandinavian Journal of Medicine & Science in Sports* 21: 54–61, 2011.
57. **Millet GY, Morin JB, Degache F, Edouard P, Feasson L, Verney J, et al.** Running from Paris to Neijing: biomechanical and physiological consequences. *European Journal of Applied Physiology* 107: 731–738, 2009.
58. **Millet GY, Tomazin K, Verges S, Vincent C, Bonnefoy R, Boisson RC, et al.** Neuromuscular consequences of an extreme mountain ultra-marathon. *PLOS ONE* 6: No. e17059, 2011.
59. **Mortensen S and Saltin B.** Regulation of the muscle blood flow in humans. *Experimental Physiology* 99: 1552–1558, 2014.
60. **Nielsen B and Nybo L.** Cerebral changes during exercise in the heat. *Sports Medicine* 33: 1–11, 2003.
61. **National Heart, Lung, and Blood Institute workshop summary.** Respiratory muscle fatigue: report of the respiratory muscle fatigue workshop group. *American Journal of Respiratory Disease* 142: 474–480, 1990.
62. **Noakes TD and St Clair Gibson A.** Logical limitations to the "catastrophe" models of fatigue during exercise in humans. *British Journal of Sports Medicine* 38: 648–649, 2004.
63. **Noakes TD, St Clair Gibson A, and Lambert EV.** From catastrophe to complexity: a novel model of integrative central neural regulation of effort and fatigue during exercise in humans. *British Journal of Sports Medicine* 38: 511–514, 2004.
64. **Noakes TD, St Clair Gibson A, and Lambert EV.** From catastrophe to complexity: a novel model of integrative central neural regulation of effort and fatigue during exercise in humans: summary and conclusions. *British Journal of Sports Medicine* 39: 120–124, 2005.
65. **Page AJ, Reid SA, Speedy DB, Mulligan GP, and Thompson J.** Exercise-associated hyponatremia, renal function, and nonsteroidal antiinflammatory drug use in an ultraendurance mountain run. *Clinical Journal of Sport Medicine* 17: 43–48, 2007.
66. **Place N, Yamada T, Bruton JD, and Westerblad H.** Muscle fatigue: from observations in humans to underlying mechanisms studies in intact single muscle fibers. *European Journal of Applied Physiology* 110: 1–15, 2010.
67. **Powers S and Jackson M.** Exercise-induced oxidative stress: cellular mechanisms and impact on skeletal muscle force production. *Physiological Reviews* 88: 1243–1276, 2008.
68. **Powers SK, DeRuisseau KC, Quindry J, and Hamilton KL.** Dietary antioxidants and exercise. *Journal of Sports Sciences* 22: 81–94, 2004.
69. **Reid M.** Redox modulation of skeletal muscle contraction: what we know and what we don't. *Journal of Applied Physiology* 90: 724–731, 2001.
70. **Reid M.** Free radicals and muscle fatigue: of ROS, canaries, and the IOC. *Free Radical Biology and Medicine* 44: 169–179, 2008.
71. **Roberts D and Smith DJ.** Biochemical aspects of peripheral muscle fatigue. a review. *Sports Medicine* 7: 125–138, 1989.
72. **Sahlin K.** Metabolic factors in fatigue. *Sports Medicine* 13: 99–107, 1992.
73. **Sale DG.** Influence of exercise and training on motor unit activation. In *Exercise and Sport Sciences Reviews*, edited by Pandolf K. New York, NY: Macmillan, 1987, vol. 15, pp. 95–151.
74. **Sejersted OM and Sjogaard G.** Dynamics and consequences of potassium shifts in skeletal muscle and heart during exercise. *Physiological Reviews* 80: 1411–1481, 2000.
75. **Smith MA and Reid MB.** Redox modulation of contractile function in respiratory and limb skeletal muscle. *Respiratory Physiology & Neurobiology* 151: 229–241, 2006.
76. **St Clair Gibson A and Noakes TD.** Evidence for complex system integration and dynamic neural regulation of skeletal muscle recruitment during exercise in humans. *British Journal of Sports Medicine* 38: 797–806, 2004.
77. **Stewart RD, Duhamel TA, Foley KP, Ouyang J, Smith IC, and Green HJ.** Protection of muscle membrane excitability during prolonged cycle exercise with glucose supplementation. *Journal of Applied Physiology* 103: 331–339, 2007.
78. **Struder HK and Weicker H.** Physiology and pathophysiology of the serotonergic system and its implications on mental and physical performance. Part I. *International Journal of Sports Medicine* 22: 467–481, 2001.
79. **Struder HK and Weicker H.** Physiology and pathophysiology of the serotonergic system and its implications on mental and physical performance. Part II. *International Journal of Sports Medicine* 22: 482–497, 2001.
80. **Tanaka H and Seals DR.** Dynamic exercise performance in Masters athletes: insight into the effects of primary human aging on physiological functional capacity. *Journal of Applied Physiology* 95: 2152–2162, 2003.

81. **Tod D, Iredale F, and Gill N.** 'Psyching-up' and muscular force production. *Sports Medicine* 33: 47–58, 2003.
82. **Trivedi B and Danforth WH.** Effect of pH on the kinetics of frog muscle phosphofructokinase. *Journal of Biological Chemistry* 241: 4110–4112, 1966.
83. **Tupling AR.** The sarcoplasmic reticulum in muscle fatigue and disease: role of the sarco(endo)plasmic reticulum Ca21-ATPase. *Canadian Journal of Applied Physiology 5 Revue Canadienne de Physiologie Appliquee* 29: 308–329, 2004.
84. **Vandenboom R.** The myofibrillar complex and fatigue: a review. *Canadian Journal of Applied Physiology 5 Revue Canadienne de Physiologie Appliquee* 29: 330–356, 2004.
85. **Weir JP, Beck TW, Cramer JT, and Housh TJ.** Is fatigue all in your head? a critical review of the central governor model. *British Journal of Sports Medicine* 40: 573–586; discussion 586, 2006.
86. **Westerblad H, Lee JA, Lannergren J, and Allen DG.** Cellular mechanisms of fatigue in skeletal muscle. *American Journal of Physiology* 261: C195–209, 1991.
87. **Wilber RL and Pitsiladis YP.** Kenyan and Ethiopian distance runners: what makes them so good? *International Journal of Sports Physiology and Performance* 7: 92–102, 2012.

Design element credits: (test tubes): George Doyle/Stockbyte/Getty Images; (scientists using microscope): Digital Vision/Getty Images; (magnifying glass): Kick Images/Photodisc/Getty Images; (runners): Chris Ryan/OJO Images/age fotostock; (scientist using microscope): Ingram Publishing; (lightbulb): Amasterphotographer/Shutterstock

20

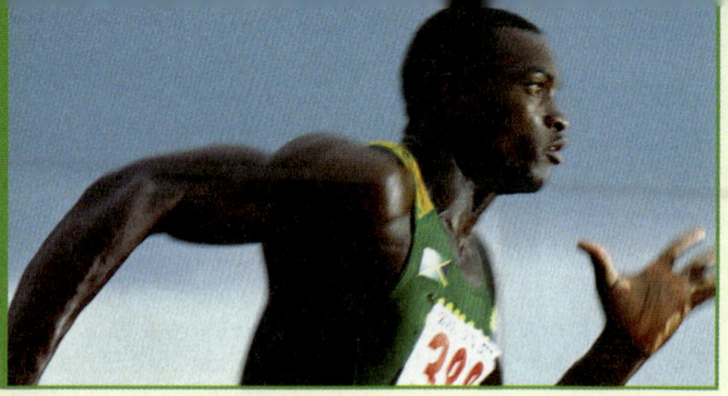

Digital Vision/Getty Images

운동수행력 향상을 위한 트레이닝

Training for Performance

■ 학습 목표

이 장을 공부함으로써 다음과 같은 내용을 할 수 있어야 한다:

1. 활동에 사용되는 에너지 시스템 분석을 기반으로 한 스포츠별 트레이닝 프로그램을 설계할 수 있다.
2. *과부하, 특이성, 가역성* 용어를 정의할 수 있다.
3. 선수들의 최대 유산소 파워를 향상시키기 위한 인터벌 트레이닝과 지속 트레이닝의 사용을 비교하고 대조할 수 있다.
4. 무산소 파워 트레이닝과 근력 향상을 위한 트레이닝의 차이점을 논의할 수 있다.
5. 웨이트 트레이닝에서 다양한 장비 유형의 장점과 단점을 나열할 수 있다.
6. 지연성 근육통(DOMS)을 정의하고, 지연성 근육통의 발생에 기여하는 요인들을 설명할 수 있다.
7. 유연성 향상을 위한 정적 스트레칭과 동적(탄성) 스트레칭의 사용을 논의할 수 있다.
8. (1) 오프시즌, (2) 프리시즌, (3) 시즌 동안의 컨디셔닝 목표의 차이점을 논의할 수 있다.
9. 몇 가지 일반적인 트레이닝 오류를 나열하고 논의할 수 있다.

■ 학습 목차

트레이닝 원리
- 과부하, 특이성, 가역성
- 성별과 기초 체력 수준의 영향
- 유전적 영향

트레이닝의 구성 요소: 준비운동, 본 운동, 정리운동

유산소성 파워 향상을 위한 트레이닝
- 인터벌 트레이닝
- 장거리, 저강도 운동
- 고강도, 지속성 운동
- 고지대 트레이닝과 해수면에서의 운동수행력 향상

부상과 지구력 트레이닝

무산소성 파워 향상을 위한 트레이닝
- ATP-PC 체계 향상을 위한 트레이닝
- 해당과정 시스템 향상을 위한 트레이닝

근력 향상을 위한 트레이닝
- 점진적 저항 운동
- 일반적인 근력-트레이닝 원리
- 프리 웨이트와 머신
- 성별에 따른 근력 트레이닝 반응의 차이

복합 근력 및 지구력 트레이닝 프로그램

트레이닝으로 유도된 골격근 적응에 대한 영양의 영향
- 골격근에서의 탄수화물 가용성과 지구력 트레이닝 적응
- 골격근에서의 단백질 가용성과 운동 후 근육 단백질 합성
- 항산화제의 대용량 보충

근육통

유연성 향상을 위한 트레이닝

연간 선수 컨디셔닝
- 오프시즌 컨디셔닝
- 프리시즌 컨디셔닝
- 시즌 컨디셔닝

일반적인 트레이닝 오류

■ 핵심 용어

가변 저항 운동(variable-resistance exercise)
고강도 인터벌 트레이닝(HIIT)
고유수용성 신경근 촉진(proprioceptive neuromuscular facilitation, PNF)
동적 스트레칭(dynamic stretching)
반복(repetition)
비대(hypertrophy)
세트(set)
스프린트 인터벌 트레이닝(SIT)
오버트레이닝(overtraining)
운동 간격(work interval)
운동 경제성(exercise economy)
임계 파워(critical power)
점진적 저항 운동(progressive resistance exercise, PRE)
정적 스트레칭(static stretching)
주기화(periodization)
중강도 지속 트레이닝(MICT)
지연성 근육통(delayed-onset muscle soreness, DOMS)
최대 반복 횟수(repetitions maximum)
초과 최대 강도 운동(supramaximal intensity exercise)
테이퍼링(tapering)
휴식 간격(rest interval)

일반적으로 코치와 트레이너는 좋은 승률을 가진 팀들이 사용하는 방식으로 컨디셔닝 프로그램을 계획해 왔다. 이러한 방식이 타당하지 않은 이유는 좋은 승률만으로는 성공한 팀들이 사용한 컨디셔닝 프로그램을 과학적으로 입증할 수 없기 때문이다. 사실, 성공한 팀이 뛰어난 컨디셔닝 프로그램이 아니라 우수한 선수들 덕분에 승리했을 수도 있다. 분명히, 효과적인 운동 컨디셔닝 프로그램을 계획하는 가장 좋은 방법은 입증된 생리학적 트레이닝 원리를 적용하는 것이다. 선수들을 위한 트레이닝 프로그램을 최적화하는 것이 중요한 이유는 운동 팀을 제대로 컨디셔닝하지 않으면 성적이 저조해지고 종종 패배로 이어지기 때문이다. 이 장에서는 운동 컨디셔닝 프로그램을 개발하는 데 과학적 원칙을 적용하는 방법에 대한 개요를 제시한다.

트레이닝 원리

스포츠 컨디셔닝 프로그램의 궁극적인 목표는 운동수행력 향상이다. 이는 특정 스포츠에 따라 근육의 힘과 파워를 증가시키거나, 근육 효율성을 개선하거나, 근육 지구력을 증가시킴으로써 달성될 수 있다(8, 11, 79). 이 책 전반에 걸쳐(예: 3장, 4장, 13장, 19장), 서로 다른 스포츠 활동이 움직임에 필요한 ATP를 생성하기 위해 서로 다른 대사 경로 또는 "에너지 시스템"을 사용한다는 점을 강조하였다. 운동 대사에 대한 이해는 코치나 트레이너에게 중요하다. 운동수행력을 최적화하기 위한 컨디셔닝 프로그램의 설계에는 스포츠에서 사용하는 주요 에너지 시스템에 대한 지식이 필요하기 때문이다. 몇 가지 예를 살펴보도록 하겠다. 60 m 전력질주의 운동수행력은 거의 전적으로 ATP-PC 체계를 사용하여 필요한 ATP를 생성한다. 반면, 마라톤 선수는 경주를 완료하는 데 필요한 에너지를 제공하기 위해 유산소 대사에 의존한다. 하지만 대부분의 스포츠 활동은 여러 에너지 경로를 사용한다. 예를 들어, 축구는 필요한 ATP를 제공하기 위해 여러 대사 경로를 조합하여 사용한다. 활동 중 ATP 생산에 대한 상대적인 무산소-유산소 기여를 이해하는 것은 컨디셔닝 프로그램을 계획하는 데 있어 핵심이다. 잘 설계된 컨디셔닝 프로그램은 스포츠의 에너지 수요에 맞춰 적절한 양의 유산소 및 무산소 컨디셔닝 시간을 배분한다. 예를 들어, 활동이 ATP의 40%를 무산소 경로에서, 60%를 유산소 경로에서 얻는 경우(예: 1500미터 달리기), 트레이닝 프로그램은 무산소 트레이닝과 유산소 트레이닝을 40%:60%로 나누어야 한다(8). 표 20.1에는 다양한 스포츠와 그들의 주요 에너지 시스템에 대한 기여도가 제시되어 있다. 코치와 선수는 이 정보를 사용하여 각 에너지 시스템에 대한 적절한 트레이닝 시간을 배분할 수 있다.

표 20.1 스포츠 종목에서의 주요 에너지 시스템

	에너지 체계의 ATP 생성 기여도(%)		
스포츠/활동	ATP-PC	해당과정	유산소
야구	80	15	5
농구	80	10	10
필드하키	60	20	20
미식축구	90	10	-
골프(스윙)	100	-	-
체조	90	10	-
아이스하키			
공격/수비	80	20	-
골키퍼	95	5	-
조정	20	30	50
축구			
골키퍼/윙/공격수	80	20	-
미드필더	60	20	20
수영			
다이빙	98	2	-
50 m	95	5	-
100 m	80	15	-
200 m	30	65	5
400 m	20	40	40
1,500 m	10	20	70
테니스	70	20	10
육상			
100/200 m	98	2	-
필드경기	90	10	-
400 m	40	55	5
800 m	10	60	30
1,500 m	5	35	60
5,000 m	2	28	70
마라톤	-	2	98
배구	90	10	-
레슬링	45	55	-

출처: Fox, E. L. and D. K. Mathews. *Interval training: conditioning for sports and general fitness.* Saunders, 197.

이 논의는 파워 운동선수(예: 단거리 주자)가 유산소 트레이닝을 수행하지 말아야 한다는 것을 의미하지는 않는다. 반대로, 모든 선수에게는 프리시즌(preseason) 동안 건과 인대를 강화하기 위한 유산소 운동이 일반적으로 권장된다. 하지만 복합 트레이닝 [저항 트레이닝과 지구력(유산소) 운동을 병행하는 것]을 수행하면 저항 트레이닝만 할 때에 비해 근력 증가가 감소할 수 있다는 점에 유의해야 한다(110). 따라서, 선수의 최적화된 이점을 얻기 위해 적절한 트레이닝 프로그램을 설계하는 데에는 신중한 계획이 필요하다. 복합 트레이닝에 대해서는 이 장 후반부에서 더 자세히 다룰 것이다. 추가 정보를 원하면, 복합 운동이 트레이닝 적응 반응에 어떻게 영향을 미치는지에 대한 생화학적 설명은 14장에 설명되어 있다.

과부하, 특이성, 가역성

과부하(overload), *특이성*(specificity), *가역성*(reversibility)이라는 용어는 13장에서 소개되었으며, 여기에서는 간략하게 다시 설명한다. 장기 시스템(예: 심혈관계, 골격근 등)은 트레이닝 과부하에 반응하여 그 능력을 증가시킨다. 즉, 트레이닝 프로그램은 해당 시스템이 보통 때와 다른 수준으로 자극을 주어야 한다. 과부하의 개념과 트레이닝에 대한 적응 반응은 그림 20.1에 제시되어 있다. 정기적으로 시행되는 운동 세션은 그림 20.1에 검은 점으로 표시되며, 점진적인 트레이닝 자극을 촉진한다. 트레이닝 과부하는 운동수행력 향상을 위해 필요하지만, 충분한 회복 시간 없이 과도한 부하를 가하면 오버트레이닝이 발생할 수 있다(그림 20.1). **오버트레이닝**(overtraining)은 트레이닝 스트레스의 축적으로 정의되며, 이는 선수의 트레이닝 세션 수행력을 저하시켜 운동수행력의 장기적인 감소를 초래한다(112). 오버트레이닝은 일반적으로 생리학적 및 심리학적 증상(예: 만성 피로, 기분 변화 등)과 관련이 있다. 오버트레이닝에서 회복하면 운동수행력이 회복될 수 있지만, 몇 주 또는 몇 달 간의 운동 강도 감소가 필요할 수 있다. 관련된 용어로, *오버리칭*(overreaching)도 운동 트레이닝 문헌에서 자주 사용된다. 오버리칭은 일반적으로 운동수행력의 단기적인 감소를 초래하는 오버트레이닝으로 정의된다. 트레이닝 세션 사이에 적절한 휴식 기간이 있으면, 이러한 유형의 트레이닝은 운동수행력 향상으로 이어질 수 있다(112). 오버트레이닝과 오버리칭은 유사한 용어이며 두 개념을 구별하기 어려운 경우가 많다(112). 혼동을 피하기 위해, 이 장에서는 트레이닝 스트레스의 극단적인 축적을 오버트레이닝으로 지칭하고, 오버리칭이라는 용어는 사용하지 않을 것이다.

특이성(specificity)의 개념은 특정 움직임에 관여하는 근육뿐만 아니라, 경쟁 상황에서 그 움직임을 완료하는 데 필요한 ATP를 제공하는 에너지 시스템에도 적용된다. 따라서 트레이닝 프로그램은 경쟁 중에 사용되는 근육군뿐만 아니라 ATP를 제공할 에너지 시스템도 함께 활용해야 한다. 예를 들어, 스프린터를 위한

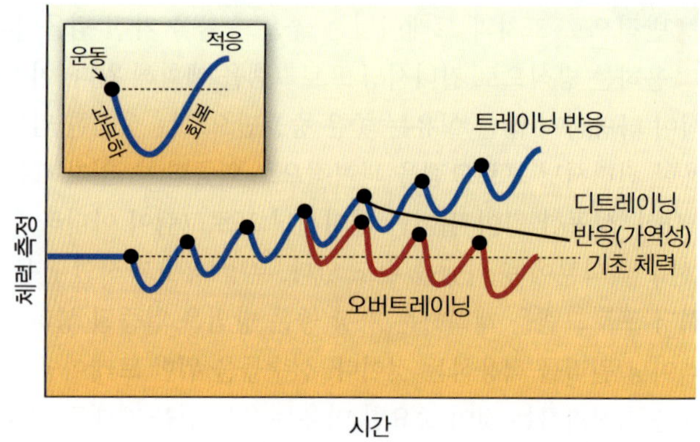

그림 20.1 트레이닝 반응, 오버트레이닝, 트레이닝의 가역성 개념화. 급성 운동 세션(검은 점)은 과부하 반응과 수행력의 일시적인 감소를 초래하며, 이는 운동 후 회복 기간 동안 회복된다. 여러 번의 운동 세션에 대한 트레이닝 반응은 적응 반응의 일환으로 체력의 향상을 가져온다(파란 선). 오버트레이닝과 체력 향상의 역전(빨간 선)은 과부하가 너무 크거나 회복 시간이 부족할 때 발생할 수 있다. 규칙적인 운동 자극이 없으면 트레이닝의 가역성(검은 선), 즉 디트레이닝(detraining)이 발생한다.

특정 트레이닝은 고강도의 단거리 달리기를 포함하며, 마라토너를 위한 특정 트레이닝은 거의 모든 ATP가 유산소 대사에서 생성되는 장거리 달리기를 포함한다.

운동선수가 트레이닝을 중단하면 트레이닝 효과가 빠르게 상실되며, 이를 트레이닝의 가역성(reversibility)이라고 한다(그림 20.1). 예를 들어, 연구에 따르면 트레이닝 중단 후 2주 이내에 $\dot{V}O_2$ max의 유의미한 감소가 나타났으며(26, 27), 20일간의 침대 휴식 후 피험자 그룹이 $\dot{V}O_2$ max와 최대 심박출량이 각각 25% 감소하였다(99). 이러한 $\dot{V}O_2$ max의 큰 감소는 트레이닝의 빠른 가역성을 명확히 보여준다.

성별과 기초 체력 수준의 영향

한때 여성의 컨디셔닝 프로그램이 남성과는 다른 특별한 요구 사항이 있다고 믿어졌다. 하지만 이제는 남성과 여성이 트레이닝 프로그램에 유사한 방식으로 반응한다는 것이 명확해졌다(7, 14, 103). 따라서 남성과 여성을 위한 프로그램을 계획할 때 동일한 생리학적 컨디셔닝 접근 방식을 사용할 수 있다. 이것은 남성과 여성이 동일한 운동 트레이닝 세션(예: 동일한 양과 강도)을 수행해야 한다는 것을 의미하지 않는다. 실제로, 개인의 트레이닝 프로그램은 성별에 관계없이 운동선수의 체력과 숙련도에 맞게 적절히 설계되어야 한다. 개별적인 "운동 처방"은 트레이닝 프로그램 설계에서 중요한 문제이며, 이 장의 후반부에서 더 자세히 논의된다.

트레이닝 프로그램에서 개인들의 운동수행력 향상 정도가 크

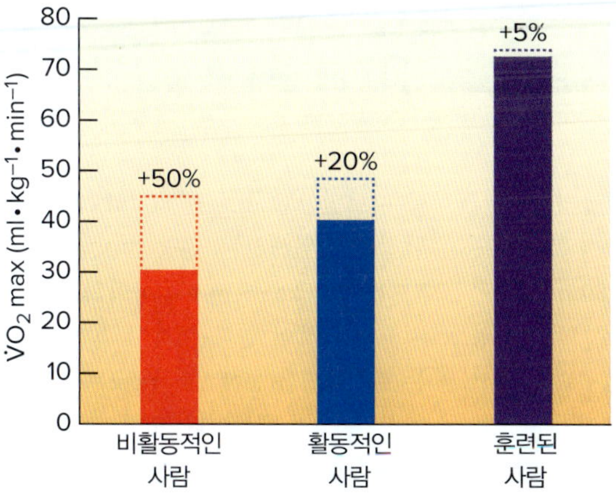

그림 20.2 **$\dot{V}O_2$ max의 트레이닝 반응에서의 개인 차이.** 초기 체력 수준은 개인이 트레이닝 프로그램을 통해 $\dot{V}O_2$ max를 얼마나 향상시킬 수 있는지에 영향을 미친다.

게 다르다는 것은 흔히 관찰되는 사실이다. 트레이닝 반응의 개인차이에 기여하는 많은 요인들이 있다. 가장 중요한 영향을 미치는 요인 중 하나는 운동선수의 초기 체력 수준이다. 일반적으로, 트레이닝 프로그램의 시작 시 체력이 낮은 사람일수록 트레이닝 향상이 더 크다. 이 개념은 그림 20.2에 설명되어 있으며, 새로운 트레이닝 개입에 대한 $\dot{V}O_2$ max 반응이 운동을 하지 않는 사람과 매우 활동적이거나 고도로 훈련된 사람 사이에서 매우 다른 결과를 가져온다. 실제로, 심장병을 가진 중년의 비활동적인 남성들은 $\dot{V}O_2$ max를 50%까지 향상시킬 수 있는 반면($\dot{V}O_2$ max가 30~45 ml · kg^{-1} · min^{-1}로 향상됨), 같은 트레이닝 프로그램이 정상적인 활동 성인에게는 $\dot{V}O_2$ max를 10~20%만 향상시킬 수 있다($\dot{V}O_2$ max가 40~50 ml · kg^{-1} · min^{-1}로 향상됨). 마찬가지로, 훈련된 운동선수들은 트레이닝 강도의 증가에 따라 컨디셔닝이 3~5%만 향상될 수 있다. 그러나 이 3~5%의 향상($\dot{V}O_2$ max가 72~75.6 ml · kg^{-1} · min^{-1}로 향상됨)은 올림픽에서 금메달을 따는 것과 입상에 실패하는 것의 차이를 만들 수 있다.

유전적 영향

13장에서 논의된 바와 같이, 유전자는 개인이 트레이닝 프로그램에 어떻게 반응하는지에 중요한 역할을 한다는 것이 명확하나(4, 12, 96). 예를 들어, 지구력 운동에 대한 유전적 소질이 높은 사람은 지구력 트레이닝에 대해 유전적 프로필(profile)이 현저히 다른 사람과는 다르게 반응한다. 실제로, 최근 연구는 왜 일부 개인이 트레이닝에 "고반응자(high responders)"로서 빠르게 높은 수준으로 체력을 향상시키는 반면, 다른 이들은 "저반응자(low responders)"로서 더딘 개선을 보이는지에 대한 유전적 단서를 제공하고 있다(12). 이러한 이유와 더불어 운동선수들이 다양한 체력 수준에서 컨디셔닝 프로그램을 시작한다는 사실 때문에, 트레이닝 프로그램은 개인화되어야 한다. 팀의 모든 선수가 트레이닝 세션 동안 동일한 운동량을 수행하거나 동일한 운동 강도로 운동하는 것을 기대하는 것은 어렵다.

트레이닝이 운동수행력을 크게 향상시킬 수 있지만, 세계적인 수준에서 경쟁하려면 유전적으로 물려받은 운동 재능을 대체할 수 있는 것은 없다. 실제로, 트레이닝이 유산소 파워를 얼마나 향상시킬 수 있는지는 한계가 있다. 따라서, 유산소 파워에 대한 유전적 소질이 낮은 사람들은 어떤 트레이닝 프로그램을 하더라도 $\dot{V}O_2$ max를 세계 수준으로 증가시킬 수 없다. 실제로, 그림 20.2에 나타난 비활동적인 사람과 활동적인 사람이 트레이닝을 통해 이미 성공적인 지구력 종목에서 트레이닝된 개인과 경쟁할 수 있을 만큼 향상되는 것은 매우 희박하다. Åstrand와 Rodahl (8)은 세계적 수준의 운동선수가 되고 싶다면 부모를 신중히 선택해야 한다고 언급했다. 비록 이 발언이 농담으로 한 것이지만, 유전자는 운동 잠재력을 결정하는 데 중요한 역할을 한다. 실제로, HERITAGE 연구 참가자에 대한 조사에서 저반응자는 고반응자들에 비해 많은 미토콘드리아 DNA 변이를 가지고 있다는 것이 밝혀졌다(105). 자세히 살펴보기 20.1에서는 이 문제를 더 자세히 살펴보고 운동수행력 향상의 생리적 한계에 대해 탐구한다.

유산소 운동과 마찬가지로, 유전자는 무산소 운동(예: 육상의 스프린트)에서 달성할 수 있는 운동수행력을 결정하는 데 중요한 역할을 한다(15, 76). 실제로, 트레이닝이 무산소 운동수행력을 약간 향상시킬 수 있다는 것은 잘 알려져 있다. 주된 이유는 무산소 운동수행력에 가장 적합한 골격근 섬유 유형(속근 섬유, type IIx)이 발달 초기 단계에서 결정되며, 근섬유 유형의 상대적인 비율은 평생 동안 크게 변하지 않기 때문이다. 따라서 무산소 운동수행력은 주로 유전적으로 결정되는 것으로 보이며, 속근/무산소 섬유의 비율이 무산소 운동수행력의 주요 결정 요인이기 때문이다.

요약 *In Summary*

- 스포츠 컨디셔닝의 일반적인 목표는 근력/파워 출력을 증가시키고, 근육 효율성을 개선하며, 근지구력을 향상시켜 수행력을 향상시키는 것이다.
- 컨디셔닝 프로그램은 스포츠의 유산소 및 무산소 에너지 요구를 충족시키기 위해 적정한 트레이닝 시간을 배분해야 한다.
- 근육은 점진적인 과부하에 의해 트레이닝에 반응하며, 운동선수가 트레이닝을 중단하면, 트레이닝 중단(가역성)으로 인해 빠르게 체력이 감소한다.
- 일반적으로 남성과 여성은 트레이닝에 비슷한 방식으로 반응한

자세히 살펴보기 20.1

지구력 운동수행력 향상: 생리학적 한계는 무엇인가?

최고 수준의 지구력 향상은 적절한 트레이닝, 올바른 영양, 동기 부여, 여러 주요 생리학적 결정 요소에 의존한다. 많은 생리학적 요소가 지구력 운동수행력에 기여하지만, 성공의 세 가지 핵심 요소는 (1) 높은 $\dot{V}O_2$ max, (2) 우수한 운동 경제성/효율성, (3) 높은 젖산 역치와 임계 파워 등이 있다(중점연구 20.1). 지구력 운동수행력 결정 요소가 트레이닝을 통해 얼마나 향상될 수 있는지 생리학적 측면에서 논의해 보자.

트레이닝을 통해 $\dot{V}O_2$ max는 얼마나 향상될 수 있을까?

개인의 유전적 구성을 "유전자형(genotype)"이라고 한다. 그림 20.3은 유전학이 $\dot{V}O_2$ max를 결정하는 데 중요한 역할을 한다는 사실을 보여준다. 예를 들어, "유전자형 A"로 표시된 개인들은 (하단 선) 훈련되지 않은 상태에서 상대적으로 낮은 $\dot{V}O_2$ max (35 ml · kg^{-1} · min^{-1})를 가지고 있으며, 이들은 종종 운동에 대한 "저반응자"로 트레이닝 결과 $\dot{V}O_2$ max가 소폭(예: 5% 이하)만 향상된다. 분명히, 이러한 개인들의 유전자형은 그들이 세계적인 수준의 지구력 운동선수가 되기 위해 필요한 $\dot{V}O_2$ max(약 80 ml · kg^{-1} · min^{-1})에 도달하지 못한다. 반대로, "유전자형 E"로 분류된 개인들은 세계적인 지구력 운동선수가 되기 위해 필요한 이상적인 유전자 구성을 가지고 있다. 실제로, 이러한 개인들은 훈련되지 않은 상태에서도 높은 $\dot{V}O_2$ max(예: 53 ml · kg^{-1} · min^{-1})를 가지고 있으며, 운동 트레이닝에 대해 일반적으로 "고반응자"이다. 이들은 트레이닝을 통해 $\dot{V}O_2$ max를 50%까지 증가시킬 수 있다($\dot{V}O_2$ max가 53~80 ml · kg^{-1} · min^{-1}로 향상됨).

그림 20.3에서 유전자형 B-D로 표시된 유전자형들은 인구 내에 존재하는 유전적 차이의 범위를 추가로 설명한다. 구체적으로, 이 유전자형들의 $\dot{V}O_2$ max(훈련되지 않은 상태)는 40~48 ml · kg^{-1} · min^{-1} 사이로 다양하며, 트레이닝에 의해 최대 유산소 파워의 향상 정도는 15~35%까지 다양할 수 있다. 그림 20.3에 나타난 예시에 따르면, $\dot{V}O_2$ max를 80 ml · kg^{-1} · min^{-1}로 달성하기 위해서는, 운동선수들이 기본적으로 53~60 ml · kg^{-1} · min^{-1} 사이의 $\dot{V}O_2$ max를 가지고 시작해야 한다는 것이 명확한데, 그 이유는 트레이닝을 통해 $\dot{V}O_2$ max는 대략 50%만 증가할 수 있기 때문이다. 또한, 그림 20.3에서 보여주듯이, 개인의 유전적 특성에 관계없이 트레이닝에 의한 $\dot{V}O_2$ max의 증가는 일반적으로 트레이닝 시작 후 24~30개월 이내에 정점을 찍는다. 따라서, 첫 24개월에서 30개월의 트레이닝 이후에는, 추가적인 지구력 향상은 운동 효율성의 개선과 젖산 역치 또는 임계 파워의 증가에서 비롯되어야 한다.

트레이닝이 운동 경제성/효율성을 얼마나 향상시킬 수 있을까?

트레이닝을 통해 $\dot{V}O_2$ max의 개선은 일반적으로 처음 24~30개월 내에 정체기에 이르지만, 운동 경제성/효율성은 세계적인 지구력 운동선수의 경우 운동경력 동안 지속적으로 증가할 수

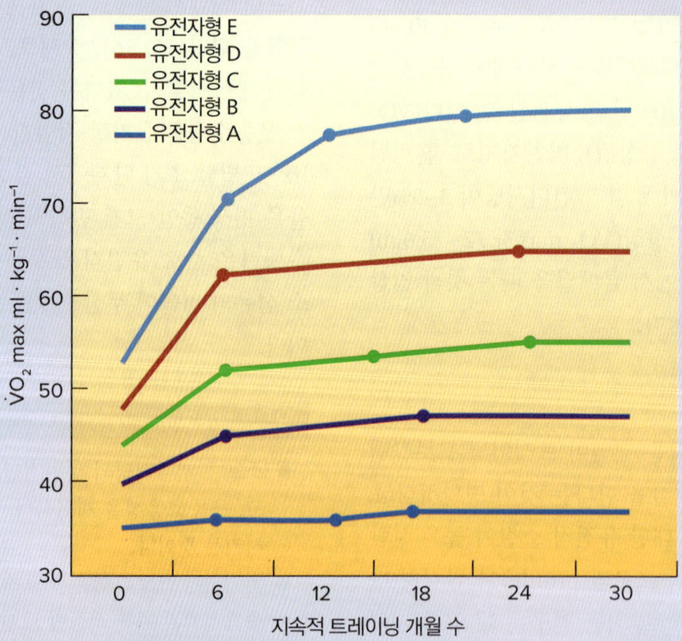

그림 20.3 유전자형이 훈련되지 않은 상태와 30개월의 지구력 트레이닝 후 $\dot{V}O_2$ max에 미치는 영향(각 그룹은 유사한 트레이닝 프로토콜을 수행함). 유전자형 E(상단 선)는 세계적인 지구력 운동선수의 유전자 구성을 가진 개인을 나타낸다. 유전자형 A(하단 선)는 세계적인 지구력 운동선수가 되기 위한 유전적 잠재력이 매우 제한된 개인을 보여준다. 트레이닝으로 인한 $\dot{V}O_2$ max의 증가는 종종 24~30개월의 트레이닝 후에 정점을 찍는다.

있다. 예를 들어, 현재 마라톤 세계 기록 보유자인 폴라 래드클리프(Paula Radcliffe)는 9년 동안의 트레이닝 기간 동안 자신의 달리기 경제성/효율성을 15% 개선했다(57). 이러한 운동 경제성/효율성의 향상은 달리기 스타일을 변경하려는 특별한 시도 없이 오직 운동 트레이닝만으로 이루어졌다. 또한, 한 엘리트 사이클리스트는 7년 동안의 트레이닝을 통해 근육 효율성이 8% 향상된 것으로 나타났다(26). 트레이닝으로 인한 운동 경제성/효율성 향상이 개인의 유전적 배경에 의존하는지는 명확하지 않다(73). 운동으로 인한 운동 경제성/효율성 향상의 메커니즘은 여전히 논란의 대상이다.

트레이닝이 젖산 역치 또는 임계 파워를 얼마나 향상시킬 수 있는가?

젖산 역치와 임계 파워는 엘리트 선수들이 수년간의 트레이닝을 통해 향상시킬 수 있다. 예를 들어, 엘리트 마라톤 선수인 Paula Radcliffe는 10년 동안의 트레이닝을 통해 젖산 역치와 임계 파워 출력을 각각 약 30% 향상시켰다(63). 마찬가지로, 트레이닝에 의해 향상된 젖산 역치와 임계 파워가 유전자의 영향을 받는지 여부는 아직 밝혀지지 않았다.

요약—경기력 향상의 생리적 한계는 무엇인가?

- 트레이닝에 의해 $\dot{V}O_2$ max가 향상되는 정도는 개인의 유전적 구성(유전자형)에 크게 영향을 받는다. $\dot{V}O_2$ max의 향상 폭은 5~50%까지 다양하며(유전자형에 따라 다름), 보통 트레이닝 시작 후 24~30개월 사이에 정점에 도달한다.
- 운동 트레이닝은 여러 해 동안 트레이닝을 통해 운동 경제성을 최대 15% 향상시킬 수 있다.
- 트레이닝에 의해 젖산 역치와 임계 파워 모두 약 30%까지 향상시킬 수 있으며, 이는 10년 동안의 운동 트레이닝을 통해 가능하다.

추천 문헌의 Lundby와 Robach (2015) 및 Joyner와 Coyle (2008)의 연구를 참조하면 운동수행력 향상에 대한 생리적 한계의 더 많은 정보를 확인할 수 있다.

다. 트레이닝 프로그램 시작 시 덜 훈련된 개인은 항상 트레이닝 향상이 더 크게 나타난다.
- 유전자는 지구력(유산소) 운동과 무산소 운동에서 운동수행력에 중요한 역할을 한다.

트레이닝의 구성 요소: 준비운동, 본 운동, 정리운동

모든 트레이닝 단계는 세 가지 구성 요소인: (1) 준비운동, (2) 본 운동, (3) 정리운동으로 이루어져야 한다. 본 운동 전에 하는 준비운동은 두 가지 주요 목표가 있다. 첫째, 준비운동은 심박출량을 증가시키고, 트레이닝 단계 동안 사용할 골격근으로 가는 혈류를 증가시킨다. 둘째, 준비운동은 근육 온도를 상승시켜 근육 내 효소 활동을 증가시킨다. 준비운동의 지속 시간은 일반적으로 환경적인 조건과 트레이닝 활동의 성격에 따라 10~20분 정도이다. 제한된 자료이긴 하지만, 최근의 한 리뷰에 따르면 적절한 준비운동은 근육이 당기거나 찢어지는 부상을 줄일 수 있으며 신체 수행력도 향상시킬 수 있다고 결론지었다(36, 81). 그럼에도 불구하고, 준비운동이 운동으로 인한 부상을 예방할 수 있는지를 확실히 입증하기 위해서는 추가적인 연구가 필요하다.

트레이닝 단계가 끝난 직후에는 낮은 강도의 "정리운동"을 수행해야 한다. 정리운동의 목적은 운동한 골격근의 정맥에 "고일" 수 있는 혈액을 다시 중추 순환계로 돌려보내는 것이다. 정리운동의 시간은 환경적인 조건과 트레이닝 단계의 성격에 따라 10~20분까지 다양할 수 있다.

요약 In Summary

- 모든 트레이닝 단계는 준비운동, 본 운동, 정리운동으로 구성되어야 한다.
- 연구는 제한적이지만, 준비운동이 운동 중 근육과 건 부상의 위험을 줄일 수 있는 가능성이 있다.

유산소성 파워 향상을 위한 트레이닝

13장에서 언급했듯이, 지구력 트레이닝은 최대 심박출량과 동정맥산소차(a-v̄ O_2 difference)를 증가시킴으로써 $\dot{V}O_2$ max를 향상시킨다(이는 근육이 산소를 이용하는 능력을 증가시킴). 따라서 최대 유산소 파워를 향상시키기 위한 트레이닝 프로그램은 순환계를 과부하시키고 골격근의 산화 능력도 함께 자극해야 한다. 모든 트레이닝 프로그램과 마찬가지로, 특이성은 매우 중요하다. 운동선수는 자신이 스포츠에 사용되는 특성 근육을 집중적으로 자극해야 한다. 따라서 달리기 선수는 달리기로, 사이클 선수는 자전거 타기로, 수영 선수는 수영으로 트레이닝해야 한다.

운동선수들이 사용하는 주요 유산소 트레이닝 방법은 (1) 인터벌 트레이닝, (2) 장거리 저강도 운동, (3) 고강도 지속성 운동 등이 세 가지 방법이 있다. 이 트레이닝 방법들 중 어느 방법이 $\dot{V}O_2$ max를 가장 효과적으로 향상시키는지에 대해서는 논란이 있다. 실제로 모든 운동선수가 따를 수 있는 마법 같은 트레이닝 공식은 없는 듯하다. 하지만, 트레이닝 강도가 $\dot{V}O_2$ max를 향상시키는 데 중요한 요소라는 증거가 있다(54, 86, 87). 그럼에도 불구하고, 심리적 관점에서 보면 세 가지 방법을 모두 혼합하는 것이 단조로운 트레이닝 프로그램으로 인한 지루함을 방지하는 데 필요한 다양성을 제공한다.

$\dot{V}O_2$ max의 향상은 지구력과 관련된 변수 중 하나에 불과하다는 점에 유의해야 한다. 높은 $\dot{V}O_2$ max가 지구력 경기수행력에 중요하지만, 운동 경제성과 젖산 역치 또한 지구력 운동수행력에 기여하는 중요한 변수들이다. 따라서 지구력 운동수행력을 향상시키기 위한 트레이닝은 $\dot{V}O_2$ max의 개선뿐만 아니라 젖산 역치의 증가와 운동 경제성의 향상에도 초점을 맞추어야 한다(유산소 운동의 생리학적 한계를 정량화하는 방법에 대한 자세한 내용은 중점연구 20.1을 참조). 또한, 실험실 테스트의 여러 가지를 코칭 환경에 적용하면 높은 수준의 유산소 운동수행력을 요구하는 경기에서 성공을 보다 잘 예측할 수 있는 방법이 될 수 있다. $\dot{V}O_2$ max와 젖산 역치 외에도, 이러한 테스트에는 환기 역치, 임계 파워 테스트, 운동 경제성 등이 포함된다(이 테스트에 대한 추가 정보는 중점연구 20.1을 참조). 다음으로는 지구력 운동수행력을 향상시키기 위해 사용되는 다양한 트레이닝 방법에 대한 간략한 논의가 이어진다.

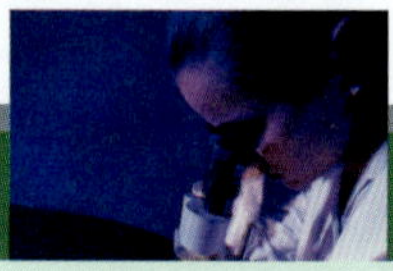

중점연구 20.1

지구력 운동 잠재력을 정량화하기 위한 실험실 테스트

앞선 장에서는 유산소 운동수행력을 향상시키기 위한 트레이닝 전략에 대해 논의했다. 이러한 트레이닝 접근법은 $\dot{V}O_2$ max의 측정뿐만 아니라, 지구력 운동 경기에서의 성공을 예측하는 운동 테스트에서 얻은 통찰력에도 의존한다. 대부분의 우수한 트레이닝 시설은 이러한 실험실 테스트를 사용하여 운동선수들에게 더 나은 트레이닝 프로그램을 개발한다. 실험실 테스트에는 젖산 역치, 환기 역치, 임계 파워, 달리기의 산소 섭취량이 포함된다. 이 네 가지 테스트는 도식적으로 그림 20.4에 제시되어 있으며, 간략히 설명하겠다.

젖산 역치의 측정은 일반적으로 점진적 운동 부하 검사로, 검사의 각 단계에서 혈액 샘플을 체내 카테터나 손가락 끝에서 채취한다(95, 104, 107, 109). 운동 검사 후, 혈액 샘플은 화학적으로 분석되어 젖산 농도가 측정되고, 결과는 그림 20.4(*a*)에 제시된 대로 산소 섭취량에 대해 표시된다. 연구자들은 표시된 젖산 "브레이크포인트(breakpoint)"를 식별하여 젖산 역치에서의 산소 섭취량을 결정한다. 역치는 젖산 반응이 초기 운동 부하에서의 직선적 경향을 더 이상 따르지 않는 지점(벗어난 지점)으로 식별된다. 그림 20.4(*a*)에서 젖산 역치는 왼쪽에서 네 번째 점(2.0 L/min)에서 나타나며, 이는 초기 직선적 경향(파란 선으로 표시된)에서 마지막 점이다. 반면, 다른 연구자들은 고정된 농도(예: 4 mM)에서의 산소 섭취량을 경기 수행력 예측 지표로 사용하기도 한다(48, 73).

그림 20.4(*b*)의 환기 역치 측정은 젖산 역치와 관련된 대사율을 평가하는 또 다른 방법이지만, 혈액 샘플링이 필요 없다. 대사 카트(metabolic cart)를 이용하면, 환기 역치(10장 참조)는 점진적 운동 부하 검사에서 환기량과 산소 섭취량을 표시하여 추정하는 것이 일반적이다(95, 104, 107). 젖산 역치 측정과 유사하게, 초기 단계에서의 환기 반응은 직선적인 반응을 보이며, 이는 후반 단계에서 수치가 더 급격하게 증가하는데, 이는 수학적으로 초기 단계의 직선적인 반응과 다르다. 그림 20.4(*b*)에서 환기량이 초기 운동 단계에서 형성된 직선적 경향을 초과하는 왼쪽에서 네 번째 점이 환기 역치이다(2.0 L/min). 그림 20.4(*a*)와 20.4(*b*)에서처럼 환기 역치와 젖산 역치가 항상 동일한 최대하 산소 섭취량에서 발생하는 것은 아니지만, 두 테스트 모두 지구력 운동에서의 성공을 예측하는 데 유용하다(41, 95).

지구력 운동수행력을 예측할 수 있는 또 다른 실험실 테스트에는 임계 파워(critical power) 측정이 있다. 이는 달리기, 자전거 타기, 조정, 수영 등 다양한 운동에서 사용된다. **임계 파워**(critical power)는 지구력 운동선수가 특정한 최대하 파워 출력(즉, 운동 부하)을 무기한으로 유지할 수 있다는 사실에 기반을 두고 있으며, 이는 약 45분 정도 지속된다(55, 60, 62, 67). 따라서, $\dot{V}O_2$ max가 높고 젖산 역치 및 환기 역치가 높은 운동선수는 또한 높은 임계 파워 값을 가질 가능성이 높다. 그림 20.4(*c*)는 달리기 수행력에 대한 비직선 형태의 임계 파워 반응을 보여준다. 여기서 한 참가자는 일곱 번에 걸쳐 다양한 속도로 달리며 자발적 탈진 지점에 도달할 때까지(2~15분 사이) 운동을 했다. 임계 파워는 수학적으로 계산되거나(55, 60, 67), 속도의 정점이 발생하는 파워/시간 곡선의 지점으로 주관적으로 추정된다. 젖산 역치와 임계 파워는 강한 상관관계가 있지만, 임계 파워는 젖산 역치보다 높은 운동 강도를 나타낸다(55, 60, 62, 67). 흥미롭게도, 임계 파워는 일반 선수들에 비해 엘리트 선수들의 운동수행력을 예측하는 데 더 효과적일 수 있다. 이와 관련하여, 최근 리뷰에서는 엘리트 마라톤 선수들(2시간 8분 이내 완주 시간)이 1500 m에서 15 km까지의 짧은 거리 경기에서 평균 달리기 속도가 마라톤 속도의 약 96%에 해당한다고 밝혔다(62).

마지막으로, **운동 경제성** 또는 움직임의 경제성을 측정하여 운동선수의 성공 가능성을 예측할 수 있다. 예를 들어, 운동 경제성이 떨어지는 달리기 선수는 주어진 속도로 이동하는 데 더 많은 에너지를 소비하는 반면, 경제적인 달리기 선수는 같은 속도를 유지하는 데 더 적은 에너지를 소모한다. 따라서, 다른 모든 변수가

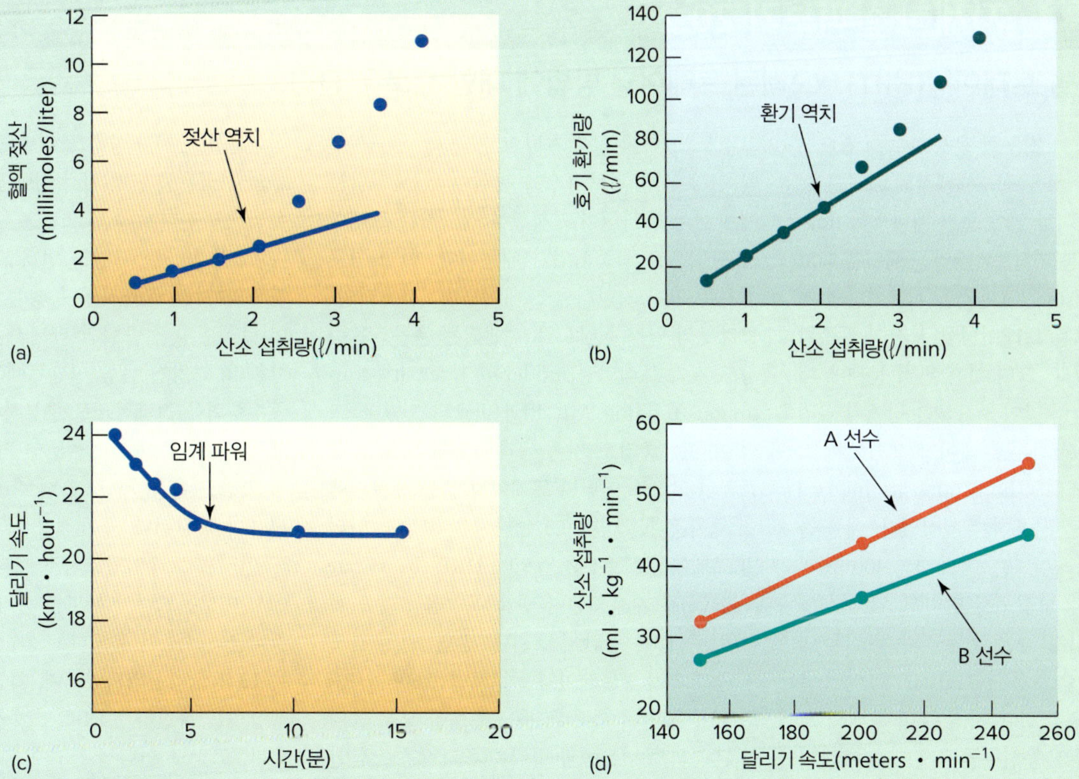

그림 20.4 유산소 운동 잠재력을 평가하는 데 사용되는 일반적인 실험실 테스트. (*a*) 젖산 역치 측정에서의 혈액 젖산/산소 섭취량 그래프, (*b*) 환기량/산소 섭취량 그래프를 통해 환기 역치 측정, (*c*) 다양한 속도로 자발적 탈진까지 달린 후의 임계 파워 결정, (*d*) 두 달리기의 산소 섭취량 곡선 비교.

동일할 경우, 운동 경제성이 더 좋은 달리기 선수가 운동 경제성이 떨어지는 달리기 선수보다 일대일 경쟁에서 승리할 가능성이 높다. 운동 경제성을 측정하기 위해, 다양한 속도에서의 항정상태의 산소 섭취량을 측정한다. 그림 20.4(*d*)는 트레드밀에서 운동하는 두 달리기 선수의 산소 섭취량 평가를 보여준다. 주어진 속도에서 B 선수는 A 선수보다 적은 산소를 필요로 하며, 에너지를 덜 소모한다는 점을 주목해야 한다. 이 평가를 통해 B 선수가 A 선수보다 더 경제적이라는 결론을 내릴 수 있다.

요약하자면, 대중적인 문헌에는 성장하는 운동선수들 중에서 미래의 챔피언을 예측할 수 있는 새로운 시스템이나 방법을 주장하는 기사들이 가득하다. 그러나 실제로는 "최고의" 운동선수를 정확하게 예측할 수 있는 결정적인 실험실 테스트는 없다. 사실, 수많은 생리적 요인뿐만 아니라 심리적 마음가짐도 결합되어, 누가 최고 중의 최고가 될지 예측하는 것은 거의 불가능하다(10). 그럼에도 불구하고, 유산소 지구력 경기에 높은 잠재력을 가진 운동선수를 판단하는 데 있어, 이 네 가지 테스트는 현재 재능을 식별하는 데 가장 중요한 실험실 접근법 중 하나로 여겨진다. 젖산 역치와 임계 파워의 중요한 과학적 미세 차이를 이해하는 데 필요한 더 많은 정보는 추천 문헌의 Poole 등(2021)에 자세하게 설명되어 있다.

인터벌 트레이닝

인터벌 트레이닝은 짧은 회복 기간을 두고 반복적인 운동 세션을 수행하는 방식을 포함한다. **운동 간격**(work interval)의 길이와 강도는 운동선수가 달성하려는 목표에 따라 달라진다. 예를 들어, 더 긴 운동 간격은 유산소 에너지 생산의 참여를 증가시키는 반면, 짧고 더 강도 높은 간격은 무산소 대사의 참여를 증가시킨다. 따라서, $\dot{V}O_{2\ max}$를 향상시키기 위해 설계된 인터벌 트레이닝은 유산소 ATP 생산의 참여를 증가시키기 위해 일반적으로 50~60초 이상의 긴 인터벌을 포함한다. 또한, 고강도 인터벌이 저강도 인터벌보다 유산소 파워와 젖산 역치를 개선하는 데 더 효과적이라고 여겨진다(32, 34, 66). 이러한 개선은 고강도 운동 중에 속근섬유(IIa 및 IIx 유형)가 동원되기 때문일 가능성이 높다(29).

최근 몇십 년 동안, 30~120초 동안 지속되는 고강도 인터벌을 설명하기 위해 **고강도 인터벌 트레이닝**(high-intensity interval training, HIIT)이라는 용어가 만들어졌다. 고강도 인터벌 트레이닝과 *전통적인* 운동 트레이닝을 구분하기 위해, 전통적인 운동 트레이닝은 장기간 일정한 항정상태의 운동을 수행하는(예: 60% HRR 45분 운동) **중강도 지속 트레이닝**(moderate intensity-con-

자세히 살펴보기 20.2

고강도 인터벌 트레이닝(HIIT)—오래된 트레이닝 방법에 대한 새로운 관심

인터벌 트레이닝이 지구력 운동선수를 컨디셔닝하는 방법으로 처음으로 세계적인 주목을 받게 된 것은 60년 이상 전에 로저 배니스터(Roger Banister)가 4분 이하로 1마일을 뛰었을 때였다. 1954년 Banister가 1마일을 4분 미만의 기록을 깼을 때, 그는 트레이닝할 시간이 부족한 의과대 학생이었다. 그의 시간 관리 문제에 대한 해결책은 시간이 많이 소요되는 장거리 달리기를 피하고, 대신 하루 트레이닝 세션에서 고강도 인터벌 트레이닝(high-intensity interval training, HIIT)을 사용하는 것이었다. 예를 들어, 그의 하루 트레이닝은 6~10회의 400 m 인터벌을 거의 최대 노력으로 달리고, 각 세션에서 55~60초의 강도 높은 운동을 수행했다. 이 트레이닝 프로그램을 통해 Banister가 1마일 달리기 세계 기록을 깼다는 사실은 이 형태의 트레이닝이 지구력 운동선수들에게 매우 효과적인 컨디셔닝 기술이라는 실질적인 증거를 제공했다.

최근 과학계와 대중 문헌에서 고강도 인터벌 트레이닝에 대한 새로운 관심이 생겨났다. 고강도 인터벌 트레이닝이 지구력 운동선수와 건강 관련 피트니스에 관심이 있는 사람들에게 매우 효과적이고 시간을 절약하는 트레이닝 방법으로 입증되었기 때문이다. 현대 연구에서는 고강도 인터벌 트레이닝이 "전통적인" 중강도의 일정한 강도로 수행되는 운동, 즉 중강도 지속 트레이닝(moderate intensity-continuous-training, MICT)과 비교되고 있다. 그림 20.5는 중강도 지속 트레이닝과 비교한 대표적인 고강도 인터벌 트레이닝 운동 프로그램을 보여준다. 그림 20.5에 나오는 고강도 인터벌 트레이닝 프로토콜은 90% HRR (heart rate reserve)로 수행되는 유산소 운동을 5회 반복하며, 총 18분 동안 수행된다. 반면, 일정 강도의 중강도 지속 트레이닝 프로토콜은 60% HRR로 30분 동안 수행된다. 두 프로토콜 모두 동일한 10분의 준비운동과 정리운동 기간을 포함한다. 고강도 인터벌 트레이닝와 중강도 지속 트레이닝의 운동 강도는 미리 정해진 심박수-운동 강도 관계를 기반으로 한다. 고강도 인터벌 트레이닝 프로토콜이 시간 효율성이 더 높으며, 정리운동 단계가 중강도 지속 트레이닝 프로토콜의 정리운동 단계 시작 전에 완료된다는 점에 유의해야 한다.

그림 20.5는 고강도 인터벌 트레이닝의 고강도와 시간 효율적인 특성을 잘 보여주지만, 이 트레이닝 접근법의 잠재적 변형은 거의 무한하며, 다양한 운동 이벤트에 맞춰 유산소 운동수행력을 전략적으로 향상시킬 수 있도록 설계될 수 있다. 예를 들어, 연구에 따르면 30초의 고강도 운동만으로도 빠르고 상당한 생리적 적응이 촉진된다. 구체적으로, 적은 양의 고강도 인터벌 트레이닝조차도 트레이닝된 골격근에서 미토콘드리아 부피를 증가시킨다. 이러한 골격근의 적응을 유도하는 운동 유도 신호 경로는 13장에서 논의되었으며, 이는 미토콘드리아 생합성을 촉진하는 PGC-1의 활성화와 관련이 있다. 고강도 인터벌 트레이닝과 관련된 생리적 적응에 대한 요약은 추천 문헌의 Gibala 등(2012)에 자세하게 설명되어 있다.

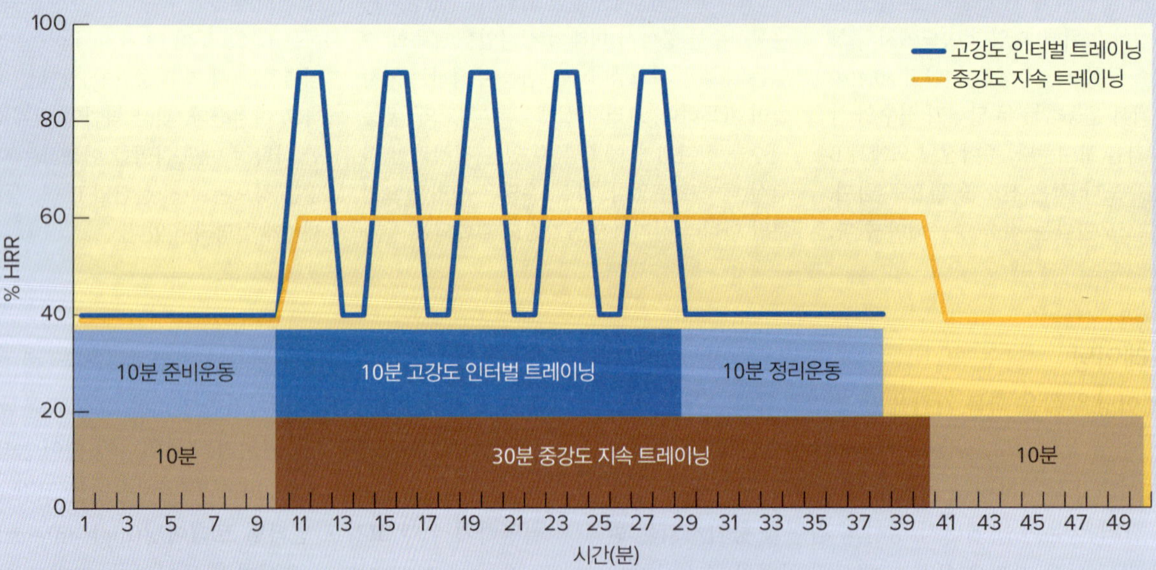

그림 20.5 고강도 인터벌 트레이닝과 중강도 지속 트레이닝의 비교. 준비운동과 정리운동 기간은 동일하지만, 고강도 인터벌 트레이닝은 짧은 반복의 고강도 운동을 포함하는 반면, 중강도 지속 트레이닝은 긴 시간 동안 지속적인 강도의 운동을 포함한다.

tinuous-training, MICT)이라는 용어가 사용된다. 고강도 인터벌 트레이닝은 30초 동안의 비교적 짧은 고강도 운동이 상당한 양의 에너지를 무산소 에너지원에서 생산할 것으로 예상되기 때문에 흥미롭다. 그럼에도 불구하고, 많은 연구는 고강도 인터벌 트레이닝이 트레이닝된 골격근에서 유산소 능력(미토콘드리아 부피 증가)을 크게 향상시키는 것으로 나타났다(43). 고강도 인터벌 트레이닝을 중강도 지속 트레이닝의 대안으로서 자세히 살펴보고 짧은 역사에 대해 알고 싶다면 자세히 살펴보기 20.2를 참조하면 된다.

최근에는 고강도 인터벌 트레이닝에 대한 관심이 더욱 효율적인 유형의 인터벌 트레이닝 방식인 **스프린트 인터벌 트레이닝**(sprint interval training, SIT)으로 확대되었다. 스프린트 인터벌 트레이닝은 고강도 인터벌 트레이닝과 유사하게, 짧은 기간의 인터벌을 수동적 휴식(passive rest) 또는 능동 회복(active recovery) 기간과 교대로 수행하는 방식이다. 고강도 인터벌 트레이닝과 스프린트 인터벌 트레이닝 사이에는 근본적인 차이점이 있다. 예를 들어, 고강도 인터벌 트레이닝은 일반적으로 $\dot{V}O_{2\ max}$ 근처의 강도(예: 85~95% HRR)에서 수행되지만, 스프린트 인터벌 트레이닝은 개인의 최대 유산소 운동수행력을 초과하는 강도에서 수행된다. 높은 상대 강도로 인해, 스프린트 인터벌 트레이닝은 종종 **초과 최대 강도의 운동**(supramaximal intensity exercise)으로 묘사된다(74). 그림 20.6은 중강도 지속 트레이닝, 고강도 인터벌 트레이닝, 그리고 스프린트 인터벌 트레이닝 간의 트레이닝 강도의 차이를 보여준다. 항정상태의 중강도 지속 트레이닝(60%$\dot{V}O_2$R)과 비교해 보면, 고강도 인터벌 트레이닝은 최대 유산소 운동수행력에 가까운 강도(90%$\dot{V}O_2$R)에서 수행되며, 스프린트 인터벌 트레이닝은 최대 유산소 운동수행력을 초과하는 강도(>100%$\dot{V}O_2$ max)에서 수행된다.

고강도 인터벌 트레이닝이든 스프린트 인터벌 트레이닝이든, 인터벌 트레이닝이 더 낮은 상대 강도의 지속적이고 항정상태의 운동보다 분명히 우위에 있는 점은 짧은 시간 안에 많은 양의 고강도 운동을 수행할 수 있는 방법을 제공한다는 것이다. 이 시간 효율성은 그림 20.6에서 명백히 나타나며, 고강도 인터벌 트레이닝과 스프린트 인터벌 트레이닝의 총 운동시간(운동 간격 + 간헐적 회복 간격)이 중강도 지속 트레이닝보다 훨씬 짧다.

스프린트 인터벌 트레이닝이 초과 최대 강도의 운동에서 수행된다면, 이러한 유형의 트레이닝이 유산소 파워를 향상시킬 수 있을까? 최근 연구에 따르면, 대답은 그렇다이다. 실제로, 축적된 연구 결과는 고강도 인터벌 트레이닝과 마찬가지로 스프린트 인터벌 트레이닝도 최대 유산소 파워를 개선할 수 있으며, 이 개선이 중강도 지속 트레이닝을 초과할 수 있음을 시사한다. 예를 들어, 스프린트 인터벌 트레이닝은 골격근 내 미토콘드리아 밀도를 증가시킬 뿐만 아니라 유산소 대사를 지원하는 효소(예: 시트르산 합성효소) 수준도 높일 수 있다. 고강도 인터벌 트레이닝과 스프린트 인터벌 트레이닝으로 인한 트레이닝 적응이 중강도 지속 트레이닝과 어느 정도 동등한지에 대한 연구는 계속 진행 중이다. 고강도 인터벌 트레이닝, 스프린트 인터벌 트레이닝, 중강도 지속 트레이닝의 트레이닝 방법을 비교하기 위해서는 연구자들이 운동 적응의 정도를 수행된 총 운동량과 비교하여 검토하는 것이 필수적이다. 예를 들어, 일부 연구에서는 고강도 인터벌 트레이닝과 스프린트 인터벌 트레이닝이 중강도 지속 트레이닝보다 최대 유산소 운동수행력에서 더 큰 개선을 보일 수 있지만, 운동량은 더 적다. 반면, 중강도 지속 트레이닝은 골격근 모세혈관 밀도 개선 측면에서 고강도 인터벌 트레이닝과 스프린트 인터벌 트레이

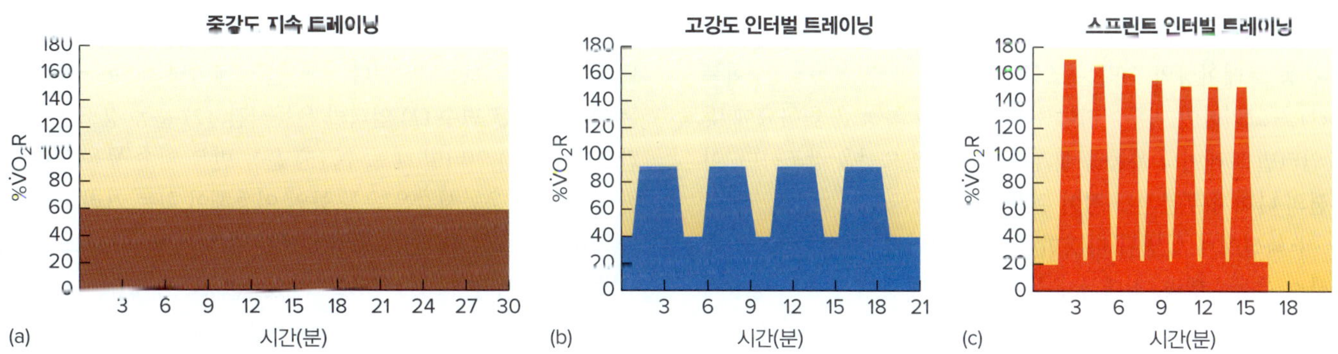

그림 20.6 (*a*) 중강도 지속 트레이닝(MICT), (*b*) 고강도 인터벌 트레이닝(HIIT), (*c*) 스프린트 인터벌 트레이닝(SIT)의 %$\dot{V}O_2$R을 나타낸다. 중강도 지속 트레이닝은 최대하 항정상태 강도(60%$\dot{V}O_2$R)에서 수행되며, 고강도 인터벌 트레이닝은 최대 유산소 운동수행력에 가까운 강도(90%$\dot{V}O_2$R)에서 수행된다. 반면, 스프린트 인터벌 트레이닝은 초과 최대 강도(>100%$\dot{V}O_2$ max)에서 수행된다. 운동 세션을 완료하는 시간은 최대 운동 강도와 반비례한다.

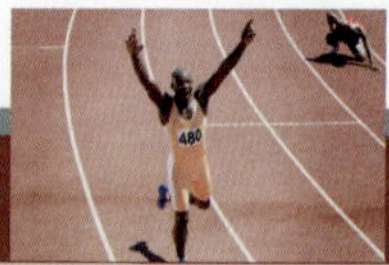

향상 비법 20.1

경기력 향상을 위한 최고 달리기 속도 측정

육상 트랙 코치들은 때때로 선수에게 "더 빨리 달리고 싶다면, 더 빨리 달릴 수 있도록 훈련해야 한다"고 말하곤 한다. 실제로, 운동 속도에 특이성의 원리가 적용되며, 이는 특히 장거리 달리기 종목에서 중요하다. 연구에 따르면 최고 달리기 속도가 5 km 달리기와 같은 지구력 종목에서 성공을 예측하는 데 뛰어난 지표임을 확인하고 있다. 최고 달리기 속도(미터 · 초)는 5초 이상 유지할 수 있는 가장 높은 속도로 정의된다(101). 다른 연구 그룹들은 최고 달리기 속도를 결정하기 위한 기준으로 60초 동안 유지할 수 있는 가장 높은 속도를 사용하는 보다 엄격한 접근 방식을 사용한다(90). 그림 20.7은 최고 달리기 속도와 5 km 달리기 시간 사이의 강한 상관관계를 보여준다. 유사한 결과는 더 긴 달리기 경주(예: 10~90 km)에서도 보고되었다(90).

이러한 실험실 연구 결과의 적용을 바탕으로, 인터벌 트레이닝이 운동선수의 최고 달리기 속도를 향상시키고 그에 따라 경쟁에서의 수행력을 개선하는 데 사용될 수 있음이 인식되었다(9, 101). 다행히도, 최고 달리기 속도를 측정하는 잘 확립된 방법이 있으며, 이는 실험실 환경을 필요로 하지 않고 쉽게 트레드밀이나 트랙에서 수행할 수 있다(89, 90, 101). 예를 들어, 트레드밀에서 최고 달리기 속도를 측정하는 방법은 30초마다(0% 경사도) 점진적으로 트레드밀 속도를 증가시키는 짧은 테스트를 포함하며, 자발적 피로가 올 때까지 진행한다(101). 5초 이상, 가능하다면 60초 이상 유지할 수 있는 가장 빠른 속도가 초기 최고 달리기 속도를 나타낸다(90, 101). 기본 속도가 정해지면, 빠른 다리 회전을 강조하는 달리기 트레이닝과 짧은 인터벌 트레이닝을 통해 우수/아마추어 운동선수 모두의 최고 달리기 속도를 향상시킬 수 있다. 또한, 트레이닝 중 달리기 속도가 장거리 경기(예: 마라톤)에서 성능 변화의 40%에 영향을 미치는 것으로 추정되며, 이 트레이닝 접근법은 더 중간 거리의 지구력 경기(예: 5 km)에서는 운동수행력 변화의 최대 80%를 설명할 수 있다(9, 101).

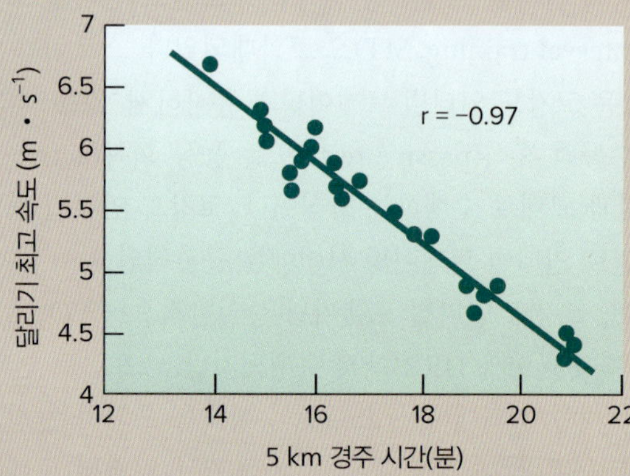

그림 20.7 5 km 경주의 최고 달리기 속도와 완주 시간 간의 관계.
출처: Scott, B. K., and J. A. Houmard. Peak running velocity is highly related to distance running performance. *International Journal of Sports Medicine* 15(8): 504–507, 1994

닝보다 우수할 수 있다(74). 분명히, 고강도 인터벌 트레이닝, 스프린트 인터벌 트레이닝 및 중강도 지속 트레이닝 간의 잠재적 트레이닝 효과 차이를 더 잘 이해하기 위해서는 추가 연구가 필요하다. 게다가, 중강도 지속 트레이닝과 고강도 인터벌 트레이닝 또는 스프린트 인터벌 트레이닝 간의 트레이닝 비교는 다양한 인터벌 운동 트레이닝의 수많은 조합(예: 세트, 반복, 운동시간, 회복시간)을 고려하여 이루어져야 한다. 이 점은 특정 운동 목표에 맞는 인터벌 트레이닝 운동을 설계하는 것의 필요성을 강조하며, 이 섹션의 나머지 부분의 초점이 된다.

이 섹션에서 설명된 다양한 유형의 인터벌 트레이닝은 최대 유산소 운동수행력, 최대하 운동 강도, 최대 달리기 속도 향상에 유용할 수 있다. 최대 달리기 속도에 대한 추가적인 고려 사항은 향상 비법 20.1에 자세하게 설명되어 있다. 게다가, 인터벌 트레이닝은 두 가지 방법으로 과부하 자극을 제공할 수 있다. 예를 들어, 인터벌 트레이닝의 변형은 수행되는 총 운동 인터벌의 수를 증가시키거나 운동 간격의 강도를 높이는 방식으로 조정할 수 있다. 이 두 가지 요소를 조정함으로써 코치나 선수는 특정 트레이닝 목표를 달성하기 위해 운동 계획을 수정할 수 있다.

인터벌 운동을 어떻게 설계할 수 있을까? 인터벌 트레이닝 프로그램을 설계하여 운동수행력을 향상시키는 이론과 이유에 대한 완전한 논의는 이 장의 범위를 벗어나므로, 여기에서는 인터벌 트레이닝의 개요만 제공된다. 인터벌 트레이닝 세션을 계획할 때는 다음과 같은 변수 (1) 인터벌 운동시간, (2) 운동 강도, (3) 휴식 간격 시간, (4) 인터벌 세트 수, (5) 운동 반복 횟수 등을 고려해야 한다. 인터벌 운동시간은 운동 동안 이동해야 하는 거리를 의미한다. 인터벌 트레이닝 중 운동의 강도는 구간 완료 후 10초 동안의 심박수를 측정하여 모니터링할 수 있다(10초 심박수 × 6 = 분당 심박수). 일반적으로, 인터벌 트레이닝 중에는 운동 심박수가 최대 심박수의 85~100%에 도달해야 한다.

운동 간격 사이의 시간은 **휴식 간격**(rest interval)이라고 하며, 이 시간 동안은 걷기 같은 가벼운 활동을 포함한다. 휴식 간격의 길이는 일반적으로 운동 간격의 지속 시간에 대한 비율로 표현된다. 예를 들어, 400 m를 달리는 운동 간격이 75초인 경우, 75초의 휴식 간격은 운동과 휴식의 비율이 1:1이 된다. 일반적으로, 휴식 간격은 운동 간격보다 길어야 한다(8). 훈련이 많이 되어 있지 않은 운동선수를 위한 인터벌 트레이닝 프로그램을 계획할 때, 운동 대 휴식 비율은 1:3 또는 1:2이 더 바람직할 수 있다. 일반적으로 젊은 성인 운동선수의 경우, 회복 간격이 끝날 무렵에는 심박수가 약 120~130 beats/min으로 떨어져야 한다(8).

세트(set)는 하나의 단위로 수행되는 특정한 수의 운동을 의미한다. 예를 들어, 세트는 8 × 400 m 달리기와 각 달리기 사이의 지정된 휴식 간격으로 구성될 수 있다. **반복**(repetition)은 하나의 세트 내에서 수행되는 운동의 수를 의미한다. 앞서 제공된 예에서, 8 × 400 m 달리기는 8회의 반복으로 구성된 하나의 세트를 의미한다. 운동당 수행되는 반복 횟수와 세트 수는 특정 트레이닝 세션의 목적과 관련된 운동선수들의 체력 수준에 따라 달라진다. 인터벌 트레이닝에 대한 자세한 내용은 참고 문헌 70, 74를 참조하면 된다.

장거리, 저강도 운동

1970년대에 지구력 경기를 위한 장거리 달리기(자전거 타기, 장거리 수영 등)가 인기 있는 트레이닝 방법이 되었다. 일반적으로, 이 트레이닝 방법은 낮은 강도($\dot{V}O_2$ max의 50~65% 또는 HR max의 약 60~70%)로 운동을 수행하며, 보통 일반적인 대회에서 요구하는 거리보다 더 오랜 시간 운동을 지속한다. 이러한 트레이닝 방식이 마라톤과 같은 장거리 지구력 경기 준비에 유용한 방법으로 보일 수 있지만, 연구에 따르면 단기간 고강도 운동이 최대 산소 섭취량($\dot{V}O_2$ max)을 향상하는 데 장기간 저강도 운동보다 더 효과적이라는 증거가 있다(54).

선수들이 오랜 시간 트레이닝 세션을 사용해 온 역사적인 이유 중 하나는 지구력 향상이 수행된 트레이닝양에 비례한다는 일반적인 통념 때문이다. 실제로, 많은 코치와 선수들은 운동수행력의 향상이 트레이닝 중 수행된 운동량과 직접적으로 관련이 있으며, 긴 운동시간을 통해서만 선수가 잠재력을 발휘할 수 있다고 믿는다. 그러나 Costill 등의 연구는 이러한 통념과 상반되는 증거를 제시한다(25). 실제로, 한 연구에서는 하루 1.5시간 트레이닝한 운동선수들이 하루 3시간 트레이닝한 운동선수들과 동일한 성과를 냈음을 보여주었다(25). 사실, 하루 3시간 트레이닝한 운동선수들은 일부 종목에서 하루 1.5시간 트레이닝한 그룹보다 더 낮은 성과를 보였다. 이 연구는 지구력 트레이닝에서 "더 많이" 하는 것이 항상 더 나은 것은 아니라는 점을 보여준다. 따라서 코치와 선수들은 장거리 저강도 운동에서 최대 효과를 얻기 위해 필요한 트레이닝양을 신중하게 고려해야 한다.

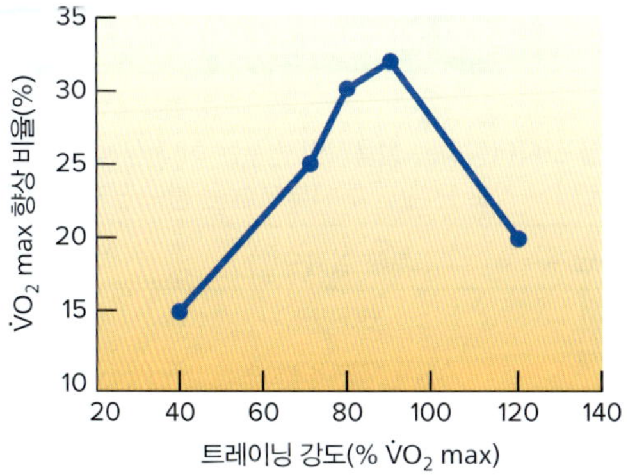

그림 20.8 트레이닝 강도와 최대 산소 섭취량($\dot{V}O_2$ max)의 향상 비율.
출처: Knuttgen, H. G., L. O. Nordesjo, B. Ollander, and B. Saltin. Physical conditioning through interval training with young male adults. *Medicine and Science in Sports and Exercise* 5(4): 220–226, 1973

고강도, 지속성 운동

연구에 따르면 지속적인 고강도 운동은 $\dot{V}O_2$ max와 젖산 역치를 향상시키는 뛰어난 방법으로 나타났다(28, 30, 33, 54). $\dot{V}O_2$ max를 가장 크게 향상시키는 운동 강도는 선수마다 다를 수 있지만, 일반적으로 80~100% $\dot{V}O_2$ max 사이의 운동 강도가 최적으로 보인다(그림 20.8 참조) (86). 또한, 연구에 따르면 젖산 역치와 같거나 약간 높은 운동 강도가 최대 유산소 파워 향상에 기여한다(86, 102).

선수가 트레이닝 세션 동안 운동 강도를 어떻게 모니터링할 수 있을까? 운동 중 트레이닝 강도를 정확하게 정량화하는 것은 복잡하지만, 운동 중 심박수를 측정하여 선수의 상대적 트레이닝 강도를 추정하는 데 사용할 수 있다. 지속적 운동선수의 트레이닝을 처방하고 모니터링하기 위한 심박수 기반 강도 척도의 예는 표 20.2에 제시되어 있다. 분명히, 심박수만을 기준으로 운동 강도를 표준화하는 데는 한계가 있으며, 심박수와 혈중 젖산 농도 간의 관계에서 운동선수들 간의 개별적인 차이를 반영하지 못한다. 그럼에도 불구하고, 이러한 강도 척도의 장점은 단순성이다. 운동선수들은 전자 심박수 모니터를 사용하여 운동 중에 쉽게 심박수를 측정할 수 있다. 심박수를 사용하여 트레이닝 강도를 모니터링하는 방법에 대한 내용은 추천 문헌의 Seiler (2010)에 자세하게 설명되어 있다.

고지대 트레이닝과 해수면에서의 운동수행력 향상

고지대에서의 운동 트레이닝이 해수면에서의 지구력 운동수행력을 향상시키는지 여부는 논란이 많은 주제이다. 고지대 트레이닝이 $\dot{V}O_2$ max와 해수면에서의 운동수행력 향상에 일관되게 유리하다고 보고되지 않기 때문이다(106). 그럼에도 불구하고, 수년

표 20.2 운동을 처방하고 모니터링하기 위한 5단계 강도 척도의 예

운동선수의 트레이닝
운동 강도를 모니터링하는 실용적인 변수는 최대 심박수의 백분율로 표현된 심박수이다. 이 표에 제시된 운동 강도 단계는 임의적으로 설정된 것으로, 상대적으로 낮은 강도 단계(단계 1)부터 높은 강도 단계(단계 5)까지 포함된다.

운동 강도 단계	최대 심박수(%)	최대 산소 섭취량(%)	혈중 젖산농도($mmol \cdot L^{-1}$)	단계별 전형적인 트레이닝 시간
1	60~71	50~65	0.8~1.5	1~3시간
2	72~82	66~80	1.5~2.5	1~2시간
3	85~87	81~87	2.6~4.0	30~90분
4	88~92	88~93	4.1~6.0	10~40분
5	93~100	94~100	6.1 이상	5~10분

동안 지구력 운동선수들은 고지대(예: 약 1800 m 이상)에서 생활하고 트레이닝하는 것이 해수면에서 생활하고 트레이닝하는 것보다 운동수행력을 향상시킨다고 믿어왔다(78, 108). 하지만 이는 항상 사실이 아닐 수 있는데, 고지대에서 지속 가능한 절대 부하는 동일한 상대적 강도(예: 해수면에서 수행된 75% $\dot{V}O_2$ max)와 관련된 부하보다 낮을 수 있다. 따라서, 적절한 체력을 유지하기 위해 필요한 절대 운동 강도에서 낮은 양의 운동을 수행하면, 고지대에서 생활하고 트레이닝하는 동안 오히려 디트레이닝(detraining)이 발생할 수 있다. 선수들이 고지대에서의 생리학적 이점을 최적화하면서 발생 가능성이 있는 디트레이닝 효과를 피하기 위해 트레이닝 프로그램을 어떻게 설계할 수 있을까?

이 고지대 트레이닝의 수수께끼는 연구자들이 "생활은 고지대, 트레이닝은 저지대"라는 고지대 트레이닝 방식을 개발하면서 해결된 듯 보인다(71). 이 트레이닝 프로그램은 선수가 대부분의 시간을 고지대에서 휴식과 수면을 취하도록 하면서, 운동 트레이닝 세션은 훨씬 낮은 고지대에서 수행하도록 요구한다. 이 접근 방식은 선수에게 고지대 적응의 이점을 제공하며, 낮은 고지대에서 트레이닝함으로써 고지대에서의 트레이닝 세션의 강도가 저하되지 않도록 한다. 이러한 고지대 트레이닝 프로그램은 해수면에서 생활하고 트레이닝하는 것과 비교하여 상당한 운동수행력 향상을 제공한다고 주장되어 왔다(71). 그럼에도 불구하고 이 주제에 대한 논쟁은 계속되고 있으며, 일부 저자들은 고지대 트레이닝이 엘리트 선수들에게 유익하지 않다고 제안하고 있다. 고지대 트레이닝이 해수면에서의 운동수행력에 미치는 영향에 대한 내용은 추천 문헌의 Lundby와 Robach (2016)에 자세하게 설명되어 있다. 고지대 트레이닝 문제는 23장에서 다시 논의된다.

요약 *In Summary*

- 역사적으로 최대 유산소 파워를 향상시키기 위한 트레이닝은 세 가지 방법을 사용해왔다: (1) 인터벌 트레이닝, (2) 장거리 저강도 운동, (3) 고강도 지속성 운동이다.
- 고강도 인터벌 트레이닝(HIIT)은 최대 유산소 운동수행력에 가까운 강도로 수행되며, 스프린트 인터벌 트레이닝(SIT)은 최대 유산소 운동수행력을 초과하는 강도로 수행된다.
- 고강도 인터벌 트레이닝과 스프린트 인터벌 트레이닝은 전통적인 중강도 지속 트레이닝(MICT)에 비해 시간을 효율적으로 활용할 수 있는 대안이다.
- 트레이닝 방법 중 어떤 것이 $\dot{V}O_2$ max를 가장 크게 향상시키는지에 대한 논쟁이 있지만, 증가하는 연구에서는 $\dot{V}O_2$ max를 향상시키는 데 있어 가장 중요한 요소가 지속 시간이 아니라 운동 강도임을 시사하고 있다.
- "생활은 고지대, 트레이닝은 저지대"라는 고지대 트레이닝 프로그램이 해수면에서 트레이닝하고 생활하는 것보다 지구력 운동수행력을 크게 향상시킨다는 개념은 여전히 논란의 여지가 있으며, 이 방식이 엘리트 선수들의 해수면 운동수행력을 향상시킬 수 있음을 확인하기 위해 추가 연구가 필요하다.

부상과 지구력 트레이닝

지구력 운동 프로그램과 관련된 중요한 질문은, 어떤 유형의 트레이닝이 선수에게 부상의 위험을 가장 낮추는가이다. 현재 이 질문에 대한 명확한 답은 없지만, 운동으로 인한 부상에 대한 검토 결과, 대부분의 트레이닝 부상은 오버트레이닝(예: 과사용으로 인한 부상)으로 인해 발생하며 주로 무릎에서 발생한다(64, 85). 과사용으로 인한 부상은 단기적인 고강도 운동이나 장기적인 저강도 운동에서 모두 발생할 수 있다(85). 과사용으로 인한 부상을 피하기 위한 일반적인 지침은 트레이닝양이나 강도의 급격한 증가를 피하는 것이다. 트레이닝 부하를 늘리는 데 가장 유용한 일반적인 규칙 중 하나는 "10% 규칙"이다(85). 간단히 말해, 10% 규칙은 오버트레이닝 부상을 피하기 위해 트레이닝 강도나 지속시간을 매주 10% 이상 증가시켜서는 안 된다고 제안한다. 예를 들어, 주 80 km를 훈련하는 선수는 다음 주에 자신의 주간 거리를 90 km로(80 km의 10% = 8 km) 증가시킬 수 있다.

오버트레이닝 외에도 여러 가지 운동으로 인한 부상 위험 요소들이 확인되었다(85). 이들 요소 중에는 근력과 유연성의 부족으로 인한 근건(musculotendonous) 불균형, 신발 문제(예: 지나친 마모), 해부학적 비대칭, 달리기에 좋지 않은 표면, 질병(예: 관절염과 만성 골절) 등이 있다(16).

참고로, 성별은 지구력 트레이닝에서 부상 위험 요인이 아니다(85). 남자 선수들과 마찬가지로, 여자 선수들의 다리 부상 대부분은 오버트레이닝의 결과인 것으로 보인다(85). 이는 특히 트레이닝 프로그램을 시작하는 체력이 부족한 사람들에게 더 해당될 수 있다.

요약 *In Summary*

- 대부분의 트레이닝 부상은 오버트레이닝(예: 과사용으로 인한 부상)으로 인해 발생하며, 단기적인 고강도 운동이나 장기간의 저강도 운동에서 비롯될 수 있다.
- 트레이닝 부하를 증가시키는 데 유용한 규칙은 "10% 규칙"이다. 10% 규칙에 따르면, 오버트레이닝 부상을 피하기 위해 트레이닝 강도나 지속 시간을 매주 10% 이상 늘리지 않아야 한다.

무산소성 파워 향상을 위한 트레이닝

60초 미만의 운동 경기는 필요한 에너지를 주로 무산소 대사로부터 생산한다. 일반적으로 무산소 파워를 향상시키기 위한 트레이닝은 ATP-PC 체계나 무산소 해당과정(젖산 시스템)을 강화하는 것에 중점을 둔다(84). 그러나 일부 활동은 필요한 ATP를 제공하기 위해 이 두 가지 무산소 대사 경로 모두에 큰 기여를 요구한다(표 20.1 참조). 게다가, 많은 활동은 유산소와 무산소 두 가지 연료에서 ATP 생산을 필요로 한다. 운동수행력 향상을 위한 트레이닝에 있어 기본 개념은 4장에서 자세히 설명된 운동 대사 주제에 중요한 연장선이다. 이와 관련하여, 그림 20.9는 최대 노력에 따른 세 가지 주요 에너지 시스템의 에너지 생산 기여 비율을 나타낸다. 예를 들어, 800 m 경주는 일반적으로 $\dot{V}O_2$ max를 약 30% 초과하는 파워 출력으로 수행된다. $\dot{V}O_2$ max를 초과하는 운동 강도에서의 운동이 가능한 이유는 이러한 높은 운동 강도를 수행하는 데 사용되는 ATP가 유산소와 무산소 연료의 조합에서 나오기

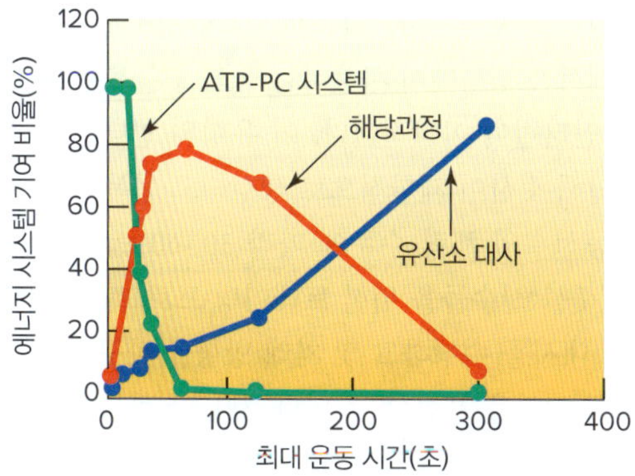

그림 20.9 최대 노력 동안 시간에 따른 ATP-PC 체계, 무산소 해당과정, 유산소 대사의 기여 비율.

때문이다. 따라서 이러한 유형의 스포츠 이벤트를 수행하는 데 필요한 에너지는 유산소 및 무산소 연료(산화적 인산화, 무산소 해당과정, ATP-PC 체계)에서 "혼합(pooled)" ATP 생산을 요구한다.

무산소 트레이닝은 일반적으로 $\dot{V}O_{2\ max}$를 초과하는 강도로 수행되는 운동으로, 주된 목표는 무산소 에너지 생산을 자극하는 것이다(61). 2~10초 동안 지속되는 고강도 무산소 트레이닝은 종종 *스피드 트레이닝*이라고 불리며, 10초 이상 지속되는 모든 형태의 무산소 트레이닝은 일반적으로 *스피드 지구력 트레이닝*이라고 설명된다(61). 이 장의 앞부분에서 스프린트 인터벌 트레이닝(SIT)은 $\dot{V}O_{2\ max}$ 이상의 강도로 수행되어 유산소 파워 향상을 자극하는 인터벌 트레이닝의 한 형태로 설명되었다. 혼란을 피하기 위해 이 두 트레이닝 방법의 근본적인 차이는 운동 간격의 지속 시간에 있다는 점을 강조하는 것이 중요하다. 예를 들어, SIT 간격은 일반적으로 30초를 초과하는 반면, 무산소 파워를 향상시키기 위한 스피드 트레이닝은 종종 10초 미만의 운동 간격을 사용한다. 또한, 운동 내 휴식 비율은 스피드 트레이닝의 경우(예: 1:5 이상) SIT에 비해 훨씬 더 높은 시간을 포함한다. 따라서 스피드 트레이닝 간격 동안 수행되는 운동의 절대량은 SIT 동안 수행되는 운동보다 더 높다. 유산소 지구력 트레이닝과 마찬가지로, 무산소 트레이닝 프로그램도 선수의 경기 중 필요한 특정 근육군을 사용해야 한다.

ATP-PC 체계 향상을 위한 트레이닝

풋볼, 역도, 단거리 육상(100 m)과 같은 스포츠는 ATP-PC 체계에 의존하여 경쟁에 필요한 에너지의 대부분을 공급한다. 따라서 최적의 운동수행력을 위해서는 ATP-PC 경로를 통해 ATP 생산을 극대화하는 트레이닝 프로그램이 필요하다.

ATP-PC 체계를 개선하기 위한 트레이닝은 특별한 유형의 인

터벌 트레이닝을 포함한다. ATP-PC 대사 경로를 최대한으로 자극하기 위해서는 경쟁에서 사용하는 근육을 활용한 5~10초의 짧고 고강도 인터벌이 이상적이다. 이 유형의 인터벌은 짧은 지속시간으로 인해 젖산이 제한적으로 생성되고 회복이 빠르다. 휴식 간격은 운동선수의 체력 수준에 따라 30~60초 사이일 수 있다. 예를 들어, 풋볼 선수들을 위한 트레이닝 프로그램은 반복적으로 30~40야드 대시를 수행하고 몇 차례 방향을 바꾸며 구간 사이에 30초의 휴식 시간을 포함할 수 있다. 세트당 반복 횟수는 선수의 체력 수준, 환경적 요인, 다른 고려 사항에 따라 결정될 것이다.

해당과정 시스템 향상을 위한 트레이닝

약 10초의 최대 운동 후에는 무산소 해당과정에 의한 에너지 생산에 대한 의존도가 증가한다(35). 이 에너지 경로의 능력을 향상시키기 위해서는 선수는 단기간 고강도 노력을 통해 "시스템"을 과부하해야 한다. 일반적으로 20~60초의 고강도 인터벌은 이 대사 경로를 과부하하는 데 유용하다.

이런 유형의 무산소 트레이닝은 신체적, 심리적으로 요구가 많기 때문에 최상의 컨디션에서 수행해야 한다. 또한, 이러한 트레이닝은 근육 글리코겐 저장량을 급격히 줄일 수 있다. 이러한 이유로, 선수들은 종종 강도 높은 인터벌 트레이닝과 가벼운 트레이닝 세션을 번갈아 가며 수행한다. 더 자세한 무산소 운동 성능 향상 훈련에 대한 정보는 전문가에게 묻기 20.1과 추천 문헌의 Iaia와 Bangsbo (2010)에 자세하게 설명되어 있다.

요약 *In Summary*

- 무산소 파워를 향상시키기 위한 트레이닝은 특별한 유형의 인터벌 트레이닝을 포함한다. 일반적으로 이 인터벌은 짧은 시간 동안 지속되며, 고강도 운동으로 구성된다.

근력 향상을 위한 트레이닝

근력 트레이닝 프로그램의 목표는 특정 근육군이 생성할 수 있는 최대 힘과 파워를 증가시키는 것이다. 일반적으로, 근육이 고강도(최대 힘 생성 능력에 가까운 강도)로 규칙적으로 운동하면 그 근육은 강해진다. 근력 트레이닝 운동은 세 가지 범주로 분류될 수 있는데 (1) 등척성 또는 정적 운동, (2) 동적 또는 등장성 운동(가변 저항 운동 포함), (3) 등속성 운동이다. 등척성 운동은 관절의 움직임 없이 힘을 가하는 것이며, 동적 운동은 관절의 움직임과 함께 힘을 가하는 운동이다(8장 참조).

가변 저항 운동(variable-resistance exercise)은 노틸러스(Nautilus) 장비와 같은 기구에서 수행되는 운동을 설명하는 용어로, 동적 수축 동안 운동 과정에서 가변적인 저항을 제공하는 방식이다. 많은 웨이트 리프팅 기구, 예를 들어 Nautilus와 같은 장비는 캠(회전축에 있는 조개 모양의 기어)을 사용하여 운동하는 사람에게 가변적인 저항을 제공한다. 캠의 모양 때문에 회전축은 운동가동 범위 내에서 서로 다른 저항 수준을 생성한다. 이 설계는 프리 웨이트(free weight)를 들 때 경험하는 "걸림돌(sticking point)"(움직임에 기계적인 불리함이 있는 리프트의 초기부분)을 극복할 수 있도록 도와준다. 운동가동 범위 내에서 기계적 이점의 변화는 생체역학자들에 의해 모멘트 암(mement arm)의 변화로 측정되며, 이는 움직이는 관절에 대한 근육-건의 해부학적 조정을 반영한다. 따라서, 웨이트 리프팅 머신의 캠은 이론적으로 "걸림돌"에서의 해부학적 단점을 더 작은 모멘트 암을 도입하여 극복한다. 캠은 운동 범위의 중간 구간에서, 해부학적으로 힘을 쓰기 유리한 지점에 추가적인 저항을 제공하며, 이때 더 큰 모멘트 암을 형성하여 저항을 강화한다. 이러한 웨이트 리프팅 머신의 설계는 이론적으로 운동가동 범위 전반에 걸쳐 등장성 수축을 발생시킨다. 그러나 이러한 결론은 머신을 사용하는 사람이 평균적인 신장에 해부학적 팔다리 길이가 정상적인 경우를 가정한다. 그렇지 않다면, 현재 설명된 운동들은 프리 웨이트로 수행될 경우 동적 수축으로 간주될 것이다.

등속성 수축은 힘의 발휘가 전체 운동 범위에서 일정한 속도로 이루어지는 운동을 포함한다. 등척성 운동이 힘을 향상시키는 것으로 나타났지만, 이는 트레이닝 중 유지되는 특정 관절 각도에서만 효과적이다. 이러한 이유로, 등장성/동적 운동과 등속성 근력 트레이닝은 일반적으로 선수 준비 과정에서 선호된다. 이 두 가지 접근법은 각각 전체 운동가동 범위에서 근력의 증가를 가져오기 때문이다.

근력 트레이닝의 결과로 발생하는 생리적 적응은 무엇일까? 이 문제는 14장에서 논의되었으며 여기에서는 간략하게만 다룬다. 근력 트레이닝 프로그램을 수행한 후에 발생하는 명백하고 가장 중요한 생리학적 변화 중 하나는 근육량의 증가이다. 8장에서 기억하듯이, 근육군이 생성할 수 있는 힘의 양은 근육의 단면적과 비례하기 때문에 대근육은 소근육보다 더 큰 힘을 발휘한다. 또한, 저항 트레이닝을 통해 근육 크기가 거의 모두 증가하는 이유는 **비대**(hypertrophy) 때문이며, 이는 근섬유의 직경 증가와 근원섬유의 증가에 따른 것이다(45-47, 65, 100, 103).

점진적 저항 운동

가장 일반적인 근력 트레이닝 형태는 앞서 설명한 대로 프리 웨이트나 다양한 종류의 웨이트 머신(동적 또는 등속성 트레이닝)을 사용하는 웨이트 리프팅이다. 근력을 개선하기 위해 웨이트 트

전문가에게 묻기 20.1

무산소 운동수행력 향상을 위한 트레이닝에 대한 마이클 호간(Michael Hogan) 박사와의 Q&A

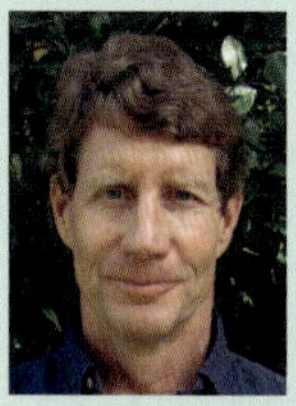

Michael Hogan

캘리포니아 대학교 샌디에이고 캠퍼스(University of California, San Diego) 의과대학 교수인 **마이클 호간**(Michael Hogan) 박사는 산소의 전달과 골격근에서의 활용에 초점을 맞춘 국제적으로 알려진 운동생리학자이다. 호간 박사는 160편 이상의 연구 논문을 발표했으며, 그의 연구는 과학 문헌에서 널리 인용되고 있다. 또한 그는 ACSM과 미국 생리학회(American Physiological Society)를 포함한 여러 과학 단체에서 선도자로 활동해왔다. 세계적으로 알려진 과학자일 뿐만 아니라, 호간 박사는 여전히 장대높이뛰기에서 활발한 선수이자 코치로도 활동하고 있다. 대학 선수 시절, 호간 박사는 트랙과 필드에서 4년 동안 활약한 선수였으며, 노트르담 대학교(University of Notre Dame)의 장대높이뛰기 학교 기록 보유자였다. 대학 졸업 후 몇 년 동안 호간 박사는 높이뛰기 훈련과 경쟁을 계속하며 국내·외 연령대 챔피언십에서 뛰어난 성과를 거두었다. 이 섹션에서는 호간 박사가 무산소 파워를 향상시키기 위한 트레이닝에 관련된 질문에 답변한다.

질문: 무산소 파워를 향상시키기 위한 트레이닝 프로그램을 설계할 때, 주간 트레이닝 세션을 "강도 높음–강도 낮음" 주기로 계획해야 하는가?

답변: 물론이다. 이것은 무산소 파워 트레이닝에서는 유산소 트레이닝보다 더 중요할 수 있다. 그 이유는 무산소 파워를 향상시키기 위해서는 근육 내의 IIx형 섬유를 완전히 활성화하기 위해 매우 고강도의 운동을 수행해야 하기 때문이다. 7장에서 기억하듯이, 크기의 원리에 따라 IIx형 근섬유는 근육 활성화 과정에서 마지막에 동원되는 섬유이다. 무산소 트레이닝의 중요한 요소 중 하나는 "강도 높음" 주기 동안 극도로 높은 강도로 운동하여 근섬유의 크기를 증가시키고 (가용한 PC와 ATP의 총량을 증가시켜) 근육의 파워를 증가시키는 것이다. 주요 고려사항은 "강도 높음–강도 낮음" 주기의 지속 시간이다. 각 개별 선수마다 높은 강도의 운동을 얼마나 오래 견딜 수 있는지가 다르며, 그 한계를 "넘어설" 경우 부상으로 이어질 수 있다. "강도 높음–강도 낮음"의 적절한 균형을 아는 것은 올림픽 금메달과 부상당한 선수의 차이를 만들 수 있다.

질문: ATP-PC 체계와 해당과정에서 에너지를 요구하는 스포츠나 운동 경기(예: 200 m 달리기)에서, 이 두 가지 생화학적 에너지 시스템의 에너지 생산을 개선하기 위한 트레이닝 프로그램을 설계할 수 있는가?

답변: 그렇다. 이 생체에너지 시스템은 개선될 수 있지만, 지구력 트레이닝(심혈관 및 산화효소 변화)에 직응하는 성노만큼은 이루어지지 않는다. 짧은 기간(약 30초) 동안 높은 ATP 전환율을 요구하는 무산소 운동수행력의 핵심은 해당과정과 ATP-PC 체계의 능력을 최대한 높이고, 짧고 강도 높은 운동에서 피로를 유발하는 요소를 최소화하는 것이다. 연구에 따르면, 고강도 트레이닝을 통해 모든 근섬유 유형에서 해당효소가 증가할 수 있어 필요할 때 더 많은 ATP를 무산소적으로 생성할 수 있다. 무산소 트레이닝은 근육의 유산소 운동수행력(미토콘드리아 함량)을 향상시켜, 다음과 같은 이유로 중요할 수 있다. (1) 유산소 ATP 생산 증가로 인해 ATP-PC 체계가 "절약"되고 젖산 생산 속도가 낮아질 것이다. (2) 미토콘드리아의 증가로 인해 운동 후 회복 동안 PC가 더 빠르게 재합성되고, 그로 인해 축구나 농구와 같이 빠른 시작과 정지가 있는 스포츠에서 더 높은 기초 수준의 PC로 다음 고강도 운동을 시작할 수 있게 된다. 또한 무산소 트레이닝은 PC가 분해되는 속도를 향상시켜 더 빠른 ATP 전환이 가능하게 한다. PC 수치는 트레이닝에 의해 최소한의 영향을 받는 것으로 보인다. 그러나 크레아틴 보충은 안정 시 PC 수치를 증가시켜 무산소 운동수행력을 향상시킬 가능성이 있다.

질문: 최근 많은 관심이 무산소 및 유산소 운동수행력을 향상시키기 위한 방법으로 고강도 트레이닝에 집중되고 있다. 고강도 트레이닝을 정의하고, 이 트레이닝이 무산소 및 유산소 생체에너지 시스템 모두를 개선할 수 있다는 증거가 존재하는가?

답변: 수많은 연구에 따르면, 고강도 인터벌 트레이닝(HIIT)은 짧은 시간 동안 반복적으로 강한 운동(예: $\dot{V}O_2$ max의 100~120%로 30~60초 동안 운동)을 하는 것이 특징이며, 이는 무산소 생체에너지 경로뿐만 아니라 최대 유산소 파워도 상당히 향상시킬 수 있다. 이는 일부 과학자들을 놀라게 했는데, 역사적으로 고강도 인터벌 트레이닝이 오직 무산소 파워만 개선할 것이라고 생각했기 때문이다. 그럼에도 불구하고, 고강도 인터벌 트레이닝이 전통적인 지구력 운동 트레이닝과 연관된 여러 근육 적응을 유도할 수 있음이 이제는 명확해졌다. 여기에는 미토콘드리아 부피 증가와 지구력 운동수행력 향상이 포함된다. 실제로, 고강도 인터벌 트레이닝이 단독으로 저강도 유산소 트레이닝에서 얻을 수 있는 것 이상의 체력 및 건강상의 이점을 제공할 수 있다는 증거가 증가하고 있다. 이는 저강도 유산소 활동에서는 생성되지 않는 고강도 인터벌 트레이닝의 강한 세포 스트레스가 더 큰 적응 반응을 활성화하기 때문으로 보인다.

레이닝은 특정 운동에서 사용하는 중량(저항)의 양을 주기적으로 증가시킴으로써 과부하의 원리를 적용해야 한다. 이 근력 트레이닝 방법은 1940년대에 델롬(Delorme)과 왓킨스(Watkins)에 의해 처음 설명되었으며, **점진적 저항 운동**(progressive resistance exercise, PRE)이라고 불린다. 이 초기 연구 이후, 근력을 향상시키기 위한 여러 다른 트레이닝 시스템이 제안되었지만, 점진적 저항 운동 개념은 대부분의 웨이트 트레이닝 프로그램의 기초가 된다.

저항 트레이닝 운동은 운동 강도와 수행되는 운동의 양에 따라 처방된다. 저항 트레이닝의 운동 강도는 **최대 반복 횟수**(repetitions maximum, RM)로 표현되며, 1-RM은 한 번에 들어 올릴 수 있는 최대 중량을 의미한다. 저항 트레이닝의 양은 수행하는 반복 횟수(reps)와 세트 수(set)의 합으로 정해진다. **세트**(sets)는 특정 운동을 수행하는 횟수를 의미하고, 반복(reps)은 한 세트 안에서 동작이 반복되는 횟수를 의미한다.

일반적인 근력-트레이닝 원리

근육은 상대적으로 높은 장력에서 수축할 때 과부하가 걸리면 강도가 증가한다. 근육에 과부하가 걸리지 않으면 강도가 향상되지 않는다. 과부하 원칙의 첫 번째 적용은 유명한 올림픽 레슬러인 *밀로 크로톤*(Milo of Crotona)에 의해 사용되었다(기원전 500년). 밀로는 트레이닝 루틴에 과부하의 원리를 적용하여 매일 송아지를 등에 업고 다녔고, 그 송아지가 성장할 때까지 이를 지속했다. 밀로의 시대 이후로, 운동선수들은 무거운 물체를 들어 올리는 방식으로 과부하의 원리를 트레이닝에 적용해왔다.

최적의 근력 향상을 위한 최적의 트레이닝 프로그램은 여전히 논란이 많다. 논란의 일부는 다양한 운동 프로그램을 홍보하기 위해 극적인 성공에 대한 입증되지 않은 보고들이 불완전한 과학적 근거와 함께 제시된다는 사실에서 비롯된다. 이런 주장은 프로그램의 효과를 입증할 수 있는 풍부한 과학적 근거가 충분하지 않은 상태에서 비즈니스 모델을 뒷받침하는 데 사용되는 경우가 많다. 실제로 가장 높은 수준의 과학적 엄격성을 갖춘 수천 건의 연구가 수행되었음에도 불구하고, 모든 사람의 요구를 충족시키는 간단한 근력 트레이닝 공식은 없는 것으로 보인다(1). 따라서 근력 트레이닝에 대한 운동 처방은 개인에 맞게 조정되어야 한다.

근력 트레이닝 처방에 대한 일반적인 지침은 다음과 같다: 권장하는 트레이닝 강도는 8~12 RM이며, 여러 세트로 수행해야 한다(1). 운동 사이의 휴식일은 최적의 근력 향상에 매우 중요해 보인다(1). 따라서 초보자나 중급자의 경우 주 2~4일의 트레이닝 일정을 추천한다(1). 상급 웨이트 트레이닝의 경우, 분할 루틴(트레이닝 세션마다 1~3개의 서로 다른 근육군을 운동하는 방식)을 사용할 때 주 4~6일의 빈도가 권장된다(1).

코치와 운동선수들 사이에서 일반적으로 알고 있는 것은 근력이 트레이닝의 양(수행된 세트의 수)에 비례하여 증가한다는 것이다. 트레이닝양과 근력 증가 사이에는 생리학적 연관성이 있지만, 근력을 개선하기 위한 최적의 세트 수에 대해서는 여전히 논란이 있다. 그럼에도 불구하고, 최근의 두 가지 리뷰에서는 저항 운동에서 두 세트 이상의 다중 세트를 수행하는 것이 단일 세트만 수행하는 것보다 더 큰 비대 및 근력 증가를 초래한다고 결론지었다(68, 69). 최적의 세트 수가 최대 근력 향상에 있어 나이와 체력 수준이 다른 피험자들 사이에서 다를 가능성이 있는 것으로 보인다(1). 또한, 최적의 근력 향상을 위해 매우 높은 트레이닝양(예: 10세트 초과)을 포함하는 웨이트 트레이닝 프로그램이 필요하지 않다는 것은 분명하다(40, 92).

다른 트레이닝 방법과 마찬가지로, 근력 트레이닝은 경기에 주로 사용되는 근육을 포함해야 한다. 실제로, 근력-트레이닝 운동은 경기에서 사용되는 동일한 동작 패턴으로 근육에 자극을 주어야 한다. 예를 들어, 투포환 선수는 "투포환 던지기"에 관련된 팔, 가슴, 등, 다리의 특정 근육을 강화하는 운동을 해야 한다.

스포츠 수행력을 위한 근력-트레이닝 프로그램 설계에서 마지막으로 고려해야 할 점은 트레이닝 중 근육 수축 속도가 해당 종목에서 사용되는 속도와 유사해야 한다는 것이다. 예를 들어, 많은 스포츠는 높은 속도의 움직임을 요구한다. 연구에 따르면 스포츠의 특정 움직임 패턴에서 고속 움직임을 사용하는 근력-트레이닝 프로그램이 근력/파워 중심의 스포츠에서 우수한 향상을 가져온다고 한다. 표 20.3은 최대 근력 또는 근지구력 향상을 강조하기 위한 트레이닝 프로그램의 저항 트레이닝 지침을 개요로 제공한다. 근력 트레이닝의 진행 모델에 대한 완전한 개요는 추천문헌의 ACSM (2009)에 자세하게 설명되어 있다. 또한, 근력 향상을 위한 근력 트레이닝의 주기화에 대한 정보는 향상 비법 20.2를 참조하면 된다.

프리 웨이트와 머신

프리 웨이트(바벨) 트레이닝과 다양한 유형의 웨이트 머신(노틸러스, 라이프 피트니스 등) 트레이닝 중 어느 쪽이 운동선수에게 더 큰 근력 향상을 가져오는지에 대한 논란이 오랜기간 계속되어 왔다. 프리 웨이트와 머신 모두 근력 향상에 효과적이라는 것은 분명하다. 연구에 따르면, 프리 웨이트 트레이닝은 프리 웨이트 테스트에서 더 큰 근력 향상을 가져오고, 반면 머신 트레이닝은 머신 테스트에서 더 나은 근력 운동수행력을 나타낸다(1). 중립적인 테스트 장비를 사용하여 힘을 측정할 때, 자유 중량과 기계에서의 힘 향상의 절대량은 비슷하다(1, 75). ACSM에서 발표한 중요한 리뷰에 따르면, 각 트레이닝 형태는 장점이 있다. 예를 들어, 웨이트 머신은 사용하기에 더 안전하고 배우기 쉽고, 프리 웨이트로 수행하기 어려운 일부 운동(예: 무릎 신장)을 가능하게 한다(1). 프리 웨이트 트레이닝의 장점 중 하나는 운동선수가 균형과 안정성을 제어해야 한다는 점이다. 이러한 유형의 트레이닝은 대부분의 스포츠가 경기 중에 운동선수가 균형과 신체 안정성을 유지해야 하기 때문에 유용할 수 있다. 표 20.4는 등척성, 동적(프리 웨이트, 노틸러스 등) 및 등속성 장비를 이용한 근력 트레이닝의 장단점을 요약하고 있다.

표 20.3 최대 근력 및 근지구력 트레이닝 프로그램을 위한 저항 트레이닝 지침

주당 빈도	운동당 세트 수	세트당 반복 횟수	강도(1-RM 비율)	세트당 휴식 간격
근력 향상을 극대화하기 위한 저항 트레이닝 프로그램				
초급자				
전신 세트 2~3회	1~3	8~12	60~70%	2~3분
중급자				
전신 세트 3회, 분할 루틴 4회	여러 세트(>2세트)	8~12	60~70%	2~3분
상급자				
분할 루틴 4~6회	여러 세트(>2세트)	1~12	주기화 프로그램의 80~100%	2~3분
주당 빈도	**운동당 세트 수**	**세트당 반복 횟수**	**강도(1-RM 비율)**	**세트당 휴식 간격**
근지구력 향상을 위한 저항 트레이닝 프로그램				
초급자				
전신 세트 2~3회	여러 세트(>2세트)	10~15	저(30~50%)	1분
중급자				
총 3회 전신 운동 세션, 4회 분할 루틴	여러 세트(>2세트)	10~15	저(30~50%)	1분
상급자				
분할 루틴 4~6회	여러 세트(>2세트)	10~25	30~60% 범위	1분 동안 10~15회 반복, 1~2분 동안 15~25회 반복

초급자: 저항 트레이닝 경험이 1년 미만인 경우, 중급자: 저항 트레이닝 경험이 2~3년인 경우, 상급자: 저항 트레이닝 경험이 3년 이상인 경우, 분할 루틴: 신체를 여러 구역으로 나누어 각각을 별도의 트레이닝 세션에서 트레이닝 하는 방식

출처: "American College of Sports Medicine Position Stand. Progression Models in Resistance Training for Healthy Adults." *Medicine & Science in Sports & Exercise* 41(3): 687–708, 2009.

표 20.4 다양한 종류의 장비를 사용하는 웨이트 트레이닝 프로그램의 잠재적 장점과 단점 요약

프로그램	장비	장점	단점
등척성	다양한 가정용 맞춤형 장비	비용 저렴, 시간 절약	대부분의 스포츠 활동에 직접적으로 적용되지 않음; 지루해질 수 있음; 진행 상황을 모니터링하기 어려움.
동적	프리 웨이트	비용 저렴, 특정 스포츠 동작을 모방하도록 특화된 운동 설계 가능; 진행 상황을 쉽게 모니터링할 수 있음.	중량을 떨어뜨릴 때 부상 위험; 무게를 변경하는 데 소요되는 시간으로 인해 운동시간이 증가
	상업용 머신 웨이트 (예: Life Fitness®)	일반적으로 안전함; 진행 상황을 쉽게 모니터링 가능; 무게 변경에 소요되는 시간이 적음.	전문적인 운동을 허용하지 않음; 높은 비용
가변 저항	상업용 장비(예: Nautilus®)	캠(cam) 시스템이 있어 가동 범위 동안 관절의 힘 생성 능력에 맞춰 변하는 가변 저항을 제공함; 진행 상황을 쉽게 모니터링 가능; 안전성	높은 비용; 제한된 전문 운동
등속성	상업용 등속성 장비(예: Cybex®)	가동 범위 전체에서 최대 저항 발달을 가능하게 함; 다양한 속도로 운동수행 가능	높은 비용; 제한된 특화 운동

출처: Astrand, Per-Olof, K. Rodahl, H. A. Dahl 및 S. B. Stromme. *Textbook of work physiology: physiological bases of exercise.* IL: Human Kinetics, 2003.

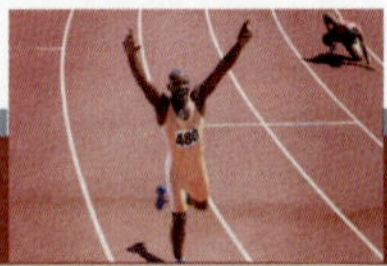

향상 비법 20.2

근력 트레이닝의 주기화

저항 트레이닝 운동은 운동 강도와 "세트" 및 "반복" 횟수를 기준으로 구성된다. 또한, 최대 운동수행력에 관심 있는 선수들과 운동할 때, 근력 코치는 운동 및 세트 사이의 휴식 시간, 근육 작용의 유형(신장성 또는 수축성), 주당 트레이닝 세션 수, 트레이닝양(운동 중 수행된 총 반복 횟수)을 구체화할 수도 있다. 주기적 근력 트레이닝은 이러한 변수를 사용하여 시합 시즌에 맞춰 최대 근력, 파워, 운동수행력, 비대 향상을 달성하기 위한 운동 프로그램을 개발한다(1).

주기화는 트레이닝의 양과 강도를 시간에 따라 변화시키는 체계적인 과정을 설명한다. 예를 들어, "선형 주기화"에서는 개인이 일정 기간(예: 몇 개월) 동안 고부하/저강도(high volume/low intensity)에서 저부하/고강도(low volume/high intensity)로 진행된다. 주기화된 저항 트레이닝 프로그램이 비주기화된 프로그램보다 더 나은가?

과학적 의견 일치는 주기화된 프로그램이 비주기화된 프로그램보다 모든 연령대의 남녀 및 다양한 저항 트레이닝 배경을 가진 개인들(예: 초보자 또는 운동선수)에게 최대 근력을 증진하는 데 더 효과적이라는 주장이 지지받고 있다(97). 과부하의 원리에 따라 주기화로 인해 양, 강도, 빈도를 점진적으로 증가시키면 근력 향상이 이루어진다는 점이 일관되게 확인되었다. 여러 가지 유형의 주기화가 개발되었으며, 이는 추천 문헌의 Harries 등(2015)과 ACSM(2009)에 자세하게 설명되어 있다.

성별에 따른 근력 트레이닝 반응의 차이

트레이닝되지 않은 남성과 여성의 절대적인 근력(적용된 총 힘의 양)을 비교할 때, 남성이 일반적으로 더 강하다는 사실은 잘 알려져 있다. 이 차이는 상체에서 가장 두드러지며, 남성이 여성보다 약 50% 더 강한 반면, 하체에서는 남성이 여성보다 30% 정도 더 강하다(88). 그러나 근육의 단면적을 기준으로 남성과 여성의 힘을 비교하면 이러한 성별 차이는 사라진다. 그림 20.10은 이러한 점을 잘 보여주는데, 근육의 단면적이 증가함에 따라(x축), 팔의 굴곡 근력(y축)이 직선적으로 증가하며, 성별에 관계없이 동일하게 나타난다. 즉, 사람의 근육은 남성이든 여성이든 상관없이 근육 단면적 1 cm^2당 3~4 kg의 힘을 생성할 수 있다.

자주 묻는 질문 중 하나는 "여성도 남성만큼 웨이트 트레이닝을 통해 빠르게 근력을 키울 수 있는가?"이다. 대표적인 연구가 이 질문에 답하며, 훈련을 받지 않은 남성과 여성 집단 간의 근력 변화를 10주간의 저항 트레이닝 전후로 비교했다(111). 결과는 트레이닝 기간 동안 남성과 여성 간의 근력 증가 비율에 차이가 없음을 보여줬다(그림 20.11 참조). 유사한 결과가 다른 연구에서도 보고되었으며, 이는 훈련을 받지 않은 남성과 여성이 웨이트 트레이닝에 비슷하게 반응한다는 것을 보여준다(57). 하지만 앞서 언급한 연구들은 단기 트레이닝 기간으로 간주되며, 장기 트레이닝에서 발생하는 결과를 반영하지 않을 수 있다. 예를 들어, 일반적으로 남성이 장기적인 웨이트 트레이닝의 결과로 여성보다 더 큰 정도의 근비대가 나타난다고 믿어지고 있다. 이 성별 간 근비대의 차이는 남성이 혈중 테스토스테론 수치가 20~30배 더 높다는 사실과 관련이 있는 것으로 보인다(57).

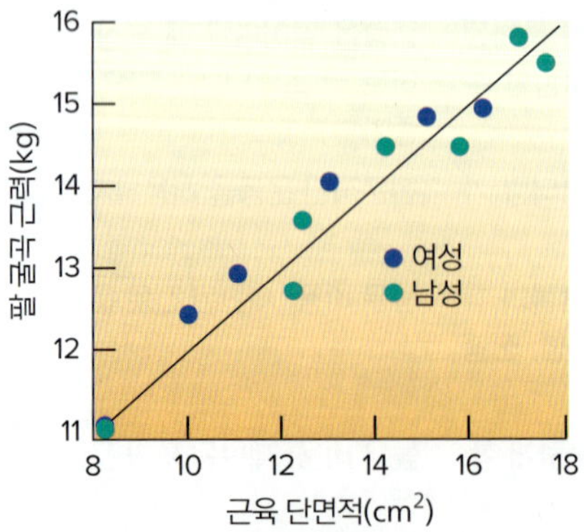

그림 20.10 남성과 여성의 팔 굴곡 근력의 근육 단면적에 따른 그래프.

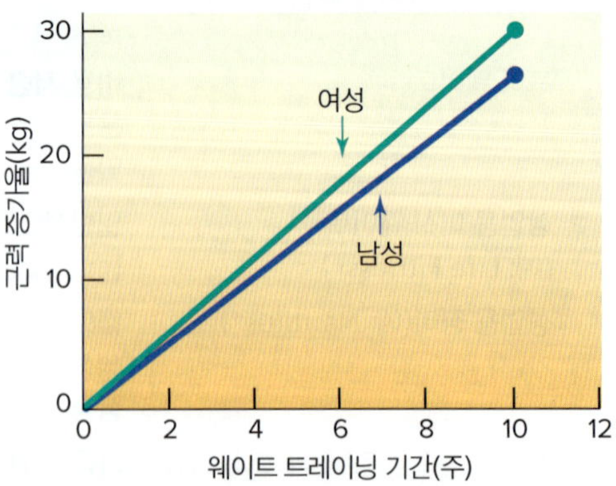

그림 20.11 10주간의 근력-트레이닝 프로그램 결과로 나타난 남성과 여성의 근력 변화.

요약 In Summary

- 근력 향상은 등척성, 등장성 또는 등속성 운동을 사용하여 점진적 과부하를 통해 달성할 수 있다.
- 운동선수의 근력 향상에 있어 등척성 운동보다 등장성 또는 등속성 트레이닝이 더 바람직한 것으로 보인다. 왜냐하면 등척성 근력 향상은 등척성 트레이닝 동안 유지되는 특정 관절 각도에서만 발생하기 때문이다.
- 남성은 일반적으로 여성보다 신체가 크고 절대적인 근력이 더 강하다. 하지만 근육의 힘 생산을 근육 단면적에 맞춰 조정하면 남성과 여성 사이에 골격근의 힘 생산에서 차이가 없다.

복합 근력 및 지구력 트레이닝 프로그램

근력과 지구력 트레이닝은 종종 운동선수와 피트니스 애호가들에 의해 동시에 수행된다. 14장에서도 언급했듯이, 근력과 지구력 트레이닝을 결합한 프로그램의 수행은 유산소 트레이닝으로 인한 지구력 향상에 영향을 미치지 않는다. 반면, 복합 트레이닝은 저항 트레이닝만으로 얻은 근력 증가를 방해할 수 있다(31, 51, 53, 98, 110). 지속적인 운동에 의해 근력 증가가 감소되는 현상을 *"간섭 효과"*라고 한다(22). 이 간섭 효과는 특정 근육군에 국한되어 있으며, 다리의 근력 증가가 감소하는 반면 상체 근육에서는 그러한 감소가 나타나지 않는다(110).

저항 트레이닝과 지구력 트레이닝의 조합이 근력 증가를 방해하는지 여부는 지구력 트레이닝 방식, 지구력 트레이닝의 양과 빈도, 두 가지 트레이닝 방법이 통합되는 방식 등 여러 요인에 따라 달라진다(80, 98, 110). 예를 들어, 메커니즘은 아직 밝혀지지 않았지만, 저항 트레이닝을 달리기 운동과 동시에 수행할 경우 사이클링 운동과 동시에 수행할 때보다 근력 증가가 더 감소하는 경향이 있다(110). 또한, 지구력 트레이닝의 양은 복합 트레이닝이 근력 증가에 부정적인 영향을 미치는지 여부를 결정하는 데 중요한 역할을 한다(110). 특히, 주 3일 이상 및 하루 30~40분 이상의 지구력 운동 트레이닝은 복합 트레이닝이 근력 증가에 간섭하는 임계값을 나타낸다. 마지막으로, 같은 날에 근력 트레이닝과 지구력 트레이닝을 계획하는 방식이 근력 증가에 영향을 줄 수 있다. 예를 들어, 지구력 트레이닝을 저항 트레이닝 세션 바로 전에 수행하면 저항 트레이닝 세션 동안 선수의 트레이닝 효과에 부정적인 영향을 미칠 수 있다(98).

복합 트레이닝 참여여부에 대한 질문이 운동선수에게 어떤 실질적인 영향이 있을까? 분명히 연구에 따르면, 복합 트레이닝은 저항 트레이닝만 했을 때보다 최대 근력과 파워의 발전을 저해할 수 있다(110). 따라서 최대 근력과 파워 출력을 요구하는 스포츠(예: 100 m 스프린터 등)를 하는 선수들은 복합 트레이닝을 제한해야 한다. 하지만 선수의 종목이 최대 파워 출력을 요구하지 않는다면, 저항 트레이닝과 지구력 트레이닝의 조합이 오버트레이닝으로 이어지지 않는 한 복합 트레이닝은 운동수행력에 부정적인 영향을 미치지 않는다. 게다가, 사이클링 운동에 참여하거나 고강도 지구력 트레이닝(주 3일 이상, 하루 30분 이상)을 피하는 등의 복합 트레이닝을 신중하게 계획하면 복합 트레이닝으로 인한 근력 증가 감소를 예방할 수 있다(110). 이 주제의 내용은 추천 문헌의 Hawley 2009에 자세히 설명되어 있다.

지금까지 복합 근력 및 지구력 트레이닝에 대한 논의는 주로 훈련된 선수들에게 미치는 영향에 중점을 두었다. 복합 트레이닝의 간섭 효과가 근력과 지구력 요소를 모두 포함하는 일반적인 운동 프로그램을 시작한 비활동적인 사람들에게도 영향을 미칠까? 흥미롭게도, 그 답은 아니라고 보인다. 즉, 이전에 운동을 하지 않았던 사람들에게는 근력과 지구력 트레이닝을 병행하면 효과가 더해져, 초기 단계에서 근력과 지구력 모두에서 더 큰 향상을 경험하는 것처럼 보인다. 따라서 복합 트레이닝의 간섭 효과에 대한 결론은 근력이 운동 목표에 필수적인 고도로 훈련된 개인들에게 가장 큰 영향을 미치는 것으로 보인다(22).

요약 In Summary

- 근력과 지구력 트레이닝을 함께하는 것이 지구력 향상에는 지장을 주지 않지만, 복합 트레이닝은 저항 트레이닝만으로 얻을 수 있는 근력 증가를 저해할 수 있다.
- 복합 트레이닝으로 인한 근력의 증가 저해는 근육군에 나타나며, 다리 근육에서는 근력 증가가 감소하지만 상체 근육에는 영향을 미치지 않는다.
- 저항 트레이닝과 지구력 트레이닝의 결합이 근력 증가를 방해하는지 여부는 지구력 트레이닝의 형태, 지구력 트레이닝의 양, 그리고 두 가지 트레이닝 방식이 어떻게 통합되는지 등의 여러 요인에 따라 달라진다.
- 최대 근력과 파워 출력을 요구하는 스포츠를 하는 선수들은 복합 트레이닝을 제한해야 한다. 하지만 만약 선수의 스포츠가 최대 파워 출력을 요구하지 않는다면, 복합 트레이닝이 오버트레이닝으로 이어지지 않는 한 운동수행력에 부정적인 영향을 미치지 않는다.
- 운동을 하지 않던 사람들이 복합 트레이닝을 시작하면 근력과 지구력 증가에 대해 더해지는 적응을 경험할 가능성이 높다. 간섭 효과에 대한 우려는 고도로 훈련된 상태에 도달할 때까지는 발생할 가능성이 낮다.

트레이닝으로 유도된 골격근 적응에 대한 영양의 영향

8장과 14장에서 논의된 바와 같이, 골격근은 운동 트레이닝에 반응하여 기능적 능력을 변화시킬 수 있는 매우 적응력이 뛰어난 조직이다. 운동으로 인한 근육 적응의 이러한 기능적 결과는 주로 트레이닝 방식(예: 지구력 운동 대 저항 운동)에 의해 결정된다. 하지만 최근의 연구에 따르면, 운동 트레이닝으로 인한 근육 적응은 영양 및 영양소의 가용성에도 영향을 받는 것으로 나타났다(52). 영양과 운동에 대한 소개는 18장에서 제공되었으며, 영양이 운동수행력에 미치는 영향은 22장에서 다루어졌다. 다음 섹션에서는 영양과 영양소 공급이 운동 트레이닝에 대한 골격근 적응에 미치는 영향을 강조한다. 특히, 탄수화물과 단백질의 가용성이 운동 트레이닝에 대한 근육 적응에 미치는 영향을 논의하고, 항산화제를 대량으로 보충하는 것이 지구력 운동에 대한 정상적인 트레이닝 반응을 약화시킬 가능성에 대한 증거를 검토할 것이다.

골격근에서의 탄수화물 가용성과 지구력 트레이닝 적응

운동 중에 골격근은 주로 근육 내 글리코겐 저장소에서 탄수화물을 연료로 얻는다. 이와 관련하여, 근육 내 글리코겐 수치가 낮을 때 지구력 트레이닝으로 유도된 골격근 적응에 긍정적인 영향을 미칠 수 있다는 증거가 있다(20). 실제로, 근육 내 글리코겐 수치가 낮은 상태에서 운동 트레이닝을 시작하면, 정상 또는 높은 글리코겐 농도로 수행한 동일한 트레이닝에 비해 더 큰 근육 적응을 촉진한다는 연구 결과가 있다(52). 특히, 낮은 근육 글리코겐 수치로 운동을 시작하면 트레이닝 적응에 관여하는 여러 단백질의 합성이 증가한다. 이 반응을 설명하는 메커니즘은, 근육 내 글리코겐이 낮은 상태에서 운동을 하면 AMP kinase와 p38이 더 많이 자극되어, 이들이 PGC-1α(미토콘드리아 생합성의 주요 조절자)의 활성화를 촉진하는 역할을 하기 때문이다(52). 운동 중 PGC-1α의 더 높은 활성화는 미토콘드리아 생합성을 증가시키며, 이는 지구력 운동에 중요한 근육 적응이다.

지구력 운동선수가 낮은 글리코겐 수치에서 트레이닝이 트레이닝 적응을 가속화한다는 사실을 효과적으로 활용하기 위해 트레이닝 프로그램을 어떻게 설계할 수 있을까? 첫 번째 접근법은 식이 탄수화물 섭취를 제한하여 트레이닝 후 글리코겐의 재합성이 이루어지지 않도록 하여 근육 내 글리코겐 수치를 고갈시키는 것이다. 하지만, 이러한 접근법은 만성 피로를 초래하고 선수의 훈련 능력을 저해하는 것으로 나타났다. 두 번째이자 가장 좋은 접근법은 이틀마다 하루에 두 번 트레이닝하는 것이다. 지구력 선수는 하루에 두 번 트레이닝함으로써, 첫 번째 트레이닝 세션에 비해 두 번째 트레이닝 세션을 낮은 근육 글리코겐 수치로 시작하게 되어 트레이닝 적응에 유리할 것이다. 실제로, 연구에 따르면 이 방법이 효과적이며, 이 트레이닝 패턴이 하루에 한 번 트레이닝하는 것보다 우수하다는 것을 나타낸다(49).

골격근에서의 단백질 가용성과 운동 후 근육 단백질 합성

연구에 따르면, 트레이닝 세션 직전이나 직후에 고품질 단백질(예: 우유 또는 유청 단백질)을 제공하면 운동 후 근육 단백질 합성 속도가 증가한다(93). 이것은 지구력과 저항 운동 트레이닝 모두에 해당한다(93). 또한, 단백질 보충은 무산소 파워 증가를 가속화할 수도 있다(91). 따라서 지구력 선수와 파워 선수 모두 트레이닝 적응을 최적화하기 위해 운동 전후에 단백질 섭취를 신중하게 계획해야 한다. 최적의 운동 유도 단백질 합성을 위한 단백질 타이밍(protein timing)과 필요량에 대한 자세한 내용은 22장과 추천 문헌의 Pasiakos 등(2015)에 자세하게 설명되어 있다.

항산화제의 대용량 보충

지구력 운동과 저항 운동 모두 활성화된 골격근에서 활성산소의 생산을 증가시킨다. 이와 관련하여, 연구에 따르면 운동으로 인한 활성산소 생산은 세포에 산화적 손상을 유발하고, 장시간 운동 중 근육 피로에 기여할 수 있다. 수축하는 근육이 활성산소를 생성한다는 사실은 일부 선수들이 운동으로 유도된 활성산소 손상과 근육 피로를 예방하기 위해 항산화 보충제를 사용하도록 하였다(자세히 살펴보기 19.1 참조). 하지만 항산화 보충제가 선수에게 도움이 되는지 해로운지에 대한 논란은 여전히 남아 있으며, 최근의 증거는 대량의 항산화제 보충이 트레이닝 적응을 차단할 수 있음을 나타낸다. 예를 들어, 항산화제인 비타민 E (400 IU)와 비타민 C (1000 mg)의 대량 보충은 운동으로 유도된 골격근의 중요한 적응을 감소시킬 수 있다. 실제로, 13장에서 언급한 바와 같이, 운동으로 유도된 활성산소의 생성은 항산화 효소 및 미토콘드리아 단백질을 포함한 여러 골격근 단백질의 발현을 자극하는 필수 신호이다. 따라서 대량의 항산화제를 섭취함으로써 골격근에서 활성산소에 의해 자극 신호 경로를 차단하는 것이 운동으로 유도된 근육 적응이 저해될 수 있다는 것은 놀라운 일이 아니다.

요약 *In Summary*

- 운동으로 유도된 근육 적응은 영양과 영양소의 가용성에 영향을 받는다.
- 지구력 트레이닝 세션을 낮은 근육 글리코겐 수치로 시작하면 트레이닝에 대한 근육 적응에 긍정적인 영향을 미친다.
- 운동 트레이닝 세션 전후에 고품질의 단백질을 섭취하면 근육 단

배질 합성 속도가 증가할 수 있다.
- 항산화제인 비타민 E와 C의 대량 섭취는 운동으로 유도된 골격근의 중요한 적응을 저해할 수 있다.

근육통

초보 운동자뿐만 아니라 때때로 숙련된 선수들도 격렬하거나 익숙하지 않은 운동 후 24시간에서 48시간 사이에 나타나는 **지연성 근육통**(delayed-onset muscle soreness, DOMS)을 경험하는 것은 흔한 일이다. "지연성 근육통의 원인은 무엇인가?"라는 질문에 대한 답을 찾는 과정은 수년간 이어져 왔다. 근육 내 젖산 축적, 근육 경련, 근육과 결합 조직의 파열 등 여러 가지 가능성 있는 설명이 제안되었다. 젖산이 이러한 종류의 통증을 유발하지 *않는다*는 것은 분명하다. 현재의 연구에 따르면, 지연성 근육통은 근육과 결합 조직에 가해지는 과도한 기계적 힘으로 인한 조직 손상으로 발생하며, 이로 인해 이러한 조직에 미세 외상이 생기는 것으로 보인다(6, 18, 20, 37, 72). 이러한 관점을 뒷받침하는 증거는 전자현미경 연구에서 나오며, 지연성 근육통에 시달리는 근육의 전자현미경 사진에서 이러한 근육 섬유에 미세한 찢어진 부분이 나타난다(38).

지연성 근육통은 어떻게 발생하며, 이에 대한 생리학적 설명은 무엇인가? 이 질문에 대한 완전한 답변은 현재로선 불가능하다(참고 문헌 6, 19, 94 참조). 그러나 현재의 연구에 따르면, 지연성 근육통은 다음과 같은 방식으로 발생하는 것으로 보인다(6, 94). (1) 격렬한 근육 수축(특히 신장성 수축)은 근육의 구조적 손상(근절 파괴)을 초래한다. (2) 세포막 손상이 발생하며, 여기에는 근형질세망의 막손상도 포함된다. (3) 칼슘이 근형질세망에서 누출되어 미토콘드리아에 축적되면 ATP 생산이 억제된다. (4) 칼슘의 축적은 또한 세포 단백질, 특히 수축 단백질을 분해하는 효소(프로테아제)를 활성화한다(44). (5) 막 손상은 근육 단백질 분해와 결합하여 염증 과정을 유발하며, 여기에는 프로스타글란딘/히스타민 생산 증가와 활성산소 생성이 포함된다(21). 마지막으로 (6) 히스타민과 근육 섬유 주위의 부종이 자유 신경 말단(통증 수용체)을 자극하여 근육에서 통증 감각이 발생한다(72)(그림 20.12 참조).

운동 후 지연성 근육통이 발생되지 않게 하려면 어떻게 해야 할까? 지연성 근육통은 주로 익숙하지 않은 근육을 사용하여 격렬한 운동을 한 후에 가장 자주 발생하는 것으로 보인다(19, 24). 또한, 신전성 운동(길어지는 수축)은 단축성 운동에 비해 지연성

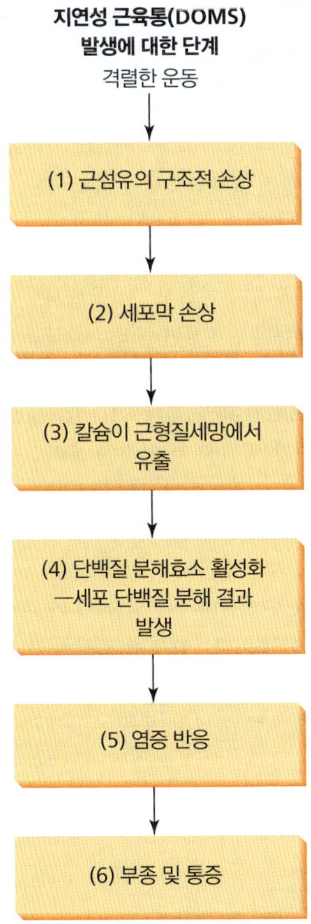

그림 20.12 격렬한 근육 운동으로 인해 발생하는 지연성 근육통(DOMS)의 발생을 설명하기 위해 제안된 모델.

근육통 발생 위험을 증가시킨다. 따라서 지연성 근육통이 발생되지 않게 하기 위한 일반적인 권장 사항은 첫 5~10회의 트레이닝 세션 동안 특정 운동을 천천히 시작하는 것이다. 이러한 느린 진행 패턴은 운동된 근육이 운동 스트레스에 "적응"할 수 있도록 하여 지연성 근육통의 발생 빈도나 심각성을 줄인다(중점연구 20.2 참조). 지연성 근육통에 대한 더 많은 정보는 추천 문헌의 Lewis 등(2012) 및 임상 적용 20.1에 자세하게 설명되어 있다. 또한, 많은 제조업체들이 트레이닝 및 스포츠 경기 중에 사용하기 위한 압박 의류를 생산하고 있다. 압박 의류의 장점에 대한 일반적인 세조업체의 주장 중 하나는 이들이 운동으로 유도된 근육통으로부터 회복을 개선한다는 것이다. 또한, 제조업체들은 압박 의류가 지구력 운동수행력을 개선한다고 주장한다. 지연성 근육통과 스포츠 수행력에 대한 압박 의류의 영향을 알아보려면 향상 비법 20.3을 참조하면 된다.

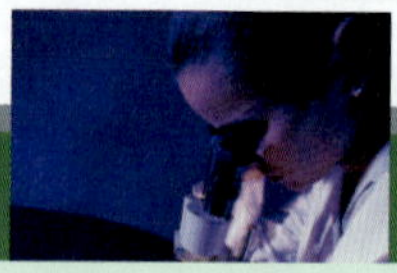

중점연구 20.2

운동으로 유도된 근육통에 대한 보호: 반복 운동 효과

익숙하지 않은 운동을 수행하면 종종 근육 손상과 지연성 근육통(DOMS)이 발생한다. 특히 익숙하지 않은 운동이 신장성 동작을 포함할 때 더욱 그러하다. 흥미롭게도, 지연성 근육통에서 회복한 후 동일한 운동을 반복하면 근육 손상과 통증의 증상이 최소화된다. 이를 "반복 운동 효과(repeated bout effect)"라고 한다(82). 반복 운동 효과를 설명하기 위해 여러 가지 이론이 제안되었지만, 이러한 운동으로 유도된 근육통에 대한 보호를 담당하는 구체적인 메커니즘은 알려져 있지 않으며 여전히 논의 중이다. 일반적으로 반복 운동 효과를 설명하기 위한 세 가지 주요 이론은 (1) 신경 이론, (2) 결합 조직 이론, (3) 세포 이론이다(82).

신경 이론은 운동으로 유도된 근육 손상이 상대적으로 적은 수의 활성형 II(속근) 섬유에서 발생한다고 제안한다. 이후의 운동에서 근육 섬유의 동원 패턴에 변화가 생겨 운동 단위 활성화를 증가시켜 더 많은 근육 섬유를 동원하게 된다. 이러한 근육 동원 패턴의 수정은 수축 스트레스를 더 많은 섬유에 분산시킨다. 따라서 개별 섬유 내의 스트레스가 감소하고, 이후의 운동에서 근육 손상이 발생하지 않게 된다.

결합 조직 이론은 초기 운동으로 인한 근육 손상이 근육을 운동의 자극 동안 더 잘 보호하기 위해 결합 조직의 증가를 초래한다고 주장한다. 이 증가된 결합 조직이 반복 운동 효과의 원인으로 추정된다.

마지막으로, 세포 이론은 운동으로 유도된 근육 손상이 새로운 단백질(예: 스트레스 단백질 및 세포골격 단백질)의 합성을 초래하여 근육 섬유의 구조적 완전성을 향상시킨다고 예측한다. 이러한 "보호 단백질"의 합성은 근육 섬유의 막에 가해지는 스트레스를 줄여 줌으로써 운동으로 유도된 손상으로부터 근절을 보호한다.

이 반복 운동 효과를 가장 잘 설명하는 이론이 무엇인지는 알려져 있지 않다. 하나의 이론이 반복 운동 효과와 관련된 모든 다양한 관찰을 설명하기는 어려울 것으로 보인다. 따라서 반복 운동 효과는 특정 유형의 운동으로 유도된 근육 손상에 반응하는 다양한 신경, 결합 조직, 세포 요인의 상호작용을 통해 발생하는 것이다(82). 이러한 내용들은 그림 20.13에 요약되어 있다.

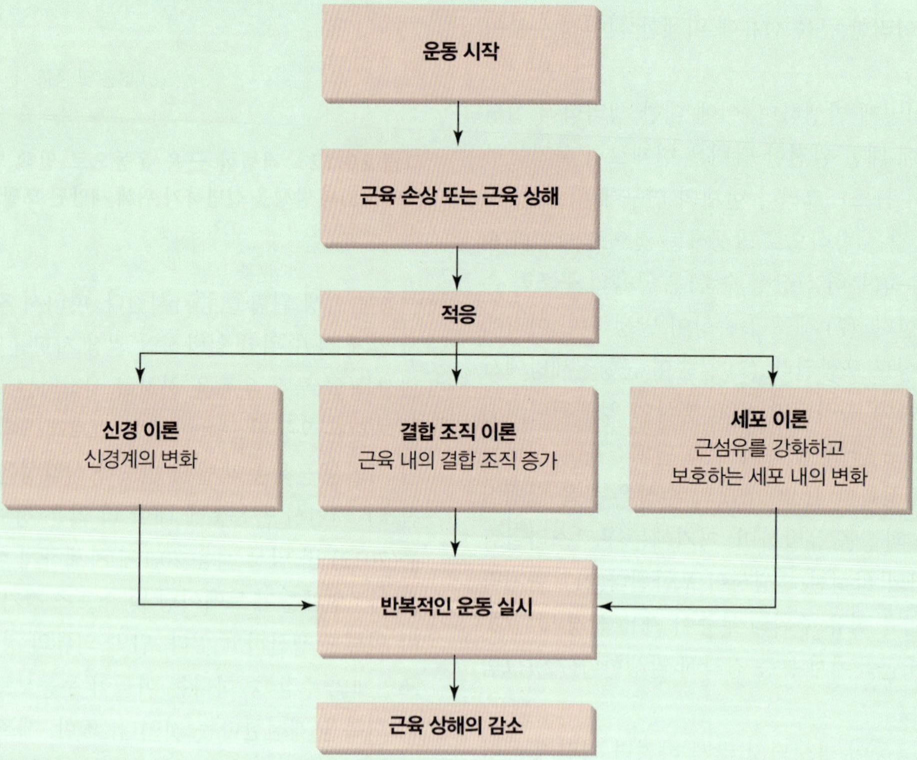

그림 20.13 "반복 운동 효과"를 설명하기 위해 제안된 이론. 간단히 말해, 초기 운동은 근육 손상을 초래한다. 이 근육 손상은 신경계, 근육 결합 조직, 근육 섬유 내 세포 변화를 통해 발생하는 생리적 적응을 초래한다. 이러한 적응 중 하나 혹은 모두가 이후 운동에서 근육이 손상되는 것을 방지하는 역할을 한다.

출처: Adapted from McHugh, M. P., Declan A. J. Connolly, R. G. Eston and G. W. Gleim. Exercise-induced muscle damage and potential mechanisms for the repeated bout effect. *Sports Medicine* 27(3): 157 – 170, 1999

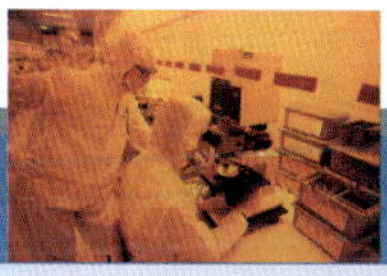

임상 적용 20.1

지연성 근육통(DOMS)의 치료 방법

지연성 근육통(delayed onset muscle soreness, DOMS)은 종종 격렬한 운동이나 익숙하지 않은 운동을 한 후 24~48시간 이내에 나타난다. 많은 경우, 지연성 근육통과 관련된 근육 통증이 심각하여 트레이닝 시간이 줄어들 수 있다. 따라서 많은 연구들이 지연성 근육통과 관련된 통증과 불편함을 완화하기 위한 치료 방법을 탐구해왔다. 지연성 근육통에 대한 가장 일반적이고 잘 알려진 치료 방법은 다음과 같다: (1) 휴식, 얼음찜질, 압박, 거상, (2) 비스테로이드 항염증제(예: 아스피린, 이부프로펜, 또는 나프록센)의 사용이다.

경미한 연부조직(예: 골격근) 부상의 초기 치료로 가장 권장되는 방법은 휴식(rest), 얼음찜질(ice), 압박(compression), 거상(elevation)이다(RICE로 약칭됨). RICE 전략은 부상당한 근육의 부기와 염증을 줄여 통증을 완화하고 치유를 촉진하는 데 목적이 있다. 특히, 부상당한 근육을 쉬게 하면 추가적인 조직 손상 위험이 줄어들고, 부상당한 근육에 얼음을 대면 혈류와 부기가 감소한다. 부상당한 근육 주위에 지속적인 압박(압박 의류나 탄력 붕대를 착용하는 것)은 부기를 줄이고 지연성 근육통과 관련된 통증을 완화하는 효과적인 방법이다. 압박 외에도, 부상당한 근육을 높이 드는 것도 부기를 줄이는 또 다른 방법이다. 종합적으로, 연부조직(soft tissue) 부상에 대한 RICE 치료는 지연성 근육통에 효과적인 치료법으로 널리 인정받고 있다.

아스피린이나 이부프로펜과 같은 비스테로이드성 항염증제(NSAIDs)의 사용은 지연성 근육통과 관련된 통증을 완화하는 일반적인 치료법이지만, 과학 문헌을 검토해 보면 이러한 약물의 효과에 대해 많은 차이가 존재한다는 것을 알 수 있다. 그럼에도 불구하고, 잘 통제된 많은 연구들은 항염증제 치료가 심한 지연성 근육통과 관련된 통증을 줄일 수 있음을 제안한다. 불행히도, 지연성 근육통과 관련된 통증을 줄이는 데 가장 효과적인 특정 비스테로이드성 항염증제, 용량 및 치료 방식은 여전히 의문으로 남아 있다. 또한, 운동선수와 활동적인 사람들은 비스테로이드성 항염증제의 고용량 및 장기간 사용이 종종 위장관 부작용(예: 위 자극)과 관련이 있다는 점에 대해 주의해야 한다.

지연성 근육통에 대한 많은 다른 치료법들도 연구되었지만, 이러한 요법의 효과는 여전히 불확실하다. 일반적으로, 스트레칭이나 마사지가 지연성 근육통과 관련된 통증을 줄이는 데 효과적이라는 개념에 대한 지지는 제한적이다. 게다가 침술, 초음파, 한방 치료제 및 항산화제와 같은 다른 치료법도 지연성 근육통과 관련된 통증을 일관되게 완화하지 못한다.

요약하면, 지연성 근육통으로 인한 통증을 완화하는 데 가장 효과적인 치료법으로는 RICE와 비스테로이드성 항염증제 치료가 있다. 확실히, RICE 접근법을 사용한 치료는 지연성 근육통과 관련된 통증과 부종을 줄이는 데 효과적이다. 일반의약품은 지연성 근육통 치료에 자주 사용되지만, 비스테로이드성 항염증제의 종류, 용량, 치료 방법이 지연성 근육통과 관련된 통증을 줄이는 데 가장 효과적인지에 대한 논란이 여전히 존재한다. 분명히, 이 주제에 대한 추가 연구가 필요하다. 지연성 근육통 치료에 대한 더 많은 세부사항은 추천 문헌의 Lewis 등(2012)에 자세하게 설명되어 있다.

요약 *In Summary*

- 지연성 근육통(DOMS)은 근섬유나 결합 조직의 미세한 파열로 인해 발생한다. 이로 인해 단백질 분해효소가 활성화되고, 염증 및 근육 부종이 발생하여 격렬한 운동 후 24~48시간 이내에 통증이 유발된다.

유연성 향상을 위한 트레이닝

역사적으로 스트레칭을 통해 유연성을 향상시키면 운동으로 인한 부상의 위험이 줄어든다고 여겨져 왔다. 그럼에도 불구하고 현재로서는 스트레칭이 운동 중이나 다양한 스포츠에 참여할 때 부상을 예방한다는 개념을 뒷받침하는 증거가 제한적이다(5, 50, 83). 또한, 스트레칭이 준비운동과 함께 이루어질 때 과사용으로 인한 부상의 위험을 줄이지 않는다는 일반적인 의견도 있다(83). 스트레칭이 운동 후 근육통을 예방하거나 줄이는 데 어떤 역할을 하는지에 대한 내용은 추천 문헌의 McHugh와 Cosgrave (2010)에 자세하게 설명되어 있다.

유연성이 향상된다고 해서 운동으로 인한 부상의 위험이 줄어드는 것은 아니지만, 관절을 전체 가동 범위로 움직이는 능력은 많은 스포츠에서 중요하다. 실제로 유연성이 떨어지면 움직임 효율성이 감소할 수 있다. 따라서 많은 운동 트레이너와 코치들은 유연성을 향상시키고 움직임의 효율성을 최적화하기 위해 정기적인 스트레칭 운동을 추천한다.

현재 사용되는 두 가지 일반적인 스트레칭 방법은 (1) 스트레칭 자세를 지속적으로 유지하는 **정적 스트레칭**(static stretching)과 (2) 움직임이 통제되지 않는 경우 발리스틱 스트레칭(balistic stretching)이라고도 불리는 **동적 스트레칭**(dynamic stretching)이다. 두 방법 모두 유연성을 향상시키지만, 정적 스트레칭이 동적 스트레칭보다 우수하다고 여겨진다. 그 이유는 (1) 관절이나 결합 조직에 부상을 입힐 가능성이 적고, (2) 정적 스트레칭은 동

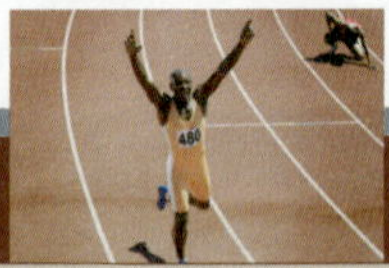

향상 비법 20.3

압박 의류는 운동선수들이 경기 중이나 트레이닝 후 회복에 도움이 될까?

탄력성 압박 의류는 피부와 근육에 가해지는 압력을 통해 상지와 하지를 압박하는 데 착용할 수 있다. 역사적으로 하반신 압박 의류는 기립성 저혈압, 정맥류, 심부 정맥 혈전증과 같은 다양한 순환계 질환을 치료하기 위해 의학적으로 사용되어 왔다. 이 환자들에게 압박 의류를 착용하면 정맥 혈류가 개선되고 조직의 부기가 줄어든다. 압박 의류가 정맥 혈류를 증가시킨다는 증거에 근거하여, 많은 운동 의류 회사들은 운동 중 사용을 위한 압박 의류를 홍보하며 새로운 스포츠 의류 카테고리를 만들어냈다.

제조업체들은 압박 의류를 착용하면 혈액에서 젖산 제거를 가속화하고 운동으로 인한 손상 후 회복을 개선함으로써 운동에서의 회복을 증진한다고 주장한다. 또한 일부 제조업체들은 압박 의류가 지구력 운동수행력을 향상시킨다고 주장한다. 하지만 현재까지 이러한 주장들을 뒷받침하는 과학적 증거는 제한적이다. 운동 중 압박 의류 착용의 이점에 대한 증거를 살펴보기로 한다.

압박 의류가 운동 후 회복을 개선하는가?

여러 회사들은 압박 의류를 사용함으로써 근육에서 대사 부산물인 젖산의 제거가 증가하여 운동 회복에 도움이 된다고 주장한다. 그러나 운동 후 압박 의류가 젖산 제거에 미치는 영향을 조사한 연구들은 일관성이 없다. 실제로 대부분의 연구에서는 압박 의류가 운동 후 혈액에서 젖산 제거 속도를 높이지 않는다고 결론짓고 있다(77). 또한 압박 의류가 젖산 제거를 증가시킨다 하더라도, 혈중 젖산 농도만으로는 운동 회복의 질을 나타내는 확립된 생체지표는 아니다.

여러 연구들은 압박 의류 착용이 운동으로 인한 근육 손상(DOMS) 회복에 도움이 될 수 있다는 개념을 지지한다. 특히, 운동으로 인한 근육 손상 이후 3~4일 동안 압박 의류를 착용하면 근육 부기가 감소하고 지연성 근육통과 관련된 통증이 낮아진다(33, 56, 77). 이러한 발견은 압박을 이용한 지연성 근육통 치료가 연부조직 손상과 관련된 통증과 부기를 줄이기 위한 확립된 치료 방법이라는 점에서 놀랍지 않다.

압박 의류가 운동수행력을 향상시키는가?

회복 중 압박 의류를 착용하는 것 외에도, 많은 운동선수들은 운동수행력 향상을 기대하며 경기 중에도 압박 의류를 착용한다. 그러나 최근의 한 리뷰에 따르면, 압박 의류를 착용해도 400 m에서 하프 마라톤까지의 달리기 수행력은 개선되지 않는다고 결론지었다(33). 그럼에도 불구하고 압박 의류는 달리기 경제성에 약간 긍정적인 영향을 미치는 것으로 보인다(33). 하지만 압박이 달리기 경제성에 미치는 이점을 설명하는 메커니즘은 불분명하다.

흥미롭게도 일부 연구에서는 압박 의류가 실험실 운동 테스트에서 지구력 시간(시간-소모)에 약간의 향상을 가져온다고 제안하고 있다(33). 이러한 발견을 설명하는 메커니즘은 명확하지 않지만 압박 의류 착용의 위약(placebo) 효과와 관련이 있을 수 있다. 즉, 운동 중 압박 의류를 착용하는 것은 긍정적인 심리적 영향을 미쳐 운동 중 느끼는 힘든 정도(perceived exertion)를 낮출 수 있다. 압박 의류를 착용할 때 실험 참가자들이 운동 테스트의 결과에 대해 긍정적인 인식을 가지기 때문에 느끼는 힘든 정도가 낮아질 수 있다.

압박 의류의 운동 효과-결론

선수와 코치들은 지속적으로 트레이닝 성과와 회복을 동시에 향상시킬 수 있는 트레이닝 보조 도구를 찾고 있다. 많은 광고에서 압박 의류가 운동수행력과 회복 모두를 향상시킨다고 주장한다. 그러나 이러한 주장을 뒷받침하는 과학적 증거는 제한적이다. 이와 관련하여 압박 의류 착용의 효과를 조사하는 연구의 수는 증가하고 있지만, 압박 의류가 운동수행력과 회복에 미치는 영향을 파악하기 위해 잘 설계된 추가적인 실험이 필요하다. 실제로 현재 연구는 매우 일관성이 없으며, 일부 연구에서는 압박 의류의 운동적 이점을 보고하는 반면, 다른 보고서에서는 이점이 없다고 한다. 문헌에서의 불일치에는 연구 설계의 차이, 피험자의 트레이닝 상태, 작은 표본의 크기, 압박 의류의 종류 차이 등 여러 요인이 작용할 수 있다. 압박 의류의 종류와 관련하여, 압박 의류의 생리학적 효과를 연구하는 데 있어 주요 문제는 대부분의 연구에서 압박 의류가 신체에 가하는 외부 압력의 양을 측정하지 않는다는 점이다. 이는 서로 다른 압박 수준이 운동 및 회복 중에 다양한 생리학적 효과를 가질 수 있기 때문에 중요하다.

현재 문헌에서는 압박 의류가 트레이닝이나 대회에 큰 이점을 제공하지 않는다고 제시하고 있지만, 압박 의류의 사용은 여전히 선수들 사이에서 인기가 있다. 분명히 압박 의류 착용의 효과에 대한 추가 연구가 필요하다. 이를 통해 이러한 의류의 생리학적 영향을 파악하고 압박 의류가 운동수행력이나 회복에 도움을 줄 수 있는지에 대한 이해를 높일 수 있다.

적 스트레칭에 비해 근방추 활동이 덜 발생하며, (3) 근육 부상이나 근육 긴장을 유발할 가능성이 적기 때문이다. 동적 스트레칭 중 근방추가 자극되면 신전 반사가 발생하여 근육이 수축하게 된다. 이러한 근육 수축은 원하는 근육의 길이를 늘리는 것과 반대의 작용을 하여 부상의 위험을 증가시킬 수 있다.

주 2회, 30분의 정적 스트레칭 운동을 수행하면 5주 안에 유연성이 향상된다. 유연성 프로그램의 시작에서는 스트레칭 자세를 10초 동안 유지하고, 여러 트레이닝 세션 후에는 60초로 늘리는 것이 권장된다. 각 스트레칭 자세는 3~5회 반복해야 하며, 이를 최대 10회 반복하는 것으로 늘릴 수 있다. 과부하는 스트레칭 자세의 범위를 늘리거나 스트레칭 자세를 유지하는 시간을 늘림으로써 적용된다.

정적 스트레칭을 수행하기 전에 스트레칭할 근육군의 등척성 수축을 하는 것은 근육 이완을 개선하고 유연성 개발을 향상시킬 수 있는 효과적인 방법이다. 이 스트레칭 방법은 **고유수용성 신경근 촉진**(proprioceptive neuromuscular facilitation, PNF)이라고 한다. 이 절차는 일반적으로 두 사람이 필요하며 다음과 같이 수행된다: 트레이닝 파트너가 해당되는 팔이나 다리를 수동적으로 가동 범위 내에서 움직이고, 가동 범위의 끝점에 도달한 후 해당 근육을 이완하지 않고(파트너에 맞서) 6~10초 동안 수축한다. 그런 다음 해당 근육은 이완되고 파트너에 의해 더 큰 가동 범위로 다시 스트레칭된다. 고유수용성 신경근 촉진 스트레칭의 생리학적 근거는 등척성 수축 후 근육 이완이 발생한다는 것이다. 이는 수축이 골지 힘줄 기관(Golgi tendon organ)을 자극하여 이후의 스트레칭 운동 동안 수축을 억제하기 때문이다.

요약 *In Summary*

- 관절 가동성(유연성) 향상이 운동 유발 부상의 발생률을 줄인다는 개념을 뒷받침하는 증거는 제한적이다.
- 유연성을 개선하고 움직임의 효율성을 최적화하기 위해 스트레칭 운동이 자주 권장된다.
- 유연성 향상은 정적 스트레칭이나 동적 스트레칭을 통해 이루어질 수 있으며, 정적 스트레칭이 선호된다.

연간 선수 컨디셔닝

오늘날의 선수들은 연간 내내 컨디셔닝 운동에 참여하는 것이 일반적이다. 이러한 트레이닝 접근법은 과도한 체지방 증가를 방지하고 경기 시즌 사이에 극단적인 체력 저하를 예방하는 데 필요하다. 선수들의 트레이닝 기간은 세 가지 단계로 나눌 수 있다: (1) 오프시즌 트레이닝, (2) 프리시즌 트레이닝, (3) 시즌 트레이닝이며, 앞서 논의한 주기화 기법을 통합할 수 있다(향상 비법 20.2 참조). 각 트레이닝 기간에 대한 간단한 설명은 다음과 같다.

오프시즌 컨디셔닝

일반적으로 오프시즌 컨디셔닝 프로그램의 목표는 다음과 같다: (1) 과도한 체지방 증가를 방지하고, (2) 근력이나 지구력을 유지하며, (3) 인대와 뼈의 온전한 상태를 지속하고, (4) 선수의 특정 스포츠에서 합리적인 기술 수준을 유지하는 것이다. 물론, 오프시즌 컨디셔닝 프로그램의 정확한 내용은 스포츠마다 다를 것이다. 예를 들어, 미식축구 선수는 장거리 달리기 선수보다 훨씬 더 많은 시간을 근력-트레이닝에 할애할 것이다. 반대로, 달리기 선수는 미식축구 선수보다 오프시즌 컨디셔닝 프로그램에 더 많은 달리기를 포함시킬 것이다. 따라서 특정 운동은 스포츠의 요구 사항에 따라 선택되어야 한다.

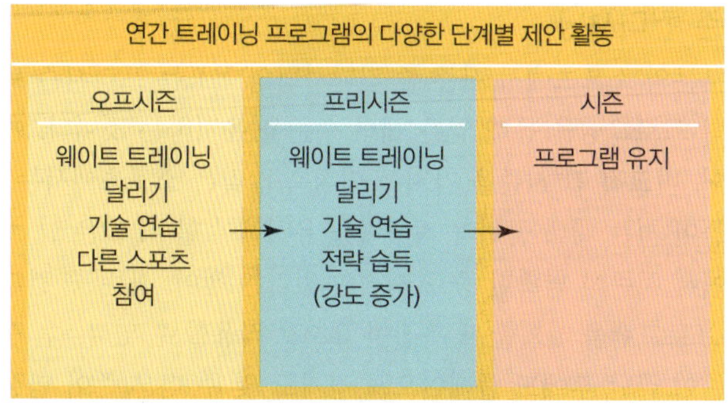

그림 20.14 연간 트레이닝의 다양한 단계에 대한 권장 활동.

어떤 스포츠든 상관없이, 오프시즌 컨디셔닝 프로그램은 운동선수에게 다양성을 제공하는 것이 중요하다. 또한, 오프시즌 컨디셔닝 프로그램은 일반적으로 저강도, 높은 운동량으로 구성된 트레이닝 방식을 사용한다. 이러한 저강도 트레이닝과 다양한 운동의 조합은 "오버트레이닝 증후군"의 발생과 심리적 무기력 상태의 발전을 예방할 수 있다. 그림 20.14에는 오프시즌 컨디셔닝을 위한 권장 트레이닝 활동 목록이 포함되어 있다.

오프시즌 컨디셔닝은 운동선수들이 자신이 약한 체력 요소에 집중할 수 있게 해준다. 따라서, 오프시즌 프로그램은 개인에게 맞춰 설계되는 것이 중요하다. 예를 들어, 농구 선수가 다리 근력과 파워가 부족하다면, 그로 인해 수직 점프 능력이 제한될 수 있다. 이 경우, 운동선수는 다리 근력과 파워 생성을 향상시켜 수직 점프 능력을 높이는 오프시즌 컨디셔닝 프로그램에 참여해야 한다.

프리시즌 컨디셔닝

프리시즌 컨디셔닝의 주요 목표는 특정 스포츠에서 사용되는 주요 에너지 시스템의 능력을 극대화하는 것이다(예: 경기 8~12주 전). 오프시즌 컨디셔닝에서 프리시즌 컨디셔닝으로의 전환에서는 저강도, 높은 운동량에서 고강도, 낮은 운동량으로 점진적인 변화가 이루어진다. 모든 트레이닝 주기의 단계와 마찬가지로, 프로그램은 특정 스포츠에 맞춰져야 한다.

일반적으로, 프리시즌 컨디셔닝 동안 수행되는 운동의 유형은 오프시즌 컨디셔닝에서 사용되는 운동과 유사하다(그림 20.14). 오프시즌과 프리시즌 컨디셔닝의 주된 차이점은 컨디셔닝 강도의 차이이다. 프리시즌 컨디셔닝 동안 운동선수는 트레이닝의 강도를 높여 점진적인 과부하를 적용하는 반면, 오프시즌 컨디셔닝은 높은 운동량의 저강도 운동으로 구성된다.

시즌 컨디셔닝

대부분의 스포츠에서 시즌 중 컨디셔닝의 목표는 프리시즌 트레이닝 프로그램을 통해 얻은 체력 수준을 유지하는 것이다. 예를 들어, 비교적 긴 시즌을 가지는 미식축구 같은 스포츠에서는, 선수들이 시즌 내내 근력과 지구력을 유지해야 한다. 많은 팀 스포츠에서 시즌의 명확한 종료 시점이 없다는 점이, 시즌 중 컨디셔닝 프로그램을 계획할 때 복잡한 요소로 작용할 수 있다. 즉, 정규 시즌이 끝난 후에도 플레이오프 경기도 몇 주 더 시즌이 연장될 수 있다. 따라서 이러한 유형의 스포츠에서는 컨디셔닝 프로그램의 정점(climax)을 계획하기가 어렵기 때문에 유지 트레이닝 프로그램이 필요하다.

요약 *In Summary*

- 선수들을 위한 연간 컨디셔닝 프로그램은 오프시즌 프로그램, 프리시즌 프로그램, 그리고 시즌 프로그램을 포함한다.
- 오프시즌 컨디셔닝 프로그램의 일반적인 목표는 과도한 체지방 증가를 방지하고, 근력과 지구력을 유지하며, 뼈와 인대의 강도를 유지하고, 선수의 특정 스포츠에서 합리적인 기술 수준을 유지하는 것이다.
- 프리시즌 컨디셔닝의 주요 목표는 특정 스포츠에 사용되는 주요 에너지 시스템의 최대 능력을 증가시키는 것이다.
- 대부분의 스포츠에서 시즌 컨디셔닝의 목표는 프리시즌 트레이닝 프로그램을 통해 달성한 체력 수준을 유지하는 것이다.

일반적인 트레이닝 오류

가장 일반적인 트레이닝 오류 중 일부는 (1) 오버트레이닝, (2) 트레이닝 부족, (3) 스포츠 종목에 특화되지 않은 운동 및 운동 강도 사용, (4) 특정 목표를 달성하기 위한 장기 트레이닝 계획 수립 실패, (5) 시합 전 트레이닝양의 조절 실패 등이 있다. 각각의 트레이닝 오류에 대해 간단하게 논의하고자 한다.

오버트레이닝은 여러 가지 이유로 인해 부족한 트레이닝보다 더 심각한 문제가 될 수 있다. 첫째, 오버트레이닝(너무 길거나 지나치게 힘든 운동)은 부상을 초래하거나 선수의 면역 저항력을 감소시킬 수 있다(6장 참조). 또한, 오버트레이닝은 선수의 전반적인 스포츠에 대한 열의 부족으로 나타나는 심리적 침체를 초래할 수 있다. 오버트레이닝의 일반적인 증상으로는 (1) 고정된 최대하 운동 강도에서 심박수 및 혈중 젖산 수치 상승, (2) 식욕 감소로 인한 체중 감소, (3) 만성 피로, (4) 심리적 침체, (5) 잦은 감기나 인후염, (6) 운동수행력 저하 등이 있다(그림 20.15). 오버트레이닝이 된 운동선수는 이러한 증상 중 하나 이상을 경험하게 된

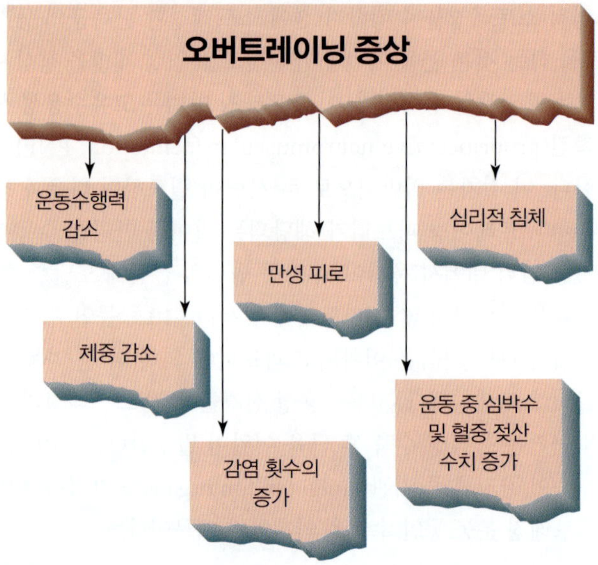

그림 20.15 오버트레이닝의 일반적인 증상.

다(13, 39, 58). 따라서 코치와 트레이너는 오버트레이닝의 전형적인 증상을 인식하고 이러한 증상이 나타날 경우 선수의 트레이닝양을 줄일 준비가 되어 있어야 한다. 특정 트레이닝 프로그램은 선수의 유전적 잠재력과 체력 수준의 개인 차이를 보완하기 위해 계획되어야 한다. 이러한 고려사항은 경기 컨디셔닝을 위한 트레이닝 프로그램을 계획할 때 기억해야 할 중요한 사항이다.

오버트레이닝에 대한 내용은 추천 문헌의 Halson과 Jeukendrup (2004) 및 Wyatt 등(2013)에 자세하게 설명되어 있다.

운동선수 트레이닝에서 또 다른 일반적인 오류는 스포츠 종목에 특화된 트레이닝 운동을 계획하지 않는 것이다. 종종 코치나 트레이너는 특이성 원리의 중요성을 이해하지 못하고, 경기에서 사용되는 골격근의 에너지 능력을 향상시키지 못하는 트레이닝 운동을 개발한다. 이 오류는 이 장에서 논의된 트레이닝 원리에 대한 폭넓은 이해를 통해 피할 수 있다.

또한 코치, 트레이너, 선수들은 연간 특정 체력 목표를 달성하기 위해 설계된 트레이닝 일정을 계획하고 기록해야 한다. 트레이닝 전략을 계획하지 않으면 트레이닝 시간을 잘못 사용하게 되고, 결국 운동수행력이 저하될 수 있다.

마지막으로, 경기 전에 트레이닝의 강도와 양을 줄이지 않는 것도 흔한 트레이닝 오류이다. 최고의 운동수행력을 이루기 위해서는 영양, 트레이닝, 휴식이 적절하게 조화를 이루어야 한다. 경기 전에 트레이닝양과 강도를 줄이지 않으면 충분한 휴식이 이루어지지 않아 수행력이 저하된다. 따라서 최고의 운동수행력을 달성하기 위해, 운동선수들은 경기 며칠 전부터 트레이닝 강도를 줄

여야 하는데, 이 과정을 **테이퍼링**(tapering)이라고 한다. 테이퍼링의 목표는 근육이 글리코겐을 최대 수준으로 재합성할 수 있는 시간을 제공하고, 트레이닝으로 인한 손상에서 회복할 수 있도록 하는 것이다. 최적의 테이퍼(taper) 기간에 대한 논의는 여전히 진행 중이지만, 3일에서 21일 동안 트레이닝 강도를 줄이는 것이 근력 및 지구력 스포츠 모두에서 성공적으로 사용되어 왔다(59). 실제로, 달리기 선수와 수영 선수는 운동수행력 저하 없이 최대 21일 동안 트레이닝 강도를 약 60% 줄일 수 있다(23, 42, 59).

요약 *In Summary*

- 가장 일반적인 트레이닝 오류에는 (1) 오버트레이닝, (2) 트레이닝 부족, (3) 트레이닝 세션 중 비특정 운동수행, (4) 장기 트레이닝 계획을 신중하게 세우지 않음, (5) 시합 전 트레이닝 강도를 줄이지 않음 등이 있다.
- 오버트레이닝의 증상에는 (1) 고정된 최대하 운동 강도에서 심박수 및 혈중 젖산 농도의 증가, (2) 식욕 감소로 인한 체중 감소, (3) 만성 피로, (4) 심리적 침체, (5) 감염 횟수 증가, (6) 운동수행력 감소 등이 있다.
- 테이퍼링(tapering)은 경기 전에 트레이닝 강도를 단기간 줄이는 것을 의미한다. 연구에 따르면, 경기 전에 테이퍼링을 하는 것이 근력과 지구력 운동수행력을 향상시키는 데 유용하다고 한다.

연구 문제

1. 특정 활동이나 스포츠에서 사용되는 에너지 시스템에 대한 이해가 스포츠별 트레이닝 프로그램 설계에 어떻게 유용할 수 있는지 설명하시오.
2. 다음 스포츠에 대한 트레이닝 프로그램 설계의 일반적인 원리를 제시하시오: (1) 미식축구, (2) 축구, (3) 농구, (4) 배구, (5) 장거리 달리기(5000 m), (6) 200 m 날리기.
3. 유산소 운동 잠재력을 정량화하기 위해 사용되는 실험실 방법을 설명하고, 이러한 테스트에서 생성된 데이터가 운동 성과를 어느 정도 예측할 수 있는지 설명하시오.
4. 인터벌 트레이닝과 관련된 다음 용어들을 정의하시오: (1) 운동 간격, (2) 휴식 간격, (3) 운동과 휴식 비율, (4) 세트.
5. 고강도 인터벌 트레이닝과 스프린트 인터벌 트레이닝과 같은 다양한 유형의 인터벌 트레이닝이 유산소 파워를 향상시키는 데 어떻게 사용될 수 있는가?
6. $\dot{V}O_2$ max를 향상시키기 위해 사용되는 가장 일반적인 세 가지 트레이닝 프로그램을 나열하고 논의하시오.
7. ATP-PC 체계를 향상시키기 위한 인터벌 트레이닝 프로그램과 해당과정의 ATP 생성을 향상시키기 위한 프로그램 간의 실제적이고 이론적인 차이점을 논의하시오.
8. 근력 향상을 위한 일반적인 원리를 나열하시오.
9. *등척성, 등장성, 동적, 등속성* 용어를 정의하시오.
10. 지연성 근육통을 설명하는 모델을 제시하시오.
11. 유연성을 개선하기 위한 정적 및 동적 스트레칭의 사용을 논의하시오. 모든 스포츠에서 높은 유연성을 요구하지 않는 이유는 무엇인가?
12. (1) 오프시즌 컨디셔닝, (2) 프리시즌 컨디셔닝, (3) 시즌 컨디셔닝의 목표를 나열하고 논의하시오.
13. 운동선수 트레이닝에서 일반적으로 발생하는 오류는 무엇인가?

추천 문헌

ACSM. 2009. American College of Sports Medicine position stand. Progression models in resistance training for healthy adults. *Medicine & Science in Sports & Exercise* 41: 687–708.

Fradkin, A. J., T. R. Zazryn, and J. M. Smoglia. 2010. Effects of warming-up on physical performance: a systematic review with meta-analysis. *Journal of Strength and Conditioning Research* 24: 140–148.

Gibala, M., J. Little, M. MacDonald, and J. Hawley. 2012. Physiological adaptations to low-volume, high intensity interval training in health and disease. *Journal of Physiology* 590(5): 1077–1084.

Haff, G. and N. T. Triplett. 2016. Essentials of strength and conditioning. Champaign, IL. Human Kinetics.

Halson, S., and A. Jeukendrup. 2004. Does overtraining exist? An analysis of overreaching and overtraining research. Sports Medicine 34: 967–981.

Harries, S., D. Lubans, and R. Callister. 2015. Systematic review and meta-analysis of linear and undulating periodized resistance training programs on muscular strength. *Journal of Strength and Conditioning Research* 29: 1113–1125.

Hawley, J. A. 2009. Molecular responses to strength and endurance training: are they incompatible? *Applied Physiology Nutrition and Metabolism* 34: 355–361.

Iaia, F. M., and J. Bangsbo. 2010. Speed endurance training is a powerful stimulus for physiological adaptations and performance improvements of athletes. *Scandinavian Journal of Medicine and Sciences in Sports* 20 (Suppl 2): 11–23.

Joyner, M.J. and E.F. Coyle. 2008. Endurance exercise performance: the physiology of champions. *Journal of Physiology* 586: 35–44

Krieger, J. W. 2010. Single vs. multiple sets of resistance exercise for muscle hypertrophy: a meta-analysis. *Journal of Strength and Conditioning Research* 24: 1150–1159.

Lewis, P., D. Ruby, and C. Bush-Joseph. 2012. Muscle soreness and delayed onset muscle soreness. *Clinics in Sports Medicine* 31: 255–262.

Lundby, C. and P. Robach. 2015. Performance enhancement: what are the physiological limits? *Physiology* 30: 282–292.

Lundby, C. and P. Robach. 2016. Does altitude training increase exercise performance in elite athletes? *Experimental Physiology* 101: 783–788.

McHugh, M. P., and C. H. Cosgrave. 2010. To stretch or not to stretch: the role of stretching in injury prevention and performance. *Scandinavian Journal of Medicine and Sciences in Sports* 20: 169–181.

Pasiakos, S., T. McLellan, and H. Lieberman. 2015. The effects of protein supplements on muscle mass, strength, and aerobic and anaerobic power in healthy adults: a systematic review. *Sports Medicine* 45: 111–131.

Poole, D., H. Rossiter, G. Brooks, and L. B. Gladden. 2021. The anaerobic threshold: 50+ years of controversy. *Journal of Physiology* 599: 737–767.

Seiler, S. 2010. What is best practice for training intensity and duration distribution in endurance athletes? *International Journal of Sports Physiology and Performance* 5: 276–291.

Wilson, J. M., P. J. Marin, M. R. Rhea, S. M. Wilson, J. P. Loenneke, and J. C. Anderson. 2012. Concurrent training: a meta-analysis examining interference of aerobic and resistance exercises. *Journal of Strength and Conditioning Research* 26: 2293–2307.

Wyatt, F., A. Donaldson, and E. Brown. 2013. The overtraining syndrome: a meta-analytic review. *Journal of Exercise Physiology* 16: 12–23.

참고 문헌

1. **ACSM.** American College of Sports Medicine position stand. Progression models in resistance training for healthy adults. *Medicine & Science in Sports & Exercise* 41: 687–708, 2009.
2. **Alway SE, Sale DG, and MacDougall JD.** Twitch contractile adaptations are not dependent on the intensity of isometric exercise in the human triceps surae. *European Journal of Applied Physiology and Occupational Physiology* 60: 346–352, 1990.
3. **Alway SE, Stray-Gundersen J, Grumbt WH, and Gonyea WJ.** Muscle cross-sectional area and torque in resistance-trained subjects. *European Journal of Applied Physiology and Occupational Physiology* 60: 86–90, 1990.
4. **Amir O, Amir R, Yamin C, Attias E, Eynon N, Sagiv M, et al.** The ACE deletion allele is associated with Israeli elite endurance athletes. *Experimental Physiology* 92: 881–886, 2007.
5. **Andersen J.** Stretching before and after exercise: effect on muscle soreness and injury risk. *Journal of Athletic Training* 40: 218–220, 2005.
6. **Armstrong RB.** Mechanisms of exercise-induced delayed onset muscular soreness: a brief review. *Medicine & Science in Sports & Exercise* 16: 529–538, 1984.
7. **Astorino TA, Allen RP, Roberson DW, Jurancich M, Lewis R, McCarthy K, et al.** Adaptations to high-intensity training are independent of gender. *European Journal of Applied Physiology* 111: 1279–1286, 2010.
8. **Åstrand P and Rodahl K.** *Textbook of Work Physiology.* Champaign, IL: Human Kinetics, 2003.
9. **Barandun U, Knechtle B, Knechtle P, Klipstein A, Rust C, Rosemann T, et al.** Running speed during training and percent body fat predict race time in recreational male marathoners. *Journal of Sports Medicine* 3: 51–58, 2012.
10. **Barker AR and Armstrong N.** Exercise testing elite young athletes. *Medicine and Sport Science* 56: 106–125, 2011.
11. **Berger R.** *Applied Exercise Physiology.* Philadelphia, PA: Lea & Febiger, 1982.
12. **Bouchard C, Sarzynski MA, Rice TK, Kraus WE, Church TS, Sung YJ, et al.** Genomic predictors of maximal oxygen uptake response to standardized exercise training programs. *Journal of Applied Physiology* 110:1160–1170, 2011.
13. **Bowers R and Fox E.** *Sports Physiology.* New York, NY: McGraw-Hill, 1992.
14. **Burke E.** Physiological similar effects of similar training programs in males and females. *Research Quarterly* 48: 510–517, 1977.
15. **Calvo M, Rodas G, Vallejo M, Estruch A, Arcas A, Javierre C, et al.** Heritability of explosive power and anaerobic capacity in humans. *European Journal of Applied Physiology* 86: 218–225, 2002.
16. **Carvalho AC, Junior LC, Costa LO, and Lopes AD.** The association between runners' lower limb alignment with running-related injuries: a systematic review. *British Journal of Sports Medicine* 45: 339, 2011.
17. **Chapman R, Karlsen T, Resaland G, Ge R, Harber M, Witkowski S, et al.** Defining the dose of altitude training: how high to live for optimal sea level performance. *Journal of Applied Physiology* 116: 595–603, 2014.
18. **Clarkson PM, Byrnes WC, McCormick KM, Turcotte LP, and White JS.** Muscle soreness and serum creatine kinase activity following isometric, eccentric, and concentric exercise. *International Journal of Sports Medicine* 7: 152–155, 1986.
19. **Clarkson PM, Nosaka K, and Braun B.** Muscle function after exercise-induced muscle damage and rapid adaptation. *Medicine & Science in Sports & Exercise* 24: 512–520, 1992.
20. **Clarkson PM and Sayers SP.** Etiology of exercise-induced muscle damage. *Canadian Journal of Applied Physiology* 24: 234–248, 1999.
21. **Close GL, Ashton T, McArdle A, and Maclaren DP.** The emerging role of free radicals in delayed onset muscle soreness and contraction-induced muscle injury. *Comparative Biochemistry and Physiology Part A: Molecular & Integrative Physiologyl* 142: 257–266, 2005.
22. **Coffee V and Hawley J.** Concurrent exercise training: do opposites distract? *Journal of Physiology* 595: 2883–2896, 2017.
23. **Costill D.** Effects of reduced training on muscular power in swimmers. *Physician and Sports Medicine* 13: 94–101, 1985.
24. **Costill DL, Coyle EF, Fink WF, Lesmes GR, and Witzmann FA.** Adaptations in skeletal muscle following strength training. *Journal of Applied Physiology* 46: 96–99, 1979.
25. **Costill DL, Thomas R, Robergs RA, Pascoe D, Lambert C, Barr S, et al.** Adaptations to swimming training: influence of training volume. *Medicine & Science in Sports & Exercise* 23: 371–377, 1991.
26. **Coyle, EF.** Improved muscular efficiency displayed as Tour de France champion matures. *Journal of Applied Physiology* 98: 2191–2196, 2007.
27. **Coyle EF, Martin WH, III, Sinacore DR, Joyner MJ, Hagberg JM, and Holloszy JO.** Time course of loss of adaptations after stopping prolonged intense endurance training. *Journal of Applied Physiology* 57: 1857–1864, 1984.
28. **Davies CT, and Knibbs AV.** The training stimulus: the effects of intensity, duration and frequency of effort on maximum aerobic power output. *Internationale Zeitschrift für angewandte Physiologie, einschliesslich Arbeitsphysiologie* 29: 299–305, 1971.
29. **Deschenes M.** Short review: motor coding and motor unit recruitment pattern. *Journal of Applied Sport Science Research* 3: 33–39, 1989.
30. **Dudley GA, Abraham WM, and Terjung RL.** Influence of exercise intensity and duration on biochemical adaptations in skeletal muscle. *Journal of Applied Physiology* 53: 844–850, 1982.

31. **Dudley GA, and Djamil R.** Incompatibility of endurance- and strength-training modes of exercise. *Journal of Applied Physiology* 59: 1446–1451, 1985.
32. **Fox E, and Mathews D.** *Interval Training: Conditioning for Sports and General Fitness.* Philadelphia, PA: W. B. Saunders, 1974.
33. **Engel F, Holmberg H, and Sperlich B.** Is there evidence that runners can benefit from wearing compression clothing? *Sports Medicine* DOI.1007/s40279-016-0546-5, 2016.
34. **Fox EL, Bartels RL, Billings CE, O'Brien R, Bason R, and Mathews DK.** Frequency and duration of interval training programs and changes in aerobic power. *Journal of Applied Physiology* 38: 481–484, 1975.
35. **Fox EL, Robinson S, and Wiegman DL.** Metabolic energy sources during continuous and interval running. *Journal of Applied Physiology* 27: 174–178, 1969.
36. **Fradkin AJ, Zazryn TR, and Smoliga JM.** Effects of warming-up on physical performance: a systematic review with meta-analysis. *Journal of Strength and Conditioning Research* 24: 140–148, 2010.
37. **Friden J and Lieber RL.** Structural and mechanical basis of exercise-induced muscle injury. *Medicine & Science in Sports & Exercise* 24: 521–530, 1992.
38. **Friden J, Sjöström M, and Ekblom B.** Myofibrillar damage following intense eccentric exercise in man. *International Journal of Sports Medicine* 4: 170–176, 1983.
39. **Fry RW, Grove JR, Morton AR, Zeroni PM, Gaudieri S, and Keast D.** Psychological and immunological correlates of acute overtraining. *British Journal of Sports Medicine* 28: 241–246, 1994.
40. **Galvao D, and Taafee D.** Single- vs. multiple-set resistance training: recent developments in the controversy. *Journal of Strength and Conditioning Research* 18: 660–667, 2004.
41. **Gaskill SE, Ruby BC, Walker AJ, Sanchez OA, Serfass RC, and Leon AS.** Validity and reliability of combining three methods to determine ventilatory threshold. *Medicine & Science in Sports & Exercise* 33: 1841–1848, 2001.
42. **Gibala MJ, MacDougall JD, and Sale DG.** The effects of tapering on strength performance in trained athletes. *International Journal of Sports Medicine* 15: 492–497, 1994.
43. **Gibala M, Little J, MacDonald M, and Hawley J.** Physiological adaptations to low-volume, high intensity interval training in health and disease. *Journal of Physiology* 590(5): 1077–1084, 2012.
44. **Gissel H, and Clausen T.** Excitation-induced Ca^{2+} influx and skeletal muscle cell damage. *Acta Physiologica Scandinavica* 171: 327–334, 2001.
45. **Gonyea W, Ericson GC, and Bonde-Petersen F.** Skeletal muscle fiber splitting induced by weight-lifting exercise in cats. *Acta Physiologica Scandinavica* 99: 105–109, 1977.
46. **Gonyea WJ.** Role of exercise in inducing increases in skeletal muscle fiber number. *Journal of Applied Physiology* 48: 421–426, 1980.
47. **Gonyea WJ, Sale DG, Gonyea FB, and Mikesky A.** Exercise induced increases in muscle fiber number. *European Journal of Applied Physiology and Occupational Physiology* 55: 137–141, 1986.
48. **Grant S, McMillan K, Newell J, Wood L, Keatley S, Simpson D, et al.** Reproducibility of the blood lactate threshold, 4 mmol.l(-1) marker, heart rate and ratings of perceived exertion during incremental treadmill exercise in humans. *European Journal of Applied Physiology* 87: 159–166, 2002.
49. **Hansen A, Fischer C, Plomgaard P, Andersen J, Saltin B, and Pedersen B.** Skeletal muscle adaptation: training twice every second day vs. training once daily. *Journal of Applied Physiology* 98: 93–99, 2005.
50. **Hart L.** Effect of stretching on sport injury risk: a review. *Clinical Journal of Sport Medicine* 15: 113, 2005.
51. **Hawley JA.** Molecular responses to strength and endurance training: are they incompatible? *Applied Physiology Nutrition and Metabolism* 34: 355–361, 2009.
52. **Hawley J, Burke L, Phillips S, and Spriet L.** Nutritional modulation of training-induced skeletal muscle adaptations. *Journal of Applied Physiology* 110: 834–845, 2011.
53. **Hickson RC.** Interference of strength development by simultaneously training for strength and endurance. *European Journal of Applied Physiology and Occupational Physiology* 45: 255–263, 1980.
54. **Hickson RC, Bomze HA, and Holloszy JO.** Linear increase in aerobic power induced by a strenuous program of endurance exercise. *Journal of Applied Physiology* 42: 372–376, 1977.
55. **Hill DW.** The critical power concept: a review. *Sports Medicine* 16: 237–254, 1993.
56. **Hill J, Howatson G, van Someren K, Leeder J, and Pedlar C.** Compression garments and recovery from exercise-induced muscle damage: a meta-analysis. *British Journal of Sports Medicine* 48: 1340–1346, 2014.
57. **Holloway JB, and Baechle TR.** Strength training for female athletes: a review of selected aspects. *Sports Medicine* 9: 216–228, 1990.
58. **Hooper SL, Mackinnon LT, Howard A, Gordon RD, and Bachmann AW.** Markers for monitoring overtraining and recovery. *Medicine & Science in Sports & Exercise* 27: 106–112, 1995.
59. **Houmard JA, Costill DL, Mitchell JB, Park SH, Hickner RC, and Roemmich JN.** Reduced training maintains performance in distance runners. *International Journal of Sports Medicine* 11: 46–52, 1990.
60. **Housh TJ, Cramer JT, Bull AJ, Johnson GO, and Housh DJ.** The effect of mathematical modeling on critical velocity. *European Journal of Applied Physiology* 84: 469–475, 2001.
61. **Iaia FM and Bangsbo J.** Speed endurance training is a powerful stimulus for physiological adaptations and performance improvements of athletes. *Scandinavian Journal of Medicine and Sciences in Sports* 20 (Suppl 2): 11–23, 2010.
62. **Jones A and Vanhatalo A.** The 'critical power' concept: applications to sports performance with a focus on intermittent high-intensity exercise. *Sports Medicine* 47: 65–78, 2017.
63. **Jones AM.** The physiology of the world record holder for the women's marathon. *International Journal of Sports Science & Coaching* 1: 101–115, 2006.
64. **Junior LC, Carvalho AC, Costa LO, and Lopes AD.** The prevalence of musculoskeletal injuries in runners: a systematic review. *British Journal of Sports Medicine* 45: 351–352, 2011.
65. **Kelley G.** Mechanical overload and skeletal muscle fiber hyperplasia: a meta-analysis. *Journal of Applied Physiology* 81: 1584–1588, 1996.
66. **Knuttgen HG, Nordesjo LO, Ollander B, and Saltin B.** Physical conditioning through interval training with young male adults. *Medicine & Science in Sports* 5: 220–226, 1973.
67. **Kolbe T, Dennis SC, Selley E, Noakes TD, and Lambert MI.** The relationship between critical power and running performance. *Journal of Sports Science* 13: 265–269, 1995.
68. **Krieger JW.** Single versus multiple sets of resistance exercise: a meta-regression. *Journal of Strength and Conditioning Research* 23: 1890–1901, 2009.
69. **Krieger JW.** Single vs. multiple sets of resistance exercise for muscle hypertrophy: a meta-analysis. *Journal of Strength and Conditioning Research* 24: 1150–1159, 2010.
70. **Laursen PB and Jenkins DG.** The scientific basis for high-intensity interval training: optimising training programmes and maximising performance in highly trained endurance athletes. *Sports Medicine* 32: 53–73, 2002.

71. **Levine BD and Stray-Gundersen J.** Living high-training low: effect of moderate-altitude acclimatization with low-altitude training on performance. *Journal of Applied Physiology* 83: 102–112, 1997.
72. **Lewis P, Ruby D, and Bush-Joseph C.** Muscle soreness and delayed onset muscle soreness. *Clinics in Sports Medicine* 31: 255–262, 2012.
73. **Lunby, C and Robach P.** Performance enhancement: what are the physiological limits? *Physiology* 30: 282–292, 2015.
74. **MacInnis, M and Gibala M.** Physiological adaptations to interval training and the role of exercise intensity. Journal of Physiology 595: 2915–2930, 2017.
75. **Manning RJ, Graves JE, Carpenter DM, Leggett SH, and Pollock ML.** Constant vs variable resistance knee extension training. *Medicine & Science in Sports & Exercise* 22: 397–401, 1990.
76. **Maridaki M.** Heritability of neuromuscular performance and anaerobic power in preadolescent and adolescent girls. *Journal of Sports Medicine and Physical Fitness* 46: 540–547, 2006.
77. **Marques-Jimenez, D, Calleja-Gonzalez J, Arratibel I, Delextrat A, and Terrados N.** Are compression garments effective for recovery of exercise-induced muscle damage? a systematic meta-analysis. *Physiology & Behavior* 153: 133–148, 2016.
78. **Mazzeo RS.** Physiological responses to exercise at altitude: an update. *Sports Medicine* 38: 1–8, 2008.
79. **McArdle W, Katch F, and Katch V.** *Exercise Physiology: Energy, Nutrition, and Human Performance.* Baltimore, MD: Lippincott Williams & Wilkins, 1996.
80. **McCarthy JP, Pozniak MA, and Agre JC.** Neuromuscular adaptations to concurrent strength and endurance training. *Medicine & Science in Sports & Exercise* 34: 511–519, 2002.
81. **McGowen C, Pyne B, Thompson K, and Rattray B.** Warm-up strategies for sport and exercise: mechanisms and applications. *Sports Medicine* 45: 1523–1546, 2015.
82. **McHugh MP, Connolly DA, Eston RG, and Gleim GW.** Exercise-induced muscle damage and potential mechanisms for the repeated bout effect. *Sports Medicine* 27: 157–170, 1999.
83. **McHugh MP and Cosgrave CH.** To stretch or not to stretch: the role of stretching in injury prevention and performance. *Scandinavian Journal of Medicine and Sciences in Sports* 20: 169–181, 2010.
84. **Medbo JI and Burgers S.** Effect of training on the anaerobic capacity. *Medicine & Science in Sports & Exercise* 22: 501–507, 1990.
85. **Micheli L.** Injuries and prolonged exercise. In *Prolonged Exercise,* edited by Lamb D, and Murray R. Indianapolis, IN: Benchmark Press, 1988, pp. 393–407.
86. **Midgley AW, McNaughton LR, and Jones AM.** Training to enhance the physiological determinants of long-distance running performance: can valid recommendations be given to runners and coaches based on current scientific knowledge? *Sports Medicine* 37: 857–880, 2007.
87. **Midgley AW, McNaughton LR, and Wilkinson M.** Is there an optimal training intensity for enhancing the maximal oxygen uptake of distance runners? empirical research findings, current opinions, physiological rationale and practical recommendations. *Sports Medicine* 36: 117–132, 2006.
88. **Morrow JR, Jr. and Hosler WW.** Strength comparisons in untrained men and trained women athletes. *Medicine & Science in Sports & Exercise* 13: 194–197, 1981.
89. **Noakes TD.** Implications of exercise testing for prediction of athletic performance: a contemporary perspective. *Medicine & Science in Sports & Exercise* 20: 319–330, 1988.
90. **Noakes TD, Myburgh KH, and Schall R.** Peak treadmill running velocity during the $\dot{V}O_2$ max test predicts running performance. *Journal of Sports Sciences* 8: 35–45, 1990.
91. **Passiakos, SM, McLellan TM, and Lieberman HR.** The effects of protein supplements on muscle mass, strength, and aerobic and anaerobic power in healthy adults: a systematic review. 45: 111–131, 2015.
92. **Peterson MD, Rhea MR, and Alvar BA.** Applications of the dose-response for muscular strength development: a review of meta-analytic efficacy and reliability for designing training prescription. *Journal of Strength and Conditioning Research* 19: 950–958, 2005.
93. **Phillips S.** Dietary protein requirements and adaptive advantages in athletes. *British Journal of Nutrition* 108: S158–S167, 2012.
94. **Proske U and Allen TJ.** Damage to skeletal muscle from eccentric exercise. *Exercise and Sport Sciences Reviews* 33: 98–104, 2005.
95. **Powers SK, Dodd S, and Garner R.** Precision of ventilatory and gas exchange alterations as a predictor of the anaerobic threshold. *European Journal of Applied Physiology and Occupational Physiology* 52: 173–177, 1984.
96. **Rankinen T, Bray MS, Hagberg JM, Perusse L, Roth SM, Wolfarth B, et al.** The human gene map for performance and health-related fitness phenotypes: the 2005 update. *Medicine & Science in Sports & Exercise* 38: 1863–1888, 2006.
97. **Rhea MR and Alderman BL.** A meta-analysis of periodized versus nonperiodized strength and power training programs. *Research Quarterly for Exercise & Sport* 75: 413–422, 2004.
98. **Sale DG, Jacobs I, MacDougall JD, and Garner S.** Comparison of two regimens of concurrent strength and endurance training. *Medicine & Science in Sports & Exercise* 22: 348–356, 1990.
99. **Saltin B, Blomqvist G, Mitchell JH, Johnson RL, Jr., Wildenthal K, and Chapman CB.** Response to exercise after bed rest and after training. *Circulation* 38: VII 1–78, 1968.
100. **Schoenfeld B.** Potential mechanisms for a role of metabolic stress in hypertrophic adaptations to resistance training. *Sports Medicine* 43: 179–194, 2013.
101. **Scott BK and Houmard JA.** Peak running velocity is highly related to distance running performance. *International Journal of Sports Medicine* 15: 504–507, 1994.
102. **Seiler S.** What is best practice for training intensity and duration distribution in endurance athletes? *International Journal of Sports Physiology and Performance* 5: 276–291, 2010.
103. **Staron RS, Malicky ES, Leonardi MJ, Falkel JE, Hagerman FC, and Dudley GA.** Muscle hypertrophy and fast fiber type conversions in heavy resistance-trained women. *European Journal of Applied Physiology and Occupational Physiology* 60: 71–79, 1990.
104. **Tanaka K, Matsuura Y, Kumagai S, Matsuzaka A, Hirakoba K, and Asano K.** Relationships of anaerobic threshold and onset of blood lactate accumulation with endurance performance. *European Journal of Applied Physiology and Occupational Physiology* 52: 51–56, 1983.
105. **Vellers H, Verhein K, Burkholder A, Lee J, Kim Y, Lightfoot T, et al.** Association between mitochondrial DNA sequence variants and trainability. *Medicine and Science in Sports and Exercise* 52: 2303–2309, 2011.
106. **Vogt M and Hoppeler H.** Is hypoxia training good for muscles and exercise performance? *Progress in Cardiovascular Diseases* 52: 525–533, 2010.
107. **Wasserman K, Whipp BJ, Koyl SN, and Beaver WL.** Anaerobic threshold and respiratory gas exchange during exercise. *Journal of Applied Physiology* 35: 236–243, 1973.
108. **Wehrlin JP, Zuest P, Hallen J, and Marti B.** Live high-train low for 24 days increases hemoglobin mass and red cell volume in elite endurance athletes. *Journal of Applied Physiology* 100: 1938–1945, 2006.
109. **Weltman A, Snead D, Stein P, Seip R, Schurrer R, Rutt R, and Weltman J.** Reliability and validity of a continuous incremental

treadmill protocol for the determination of lactate threshold, fixed blood lactate concentrations, and $\dot{V}O_2$ max. *International Journal of Sports Medicine* 11: 26–32, 1990.

110. **Wilson JM, Marin PJ, Rhea MR, Wilson SM, Loenneke JP, and Anderson JC.** Concurrent training: a meta-analysis examining interference of aerobic and resistance exercises. *Journal of Strength and Conditioning Research* 26: 2293–2307, 2012.
111. **Wilmore JH.** Alterations in strength, body composition and anthropometric measurements consequent to a 10-week weight training program. *Medicine & Science in Sports* 6: 133–138, 1974.
112. **Wyatt F, Donaldson A, and Brown E.** The overtraining syndrome: a meta-analytic review. *Journal of Exercise Physiology* 16:12–23, 2013.

Design element credits: (test tubes): George Doyle/Stockbyte/Getty Images; (scientists using microscope): Digital Vision/Getty Images; (magnifying glass): Kick Images/Photodisc/Getty Images; (runners): Chris Ryan/OJO Images/age fotostock; (scientist using microscope): Ingram Publishing; (lightbulb): Amasterphotographer/Shutterstock

21

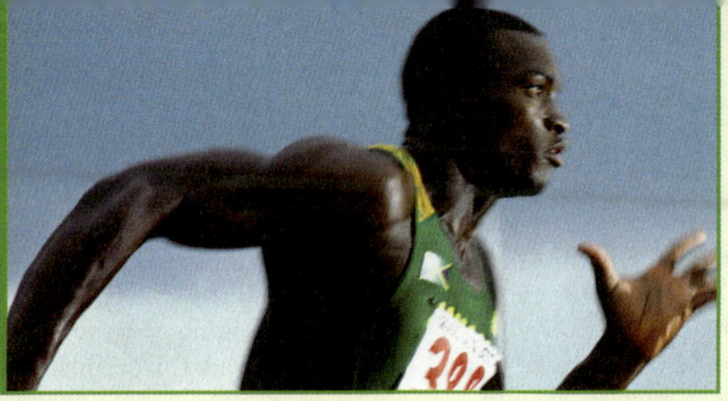

Digital Vision/Getty Images

여성선수, 아동, 특정 집단과 중장년 운동선수를 위한 훈련

Training for the Female Athlete, Children, Special Populations, and the Masters Athlete

■ 학습 목표

이 장을 공부함으로써 다음과 같은 내용을 할 수 있어야 한다:

1. 여성 운동선수와 일반 여성 집단에서의 무월경 발생률을 설명할 수 있다.
2. "운동선수" 무월경을 유발하는 요인들을 나열할 수 있다.
3. 월경 중 훈련에 대한 권고 사항을 설명할 수 있다.
4. 임신 중 운동에 대한 가이드라인을 설명할 수 있다.
5. *여성 운동선수의 3가지 증후군*을 설명할 수 있다.
6. 장기간의 운동이 아동의 (1) 심폐계통과 (2) 근골격계통에 위험을 초래할 가능성에 대해 논의할 수 있다.
7. 격렬한 훈련 프로그램에 참여할 수 없는 제1형 당뇨병 환자의 상태에 대해 설명할 수 있다.
8. 훈련 전 제1형 당뇨병 환자가 올바르게 인슐린 주사 부위를 선택할 수 있는 근거에 대해 설명할 수 있다.
9. 천식 환자가 훈련 중 취해야 할 예방 조치들을 나열할 수 있다.
10. "운동이 간질 환자의 발작을 촉진하는가?"라는 질문에 대해 논의할 수 있다.
11. 나이에 따라 변화되는 근육량과 근력의 변화를 그래프로 설명할 수 있다.
12. 나이에 따라 근육량과 근력의 변화를 유발하는 요인들을 설명할 수 있다.
13. 노화가 남성과 여성의 최대 산소 섭취량에 미치는 영향을 설명할 수 있다.
14. 나이에 따라 지구력 운동수행능력을 감소시키는 요인들에 대해 설명할 수 있다.

■ 학습 목차

격렬한 훈련 중 여성 선수들의 고려사항
- 운동과 월경장애
- 훈련과 월경
- 여성 운동선수와 섭식 장애
- 섭식 장애: 마지막 제안
- 여성 운동선수의 골 무기질 장애
- 임신 중 운동
- 여성 운동선수들의 무릎 부상

아동을 위한 스포츠 컨디셔닝
- 훈련과 심혈관계
- 훈련과 근골격계
- 소아 운동 과학의 발전과정

당뇨병 환자를 위한 훈련

천식 환자를 위한 훈련

간질 환자에 대한 훈련
- 운동이 발작을 촉진하는가?
- 발작으로 인한 부상 위험

중장년 운동선수를 위한 운동수행능력과 훈련
- 노화에 따른 근력 변화
- 노화와 지구력 수행능력
- 중장년 운동선수를 위한 훈련 가이드라인
- 평생 운동이 노화 과정에 미치는 긍정적인 효과

■ 핵심 용어

간질(epilepsy)
관절 연골(articular cartilage)
근육 감소증(sarcopenia)
무월경(amenorrhea)
성장판(골단판)[growth plate (epiphyseal plate)]
신경성 식욕부진증(anorexia nervosa)
여성 운동선수 3가지 증후군(female athlete triad)
월경통(dysmenorrhea)
폭식증(bulimia)

일반적으로 운동수행능력 향상을 목표로 하는 모든 사람들은 훈련의 생리학적 원칙들을 적용하고자 노력한다(20장 참조). 하지만 특정 집단을 대상으로 훈련 프로그램을 계획할 때는 개별적인 접근에 초점을 맞추는 것이 매우 중요하다. 예를 들어, 여성 운동선수나 아동들에게는 훈련에 있어 특별히 고려해야 할 사항들이 있다. 또한 당뇨병, 천식 및 간질과 같은 환자들에게도 각기 다른 구체적인 가이드라인들이 필요하다. 최근에는 점점 더 많은 중장년 운동선수들이 지구력 경기에 참여하고 있다. 그렇다면 나이가 들어감에 따라 운동선수들의 생리학적 능력과 운동수행에 어떠한 영향을 미칠까? 이번 장에서는 이러한 문제들을 하나씩 살펴보도록 하겠다. 먼저, 여성 운동선수들의 훈련에 대해 논의해 보자.

격렬한 훈련 중 여성 선수들의 고려사항

지난 수십 년 동안 여성 운동선수들이 경기에 참여하는 비율은 현저하게 증가하고 있다. 과거에는 스포츠나 운동 프로그램에 대한 생리학적인 정보가 거의 없는 상태에서 여성들은 스스로 운동에 참여할지를 결정해야 했다. 또한, 최근까지도 여성과 운동에 대한 연구는 거의 이루어지지 않았다. 비록 여성 운동과 관련된 많은 의문점이 아직 남아 있지만, 최신 연구를 따르면 여성들의 훈련에 대한 적응 반응은 남성과 동일하게 나타나기 때문에, 여성 운동선수가 지구력이나 파워 스포츠에 적극적으로 참여하는 것을 제한할 이유가 없다는 결론이 보고되었다(14, 82). 다만, 월경 주기 중 황체기 동안 여성 운동선수의 체온 조절 능력이 약간 저하될 수 있다는 차이가 존재한다(97).

남성과 여성이 훈련에 비슷하게 반응하는 이유는 대부분 생리학적 및 생화학적 반응을 조절하는 메커니즘이 동일하기 때문이다. 하지만 여성이 격렬한 훈련에 참여할 때에는 몇 가지 고려할 사항이 있다. 이 절에서는 여성 운동선수와 관련된 네 가지 핵심 문제인 (1) 운동과 월경 주기, (2) 섭식 장애, (3) 골 무기질 장애 및 (4) 임신 중 운동에 대해 논의할 것이다.

운동과 월경장애

최근 몇 년 동안, 강도 높은 훈련이 월경 주기에 미치는 영향에 대한 연구가 증가하고 있다(26). 실제로 여러 연구에서는 "운동성" 무월경을 경험한 여성 운동선수에 대한 사례가 많이 언급되고 있다. 여기서 **무월경**이란 월경이 없거나 중단된 상태를 의미한다.

운동선수의 무월경 발생률은 종목에 따라 크게 차이가 난다. 예를 들어, 일반 여성의 무월경 발생률은 약 3%에 불과하지만, 여성 운동선수의 무월경 발생률은 약 12~69%로 나타났다(2, 31, 66). 특히 무월경 발생률이 가장 높은 스포츠는(50~69%) 장거리 달리기와 발레와 같이 승리를 위해 낮은 체지방률이 요구되는 종목이다(108).

운동선수의 월경 주기 장애는 왜 나타나는 것일까? 일반적으로 무월경은 시상하부와 뇌하수체 사이에서 정상적인 호르몬 신호 전달 과정이 중단될 때 발생된다. 여성 운동선수의 경우, 이러한 신호 전달 과정이 중단되는 구체적인 원인은 개인마다 다를 수 있지만, 과도한 훈련, 심리적 스트레스, 과도한 에너지 소모 혹은 제한적인 영양 섭취로 인한 에너지 불충분 등이 원인이 될 수 있다(56, 90, 108). 일부 연구에서는 낮은 체지방률과 운동성 무월경 간의 연관성을 언급하고 있지만, 낮은 체지방만이 무월경의 주요 원인이라는 것을 뒷받침할 수 있는 증거는 없다(108). 그림 21.1은 운동선수의 무월경이 무엇이든 간에 무월경 발생률은 총 훈련량이 증가함에 따라 높아진다는 것을 보여준다(23, 53). 특히 주간 훈련 거리가 증가할수록, 훈련에 따른 스트레스 반응이 비례적으로 증가하는 것으로 나타났다. 이는 과도한 훈련이 직접적이든 혹은 간접적이든 무월경 발생에 영향을 미친다는 것을 의미한다.

훈련이 생식 기능에 영향을 미치는 방법은 적어도 세 가지가 있다. 첫째, 운동은 수많은 호르몬의 농도를 변화시켜(4, 44, 45), 시상하부로의 피드백을 변화시킬 수 있다(5장 참조). 이는 다시 여성 생식 호르몬의 분비에 영향을 미쳐 월경 주기에 변화를 일으킨다. 둘째, 과도한 훈련량은 심리적 스트레스를 증가시킬 수 있다. 특히, 심리적 스트레스는 생식계를 조절하는 데 중요한 역할을 하는 카테콜아민이나 내인성 오피오이드의 수치를 증가시켜 월경 주기를 방해할 수 있다. 마지막으로, 장기간의 강도 높은 훈련은 에너지 이용률을 낮출 수 있으며, 이는 운동성 무월경의 주요 요인이다(90). 에너지 이용률이란 식이를 통해 섭취한 에너지

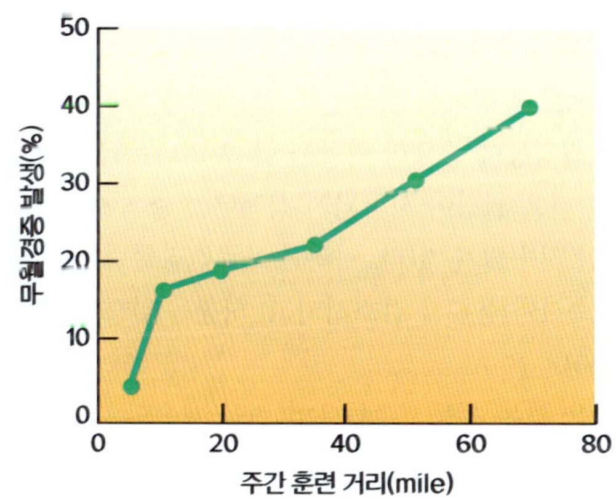

그림 21.1 훈련 거리와 무월경 발생률 간의 관련성을 살펴보면, 훈련 거리가 증가함에 따라 무월경 발생률도 직접적으로 증가한다는 것을 알 수 있다.

에서 운동을 통해 소모된 에너지를 뺀 것으로 정의된다. 따라서 충분한 식이 에너지 섭취 없이 높은 수준의 운동을 지속하면 세포에서 이용 가능한 에너지가 부족해져, 정상적인 생식 신호 전달 과정이 손상되고 무월경이 발생할 수 있다(90). 여성의 생식계와 운동에 대한 내용은 추천 문헌의 Orio 등(2013)을 참조하라. 또한, 여성 운동선수에서 나타나는 여성 운동선수 3가지 증후군과 관련된 월경 기능 장애에 대해서는 자세히 살펴보기 21.1을 참조하라.

훈련과 월경

최근 몇 년 동안 훈련과 월경에 관련된 주제는 스포츠 운동선수와 동호인 운동선수 모두에게 상당한 주목을 받아왔다. 이와 관련된 연구와 진료를 맡아왔던 의사들은 건강한 여성 운동선수가 월경 중에도 훈련이나 경기를 피할 이유가 거의 없다는 일치된 의견을 제시하였다(60). 실제로 월경 주기의 모든 단계에서 뛰어난 운동수행능력이 발휘되거나 세계 기록이 수립된 사례가 많다(37). 따라서 여성 운동선수가 월경 때문에 훈련이나 경기 일정을 변경하는 것은 권장하지 않는다. 반면, 동호인 수준의 운동선수를 대상으로 하는 과학적 연구는 다소 미흡하다. 최근의 연구 결과에 의하면, 월경 중 훈련에 의한 운동 적응은 호르몬 변화에 의해 영향을 받을 수 있다는 결론이 제시되었다. 하지만 월경 중 운동 적응에 관여하는 호르몬적 연관성을 완전히 이해하는 것은 이를 측정하고 분석하는 다양한 과학적 접근 방식 때문에 쉽지 않다(35). 따라서 월경 중 호르몬 변화가 훈련 적응에 미치는 영향을 명확히 밝히기 위해서는 성 호르몬 수치에 대한 후속 연구들이 필요하다(중점연구 21.1 참조).

월경통(통증성 월경)은 여성 운동선수들에게 큰 문제가 될 수 있다. 실제로, 운동선수 집단에서 월경통 발생률이 비운동선수 집단보다 더 높다는 보고가 있다. 하지만 이 현상에 대한 명확한 이유는 아직 밝혀지지 않았다. 한 가지 추측으로는, 프로스타글란딘(자연적으로 발생하는 지방산의 일종)이 운동선수와 비운동선수 모두의 월경통에 중요한 역할을 할 수 있다는 점이다. 특히, 프로스타글란딘은 월경이 시작되기 직전에 방출되며, 월경 시작 후 2~3일 동안 지속될 수 있다. 이러한 프로스타글란딘은 자궁의 평활근을 수축시켜 혈류를 감소시키고, 허혈을 일으켜 통증을 유발한다(36, 60).

월경통을 겪는 운동선수들은 훈련을 계속할 수 있지만, 신체활동으로 인해 불편함이 심해지면서 훈련을 지속하는 데 어려움을 겪을 수 있다. 심한 월경통을 겪는 경우에는 적절한 치료를 위해 의사와 상담하는 것이 좋다(60). 다행히도 대부분의 월경통은 일반 의약품으로 통증을 완화할 수 있으며, 이러한 약물은 훈련 일정에 큰 영향을 주지 않고도 복용이 가능하다.

여성 운동선수와 섭식 장애

섭식 장애는 식사 행동에 심각한 문제를 일으키는 질병이다. 미국에서는 약 1,000만 명 이상의 여성과 100만 명의 남성이 평생 동안 섭식 장애를 겪을 것으로 추정된다(67). 특히, 체지방 비율이 높거나 "완벽한" 신체에 대한 사회적 기대가 큰 상황에서는 섭식 장애의 발생률이 증가하는 경향을 보인다(77). 여성과 남성 운동선수 모두에게 영향을 미치는 대표적인 섭식 장애로는 신경성 식욕부진증과 폭식증이다(110). 이러한 장애는 일반적으로 18세 전후에 발병하는 것으로 알려져 있다(63). 여성 운동선수들 사이에서 이러한 섭식 장애가 비교적 흔하게 발생하기 때문에, 비정상적인 식사 행동의 증상과 건강에 미치는 영향을 논의하고자 한다.

신경성 식욕부진증

신경성 식욕부진증은 특정 신체 질환과는 관련이 없는 섭식 장애로, 심해지면 먹기를 지속적으로 거부하여 쇠약해지는 기아 상태로 이어질 수 있다. 이 장애의 심리적 원인은 명확하진 않지만, 가족이나 사회적 기대로 인해 마른 체형을 유지해야 한다는 비합리적인 비만에 대한 두려움과 관련이 있는 것으로 보인다(32). 신경성 식욕부진증에 걸릴 확률이 가장 높은 사람은 자기 비판적 성향이 강한 중산층 이상의 여성으로 추정된다. 미국에서 신경성 식욕부진증의 발생률은 약 100명의 청소년 여아 중 1명으로 추산된다(54, 104).

신경성 식욕부진증을 앓는 사람은 마른 상태를 유지하기 위해 절식, 과도한 운동 및 완하제(54, 110) 등 다양한 방법을 사용할 수 있다. 신경성 식욕부진증은 과도한 체중 감소, 월경 중지 및 심한 경우 사망까지 이르게 한다. 따라서, 신경성 식욕부진증은 심각한 정신적 및 신체적 장애이기 때문에 전문가로 구성된 팀(의사, 심리학자 및 영양사)의 의료적 치료가 필요하다. 또한, 치료를 위해 수년간의 심리 상담과 영양 가이드라인이 필요할 수 있다. 신경성 식욕부진증에 대한 전문적인 치료를 구하는 첫 번째 단계는 스스로 문제의 존재를 인식하는 것이다. 그림 21.3은 신경성 식욕부진증의 일반적인 증상을 보여준다. 운동선수의 섭식 장애 진단과 치료에 대한 더 자세한 내용은 추천 문헌 Joy 등(2016)을 참조하라.

폭식증

폭식증(신경성 폭식증)은 과식 후 스스로 구토를 유도하는 것을 말한다(83). 폭식증을 가진 사람은 반복적으로 많은 양의 음식을 섭취한 뒤, 체중 증가를 막기 위해 스스로 구토를 하거나 다른 방

중점연구 21.1

월경 주기가 운동수행능력과 훈련 적응에 영향을 줄 수 있을까?

일부 연구자들은 가임기 여성의 훈련 적응이 월경 주기에 따라 영향을 받을 수 있다고 제시하였다. 이를 확인하기 위해 과학자들은 월경 주기의 다양한 단계에 대해 더 깊이 이해하고자 노력해왔다. 현재, 월경 주기의 기본적인 생리학적 과정들은 잘 규명되어 있다(그림 21.2). 먼

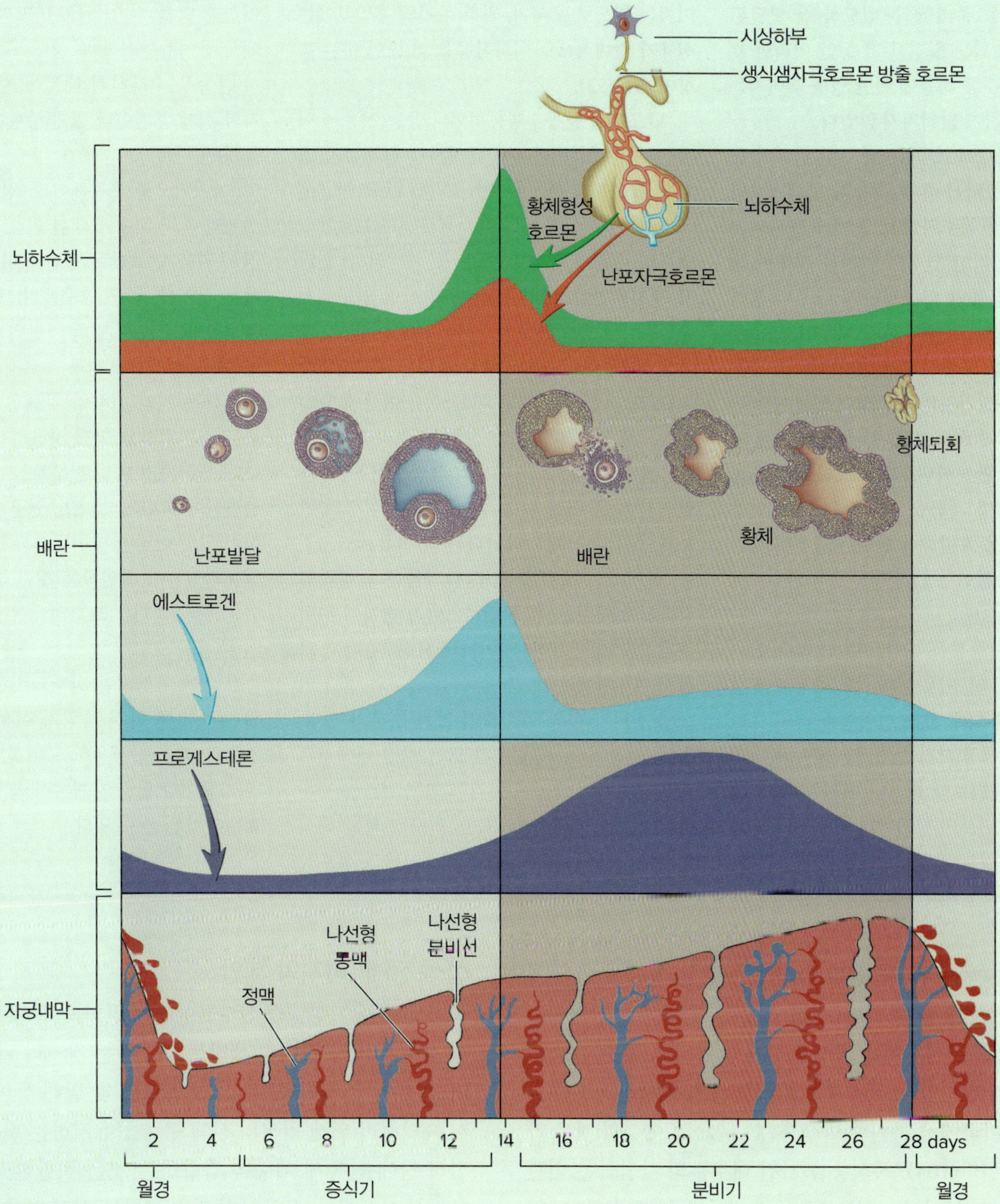

그림 21.2 호르몬이 월경 주기를 조절하는 기전. 월경 주기는 배란으로 이어지는 난포기와, 이후 수정이 가능한 황체기로 구성된다. 황체형성호르몬, 난포자극호르몬, 에스트로겐 및 프로게스테론의 호르몬 농도 변화는 난포 성숙, 배란, 자궁내막의 주기적 변화를 촉진한다. 많은 과학자들은 이러한 월별 호르몬 변화가 운동 적응에 영향을 미칠 수 있다고 추측하고 있다.

저, 난포기 동안 난자가 성숙하게 된다. 난포기 동안 황체형성호르몬, 난포자극호르몬, 에스트로겐의 수치가 급격히 증가하여 배란기(ovulatory phase)로 넘어가게 된다. 배란 후에는 황체기(luteal phase)가 이어지며, 이 시기에는 프로게스테론(progesterone) 수치가 높아지면서 자궁내막이 임신을 준비할 수 있도록 잘 발달된다. 28일간 지속되는 월경 주기 동안 이러한 호르몬의 변화가 운동 적응에 어떤 영향을 미치는지는 아직 명확하게 밝혀지지 않았다.

그럼에도 불구하고, 최근 몇 년간 난포기 동안의 운동수행능력과 훈련 적응이 황체기보다 더 나아질 수 있다는 과학적 증거가 보고되고 있다. 하지만 이러한 연구의 발전을 저해한 큰 문제는 수십 년 동안 연구자들이 여성의 생식호르몬이 주기적으로 변동하기 때문에, 연구에 여성 참가자들을 포함시키지 않았다는 점이다. 다행히도, 여성 참가자의 필요성이 연구에서 점점 더 중요하게 인식되었고, 결국 1993년에 미국 국립보건원 활성화법(NIH Revitalization Act)에 따라 연방 자금을 지원받는 모든 연구에 반드시 여성을 포함해야 한다는 규정이 제정되었다(참조: 중점연구 21.2 생물학적 변수로서의 성).

이후 인간과 동물을 대상으로 한 많은 연구들이 진행되었으며, 이를 종합적으로 검토한 결과, 난포기 동안 최대 산소 섭취량과 타임 트라이얼 수행능력(일정 거리를 최대한 빠르게 달리는 능력)이 황체기보다 더 우수하다는 것이 관찰되었다. 이는 난포기 동안 영양소를 사용하는 방식의 변화와 일부 관련이 있다. 특히, 난포기 동안 간에서 포도당 방출이 증가하고, 유리지방산의 이용 가능성과 대사도 증가하기 때문이다(92). 또한, 몇몇 연구에서는 난포기 동안 최대 힘을 발휘할 수 있는 근력이 황체기보다 더 높다는 결과를 보고하였다(105). 추가적으로, 황체기 동안에는 단백질 대사가 더 활발하게 이루어지는 것으로 보이며, 월경 주기의 후반부에는 신체가 상대적으로 이화작용을 더 많이 하는 경향이 있다(93).

난포기가 운동수행능력이나 운동 적응에 이점을 줄 수 있는 이유에 대해서는 현재까지 명확한 답변은 없다. 하지만 초기의 주요 이론에 따르면, 월경 주기 동안 에스트로겐과 프로게스테론의 비율 변화가 그 원인 중 하나일 수 있다고 제시되었다. 이와 관련하여, 선행 연구에서는 에스트로겐-프로게스테론 비율이 높을 때 운동수행능력이 향상된다는 결과를 보고하였다(92). 또 다른 잠재적인 이유로는, 여성에게 일반적으로 관련되지 않는 성 호르몬인 테스토스테론과 자유 테스토스테론의 평상시 농도가, 훈련받지 않은 정상 월경 주기를 가진 여성의 난포기 동안 더 높게 나타난다는 점이다(105).

현재까지 제시된 연구 결과들은 잠정적인 결론일 뿐이며, 이를 확인하거나 반박하기 위한 추가 연구가 필요하다. 이는 필요한 몇 가지 과학적 이유가 있는데, 첫째, 동물 연구와 인간 연구의 결과가 항상 일치하지 않는 경우가 있다. 둘째, 월경 주기는 개인 간 또는 개인 내에서도 매우 다양하기 때문에 이러한 연구 결과는 재현하는 것이 어렵다(92). 또한, 연구 결과를 해석할 때는 에스트로겐과 프로게스테론의 상호작용과 식이 상태(예: 식사 후 vs. 공복 상태)도 중요한 요소로 고려해야 한다. 특히, 이러한 호르몬과 식이 요인이 간에서의 포도당 방출, 단백질 대사, 유리지방산 이용 가능성 및 지방산 대사에 영향을 미칠 수 있다. 이는 다른 식사 및 운동 방법을 사용하는 연구들 간의 결과 비교를 어렵게 만들 수 있다(92). 또한, 대부분의 연구에서 참여자들이 공복 상태 또는 반공복 상태에서 운동을 수행하기 때문에, 이러한 실험실 결과와 실제 훈련이나 경기 상황에서의 결과가 다를 수 있다(92).

마지막으로 고려해야 할 점은, 월경 중 운동수행과 훈련 적응에 대한 이해가 연구자들이 월경 주기를 연구하는 방법에 따라 달라질 수 있다는 것이다. 최근 연구에 따르면, 월경 주기를 분석할 때 단순히 달력 기반의 계산법만 사용하는 대신, 에스트로겐과 프로게스테론의 수치를 확인하는 혈액 검사와 황체형성호르몬을 측정하는 소변검사를 함께 사용하는 것이 권장된다(35). 연구자가 아닌 전문가들이 이 주제에 대한 출판물에 관심이 있다면, 연구의 신뢰도를 평가하기 위해 이러한 방법론적 권장 사항이 제대로 적용되었는지 확인하는 것이 좋다. 또한, 각 개인의 월경 주기는 교과서에서 설명하는 전형적인 주기와 호르몬 농도가 다를 수 있다는 점도 중요하게 기억해야 한다. 이 논의는 정상적인 월경 주기를 가진 가임기 여성에게 국한되며, 호르몬 피임을 사용하는 여성, 폐경기 후 여성 및 자궁이나 난소 제거 수술을 받은 여성에게는 적용되지 않을 수 있다.

식으로 음식을 배출하려고 한다. 이러한 구토는 위산에 의해 치아와 식도에 손상을 줄 수 있다. 신경성 식욕부진증과 마찬가지로 폭식증은 여성 운동선수에게 가장 흔하게 발생되며, 이는 주로 심리적 요인과 관련이 있다. 폭식증으로 진단된 경우 전문적인 치료가 필요하다. 미국에서 폭식증 발생률은 13~20세 여성의 경우 약 1~3%로 추산된다(104). 폭식증을 가진 대부분의 사람들은 외관상으로 정상으로 보이며, 정상 체중을 유지하고 있다. 특히, 체형이 날씬하더라도 반복적인 폭식으로 인해 복부가 튀어나올 수 있다. 폭식증의 일반적인 증상은 그림 21.4에 설명되어 있다.

섭식 장애: 마지막 제안

섭식 장애는 여성 운동선수들에게 여전히 큰 문제로 남아있다. 섭식 장애가 가장 많이 발생하는 스포츠는 장거리 달리기, 수영, 다이빙, 피겨 스케이팅, 체조, 보디빌딩 및 발레 등이 있다. 경쟁에서 승리하기 위해 최적의 신체 구성을 유지하는 것은 중요하지만, 섭식 장애를 통해 체중을 감량하는 것은 적합한 방법이 아니다. 따라서 트레이너, 운동선수 및 지도자는 섭식 장애의 경고 신호를 인식하고, 운동선수가 필요할 때 적절한 도움을 받을 수 있도록 준비되어 있어야 한다.

이 장에서는 여성 운동선수의 섭식 장애에 초점을 두고 있지

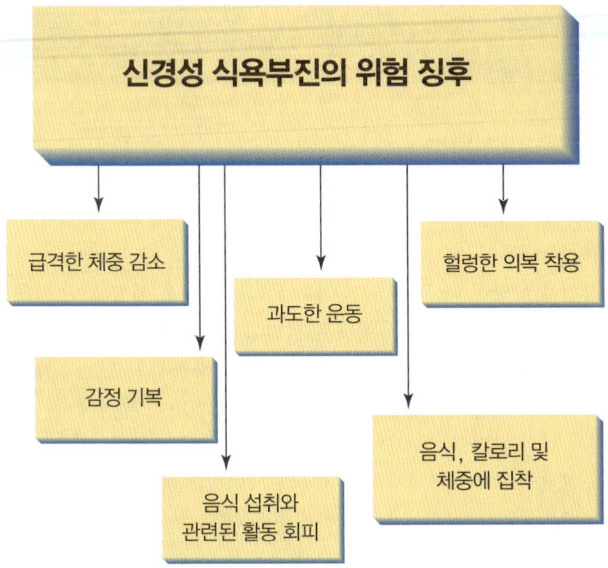

그림 21.3 신경성 식욕부진의 위험 징후.

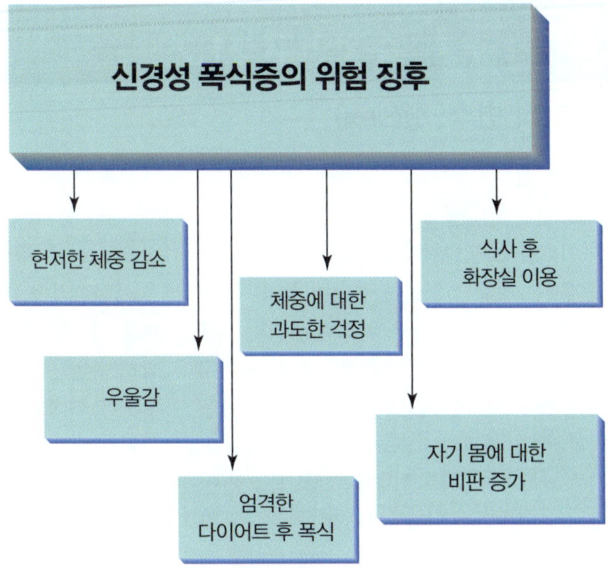

그림 21.4 신경성 폭식증의 위험 징후.

만, 섭식 장애는 일반 여성에게도 발생할 수 있다는 점을 명심해야 한다. 흥미롭게도, 일반 여성의 경우 운동은 섭식 장애를 치료할 수 있는 방법이 될 수 있다고 보고되었다(27). 실제로, 규칙적인 운동은 섭식 장애 환자들의 신체적 건강뿐만 아니라 사회적 생활에도 긍정적인 영향을 미칠 수 있다고 보고되었다. 다만, 이러한 운동의 조건은 지나치게 강박적으로 이루어지지 않는 경우에만 해당된다. 최근 섭식 장애 치료를 위한 운동의 역할을 규명한 연구에서 어떤 방법이 효과적인지에 대한 구체적인 가이드라인을 제시하였다(27):

- 운동 프로그램 목표를 달성하는 과정에서 규칙, 기대 사항 및 우발 사항을 서면으로 작성한다.
- 운동과 건강에 관련된 심리 상담은 자격 있는 전문가의 지도 하에 이루어져야 한다.
- 운동, 건강 및 섭식 장애 치료 목표 달성을 위해 긍정적인 격려가 중요한다.
- 운동 강도와 운동량은 개인 맞춤형 운동 처방을 기준으로 점진적으로 증가시킨다.
- 치료 프로그램은 운동과 영양의 상호작용을 전략적으로 고려해야 한다.
- 운동과 전반적인 치료 프로그램의 성공을 평가하기 위해 자주 점검해야 한다.

여성 운동선수의 골 무기질 장애

여성 운동선수들 사이에서 우려가 커지고 있는 것은 골 무기질 손실(골다공증)이다. 일반적으로 여성 운동선수의 골뼈 손실에는 두 가지 주요 원인이 있다(1, 40):

1. 무월경으로 인한 에스트로겐 결핍
2. 섭식 장애로 인한 칼슘 섭취 부족

불행하게도 많은 여성 운동선수들이 무월경과 섭식 장애로 인해 칼슘 섭취가 부족해지고, 이로 인해 골 손실을 겪는 경우가 많다(1, 40, 41). 특히 이러한 골 손실의 주요 원인은 운동량, 낮은 체질량지수(BMI) 및 식이 제한 등 여러 요인에 의해 영향을 받는다. 실제로, 이러한 요인 중 하나라도 가지고 있는 여성 5명 중 1명은 골절을 경험할 가능성이 있는 것으로 추정된다. 또한, 이러한 요인 중 3개 이상을 가지고 있을 경우, 골절 가능성이 50%까지 높아진다(11). 운동은 에스트로겐 결핍과 칼슘 섭취 부족으로 인한 골 손실률을 줄이는 데 도움이 되지만, 운동만으로 이 문제를 완전히 해결할 수 없다(1). 따라서 여성 운동선수의 골 무기질 손실 문제를 해결하려면 에스트로겐 결핍을 보충하거나, 칼슘 섭취를 정상 수준으로 증가시키는 것이 필수적이다. 이 두 가지 경우 모두, 각 운동선수의 개인적인 건강 상태와 필요에 맞는 적절한 치료를 처방하는 것은 전문 의사의 지도 하에 이루어져야 한다(자세히 살펴보기 21.1 참조).

임신 중 운동

임신 전 신체적으로 건강한 여성은 임신 중에도 규칙적인 운동을 지속적으로 수행할 수 있다는 것은 잘 알려진 사실이다(3, 13, 89). 이러한 사실은 미국 산부인과 학회(ACOG)의 가이드라인에

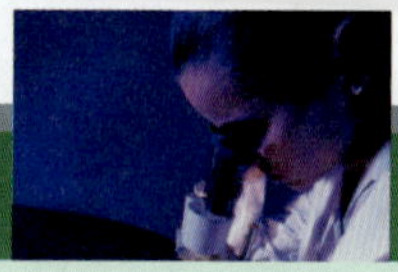

중점연구 21.2

생물학적 변수: 성(sex)

20세기와 21세기를 거치면서, 생물의학 연구는 신체가 건강과 질병에서 어떻게 기능하는지에 대한 이해를 크게 발전시켰다. 다양한 생물의학 분야에서는 동물 실험을 통한 전임상 연구, 인간 실험을 통한 임상 연구, 분리된 장기나 세포를 연구하는 등 여러 가지 방법을 활용해 연구를 진행했다. 이러한 생물의학의 세부 분야에는 생리학, 운동 생리학, 스포츠 과학도 포함된다. 이러한 과학적 연구는 전 세계적으로 중요한 정보를 제공했지만, 그 과정에서 명확해진 한 가지 사실이 있다. 그것은 연구에서 한 성별에 대한 결과가 타당성 여부와 관계없이 남성과 여성 모두에게 적용되어 왔다는 점이다. 남성과 여성 간의 명백한 생물학적 차이를 고려할 때, 이제 과학 연구는 성별을 생물학적 변수로 더 명확하게 이해하기 위해 노력하고 있다.

이 논의를 시작하기 전에, 성(sex)과 젠더(gender)가 서로 다른 개념임을 명확히 구분하는 것이 중요하다. 성은 염색체와 생식 기관 등 생물학적 특성에 기반하여 사람을 분류하는 개념으로, 주로 신체의 생식 기능과 관련된 특징들이 포함한다. 반면, 젠더는 개인이 자신을 남성, 여성 또는 그 외의 성별로 어떻게 인식하고 표현하는지를 나타내는 사회적이고 개인적인 개념이다(73). 이 논의는 성을 생물학적 변수로 고려하여, 건강 연구와 운동 관련 연구에서 성이 중요한 변수로 작용하는 이유와 그 필요성에 초점을 맞추고자 한다.

지난 한 세기 동안 연구들은 주로 남성을 대상으로 한 결과에 초점을 맞춰왔기 때문에, 성을 생물학적 변수로 고려하는 작업은 상당히 어려운 일이었다. 그동안 여성과 남성을 모두 포함하지 않은 연구의 주된 이유는 비용 문제와 더불어, 여성의 생리적 변화(예: 월경 주기와 관련된 호르몬)를 다루기가 어렵기 때문이었다. 하지만 1993년 제정된 미국 국립보건원 활성화법에 따라 연방 자금 지원을 받는 연구에서는 여성을 반드시 포함해야 하다는 규정이 마련되었다. 이 법안 덕분에 NIH가 지원하는 임상 연구에서 성별 비율이 어느 정도 균형을 이루게 되었지만, 세포 수준에서 이루어지는 "메커니즘" 연구에는 직접적인 영향을 미치지 않았다. 이러한 문제들을 해결하기 위해, *성별을 생물학적 변수*로 다루는 정책(Sex as a Biological Variable, SABV)이 2014년에 제정되고, 2016년에 시행되었다. 이 정책은 NIH 자금 지원을 받는 전임상 연구(주로 동물 및 세포 기반 연구)에 성별의 생물학적 영향을 반드시 고려할 것을 요구하고 있다(95). 따라서, 현재는 임상 및 전임상 연구자들이 연구에 여성과 남성 참가자를 모두 포함하고, 논문에 성별에 다른 결과를 명시해야 한다. 다만, 일부 연구에서 단일 성별만을 대상으로 하는 연구(예: 남성만)도 허용될 수 있지만, 이 경우 그 연구의 과학적 필요성을 완전히 입증해야 하며, 해당 연구는 동료 과학자 패널의 승인을 받은 후에만 진행될 수 있다.

성별을 생물학적 변수로 고려하는 정책이 도입된 이후 우리는 무엇을 배웠을까? 다행히도 이 정책은 성별이 생물학적으로 미치는 역할에 대한 연구의 수를 기하급수적으로 증가시키는 데 기여했다. 특히 보건과학 분야에서는, 이 정책이 시행되기 이전 남성 중심적으로 개발된 일부 약물이 여성에게 부작용을 유발할 수 있다는 사실을 밝혀냈다. 또한, 성별 차이를 고려한 전임상 연구가 수행될 경우, 후속 임상 연구에서 비용을 절감할 수 있다는 사실도 밝혀졌다. 이 외에도 연구 과정에서 성별에 따른 차이가 *없다*는 점을 문서화하는 것도 중요한 과학적 성과로 인정되고 있다(73).

운동 및 스포츠과학 분야에서 성(sex)을 생물학적 변수로 고려한 연구의 영향은 아직 완전히 밝혀지지 않았다. 이 장에서는 이러한 질문들 중 일부를 간단히 다루었지만(참조: 중점연구 21.1), 앞으로 몇 년 동안 운동 및 건강 개입에 대한 여성 특유의 연구 결과가 더 많이 발전할 가능성이 크다. 이와 관련하여, 과학 문헌을 제대로 이해하는 사람이라면 출판된 연구 결과를 비판적으로 분석하고, 성(sex)의 영향이 충분히 고려되었는지를 평가할 필요가 있다. 이 주제에 대해 더 자세히 알고 싶다면, 추천 문헌 중 Shansky와 Murphy (2021)의 연구를 참조하라.

도 제시되었다. 또한, ACOG 지침에 따르면 임신은 신체 활동을 제한하는 상태가 아니며, 합병증이 없는 임산부는 규칙적인 신체 활동에 참여하는 것이 권장된다고 명시하고 있다(8).

임신 중 운동은 과도한 체중 증가와 임신성 당뇨병의 위험을 줄이고, 산후 우울증 발생과 그 증상의 악화를 감소시켜, 산후 회복을 개선하는 등 여러 건강상의 이점을 제공한다(19, 34). 표 21.1은 임신 중 신체 활동을 통해 얻을 수 있는 다양한 건강 효과를 보여준다. 중요한 점은 이 효과들이 임신 중 흔히 발생하는 건강 문제들을 예방하는 데 중요한 역할을 한다는 것이다. 하지만 운동과 임신에 대한 연구는 아직 제한적이기 때문에, 현재까지의 연구 결과는 권장된 신체 활동 가이드라인(38)에 따르는 임산부들에게서 나타난 일반적인 결과를 보여줄 뿐이다. 이 연구들은 주로 임산부가 미국스포츠의학회(ACSM)의 운동 처방 지침을 따랐을 때 어떤 건강상의 결과가 나타나는지를 추적한 것이다. 그러나 운동 프로그램의 종류에 따라 이러한 결과가 더 좋아지거나 나빠질 가능성은 아직 명확하게 정의되지 않았다.

그렇다면 임신 중에는 어느 정도의 강도로 운동을 해야 할까? 건강하고 합병증이 없는 임산부의 경우 체력 수준, 나이 및 체질량지수(BMI)를 고려해야 한다. 특히 심박수는 운동 강도를 측정하는 가장 좋은 방법 중 하나이다. 따라서 표 21.2는 운동하는 임산부의 나이, 체력 수준 및 BMI를 기준으로 저강도에서 중강도 운동 시 권장되는 심박수 범위를 제시하고 있다. 권장된 심박수는

표 21.1 임신 중 신체 활동과 관련된 건강상의 이점

신체 활동을 통해 예방하거나 줄일 수 있는 건강 문제들	근거 수준
임신 중 체중 증가	강력한 근거
임신성 당뇨	강력한 근거
산후 우울증	강력한 근거
자간전증(임신중독증)/임신성 고혈압	제한적 근거
임신 중 불안	제한적 근거
임신 중 우울증	제한적 근거

출처: Dipietro, L., K. Evenson, B. Bloodgood, K. Sprow, R. Troiano, K. Piercy, et al., Benefits of physical activity during pregnancy and postpartum: a umbrella review. *Medicine and Science in Sports and Exercise* 51: 1292 – 1302, 2019. Strength of evidence pertains to applicability, generalizability, quantity/consistence, and statistical strength of the findings.

표 21.2 임산부의 운동 중 심박수 범위: 연령, 체력 수준 및 BMI에 따른 분류

BMI, 25 kg/m^2 나이(years)	체력 수준	중강도 심박수 범위 (beats/min)
<20	—	140~155
20~29	낮은	129~144
	활동적	135~150
	우수함	145~160
30~39	낮은	128~144
	활동적	130~ – 145
	우수함	140~156
BMI, ≥25 kg/m^2 나이(years)		**저강도 심박수 범위 (beats/min)**
20~29		130~145
30~39		140~156

출처: Mottola, M., M. Davenport, C. Brun, S. Inglis, S. Charlsworth, and M. Sopper. V˙ O2 peak prediction and exercise prescription for pregnant women. *Medicine and Science in Sports and Exercise* 38: 1389 – 1395, 2006.

BMI가 25 미만일 때는 중강도 운동에, BMI가 25 이상일 때는 저강도 운동에 맞춰져 있다(85). 하지만 이 심박수 범위는 합병증이 없고 위험이 낮은, 겉보기에 건강한 임산부를 대상으로 한다는 점을 유의해야 한다.

따라서 임산부는 저강도에서 중강도까지의 운동을 안전히게 수행할 수 있다. 그렇다면, 여성 운동선수들은 임신 중에도 활발한 훈련 프로그램을 수행할 수 있을까? 이 질문에 대한 짧은 답변은 '예'이지만, 몇 가지 고려할 사항이 있다. 첫째, 임신 중 합병증이 없는 동호인 및 경쟁 운동선수들은 훈련을 계속할 수 있지만, 고체온증을 예방하기 위해 운동 중 체온을 주의 깊게 모니터링해야 한다(8). 특히, 임신한 운동선수는 심부 온도를 1.5°C 이상 상승시키는 고강도 및 장시간 훈련을 피해야 한다(8). 이와 관련하여 수중 운동은 몸의 열 손실이 빠르게 이루어지는 환경에서 심혈관 체력을 단련할 수 있기 때문에 임신한 운동선수에게 훌륭한 훈련 방법으로 여겨진다.

또한, 임신한 운동선수는 운동 중 정기적으로(예: 15분마다) 수분을 섭취하여 적절한 수분 상태를 유지하는 것이 중요하다. 수분 균형은 운동 선후에 체중을 측정하여 모니터링할 수 있다. 만약, 체중이 감소했다면 이는 수분 손실을 의미하므로 적절한 양의 수분을 섭취하여 보충해야 한다(예: 0.5 kg 체중 감소 = 500 ml 수분). 게다가, 운동 중 소모되는 에너지를 추정하여 적절한 에너지 섭취로 균형을 맞춰야 한다.

마지막으로, 임신한 운동선수가 운동 프로그램을 계획할 때는 올바른 판단을 내리는 것이 매우 중요하다. 운동선수는 임신이 진행됨에 따라 훈련 강도와 양을 줄여야 할 가능성이 높다는 사실을 인지해야 한다(8). 또한, 신체적으로 활동적인 모든 임산부는 운동 프로그램이 태아 발달에 미치는 영향을 평가하고, 프로그램을 조정할 필요가 있는지를 결정하기 위해 의사의 정기적인 검진을 받아야 한다(8). 따라서 임신 중에 운동이 안전하지 않은 경우도 존재한다. 훈련에 의한 의학적 합병증의 발생을 나타낼 수 있는 징후와 증상으로는 자궁 수축, 질 출혈, 질에서 투명하거나 분홍색의 체액이 지속적으로 나오는 경우 및 운동 시 발생한 어지러움이 운동 후 회복기에도 지속되는 경우 등이 있다(33).

여성 운동선수들의 무릎 부상

무릎 부상은 많은 스포츠에서 흔하게 발생된다. 스포츠 종목에 따라 부상 위험은 다르지만, 연구에 따르면 사춘기 이후의 여성 운동선수들은 동일한 수준의 경기에 참가하는 남성보다 전방십자인대(ACL) 부상 위험이 더 높은 것으로 나타났다(17, 42, 111). ACL 부상률이 가장 높은 연령대는 청소년기(15~19세)이며(42, 112), 고등학교 여성 운동선수들은 남성보다 스포츠 관련 ACL 부상이 최대 4.5배 더 많다(99). 대학 스포츠에서도 여성 운동선수는 남성에 비해 약 2.4~4배 더 많은 ACL 부상을 경험한다(42, 99). 반면 프로 여성 운동선수들의 경우 ACL 부상률은 남성과 비슷하거나 약간 더 높게 나타난다(99, 111).

여성 운동선수들의 무릎 부상 위험을 고려할 때, ACL 부상이 접촉에 의해 발생했는지 아니면 비접촉에 발생했는지를 판단하는 것이 중요하다. 비접촉 ACL 부상은 운동선수가 다른 운동선수와 직접적인 접촉 없이 어색한 움직임을 하다가 ACL이 찢어지

자세히 살펴보기 21.1

여성 운동선수의 3가지 증후군

여성 운동선수의 3가지 증후군의 기원과 정의. **여성 운동선수의 3가지 증후군**은 1992년에 처음으로 여성 운동선수들 사이에서 흔히 발생하는 의학적 문제로 정의되었다. 이 증후군은 신체적으로 젊은 여성 운동선수들에게서 주로 나타나는 의학적 문제로, 세 가지 요소로 구성되어 있다: (1) 섭식 장애와 관련 없는 체내 에너지가 부족, (2) 월경 기능 이상 및 (3) 낮은 골밀도(66). 연구에 따르면, 이 3가지 문제들은 서로 밀접하게 연관되어 있는 것으로 보고되었다(그림 21.5). 이 증후군의 주요 원인은 체내 에너지가 부족한 상태로, 이는 월경 기능 이상과 낮은 골밀도를 유발하는 중요한 위험 요인으로 알려져 있다. 이제 체내 에너지가 부족한 상태가 어떻게 월경 기능 이상과 낮은 골밀도로 이어지는지, 그 생리적 연관성에 대해 알아보자.

체내 에너지 부족은 에너지 섭취와 에너지 소비 사이의 불균형으로 인해 발생하는 에너지 결핍 상태를 의미한다(86). 이러한 불균형은 세포 활동을 저하시킬 뿐만 아니라, 신체의 항상성에도 문제를 일으키고, 일상 생활이나 스포츠 활동에 필요한 에너지를 충분히 제공하지 못하게 만든다. 체내 에너지가 부족한 주요 원인은 음식 섭취가 충분하지 않기 때문인데, 이것이 반드시 섭식 장애와 관련이 있는 것은 아니다. 섭식 장애는 섭식 행동에 심각한 문제를 일으키는 질병을 말하지만, 많은 에너지를 소모하는 운동선수들은 섭식 장애가 없더라도 에너지 부족 상태에 이를 수 있다. 이는 단순히 운동선수가 하루에 필요한 에너지를 충족할 만큼의 칼로리를 섭취하지 못하는 경우이다.

체내 에너지 부족 상태는 원인과 상관없이 월경 장애와 골밀도 감소에 영향을 미친다(10, 11, 18, 66, 76, 86, 101). 월경 기능 이상은 호르몬 불균형, 충분하지 않은 체지방량 및 운동으로 인한 스트레스 등 다양한 요인으로 인해 발생할 수 있다. 이와 관련하여, 체내 에너지의 부족한 상태가 지속되면, 황체형성호르몬의 정상적인 분비 패턴을 교란시켜 월경 주기 조절에 관여하는 호르몬의 수준을 변화시킨다. 특히, 황체형성호르몬이 월경 주기 조절에 필수적인 역할을 하기 때문에 중요하다(86). 만약, 오랜 기간 에너지가 부족한 상태가 지속되면, 월경 주기를 조절하는 정상적인 내분비 신호가 방해를 받아 월경 주기가 일시적으로 "중단"될 수 있다(18, 108). 이로 인해 발생하는 월경 이상은 난소에서 에스트로겐 생산을 감소시키며(그림 21.2), 결과적으로 혈중 에스트로겐 수치가 만성적으로 낮은 상태로 유지되고, 배란과 자궁내막층의 영양 공급과 관련된 정상적인 변화가 나타나지 않게 된다. 또한, 에스트로겐은 골 성장과 유지에도 중요한 역할을 한다. 따라서, 월경 이상으로 인해 에스트로겐 수치가 감소하면, 골 흡수가 증가하여 뼈의 미네랄 손실을 촉진하게 된다(18, 108). 이와 더불어 체내 에너지 부족상태는 에스트로겐의 영향과 관계없이 골밀도에도 부정적인 영향을 미친다(66).

여성 운동선수 3가지 증후군의 발생률. 여성 운동선수의 3가지 증후군의 발생률에 대한 추정치는 문헌마다 크게 다르다. 예를 들어, 증후군의 세 가지 요소(체내 에너지 부족 상태, 월경 기능 이상, 낮은 골밀도)가 모두 나타내는 여성 운동선수의 비율은 다양한 운동선수 집단에서 0~16%까지 다양하다(56). 예상할 수 있듯이, 체지방 비율이 낮아야 하거나 일일 에너지 소비가 많은 스포츠(예: 발레리나, 지구력 운동선수)에서는 이 세 가지 요소가 모두 나타나는 비율이 더 높다. 연구에 따르면, 모든 여성 운동선수 중 3~27%는 이 증후군의 두 가지 이상의 요소

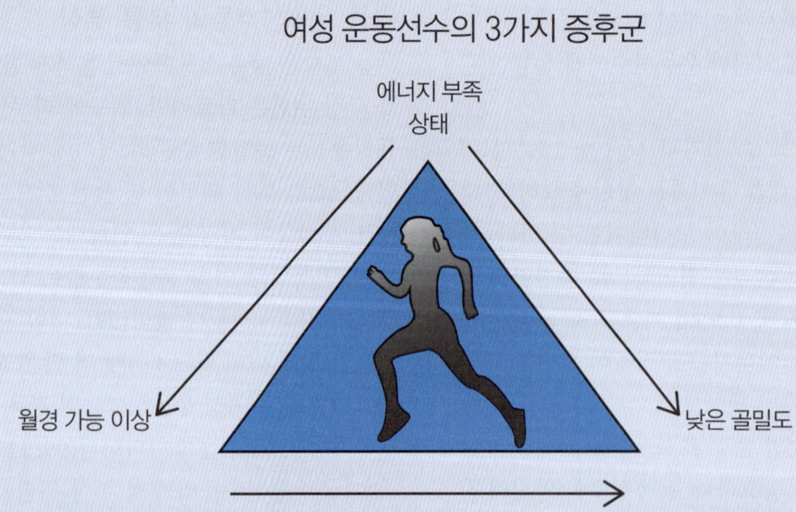

그림 21.5 **여성 운동선수의 3가지 증후군의 상호관계.** 에너지 불균형으로 인해 이용 가능한 에너지가 낮아지면 무월경과 같은 문제를 일으킬 수 있다. 무월경은 에스트로겐 수치를 감소시켜 골밀도 손실 위험을 증가시킨다. 또한, 에너지 섭취가 감소하면 칼슘과 바타민 D의 섭취 부족을 초래하여 골무기질 손실을 유발한다.

를 가지고 있으며, 최대 78%의 여성 운동선수는 최소한 한 가지 요소를 가지고 있다고 보고되었다(56, 62).

여성 운동선수의 3가지 증후군과 관련된 건강 문제. 운동선수가 체내 에너지 부족 상태로 병원을 찾게 되면, 무월경이나 골다공증(뼈 미네랄 감소)과 같은 심각한 건강 문제로 발전하지 않도록 신속한 조치가 필요하다(66). 특히, 연구에 따르면 여성 운동선수 3가지 증후군과 관련된 건강 문제들은 처음에는 뼈 건강과 월경 기능이 정상일 수 있지만, 시간이 지나면서 점점 감지하기 어려운 문제로 진행되고, 결국 심각한 골다공증이나 월경 장애로 이어질 수 있다(66). 여성 운동선수의 3가지 증후군과 관련된 심각한 건강 문제를 예방하는 가장 중요한 요소는 조기 진단과 치료이다. 여성 운동선수 3가지 증후군의 진단과 치료에 대한 더 자세한 내용은 Joy (66-67)의 연구를 참조하라.

새로운 제안: 여성 운동선수의 3가지 증후군 대신 '스포츠에서의 상대적 에너지 결핍(Relative Energy Deficiency in Sport)' 용어 사용. 최근 여성 운동선수의 3가지 증후군의 주요 원인은 부족한 음식 섭취(즉, 낮은 에너지 가용성)라는 연구가 지속적으로 발표되고 있다. 이는 세포의 항상성 유지에 필요한 에너지가 부족하기 때문에 건강 문제를 일으킬 수 있다. 이에 따라 국제 올림픽 위원회(IOC)와 여러 과학자들이 발표한 성명서에서는 여성 운동선수의 3가지 증후군이 단순히 세 가지 요소로 구성된 것이 아니라, 신체의 에너지가 충분하지 않아서 발생하는 증후군(병리적 과정과 관련된 증상의 조합)이라는 결론을 제시하였다. 특히, 과학자들은 체내 에너지가 부족할 경우 대사율, 월경 기능, 뼈 건강, 면역 기능, 단백질 합성, 심혈관 건강 및 정신 건강 등 생리학적 기능에 영향을 미친다고 보고하였다(86). 또한, 이러한 에너지 부족 상태는 여성 운동선수뿐만 아니라 남성 운동선수에게도 영향을 미친다고 언급하였다. 따라서 IOC와 과학자들은 기존에 알려진 여성 운동선수 3가지 증후군을 보다 정확히 설명하기 위해 새로운 용어가 필요하다고 결론지었다(86). 이는 여성 운동선수 3가지 증후군이라는 용어를 폐기하고, 앞으로는 이와 관련된 문제들을 "스포츠에서의 상대적 에너지 결핍"이라고 부르자는 것이다. 이들은 "상대적 에너지 결핍 증후군"을 상대적 에너지 결핍으로 인해 발생하는 대사율, 월경 기능, 뼈 건강, 면역, 단백질 합성 및 심혈관 건강과 같은 생리적 기능이 손상된 상태로 정의할 것을 제안하였다(86).

최근 Koltun 등의 연구에서는 여성 운동선수의 3가지 증후군 기준과 상대적 에너지 결핍 증후군 기준을 모두 사용해 한 그룹의 운동선수들을 비교했다. 이 연구에서 운동선수들은 경기 출전 여부를 평가받았으며, "완전 승인", "조건부 승인", 또는 일시적 "제한"으로 분류되었다. 연구 결과, 여성 운동선수의 3가지 증후군 기준을 적용했을 때 상대적으로 더 엄격한 평가가 이루어졌다. 구체적으로, 여성 운동선수 3가지 증후군 기준을 사용할 경우, 더 많은 선수가 경기 출전을 위해 추가적인 모니터링이 필요하다고 평가되었으며(+45%), 경기제한이 필요하다는 권고(+3%)도 상대적 에너지 결핍 기준에 비해 더 빈번하게 이루어졌다(69). 하지만 이러한 연구 결과가 선수들의 건강에 어떤 영향을 미치는지는 아직 명확히 밝혀지지 않았다. 또한, 여성 운동선수들에게 나타나는 3가지 증후군이나 상대적 에너지 결핍 기준 중 어떤 것이 다양한 운동선수 그룹에 가장 적합한지도 아직 분명하지 않다(107). 그렇기 때문에 운동 과학자들과 스포츠 의학 전문가들은 이러한 기준들을 여러 운동선수들에게 적용하였을 때 어떤 결과가 나오는지에 대해 지속적으로 연구할 필요가 있다.

는 부상을 의미한다. 이러한 비접촉 ACL 부상은 모든 스포츠 관련 ACL 부상의 약 70%를 차지하며 축구, 농구, 핸드볼 및 배구와 같은 스포츠에서 자주 발생한다(92). 실제로 최근 스포츠 의학 전문가들은 비교적 "위험이 낮은" 운동 상황에서도 여성 운동선수가 비접촉 상황에서 ACL 파열에 더 취약한 것으로 보이는 여러 이유들을 분석하는 데 중점을 두고 있다(99).

그렇다면 왜 여성의 ACL 부상 위험이 더 높을까? 안타깝게도 이 질문에 대한 확실한 답은 없다. 하지만 여러 가지 요인이 여성의 무릎 부상 위험을 높이는 데 기여할 수 있다는 가설이 제시되었다. 이는 월경 중 성 호르몬 변화, 성별에 따른 무릎의 해부학적 차이 및 역동적인 신경근의 불균형이 있다(42, 111). 다음으로 이러한 잠재적 위험 요인들을 뒷받침하는 증거들에 대해 논의해 보자.

무릎 부상과 성 호르몬과의 관련성을 연구한 결과에 따르면, 여성 운동선수들의 ACL 부상 위험은 월경 주기의 난포기와 배란기 동안 더 증가한다(그림 21.2)(42). 성 호르몬의 농도 변화와 결합 조직 손상의 역할을 뒷받침하는 연구에서는, 성 호르몬 수치를 높이는 경구 피임약을 사용하면 ACL 부상 위험을 최대 20%까지 줄일 수 있다고 보고되었다. 하지만 이 결과를 적용하는 것은 근골격계 손상의 특성, 손상이 발생한 방식 및 사용된 경구 피임약의 유형에 따라 제한될 수 있다(68). 따라서 성 호르몬과 ACL 파열 위험 증가 사이의 직접적인 연관성은 여전히 명확하지 않다. 이와 관련하여 일부 연구자들은 성 호르몬이 ACL 구조에 영향을 미쳐 인대의 강도나 고유수용성 감각을 손상시킬 수 있다고 제안하지만(42), 이를 뒷받침하는 직접적인 증거는 부족한 실정이다.

성별에 따른 무릎의 해부학적 차이와 무릎 부상과의 관련성을 살펴본 연구에서는, 성별에 따른 무릎의 해부학적 차이가 ACL 부상을 유발한다는 확실한 증거를 제공하지 못했다. 예를 들어, 여성이 남성보다 무릎 관절 이완(관절의 느슨함)을 가질 가능성이 더 높지만, 이는 여성의 무릎 부상률이 더 높다는 것과 상관관계가 없다(42). 따라서 무릎의 해부학적 성별 차이가 여성이 ACL 부상 위험이 더 높은 이유를 설명하지는 못하는 것으로 보인다.

무릎의 동적 신경근의 불균형은 여성의 ACL 파열과 관련된 연구 분야로, 지속적으로 발전하고 있다. 동적 신경근의 불균형이란 근력, 고유수용성 감각 및 착지 시의 생체역학을 포함한 불균형 요인의 조합을 의미한다. 특히 근력과 관련해서 여성은 체중을 고려하더라도 남성보다 대퇴사두근과 햄스트링 근력이 낮은 경우가 많다. 이는 대퇴사두근과 햄스트링 근육을 모두 강화하는 운동이 무릎 부상을 예방하는 데 중요한 역할을 하기 때문이다(21, 61). 또한, 여성의 무릎 부상 발생률이 높은 것은 여성 운동선수의 무릎 고유수용성 감각 및 신경근 제어 불균형과 관련이 있을 수 있다는 증거도 제시되었다(42). 그럼에도 불구하고 고유수용성 감각이 무릎 부상의 성별 차이에 어떤 역할을 하는지에 대해서는 더 자세한 연구가 필요하다.

마지막으로, 최신 연구에 따르면 남성과 비교했을 때 여성은 달리기, 점프, 착지하는 방식이 다르다는 것이 밝혀졌다(42). 이는 비접촉 ACL 부상의 일반적인 기전은 방향을 바꾸기 전에 사지의 속도가 감소되거나, 무릎이 완전히 펴진 상태에서 약 20도 굽혀진 상태로 착지하는 것을 포함한다(42). 이러한 점에서, 남성과 비교했을 때 여성 운동선수들은 ACL 부상 위험을 높이는 무릎 각도로 착지하는 경향이 있다(42). 따라서 착지 방식이나 다른 운동 전략에서 나타나는 남성과 여성 간의 신경근 차이는, 여성 운동선수가 남성보다 스포츠에서 무릎 부상 위험이 더 높은 이유를 부분적으로 설명할 수 있다.

요약하면, 여성 운동선수들은 남성에 비해 특정 유형의 무릎 부상(예: ACL 부상) 위험이 더 높다. 최신 연구에 따르면, 남성과 여성의 동적 신경근 불균형(예: 다리 근력, 점프 및 착지 전략) 차이가 이러한 성별 간 부상 위험에 기여할 수 있다고 보고되었다. 여러 연구에서 여성 운동선수들의 ACL 부상 발생률을 줄이기 위한 신경근 훈련 프로그램의 효과를 검증했지만, 유의미한 효과는 발견되지 않았다. ACL 부상을 예방하기 위한 프로그램을 더 자세히 알고 싶다면 National Athletic Trainers' Association의 최근 자료들을 참조하길 바란다(93).

요약 *In Summary*

- 여성 운동선수의 무월경 발생률은 다른 운동 종목에 비해 장거리 달리기 선수와 발레리나에게서 가장 높게 나타난다. 무월경의 원인은 명확하지 않지만, 훈련량과 심리적 스트레스와 같은 다양한 요인들이 관련된 것으로 보인다.
- 월경 중 생리통으로 인한 심각한 불편이나 통증을 느끼지 않는 한 훈련을 피할 필요는 없다. 하지만 심한 생리통을 겪는 선수들은 치료를 위해 의사의 진료를 받아야 한다.
- 가장 흔한 섭식 장애 중 두 가지는 신경성 식욕부진증(거식증)과 신경성 폭식증이다.
- 여성 운동선수의 3가지 증후군은 신체 활동이 활발한 젊은 여성들에게 나타나며, 세 가지 구성 요소가 포함된다: (1) 섭식 장애 여부와 상관없는 체내 에너지 부족, (2) 월경 기능 이상, (3) 낮은 골밀도이다.
- 단기간의 저강도 운동은 임신 중 부정적인 영향을 미치지 않는다. 하지만 임신 중 장시간의 운동이나 고강도 훈련은 주의 깊게 모니터링해야 한다.
- 여성 운동선수는 남성 운동선수에 비해 무릎 부상의 위험이 더 크다. 이는 성 호르몬(안드로겐과 에스트로겐)의 차이, 신경근 불균형(다리 근력 차이나 착지 방식의 차이) 등 여러 요인에 의해 발생될 수 있다.

아동을 위한 스포츠 컨디셔닝

건강한 아동이 다양한 형태의 운동에 어떻게 생리학적으로 반응하는지는 아직 명확하게 밝혀지지 않았다. 이는 아동을 대상으로 한 연구를 수행하는 연구자의 수가 적고, 연구 과정에서의 윤리적 고려사항이 연구 참여를 제한하기 때문이다. 예를 들어, 성인에게는 일반적으로 사용되는 침습적인 실험 기법(예: 근육 생검 또는 극한 환경에의 노출)은 아동에게 거의 적용되지 않는다. 이러한 제약으로 인해 아동 훈련에 대한 지식은 주로 심혈관계와 근골격계에 미치는 훈련의 영향에 국한되어 있다. 다음 논의에서는 아동이 고강도의 컨디셔닝 프로그램에 참여할 때 발생하는 주요 문제들을 살펴보자.

훈련과 심혈관계

청소년 스포츠 팀의 인기가 높아지면서 처음으로 제기되는 질문 중 하나는 "아동의 심장이 고강도 스포츠 훈련을 잘 견딜 수 있을까?"라는 것이다. 다시 말해, 어린 운동선수들이 "과훈련"으로 인해 심혈관계에 영구적인 손상을 입을 가능성이 있는지에 대한 우려가 있다는 것이다. 하지만 이러한 가능성은 발생하지 않는다. 달리기나 수영과 같은 지구력 스포츠에 참여한 아동들은 성인과 유사하게 최대 산소 섭취량이 향상되며, 심폐계에 손상을 나타내는 어떤 지표도 나타나지 않았다(7, 64, 79, 91). 또한 성인과 마찬가지로 아동들도 고강도 인터벌 훈련에 반응하여 심폐 체력이 크게 향상되었으며, 이에 따른 신체적 합병증은 관찰되지 않았다(30). 최근 몇십 년 동안, 아동들이 안전한 훈련을 통해 4시간 이내에 마라톤을 완주한 사례들이 보고되었다. 적절한 신체 훈련 기법을 적용하고 점진적으로 심폐 부담을 증가시키는 방식으로 훈련하면, 아동들도 성인과 유사하게 지구력 훈련에 적응하는 것으로 보인다(6). 또한, 젊은 지구력 운동선수에게 심장 돌연사가 발생할 위험은 매우 낮으며, 새로운 건강 검진 방법의 도입으로 생명을 위협하는 상태를 가진 아동 운동선수를 놓칠 가능성도 더욱 줄어들고 있다(20) (임상 적용 21.1 참조).

임상 적용 21.1

젊은 운동선수들의 심장 돌연사

심혈관계와 관련된 돌연사는 18세 미만 운동선수들의 주요 사망 원인 중 하나이다(75). 하지만 건강한 젊은 운동선수들이 스포츠나 운동에 참여할 때 심장 손상이나 돌연사의 위험은 비교적 낮다. 예를 들어, 젊은 운동선수들의 돌연사 발생률은 10만 명당 1~3명으로 추정된다(39, 72, 75). 주목할 점은 이러한 사망의 대부분이 선천성 심장 결함으로 인해 발생되었으며, 운동 자체가 직접적인 원인은 아니었다는 것이다(39).

젊은 운동선수들 사이에서 발생하는 대부분의 심장 돌연사의 주요 원인으로는 네 가지 심혈관계 이상이 있다: (1) 비대성 심근병증(병적으로 심장이 비대해지는 질환), (2) 관상동맥의 선천적(유전적) 이상, (3) 대동맥류(대동맥 벽이 약해져 생기는 팽창) 및 (4) 대동맥 판막 협착증(대동맥 판막의 선천적 좁아짐)이다(39).

그렇다면 운동선수들이 돌연사 위험이 있는지를 의학적 검진으로 알 수 있을까? 대부분의 경우 검진으로 확인할 수 있다. 자격을 갖춘 의사가 병력 조사와 신체 검진을 실시하면, 젊은 운동선수가 스포츠 활동 중 겪을 수 있는 심장 질환을 발견하는 데 도움이 된다(29). 하지만 스포츠 활동 중 돌연사를 일으킬 수 있는 일부 심장 이상은 일반적인 의료 검사로는 발견하기 어려울 수 있다(39). 그럼에도 불구하고, 의료 검진에 심장 기능 평가(심장 영상 검사와 스트레스 테스트)를 함께 시행하면, 심장 부상 위험이 있는 젊은 운동선수를 미리 발견하여 돌연사의 위험을 줄일 수 있다(39, 72). 최근 임상 연구 결과에 따르면, 본격적인 경기 시작 전에 12유도 심전도(ECG)를 실시하면 심장 구조나 전기 신호 전달 시스템에서 생길 수 있는 치명적인 이상을 발견하는 데 효과적이라는 것이 밝혀졌다(20).

최근 몇 년 동안 사전 검진에 대한 논의는 여러 새로운 질문들을 제기해왔다: (1) 심장 건강 검진(예: 12유도 심전도 검진)을 의무화할 때, 그 이익과 위험 중 어느 쪽이 더 클까? (2) 사전 검사를 진행하는 의사들이 해당 주제에 대해 여러 기관의 입장을 바탕으로 제시된 최신 검진 지침에 대해 충분히 교육을 받고 있을까? (3) 사전 검진이 의무화되지 않는 경우, 자동 제세동기(AED)를 사용하는 주변 사람들의 도움으로 심장 돌연사 위험을 얼마나 줄일 수 있을까? (4) 코로나-19 팬데믹 이후 진단되거나 진단되지 않은 운동선수들의 심장 건강에 어떤 변화가 생겼을까? 이러한 변화를 검진으로 확인할 수 있을까(78, 94)? 안타깝게도, 이러한 질문들에 대한 명확한 답은 여전히 의료 전문가들 사이에서 논의되고 있다. 운동선수들의 심장 돌연사를 예방하기 위한 사전 검사의 장단점에 대한 논의는 앞으로도 계속될 것이다. 젊은 운동선수들의 심장 검진에 대해 더 알고 싶다면 추천 문헌에 있는 Lithwick 등(2016)의 논문을 참조하라.

훈련과 근골격계

연구에 따르면 수영, 농구, 배구 및 육상 등 다양한 팀 스포츠에서의 체계적인 훈련은 아동의 성장과 발달에 부정적인 영향을 미치지 않는 것으로 나타났다(81). 이는 남아(46)와 여아(9) 모두에게 해당된다. 실제로, 적당한 신체 훈련은 아동의 성장을 촉진하고 비만과 제2형 당뇨병의 위험을 줄이는 데 도움이 될 수 있다(43, 46). 따라서 많은 연구자들은 규칙적인 신체 활동이 아동의 정상적인 성장과 발달을 위해 필수적이라고 결론짓고 있다. 그렇다면 과훈련(overtraining)이 뼈와 연골을 손상시킬만큼 위험할까?(12, 47, 50)

아동들이 고강도 지구력 또는 저항성 훈련을 할 때, 오랫동안 우려되어 온 문제 중 하나는 성장 중인 아동의 뼈가 성인보다 특정한 물리적 손상에 더 취약하다는 점이다. 그 주된 원인은 성장 연골의 존재 때문이다(81). 성장 연골은 아동의 신체에서 세 가지 주요 해부학적 위치에 존재하는데, 이는 **성장판**, **관절 연골** 및 근육-건 접합부이다. 그림 21.6에서는 무릎 관절의 성장판 위치가 예로 제시되어 있다. 성장판은 긴 뼈의 성장이 이루어지는 부위로, 뼈마다 성장의 종료 시점이 다르지만 일반적으로 18세에서 20세 사이에 성장이 완료된다(81). 뼈의 성장이 완료되면 성장판

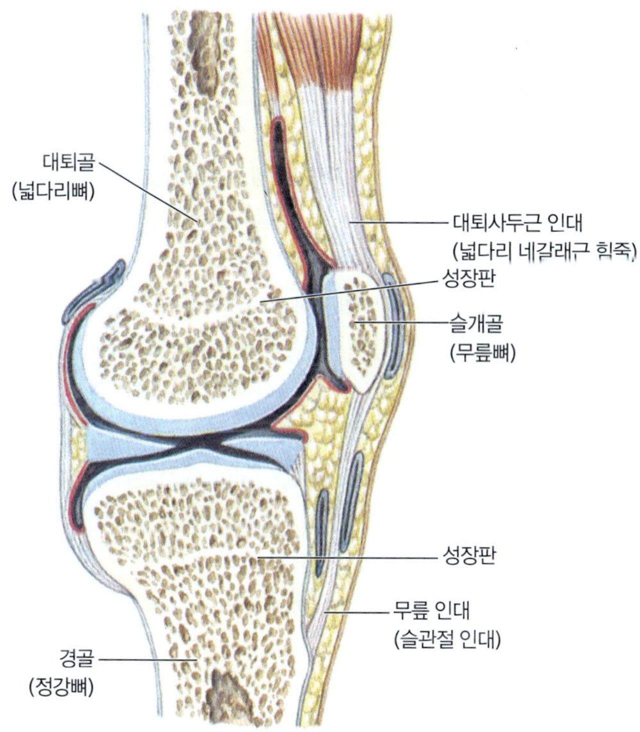

그림 21.6 **긴 뼈(장골, long bone)의 성장판(골단판) 위치.**

은 골화되어 사라지고, 성장 연골은 "성인"의 연골로 대체된다.

고강도 지구력 훈련이나 근력 훈련을 수행하는 아동들이 장기적인 근골격계의 발달 문제를 피할 수 있을까? 현재까지 지구력 운동이 아동과 청소년의 뼈 성장에 부정적인 영향을 미쳤다는 보고나 사례 연구는 발표되지 않았다. 오히려 규칙적인 지구력 훈련이 앉아서 생활하는 아동들에 비해 다양한 발달상의 이점을 제공한다는 증거가 점점 더 많아지고 있다. 이러한 이점에는 골 무기질 함량 증가와 과도한 지방이 조직에 축적되는 것을 억제시킬 수 있다는 것이다(87, 90).

근력 훈련은 모든 연령대에서 부상의 위험을 증가시킬 수 있으며, 특히 아동에게 부상을 유발할 가능성이 있는지에 대한 우려가 있다. 실제로 아동과 청소년이 근력 훈련을 할 때 연조직 부상의 발생률이 약간 증가하는 것은 사실이다. 그러나 이는 다른 스포츠 활동에서 발생할 수 있는 부상 위험과 크게 다르지 않다. 예를 들어, 모든 연령대에서 연조직 부상의 위험을 높일 수 있는 플라이오메트릭 운동도 적절한 감독과 주 2~3회의 훈련 빈도를 지키면 충분히 안전하게 진행할 수 있다(87).

따라서 안전하게 근력 운동을 수행하려면, 정식으로 훈련받은 자격을 갖춘 코치들이 어린이와 청소년을 대상으로 운동 프로그램을 설계하고 훈련 기술들을 모니터링하는 데 있어 적극적인 지도 역할을 수행하는 것이다(87). 연구에 따르면, 6~12세 아동을 대상으로 자격 있는 코치의 감독 하에 실시된 저항 훈련은 뼈, 근육 및 성장판에 손상을 주지 않는다고 보고되었다(45, 96). 또한, 적절한 감독 하에 수행된 저항성 훈련은 청소년 운동선수에게도 안전하게 수행될 수 있으며, 뼈나 연골에 손상을 일으키지 않는다고 보고했다(12, 47, 50, 74). 사실, 저항성 훈련이 아동에게 많은 건강상의 이점을 제공한다는 것은 잘 알려져 있다. 예를 들어, 체중을 이용한 훈련은 사춘기 이전의 남녀 아동에게 골 밀도를 증가시켜 뼈 건강을 촉진하는 데 도움을 된다(12).

저항성 훈련이 뼈 성장과 발달에 도움이 되는 것뿐만 아니라, 사춘기 이전 남녀 아동의 근력을 향상시키는 데도 효과적이라는 것은 분명하다(48, 51). 흥미롭게도, 이러한 훈련으로 인한 근력 향상은 사춘기 이전 아동의 경우 근육의 크기가 크게 증가하지 않고, 제한적인 근비대로 이루어진다는 점이다(12). 따라서 아동의 저항성 훈련으로 인한 근력 증가는 주로 신경계의 변화에 의해 이루어지는 것으로 보인다(예: 운동 단위 동원 등). 아동과 청소년의 저항성 훈련에 대한 더 자세한 내용은 Faigenbaum 등(2015)을 참조하라.

소아 운동 과학의 발전과정

앞서 언급했듯이, 아동을 대상으로 한 연구는 윤리적인 문제로 소아 운동 과학의 지식 발전이 더디게 이루어져 왔다. 그럼에도 지난 몇 년 동안 이 분야에 대한 이해는 크게 확장되었으며, 그 중심에는 소아 운동 과학 발전에 큰 기여를 한 오데드 바-오르(Oded Bar-Or) 박사가 있다(과학에서 중요한 인물 되돌아보기 참조). 또한, 과학 저널 *Pediatric Exercise Science*의 창간은 아동 운동에 대한 추가 연구를 촉진하는 계기가 되었다. 이러한 흐름에 따라 앞으로 몇 년 동안 소아 운동 과학에 대한 지식이 빠르게 성장할 것으로 기대된다.

요약 *In Summary*

- 지구력 훈련은 어린이들의 심혈관계 성장과 발달에 해롭지 않다. 또한, 지구력 훈련이 뼈와 연골 건강에 부정적인 영향을 미친다는 증거는 없다.
- 젊은 운동선수들이 심장 돌연사를 겪을 위험은 매우 낮지만(10만 명 중 1~3명), 사전 검진은 미처 발견하지 못할 수 있는 심각한 건강문제를 미리 발견하는 데 중요한 역할을 한다.
- 최근 연구에 따르면, 적절한 감독 하에 젊은 운동선수들이 저항성 훈련을 안전하게 수행할 수 있으며, 이 과정에서 뼈나 연골에 손상이 발생되지 않는다.
- 사춘기 이전의 어린이들이 저항성 훈련을 할 경우, 근육의 크기는 증가하지 않지만, 뼈의 밀도와 근력은 증가하는 것으로 나타났다.

당뇨병 환자를 위한 훈련

15장과 17장에서 논의한 바와 같이, 운동은 당뇨병에 긍정적인 영향을 미치며, 의사들은 당뇨병 환자에게 규칙적인 운동을 치료요법의 일환으로 권장하고 있다(예: 혈당 조절 기능 향상). 이번 논의에서는 제1형 당뇨병 환자에 초점을 맞출 것이다. 그 이유는 제2형 당뇨병 환자들은 운동수행능력을 위한 훈련에 참여할 가능성이 더 낮기 때문이다. 그렇다면, 제1형 당뇨병 환자가 고강도 훈련을 하고 스포츠에 참여할 수 있을까? 이 질문에 대한 답은 조건부로 "그렇다"이다. 장기간 당뇨병으로 인해 미세혈관 합병증(작은 혈관 손상)이나 신경병증(신경 손상)을 겪고 있는 사람들은 운동을 제한해야 하며, 과도한 훈련은 일반적으로 권장되지 않는다(16, 81). 그러나 혈당 수치를 잘 관리하고 추가적인 의학적 합병증이 없는 사람들은 당뇨병 자체가 운동 종류나 스포츠 참여에 제한을 두지 않아야 한다.

당뇨병 환자가 훈련 프로그램에 안전하게 참여하려면 어떤 예방 조치를 취해야 할까? 당뇨병 환자의 체력 향상을 위한 훈련방법은 17장에서 다루었으며, 여기서는 간략히 다시 설명할 것이다. 당뇨병을 앓고 있는 운동선수가 훈련에 안전하게 참여하는 방법은 훈련 중 저혈당 쇼크를 예방하는 방법을 배우는 것이다

과학에서 중요한 인물 되돌아보기

아동(어린이) 운동 생리학의 선구자: 오데드 바-오르

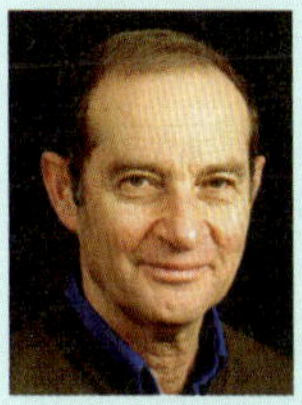

Courtesy of Marilyn Bar-Or

오데드 바-오르(Oded Bar-Or, 1937~2005)는 이스라엘 예루살렘에서 태어나 하다사 의과대학에서 의사 교육을 받았다. 졸업 후 그는 미국으로 건너가 펜실베니아 주립대학교에서 엘스워스 버스커크 박사의 지도아래 운동 생리학 분야에서 박사 후 연구를 시작했다. 1969년에 박사 후 연구를 마친 후, 그는 이스라엘로 돌아와 윈게이트 연구소에 스포츠 의학부를 설립했다. 윈게이트 연구소에서 연구하는 동안, 바-오르 박사와 그의 동료들은 스포츠 과학 연구에서 국제적인 명성을 얻었으며, 오늘날까지도 사용되는 윈게이트 무산소성 파워 테스트를 개발했다.

1981년, 바-오르 교수는 윈게이트 연구소를 떠나 캐나다 온타리오주 해밀턴에 있는 맥매스터 대학교의 교수진에 합류했다. 이후 그는 어린이를 대상으로 하는 운동 및 영양 센터를 설립하고, 소아 운동 과학에 대한 연구를 평생의 목표로 삼기 시작했다. 맥매스터에서 근무하는 동안, 그는 어린이와 성인이 운동에 반응하는 생리학적 차이를 이해하는 데 집중했다. 그의 연구에서 중요한 부분은 어린이와 성인이 뜨거운 환경에서 운동할 때 심폐 및 체온 조절 반응이 어떻게 다른지 밝히는 것이었다. 그는 어린이의 체온 조절 반응과 운동 적응을 연구한 최초의 연구자 중 한 명이기도 하다. 바-오르 박사는 아동 운동 생리학 분야에서 158편의 연구 논문을 발표했으며, 아동 스포츠 의학 및 운동 생리학과 관련된 다양한 주제에 대해 총 10권의 저서를 남겼다.

(100). 당뇨병 환자들은 인슐린에 대한 반응이 사람마다 다르기 때문에, 각 운동선수는 개인 의료진과 협력하여 자신에게 맞는 운동, 식단 및 인슐린의 적절한 조합을 찾아 혈당 수치를 안정적인 상태로 유지해야 한다.

최근 몇 년 동안 인슐린 펌프와 연속 혈당 모니터를 포함한 웨어러블 센서 기술의 발전으로 혈당을 정확하게 추적하는 과정이 훨씬 더 수월해졌다. 그러나 웨어러블 기술을 이용한 혈당 모니터링은 여전히 완벽하지 않다. 그 이유는 혈당 센서에 약 5~10분 정도의 지연 시간이 있고, 속효성 인슐린의 효과가 나타나기까지 10~30분이 걸리기 때문이다. 이를 해결하기 위해, 의사와 과학자들은 컴퓨터 과학자들과 협력하여 머신 러닝(machine learning)을 활용해 혈당 추적 및 조절 과정을 더욱 정교하게 조율하는 방법을 연구하고 있다(102). 그럼에도 불구하고, 당뇨병 운동선수를 위한 치료에서는 기술적인 발전이 이루어졌지만, 지난 수십 년 동안 확립된 많은 의료 모범 사례가 여전히 중요한 역할을 하고 있다.

일반적으로 운동은 식사 후에 실시하는 것이 좋으며, 규칙적인 생활의 일부로 포함되어야 한다. 수년간 운동선수들은 강도 높은 훈련을 하는 날에는 인슐린 주사량을 줄이는 것이 권장되었다(16, 98). 실제로, 인슐린 펌프와 연속 혈당 모니터의 도입은 이러한 조절을 더욱 용이하게 만들었다(102). 그러나 당뇨병을 가진 운동선수들에게 지속적인 우려 중 하나는 운동 전 인슐린 주사 부위(펌프 부착 위치)이다. 예를 들어, 달리기 전에 다리에 인슐린을 주사하면(일회용 피하 주삿바늘을 사용하여) 운동으로 인해 다리의 혈류가 증가하여 인슐린 흡수가 가속화될 수 있다. 이러한 국소적인 흡수 증가는 운동 유발 저혈당을 초래할 수 있으므로, 이를 예방하기 위해 복부나 팔과 같이 운동에 덜 관여하는 부위에 주사하는 것이 좋다. 반대로, 훈련 프로그램에 팔 운동(예: 조정)이 포함되어 있다면, 인슐린 주사나 펌프 부착 부위를 움직이는 근육을 피하여 복부 등 다른 부위를 선택해야 한다. 또한, 훈련 중 포도당 용액이나 탄수화물 간식을 준비해 두면 운동 중 저혈당을 예방하는 데 도움이 될 수 있다.

당뇨병 환자도 일반 선수들과 마찬가지로 훈련 후 동일한 효과를 얻을 수 있을까? 이 질문에 대한 일반적인 답변은 "그렇다"이다. 훈련을 받지 않은 당뇨병 아동은 건강한 아동에 비해 체력이 낮은 경향이 있지만(70), 당뇨병을 가진 어린 아동도 건강한 아동과 유사하게 컨디셔닝 프로그램에 반응한다(81). 실제 현장에서 관찰된 결과에 따르면, 당뇨병 운동선수가 혈당을 철저히 관리하면 다양한 경쟁 스포츠에 참여하여 뛰어난 성과를 거둘 수 있다.

요약 *In Summary*

- 당뇨 합병증이 없는 1형 당뇨병 환자들은 운동의 종류나 운동량에 제한을 받을 필요가 없다.
- 1형 당뇨병 환자가 안전하게 스포츠에 참여하려면, 저혈당을 피하는 방법을 배우는 것이 중요하다.
- 가벼운 인슐린 펌프나 연속 혈당 측정기(CGM)를 사용하는 것이 많은 당뇨병 운동선수들에게 큰 도움이 될 수 있다.

천식 환자를 위한 훈련

일반적으로, 전문가들은 천식을 가진 대부분의 아동, 청소년 및 성인이 운동으로 인한 기관지 경련을 약물 치료나 운동 강도의 신중한 모니터링을 통해 조절할 수 있다면, 스쿠버 다이빙을 제외한 모든 스포츠에 안전하게 참여할 수 있다고 동의한다(84). 연구에 따르면 유산소 운동이 일부 천식 환자의 기도 염증을 줄이고 천식 증상을 개선하는 데 도움이 될 수 있다고 보고되었다(80). 천식을 가진 사람들을 위한 훈련 프로그램을 계획할 때 중요한 전제 조건은, 강도 높은 훈련을 시작하기 전에 해당 운동선수들의 천식을 관리할 적절한 치료 요법이 마련되어 있어야 한다는 점이다(17장 참조). 천식이 잘 관리된다면, 천식을 가진 운동선수의 훈련 일정은 일반 운동선수와 동일하게 진행될 수 있다(20장 참조). 그러나 17장에서 언급한 것처럼, 천식을 가진 운동선수는 훈련 중 기관지 확장제가 포함된 흡입기를 가까이에 두는 것이 권장되며, 심각한 발작이 발생할 경우를 대비해 다른 운동선수들과 함께 훈련하는 것이 안전하다.

천식을 가진 사람들이 스쿠버 다이빙에 참여할 수 있는 안전성에 대해서는 여전히 논쟁의 여지가 있다. 최근 연구에 따르면, 스쿠버 다이빙이 위험을 수반하기는 하지만, 천식 발작의 위험이 낮은 환자는 안전하게 다이빙을 할 수 있다는 결론이 도출되고 있다(28). 이에 따라 다음과 같은 가이드라인이 권장된다. 먼저, 천식 환자가 다이빙에 적합한지 판단하기 위해서는 의료 기록 검토, 폐활량 측정, 알레르기 검사 및 기관지 자극 테스트를 포함한 철저한 의료 검사가 필요하다(28). 또한, 다이빙을 계획 중인 폐질환 환자는 다이빙 당일에 천식이 잘 조절된 상태여야 한다(28). 마지막으로, 다이빙을 원하는 천식 환자는 운동, 감정적 스트레스 및 추위로 인한 천식을 나타내지 않아야 한다(28). 그러나 최근 휴식 시 기도 기능이 정상이고, 운동 유발성 천식이 없는 천식 환자의 경우 다이빙 중 압력 외상의 위험이 건강한 사람들과 유사하다는 점이 보고되었다.

요약 *In Summary*

- 천식을 가진 사람들도 스쿠버 다이빙을 제외한 모든 스포츠에 안전하게 참여할 수 있다. 단, 운동으로 인한 기관지 경련을 약물이나 운동 강도를 조절하여 관리할 수 있는 경우에만 해당된다.
- 천식을 가진 사람이 스쿠버 다이빙을 안전하게 할 수 있는지에 대해서는 아직 명확한 답이 없다. 하지만 최신 연구에 따르면, 운동으로 천식 증상이 나타나지 않고 평소 기도 상태가 정상인 사람들은 건강한 사람들과 비교했을 때 다이빙을 할 때 특별히 더 위험하지 않은 것으로 나타났다.

간질 환자에 대한 훈련

간질(epilepsy)은 뇌 기능의 일시적인 장애를 의미하며, 이로 인해 의식 상실, 근육 경련 및 감각 장애 등의 증상이 나타날 수 있다. 간질 발작은 언제 발생할지 예측하기 어려우므로, 간질 환자가 강도 높은 훈련 프로그램에 참여하는 것이 적절할지 고민이 필요하다. 안타깝게도 이 질문에 대한 명확한 답을 제시할 수 있는 정보는 아직 충분하지 않다. 간질 환자의 운동 참여에 대한 명확한 권장 사항을 제시하려면, 두 가지 중요한 질문에 대한 답이 필요하다. 첫째, 강도 높은 신체 활동이 간질 발작의 위험을 증가시키는가? 둘째, 특정 스포츠 활동 중 발작이 발생할 경우, 운동선수가 불필요한 위험에 노출되는가? 이제까지의 연구 결과를 통해 이러한 질문들에 대한 증거들을 살펴보자.

운동이 발작을 촉진하는가?

운동 자체에 의해 유발되는 드문 간질 발작 유형이 한 가지 있다(24). 이 발작은 다양한 스포츠 활동 중에 발생하는 강직성 발작으로, 지속적인 신체 활동과 관련되어 나타난다. 다행히도, 대부분의 경우 이러한 발작은 항경련제로 조절될 수 있다.

그러나 정서적 스트레스는 간질 환자에게서 가장 흔히 보고되는 발작 원인 중 하나이다(5). 예를 들어, 환자가 흥분, 긴장 및 슬픔과 같은 강한 감정에 노출되면 발작 빈도가 증가한다고 보고되었다(5). 그렇다면 운동이 신체적 스트레스인 점을 고려할 때, 운동 자체가 발작을 유발할 수 있을까?

다른 유형의 발작 장애에 대해서는, 운동이 발작 위험을 증가시키는지에 대해 의사들 사이에서 의견이 분분하다. 그러나 Gotze (58)의 연구에 따르면, 운동은 간질을 가진 아동이나 청소년에서 발작 위험을 증가시키지 않을 뿐만 아니라, 발작 발생 역치(threshold)를 높여 발작 빈도를 감소시키는 데 효과적이라고 보고하였다. 이러한 주장을 뒷받침하기 위해, 간질과 스포츠에 대한 여러 리뷰에서도 운동 중 발작 횟수가 감소한다는 결론을 내리고 있다(3, 5).

반면에, Kuijer (71)는 간질 환자가 운동 중이나 운동 후 회복 단계에서 발작을 경험할 위험이 증가할 수 있다고 제안했다. 그는 운동과 관련된 여러 요인들이 발작 위험을 높일 수 있다는 가설을 제기했다. 이러한 요인에는 (1) 신체적 피로, (2) 과호흡, (3) 저산소증, (4) 고체온증, (5) 저혈당증, (6) 전해질 불균형 및 (7) 경쟁 스포츠와 관련된 정서적 스트레스 등이 있다. 하지만 운동과 발작 위험에 대한 상관관계에서는 아직까지 전문가들 사이에서 의견이 엇갈리고 있다.

그럼에도 불구하고, 간질이 잘 관리되고 있는 환자가 규칙적인 운동을 통해 신체적 및 정신적 건강을 증진하는 것은 일반적으로 좋은 생각으로 받아들여진다(5, 86). 하지만 다양한 스포츠 훈련과 운동 경기에 대한 명확한 합의는 아직 이루어지지 않았다.

이는 각 운동선수가 경험하는 발작의 유형, 빈도 및 강도가 모두 다르기 때문이다(5). 따라서 의사, 부모 및 지도자는 각 환자의 경쟁 스포츠 참여가 적절한지를 개별적으로 판단해야 한다.

간질 환자가 신체 접촉 스포츠에 참여할 때 또 다른 우려는 머리에 충격을 받았을 때 발작이 유발될 가능성이다. 이 문제에 대해서도 의사들의 의견은 엇갈리고 있지만, 현재로서는 반복적인 머리의 외상이 간질 환자에게 발작을 재발시키는 원인이 된다는 것을 증명하는 연구는 존재하지 않는다(55). 더 자세한 내용은 Pimentel (2015)의 추천 문헌을 참조하라.

발작으로 인한 부상 위험

다양한 스포츠 활동(예: 축구, 권투) 중 발작이 발생하면 운동선수가 위험에 노출될 수 있다는 것은 분명하다. 또한, 일상적인 활동(예: 계단 오르기)이나 레크리에이션(예: 스쿠버 다이빙, 스카이다이빙, 등산) 중에 발작이 발생할 경우에도 간질 환자에게 심각한 위협이 될 수 있다(55). 따라서, 간질 환자가 신체 활동이나 스포츠에 참여할 수 있는지는 일반적인 상식과 의사의 조언을 바탕으로 개별적으로 결정되어야 한다. 스포츠 참여로 얻는 이점과 위험은 각 개인마다 크게 다를 수 있으며, 이는 환자의 간질 특성과 참여하려는 스포츠의 유형에 따라 달라진다. 경미한 발작만 있는 아동의 경우, 약물 치료를 통해 발작이 드물게 발생하고 발작이 있더라도 행동이나 의식에 거의 변화가 없을 수 있다. 이러한 경우에는 대부분의 훈련에 무리 없이 참여할 수 있을 것이다(5, 15, 58). 반대로, 빈번하고 심각한 발작을 경험하는 환자는 대부분의 스포츠에 참여하기 적합하지 않을 가능성이 높다. 간질과 운동에 대한 자세한 내용은 Pimentel (2015)의 추천 문헌을 참조하길 바란다.

요약 *In Summary*

- 간질을 앓고 있는 사람이 운동 프로그램에 안전하게 참여할 수 있는지는 각 사람의 상황에 따라 다르다.
- 스포츠에 참여할 때의 이점과 위험은 간질의 종류와 참여하려는 스포츠의 종류에 따라 크게 달라질 수 있다.

중장년 운동선수를 위한 운동수행능력과 훈련

50세 이상 나이에도 경쟁적인 운동 경기에 참여하는 사람들의 수가 점점 증가하고 있다. 이러한 "중장년 운동선수"들은 "매우 성공적인 노화"를 보여주는 독특한 생리적 특성을 지닌 고령자 집단으로, 흥미로운 연구 대상이 되고 있다(106). 이 중장년 운동선수들은 매일 훈련하며, 젊은 시절에 달성했던 운동 능력을 유지하기 위해 노력한다. 하지만 나이가 들면서 운동 능력이 감소하는 것은 피할 수 없으며, 이는 신체적 독립성의 상실과 사망률 증가로 이어질 수 있다. 따라서 운동 경기를 위한 훈련은 노년층의 건강과 독립성을 유지하는 하나의 방법이 될 수 있다. 다음 항목에서는 근력과 지구력 성능에서의 나이와 관련된 변화를 설명하고, 나이가 들면서 신체 능력이 감소하는 생리학적 이유를 논의할 것이다.

노화에 따른 근력 변화

노화는 근력을 점진적으로 감소시킨다. 노화 과정에서 신경계 변화도 일어나지만, 근력 감소의 주요 원인은 근육량의 감소 때문이며 이를 **근감소증**(sarcopenia)이라고 한다. 근감소증은 나이가 들면서 근육량이 줄어드는 현상을 말하며, 손실률은 그림 21.7을 통해 확인할 수 있다. 노화와 관련된 근감소증은 근섬유 크기와 근섬유 수의 감소로 발생한다(52). 그러나 연구에 따르면, 근육량 감소의 대부분은 근섬유 수의 감소 때문인 것으로 나타났다(52, 88). 노화와 관련된 근육 손실의 정확한 기전은 아직 명확하게 밝혀지지 않았다. 하지만 일부 연구에서는 신체 활동 부족, 활성산소에 의한 근섬유 손상(산화 스트레스), 염증 및 테스토스테론과 같은 동화 호르몬의 감소가 근육 손실에 영향을 미칠 수 있다고 보고하였다(22).

그림 21.7에서 볼 수 있듯이, 50세 이전에는 근육량 손실이 거의 없지만, 50세 이후부터는 남성과 여성 모두에서 골격근량의 점진적인 감소가 나타난다. 근육 손실률은 개인마다 차이가 있지

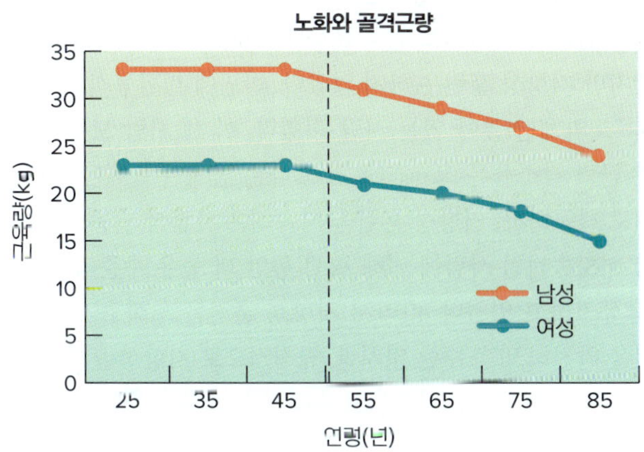

그림 21.7 노화에 따른 남성과 여성의 근육량 손실.
출처: Data from Buford, T. W., S. D. Anton, A. R. Judge, E. Marzetti, S. E. Wohlgemuth, C. S. Carter, C. Leeuwenburgh, et. al. Models of accelerated sarcopenia: critical pieces for solving the puzzle of age-related muscle atrophy. *Ageing Research Reviews* 9(4): 369–383, 2010; Faulkner, J. A., L. M. Larkin, D. R. Claflin and S. V. Brooks. Age-related changes in the structure and function of skeletal muscles. *Clinical and Experimental Pharmacology and Physiology* 34(11): 1091–1096, 2007.

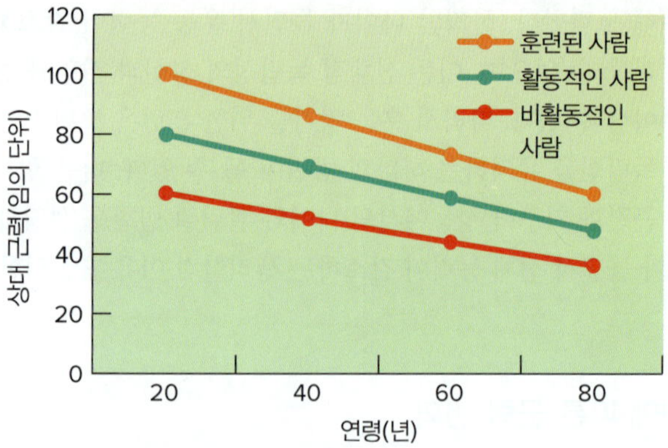

그림 21.8 노화에 따른 근력 감소. 규칙적인 근력 운동은 노화에 따른 근력 감소를 지연시킬 수 있다는 사실에 주목하라.

출처: Modified from Buford, T. W., S. D. Anton, A. R. Judge, E. Marzetti, S. E. Wohlgemuth, C. S. Carter, C. Leeuwenburgh, et. al. Models of accelerated sarcopenia: critical pieces for solving the puzzle of age-related muscle atrophy. Ageing Research Reviews 9(4): 369 – 383, 2010; Faulkner, J. A., L. M. Larkin, D. R. Claflin and S. V. Brooks. Age-related changes in the structure and function of skeletal muscles. *Clinical and Experimental Pharmacology and Physiology* 34(11): 1091 – 1096, 2007.

만, 일반적으로 남성과 여성 모두 50세 이후 매년 약 1~2%의 근육량을 잃는 경향이 있다(22). 따라서 50~80세 사이에 전체 근육량의 40~60%를 잃을 수 있다.

비록 노화로 인해 근육량과 근력이 감소하지만, 꾸준히 근력 운동을 하면 상대적으로 높은 수준의 근력을 유지할 수 있다. 예를 들어, 그림 21.8에서는 운동 습관이 다른 세 사람의 다리 근력이 나이에 따라 어떻게 변화되는지 비교한 것이다. 여기서 훈련된 사람은 평생 동안 저항성 훈련(주당 2~3회)을 지속해 왔다. 활동적인 사람은 일상적으로 걷기 운동(약 5000보, 주당 3~5일)에 참여했지만 저항성 훈련은 하지 않았다. 반면에 비활동적인 사람은 흔히 "소파에만 앉아 있는 사람"이었다. 이 세 사람 모두 노화에 따른 근력 감소율은 크게 다르지 않다는 점에 주목해야 한다. 그럼에도 불구하고, 저항성 훈련을 지속해온 사람은 활동적인 사람이나 비활동적인 사람에 비해 평생 동안 더 높은 수준의 다리 근력을 유지하고 있었다. 따라서 저항성 훈련은 노화로 인한 근육 손실을 완전히 막을 수는 없지만, 규칙적으로 저항성 훈련을 하는 사람들은 덜 활동적인 사람들보다 평생 동안 훨씬 더 높은 수준의 근력을 유지할 수 있다.

노화와 지구력 수행능력

근력 감소와 마찬가지로, 노화는 지구력 능력과 최대 산소 섭취량의 감소를 초래한다. 예를 들어, 그림 21.9는 나이에 따라 남성과 여성의 10 km 달리기 기록이 어떻게 변하는지를 보여준다. 주목

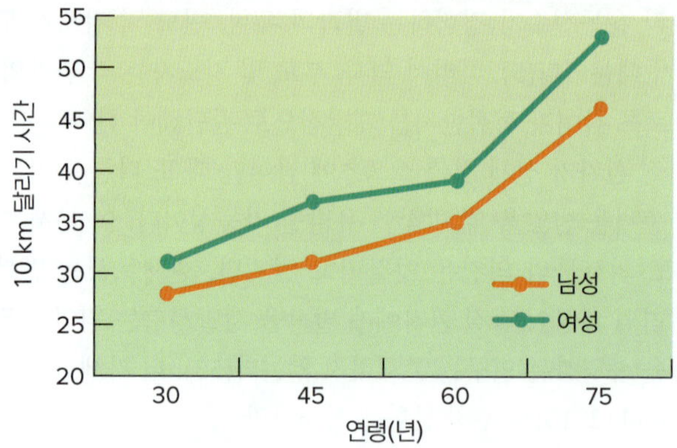

그림 21.9 노화에 따른 남성과 여성의 10 km 달리기 기록 변화.

출처: Data from World Masters Athletics.

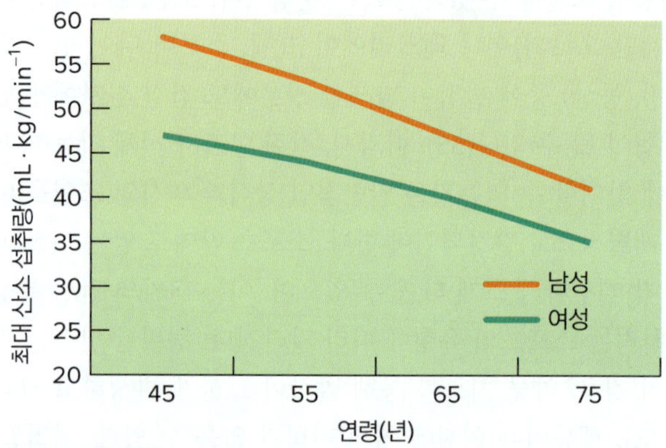

그림 21.10 지구력 훈련을 한 남성과 여성의 노화에 따른 최대 산소 섭취량 감소.

출처: Data from Jackson, A. S., X. Sui, J. R. Hebert, T. S. Church, and S. N. Blair. Role of lifestyle and aging on the longitudinal change in cardiorespiratory fitness. *Archives of Internal Medicine* 169(19): 1781 – 1787, 2009.

할 점은 나이가 들수록 10 km 경기 기록이 곡선적으로 증가한다는 것이다. 이는 운동 능력이 감소한다는 의미이며, 특히 60세 이후에 지구력 능력 변화가 가장 급격하게 나타난다. 마찬가지로 훈련된 남성과 여성 모두에서 최대 산소 섭취량이 나이가 들수록 감소한다(그림 21.10). 여기서 주목할 점은 최대 산소 섭취량이 40세까지는 큰 변화가 없다는 것이다(65). 그러나 남성과 여성 모두에서 최대 산소 섭취량은 40세 이후 매년 약 1%씩 감소하는 경향이 있다. 비록 지구력 훈련이 모든 연령대에서 최대 산소 섭취량을 증가시킬 수 있지만, 나이에 따른 최대 산소 섭취량의 감소를 완전히 막을 수는 없다. 그럼에도 불구하고, 평생 동안 꾸준하게 지구력 훈련을 하는 사람들은 비활동적인 사람들에 비해 더 높은 최대 산소 섭취량을 유지할 수 있다(그림 21.11).

나이가 들수록 지구력과 최대 산소 섭취량이 감소하는 이유는 무엇일까? 20장에서 언급했듯이, 지구력 향상을 결정짓는 핵심적

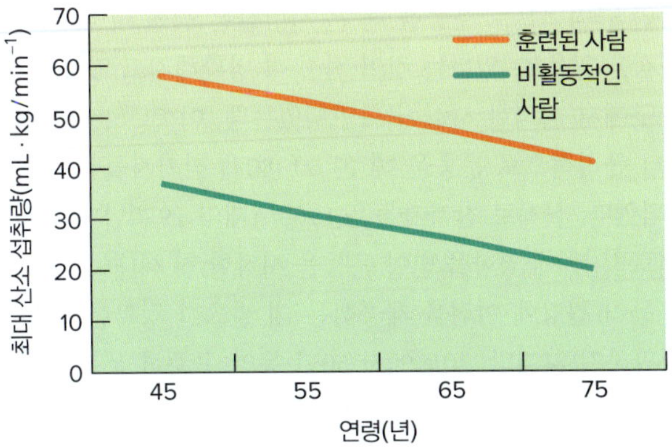

그림 21.11 노화에 따른 남성의 최대 산소 섭취량 변화.
출처: Data from Jackson, A. S., X. Sui, J. R. Hebert, T. S. Church, and S. N. Blair. Role of lifestyle and aging on the longitudinal change in cardiorespiratory fitness. *Archives of Internal Medicine* 169(19): 1781–1787, 2009.

인 요인은 최대 산소 섭취량, 운동 효율성 및 지속 가능한 최대 운동 강도(즉, 젖산 역치)이다. 이제 노화가 이 세 가지 요인에 어떻게 영향을 미치는지 논의해 보자.

최대 유산소성 능력(최대 산소 섭취량)은 산화적 인산화 과정을 통해 체내 에너지를 생성할 수 있는 한계치이며, 지구력 능력을 결정하는 주요 요인 중 하나이다. 산소 섭취량은 심박출량과 조직의 산소 흡수량(동정맥산소차)에 의해 결정되며, 이는 Fick 방정식에 의해 다음과 같이 정의된다(13장 참조).

최대 산소 섭취량 = 최대 심박출량 × 최대 동정맥산소차이

연구에 따르면, 노화에 인한 최대 산소 섭취량 감소는 최대 심박출량과 최대 동정맥산소차이의 감소로 인해 발생한다고 보고되었다(106). 이는 그림 21.12에서 잘 나타나 있다. 나이가 들면서 최대 심박출량이 감소하는 이유는 최대 심박수와 최대 1회 박출량이 감소하기 때문이다. 특히, 최대 심박수의 감소는 최대 심박출량 감소에 중요한 역할을 한다. 예를 들어, 최대 심박수는 20세에서 60세 사이에 약 분당 60회 정도 감소될 수 있다. 또한, 나이가 들수록 최대 산소 추출 능력(동정맥산소차이)이 감소한다. 이는 모세혈관 밀도와 미토콘드리아 부피의 감소 등 여러 요인들의 의해 발생된다(106).

운동 효율성은 젖산 역치 이하의 최대하 운동 중 항정상태에서의 산소 소비량으로 측정되며, 지구력 능력에 중요한 요인이다. 그 이유는 효율적인 운동선수는 비효율적인 운동선수에 비해 동일한 운동 강도로 운동할 때 더 적은 에너지를 사용하기 때문이다. 여러 연구에 따르면, 운동 효율성은 나이가 들어도 변하지 않는 것으로 나타났다. 따라서 운동 효율성은 노화로 인한 지구력 능력 감소를 설명하는 주요 요인이 아니다(그림 21.12).

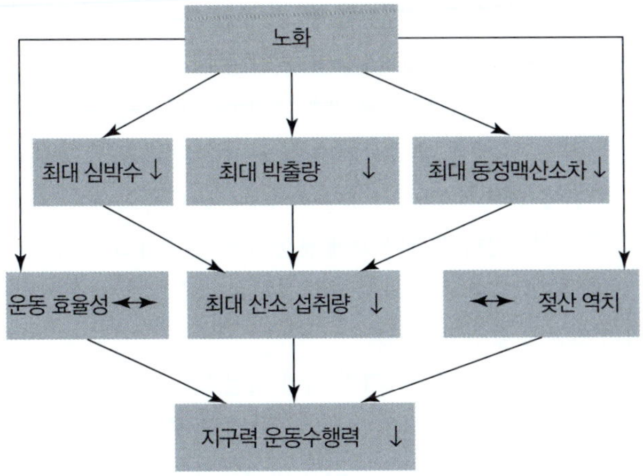

그림 21.12 건강한 성인의 지구력 운동수행능력이 노화에 따라 감소되는 생리학적 기전. 아래쪽 화살표(↓)는 감소를 나타내고, 수평 화살표(→)는 변화를 나타내지 않음을 의미한다.
출처: Adapted from Tanaka, H. and D. R. Seals. Endurance exercise performance in Masters athletes: age-associated changes and underlying physiological mechanisms. *Journal of Physiology* 586(1): 55–63, 2008

최대하 운동 중 자신의 최대 산소 섭취량보다 더 높은 비율로 운동할 수 있는 능력은 지구력 능력을 결정하는 중요한 요인이다. 이러한 능력은 실험실에서 젖산 역치를 측정하여 평가할 수 있다(20장 참조). 젖산 역치는 최대 산소 섭취량에 상대적으로 표현할 경우 나이에 따라 변하지 않는다(106). 따라서 젖산 역치는 노화에 따른 지구력 운동 능력의 감소를 결정하는 주요 원인이 아니다(106).

요약하면, 지구력 경기에서의 운동 능력은 최대 산소 섭취량, 운동 효율성 및 젖산 역치에 의해 결정된다. 노화는 젖산 역치나 운동 효율성에 부정적인 영향을 미치지 않는 것으로 보이는 반면, 최대 산소 섭취량은 점진적으로 감소한다. 따라서 최대 산소 섭취량은 노화에 따른 지구력 능력을 감소시키는 주요 요인이라고 할 수 있다.

요약 *In Summary*

- 나이가 들면 근육량과 근력은 모두 감소한다.
- 대부분의 근육량과 근력의 감소는 50세 이후에 나타난다
- 규칙적인 저항 운동은 근육량과 근력을 유지하는 데 도움이 된다.
- 나이가 들면 지구력 운동 능력이 점차적으로 감소한다.
- 노화에 따라 지구력 운동 능력이 감소하는 주된 이유는 최대 산소 섭취량의 감소 때문이다. 이는 최대 심박출량과 최대 동정맥산소차이의 감소로 나타난다.
- 지구력 운동은 노화에 따른 최대 산소 섭취량 감소를 지연시킬 수 있지만, 완전히 막을 수는 없다.

중장년 운동선수를 위한 훈련 가이드라인

이 장에서는 중장년 운동선수들을 위한 구체적인 훈련 방법을 다루지 않았지만, 훈련 시 중요하게 고려해야 할 사항들을 설명할 것이다. 우선, 중장년 운동선수가 강도 높은 훈련 프로그램을 시작하기 전에 반드시 의학적 승인을 받는 것이 중요하다. 이러한 의료 평가에는 신체 검사와 함께 운동 부하 검사가 포함되어야 한다. 이를 통해 고령 운동선수가 고강도 운동을 수행해도 건강에 위험이 없는지 확인할 수 있다.

운동수행능력을 향상시키기 위한 기본적인 훈련 원칙은 20장에서 설명되었다. 이 원칙은 젊은 운동선수와 중장년 운동선수 모두에게 적용된다. 젊은 운동선수와 마찬가지로, 중장년 운동선수도 과훈련을 피해야 하며, 과훈련의 주요 신호에 주의를 기울여야 한다. 과훈련의 신호로는 휴식 시 피로감의 증가, 운동수행능력 감소, 휴식 중 심박수 증가 및 수면 장애 등이 있다.

중장년 운동선수의 훈련 프로그램은 개인의 유전적 적응 능력이 사람마다 다르기 때문에 맞춤형으로 설계되어야 한다. 또한 나이, 현재의 훈련 상태 및 경기 일정까지 고려하면, 운동선수에게 적합한 훈련 프로그램을 계획하는 것이 더욱 중요해진다. 모든 중장년 운동선수를 위한 훈련 프로그램을 계획할 때 가장 중요한 점 중 하나는 과사용으로 인한 부상(overuse injuries)을 방지하기 위해 충분한 회복 시간을 확보하는 것이다. 특히, 나이가 들수록 훈련과 훈련 사이에 충분한 휴식을 취할 수 있도록 휴식일을 계획하는 것이 필요하다. 평생 동안 규칙적인 지구력 운동이 심혈관 기능에 미치는 영향에 대해서는 Leper 등(2016)을 참조하면 더 자세한 내용을 알 수 있다.

요약 *In Summary*

- 모든 중장년 운동선수들은 고강도 운동을 시작하기 전에 반드시 의사의 검사를 받아야 한다.
- 훈련의 기본 원칙은 모든 연령대에 적용된다.
- 중장년 운동선수의 훈련 프로그램은 개인의 필요에 맞게 조정되어야 하며, 나이와 현재의 훈련 상태 같은 요소들을 고려해야 한다.

평생 운동이 노화 과정에 미치는 긍정적인 효과

현대에서 활동적인 생활방식에 대한 관심은 1960년대 후반부터 시작되었다. 이때 케네스 쿠퍼(Kenneth Cooper)라는 의사가 평생 건강한 생활을 장려하면서 *에어로빅*(aerobics)이라는 용어를 만들어낸 것이 큰 영향을 미쳤다. 운동을 하지 않던 사람이 나이가 들어 운동을 시작해도 건강상태가 개선될 가능성이 있지만, 평생 동안 규칙적으로 운동을 해 온 사람들은 훨씬 더 많은 건강상의 이점을 얻을 수 있다는 것이 점점 더 명확해지고 있다. 최근 여러 연구에서 이러한 사실이 확인되었는데, 이 연구는 10대와 20대부터 규칙적으로 운동을 해 온 60~80세 참가자들을 대상으로 진행되었다. 실제로 참가자들은 1960년대와 1970년대에 일어난 "에어로빅 붐"에 영향을 받아 운동을 시작한 첫 세대이기도 하다.

운동이 건강에 이점을 제공하는 데 필요한 정확한 기간은 아직 명확하진 않지만, 20년에서 50년 동안 꾸준히 운동 가이드라인을 따르거나 이를 초과한 사람들은 덜 활동적인 사람들보다 더 건강하게 나이들 가능성이 높아 보인다(25, 571, 59). 이러한 연구들 중 상당수는 참여자들이 활동 수준을 직접 설문지로 작성하는 방식으로 진행하였지만, 조사 결과 수십 년 동안 규칙적으로 운동한 사람들이 오랫동안 건강을 유지하는 데 유리하다는 것으로 나타났다.

이와 관련하여, 평생 동안의 운동량이 건강에 미치는 영향을 조사한 여러 연구들이 있다(25, 57). 예를 들어, 심장 기능을 측정한 연구에서는 25년 이상 주당 2회 미만(비활동적), 주당 2~3회, 주당 4~5회, 주당 6회 이상(중장년 운동선수) 운동을 한 사람들을 비교 분석했다. 그 결과, 최대 산소 섭취량은 운동량에 비례하여 증가했으며, 최대 심박출량과 1회 박출량은 오직 중장년 운동선수 그룹에서만 유의하게 증가했다(25). 또 다른 중요한 연구에서는 최소 25년 동안 주당 4시간 이상의 중-고강도 활동을 지속한 매우 활동적인 여성들을 조사했다. 이들은 같은 기간 동안 주당 2~4시간의 저-중강도 활동을 한 적당히 활동적인 여성들이나 주당 1시간 미만의 가벼운 활동에 참여한 비활동적인 여성들과 비교되었다. 운동을 하지 않거나 적당히 운동한 사람들과 비교했을 때, 활동적으로 운동을 수행한 그룹은 운동 시작 시 혈류량이 더 역동적으로 증가하는 모습을 보였다. 또한, 운동을 활동적으로 수행한 사람들은 모세혈관 밀도와 근섬유 비율이 더 우수했다(57). 마지막으로, 다른 연구에서는 평균 48년 동안 유산소 운동을 평생 해온 여성들의 Type I 골격근 섬유가 건강하고 운동을 하지 않는 여성들의 근섬유보다 더 강력한 힘을 발휘한다는 사실을 발견했다. 이러한 효과는 Type IIa 근섬유에서 관찰된 노화로 인한 근육의 횡단면적 감소를 어느 정도 완화시켰으며, 이는 나이든 사람들의 근 기능을 향상시키는 데 여러 세포 기전이 기여할 수 있음을 시사한다(59). 이러한 연구 결과는 평생 동안의 운동이 노화 과정에서 효과적으로 대처하는 중요한 방법임을 다시 한번 강조한다. 또한, 이는 심혈관계에서부터 운동 중 사용되는 골격근 섬유에 이르기까지 광범위한 이점을 제공한다는 것을 보여준다.

연구 문제

1. "운동성" 무월경에 해당하는 다양한 원인들을 설명하시오.
2. 월경기간 동안 훈련과 시합을 어떻게 해야 하는지 설명하시오.
3. 월경 주기의 단계가 운동수행이나 훈련 적응에 어떠한 영향을 미칠 수 있는지 설명하시오.
4. 임신한 운동선수가 훈련 강도와 시간에 대해 어떤 점을 주의해야 하는지 설명하시오.
5. *여성 운동선수의 3가지 증후군*에 대해 설명하시오.
6. 여성 운동선수의 골 무기질 손실에 영향을 미치는 요인은 무엇이 있는가?
7. 격렬한 운동이 어떻게 아동들의 심혈관계와 근골격계에 영구적인 손상을 유발하는지 설명하시오.
8. 신체적 합병증이 없는 1형 당뇨병 환자가 훈련에 참가하기 위해 고려해야 할 사항은 무엇인지 설명하시오.
9. 당뇨병을 가지고 있는 운동선수가 안전하게 훈련을 진행하기 위해서 고려해야 할 점은 무엇이며, 식사시간, 인슐린 투여위치 및 훈련 중 포도당 제공 여부에 대해 논의하시오.
10. 천식을 가진 환자가 시합을 참가하는 데 있어서 어떠한 생각을 가져야 하는지 설명하시오.
11. *간질*에 대해 설명하시오.
12. 간질 환자가 운동을 했을 때 나타날 수 있는 발작 가능성에 대해 설명하시오.
13. 간질 환자가 운동을 참가하는 데 있어서 위험-이점 비율을 평가할 때 고려해야 할 요소들을 설명하시오.
14. 나이에 따른 근육량과 근력의 변화를 그래프로 나타내시오.
15. 노화가 진행될 때 근력과 근육량 변화에 미치는 요소는 무엇인지 설명하시오.
16. 남성과 여성 모두에게 노화가 최대 산소 섭취량에 어떠한 영향을 미치는지 설명하시오.
17. 노화와 지구력 운동수행력 감소 간에 연관성을 띠고 있는 요소들이 무엇이 있는지 설명하시오.
18. 지속적인 운동이 노화 과정을 어떻게 지연시킬 수 있는지 설명하시오.

추천 문헌

Armstrong, N., and A. R. Barker. 2011. Endurance training and elite young athletes. *Medicine and Sport Science* 56: 59–83.

Armstrong, N., and A. M. McManus. 2011. Physiology of elite young male athletes. *Medicine and Sport Science* 56: 1–22.

Blaize, A., K. Pearson, and S. Newcomer. 2015. Impact of maternal exercise during pregnancy on offspring chronic disease susceptibility. *Exercise and Sport Sciences Reviews* 43: 198–203.

Faigenbaum, A., R. Loyd, J. MacDonald, and G. Myer. 2016. Citius, altius, Fortius: beneficial effects of resistance training for young athletes. *British Journal of Sports Medicine* 50(1): 3–7.

Joy, E., M. J. De Souza, A. Nattiv, M. Misra, N. I. Williams, R. J. Mallinson, et al. 2014. Female athlete triad coalition consensus statement on treatment and return to play of the female athlete triad. *Current Sports Medicine Reports* 13: 219–231.

Joy, E., A. Kussman, and A. Nattiv. 2016. Update on eating disorders in athletes: a comprehensive narrative review with a focus on clinical assessment and management. *British Journal of Sports Medicine* 50: 154–162.

Lepers, R., and P. Stapley. 2016. Masters athletes are extending the limits of human endurance. *Fronters in Physiology* 12: 1–8.

Lithwick, D., et al. 2016. Pre participation screening in the young competitive athlete: international recommendations and a Canadian perspective. *British Columbia Medical Journal* 58: 145–151.

Lloyd, R. S., A. D. Faigenbaum, M. H. Stone, J. L. Oliver, I. Jeffreys, J. A. Moody, et al. 2014. Position statement on youth resistance training: the 2014 international consensus. *British Journal of Sports Medicine* 48(7): 498–505.

Morton, A. R., and K. D. Fitch. 2011. Australian Association for Exercise and Sports Science position statement on exercise and asthma. *Journal of Science and Medicine in Sport* 14: 312–316.

Nascimento, S. L., F. G. Surita, and J. G. Cecatti. 2012. Physical exercise during pregnancy: a systematic review. *Current Opinion in Obstetrics and Gynecology* 24: 387–394.

Orio, F., G. Muscogiuri, A. Ascione, F. Marciano, A. Volpe, G. La Sala, et al. 2013. Effects of physical exercise on the female reproductive system. *Minerva Endocrinologica* 38: 305–319.

Pimentel, J., R. Tojal, and J. Morgado. 2015. Epilepsy and physical exercise. *Seizure* 25: 87–94.

Shansky, R., and A. Murphy. 2021. Considering sex as a biological variable will require a global shift in science culture. *Nature Neuroscience* 24: 457–464.

Voskanian, N. 2013. ACL injury prevention in female athletes: review of the literature and practical considerations in implementing an ACL prevention program. *Current Reviews in Musculoskeletal Medicine* 6: 158–163.

참고 문헌

1. **Ackerman KE and Misra M.** Bone health and the female athlete triad in adolescent athletes. *Physician and Sports Medicine* 39: 131–141, 2011.
2. **Andersen AE.** Anorexia nervosa and bulimia: a spectrum of eating disorders. *Journal of Adolescent Health Care* 4: 15–21, 1983.
3. **Arida RM, Cavalheiro EA, de Albuquerque M, da Silva AC, and Scorza FA.** Physical exercise in epilepsy: the case in favor. *Epilepsy and Behavior* 11: 478–479, 2007.
4. **Arida RM, Scorza FA, Terra VC, Cysneiros RM, and Cavalheiro EA.** Physical exercise in rats with epilepsy is protective against seizures: evidence of animal studies. *Arquivos de Neuro-psiquiatria* 67: 1013–1016, 2009.
5. **Arida R, Guimaraes de Almeda AC, Cavalheiro EA, and Scorza F.** Experimental and clinical findings from physical exercise as complementary therapy for epilepsy. *Epilepsy and Behavior* 26: 273–278, 2013.
6. **Armstrong N and Barker AR.** Endurance training and elite young athletes. *Medicine and Sport Science* 56: 59–83, 2011.
7. **Armstrong N and McManus AM.** Physiology of elite young male athletes. *Medicine and Sport Science* 56: 1–22, 2011.

8. **Artal R and O'Toole M.** Guidelines of the American College of Obstetricians and Gynecologists for exercise during pregnancy and the postpartum period. *British Journal of Sports Medicine* 37: 6–12; discussion 12, 2003.
9. **Åstrand P.** Girl swimmers. *Acta Paediatric Scandinavica* 147(Suppl): 1–75, 1963.
10. **Barrack MT, Ackerman KE, and Gibbs JC.** Update on the female athlete triad. *Current Reviews in Musculoskeletal Medicine* 6: 195–204, 2013.
11. **Barrack MT, Gibbs JC, De Souza MJ, Williams NI, Nichols JF, Rauh MJ, and Nattiv A.** Higher incidence of bone stress injuries with increasing female athlete triad-related factors. *American Journal of Sports Medicine* 42: 949–958, 2014.
12. **Behm DG, Faigenbaum AD, Falk B, and Klentrou P.** Canadian Society for Exercise Physiology position paper: resistance training in children and adolescents. *Applied Physiology Nutrition and Metabolism* 33: 547–561, 2008.
13. **Beilock SL, Feltz DL, and Pivarnik JM.** Training patterns of athletes during pregnancy and postpartum. *Research Quarterly for Exercise & Sport* 72: 39–46, 2001.
14. **Benjamin HJ.** The female adolescent athlete: specific concerns. *Pediatric Annals* 36: 719–726, 2007.
15. **Bennett D.** Sports and epilepsy: to play or not to play. *Seminars in Neurology* 1: 345–357, 1981.
16. **Bhaskarabhatla KV and Birrer R.** Physical activity and diabetes mellitus. *Comprehensive Therapy* 31: 291–298, 2005.
17. **Bien DP.** Rationale and implementation of anterior cruciate ligament injury prevention warm-up programs in female athletes. *Journal of Strength and Conditioning Research* 25: 271–285, 2011.
18. **Birch K.** Female athlete triad. *British Medical Journal* 330: 244–246, 2005.
19. **Blaize A, Pearson K, and Newcomer S.** Impact of maternal exercise during pregnancy on offspring chronic disease susceptibility. *Exercise and Sport Sciences Reviews* 43:198–203, 2015.
20. **Brandt A and O'Keefe C.** Integration of 12-lead electrocardiogramss into preparticipation screenings to prevent sudden cardiac death in highschool athletes. *Journal of Pediatric Health Care* 33:153–161, 2019.
21. **Brophy RH, Silvers HJ, and Mandelbaum BR.** Anterior cruciate ligament injuries: etiology and prevention. *Sports Medicine and Arthroscopy Review* 18: 2–11, 2010.
22. **Buford TW, Anton SD, Judge AR, Marzetti E, Wohlgemuth SE, Carter CS, et al.** Models of accelerated sarcopenia: critical pieces for solving the puzzle of age-related muscle atrophy. *Ageing Research Reviews* 9: 369–383, 2010.
23. **Bullen BA, Skrinar GS, Beitins IZ, von Mering G, Turnbull BA, and McArthur JW.** Induction of menstrual disorders by strenuous exercise in untrained women. *New England Journal of Medicine* 312: 1349–1353, 1985.
24. **Burger LJ, Lopez RI, and Elliott FA.** Tonic seizures induced by movement. *Neurology* 22: 656–659, 1972.
25. **Carrick-Ranson G, Hastings J, Bhella P, Fujimoto N, Shibata S, Palmer M, et al.** The effect of lifelong exercise dose on cardiovascular function during exercise. *Journal of Applied Physiology* 116: 736–745, 2014.
26. **Castelo-Branco C, Reina F, Montivero AD, Colodron M, and Vanrell JA.** Influence of high-intensity training and of dietetic and anthropometric factors on menstrual cycle disorders in ballet dancers. *Gynecological Endocrinology* 22: 31–35, 2006.
27. **Cook B, Wonderlich S, Mitchell J, Thompson R, Sherman R, and McCallum K.** Exercise in eating disorders treatment: systematic review and proposal guidelines. *Medicine and Science in Sports and Exercise* 48: 1408–1414, 2016.
28. **Coop CA, Adams KE, and Webb CN.** SCUBA diving and asthma: Clinical recommendations and safety. *Clinical Reviews in Allergy & Immunology* 50:18–22, 2016.
29. **Corrado D, Basso C, Pavei A, Michieli P, Schiavon M, and Thiene G.** Trends in sudden cardiovascular death in young competitive athletes after implementation of a preparticipation screening program. *JAMA* 296: 1593–1601, 2006.
30. **Costigan S, Eather, N, Plotnikoff R, Taaffe D, and Lubans D.** High-intensity interval training for improving health-related fitness in adolescents: a systematic review and meta-analysis. *British Journal of Sports Medicine* 49:1253–1261, 2015.
31. **Dale E, Gerlach DH, and Wilhite AL.** Menstrual dysfunction in distance runners. *Obstetrics & Gynecology* 54: 47–53, 1979.
32. **Dalle Grave R.** Eating disorders: progress and challenges. *European Journal of Internal Medicine* 22: 153–160, 2011.
33. **Davenport M.** Exercise during pregnancy. *ACSM's Health and Fitness Journal* 24: 10–17, 2020.
34. **Davenport M, McCurdy A, Mottola M, Skow R, Meah V, Poitras V, et al.** Impact of prenatal exercise on both prenatal and postnatal anxiety and depression symptoms: a systematic review and meta-analysis. *British Journal of Sports Medicine* 52: 1376–1385, 2018.
35. **de Jonge X, Thompson B, and Han A.** Methodological recommendations for menstrual cycle research in sports and exercise. *Medicine and Science in Sports and Exercise* 51: 2610–2617, 2019.
36. **De Souza MJ.** Menstrual disturbances in athletes: a focus on luteal phase defects. *Medicine & Science in Sports & Exercise* 35: 1553–1563, 2003.
37. **De Souza MJ and Metzger DA.** Reproductive dysfunction in amenorrheic athletes and anorexic patients: a review. *Medicine & Science in Sports & Exercise* 23: 995–1007, 1991.
38. Dipietro L, Evenson K, Bloodgood B, Sprow K, Troiano R, Piercy K, et al. Benefits of physical activity during pregnancy and postpartum: an umbrella review. *Medicine and Science in Sports and Exercise* 51: 1292–1302, 2019.
39. **Drezner J and Corrado D.** Is there evidence for recommending electrocardiogram as part of the pre-participation examination? *Clinical Journal of Sport Medicine* 21: 18–24, 2011.
40. **Drinkwater BL, Bruemner B, and Chesnut CH, III.** Menstrual history as a determinant of current bone density in young athletes. *JAMA* 263: 545–548, 1990.
41. **Drinkwater BL, Nilson K, Chesnut CH, III, Bremner WJ, Shainholtz S, and Southworth MB.** Bone mineral content of amenorrheic and eumenorrheic athletes. *New England Journal of Medicine* 311: 277–281, 1984.
42. **Dugan SA.** Sports-related knee injuries in female athletes: what gives? *American Journal of Physical Medicine & Rehabilitation* 84: 122–130, 2005.
43. **Ekblom B.** Effect of physical training in adolescent boys. *Journal of Applied Physiology* 27: 350–355, 1969.
44. **Enea C, Boisseau N, Fargeas-Gluck MA, Diaz V, and Dugue B.** Circulating androgens in women: exercise-induced changes. *Sports Medicine* 41: 1–15, 2011.
45. **Enea C, Boisseau N, Ottavy M, Mulliez J, -Millet C, Ingrand I, et al.** Effects of menstrual cycle, oral contraception, and training on exercise-induced changes in circulating DHEA-sulphate and testosterone in young women. *European Journal of Applied Physiology* 106: 365–373, 2009.
46. **Eriksson BO.** Physical training, oxygen supply and muscle metabolism in 11–13-year old boys. *Acta Physiologica Scandinavica. Supplementum* 384: 1–48, 1972.
47. **Faigenbaum AD, Kraemer WJ, Blimkie CJ, -Jeffreys I, Micheli LJ, Nitka M, et al.** Youth resistance training: updated position statement paper from the National Strength and Conditioning

Association. *Journal of Strength and Conditioning Research* 23: S60–79, 2009.

48. **Faigenbaum AD, Loud RL, O'Connell J, Glover S, and Westcott WL.** Effects of different resistance training protocols on upper-body strength and endurance development in children. *Journal of Strength and Conditioning Research* 15: 459–465, 2001.
49. **Faigenbaum AD, Milliken LA, and Westcott WL.** Maximal strength testing in healthy children. *Journal of Strength and Conditioning Research* 17: 162–166, 2003.
50. **Faigenbaum AD and Myer GD.** Resistance training among young athletes: safety, efficacy and injury prevention effects. *British Journal of Sports Medicine* 44: 56–63, 2010.
51. **Faigenbaum AD, Loyd RS, and Myer GD.** Youth resistance training: past practices, new perspectives, and future directions. *Pediatric Exercise Science* 25: 591–604, 2013.
52. **Faulkner JA, Larkin LM, Claflin DR, and Brooks SV.** Age-related changes in the structure and function of skeletal muscles. *Clinical and Experimental Pharmacology and Physiology* 34: 1091–1096, 2007.
53. **Feicht CB, Johnson TS, Martin BJ, Sparkes KE, and Wagner WW, Jr.** Secondary amenorrhoea in athletes. *Lancet* 2: 1145–1146, 1978.
54. **Fitzpatrick KK and Lock J.** Anorexia nervosa. *BMJ Clinical Evidence (Online)* 2011: 2011.
55. **Fountain NB and May AC.** Epilepsy and athletics. *Clinics in Sports Medicine* 22: 605–616, x–xi, 2003.
56. **Gibbs JC, Williams NI, and De Souza MJ.** Prevalence of individual and combined components of the female athlete triad. *Medicine & Science in Sports & Exercise* 45: 985–996, 2013.
57. **Gliemann l, Rytter N, Yujia L, Tamariz-Ellemann A, Carter H, and Hellsten Y.** A high activity level is required for augmented muscle capillarization in older women. *Medicine and Science in Sports and Exercise* 53: 894–903, 2021.
58. **Gotze W, Kubicki S, Munter M, and Teichmann J.** Effect of physical exercise on seizure threshold (investigated by electroencephalographic telemetry). *Diseases of the Nervous System* 28: 664–667, 1967.
59. **Gries K, Minchev K, Raue U, Grosicki G, Begue G, Finch W, et al.** Single-muscle fiber contractile properties in lifelong aerobic exercising women. Journal of *Applied Physiology*. 127: 1710–1719, 2019.
60. **Hale R.** Factors important to women engaged in vigorous physical activity. In: *Sports Medicine,* edited by Strauss R. Philadelphia, PA: W. B. Saunders, 1984.
61. **Hewett TE, Lindenfeld TN, Riccobene JV, and Noyes FR.** The effect of neuromuscular training on the incidence of knee injury in female athletes: a prospective study. *American Journal of Sports Medicine* 27: 699–706, 1999.
62. **Hoch AZ, Pajewski NM, Moraski L, Carrera GF, Wilson CR, Hoffmann RG, et al.** Prevalence of the female athlete triad in high school athletes and sedentary students. *Clinical Journal of Sport Medicine* 19: 421–428, 2009.
63. **Hudson J, Hiripi E, Pope H, and Kessler R.** The prevalence and correlated of eating disordsers in the National Comorbidity Survey Replication. *Biological Psychiatry* 61:348–358, 2010.
64. **Ingjer F.** Development of maximal oxygen uptake in young elite male cross-country skiers: a longitudinal study. *Journal of Sports Sciences* 10: 49–63, 1992.
65. **Jackson AS, Sui X, Hebert JR, Church TS, and Blair SN.** Role of lifestyle and aging on the longitudinal change in cardiorespiratory fitness. *Archives of Internal Medicine* 169: 1781–1787, 2009.
66. **Joy E, De Souza MJ, Nattiv A, Misra M, Williams NI, Mallinson RJ, et al.** Female athlete triad coalition consensus statement on treatment and return to play of the female athlete triad. *Current Sports Medicine Reports* 13:219–231, 2014.
67. **Joy E, Kussman A, and Nattiv A.** 2016 Update on eating disorders in athletes: a comprehensive narrative review with a focus on clinical assessment and management. *British Journal of Sports Medicine* 50:154–162, 2016.
68. **Kanopka J, Hsue L, and Dragoo J.** Effect of oral contraceptives on soft tissue injury risk, soft tissue laxity, and muscle strength. *Orthopedic Journal of Sports Medicine* 7: 1–11, 2019.
69. **Koltun K, Strock N, Southmayd E, Oneglia A, Williams N, and De Souze M.** Comparison of female athlete triad coalition and RED-S risk assessment tools. *Journal of Sports Medicine* 37(21): 2433–2442, 2019.
70. **Komatsu WR, Gabbay MA, Castro ML, Saraiva GL, Chacra AR, de Barros Neto TL, and Dib SA.** Aerobic exercise capacity in normal adolescents and those with type 1 diabetes mellitus. *Pediatric Diabetes* 6: 145–149, 2005.
71. **Kuijer A.** Epilepsy and exercise, electroencephalographical and biochemical studies. In *Advances in Epileptology: The X Epilepsy International Symposium,* edited by Wada J, and Penry J. New York, NY: Raven Press, 1980.
72. **La Gerche A, Baggish AL, Knuuti J, Prior DL, Sharma S, Heidbuchel H, et al.** Cardiac imaging and stress testing asymptomatic athletes to identify those at risk of sudden cardiac death. *JACC Cardiovascular -Imaging* 6: 993–1007, 2013.
73. **Lee S.** Sex as an important biological variable in biomedical research. *Biochemistry and Molecular Biology Reports* 51: 167–173, 2018.
74. **Lloyd RS, Faigenbaum AD, Stone MH, Oliver JL, Jeffreys I, Moody JA, et al.** Position statement on youth resistance training: the 2014 international consensus. *British Journal of Sports Medicine,* September 20, 2013, doi: 10.1136/bjsports-2013–092952.
75. **Luong, MW, Morrison B, Lithwick D, Isserow SH, Heibron B, and Krahn A.** Sudden cardiac death in young competitive athletes. *British Columbia Medical Journal* 58: 138–144, 2016.
76. **Manore MM, Kam LC, and Loucks AB.** The female athlete triad: components, nutrition issues, and health consequences. *Journal of Sports Sciences* 25 Suppl 1: S61–71, 2007.
77. **Martinsen M, Bratland-Sanda S, Eriksson AK, and Sundgot-Borgen J.** Dieting to win or to be thin? a study of dieting and disordered eating among adolescent elite athletes and non-athlete controls. *British Journal of Sports Medicine* 44: 70–76, 2010.
78. **McCullough S, Goyal P, Krishnan U, Choi J, Safford M, and Okin P.** Electrocardiographic findings in coronavirus disease-19: insights on mortality and underlying myocardial processes. *Observational Study* 26: 626–632, 2020.
79. **McManus AM and Armstrong N.** Physiology of elite young female athletes. *Medicine and Sport Science* 56: 23–46, 2011.
80. **Mendes FA, Almeida FM, Cukier A, Stelmach R, Jacob-Filho W, Martins MA, et al.** Effects of aerobic training on airway inflammation in asthmatic patients. *Medicine & Science in Sports & Exercise* 43: 197–203, 2011.
81. **Micheli L.** *Pediatric and Adolescent Sports Medicine.* Philadelphia, PA: W. B. Saunders, 1984.
82. **Micheli LJ, Smith A, Biosca F, and Sangenis P.** Position statement on girls and women in sport. IOC, 2002.
83. **Miller CA and Golden NH.** An introduction to eating disorders: clinical presentation, epidemiology, and prognosis. *Nutrition in Clinical Practice* 25: 110–115, 2010.
84. **Morton AR and Fitch KD.** Australian Association for Exercise and Sports Science position statement on exercise and asthma. *Journal of Science and Medicine in Sport* 14: 312–316, 2011.
85. **Mottola M, Davenport M, Brun C, Inglis S, Charlsworth S, and Sopper M.** $\dot{V}O_2$ peak prediction and exercise prescription for pregnant women. *Medicine and Science in Sports and Exercise* 38: 1389–1395, 2006.

86. **Mountjoy M, Sundgot-Borgen J, Burke L, Carter S, Constantini N, Lebrun C, et al.** The IOC consensus statement: beyond the female athlete triad-relative energy deficiency in sport. *British Journal of Sports Medicine* 48: 491–497, 2014.
87. **Myer A, Beam N, and Fakhoury J.** Resistance training for children and adolescents. *Translational Pediatrics* 6: 137–143, 2017.
88. **Narici MV and Maffulli N.** Sarcopenia: characteristics, mechanisms and functional significance. *British Medical Bulletin* 95: 139–159, 2010.
89. **Nascimento SL, Surita FG, and Cecatti JG.** Physical exercise during pregnancy: a systematic review. *Current Opinion in Obstetrics and Gynecology* 24: 387–394, 2012.
90. **Nattiv A, Loucks AB, Manore MM, Sanborn CF, Sundgot-Borgen J, and Warren MP.** American College of Sports Medicine position stand. The female athlete triad. *Medicine & Science in Sports & Exercise* 39: 1867–1882, 2007.
91. **Nottin S, Vinet A, Stecken F, N'Guyen LD, Ounissi F, Lecoq AM, et al.** Central and peripheral cardiovascular adaptations to exercise in endurance-trained children. *Acta Physiologica Scandinavica* 175: 85–92, 2002.
92. **Oosthuyse T and Bosch A.** The effect of the menstrual cycle on exercise metabolism. *Sports Medicine* 40: 207–227, 2010.
93. **Padua D, Distefano L, Hewett T, Garrett W, Marshall S, Golden G, et. al.** National Athletic Trainers' Association position statement: prevention of anterior cruciate ligament injury. *Journal of Athletic Training* 53: 5–19, 2018.
94. **Panhuyzen-Goedkoop N, Jorstad H, and Smeets J.** A new concensus document on electrocardiographic interpretation in athletes: does it help to prevent sudden cardiac death in athletes? *Netherlands Heart Journal* 26: 127–132, 2018.
95. **Pape M.** Lost in translation? Beyond sex as a biological variable in animal research. *Health Sociology Review* 30: 275–291, 2021.
96. **Pimentel J, Tojal R, and Morgado J.** Epilepsy and physical exercise. *Seizure* 25: 87–94, 2015.
97. **Pivarnik JM, Marichal CJ, Spillman T, and Morrow JR, Jr.** Menstrual cycle phase affects temperature regulation during endurance exercise. *Journal of Applied Physiology* 72: 543–548, 1992.
98. **Pruett E.** Insulin and exercise in the non-diabetic man. In *Exercise Physiology,* edited by Fotherly K, and Pal S. New York, NY: Walter de Gruyter, 1985.
99. **Renstrom P, Ljungqvist A, Arendt E, Beynon B, Fukubayashi T, Garrett W, et. al.** Non-contact ACL injuries in female athletes: an international olympic committee current concepts statement. *British Journal of Sports Medicine* 42: 394–412, 2008.
100. **Roberts AJ, Yi-Frazier JP, Aitken KE, Mitrovich CA, Pascual MF, Taplin CE.** Do youth with type 1 diabetes exercise safely? A focus on patient practices with glycemic outcomes. *Pediatric Diabetes* doi: 10.1111/pedi.12402, 2016.
101. **Scheid JL and De Souza MJ.** Menstrual irregularities and energy deficiency in physically active women: the role of ghrelin, PYY and adipocytokines. *Medicine and Sport Science* 55: 82–102, 2010.
102. **Schwartz F, Marling C, and Bunescu R.** The promise and perils of wearable physiological sensors for diabetes management. *Journal of Diabetes Science and Technology* 12: 587–591, 2018.
103. **Specker B, Thiex N, and Sudhagoni R.** Does exercise influence pediatric bone? A systematic review. *Clinical Orthopaedics and Related Research* 473:3658–3672, 2015.
104. **Stice E, Marti CN, and Rohde P.** Prevalence, incidence, impairment, and course of the proposed DSM-5 eating disorder diagnoses in an 8-year prospective community study of young women. *Journal of Abnormal Psychology* 122: 445–457, 2013.
105. **Sung E, Han A, Hinrichs T, Vorgerd M, Manchado C, and Platen P.** Effect of follicular versus luteal-phase based strength training in young women. *Sprimger Plus* 3: 1–10, 2014.
106. **Tanaka H and Seals DR.** Endurance exercise performance in masters athletes: age-associated changes and underlying physiological mechanisms. *Journal of Physiology* 586: 55–63, 2008.
107. **Torstveit MK and Sundgot-Borgen J.** The female athlete triad exists in both elite athletes and controls. *Medicine & Science in Sports & Exercise* 37: 1449–1459, 2005.
108. **Warren MP and Chua A.** Exercise-induced amenorrhea and bone health in the adolescent athlete. *Annals of the New York Academy of Sciences* 1135: 244–252, 2008.
109. **Weltman A, Janney C, Rians CB, Strand K, Berg B, Tippitt S, et al.** The effects of hydraulic resistance strength training in pre-pubertal males. *Medicine & -Science in Sports & Exercise* 18: 629–638, 1986.
110. **Yager J and Andersen AE.** Clinical practice: anorexia nervosa. *New England Journal of Medicine* 353: 1481–1488, 2005.
111. **Zelisko JA, Noble HB, and Porter M.** A comparison of men's and women's professional basketball -injuries. *American Journal of Sports Medicine* 10: 297–299, 1982.
112. **Zilmer D.** Gender specific injury patterns in high school varsity basketball. *Journal of Women's Health* 1: 69–76, 1992.

Design element credits: (test tubes): George Doyle/Stockbyte/Getty Images; (scientists using microscope): Digital Vision/Getty Images; (magnifying glass): Kick Images/Photodisc/Getty Images; (runners): Chris Ryan/OJO Images/age fotostock; (scientist using microscope): Ingram Publishing; (lightbulb): Amasterphotographer/Shutterstock

22

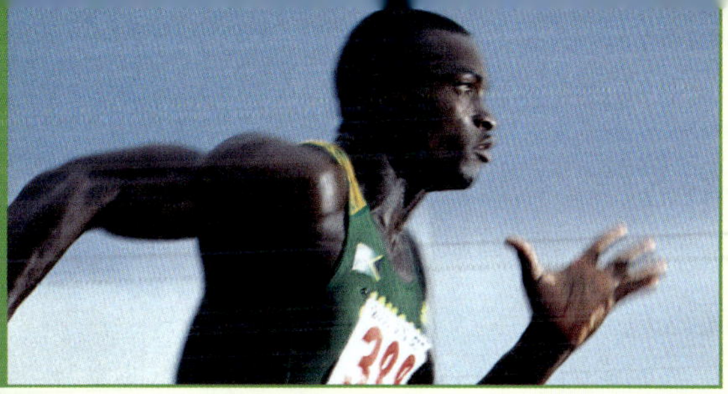
Digital Vision/Getty Images

영양과 신체 구성: 최상의 운동수행능력

Nutrition, Body Composition, and Performance

■ 학습 목표

이 장을 공부함으로써 다음과 같은 내용을 할 수 있어야 한다:

1. 다양한 탄수화물 식단이 근육 내 글리코겐과 고강도 운동 시 지구력 운동수행능력에 미치는 영향에 대해 설명할 수 있다.
2. 근육 내 글리코겐 저장을 초과 보상하는 "고전적인" 방법과 "수정된" 방법을 비교할 수 있다.
3. 운동 직전 포도당을 섭취할 때 발생할 수 있는 문제와 이를 예방하기 위한 방법을 설명할 수 있다.
4. 혈당이 장시간 운동 중 연료로서 가지는 중요성과 운동 중 탄수화물 보충하는 것이 어떤 역할을 하는지 설명할 수 있다.
5. 장시간 운동 중 혈당이 매우 빠르게 사용될 때, 왜 여러 가지 탄수화물을 섭취해야 하는지 설명할 수 있다.
6. 새로운 고강도 운동에 적응할 때 필요한 단백질과 적응 완료 후 단백질 요구량의 차이를 설명할 수 있다.
7. 운동선수에게 권장되는 단백질 섭취 범위와 그중 최고치를 필요로 하는 식이 요소들을 설명할 수 있다.
8. 운동 전, 중, 후에 적합한 수분 보충 전략을 설명할 수 있다.
9. 좌식 생활자와 비교한 운동선수의 소금 섭취량과 나트륨 균형 유지 방법을 설명할 수 있다.
10. 비타민 보충이 운동수행능력에 미치는 효과를 간단히 요약할 수 있다.
11. 경기 전 식사가 운동수행에 미치는 영향과 지방 및 단백질 섭취를 제한하는 이유를 설명할 수 있다.
12. 운동 종목에 따른 권장 체지방 비율의 중요성을 이해하고 이를 설정할 때의 주의 사항을 설명할 수 있다.

■ 학습 목차

탄수화물
- 탄수화물 식단과 운동수행능력
- 경기 전 또는 경기 중 탄수화물 섭취
- 운동 후 탄수화물 섭취

단백질
- 운동과 단백질 필요량
- 운동선수를 위한 단백질 필요량

수분과 전해질
- 운동 전 수분 보충
- 운동 중 수분 보충
- 운동 후 수분 보충
- 염화나트륨

미네랄
- 철분

비타민

경기 전 식사
- 경기 전 식사에 포함되는 영양소

신체 구성과 운동수행능력
- 시간 제한 식사와 간헐적 단식에 대한 운동수행능력

■ 핵심 용어

간헐적 단식[intermittent fasting (IF)]
글리코겐 정상화(glycogen normalization)
빈혈(anemia)
시간 제한 식사[time restricted feeding (TRF)]
저나트륨혈증(hyponatremia)
저혈당증(hypoglycemia)
주기적 영양(periodized nutrition)
질소 균형(nitrogen balance)
철분 결핍(iron deficiency)
초과 보상(supercompensation)
칼로리 제한(caloric restriction)
탄수화물 로딩(carbohydrate loading)
포도당 중합체(glucose polymer)

이번 장에서는 영양, 신체 구성 및 운동수행능력에 대해 18장의 내용을 더욱 심층적으로 설명할 것이다. 그 이유는 성과 관련 목표를 논의하기 전에 건강 관련 목표를 달성하는 데 우선적으로 중점을 두어야 하기 때문이다. 사실 여기에서 언급되는 정보는 일반적인 사람들이 필요한 걸 기준으로 검토되어야 한다. 이런 관점에서 운동 생리학자는 영양에 대한 기본적인 질문들을 던질 수 있다. 예를 들어, 운동선수는 추가로 단백질 보충이 필요할까? 운동선수에게 있어 체지방률은 어느 정도가 적당할까? 이 장에서는 이런 질문들에 대해 차례로 설명하고자 한다. 만약 더 자세한 내용을 알고 싶다면 Burke와 Deakin (2015), Williams 등(2017) 및 ACSM (2016)을 참조하라.

18장에서는 영양 섭취 권장 범위에 대해 다음과 같이 언급했다:

- 성인은 총 섭취 칼로리의 45~65%를 탄수화물로, 20~35%를 지방으로, 10~35%를 단백질로 섭취해야 한다.

이 간단한 설명이 중요한 이유는 운동선수들이 강도 높은 훈련을 실시하고 경기 수행을 위한 연료를 제공하기 위해 무엇을 섭취해야 하는지, 실제로 무엇을 먹는지에 대한 기초 지식이 되기 때문이다.

탄수화물

탄수화물 섭취 권장량은 모든 사람의 필요를 충족시키며, 탄수화물 흡수가 어려운 사람들(예: 제2형 당뇨병 환자)도 포함될 수 있도록 넓게 설정되어 있다. 운동 강도가 증가할수록 에너지를 만들 때 탄수화물 사용 비율이 더 커지기 때문에 대부분의 운동선수들이 보통 사람보다 더 많은 탄수화물을 섭취하는 것은 놀라운 일이 아니다(16). 이 섹션에서는 경기 전, 경기 중 및 경기 후에 탄수화물을 어떻게 사용하는지 자세히 설명하였다. 또한, 이러한 정보는 탄수화물의 의존도가 큰 훈련 세션을 계획하는 데에도 적용될 수 있다.

탄수화물 식단과 운동수행능력

탄수화물 섭취와 운동 성과에 대한 최신 전략 중 하나로 **주기적 영양**(periodized nutrition)이 주목받고 있다. 주기적 영양은 근육 내 글리코겐 저장량을 극대화하여 운동 성과를 높이기 위해 탄수화물 섭취와 경기 전 운동을 여러 가지 방식으로 조절하는 것을 의미한다(18). 중요한 것은, 주기적 영양은 10,000 m 경기에서부터 울트라 지구력 경기까지 다양한 기간의 운동 경기에서 조금씩 다른 급식과 훈련을 적용한다는 점이다(18). 흥미롭게도 이러한 다양한 주기적 영양 방식은 1967년 스웨덴의 연구실에서 발표된 근육내 글리코겐과 운동수행능력에 대한 세 가지 기초 연구들에 기반을 두고 있다(1, 10, 69).

헤르만센(Hermansen) 등(69)은 고강도 운동(최대 산소 섭취량의 77%) 동안 근육 내 글리코겐이 점차적으로 소모된다는 것을 발견했다. 또한, 참가자들이 자발적으로 탈진할 때까지 운동을 했을 때, 근육 내 글리코겐 함량은 거의 다 소진된다는 것을 관찰하였다(69). 알보그(Ahlborg) 등(1)은 운동을 시작할 때, 근육의 글리코겐 저장량이 얼마나 오랫동안 운동할 수 있는지와 직접적으로 관련이 있다는 것을 발견했다.

베리스트룀(Bergström) 등(10)은 운동 전 근육에 저장된 글리코겐이 식단에서 제공되는 탄수화물 양에 의해 조절될 수 있다는 점을 발견하였다. 그의 연구에 따르면, 대상자들은 하루 2800 kcal를 섭취했는데, 첫 번째 그룹은 저탄수화물(지방과 단백질) 식단, 두 번째 그룹은 평균적인 탄수화물이 포함된 식단, 그리고 세 번째 그룹은 2300 kcal을 탄수화물로만 얻은 고탄수화물 식단을 사용했다. 탄수화물 섭취량이 많아질수록 대퇴사두근의 글리코겐 함량은 근육 100 g당 각각 0.63 g(저탄수화물), 1.75 g(평균 탄수화물) 및 3.31 g(고탄수화물)으로 나타났다. 따라서, 최대 산소 섭취량의 75% 강도로 운동했을 때 운동 지속 시간은 각각 57분(저탄수화물), 114분(평균 탄수화물), 167분(고탄수화물)으로 나타났으며, 이는 그림 22.1에 제시되어 있다. 따라서, 베리스트룀 등은 탄수화물 섭취를 증가시키면 근육 내 글리코겐 저장량이 증가하고, 고강도 운동 동안 탈진까지의 시간이 증가한다는 것을 처음으로 입증한 연구진들이다(10).

몇 년 후, 칼슨(Karlsson)과 살틴(Saltin)은 훈련된 사람들을 대상으로 30 km 경주를 두 번 뛰도록 하여 앞서 제시한 선행연구 결과를 재확인했다(81). 그들의 연구에서는, 한 번은 고탄수화물 식단을 먹고 나서, 또 한 번은 혼합 식단을 먹고 경주를 실시했다. 고탄수화물 식단 후 근육의 초기 글리코겐 수준은 근육 100 g 당 3.5 g이었고, 혼합 식단 후에는 근육 100 g당 1.7 g으로 나타났다. 모든 참가자들의 가장 좋은 운동 성과는 고탄수화물 식단을 따랐을 때 나타났다. 흥미로운 점은 경기 초반의 페이스가 더 빨랐던 것이 아니라, 추가적인 탄수화물이 참가자들이 더 오랜 시간 동안 일정한 페이스를 유지하도록 도와주었다는 점이다. 이 연구에서 중요한 점은, 고탄수화물 식단을 섭취한 사람들과 비교했을 때, 혼합 식단을 섭취한 사람들의 페이스가 경주 중반까지(약 1시간 정도)는 잘 유지되었다는 것이다. 이 결과는 본 연구에서 사용된 일반적인 혼합 식단이 1시간 이하로 지속되는 달리기나 자전거 경주에 적합하다는 것을 시사한다. 과학에서 중요한 인물 되돌아보기를 참조하면, 이 주제에 큰 영향을 준 인물에 대해 알아볼 수 있다.

과학에서 중요한 인물 되돌아보기

요나스 베리스트룀(Jonas Bergström) 박사-바늘생검 기술과 근육내 글리코겐 연구의 선구자

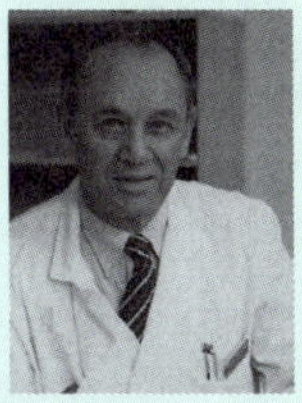

Courtesy of Dr. Bengt Lindholm

요나스 베리스트룀(Dr. Jonas Bergström) 박사의 연구 대부분은 국제적으로 명성을 얻은 신장 기능에 중점을 두고 있었지만, 운동 생리학 분야에도 큰 영향을 미쳤다. 또한 그는 다재다능한 인물로, 인정받는 재즈 음악가로서 활동했지만 이를 포기한 후 스웨덴 스톡홀름에 있는 카롤린스카 연구소(Karolinska Institute)에서 의학을 공부하여 1956년에 졸업했다. 이후 그는 신장 생리학과 생화학을 전문으로 훈련을 받았으며, 학위 논문인 *인간의 근육 전해질*(Muscle Electrolytes in Man)에서는 경피적(바늘) 근육 생검이라는 방법을 개발하였다. 이 방법은 전 세계 여러 연구자들이 휴식 중이나 운동 중의 근육 기능과 대사를 연구하는 데 큰 도움이 되었다. 이러한 방법 덕분에 과학자들은 근섬유 유형, 운동 중 사용하는 에너지나 우주에서 몸이 어떻게 변하는지 등 다양한 것을 연구할 수 있게 되었다. 이 장에서 설명된 운동 중 근육 글리코겐의 사용에 대한 연구도 이 기술 덕분에 가능해졌다. 또한, 베리스트룀 박사는 이러한 연구를 주도한 주요 과학자였을 뿐만 아니라 신부전 연구에서도 중요한 업적을 남겼다.

당시 베리스트룀이 의사로서 경력을 시작했을 때는 신부전 환자들을 위해 할 수 있는 것이 거의 없었다. 그는 스웨덴에서 만성 투석 프로그램을 개발하기 위해 자금, 공간 및 지원을 확보하는 데 핵심적인 역할을 했다. 또한, 그의 광범위한 생화학 및 대사 관련 배경 지식은 신장 기능과 관련된 영양 요인들에 큰 영향을 미쳤다. 그의 연구 덕분에 혈액 내 요소(urea)의 축적을 줄일 수 있는 특별한 저단백 식단을 개발하는 데 도움이 되었다. 이는 신부전 환자들의 관련 증상들을 완화하는 데 도움이 되었다. 이 혁신적인 연구는 신부전 환자들이 더 오랫동안 투석 없이 지낼 수 있도록 도와주었고, 이로 인해 그들의 삶을 크게 개선시켰다. 또한, 그는 투석 중 혈압과 혈액량 조절, 투석에 사용되는 용액의 조성(단백질 분해를 줄이기 위해) 및 적절한 식단을 통해 신장 질환 환자들이 염증을 예방하는 것의 왜 중요한지도 다루었다. 이러한 연구들은 전 세계 신장 질환 환자들의 치료에 큰 영향을 미쳤으며, 이러한 뛰어난 공헌으로 수많은 상을 수상했다. 안탑깝게도, 요나스 베리스트룀 박사는 2001년에 세상을 떠났다.

출처: Obituary of Jonas Bergström (1929–2001). *Nephrology Dialysis Transplantation* 17: 936–938, 2002.

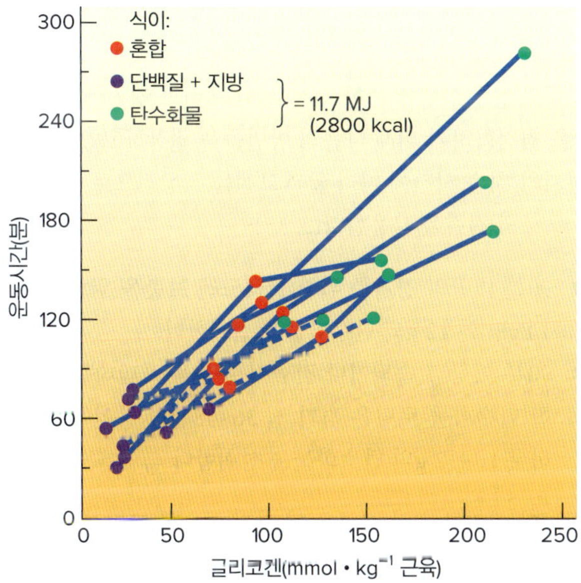

그림 22.1 다양한 식이 형태가 근육 내 글리코겐 농도와 탈진까지의 운동 시간에 미치는 영향: 저탄수화물("단백질 + 지방"), 평균 탄수화물("혼합 식이"), 고탄수화물 식단("탄수화물")으로 구성된 식단 섭취. 더 많은 탄수화물을 섭취할수록 근육 내 글리코겐 함량이 증가되고, 이는 탈진까지의 시간 증가와 관련이 있다.

지구력 운동에서 근육 내 글리코겐이 중요한 역할을 하기 때문에, 연구자들이 어떤 조건에서 근육 내 글리코겐 함량을 최대화할 수 있는지 알아내려고 하는 것은 당연한 일이었다. 이에 1966년, 베리스트룀(Bergström)과 홀트만(Hultman)(11)은 참가자들에게 한쪽 다리만 운동을 하게 하여, 해당 다리의 글리코겐을 소진시키고, 반대편 다리의 글리코겐에는 영향을 미치지 않는 실험을 진행했다. 이후, 고탄수화물 식단을 섭취했을 때, 운동한 다리의 글리코겐 함량이 운동을 하지 않는 반대편 다리보다 두 배 정도 높아진 것을 발견하였다. 이 중요한 발견 덕분에 식단에서 탄수화물의 양과 운동 자극이 모두 근육 내 글리코겐 함량을 결정짓는 중요한 요인임을 알게 되었다. 또한, 그들은 식단을 조절하면서 운동을 실시하면 근육에 글리코겐 수준을 더욱 증가시킬 수 있는지 연구를 진행하였다. 이를 위해 연구 참가자들은 고단백 및 고지방 식단을 섭취한 상태에서 탈진 운동을 하고, 회복 기간 동안 고탄수화물 식단을 섭취했다. 연구 결과, 고탄수화물 섭취가 혼합 식단을 섭취했던 사람들에서 근육 내 글리코겐 함량을 가장 크게 증가시킨 것으로 나타났다(11). 이를 바탕으로, 일주일간 근육 내 글리코겐 **초과 보상**을 위한 *고전적인 방법*은 다음과 같다.

- 장시간의 고강도 운동을 수행하여 근육 내 저장된 글리코겐을 고갈시킨다.

■ 지방과 단백질 위주 식단을 3일간 유지하며 훈련을 지속한다.
■ 그 다음 3일 동안은 고강도 운동 없이 높은 탄수화물 비율의 식단(탄수화물 90%)을 섭취하여 근육 내 글리코겐 저장량을 증가시킨다.

이 방법이 연구적인 관점에서는 효과적이었지만, 근육 내 글리코겐 함량을 초과 보상하기에는 실질적인 측면에서 몇 가지 문제점이 있었다. 첫째, 이 방법은 경기를 준비하는 데 7일이 필요했다. 또한, 일부 대상자들은 극단적으로 낮은 탄수화물(고지방 및 고단백)이나 높은 탄수화물(90%) 식단을 견디지 못했다.

이 같은 문제들 때문에, 셔먼(Sherman)(116, 117)은 근육 글리코겐 수치를 초과 보상하기 위한 *수정된 방법*을 제안했다. 이 계획은 처음에 운동시간을 90분에서 40분으로 점진적으로 줄이면서 탄수화물 50% 식단(하루 350 g)을 섭취하는 것이다. 이후 이틀 동안 20분씩 운동하면서 탄수화물 70% 식단(하루 500~600 g)을 섭취하고, 마지막으로 경기를 하루 앞두고는 탄수화물 70% 식단(또는 하루 500~600 g)을 섭취하며 휴식을 취하는 단계로 이루어져 있다. 수정된 초과 보상 방법은 글리코겐 저장량을 높여 만족할 만한 경기 결과를 얻는 데 효과적이라는 것이 입증되었다(그림 22.2). 연구에 따르면, 혈당을 빠르게 증가시키는 음식(18장 참조)을 사용해서 체중 1 kg당 약 10 g의 탄수화물을 섭취했을 때, 단 하루 만에 모든 근섬유 유형에서 매우 높은 근육 내 글리코겐 수치가 나타났다(19, 51). 이렇게 증가된 근육 내 글리코겐 함량은 신체 활동량과 섭취된 탄수화물의 양에 따라 최대 5일 동안 유지될 수 있다(6).

글리코겐 정상화(glycogen normalization), 즉 근육 내 글리코겐을 매일매일 다시 정상적으로 채우기 위해서는 무엇이 필요할까? 장시간의 고강도 운동 후 근육 내 글리코겐을 보충하거나 정상화하는 데에는 약 24시간이 소요되며, 이때 약 500~700 g의 탄수화물을 섭취해야 한다(37, 51, 55, 78). 중요한 점은, 하루에 섭취하는 칼로리 중 탄수화물을 55~60% 정도 섭취하고 있다면 이미 근육에 필요한 글리코겐을 충분히 채우고 있다는 것이다. 만약 운동선수가 하루에 4000 kcal를 필요로 하고 그중 55~60%가 탄수화물을 섭취한다고 하면, 이는 2200~2400 kcal에 해당하며, 약 550~600 g의 탄수화물을 섭취한다는 것을 의미한다. 이 정도의 양은 격렬한 훈련을 하더라도 근육 내 글리코겐을 충분히 보충하고 유지하는 데 충분하다(3). 훈련 측면에서 고려해보면, 이러한 "일반적인" 식단은 근육 내 글리코겐을 더 많이 저장하기 위해 필요한 탄수화물 양(하루 500~600 g)을 이미 충족하기 때문에 식단을 크게 변경할 필요가 없다. 이 과정을 흔히 "**탄수화물 로딩**(carbohydrate loading)"이라고 한다(18, 116, 117).

이러한 이해를 바탕으로, 2016년 ACSM(미국 스포츠의학회)

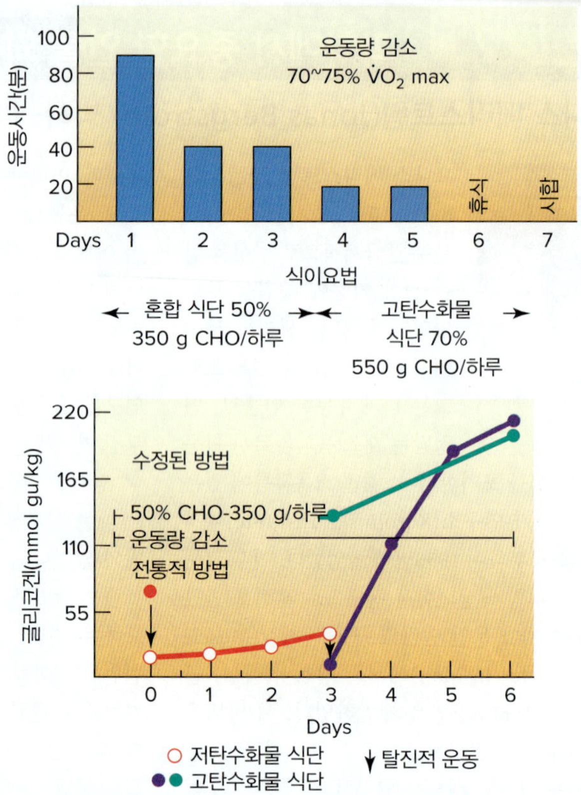

그림 22.2 고전적인 글리코겐 로딩 방법을 수정하여 훈련이나 식단을 크게 바꾸지 않으면서도 높은 근육 글리코겐 수치를 달성하는 방법. 글리코겐 수치는 kg당 포도당 단위(glucose units, gu)로 표시하였다.

의 영양과 운동수행에 대한 입장은(3) 훈련과 경기에서 탄수화물 저장을 최적화하기 위해 다음의 방법들을 권장하고 있다. 이 방법은 경기의 지속 시간에 따라 글리코겐을 정상적으로 채우거나 탄수화물 로딩 전략을 사용한다(3, 18):

■ 90분 미만의 경기를 위한 글리코겐 보충을 위해 하루 체중 1 kg당 7~12 g의 탄수화물을 섭취한다.
■ 90분 이상 지속되거나 간헐적 운동을 포함하는 경기를 위한 탄수화물 로딩은 경기 전 36~48시간 동안 체중 1 kg당 하루 10~12 g의 탄수화물을 섭취한다.

하지만 이러한 권장 사항은 몇 가지 중요한 고려사항을 바탕으로 신중하게 평가되어야 한다. 첫째, 이 지침은 주로 많은 칼로리를 섭취하는 남성을 대상으로 했기 때문에, 이 방법을 여성에게 적용할 경우 결과가 일관되지 않을 수 있다(중점연구 21.2). 둘째, 글리코겐은 물과 함께 저장된다는 점을 인식하는 것이 중요하다(탄수화물 1 g당 약 3 g의 물). 따라서 탄수화물 섭취 전략을 사용하는 운동선수들 중, 특히 체중을 지탱해야 하는 종목일 경우, 포만감이나 몸이 무겁게 느껴질 수 있다는 점을 기억해야 한다(115).

운동수행능력의 향상을 위한 탄수화물 섭취 전략을 생각하기 위해 한 가지 질문을 더 다루고자 한다: 근육 내 글리코겐 저장량이 낮은 상태에서 지구력 훈련을 하는 것이 이점이 있을까? 이를 "로우 트레이닝(training low)" 또는 "본크 트레이닝(bonk training)"이라고 불리는데, 이는 근육 내 글리코겐 수치가 낮은 상태에서 훈련하는 것이 높은 상태에서 훈련하는 것보다 근육 적응을 촉진하고 세포 신호 반응을 더 효과적으로 활성화 한다는 연구 결과로 지지받고 있다. 하지만 반대로, "로우 트레이닝" 상태에서는 훈련의 강도나 반복 횟수 같은 훈련의 질이 떨어지고, 그로 인해 훈련 적응이 제한된다는 결과도 보고되었다. 따라서 이론적으로는 "로우 트레이닝"이 의미가 있어 보이지만, 실제로 운동수행능력에 미치는 이점은 명확하지 않다(3, 17, 18).

요약 *In Summary*

- 지구력 경기에서 높은 탄수화물 식단은 주로 근육 내 글리코겐을 증가시켜 운동수행능력을 향상시킨다.
- 90분 미만의 지구력 경기(예: 하프 마라톤)에서는 글리코겐 정상화 전략이 권장되며, 90분 이상 지속되는 경기에서는 탄수화물 로딩, 또는 초과 보상이 권장된다.
- 근육 내 글리코겐 초과 보상은 며칠에 걸쳐 운동량을 점진적으로 줄이는 동시에 식단에서 탄수화물 비율을 70%로 증가시킴으로써 달성할 수 있다.

경기 전 또는 경기 중 탄수화물 섭취

글리코겐 수치가 탄수화물 섭취와 운동수행능력에 중요한 역할을 한다는 것은 분명하지만, 혈당도 중요한 역할을 한다는 것을 기억해야 한다. 실제로, 코건(Coggan)과 코일(Coyle)(32)의 연구에서 3~4시간 지속되는 운동 중 혈당과 근육 내 글리코겐이 탄수화물 산화에 기여하는 중요한 역할을 강조하고 있다. 사실, 운동시간이 길어질수록 근육 내 글리코겐은 줄어들고, 대신 혈당의 역할이 점점 커지게 된다. 이는 3~4시간 동안 운동을 지속하면 결국 혈당이 유일한 탄수화물 공급원이 되기 때문이다. 이렇게 근육 내 글리코겐에서 혈당으로 에너지 공급이 전환되는 것이 장시간 운동에서 중요한 이유이며, 이는 왜 운동 중 혈당 농도를 유지해야 하는지를 설명해 준다.

중요하게도, 장시간 운동 중 간에 저장된 글리코겐도 점점 감소된다. 특히, 근육이 분당 1~2 g의 포도당을 소비할 때 간에서 포도당신생합성을 통해 포도당을 분당 0.2~0.4 g 정도만 만들 수 있기 때문에, 이는 저혈당증(hypoglycemia)이 나타날 가능성이 높다. **저혈당증**(혈당 농도 < 2.5 mmol/L)은 혈당 섭취 속도가 간 또는 소장에서의 분비 속도와 맞지 않을 때 발생한다. 연구에 따르면, 최대 산소 섭취량의 58% 강도로 3시간 30분 동안 운동하거나 최대 산소 섭취량의 74% 강도로 2시간 30분 동안 운동할 때 저혈당증이 발생할 수 있다고 보고하였다(40). 그러나 저혈당증의 증상은 매우 개인차가 있기 때문에, 중추신경계 기능 장애를 나타낸 연구 대상자의 비율은 연구에 따라 다르며, 전혀 나타나지 않은 경우도 있었고(52), 대상자의 25%에 불과한 경우도 있었다(40). 저혈당증과 피로가 반드시 명확하게 관련되어 있는 것은 아니지만, 에너지원으로 사용되는 것은 분명히 장시간(3~4시간) 지속되는 고강도 운동수행과 관련이 있다(32). 그렇다면 운동 중 필요한 탄수화물을 유지하기 위해 운동 전과 운동 중에 탄수화물을 어떻게 섭취해야 할까?

경기 전 탄수화물 섭취

경기 전 근육 내 탄수화물 저장량을 최대화하기 위해서는 탄수화물의 섭취 시점과 종류가 매우 중요하다. 이와 관련된 다양한 연구에 따르면, 운동 전 포도당을 섭취했을 때 혈당과 혈장 인슐린 반응은 사람마다 매우 다양하게 나타난다. 구체적으로 일부 사람들은 혈당이 감소할 수 있지만 대부분은 그렇지 않으며, 전반적으로 운동 전 탄수화물 섭취가 장시간 운동수행능력에 긍정적인 영향을 주거나 거의 영향을 미치지 않는다(3, 80, 116). 따라서 운동 전 탄수화물을 섭취하는 것은 탄수화물을 더 빨리 사용하게 되지만, 많은 양의 탄수화물을 섭취했기 때문에 혈장 내 포도당 농도가 더 오랜 시간 동안 유지된다. 주켄드럽(Jeukendrup)은 운동 전 탄수화물 섭취와 관련하여 몇 가지 권장 사항을 다음과 같이 제시하였다(80).

- 운동 1시간 전에 75 g의 탄수화물을 섭취한 후, 최대 산소 섭취량의 62~72% 강도로 수행하는 최대하 운동 중 혈당이 감소하는 현상은, 더 적은 양(22 g 이하)이나 더 많은 양(155 g 이상)의 탄수화물을 섭취하더라도 피할 수 없다.
- 운동 1시간 전에 섭취한 고혈당 지수(high glycemic index) 탄수화물은 중간 또는 저혈당 지수 탄수화물에 비해 더 높은 혈당과 인슐린 반응을 유도한다.
- 저혈당 반응은 사람마다 다르게 나타나며, 일부 운동선수는 다른 사람들보다 저혈당에 더 쉽게 영향을 받는다. 흥미롭게도, 이러한 차이는 인슐린 민감성과는 관련이 없다.
- 저혈당의 위험을 최소화하기 위해, 탄수화물은 운동 직전(운동 전 5분 이내)이나 준비 운동 동안 섭취할 수 있다.
- 탄수화물을 어떤 형태로 먹는지는 중요하지 않다. 고형물, 젤 및 액체 형태의 탄수화물 제품을 사용할 수 있으며, 운동선수는 자신의 취향에 따라 탄수화물 형태를 선택할 수 있다.

운동 전 탄수화물을 섭취하고 저혈당 증상을 겪는 운동선수들은 다양한 탄수화물 유형(저, 중, 고혈당 지수)을 테스트해봐야 한다. 이를 통해 자신에게 맞는 운동 전 탄수화물을 찾은 후, 해당 탄수화물을 운동 직전이나 준비 운동 동안 섭취해야 한다. 만약 이러한 방법이 효과가 없다면 운동 전 90분 동안은 탄수화물 섭취를 피하는 것이 좋다(80). 2016년 ACSM의 권장 사항에 따르면(3), 경기 전 탄수화물 섭취를 위해 운동 1~4시간 전에 체중 1 kg당 1~4 g의 탄수화물을 섭취할 것을 권장하고 있지만, 다음과 같은 몇 가지 주의사항이 있다.

- 탄수화물의 섭취 시점, 섭취량 및 섭취 유형은 개인의 필요와 선호에 맞춰 선택해야 한다.
- 혈당 지수가 낮은 탄수화물은 운동 중 탄수화물 섭취가 어려울 때 더 지속적인 에너지원으로 작용할 수 있다.

운동 중 탄수화물 섭취

운동 전 탄수화물 섭취에 대한 연구에서는 결과가 사람마다 다를 수 있었던 반면, 운동 중 탄수화물 섭취는 피로를 지연시키고 운동수행능력을 향상시킨다는 점에 대해서는 많은 연구자들이 동의한다. 흥미롭게도, 운동수행능력이 향상되는 것은 근육 내 글리코겐을 절약하는 것과는 관련이 없다. 탄수화물을 섭취하든지 하지 않든지, 장시간 고강도 운동(최대 산소 섭취량의 70~75%) 중에는 근육 내 글리코겐이 동일한 속도로 고갈된다. 하지만 간에 저장된 글리코겐은 그렇지 않다(29, 32). 탄수화물 섭취는 산화를 위한 탄수화물을 직접 제공함으로써 간의 글리코겐 저장량을 절약할 수 있다. 만약 장시간 운동 중에 탄수화물을 추가적으로 섭취하지 않는다면, 간에 저장된 글리코겐이 고갈되면서 혈당이 감소하고, 이에 따라 근육이 사용하는 에너지의 양도 충분하지 않게 된다. 만약 저혈당이 발생되면 중추신경계가 근육을 활성화하는 능력이 저하되어 운동 중 힘이 감소하게 된다(100). 따라서, 장시간 운동 중 탄수화물을 보충하면 운동자각도(RPE)가 더 낮게 나타난다(25, 125). 그림 22.3은 코건(Coggan)과 코일(Coyle)의 모델로, 탄수화물 섭취 유무에 따라서 장시간 운동 중 근육에 탄수화물이 어떻게 공급되는지를 보여준다. 섭취 유무에 따라 근육 내 글리코겐 고갈 속도는 비슷하지만, 탄수화물을 섭취한 경우에는 혈당이 더 잘 공급되어서 대상자들이 더 오랜 시간 동안 높은 운동 강도를 유지할 수 있다. 이러한 효과는 탄수화물 섭취량에 따라 달라지며, 더 많은 탄수화물을 섭취하면(예: 시간당 60 g vs 시간당 15 g) 더 좋은 운동 성과로 이어진다(120).

그렇다면 운동 중 탄수화물을 섭취하기에 가장 좋은 시점은 언제일까? 코건(Coggan)과 코일(Coyle)은 탄수화물을 운동 내내 섭취할 수도 있고, 피로가 예상되는 시간 30분 전에 섭취할 수도 있으며, 이 두 섭취 시기 간 효과 측면에서는 별다른 차이가 없다고 제시하였다(32). 최대 산소 섭취량의 75%로 운동 테스트를 수행한 결과, 탄수화물 섭취로 인해 피로 시간은 약 45분 연장되었다. 운동 후반부에 근육은 혈당을 분당 약 1~1.3 g의 속도로 사용하기 때문에, 추가로 약 45~60 g의 탄수화물(45분 × 1~1.3 g/분)을 공급할 수 있도록 충분한 양을 섭취해야 한다. 많은 연구자들이 이 전략을 실현하려면 운동 중에 시간당 약 30~60 g의 탄수화물을 섭취해야 한다는 데 동의하고 있다(25). 4시간 동안 운동하면서 120~240 g의 포도당을 섭취하면(4시간 × 30~60 g/시간) 운동 종료 시 필요한 45~60 g을 공급할 수 있을 뿐만 아니라, 운동 중 높은 탄수화물 대사를 지속적으로 유지할 수 있다.

포도당, 자당(설탕), 또는 **포도당 중합체** 용액은 모두 운동 중 혈당 농도를 유지하는 데 효과적이지만, 농도가 10% 이상일 때는 포도당 중합체 용액을 사용하는 것이 맛을 더 좋게 만든다. 연구에 따르면, 운동 중 탄수화물 섭취는 45~60분 정도의 짧고 강도 높은 지구력 운동(최대 산소 섭취량의 75% 이상)이나 간헐적으로 하는 팀 스포츠에서도 운동 성과를 향상시키는 데 도움이 된다

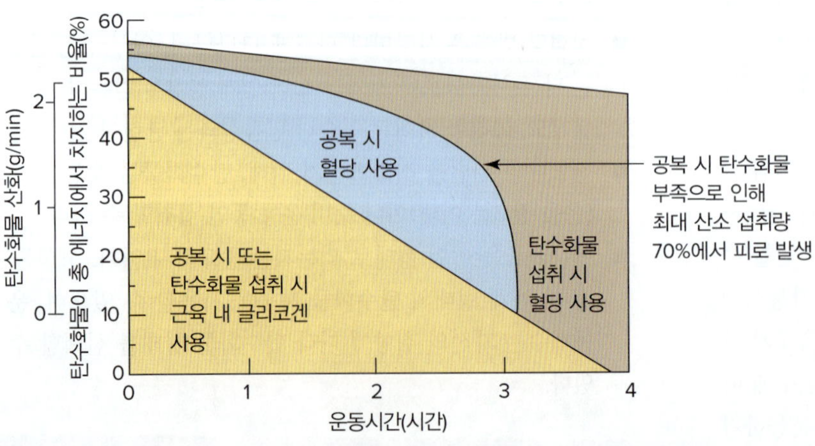

그림 22.3 장시간 운동 중 탄수화물 섭취 유무에 따른 혈당 및 근육 글리코겐 사용량.
출처: Coggan, A. R., and E. F. Coyle. Carbohydrate ingestion during prolonged exercise: effects on metabolism and performance. *Exercise and Sport Sciences Reviews* 19: 1–40, 1991.

(27). 2016년 ACSM 권장 사항에서는 경기 중 탄수화물 섭취에 대해 다음과 같은 지침을 제시하였다(3).

- 1~2.5시간 동안 지속되는 지구력 운동, 예를 들어 축구 같이 "정지하고 다시 시작하는" 스포츠에서는 시간당 30~60 g의 탄수화물을 액체, 고체, 또는 젤 형태로 섭취해야 한다. 또한, 운동선수는 이러한 제품들을 훈련 동안 미리 섭취해 보면서 연습하는 것이 중요하다.
- 2.5~3시간 동안 지속되는 울트라 지구력 운동에서는 시간당 최대 90 g의 탄수화물을 섭취해야 한다. 하지만 이 정도로 높은 탄수화물을 산화시켜 에너지원으로 사용하려면 포도당과 과당을 섞은 혼합물을 제공할 수 있는 제품이 필요하다. 과당은 포도당과는 독립적으로 위장관(GI)에서 혈액으로 운반되기 때문에, 포도당만을 섭취할 때보다 더 많은 탄수화물을 운반할 수 있다.

이러한 탄수화물 음료에 운동 성과를 좋게 할 수 있는 다른 것을 추가할 수 있을까? 탄수화물 음료와 운동수행능력에 대한 최신 정보를 알고 싶다면 전문가에게 묻기 22.1을 참조하라.

탄수화물 구강 헹굼

앞에서 언급된 것처럼, 탄수화물을 전략적으로 잘 섭취하는 것은 많은 운동 경기에서 중요한 전략 중 하나이다. 하지만, 경기 중이나 직전에 탄수화물을 섭취할 때 소화 문제를 겪는 운동선수들을 위한 다른 방법이 있을까? 최근 몇 년간 많은 과학자들이 탄수화물 구강 헹굼이 도움이 될 수 있는지 연구해왔다. 이 방법은 탄수화물 용액을 5~10초간 입안에서 헹구고, 삼키지 않는 방식이다(104).

연구에 따르면, 탄수화물 구강 헹굼이 지구력 달리기와 자전거 운동수행능력 향상에 효과적이라고 보고되었다(28, 112). 이런 효과가 나타나는 기전은 아직 연구 중이지만, 한 연구에서는 탄수화물 구강 헹굼이 단맛이 있든 없든(포도당이는 말토덱스트린이든) 뇌의 보상과 관련된 부분을 활성하시킨다는 결과를 MRI 기기를 통해 발견했다(28).

그렇다면 탄수화물 구강 헹굼이 도움이 되는 운동은 어떤 것들이 있을까? 대표적으로 25분을 초과하는 고강도 지구력 운동(예: 달리기 및 자전거 시간 경주)에서 탄수화물 구강 헹굼이 운동수행능력을 향상시킬 가능성이 있다(28, 104, 112). 특히, 운동선수가 경기 전에 충분한 영양을 섭취한 상태라면 탄수화물 구강 헹굼의 효과가 감소될 수 있지만(7), 공복 상태에서는 더 효과적일 수 있다. 마지막으로, 탄수화물 구강 헹굼이 근력 운동에 도움이 될 수 있는지에 대한 연구는 아직 충분하지 않지만, 초기 연구에서는 근력 향상이 나타나지 않는 것으로 보고되었다(104).

운동 후 탄수화물 섭취

근육 내 리코겐의 고갈 정도는 운동의 지속 시간과 강도에 따라 달라진다. 근육 내 글리코겐을 합성할 때 가장 큰 문제는 포도당이 세포막을 통과해 근육세포 안으로 들어가는 과정이다. 고강도 운동 후에는 근육세포의 포도당 흡수 능력이 증가하고, 글리코겐 합성효소의 활성이 높아지며, 근육의 인슐린 민감성도 향상된다(78). 이러한 효과를 최대한 활용하려면, 운동 후 30분 이내에 체중 1 kg당 1.0~1.5 g의 탄수화물을 섭취하고, 6시간 동안 2시간 간격으로 섭취를 반복하는 것이 글리코겐을 빠르게 보충하는 데 도움이 된다. 이때 고혈당 지수 식품은 탄수화물을 보충하는 데 더 유리하다. 또한, 탄수화물(체중 1 kg당 시간당 0.8 g)과 함께 소량의 단백질(체중 1 kg당 0.2~0.4 g)을 함께 섭취하는 것이 더 많은 양의 탄수화물(체중 1 kg당 시간당 1.2 g)을 섭취하는 것과 동일한 효과를 보인다는 연구 결과도 보고되었다(3, 8, 17). 하지만 시간이 충분하다면 탄수화물, 지방 및 단백질을 균형 있게 섭취하여 탄수화물 보충뿐만 아니라 근육 단백질 합성을 촉진하여 손상된 조직의 회복과 근육 비대를 증가시킬 수 있다. 이를 위한 ACSM의 권장 사항은 다음과 같다(3):

- 강도 높은 두 번의 시합 중간에 8시간 미만의 시간이 있을 경우(예: 오전 경기와 오후 경기 간 8시간 이하 대기 시간), 첫 4시간 동안 체중 1 kg당 시간당 1~1.2 g의 탄수화물을 섭취하면 빠르게 글리코겐을 보충할 수 있다.

요약 *In Summary*

- 운동 전 1~4시간 동안 체중 1 kg당 1~4 g의 탄수화물을 섭취하는 것이 좋지만 섭취 시기, 섭취량 및 탄수화물의 종류는 개인의 필요와 선호에 따라 선택되어야 한다.
- 운동 중 포도당 음료를 마시면 근육 내 글리코겐이 고갈될 때, 근육에 탄수화물을 공급하여 운동수행 시간을 연장시킬 수 있다.
- 지구력 운동의 지속 시간에 따라, 운동 중 탄수화물 산화율(탄수화물 이용)을 높게 유지하기 위해서는 시간당 30~90 g의 탄수화물을 섭취해야 한다.
- 탄수화물 구강 헹굼은 25분을 초과하는 고강도 지구력 운동수행능력을 향상시킬 수 있다.
- 운동 후 글리코겐 저장을 빠르게 보충하기 위해서는 첫 4시간 동안 체중 1 kg당 시간당 1~1.2 g의 탄수화물을 섭취해야 한다.

단백질

성인의 단백질 권장 섭취량(RDA)은 체중 1 kg당 0.8 g이며, 이는 식단에서 총 에너지의 12%를 단백질로 섭취하면 쉽게 충족될 수

전문가에게 묻기 22.1

탄수화물 음료와 운동수행능력: 로널드 J. 모한 박사와의 질문과 답변

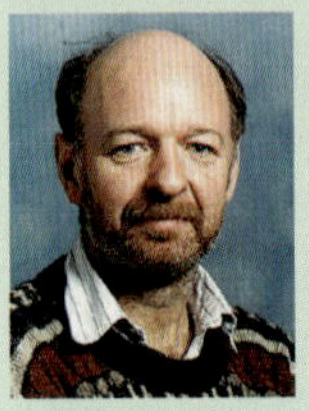

Ronald J. Maughan

로날드 모한(Ronald Maughan) 박사는 애버딘 대학교에서 생리학 학사와 박사 학위를 취득하였으며, 리버풀에서 강사로 활동하다가 다시 애버딘으로 돌아와 20년 이상 근무했다. 이후 그는 영국의 러프버러 대학교 스포츠, 운동 및 건강 과학 학부로 옮겨 현재 명예 교수로 활동 중이다. 현재는 스코틀랜드의 세인트 앤드류스 대학교에서 방문 교수직을 맡고 있다. 그는 국제 올림픽 위원회의 영양 워킹 그룹을 이끌었으며, 그의 연구 관심사는 운동수행능력과 관련된 생리학, 생화학 및 영양학이며, 운동의 기초 과학과 건강 및 스포츠 성과와 관련된 응용 측면에 관심이 있다.

질문: 운동선수들은 운동수행능력을 향상시키기 위해 탄수화물 음료를 섭취한다. 이 전략으로 가장 큰 이득을 볼 수 있는 운동 종목은 무엇인가?

답변: 모든 운동선수들은 훈련이나 경기 상황에서 이러한 음료가 도움이 된다고 느낄 것이다. 운동 중에는 특히 운동시간이 약 30~40분을 초과할 때 중요하지만, 그보다 짧은 시간에도 어느 정도 효과를 볼 수 있다. 이 음료들은 에너지원으로 탄수화물을 제공하며, 이는 마지막 훈련이나 경기 이후 탄수화물 저장량을 완전히 회복할 시간이 없었을 때 중요하다. 탄수화물은 지방보다 더 효율적인 연료인데, 이는 같은 에너지를 만들 때 필요한 산소가 더 적기 때문이다. 따라서 충분한 탄수화물을 공급하는 것이 운동수행능력에 매우 중요하다. 또한, 이 음료들은 물의 흡수를 촉진하고 일부 전해질을 공급하므로, 땀을 많이 흘릴 때 특히 중요하다. 운동선수들은 훈련이나 경기에서 이러한 음료를 사용하는 습관을 길러야 한다. 이는 훈련이 더 수월하게 느껴지고, 열로 인한 질병의 위험이 크게 줄어들며, 훈련의 질을 더 잘 유지할 수 있다. 이러한 습관은 운동을 재미로 하는 사람들에게도, 엘리트 운동선수들에게도 중요한 요소이다. 특히, 건강을 위해 운동하는 사람들에게는 운동이 덜 힘들게 느껴지는 것이 매우 중요하다. 운동이 더 쉽게 느껴지면 운동을 지속할 가능성이 더 높아지고, 이러한 효과는 30분 미만의 짧은 운동에서도 느낄 수 있다. 근력과 파워 운동선수들도 장시간 훈련을 할 수 있지만, 지구력 스포츠에서처럼 수분 보충의 필요성을 잘 인식하지 못하는 경우가 많다. 물론, 이러한 탄수화물 음료에는 칼로리가 있기 때문에, 에너지를 제한하는 식단을 따르는 경우에는 스포츠 음료의 사용을 제한할 수 있다.

질문: 이미 많은 연구에서 이 방법을 지지하고 있는 상황에서, 여전히 주의 깊게 답해야 할 중요한 질문들은 무엇인가?

답변: 여전히 답해야 할 많은 질문들이 남아 있지만, 대부분은 기초 과학을 통해 분석된 결과들을 실제 현장에 어떻게 적용할지에 대한 것이다. 탄수화물-전해질 스포츠 음료의 주요 성분(물, 설탕, 소금)은 크게 변하지 않았지만, 다양한 상황에 맞는 최적의 조합을 더 잘 이해하는 것이 필요하다. 현재 우리는 포도당과 과당을 혼합한 여러 탄수화물 음료가 단순히 포도당만 포함한 음료보다 탄수화물의 사용과 산화를 촉진해 운동수행능력을 향상시킨다는 것을 알고 있다. 또한, 어떤 특정 상황에서는 더 높은 또는 더 낮은 탄수화물 함량이 더 나을 수 있으며, 운동선수들은 각기 다른 운동이나 환경 조건에 더 잘 맞는 음료를 선택해야 한다는 점을 인식해야 한다. 운동선수들은 자신이 얼마나 에너지와 수분이 필요한지를 평가하고, 이런 필요가 상황에 따라 어떻게 달라지는지 이해해야 한다. 다양한 상황에서 전해질 보충이 필요한지에 대해 의견이 갈리고 있으며, 과도한 수분 섭취나 탈수 위험이 있는 사람들을 어떻게 구분할지를 배워야 한다. 또한, 현재의 지식을 운동선수와 코치들에게 더 효과적으로 전달하는 방법을 배우는 것도 중요하며, 이는 아마도 우리가 현재 직면한 가장 큰 난관일 것이다.

질문: 전통적인 탄수화물 음료와 최근 운동수행능력 향상을 위해 광고되는 "에너지 음료" 사이에 차이점이 있는가?

답변: 새로운 에너지 음료는 대부분 당분이 매우 많기 때문에 에너지가 높다. 또한, 에너지가 더 많아진 것 같은 느낌을 주기 위해 보통 카페인을 함유하고 있다. 이러한 음료는 일부 상황에서는 단점이 될 수 있다. 높은 탄수화물 함량으로 인해 이 음료의 삼투압이 매우 높은데, 이로 인해 우리 인체는 음료를 마신 후 소장으로 물이 분비한다. 이러한 효과는 일시적이긴 하지만, 이미 존재하는 탈수를 악화시키고 위장 불편을 유발할 수 있다. 일부 새로운 에너지 음료는 아예 에너지를 포함하지 않으며, 카페인이나 몇 가지 향료, 또는 자극제를 포함해서 단지 에너지가 더 많아진 느낌만을 주기 위해 만들어져 있다. 적당한 양의 카페인은 운동수행능력 향상에 도움이 될 수 있지만, 일부 제품에 들어있는 매우 높은 양의 카페인은 소변 배출을 증가시켜 탈수 위험을 높일 수 있다. 또한, 과도하게 각성 상태를 유발시켜 특정 기술적 과제에서 성과를 저하시키는 결과를 초래할 수 있다. 일부 운동선수들은 특히 늦은 오후나 저녁에 진행되는 경기에서 많은 양의 카페인을 섭취한 경우 밤에 잠을 이루기 어려워한다고 한다.

있다. 예를 들어, 체중이 72 kg인 성인 남성의 일일 에너지 요구량이 2900 kcal일 경우, 약 348 kcal가 단백질에서 제공된다(2900 kcal의 12%). 단백질은 1 g당 4 kcal이기 때문에, 이 사람은 하루에 약 87 g의 단백질을 섭취하는 셈이며, 이는 체중 1 kg당 하루 1.2 g (87 g/72 kg)으로, 권장량보다 50% 더 많은 양이다. 그렇다면 운동선수는 RDA에서 제시된 것보다 더 많은 단백질을 섭취해야 할까? 아니면 일반적인 식단으로 충분할까? 혼란스럽게 들릴 수 있지만, 두 질문에 대한 답은 모두 "예"인 것 같다.

운동과 단백질 필요량

단백질을 충분히 섭취하고 있는지 확인하는 기준은 주로 **질소(N) 균형** 연구를 기반으로 평가된다. 단백질의 약 16%는 질소로 구성되어 있으며, 섭취한 질소(음식으로부터의 단백질)와 배출된 질소와 같을 때, 이를 질소 균형 상태라고 한다. 섭취한 질소보다 배출되는 질소가 적은 상태는 양성 질소 균형이라고 하며, 반대로 섭취한 질소보다 배출되는 질소가 많은 상태는 음성 질소 균형이라고 한다. 만약 음성 질소 균형 상태가 지속되면, 근육량의 손실 가능성 높아지기 때문에 건강에 부정적인 영향을 줄 수 있다.

이러한 질소(N) 균형 연구에 따르면, 체중 1 kg당 하루 0.8 g이라는 단백질 권장량이 장시간 운동에 참여하는 사람들에게도 충분하다고 생각되었다. 이 연구에서는 소변으로 나오는 질소의 양을 배출 지표로 사용했는데, 이는 약 85%의 질소가 소변을 통해 배출되기 때문이다(88). 그러나 몇몇 연구는 이러한 측정 방법이 운동 중 아미노산 사용을 과소평가할 수 있음을 제시하였다. 특히 Lemon과 Mullin 연구에 따르면(89), 소변으로 나오는 질소의 양은 휴식 상태와 비교해 큰 차이가 없었지만, 운동 중 땀으로 배출되는 질소의 양은 60~150배 증가한 것으로 보고되었다. 이는 운동 중 필요한 에너지의 약 10%가 아미노산 산화에 의해 생성되었다는 것을 의미한다.

체내 질소 균형 연구

운동 중 질소 균형을 유지하는 능력은 다음과 같은 요인들에 영향을 받는 것으로 보인다(20, 22, 87-89):

- 대상자들의 훈련 상태
- 섭취한 단백질의 질과 섭취량
- 총 칼로리 섭취량
- 체내 탄수화물 저장량
- 운동의 강도, 지속 시간 및 유형(저항성 운동 VS 지구력 운동)

운동을 처음 시작하고 며칠 동안 단백질 사용량을 측정하면, 이전에 운동 경험이 없는 사람들은 음성 질소 균형 상태를 보인다(그림 22.4). 그러나 약 12~14일의 운동을 지속하면, 이러한 상태는 사라지며 질소 균형을 유지할 수 있게 된다(61). 따라서 측정 시점에 따라, 운동 초기에는 더 많은 단백질이 필요하다는 결론에 이를 수 있지만, 운동 적응이 완료된 후에는 권장 섭취량으로도 충분하다는 결론을 내릴 수 있다(22). 버터필드(Butterfield,

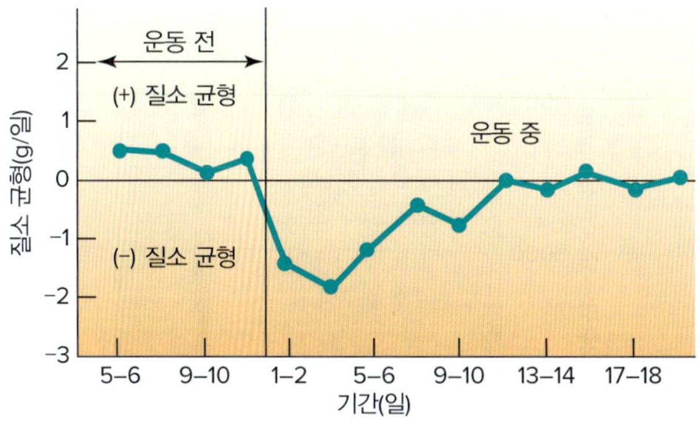

그림 22.4 운동이 질소 균형에 미치는 영향.

1991)는 질소 균형 연구에서 새로운 평형 상태에 도달하는 데 필요한 시간은 질소 섭취량의 변화와 절대적으로 얼마나 많은 질소를 섭취했는지에 따라 달라진다고 제시하였다. 또한 과다하게 질소를 섭취할 경우, 최소 10일의 적응 기간은 충분하지 않을 수 있다고 보고하였다(20).

운동 중 단백질 필요량에 영향을 미치는 또 다른 요인은 해당 개인이 칼로리 균형을 유지하고 있는지 여부이다. 즉, 운동으로 소모되는 에너지를 감당할 만큼 충분한 칼로리를 섭취하고 있는지 여부가 중요한 것이다. 예를 들어, 체중을 유지하는 데 필요한 칼로리보다 15% 더 많이 섭취하면, 하루에 체중 1 kg당 0.57 g의 단백질(달걀 흰자)만 섭취하더라도 운동 중 질소를 보유하는 양이 증가되었다(22). 같은 연구팀이 진행한 또 다른 연구에서는(124), 필요한 칼로리보다 15% 적게 먹도록 하면서 체중 1 kg당 0.57 g 또는 0.8 g의 단백질(달걀 흰자)을 섭취하도록 했다. 이 경우, 필요량보다 15% 적게 칼로리를 섭취하면, 하루에 체중 1 kg당 0.8 g의 단백질을 섭취해도 하루에 1 g의 질소가 손실되는 음성 질소 균형 상태가 나타났다. 하지만 실험 대상자들이 1시간 또는 2시간 동안 운동을 했을 때, 음성 질소 균형이 개선되어 각각 0.51 g 또는 0.27 g만 손실되었다. 실험 대상자들이 칼로리 균형을 맞춘 상태에서 운동을 했을 때는, 체중 1 kg당 하루 0.8 g의 단백질 섭취만으로도 두 경우 모두 양성 질소 균형을 유지할 수 있었다. 따라서, 단백질 섭취량이 충분한지 제대로 판단하려면 반드시 에너지를 충분히 섭취하는 상태여야 한다는 것이 분명하다.

운동 중 아미노산 대사 속도에 영향을 미칠 수 있는 마지막 영양 요소는 탄수화물의 공급이다. Lemon과 Mullin 연구에 따르면(90), 탄수화물이 충분히 공급된 상태에서 운동했을 때 땀에서 배출된 요소(요소의 일종)의 양이, 탄수화물이 부족한 상태에서 운동했을 때에 비해 절반으로 줄어들었다고 보고하였다(그림 22.5 참조). 또한, 그림 22.6에서 볼 수 있듯이, 세 시간 동안 최대 산소 섭취량의 50% 강도로 운동할 때 중간에 포도당을 섭취하면 류신

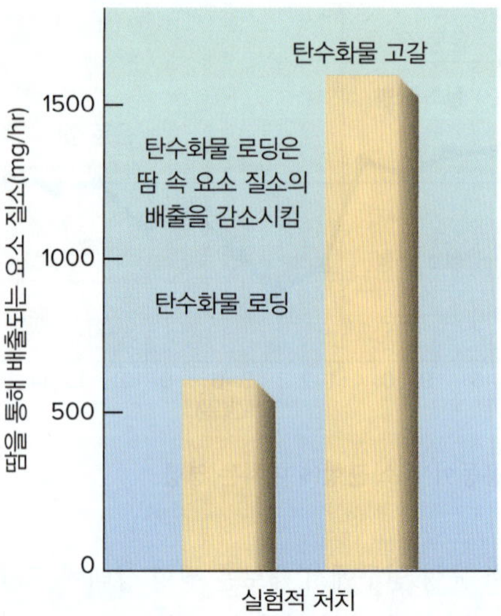

그림 22.5 초기 근육 내 글리코겐 함량이 운동 중 땀의 요소 질소 배출에 미치는 영향. 근육에 글리코겐이 많을 때는 운동 중 땀에서 배출되는 요소 질소의 양이 줄어든다.

(아미노산)의 산화 속도가 감소했다(42). 따라서, 단백질 대사에서 칼로리 균형이 중요한 것뿐만 아니라, 충분한 탄수화물의 공급도 고려되어야 한다.

운동선수를 위한 단백질 필요량

운동선수에게 얼마나 많은 단백질이 필요할까? 이 질문에 답하려면 먼저 각국의 단백질 권장 섭취량이 다르다는 점을 고려해야 한다(0.8~1.2 g/kg/day). 대부분의 기준은 고강도 또는 고부하 운동을 수행하는 운동선수들의 상황을 고려하지 않고 설정된 것이다. 네덜란드에서는 고강도 운동선수들을 위한 기준으로 체중 1 kg당 하루 1.5 g의 단백질 섭취를 권장하고 있다(86). 그렇다면 운동선수에게는 정말 얼마나 많은 단백질이 필요할까? 이전의 가이드라인에서는 엘리트 지구력 운동선수에게는 체중 1 kg당 하루 1.2~1.4 g의 단백질 섭취를, 엘리트 근력 운동선수에게는 체중 1 kg당 하루 1.2~1.7 g의 단백질 섭취를 권장했다. 2016년 ACSM 권고안에 따르면(3), 체중 1 kg당 하루 1.2~2.0 g의 단백질 섭취를 권장하면서, 이 중 높은 양(하루 2 g)은 단기간 고강도 훈련이나 칼로리 섭취가 줄어들었을 때(예: 체중 감량 중) 필요하다고 명시하였다. 실제로 이 권고안은 단백질 필요량이 다음과 같은 요인에 따라 달라질 수 있다고 강조하고 있다:

- 운동선수의 훈련 상태: 숙련된 운동선수는 단백질이 덜 필요하다.
- 현재 훈련 방식: 새로운 훈련을 시작할 경우, 단백질 섭취가 권장 범위 중 최대치를 섭취해야 한다.
- 탄수화물 섭취 여부: 탄수화물이 제한된 경우 더 많은 단백질이 필요하다.
- 총 칼로리 섭취량: 체중을 감량 중인 운동선수는 더 많은 단백질이 필요하다.

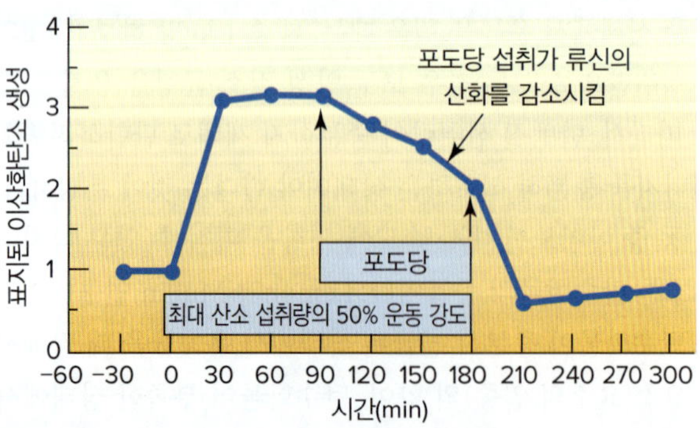

그림 22.6 포도당 섭취가 아미노산 류신 대사 속도에 미치는 영향. 포도당을 섭취하면 아미노산의 산화 속도가 감소하며, 이는 류신이 대사되는 과정에서 방출되는 이산화탄소의 양이 감소함으로써 확인할 수 있다.

최근의 연구에서는 근육량을 키우기 위해 단백질을 언제 섭취해야 하는지, 어떤 종류의 단백질이 더 효과적인지에 대한 관심이 집중되고 있다(향상 비법 22.1 참조).

이 질문에 접근하는 또 다른 방법은 사람의 단백질 필요량이 유아기에서 성인기까지 어떻게 변하는지를 고려하는 것이다. 단백질 권장량은 생후 6개월부터 체중 1 kg당 하루 1.5 g으로 시작해, 4~8세 사이에는 0.95 g으로 줄어들고, 18세가 되면 성인의 권장량인 0.8 g에 도달한다. 이 기간 동안 개인의 체중은 10배 증가할 수 있다(약 7~70 kg). 이러한 연령에 따른 단백질 섭취량의 변화는 앞서 언급된 운동 적응 과정과 크게 다르지 않다. 운동을 처음 시작하고 근육이 새로운 운동에 적응하는 동안에는 단백질 필요량이 권장량보다 더 높을 수 있다(61, 62). 하지만, 운동에 적응한 후에는 단백질 필요량이 다시 권장량 수준으로 돌아올 것이다. 마지막으로, 연령에 따른 단백질 섭취량은 60세 이후 다시 증가할 수 있다. 예를 들어, 최근 60세 이상의 건강한 사람들을 대상으로 한 연구에서 필수 아미노산인 류신의 필요량이 권장량보다 거의 두 배 많은 것으로 나타났다. 또한, 이 연구에서는 성별에 따른 차이는 없었으나, 체지방을 제외한 순수 근육량(FFM)을 기준으로 표준화했을 때, 여성이 남성보다 더 많은 류신을 필요로 했다(122).

앞서 언급한 질문은 "운동선수는 권장량보다 더 많은 단백질을 섭취해야 하는가, 아니면 일반적인 식단으로 충분한가?"였다. 고강도 지구력 훈련이나 근력 훈련을 하는 동안에는 단백질 필요량이 권장량보다 높을 수 있다. 따라서 첫 번째 질문에 대한 답은

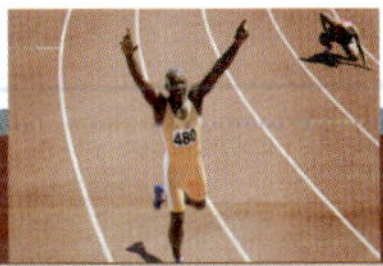

향상 비법 22.1

최대 효과를 위한 단백질 섭취 시기

저항 훈련 후에 근육 단백질 합성(MPS)이 증가한다는 것은 의심의 여지가 없다. 그러나 아미노산을 섭취하거나 주입했을 때는 근육 단백질 합성이 더욱 증가한다. 실생활에서는 주입하는 것보다 먹는 것이 더 유용하기 때문에, 대부분의 연구 초점은 주입보다는 섭취에 맞추어져 있으며, 최적의 결과를 얻기 위한 다음과 같은 연구들이 이루어졌다(72, 79, 106).

- 운동 후 첫 1시간 동안 아미노산이 공급되면 근육 단백질 합성이 가장 강력하게 활성화된다.
  - 특히, 단백질 섭취 시점에 대한 이러한 접근 방식은 노인들에게 더욱 중요하다.
- 유청 단백질(우유 단백질의 20%)은 카제인 단백질(우유 단백질의 80%)이나 대두 단백질보다 더 빠르게 소화되며, 혈액 내 필수 아미노산(EAA) 농도를 더 높게 증가시킨다. 이러한 필수 아미노산은 근육 단백질 합성을 촉진하는 중요한 역할을 한다.
  - 카제인 단백질은 더 오랜 시간 동안 필수 아미노산을 제공하며, 우유는 이 두 가지 단백질을 모두 함유하고 있기 때문에 운동 후에 좋은 음료가 될 수 있다.
- 운동 후 단백질 섭취가 저항 훈련에 미치는 영향에 대한 정보는 제한적이지만, 현재까지의 연구는 이 권고안을 찬성하고 있다.
- 운동 후 근육 단백질 합성을 최대한 자극하기 위해 필요한 고품질 단백질의 양은 약 25 g 정도로, 이 안에는 8~10 g의 필수 아미노산이 포함되어 있다(3, 106). 일부 연구자들은(77) 35 g 이상의 단백질을 권장하기도 하지만, 이 정도 양이 근육 단백질 합성을 추가로 증가시키는 데 도움이 된다는 증거는 없다(3).

최근 운동 후 단백질 합성과 관련된 “아나볼릭 윈도우(동화작용 창)” 개념에 대해 몇 가지 의문을 제기했다. 저자들은 많은 연구들이 운동 전후 모두 단백질 보충제를 사용했기 때문에 단백질 섭취 시점의 중요성을 평가하기 어렵다고 지적했다. 또한, 대부분의 연구들은 조건마다 총 단백질 섭취량을 맞추지 않았으며, 보충제에는 보통 10~20 g과 같이 지나치게 적은 양의 단백질이 포함되어 있었다. 마지막으로, 연구들은 주로 훈련을 받지 않은 피험자들을 대상으로 했기 때문에, 그 결과가 훈련된 피험자들에게도 적용될 수 있는지 명확하지 않았다(4). 흥미롭게도, 단백질 섭취량과 관련하여 근육과 힘에 긍정적인 효과가 나타난 연구들을 분석한 결과, 단백질 보충제 섭취량은 평소 섭취량보다 약 60% 더 많았다(14). 이는 분명 흥미로운 연구 분야이며, 앞으로 더 명확한 결과를 볼 수 있을 것이다.

“예”이다. 두 번째 질문에 대한 답도 “예”인데, 그 이유는 일반적인 사람이 보통 단백질 권장량보다 50% 더 많은 단백질을 섭취하기 때문이다. 연구에 따르면, 평균적인 운동선수의 식단은 약 16%가 단백질로 이루어져 있으며, 이는 체중 1 kg당 하루 1.5 g 이상(즉, 권장량보다 88% 더 많음)을 섭취하는 수치이다. 이 수치는 양성 질소 균형 상태에 있는 어린 아이들의 권장량을 초과하며, 권장 섭취량의 최대치에 가까운 양이다(3, 20, 85-87). 또한, 젊은 운동선수(73)와 근감소증을 겪고 있는 노인들(23)을 대상으로 한 연구에서는 저항 훈련에서 단백질 보충제를 먹는 것이 더 많은 힘을 생성시키는 데 별 도움이 되지 않는다고 보고하여, 기존의 단백질 섭취가 충분하다는 것을 뒷받침한다.

한편, 고단백 식단에 대한 우려가 제기되고 있으며, 특히 무월경을 겪는 운동선수들은 더 주의해야 한다(21). 고단백 식단은 칼슘 배출을 증가시켜, 한동안 이 칼슘이 뼈에서 유래한 것으로 생각되어 무월경 운동선수들의 뼈 건강에 부정적인 영향을 미치는 것으로 여겨졌다(49, 68). 그러나 최근 연구에 의하면, 단기간 고단백 식단을 섭취해도 장에서 칼슘 흡수도 동시에 증가하는 것으로 나타났으며, 뼈의 칼슘 순 저장량에는 아무런 영향을 미치지 않는다고 보고되었다. 반면 저단백 식단을 장기간 유지하면 장에서 칼슘 흡수가 감소하고, 이로 인해 뼈 건강에 심각한 문제가 발생할 수 있다고 보고되었다(82, 83).

또한, 채식주의자 운동선수들이 단백질 요구량을 충족하지 못할 수 있다는 추가적인 우려가 제기되었다. 밴더리(Venderley)와 캠벨(Campbell) (128)의 리뷰에 따르면, 단백질 섭취 비율은 완전 채식주의자(vegans, 비건)에서는 10~12%, 달걀과 유제품을 먹은 채식주의자(lacto-ovo, 락토-오보)에서는 12~14%, 잡식주의자(omnivores)에서는 14~18%였다. 특히, 락토-오보 채식주의자들은 달걀과 유제품에서 고품질의 단백질을 쉽게 섭취할 수 있지만, 비건 운동선수들은 그렇지 못하여 성과를 내기 위해 스포츠 영양사와 함께 식단을 계획하는 것이 도움이 될 수 있다(3, 128). 흥미롭게도, 최근 비건과 잡식주의자를 대상으로 한 연구에서 동물성 단백질과 식물성 단백질이 근력 운동 후 근육 적응에 미치는 효과를 비교하였다. 근력 훈련 후 식물성 또는 동물성 단백질을 섭취한 경우 모두에서 근육의 순수 근육량과 근육 단면적이 비슷하게 증가했다(70). 이러한 결과는 필수 아미노산이 충분한 양으로 제공되는 한, 다양한 종류의 단백질을 섭취하는 것이 효과적임을 의미한다. 이에 대한 자세한 내용은 Rogerson의 리뷰와 Borrione, Grasso, Quaranta 및 Parisi가 작성한 추천 문헌을 참조하라.

요약 *In Summary*

- 단백질 섭취 권장량은 질소 균형을 추적하는 연구들을 기반으로 하고 있다.
- 운동 중 근육 내 글리코겐 수치와 혈당 수치가 높으면 아미노산 대사를 제한할 수 있다.
- 운동선수의 단백질 필요량은 체중 1 kg당 하루 1.2~2.0 g으로, 이 범위 최대치에 해당하는 양(2.0 g)은 새로운 훈련 프로그램을 시작하거나, 칼로리나 탄수화물 섭취가 부족한 경우에 필요하다.
- 성장과 발달 기간 동안 단백질 필요량은 더 높으며, 약 18세에 성인 권장량에 도달한다.
- 일부 식단은 채식주의자 운동선수들이 아미노산 필요량을 충족하기 위해 추가적인 주의가 필요할 수 있다.

수분과 전해질

12장에서는 운동 중 심부 온도 상승을 최소화하기 위해 열을 발산하는 필요성에 대해 자세히 설명했다. 쾌적한 환경에서 고강도 운동 중 열을 방출하는 주요 기전과 더운 환경에서 운동 중 열 발산 기전은 모두 땀의 증발 때문이다. 운동 강도가 증가함에 따라 땀 배출량도 선형적으로 증가하며, 특히 더운 날씨에서는 땀 배출량이 최대 시간당 2.8 L에 이를 수 있다(35). 마라톤 경기 중 수분을 보충하려고 해도, 일부 선수들은 체중의 8%를 잃는 경우가 있다(35). 더운 날씨에 체중의 2%를 초과하는 수분 손실은 지구력 운동수행능력에 부정적인 영향을 미치며, 이는 수분 균형을 유지할 필요성을 명확히 보여준다(2, 3). 물론, 땀에는 수분뿐만 아니라 다양한 전해질(Na^+, K^+, Cl^-, Mg^{2+} 등)도 포함되어 있어, 땀 배출이 증가할수록 이러한 전해질의 손실도 증가된다(35). 특히, 전해질은 흥분성 조직, 효소 및 호르몬의 정상적인 기능에 필수적이다. 따라서 연구자들이 건강 관련 문제의 가능성을 줄이고 최적의 운동수행능력을 높이기 위해 수분과 전해질을 보충하는 최적의 방법에 대해 관심을 가져온 것은 놀라운 일이 아니다(119).

운동 전 수분 보충

운동 전 수분 보충의 목적은 운동이나 경기 전 정상적인 체내 수분 함량을 유지한 상태(유수화 상태)를 유지하는 것이다(77). 일반적으로 한 경기가 끝난 후 다음 경기 사이에 충분한 시간(8~24시간)이 있다면, 식사 시 섭취하는 음식과 음료만으로도 충분한 수분을 섭취할 수 있다. 하지만 시간이 너무 짧을 경우 다음의 조치를 취할 수 있다(2, 3):

- 운동 2~4시간 전에 음료를 천천히 마시되, 체중 1 kg당 약 5~10 ml 정도를 섭취하여 소변이 옅은 노란색이 되도록 하고, 여분의 수분이 배출될 수 있는 충분한 시간을 확보해야 한다.
- 나트륨이 포함된 음료나 소금기가 있는 간식을 섭취하면 체내에 수분을 유지하는 데 도움이 된다.

일부 연구자들은 운동 전 체내 수분 함량을 정상보다 높이는 고수분 상태를 만들기 위해 대량의 물을 섭취하거나 글리세롤을 사용해왔다(93). 실제로 일부 연구는 이 목표를 달성하기 위한 최적의 글리세롤 투여량에 대한 가이드라인을 제시하고 있다(63, 127). 그러나 후속 연구에서는 글리세롤 섭취량을 체지방을 제외한 체중(lean body weight)을 기준으로 0.025~0.2 g/kg으로 증가시키면, 혈액 내 글리세롤 농도는 증가하지만, 소변으로 글리세롤이 배출되는 양도 최고 투여량을 섭취한 후 1시간 내에 증가한다는 결과를 보고하였다. 따라서, 가장 높은 농도의 글리세롤(0.1~0.2 g/kg)을 이용한 체내 고수분은 채내 수분을 일시적으로 증가시킬 수 있지만, 몇 시간 후에는 낮은 농도의 글리세롤(0.025~0.05 g/kg)을 섭취했을 때와 비슷한 수준으로 돌아온다(95). 또한, 이러한 투여량과 관련된 고려사항 외에도, 정상적인 수분 상태와 비교했을 때 운동 성과가 더 좋아진다는 명확한 근거는 없는 실정이다(2). 마지막으로 글리세롤을 사용하는 것은 세계반도핑 기구(WADA)에 의해 금지되어 있다(링크: https://www.wada-ama.org/en/resources/science-medicine/development-of-urinary-threshold-levels-for-the-detection-of-misuse-of).

운동 중 수분 보충

운동 중 물을 마시는 목적은 과도한 탈수(체중의 2%에 해당하는 수분 손실)를 방지하기 위해서이다(2). 다행히도 축구, 테니스 및 골프와 같이 경기가 중간에 멈추는 스포츠에서는 운동 중에도 물을 마실 수 있지만, 일부 운동선수들은 휴식 시간 동안 수분 섭취를 잊지 않도록 상기시켜 줄 필요가 있다(58). 하지만 마라톤과 같은 운동에서는 공식적인 휴식 시간이 없기 때문에 추가적인 수분 보충이 어려울 수 있다. 이는 많은 열을 발생시키고, 더운 환경과 습한 조건에 노출되면 운동선수는 탈수의 위험에 노출된다.

연구들은 운동 중 체내에서 빠져나간 수분을 보충하는 것이 적당한 심박수와 체온을 유지하는 데 필요하다는 것을 확인했다(65, 107). 그림 22.7은 최대 산소 섭취량의 62~67% 강도로 2시간 동안 운동했을 때 식도 온도, 심박수 및 운동자각도의 변화를 보여준다. 먼저 그림 22.7과 같이 네 가지 수분 보충 조건은 (a) 수

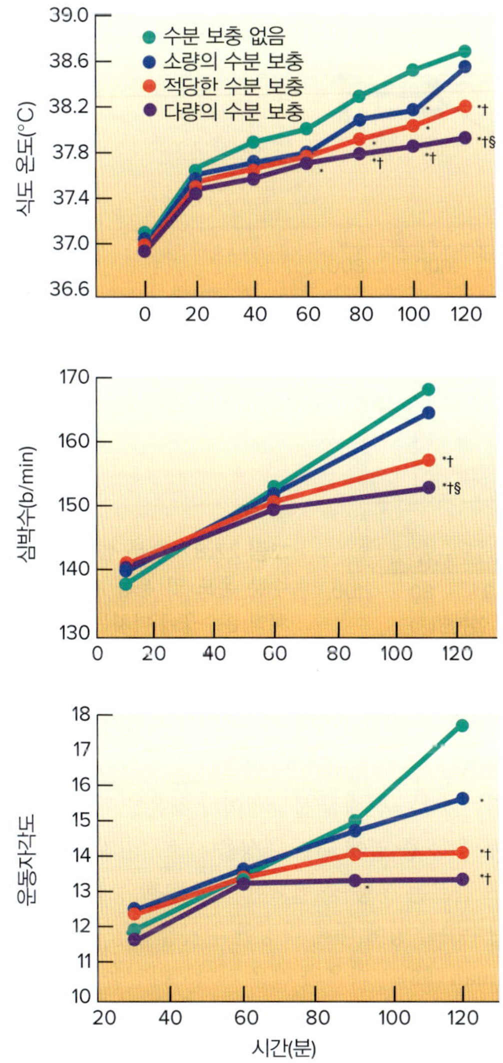

그림 22.7 **2시간 운동 중 수분 보충 없음, 소량(300 ml/시간), 적당한 양(700 ml/시간) 및 다량(1,200 ml/시간) 섭취에 따른 식도 온도, 심박수 및 운동자각도에 미치는 영향.** 운동자각도: 17("매우 힘듦"), 15("힘듦"), 13("약간 힘듦")을 의미. 각 값은 평균 ± 표준오차(SE)로 표시.

*수분 보충 없음보다 유의하게 낮음, $P < 0.05$

†소량의 수분 보충보다 유의하게 낮음, $P < 0.05$.

§적당한 수분 보충보다 유의하게 낮음, $P < 0.05$.

분 보충 없음, (b) 소량의 수분 보충(300 ml/시간), (c) 적당한 수분 보충(700 ml/시간) 및 (d) 다량의 수분 보충(1200 ml/시간)이다. 이때 사용된 음료는 6% 탄수화물과 전해질이 포함된 "스포츠 음료"였다(41). 그래프에서 알 수 있듯이, 시간이 지남에 따라 반응에는 뚜렷한 차이가 있었다. 가장 낮은 심박수, 체온 및 운동자각도는 가장 높은 수분을 보충했을 때 나타났다(38, 41). 또한, 수분 보충에 대한 대부분의 관심이 장시간 지구력 운동을 하는 사람들에게 집중되어 있지만, 간헐적으로 운동을 하는 사람들에게도 이 수분 보충이 중요하다는 것을 의미한다(118).

운동 중 수분 보충이 명확히 이점이 있다는 점을 고려했을 때, 한 번에 얼마나 많은 양의 수분을 섭취해야 할까? 수분은 따뜻해야 할까, 차가워야 할까? 전해질과 포도당을 포함해야 할까? 코스틸(Costill)과 그의 동료들(36, 39)은 이러한 질문들에 대한 최초의 연구를 진행했다. 한 연구에서는 수분의 양, 온도, 포도당 농도 및 운동 강도에 따라 위에서 소장으로 수분이 이동하는 속도에 미치는 영향을 조사하였다. 그들은 대상자들에게 수분 보충 음료를 마시게 하고 15분 후에 위 속의 내용을 추출하여 이를 확인했다. 그림 22.8은 그 연구의 결과를 요약한 것이다. 먼저, 포도당 농도가 139 mM (2.5%) 이상일 경우 위에서 소장으로 이동하는 속도가 느려졌다(즉, 위에 남아 있는 양이 증가됨; 그림 22.8(*a*)). 섭취하기에 최적의 양은 600 ml였으며(그림 22.8(*b*)), 차가운 음료와 실온 음료가 더 빠르게 배출되는 것으로 나타났다(즉, 잔여물이 감소함; 그림 22.8(*c*)). 마지막으로, 운동 강도가 최대 산소 섭취량의 65~70%를 초과하기 전까지는 운동이 위 배출에 영향을 미치지 않은 것으로 나타났다(그림 22.8(*d*)).

또한, 유사한 방법을 사용한(54) 연구들은 최대 산소 섭취량의 75% 이하의 운동 강도가 위 배출 속도에 영향을 미치지 않는다는 사실을 확인했다(94). 또한, 운동 강도가 70~75%인 경우 달리기와 자전거 타기 사이에 위 배출 속도에서 차이가 없다는 것을 밝혔다(75, 98, 111). 그러나 탈수 상태이거나 체온이 높은 경우에는 위 배출이 지연될 수 있다(94, 108). 이후의 대부분의 연구들은 그림 22.8에서 보여준 결과와 유사하지만, 한 가지 예외는 음료의 탄수화물 함량과 관련된 부분이다.

원래의 연구에서는(36) 탄수화물이 포함된 수분 보충 음료의 효과를 평가하기 위해 섭취 후 15분 뒤에 위 속의 내용을 추출하여 얼마나 많은 양이 남아 있는지를 확인했다. 하지만 데이비스(Davis)와 그의 동료들(45, 46)은 이 추출 기술에 의문을 제기했는데, 이는 단순히 위에서 빠져나간 수분의 양만 측정할 뿐 실제로 소장에서 혈액으로 얼마나 흡수되는지를 측정하지는 않기 때문이다. 내신, 그들은 중수(D_2O)를 사용하여 소화기관에서 혈액으로 얼마나 많은 수분이 흡수되었는지 추적했다. 연구 결과, 연구 참가자들이 휴식 상태에 있거나(46) 운동 중일 때(45), 6%의 포도당-전해질 용액이 물만큼 빠르거나 물보다 더 빠르게 흡수된다는 것이 확인되었다. 추가적으로, 추출 기술을 사용한 두 개의 연구에서는(91, 102) 운동 강도가 최대 산소 섭취량의 65~70%일 때 15~20분 간격으로 10% 포도당 용액이나 5~10% 탄수화물이 들어 있는 포도당 중합체 용액을 섭취했을 때, 물과 비교했을 때 위에서 소장으로 넘어가는 속도에 차이가 없다는 것을 발견했다.

최근 연구에서 탄수화물 음료가 더 좋은 성과를 낸 것은 실험

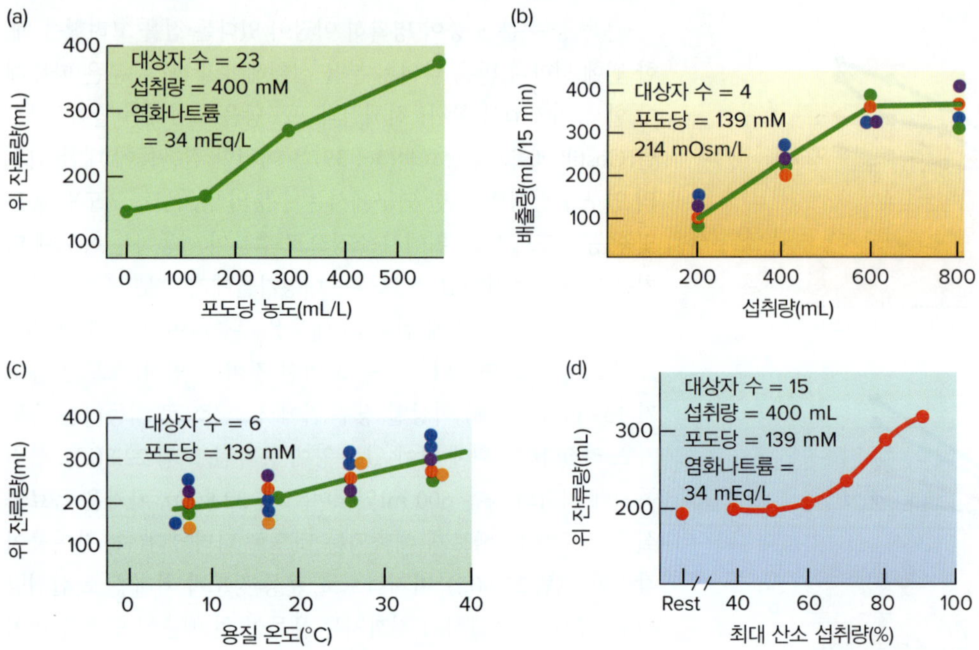

그림 22.8 수분 섭취량, 포도당 농도, 수분 온도 및 운동 강도가 소화관에서 체액 흡수율에 미치는 영향.

절차와 관련이 있을 수 있다. 여기에는 장시간 운동 중 정기적으로(15~20분마다) 소량(~200 ml)의 음료를 섭취하고, 전체 운동이 끝난 후에 위 속에 잔여물을 조사하는 방법이 포함되어 있다(섭취 후 15분이 아님). 이러한 포도당 용액의 또 다른 장점은 운동 중 혈당을 유지하는 데 도움이 된다는 점이다(이전 논의를 참조). 하지만, 포도당이 8% 이상 포함된 음료는 위에 더 오래 머물며, 피험자들이 위장 불편을 호소하는 경우가 있다(2, 3). 따라서, 수분 섭취가 가장 중요하고 탄수화물 보충이 부차적인 경우, 음료의 구성을 이에 맞춰 조정해야 한다.

땀 배출량은 개인마다 큰 차이가 있기 때문에, 운동 전후 체중을 측정하고 섭취한 수분의 양을 고려하여 각자의 땀 배출량을 추정하는 것이 권장된다. 이를 통해 얼마나 많은 수분을 섭취해야 하는지 결정할 수 있다. 또한, "특정" 음료가 부작용 없이 자신에게 맞는 음료인지, 위장 불편 같은 부작용이 없는지 확인하기 위해 평소 운동할 때 그 음료를 마시는 "연습"을 해보는 것이 필요하다. 스포츠 음료에 대해 고려해야 할 사항은 다음과 같다(2):

- 기존에는 15~21°C 사이의 온도로 스포츠 음료를 마시는 것이었으나, 최근 연구에서는 체온을 낮추기 위해 0.5°C의 온도나(3) 얼음 슬러시 형태로(119) 마시는 것이 효과적일 수 있다고 제안하고 있다:
- 스포츠 음료는 나트륨(20~30 mEq/L^{-1})과 칼륨(2~5 mEq/L^{-1})을 포함해야 한다.
- 스포츠 음료는 탄수화물(5~10%)을 포함해야 한다.

탄수화물을 가장 효율적으로 공급하기 위해서는 다양한 당(예: 포도당과 과당)을 혼합한 것이 가장 효과적이라는 것이 앞서 설명되었다(2, 3). 흥미롭게도 일반적인 알려진 것과 다르게, 카페인 섭취는 수분-전해질 불균형이나 체온을 과도하게 증가시키지 *않으며*, 운동 중 열에 대한 내성을 감소시키지도 않는다(3, 5).

스포츠 음료는 운동 중 필요한 요구를 잘 충족할 수 있도록 전해질과 탄수화물 양에 대해 다양한 수치를 제공한다. 이에 Gisolfi와 Duchman (58)은 다음과 같은 가이드라인을 제공한다:

- 운동시간이 한 시간 미만일 경우(최대 산소 섭취량의 80~130%), 운동선수는 500~1000 ml의 수분을 섭취해야 한다.
- 운동시간이 1~3시간 사이일 경우(최대 산소 섭취량의 60~90%), 음료에는 나트륨과 염소가 각각 10~20 mEq, 탄수화물이 6~8% 포함되어야 한다. 이때, 시간당 500~1000 ml의 스포츠 음료가 탄수화물 요구량을 충족하고, 800~1600 ml의 스포츠 음료가 수분 요구량을 충족할 수 있다.
- 운동시간이 3시간을 초과하는 경우, 음료에는 나트륨과 염소가 각각 20~30 mEq 포함되고, 6~8%의 탄수화물이 포함되어야 한다. 이때 시간당 500~1000 ml의 스포츠 음료가 대부분의 운동선수들의 탄수화물과 수분 요구를 충족시킬 수 있다.

개인마다 수분 섭취의 빈도와 양은 다를 수 있기 때문에, 개인의 차이에 따라 조절할 필요가 있다(58). 음료에 소금을 첨가하면 맛이 좋아지고, 혈액 속의 수분 균형을 유지하여 갈증을 유발하고(121), 수분과 탄수화물의 흡수를 촉진하며, 운동 중 손실된 일부

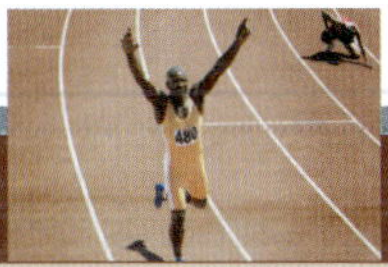

향상 비법 22.2

저나트륨혈증

지난 60년 동안 운동 중 탈수를 막기 위해 수분을 섭취해야 한다는 것이 중요한 문제였다. 그러나 최근에는 저나트륨혈증이라는 또 다른 문제가 생겨났다. **저나트륨혈증**이란 물이나 나트륨이 거의 없는 음료를 너무 마셔서 체내 나트륨 농도가 지나치게 낮아지고, 이로 인해 생리학적으로 위험에 도달하는 상태를 의미한다(3, 97, 98).

우리 몸의 혈중 나트륨 농도의 정상 범위는 135~145 mEq/L^{-1}이다. 만약 나트륨 농도가 최저치(135 mEq/L)보다 떨어지면 저나트륨혈증이라는 상태가 된다. 저나트륨혈증이 심할수록 건강에 미치는 위험이 커지며, 나트륨 농도가 더 낮을수록 더 심각한 문제가 생길 수 있다(114):

- *약한 정도*(Na^+ = 131~134 mEq/L^{-1}): 일반적으로 증상이 나타나지 않음
- *중간 정도*(Na^+ = 126~130 mEq/L^{-1}): 복부 팽만감, 불쾌감, 두통, 메스꺼움, 구토, 피로, 혼란, 지속적이고 비자발적인 다리 움직임이 발생할 수 있음
- *심한 정도*(Na^+ <126 mEq/L^{-1}): 정신 상태 변화, 혼수, 발작, 심지어 사망까지 초래할 수 있음

가장 최근에 합의된 지침(71)에서는 혈액 속 나트륨 농도 대신, 쉽게 확인할 수 있는 다음과 같은 증상과 징후에 따라 사람들을 두 가지 범주로 나누고 있다. 이는 경기장에서 혈중 나트륨 수치를 쉽게 측정할 수 없기 때문이다:

- *가벼운 증상*: 어지러움, 현기증, 메스꺼움, 두기, 체중 증가
- *중간 정도 증상*: 구토, 두통, 발작, 혼수, 뇌탈출의 징후, 호흡 곤란, 거품 섞인 가래

저나트륨혈증과 관련된 위험 요인들은 다음과 같다(24):

- 개인적인 요인
  - 땀에 나트륨이 많이 섞여 나오는 유전적 영향(50)
  - 동일한 나트륨 농도에서도 증상의 다양성(114)
- 과도한 음주—필요보다 너무 많이 마시는 것
- 운동시간이 4시간 이상 지속되는 경우
- 저체중(BMI 20 이하)
- 여성—작은 체격과 운동 속도가 느림
- 운동 전 과도한 수분 섭취
- 섭취한 음식에 나트륨이 충분하지 않음
- 체중 증가(경기 중 체액이 몸에 쌓이는 현상)

이러한 위험 요인들을 고려할 때, 마라톤과 울트라마라톤에서 저나트륨혈증 증상이 나타나는 경우가 주로 체구가 작고 달리기 속도가 느리며, 땀을 덜 흘리고, 경기 전후 및 경기 중에 상대적으로 많은 양의 물과 다른 저삼투성 음료를 마시는 사람들임은 놀라운 일이 아니다(2). 이 문제를 해결하기 위해, 미국 스포츠 의학회는 수분 섭취와 신체 활동에 대한 권장 사항을 발표했다(26):

- 저나트륨혈증과 탈수의 위험을 모두 최소화하는 것이 중요하다. 운동선수들에게는 너무 물을 적게 마시지도, 너무 많이 마시지도 않도록 권장되고 있다. 이는 둘 다 건강에 큰 문제를 일으킬 수 있기 때문이다. 특히, 더운 날씨에서는 탈수가 더 자주 발생하며, 생명에 위협이 될 수 있다. 따라서 중요한 점은 최대한 물을 많이 마시기보다, 현명하게 마셔야 한다는 것이다.
- 운동선수들은 연습 경기(예: 60분 동안)를 통해 자신의 평소 땀 배출량을 측정해야 한다.
  - 체중 감소 측정: 예를 들어, 1.9 kg 감소(이는 1.9 L의 수분 손실을 의미).
  - 섭취한 수분량 추가: 예를 들어, +0.5 L
  - 배출된 소변의 양 빼기: 예를 들어, 0.0 L
  - 땀 배출량 계산: 1.9 L + 0.5 L − 0.0 L = 2.4 L/60분 = 0.04 L/분 또는 40 ml/분
- 체액 손실량에 맞춰 수분을 보충하고, 일정한 시간에 따라 물을 섭취하는 것이 중요하다. 수분은 정해진 시간에 걸쳐 천천히 섭취해야 하며, 빠르게 한꺼번에 마시는 "따라잡기" 방식은 피해야 한다. 만약 운동선수들이 땀을 많이 흘리지 않고 목이 마르지 않다면, 수분 보충은 적당히 하는 것이 좋다.
- 염분이 있는 음식과 음료를 섭취해야 한다. 나트륨이 들어간 음식과 음료는 체액 유지와 갈증을 촉진하는 데 도움을 준다. 장시간 운동을 수행하는 사람들은 저나트륨혈증을 예방하기 위해 나트륨이 포함된 간식과 음료를 섭취해야 한다.

합의된 지침에서는(69) 저나트륨혈증의 심각한 정도에 따라 다음과 같은 치료법을 권장하고 있다. 이 상황은 생명을 위협할 수 있는 매우 위험한 상태라는 것을 꼭 기억해야 한다:

가벼운 저나트륨혈증에 대한 치료법:

- 관찰(자유롭게 소변을 볼 수 있을 때까지 저삼투성 및 등장성 수분 섭취 제한)
- 고농도의 식염수 용액(HTS)을 정맥으로 투여
- 고농도의 식염수(HTS)를 마시는 것
  - 농축된 육수(소금이 많이 들어간 스프 같은 형태)
  - 3% 소금물(100 ml), 가능하면 맛이 추가된 것
  - 다른 고나트륨 음료를 같은 양으로 섭취(예: 3~9% 농도의 나트륨 음료)

중간 정도의 저나트륨혈증에 대한 치료법:

- 고농도의 식염수 용액(HTS)을 정맥으로 투여
  - 3% 농도의 소금물 100 ml, 임상적 개선이 없을 경우 두 번 더 반복 투여
  - 보다 높은 농도의 소금물을 같은 양으로 투여(예: 20%의 소금물을 10 ml 투여).
  - 더 심각한 징후와 증상이 있는 경우, 개선 여부를 기다리기보다 처음부터 더 큰 많은 양을 투여하는 것이 적절할 수 있음.

더 구체적인 운동 중 수분 보충 방법을 알고 싶다면 추천 문헌에 있는 Beval 등(2019)을 참조하라.

전해질을 보충해준다. 나트륨을 음료에 추가하는 또 다른 이유는 나트륨 농도가 위험할 정도로 낮아지는 저나트륨혈증이 발생할 수 있기 때문이다. 저나트륨혈증은 나트륨 농도가 너무 낮아져 위험해지는 상태로, 특히 4시간 이상의 울트라 지구력 운동 중에 단순히 물이나 저장성 음료로만 수분을 보충할 경우 발생할 수 있다 (2, 3, 98, 129). (향상 비법 22.2 참조.)

운동 후 수분 보충

지솔피(Gisolfi)와 더크맨(Duchman)은(59) 전해질과 근육 내 글리코겐을 보충하는 데 도움이 되는 회복용 음료를 제안하였다. 이 음료에는 나트륨과 염소가 각각 30~40 mEq 포함되어 있어야 하며, 시간당 탄수화물을 50 g을 제공할 수 있어야 한다. 만약 빠르게 수분을 보충해야 한다면, 체중 1 kg 감소당 약 1.5 L의 수분을 섭취하는 것이 권장된다. 이는 소변으로 배출되는 수분 손실을 보충할 수 있다(2, 3). 운동 후에는 스포츠 음료나 다른 음료를 통해 수분을 보충할 수 있으며, 차가운 음료(예: 10°C)가 더 효과적인 것으로 나타났다(103).

사실, 운동 후 효과적인 수분 재보충을 위해 항상 스포츠 음료가 필요한 것은 아니다. 한 연구에서는 탄수화물–전해질(CE) 음료와 탈지우유를 비교했다. 연구 대상자들은 더운 환경에서 운동 후 체중 감소량의 150%만큼의 양을 음료로 섭취했다. 음료를 섭취한 후 3시간 뒤, 탄수화물–전해질 음료를 섭취한 대상자들은 정상적인 수분 상태(유수화 상태)를 달성했으며, 탈지우유를 섭취한 대상자들은 약간 과수화된(약간 물이 더 많은 상태) 상태였다. 탈지우유에는 113 g의 탄수화물이 있었고, 탄수화물–전해질 음료에는 137 g의 탄수화물이 있었다. 하지만 탈지우유는 75 g의 단백질도 들어 있어서 운동 후 여러 가지 필요를 충족시키는 데 도움을 주었다(130).

염화나트륨

미국의 식이 가이드라인 중 하나(18장에 제시된 내용)는 나트륨 섭취를 줄이는 것이다. 이 권장 사항은 평균적인 미국인이 최적의 건강을 유지하기 위해 필요한 것보다 2~3배나 많은 나트륨을 섭취하고 있기 때문이다. 그럼에도 불구하고, 운동선수들은 종종 강도 높은 신체 활동에 참여하는 경우, 평균적인 나트륨 섭취량이 충분한지에 대해 자주 의문을 가진다. 이와 관련해 중요한 점은, 신장에서 물이 재흡수되는 방식 때문에 체내 나트륨의 양이 몸의 수분 함량을 결정한다는 것이다. 따라서 나트륨이 부족해지면 체내 수분이 감소하고, 더위로 인한 열 손상 위험이 증가하게 된다. 이러한 이유로 운동 후 체중의 2% 이상 수분 손실이 발생한 경우, 수분을 다시 보충할 때 나트륨의 역할도 함께 고려해야 한다.

하지만 나트륨과 탈수가 모든 사람에게 동일하게 영향을 미치는 것은 아니다. 예를 들어, 훈련이 되지 않고 열에 적응되지 않은 사람(23장을 참조)은 훈련이 잘 되어 있고 열에 적응된 사람보다 땀으로 더 많은 나트륨을 배출한다. 만약 열에 적응되지 않은 사람이 1리터의 땀에 1.9 g의 나트륨을 포함하고 5리터의 땀을 흘린다면, 그 사람은 하루에 9.5 g의 나트륨을 잃게 된다. 그러나 열에 적응하게 되면 땀 속의 나트륨 함량이 약 절반 정도로 줄어들어 하루 5 g 정도의 나트륨만 손실하게 된다. 나트륨은 소금의 무게 중 약 40%를 차지하기 때문에, 이러한 나트륨 손실을 보충하기 위해서는 하루에 12.5 g의 소금을 섭취해야 한다.

훈련된 사람과 훈련되지 않은 사람의 땀 속 나트륨 함량에 대한 이 기본적인 이해를 바탕으로, 운동 후 땀으로 인한 상당한 나트륨 손실이 있을 때, 어떻게 소금을 보충해야 하는가? 일반적으로 나트륨 손실이 많은 사람은 소금 정제를 섭취하는 대신, 식사 시 음식에 소금을 추가하는 것만으로도 나트륨/수분 균형을 유지할 수 있다(133). 나트륨/수분을 잘 보충했는지 확인하는 가장 간단한 방법은 아침에 소변을 본 후 알몸 상태에서 체중을 측정하는 것이다. 충분히 수분을 섭취했는지를 알기 위해서는 아침 첫 소변 비중을 측정하는 것이 유용하다(2). 운동선수들이 따르는 일반적인 식이 루틴은 성공적이라고 할 수 있다. 왜냐하면, 매일 많은 양의 땀을 흘리더라도 아침 체중이 일정하게 유지되기 때문이다. 앞서 설명한 내용을 고려하면, 탈수가 운동수행능력에 부정적인 영향을 미치는지에 대해 모두가 동의할 것 같지만, 사실은 그렇지 않다. 이러한 논란에 대해 더 알고 싶다면, 추천 문헌에서 노익스(Noakes)와 사우카(Sawka)의(2007) "찬반 논쟁" 논문을 참조하라.

요약 *In Summary*

- 운동 중 수분 보충은 심박수, 체온 및 운동자각도를 감소시키며, 수분 섭취 속도가 더 빠를수록 이러한 반응들이 더욱 빠르게 감소한다.
- 차가운 음료는 따뜻한 음료보다 더 빠르게 흡수된다. 또한, 운동 강도가 최대 산소 섭취량의 65~70%를 초과할 경우, 위 배출 속도는 감소된다.
- 운동 지속 시간이 1시간 이내인 경우, 수분만 보충하는 데 초점을 맞춘다. 운동시간이 1시간을 초과하는 경우에는 물과 함께 나트륨, 염소 및 탄수화물이 포함된 음료를 섭취해야 한다.
- 식사 시간에 필요한 만큼의 소금은 쉽게 섭취할 수 있기 때문에 정제된 소금은 필요하지 않다. 실제로, 대부분의 미국인들은 필요량보다 더 많은 소금을 섭취하고 있다(18장 참조).

미네랄

철분

체내 대부분의 철분은 적혈구(산소를 조직으로 운반하는 데 관여함, 10장 참조)에 있는 헤모글로빈에 포함되어 있다. 그 외에 철분을 포함하는 분자로는 미오글로빈과 미토콘드리아의 전자전달계 내의 전자를 이동시키는 시토크롬이 있다. 체내 나머지 철분은 여러 조직에 저장되어 있으며, 주로 페리틴이라는 단백질과 결합되어있다. 혈청 페리틴(SF) 수치는 체내 철분 저장량을 나타내는 좋은 지표로 사용된다(132).

18장에서 언급된 것처럼, 철분 결핍은 가장 흔한 영양 결핍으로 알려져 있다. 혈청 페리틴은 체내 철분 총량과 밀접하게 연관되어 있어서, **철분 결핍**을 확인하기 위해 이 혈액 지표가 사용된다. 철분 결핍은 단순히 혈중 철분 수치가 낮은 상태부터 임상적으로 빈혈이 진단되는 상태까지 여러 종류가 있다. 따라서 **빈혈**은 철분 결핍으로 인해 적혈구 생성(조혈 작용)이 감소하는 경우에 발생하며, 임상적으로는 남성의 혈중 헤모글로빈 수치가 13 g/dL 미만, 여성의 경우 12 g/dL 미만일 때 진단된다(12).

철분 고갈과 결핍 위험이 가장 높은 운동선수 그룹에는 여성 운동선수, 장거리 달리기 선수 및 채식주의자(적은 양의 붉은 고기를 섭취하는 사람들)가 포함된다(47). 여성 달리기 선수의 경우 철분 고갈 비율은 20~35%에 이를 수 있으며, 이는 남성 달리기 선수의 철분 고갈 비율인 3.5~8%와 대조적이다. 하지만 혈청 페리틴(SF)에 대한 임상적 기준값에 대해 모두가 합의하지 않았기 때문에 연구들 간에 비교는 불가능하다. 반면, 빈혈은 훨씬 덜 흔하며, 여성 운동선수의 경우 약 5~7% 정도의 비율로 나타난다(66).

만약 철분 저장량이 고갈되면 철분이 포함된 페리틴, 헤모글로빈, 트랜스페린, 미오글로빈 및 시토크롬이 고갈된다. 헤모글로빈은 산소를 운반하는 과정에서 꼭 필요한 역할을 하기 때문에, 철분 결핍성 빈혈이 있는 사람들은 지구력과 운동수행능력이 감소하는 것은 그리 놀라운 일이 아니다(57, 60, 66). 흥미롭게도, 철분 결핍 상태인 동물에게 수혈을 통해 헤모글로빈 수치를 정상으로 되돌리면, 최대 산소 섭취량은 정상으로 돌아오지만, 지구력은 회복되지 않는다. 이 중요한 발견은 헤모글로빈 수치가 정상 수준이 되더라도, 철분 결핍이 산화적 인산화 과정에 필요한 철분이 들어있는 시토크롬(전자전달계)을 손상시켜, 지구력 수행능력에 부정적인 영향을 미친다는 것을 시사한다(43). 비슷한 연구에서도(44), 철분 보충은 최대 산소 섭취량을 미토콘드리아 활성도(피루브산 산화효소 활성도를 측정)와 지구력 수행능력보다 더 빠르게 정상 수치로 회복시켰다고 보고하였다(그림 22.9 참조).

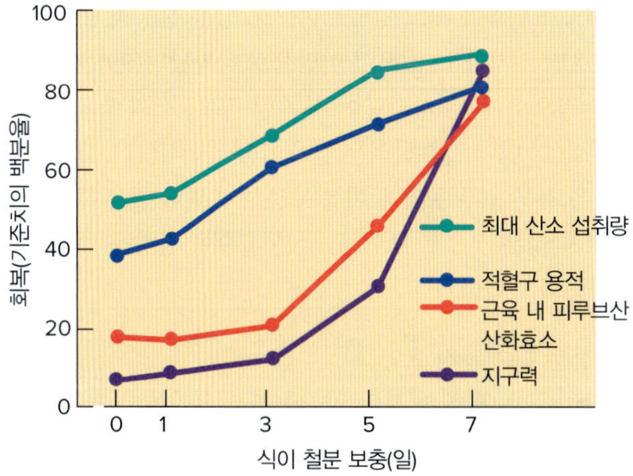

그림 22.9 철분 보충에 따른 다양한 생리학적 기능 회복. 지구력 능력 회복이 최대 산소 섭취량 회복보다 더 느리게 진행되었다는 점을 주목하라.

그렇다면, 운동선수들에게 철분 결핍을 일으키는 원인은 무엇일까? 여러 요인들이 운동선수들의 철분 결핍과 관련이 있다(47, 66):

- 높은 철분 필요량의 원인(철분 필요량이 많을 때의 경우):
  - 위장관(GI tract)에서의 출혈
  - "충격"으로 인한 적혈구 손상 증가
  - 소변과 땀에서의 헤모글로빈 손실
  - 월경으로 인한 출혈 증가
- 철분 섭취 부족과 관련된 요인:
  - 체중 감량(다이어트)을 위한 낮은 에너지 섭취
  - 채식주의 식단
  - 붉은 고기가 적은 식단

철분 결핍에 대한 이 이해와 일치하게, 디엘(Diehl) 등(48)은 여성 필드하키 선수들에서 한 시즌 동안과 다음 시즌으로 넘어가면서 혈청 페리틴 수치가 감소하는 것을 보여주었다. 특히, 3년 차 선수들의 시즌 종료 시 평균 값은 10.5 μg/L^{-1}로, 이는 12 μg/L^{-1} 기준치 이하로, 철분 고갈을 의미한다(67).

중요한 점은, 일부 여성 운동선수들은 철분 상태가 정상 범위에 있어도 여전히 빈혈은 없는 철분 부족 상태일 수 있다는 것이다. 이러한 세밀한 철분 결핍 이해는 여성 운동선수들을 경력 전체에 걸쳐 면밀히 추적하여, 혈청 페리틴 수치가 운동 능력 저하와 연관되는 시점을 인식할 필요가 있음을 시사한다(64). 철분이 운동 능력에 미치는 영향 외에도, 철분 결핍과 빈혈은 군대에서도 중요한 문제로 나타난다. 이는 많은 입대 군인들이 높은 신체적 요구를 받기 때문에 그들을 "전사 운동선수"로 정의하기 때문이다. 실제로, 이스라엘에서 실시된 두 가지 연구에 따르면 여성 신병의 24%가 빈혈을 겪고 있었으며(33), 남성 신병의 4.5%는 혈중 헤모글로빈 수치가 12 g/dL^{-1} 미만으로 나타났다(99).

일반적으로 철분 저장량이 부족할 경우, 소화관에서는 음식 내 철분을 더 많이 흡수하려는 반응이 나타난다(12). 그러나 운동선수들은 철분이 부족할 때 이를 보충하기 위한 철분 흡수 반응을 잘 따르지 않는 것으로 보인다. 철분 흡수에 영향을 미치는 요인들은 다음과 같다(47):

- 철분 흡수 촉진 요인
  - 음식 내 헴 철분의 양: 헴 철분(고기에서 발견됨)은 비헴 철분(채소에서 발견됨)보다 더 쉽게 흡수된다. 하지만 식이 철분의 15% 미만이 헴 철분이다.
  - 비타민 A와 C
  - 고기 단백질의 부분 소화에서 나온 펩타이드
- 철분 흡수 억제 요인
  - 곡류, 콩류, 견과류, 땅콩버터, 밀기울, 콩 제품
  - 차, 커피, 적포도주, 일부 향신료
  - 식물성 단백질의 부분 소화에서 나온 펩타이드

여성들의 경우 특히 많은 변수들이 철분 상태에 영향을 미친다는 점을 고려할 때, 철분 보충이 필요할 수 있다는 것은 그리 놀라운 일이 아니다(47, 66). 특히, 이러한 권장 사항은 채식주의자에게 해당된다(3, 13, 56). 일부 사람들은 "예방 차원"에서 매일 철분 보충제를 복용하려고 할 수도 있지만, 이러한 방법에는 부작용(예: 내성, 과다 복용, 약물 상호작용)이 있을 수 있으며, 무분별하게 시도해서는 안 된다(3, 47, 66, 133). 예를 들어, 남성 레크리에이션 마라톤 참가자들 중 15%가 철분 보충제로 인해 철분 과다 증상을 나타냈다. 이 흥미로운 결과는 철분 결핍을 예방하려는 "예방적" 접근법이 실제로는 결핍을 예방하는 것보다 철분을 과다하게 섭취했다는 것을 의미한다(90).

비타민

비타민의 권장 섭취량에 대한 자세한 내용은 18장에서 자세히 다루었다. 이들 비타민 중 많은 부분이 에너지 생성에 직접 관여하며, 미토콘드리아 반응에서 호기성 대사와 관련된 보조효소로 작용한다. 하지만, 많은 사람들은 권장 섭취량에 대해 "적은 양도 좋다면, 더 많은 양은 더 좋다"라는 오래된 격언을 따르고 있다. 특히 스포츠 영양학적인 관점에서, 비활동적인 사람들보다 운동선수들은 이 격언을 과학적 연구보다 더 우선시하는 경우가 많다. 지난 30년 동안 이 문제에 대한 주요 리뷰논문들은 다음과 같은 체계적인 결론을 도출했다:

- 균형 잡힌 식단을 유지하는 운동선수에게는 비타민 보충제가 필요하지 않다.
- 특정 비타민이 *명백하게 결핍된* 사람들은 수치가 정상으로 돌아오면 운동수행능력이 향상된다.
- 지용성 비타민이나 비타민 C를 과다 복용하는 사람들은 독성 문제에 대해 걱정해야 한다(9, 30, 126, 133).

연구자들이 제기한 주요 우려는, 작은 체격의 운동선수가 낮은 에너지 섭취량의 식단을 따르면서 적절한 음식 선택을 하지 못하는 경우이다. 이러한 경우에는 하루 권장 섭취량(RDA)을 충족하는 멀티비타민/미네랄 보충제 한 알이 도움이 될 수 있다(3). 최근 몇 년간 과학과 의학계에서 많은 관심을 받은 중요한 사례는 일반인들 사이에서 비타민 D 결핍이 존재할 수 있다는 점이다. 비타민 D가 근육 기능에 중요한 역할을 한다는 점에서, 많은 사람들은 이 지용성 비타민의 보충이 운동 능력을 향상시킬 수 있는지 궁금해하고 있다(101, 108). 따라서, 비타민 D 결핍 위험이 높은 운동선수들(예: 실내에서 운동하는 선수들 및 북쪽 위도에 거주하는 선수들)은 매년 비타민 D 수치를 점검하는 것이 권장된다(3, 31, 84, 101).

비타민 C와 E와 같은 비타민은 흔히 운동으로 인해 생성되는 활성산소(자유 라디칼)를 억제하기 위해 영양 보충제로 섭취되기도 한다. 하지만 최근 연구에 따르면, 운동 중에 생성되는 자유 라디칼은 규칙적인 운동 훈련의 유익한 적응에 중요한 역할을 한다는 것이 밝혀졌다. 따라서, 보충제를 통해 자유 라디칼을 제거하는 것은 오히려 운동에 대한 적응 반응 일부를 억제할 수 있다. 이 개념은 그림 22.10에서 제시되어 있으며, 운동으로 생성되는 자유 라디칼의 양이 교대로 운동한 날들에 대해 그래프로 나타내었다. 고용량의 항산화 보충제를 섭취하면 자유 라디칼 자극의 크기가 감소하며, 이는 자연적으로 생성되는 항산화 효소와 대사 관련 미토콘드리아 단백질의 증가를 둔화시킬 수 있다(15, 96, 105, 109). 이 주제에 대해 더 알고 싶다면, 자세히 살펴보기 19.1을 참조하라. 영양 보충제를 사용하여 운동 능력을 개선하는 추가 정보는 24장, 즉 운동 능력 보조제에 대한 내용에서 설명된다.

요약 *In Summary*

- 운동선수들의 철분 결핍은 음식에서 충분한 철분을 섭취하지 않거나, 땀과 대변을 통한 철분 손실이 더 크기 때문일 수 있다. 이 철분 결핍에도 불구하고, 운동선수들은 빈혈을 겪는 비활동적인 사람들보다 철분을 섭취했을 때 덜 흡수될 수 있다. 여성 운동선수들은 매년 철분 상태를 검사한 후, 철분 보충제가 권장될 수 있다.
- 균형 잡힌 식단을 먹고 있는 운동선수에게는 비타민 보충제가 필요하지 않다. 하지만 명백하게 비타민 결핍이 있는 경우에는 추가

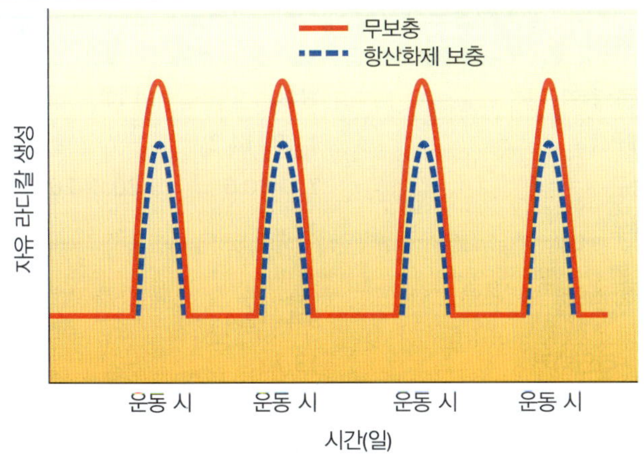

그림 22.10 항산화 보충제 사용 유무에 따른 운동 중 근육의 자유 라디칼 반응. 일회성 운동은 활동하는 골격근 내에서 자유 라디칼을 생성시킨다. 이러한 자유 라디칼 생성이 일시적으로 증가하면, 유익한 세포 적응(예: 자연적인 항산화 단백질 증가)을 자극한다. 그래프에서 볼 수 있듯이, 운동으로 인해 생성되는 자유 라디칼(빨간색)의 양은 고용량의 항산화 보충제(회색)를 섭취할 때 부분적으로 감소한다. 따라서 항산화 보충제를 섭취해 자유 라디칼을 제거하는 것은 운동으로 인해 나타나는 유익한 적응 반응을 둔화시킬 수 있다.

적인 보충이 필요하다.

- 연구에 따르면, 항산화 비타민 보충제(예: 비타민 C와 E)를 섭취하는 것은 운동으로 인한 일부 유익한 적응 반응을 둔화시킬 수 있다.

경기 전 식사

지구력 운동에서 최고의 성과를 내기 위한 중요한 두 가지 영양 관리 방법은 다음과 같다: (a) 경기 전 며칠 동안 운동 강도와 지속 시간을 줄이면서 고탄수화물 식단을 섭취하는 것, (b) 경기 중에 정기적으로 수분을 섭취하는 것이다. 이전 논의와 일관되게, 경기 전 식사의 목적은 다음과 같다(3, 134):

- 충분한 수분 공급을 위함
- 간에 이미 높은 탄수화물 저장량을 유지하면서 추가적으로 탄수화물을 보충을 위함
- 공복감으로 인해 발생하는 배고픔을 피하기 위함
- 위장 문제(예: 가스, 설사)를 최소화하기 위함
- 경기 시작 시 위를 비교적 비워두기 위함

안타깝게도, 전 세계의 다양한 개인이나 팀이 준비하는 경기 전 식사는 영양학적 관점보다는 전통에 의존하는 경우가 많다. 예를 들어, 복싱 경기나 축구 경기 전날에 동물적인 본능을 끌어내기 위해 먹는 레어 스테이크나, 작년 챔피언십 우승 당시와 같은 색의 젤로(달콤한 젤리 형태의 간식)*를 준비하는 것과 같은 신중한 계획은 영양학적으로 합리적이지는 않지만, 팀의 단결을 돕고 경기를 준비하는 데는 유용할 수 있다. 경기 전 식사가 지방과 단백질 함량이 많아서 운동 성과에 부정적인 영향을 미칠 때 문제가 발생할 수 있다. 또한, 운동선수가 경기 전 긴장 때문에 음식을 먹고 나서 구토하거나 설사를 하는 경우에도 문제가 된다. 이러한 문제들은 탈수를 유발하며, 이는 최상의 경기력을 내는 데 있어 매우 불리한 상황이다. 따라서, 경기 전 식사의 영양 구성에 대해 신경 쓰는 것뿐만 아니라, 선수가 식사를 잘 소화할 수 있는지도 반드시 고려되어야 한다(3, 133).

경기 전 식사에 포함되는 영양소

경기 전 식사의 목적을 효과적으로 달성하기 위해, 다음과 같은 일반적인 지침을 참조하라(3):

- 수분을 유지하기 위해 충분한 양의 물을 섭취해야 한다.
- 탄수화물이 식사의 대부분을 차지해야 하지만, 단순 당(특히 과당)을 많이 섭취하는 것은 설사와 같은 위장 장애를 일으킬 수 있으므로 피해야 한다.
- 식사는 지방과 섬유질이 적어야 위에서 소화되는 과정이 원활하게 이루어진다.
- 단백질은 적은 양만 섭취해야 하는데, 이는 단백질 대사 때 체내 산성 물질이 증가하며 이를 신장이 완충하고 배출해야 하기 때문이다.
- 식사는 운동선수에게 익숙하고 좋아하는 음식으로 준비하는 것이 좋다.

표 22.1에는 이러한 고려사항을 만족하는 두 가지 경기 전 식사를

표 22.1 시합 선 식사 예시(500~600 kcal 포함)

식사 A	식사 B
오렌지주스 1컵	저지방 요거트 1컵
오트밀 한 그릇	바나나 1개
토스트 두 조각과 젤리	구운 베이글 1개
얇게 썬 복숭아와 탈지우유	칠면조 가슴살 30 g
	건포도 반 컵

출처: Williams, M. H., D. E. Anderson, and E. S. Rawson. *Nutrition for health, fitness and sport*. New York, NY: McGraw Hill, 2013.

*Jell-O is a registered trademark of General Foods, Inc.

제시하고 있고, 식사는 경기 약 3시간 전에 섭취하는 것이 좋다(133). 일부 코치와 선수들은 편리함 때문에 상업적으로 판매되는 액상 형태의 식사를 경기 전 식사로 선호하기도 한다. 이 액상 식사는 추가적인 수분과 함께 하루 종일 섭취할 수 있으며, 특히 경기나 이벤트가 긴 시간 동안 이어지는 경우에 적합하다. 다만, 일부 사람들은 새로운 "음식"을 잘 받아들이지 못할 수 있기 때문에, 이러한 액상 형태의 식사는 경기 당일보다는 연습할 때 먼저 먹어 보고 괜찮은지 확인하는 것이 좋다.

요약 *In Summary*

- 경기 전 식사는 수분을 공급하고 충분한 탄수화물을 섭취하여 저장량을 최대한으로 유지하는 동시에, 배고픔, 가스 및 설사를 최소화해야 한다.
- 상업적으로 판매되는 다양한 액상 형태의 식사는 이러한 목표를 달성하는 데 적합할 수 있다.

신체 구성과 운동수행능력

18장에서는 건강 관점에서 체성분에 대해 논의했으며, 이중 성분 시스템을 사용하여 건강과 체력에 적합한 체지방 범위를 제시했다:

건강	**체력**
남성: 8~22% 지방	5~15% 지방
여성: 20~35% 지방	16~28% 지방

그렇다면 이러한 체지방 수치가 운동수행능력에 최적인가?

표 22.2는 스포츠별 체지방 수치를 요약한 내용이다(135). 대부분의 수치는 평균 값이며, 연구에서 볼 수 있는 모든 범위를 꼭 나타내는 것은 아니다. 예를 들어, 한 연구에서 미식축구 선수들의 평균 체지방률이 12%로 나타날 수 있지만, 실제 선수들의 체지방률은 5~19% 사이일 수 있다. 또한 체중을 움직여야 하는 스포츠(예: 달리기나 점프)에서는 체지방률이 많을수록 운동 성과가 나빠지는 경향이 있다(134, 135).

운동선수들이 시즌 중이나 비시즌 동안 신체 구성을 정기적으로 측정하는 것은 몸이 어떻게 변하는지 알기 위해 매우 중요하다. 이를 통해 선수는 체중 변화가 나타날 때 체지방이 증가되었는지 또는 감소되었는지를 확인할 수 있다. 하지만 각 개인에게 최적의 운동 성과를 위해 필요한 체지방률을 절대적인 기준으로 정해주는 것은 쉽지 않다.

"이 선수는 체지방률을 15.6~14.0%로 줄여야 한다"와 같은 절대적인 권장을 할 때 주의해야 하는 주요 이유 중 하나는, 해당 선수가 이미 14% 체지방률일 수도 있기 때문이다. 체지방률을 측정할 때, 아무리 정확한 기술을 사용하더라도 각 *개인의* 체지방률

표 22.2 남성과 여성 운동선수의 체지방률

운동 종목	남성	여성
야구	11.8~14.2	—
농구	7.1~10.6	20.8~26.9
카누	12.4	—
풋볼		
백	9.4~12.4	—
라인백커	13.7	—
라인맨	15.5~19.1	—
쿼터백, 키커	14.1	—
체조	4.6	9.6~23.8
아이스하키	13~15.1	—
경마	14.1	—
오리엔티어링	16.3	18.7
5종 경기	—	11.0
라켓볼	8.3	14.0
스키		
알파인	7.4~14.1	20.6
크로스컨트리	7.9~12.5	15.7~21.8
노르딕 콤바인드	8.9~11.2	—
스키점프	14.3	—
축구	9.6	—
스피드스케이팅	11.4	—
수영	5.0~8.5	20.3
테니스	15.2~16.3	20.3
육상		
장거리 달리기	3.7~18.0	15.2~19.2
중거리 달리기	12.4	—
단거리 달리기	16.5	19.3
원반 던지기	16.3	25.0
높이뛰기/장애물 달리기	—	20.7
포환 던지기	16.5~19.6	28.0
배구	—	21.3~25.3
레슬링	4.0~14.4	

출처: Wilmore, J. H., Body composition in sport and exercise: directions for future research. *Medicine and Science in Sports and Exercise* 15: 21–31, 1983.

*측정*에는 무시할 수 없는 오차가 존재한다. 예를 들어, 수중 체중 측정법을 신중하게 해도 체지방률은 약 2.5% 정도의 오차가 있을 수 있다. 따라서, 만약 운동선수가 체지방률이 15.0%로 측정되었다면, 실제 체지방률은 최대 17.5%이거나 최소 12.5%일 수 있다(76). 다른 측정 방법들은 더 큰 오차를 가지기 때문에, 특정 운동선수에게 정확하고 절대적인 체지방률을 권고하는 것은 더욱 어렵다(자세한 내용은 18장의 논의를 참조하라).

각 운동선수에게 절대적인 체지방률 목표를 설정할 때 주의를 기울여야 하는 또 다른 이유는, 같은 종목의 엘리트 선수들 사이에서도 체지방률은 다양하기 때문이다. 예를 들어, 엘리트 배구 선수 그룹의 평균 체지방률이 12%일 수 있지만, 팀 구성원들 사이에서는 체지방률이 6~16% 사이일 수 있다. 체지방률이 6%인 선수에게 팀 평균을 맞추기 위해 체지방을 늘리라고 말하는 것은 누구도 생각하지 않을 것이며, 마찬가지로 체지방률이 16%인 선수에게 체지방을 줄이라고 권고하는 것도 옳지 않다. 그 이유는 이 선수 역시 세계적인 수준의 실력을 발휘하고 있기 때문이다. 더 나은 운동 성과를 위해 체성분을 조정하라는 권고는 현재의 운동 성과와 수면 패턴, 적절한 식단, 정신적 상태 등 전반적인 건강 상태를 고려해야 한다. 운동량을 늘리거나 칼로리 섭취를 줄이는 방법은 체지방률을 원하는 방향으로 조절할 수 있지만, 이 두 가지 방법은 운동선수가 훈련을 견디는 능력이나 시험 공부를 하는 데 부정적인 영향을 미칠 수 있다. 윌모어(Wilmore)가(134) 미국 중거리 기록 대부분을 보유한 최고의 여성 장거리 선수에 대해 관찰한 내용은 선수들에게 체지방률을 권고할 때 참고하라: 이 챔피언은 체지방률이 17%였으며, 이는 대부분의 엘리트 여성 선수들이 12% 이하였던 것과 비교된다.

18장에서 설명한 체성분 측정 기술 중 하나를 사용하여 운동선수들의 체지방률을 모니터링하는 것은 좋은 방법이다. 이를 통해 코치나 트레이너는 시즌 동안, 혹은 매년 체지방의 *변화*를 관찰할 수 있다. 이러한 정보는 운동선수들이 경기를 마친 후에도 건강하고 체력에 적합한 체지방률 범위를 유지하면서 적절한 체중을 관리하는 데 도움이 될 수 있다.

요약 *In Summary*

- 우수한 운동 능력과 관련된 체지방률은 남성과 여성에서 다르며, 동일한 성별 내에서도 종목에 따라 차이가 있다.
- 팀의 평균 체지방 수치를 개별 선수에게 적용할 때는 식단, 수면, 정신적 상태 등 전반적인 건강 상태를 고려해야 한다.
- 일부 운동선수들이 최상의 성과를 내기 위해 다른 선수들보다 더 높은 체지방률을 가지는 것은 "자연스러운" 일이다.

시간 제한 식사와 간헐적 단식에 대한 운동수행능력

최근 몇 년 동안, 운동선수들의 체중 감량과 신체 구성을 변화시키기 위한 여러 가지 시간에 맞춘 식사 방법들이 연구되었다. 그중 하나는 간헐적 단식은 **칼로리 제한**이라는 전체적인 개념을 바탕으로 하며, 이는 체중 감량을 위해 자발적으로 음식과/또는 수분 섭취를 제한하는 것이다. 또 다른 방법으로는 시간 제한 식사가 있으며, 이는 칼로리 섭취를 줄이지 않는 식사 방법이다(113).

간헐적 단식은 칼로리를 제한하는 여러 방법을 통칭하는 용어로, 여기서는 일반적인 식사량을 제한하는 여러 방식들을 포함한다. 극단적인 경우, 간헐적 단식을 하는 사람은 24~48시간 동안 또는 일주일 중 특정한 날들 동안 칼로리 섭취를 완전히 중단할 수 있다. 좀 더 완화된 방식의 간헐적 단식에서는 하루 중 특정 시간(예: 오전 8시부터 오후 4시까지)에만 음식을 섭취하기도 한다. 이러한 칼로리 제한 방식은 단기적인 체중 감량(몇 개월)에 효과적이라는 연구 결과가 있지만(113), 운동 성과에 부정적인 영향을 미칠 수 있다는 증거도 일부 보고되어 있다.

생리학적으로, 장기간의 칼로리 제한과 간헐적 단식은 최대 산소 섭취량의 감소와 연관되어 있다. 또한, 최근 연구에서는 라마단에 참여하는 운동선수들의 근력, 파워 및 근육량을 측정했다. 라마단은 이슬람력 한 달 동안 해가 뜨고 지는 사이에 단식을 하는 방식이다. 이 연구 결과들은 일관적이지 않았지만, 대부분 근력과 근육 크기의 개선이 없거나 감소하는 경향을 보고하였다. 운동 성과가 감소하는 것을 악화시킬 수 있는 전반적인 요인들로는 수면 부족, 생체리듬 변화, 식단으로 인한 스트레스, 저혈당 및 근육 글리코겐 수준 감소 및 탈수 등이 있다(34). 따라서, 간헐적 단식이 체중을 줄여 체중이 중요한 스포츠에서는 유리할 수 있지만, 이는 체중 감량이 앞서 언급한 부작용들(예: 최대 산소 섭취량 감소 등)과 관련이 없을 때만 효과가 있을 수 있다는 것을 전제로 한다.

시간 제한 식사는 간헐적인 에너지 제한 전략으로, 칼로리를 줄이거나 늘리지 않는 식단을 하루 24시간 중 제한된 시간 동안(예: 8시간 동안) 섭취하는 방법이다(그림 22.11). 체중 감량을 목적으로, 시간 제한 식사는 간헐적 단식의 대안으로 사람과 동물을 대상으로 연구되었다. 시간 제한 식사의 장점으로는 식사 시간 동안 *자유롭게* 원하는 만큼 음식을 섭취할 수 있다는 점이다. 이 때문에, 시간 제한 식사는 칼로리 균형을 유지하는 식사 전략으로 간주된다. 하지만 실제로는 많은 경우 *자유로운* 섭취에도 불구하고 칼로리 섭취량이 자연스럽게 부족해져서 칼로리 결핍을 초래할 수 있다는 점을 고려해야 한다(92, 104).

그렇다면 시간 제한 식사가 운동 성과에 영향을 주지 않으면서 체성분을 변화시키는 데 유리한 방법일까? 이에 대한 완전한

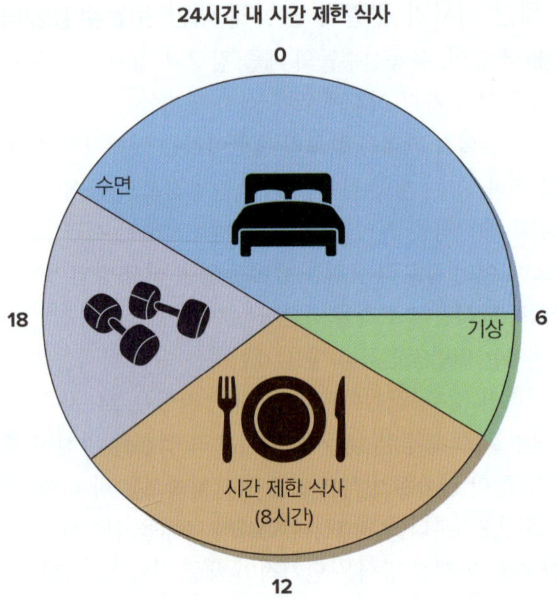

그림 22.11 시간 제한 식사는 체성분을 변화시키고 체중을 줄이는 방법으로 점점 인기를 얻고 있다. 이 24시간 시간 제한 식사 모델에서는 하루 중 16시간은 깨어 있고 그중 8시간 동안은 *자유롭게* 음식을 섭취할 수 있다. 운동선수에게 시간 제한 식사는 저항 운동을 병행하면 더욱 효과적일 수 있다.

답은 아직 밝혀지지 않았으며, 추가적인 연구가 필요하다. 하지만, 모로(Moro) 등이 수행한 최근 연구에서는 시간 제한 식사를 12개월 동안 일반적인 식사와 비교하여 현재까지 얻어진 연구 결과(아직 연구가 끝나지 않음)를 제공하였다. 이 연구는 두 가지 이유에서 중요한 정보를 주었는데, 첫 번째는 12개월 동안 진행되었다는 점이고, 두 번째는 시간 제한 식사 참가자들이 저항 운동 프로그램에도 참여했다는 점이다. 연구가 종료되었을 때, 시간 제한 식사 참가자들은 일반적인 식사 참가자들에 비해 체중, 체지방량 및 염증 수준(TNFα 등)이 더 낮았다. 또한, 시간 제한 식사와 저항 운동을 같이 한 참가자들은 연구 종료 후 콜레스테롤 수치, 인슐린 민감성 지표 및 염증 지표에서 개선된 결과를 보였다(92).

이 연구 결과는 시간 제한 식사 동안 근육량을 보존하기 위해 저항 운동을 포함하는 것이 중요할 수 있다는 것을 보여준다. 이를 뒷받침하기 위해, 앞서 언급한 운동선수들에 대한 메타 분석에서는 간헐적 단식과 시간 제한 식사를 비교한 몇 가지 기존 연구도 살펴보았다. 초기 연구 결과는 저항 운동과 시간 제한 식사를 병행했을 때 운동 성과를 유지하거나 약간 증가시킬 수 있었던 것을 시사한다(34). 그럼에도 불구하고, 시간 제한 식사가 경쟁적인 운동선수들에게 장기적으로 체성분을 변화시키는 데 효과적인지를 확인하기 위해서는 추가적인 연구가 필요하다. 이 주제에 대해 더 알고 싶다면 Parr 등(2020)의 추천 문헌을 참조하라.

요약 *In Summary*

- 간헐적 단식은 단기간 체중 감량에 효과적인 칼로리 제한 방식으로 잘 알려져 있지만, 유산소 운동 및 근력 운동에서 운동 능력을 감소시킬 수 있다.
- 시간 제한 식사는 칼로리 섭취량을 그대로 유지하거나 줄이는 방식으로 적용될 수 있다. 시간 제한 식사는 체중 감량에 도움이 될 수 있으며, 초기 연구에 따르면 저항 운동과 병행했을 때 운동 성과를 유지하거나 개선할 수 있는 가능성이 있다.

연구 문제

1. 근육 글리코겐의 초과 보상을 유도하기 위해 어떤 절차를 따를 것인지 설명하시오.
2. 운동 전에 포도당을 섭취하면 왜 글리코겐 소모 속도가 실제로 증가할 수 있는지와 이 효과를 최소화하기 위해 무엇을 할 수 있는지 설명하시오.
3. 운동 중 탄수화물 섭취가 근육 글리코겐 소모 속도를 늦출 수 있는지와 운동수행능력을 향상시킬 수 있는지 설명하시오.
4. 장시간 운동 중 탄수화물 요구량이 증가함에 따라 왜 단순 포도당만이 아닌 여러 형태의 탄수화물을 섭취해야 하는지 설명하시오.
5. 운동선수들에게 권장되는 단백질 섭취 범위는 무엇이며, 그 범위의 최대치를 사용하는 데 필요한 식이 요인은 무엇이지 설명하시오.
6. 운동 중 탈수 위험을 줄이기 위해 운동선수에게 어떤 권고를 할 수 있는지 설명하시오.
7. 저나트륨혈증의 원인은 무엇이며, 누구에게 가장 취약한지 설명하시오.
8. 여성 운동선수의 철분 결핍에 기여하는 요인은 무엇이며, 이를 해결하기 위해 무엇을 할 수 있는지 설명하시오.
9. 운동선수가 최적의 성과를 위해 추가적인 비타민을 필요로 하는지 설명하시오.
10. 경기 전 식사를 위한 주요 고려 사항은 무엇인지 설명하시오.
11. 체지방률이 17%인 여성 장거리 선수에게 체지방률을 15%로 줄이도록 권장하기 전에 어떤 점을 고려해야 하는지 설명하시오.
12. 시간 제한 식사와 같은 식사 전략이 운동 성과에 어떤 이점을 줄 수 있는지, 그리고 간헐적 단식과 같은 다른 접근법이 어떻게 해로울 수 있는지 설명하시오.

추천 문헌

American College of Sports Medicine (ACSM). 2016. Nutrition and athletic performance. *Medicine and Science in Sports and Exercise* 48: 543–568.

Belval, L., Y. Hosokawa, D. Casa, W. Adams, L. Armstrong, L. Baker, et al. 2019. Practical hydration solutions for sports. *Nutrients* 11: 1–15.

Borrione, P., L. Grasso, F. Quaranta, and A. Parisi. 2009. FIMS position statement 2009: vegetarian diet and athletes. *International SportMed Journal* 10: 53–60.

Burke, L. M., and V. Deakin. 2015. *Clinical Sports Nutrition.* New York, NY: McGraw-Hill.

Noakes, T. D., and M. N. Sawka. 2007. Point-counterpoint: does dehydration impair exercise performance? *Medicine and Science in Sports and Exercise* 39: 1209–1217.

Parr, E., L. Heilbronn, and J. Hawley. 2020. A time to eat and a time to exercise. *Exercise and Sport Sciences Reviews* 48: 4–10.

Rogerson, D. 2017. Vegan diets: practical advice for athletes. *Journal of the International Society of Sports Nutrition* 14: 1–15.

Williams, M. H., D. E. Anderson, and E. S. Rawson. 2017. *Nutrition for Health, Fitness and Sport.* New York, NY: McGraw-Hill.

참고 문헌

1. **Ahlborg B.** Muscle glycogen and muscle electrolytes during prolonged physical exercise. *Acta Physiologica Scandinavica* 70: 129–142, 1967.
2. **American College of Sports Medicine.** Exercise and fluid replacement. *Medicine and Science in Sports and Exercise* 39: 2007.
3. **American College of Sports Medicine.** Nutrition and athletic performance. *Medicine and Science in Sports and Exercise* 48: 543–568, 2016.
4. **Aragon AA and Schoenfeld BJ.** Nutrient timing revisited: is there a post-exercise anabolic window. *Journal of the International Society of Sports Nutrition* 10: 5–16, 2013.
5. **Armstrong LE, Casa DJ, Maresh CM, and Ganio MS.** Caffeine, fluid-electrolyte balance, temperature regulation, and exercise-heat tolerance. *Exercise and Sport Sciences Reviews* 35: 135–140, 2007.
6. **Arnall DA, Nelson AG, Quigley J, Lex S, Dehart T, and Fortune P.** Supercompensated glycogen loads persist 5 days in resting trained cyclists. *European Journal of Applied Physiology* 99: 251–256, 2007.
7. **Beelen M, Berghuis J, Bonoparte B, Ballak SB, Jeukendrup AE, and van Loon LJC.** Carbohydrate mouth rinsing in the fed state: lack of enhancement of time-trial performance. *International Journal of Sport Nutrition and Exercise Metabolism* 19: 2009.
8. **Beelen M, Burke LM, Gibala MJ, and van Loon, LJC.** Nutritional strategies to promote post-exercise recovery. *International Journal of Sports Nutrition and Exercise Metabolism* 20: 515–532, 2010.
9. **Belko AZ.** Vitamins and exercise: an update. *Medicine and Science in Sports and Exercise* 19: S191–196, 1987.
10. **Bergström J, Hermansen L, Hultman E, and Saltin B.** Diet, muscle glycogen and physical performance. *Acta Physiol Scand* 71: 140–150, 1967.
11. **Bergström J and Hultman E.** Muscle glycogen -synthesis after exercise: an enhancing factor localized to the muscle cells in man. *Nature* 210: 309–310, 1966.
12. **Bermejo F and Garcia-Lopez S.** A guide to diagnosis of iron deficiency and iron deficiency anemia in digestive disorders. *World Journal of Gastroenterology* 15: 4638–4643, 2009.
13. **Borrione P, Grasso L, Quaranta F, and Parisi A.** FIMS position statement 2009: vegetarian diet and athletes. *International SportMed Journal* 10: 53–60, 2009.
14. **Bosse JD and Dixon BM.** Dietary protein to maximize resistance training: a review and examination of protein spread and change theories. *Journal of the International Society of Sports Nutrition* 9: 42–53, 2012.
15. **Braakhuis AJ.** Effect of vitamin C on physical performance. *Current Sports Medicine Reports* 11: 180–184, 2012.
16. **Brotherhood JR.** Nutrition and Sports Performance. *Sports Medicine* 1: 350–389, 1984.
17. **Burke LM, Hawley JA, Wong SHS, and Jeukendrup AE.** Carbohydrates for training and competition. *Journal of Sports Sciences* 29(S1): S17–S27, 2011.
18. **Burke LM, Jeukendrup AE, Jones A, and Mooses M.** Contemporary nutrition strategies to optomize performance in distance runners and race walkers. *International Journal of Sport Nutrition and Exercise Metabolism* 29: 117–129, 2019.
19. **Bussau VA, Fairchild TJ, Rao A, Steele P, and Fournier PA.** Carbohydrate loading in human muscle: an improved 1 day protocol. *European Journal of Applied Physiology* 87: 290–295, 2002.
20. **Butterfield G.** Amino acids and high protein diets. In *Ergogenics: Enhancement of Performance in Exercise and Sport,* edited by Lamb D, and Williams M. Carmel, CA: Brown & Benchmark, 1991, pp. 87–117.
21. **Butterfield GE.** Whole-body protein utilization in humans. *Medicine and Science in Sports and Exercise* 19: S157–165, 1987.
22. **Butterfield GE and Calloway DH.** Physical activity improves protein utilization in young men. *British Journal of Nutrition* 51: 171–184, 1984.
23. **Campbell WW.** Synergistic use of higher-protein diets or nutritional supplements with resistance training to counter sarcopenia. *Nutrition Reviews* 65: 416–422, 2007.
24. **Carter R, III.** Exertional heat illness and hyponatremia: an epidemiological prospective. *Current Sports Medicine Reports* 7: S20–S27, 2008.
25. **Carter J, Jeukendrup AE, Mundel T, and Jones DA.** Carbohydrate supplementation improves moderate and high-intensity exercise in the heat. *Pflugers Arch* 446: 211–219, 2003.
26. **Casa DJ, Clarkson PM, and Roberts WO.** American College of Sports Medicine roundtable on hydration and physical activity: consensus statements. *Current Sports Medicine Reports* 4: 115–127, 2005.
27. **Cermak NM and van Loon L.** The use of carbohydrate during exercise as an ergogenic aid. *Sports Medicine* 43: 1139–1155, 2013.
28. **Chambers ES, Bridge MW, and Jones DA.** Carbohydrate sensing in the human mouth: effects on exercise performance and brain activity. *Journal of Applied Physiology-London* 587: 1779–1794, 2009.
29. **Chryssanthopoulos C, Williams C, and Nowitz A.** Influence of a carbohydrate-electrolyte solution ingested during running on muscle glycogen utilisation in fed humans. *International Journal of Sports Medicine* 23: 279–284, 2002.
30. **Clarkson P.** Vitamins and trace minerals. In: *Ergogenics: Enhancement of Performance in Exercise and Sport,* edited by Lamb D, and Williams M. Carmel, CA: Brown & Benchmark, 1991, pp. 123–182.
31. **Close GL, Russell J, Cobley JN, Owens DJ, Wilson G, Gregson W, et al.** Assessment of vitamin D concentration in non-supplemented professional athletes and health adults during the winter

months in the UK: implications for skeletal muscle function. *Journal of Sport Sciences* 31: 344–353, 2013.
32. **Coggan AR and Coyle EF.** Carbohydrate ingestion during prolonged exercise: effects on metabolism and performance. *Exercise and Sport Sciences Reviews* 19: 1–40, 1991.
33. **Constantini N, Dubnov G, Foldes AJ, Mann G, Magazanik A, and Siderer M.** High prevalence of iron deficiency and anemia in female military recruits. *Military Medicine* 171: 866–869, 2006.
34. **Correia J, Santos I, Pezarat-Correia P, Minderico C, and Mendonca G.** Effects of intermittent fasting on specific exercise performance outcomes: a systemic review including meta-analysis. *Nutrients* 12: 1–22, 2020.
35. **Costill DL.** Sweating: its composition and effects on body fluids. *Annals of the New York Academy of Sciences* 301: 160–174, 1977.
36. **Costill DL and Saltin B.** Factors limiting gastric emptying during rest and exercise. *Journal of Applied Physiology* 37: 679–683, 1974.
37. **Costill DL, Sherman WM, Fink WJ, Maresh C, Witten M, and Miller JM.** The role of dietary carbohydrates in muscle glycogen resynthesis after strenuous running. *American Journal of Clinical Nutrition* 34: 1831–1836, 1981.
38. **Coyle E.** Fluid and fuel intake during exercise. *Journal of Sports Science* 22: 39–55, 2004.
39. **Coyle EF, Costill DL, Fink WJ, and Hoopes DG.** Gastric emptying rates for selected athletic drinks. *Research Quarterly* 49: 119–124, 1978.
40. **Coyle EF, Hagberg JM, Hurley BF, Martin WH, Ehsani AA, and Holloszy JO.** Carbohydrate feeding during prolonged strenuous exercise can delay fatigue. *Journal of Applied Physiology* 55: 230–235, 1983.
41. **Coyle EF and Montain SJ.** Benefits of fluid replacement with carbohydrate during exercise. *Medicine and Science in Sports and Exercise* 24: S324–330, 1992.
42. **Davies C.** Glucose inhibits CO2 production from leucine during whole body exercise in man. *Journal of Physiology* 332: 40–41, 1982.
43. **Davies KJ, Donovan CM, Refino CJ, Brooks GA, Packer L, and Dallman PR.** Distinguishing effects of anemia and muscle iron deficiency on exercise bioenergetics in the rat. *American Journal of Physiology* 246: E535–543, 1984.
44. **Davies KJ, Maguire JJ, Brooks GA, Dallman PR, and Packer L.** Muscle mitochondrial bioenergetics, oxygen supply, and work capacity during dietary iron deficiency and repletion. *American Journal of Physiology* 242: E418–427, 1982.
45. **Davis JM, Burgess WA, Slentz CA, Bartoli WP, and Pate RR.** Effects of ingesting 6% and 12% glucose/electrolyte beverages during prolonged intermittent cycling in the heat. *European Journal of Applied Physiology and Occupational Physiology* 57: 563–569, 1988.
46. **Davis JM, Lamb DR, Burgess WA, and Bartoli WP.** Accumulation of deuterium oxide in body fluids after ingestion of D2O-labeled beverages. *Journal of Applied Physiology* 63: 2060–2066, 1987.
47. **Deakin V.** Prevention, detection and treatment of iron depletion and deficiency in athletes. In: *Clinical Sports Nutrition,* edited by Burke LM, and Deakin V. New York, NY: McGraw-Hill, 2010, pp. 222–267.
48. **Diehl DM, Lohman TG, Smith SC, and Kertzer R.** Effects of physical training and competition on the iron status of female field hockey players. *International Journal of Sports Medicine* 7: 264–270, 1986.
49. **Drinkwater BL, Nilson K, Chesnut CH, III, -Bremner WJ, Shainholtz S, and Southworth MB.** Bone mineral content of amenorrheic and eumenorrheic athletes. *New England Journal of Medicine* 311: 277–281, 1984.
50. **Eichner ER.** Genetic and other determinants of sweat rate. *Current Sports Medicine Reports* 7: S36–S40, 2008.
51. **Fairchild TJ, Fletcher S, Steele P, Goodman C, Dawson B, and Fournier PA.** Rapid carbohydrate loading after a short bout of near maximal-intensity exercise. *Medicine and Science in Sports and Exercise* 34: 980–986, 2002.
52. **Felig P, Cherif A, Minagawa A, and Wahren J.** Hypoglycemia during prolonged exercise in normal men. *New England Journal of Medicine* 306: 895–900, 1982.
53. **Felig P and Wahren J.** Amino acid metabolism in exercising man. *Journal of Clinical Investigation* 50: 2703–2714, 1971.
54. **Foster C and Thompson NN.** Serial gastric emptying studies: effect of preceding drinks. *Medicine and Science in Sports and Exercise* 22: 484–487, 1990.
55. **Friedman JE, Neufer PD, and Dohm GL.** Regulation of glycogen resynthesis following exercise. Dietary considerations. *Sports Medicine* 11: 232–243, 1991.
56. **Fuhrman J and Ferreri DM.** Fueling the vegetarian (vegan) athlete. *Current Sports Medicine Reports* 9: 233–241, 2010.
57. **Gardner GW, Edgerton VR, Senewiratne B, Barnard RJ, and Ohira Y.** Physical work capacity and metabolic stress in subjects with iron deficiency anemia. *American Journal of Clinical Nutrition* 30: 910–917, 1977.
58. **Garth AK and Burke LM.** What do athletes drink during competitive sporting activities? *Sports Medicine.* 43: 539–564, 2013.
59. **Gisolfi CV and Duchman SM.** Guidelines for optimal replacement beverages for different athletic events. *Medicine and Science in Sports and Exercise* 24: 679–687, 1992.
60. **Gledhill N.** The influence of altered blood volume and oxygen transport capacity on aerobic performance. *Exercise and Sport Sciences Reviews* 13: 75–93, 1985.
61. **Gontzea I, Sutzescu P, and Dumitrache S.** The influence of adaptation of physical effort on nitrogen balance in man. *Nutrition Reports International* 11: 231–236, 1975.
62. **Gontzea I, Sutzescu P, and Dumitrache S.** The influence of muscular activity on nitrogen balance, and on the need of man for protein. *Nutrition Reports International* 10: 35–43, 1974.
63. **Goulet EDB.** Glycerol-induced hyperhydration: a method for estimating the optimal load of fluid to be ingested before exercise to maximize endurance performance. *Journal of Strength and Conditioning Research* 24: 74–78, 2010.
64. **Gropper SS, Blessing D, Dunham K, and -Barksdale JM.** Iron status of female collegiate athletes involved in different sports. *Biological Trace Element Research* 109: 1–14, 2006.
65. **Hamilton MT, Gonzalez-Alonso J, Montain SJ, and Coyle EF.** Fluid replacement and glucose infusion during exercise prevent cardiovascular drift. *Journal of Applied Physiology* 71: 871–877, 1991.
66. **Haymes EM.** Iron. In: *Sports Nutrition,* edited by Driskell JA, and Wolinsky I. Boca Raton, FL: CRC Taylor & Francis, 2006, pp. 203–216.
67. **Haymes EM.** Nutritional concerns: need for iron. *Medicine and Science in Sports and Exercise* 19: S197–200, 1987.
68. **Hegsted M, Schuette SA, Zemel MB, and -Linkswiler HM.** Urinary calcium and calcium balance in young men as affected by level of protein and phosphorus intake. *Journal of Nutrition* 111: 553–562, 1981.
69. **Hermansen L, Hultman E, and Saltin B.** Muscle glycogen during prolonged severe exercise. *Acta Physiol Scand* 71: 129–139, 1967.
70. **Hevia-Larrian V, Gualano B, Longobardi I, Gil S, Fernandes A, Costa L, et al.** High-protein plant-based diet versus protein-matched omnivorous diet to support resistance training adaptations: A comparison between vegans and omnivores. *Sports Medicine* 51: 1317–1330, 2021.

71. **Hew-Butler T, Rosner MH, Fowkes-Godek S, Dugas JP, Hoffman MD, Lewis DP, et al.** Statement of the Third International Exercise-Associated Hyponatremia Consensus Development Conference, Carlsbad, California 2015. *Clinical Journal of Sports Medicine.* 25: 303–320, 2015.
72. **Hoffman J.** Protein intake: effect of timing. *Strength and Conditioning Journal* 29: 26–34, 2007.
73. **Hoffman J, Ratamess N, and Kang J.** Effects of protein supplementation on muscular performance and resting hormonal changes in college football players. *Journal of Sports Science and Medicine* 6: 85–92, 2007.
74. **Hood DA and Terjung RL.** Amino acid metabolism during exercise and following endurance training. *Sports Medicine* 9: 23–35, 1990.
75. **Houmard JA, Egan PC, Johns RA, Neufer PD, Chenier TC, and Israel RG.** Gastric emptying during 1 h of cycling and running at 75% $\dot{V}O_2$ max. *Medicine and Science in Sports and Exercise* 23: 320–325, 1991.
76. **Houtkooper L and Going S.** Body composition: how should it be measured? Does it affect performance? Barrington, IL: Gatorade Sports Science Institute, 1994.
77. **Institute of Medicine.** Water. In: *Dietary Reference Intakes for Energy, Carbohydrate, Fiber, Fat, Protein and Amino Acids (Macronutrients).* Washington, D.C.: National Academy Press, 2002, pp. 73–185.
78. **Ivy JL.** Muscle glycogen synthesis before and after exercise. *Sports Medicine* 11: 6–19, 1991.
79. **Ivy JL and Ferguson LM.** Optimizing resistance exercise adaptations through the timing of post-exercise carbohydrate-protein supplementation. *Strength and Conditioning Journal* 32: 30–36, 2010.
80. **Jeukendrup A and Killer SC.** The myths surrounding pre-exercise carbohydrate feeding. *Ann Nutri Metab* 57: 18–25, 2010.
81. **Karlsson J and Saltin B.** Diet, muscle glycogen, and endurance performance. *Journal of Applied Physiology* 31: 203–206, 1971.
82. **Kerstetter JE, O'Brien KO, Caseria DM, Wall DE, and Insogna KL.** The impact of dietary protein on calcium absorption and kinetic measures of bone turnover in women. *Journal of Clinical Endocrinology and Metabolism* 90: 26–31, 2005.
83. **Kerstetter JE, O'Brien KO, and Insogna KL.** Dietary protein, calcium metabolism, and skeletal homeostasis revisited. *American Journal of Clinical Nutrition* 78: 584S–592S, 2003.
84. **Lanteri P, Lombardi G, Colombini A, and Banfi G.** Vitamin D in exercise: physiologic and analytical concerns. *Clinica Chimica Acta* 415: 45–53, 2013.
85. **Lemon PW.** Do athletes need more dietary protein and amino acids? *International Journal of Sport Nutrition* 5 (Suppl): S39–61, 1995.
86. **Lemon PW.** Effect of exercise on protein requirements. *Journal of Sports Sciences* 9 Spec No: 53–70, 1991.
87. **Lemon PW.** Protein and amino acid needs of the strength athlete. *International Journal of Sport Nutrition* 1: 127–145, 1991.
88. **Lemon PW.** Protein and exercise: update 1987. *Medicine and Science in Sports and Exercise* 19: S179–190, 1987.
89. **Lemon PW and Mullin JP.** Effect of initial muscle glycogen levels on protein catabolism during exercise. *Journal of Applied Physiology* 48: 624–629, 1980.
90. **Mettler S and Zimmermann MB.** Iron excess in recreational marathon runners. *European Journal of Clinical Nutrition* 64: 490–494, 2010.
91. **Mitchell JB, Costill DL, Houmard JA, Flynn MG, Fink WJ, and Beltz JD.** Effects of carbohydrate ingestion on gastric emptying and exercise performance. *Medicine and Science in Sports and Exercise* 20: 110–115, 1988.
92. **Moro T, Grant T, Francesco P, Guiseppe M, Antinino B, and Antonio P.** Twelve months of time-restricted eating and restance training improves inflammatory markers and cardiometabolic risk factors. *Medicine and Science in Sports and Exercise* 53: 2577–2585, 2021.
93. **Nelson JL, Harmon M, and Robergs R.** Identifying plasma glycerol concentration associated with urinary glycerol excretion in trained humans. *Journal of Analytical Toxicology* 35: 617–623, 2011.
94. **Neufer PD, Young AJ, and Sawka MN.** Gastric emptying during exercise: effects of heat stress and hypohydration. *European Journal of Applied Physiology and Occupational Physiology* 58: 433–439, 1989.
95. **Neufer PD, Young AJ, and Sawka MN.** Gastric emptying during walking and running: effects of varied exercise intensity. *European Journal of Applied Physiology and Occupational Physiology* 58: 440–445, 1989.
96. **Nikolaidis MG, Kerksick CM, Lamprecht M, and McAnulty.** Does vitamin C and E supplementation impair the favorable adaptations of regular exercise? *Oxidative Medicine and Cellular Longevity* 2012: 707941, 2012.
97. **Noakes T.** Hyponatremia in distance runners: fluid and sodium balance during exercise. *Current Sports Medicine Reports* 1: 197–207, 2002.
98. **Noakes TD, Norman RJ, Buck RH, Godlonton J, Stevenson K, and Pittaway D.** The incidence of hyponatremia during prolonged ultraendurance exercise. *Medicine and Science in Sports and Exercise* 22: 165–170, 1990.
99. **Novack V, Finestone AS, Constantini N, Shpilberg O, Weitzman S, and Merkel D.** The prevalence of low hemoglobin values among new infantry recruits and nonlinear relationship between hemoglobin concentration and physical fitness. *American Journal of Hematology* 82: 128–133, 2007.
100. **Nybo L.** CNS fatigue and prolonged exercise: effect of glucose supplementation. *Medicine and Science in Sports and Exercise* 35: 589–594, 2003.
101. **Ogan D and Pritchett K.** Vitamin D and the athlete: risks, recommendations and benefits. *Nutrients* 5: 1856–1868, 2013.
102. **Owen MD, Kregel KC, Wall PT, and Gisolfi CV.** Effects of ingesting carbohydrate beverages during exercise in the heat. *Medicine and Science in Sports and Exercise* 18: 568–575, 1986.
103. **Park SG, Bae YJ, Lee YS, and Kim BJ.** Effects of rehydration fluid temperature and composition on body weight retention upon voluntary drinking following exercise-induced dehydration. *Nutrition Research and Practice* 6: 126–131, 2012.
104. **Peart D.** Quantifying the effect of carbohydrate mouth rinsing on exercise performance. *Journal of Strength and Conditioning Research* 31: 1737–1743, 2017.
105. **Peternelj TT and Coombes JS.** Antioxidant supplementation during exercise training: beneficial or detrimental? *Sports Medicine* 41: 1043–1069, 2011.
106. **Phillips SM.** The science of muscle hypertrophy: making dietary protein count. *Proceedings of the Nutrition Society* 70: 100–103, 2011.
107. **Pitts G, Johnson R, and Consolazio F.** Work in the heat as affected by intake of water, salt and glucose. *American Journal of Physiology* 142: 353–359, 1944.
108. **Powers S, Nelson WB, and Larson-Meyer E.** Antioxidant and vitamin D supplements for athletes: sense or nonsense? *Journal of Sport Sciences* 29: S47–S55, 2011.
109. **Quindry J, Kavazis AN, and Powers SK.** Exercise-Induced Oxidative Stress: are supplemental antioxidants warranted? In: *Sports Nutrition,* edited by Maughan RJ. Chichester, UK: Wiley Blackwell, 2014, pp. 263–276.

110. **Rehrer NJ, Beckers EJ, Brouns F, ten Hoor F, and Saris WH.** Effects of dehydration on gastric emptying and gastrointestinal distress while running. *Medicine and Science in Sports and Exercise* 22: 790–795, 1990.
111. **Rehrer NJ, Brouns F, Beckers EJ, ten Hoor F, and Saris WH.** Gastric emptying with repeated drinking during running and bicycling. *International Journal of Sports Medicine* 11: 238–243, 1990.
112. **Rollo I, Cole M, Miller R, and Williams C.** Influence of mouth rinsing a carbohydrate solution on 1-hr running performance. *Medicine and Science in Sports and Exercise* 42: 798–804, 2010.
113. **Rynders C, Thomas E, Zaman A, Pan Z, Catanacci V, Malanson E.** Effectiveness of intermittent fasting and time-restricted feeding compared to continuous energy restriction for weight loss. *Nutrients* 11: 1–23, 2019.
114. **Sallis RE.** Fluid balance and dysnatremias in athletes. *Current Sports Medicine Reports* 7: S14–S19, 2008.
115. **Sedlock DA.** The latest on carbohydrate loading: a practical approach. *Current Sports Medicine Reports* 7: 209–213, 2008.
116. **Sherman W.** Carbohydrate feedings before and after exercise. In: *Perspectives in Exercise Science and Sports Medicine,* edited by Lamb R, and Williams M. New York, NY: McGraw-Hill, 1991.
117. **Sherman W.** Carbohydrates, muscle glycogen, and muscle glycogen supercompensation. In: *Ergogenic Aids in Sports,* edited by Williams M. Champaign, IL: Human Kinetics, 1983, pp. 3–26.
118. **Shi X and Gisolfi CV.** Fluid and carbohydrate replacement during intermittent exercise. *Sports Medicine* 25: 157–172, 1998.
119. **Shirreffs S and Sawka M.** Fluid and electrolyte needs for training, competition, and recovery. *Journal of Sports Sciences* 29: 39–46, 2011.
120. **Smith JW, Zachwieja JJ, Peronnet F, Passe DH, Massicote D, Lavoie C, et al.** Fuel selection and cycling endurance performance with ingestion of [13C] glucose: evidence for a carbohydrate dose response. *Journal of Applied Physiology* 108: 1520–1529, 2010.
121. **Stachenfeld NS.** Sodium ingestion, thirst, and drinking during endurance exercise. *Sports Science Exchange.* 27(122): 1–5, 2014.
122. **Szweiga S, Pencharz P, Rafii M, Lebarron M, Chang J, Ball R, et al.** Dietary leucine requirement of older men and women is higher than current recommendations. *American Journal of Clinical Nutrition* 113: 410–419, 2021.
123. **Tan PMS and Lee JKW.** The role of fluid temperature and form on endurance performance in the heat. *Scandinavian Journal of Medicine and Science in Sports and Exercise.* 25 (Suppl 1): 39–51, 2015.
124. **Todd K, Butterfield G, and Calloway D.** Nitrogen balance in men with adequate and deficit energy intake at 3 levels of work. *Journal of Nutrition* 114: 2107–2118, 1984.
125. **Utter AC, Kang J, Nieman DC, Dumke CL, McAnulty SR, Vinci DM, et al.** Carbohydrate supplementation and perceived exertion during prolonged running. *Medicine and Science in Sports and Exercise* 36: 1036–1041, 2004.
126. **Van der Beek EJ.** Vitamins and endurance training: food for running or faddish claims? *Sports Medicine* 2: 175–197, 1985.
127. **Van Rosendal SP, Osborne MA, Fassett RG, and Coombes JS.** Guidelines for glycerol use in hyperhydration and rehydration associated with exercise. *Sports Medicine* 40: 113–139, 2010.
128. **Venderley AM and Campbell WW.** Vegetarian diets: nutritional considerations for athletes. *Sports Medicine* 36: 293–305, 2006.
129. **Vrijens DM and Rehrer NJ.** Sodium-free fluid ingestion decreases plasma sodium during exercise in the heat. *Journal of Applied Physiology* 86: 1847–1851, 1999.
130. **Watson P, Love TD, Maughan RJ, and -Shirreffs SM.** A comparison of the effects of milk and a carbohydrate-electrolyte drink on the restoration of fluide capacity in a hot, humid environment. *European Journal of Applied Physiology* 104: 633–642, 2008.
131. **White TP and Brooks GA.** [U-14C]glucose, alanine, and leucine oxidation in rats at rest and two intensities of running. *American Journal of Physiology* 240: E155–165, 1981.
132. **Widmaier EP, Raff H, and Strang KT.** *Vander's Human Physiology.* New York, NY: McGraw-Hill, 2008.
133. **Williams MH, Anderson DE, and Rawson ES.** *Nutrition for Health, Fitness and Sport.* New York, NY: McGraw-Hill, 2013.
134. **Wilmore J.** Body composition and sports medicine: research considerations. In: *Report of the Sixth Ross Conference on Medical Research.* Columbus, OH: Ross Laboratories, 1984, pp. 78–82.
135. **Wilmore JH.** Body composition in sport and exercise: directions for future research. *Medicine and Science in Sports and Exercise* 15: 21–31, 1983.

23

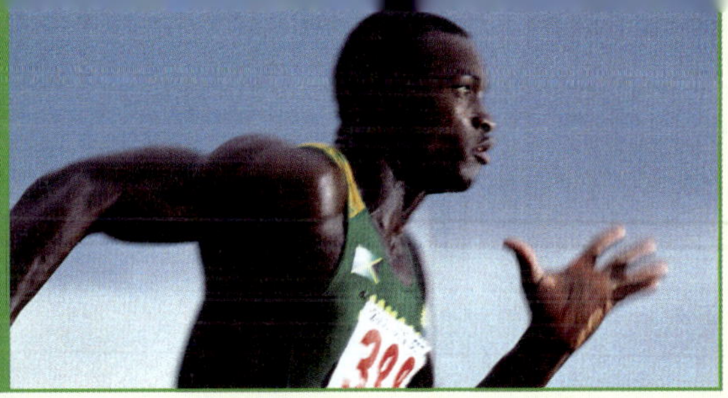

Digital Vision/Getty Images

운동과 환경

Exercise and the Environment

■ 학습 목표

이 장을 공부함으로써 다음과 같은 내용을 할 수 있어야 한다:

1. 고도가 높아짐에 따른 대기압, 기온 및 공기 밀도의 변화를 설명할 수 있다.
2. 고도가 스프린트 수행능력에 어떤 영향을 미치는지 설명하고 그 이유를 설명할 수 있다.
3. 고도에서 장거리 달리기 성능이 저하되는 이유를 설명할 수 있다.
4. 고도가 최대 산소 섭취량에 미치는 영향을 나타내는 그래프를 그리고 이 반응의 이유를 기술할 수 있다.
5. 고도가 심박수 및 최대하 운동에 대한 환기 반응에 미치는 영향을 그래프로 설명하고 이러한 변화가 적절한 이유를 설명할 수 있다.
6. 고도에 적응하는 과정과 이러한 적응이 어느 정도까지 완료될 수 있는지 설명할 수 있다.
7. 고도에 노출되었을 때의 최대 산소 섭취량 감소, 고도에서의 최대 산소 섭취량 개선 정도, 해수면으로 돌아왔을 때의 얻는 이득에서 선수들 간에 이러한 편차가 존재하는 이유를 설명할 수 있다.
8. 높은 고도에서의 훈련과 관련된 잠재적인 문제와 이에 대처하는 방법을 설명할 수 있다.
9. 생리학자들이 산소 없이는 인간이 에베레스트 산을 오를 수 없다는 결론을 재평가하게 된 상황을 설명할 수 있다.
10. 극한의 고도에서 높은 산소 헤모글로빈 포화도를 유지하는 데 도움이 되는 과호흡의 역할을 설명할 수 있다.
11. 열 손상 위험에 영향을 미치는 요인을 나열하고 설명할 수 있다.
12. 열 부상의 가능성을 최소화하기 위해 피트니스 참가자가 따라야 할 제안을 제공할 수 있다.
13. 더위 속에서 도로 경주를 달리기 위해 제안된 가이드라인을 일반적인 용어로 설명할 수 있다.
14. 열 스트레스 지수의 세 가지 요소에 대해 설명하고, 그중 하나가 다른 두 요소보다 더 중요한 이유를 설명할 수 있다.
15. 저체온증에 영향을 미치는 요인을 나열할 수 있다.
16. 열 손실에 대한 풍속냉각지수가 무엇인지 설명할 수 있다.
17. 차가운 물에 노출되는 것이 같은 온도의 공기에 노출되는 것보다 더 위험한 이유를 설명할 수 있다.
18. "클로(clo)" 단위가 무엇이며 운동을 할 때 단열에 대한 권장 사항이 어떻게 달라지는지 설명할 수 있다.
19. 저체온증 발병에서 피하지방과 열 생성의 역할을 설명할 수 있다.
20. 저체온증에 대처하기 위해 따라야 할 단계를 나열할 수 있다.
21. 일산화탄소가 퍼포먼스에 어떤 영향을 미칠 수 있는지 설명하고, 오염이 퍼포먼스에 미치는 영향을 줄이기 위해 취해야 할 조치를 나열할 수 있다.

■ 학습 목차

고도
- 대기압
- 단기 무산소 운동 능력
- 장기 유산소 운동 능력
- 최대 유산소 파워 및 고도
- 높은 고도에 대한 적응
- 고도에서의 경쟁을 위한 훈련
- 에베레스트 원정

열
- 고열
- 체력에 대한 영향
- 퍼포먼스에 대한 영향

추위
- 환경적 요인
- 단열 요인
- 열 생산
- 피험자 특성
- 저체온증에 대처하기

대기 오염
- 미세먼지
- 오존
- 이산화황
- 일산화탄소

■ 핵심 용어

고산소증(hyperoxia)
고열(hyperthermia)
공기오염 지수[Air Quality Index (AQI)]
대기압(atmospheric pressure)
미세먼지[particulate matter (PM)]
습구 흑구 온도(WBGT)
열 실신(heat syncope)
열 탈진(heat exhaustion)
운동성 열사병(exertional heat stroke)
운동 유발성 근경련(exercise-induced muscle cramps)
저산소증(hypoxia)
저산소증 유도인자-1 [hypoxia inducible factor-1 (HIF-1)]
저체온증(hypothermia)
적혈구생성 촉진인자[erythropoietin (EPO)]
정상산소증(normoxia)
클로(clo)
풍속냉각지수(wind chill index)

이제 운동 능력은 단순히 최대 산소 섭취량($\dot{V}O_2$ max)이 높은 것 이상의 요소에 의해 좌우된다는 점을 분명히 알 수 있을 것이다. 22장에서는 식단과 신체 구성이 운동 능력에 미치는 영향을 살펴보았고, 24장에서는 "운동 능력 향상" 또는 운동 능력 향상 보조제와 운동 능력에 대해 공식적으로 살펴볼 것이다. 이 장들 사이에 고도, 더위, 추위, 오염과 같은 환경적 요인이 수행 능력에 어떤 영향을 미치는지에 대해 설명하였다.

고도

1960년대 후반 멕시코시티에서 올림픽이 개최될 예정이었을 때, 고도(멕시코시티의 경우 해발 2300 m)가 경기력에 어떤 영향을 미칠지에 대한 관심이 집중되었다. 고도에서의 이전 경험에 따르면 많은 경기력이 이전 올림픽 기준이나 해수면에서의 선수 개인 기록(personal record, PR)에 미치지 못할 것으로 예상되었다. 반면에, 일부 경기는 고도에서 진행되었기 때문에 실제로 더 좋은 성적을 거둘 것으로 예상되기도 했다. 그 이유는 무엇일까? 고도에 따라 최대 산소 섭취량($\dot{V}O_2$ max)은 어떻게 될까? 해수면 거주자가 고도에 완전히 적응할 수 있을까? 고도가 높아짐에 따라 변화하는 환경 요인에 대해 간략하게 살펴본 후 이러한 질문과 기타 궁금증을 다룰 것이다.

대기압

지구상의 모든 지점의 **대기압**(atmospheric pressure)은 해당 지점 바로 위에 있는 공기의 무게를 측정한 것이다. 해수면에서는 공기의 무게(및 높이)가 가장 크다. 점점 더 높은 고도로 올라갈수록 기둥의 대기압은 당연히 줄어든다. 결과적으로, 고도가 높아질수록 대기압이 감소하고 공기의 밀도가 낮아지며 공기 1 L당 더 적은 수의 가스 분자가 함유된다. 고도에서 O_2, CO_2, N_2의 *비율*은 해수면과 동일하므로 각 가스의 분압 변화는 전적으로 대기 또는 기압의 변화에 기인한다(10장 참조). 고도가 높아짐에 따라 산소(PO_2)의 분압이 감소하면 산소의 헤모글로빈 포화도(HbO_2)에 직접적인 영향을 미치고, 결과적으로 산소 수송에 영향을 미치게 된다. 예를 들어, 고도 2000 m에서는 HbO_2는 93%, 3000 m에서는 86%, 4000 m에서는 73%이다. 이렇게 낮은 PO_2를 **저산소증**(hypoxia)이라고 하며, **정상산소증**(normoxia)은 해수면 조건에서의 PO_2를 설명하는 용어이다. **고산소증**(hyperoxia)이라는 용어는 흡입된 PO_2가 해수면보다 높은 상태를 설명하는 용어이다(24장 참조). 고도에서는 저산소 상태 외에도 기온과 습도가 낮아져 고도의 저산소 스트레스에 체온 조절 문제가 추가된다. 이러한 변화가 성능에 어떤 영향을 미칠까? 이 질문에 답하기 위해 운동을 단기 무산소 운동 능력과 장기 유산소 운동 능력으로 나누어 설명하였다.

단기 무산소 운동 능력

앞의 3, 19장에서는, 2분 이하로 지속되는 최대 수행능력에서 무산소성 ATP 공급원의 중요성에 대해 설명하였다. 이 정보가 정확하다면, 그리고 우리가 그렇게 생각한다면, 근육으로의 산소 수송이 수행능력을 제한하지 않기 때문에 단거리 무산소 경기에서는 고도의 낮은 PO_2의 영향을 받지 않아야 한다. 표 23.1은 1968년 멕시코시티 올림픽(~2300 m)의 스프린트 기록을 1964년 도쿄 올림픽(해수면)의 기록과 비교했을 때의 경우를 보여준다(63). 여자 400 m 달리기 기록이 동일했던 한 가지 경우를 제외하고는 모든 경기에서 기록이 향상되었다. 올림픽을 거듭할수록 "정상적으로" 기록이 향상되는 것과 고도의 공기 밀도로 인해 빠른 속도로 움직일 때 저항이 적어진 것이 기록 향상의 원인으로 분석된다. 100 m와 400 m 달리기는 고도가 1000 m 증가할 때마다 각각 약 0.08초와 0.06초로 향상되는 것으로 추정되었다(6, 99). 이에 따라 다음 올림픽[1972년 뮌헨, 고도 1860 ft (567 m)]에서 남자 선수들의 스프린트 기록은 모두 멕시코시티 올림픽에 비해 느려졌지만, 여자 선수들은 3개의 종목에서 더 빠른 기록을 세웠다. 일부 경기는 동독 대표팀의 조직적인 경기력 향상 약물 사용으로 인해 기록이 더럽혀졌다는 점을 덧붙여야 한다. 낮은 공기 저항 문제는 멕시코시티 올림픽 멀리뛰기에서 비몬(Bob Beamon)의 환상적인 기록을 두고 논란을 불러일으켰다(자세히 살펴보기 23.1 참조).

표 23.1 1964년과 1968년 올림픽 단거리 레이스의 성적 비교

올림픽 게임	단거리 레이스: 남성				단거리 레이스: 여성			
	100 m	*200 m*	*400 m*	*800 m*	*100 m*	*200 m*	*400 m*	*800 m*
1964년(도쿄)	10.0 s	20.3 s	45.1 s	1 m 45.1 s	11.4 s	23.0 s	52.0 s	2 m 1.1 s
1968년(멕시코시티)	9.9 s	19.8 s	43.8 s	1 m 44.3 s	11.0 s	22.5 s	52.0 s	2 m 0.9 s
변화율(%)*	+1.0	+2.5	+2.9	+0.8	+3.5	+2.2	0	+0.2

*(+) 기호는 1964년에 비해 기록이 향상되었음을 나타낸다.

출처: Howley, E. T. "Effect of Altitude on Physical Performance." Thomas Kirk Cureton and G. A. Stull. In *Encyclopedia of Physical Education, Fitness and Sports: Training, Environment, Nutrition, and Fitness.* Brighton Publishing Company, 1980.

요약 *In Summary*

- 고도가 상승함에 따라 대기압, 산소 분압, 대기 온도, 그리고 공기 밀도는 점차 감소하게 된다.
- 고도가 높아질수록 낮아진 공기 밀도로 인해 고속 운동 시 저항이 줄어들며, 스프린트 경기 성과는 영향을 받지 않거나 오히려 향상될 수 있다.

장기 유산소 운동 능력

2분을 초과하는 최대 수행능력은 주로 산소 공급에 따라 달라지며, 단기 수행능력과는 달리 고도에서 낮은 PO_2 농도의 영향을 분명히 받는다. 표 23.2는 1,500 m부터 마라톤과 50,000 m 경보까지 장거리 달리기 종목의 결과를 보여주고 있으며, 표에서 볼 수 있듯이 1,500 m 달리기를 제외한 모든 거리에서 성능이 감소되었다(63). 이 기록은 다른 종목과 마찬가지로 영향을 받을 것으로 예상되었던 기록이라는 점에서 특별히 주목할 가치가 있다. 멕시코시티와 비슷한 고도의 케냐에서 태어나고 자란 케이노(Kipchoge Keino)가 이 기록을 세웠다는 점은 단순히 지나가는 관심사가 아니다. 그의 출생지 때문에 특별한 적응력을 가졌을까? 이 질문은 뒷부분에서 다시 다루겠다. "왜 장거리 레이스에서 기록이 6.2%나 떨어졌을까?"라는 질문으로 고도가 기록에 미치는 영향에 대한 논의를 이어가고자 한다.

최대 유산소 파워 및 고도

고도에서 장거리 달리기 능력의 감소는 마라톤 선수가 훈련을 중단할 때 발생하는 것과 유사하며, 마라톤을 뛰는 데 더 오래 걸린다! 이 효과는 고도가 높아짐에 따라 발생하는 최대 유산소 파워의 감소와 관련이 있다(7). 그림 23.1은 $\dot{V}O_2$ max가 선형적으로 감소하여 2,400 m (7,400 ft)에서는 약 12%, 3,100 m (10,200 ft)

자세히 살펴보기 23.1

허공을 가로지르는 점프

1968년 멕시코시티 올림픽에서 밥 비몬(Bob Beamon)은 멀리뛰기에서 기존 세계 기록보다 21.75인치(55 cm) 더 긴 29피트 2.5인치(8.90 m)를 뛰어넘어 세계 신기록을 세웠다. 이 기록은 해수면보다 공기 밀도가 낮은 고도에서 달성한 것이기 때문에 실제 기록의 규모에 대한 의문이 제기되기도 했다. 고도에서 멀리뛰기를 했을 때 얻을 수 있는 이득이 얼마나 되는지 알아보기 위해 다양한 분석이 이루어졌다(124). 계산에는 점퍼의 질량, 점프하는 동안 공기에 노출되는 정면 면적에 따른 항력 계수, 해수면과 멕시코시티 사이의 공기 밀도 차이 등을 고려해야 했다. 그 결과 공기 밀도가 낮은 고도에서 점프를 하면 약 2.4 cm (1인치 미만)의 이득을 얻을 수 있는 것으로 나타났다. 후속 계산에서는 점프 당시 존재했던 유리한 풍속(~2 $m \cdot s^{-1}$)의 영향과 고도의 영향을 다루었다. 저자들은 이륙으로 이어지는 달리기 단계와 점프에 대한 풍속의 영향을 고려한 결과, 고도와 풍속의 조합이 최대 31 cm까지 설명할 수 있다는 결론을 내렸다. 그렇다고 해서 2위 점퍼보다 68 cm나 뒤처진 비몬의 놀라운 기록이 줄어들지는 않는다(125)! 과학자들은 낮은 공기 밀도와 산소 가용성 감소(90)라는 상반된 요소를 고려하여 고도가 달리기 성능에 미치는 영향을 예측하려고 노력했다. 후자의 요인은 장거리 경주와 관련하여 논의된다.

표 23.2 1964년과 1968년 올림픽 장거리 레이스의 성적 비교

올림픽 게임	장거리 레이스: 남성					
	1500 m	*3000 m*	*5000 m*	*10,000 m*	*마라톤*	*50,000 m 경보*
1964년(도쿄)	3 m 38.1초	8 m 30.8초	13 m 48.8초	28 m 24.4초	2시간 12분 11.2초	4시간 11분 11.2초
1968년(멕시코시티)	3 m 34.9초	8 m 51.0초	14 m 05.0초	29 m 27.4초	2시간 20분 24.6초	4시간 20분 13.6초
변화율(%)*	+1.5	–3.9	–1.9	–3.7	–6.2	–3.6

*(+) 기호는 1964년에 비해 기록이 향상되었음을 나타낸다.

출처: Howley, E. T. "Effect of Altitude on Physical Performance." Thomas Kirk Cureton and G. A. Stull. In *Encyclopedia of Physical Education, Fitness and Sports: Training, Environment, Nutrition, and Fitness*. Brighton Publishing Company, 1980.

에서는 20%, 약 4,000 m (13,100 ft)에서는 27% 낮아지는 것을 보여준다(17, 28, 33, 41). $\dot{V}O_2$ max의 변화에 따라 지구력 성능이 감소하는 것은 놀라운 일이 아니지만, $\dot{V}O_2$ max가 감소하는 이유는 무엇일까?

고도에서의 심혈관 기능

최대 산소 섭취량은 최대 심박출량과 최대 동정맥산소차이의 곱, $\dot{V}O_2 = CO \times (CaO_2 - C\bar{v}O_2)$이다. 이러한 관계를 감안할 때, 고도가 높아짐에 따라 $\dot{V}O_2$ max의 감소는 심박출량 감소 및 또는 산소 추출량 감소에 기인할 수 있다. 다음 단락에서는 산소 추출이 모든 고도에서 $\dot{V}O_2$ max의 감소를 유발하는 주요 요인이며, 최대 심박출량 감소는 주로 높은 고도에서 발생한다는 점을 명확히 알 수 있다.

최대 심박출량은 최대 심박수와 최대 1회 박출량의 곱과 같다. 여러 연구에서 최대 심박수는 2,300 m (38, 94), 3,100 m (49), 4,000 m (17)의 고도에서 변화가 없었지만, 최대 1회 박출량 용적의 변화는 다소 일관되지 않았다(68). 이 두 가지 변수인 최대 1회 박출량 용적과 최대 심박수가 이러한 고도에서 크게 변하지 않는다면, $\dot{V}O_2$ max의 감소는 산소 추출의 차이로 인한 것이어야 한다.

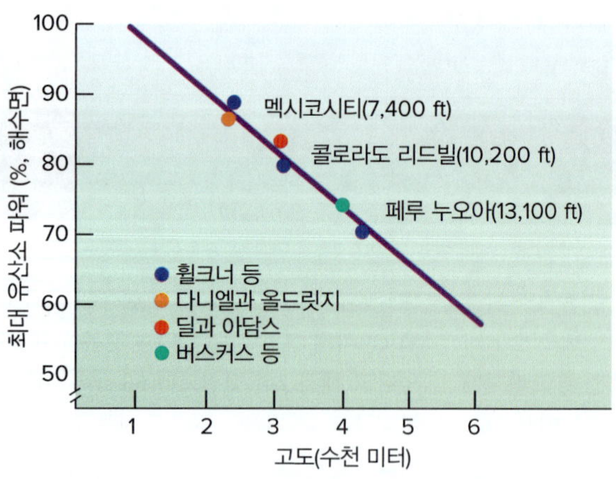

그림 23.1 고도 증가에 따른 최대 유산소 파워의 변화. 최대 유산소 파워의 해수면 값은 100%로 설정되어 있다.

출처: Howley, E. T. "Effect of Altitude on Physical Performance." Thomas Kirk Cureton and G. A. Stull. In *Encyclopedia of Physical Education, Fitness and Sports: Training, Environment, Nutrition, and Fitness*. Brighton Publishing Company, 1980.

동맥 산소 함량(CaO_2)이 감소하거나 정맥혈 산소 함량($C\bar{v}O_2$)이 증가하여 동정맥산소차($CaO_2 - C\bar{v}O_2$)가 감소할 수 있지만, 주요 원인은 고도의 낮은 PO_2로 인한 동맥의 포화도가 저하되는 것이다. 대기 중 PO_2가 낮으면 폐포 PO_2가 낮아진다. 이는 폐포와 폐 모세혈관 혈액 사이의 산소 확산을 위한 압력 기울기를 감소시켜 동맥 PO_2를 낮춘다. 10장에서 동맥 PO_2가 떨어지면 헤모글로빈에 결합된 산소의 양이 감소한다. 해수면에서 헤모글로빈은 약 96~98%까지 산소로 포화되어 있다. 그러나 해발 2,300 m와 4,000 m에서는 포화도가 각각 88%와 71%로 떨어진다. 이러한 헤모글로빈의 산소 포화도 감소는 앞서 설명한 고도에서 $\dot{V}O_2$ max의 감소와 병행하여 변화한다. 최대 산소 섭취량은 최대 심박출량과 최대 동맥 산소차의 곱이므로, 최대 심박출량은 최대 4,000 m의 급성 노출 중에 변화가 없더라도 고도에서 활동근으로 산소 생성을 운반하는 능력이 감소한다(68).

그러나 다양한 연구에서 고도에 따라 최대 심박수가 감소하는 것으로 나타났다. 이러한 감소 중 일부는 3,100 m (34)와 4,300 m (39)의 고도에서 관찰되었지만, 4,300 m 고도에서는 더 낮은 최대 심박수를 발견하는 것이 더 일반적이다. 예를 들어, 해수면에서의 최대 심박수에 비해 20대와 30대 피험자의 최대 심박수는 4,650 m (15,300 ft)에서 24~33회/분, 약 6,100 m (20,000 ft)에서 47회/분 더 낮은 것으로 관찰되었다(53, 97). 이러한 최대 심박수의 감소는 정상 산소 포화도의 급성 회복 또는 부교감 신경계의 심장 억제 효과를 차단하는 약제인 아트로핀의 사용으로 회복된다(53). 이러한 고도에 의한 서맥은 심근 저산소증이 심박수를

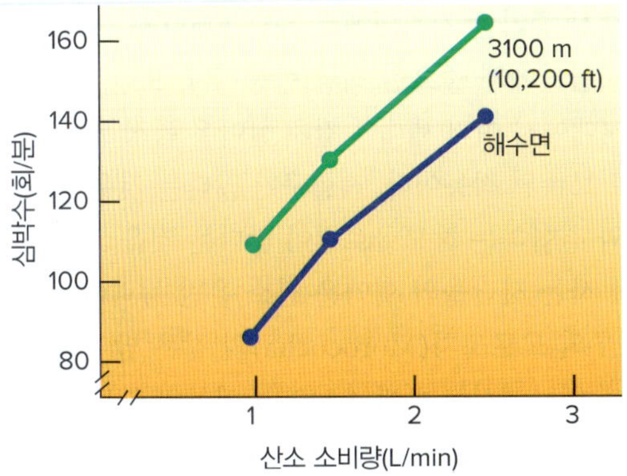

그림 23.2 최대하 운동에 대한 고도가 심박수에 미치는 영향.

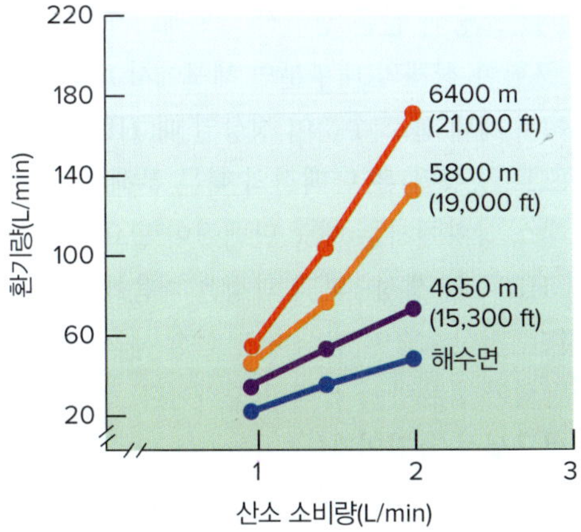

그림 23.3 최대하 운동에 대한 고도가 환기 반응에 미치는 영향.

느리게 하여 심장 근육의 산소 요구량을 감소시킬 수 있음을 시사한다.

앞서 언급했듯이, 고도에 갑자기 노출되면 운동 중 박출량은 약간 감소한다. 그러나 고도에 장시간 노출은 확장기 말 용량과 박출량의 감소로 이어진다(82). 이러한 혈장량의 변화는 헤모글로빈의 불포화와 최대 심박출량 감소의 복합적인 영향으로 인해 고도가 높을수록 $\dot{V}O_2$ max가 더 빠른 속도로 감소한다는 것을 의미한다.

중요한 것은 고도에서 동맥의 산소 포화도가 $\dot{V}O_2$ max 이상에 영향을 미친다는 점이며, 최대하 운동에 대한 심혈관계 반응도 영향을 준다. 혈액 1 L당 더 적은 산소를 운반하기 때문에 이를 보상하기 위해 분당 더 많은 혈액을 분출해야 한다. 심박출량이 이미 최고점에 도달했기 때문에(또는 앞서 설명한 고도 효과로 인해 약간 감소했을 수 있음), 심혈관계에서의 이러한 보상 반응은 최대하 운동에 대한 심박수의 증가를 통해 이루어진다(2). 고도에서 수행되는 최대하 운동에 대한 심박수 반응의 상승은 그림 23.2에 제시되었다(49). 이러한 심폐 기능의 적응은 운동선수뿐만 아니라 그 이상에 영향을 준다. 운동 프로그램에 참여하는 일반인은 목표 심박수 구간을 유지하기 위해 고도에서 운동 강도를 줄여야 한다. 심폐계 훈련 효과를 위해 필요한 운동 처방에는 적절한 총 칼로리 소비량을 달성하기 위한 적절한 운동시간이 포함된다는 점을 기억하자(16장 참조). 강도가 너무 높으면 고지대에 있는 사람이 일반적으로 낮은 고도에서 수행하는 것과 동일한 절대 운동량을 유지하려고 하기 때문에(예: 사이클 에르고미터에서 200 W) 처방된 시간 목표를 달성하는 데 더 어려움을 겪을 수 있다.

고도에서의 호흡 기능

이 절을 소개할 때 고도에서는 공기의 밀도가 낮다고 언급했다. 이는 공기 1 L당 산소분자의 수가 적다는 것을 의미하며, 동일한 양의 산소를 섭취하려면 폐 환기량을 늘려야 한다. 해발 5,600 m (18,400 ft)에서는 대기압이 해수면의 절반이고 공기 1 L당 산소 분자의 수가 절반으로 감소하므로 같은 양의 산소를 섭취하려면 두 배로 호흡을 증가시켜야 한다. 그 결과는 그림 23.3에 나와 있으며, 해수면에서 약 1~2 L · min^{-1}에 해당하는 운동 속도로 운동한 피험자의 환기 반응을 해수면과 4000 m가 넘는 세 가지 고도를 비교하여 보여준다. 폐 환기량은 모든 고도에서 상승하여 6,400 m (21,000 ft)에서 거의 180 L · min^{-1} 값에 도달한다(97). 이러한 높은 환기 반응은 주로 횡격막을 비롯한 호흡근들에 피로가 발생할 수 있으며, 이에 대한 자세한 내용은 에베레스트 산에 대한 장에서 살펴볼 것이다.

요약 *In Summary*

- 지구력 운동수행능력은 헤모글로빈 포화도와 최대 산소 섭취량($\dot{V}O_2$ max)을 감소시키는 산소 포화도(PO_2)의 감소로 인해 고도에서 부정적인 영향을 받는다.
- 중간 고도(~4000 m)까지의 $\dot{V}O_2$ max 감소는 주로 대기 중 PO_2의 동맥 산소량 감소에 기인하며, 고도가 높을수록 최대 심박출량의 감소로 인해 $\dot{V}O_2$ max가 떨어지는 속도가 증가한다.
- 고도에서 실시하는 최대하 운동은 동맥혈의 산소 함량이 낮고 대기 1 L당 산소분자 수의 감소로 인해 각각 더 높은 심박수와 환기량이 필요하다.

높은 고도에 대한 적응

우리 몸은 1,000 m 이상의 고도에서 장기간 노출되었을 때 적응하는 데 매우 효과적인 시스템을 갖추고 있다. 고도에서 경험하는 낮은 PO_2는 **저산소증 유도인자-1** (hypoxia inducible factor-1, HIF-1)라는 스트레스 단백질의 세포 수준을 거의 즉각적으로 증가시킨다. 저산소증과 같은 생리적 스트레스가 없는 경우에도 신장 세포를 포함한 신체의 대부분의 세포에서 HIF-1이 생성된다. 낮은 고도에서 체내 산소 수준이 정상일 때, HIF-1의 "구성적" 생산(지속적으로 생성됨)은 단백질의 빠른 분해로 이어진다. 이는 낮은 스트레스 상황에서는 해당 단백질이 필요하지 않기 때문이다. 이러한 HIF-1의 생성-파괴 과정은 처음에는 낭비적으로 보일 수 있지만, 저산소증이 발생하면 신장 세포 내에서 HIF-1의 파괴가 중단되어 함유량이 급격히 증가한다. 신장의 높은 HIF-1 수치는 **적혈구생성 촉진인자**(erythropoietin, EPO)라는 호르몬의 생성을 알리는 유전자를 활성화한다. EPO는 신장에서 순환계로 방출되어 신체의 일련의 적응 변화를 유발하여 저산소증의 스트레스를 줄여준다. 특히, EPO는 장뼈의 적혈구 생성, 대사작용 활동조직에서 새로운 혈관 생성에 관여하는 혈관 내피 성장 요소, 혈관 확장 시 관여하는 일산화질소의 합성을 촉진하는 일산화질소 합성효소(NO synthase)의 생성을 자극한다(109, 113). EPO가 제공하는 생리학적 이점을 고려할 때, 일부 경쟁적인 지구력 운동선수들이 경쟁에서 우위를 점하기 위해 이 화합물의 외인성 공급원을 섭취하는 것은 놀라운 일이 아니다(24장 혈액 도핑 참조).

신장에서 저산소증을 감지하고 혈류로 EPO를 방출하며, 결국 더 많은 적혈구 세포를 생성하는 과정은 그림 23.4에 요약하였다.

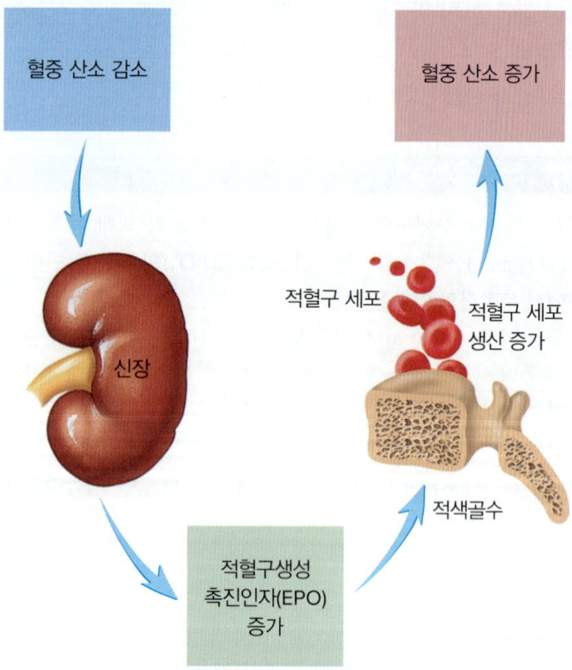

그림 23.4 저산소증, 적혈구생성 촉진인자 및 적혈구 세포 생성. 혈중 산소 감소에 대응하여 신장은 적혈구생성 촉진인자 호르몬을 혈류로 방출한다. 적혈구생성 촉진인자 수치가 높아지면 몸 전체의 큰 뼈에서 적혈구 생성을 증가시킨다. 적혈구가 더 많이 순환하면 체내 산소 운반 능력이 증가한다.

적혈구 생산 증가는 저지대에서 해발 1,000 m 이상의 고도로 이동하는 사람들에게 중요한 적응 반응이다. 또한, 적혈구 생산 증가는 고지대에서 여러 세대에 걸쳐 살아온 특정 원주민 그룹에 유전적으로 보존된 적응이다. 적혈구가 많다는 것은 우리가 호흡할 때 산소와 결합하는 헤모글로빈이 많다는 것을 의미하기 때문에 고지대에 사는 사람들의 혈액은 산소 운반 능력이 더 높다. 예를 들어, 페루의 모로코차(Morococha)의 같은 남아메리카 안데스의 고지대 인구에서는 해발 4,540 m 이상의 고도에서 거주하며, 해수면에 위치한 페루(Lima) 주민들의 정상적인 156 g · L^{-1}에 비해 211 g · L^{-1}의 헤모글로빈 수치가 측정되었다. 이러한 증가된 헤모글로빈 농도는 고도에서의 낮은 PO_2를 보상하기 위한 반응이다(66):

해수면: 156 g · L^{-1} times 1.34 ml O_2 · g^{-1} at 98% saturation = 206 ml · L^{-1}
4,540 m: 211 g · L^{-1} times 1.34 ml O_2 · g^{-1} at 81% saturation = 224 ml · L^{-1}

이러한, 고지대 거주자들의 적응 정도를 가장 잘 보여주는 테스트 중 하나는 고도에서 측정한 $\dot{V}O_2$ max에서 확인할 수 있다. 고지대 원주민(69, 79-81)에서 측정된 평균 값 46~50 ml · kg^{-1} · min^{-1}는 해당 국가 및 다른 지역의 해수면 원주민과 유의하게 비교된다.

해수면 거주자가 고지대로 이동하여 잠시 머무는 경우 앞서 설명한 적혈구 세포 수 증가를 포함한 적응 과정을 경험하게 된다는 것은 의심의 여지가 없다. 그러나 고지대에 거주하는 사람들만큼 적응이 완벽하지는 않을 것이다. 이 결론은 서로 다른 그룹의 최대 산소 섭취량을 비교한 연구에서 도출된 것이다: (a) 성인이 되어 고산 지대에 온 저지대에서 살았던 페루 사람과 평화봉사단원들, (b) 어릴 때 고산 지대에 와서 성장기를 보낸 저지대 주민들, (c) 고산 지대에서 태어나 계속해서 거주하는 사람들(41). 고도 거주자와 어렸을 때 그곳에 도착한 사람들의 $\dot{V}O_2$ max 값은 46 ml · kg^{-1} · min^{-1}이었다. 반면, 성인이 되어 도착하고 고지대에서 1년에서 4년만 보낸 저지대 출신 사람들의 값은 38 ml · kg^{-1} · min^{-1}이었다. 이 결과는 완전한 적응을 위해서는 성장기 동안 고지대에서 보내야 한다는 것을 나타낸다. 이러한 이해는 케이노가 멕시코시티 올림픽 경기의 1,500 m 경기에서 놀랍도록 좋은 성과를 거둔 이유를 설명하는 데 도움이 될 수 있다. 왜냐하면, 그는 멕시코시티와 비슷한 고도에서 어린 시절을 보냈기 때문이다.

페루 고지대에 평생 동안 거주한 주민들의 높은 헤모글로빈 농도는 인간이 높은 고도에서 살기 위해 적응한 주요 수단으로 여겨졌다. 하지만 이제는 더 이상 그렇지 않다. 티베트 고지대에 사는 사람들은 안데스 산맥에 사는 사람들과는 다른 방법으로 고산 적응에 성공했다는 것이 밝혀졌다(75, 107, 118, 134). 티베트 주민들은 헤모글로빈의 농도가 아닌 헤모글로빈의 산소 포화도를 높이는 방식으로 적응하는데, 이는 비슷한 고도에 사는 안데스인보다 30 g/L 정도 낮을 수 있다. 티베트 셰르파족이 극한 고도에서 우수한 호흡 능력을 보이는 것은 고도에서의 $\dot{V}O_2$ max가 아닌 폐 기능, 모세혈관 밀도, 근육 혈류량, 최대 심박출량, 헤모글로빈의 산소 포화도 수준과 관련이 있다(44, 109).

이러한 집단에서 관찰되는 다양한 유형의 적응은 적혈구 생산 증가(예: 안데스인) 또는 혈류량 증가를 촉진하는 폐의 산화질소(nitric oxide) 증가로 인한 산소 포화도 증가(티베트인)를 촉진하는 고유 유전자를 가진 사람들의 자연적 선택과 관련이 있다(114, 118, 134). 산화질소가 고도 의존적 적응에서 수행하는 필수적인 역할에 대한 이러한 이해는 폐, 근육 및 각각의 혈관 조직에 특정 변화를 통합하는 역할을 하기 때문에 중요하다.

요약 *In Summary*

- 고도로 인한 저산소증은 신장의 세포에서 감지되어 적혈구생성촉진인자(erythropoietin, EPO) 호르몬의 생성을 자극하는 단백질인 HIF-1이 증가하며, 그런 다음 EPO는 더 많은 적혈구 세포 및 기타 요인의 생성을 자극하여 고도에서 저산소증의 영향을 감소시킨다.
- 일부 고산 지대 원주민은 낮은 PO_2로 인한 탈산소화에 대응하기 위해 적혈구 세포를 더 많이 생산하여 높은 고도에 적응하며, 성장기를 고지대에서 보낸 안데스 산맥 거주자들은 동맥 산소 함량과 $\dot{V}O_2$ max 값에서 볼 수 있듯이 다소 완전한 적응을 보이고, 성인이 되어 고산 지대에 도착한 저지대 주민들은 약간의 적응만을 보인다.
- 이와는 대조적으로, 티베트의 고지대 주민들은 기존 헤모글로빈의 산소 포화도를 증가시킴으로써 적응하는데, 이는 높은 산화질소로 인해 폐로 가는 혈류가 증가한 결과이다

고도에서의 경쟁을 위한 훈련

1968년 올림픽 선발전에 출전한 많은 중장거리 달리기 선수들은 고도가 경기력에 불리한 영향을 미친다는 사실을 분명히 알고 있었다. 과학자들은 $\dot{V}O_2$ max를 경기력에 미치는 영향의 지표로 삼아 고도에 대한 즉각적인 노출의 영향, 고도에 머무르는 동안 $\dot{V}O_2$ max의 회복률, 해수면으로 돌아왔을 때 $\dot{V}O_2$ max가 이전 고도 값보다 높은지 여부를 연구했다. 결과는 흥미로웠는데, 예상했던 일반적인 추세가 아니라 선수들 사이의 반응이 극도로 다양한 점 때문이다. 예를 들어 고도 2,300 m까지 올라갔을 때 $\dot{V}O_2$ max 감소율은 8.8~22.3% (106), 3,090 m에서는 13.9~24.4% (36), 4,000 m에서는 24.8~34.3% (18)까지 다양했다. 이 데이터에서 도출할 수 있는 주요 결론 중 하나는 해수면에서 가장 잘 달리는 사람이 $\dot{V}O_2$ max에서 가장 큰 감소를 보였다면 고도에서는 최고가 아닐 수 있다는 것이다.

고도에 대한 급성 $\dot{V}O_2$ max 반응이 개인마다 차이가 나는 이유는 무엇일까? 이 현상에 대한 연구에 따르면 $\dot{V}O_2$ max 감소의 개인차는 운동선수가 최대 운동 중 동맥 내 산소불포화를 경험하는 정도와 관련이 있다고 밝혔다(70, 76, 93). 10장에서는 동맥 내 산소불포화가 해수면 높이에서 우수한 운동선수의 $\dot{V}O_2$ max에 미치는 영향에 대해 설명했다. 이러한 산소불포화가 해수면에서 발생할 수 있는 경우 고도 훈련에 추가적인 영향을 미칠 수 있다. 당연히 해수면에서 어느 정도 산소불포화 상태를 겪은 선수의 경우 고도에서 미치는 영향의 크기가 더 크다. 이러한 이해에 따라 시뮬레이션 고도 3,000 m에 노출되었을 때 훈련을 받은 피험자의 최대 산소 섭취량은 20.8% 감소한 반면, 훈련을 받지 않은 피험자는 9.8% 감소하는 데 그쳤다(70). 물론 그렇다고 해서 훈련을 받지 않은 사람이 훈련을 받은 사람보다 고도가 높을 때 더 유리하다는 의미는 아니다. 실제로 고도에서 $\dot{V}O_2$ max가 20% 감소하더라도 훈련을 받은 사람은 훈련을 받지 않은 사람에 비해 $\dot{V}O_2$ max가 높은 것으로 나타났다.

고도에 노출되었을 때 $\dot{V}O_2$ max의 감소가 선수들 사이에서 나타난 유일한 생리적 반응은 아니었다. 피험자가 고도에 머무르며 훈련을 계속할수록 $\dot{V}O_2$ max의 증가폭에도 다양한 반응이 나타났다. 해발 2,300 m에서 28일간 진행된 한 연구에서는 $\dot{V}O_2$ max가 같은 기간 동안 1~8%까지 증가한 것으로 나타났다(106). 일부는 10~28일에 걸쳐 $\dot{V}O_2$ max가 점진적으로 개선된 반면(29, 33, 94), 다른 일부(37, 47)는 그렇지 않은 것으로 나타났다. 또한 피험자들이 해수면으로 돌아와 재검사를 받았을 때, 일부는 $\dot{V}O_2$ max가 떠나기 전보다 높아진 것으로 나타난 반면(29, 33), 일부는 개선되지 않은 것으로 나타났다(17, 41, 48).

이러한 차이가 나타나는 이유는 무엇일까? 이러한 차이에 대한 몇 가지 가능성이 있다. 운동선수가 고도에 오르기 전에 최상의 컨디션이 아니었다면, 운동과 고도의 스트레스가 결합되어 고도에 있는 동안 시간이 지남에 따라 $\dot{V}O_2$ max가 증가하여 해수면으로 돌아올 때 추가적인 상승을 일으킬 수 있다. 고도와 운동 스트레스의 결합이 운동 스트레스 단독보다 $\dot{V}O_2$ max에 더 큰 변화를 가져온다는 생각에 대한 증거(106) 및 반대(1, 37, 122) 모두에 존재한다.

다양한 결과의 또 다른 이유는 훈련이 수행된 고도와 관련이 있다. 높은 고도(4,000 m)에서 훈련하는 러너의 경우, 고도에서 발생하는 $\dot{V}O_2$ max의 감소로 인해 운동을 완료하려면 달리기 강

도(해수면 속도에 비례한)를 줄여야 한다. 또한, 일련의 선행연구에서 나온 증거에 따르면 고도에서 격렬한 운동을 하고 회복할 때 운동 후 적응 반응이 둔화될 수 있음을 시사한다(8, 85, 91, 98). 이 일련의 조사에서는 저산소 실험실을 사용하여 1,500 m에서 5,000 m 사이의 고도를 시뮬레이션했으며, 참가자들의 운동과 회복기를 모두 측정하였다. 조직 수준의 적응을 이해하기 위해 정맥혈 샘플과 외측광근 생검을 실시했다. 그 결과 해발 3,000 m 이상의 고도에서는 산화스트레스 혈액 마커(자유 라디칼 손상 마커)가 감소하고 내재적 항산화 단백질과 기타 자유 라디칼 민감성 적응 마커에 정상적인 상향 조절이 둔화되는 것으로 나타났다. 22장에서 설명했듯이, 운동 시 자유 라디칼 생산은 운동 훈련으로 발생하는 많은 유익한 적응을 자극하는 데 도움이 된다. 따라서 연구자들은 회복기의 낮은 PO_2가 근육에서 적응 신호가 둔화된 원인으로 보인다는 결론을 내렸다(8, 85, 91, 98). 이러한 중요한 연구 결과는 고도에 대한 실험실 시뮬레이션의 도움으로 도출되었다. 이러한 유형의 연구에 대한 자세한 내용은 중점연구 23.1의 운동 연구를 위한 극한 환경 실험 참조.

이러한 결과를 바탕으로 지구력 운동선수는 고지대에 있는 동안 부분적으로 "감소"할 수 있으며, 이후 해수면에서의 수행능력은 고지대에 가기 전보다 좋지 않을 수 있다(17). 다니엘(Daniels)와 올드릿지(Oldridge)(29)는 이 문제를 해결하기 위해 고지대(7~14일)와 해수면(5~11일)에서 번갈아 가며 훈련하는 방법을 제시했다. 고도가 2,300 m에 불과한 고지대에서도 선수들은 "레이스 페이스"로 훈련할 수 있었고, 감소 현상도 발생하지 않았다. 실제로 선수들은 해수면에서 경기를 펼쳤을 때 13개의 개인 기록을 세웠다. 고도 적응의 이점을 얻는 데 초점을 맞추다 보니 선수들은 높은 고도에서 생활하지만 낮은 고도에서 훈련하는 전략이 생겨났고, 경우에 따라서는 낮은 고도를 벗어나지 않고 훈련하는 경우도 있다. 이에 대한 자세한 내용은 향상 비법 23.1 참조.

요약 *In Summary*

- 고지대에서 훈련할 때 어떤 선수는 다른 선수보다 $\dot{V}O_2$ max가 더 많이 감소하며, 이는 선수마다 헤모글로빈의 불포화를 경험하는 정도에 차이가 있기 때문일 수 있다. 일부 운동선수는 해수면에서 최대 운동 시 불포화를 경험한다는 점을 기억해야 한다.
- 일부 선수는 고지대에서 훈련하는 동안 $\dot{V}O_2$ max가 증가하는 반면, 다른 선수는 그렇지 않은 경우가 있다. 이는 선수가 고지대에 가기 전 훈련한 정도에 따라 달라질 수 있다.
- 또한 일부 운동선수는 해수면으로 돌아왔을 때 향상된 $\dot{V}O_2$ max를 보이는 반면, 그렇지 않은 선수도 있다. 그 이유 중 하나는 훈련하는 고도 때문일 수 있으며, 높은 고도에서 훈련하는 운동선수들은 높은 고도에서의 운동의 질이 떨어지고 훈련에 대한 사후 적응이 3000 m 이상의 고도에서 둔화될 수 있기 때문에 실제로 "역효과"가 될 수 있다. 이 문제를 해결하기 위해, 운동선수들은 저고도와 해수면에 번갈아 노출되거나 "높은 곳에서 생활하고 낮은 곳에서 훈련하는" 프로그램을 따를 수 있다.

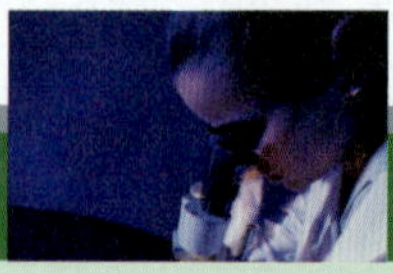

중점연구 23.1

운동 연구를 위한 극한 환경 실험

이 장에서는 다양한 환경 조건에서의 운동에 대한 연구에 중점을 둔다. 환경 운동 생리학의 기원은 야외 운동 이벤트와 현장 기반 연구에서 관찰한 결과를 바탕으로 한다. 최근에는 생리학 연구 기기의 기술 발전으로 다양한 야외 환경에서 고도로 분석적인 연구를 수행할 수 있는 능력이 향상되었다. 현장 기반 작업 생리학 연구에 대한 혁신적인 접근 방식에 대한 자세한 내용은 전문가에게 묻기 23.1을 참조. 또한 기술 발전으로 더위, 추위, 고도, 기압, 심지어 대기 오염에 대한 정교한 실험실 실험을 통하여 환경에 대한 생리적 반응을 조사할 수 있는 능력도 향상되었다. 이러한 실험 조건은 실험실 기반의 환경 실험실에서 생성되며 연구자는 한 번에 하나 이상의 환경 요인을 제어할 수 있다.

최신 환경 실험실은 여러 가지 운동 장비(예: 러닝머신, 사이클 에르고미터 등)와 생리학 장치(대사 카트, 생물학적 샘플링 장비 등)를 수용할 수 있을 만큼 충분히 크다(그림 23.5(*a*)). 환경 운동 생리학자들은 이러한 실험실을 사용하여 온도와 습도를 정밀하게 제어하여 사막, 열대 우림 또는 겨울철 기후와 같은 여러 극한 환경을 정확하게 재현한다. 환경 실험실이 제공하는 실험 유연성은 추운 기후를 따뜻한 지역에 위치한 실험실에서 재현하거나 그 반대의 경우도 재현할 수 있다는 점에서 유리하다. 온도와 습도를 제어하는 것 외에도 많은 환경 실험실에는 고압 환경 내에서 저산소 고도를 실험하는 "산소 스크러빙(oxygen scrubbing)" 장치를 장착할 수 있다. 따라서 이러한 시설은 운동 훈련에 대한 적응 및 순응(12장 참조) 반응을 정밀하게 제어하는 데 유용하다.

공기 흡입 시설은 또 다른 유형의 환경 실험

(a)

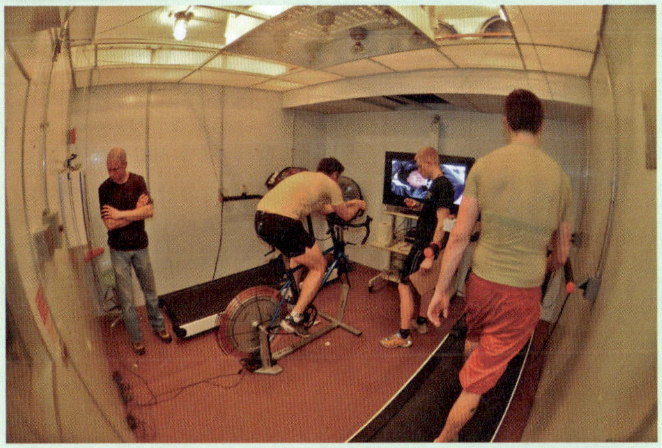

(b)

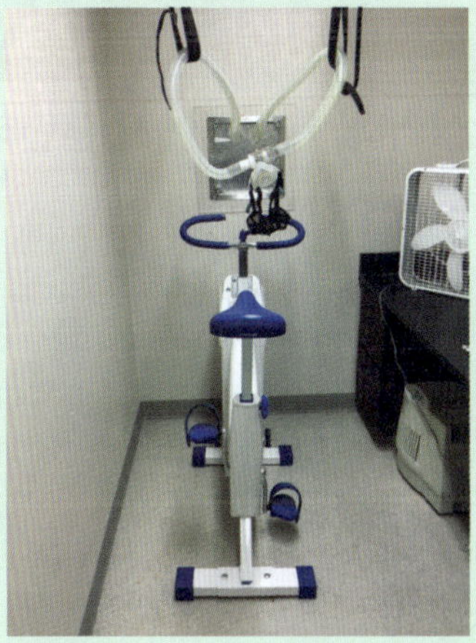

그림 23.5 (*a*) 환경 실험실은 온도, 습도 및 일부 시설은 지구에서 경험하는 다양한 기후를 실험하기 위해 O_2의 흡기 분획을 제어한다. (*b*) 사이클 에르고미터는 목재 연기 공기 흡입 시설에서 연구 주제를 위해 준비된다. 목재 연기는 인접한 방(상단 삽입물)에서 기존 스토브(하단 삽입)를 사용하여 생성되며, 연기가 자욱한 공기를 여과하고 신선한 공기와 혼합하여 연구 조사에 필요한 오염 물질을 생성한다.

(a-b): Brent Ruby/John Quindry

실로, 운동 중 대기 오염 노출을 실험하는 데 사용된다. 이러한 시설은 일반적으로 목재를 태워 산불이 빈번한 지역(예: 미국 서부)에서 경험하는 대기질을 재현한다(그림 23.5(b)). 이러한 통제된 화재에서 발생한 연기는 수집, 여과되어 일련의 튜브를 통해 연구 참여자에게 전달되고, 연구 참여자는 그 공기를 흡입한다. 연구 관점에서 연기 흡입 시설은 연구 참여자에게 흡입된 오염 물질(PM)의 정확한 양을 제공한다. 운동 연구를 위한 공기 흡입 시설의 사용은 기후 변화와 그에 따른 공중 보건 부담으로 인한 산불의 증가로 인해 점점 더 중요해지고 있다. 또한 운동은 환기율을 높이기 때문에(10장), 공기 중 연기 농도에 따라 흡입된 PM의 총량이 증가된다.

실내의 운동 생리학 연구는 생물학적 변수에 크게 의존한다는 점을 고려할 때, 이러한 실험실 기반 환경 실험의 주요 장점은 안전 장비와 의료 인력을 쉽게 이용할 수 있는 깨끗한 시설에서 침습적 측정과 생물학적 샘플(예: 혈액, 근육 생검, 타액 샘플 등)을 얻을 수 있다는 것이다. 또한 연구 중에 채취한 생물학적 샘플은 분석(예: 관심 단백질 검사 기술 등)을 위해 신속하게 준비하거나 즉시 보관할 수 있어 연구 결과의 정확성을 높일 수 있다.

많은 최신 환경 운동 생리학 시설이 인상적이지만, 이러한 유형의 실험에는 과학적 한계도 있다. 예를 들어, 환경 실험실에서 높은 고도를 실험하려면 O_2 흡기 분율을 낮춰야 하는 경우가 많다. 앞 장에서 지구 대기의 O_2 흡기 분율은 0.2093 (20.93%)이며, 해수면(~760 mm Hg)에서 높은 고도(에베레스트산 정상에서 ~55 mm Hg)로 올라갈수록 O_2 분압은 기압에 비례하여 감소한다는 사실을 기억하자. 따라서 대부분의 (전부는 아니지만) 환경 실험실에서 O_2 흡입량은 20.93% 미만으로 제어되는 반면, 기압은 실험이 수행되는 고도에 대해 일정하게 유지된다. 따라서 "인위적 고도"에 대한 기압의 부가적인 영향은 종종 결정되지 않으며, 이러한 실외 실험의 또 다른 한계는 피험자가 연구에 참여하는 동안 실제 환경 노출의 영향을 받을 수 있다는 것이다. 예를 들어, 열 적응의 영향을 조사하는 과학자는 피험자가 연구 조사에 참여하기 직전과 참여 중에 매우 따뜻한 기후에 노출되지 않았는지 확인하고자 할 것이다.

요약하자면, 환경 운동 생리학은 최근 몇 년 동안 상당한 발전을 이루었다. 이러한 과학적 발전의 대부분은 환경 실험 시설에서 고도로 통제된 조사를 수행했기 때문이다. 물론 완벽한 실험 설계는 없으며, 이 격언은 환경 실험 시설을 이용한 실험실 기반 연구 조사에도 적용된다. 이 주제에 대한 자세한 내용은 추천 문헌의 Chung and Ainslie (2022)를 참조.

에베레스트 원정

운동과 고도 사이의 가장 확실한 연관성은 산악 등반이다. 등반가는 고도, 추위, 태양 복사, 그리고 가파른 능선과 암벽을 오르는 신체 활동으로 인한 스트레스에 직면하게 된다. 일부 등반가들의 목표는 지구상에서 가장 높은 8,848 m의 에베레스트산을 등반하는 것이다. 그림 23.6은 20세기 초 에베레스트 등반을 위한 다양한 시도를 보여준다(132). 특히 1963년 최초로 등반에 성공한 힐러리(Hillary)와 텐싱(Tensing), 1978년 모두를 놀라게 할 정도로 산소 보충 없이 등반에 성공한 메스너(Messner)와 하벨러(Habeler)를 주목할 필요가 있다. 이러한 성과로 인해 과학자들은 1981년 에베레스트를 다시 찾아와 어떻게 이런 성과가 가능했는지 물었다. 따라서 이 절에서는 이 흥미로운 이야기에 대한 배경 지식을 제공한다.

1924년, 노턴(Norton)의 등반팀은 O_2 없이 에베레스트 등반

향상 비법 23.1

고지대에 살거나, 저지대에서 훈련하거나, 그 반대로!

지구력 향상을 위한 방법으로 "생활은 고지대, 훈련은 저지대" 전략에 대한 관심이 높아지고 있다. "고지대 생활"은 헤모글로빈의 양을 증가시키기 위해 낮은 PO_2에 노출되는 것을 말하며, "저지대 훈련"은 운동의 강도 및/또는 지속 시간에 영향을 주지 않기 위해 해수면(또는 매우 낮은 고도)에서 운동을 하는 것을 의미한다. 일부 운동선수들은 LHTL 프로그램을 수행한 후 더 나은 성과를 보이지만 많은 운동선수는 그렇지 않다는 명확한 증거가 있다(25). 피험자의 유형(엘리트 vs. 훈련생), 연구 기간, 훈련의 강도 및 양, 고도(실제 vs. 시뮬레이션), 고도에서의 체류 기간 등 다양한 요인이 결과에 영향을 미치는 것으로 생각된다(137). Lundby 등(72, 73)은 이러한 요인 중 일부를 조사하여 불일치를 설명하려고 시도하였다.

피험자: *엘리트* 피험자와 *훈련된* 피험자 사이에는 큰 차이가 있는데, 엘리트 피험자는 현재 수행 중인 훈련으로 인해 고도 또는 다른 종류의 훈련에 대한 반응이 떨어질 수 있다는 점에서 차이가 있다.

기준값: 운동선수의 생리적 측정치(예: $\dot{V}O_2$ max)가 낮은 경우, 이미 기준치가 높은 사람에 비해 인터벌로 인해 $\dot{V}O_2$ max가 증가할 가능성이 더 크다. 예를 들어, 헤모글로빈 질량(Hb_{mass})의 증가와 LHTL 후 $\dot{V}O_2$ max의 증가 사이에는 선형 관계가 있었지만, 기준치인 Hb_{mass}와 LHTL로 인해 발생한 Hb_{mass}의 증가 사이에는 반비례 관계가 있었다. 즉, 가장 많이 개선된 사람들은 기준치에서 헤모글로빈 질량 수치가 가장 낮았다(73).

연구 설계: 100개가 넘는 고도 훈련 연구 중 대조군이 포함된 연구는 거의 없었으며, 이는 고도 효과로 인한 수행능력의 변화가 아닌 위약 효과일 수 있는 결과를 잘못 해석할 수 있는 여지를 내재하고 있다. 이와 관련하여 Lundby 등(72, 73)은 향후 모든 연구, 특히 표준기압 저산소증(해수면의 낮은 산소 농도 환경에서 수면/생활하며 고도 경험을 시뮬레이션)을 사용하는 연구에서는 위약 대조, 이중 맹검 설계를 포함할 것을 권장한다(24장 참조).

요약하면, LHTL은 일부 운동선수에게는 운동 능력을 향상시킬 수 있지만 모든 선수에게 적용되는 것은 아니며, Hb_{mass} (72, 73)가 높은 선수의 경우 잠재적 반응이 더 낮은 것으로 나타났다. 우리는 앞으로 몇 년 동안 이 흥미로운 주제에 대해 더 많은 소식을 듣게 될 것이다.

을 시도했고 거의 성공할 뻔했다(정상에서 불과 300 m 떨어진 곳에서 포기하였다(86)). 이 1924년 원정을 주목할 만한 이유는 당시 등반과 관련된 의사와 과학자들이 등반가와 포터에 대한 데이터를 수집했기 때문이다. 이 원정탐험에 대한 이야기는 등반에 관심이 있는 사람들에게 좋은 읽을거리이며 과학자들의 예리한 관찰력에 대한 증거를 제공한다. 힝스톤(Major Hingston)은 5,800 m (19,000 ft)에서 "신발 끈 묶기, 배급 상자 열기, 침낭에 들어가는 것과 같은 아주 사소한 활동도 호흡곤란과 관련이 있었다"고 말하며 높은 고도를 오를 때 호흡곤란이 발생한다는 사실을 언급했다. 8,200 m (27,000 ft)에서 한 등반가는 "한 걸음 앞으로 나아

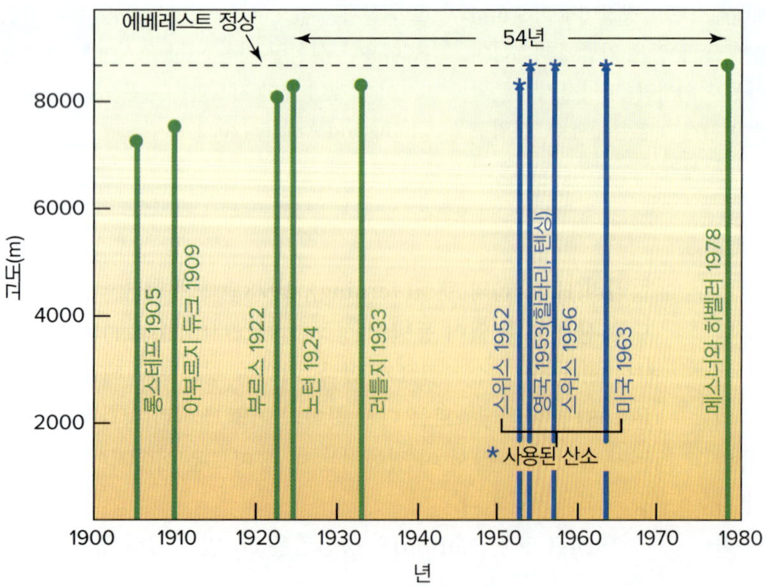

그림 23.6 20세기에 등반가들이 도달한 최고 고도. 1924년, 등반가들은 산소를 보충하지 않고 정상에서 300 m 이내로 등반했다. 마지막 300 m를 오르는 데는 54년이 더 걸렸다.

갈 때마다 일곱 번, 여덟 번 또는 열 번의 호흡을 해야 했으며, 그리고 느린 걸음 속도에서도 그는 20~30 yd마다 1~2분씩 쉬어야 했다"(86). 1960~1961년 에베레스트 원정을 관찰한 퓨(Pugh)는 호흡근의 피로가 극한의 고도에서 이러한 노력을 제한하는 주요 요인일 수 있다고 믿었다(97). 또한, 극한 고도에서 $\dot{V}O_2$ max의 감소에 대한 퓨의 관찰은 정상에서는 최대 산소 섭취량이 기초대사량보다 약간 높을 것으로 시사하여, 정상 등반이 불가능할 것으로 예상했다.

그렇다면 메스너와 하벨러는 어떻게 O_2 공급 없이 에베레스트를 등반할 수 있었을까? 이것은 1981년 에베레스트 원정대가 해결한 주요 질문 중 하나였다. 앞서 언급했듯이, $\dot{V}O_2$ max는 기압이 낮아 고도가 높아짐에 따라 감소하여 PO_2가 낮아지고 헤모글로빈의 불포화를 초래한다. 실제로 에베레스트 정상에서의 $\dot{V}O_2$ max는 낮은 고도에서 관찰된 $\dot{V}O_2$ max의 감소율을 바탕으로 산 정상의 기압으로 예측했다. 1981년 원정의 첫 번째 주요 발견 중 하나는 정상의 기압이 이전에 생각했던 것보다 17 mm Hg 더 높았다는 것이었다(128, 131). 이 높은 대기압은 예측 흡기 PO_2를 증가시키고 예측된 $\dot{V}O_2$ max에 큰 차이를 만들었다. 그림 23.7은 1960~1961년 원정에서 예측된 $\dot{V}O_2$ max가 기초대사량에 가까운 반면, 1981년 원정에서 예측된 값은 15 ml · kg^{-1} · min^{-1}에 더 가까웠다는 것을 보여준다(128, 131). 이 $\dot{V}O_2$ max 수치는 감압실에서 40일 동안 에베레스트산을 모의 등반한 Operation Everest II 프로젝트에서 확인되었다(28, 119). $\dot{V}O_2$ max가 15 ml · kg^{-1} · min^{-1}이라는 사실은 등반가들이 산소 보충의 도움 없이 어떻게 정상에 도달할 수 있었는지를 설명하는 데 도움이 된다. 그러나 이것이 유일한 이유는 아니었다.

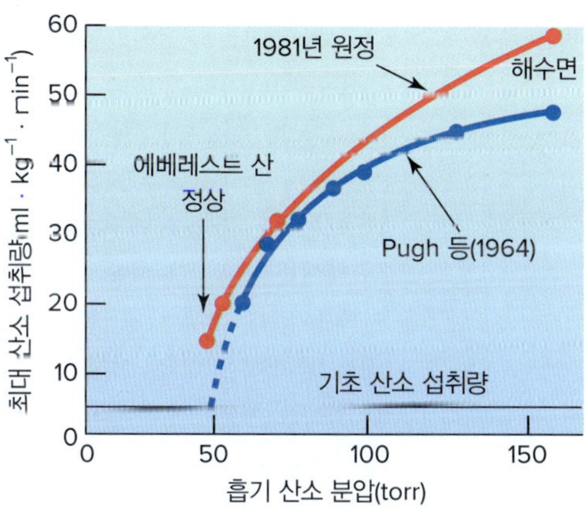

그림 23.7 다양한 고도에서 측정한 최대 산소 섭취량 그래프, 흡기 PCO_2로 표시. Pugh 등의 1964년 데이터는 $\dot{V}O_2$ max를 기초대사량과 같다고 예측했다. 이 추정치는 정상에서 기압(및 PO_2)이 예상보다 높았다는 발견에 근거하여 약 15 ml · kg^{-1} · min^{-1}로 나타났다.

동맥의 헤모글로빈 포화는 PO_2, PCO_2 및 pH에 따라 달라진다(10장 참조). PCO_2가 낮고 pH가 높으면 산화헤모글로빈 곡선이 좌측으로 이동하여 이러한 조건에서 헤모글로빈이 정상 조건보다 더 포화 상태가 된다. 저산소증에 반응하여 많은 양의 공기를 호흡할 수 있는 사람은 더 많은 CO_2를 배출하여 pH를 상승시킬 수 있다. 고도에 성공적으로 대처하는 사람은 저산소호흡작용에 있어 더 높은 동맥 PO_2와 산소 포화도를 가질 수 있다(112). 실제로 1981년 에베레스트산 정상에서 폐포 PCO_2를 측정했을 때 등반가들의 수치는 예상보다 훨씬 낮았다(129). 이러한 과호흡(hyperventilate) 능력과 예상보다 높은 대기압이 결합되어 동맥 PO_2는 물론 $\dot{V}O_2$ max의 수치도 증가시켰다.

에베레스트산을 등반하려면 $\dot{V}O_2$ max가 얼마나 높아야 할까? 그림 23.7은 1981년 원정대의 등반가들이 1960~1961년 원정대보다 더 높은 $\dot{V}O_2$ max 값을 가졌음을 보여준다. 실제로 등반가 중 몇 명은 마라톤 선수 출신이었으며(128), 작업을 수행하기 위해 높은 고도에서 산소를 운반해야 한다는 점을 고려할 때 산소 없이 등반에 성공하기 위해서는 이처럼 높은 $\dot{V}O_2$ max를 갖는 것이 전제 조건인 것으로 보인다. 이후 산소 없이 8,500 m 이상을 등반한 다른 산악인들을 대상으로 측정한 결과, 이들은 주로 type I 근섬유를 보유하고 있으며 평균 $\dot{V}O_2$ max가 60 ± 6 ml · kg^{-1} · min^{-1}인 것으로 나타나 이러한 잠정적인 결론을 확인했다(88). 그러나 한 가지 주목할 만한 예외가 있었다: 이 연구의 피험자 중 한 명은 에베레스트산을 산소 없이 등반한 경험이 있는 메스너(Messner)였는데, 그의 $\dot{V}O_2$ max는 48.8 ml · kg^{-1} · min^{-1}로 낮았다(88). 웨스트(West) 등(130)은 이와 관련하여 다양한 관점을 제공한다: "인간이 대기 중 공기를 호흡하며 지구에서 가장 높은 곳에 도달할 수 있었던 변화 과정을 밝혀내는 것은 누군가의 몫으로 남아 있다." 그러나 에베레스트산을 등반할 때는 사람들의 $\dot{V}O_2$ max보다 더 많은 것을 고려해야 한다.

등산에서, 특히 높은 고도에 장시간 노출되면 식욕부진으로 인해 체중이 감소하는 것은 등반가들이 흔히 경험하는 일이었다(67). 분명히, 체중 감소의 상당 부분이 근육이라면, 그것은 산을 오르는 등반가의 능력에 부정적인 영향을 미칠 것이다. 에베레스트산의 시뮬레이션 등반과 실제 등반을 통한 일부 연구 결과는 근육에 어떤 변화가 일어나고 있으며 이러한 변화의 원인이 무엇인지에 대한 이해를 제공한다. 에베레스트 등정을 시뮬레이션한 40일간의 Operation Everest II에서 피험자들은 type I과 type II 근섬유의 횡단면적은 25%, 근육면적은 14% 감소했다(48, 74). 또 다른 연구 결과(예: 마이오신이 속근에서 지근 형태로 변화)는 운동과 심각한 저산소 상황을 동반한 실제 고산 등반 데이터에 의해 뒷받침되었다(34, 58, 62). 이러한 변화의 원인은 무엇일까? 영양

전문가에게 묻기 23.1

극한 환경에서의 환경 운동 생리학 연구 수행

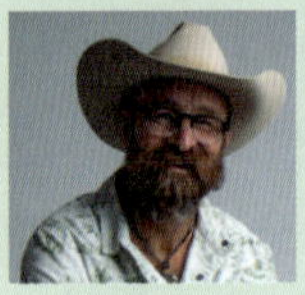
Brent Ruby

브렌트 루비(Brent Ruby) **박사**는 몬태나주 미소울라에 위치한 몬태나 대학의 통합 생리학 교수이자 작업 생리학 및 운동 대사 센터의 책임자이다. 루비 박사는 국제적으로 인정받는 생리학자로서 극한의 야외 환경에서 운동과 일을 연구하여 군인, 산림 소방관, 초지구력 운동선수와 같은 전술적 운동선수에 대한 중요한 과학적 질문에 답하고 있다. 루비 박사는 그의 연구팀이 산악 지형과 기타 독특한 현장 환경에서 심도 있는 연구를 수행할 수 있도록 여러 대의 이동식 실험실 트레일러를 보유하고 있다(그림 23.8).

질문: 귀하는 고전적인 실험실 연구를 극한의 현장 환경에서 재창조하는 경력를 쌓아왔다. 현장 연구를 통해 밝혀졌지만 보다 "멸균" 실험실 환경에서는 간과되었을 수 있는 과학적 이해의 예가 있다면 무엇인가?

답변: 실험실 밖에서 연구할 때 가장 큰 어려움 중 하나는 연구자가 통제할 수 있는 범위가 제한적이라는 점이다. 하지만 인간이 경쟁하고 일하는 실제 환경에서 인간을 연구하는 것은 매우 독특한 점이 있다. 현장에서 얻은 가장 큰 이해는 산불 진화 대원들과 함께 작업하면서 얻은 것이다. 덥고 연기가 자욱한 산악 지형에서 하루 16시간 동안 서부 지역에서 방화선을 구축하는 데 필요한 전반적인 에너지 수요를 파악하려면 기존의 실험실 접근 방식으로는 매번 실패한다. 이 대원들을 통해 우리는 수분 섭취와 열 관련 질병의 위험 사이의 단절에 대해 많은 것을 배웠다. 승무원들은 신진대사 부하와 그에 따른 열 발생을 줄임으로써 위험을 줄일 수 있다. 환경 조건에 비해 대사 부하가 너무 높으면 필요한 보호를 제공할 수 있는 수분 섭취량이 없다. 사선에서 열손상을 입었을 때 물을 마실 수는 없다. 이러한 연구 모델의 또 다른 과제는 실험실에서 의무적으로 지켜야 하는 내부 유효성 보존에 대한 통제를 완화하면 자유로운 환경에서 놀이, 일, 경쟁하는 동안 인간의 생리에 대해 우리가 알고 있는 것을 크게 확장할 수 있다는 점을 검토자들이 이해하도록 하는 것이다.

질문: 연구팀은 극한 상황에서 산림 소방관이나 군인이 겪는 생리적 스트레스를 더 잘 이해하기 위해 전통적인 운동 방식(예: 며칠 동안의 지구력 사이클)을 자주 사용한다. 운동이 직업적 운동과 활동의 좋은 대리인인 이유는 무엇인가?

답변: 우리는 우리만의 독특한 현장 상황을 만들거나 실제의 자유로운 환경을 활용하여 데이터를 수집한다. 이러한 접근 방식은 예측할 수 없고 각본에 없는 상황을 보여주는 리얼리티 TV 쇼와 비슷하다. 측정 가능한 강도의 운동(자전거의 파워 출력, 심박수, 신진대사량, 속도, 운반된 하중)은 덜 규칙적인 활동으로 쉽게 정량화할 수 없는 작업의 요구 사항을 모방할 수 있는 기회를 제공한다. 때로는 이러한 대리 모델이 현장 시험을 더 잘 설계하는 데 도움이 되는 이해를 제공하고, 때로는 이러한 부하 동안의 생리적 반응이 "큰 그림"의 솔루션을 포착하는 데 도움이 된다. 그러나 산림 현장에서 전선을 파는 데 필요한 생리적 요구 사항을 더 잘 이해하는 것이 목표라면, 핫샷 대원과 함께 직접 하이킹을 하거나 헬기를 타고 불 속으로 날아가 직접 배우는 것을 대체할 수 있는 방법은 전혀 없다. 실험실 밖의 연구에서도 인간과 작업 강도, 환경 조건 간의 다각적인 상호작용을 확인할 수 있다. 운동은 측정 가능하고 통제 가능한 신체적 스트레스의 요소를 제공한다. 하지만 기존의 실험실 모델은 실제 지면, 날씨, 지형 변화에 따른 이동으로 인한 추가적인 스트레스를 고려하지 못한다. 가파른 경사의 트레드밀 위를 걷는 것은 사방이 연기투성이인 산을 오르는 것과 라디오에서 들리는 공습 소리, 전기톱과 불이 번지는 곳에서 연료를 긁어내는 소방 도구 소리와 다를 바 없다.

질문: 아마도 당신의 연구 경력에서 가장 오래 지속된 주제는 산림 소방관의 건강일 것이다. 이 인력을 통해 배운 것 중 다른 인구 집단에 적용할 수 있는 것은 무엇인가?

답변: 산림 대원들은 노란색과 초록색 유니폼을 가장 좋아하는 팀이다. 우리는 작업의 전반적인 에너지와 유체 수요를 파악하기 위해 표준 방법을 사용하여 대원들이 임무에 투입되는 방식과 근무 교대 시간 동안 식량을 배분하는 방법을 개선했다. 우리는 다양한 웨어러블 센서를 사용하여 작업의 열 스트레스 문제, 이동 속도, 혈당 반응, 움직임 패턴 및 회복을 더 잘 이해했다. 이 25년 모험의 목표는 궁극적으로 국가의 천연자원을 관리하고 보호하는 소방팀의 안전, 성과, 건강을 개선하는 것이다. 우리는 소방대원들로부터 많은 생리학을 배웠지만, 측정하기 어려웠던 한 가지 문제는 소방관 개인과 그 가족이 받는 스트레스이다. 저는 소방관 업

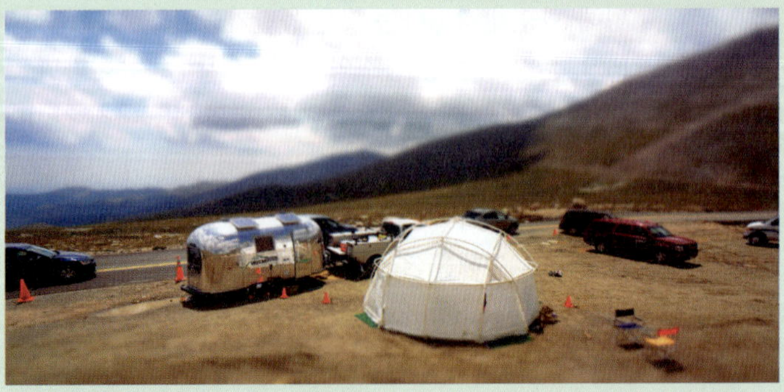

그림 23.8 몬태나 대학의 작업 생리학 및 운동 대사 이동식 실험실은 콜로라도주 에반스 산에서 수행된 연구를 위해 설치되었다.

무의 고되고 극심한 육체적 스트레스는 측정할 수 있지만, 소방관 업무로 인한 정신적 피해는 제대로 파악하기 어렵다는 것을 알게 되었다. 이러한 이유로 저는 소방관 가족을 위한 다른 접근 방식을 시도하고 소통, 스토리텔링, 공유를 촉진하는 데 도움이 되는 동화책(Wrango and Banjo: On the Fireline, 2020)을 집필했다. 때때로 과학 분야에서 쌓은 경력이 연구자의 독자층을 학술지 논문의 경계를 넘어 봉사하고 확장할 수 있는 기회를 발견할 수 있다.

질문: 업무에 웨어러블 기술을 자주 사용하고 있다. 최근 웨어러블 기기의 기술 발전이 연구를 어떻게 발전시켰는가?

답변: 상업용 시장에는 수많은 웨어러블 센서가 넘쳐나고 있다. 그러나 많은 시스템이 특히 특수한 현장 연구 환경에서 사용하기에는 기대 이상의 성능을 제공하지 못한다. 대부분의 시스템은 실험실 외부에서 요구되는 견고성을 견디지 못하는 문제가 있다. 유용하고 의미 있는 생리적 지표를 제공하지 못하거나 정보가 부족한 소비자를 끌어들이기 위해 만들어진 시스템도 많다. 지난 40여 년 동안 웨어러블 디바이스는 단순히 심박수 측정값을 재포장하는 데 그쳤다. 그러나 위치 및 이동 속도를 측정하는 GPS, 로드/산악 자전거의 파워 미터, 심박수 모니터, 피부 및 심부 온도 센서, 관성 운동 장치, 가속도계 등 웨어러블 측정기 중 일부는 우리 업무에 변화를 가져왔다. 모든 웨어러블 시스템의 핵심은 연구자가 포괄적인 데이터 분석을 유연하게 수행할 수 있도록 데이터 다운로드에 접근하는 것이다. 이러한 시스템의 대부분은 연구자가 열 스트레스, 피로 및 전반적인 운동 반응에 대한 작업 모델을 공식화하기 위해 종합적으로 검토할 때 최상의 데이터를 제공한다. 웨어러블 기술은 향후 10년 동안 더욱 발전하여 생리학에 대한 보다 포괄적인 평가를 제공할 수 있을 것이다. 센서는 더 작고, 더 민감해지고, 창의적인 연구자가 관심을 가질 만한 보다 구체적인 결과 측정치를 제공할 수 있을 것으로 기대된다.

과 체성분에 대한 Operation Everest II 데이터에 따르면 저산소증에 노출되는 40일 동안 칼로리 섭취량이 하루에 3,136 kcal에서 1,789 kcal로 43% 감소한 것으로 나타났다. 피험자들은 평균 7.4 kg이 감량됐으며, 맛있는 음식을 섭취할 수 있음에도 불구하고 대부분의 체중이 제지방에서 감소되었다(105). 이 연구와 다른 연구(126)에 따르면 저산소증 자체가 식욕과 음식 섭취를 모두 억제하여 체중 감소와 체성분의 변화를 초래하는 것으로 나타났다. 이러한 근육량의 변화는 $\dot{V}O_2$ max의 변화와 직접적으로 연관되어 있으며 분명 운동 능력에 영향을 미칠 것이다.

요약 *In Summary*

- 1978년 산소가 없는 에베레스트 정상에 등반가들이 등정했으며, 이는 그 고도에서 $\dot{V}O_2$ max가 안정 시 최대 산소 섭취량보다 약간 높을 것이라고 생각했던 과학자들을 놀라게 했다. 그들은 나중에 기압이 이전에 생각했던 것보다 더 높으며 이 고도에서 예상되는 $\dot{V}O_2$ max는 약 15 ml · kg^{-1} · min–^{1}이라는 것을 발견했다.
- 이렇게 높은 고도에서 성공하는 사람들은 과호흡을 할 수 있는 능력이 뛰어나며, 이것은 혈액 내 PCO_2와 H^+가 낮아지고 동일한 동맥 PO_2에서 더 많은 산소가 헤모글로빈과 결합할 수 있게 된다.
- 마지막으로, 극한 고도 등반에 성공한 사람들은 체중과 type I 및 type II 근육 섬유의 단면적 감소를 초래하는 식욕부진을 극복해야 한다.

열

12장에서는 운동에 따른 체온 변화, 열 손실 메커니즘의 활성화, 그리고 열에 대한 적응의 이점을 설명했다. 이 절에서는 운동 중 열 손상을 예방하는 방법에 대해 설명한다.

고열

우리의 심부 온도(37°C)는 사망에 이를 수 있는 45°C의 수치에서 몇 도밖에 차이가 나지 않는다(12장 참조). 이러한 점과 장거리 달리기 대회, 트라이애슬론, 체력 프로그램, 축구 경기가 연중 더운 시기에 많이 개최된다는 사실을 고려할 때, **고열**(hyperthermia)과 열 관련 질환의 가능성은 증가한다(15, 51, 65). 열 손상은 실무율 법칙이 아니라, 인식하고 처리해야 하는 일련의 단계들로 구성되어 있으며, 가장 경미한 단계에서 가장 심각한 단계로의 진행을 막기 위해 주의가 필요하다(64). 이러한 단계들에는 **운동 유발성 근경련**(exercise-induced muscle cramps), **열 실신**(heat syncope), **열 탈진**(heat exhaustion) 그리고 **열사병**(heat stroke)이 포함된다. 표 23.3에서는 각 단계를 요약하여 징후, 증상 및 응급처치를 보여준다(22). 특히 열사병은 생명을 위협할 수 있는 응급 상황으로, 신속하게 심부 온도를 낮추는 것이 중요하다. 이를 위해 냉수 및 얼음물에 입수는 심부 온도를 정상 수준으로 되돌리는 방법으로 권장된다(5, 21, 23). 이러한 문제를 인식하고 대처하는 것이 중요하지만, 발생하지 않도록 예방하는 것이 더 바람직하다.

표 23.3 운동성 열 질환

열 질환	징후 및 증상	즉각적인 관리
운동 유발성 근육 경련: 운동 중 또는 운동 후 갑작스러운 불수의적 근육 수축	눈에 보이는 경련 여러 근육 그룹을 포함할 수 있음	안정, 수동적 스트레칭, 얼음처치, 마사지 수분 보충
열 실신: 탈수, 저혈압, 정맥 울혈로 인한 기립성 현기증	현기증, 시야가 좁아지며 짧은 실신 상태	그늘진 곳으로 이동하기 다리를 심장 높이보다 높게 올리기 피부를 시원하게 하기 수분 보충
열 탈진: 심혈관 기능 부전, 저혈압 또는 중추피로로 인해 더위 속에서 효과적으로 운동할 수 없는 상태	과도한 피로 실신 혼란, 방향 감각 상실	그늘진 곳으로 이동하기 여분의 옷/장비 제거 다리를 심장 높이보다 높게 올리기 얼음 수건과 선풍기로 더위 식히기 의사와 수분 보충 상의
운동성 열사병: 신경 정신 장애와 높은 체온이 특징, 응급상황	방향 감각 상실, 혼란, 현기증, 히스테리 직장 온도 >40.5°C 땀이 많이 나는 피부	여분의 옷/장비 제거 30분 이내에 체온을 <38.9°C (<102°F) 이하로 낮추기 차가운 물(15°C/60°F)이 담긴 수영장/욕조 사용, 물을 세게 순환시키기 의료진이 있는 경우 정맥 수액 라인을 설치 의료 시설로 이동

출처: Adapted from Casa, Douglas J., Julie K. DeMartini, Michael F. Bergeron, Dave Csillan, E. Randy Eichner, Rebecca M. Lopez, Michael S. Ferrara, Kevin C. Miller, et. al. "National Athletic Trainers Association Position Statement: Exertional Heat Illnesses." *Journal of Athletic Training* 50(9): 986-1000, 2015.

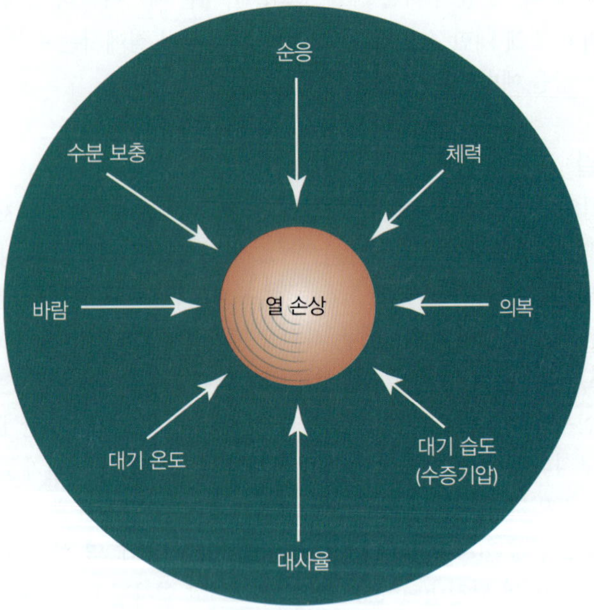

그림 23.9 열 손상에 영향을 미치는 요인.

그림 23.9는 열 손상과 관련된 주요 요인을 보여준다. 각 요인은 열 손상에 대한 민감성에 독립적으로 영향을 미친다:

체력

높은 수준의 체력은 열 손상의 위험을 낮추는 것과 관련이 있다 (47). 건강한 피험자는 더위 속에서 더 많은 일을 견딜 수 있고 (35), 더 빨리 적응하며(15), 더 많은 땀을 흘릴 수 있다(13). 그러나 체력이 매우 좋은 사람들도 운동 관련 열사병에 걸릴 수 있다 (5).

환경 적응

10~14일 동안 더위 속에서 낮은 강도($\dot{V}O_2$ max <50%)와 장시간(60~100분) 또는 중간 강도($\dot{V}O_2$ max 75%)와 짧은 시간(30~35분)으로 운동하면 다음과 같은 효과를 얻을 수 있다(5, 15, 50, 61, 71, 101):

- 혈장량, 피부 혈액순환 및 발한 증가
- $\dot{V}O_2$ max, 최대 심박출량 및 LT의 파워 출력의 증가
- 최대하 운동에 대한 체온 및 심박수 반응 감소
- 땀에서의 염분 손실 및 나트륨 고갈 가능성 감소
- 유산소 운동수행능력 향상

이러한 순응 과정은 운동성 열사병과 열 탈진을 예방하는 최선의 방법이다(5). 미국선수트레이너협회(National Athletic Trainers' Association, NATA)는 축구 선수들을 위해 운동 강도와 지속 시간, 착용 장비의 단계적 조절 계획을 제공하며, 이 계획은 중요하다. 왜냐하면 시합 전 첫 2~3주 동안이 선수들이 열 탈진에 걸릴 위험이 가장 높기 때문이다(22).

수분 보충

부적절한 수분 보충은 땀의 발한율을 감소시키고 열 손상 가능성을 증가시킨다(108, 110, 111). 22장에서는 액체 순환 과정에 대해 설명했으며, 일반적으로 운동 중 체수분을 보충하는 데 있어 물, 이온음료, 탄산 이온음료 간에 차이는 없었다(20, 26, 139). 그러나 나트륨이 함유된 음료는 갈증을 유발하여 자발적인 음료 섭취를 증가시킬 수 있다(117).

환경 온도

대류와 복사에 의한 열 손실 메커니즘은 피부와 환경 간의 온도 차이에 달라진다. 피부 온도보다 높은 온도에서 운동하면 열 생산이 증가한다. 이때 신체 온도를 안전하게 유지하려면 땀의 증발이 보상 역할을 해야 한다. 열 손상 위험을 줄이기 위한 지침으로 습구 흑구 온도(Wet Bulb Globe Temperature) 사용에 대한 후속 설명 참조.

의복

증발을 촉진하기 위해 가능한 한 많은 피부 표면을 노출해야 한다. 면과 같이 땀을 "흡수"할 수 있도록 표면으로 땀을 증발시키는 소재를 선택한다. 이러한 점에서 면과 합성 섬유(예: 폴리에스터) 소재는 운동 중 체온 조절 및 주관적 감각 면에서 유사한 성능을 보였다(12, 31, 116). 그러나 물이 통과하지 않는 직물은 열 손상 위험을 증가시킨다. 그림 23.10은 트레드밀 달리기 중 다른 의복이 체온 반응에 미치는 영향을 보여준다(77). 미국 축구 연습의 첫 4일 동안 운동 관련 열 손상이 많이 발생하므로, 기구 착용을 제한하고 기후 적응과 수분 공급에 신경 쓰는 것이 중요하다(5).

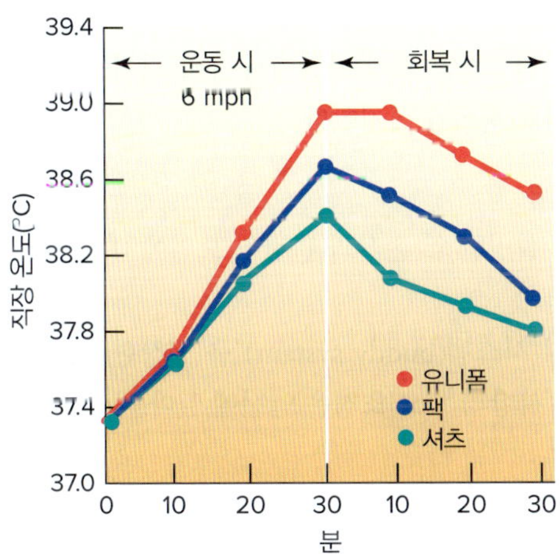

그림 23.10 다양한 유형의 유니폼이 트레드밀 달리기에 대한 체온 반응에 미치는 영향.

습도(수증기압)

땀의 증발은 피부와 환경 사이의 수증기압 차이에 따라 달라진다. 따뜻하거나 더운 환경에서는 상대 습도가 수증기압의 좋은 지표가 되며, 상대 습도가 낮을수록 증발이 촉진된다. 선행 연구에 따르면, 4일 동안 상대 습도를 24~40%, 60% 그리고 80%로 늘렸을 때, 70% $\dot{V}O_2$ max에서 탈진에 이르는 시간이 선형적으로 감소하였다. 흥미롭게도 실험 간에 심박수나 심부 온도에는 차이가 없었다(78). 열 손상 위험을 줄이기 위한 지침으로 습구 흑구 온도를 사용하는 방법에 대한 내용은 후속 설명 참조.

대사율

심부 온도는 운동 속도와 비례하기 때문에, 대사적 열 생성은 운동 중 신체가 경험하는 전체 열 부하에 중요한 역할을 한다. 신체 온도가 상승하기 시작하면, 속도를 낮추어 대사율과 생리적학적 계통의 부담을 줄일 수 있다. 그러나 속도를 자발적으로 낮출 수 없는 상황(예: 코치가 훈련을 지시하는 경우)에서는 열과 관련된 문제가 증가할 수 있다(21).

바람

바람은 더 많은 공기 분자를 피부에 접촉하게 하며 열 손실에 두 가지 방식으로 영향을 미칠 수 있다. 만약 피부와 공기 사이에 열 손실을 위한 온도 차이가 존재한다면, 바람은 대류에 의한 열 손실 속도를 증가시킨다. 마찬가지로, 공기가 수분을 수용할 수 있다면 바람은 증발 속도를 증가시킨다. 더운 환경에서 스스로 속도를 조절하는 운동 중에는 바람이 생리적 부담을 줄이고 운동수행 능력을 향상 시킨다(120).

열에 노출된 상태에서 운동할 때는 시간대도 고려해야 할 사항이다. 일반적으로 일교차로 인해, 신체 온도는 오전에 낮고 오후에 높은 편이며, 이로 인해 신체의 열 저장 능력이 오전에 더 크다(101). 남성 자전거 선수들이 따뜻한 환경(35°C, 60% RH)에서 $\dot{V}O_2$ max 65%로 탈신할 때까지 자전거를 탔을 때, 오전 실험에서 탈진까지 걸리는 시간이 더 길었으며(45.8분), 오후 실험에서는 짧았다(40.5분). 신체 온도는 오전 실험에서 처음 25분 동안은 더 낮았지만, 탈진 시점에는 차이가 없었다(56). 이 결과는 더 큰 열 저장 능력이 그 차이에 기여한 것으로 나타났다.

열 관련 질환의 예방 및 처치에 대한 실용적인 가이드는 추천 문헌의 Howe and Boden (2007) 참조.

체력에 대한 영향

체력 또는 운동하는 사람은 앞서 나열한 모든 요소에 대해 숙지하

며, 제안점은 다음과 같다:

- 열 질환에 대한 정보 제공: 경련, 현기증 등.
- 태양이나 태양열에 의해 달궈진 구조물로 인한 열 부하를 피하기 위해 하루 중 시원한 시간에 운동하기.
- 안전하게 적응하기 위해 높은 열/습도에 대한 노출을 단계적으로 늘리기.
- 운동 전, 운동 중, 운동 후에 물을 마시고 매일 체중을 측정하여 수분 섭취량을 측정하기.
- 가능한 많은 피부를 노출하기 위해 반바지와 민소매 셔츠만 입기.
- 활동 중 심박수를 측정하고 목표 심박수(THR) 범위 내에서 운동 강도를 낮추기.

마지막 권장 사항이 가장 중요하다. 심박수는 탈수, 대기열 부하 및 적응 상태를 나타내는 민감한 척도이다. 이러한 요인 중 하나라도 변하면 고정된 최대하 운동에 대한 심박수 반응이 달라진다. 또한, 더위 속에서 운동할 때 $\dot{V}O_2$ max와 %HRR의 비율 간의 관계는 유지된다(135, 136). 따라서 체력 참가자는 정기적으로 심박수를 측정하고 더운 날씨나 습도가 높은 날씨에는 THR 범위 내에 머무르기 위해 추가적인 주의가 필요하다는 것을 인식하는 것이 중요하다. 이를 위해, 선행 연구에 따르면 개인용 웨어러블 측정장치를 사용하면 신체 활동으로 인한 열 관련 질환의 발병을 예방하고 추적하는 데 유용할 수 있다는 점이 제시되었다(87). 연령은 때때로 열 손상과 관련된 위험 요인으로 거론되기도 하지만 앞서 언급한 요인들을 고려하면 그렇지 않을 수도 있다. 관심 있는 독자는 Kenney, Craighead, Alexander의 추천 문헌 참조.

퍼포먼스에 대한 영향

열 손상은 수십 년 동안 운동 경기에서 우려 사항이었다. 초기에는 주로 미식축구에 관련된 다수의 열사병으로 인한 사망 사건으로 인해 대부분의 관심이 이 스포츠에 집중되었다(16). 체력을 개선하고 적응을 촉진하기 위해, 그리고 연습 및 경기 중 물을 마시고 매일 체중을 측정하여 수분 상태를 측정하는 것이 강조되었으며, 이러한 노력의 결과로 1990년대 초반까지 열사병으로 인한 사망률이 꾸준히 감소하였다. 그러나 그 이후로 특히 고등학교 경기에서 미식축구 관련 열사병 사망자 수가 증가하고 있다. 실제로 미국 고등학교 운동선수들 사이에서 열사병은 사망과 장애의 주요 원인이다(46).

1990년대 초반의 낮은 사망률을 달성하기 위해 당시의 대책과 처방을 다시 도입할 필요가 있다. 또한, 미식축구 선수들의 열사병 사망률이 감소하는 동안 또 다른 운동 종목인 장거리 달리기에서 사망자 수가 증가했다(51, 65). 이 문제에 대해, 그리고 견고한 연구를 바탕으로 미국대학스포츠의학회(ACSM)는 장거리 달리기 중 열 손상 예방에 대한 지침서를 만들었으며(3), 그 일부가 개정되었다(5). 이 지침서에서 권장하는 요소들은 우리가 앞서 제시한 내용과 일치한다:

의료 책임자

- 스포츠 의학 전문가는 안전성을 강화하고 응급처치 조치를 조정하기 위해 감독과 협력해야 한다.

경기위원회

- 경기를 계획할 때 열에 대한 부담을 최소화하려면 더운 날은 피하고, 태양열의 부담이 적은(오전 8시 이전이나 오후 6시 이후 같은) 시원한 시간대에 개최한다.
- 대기열 스트레스 지수(다음 절의 "대기열 스트레스" 참조)를 사용하여 경기 참가 여부를 결정한다. 이에 대한 자세한 내용은 추천 문헌에서 Roberts (2010)를 참조.
- 급수대를 2~3 km마다 배치하여, 선수들이 15분마다 150~300 ml의 물을 마시도록 권장한다.
- 레이스 모니터를 명확히 평가하고 열 손상으로 인해 어려움을 겪을 수 있는 선수를 주의 깊게 관찰한다.
- 안전을 위해 교통 통제를 실시한다.
- 경기 코스 전체에 걸쳐 무선 통신을 사용한다.

의료 지원

- 의료 책임자는 지역 병원과 협력하여 구급차 서비스를 준비하고 문제가 있는 것으로 보이는 선수를 평가하거나 중지시킬 수 있는 권한을 가진다.
- 의료 책임자는 경기 현장에서 응급 처치를 제공할 수 있도록 의료 시설을 설치한다.

선수 교육

- 앞서 설명한 열 손상과 관련된 요인에 대한 정보를 제공한다.
- "버디 시스템(buddy system)"을 권장한다(17장 참조). 이 권장 사항의 주요 초점은 안전에 있다.

대기열 스트레스

이전 설명에서 고온과 상대 습도가 열 손상 위험을 증가시키는 요인으로 언급되었다. 어떤 환경과 관련된 전반적인 열 스트레스를 정량화하기 위해 **습구 흑구 온도**(Wet Bulb Globe Temperature,

WBGT) 가이드가 개발되었다(3). 이 전반적인 열 스트레스 지표는 다음과 같은 측정치로 구성된다:

건구온도(Dry Bulb Temperature, T_{db})

- 그늘에서 측정한 일반적인 온도

지구 복사온도(Black Globe Temperature, T_g)

- 직사광선에서 측정한 복사열의 부하

습구 온도(Wet Bulb Temperature, T_{wb})

- 수은온도계가 건조한 면 심지로 덮여 있는 공기 온도를 측정. 이 측정은 상대 습도(수증기압)에 민감하며 땀을 증발시키는 능력에 대한 지표를 제공.

WBGT 지수를 계산하는 데 사용되는 공식은 열 스트레스를 결정하는 데 있어 후자의 습구 온도가 얼마나 중요한지 보여준다(3):

$$WBGT = 0.7\ T_{wb} + 0.2\ T_g + 0.1\ Tdb$$

운동성 열사병(exertional heat stroke, EHS)의 위험은 다음과 같이 분류된다(5, 104):

- WBGT ≤50.0°F (≤10.0°C) — 저체온증 위험, EHS 발생 가능
- WBGT 50~65°F (10~18.3°C) — 저체온증과 고체온증의 위험 낮음, EHS 발생 가능
- WBGT 65.1~72.0°F (18.4~22.2°C) — 주의: 열 질환 위험 증가, 고위험군을 관찰 또는 경기 참가 금지
- WBGT 72.1~78.0°F (22.3~25.6°C) — 극도의 주의: 모든 사람에게 고열 위험 증가
- WBGT 78.1~82.0°F (25.7~27.8°C) — 극도의 주의: 체력 부족이거나 미적응된 사람에게 위험 증가
- WBGT ≥82.1°F (≥27.9°C) — 극도의 고열 위험: 취소 또는 연기

WBGT 지수가 널리 사용되고 있음에도 불구하고, 이 접근 방식은 환경적 열 스트레스 지수일 뿐 인간의 열 손상(heat strain)을 개별적으로 나타내는 것이 아니기 때문에 비판을 받아왔다(100). 특히, WBGT 지수가 땀의 증발이 억제되는 상황(예: 높은 습도 및/또는 낮은 공기 흐름)에서 열 스트레스 위험을 과소평가하는 경향이 있다는 점에 특별한 주의가 필요했다. 또한, 이는 기후 지수이기 때문에 대사적 열 생성이나 의복의 영향을 고려하지 않았다. 전문가 의견은 따라서 운동 종목과 참가자들의 체력상태 및 적응도에 따라 절대적인 기준을 설정하기 어렵다고 결론을 내렸다. 이들은 WBGT 지수를 열 질환의 잠재적 위험을 줄이기 위한 예방 조치를 시행하는 지침으로 사용해야 한다고 제안하였다(100). 또한 선수트레이너 협회도 마찬가지로 휴식 시간, 훈련 시간 등의 예시를 포함하여 열 질환을 예방하기 위한 지침을 제시하고 있다(22). 우리는 이러한 접근이 고온에서 진행되는 운동 경기의 향후 가이드라인 개발에 영향을 미칠 것이라고 확신한다.

열 손상의 위험을 증가시키는 환경적 요인 외에도, 이러한 요인이 운동 능력에 미치는 영향에 대해서는 의심의 여지가 없다. 예를 들어, 가장 빠른 마라톤은 남성의 경우 10.6~12.8°C, 여성의 경우 11.6~13.6°C의 환경 온도에서 진행되며, 환경 온도가 높을수록 기록이 점층적으로 느려진다(36). 당연히, 고온에서 운동하기 전에 몸을 미리 식히면 운동 능력을 향상시킬 수 있다. 최근 실용적인 접근법에 대한 검토에 따르면, 찬 음료가 가장 효과적이며, 그 다음으로 냉각 팩과 시원한 방이 효과적이었다(127). 이러한 다양한 방법은 훈련 중에 측정되고, 개개인의 선수에게 방해가 되지 않도록 최소화해야 한다(100).

요약 *In Summary*

- 열 손상은 온도, 수증기압, 적응, 수분 섭취, 의복, 신진대사율 등의 환경적 요인에 의해 영향을 받는다.
- 피트니스 참가자는 열 손상의 징후와 증상에 대해 교육을 받아야 한다. 활동 전, 활동 중, 활동 후에 물을 마시는 것의 중요성과 점차적으로 더위에 적응기, 하루 중 서늘한 시간에 운동하기, 적절하게 옷을 입기와 정기적으로 HR을 확인한다.
- 고온 및 습도가 높은 시기에 개최되는 도로 경주는 열 관련 부상 및 기타 부상을 최소화하기 위해 경주 감독과 의료 감독의 협조된 지혜가 필요하다. 고려사항으로는 하루 중 최적의 시간과 계절에 경주를 개최하는 것; 자주 물을 제공하는 것; 교통 통제; 문제가 있는 참가자를 식별하고 멈추게 하는 경주 모니터; 경주 모니터, 의료 감독, 구급차 서비스, 병원 간의 의사소통 등이 있다.
- 열 스트레스 지표에는 건구, 습구, 지구 온도가 포함된다. 수증기압을 나타내는 좋은 지표인 습구 온도는 전체 열 스트레스를 결정하는 데 있어 다른 두 가지보다 더 중요하다.

추위

고도와 열 스트레스만이 운동수행에 영향을 미치는 환경적 요인은 아니다. WBGT가 10°C 이하이면 저체온증과 관련이 있다. **저체온증**(hypothermia)은 체내 열 손실이 열 생산을 초과할 때 발생하며, 임상적으로 정상 온도보다 약 2°C (3.5°F) 떨어진 35°C

(95°F) 이하의 심부 온도로 정의된다(4). 차가운 공기는 여러 가지 방법으로 이 과정을 촉진한다. 첫째로, 가장 분명한 점은 대기 온도가 피부 온도보다 낮을 때 대류에 의한 열 손실이 발생하며, 말초 혈관 수축과 떨림을 포함한 생리학적 기전이 발생한다. 둘째, 확실하지 않지만 차가운 공기는 수증기압이 낮기 때문에 피부에서 수분이 증발을 촉진해 몸을 더 차갑게 만든다. 이러한 복합적인 효과는 치명적일 수 있으며, 퓨의 보고서에서는 45 mile "걷기" 대회 중 발생한 3명의 사망 사례로 이를 확인할 수 있다(95).

저체온증은 심부 온도를 기준으로 경증부터 중증까지 그 심각한 단계는 다양할 수 있다(4):

- 가벼운 저체온증
  - 35°C (95°F) – 최대 떨림
  - 34°C (93.2°F) – 기억상실, 판단력 저하
- 중등도 저체온증
  - 33°C (91.4°F) – 운동 실조, 무기력
  - 31°C (87.8°F) – 떨림 멈춤, 동공 확장
  - 29°C (85.2°F) – 의식 상실
- 심각한 저체온증
  - 28°C (82.4°F) – 심실 세동
  - 26°C (78.8°F) – 통증에 대한 반응 없음
  - 24°C (75.2°F) – 저혈압, 서맥
  - 19°C (66.2°F) – EEG 무반응
  - 13.7°C (56.7°F) – 성인의 생존 최저 온도

그림 23.11은 저체온증과 관련된 요소들을 보여준다. 여기에는 온도, 수증기압, 바람, 대기수분의 유무와 같은 환경적 요소; 의복 및 피하지방과 같은 단열 요인; 개인의 특성(예: 연령 및 성별); 그리고 사용 가능한 연료를 포함한 지속적인 열 생산 능력 등이 포함된다(24). 이제 저체온증과 관련하여 각 요소에 대해 설명할 것이다. 이 주제에 대한 자세한 내용은 ACSM 지침서(4)와 미국선수트레이너 협회 지침서(19)를 참조.

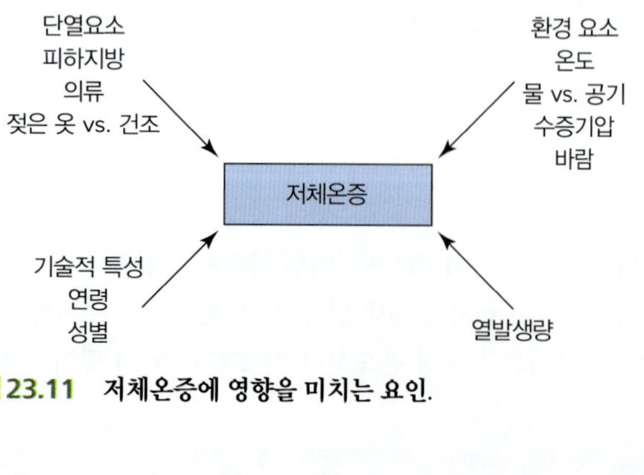

그림 23.11 저체온증에 영향을 미치는 요인.

환경적 요인

12장에서 소개한 열 손실 메커니즘에는 전도, 대류, 복사 및 증발이 포함된다. 저체온증은 열 생산보다 더 많은 열 손실로 인해 발생한다는 점을 고려할 때, 이러한 메커니즘이 어떻게 관련되는지를 이해하면 이 문제를 해결하는 방법에 대한 논의를 촉진할 수 있다.

전도, 대류 및 복사는 피부와 환경 사이의 온도 차에 따라 달라지며, 차이가 클수록 열 손실률이 커진다. 놀라운 점은 저체온증을 유발하기 위해 대기 온도가 반드시 영하로 내려갈 필요는 없다는 것이다. 실제로, 다른 환경 요인들이 온도와 상호작용하여 열 손실을 촉진함으로써 위험한 상황을 만들 수 있으며, 이러한 요인들 중에는 바람과 물이 속한다.

풍속냉각지수

어떤 특정 온도에서의 열 손실 속도는 풍속에 직접적인 영향을 받는다. 바람은 피부와 접촉하는 차가운 공기 분자의 수를 증가시켜 열 손실을 가속화한다. **풍속냉각지수**는 온도와 풍속의 조합에 따른 "체감" 온도를 나타낸다. 시플(Siple)과 파셀(Passel)(115)은 다양한 풍속과 온도에서 열이 얼마나 빨리 손실되는지 예측하는 공식을 개발했다:

$$\text{풍속냉각}(\text{kcal} \cdot \text{m}^{-2} \cdot \text{hr}^{-1}) = [\sqrt{WV \times 100} + 10.45 - XV] \times (33 - T_A)$$

여기서 WV = 바람 속력($m \cdot s^{-1}$); 10.45: 상수, 33: 피부 온도 33°C, T_A: 대기 건구온도(°C)이다. 시플과 파셀은 노출된 피부가 얼어붙는 데 걸리는 시간을 추정하고 풍속과 온도의 조합에 따라 "위험" 수준을 도표로 작성했다.

이 공식(43)은 오랫동안 사용되었으나, 풍속의 증가가 조직의 냉각에 미치는 영향을 과대평가하고 온도 감소의 영향을 과소평가하는 것으로 여겨졌다(30). 국제기상서비스국(**https://www.weather.gov/ffc/wci**)에서는 다음과 같은 풍속냉각공식을 채택하고 있다:

$$\text{풍속냉각}(°F) = 35.74 + 0.6215\,(T) - 35.75\,(V^{0.16}) + 0.4275T\,(V^{0.16})$$

여기서 풍속(V)은 mph, 기온(T)은 °F 단위이다.

표 23.4는 다양한 풍속과 온도에 따른 풍속냉각온도를 계산한 값과 동상 발생에 걸리는 시간을 제공한다. 달리기, 자전거 타기, 또는 크로스컨트리 스키를 타는 경우 바람을 맞을 때는 바람의 영

표 23.4 풍속냉각지수

풍속(mph)	온도(°F)																	
잔잔함	40	35	30	25	20	15	10	5	0	-5	-10	-15	-20	-25	-30	-35	-40	-45
5	36	31	25	19	13	7	1	−5	−11	−16	−22	−28	−34	−40	−46	−52	−57	−63
10	34	27	21	15	9	3	−4	−10	−16	−22	−28	−35	−41	−47	−53	−59	−66	−72
15	32	25	19	13	6	0	−7	−13	−19	−26	−32	−39	−45	−51	−58	−64	−71	−77
20	30	24	17	11	4	−2	−9	−15	−22	−29	−35	−42	−48	−55	−61	−68	−74	−81
25	29	23	16	9	3	−4	−11	−17	−24	−31	−37	−44	−51	−58	−64	−71	−78	−84
30	28	22	15	8	1	−5	−12	−19	−26	−33	−39	−46	−53	−60	−67	−73	−80	−87
35	28	21	14	7	0	−7	−14	−21	−27	−34	−41	−48	−55	−62	−69	−76	−82	−89
40	27	20	13	5	−1	−8	−15	−22	−29	−36	−43	−50	−57	−64	−71	−78	−84	−91
45	26	19	12	5	−2	−9	−16	−23	−30	−37	−44	−51	−58	−65	−72	−79	−86	−93
50	26	19	12	4	−3	−10	−17	−24	−31	−38	−45	−52	−60	−67	−74	−81	−88	−95
55	25	18	11	4	−3	−11	−18	−25	−32	−39	−46	−54	−61	−68	−75	−82	−89	−97
60	25	17	10	3	−4	−11	−19	−26	−33	−40	−48	−55	−62	−69	−76	−84	−91	−98

동상 시간 ■30분 ■10분 ■5분

풍속냉각(°F) = 35.74 + 0.6215T − 35.75(V0.16) + 0.4275($V^{0.16}$)

T = 대기 온도(°F) V = 풍속(mph)

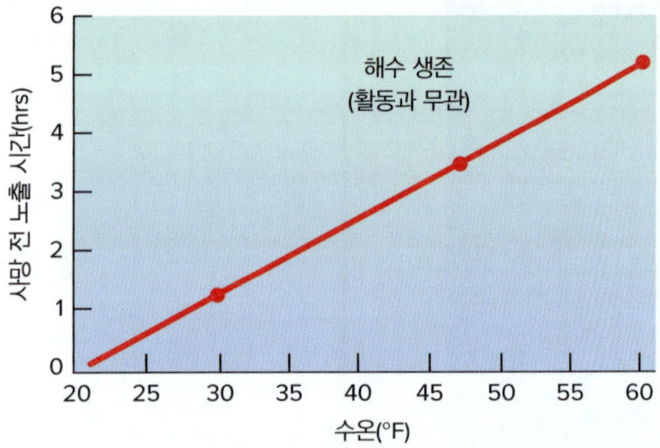

그림 23.12 다양한 수온이 난파된 사람들의 생존에 미치는 영향.

향을 평가하기 위해 자신의 속도를 풍속에 합하여 계산해야 한다. 예를 들어, 바람이 없는 날 0°F에서 시속 20 mph로 자전거를 타는 것은 –22°F의 풍속냉각기온에 해당한다(25). 바람과 함께 비가 내리면 단순히 바람만 불 때보다 열 손실이 급격하게 증가된다(138). 이는 다음 절에서 이어진다.

수분

수분의 열 전도성은 공기보다 약 25배 높기 때문에, 동일한 온도의 공기보다 물에서는 25배 더 빠르게 열을 잃을 수 있다(59). 그림 23.12는 차가운 물에서 난파된 사람이 몇 시간 내에 사망할 수 있음을 보여준다. 공기와 달리 물은 피부와 물의 경계에서 거의 또는 전혀 단열 효과를 제공하지 않으므로, 체온이 빠르게 손실된다. 차가운 물속에서의 움직임은 팔과 다리에서의 열 손실을 증가시키므로, 장시간 물에 잠긴 상태에서는 가능한 한 움직이지 않는 것이 좋다(4, 59). 체지방과 의복의 단열이 열 손실률에 미치는 영향은 다음 절에서 이어진다.

요약 *In Summary*

- 저체온증은 자연 및 추가 단열재, 환경 온도, 대기압, 바람, 침수, 열 발생의 영향을 받는다.
- 풍속냉각지수는 바람이 피부의 유효 온도를 낮추어 대류에 의한 열 손실이 같은 온도의 잔잔한 공기보다 더 커지는 것을 설명한다.
- 물은 같은 온도의 공기에 노출될 때보다 대류에 의해 열이 25배 더 빨리 손실된다.

단열 요인

신체의 열이 손실되는 속도는 신체와 대기 사이의 단열 정도에 반비례한다. 단열의 특징은 피하지방의 두께, 의복의 방한 능력, 의복이 습윤 또는 건조 상태 여부와 관련이 있다.

피하지방

표면적당 신체 전체의 단열(열을 통한 손실)을 나타내는 훌륭한 지표는 평균 피하지방 두께이다(54). 퓨(Pugh)와 에드홈(Edholm)(96)의 관찰에 따르면, "비만" 남성이 16°C의 물에서 7시간 동안 체온 변화 없이 수영할 수 있었던 반면, "마른" 남성은 심부 온도가 34.5°C가 되면 30분 이내 물속을 나와야 한다는 점이 이를 뒷받침한다. 장거리 수영 선수는 단거리 수영 선수보다 체지방이 많은 경향이 있다. 더 높은 체지방은 신체 온도를 유지하는 데 도움을 줄 뿐만 아니라, 체지방이 많은 수영 선수는 부력이 더 커져 일정한 속도로 수영할 때 에너지를 적게 소비한다. 이는 체지방이 많은 개인이 이러한 경기에서 초기 성공을 거두면서 장거리 수영을 스스로 선택할 가능성이 있다는 것을 의미한다(57). 또한, 체지방은 추위에 노출되었을 때 발생하는 떨림 반응의 시작과 정도에 영향을 미친다(뒷장의 "열 생산" 내용 참조).

의복

의류는 우리의 자연적인 피하지방 단열을 확장하여 매우 추운 환경에서도 견딜 수 있게 해준다. 의복의 단열은 **클로**(clo) 단위로 나타내며, 1 clo는 환경 온도가 21°C, RH가 50%, 그리고 공기 이동이 $6\ m \cdot min^{-1}$일 때, 휴식 상태(1 MET)에서 심부 온도를 유지하는 데 필요한 단열을 의미한다(14). 신체에 인접한 공기의 clo 값은 0.8 clo이다. 공기 온도가 낮아질수록, 피부와 대기 온도 간의 차가 커지기 때문에 심부 온도를 유지하려면 더 높은 clo 값을 가진 의복을 착용해야 한다(89). 그림 23.13은 –50~+30°C(–60~+ 80°F)에 이르는 광범위한 온도 범위에서 다양한 에너지 소비에 필요한 단열 수치를 보여준다(14). 열 생산이 증가함에 따라 심부 온도를 유지하기 위해 단열은 줄어들어야 한다는 것은 분명하다. 의복을 여러 겹으로 입으면 심부 온도를 유지하는 데 필요한 단열이 줄어들어 이러한 경우 옷을 하나씩 벗을 수 있다. 이러한 단계를 따르면 단열수치에 따라 떨어뜨릴 수 있는 땀을 최소화할 수 있다. 실제로, 야외 운동을 처음 시작하는 사람들이 흔히 저지르는 실수는 운동을 위해 과하게 옷을 입는 것이다.

다음 연구에서 의복이 체온(및 편안함) 유지를 어떻게 돕는지에 대한 실질적인 예를 확인할 수 있다. 머리에서의 열 손실은 +32°C에서 –21°C로 선형적으로 증가하며, 기온이 –4°C일 때 전체 열 생산의 약 절반이 머리를 통해 손실된다. clo 값이 3.5인 간단한 "헬멧"을 착용하면 0°C를 유지하며 외출할 수 있다(42).

의복은 공기를 보존하여 공기의 열 전달을 차단하여 단열 효과를 제공한다. 그러나 의복이 젖으면 단열 효과가 감소하는데, 이는 수분이 체내에서 더 빠르게 열을 전도할 수 있기 때문이다

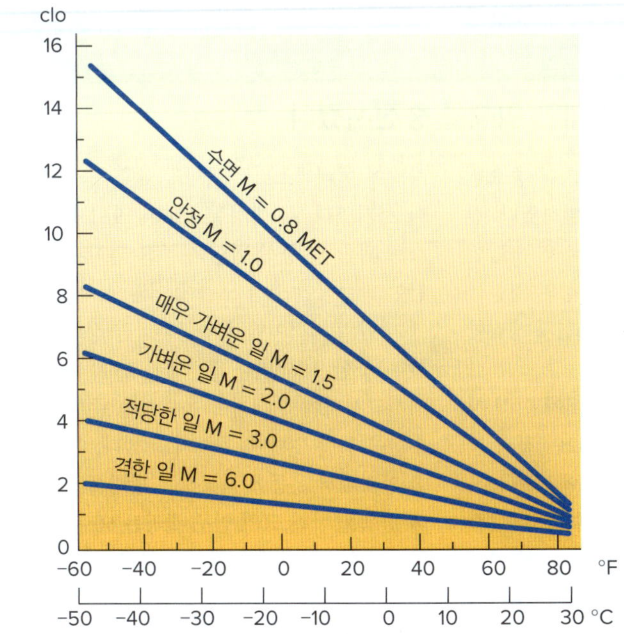

그림 23.13 −50°C에서 +30°C의 환경 온도에서 에너지 소비율이 증가함에 따라 의류(공기 포함)의 단열 요구 사항의 변화.

(59). 따라서 땀이나 강수로 인해 옷이 젖지 않도록 하는 것이 가장 중요한 목표이다. 과도한 열 전달 문제는 추운 환경의 매우 낮은 수증기압에서 더욱 악화된다. 12장에서 설명한 바와 같이, 대기의 수증기압은 증발에 영향을 미치는 주요 요인이며, 기온 환경이 낮을 때 상대 습도가 높더라도 수증기압은 낮다. 실내에서 경기를 마치고 나서 춥고 습한 날씨에 밖으로 나갔을 때 몸에서 "수증기"가 나는 것을 본 적이 있을 것이다. RH가 거의 100%인 상황에서 어떻게 이런 일이 가능할까? 피부 온도가 상승했기 때문에 피부 표면에서 수증기압이 높아져 수증기압에 차이가 생기게 된다. 이러한 상황에서는 몸이 매우 빠르게 식게 된다. 그렇기 때문에 차갑고 습한 바람이 부는 환경에서는 저체온증의 위험이 더 높아진다. 풍속냉각지수에서 설명된 것처럼 바람에 의한 열 전달을 증가시킬 뿐만 아니라 증발도 촉진시킨다(52).

열 생산

그림 23.13은 에너지 소비가 증가함에 따라 심부 온도를 유지하는 데 필요한 단열 정도가 감소한다는 것을 보여준다. 이는 우리 몸의 "자연적인" 단열재인 피하지방에도 해당된다. 맥아들(McArdle) 등(83)은 지방이 많은 남성(체지방률 27.6%)이 20°C, 24°C, 28°C의 물에 1시간 동안 입수했을 때, 물 밖에서 측정한 값과 비교하여 안정 시 $\dot{V}O_2$와 심부 온도는 변하지 않았음을 보여주었다. 반면에 더 마른 남성(체지방률 <16.8%)은 빠른 열 손실을 대응하기 위해 $\dot{V}O_2$가 증가했지만, 심부 온도는 여전히 감소하였다. 동일한 실험의 피험자가 이 차가운 물속에서 $\dot{V}O_2$가 1.7 L · min^{-1}로 요구되는 운동을 했을 때, 심부 온도의 저하는 예방 또는 지연되었으며(84), 이는 저체온증 예방에 높은 열 생산율이 중요함을 보여준다. 다른 연구들도 이러한 결과를 지지하며, 마른 사람들이 추운 공기에 노출되었을 때 더 일찍 그리고 떨림의 정도가 더 커지는 것으로 나타났다(121). 유사한 결과는 건강한 피험자에서도 보고되었다(9).

연료 사용

차가운 물에 입수한 상태에서 떨림은 산소 소비량을 1,000 ml/min까지 증가시킬 수 있으며, 이때 충분한 영양 섭취를 한 사람에게는 떨림을 지원하기 위해 지방이 주요 연료로 사용된다(4). 그러나 탄수화물 저장량이 부족할 경우 저혈당이 발생할 수 있으며, 이는 떨림에 영향을 미칠 수 있다. 또한, 갑작스러운 떨림은 근 글리코겐의 고갈로 이어진다. 따라서 저체온증의 위험을 줄이기 위해서는 충분한 탄수화물의 저장이 중요하다(4). 체지방과 신체 형태가 추위에 대한 대사 반응에 중요한 역할을 한다는 점을 고려할 때, 성별과 연령에 따라 차이가 있는가?

피험자 특성

성별과 나이와 같은 피험자의 특성은 추위에 노출되었을 때의 신진대사 및 체온 반응에 영향을 미친다.

성별

차가운 물에 노출되었을 때의 성별 차이는 여성들이 평균적으로 동일한 체중과 연령대의 남성보다 더 높은 체지방률, 두꺼운 피하층, 적은 제지방량, 그리고 더 높은 표면적 대 질량 비율을 가진다는 연구 결과와 관련이 있다. 안정 시, 피하지방 두께가 동일하더라도 여성은 남성보다 체온이 더 빨리 감소하는 경향이 있다. 반면에, 차가운 물에서 운동을 할 때 동일한 체지방률을 가진 남성과 여성 모두 유사한 체온 감소를 보인다. 따라서 추위에 대한 심부 온도 반응의 성별 차이는 주로 신체 조성과 인체 형태 차이로 설명될 수 있다(24). 또한, 무월경 상태인 여성은 월경이 규칙적인 여성보다 추위에서 운동할 때 심부 온도를 유지하는 능력이 떨어진다는 점을 명심해야 한다(4).

나이

일반적으로 60세 이상은 피부 혈관을 수축시키고 열을 보존하는

과학에서 중요한 인물 되돌아보기

L. G. C. E. 퓨는 극한 환경에서 생존하고 잘 기능하는 방법에 대한 이해를 증진시켰다

추위, 더위, 고도가 수행능력에 미치는 영향을 다루는 이 장에서는 불리한 환경에 적응하는 생리학에 대한 이해에 큰 영향을 미친 한 인물을 소개하는 것이 중요하다: **Lewis Griffith Cresswell Evans (L.G.C.E.) Pugh, M.D.**

L.G.C.E. 퓨는 1909년 영국에서 태어났다. 그는 옥스퍼드 뉴 대학에 입학하여 1931년에 학사 학위를 받았다. 그 후 1931년부터 1933년까지 자연과학을, 1938년까지 의학을 공부하여 의학학사 및 석사 학위를 받았다. 그는 다운힐 및 크로스컨트리 스키 선수로 1936년 영국 동계 올림픽에 출전했으며, 1939년에는 의무 장교로 입대하여 유럽과 중동에서 복무했다. 1943년에는 레바논의 산악전투 훈련 센터로 파견되어 산악전투 병력을 선발, 훈련, 평가하는 임무를 맡았다. 그곳에서 그는 고도, 환경 온도, 영양, 의복, 체력이 인간의 수행능력에 미치는 영향에 대한 체계적인 연구에 참여하게 되었고, 이 중요한 연구를 바탕으로 훈련 매뉴얼을 개발하였다. 전쟁이 끝난 후 그는 영국 해군의 북극 연구 탐험에 참여했고, 1950년에는 극한 환경의 영향을 연구하기 위해 의학 연구 위원회의 인체 생리학 부서의 직책을 수락하였다.

퓨 박사는 1950년대와 1960년대에 여러 차례의 고도 탐험에 참여하였다. 1952년 첫 번째 탐험에서 그는 인간이 극한의 고도에서 기능하기 위해 어떤 종류의 의복, 영양, 수분 및 산소가 필요한지에 대한 이해를 얻었다. 그의 연구는 1953년 힐러리(Edmund Hillary)와 노르게이(Tenzing Norgay)가 최초로 정상에 오른 영국 에베레스트 원정의 성공에 결정적인 역할을 한 것으로 인정받았다. 1950년대 후반에는 에드먼드 힐러리와 함께 극한의 추위에 대한 인간의 내성을 연구하는 남극 탐험에 참여했으며, 두 사람이 에베레스트로 돌아갈 계획을 세운 것도 이 시기였다. 퓨 박사는 1960~1961년 에베레스트 과학 및 등산 탐험의 주요 과학자로서 인간이 만성적인 고산 노출에 어떻게 적응하는지에 대한 획기적이면서도 근본적인 정보를 제공했다. 또한, 1960년대 후반에는 2300 m 고도의 멕시코시티에서 개최될 올림픽을 준비하는 선수들을 돕는 일에 참여하기도 했다. 인간이 극한 환경에서 운동에 적응하는 방법을 이해하는 데 평생을 바친 그의 연구 결과는 60년 전과 마찬가지로 오늘날에도 여전히 의미가 있다. 그는 1994년에 사망하였다.

출처: Hansen, Peter H.; "Pugh, (Lewis) Griffith Cresswell Evans (1909 – 1994), physiologist and mountaineer," *Oxford Dictionary of National Biography;* The Register of L. G. C. E. Pugh Papers 1940 – 1986. San Diego, CA: Mandeville Special Collections Library, Geisel Library, University of California.

능력이 감소하기 때문에 젊은 사람보다 추위에 노출되는 것에 대한 내성과 열에 대한 민감성이 떨어진다. 즉, 온도 감소에 대한 반응이 감소하여 더 많은 열 손실이 발생할 수 있는 시간을 갖게 된다. 성인과 달리 어린이는 질량 대비 큰 표면적과 적은 피하지방을 가지고 있다. 이러한 해부학적 차이로 인해 차가운 물에 노출되면 심부 온도가 더 빨리 떨어지고 저체온증의 위험이 더 커진다. 앞서 언급한 성별 차이(또는 그 부족)와 유사하게, 피하지방이 성인 남성과 동일한 11~12세 어린이도 추운 날씨에서 운동을 할 때 동일한 심부 온도 반응을 보였다(4). 인간이 극한 환경에 적응하는 생리학적 이해에 큰 영향을 미친 과학계의 중요한 인물에 대해 알아보려면 과학에서 중요한 인물 되돌아보기 참조.

요약 *In Summary*

- 피하지방은 주요 "자연" 단열재이며 사람이 차가운 물에 노출되었을 때 급격한 열 손실을 방지하는 데 효과적이다.
- 의류는 단열을 증대하며, 의류의 단열 값은 clo 단위로 표시되고, 1 clo는 21°C, 50% RH로 설정된 실내에서 공기 이동이 $6\ m \cdot s^{-1}$인 상태에서 심부 온도를 유지하는 데 필요한 것을 나타낸다.
- 신체 온도를 유지하는 데 필요한 단열의 양은 대사 열 생성이 신체 온도를 유지하는 데 도움이 되기 때문에 운동할 때 더 줄어들며, 운동할 때는 옷을 여러 겹 입어야 하므로 체온이 증가함에 따라 한 번에 하나의 단열재를 제거할 수 있다.
- 추위에 노출되면 열 생산이 증가하며, $\dot{V}O_2$의 증가와 체지방 증가 사이에는 반비례 관계가 있다. 여성은 일반적으로 찬물에 노출될 때 남성보다 더 빨리 차가워지며, 더 큰 떨림 자극에도 불구하고 떨림이 시작되는 시간이 더 오래 지연되고 $\dot{V}O_2$가 더 낮게 나타난다.

저체온증에 대처하기

체온이 떨어지면 사람의 운동 능력이 저하되고, 말이 어눌해지며, 판단력이 흐려진다. 앞서 언급했듯이, 저체온증으로 인해 사망할 수 있으며, 이러한 상태가 발생하면 즉시 조치를 취해야 한다. 다음은 미국선수트레이너협회의 저체온증에 대한 대처 방법의 지침이다(19):

- **가벼운 저체온증**
  - 젖은 옷이나 축축한 옷은 벗는다.
  - 머리를 포함하여 따뜻하고 건조한 옷이나 담요로 환자를 감싼다.
  - 바람과 비를 피할 수 있는 따뜻한 장소로 환자를 이동

시킨다.

- 신체를 다시 따뜻하게 할 때는 몸통과 열이 전달되는 부위(겨드랑이, 흉벽, 사타구니 등)를 따뜻하게 한다.
- 따뜻한 무알코올 음료와 탄수화물이 6~8% 함유된 음식을 제공한다.

■ **중등도/중증 저체온증**

- 심폐소생술(CPR)이 필요한지 확인하고 응급 의료 시스템을 가동한다.
- 젖은 옷이나 축축한 옷은 벗는다.
- 머리를 포함하여 따뜻하고 건조한 옷이나 담요로 환자를 감싼다.
- 바람과 비를 피할 수 있는 따뜻한 장소로 환자를 이동시킨다.
- 신체를 다시 따뜻하게 할 때는 몸통과 열이 전달되는 부위(겨드랑이, 흉벽, 사타구니 등)를 따뜻하게 한다.
- 의사가 없을 경우, 즉시 몸을 따뜻하게 하고 이송 중에도 계속 유지한다.
- 치료/이송 중에는 활력징후를 지속적으로 관찰하고 기도 확보를 준비한다.

요약 *In Summary*

- ■ 가벼운 저체온증의 경우 바람, 비, 추위를 피하게 하고, 젖은 옷을 벗기고 마른 옷을 입히고, 몸을 따뜻하게 하려면 몸통과 열이 전달되는 부위에만 열을 공급하고 따뜻한 음료와 음식을 제공한다.
- ■ 중등도/중증 저체온증의 경우 앞서 설명한 대로 생체 징후를 확인하고 응급의료시스템을 가동한 후 이송한다.

대기 오염

대기 오염은 화석 연료의 연소로 인해 발생하는 다양한 가스와 입자들로 구성된다. 이러한 오염 물질이 고농도로 존재할 때 발생하는 "매연"은 건강과 신체 기능에 해로운 영향을 미칠 수 있다. 이 가스는 산소 운반 능력을 감소시키고, 기도 저항을 증가시키며, 눈이 "따갑고" 가슴이 "아픈" 느낌으로 인해 인지하는 능력을 감소시킬 수 있다. 이러한 점은 근무 시간 동안 지속적으로 다양한 대기 오염에 노출되는 교통 경찰들을 대상으로 진행한 연구에서 확인되었다. 안정 시 생리적 반응은 정상이었으며, 운동 부하 검사 시 경찰의 1/3이 ECG 변화와 혈압 상승을 보였으며, 이들 중 대다수는 헤모글로빈의 포화도 저하를 경험하였다(123). 또한, 대기 오염이 심한 환경에 거주하는 어린이들은 대기의 질이 좋은 지역에 사는 어린이들에 비해 $\dot{V}O_2$ max가 현저히 낮다(140).

이러한 오염 물질에 대한 생리적 반응은 흡수된 양, 즉 "용량"과 관련이 있다. 용량을 결정하는 주요 요소는 오염의 농도, 오염 물질에 노출된 시간, 흡입한 공기량(농도 × 시간 × 환기량)이다(133). 이 마지막 요소는 운동 중에 증가하기 때문에, 오염 수준이 최고조에 달하는 시간대에 신체 활동을 줄여야 하는 이유 중 하나이다(40). 다음 절에서는 주요 대기 오염 물질인 미세먼지, 오존, 이산화황, 일산화탄소에 대해 설명하겠다.

미세먼지

대기는 미세 및 초미세 입자로 가득 차 있으며, 이는 일반적으로 **미세먼지**(particulate matter, PM)로 정량화된다. 많은 종류의 PM은 자동차의 내연기관(특히 디젤), 산업적 원인, 그리고 합성 연료 연소(예: 산불, 가정용 난방을 위한 과도한 장작 연소 등)와 연관이 있을 수 있다. 지난 10년 동안, 폐 질환을 촉진하고 상피를 넘어 순환계로 진입할 수 있다는 가능성 때문에 미세물질에 대한 관심이 증가했다(27, 39, 44, 92). 미세(<2.5 μm 직경, PM2.5) 및 특히 초미세(<0.1 μm 직경, PM1) 입자는 환경 요소와 상호작용하여 국소 염증 및 산화 스트레스를 촉진하여 폐, 심혈관 및 면역 기능을 손상시킬 수 있다(27, 39, 44, 92). 예를 들어, 도시와 시골 환경에서 지구력 훈련 프로그램을 진행했을 때, $\dot{V}O_2$ max의 증가에는 차이가 없었지만, 초미세물질이 높은 도시 환경에서는 염증성 생체지표가 증가하는 결과가 나타났다(10, 11). 따라서 운동선수, 특히 폐질환(예: 천식)에 민감한 사람들은 가능한 한 노출을 최소화해야 한다(일산화탄소 부분 참조). 예를 들어, 운동 전에 미세먼지에 노출된 경우 운동 중에 ECG 이상이 발생할 가능성이 있다는 연구 결과가 있으며(44), 최근의 여러 실험실 연구(중점연구 23.1 참조)에서도 미국 서부에서 발생한 산불의 환경 조건을 실험한 통제된 양의 여과된 연기(직경 <2.5 μm)를 흡입하면서 수행한 신체 활동에 대한 생리적 반응을 조사했다. 연구 결과, 연기 흡입량이 폐 기능에 즉각적인 영향을 미치지는 않았지만 혈액과 날숨 응축물(호기 수증기) 모두에서 산화 스트레스와 염증 지표가 높게 나타났다(39, 92, 133). 만성 염증, 산화 스트레스, 심혈관 및 폐질환 간의 연관성을 고려할 때, 향후 연구에서는 대기 오염 속 미세먼지의 만성 흡입이 생리적 기능과 운동 능력에 미치는 영향을 입증할 수 있을 것으로 보인다.

오존

우리가 호흡하는 오존은 자외선과 내연 기관의 배출가스가 반응하여 생성된다. 고농도 오존인 0.75 ppm에 2시간 동안 노출되면 $\dot{V}O_2$ max가 감소하지만, 다른 연구에 따르면 그 절반 이하인 0.3

ppm에 2시간 동안 노출되었을 때 염증 마커가 증가하고 폐 기능이 저하되는 것으로 나타났다(32). $\dot{V}O_2$ max에 미치는 영향은 용량 반응 패턴을 따르며, 오존 농도가 0.017 ppm 증가할 때마다 유산소 운동 능력은 1.5% 감소한다(45). 마지막으로, 0.12 ppm(미국의 대기 질 기준)이라는 낮은 농도에 장시간(6~12시간) 동안 노출되었을 때 폐 기능이 저하되고 호흡기 증상이 증가했다. 흥미롭게도 오존 노출에 대한 적응이 발생할 수 있으며, 피험자들은 "오존 기간" 동안 반복적인 노출에 대한 반응이 감소하는 현상으로 나타났다. 그러나 장기적인 폐 건강에 대한 우려로 오존 및 기타 오염 물질이 높은 시간대에는 격렬한 운동을 피하는 것이 좋다(40).

이산화황

이산화황(sulfur dioxide, SO_2)은 에너지 생산을 위해 화석 연료를 사용하는 제련소, 정유소 및 전기 시설에서 생성된다. SO_2는 정상인의 폐 기능에는 영향을 미치지 않지만 천식 환자에게는 기관지 수축을 유발한다. 이러한 반응은 흡입된 공기의 온도와 습도에 영향을 받는다. 코 호흡을 통해 SO_2를 "제거"하는 것이 권장되며, 기관지 확장제(cromolyn sodium) 및 베타수용체 작용제(β_2-agonists) 같은 약물은 천식 환자의 SO_2에 대한 반응을 부분적으로 차단할 수 있다(40).

일산화탄소

일산화탄소(carbon monoxide, CO)는 화석 연료, 석탄, 석유, 휘발유, 나무의 연소 및 담배 연기에서 발생한다. CO는 헤모글로빈에 결합하여 일산화탄소헤모글로빈(HbCO)을 형성하고 산소 운반 능력을 감소시킬 수 있다. 혈중 HbCO 수치가 증가하면 고도에 따라 최대하 운동(55) 및 $\dot{V}O_2$ max에 대한 생리적 반응에 영향을 미칠 수 있다. 혈중 일산화탄소 농도[HbCO]는 일반적으로 비흡연자의 경우 1% 미만이지만, 흡연자의 경우 10%까지 높아질 수 있다(102). Horvath 등(60)은 $\dot{V}O_2$ max를 감소시키는 데 필요한 HbCO의 임계 농도가 4.3%라는 것을 밝혀냈다. 그림 23.14는 혈중 HbCO 농도와 $\dot{V}O_2$ max의 감소 사이의 관계를 보여준다. HbCO가 4.3%를 넘어서면 HbCO가 1% 증가할 때마다 $\dot{V}O_2$ max는 1%씩 감소한다(103).

반면, 가벼운 운동을 수행할 때, 40% $\dot{V}O_2$ max 수준에서 지구력에 영향을 미치기 전에 [HbCO]가 15%까지 높아질 수 있다. 심혈관계는 최대하 운동을 하는 동안 HbO_2 농도가 감소할 때 더 큰 심박출량으로 보상할 수 있는 능력을 가지고 있다(60, 102, 103). 노출된 혈액에서 CO를 혈액에서 절반 정도 제거하는 데 2~4시간이 걸리기 때문에 CO는 수행 능력에 지속적인 영향을 미칠 수 있다(40).

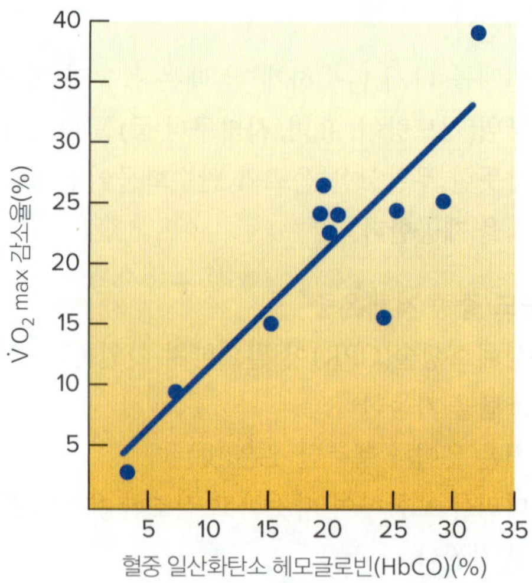

그림 23.14 혈중 일산화탄소 농도가 $\dot{V}O_2$ max의 변화에 미치는 영향.

안타깝게도, 실제 [HbCO]가 어떤 환경에서 어떤 수준일지는 예측하기 어렵다. 매연에 대한 이전 노출, 그리고 현재 노출과 관련된 환기 시간 및 속도도 고려해야 한다. 따라서 Raven (102)은 대기 오염이 있는 지역에서 운동할 때 다음과 같은 가이드라인을 제공한다:

- 생리적 효과는 노출시간과 노출량에 따라 달라지므로 운동 전에는 오염 물질에 대한 노출을 최소화해야 한다.
- 흡연 구역, 교통량이 많은 지역, 도시 환경 등 CO를 "대량으로" 흡입할 수 있는 장소는 피한다.
- 교통 체증으로 인해 공해가 가장 심한 시간대(오전 7~10시, 오후 4~7시)에는 활동을 계획하지 않는다.

공기오염 지수(air quality index, AQI)는 공기 정화법에서 규제하는 5가지 주요 대기 오염 물질[오존, 미세먼지(<2.5 μm 직경), 일산화탄소, 이산화황, 이산화질소]에 대한 공기질을 측정하는 지표이다. 그림 23.15는 AIQ를 색상으로 구분한 차트와 수치에 대한 해석을 보여준다. AIQ에 대한 정보는 일반적으로 지역사회의 일기 예보에서 제공되며, 어떤 사람은 다른 사람보다 낮은 수준의 오염 지수에서 증상을 경험할 수 있으며 이는 개인에 따라 다르다(18).

요약 *In Summary*

- 대기 오염은 운동수행에 영향을 미칠 수 있으며, 미세먼지에 대한 급성 노출은 민감하지 않은 사람들(예: 비천식 환자)의 폐 기능에 영향을 미치지 않을 수 있지만, 염증 및 산화 스트레스의 시스템 마커는 노출 즉시 증가한다.

공기오염 지수 건강 영향 수준	수치	의미
좋음	0~50	대기 질은 양호하며, 대기 오염은 거의 또는 전혀 위험을 초래하지 않음
적당한	51~100	대기 질은 무난하며, 일부 대기 오염 인자는 대기 오염에 유난히 민감한 사람들에게 약간의 건강 문제를 일으킬 수 있음
민감한 사람들에게 유해	101~150	민감한 집단의 구성원은 건강에 영향을 미칠 수 있으나, 일반 집단은 영향을 받을 가능성이 적음
해로움	151~200	모든 사람의 건강에 영향을 미치며, 민감한 집단의 구성원은 건강에 더 심각한 영향을 받음
매우 해로움	201~300	긴급 상황에 대한 건강 경고. 전체 인구가 영향을 받을 가능성 증가
위험	301~500	건강 경보: 모든 사람이 더 심각한 건강 문제를 경험할 수 있음

그림 23.15 공기오염 지수(AQI)–공기질과 건강에 대한 가이드. AIRNow 웹 사이트.
출처: AirNow. "Air Quality Index (AQI) Basics." Last modifided June 18, 2019. https://airnow.gov/index.cfm?action=aqibasics.aqi.

- 오존에 노출되면 $\dot{V}O_2$ max와 호흡 기능이 감소하고 SO_2는 천식 환자에게 기관지 수축을 유발한다.
- 일산화탄소는 헤모글로빈에 결합하여 산소 수송을 감소시킨다.
- 모든 유형의 오염과 관련된 문제를 예방하려면 노출 시간을 줄이고, 오염 물질의 "덩어리"를 피하고, 하루 중 오염도가 가장 적은 시간대에 활동을 계획을 세운다.
- 공기오염 지수가 야외 운동하기에 안전한 상태인지 확인해야 한다.

연구 문제

1. 고도가 높아짐에 따른 기압, 이산화탄소 및 공기 밀도의 변화를 설명하시오.
2. 스프린트 성능이 고도에 영향을 받지 않는 이유는 무엇인가?
3. 고도에서 최대 유산소 능력이 감소하는 이유와 이것이 장거리 레이스에서 수행능력에 어떤 영향을 미치는지 설명하시오.
4. 고도가 최대하 운동에 대한 HR 및 환기 반응에 미치는 영향을 그래픽으로 설명하고 가끔 고산에서 운동하는 체력 참가자를 위한 권장 사항을 제공한다.
5. 안데스 산맥의 고지대 주민들이 티베트에 사는 사람들과 비교하여 고도에 적응하는 생리적 과정을 설명하시오.
6. 고지대에서의 훈련은 유익할 수 있지만, 어떻게 하면 "자제"할 수 있는가? 이 문제를 어떻게 해결할 수 있는가?
7. 이전에는 고도에서 예상되는 최대 산소 섭취량($\dot{V}O_2$ max)이 기초대사율에 가깝기 때문에 산소 없이는 에베레스트산을 오를 수 없다고 믿었다. 1978년 두 명의 등반가가 에베레스트 등정에 성공했을 때 과학자들은 어떻게 이것이 가능한지 밝혀내야 했다. 산소 없이 등반할 수 있었던 주된 이유는 무엇인가?
8. 열 손상과 관련된 요인을 나열하고 설명하시오.
9. 열 스트레스 지수는 무엇이며, 습구 온도가 공식에서 그렇게 큰 비중을 차지하는 이유는 무엇인가?
10. 저체온증과 관련된 요인을 나열하시오.
11. 대류 열 손실에 대한 풍속냉각지수가 무엇인지 설명하시오.
12. clo 단위란 무엇이며, 운동할 때 단열 요구량이 적은 이유는 무엇인가?
13. 저체온증에 걸린 사람이 있다면 어떻게 하겠는가?
14. 일산화탄소가 $\dot{V}O_2$ max 및 지구력 성능에 어떤 영향을 미치는지 설명하시오.
15. 오염이 성능에 미치는 영향을 최소화하기 위해 어떤 조치를 취하겠는가?

추천 문헌

Chung, S. and P. Ainslie. 2022. Advanced Environmental Physiology second edition. *Human Kinetics*, Champaign, IL.

Howe, A. S., and B. P. Boden. 2007. Heat-related illness in athletes. *American Journal of Sports Medicine* 35: 1384–1395.

Kenney, W., D. Craighead, and L. Alexander. 2014. Heat waves, aging, and human cardiovascular health. *Medicine and Science in Sports and Exercise* 46: 1891–1899.

Wagner, P. 2017. Operation Everest II and the 1978 Habler/ Messner ascent of Everest without bottled O_2: what might they have in common? *Journal of Applied Physiology* 123: 1682–1688.

Roberts, W. O. 2010. Determining a "do not start" temperature for a marathon on the basis of adverse outcomes. *Medicine and Science in Sports and Exercise* 2: 226–232.

참고 문헌

1. **Adams WC, Bernauer EM, Dill DB, and Bomar JB, Jr.** Effects of equivalent sea-level and altitude training on $\dot{V}O_2$ max and running performance. *Journal of Applied Physiology* 39: 262–266, 1975.
2. **Alexander JK, Hartley LH, Modelski M, and Grover RF.** Reduction of stroke volume during exercise in man—following ascent to 3,100 m altitude. *Journal of Applied Physiology* 23: 849–858, 1967.
3. **American College of Sports Medicine.** Position stand: heat and cold illnesses during distance running. *Medicine and Science in Sports and Exercise* 28: i–x, 1996.
4. **American College of Sports Medicine.** Position stand: prevention of cold injuries during exercise. *Medicine and Science in Sports and Exercise* 38: 2012–2029, 2006.
5. **American College of Sports Medicine.** Position stand. Exertional heat illness during training and competition. *Medicine and Science in Sports and Exercise* 39: 556–572, 2007.
6. **Arsac LM.** Effect of altitude on the energetics of human best performances in 100 m running: a theoretical analysis. *European Journal of Applied Physiology*. 87: 78–84, 2002.
7. **Balke B, Nagle FJ, and Daniels J.** Altitude and maximum performance in work and sports activity. *JAMA* 194: 646–649, 1965.
8. **Ballmann C, McGinnis G, Peters B, Slivka D, Cuddy J, Hailes W, et. al.** Exercise-induced oxidative stress and hypoxic recovery. *European Journal of Applied Physiology* 114: 725–733, 2014.
9. **Bittel JH, Nonotte-Varly C, Livecchi-Gonnot GH, Savourey GL, and Hanniquet AM.** Physical fitness and thermoregulatory reactions in a cold environment in men. *Journal of Applied Physiology* 65: 1984–1989, 1988.
10. **Bos I, De Boever P, Vanparijs J, Pattyn N, Panis LI, and Meeusen R.** Subclinical effects of aerobic training in urban environment. *Medicine and Science in Sports and Exercise*. 45: 439–447, 2013.
11. **Brauner EV, Forchhammer L, Moller P, Simonsen J, Glasius M, Wahlin P, et al.** Exposure to ultrafine particles from ambient air and oxidative stress-induced DNA damage. *Environmental Health Perspectives* 115: 1177–1182, 2007.
12. **Brazaitis M, Kamandulis S, Skurvydas A, and Daniuseviciute L.** The effect of two kinds of t-shirts on physiological and psychological thermal responses during exercise and recovery. *Applied Ergonomics* 42: 46–51, 2010.
13. **Buono MJ and Sjoholm NT.** Effect of physical training on peripheral sweat production. *Journal of Applied Physiology* 65: 811–814, 1988.
14. **Burton A and Edholm O.** *Man in a Cold Environment.* London: Edward Arnold, 1955.
15. **Buskirk E and Bass D.** Climate and exercise. In: *Science and Medicine of Exercise and Sport*, edited by Johnson W, and Buskirk E. New York, NY: Harper & Row, 1974, pp. 190–205.
16. **Buskirk E and Grasley W.** Heat injury and conduct of athletics. In: *Science and Medicine of Exercise and Sport*, edited by Johnson W, and Buskirk E. New York, NY: Harper & Row, 1974, pp. 206–210.
17. **Buskirk ER, Kollias J, Akers RF, Prokop EK, and Reategui EP.** Maximal performance at altitude and on return from altitude in conditioned runners. *Journal of Applied Physiology* 23: 259–266, 1967.
18. **Campbell ME, Li Q, Gingrich SE, Macfarlane RG, and Cheng S.** Should people be physically active outdoors on smog alert days? *Canadian Journal of Public Health* 96: 24–28, 2005.
19. **Cappaert TA, Stone JA, Castellani JW, Krause BA, Smith D, and Stephens BA.** National Athletic Trainers' Association postion statement: environmental cold injuries. *Journal of Athletic Training* 43: 640–658, 2008.
20. **Carter JE and Gisolfi CV.** Fluid replacement during and after exercise in the heat. *Medicine and Science in Sports and Exercise* 21: 532–539, 1989.
21. **Casa DJ, Armstrong LE, Kenny GP, O'Conner FG, and Huggins RA.** Exertional heat stroke: new concepts regarding cause and care. *Current Sports Medicine Reports* 11: 115–123, 2012.
22. **Casa DJ, DeMartini JK, Bergeron MF, Csillan D, Eichner ER, Lopez RM, Ferrara MS, Miller KC, O'Connor F, Sawka MN, and Yeargin SW.** National Athletic Trainers' Association Position Statement: exertional heat illnesses. *Journal of Athletic Training*. 50: 986–1000, 2015.
23. **Casa DJ, McDermott BP, Lee EC, Yeargin SW, Armstrong LE, and Maresh CM.** Cold water immersion: the gold standard for exertional heatstroke treatment. *Exercise and Sport Sciences Reviews* 35: 141–149, 2007.
24. **Castellani JW and Young AJ.** Health and performance challenges during sports training and competition in cold weather. *British Journal of Sports Medicine*. 46: 788–791, 2012.
25. **Chapman RF, Stray-Gundersen J, and Levine BD.** Individual variation in response to altitude training. *Journal of Applied Physiology* 85: 1448–1456, 1998.
26. **Costill DL, Cote R, Miller E, Miller T, and Wynder S.** Water and electrolyte replacement during repeated days of work in the heat. *Aviation, Space, and Environmental Medicine* 46: 795–800, 1975.
27. **Cutrufello PT, Smoliga JM, and Rundell KW.** Small things make a big difference: particulate matter and exercise. *Sports Medicine* 42: 1041–1068, 2012.
28. **Cymerman A, Reeves JT, Sutton JR, Rock PB, Groves BM, Malconian MK, et al.** Operation Everest II: maximal oxygen uptake at extreme altitude. *Journal of Applied Physiology* 66: 2446–2453, 1989.
29. **Daniels J and Oldridge N.** The effects of alternate exposure to altitude and sea level on world-class middle-distance runners. *Medicine and Science in Sports* 2: 107–112, 1970.
30. **Danielsson U.** Windchill and the risk of tissue freezing. *Journal of Applied Physiology* 81: 2666–2673, 1996.
31. **Davis JK and Bishop PA.** Impact of clothing on exercise in the heat. *Sports Medicine* 43:695–706, 2013.
32. **Devlin RB, Duncan KE, Jardim M, Schmitt MT, Rappold AG, and Diaz-Sanchez D.** Controlled exposure of healthy young volunteers to ozone causes cardiovascular effects. *Circulation* 126: 104–111, 2012.
33. **Dill DB and Adams WC.** Maximal oxygen uptake at sea level and at 3,090-m altitude in high school champion runners. *Journal of Applied Physiology* 30: 854–859, 1971.
34. **Doria C, Toniolo L, Verratti V, Cancellara P, Pietrangelo T, Marconi V, et al.** Improved V˙O2 uptake kinetics and shift in muscle fiber type in high-altitude trekkers. *Journal of Applied Physiology* 111: 1597–1605, 2011.
35. **Drinkwater BL, Denton JE, Kupprat IC, Talag TS, and Horvath SM.** Aerobic power as a factor in women's response to work in

hot environments. *Journal of Applied Physiology* 41: 815–821, 1976.

36. **Ely MR, Cheuvront SN, and Montain SJ.** Neither cloud cover nor low solar loads are associated with fast marathon performance. *Medicine and Science in Sports and Exercise* 39: 2029–2035, 2007.
37. **Engfred K, Kjaer M, Secher NH, Friedman DB, Hanel B, Nielsen OJ, et al.** Hypoxia and training-induced adaptation of hormonal responses to exercise in humans. *European Journal of Applied Physiology and Occupational Physiology* 68: 303–309, 1994.
38. **Faulkner JA, Kollias J, Favour CB, Buskirk ER, and Balke B.** Maximum aerobic capacity and running performance at altitude. *Journal of Applied Physiology* 24: 685–691, 1968.
39. **Ferguson M, Semmens E, Dumke C, Quindry J, and Ward T.** Measured pulmonary and systemic markers of inflammation and oxidative stress following wildland firefighting simulations. *Journal of Environmental and Occupational Medicine* 58: 407–413, 2016.
40. **Folinsbee L.** Discussion: exercise and the environment. In *Exercise, Fitness, and Health*, edited by Bouchard C, Shephard R, Stevens T, Sutton J, and McPherson B. Champaign, IL: Human Kinetics, 1990, pp. 179–183.
41. **Frisancho AR, Martinez C, Velasquez T, Sanchez J, and Montoye H.** Influence of developmental adaptation on aerobic capacity at high altitude. *Journal of Applied Physiology* 34: 176–180, 1973.
42. **Froese G and Burton AC.** Heat losses from the human head. *Journal of Applied Physiology* 10: 235–241, 1957.
43. **Gates D.** *Man and His Environment: Climate.* New York, NY: Harper & Row, 1972.
44. **Gilbert-Kawai ET, Milledge JS, Grocott MPW, and Martin DS.** King of the mountains: Tibetan and Sherpa physiological adaptations for life at high altitude. *Physiology*. 29: 388–402, 2014.
45. **Giles LV and Koehle MS.** The health effects of exercising in air pollution. *Sports Medicine*. 44: 223–249, 2014.
46. **Gilchrist J, Murphy M, Comstock RD, Collins C, McIlvain N, and Yard E.** Heat illness among high school athletes-United States, 2005–2009. *Morbidity and Mortality Weekly Report* 59: 1009–1013, 2010.
47. **Gisolfi CV and Cohen JS.** Relationships among training, heat acclimation, and heat tolerance in men and women: the controversy revisited. *Medicine and Science in Sports* 11: 56–59, 1979.
48. **Green HJ, Sutton JR, Cymerman A, Young PM, and Houston CS.** Operation Everest II: adaptations in human skeletal muscle. *Journal of Applied Physiology* 66: 2454–2461, 1989.
49. **Grover RF, Reeves JT, Grover EB, and Leathers JE.** Muscular exercise in young men native to 3,100 m altitude. *Journal of Applied Physiology* 22. 555–564, 1967.
50. **Guy JH, Deakin GB, Edwards AM, Miller CM, and Pyne DB.** Adaptation to hot environmental conditions: an exploration of the performance basis, procedures and future directions to optimize opportunities for elite athletes. *Sports Medicine*. 45: 303–311, 2015.
51. **Hanson PG and Zimmerman SW.** Exertional heatstroke in novice runners. *JAMA* 242: 154–157, 1979.
52. **Hardy J and Bard P.** Body temperature regulation. In: *Medical Physiology*, edited by Mount-Castle V. St. Louis, MO: C. V. Mosby, 1974, pp. 1305–1342.
53. **Hartley LH, Vogel JA, and Cruz JC.** Reduction of maximal exercise heart rate at altitude and its reversal with atropine. *Journal of Applied Physiology* 36: 362–365, 1974.
54. **Hayward MG, and Keatinge WR.** Roles of subcutaneous fat and thermoregulatory reflexes in determining ability to stabilize body temperature in water. *Journal of Physiology* 320: 229–251, 1981.
55. **Hirsch GL, Sue DY, Wasserman K, Robinson TE, and Hansen JE.** Immediate effects of cigarette smoking on cardiorespiratory responses to exercise. *Journal of Applied Physiology* 58: 1975–1981, 1985.
56. **Hobson RM, Clapp EL, Watson P, and Maughan RJ.** Exercise capacity in the heat is greater in the morning than in the evening in man. *Medicine and Science in Sports and Exercise* 41: 174–180, 2009.
57. **Holmer I.** Physiology of swimming man. In: *Exercise and Sport Sciences Reviews*, edited by Hutton R, and Miller D. Salt Lake City, UT: Franklin Institute, 1979.
58. **Hoppeler H, Kleinert E, Schlegel C, Claassen H, Howald H, Kayar SR, et al.** Morphological adaptations of human skeletal muscle to chronic hypoxia. *International Journal of Sports Medicine* 11 (Suppl 1): S3–9, 1990.
59. **Horvath SM.** Exercise in a cold environment. In: *Exercise and Sport Sciences Reviews*, edited by Miller D. Salt Lake City, UT: Franklin Institute, 1981, pp. 221–263.
60. **Horvath SM, Raven PB, Dahms TE, and Gray DJ.** Maximal aerobic capacity at different levels of carboxyhemoglobin. *Journal of Applied Physiology* 38: 300–303, 1975.
61. **Houmard JA, Costill DL, Davis JA, Mitchell JB, Pascoe DD, and Robergs RA.** The influence of exercise intensity on heat acclimation in trained subjects. *Medicine and Science in Sports and Exercise* 22: 615–620, 1990.
62. **Howald H, Pette D, Simoneau JA, Uber A, Hoppeler H, and Cerretelli P.** Effect of chronic hypoxia on muscle enzyme activities. *International Journal of Sports Medicine* 11 (Suppl 1): S10–14, 1990.
63. **Howley E.** Effect of altitude on physical performance. In *Encyclopedia of Physical Education, Fitness, and Sports: Training, Environment, Nutrition, and Fitness*, edited by Stull G, and Cureton T. Salt Lake City, UT: Brighton, 1980, pp. 177–187.
64. **Hubbard R and Armstrong LE.** Hyperthermia: new thoughts on an old problem. *Physician and Sportsmedicine* 17: 97–113, 1989.
65. **Hughson RL, Green HJ, Houston ME, Thomson JA, MacLean DR, and Sutton JR.** Heat injuries in Canadian mass participation runs. *Canadian Medical Association Journal* 122: 1141–1144, 1980.
66. **Hurtado A.** Animals in high altitudes: resident man. In: *Handbook of Physiology: Section 4—Adaptation to the Environment*, edited by Dill D. Washington, D.C.: American Physiological Society, 1964.
67. **Kayser B.** Nutrition and energetics of exercise at altitude. Theory and possible practical implications. *Sports Medicine* 17: 309–323, 1994.
68. **Kollias J and Buskirk E.** Exercise and altitude. In: *Science and Medicine of Exercise and Sport*, edited by Johnson W, and Buskirk E. New York, NY: Harper & Row, 1974.
69. **Kollias J, Buskirk ER, Akers RF, Prokop EK, Baker PT, and Picon-Reategui E.** Work capacity of long-time residents and newcomers to altitude. *Journal of Applied Physiology* 24: 792–799, 1968.
70. **Lawler J, Powers SK, and Thompson D.** Linear relationship between VO_2 max and $\dot{V}O_2$ max decrement during exposure to acute hypoxia. *Journal of Applied Physiology* 64: 1486–1492, 1988.
71. **Lorenzo S, Halliwill JR, Sawka MN, and Minson CT.** Heat acclimation improves exercise performance. *Journal of Applied Physiology* 109: 1140–1147, 2010.
72. **Lundby C and Robach P.** Does 'altitude training' increase exercise performance in elite athletes? *Experimental Physiology*. 101(7): 783–788, 2016.

73. **Lundby C, Millet GP, Calbet JA, Bärtsch P, and Subudhi AW.** Does 'altitude training' increase exercise performance in elite athletes? *British Journal of Sports Medicine*. 46: 792–795, 2012.
74. **MacDougall JD, Green HJ, Sutton JR, Coates G, Cymerman A, Young P, et al.** Operation Everest II: structural adaptations in skeletal muscle in response to extreme simulated altitude. *Acta Physiologica Scandinavica* 142: 421–427, 1991.
75. **Marconi C, Marzorati M, Grassi B, Basnyat B, Colombini A, Kayser B, et al.** Second generation Tibetan lowlanders acclimatize to high altitude more quickly than Caucasians. *Journal of Physiology* 556: 661–671, 2004.
76. **Martin D and O'Kroy J.** Effects of acute hypoxia on the $\dot{V}O_2$ max of trained and untrained subjects. *Journal of Sports Sciences* 11: 37–42, 1993.
77. **Mathews DK, Fox EL, and Tanzi D.** Physiological responses during exercise and recovery in a football uniform. *Journal of Applied Physiology* 26: 611–615, 1969.
78. **Maughan RJ, Otani H, and Watson P.** Influence of relative humidity on prolonged exercise capacity in a warm environment. *European Journal of Applied Physiology* 112: 2313–2321, 2012.
79. **Mazess RB.** Cardiorespiratory characteristics and adaptation to high altitudes. *American Journal of Physical Anthropology* 32: 267–278, 1970.
80. **Mazess RB.** Exercise performance at high altitude in Peru. *Federation Proceedings* 28: 1301–1306, 1969.
81. **Mazess RB.** Exercise performance of Indian and white high altitude residents. *Human Biology: An International Record of Research* 41: 494–518, 1969.
82. **Mazzeo RS.** Physiological responses to exercise at altitude—an update. *Sports Medicine* 38: 1–8, 2008.
83. **McArdle WD, Magel JR, Gergley TJ, Spina RJ, and Toner MM.** Thermal adjustment to cold-water exposure in resting men and women. *Journal of Applied Physiology* 56: 1565–1571, 1984.
84. **McArdle WD, Magel JR, Spina RJ, Gergley TJ, and Toner MM.** Thermal adjustment to cold-water exposure in exercising men and women. *Journal of Applied Physiology* 56: 1572–1577, 1984.
85. **McGinnis G, Kliszczewicz B, Barberio M, Ballmann C, Peters B, et. al.** Acute hypoxia and exercise-induced oxidative stress. *International Journal of Sport Nutrition and Exercise Metabolism* 24: 684–693, 2014.
86. **Norton E.** *The Fight for Everest: 1924.* New York, NY: Longmans, Green, 1925.
87. **Notley S, Flouris A, and Kenny G.** On the use of wearable physiological monitors to assess heat strain during occupational heat stress. *Applied Physiology, Nutrition, and Metabolism* 43: 869–881, 2018.
88. **Oelz O, Howald H, Di Prampero PE, Hoppeler H, Claassen H, Jenni R, et al.** Physiological profile of world-class high-altitude climbers. *Journal of Applied Physiology* 60: 1734–1742, 1986.
89. **Pascoe DD, Shanley LA, and Smith EW.** Clothing and exercise. I: biophysics of heat transfer between the individual, clothing and environment. *Sports Medicine* 18: 38–54, 1994.
90. **Peronnet F, Thibault G, and Cousineau DL.** A theoretical analysis of the effect of altitude on running performance. *Journal of Applied Physiology* 70: 399–404, 1991.
91. **Peters B, Ballmann C, McGinnis G, Epstein E, Hyatt H, Slivka D et. al.** Graded hypoxia and blood oxidative stress during exercise recovery. *Journal of Sports Sciences* 34: 56–66, 2016.
92. **Peters B, Ballmann C, Quindry T, Zehner E, McCroskey J, Ferguson M et. al.** Experimental woodsmoke exposure during exercise and blood oxidative stress.*Journal of Occupational and Environmental Medicine* 60: 1073–1081, 2016.
93. **Powers SK, Martin D, and Dodd S.** Exercise-induced hypoxaemia in elite endurance athletes. Incidence, causes and impact on $\dot{V}O_2$ max. *Sports Medicine* 16: 14–22, 1993.
94. **Pugh L.** Athletes at altitude. *Journal of Physiology* 192: 619–646, 1967.
95. **Pugh LG.** Deaths from exposure on Four Inns Walking Competition, March 14–15, 1964. *Lancet* 1: 1210–1212, 1964.
96. **Pugh LG and Edholm OG.** The physiology of channel swimmers. *Lancet* 269: 761–768, 1955.
97. **Pugh LG, Gill MB, Lahiri S, Milledge JS, Ward MP, and West JB.** Muscular exercise at great altitudes. *Journal of Applied Physiology* 19: 431–440, 1964.
98. **Quindry J, Dumke C, Slivka D, and Ruby B.** Impact of extreme exercise at high altitude on oxidative stress in humans. *Journal of Physiology* 594: 5093–5104, 2016.
99. **Quinn MD.** The effects of wind and altitude in the 400-m sprint. *Journal of Sports Sciences* 22: 1073–1081, 2004.
100. **Racinais S, Alonso J-M, Coutts AJ, Flouris AD, Girard O, González-Alonso J, et al.** Consensus recommendations on training and competing in the heat. *Sports Medicine*. 45:925–938, 2015.
101. **Racinais S.** Different effects of heat exposure upon exercise performance in the morning and afternoon. *Scandinavian Journal of Medicine & Science in Sports* 20 Suppl. 3: 80–89, 2010.
102. **Raven P.** Effects of air pollution on physical performance. In: *Encyclopedia of Physical Education, Fitness, and Sports: Training, Environment, Nutrition, and Fitness*, edited by Stull G, and Cureton T. Salt Lake City, UT: Brighton, 1980, pp. 201–216.
103. **Raven PB, Drinkwater BL, Ruhling RO, Bolduan N, Taguchi S, Gliner J, et al.** Effect of carbon monoxide and peroxyacetyl nitrate on man's maximal aerobic capacity. *Journal of Applied Physiology* 36: 288–293, 1974.
104. **Roberts WO.** Heat and cold: what does the environment do to marathon injury? *Sports Medicine* 37: 400–403, 2007.
105. **Rose MS, Houston CS, Fulco CS, Coates G, Sutton JR, and Cymerman A.** Operation Everest. II: Nutrition and body composition. *Journal of Applied Physiology* 65: 2545–2551, 1988.
106. **Roskamm H, Landry F, Samek L, Schlager M, Weidemann H, and Reindell H.** Effects of a standardized ergometer training program at three different altitudes. *Journal of Applied Physiology* 27: 840–847, 1969.
107. **Rupert JL and Hochachka PW.** Genetic approaches to understanding human adaptation to altitude in the Andes. *Journal of Experimental Biology* 204: 3151–3160, 2001.
108. **Saltin B.** Circulatory response to submaximal and maximal exercise after thermal dehydration. *Journal of Applied Physiology* 19: 1125–1132, 1964.
109. **Saunders PU, Pyne DB, and Gore CJ.** Endurance training at altitude. *High Altitude Medicine & Biology* 10: 135–148, 2009.
110. **Sawka MN, Francesconi RP, Young AJ, and Pandolf KB.** Influence of hydration level and body fluids on exercise performance in the heat. *JAMA* 252: 1165–1169, 1984.
111. **Sawka MN, Young AJ, Francesconi RP, Muza SR, and Pandolf KB.** Thermoregulatory and blood responses during exercise at graded hypohydration levels. *Journal of Applied Physiology* 59: 1394–1401, 1985.
112. **Schoene RB, Lahiri S, Hackett PH, Peters RM, Jr., Milledge JS, Pizzo CJ, et al.** Relationship of hypoxic ventilatory response to exercise performance on Mount Everest. *Journal of Applied Physiology* 56: 1478–1483, 1984.
113. **Semenza GL.** Hypoxia-inducible factors in physiology and medicine. *Cell* 148: 399–408, 2012.
114. **Simonson TS, McClain DA, Jorde LB, and Prchal JT.** Genetic determinants of Tibetan high-altitude adaptation. *Human Genetics* 131: 527–533, 2012.
115. **Siple P and Passel C.** Measurements of dry atmospheric cooling in subfreezing temperatures. *Proceedings of the American Philosophical Society* 89: 177–199, 1945.

116. **Sperlich B, Born DP, Lefter MD, and Holmberg HC.** Exercising in a hot environment: which t-shirt to wear? *Wilderness & Environmental Medicine* 24: 211–220, 2013.
117. **Stachenfeld NS.** Sodium ingestion, thirst, and drinking during endurance exercise. *Sports Science Exchange* 27(122): 1–5, 2014.
118. **Strohl KP.** Lessons in hypoxic adaptations from high-altitude populations. *Sleep Breath* 12: 115–121, 2008.
119. **Sutton JR, Reeves JT, Wagner PD, Groves BM, Cymerman A, Malconian MK, et al.** Operation Everest II: oxygen transport during exercise at extreme simulated altitude. *Journal of Applied Physiology* 64: 1309–1321, 1988.
120. **Teunissen LPJ, de Haan A, de Koning JJ, and Daanen HAM.** Effects of wind application on thermal perception and self-paced performance. *European Journal of Applied Physiology* 113: 1705–1717, 2013.
121. **Tikuisis P, Bell DG, and Jacobs I.** Shivering onset, metabolic response, and convective heat transfer during cold air exposure. *Journal of Applied Physiology* 70: 1996–2002, 1991.
122. **Vogt M and Hoppeler H.** Is hypoxia training good for muscles and exercise performance? *Progress in Cardiovascular Diseases* 52: 525–533, 2010.
123. **Volpino P, Tomei F, La Valle C, Tomao E, Rosati MV, Ciarrocca M, et al.** Respiratory and cardiovascular function at rest and during exercise testing in a healthy working population: effects of outdoor traffic air pollution. *Occupational Medicine* 54: 475–482, 2004.
124. **Ward-Smith AJ.** The influence of aerodynamic and biomechanical factors on long jump performance. *Journal of Biomechanics* 16: 655–658, 1983.
125. **Ward-Smith AJ.** Altitude and wind effects on long jump performance with particular reference to the world record by Bob Beamon. *Journal of Sport Sciences* 4: 89–99, 1986.
126. **Wasse LK, Sunderland C, King JA, Batterham RL, and Stensel DJ.** Influence of rest and exercise at a simulated altitude of 4,000 m on appetite, energy intake, and plasma concentrations of acylated ghrelin and peptide YY. *Journal of Applied Physiology* 112: 552–559, 2012.
127. **Wegmann M, Faude O, Poppendieck W, Hecksteden A, Frohlich M, and Meyer T.** Pre-cooling and sports performance: a meta-analytical review. *Sports Medicine Volume 42: 545–564, 2012.*
128. **West JB, Boyer SJ, Graber DJ, Hackett PH, Maret KH, Milledge JS, et al.** Maximal exercise at extreme altitudes on Mount Everest. *Journal of Applied Physiology* 55: 688–698, 1983.
129. **West JB, Hackett PH, Maret KH, Milledge JS, Peters RM, Jr., Pizzo CJ, et al.** Pulmonary gas exchange on the summit of Mount Everest. *Journal of Applied Physiology* 55: 678–687, 1983.
130. **West JB, Lahiri S, Gill MB, Milledge JS, Pugh LG, and Ward MP.** Arterial oxygen saturation during exercise at high altitude. *Journal of Applied Physiology* 17: 617–621, 1962.
131. **West JB, Lahiri S, Maret KH, Peters RM, Jr., and Pizzo CJ.** Barometric pressures at extreme altitudes on Mt. Everest: physiological significance. *Journal of Applied Physiology* 54: 1188–1194, 1983.
132. **West JB and Wagner PD.** Predicted gas exchange on the summit of Mt. Everest. *Respiration Physiology* 42: 1–16, 1980.
133. **Williamson-Reisdorph C, Tiemessen K, Christison K, Gurney S, Richmond D, Wood K, et. al.** Cardiovascular and blood oxidative stress responses to exercise and acute woodsmoke exposure in recreationally active individuals. *Wilderness and Environmental Medicine* 33: 17–24, 2022.
134. **Wilson MJ, Julian CG, and Roach RC.** Genomic analysis of high-altitude adapatation: innovations and implications. *Current Sports Medicine Reports* 10: 59–61, 2011.
135. **Wingo JE.** Exercise intensity prescription during heat stress: a brief review. *Scandinavian Journal of Medicine and Science in Sports and Exercise* 25(Suppl 1): 90–95, 2015.
136. **Wingo JE, Ganio MS, and Cureton KJ.** Cardiovascular drift during heat stress: implications for exercise prescription. *Exercise and Sport Sciences Reviews*. 40: 88–94, 2012.
137. **Wolski LA, McKenzie DC, and Wenger HA.** Altitude training for improvements in sea level performance. Is the scientific evidence of benefit? *Sports Medicine* 22: 251–263, 1996.
138. **Yamane M, Oida Y, Ohnishi N, Matsumoto T, and Kitagawa K.** Effects of wind and rain on thermal responses of humans in a mildly cold environment. *European Journal of Applied Physiology* 109: 117–123, 2010.
139. **Yaspelkis BB, III, and Ivy JL.** Effect of carbohydrate supplements and water on exercise metabolism in the heat. *Journal of Applied Physiology* 71: 680–687, 1991.
140. **Yu IT, Wong TW, and Liu HJ.** Impact of air pollution on cardiopulmonary fitness in schoolchildren. *Journal of Occupational and Environmental Medicine* 46: 946–952, 2004.

24

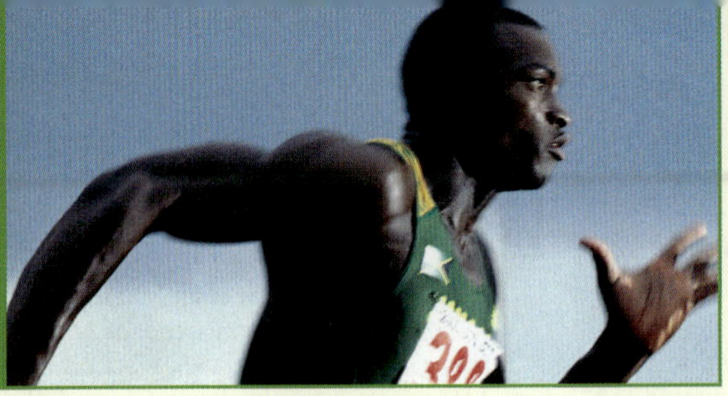

Digital Vision/Getty Images

운동 보조제
Ergogenic Aids

■ 학습 목표

이 장을 공부함으로써 다음과 같은 내용을 할 수 있어야 한다:

1. *운동 보조제*의 정의를 설명할 수 있다.
2. 운동 보조제와 관련된 "이중 맹검 연구 설계"에서 "위약" 처치가 왜 필요한지 설명할 수 있다.
3. 전반적으로 영양 보충제가 운동수행능력에 미치는 효과를 설명할 수 있다.
4. 추가적인 산소가 운동수행에 미치는 영향을 설명하고, 고압 산소요법과 산소가 풍부한 가스를 호흡하는 방법의 차이점을 구분할 수 있다.
5. 혈액 도핑의 정의와 이를 통해 지구력 수행이 어떻게 향상될 수 있는지 설명할 수 있다.
6. 섭취한 완충제가 무산소성 운동수행을 어떻게 향상시킬 수 있는지 설명할 수 있다.
7. 암페타민이 운동수행을 어떻게 향상시킬 수 있는지 설명할 수 있다.
8. 카페인이 운동수행을 향상시킬 수 있는 다양한 기전을 설명할 수 있다.
9. 최첨단 장비와 사이클링 기술이 고속 사이클링에서 속도를 어떻게 향상시킬 수 있는지 설명할 수 있다.
10. 워밍업 방식이 신체적, 심리적으로 미치는 영향을 설명할 수 있다.

■ 학습 목차

연구설계 시 고려사항
식이 보충제
유산소성 운동수행능력
　산소
　혈액 도핑
무산소성 운동수행능력
　혈액 완충제
약물
　암페타민
　카페인
기계적 운동 보조제
　자전거
　운동 능력 향상을 위한 장비 착용
준비 운동(몸풀기 운동)

■ 핵심 용어

가짜 재주입(sham reinfusion)
가짜 혈액 채취(sham withdrawal)
경계성 적혈구증(erythrocythemia)
고압 챔버(hyperbaric chamber)
교감 신경 모방(sympathomimetic)
동종 수혈(homologous transfusion)
운동 보조제(ergogenic aids)
위약(placebo)
유도된 적혈구증가증(induced erythrocythemia)
이중 맹검 연구 설계(double-blind research design)
자가 수혈(autologous transfusion)
적혈구생성인자[erythropoietin (EPO)]
정상적인 적혈구 상태(normocythemia)
혈액 도핑(blood doping)
혈액 저장(blood packing)
혈액 증강(blood boosting)

앞장에서는 운동수행능력과 관련된 운동 및 식이요법 계획을 설명하였다. 그러나 운동 성과에 영향을 미치는 요인에 대한 논의에서 운동 보조제에 대한 논의 없이는 완전하게 설명될 수 없다. **운동 보조제**는 일을 생성하는 또는 운동 능력을 향상시킨다고 믿어지는 현상으로 정의된다(107). 이러한 이유로, 운동 보조제는 *운동수행 향상 물질*(PES)이라고도 불린다.

예를 들어, 운동 보조제에는 영양소, 약물, 준비 운동, 혈액 도핑, 보충 산소 흡입, 음악 및 외부 생체역학적인 보조 도구들이 포함된다. 22장에서 운동 성과와 관련된 영양 문제를 다뤘지만, 이번 장에서는 운동 보조제로서의 식이 보충제의 역할에 대해 더 자세히 설명할 것이다. 또한, 유산소 운동과 관련된 운동 보조제(산소 흡입과 혈액 도핑)와 무산소 운동과 관련된 운동 보조제(혈액 완충제), 다양한 약물(암페타민과 카페인), 첨단 장비 및 신체 준비 운동에 대해 논의할 것이다. 참고로, 단백동화 스테로이드와 성장호르몬에 대해서는 5장에서 다루었다.

PES는 모든 수준의 경기에서 널리 사용되고 있다. 엘리트 운동선수들 중 고의적으로 도핑을 사용하는 비율은 약 14~39%로 추정되지만, 실제 비율은 스포츠 종류에 따라 크게 다르며, 일부 스포츠에서는 최대 70%의 선수들이 PES를 사용하는 것으로 보고되었다(36). 예상할 수 있듯이, 더 많은 선수들이 특정 유형의 PES를 사용하는데, 예를 들어 식이 보충제의 사용 비율은 스포츠에 따라 약 40%에서 거의 100%에 이른다. 이는 다른 PES 유형들(예: 약물)보다 높은 비율이다(100). 엘리트 운동선수들이 처음 PES 사용을 시작하게 되는 이유로는 더 나은 운동 성과를 통한 경기에서 우승, 금전적 이익, 빠른 회복, 영양 결핍 예방 및 다른 선수들도 사용하고 있다고 생각하기 때문이다(106).

대학생 운동선수들 중 PES를 사용하는 선수들은 운동 성과에 상관없이 알코올을 마시거나 불법 약물을 사용할 가능성이 훨씬 더 높은 것으로 나타냈다(22). 선수들은 종종 검사 방식에 대해 비판을 하지만, 상대 선수가 PES 사용으로 적발될 경우 처벌의 강도가 적절하거나 충분히 엄격하다고 말하지 않는다. 흥미롭게도, 코치는 여전히 선수들에게 PES에 대해 가장 큰 영향을 미치며 주요한 정보의 제공자의 역할을 하고 있다(106). 그러나 대부분의 의사들은 PES에 대한 지식이 부족한 경우가 많아 선수들이 전문가의 도움을 제대로 받지 못해 결과적으로 상황은 더 악화될 수 있다(105). 또한, 이 문제를 해결하기 위한 예산 부족도 심각한 문제로 지적되고 있다. 아쉽게도 현재 대부분의 자금이 예방교육 프로그램보다는 도핑 검사에 사용되고 있어 우려를 낳고 있다(106).

대부분 일반인들의 관심은 운동 성과에 집중되겠지만, 아주 작은 1% 미만의 향상도 세계 기록을 바꿀 수 있다는 점을 주목해야 한다. 이와 유사하게 산업 생리학자들은 오랫동안 작업장에서 조명, 온도 및 배경 소음(음악)이 일의 능률에 어떤 영향을 미치는지 연구해 왔다는 점도 주목해야 한다(107). 즉, 작업장의 일의 능률과 마찬가지로, 운동 성과도 아주 작은 환경에 영향을 받을 수 있기 때문에, 운동 성과와 관련된 연구는 설계에서부터 세심하게 신경을 써서 신중하게 진행되어야 한다.

연구설계 시 고려사항

운동 보조제에 대한 연구 결과를 서로 비교하는 것은 때때로 어려울 수 있다. 그 이유는 운동 보조제의 효과가 여러 가지 조건들에 따라 달라지기 때문이다(107):

- 투여량–너무 적거나 너무 많은 용량은 효과가 없을 수 있다.
- 대상–운동 보조제가 "훈련되지 않은" 사람에게는 효과가 있지만, "훈련된" 사람에게는 효과가 없을 수 있으며, 그 반대일 수도 있다.
  –운동 보조제의 "가치"는 주관적으로 판단된다.
- 운동 형태–짧은 시간 동안 힘을 내는 운동에는 효과가 있지만, 오래 지속되는 지구력 운동에는 효과가 없을 수 있으며, 그 반대일 수도 있다.
  –대근육을 사용하는 큰 움직임에는 효과가 있지만, 작은 근육을 사용하는 섬세한 움직임에는 효과가 없을 수 있으며, 그 반대일 수도 있다.
- 사용기간–운동 보조제를 짧은 시간 동안 사용하면 긍정적인 효과가 있을 수 있지만, 오래 사용하면 부정적인 영향을 줄 수 있으며, 그 반대일 수도 있다.

이러한 변수들을 고려하여, 과학자들은 실험 결과의 "왜곡"을 피하기 위해 실험을 신중하게 설계한다. 예를 들어, 운동선수가 어떤 물질이 운동 성과를 향상시킨다고 믿기 때문에 실제로 운동 성과가 향상될 수도 있다. 이 경우에는 그 물질보다 "믿음"이 결과에 더 중요한 영향을 미칠 수 있다. 또한, 연구자가 운동 보조제의 효과를 "믿고" 있기 때문에, 이를 사용한 운동선수에게 무의식적으로 더 많은 격려를 해줄 수도 있다. 이러한 문제들을 해결하기 위해 **위약**을 사용한 실험 조건과 **이중 맹검 연구 설계**가 각각 사용된다.

위약은 운동 보조제와 "외형적으로 비슷하지만", 운동 성과에 영향을 줄 수 있는 성분은 전혀 포함되지 않은 물질이다. 이런 통제가 왜 필요한지는 그림 24.1을 보면 알 수 있다. 이 그림에서는 위약을 복용했으나 그 물질이 단백동화 스테로이드라고 들었던 참가자들의 근력이 얼마나 증가했는지를 보여준다. 이는 참가자

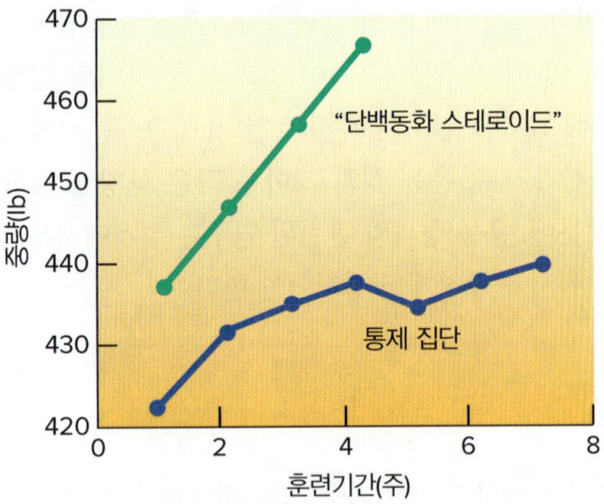

그림 24.1 참가자들에게 단백동화 스테로이드를 복용하고 있다고 말했지만 실제로는 위약을 복용했을 때의 변화.

들이 위약을 복용하기 전에 보여준 성과와 비교된다. 특히, 근력 증가의 수준과 속도가 위약을 복용한 후 더 높았다. 따라서 특정 물질의 실제적인 효과를 알아내기 위해서는 위약(가짜 약) 그룹을 포함하여 연구를 진행하는 것이 필요하다(4).

이중 맹검 연구 설계는 피험자나 연구자 모두 누가 위약을 받고, 누가 연구 중인 물질을 받는지 모르는 연구 방식이다. 피험자들은 무작위로 x약이나 y약을 받도록 배정된다. 이후 모든 데이터가 수집되면, "코드"가 해제되어 x와 y 중 어느 약이 위약이었고, 어느 약이 연구 중인 물질이었는지 확인하게 된다. 이러한 설계는 복잡하고 실행하기 어렵지만, 피험자나 연구자의 편견을 가지는 것을 줄여준다(107).

연구에 참여하는 사람이나 연구를 진행하는 연구자들도 실험에서 어떤 처치에 받는지 모르는 것이 중요하다는 생각을 뒷받침하기 위해, Saunders 등(2019)의 최근 연구에서는 훈련된 사이클리스트의 1 km 경기에서 *오픈 플라시보*(open-placebo) 처치가 어떤 영향을 미치는지 확인하였다(135). 오픈 플라시보 처치는 위약 그룹의 참가자들에게 그들이 섭취하는 약물이 운동 성과 향상에 도움을 주지 않는다는 사실을 솔직하게 교육하는 방식을 말한다. 이후 오픈 플라시보 참가자들은 자신들이 위약을 받는다는 사실을 모르는 다른 대조군들과 비교하였다. Saunders 등(2019)의 연구에서 오픈 플라시보 참가자들 중 약 40%가 블라인드 대조군에 비해 1 km 경기에서 더 좋은 성과를 보였다. 운동을 포함한 이 오픈 플라시보 연구 결과는, 신체 활동 없이 의료 목적으로 진행된 오픈 플라시보 연구보다 긍정적인 반응을 보인 참가자가 적었지만, 이 결과는 여전히 주목할 만큼 중요하다고 할 수 있다(135). 따라서 참가자들이 자신이 어떤 그룹에 속해 있는지 알지 못하게 하는 것이 과학적으로 필요하다는 주장을 뒷받침한다.

연구자는 실험에 참여할 대상자를 선택하는 데 있어서도 신중해야 한다. 예를 들어, 어떤 물질이 단거리 주자에게 도움이 될 가능성을 검증하는 경우, 실제 단거리 선수 중에서 참가자를 선택하는 것이 합리적이며, 이를 통해 그 결과를 해당 그룹 전체에 일반화할 수 있다. 또한, 연구자가 사용하는 테스트는 실제 경기와 가능한 한 비슷하거나 실제 경기여야 한다(예: 100 m 달리기). 간단히 말하면, 적절한 피험자들로부터 통제된 실험실에서 얻은 결과는 실제 경기 "현장"에서 유용하지 않을 수 있다는 것을 시사한다(107).

요약 *In Summary*

- 운동 보조제는 운동 성과를 높이는 물질이나 현상으로 정의된다.
- 운동선수가 어떤 물질을 믿는 것이 성과에 영향을 미칠 수 있기 때문에, 과학자들은 이런 심리적 효과를 통제하기 위해 플라시보(위약)나 비슷한 모양의 물질을 사용한다. 연구 대상자는 가능하면 자신이 어떤 처치를 받는지 모르는 것이 좋다. 또한, 과학자들은 연구자와 대상자 모두가 어떤 처치를 받는지 모르게 하는 이중 맹검 연구 설계(double-blind research design)를 사용한다.

식이 보충제

18장에서는 기본적인 영양과 관련된 내용을 설명했고, 22장에서는 영양이 운동수행능력에 미치는 효과에 대해 구체적으로 살펴보았다. 이번 절에서는 많은 운동선수들이 관심을 갖는 식이 보충제 섭취가 운동수행능력 향상에 미치는 효과에 대해 논의해 보자. 한 설문 조사에 따르면, 미국 Division I 선수들과(대학 스포츠 리그 중 가장 수준 높은 경기에 활동하는 선수) 국내외 엘리트 선수들 중 80% 이상이 식이 보충제를 섭취하고 있는 것으로 나타났다(3, 99, 114). 식이 보충제와 운동수행능력에 대한 더 자세한 내용은 추천 문헌 Burke, Deakin (2015)과 참고 문헌 Williams, Anderson, Rawson (2017)의 저서를 참조하라(170). 또한, 호주 스포츠 연구소(Australian Institute of Sport)의 웹사이트(https://ais.gov.au/nutrition/supplements)를 참조하는 것을 권장한다. 이 웹사이트는 다양한 식이 보충제에 대한 정보를 지속적으로 업데이트하고 있다.

근력 훈련과 관련된 잡지를 펼쳐 보기만 해도, 운동의 효과(근육 비대 혹은 근파워 증가)를 향상시키기 위해 홍보되는 수많은 식이 보충제들을 쉽게 볼 수 있다. 표 24.1은 근력 훈련을 하는 운동선수들이 근력, 근육량 및 운동수행능력을 높이기 위해 사용하는 다양한 식이 보충제를 요약한 것이다. 이 표는 식이 보충제를 구성하는 물질에 대한 주장과 해당 주장에 찬성하거나 반대하는 증거를 제시하고 있다. 표를 살펴보면, 대부분의 보충제가 주장된

표 24.1 근력 운동 보충제

보충제	설명	주장	과학적 근거	추가 의견
항산화제(예: 비타민 A, C, E)	세포를 활성산소로 인한 산화적 손상으로부터 보호하는 화합물	고강도 또는 신장성 운동에 따른 근 손상을 감소	운동수행능력 향상에 대한 근거는 미미하지만 운동에 의한 산화적 손상을 감소시킨다는 일부 근거는 존재	지속적인 훈련으로 체내 항산화제 생성이 충분하나, 식단이 불균형할 경우 보충제를 섭취
단백질 또는 분지사슬 아미노산	고단백 식단 또는 특수 아미노산 보충제	훈련과 관련된 더 높은 단백질 요구량을 충족	일반 식이로도 단백질 필요량의 상한선을 초과	일반적인 식단으로도 충분히 충족 가능
라이신, 아르기닌, 오르니틴	아미노산	성장호르몬 분비를 증가시켜 근육 성장을 촉진	성장호르몬이 약간 증가하지만 그 효과는 제한적이며 근육량에는 효과 없음	비용이 많이 들며 효과 없음
베타알라닌	카르노신 합성에 사용되는 아미노산	카르노신 양을 증가시켜 근육 내 산을 더 효과적으로 완충	60초 미만의 고강도 운동에는 효과 없음. 60~240초의 운동에는 일부 효과가 있을 수 있음	피부에 따끔거림(감각이상)을 유발할 수 있음. 추후 연구가 필요함
크레아틴	아미노산	무산소성 파워 증가	반복적인 스프린트 운동수행능력을 증가시킴	향상 비법 24.1 참조
디하이드로에피안드로스테론(DHEA)	테스토스테론의 전구체	테스토스테론 농도와 근육량을 증가	테스토스테론, 근력, 또는 근육량에 미치는 효과 없음. WADA 및 IOC에 의해 금지됨.	에스트로겐 수치 증가, HDL 콜레스테롤 감소, 테스토스테론 약물 검사에서 양성 반응 가능
안드로스테네디온	테스토스테론의 전구체	테스토스테론 농도와 근육량을 증가	테스토스테론, 근력, 또는 근육량에 미치는 효과 없음. WADA 및 IOC에 의해 금지됨	에스트로겐 수치 증가, HDL 콜레스테롤 감소, 테스테스테론 약물 검사에서 양성 반응 가능
카르니틴	지방대사에 사용	지방 사용을 증가시키고 체지방 감소	운동선수는 결핍이 없으며, 운동에 대한 대사 반응에 효과 없음	일반적인 식단으로도 충분히 충족 가능

출처: From References 2, 3, 11, 24, 64, 67, 69, 74, 77, 91, 136, 146, 161, 166, 172 and Australian Institute of Sport. http://www.ausport.gov.au/ais/nutrition.

효과에 대한 확실한 근거가 거의 없다는 것을 알 수 있다. 하지만 크레아틴이나 베타 알라닌만 예외일 수 있다. 일반적으로 고강도 운동이나 지구력 운동 초기에 인산크레아틴(PC)의 역할은 잘 알려져 있다(3장과 4장 참조). 특히, 수많은 연구에서 크레아틴 보충이 근육 내 크레아틴 농도를 증가시킬 수 있음을 보고하였다. 그렇다면, 크레아틴 섭취가 운동수행능력에 어떤 영향을 미칠까? (이에 대한 사세한 내용은 향상 비법 24.1을 참조하라.)

일부 식이 보충제는 지구력 운동 능력을 향상시키는 것을 목표로 한다. 그중 무기 질산염은 녹색 잎 채소와 비트에서 발견된다. 일단 질산염을 섭취하면 아질산염으로 전환되고 이후 일산화질소로 전환될 수 있는데, 이는 순환 및 대사 기능에 중요한 분자이다. 질산염 보충제는 혈압을 낮추는 등 건강상 이점이 있는 것으로 나타났으며(30), 최대하 운동 강도 이하에서 산소 소비량을 줄일 수 있다는 일부 연구가 보고되었다. 하지만 엘리트 운동선수들에게 효과가 있는지는 명확하지 않으며 추가 연구가 필요한 실정이다(3, 30, 79). 또 다른 보충제인 인산 나트륨은 일반 사이클 운동선수와 엘리트 사이클 선수 모두에서 최대 산소 섭취량을 증가시킬 수 있는 것으로 나타났지만, 지구력 운동수행능력에 미치는 영향은 아직 명확하지 않다(21). 앞으로 몇 년 동안 이러한 식이 보충제에 대한 연구와 논의가 더 활발히 이루어질 것으로 보인다.

어떠한 종류의 보충제라도 섭취할 때는 "구매자 주의"의 태도로 접근해야 한다. 미국 의회가 1994년에 식이 보충제에 대한 건강 및 교육법(Dietary Supplements Health and Education Act)을 통과시키면서, 처음에는 계획에 없었던 일부 보충제(예: 프로호르몬)를 포함한 식이 보충제를 제조하고 판매하는 것이 가능해졌다(9, 159). 사실 이러한 보충제들에 대한 규제가 부족하기 때문에, 보충제의 약 10~15%가 오염 물질을 포함하고 있을 수 있고, 이것은 도핑 검사에서 양성 반응을 나타낼 수 있다(114).

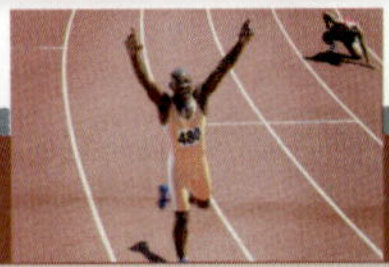

향상 비법 24.1

크레아틴 모노하이드레이트

이 섹션에서는 인산크레아틴(PC)이 단시간의 폭발적인 운동 중 에너지원으로서 얼마나 중요한지와 최대하 운동 강도의 유산소 운동 중 산소 섭취가 항정상태로 전환하는 데 도움을 주는 에너지원으로서의 중요성을 다루고 있다(3장과 4장을 참조). 폭발적인 운동에서 인산크레아틴이 중요하기 때문에, 식이 보충제인 크레아틴 모노하이드레이트가 근육 내 PC 농도를 증가시키고, 이를 통해 운동수행능력을 향상시킬 가능성에 대해 많은 관심을 받아왔다.

근육 내 총 크레아틴 농도는 약 120 mmol/kg이며, 하루에 약 2 g이 배출된다. 이 2 g은 식이(1 g)와 아미노산으로부터의 합성(1 g)을 통해 보충된다(38, 160). 전형적인 크레아틴 모노하이드레이트 "로딩" 계획의 첫 번째 단계는 하루에 20~25 g을 7일간 섭취하는 것이 권장된다(87). 이 방법은 근육 크레아틴 농도를 약 20% 증가시켜, 근육이 저장할 수 있는 크레아틴의 상한선에 거의 도달하게 한다. 이후 증가된 크레아틴 농도는 하루에 2~3 g의 적은 양으로도 높은 농도의 크레이틴 양을 유지할 수 있다(128). 하지만 근육 내 크레아틴의 높은 수준을 달성하는 방법에 관계없이, 대상자마다 효과가 다를 수 있다(38, 160):

- 채식주의자와 같이 평상시 크레아틴 농도가 낮은 사람들은 더 큰 증가를 보이는 반면, 평상시 크레아틴 농도가 높은 사람들은 추가로 크레아틴을 섭취해도 효과가 없을 수 있다. 이로 인해 *반응자*(responders)와 *비반응자*(nonresponders)라는 용어가 생기게 되었다.
- 글루코스와 함께 크레아틴을 섭취하면 이러한 변동성을 줄이고 흡수를 증진시킬 수 있다. 일반적으로, 단기간의 로딩 방식은 여러 번의 격렬한 운동 중 근력을 유지하고 힘을 더 잘 내는 능력을 향상시키는 것으로 보이며, 이는 고령자에게도 해당된다(62, 132). 하지만 예외도 존재한다(160, 169). 단백질과 에너지 섭취를 통제한 연구들은 이러한 효과를 가져오는 것이 바로 크레아틴 자체라는 것을 확실히 보여준다(35). 또한, 크레아틴은 근육 내 글리코겐에 영향을 미치지 않으며, 이는 휴식 혹은 격렬한 운동 후에도 마찬가지이다.

과학자들이 근육의 크레아틴 농도를 증가시켜 어떤 효과가 나타나는지 확인하기 위해 5~7일간의 크레아틴 로딩 방법을 사용하는 것과는 다르게, 운동선수들은 성적을 높이기 위해 크레아틴을 오랫동안 섭취한다. 이 로딩 단계에서 증가된 근육 내 크레아틴 농도는 하루 2~5 g의 크레아틴 모노하이드레이트를 섭취함으로써 유지할 수 있다. 흥미로운 점은, 운동수행능력 증가는 크레아틴 섭취와 직접적으로 관련되지 않을 수 있다는 것이다. 예를 들어, 근력 운동을 할 때 근력이 증가되는 것은 운동선수가 강도 높은 훈련을 할 수 있기 때문일 수 있으며, 이로 인해 더 큰 생리학적 적응 현상인 근력 증가를 가능하게 한다(127, 160). 또한, 크레아틴을 섭취한다고 해서 격렬한 운동 후 발생하는 근육 손상이 줄어들지는 않는다는 점도 주목해야 한다(126).

그렇다면 크레아틴 보충제의 단점은 무엇일까? 크레아틴을 섭취하면 체중이 증가하는 경우가 있지만, 이는 단백질 합성보다는 수분이 더 많이 저장되기 때문일 가능성이 크다. 따라서 자신의 체중을 "일정하게 유지"해야 하는 운동선수들(예: 달리기 선수)은 운동수행능력에 부정적인 영향을 미치지 않도록 주의해야 한다(3, 38, 169). 특히, 저용량의 크레아틴 모노하이드레이트(2~3 g/하루)(128) 또는 폴리에틸렌 글리콜화된 크레아틴(1.25~2.5 g/하루)(66)을 사용하면 체중 증가 없이도 성적을 향상시킬 수 있다.

크레아틴 사용과 관련하여 위장 불편, 메스꺼움 및 근육 경련이 보고된 바 있으나, 최근 보고에 따르면 장기간 사용하는 경우에도 이런 부작용은 흔하지 않은 것으로 나타났다(9, 125). 크레아틴에 대한 상한 섭취 기준(Upper Level of Intake)이 아직 마련되지 않았기 때문에(UL에 대한 설명은 18장을 참조), 우선 첫 단계로 안전한 수준(Observed Safe Level)을 사용하는 것이 제안되었다. 기존 연구에 따르면, 하루 5 g은 장기간 섭취해도 안전한 양으로 보고되었다(136). 그렇다면 안전을 위해 크레아틴을 아예 금지하는 것이 좋을까? 이에 대해 볼렉(Volek)은 탄수화물 섭취가 지구력 운동 능력을 향상시키는 것처럼 크레아틴 섭취도 단시간 고강도 운동 능력을 향상시킨다고 설명했다(22장을 참조)(160).

최근 연구자들은 크레아틴이 근병증(후천적이거나 유전적인 근육 장애) 환자들에게 어떤 영향을 미치는지 체계적으로 연구하고 있다. 예를 들어, 근이영양증(muscular dystrophies) 환자의 경우, 크레아틴을 보충한 사람들은 위약 그룹의 대상자들에 비해 근력이 더 많이 증가한 것으로 나타났다. 반면, 대사성 근병증(metabolic myopathies) 환자들은 크레아틴을 섭취한 후 일상 생활 능력이 악화되었으며, 맥아들(McArdle)병 환자는 근육 통증이 더 심해진 것으로 나타났다(82).

Baume 등(2006)의 최근 연구가 이러한 사례에 해당된다(10). 그의 연구에서 103개의 식이 보충제를 조사한 결과, 그중 3개에서 도핑 검사에서 양성 반응을 유발할 수 있는 대량의 단백동화 스테로이드를 발견했다. 또한, 한 크레아틴 제품을 복용한 사람의 소변 샘플을 검사한 결과, 두 가지 단백동화 스테로이드가 검출되었다. 오염된 보충제를 사용하면서 생기는 문제를 예방하려면, 독립적인 실험실에서 제품을 철저히 검사하는 것이 필요하며, 운동선수는 영양사나 등록된 영양 전문가가 추천하는 보충제만 섭취해야 한다(37). 일부 식이 보충제는 세계 도핑 방지 기구(WADA)와 국제 올림픽 위원회(IOC)에 의해 금지되어 있는 경우도 있다.

운동수행능력에 미치는 허브의 효과에 대한 요약은 추천 문헌에서 Williams (2006)의 리뷰를 참조하라.

요약 *In Summary*

- 대체로, 크레아틴을 제외하고는 식이 보충제가 운동선수들의 운동수행능력을 향상시킨다는 과학적인 증거는 매우 부족하다.

유산소성 운동수행능력

20장에서는 지구력 운동수행능력과 관련된 생리학적 요인을 평가하는 몇 가지 테스트에 대해 상세히 설명하였다. 근육으로 산소를 운반하는 능력이 향상되고 젖산이 축적되는 시점이 지연되는 것은 운동수행능력 향상과 관련이 있다. 특히, 산소 전달에 영향을 주기 위해 사용된 두 가지 운동 보조제는 산소가 풍부한 가스 혼합물을 흡입하는 것과 혈액 도핑이 있다.

산소

근력 운동을 수행할 때 필요한 ATP를 생성하기 위해서는 유산소 대사가 중요하다. 따라서 과학자들이 추가적인 산소(고산소증 또는 hyperoxia) 공급이 운동수행력에 미치는 영향을 연구하는 것은 놀라운 일이 아니다. 하지만 이 주제를 논의하려면 다음과 같은 질문을 던져야 한다: 더 높은 혈중 산소 분압(PO_2)을 달성하기 위해 산소(O_2)는 언제, 어떻게 공급되어야 할까? 이 질문에 대한 의 통찰력 있는 논문에서는(Welch, 163), 고산소증을 달성하는 방법에 따라 연구 결과들을 비교하는 것이 얼마나 어려운지 설명하였다. 예를 들어, 흡입하는 공기의 산소 비율을 높이는 방법을 사용하는 연구와 **고압 챔버**(21% 이상의 산소 혼합물 사용)를 이용한 방법을 비교하는 데 있어 그 어려움을 강조했다. 그림 24.2는 산소 농도가 높은 혼합 기체를 1기압("정상 압력") 조건에서 사용할 경우, 고압 챔버("증가된 압력")를 사용하는 경우와 비교하여 운동수행(탈진 시까지의 걸리는 시간)이 산소 흡입 압력 범위 전반에 걸쳐 개선됨을 보여준다. 중량 운동과 지구력 트레드밀 달리기를 활용한 연구에서는 고압성 고산소증이 운동수행에 미치는 효과가 없다고 보고하였다(129). 또한, 질문의 두 번째 부분은 추가적인 산소 공급 시점과 관련이 있다. 특히, 산소가 운동 전, 운동 중 또는 운동 후에 공급되는지에 따라 결과가 달라진다. 따라서 이 절에서는 각각의 산소 공급 시기에 따른 결과들을 살펴보고자 한다.

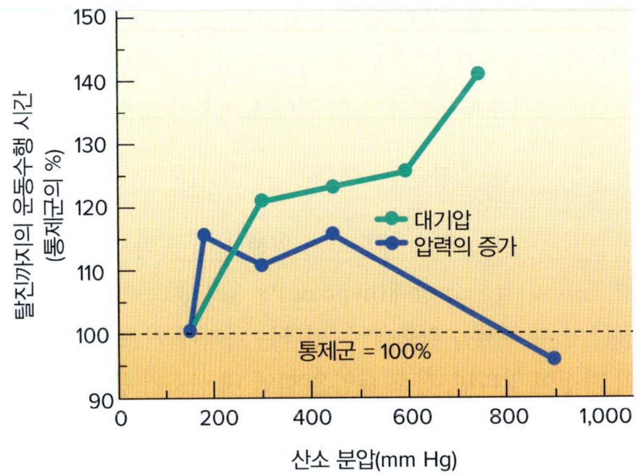

그림 24.2 산소 분압(PO_2)이 운동수행능력에 미치는 영향. 일정한 압력 실험에서는 해수면과 같은 정상적인 압력에서 산소가 더 많이 포함된 가스를 사용했고, 고압력 실험에서는 특별한 고압 챔버를 사용해 산소의 압력을 높였다.

출처: Reference 135, New York: McGraw Hill, Inc., 1987.

운동 전 산소 보충

운동 전 산소를 추가로 섭취하는 이유는 혈액에 더 많은 산소를 "저장"하여, 운동 시작 시 더 많은 산소를 사용할 수 있도록 하기 위함이다. 동맥혈의 헤모글로빈이 휴식 시 약 97% 정도 산소(O_2)와 결합되어 있으며, 이는 약 1 L의 혈액에 200 ml의 산소가 들어있다고 추정된다. 만약 100% 산소를 흡입하면 헤모글로빈에 결합된 산소가 약 3%, 즉 6 ml 정도 증가한다. 하지만, 용해된 산소의 양은 동맥 산소 분압(PO_2)에 따라 달라진다. 동맥 산소 분압이 약 100 mm Hg에서(해수면에서 21% 산소 흡입 시) 약 700 mm Hg로 증가하면(100% 산소 흡입 시), 용해된 산소는 3 ml/L에서 21 ml/L로 증가한다. 만약 한 사람이 총 혈액량이 5 L라면, 운동 전에 약 100 ml의 추가적인 산소를 "저장"할 수 있다. 하지만 산소 흡입 후 경기 시작 전에 몇 번만 숨을 쉬어도, 저장된 산소는 공기 호흡 수준으로 돌아간다(172).

따라서 운동 전 산소 사용에 대한 관심은 주로 단기 운동에 집중되어 있다. 일반적으로 약 800 m 이하의 달리기, 웨이트 리프팅, 계단 오르기 및 200 m 이하의 수영에서 산소 흡입이 긍정적인 효과를 보인 것으로 나타났다(109, 172). 또한, 연구에 따르면 산소 흡입은 운동을 시작하기 2분 이내에 이루어져야 효과가 있는 것으로 나타났다(172). 하지만, 일부 연구에서는 참가자들이 자신이 산소를 흡입하고 있다는 사실을 알고 있었기 때문에(플라시보 효과), 이 사실이 결과에 영향을 주었을 수 있다는 우려가 제기되었다(172). 전반적으로, 수영이나 육상 스프린트 경기 시작 직전까지 산소를 흡입할 수 없다는 점을 고려할 때, 산소 흡입의 효과는 출발 총성이 울리기 전에 사라질 것이다. 따라서 숨을 참는 경기에 참여하지 않는 이상, 운동 전에 추가적인 산소를 흡입하는 것은 운동수행능력에 거의 영향을 미치지 않을 것이다.

운동 중 산소 보충

운동 중 운동수행능력을 개선하기 위해 산소를 마시는 이유는 운동 중 근육이 저산소 상태(hypoxic)에 있기 때문에 추가적인 산소 공급이 이 문제를 완화할 수 있다는 가정에 기초한다(164). 만약 이 가정이 맞다면, 산소 흡입은 혈액 내 산소가 증가되고, 근육으로 더 많은 산소가 전달되어 운동수행능력을 향상시킬 것이다. 그러나 Welch 등(164)은 고산소 가스(hyperoxic gas mixture)를 흡입할 때, 동맥혈의 산소 함량(CaO_2)이 증가하는 대신 근육으로 가는 혈류가 감소되어 결국 산소 전달($CaO_2 \times$ 흐름)은 보통 산소 상태(21% O_2)와 다르지 않다는 것을 보여주었다. 고산소 상태에서 최대 산소 섭취량은 2~5% 정도 증가하는데, 이는 최대 심박출량이 변하지 않고, 동정맥산소차이가 5~6% 이상 증가하지 않기 때문이다($\dot{V}O_2$ max = $\dot{Q}$ max $\times$ [CaO_2 – $C\bar{v}O_2$]).

고산소(hyperoxia)와 정상 산소 상태(normoxia)에서 산소가 근육으로 전달되는 양이 비슷함에도 불구하고, 더 많은 산소를 흡입하면 운동 성과가 크게 향상되는 것이 관찰되었다. 그림 24.2는 100% 산소(PO_2 = 700 mm Hg)를 흡입할 때 지구력이 약 40% 향상된 것을 보여준다. 그렇다면 근육으로의 산소 전달이 크게 다르지 않은데도 어떻게 이런 결과가 나타날 수 있을까? 연구에 따르면, 더 많은 산소를 마시면 폐 환기량이 감소되고 호흡을 하는 데 드는 힘이 줄어들어 결과적으로 운동 능력이 향상되는 것으로 보고되었다(163, 173, 174). 또한, 최대 운동 중 헤모글로빈 "불포화(desaturation)"를 경험하는 운동선수들은(10장 및 23장 참조) 21% 산소를 호흡할 때보다 산소가 더 많은 공기를 호흡함으로써 운동 능력을 향상시킬 수 있다(121). 연구에 따르면 스프린터들이 트레드밀에서 300미터 전력 질주를 3회 반복하면서 40% 산소를 흡입했을 때, 헤모글로빈 포화도가 유지되고 혈액의 pH 감소를 억제시켰다고 보고하였다(112). 이는 높은 산소 분압(PO_2)이 강도 높은 운동 중 해당과정을 느리게 하여 혈장 내 젖산과 수소 이온의 축적을 늦추고, 결국 지구력 증가로 이어진다는 점에서 중요하다(71, 163). 고산소 상태에서 젖산 생성이 감소하는 이유는 글리코겐 분해 속도가 느려지기 때문인데, 이렇게 되면 이후 크렙스 회로에서 더 효율적으로 산화 과정이 이루어진다(146).

운동 중 운동선수들에게 산소 혼합물을 제공하는 것은 현실적으로 어렵기 때문에, 고산소 상태에 대한 연구는 산소 전달과 근육의 산소 소비 능력 중 어떤 요소가 유산소 운동 성과를 제한하는가라는 오랜 과학적 질문에 답하는 데 더 유용하다(163). 하지만 일부 연구에서는 운동 성과를 개선하기 위해 훈련 중에 고산소 상태를 사용했다. 최근 연구에서는, 참가자들이 6주 동안 최대 산소 섭취량의 90% 강도로 훈련하면서 60% 산소를 흡입하였을 때(21% 산소와 비교하여) 최대 산소 섭취량과 운동 성과에서 더 큰 증가가 나타나는지를 조사했다. 참가자들은 60% 산소를 마셨을 때 약 8% 더 높은 운동 강도로 운동할 수 있었지만, 최대 산소 섭취량의 변화와 지구력 증가에서는 두 그룹 간에 차이가 나타나지 않았다(115). 이와 유사하게, 최근 3주간의 스프린트 인터벌 훈련에 60% 산소를 동일하게 적용한 연구에서도, 최대 산소 섭취량의 증가는 대조군과 유사한 것으로 확인되었다. 흥미롭게도, 추가로 산소를 마신 덕분에 참가자들의 산소 포화도는 실험 내내 거의 100%에 가까운 상태를 유지했고, 운동 중 젖산이 적게 생성되었다(85). 이러한 결과는 고강도 운동 중 추가적으로 산소가 제공될 때, 무산소성 대사와 관련된 에너지를 사용하는 것이 감소된다는 이전 연구들의 주장을 뒷받침한다(71, 163). 또한, 무산소 운동에 가까운 스프린트 훈련 중 산소 농도를 60%로 설정하여 "더 많은 유산소성" 대사를 유도한 결과, 실험 대상자들의 주적 산소 결핍량이 감소하는 것으로 나타났다. 이는 스프린트 훈련의 운동 강도가 낮아진 것을 의미한다. 이를 뒷받침하는 연구 결과로, 훈련 중 60% 산소를 제공받은 대상자들에게서 평균 파워 증가율이 4% 이상 둔화되는 것으로 나타났다(85).

운동 후 산소 보충

운동 후 산소를 추가로 섭취하는 이유는 운동 후 더 빠르게 회복하고 다시 운동할 준비를 할 수 있을 것이라는 가정에서 시작되었다. 초기의 몇몇 연구에서는 실제로 이런 효과를 보이기도 했지만, 실험 참가자들 자신이 어떤 공기를 흡입하는지 알고 있었기 때문에, 그 결과 해석에 신중해야 한다(109, 172). Wilmore (172)는 여러 연구들의 효과를 요약하면서, 운동 후 회복 중에 산소를 마시는 것이 심박수, 폐 환기량 및 운동 후 산소 섭취량에 이점이 없다고 보고하였다. 이는 운동 후 산소를 마셔도 이후의 강한 운동수행에 큰 차이가 없다는 연구 결과들을 뒷받침하였다(130).

요약 *In Summary*

- 운동 전 혹은 후에 산소를 흡입하는 것은 운동수행능력에 거의 영향을 미치지 않거나 효과가 없지만, 운동 중 산소를 흡입하면 지구력 운동수행능력을 향상시킬 수 있다.
- 선행 연구에 따르면, 고강도 스프린트 훈련 중 추가적인 산소 흡입은 최대 산소 섭취량을 향상시키지 않을 뿐만 아니라, 오히려 무산소 운동 능력과 관련된 적응 반응을 둔화시킬 수 있다.

혈액 도핑

19장에서 최대 산소 섭취량이 심박출량과 직접적으로 연결되어 있으며, 높은 최대 산소 섭취량이 지구력 운동에서 뛰어난 성과를 이루는 데 매우 중요하다고 설명했다. 최대 산소 운반량은 최대 심박출량($\dot{Q}$ max)과 동맥혈의 산소 함량의 곱과 같다. 따라서, 최대 심박출량이 더 이상 증가되지 않는 상황에서는 혈액에 들어 있는 헤모글로빈의 양을 증가시키는 것이 조직으로 더 많은 산소를 전달하는 방법 중 하나이다. **혈액 도핑**은 적혈구를 주입하여 헤모글로빈 농도를 증가시키고, 결과적으로 산소 운반량을 증가시키기 위한 시도를 말한다. 이것을 설명하는 다른 용어로는 **혈액 증강**(blood boosting)과 **혈액 저장**(blood packing)이 있으며, 정확한 의학 용어로는 **유도된 적혈구 증가증**(induced erythrocythemia)이라고 한다. 그러나 이 주제를 다루기 전에, 혈액량의 증가(헤모글로빈 농도의 증가와는 무관하게) 역시 최대 산소 섭취량과 유산소 운동 능력에 긍정적인 영향을 미칠 수 있다는 점을 기억해야 한다(60).

혈액 도핑에서는 운동선수가 수혈을 받는데, 이 혈액은 자신의 혈액일 수도 있고(**자가 수혈**, autologous transfusion), 혹은 적합한 기증자의 혈액일 수도 있다(**동종 수혈**, homologous transfusion). 후자의 경우, 의료적인 응급 상황에서는 사용이 가능하지만, 감염 위험과 혈액형 불일치의 위험이 있으므로(59) 혈액 도핑에는 권장되지 않는다. 자신의 혈액을 사용하여 헤모글로빈 농도를 높이려는 목표를 이루기 위해서는 몇 가지 문제들이 발생하는데, 이는 초기 연구에서 혼란을 야기했다. 먼저, 주요 문제는 혈액을 냉장 보관할 수 있는 시간과, 그 혈액을 다시 주입해서 지구력 운동 성과를 높이려는 계획이 잘 맞지 않았다는 점이다. 냉장 보관할 수 있는 최대 기간은 3주이며, 이 기간 동안 매일 약 1%의 적혈구가 손실된다. 또한, 일부 적혈구는 보관 용기에 붙거나 너무 약해져서 재주입했을 때 기능하지 못하는 경우도 발생한다. 이러한 문제들 때문에 채혈된 적혈구 중 약 60%만 재주입할 수 있다(59).

혈액의 "유통 기한" 문제가 더욱 복잡해지는 이유는, 새로운 적혈구를 생산하고 헤모글로빈 농도를 정상 수준으로 되돌리는 데 필요한 시간과 관련이 있기 때문이다. 예를 들어, 400 ml의 혈액을 채혈한 후 적혈구를 다시 채우는 데 걸리는 시간은 3~4주, 900 ml를 채혈한 경우에는 5~6주 이상이 필요하다. 혈액을 최대 3주 보관 기간이 끝난 시점에 재주입되었다면, 연구자는 적혈구 손실(약 40% 감소)과 참가자들의 정상 이하(빈혈 상태)의 헤모글로빈 농도 때문에 헤로글로빈 양이 충분이 증가된 상태를 달성하지 못했을 가능성이 크다. Gledhill (59)은 이것이 1978년 이전의 연구에서 혈액 도핑을 했을 때 최대 산소 섭취량과 운동수행능력이 일관되지 않았던 주요 원인이라고 주장하였다. 초기 연구에서 직면한 또 다른 주요 문제는 적절한 연구 설계의 부재였다. 연구에는 **"가짜" 혈액 채취**(팔에 주삿바늘을 꽂지만 실제로는 혈액을 채취하지 않는 것)와 **"가짜" 재주입**(팔에 주삿바늘을 꽂지만 혈액을 돌려주지 않는 것)과 같은 위약 대조군이 필요했다.

혈액 도핑을 더 정확하게 연구할 수 있었던 중요한 이유는 혈액 냉동 보존 기술이 도입되었기 때문이다. 이 기술을 통해 혈액을 냉동 상태로 몇 년 동안 보관할 수 있으며, 적혈구 손실은 15% 정도로 줄일 수 있다. 이를 통해 연구 참가자가 **정상적인 적혈구 상태**(정상적인 [Hb])로 돌아올 수 있는 충분한 시간이 확보되어, 재주입의 효과를 올바르게 평가할 수 있게 되었다(59).

연구에 의하면 혈액 한 단위를(약 450 ml) 다시 주입했을 때 혈중 헤모글로빈 농도, 최대 산소 섭취량 및 운동 성과는 약간 증가했지만, 그 증가 폭은 통계적으로 유의미하지 않았다. 반면, 두 단위(900 ml)의 혈액 주입은 혈중 헤모글로빈(8~9% 증가), 최대 산소 섭취량(4~5% 증가) 및 운동 성과(3~34% 증가)에서 유의미한 증가를 보였다. 또한, 세 단위(1350 ml)의 혈액 주입은 헤모글로빈(10.8% 증가)과 최대 산소 섭취량(6.6% 증가)이 조금 더 증가하는 것으로 나타났다. 하지만 이렇게 많은 양의 혈액을 주입하면 적혈구 수가 많아져서 **경계성 적혈구증**에 이를 수 있다. 따라서 일반 성인에게 1350 ml 정도는 과도한 적혈구 증가로 인한 의학적 합병증의 위험을 초래하지 않고 안전하게 받을 수 있는 최대 한계일 가능성이 크다. 그림 24.3은 혈액을 재주입 후 헤모글로빈 수치가 정상으로 점차 줄어드는 모습을 보여주며, 이는 증가된 산소 운반 능력이 10주에서 12주 동안 유지된다는 것을 의미한다. 이는 운동 성과 향상에 있어 중요한 요점이다(58). 따라서, 엘리트 자전거 선수들이 훈련과 경기 중에 혈액 도핑을 일상적으로 사용해 왔다는 것은 의심의 여지가 없다(156).

1972년 에크블롬(Ekblom) 등 연구진은 혈액 도핑이 최대 산

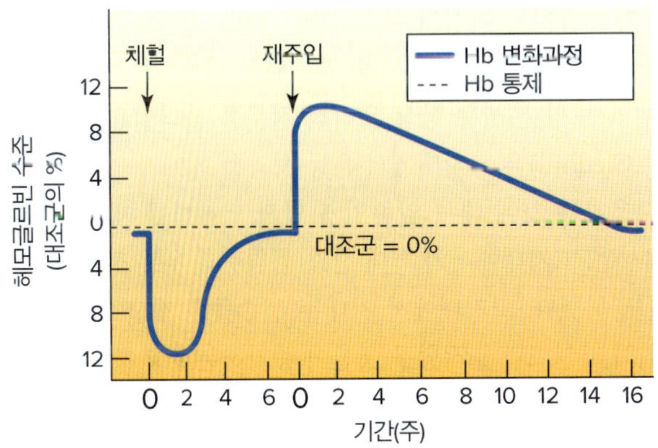

그림 24.3 혈액 채혈과 재주입에 따른 혈액 내 헤모글로빈 수치 변화.

과학에서 중요한 인물 되돌아보기

비외른 에크블롬(Björn Ekblom) 의학박사—산소 운반에 영향을 미치는 요인 연구와 "혈액 도핑"의 선구자

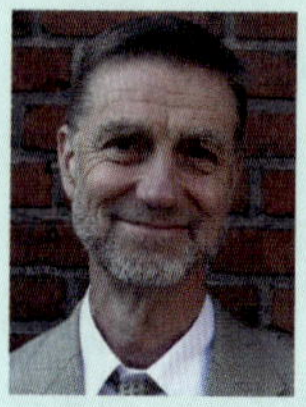
Björn Ekblom

비외른 에크블롬(Björn Ekblom) 박사는 1969년에 스톡홀름에 위치한 스웨덴 카롤린스카 연구소에서 박사 학위를 받았으며, 1970년에 의학 박사(M.D.) 학위를 취득했다. 이후 1977년에 카롤린스카 연구소에서 생리학 교수로 임명되었다. 그는 초기에 최대 산소 섭취량과 관련된 생리학적 요인과 젊은 사람과 나이 든 사람들에게 훈련이 최대 산소 섭취량에 어떻게 영향을 미치는지 연구하였다. 또한, 산소를 운반하는 헤모글로빈 농도가 최대 산소 섭취량에 어떤 영향을 주는지도 살펴보았다. 1972년, 그는 "혈액 채혈과 재주입 후 운동 반응"이라는 논문을 발표했으며, 이 논문은 헤모글로빈 농도를 낮추거나 높이면 최대 산소 섭취량을 체계적으로 변화시킬 수 있음을 보고하였다. 이 논문은 산소 운반, 최대 산소 섭취량 및 지구력 성능을 향상시키기 위해 혈액 도핑을 사용하는 것에 대한 관심을 불러일으켰고, 이는 현재 스포츠에서 주요한 문제로 자리잡고 있다(해당 장의 논의 참조). 또한, 그의 연구는 적혈구생성인자(EPO)가 최대 산소 섭취량에 미치는 영향과, 이후 적혈구생성인자(EPO)를 비윤리적으로 사용하는 사람들을 어떻게 찾아낼 수 있는지도 연구했다.

에크블롬 박사는 지난 45년간 최대 산소 섭취량과 그에 영향을 주는 다양한 요인에 대해 연구하며 큰 기여를 했다. 하지만, 그는 그것보다 훨씬 더 다양한 것을 연구하려 했다. 또한, 그는 운동 중 체온 조절, 운동에 대한 혈역학적 반응(예: 혈압, 심박출량), 류마티스 관절염 환자에 대한 훈련의 효과 및 운동수행과 관련된 영양적인 요인에 대해서도 연구했다. 따라서 그는 훈련과 관련된 생리학을 이해하는 데 중요한 기여를 했을 뿐만 아니라, 다양한 스포츠에 관한 훈련과 컨디셔닝을 다룬 책과 소책자를 출판했다. 현재 카롤린스카 연구소의 명예 교수로 재직 중인 그는 지금까지 150편 이상의 논문, 여러 권의 책, 8개의 주요 리뷰 논문, 그리고 30개 이상의 책 챕터를 출판했다.

소 섭취량과 운동 성과에 미치는 영향을 분석하였다(46). 운동 성과는 약 3~34% 정도 증가했고, 이는 헤모글로빈이나 최대 산소 섭취량의 변화보다 훨씬 더 다양하게 나타났다. 이렇게 다양한 차이가 나타난 이유 중 하나는 연구에서 사용된 테스트 유형이 각기 달랐기 때문이다. 예를 들어, 가장 큰 변화는 10분 이하로 지속되는 극한 달리기 테스트에서 관찰되었다. 반면, 가장 작은 변화는 약 8 km 달리기에서 관찰되었고, 이 경우 운동 성과는 주입 전 30분 17초에서 주입 후 29분 26초(51초 감소)로 기록이 개선된 것으로 나타났다(171). 이 방법이 "실제 경기"에서 효과가 있을지에 대한 의문들(44)은 크로스컨트리 스키 선수들을 대상으로 한 연구에서 일부 해결되었다(15). 또한, 투르 드 프랑스에서 혈액 도핑 기록이 발견된 후 많은 자전거 선수들이 철수한 것을 보면, 이 방법이 제공하는 이점이 확실하다는 것을 알 수 있다. 관련 내용을 더 알고 싶다면 과학에서 중요한 인물 되돌아보기를 참조하라.

혈액 도핑 문제는 항상 윤리적 질문을 불러일으키지만, 글레드힐(Gledhill)은 고지대에서 운동 성과를 높이기 위해 혈액 도핑을 사용하는 것에 대해 일종의 도덕적 딜레마를 제시하였다. 23장에서는, 고지대에서의 최대 산소 섭취량과 운동 성과 변화에 대해 설명하였다. 고지대에서 지내는 선수들은 저산소증에 대처하기 위해 자연스럽게 적혈구 생산이 증가하는 변화를 겪는다. 글레드힐(59)은, 고지대에서 훈련할 수 있는 환경을 가진 선수들이 국제 올림픽 위원회가 허용하는 합법적인 방식으로 혈액 도핑과 유사한 효과를 얻고 있다고 지적했다. 또한, 적혈구 생산을 자극하는 호르몬인 **적혈구생성인자**(EPO)의 재조합 DNA 유사체가 사용 가능해지면서 상황은 더욱 복잡해졌다. 실제로 고강도 지구력 스포츠와 관련된 모든 운동 능력 향상 약물(PED) 중에서, 외부에서 투여되는 형태의 EPO를 사용하는 것이 최근 몇 년간 가장 큰 우려 사항 중 하나로 떠올랐다.

의학적으로 EPO는 화학요법을 받거나 신장 질환으로 인해 투석을 받는 환자들의 치료에 일부 사용된다. 이 호르몬은 적혈구 생성을 자극하여 빈혈의 위험을 줄여주기 때문에 다양한 환자들에게 매우 중요하며, 연구자들은 EPO의 사용을 최적화하기 위해 노력하고 있다(94). 일반적인 크로스컨트리 훈련은 자연적으로 생성되는 EPO의 혈장 농도를 증가시키지 않는 것처럼 보이지만 (13), 3000 m와 4000 m의 높은 고도에 잠시 노출되면 그 농도가 각각 1.8배와 3.0배로 증가하는 것으로 나타났다(43). 하지만 실제로 가장 크게 우려스러운 점은 실험실에서 만든 이 호르몬의 유사체(재조합 인간 EPO [rhEPO])를 사용해서 실제 혈액 도핑을 하지 않으면서도 혈액 도핑과 동일한 효과를 내기 때문에 자칫 선수들이 남용을 할 가능성이 높다는 것이다. 이러한 남용은 적혈구 생산을 과도하게 증가시켜 헤로글로빈 농도가 4~9%까지 다양하게 증가할 수 있다(91). 이는 일부 운동선수들에서 적혈구 수치가 매우 높아지는 결과를 초래할 수 있으며, 이로 인해 심장과 뇌로 전달되는 혈액의 흐름이 방해되어 심근 경색이나 뇌졸중이 발생할 수 있다.

실제로, EPO가 도입된 지 4년 이내에 약 20명의 유럽 최고 자전거 선수들이 갑작스럽게 사망한 사건이 발생했다. EPO는 적혈구 수를 늘리고 혈장량을 줄여서 헤모글로빈 농도를 증가시키지만, 전체 혈액량은 상대적으로 변하지 않는다(91, 93). 혈액 도핑과 비슷하게, 헤모글로빈 농도는 몇 주 동안 높은 상태를 유지하지만, EPO의 농도는 줄어들어서 이를 적발하기가 어렵다(91). 혈액 도핑이나 EPO를 사용해서 불공정한 이득을 얻는 선수를 찾아내는 것은 스포츠에서 "공정성"을 지키기 위해 매우 중요한 일이다.

2002년, 과학자, 제약 회사 및 혈액학자들로 구성된 단체가 이 약물의 남용과 운동선수들의 비윤리적인 행동을 막기 위해 설립되었으며, 일부 성과가 나타났다(5). 특히 동종 혈액 수혈(다른 사람의 혈액을 수혈받는 것)을 사용하는 경우, 테스트를 통해 기증자와 수혜자를 구분할 수 있었다(89, 161). 그러나 자신의 농축 적혈구를 재주입하는 경우, 혈액이 동일하기 때문에 같은 테스트 방법으로 구분할 수는 없었다. 하지만 선수의 혈액을 수년에 걸쳐 추적하고, 그 기간 동안 다양한 요소들이 어떻게 변하는지를 기록하는 접근 방식에서 체계적인 진전이 이루어졌다(89). 이 방법을 "혈액학적 여권"이라 부르지만, EPO를 사용하는 사람들을 장기적으로 추적할 수 있는지에 대한 의문은 여전하다(14, 92). 또한, 자가 혈액 수혈을 사용하는 사람들을 적발하기 위해 헤모글로빈 양을 측정하는 방법도 의문이 제기되고 있다(91, 108, 119). 이 방법에는 몇 가지 절차상의 한계가 존재한다. 예를 들면, 측정 자체의 오류가 있을 수 있고, 선수들이 운동 성과에 부정적인 영향을 미칠 수 있는 일산화탄소에 노출될 수 있다(92, 118). 새로운 기술이 개발되어 재조합 인간 EPO (rhEPO)와 자연적인 EPO를 구별할 수 있는 방법이 나오고 있지만, 여전히 부정행위를 적발하는 데는 어려움이 따른다. 동시에, 자연적인 EPO 생성을 자극하는 약물도 개발되고 있어, 문제는 더욱 복잡해지고 있다(92). 운동선수의 바이오마커를 모니터링하는 주제에 대해 더 알고 싶다면, 자세히 살펴보기 24.1–운동선수의 생물학적 여권을 참조하라.

요약 *In Summary*

- 혈액 도핑은 혈액 내 헤모글로빈 농도와 산소 운반 능력을 증가시키기 위해 적혈구를 재주입하는 것을 의미한다.
- 혈액 저장 기술이 발전하면서 혈액 도핑은 최대 산소 섭취량과 지구력 운동 능력을 향상시키는 데 효과적이라는 것이 입증되었다.
- 적혈구생성인자(EPO)는 적혈구 생성을 촉진하는 호르몬으로, 가장 많이 남용되는 운동 능력 향상 약물(PEDs) 중 하나이다.

무산소성 운동수행능력

지구력 운동수행능력 향상은 근육에 탄수화물과 산소를 공급하는 것에 초점을 맞추고 있다(이 장의 산소와 혈액 도핑에 대한 이전 섹션 및 탄수화물에 대한 22장을 참조하라). 그러나 단기간 최대한의 힘을 발휘하는 운동에서는, 근육이 무산소 에너지에서 대부분의 에너지를 얻기 때문에, 근육에서 방출된 수소 이온을 완충하는 것이 무엇보다 중요하다. 이 섹션에서는 연구자들이 수소 이온을 완충하고 운동수행능력을 향상시키기 위한 방법을 다룰 것이다.

혈액 완충제

근육 내 수소 이온의 증가는 포스포프룩토키나아제(PFK)의 활성을 감소시킬 수 있으며(155), 이는 해당과정을 느리게 하고 흥분-수축 결합 과정에서의 칼슘이 근소포체의 말단 시스터나에서 방출되는 것을 감소시켜(54), 트로포닌에 칼슘이 결합하는 것을 저해할 수 있다(110). 근육 내 수소 이온의 증가가 근육의 힘 생성 감소와 관련이 있다는 사실이 개구리 근육(50)과 사람 근육(151) 모두에서 관찰되었다. 마지막으로, 아담스(Adams)와 웰치(Welch)(1)의 연구에서는 고강도 운동(최대 산소 섭취량의 90%) 동안 60% 산소를 호흡할 때와 21% 혹은 17% 산소를 호흡할 때 운동을 지속할 수 있는 시간이 다를 수 있다는 것을 확인하였다. 또한, 운동 시 피로에 도달하는 시점은 동맥 내의 수소 이온 농도와 관련이 있다는 것을 발견하였다. 혈장 내 수소 이온 조절에 관련된 기전은 11장에서 자세히 설명하였다. 간단히 말해, 운동 중 수소 이온을 완충하는 주요 방법은 혈장 중의 중탄산염과 반응하여 탄산이 생성되고, 이 탄산이 다시 이산화탄소(CO_2)로 변한 뒤에 호흡을 통해 배출되는 것이다(이를 호흡 보상이라고 함). 중탄산염이 줄어들수록 수소 이온을 완충하는 능력이 감소하고, 그로 인해 혈장 수소 이온은 증가한다. 이런 사실을 바탕으로, 과학자들은 격렬한 운동 중 수소 이온의 증가 속도를 늦추기 위해 혈장 내 중탄산염 양을 늘리는 방법을 연구해 왔다.

1932년(39)에 이미 알칼리증을 유도하면 최대 지구력 운동시간이 5분 22초에서 6분 4초로 늘어난다는 사실을 발견했다. 그 이후로 다양한 연구들이 이러한 결과를 뒷받침해왔다. 여러 리뷰(19, 23, 73, 88, 113, 122, 129, 167)에 근거하여, 다음과 같은 결론에 대해 많은 과학자들이 동의하고 있다.

- 운동수행능력을 향상시키기 위해 사용되는 중탄산염의 최적 용량은 체중 1 kg당 0.3 g이었으며, 체중 1 kg당 0.2 g도 비슷한 효과를 나타낼 수 있다고 보고되었다(139).

자세히 살펴보기 24.1

운동선수의 생물학적 여권

대규모 이벤트가 펼쳐지는 스포츠 현장에서 일부 운동선수와 코치들은 경쟁에서 부당한 이득을 얻기 위해 인위적인 방법을 모색할 가능성이 높은 것은 사실이다. 승리를 위해 인위적인 방법을 사용하는 것으로 PEDs(운동 능력 향상 약물)를 사용하고, 이를 통해 인체 내 생리학적 기전을 조작하여 운동 능력을 높이는 것을 목표로 한다면 이를 "도핑" 또는 "혈액 도핑"이라고 부른다. 이렇게 불리는 이유는 많은 불법적인 물질들이 혈액에서 발견되기 때문이다.

많은 사람들이 놀라워하는 사실은, 근육을 강화시키는 스테로이드나 암페타민과 같은 도핑 방법이 100년 이상 동안 운동선수들에게 인기 있는 PEDs(운동 능력 향상 약물)로 사용되어 왔다는 것이다(20). 실제로 수십 년 동안 운동선수들이 PEDs를 사용하는 것을 적발하기는 매우 어려웠는데, 이는 도핑을 관리하는 단체도 거의 없었고, 생화학적인 전문 지식이 부족했으며, 선수들의 부정 행위를 검사하고 감시할 수 있는 시스템이 거의 없었기 때문이다. 하지만 1960년대부터 국제 올림픽 위원회(IOC)와 국제 자전거 연맹(UCI)과 같은 여러 국제 규제 기관들이 처음으로 도핑 방지 정책을 수립하기 시작했다(142).

도핑을 검사하기 위한 방법은 소변과 혈액 샘플에서 생물학적 지표를 분석하는 힘든 과정에 기반을 두고 있다. 이 지표들은 생리학적 성능과의 연관성 때문에 누군가가 PEDs를 복용했는지 여부를 알려주는 확실한 증거로 여겨진다. 예를 들어, 테스토스테론 대 에피테스토스테론 비율(T/E 비율)은 초기부터 근육 강화 스테로이드를 사용하는 운동선수를 식별하기 위해 사용된 생물학적 지표 중 하나였다. T/E 비율은 에피테스토스테론이 테스토스테론의 대사산물이어서, 혈액 내에 매우 낮은 농도로 존재하고 근육 강화 스테로이드를 복용하더라도 사람에게는 크게 증가하지 않는다는 사실을 반영한다. 따라서 외인성 테스토스테론을 복용하는 사람은 높은 T/E 비율을 가지게 된다. 한동안 운동선수의 T/E 비율이 특정 기준(예: T/E>6.0)을 초과하면 PEDs 사용 "양성"으로 간주되었다. 그러나, 일부 엘리트 선수들이 자연적으로 높은 T/E 비율을 가지고 있다는 사실이 발견되면서 이러한 이해에 의문이 생기기 시작했다(142).

이에 대응하기 위해, 혈액 도핑을 감지하는 방식도 발전되어 다수의 생물학적 지표들을 분석함으로써, 어느 운동선수가 PEDs를 사용할 가능성이 있는지를 더 종합적으로 이해하려는 시도가 도입되었다.

여러 가지 생물학적 지표를 확인하는 방법은 생체 샘플을 처리하는 방식이 더 정교하고 표준화되면서 발전되기 시작했다. 또한, 하나의 혈액 샘플에서 수십 개의 생물학적 지표를 정확하게 측정할 수 있는 자동 혈액 분석기도 도입되었다. 이러한 새로운 방법에는 성별, 나이, 종목별 특성, 고지대에서 활동 경험 및 특정 금지 약물을 사용할 수밖에 없는 진단된 의료 상태[치료적 사용 면제(TUE)를 통해] 같은 다양한 생리학적 요인도 포함되었다. 이러한 변화는 2000년대 초반에 **운동선수 생물학적 여권**(https://www.wada-ama.org/en/athlete-biological-passport)이라는 개념으로 발전하게 되었고, 이를 통해 국제나 국내 대회에 참가하는 운동선수들이 금지된 약물을 사용하는지 추적할 수 있게 되었다. 운동선수 생물학적 여권은 개별 선수의 생물학적 지표가 시간이 지나면서 어떻게 변하는지에 따라 만들어지기 때문에, 이 지표들이 선수의 평소 경향에서 벗어나고 국제 기준에 맞지 않을 때 위반으로 간주된다(142). 이러한 방법의 장점 중 하나는 각 선수가 자기 자신을 기준으로 평가된다는 점이다. 또한, 합성된 PEDs나 새로운 형태의 PEDs 사용은 이러한 화합물(및 그 대사산물)을 과학적으로 추적하기 어렵게 만든다. 하지만 운동선수 생물학적 여권을 사용하면, 약물이 바뀌더라도 선수의 기록을 보고 도핑 여부를 판단할 수 있기 때문에 효과적이다.

2009년, 세계 반도핑 기구(WADA)는 운동선수들을 감독하는 여러 기관들이 참고할 수 있도록 운동선수 생물학적 여권 운영 지침을 발행하였다. 현재는 6번째 개정판으로, 여러 가지 생물학적 지표가 추적되고 있으며, 여기에는 혈액학적 지표(헤마토크릿, 헤모글로빈, 적혈구 수 등), 스테로이드 관련 요인(T/E 비율, 안드로스테론 등) 및 내분비학적 지표(예: 인슐린유사성장인자-1 등)가 포함된다(178). 운동선수 생물학적 여권 운영 지침에는 혈액 도핑에 대한 의심이 제기될 경우 신중해야 하기 때문에, 혈액 샘플을 누가 채취할 수 있는지, 샘플의 운반과 저장하는 과정에서의 인계 절차 및 샘플을 처리하고 해석하는 방법에 대해 매우 엄격한 규칙이 존재한다. 이러한 이유로 많은 운동선수들은 WADA와 그와 연관된 기관들의 노력을 존중한다. 그 이유는 "깨끗한" 운동선수 생물학적 여권은 반도핑 규정을 준수하며 열심히 노력해 온 선수들의 재능과 노력을 증명해 주기 때문이다(https://www.wada-ama.org/en/what-we-do/the-code).

마지막으로 생각해 볼 점은, 스포츠에서 도핑과의 싸움은 이제 막 시작되었다는 것이다. 예를 들어 최근에는 유전자 도핑의 가능성과 관련된 문제가 증가하고 있다. 실제로, 앞으로 몇 년 내에 레트로바이러스 기술과 분자 생물학의 다른 응용 기술이 운동선수의 유전자나 "세포를 조작"하여 운동 능력을 높이는 단백질을 과다 생산하게 만들 수 있을 것으로 예상된다. 실제로, 분자 생물학의 응용 기술 덕분에 동물 실험에서는 미오스타틴, 적혈구생성인자 및 인슐린유사성장인자-1 등과 같은 단백질의 활성을 증가시키는 것이 가능해졌다. 이러한 놀라운 과학적 발전이 운동선수에게 적용될 경우, 이를 감지하는 것이 매우 어렵거나 불가능할 수도 있을 것이다. 하지만, 부정행위를 하는 선수들을 찾기 어렵다는 것이 유전자 도핑에서 가장 큰 문제가 되는 것은 아니다. 오히려 유전자 도핑으로 인해 운동선수의 건강이 손상될 가능성이 더 큰 문제이다. 실제로 많은 과학자들은 유전자 도핑의 문제점이 WADA의 생물학적 테스트를 통해 밝혀지기보다는 생명을 위협하는 질병이 발생하면서 드러날 것이라고 우려하고 있다. 잠재적인 위험에는 혈관을 형성하는 유전자를 조작해서 발생할 수 있는 암, 결합 조직과 주요 장기들의 변형 및 드물지만 갑작스러운 사망의 가능성이 포함된다(20). 이 주제에 대한 자세한 내용은 추천 문헌에 있는 내분비학회의 PED 사용으로 인한 건강상의 부정적인 영향에 대한 글을 참조하라.

- 1분 이하의 단시간 고강도 운동 중 유도된 알칼리증으로부터 뚜렷한 이점은 없는 것으로 보고되었다.
- 고강도 운동을 약 1~10분 동안 지속하거나, 짧은 회복시간을 두고 반복적으로 수행하는 고강도 운동에서는 운동수행능력 향상이 나타났다.

하지만 중탄산염을 실험 직전에만 섭취하는 것이 아니라 며칠 동안 연속적으로 섭취할 경우, 용량-반응 효과(dose-response effect)가 나타나는데, 이는 복용 용량이 높을수록 더 좋은 효과가 나타나는 것을 의미한다. 실제 체중 1 kg당 하루 0.5 g을 복용하는 것이 체중 1 kg당 하루에 0.3 g을 복용하는 것보다 더 나은 효과를 나타냈다(42). 혈액 완충제가 운동수행능력에 긍정적인 영향을 미칠 수 있는 가능성은 있지만, 잘못 설계된 연구에 의해 잘못된 결론을 내리지 않도록 주의해야 한다. 특히 혈액 완충제의 경우, 메클렁(McClung)과 콜린스(Collins) (97)는 참가자들이 완충제를 복용하고 있다고 믿는 것과 실제로 완충제를 복용하는 것의 차이를 구별하기 위한 연구 설계를 진행했다. 그들은 실험에서 네 가지 다음과 같은 처치를 진행했다:

1. A 집단. 참가자들에게 약을 받을 것이라고 말해주고, 실제로 약을 받음
2. B 집단. 참가자들에게 약을 받을 것이라고 말해주고, 실제로 약을 받지 않음
3. C 집단. 참가자들에게 약을 받지 않을 것이라고 말해주고, 실제로 약을 받음
4. D 집단. 참가자들에게 약을 받지 않을 것이라고 말해주고, 실제로 약을 받지 않음

이 연구에서는 운동 보조제를 사용할 때 반드시 유념해야 할 중요한 결과들이 무엇인지 말해준다. 예를 들어, 약을 받을 것이라고 믿하고 실제로 약을 받지 않은 B 집단이, 약을 받지 않을 것이라고 말하고 실제 약을 받은 C 집단보다 더 나은 운동 성과를 보였다. 이는 중탄산염의 순수한 약리 효과가 참가자들이 약을 받고 있다고 믿는 기대감보다 효과가 낮았다는 것을 의미한다.

완충제는 최대 운동 중 헤모글로빈의 산소 포화도를 유지하고 근육 능력에 긍정적인 영향을 미친다(111). 하지만 탄산수소나트륨 처치에 대한 효과성은 개인마다 다를 수 있으며, 이는 일부 무산소 운동이 다른 운동보다 피로의 주요 원인으로 근육이나 혈장 내 수소 이온 농도에 더 의존한다는 것을 의미한다(123). 웰치(Welch) (163)에 따르면 참가자들이 어떤 운동을 할 때, 동일한 수소 이온 농도에서 운동을 멈추는 경향이 있지만 연구들 간에 나타나는 "최종" 수소 이온 농도도 사람마다 다르게 나타난다. 이는 운동 능력을 제한하는 요인이 수소 이온 농도뿐만 아니라, 다른 요인도 있을 수 있음을 시사한다.

한편, 이러한 약제를 사용해 알칼리증을 유발하는 것은 위험이 따를 수 있다. 대량의 탄산수소나트륨을 섭취하면 설사와 구토를 유발할 수 있으며, 이는 모두 운동수행에 부정적인 영향을 줄 수 있다(3, 57, 88, 167). 따라서, 탄산수소나트륨을 운동하기 최소 120분 전에 섭취하면 이러한 문제의 발생 가능성을 줄일 수 있다(24, 138). 개인 간의 반응 차이의 원인(예: 운동선수의 수준, 훈련 경험, 장내 내성)을 규명하고, 단기간에 여러 운동 경기에서 사용할 수 있는지(예: 육상 대회의 여러 예선전), 그리고 다른 보충제(예: 카페인, 질산염, 크레아틴)와 어떻게 작용하는지 알아보기 위해 추가 연구가 필요하다(24).

요약 *In Summary*

- 탄산수소나트륨(0.3 g/kg)의 섭취는 1~10분 동안 지속되는 고강도 운동 또는 반복적으로 수행되는 고강도 운동수행능력을 향상시킨다.

약물

현재까지 다양한 약물이 운동수행능력을 향상시키기 위해 사용되어 왔다. 일부 약물은 카페인처럼 흔하고 "합법적"인 반면, 암페타민과 같은 다른 약물들은 사용이 금지되어 있다. 따라서 이러한 약물들이 실제로 효과가 있는지와 어떻게 운동수행능력을 향상시킬 수 있는지에 대한 증거를 간략히 살펴볼 것이다. 많은 사람들은 운동 능력 향상 약물(PED)이 안전하거나 부작용을 관리할 수 있다고 잘못 알고 있다. 또한, 대부분의 PED 사용자들은 엘리트 운동선수가 아닌 동호인(레크레이션 체육인)이며, 이런 약물이 건강에 미치는 부정적인 영향을 제대로 보고되지 않거나 스포츠 과학 내에서 심각한 의학적 문제가 아닌 것처럼 간주되고 있다(117).

암페타민

암페타민은 운동 중 피로를 줄이고 지구력 향상을 위해 사용되는 각성제로서, 1972년 당시 가장 많이 남용된 약물이었다(61). 암페타민은 소장에서 쉽게 흡수되며, 효과는 섭취 후 2~3시간에 가장 강한 효과를 내며 이후 24시간 동안 지속된다(76, 90). 암페타민은 **교감 신경 모방** 약물(카테콜아민의 효과를 모방하는)이며, 중추신경계를 자극하는 약물이다. 이 약물은 카테콜아민의 대사와 합성을 변화시키거나 카테콜아민에 대한 수용체의 반응을 변화시켜 그 효과를 유발한다(76, 90).

암페타민의 가장 흔한 효과는 사람을 각성하거나 깨어 있게 만들어서 에너지가 증가되고 자신감이 높아진 것처럼 느끼게 한다(76). 또한, 이 약물은 혈류의 흐름을 다시 분배하는 데 영향을 주며, 피부와 내장으로 가는 혈액을 줄이고 근육이나 뇌로 더 많은 혈류를 보내게 한다. 하지만 이러한 혈류 변화는 젖산 제거를 감소시키거나(3장 참조) 체온 증가(12장 참조)와 관련된 문제를 초래할 수 있다. 동물 연구에서는 암페타민이 지구력 운동수행을 증가시킬 수 있다는 결과가 보고되었다. 특히, 약물의 용량이 중요한 역할을 하는데, 소량(1~2 mg/kg)의 경우 대조군과 비교해 큰 차이가 없었지만, 고용량(16 mg/kg)의 경우 쥐의 수영 능력이 감소하는 것으로 나타났다. 쥐를 대상으로 한 달리기 실험에서도 고용량(7.5~10 mg/kg)의 암페타민이 이와 유사한 부정적인 영향을 미친다는 연구도 보고되었다(76).

아이비(Ivy) (76)는 사람을 대상으로 한 연구에서 암페타민이 지구력을 향상시키고 빠르게 피로를 회복시킨다고 보고하였다. 또한, 최대 산소 섭취량의 변화 없이도 운동을 오래 지속할 수 있는 능력이 향상되었다(26, 76). 이러한 이유에 대한 설명이 두 가지 제시되었는데, 아이비(76)는 암페타민이 카테콜아민과 유사하게 유리지방산을 동원하고 근육 내 글리코겐을 아낌으로써 지구력 수행능력을 향상시킬 수 있다고 제시하였다. 이는 카페인이 미치는 효과와 유사하다.

첸들러(Chandler)와 블래어(Blair) (26)는 암페타민이 단순히 피로를 느끼지 못하게 하고, 피로가 발생했다는 정상적인 생물학적 신호를 방해할 수 있다고 생각했다. 특히, 피로에 대한 생물학적 신호를 방해하는 것은 운동선수의 안전에 대해 가장 큰 문제가 될 수 있다. 그중 하나는 장시간의 최대하 운동(sub-maximal)을 덥고 습한 환경에서 실시할 때 피부로 가는 혈류가 줄어들어 고체온증을 유발할 수 있으며, 심각한 경우 사망으로 이어질 수 있다는 점이다(29, 76, 90). 주의력결핍 과잉행동장애(ADHD)를 앓고 있는 운동선수들에게 처방되는 각성제 약물(예: 리탈린)에 대한 의학적 및 과학적 검토가 많아지고 있다(124). 특히, 이런 약물들이 운동 능력을 높이는 효과(ergogenic effect)를 가져올 수 있기 때문에, 사용을 위해서는 치료적 사용 예외(Therapeutic Use Exemption, TUE)가 필요하다(see https://www.wada-ama.org/en/athletes-support-personnel/therapeutic-use-exemptions-tues).

앞서 언급했듯이 암페타민의 주요 효과는 각성을 증가시키고 흥분 상태를 유도하는 것이다. 그러나 암페타민이 피로한 사람들의 반응 시간을 회복시키는 데에는 효과가 있었지만, 깨어 있고 동기 부여가 넘치고 피로하지 않는 사람들에게는 영향을 미치지 않는다(32). 대부분의 운동선수들은 경기를 앞두고 이미 깨어 있고 의욕이 넘치기 때문에, 암페타민 섭취는 오히려 역효과를 내어 일부 사용자들에게 과민 반응을 일으키고 수면을 방해할 수 있다고 보고되었다(61). 결국, 철저히 통제된 실험실 환경에서 운동과 관련된 다양한 수치들(최대 산소 섭취량, 지구력 시간, 반응 시간 등)을 측정하여 얻은 데이터를 실제 국제 대회에서 적대적인 관중들 앞에서 경기하는 상황을 그대로 적용하는 것은 위험할 수 있다. 이는 그 상황 자체만으로도 이미 충분히 큰 흥분 요소가 되기 때문이다. 때로는 어떤 특정한 목적으로 사용된 약물이 근육에 독특한 효과를 주기 때문에 스포츠 현장에서 사용되는 경우도 있다. 이에 대한 예시는 자세히 살펴보기 24.2에서 확인할 수 있다.

요약 *In Summary*

- 암페타민은 카테콜아민과 유사한 효과를 가지고 있어 각성을 높여, 에너지와 자신감이 증가한 것처럼 느끼게 한다.
- 암페타민은 피로한 사람들에게는 운동수행능력을 향상시키지만, 이미 깨어 있고 동기부여가 잘 되어 있으며 피로하지 않은 사람들에게는 아무런 효과가 없다.
- 운동수행능력을 향상시키기 위해 암페타민을 사용하는 것은 많은 건강상의 문제를 일으킬 수 있다.

카페인

카페인은 다양한 일반 식품, 음료 및 처방전 없이도 구입할 수 있는 약에서 발견되는 각성제이다(표 24.2 참조). 실제로 카페인은 여러 번 운동 보조제로 간주되어 왔다. 이 때문에 국제 올림픽 위원회(IOC)는 1962년 카페인을 금지 약물로 지정했다가 1972년에 다시 금지 목록에서 제외시켰다. 이후 1984년, IOC는 다시 소변에서 "고농도 카페인"이 발견되는 것을 금지했는데, 이는 카페인 주사나 좌약을 사용했을 때 발생할 수 있는 농도를 기준으로 12 μg/ml이라는 기준을 적용했다(157, 168). 하지만 현재 카페인은 다시 금지 물질 목록에서 제외되었는데, 그 이유 중 일부는 카페인이 음식과 음료에 흔히 들어 있어 선수들의 식단을 관리하고 통제하기 어렵기 때문이다. 금지 조치가 해제된 이후, 다양한 스

자세히 살펴보기 24.2

베타-2 작용제: 클렌부테롤과 살부타몰(Clenbuterol and Salbutamol)

클렌부테롤(clenbuterol)은 천식과 같은 기도 질환을 치료하기 위해 개발된 약물이다. 이 약물의 화학적 작용은 조직 내 베타-2-작용제를 활성화시킨다(5장 참조). 일반적으로 이 약물은 기도 질환 치료에 효과가 있지만, 1980년대 초반에 클렌부테롤이 골격근에서 강력한 근육 성장(동화) 작용을 한다는 것이 발견되었다. 초기 연구에서는 동물에게 클렌부테롤(2 mg/kg/day)을 14일간 투여했을 때 근육량이 10~20% 증가하고, Type I 근섬유가 Type II 근섬유로 전환되며, Type II 근섬유가 선택적으로 비대해진다는 것을 보고하였다(36, 179). 또한, 클렌부테롤에 인해 근육이 비대해지는 과정은 매우 빨라서, 치료 시작 후 이틀 내에 근육이 성장되기 시작한다.

클렌부테롤이 골격근에서 강력한 근육 성장 작용을 한다는 사실이 밝혀지면서, 이 약물을 치료에 사용하는 것에 대한 과학적 관심이 커졌다. 예를 들어, 이 약은 근육 손실이 발생하는 상태(즉, 노화, 척수 손상 등)의 치료에 잠재적으로 도움이 될 수 있다(95). 하지만 불행히도 일부 운동선수들은 근육 크기를 증가시키고, 스프린트나 미식축구와 같은 힘을 요구하는 경기에서 운동 능력을 향상시키기 위해 클렌부테롤을 사용하고 있다. 그렇다면 실제 연구들에서는 어떠한 결과를 도출하였을까?

최근 발표된 두 개의 리뷰 논문에서는 흡입된 베타-2 작용제가 유산소 또는 무산소 운동 능력에 영향을 미치지 않는다는 일관된 결과를 보고하였다(31, 116). 하지만 베타-2 작용제를 경구로 섭취하거나 주입했을 때는 운동 능력이 긍정적으로 변화했지만, 두 연구는 그 효과의 정도에 있어 차이를 보였다.

- Collomp 등(31)은 거의 모든 실험에서 치료 목적으로 약물을 단기간 또는 급성 투여했을 때, 대상자들의 고강도 혹은 저강도 운동 모두에서 운동수행능력이 향상되었다는 것을 발견했다.
- 무작위로 나눈 그룹을 비교한 메타분석에서는 일부 운동 능력(예: 최대 산소 섭취량의 80~85%에서의 지구력 시간)은 향상된 반면, 다른 운동 능력(최대 산소 섭취량의 70%에서의 지구력 시간)은 향상되지 않았다고 보고했다(116). 이들은 두 조건이 유사했음에도 불구하고 결과가 다르게 나타났다. 연구진은 베타-2 작용제가 운동수행능력에 긍정적인 영향을 줄 수 있지만, 그 증거는 충분하지 않다고 평가했다.

따라서 약물의 투여 용량, 투여 기간, 혜택을 보는 운동선수의 유형 및 표준화된 운동 능력 테스트에서 예상되는 변화의 정도와 관련된 문제들을 명확히 하기 위해서는 추가적인 연구가 필요한 실정이다.

살부타몰(salbutamol)과 살메테롤(salmeterol)은 천식 치료에 사용되는 β_2-작용제이다. 살부타몰은 짧게 작용하여 4~6시간 동안 지속되고, 살메테롤은 장시간 작용하여 약 12시간 동안 지속된다. 세계 반도핑 기구(WADA)는 운동선수가 치료적 사용 면제(TUE)를 신청하지 않고도 이 약물들을 사용할 수 있도록 허용하고 있는데, 이는 이전 규정에서 변경된 사항이다(177). 하지만 소변 내 살부타몰 농도가 1000 ng/ml을 초과하면 치료 목적이 아닌 것으로 간주된다. 불행하게도, β_2-작용제의 이전 조제를 바탕으로 만들어진 새로운 디자이너 약물들이 시장에 나오면서, WADA와 같은 관리 기관의 업무량은 시간이 지남에 따라 증가할 것으로 보이며, 이러한 약물들을 발견하기도 매우 어려울 수 있다(51).

포츠 선수들의 소변에서 카페인 농도가 측정되었다. 파워리프터들이 일반적으로 가장 높은 카페인 농도를 보였으며, 그 다음으로 자전거 선수와 보디빌더들이 높은 농도를 보였다(158). 카페인은 위장관에서 빠르게 흡수되며, 섭취 후 15분 만에 혈액 내 농도가 크게 증가하고 60분에 최고 농도에 도달한다. 카페인은 체수분에 의해 희석되며, 생리학적 반응은 체내 수분 농도에 따라 달라질 수 있다. 사람마다 카페인에 대한 반응이 다르게 나타나는데, 만성적으로 카페인을 섭취하는 사람들이 카페인을 섭취하지 않는 사람들보다 반응이 덜한 경향이 있다는 증거도 보고되었다(11, 157).

카페인은 다양한 조직에 영향을 미칠 수 있지만, 그림 24.4는 카페인이 운동 보조제로서의 역할을 하는 이유가 골격근, 중추신경계 및 근육 수축을 위한 연료를 동원하는 효과에 기초하고 있음을 보여준다. 골격근 기능 향상에 대한 증거는 주로 *시험관*(in vitro)과 *생체 내*(in situ) 근육 샘플에서 얻은 것이며, 카페인이 골격근의 힘, 작업량 및 파워를 직접적으로 증가시킬 수 있음을 보여준다(120, 148, 157). 카페인의 효과는 피로한 근육에서 가장 뚜렷하게 나타났으며, 이는 근소포체에서 칼슘 방출을 돕는 라이아노딘 수용체(ryanodine receptor)로부터 칼슘 방출이 증가했기 때문이라고 여겨진다(149). 최근의 메타분석에서, 카페인 섭취는 무릎 신근(무릎을 펴는 근육)의 최대 근력을 약 7% 증가시킨다고 보고하였다. 하지만 다른 근육에는 거의 또는 전혀 영향을 미치지 않았다. 이는 카페인이 분명히 모든 근육에 도달했음에도 불구하고 이러한 결과가 나온 것이 다소 놀라운 점이 분명하다. 반면에, 근지구력은 모든 근육 전반에서 약 14% 향상된 것으로 나타났다(162).

카페인은 오랫동안 중추신경계를 자극하는 물질로, 혈액–뇌 장벽을 통과해 다양한 뇌의 중심부에 영향을 미칠 수 있으며, 이

표 24.2 인기음료와 의약품의 카페인 함량

인기음료(240 mL, 8 oz)	카페인(mg)
드립커피	115~175
브루드커피	80~135
인스턴트커피	65~100
아이스티	47
수입된 브루드차	60
국산 브루드차	40
녹차	15
탄산음료(350 mL, 12oz)	
낮은 함량(루트비어)	23
일반 함량(콜라)	~45
높은 함량(마운틴듀)	~55
졸트	71
레드불	80
비처방 의약품	
NoDoz	200
Vivarin	200
Midol	64
진통제	
아나신 진통제	64 mg
엑세드린	130
타이레놀	0

출처: Holy Mountain Trading Company. "Caffeine Content of Beverages, Foods and Drugs." Accessed October 23, 2019,

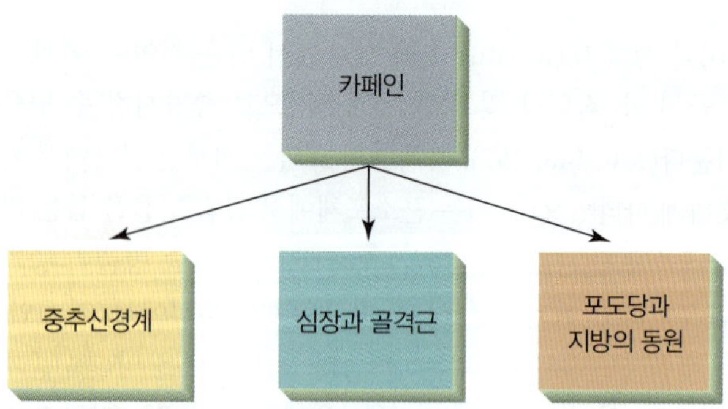

그림 24.4 카페인이 운동수행능력 개선에 미칠 수 있는 요인.

는 대개 각성을 증가시키거나 졸음을 감소시킨다(122, 157). 카페인이 중추신경계 자극제로 작용한다는 가장 좋은 증거는, 카페인을 섭취한 대상자들이 장시간 운동 중 피로를 덜 느낀다는 것이다(34). 이를 뒷받침하는 연구에 따르면 운동 중 운동 강도가 카페인을 섭취했을 때 더 낮아져, 일부 운동 성과가 개선된 것으로 나타났다(41, 149).

카페인이 운동 보조 효과를 유발하는 주된 기전으로 에너지를 동원하는 역할이 상당한 주목을 받아왔다. 연구에 따르면 카페인은 혈당을 상승시키고 지방산의 이용을 증가시킨다고 보고되었다. 혈당 상승은 교감 신경계의 자극과 그로 인한 카테콜아민 증가 때문일 수 있으며, 이는 간에서의 포도당 동원을 증가시킨다. 또 다른 가능성은, 카테콜아민이 인슐린 분비를 억제시켜 포도당 제거율을 감소시키기 때문에 혈당 농도가 높아질 수 있다(5장 참조)(157). 그러나 이러한 대사 효과 중 일부는 카테콜아민과 관련이 없다. 대신, 이러한 효과는 카페인의 분해 산물[예: 테오필린(theophylline)]과 관련이 있을 수 있으며, 이들 자체가 대사 자극제로 작용한다(63). 흥미롭게도 카페인과 포도당을 함께 섭취할 때, 포도당만 섭취했을 때보다 더 높은 비율로 포도당이 산화된다는 연구 결과도 보고되었다(180).

카페인 섭취는 지방 동원을 증가시킨다. 그림 24.5는 카페인이 카테콜아민을 증가시켜 지방세포에서 고리형 AMP (cyclic AMP)라는 물질의 수치를 높이거나, 고리형 AMP를 분해하는 포스포디에스터레이스(phosphodiesterase) 효소의 활성을 차단하는 것과 관련이 있음을 보여준다. 반 헨델(Van Handel)(157)은 이러한 실험에서 원하는 효과를 얻기 위해 필요한 카페인 용량을 고려했을 때, 포스포디에스터레이스 차단이 주요 기전일 가능성은 더 낮다고 제시하였다. 카페인을 섭취한 후 혈장 내 유리지방산은 휴식 중에 빠르게 증가하며(15분 내), 이후 몇 시간 동안 계속 증가한다(157). 그러나 운동 중에는 카페인 섭취로 인해 혈장 유리지방산이 유의하게 증가할 수도 있고(40, 150), 그렇지 않을 수도 있다(34, 40, 47, 64, 77). 또한, 호흡 교환율(respiratory exchange ratio, RER)이 감소할 수도 있고(47, 77), 감소하지 않을 수도 있다(64, 150). 한편, 포도당 대사(133)와 젖산 역치(16, 40, 56)는 카페인 섭취에 의해 영향을 받지 않는 것으로 나타났다. 게다가, 카페인이 운동 성과나 총 운동시간 개선에 미치는 효과에는 개인차가 존재하며, 어떤 사람에게는 운동 보조제가 되지만 다른 사람들에게는 그렇지 않을 수 있다(40, 41, 47, 56, 64, 77, 144, 171). 최근 리뷰에서는 지구력 운동 성과에 있어서 개선의 정도에 개인차가 확인되었으며, 그 범위는 20.3%에서 −17.3%까지, 평균 3.2%인 것으로 나타났다(55).

그렇다면 카페인 섭취에 대한 반응이 다양한 이유는 무엇일까? 카페인 섭취에 의한 운동 보조 효과는 얼마나 많은 양을 섭취하는지에 따라 다를 수 있고, 대상자에 따라서도 달라질 수 있다(32). 하지만 성별이나 생리 주기는 카페인이 체내에서 어떻게 작용하는지에 대해 큰 영향을 미치지 않는다(102). 일부 연구에서

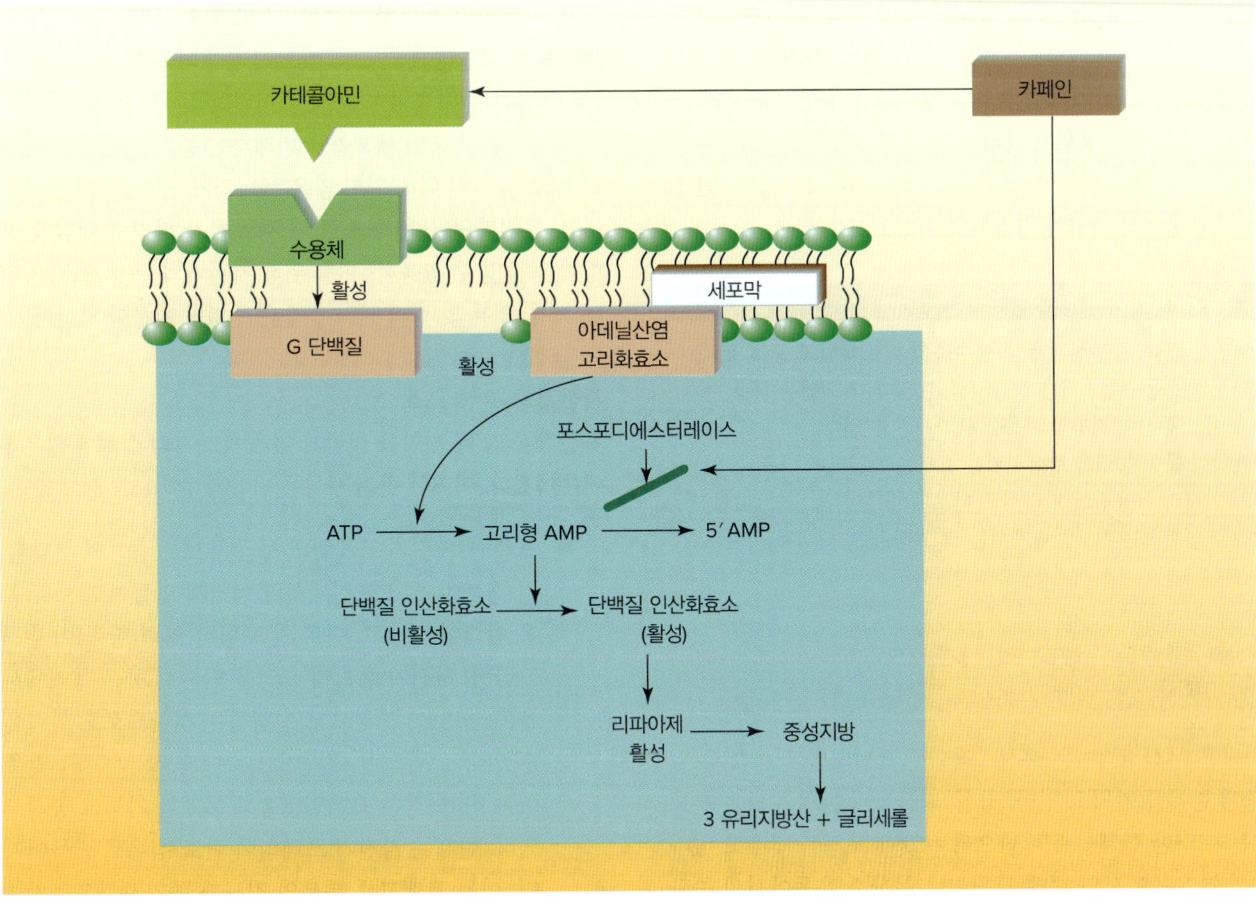

그림 24.5 **카페인이 유리지방산 동원을 증가시키는 기전.**

는 5~7 mg/kg 정도의 낮은 용량으로도 생리학적인 변화를 줄 수 있었지만(34, 47), 또 다른 연구에서는 10 mg/kg의 용량이 충분하지 않다고 보고되었다(76). 한편 다른 연구에서는 지방 대사를 증가시키기 위해 15 mg/kg의 용량이 필요하다는 결과가 제시되었다(103, 104). 하지만, 스포츠와 관련되어 지구력 향상에 목적을 둔다면, 3~6 mg/kg의 용량을 운동 전 또는 운동 중에 섭취하는 것이 충분한 것으로 보인다(55). 최근에는 더 낮은 용량(예: 3 mg/kg 이하)도 일부 운동 및 스포츠 상황에서 운동 보조 효과를 나타낼 수 있다는 증거도 제시되었다. 이러한 낮은 용량은 주의력, 각성 상태 및 기분을 개선하고 부작용이 적어, 중추신경계를 통해 작용하는 것으로 여겨진다(143).

이전 연구와는 달리, 카페인을 섭취하는 방식(예: 일반 커피 vs. 물에 녹인 순수 카페인)은 운동 능력 향상에 영향을 미치지 않았다(69). 다만, 카페인 사용 패턴이 운동에 대한 반응에 영향을 미친다는 증거가 제시되었다. 예를 들어, 평소 카페인을 섭취하는 사람들이 최소 7일간 카페인을 끊으면 운동 보조 효과가 증가된다고 보고되었다(55). 또한, 고용량의 카페인을 섭취하는 사람들(>300 mg/하루)은 적게 섭취하는 사람들과는 다르게 반응한다고 보고되었다(40). 반 헨델(Van Handel)(157)은 통제된 실험실 환경에서 확인된 카페인의 효과가 실제 경기 중에는 교감 신경계 반응에 의해 드러나지 않을 수 있다고 지적했다. 또한 불면증, 설사, 불안, 떨림 및 과민성 같은 부작용과 카페인에 대한 반응의 개인 차이를 고려할 때, 카페인이 일부 사람들에게는 운동 성과를 개선시키지 못하는 것은 그리 놀라운 일은 아니다(45, 64, 144).

카페인은 이뇨 효과가 있지만, 최근 연구에 따르면 하루 두 번 운동하는 사람들이 운동을 하지 않는 시간에 카페인이 포함된 음료를 섭취해도 수분 상태에는 영향을 미치지 않는 것으로 나타났다(49, 183). 하지만 다른 연구에서는, 더운 환경에서 운동 중과 운동 후에 카페인을 섭취하면 신장 기능에 부정적인 영향을 미친다고 보고하였다. 체프먼(Chapman) 등의 연구에서는 참가자들은 섭씨 35도, 습도 61%로 설정된 실험실에서 4시간 동안 중강도의 트레드밀 운동을 두 번에 걸쳐 수행하였다. 무작위 교차 연구

디자인(randomized crossover study)을 사용해, 참가자들은 운동과 회복 중에 3 L의 설탕이 들어간 고카페인 청량음료 또는 물을 섭취했다. 그 결과, 카페인 음료로 수분을 보충한 경우 운동 직후 급성 신장 손상의 징후가 나타났다. 또한 물을 마신 경우와 비교했을 때, 카페인 음료를 섭취한 경우에는 최대 24기간 동안 신장 기능에 부정적인 영향이 지속되었다(27).

요약 *In Summary*

- 카페인은 근육, 중추신경계 및 근수축을 위한 에너지 공급 방식을 변화시켜 운동수행능력을 향상시킬 수 있다. 카페인은 혈당 수치를 높이고 동시에 지방의 사용을 증가시킬 수 있다.
- 카페인이 운동 능력을 향상시키는 효과는 개인마다 다를 수 있을 뿐만 아니라 복용량에 따라서도 다르게 나타난다. 또한, 매일 카페인을 섭취하는 사람들에게서는 그 효과가 덜 나타나는 것으로 보인다.

기계적 운동 보조제

모든 사람은 무산소적이든 유산소적이든 에너지를 생산할 수 있는 속도에 한계를 가지고 있다. 사실, 지금까지 논의된 많은 운동 보조제는 이러한 한계를 뛰어넘으려는 것에 초점을 맞추고 있다(예: 유산소 운동에서의 혈액 도핑이나 무산소 운동에서의 중탄산염 섭취). 근육으로의 산소 전달이나 근육의 완충 능력과 같은 생리학적 과정을 변화시키는 것과는 달리, 일부 스포츠에서는 이러한 한계를 극복하기 위해 발전된 장비와 기술을 적용하여 움직임에 대한 저항을 줄이는 방법을 사용한다. 이는 제한된 에너지로도 더 높은 속도를 낼 수 있게 한다. 따라서 이 섹션에서는 사이클링 스포츠에 대해 간단히 살펴보겠다.

자전거

대부분 건강하고 활동적인 사람들은 자전거를 타면서 계속해서 약 75~100 W의 힘을 낼 수 있고, 이 힘으로 시속 약 16~24 km/h (10~15 mph)의 속도로 달릴 수 있다. 반면에, 챔피언 수준의 자전거 선수는 1시간 동안 약 450 W의 힘을 내면서 약 50 km/h (30 mph)의 속도로 주행할 수 있다. 분명히 챔피언 자전거 선수는 훨씬 더 많은 힘을 낼 수 있지만, 왜 단지 2~3배 빠른 속도를 내기 위해 4~6배 더 많은 힘이 필요할까? 그 이유는 속도가 증가함에 따라 선수에게 작용하는 힘이 커지기 때문이다(83).

자전거를 탈 때 움직임에 저항하는 여러 요인들이 있다. 특히, 높은 속도로 주행할 때 자전거 선수에게 작용하는 가장 큰 저항력은 공기 저항이다. 공기 저항력(aerodynamic drag)은 속도의 제곱에 비례하여 증가하며, 이는 속도가 빨라질수록 더 많은 공기 분자를 맞닥뜨리게 되고 더 빠르게 충돌하게 되는 것을 의미한다. 힘(파워)은 저항력과 속도의 곱이기 때문에, 자전거에서의 에너지 요구량은 속도의 세제곱에 비례하여 증가한다. 이는 왜 속도를 두 배로 높이기 위해 훨씬 많은 에너지가 필요한지를 설명해준다(83). 그렇다면 같은 힘으로 더 빠르게 달리려면 어떻게 공기 저항력을 줄일 수 있을까? 이를 위해 자전거의 구성 요소, 자전거 타는 자세, 의류 및 경기 전략에 많은 주의를 기울여야 한다.

자전거의 구성 요소

자전거를 탈 때 저항을 줄이기 위해 자전거의 설계에 많은 발전이 이루어졌다. 이러한 발전 사항은 다음과 같다(83, 84):

- 프레임. 자전거 프레임의 둥근 튜브는 공기와 부딪힐 때 공기 흐름이 튜브 표면에서 떨어지게 만들어 튜브 뒤쪽에 낮은 압력이 생기고, 이로 인해 항력(압력 항력)이 발생된다. 따라서, 자전거 튜브의 모양을 단순히 둥근 형태에서 물방울(눈물방울) 모양으로 변경하는 것만으로도 항력을 줄일 수 있다. 프레임은 자전거 선수에게 잘 맞도록 "맞춤화"되어야 하고, 작은 프레임일수록 무게가 가볍고 공기 저항이 적다. 현재는 자전거 프레임이 탄소 섬유로 만들어져 있으며, 이는 크랭크셋 부분의 강도를 증가시킴으로써 선수들의 힘을 바퀴로 더 잘 전달할 수 있도록 해준다.
- 휠(바퀴). 둥근 철제 스포크가 있는 휠은 에어로 형태의 스포크를 가진 휠보다 더 많은 저항이 발생된다. 또한, 항력은 스포크의 개수에 비례하여 커진다. 하지만, 에어로 형태의 스포크가 있는 휠도 평평한 디스크 휠이나 3~4개의 스포크가 있는 탄소 섬유 휠보다는 저항이 더 크다. 시간 기록 경기(자전거 선수가 시계와 경쟁하는 이벤트)에서는 보통 후면에 평평한 디스크 휠을 사용하고, 앞쪽에는 바람이 조향에 미치는 영향을 줄이기 위해 삼각 스포크 휠을 사용한다.
- 타이어와 구름 저항. 타이어 때문에 생기는 구름 저항은 전체 항력에서 차지하는 비중이 아주 작으며, 실제로 속도가 높아질수록 구름 저항의 비율은 감소한다. 이는 속도가 빨라질수록 공기 저항이 더 크게 늘어나기 때문이다. 구름 저항은 타이어가 지면과 접촉하는 면적과 타이어가 얼마나 평평하게 변형되는지에 따라 달라진다. 얇은 옆면을 가진 경량 타이어를 120 psi 이하(8 atm) 정도의 높은 압력으로 공기 주입하면 구름 저항은 줄어드는데, 튜블러 타입 타이어는 클린처 타입 타이어보다 이런 점에서 더 우수하다.

- 부품. 공기 저항을 줄이기 위해 크랭크, 핸들바, 브레이크 및 시트포스트와 같은 일부 부품도 공기 저항이 낮은 버전이 사용될 수 있다.

이러한 모든 변수를 최적화하여 공기 저항을 최소화한 자전거는 고속으로 주행하는 선수들의 운동수행능력을 향상시킨다. 또한, 언덕을 오를 때 자전거와 선수의 총 무게도 중요한 고려 사항임을 잊지 말아야 한다. 따라서, 고급 자전거일수록 가볍다는 것은 그리 놀라운 일이 아니다. 하지만 세계 자전거 경기의 관리 기관인 국제 사이클 연맹(UCI)은 도로 경주용 자전거의 무게가 최소 6.8 kg 이상이어야 한다고 규정하고 있다. 그 이유는 더 가벼운 자전거는 안전을 위협할 수 있기 때문이다.

자세

자전거를 직립 자세로 타면서 핸들바에 팔을 곧게 펴고 있으면 몸의 큰 부분이 공기에 노출되어 큰 저항이 발생된다. 이를 좀 더 구체적으로 설명하자면, 약 40 km/h (25 mph) 속도로 달릴 때 자전거 자체의 공기 저항은 전체 저항의 20~25%에 불과하고, 나머지는 선수들의 신체에서 발생한다. 따라서, 자세는 공기 저항을 줄이는 데 가장 중요한 요소이다(80). 단순히 직립 자세에서 몸을 구부린 전통적인 자세로 바꾸기만 해도, 즉 드롭 핸들바의 하단 부분을 잡고 자세를 낮추기만 해도 공기 저항을 20% 정도 줄일 수 있다. 핸들바에 있는 패드 위에 팔을 올리고 팔꿈치를 안쪽으로 모은 완전한 공기역학적 자세(에어로 자세)를 취하면 저항이 약 30~35%까지 감소할 수 있다(8, 48). 이러한 공기역학적 자세의 예시는 그림 24.6을 참조하라. 또한, 오브리 자세와 "슈퍼맨"

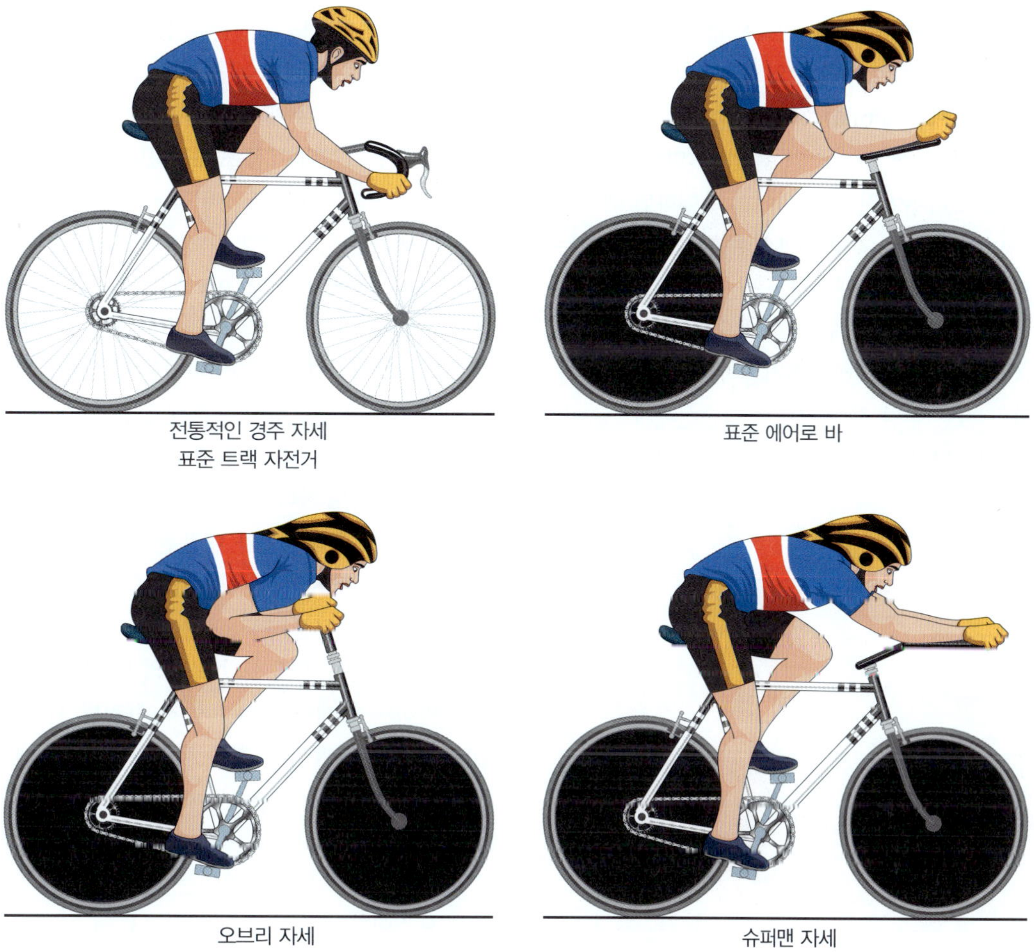

그림 24.6 자전거 경주 자세. 1890~1986년까지, 자전거 운동선수들은 모두 같은 전통적인 웅크린 자세로 자전거를 탔다. 1986년부터는 피터 팬세이레스(Peter Pensayres)가 발명하고 1986년 미국 횡단 레이스에서 사용된 에어로 바 덕분에, 자전거 선수들이 팔꿈치에 몸을 기대어 쉬면서 낮은 자세로 탈 수 있게 되었다. 스코틀랜드의 그레이엄 오브리(Graham Obree)는 두 가지 독특한 자전거 타는 자세를 개발했는데, 그 자세들(오브리 자세와 슈퍼맨 자세)을 이용해서 1993년과 1994년에 시간 기록을 세웠다.

자세는 국제 사이클 연맹에 의해 금지되었음을 유의해야 한다.

의류와 기타 장비

헐렁한 옷은 몸에 꼭 맞는 옷보다 공기 저항이 더 많이 생긴다는 것은 의심할 여지가 없다. 따라서 자전거 경주 선수들은 저항을 줄이기 위해 몸에 딱 맞는 저지, 반바지 및 양말을 선택한다. 또한, 일부 소재(예: 라이크라)는 다른 소재(예: 울이나 폴리프로필렌)보다 공기가 더 잘 통과하도록 도와주면서도 우수한 통기성을 유지한다. 적절한 에어로 헬멧을 선택하고 신발을 매끄러운 소재로 덮으면 저항이 더 줄어든다(84). 또한, 클립인 페달과 단단한 탄소 섬유 밑창이 있는 자전거 슈즈를 사용하면 페달에 힘을 더 잘 전달할 수 있고, 페달을 밑으로 누르기뿐만 아니라 위로 당기면서도 힘을 줄 수 있다.

드래프팅

자전거 선수가 다른 선수 뒤에서 가까운 거리를 유지하면서 주행하면, 선두에 있는 선수가 뒤따르는 선수의 공기 저항을 줄여준다. 이러한 과정을 드래프팅(drafting)이라고 하며, 이를 통해 자전거 주행 시 에너지 소모를 약 30% 줄일 수 있다. 만약 어떤 선수가 여러 명의 선수들로 이루어진 그룹 뒤에서 주행하면 에너지 소모는 약 40% 가까이 줄어들고, 차량 뒤에서 주행하는 경우에는 60%까지 줄일 수 있다(그림 24.7)(98). 많은 팀 기반의 도로 경주에서는 팀 리더가 다른 팀원들에 의해 "보호"받으며, 팀원들이 주로 바람을 헤치고 나가는 역할을 한다. 이러한 전략은 팀 리더가 레이스 후반부에 바람 저항에 덜 지친 상태로 결승선까지 스프린트를 할 수 있도록 도와준다(48).

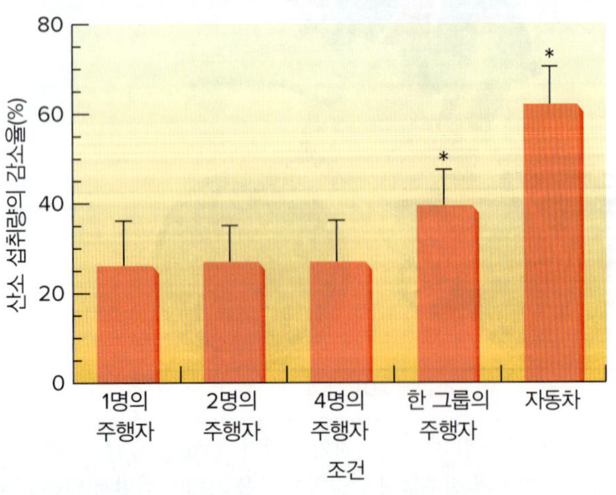

그림 24.7 시속 40 km로 달릴 때, 다양한 숫자의 주행자 및 차량에 의해 형성된 드래프팅이 산소 소비량 감소에 미치는 영향.

자전거 경기에서 공기 저항을 줄이고 성능을 향상시키기 위해 할 수 있는 많은 방법들이 있다는 것은 명백하다. 3주간 총 21개의 경주가 진행되는 투르 드 프랑스를 보면, 자전거 선수가 혼자 달리는 구간(타임 트라이얼)이 있는데, 이 경우에는 드래프팅이 당연히 불가능하다. 이 구간에서 선수들은 위에서 언급한 모든 장비와 의류 기술을 활용하여 가능한 한 짧은 시간 안에 경주를 완주하려고 한다. 반면에, "일반" 구간에서는 모든 선수가 동시에 출발하며, 드래프팅 전략이 승리를 위한 핵심 요소이다. 만약, 누군가 혼자서 "브레이크 어웨이(breakaway)"를 시도해서 무리에서 벗어나 혼자 달리려고 해도, 대개 그 선수는 스테이지가 끝나기 전에 다른 선수 무리에게 잡히게 된다. 혼자 있는 선수는 모든 공기 저항을 스스로 견뎌내야 하기 때문에 더 많은 힘이 필요하고, 결국 레이스 후반에는 힘이 남지 않게 된다.

운동 능력 향상을 위한 장비 착용

최근 몇 년간 착용되고 있는 운동 장비는 여러 스포츠에서 큰 기술적 혁신을 겪어왔다. 이 섹션에서는 운동 종목별로 네 가지 착용 장비(예: 신발, 스케이트, 슈트, 의수/의족)를 다룰 것이며, 이는 선수에게 기계적 이점을 제공하여 성적을 향상시킬 수 있게 해준다. 일반적으로 이러한 장비들은 선수들이 경기에 임할 때의 속도는 미세하지만, 그 변화는 경기 결과에 중요한 영향을 미친다. 생리학적 관점에서 볼 때, 이러한 장비들은 움직임의 효율성을 향상시키며(예: 달리기 효율성), 이를 통해 최대하 운동 부하에서의 속도를 증가시킨다. 하지만, 이러한 장비들은 발전의 특성과 새로운 기술에 대한 접근성이 모두에게 동일하지 않기 때문에 다양한 스포츠 관리 기구에 의해 엄격하게 규제되며, 때로는 경기에서 사용이 금지되기도 한다.

탄소 섬유 플레이트가 내장된 러닝화. 지구력을 위한 러닝화 기술이 발전하면서 성능을 높이기 위한 새로운 미드솔(신발의 쿠션 역할을 하는 부분) 디자인의 설계가 개발되고 있다. 예를 들어, 신발 제조사들은 몇몇 신발 모델의 미드솔에 탄소 섬유 플레이트를 추가하여 무게를 줄이는 동시에(러닝 시 에너지 소모 감소를 위해) 반발력을 통해 이점을 제공한다. 이 플레이트는 달리는 사람이 발을 땅에 딛고 나아갈 때 미묘한 반발력을 제공하여 주자를 더 빨리 달리도록 돕는다(72). 이런 기술 발전의 종합적인 목표는 달리기의 효율성을 높이는 것이며, 이는 지구력 운동에서 중요한 요소이다(중점연구 20.1 참조). 엘리트 선수들이 경주 페이스에서 달리는 것을 조사한 결과, 전통적인 경주화 및 스파이크와 비교하여 탄소 섬유 플레이트가 있는 신발은 달리기 효율성을 2.6~4.2%까지 향상시킨 것으로 나타났다(7, 72). 게다가, 기계적 반발 효과와 무게의 독립적인 영향을 알아보기 위해 실험적으로 러닝화에 납추를 추가했을 때도 탄소 섬유 미드솔이 있는 신발은 전통적인 신발보다 더 효율적이었다(72). 이 결과는 현대 신발 기술이 에너지를 덜 사용하고 선수에게 기계적 에너지를 다시 돌려줌으로써 달리기 효율성을 향상시킬 수 있음을 나타낸다. 이러한 장비가 제공하는 이점 때문에, 특정 제조업체가 만든 신발 종류의 특정한 설계 방식(예: 미드솔 높이)은 엘리트 경기의 관리 기구에 의해 금지되었다. 실제로, 이 새로운 기술은 향상 비법 19.2에 강조된 2시간 이내에 마라톤 완주하기에서 사용되었다.

공학적으로 설계된 수영복. 수영복 기술의 발전은 지난 100년 동안 주기적으로 변화해왔다. 운동수행능력을 향상시키기 위한 수영복 디자인 전략은 1924년 올림픽에서 처음으로 제기되었으며, 당시 남자 400 m 수영 경기에서 상위 3위 선수 모두 전신 수영복을 착용하고 세계 기록을 경신했다. 이 결과는 인간의 몸을 유선형으로 만드는 것이 운동 능력을 향상시키는 비결일 수 있다는 추측을 불러일으켰다(145). 현대에는 엔지니어들이 *디지털 입자 이미지 유속계*라는 기술을 사용해 수영복의 표면 마찰을 연구하고, 수영할 때 물의 저항을 덜 받을 수 있는 방법을 모색하고 있다. 사실, 수중 저항을 줄이기 위한 방법들은 물속에서 사는 포유류나 물고기의 표면과 형태를 연구해 새로운 수영복 디자인에 적용하는 데서 얻어지고 있다(153).

이 공학적으로 설계된 수영복의 특별한 장점은 여전히 연구 중이지만, 이 수영복들은 물속에서 몸을 조금 더 나아갈 수 있는 형태로 압축하고, 부력을 돕기 위해 공기를 가두며, 마찰을 줄이기 위해 "정밀하게 가공된" 솔기와 바느질을 이용한다고 알려져 있다. 2008년 올림픽에서는 90% 이상의 수영 선수들이 이러한 공학적 수영복을 착용하고 경기에 나섰으며, 25개의 세계 기록을 경신했다. 이 놀라운 결과는 공학적으로 설계된 수영복을 사용하는 것에 대한 윤리적 문제에 대한 큰 우려를 불러일으켰다. 이러한 우려에 따라, 이 수영복들은 2010년까지 경기에 사용하는 것이 금지되었고, 결과적으로 이 주제에 대한 많은 논란이 사라졌다. 그럼에도 불구하고, 과학자들은 다양한 수영 경기의 세계 기록 개선 속도가 지난 한 100년 동안 비교적 일정하게 유지되고 있음을 강조하고 있다. 다양한 수영 종목의 남자 세계 기록을 살펴보면, 최고의 수영 기록들은 전신 수영복(1924년 올림픽), 간단한 브리프 스타일 수영복(1970년대 마크 스피츠의 8개 금메달), 2008년 올림픽의 공학적 수영복 및 최근 올림픽 경기에서 다시 사용된 브리프 수영복을 입고 세워졌다. 이 모든 것을 종합해 보면 세계 기록은 계속해서 조금씩, 그리고 꾸준히 개선되고 있으며, 이는 수영복이 훈련의 여러 요소들만큼 중요한 것은 아님을 보여준다(145). 공학적으로 설계된 수영복은 인간의 피부만으로 수영할 때보다 확실히 더 나은 성능을 보였지만(153), 이러한 수영복이 세계 기록 향상에 결정적인 영향을 미쳤는지는 여전히 과학자들 사이에서 논쟁 중이다.

달리기 전용 의족. 지난 몇십 년 동안 달리기 전용 의족은 상당한 관심을 받았다. 아마도 가장 유명한 사례는 양쪽 발과 다리의 일부가 없는 스프린터 오스카 피스토리우스일 것이다. 피스토리우스와 다른 한쪽 또는 양쪽 다리가 없는 선수들은 생물학적 다리를 대신하는 의족을 사용해 경기에 나선다. 오스카 피스토리우스는 패럴림픽과 올림픽 두 대회에 모두 출전한 몇 안 되는 선수 중 한 명으로 유명하다. 절단 장애를 가진 선수들은 자신의 키, 체형 및 남아있는 다리의 개별적인 특성에 따라 고유한 의족을 필요로 하기 때문에, 이들의 스포츠용 의족은 맞춤형으로 제작된다. 맞춤형 의족이 필요하다는 것은 선수들마다 의족의 기계적 특성을 표준화하기가 어렵다는 것을 의미한다. 따라서, 이러한 의족을 사용하는 선수들이 경기에 나설 때, 공정성에 대한 의문이 제기되기도 한다(86, 166).

그렇다면 의족이 일반 선수들에 비해 이점을 제공할까? 피스토리우스와 다른 선수들이 사용하는 하퇴부 의족은 지면 반발력이 낮은 것과 연관되어 있으며, 이는 일반 선수들의 최고 속도보다 약간 느릴 수 있다. 하지만 몇 가지 장점도 존재할 수도 있다. 특히, 러닝 전용 의족을 사용하는 선수들의 다리 스윙 시간은 일반 선수들보다 매우 빠른데, 이는 일반 선수와 비교했을 때 "굉장히 큰 차이"라고 여겨진다(166). 이러한 결과는 의족의 고유한 탄성 반동과 결합되어 앞서 언급한 단점들(즉, 지면 반발력과 최고 속도)을 극복하는 것으로 보인다. 따라서 러닝 전용 의족을 사용하는 선수들이 만들어내는 평균 속도는 일반 선수들보다 전체적으로 더 나은 성과를 나타낸다(86, 166). 최근의 연구에 따르면, 다양한 하퇴부 의족 유형(J형과 C형 등)을 사용하는 경우, 경주에서 달성하는 최대 속도는 의족의 형태와 관련이 있으며, J형 의족이 C형 의족보다 더 나은 성능을 보였다(147). 이러한 점에서 의족의 모양이나 다른 요소들(예: 의족의 높이 등)은 여전히 트랙 및 필드 경기의 관리 기관들 사이에서 활발히 논의되고 있다. 또한, 초기에는 러닝 전용 의족 사용에 대해 논란이 있었지만, 지난 10년 동안의 연구 결과들은 주어진 운동 부하에서 러닝 전용 의족이 생물학적 다리보다 몇 가지 이점을 제공할 수 있음을 확인해 주는 것으로 보인다(86, 147, 166).

클랩 스피드 스케이트. 지난 25년 동안 스피드 스케이팅 경기에서 사용되는 스케이트의 유형은 클랩 스케이트의 등장으로 인해 혁신적인 변화를 겪어왔다. 현재 경기에서 거의 보편적으로 사용되는 클랩 스케이트는 전통적인 스케이트와는 달리 발가락 부분에 힌지가 있어, 블레이드와 신발 부분을 연결한다. 이 힌지 디자인 덕분에 얼음과 닿아 있는 시간이 더 길어지고, 스케이트가 미끄러지는 동안에도 발을 아래로 펴서 앞으로 더 잘 나아가게 된다. 이렇게 미끄러짐-푸시오프(push-off, 미끄러지면서 밀어내는 기술) 기술로 힘의 출력을 약 10% 정도 증가시키고, 훈련된 스케이트 선수의 경우 스케이팅 속도를 약 4% 정도 더 빠르게 해준다. 따라서 클랩 스케이트를 사용하면 스트로크당 작업량과 스트로크 빈도가 향상된다(74). 이러한 성능상의 이점은 향상된 생체역학적 특징 때문인 것으로 보이며, 이로 인해 운동 단위 동원이 더 잘 작동하게 한다. 실제로 연구에 따르면, 클랩 스케이트를 잘 사용하는 훈련된 스케이트 선수들은 더 많은 산화성 운동 단위 동원이 활성화되어, 이론적으로 피로가 덜 쌓이게 된다고 보고되었다(운동 단위 동원에 대한 논의는 8장에서, 피로와의 관계는 19장에서 참조) (75).

요약 *In Summary*

- 자전거 운동수행능력은 저항이 낮은 장비, 공기역학적 신체 자세, 몸에 꼭 맞는 의류 및 그룹 기반 드래프팅 기술을 통해 공기 저항을 줄임으로써 향상된다.
- 많은 스포츠에서 운동수행능력 향상을 위해 장비를 착용하는 것은 운동 성과에 필수적이며, 여기에는 특수 러닝화, 다리를 위한 러닝 전용 의족, 스피드 스케이팅을 위한 클랩 스케이트 및 수영 선수들을 위한 공학적으로 설계된 스킨 수트가 포함된다.
- 성능을 높여주는 장비를 착용하면 몸의 움직임이 더 효율적이 되어 생체역학적 이점을 얻을 수 있으며, 운동 물리학적으로도(예: 물속에서 저항 감소) 개선될 수 있다. 이러한 이점 덕분에 선수들은 더 빠르게 경기할 수 있으며, 이는 생리학적으로도 유리한 영향을 준다.

준비 운동(몸풀기 운동)

중강도 및 고강도 운동을 하기 전에 준비 운동 하는 것은 피트니스 프로그램에 참여하는 사람이나 다양한 경기에서 활약하는 운동선수들에게 권장되는 사항이다(173). 대부분의 사람들은 이것이 합리적인 권장 사항이라고 생각하지만, 과연 과학적으로도 충분한 근거가 있을까? 프랭크스의 1972년 리뷰 논문에(53) 따르면, 연구 중 53%는 준비 운동을 하는 것이 하지 않은 것보다 낫다고 지지했고, 7%는 반대했으며, 40%는 차이가 없다고 결론을 내렸다. 한편, 다양한 운동 과제와 준비 운동의 효과를 평가하는 데 사용되는 방법이 너무 다양하다는 점에 대해서도 우려가 제기되었다. 1983년에 프랭크스(52)는 준비 운동의 효과를 결정하는 요소로서 참가자의 상태(훈련된 사람 혹은 훈련되지 않은 사람), 준비 운동의 지속 시간과 강도 및 운동의 유형을 분석했다. 다만, 이러한 결과들을 요약하기 전에 몇 가지 정의를 제시해야 한다.

준비 운동은 경기 전에 실시하는 운동을 의미하며, 근육이나 체온이 상승하는지 여부와 관계없이 수행된다. 준비 운동은 경기와 동일한 형태로 이루어질 수 있으며(예: 야구 투수가 타자가 들어서기 전에 포수에게 정상적인 폼과 빠른 속도로 공을 던지는 경우), 경기와 직접적으로 연관된 방식으로 할 수도 있고(예: 포환던지기 선수가 경기 전에 평소 노력의 75% 정도로 연습하는 경우), 또는 간접적으로 관련된 활동을 할 수도 있다(예: 체온을 올리거나 각성을 유도하기 위한 일반적인 활동)(52). 일반적으로, 경기 전에 실시하는 준비 운동은 위에서 언급한 세 가지 형태를 모두 포함하며, 거꾸로 된 순으로 진행된다.

준비 운동의 이론적인 이점은 생리학적, 심리적 및 안전과 관련된 것들이다. 먼저, 생리학적 이점으로는 근육의 저항을 줄이고 높은 체온을 유지하여 효소 반응을 더 빠르게 반응하게 하는 것이다. 이러한 준비 운동은 운동 초기에 나타나는 산소 부족을 줄일 수 있고(80, 131), 호흡교환율을 감소시키며(67), 젖산 역치를 더 높여줄 수 있다(28). 하지만 다른 연구에 따르면, 준비 운동이 산소부족과 호흡교환율을 감소시킬 수 있다는 의견에 동의했지만, 효소 반응 속도를 빠르게 하는 것에는 의문을 제기했다(17). 준비 운동으로 인한 체온 상승은 운동수행능력 향상과 관련이 있는 것으로 밝혀졌다(52). 또한, 기술적 수행에 있어서는 같은 동작을 하거나 직접적으로 연관된 준비 운동이 더 효과적이며, 간접적인 준비 운동도 때로는 도움이 될 수 있다. 예를 들어, 야구 방망이로 준비 운동을 할 때 표준 무게의 야구 방망이를 사용하면 스윙 스피드가 더 잘 향상된다(101). 준비 운동은 선수들의 각성 수준을 높여주고, 이를 통해 최적의 "정신적 상태"를 만들어 더 나은 경기력을 발휘하게 해 준다(17, 52).

스트레칭은 준비 운동의 한 부분으로, 운동수행능력을 향상시키고 연조직 손상의 위험을 줄이는 방법으로 권장되어 왔다. 하지만 최근 연구에 따르면 정적 스트레칭, 특히 45초 이상 지속되는 스트레칭은 최대 근력과 폭발적인 힘에 부정적인 영향을 미치기 때문에 경기 전에 피하는 것이 좋다고 보고되었다(140). 스트레칭이 관절 유연성을 높여주는 것은 분명하지만, 부상 위험을 줄여주는 데에는 명확한 증거가 부족하다. 웰던과 힐(165)은 이와 관련된 대부분의 연구들의 신뢰도가 낮아서, 스트레칭이 운동 중 부상을 줄이는 데 얼마나 도움이 되는지에 대해 확실한 결론을 내리기 어렵다고 밝혔다.

질병통제예방센터의 연구자들은 문헌을 검토한 결과 운동 전후에 스트레칭을 항상 해야 할지, 아니면 하지 말아야 할지에 대한 충분한 증거가 없다는 결론을 도출했다(153). 위트브로우(Witvrouw)와 그의 동료들도(176) 이러한 결론에 동의했으며, 대부분의 스포츠에 적용될 수 있다고 보고하였다. 하지만 강한 스트레칭과 수축이 반복되는(stretch-shortening cycle) 스포츠(예: 축구, 농구)에서는 근육과 힘줄을 충분히 유연하게 유지하여 폭발적인 움직임 동안 에너지를 저장하고 방출하는 것이 중요하다고 제시하였다. 마지막으로, 슈리어(Shrier)는 질병통제예방센터 논문에 대해 운동을 하지 않을 때 하는 스트레칭과 운동 전에 실시하는 스트레칭의 효과를 구분할 필요가 있다고 지적했다. 특히, 운동을 하지 않을 때 하는 스트레칭은 부상 예방과 관련이 있다는 증거가 있지만 운동 전에 실시하는 스트레칭은 분명히 더 많은 연구가 필요하다고 보고하였다(137). 안전성 관점에서 보면 연조직 손상의 가능성 외에도, 준비 운동이 격렬한 운동을 할 때 느끼는 "스트레스"를 줄이는 데 도움이 된다고 제안하였다. 바너드(Barnard) 등(6)의 연구에 따르면, 준비 운동을 하지 않은 10명의 소방관 중 6명이 격렬한 운동 중 허혈 반응(심장의 혈액 흐름이 감소되는 현상)을 경험했으며, 이는 심전도에서 이상 반응으로 나타났다. 반면, 격렬한 운동 전에 점진적인 준비 운동을 한 경우에는 모든 소방관의 심전도는 정상이었다.

준비 운동은 다양한 요소에 영향을 미치는 것이 분명하지만, 운동수행능력에 긍정적인 영향을 미친다는 증거가 있을까? 답은 "그렇다"이지만, 몇 가지 주의사항이 있다(18).

- 단시간의 경기(최대 강도로 10초 이하)에서는 3~5분 정도의 준비 운동이 운동수행능력을 향상시킨다. 하지만, 너무 강한 준비 운동은 부분적으로 고에너지 인산염의 감소로 인해 운동수행능력의 저하를 초래할 수 있다.
- 준비 운동은 10초 이상, 5분 이하의 경기에서 운동수행능력을 향상시킨다. 하지만 준비 운동 강도가 너무 낮거나(최대 산소 섭취량의 40% 이하), 회복 시간이 너무 길어지면(5~10분), 효과가 나타나지 않는다. 목표는 산소 섭취량이 안정 시보다 약간 상승한 상태에서 경기를 시작하고, 충분히 회복된 상태를 유지하는 것이다.
- 장시간 지속되는 경기(5분 이상의 피로를 유발하는 운동)에서는 안정 시 산소 섭취량보다 상승된 상태가 운동수행능력 향상에 도움이 된다. 하지만, 준비 운동이 근육 글리코겐을 많이 소모하거나 체온을 증가시켜 열적 부담(thermal strain)이 생기면, 운동수행능력은 저하될 수 있다.

그렇다면 권장되는 준비 운동은 무엇일까? 단시간 경기의 경우, 최대 산소 섭취량의 40~60% 강도로 5~10분 동안 준비 운동을 하고, 5분 정도 회복하는 것이 권장된다. 중간 길이나 장시간 경기를 위해서는 최대 산소 섭취량의 60~70% 강도로 5~10분 동안 준비 운동을 하고, 5분 이내로 회복하는 것이 권장된다(18). 이는 프랭크스(Franks)가 약 25년 전에 보고한 내용과 유사하다(52). 준비 운동이 운동수행능력 향상과 부상 예방에 미치는 효과를 더 알고 싶다면, 맥크래리(McCrary) 등의 추천 문헌을 참조하라.

요약 *In Summary*

- 준비 운동은 경기 수행과 동일하거나, 직접적으로 관련되거나, 또는 간접적으로 관련될 수 있다(일반적인 준비 운동). 준비 운동은 경기 수행에 유익한 생리학적 및 심리적 변화를 유발한다.

연구 문제

1. 운동 보조제란 무엇인가?
2. 운동 보조제의 효과를 평가하기 위해 왜 "플라시보" 처치를 사용해야 하는지 설명하시오.
3. 식이 보충제가 운동수행능력 향상에 기여하는 역할을 간단히 요약해서 설명하시오.
4. 이중 맹검 연구 설계란 무엇을 의미하는지 설명하시오.
5. 100% 산소를 흡입하는 것이 운동수행능력과 회복에 도움이 되는지 설명하시오.
6. 고농도의 산소 혼합 가스를 마시면 조직으로의 산소 공급이 바뀌지 않더라도 운동수행능력이 향상되는 이유를 설명하시오.
7. 혈액 도핑이란 무엇이며, 스포츠 내에서 어떻게 검사하고 있는지 설명하고, 초기 연구에서는 효과가 없었는데 지금은 왜 운동수행능력을 향상시킬 수 있는지에 대해 논하시오.
8. 섭취한 완충제가 단기적인 운동수행능력을 어떻게 향상시킬 수 있을지 설명하시오.
9. 암페타민이 피로한 사람들의 운동 능력을 향상시키지만, 이미 동기부여된 사람들에게는 동일한 효과가 나타나지 않는 이유를 설명하시오.
10. 카페인이 어떻게 장시간 운동경기에서 운동수행능력을 향상시킬 수 있는지 설명하고, 이러한 결과를 "실제" 현장 경기에서도 적용될 수 있는지 논하시오.
11. 고속 자전거 운동 능력을 장비와 주행 기술을 바꿔서 어떻게 향상시킬 수 있는지 설명하시오.
12. 운동 능력을 높여주는 장비 착용이 제공하는 기계적 이점이 경기 중 몸에 어떻게 영향을 미치는지 설명하시오.
13. 다양한 유형의 준비 운동들을 설명하고, 각각 준비 운동이 운동 능력을 향상시키는 기전에 대해 설명하시오.

추천 문헌

Burke, L. M., and V. Deakin. 2015. *Clinical Sports Nutrition*. New York: McGraw-Hill.

McCrary, J., B. Ackermann, and M. Halaki. 2015. A systematic review of the effects of upper body warm-up on performance and injury. *British Journal of Sports Medicine* 49: 935–942.

Pope, H., R. Wood, A. Rogol, F. Nyberg, L. Bowers, and S. Bhasin. 2014. Adverse health consequences of performance-enhancing drugs: an Endocrine Society scientific statement. *Endocrine Reviews* 35: 341–375.

Williams, M. 2006. Dietary supplements and sports performance. *Journal of the International Society of Sports Nutrition* 3: 1–6.

참고 문헌

1. **Adams RP and Welch HG.** Oxygen uptake, acid-base status, and performance with varied inspired oxygen fractions. *Journal of Applied Physiology: Respiratory, Environmental and Exercise Physiology* 49: 863–868, 1980.
2. **Alvares TS, Meirelles CM, Bhambhani YN, -Paschoalin VMF, and Gomes PSC.** L-arginine as a potential ergogenic aid in healthy subjects. *Sports -Medicine* 41: 233–248, 2011.
3. **American College of Sports Medicine.** Nutrition and athletic performance. *Medicine and Science in Sports and Exercise* 48: 543–568, 2016.
4. **Ariel G and Saville W.** Anabolic steroids: the physiological effects of placebos. *Medicine and Science in Sports* 4: 124–126, 1972.
5. **Ashenden MJ.** A strategy to deter blood doping in sport. *Haematologica* 87: 225–232, 2002.
6. **Barnard RJ, Gardner GW, Diaco NV, MacAlpin RN, and Kattus AA.** Cardiovascular responses to sudden strenuous exercise—heart rate, blood pressure, and ECG. *Journal of Applied Physiology: Respiratory, Environmental and Exercise Physiology* 34: 833–837, 1973.
7. **Barnes K and Kilding A.** A rondomized crossover study investigating the running economy of highly-trained male and female distance runners in marathon racing shoes versus track spikes. *Sports Medicine* 49: 331–342, 2019.
8. **Bassett D, Kyle C, Passfield L, Broker J, and Burke E.** Comparing cycling world hour records, 1967–1996: modeling with empirical data. *Medicine & Science in Sports and Exercise* 31: 1665–1676, 1999.
9. **Baume N, Hellemans I, and Saugy M.** Guide to over-the-counter sports supplements for athletes. *International Journal of Sports Medicine* 8: 2–10, 2007.
10. **Baume N, Mahler N, Kamber M, Mangin P, and Saugy M.** Research of stimulants and anabolic -steroids in dietary supplements. *Scandinavian Journal of Medicine & Science in Sports* 16: 41–48, 2006.
11. **Bell DG and McLellan TM.** Exercise endurance 1, 3, and 6 h after caffeine ingestion in caffeine users and nonusers. *Journal of Applied Physiology: Respiratory, Environmental and Exercise Physiology* 93: 1227–1234, 2002.
12. **Bellinger PM.** Beta-alanine supplementation for athletic performance: an update. *Journal of Strength and Conditioning Research* 28: 1751–1770, 2014.
13. **Berglund B, Birgegard G, and Hemmingsson P.** Serum erythropoietin in cross-country skiers. *Medicine and Science in Sports and Exercise* 20: 208–209, 1988.
14. **Berglund B, Ekblom B, Ekblom E, Berglund L, Kallner A, Reinebo P, et al.** The Swedish Blood Pass project. *Scandinavian Journal of Medicine & Science in Sports* 17: 292–297, 2007.
15. **Berglund B and Hemmingson P.** Effect of reinfusion of autologous blood on exercise performance in cross-country skiers. *International Journal of Sports Medicine* 8: 231–233, 1987.
16. **Berry MJ, Stoneman JV, Weyrich AS, and -Burney B.** Dissociation of the ventilatory and lactate thresholds following caffeine ingestion. *Medicine and Science in Sports and Exercise* 23: 463–469, 1991.
17. **Bishop D.** Warm up I: potential mechanisms and the effects of passive warm up on exercise performance. *Sports Medicine* 33: 439–454, 2003.
18. **Bishop D.** Warm up II: performance changes following active warm up and how to structure the warm up. *Sports Medicine* 33: 483–498, 2003.
19. **Bishop D, Edge J, Davis C, and Goodman C.** Induced metabolic alkalosis affects muscle metabolism and repeated-sprint ability. *Medicine and Science in Sports and Exercise* 36: 807–813, 2004.
20. **Brzezianska E, Domanska D, and Jegier A.** Gene doping in sport—perspectives and risks. *Biology in Sport* 31: 251—259, 2014.
21. **Buck CL, Wallman KE, Dawson B, and Guelfi KJ.** Sodium phosphate as an ergogenic aid. *Sports Medicine* 43: 425–435, 2013.
22. **Buckman JF, Farris SG, and Yusko DA.** A national study of substance use behaviors among NCAA male athletes who use banned performance enhancing substances. *Drug and Alcohol Dependence* 131: 50–55, 2013.
23. **Burke LM.** Practical considerations for bicarbonate loading and sports performance. In: *Nutritional Coaching Strategy to Modulate Training Efficiency. Nestlé -Nutrition Institute Workshop Series* 75: 15–26, 2013.
24. **Carr AJ, Slater GJ, Gore CJ, Dawson B, and Burke LM.** Effect of sodium bicarbonate on $[HCO_3^-]$, pH, and gastrointestinal symptoms. *International Journal of Sport Nutrition and Exercise Metabolism* 21: 189–194, 2011.
25. **Caruso J, Charles J, Unruh K, Giebel R, -Learmonth L, and Potter W.** Ergogenic effects of β-alanine and carnosine: proposed future research to quantify their efficacy. *Nutrients* 4: 585–601, 2012.
26. **Chandler JV and Blair SN.** The effect of amphetamines on selected physiological components related to athletic success. *Medicine and Science in Sports and Exercise* 12: 65–69, 1980.
27. **Chapman C, Johnson B, Sackett J, Parker M, and Schlader Z.** Soft drink consumption during and following exercise in the heat elevates biomarkers of acute kidney injury. *American Journal of Physiology—Regulatory, Integrative, and Comprehensive Physiology* 316: 189–198, 2019.
28. **Chwalbinska-Moneta J and Hanninen O.** Effect of active warming-up on thermoregulatory, circulatory, and metabolic responses to incremental exercise in endurance-trained athletes. *International Journal of Sports Medicine* 10: 25–29, 1989.
29. **Clarkson PM and Thompson HS.** Drugs and sport. Research findings and limitations. *Sports Medicine* 24: 366–384, 1997.
30. **Clements WT, Lee SR, and Bloomer RJ.** Nitrate ingestion: a review of the health and performance effects. *Nutrients* 6: 5224–5264, 2014.
31. **Collomp K, Le Panse B, Candau R, Lecoq AM, and De Ceaurriz J.** Beta-2 agonists and exercise performance in humans. *Science & Sport* 25: 281–290, 2010.
32. **Conlee R.** Amphetamine, caffeine, and cocaine. In *Perspectives in Exercise Science and Sports Medicine, Vol 4: Ergogenics-En-*

hancement of Performance in Exercise and Sports, edited by Lamb D, and Williams M. New York, NY: McGraw-Hill, 1991, pp. 285–330.

33. **Costill DL, Dalsky GP, and Fink WJ.** Effects of caffeine ingestion on metabolism and exercise performance. *Medicine and Science in Sports* 10: 155–158, 1978.
34. **Cribb PJ, Williams AD, and Hayes A.** A creatine- protein-carbohydrate supplement enhances responses to resistance training. *Medicine and Science in Sports and Exercise* 39: 1960–1968, 2007.
35. **Criswell DS, Powers SK, and Herb RA.** Clenbuterol-induced fiber type transition in the soleus of adult rats. *European Journal of Applied Physiology and Occupational Physiology* 74: 391–396, 1996.
36. **De Hon O, Kuipers H, and van Bottenburg M.** Prevalence of doping use in elite sports: a review of numbers and methods. *Sports Medicine* 45: 57–69, 2015.
37. **De Hon O and Coumans B.** The continuing story of nutritional supplements and doping infractions. *British Journal of Sports Medicine* 41: 800–805; discussion 805, 2007.
38. **Demant TW and Rhodes EC.** Effects of creatine supplementation on exercise performance. *Sports Medicine* 28: 49–60, 1999.
39. **Dill D, Edwards H, and Talbot J.** Alkalosis and the capacity for work. *Journal of Biological Chemistry* 97: LVII–LIX, 1932.
40. **Dodd SL, Brooks E, Powers SK, and Tulley R.** The effects of caffeine on graded exercise performance in caffeine naive versus habituated subjects. *European Journal of Applied Physiology and Occupational Physiology* 62: 424–429, 1991.
41. **Doherty M and Smith PM.** Effects of caffeine ingestion on rating of perceived exertion during and after exercise: a meta-analysis. *Scandinavian Journal of Medicine & Science in Sports* 15: 69–78, 2005.
42. **Douroudos II, Fatouros IG, Gourgoulis V, Jamurtas AZ, Tsitsios T, Hatzinikolaou A, et al.** Dose-related effects of prolonged $NaHCO_3$ ingestion during high-intensity exercise. *Medicine and Science in Sports and Exercise* 38: 1746–1753, 2006.
43. **Eckardt KU, Boutellier U, Kurtz A, Schopen M, Koller EA, and Bauer C.** Rate of erythropoietin formation in humans in response to acute hypobaric hypoxia. *Journal of Applied Physiology: Respiratory, Environmental and Exercise Physiology* 66: 1785–1788, 1989.
44. **Eichner E.** Blood doping results and consequences from the laboratory and the field. *Physician and Sportsmedicine* 15: 121–129, 1987.
45. **Eichner E.** The caffeine controversy: effects on endurance and cholesterol. *Physician and Sportsmedicine* 14: 124–132, 1986.
46. **Ekblom B, Goldbarg AN, and Gullbring B.** Response to exercise after blood loss and reinfusion. *Journal of Applied Physiology: Respiratory, Environmental and Exercise Physiology* 33: 175–180, 1972.
47. **Essig D, Costill D, and Van Handel P.** Effect of caffeine ingestion on utilization of muscle glycogen and lipid during leg ergometer cycling. *International Journal of Sports Medicine* 1: 86–90, 1980.
48. **Faria EW, Parker DL, and Faria IE.** The science of cycling: factors affecting performance—part 2. *Sports Medicine* 35: 313–337, 2005.
49. **Fiala KA, Casa DJ, and Roti MW.** Rehydration with a caffeinated beverage during the nonexercise periods of 3 consecutive days of 2-a-day practices. *International Journal of Sport Nutrition and Exercise Metabolism* 14: 419–429, 2004.
50. **Fitts RH and Holloszy JO.** Lactate and contractile force in frog muscle during development of fatigue and recovery. *American Journal of Physiology* 231: 430–433, 1976.
51. **Fragkaki AG, Georgakopoulos C, Sterk S, and Nielen MWF.** Spots doping: emerging designer and therapeutic $\beta 2$ agonists. *Clinica Chimica Acta* 427: 242–258, 2013.
52. **Franks B.** Physical warm-up. In: *Ergogenic Aids in Sport,* edited by Williams M. Champaign, IL: Human Kinetics, 1983, pp. 340–375.
53. **Franks B.** Physical warm-up. In: *Ergogenic Aids and Muscular Performance,* edited by Morgan W. New York, NY: Academic Press, 1972, pp. 160–191.
54. **Fuchs F, Reddy Y, and Briggs FN.** The interaction of cations with the calcium-binding site of troponin. *Biochimica et Biophysica Acta* 221: 407–409, 1970.
55. **Ganio MS, Klau JF, Casa DJ, Armstrong LE, and Maresh CM.** Effect of caffeine on sport-specific endurance-performance: a systematic review. *Journal of Strength and Conditioning Research* 23: 315–324, 2009.
56. **Gastin P, Misner J, Boileau R, and Slaughter M.** Failure of caffeine to enhance exercise performance in incremental treadmill running. *Australian Journal of Science and Medicine in Sport* 22: 23–27, 1990.
57. **Gledhill N.** Bicarbonate ingestion and anaerobic performance. *Sports Medicine* 1: 177–180, 1984.
58. **Gledhill N.** Blood doping and related issues: a brief review. *Medicine and Science in Sports and Exercise* 14: 183–189, 1982.
59. **Gledhill N.** The influence of altered blood volume and oxygen transport capacity on aerobic performance. *Exercise and Sport Sciences Reviews* 13: 75–93, 1985.
60. **Gledhill N, Warburton D, and Jamnik V.** Haemoglobin, blood volume, cardiac function, and aerobic power. *Canadian Journal of Applied Physiology = Revue Canadienne de Physiologie Appliquee* 24: 54–65, 1999.
61. **Golding L.** Drugs and hormones. In: *Ergogenic Aids and Muscular Performance,* edited by Morgan W. New York, NY: Academic Press, 1972.
62. **Gotshalk LA, Volek JS, Staron RS, Denegar CR, Hagerman FC, and Kraemer WJ.** Creatine supplementation improves muscular performance in older men. *Medicine and Science in Sports and Exercise* 34: 537–543, 2002.
63. **Graham T and Spriet L.** *Caffeine and Exercise Performance. Sports Science Exchange #60,*Vol. 9, Number 1, The Gatorade Sports Science Institute is located in Barrington, Il.
64. **Graham TE and Spriet LL.** Performance and metabolic responses to a high caffeine dose during prolonged exercise. *Journal of Applied Physiology: Respiratory, Environmental and Exercise Physiology* 71: 2292–2298, 1991.
65. **Heinonen OJ.** Carnitine and physical exercise. *Sports Medicine* 22: 109–132, 1996.
66. **Herda TJ, Beck TW, Ryan ED, Smith AE, Walter AA, Hartman MJ, et al.** Effects of creatine monohydrate and polyethylene glycosylated creatine supplementation on muscular strength, endurance, and power output. *Journal of Strength and Conditioning Research* 23: 818–826, 2009.
67. **Hetzler R.** Effect of warm-up on plasma free fatty acid responses and substrate utilization during submaximal exercise. *Research Quarterly for Exercise and Sport* 57: 223–228, 1986.
68. **Hobson RM, Saunders B, Ball G, Harris RC, and Sale C.** Effects of β–alanine supplementation on exercise performance: a meta-analysis. *Amino Acids* 43: 25–37, 2012.
69. **Hodgson AB, Randell RK, and Jeukendrup AE.** The metabolic and performance effects of caffeine compared to coffee during endurance exercise. *PLOS ONE.* 8: e59561, 2013.
70. **Hoffman JR, Emerson NS, and Stout JR.** β–alanine supplementation. *Current Sports Medicine Reports* 11: 189–195, 2012.
71. **Hogan MC, Cox RH, and Welch HG.** Lactate accumulation during incremental exercise with varied inspired oxygen fractions. *Journal of Applied Physiology: Respiratory, Environmental and Exercise Physiology* 55: 1134–1140, 1983.

72. **Hogkamer, W, Kipp S, Frank J, Farina E, Luo G, and Kram R.** A comparison of the energetic cost of running in marathon racing shoes. *Sports Medicine* 48: 1009–1019, 2018.
73. **Horswill CA.** Effects of bicarbonate, citrate, and phosphate loading on performance. *International Journal of Sport Nutrition* 5 (Suppl): S111–119, 1995.
74. **Houdijk H, Koning J, de Groot G, Bobbert M, van Ingen Schenau G.** Push-off mechanics in speed skating with conventional skates and klapskates. *Medicine and Science in Sports and Exercise* 32: 635–641, 2000.
75. **Houdijk H, Bobbert M, Kining J, and DE Groot G.** The effects of Klapskate hinge position on push-off performance: a simulation study. *Medicine and Science in Sports and Exercise* 35: 2077–2084, 2003.
76. **Ivy J.** Amphetamines. In: *Ergogenic Aids in Sport.* Champaign, IL: Human Kinetics, 1983.
77. **Ivy JL, Costill DL, Fink WJ, and Lower RW.** Influence of caffeine and carbohydrate feedings on endurance performance. *Medicine and Science in Sports* 11: 6–11, 1979.
78. **Jagim AR, Wright GA, Brice AG, and Doberstein ST.** Effects of beta-alanine supplementation on sprint endurance. *Journal of Strength and Conditioning Research* 27: 526–532, 2013.
79. **Jones AM.** Dietary nitrate supplementation and exercise performance. *Sports Medicine* 44: S35–S45, 2014.
80. **Jones AM, Koppo K, and Burnley M.** Effects of prior exercise on metabolic and gas exchange responses to exercise. *Sports Medicine* 33: 949–971, 2003.
81. **Juhn M.** Popular sports supplements and ergogenic aids. *Sports Medicine* 33: 921–939, 2003.
82. **Kley RA, Tarnopolsky MA, Vorgerd M.** Creatine for treating muscle disorders. *Cochrane Database of Systematic Reviews* 2013, No.: CD004760. doi: 10.1002/14651858.CD004760.pub4.
83. **Kyle C.** Mechanical factors affecting the speed of a cycle. In: *Science of Cycling,* edited by Burke ER. Champaign, IL: Human Kinetics, 1986 pp. 123–136.
84. **Kyle C.** Selecting cycling equipment. In: *High-Tech Cycling*, edited by Burke ER. Champaign, IL: Human Kinetics, 2003, pp. 1–48.
85. **Kon M, Nakagaki K, and Ebi Y.** Effects of all-out sprint interval training under hyperoxia on exercise performance. *Physiological Reports* 7: 1–10, 2019.
86. **Kram R, Grabowski A, McGowan C, Brown M, and Herr H.** Counterpoint: artificial legs do not make. artifically fast running speeds possible. *Journal of Applied Physiology* 108: 1012–1014, 2010.
87. **Law YLL, Ong WS, GillianYap TL, Lim SCJ, and Von Chia E.** Effects of two and five days of creatine loading on muscular strength and anaerobic power in trained athletes. *Journal of Strength and Conditioning Research* 23: 906–914, 2009.
88. **Linderman J and Fahey TD.** Sodium bicarbonate ingestion and exercise performance: an update. *Sports Medicine* 11: 71–77, 1991.
89. **Lippi G and Banfi G.** Blood transfusions in athletes: old dogmas, new tricks. *Clinical Chemistry and Laboratory Medicine* 44: 1395–1402, 2006.
90. **Lombardo J.** Stimulants and athletic performance (part 1 of 2): amphetamines and caffeine. *Physician and Sportsmedicine* 14: 128–142, 1986.
91. **Lundby C and Robach P.** Assessment of total haemoglobin mass: can it detect erythropoietin-induced blood manipulations? *European Journal of Applied Physiology* 108: 197–200, 2010.
92. **Lundby C, Robach P, and Saltin B.** The evolving science of detection of 'blood doping.' *British Journal of Pharmacology* 165: 1306–1315, 2012.
93. **Lundby C, Thomsen JJ, Boushel R, Koskolou M, Warberg J, Calbet JA, et al.** Erythropoietin treatment elevates haemoglobin concentration by increasing red cell volume and depressing plasma volume. *Journal of Physiology* 578: 309–314, 2007.
94. **Macdougall IC.** Meeting the challenges of a new millennium: optimizing the use of recombinant human erythropoietin. *Nephrol Dial Transplant* 13 (Suppl 2): 23–27, 1998.
95. **Maltin CA and Delday MI.** Satellite cells in innervated and denervated muscles treated with clenbuterol. *Muscle & Nerve* 15: 919–925, 1992.
96. **Maughan RJ, King DS, and Lea T.** Dietary supplements. *Journal of Sports Sciences* 22: 95–113, 2004.
97. **McClung M and Collins D.** "Because I know it will!": placebo effects of an ergogenic aid on athletic performance. *Journal of Sport & Exercise Psychology* 29: 382–394, 2007.
98. **McCole SD, Claney K, Conte J-C, Anderson R, and Hagberg, JM.** Energy expenditure during bicycling. *Journal of Applied Physiology* 68: 748–753, 1990.
99. **McDowall JA.** Supplement use by young athletes. *Journal of Sport Science & Medicine* 6: 337–342, 2007.
100. **McDuff D, STull T, Castaldelli-Maia J, Hitchcock M, Hainline B, and Reardon C.** Recreational and ergogenic substance use and substance use disorders in elite athletes: a narrative review. *British Journal of Sports Medicine* 53: 754–760, 2019.
101. **McCrary JM, Ackermann BJ, and Halaki M.** A systematic review of the effects of upper body warm-up on performance. *British Journal of Sports Medicine* 49: 935–942, 2015.
102. **McLean C and Graham TE.** Effects of exercise and thermal stress on caffeine pharmacokinetics in men and eumenorrheic women. *Journal of Applied Physiology: Respiratory, Environmental and Exercise Physiology* 93: 1471–1478, 2002.
103. **McNaughton L.** Two levels of caffeine ingestion on blood lactate and free fatty acid responses during incremental exercise. *Research Quarterly for Exercise and Sport* 58: 255–259, 1987.
104. **McNaughton LR.** The influence of caffeine ingestion on incremental treadmill running. *British Journal of Sports Medicine* 20: 109–112, 1986.
105. **Momaya A, Fawal M, and Estes R.** Performance-enhancing substances in sports: a review of the literature. *Sports Medicine.* 45: 517–531, 2015.
106. **Morente-Sánchez J and Zabala M.** Doping in sport: a review of elite athletes' attitudes, beliefs, and knowledge. *Sports Medicine* 43: 395–411, 2013.
107. **Morgan W.** Basic considerations. In: *Ergogenic Aids and Muscular Performance,* edited by Morgan W. New York, NY: Academic Press, 1972.
108. **Morkeberg J, Sharpe K, Belhage B, Damsgaard R, Schmidt W, Prommer N, et al.** Detecting autologous blood transfusions: a comparison of three passport approaches and four blood markers. *Scandinavian Journal of Medicine & Science in Sports* 21: 235–243, 2011.
109. **Morris A.** Oxygen. In *Ergogenic Aids in Sports.* Champaign, IL: Human Kinetics, 1983.
110. **Nakamaru Y and Schwartz A.** The influence of hydrogen ion concentration on calcium binding and release by skeletal muscle sarcoplasmic reticulum. *Journal of General Physiology* 59: 22–32, 1972.
111. **Nielsen HB, Bredmose PP, Stromstad M, -Volianitis S, Quistorff B, and Secher NH.** Bicarbonate attenuates arterial desaturation during maximal exercise in humans. *Journal of Applied Physiology: Respiratory, Environmental and Exercise Physiology* 93: 724–731, 2002.
112. **Nummela A, Hamalainen I, and Rusko H.** Effect of hyperoxia on metabolic responses and recovery in intermittent exercise.

Scandinavian Journal of Medicine & Science in Sports 12: 309–315, 2002.

113. **Oopik V, Saaremets I, Medijainen L, Karelson K, Janson T, and Timpmann S.** Effects of sodium citrate ingestion before exercise on endurance performance in well trained college runners. *British Journal of Sports Medicine* 37: 485–489, 2003.

114. **Outram S and Stewart B.** Doping through supplement use: a review of the available evidence. *International Journal of Sport Nutrition and Exercise Metabolism*. 25: 54–59, 2015.

115. **Perry CG, Talanian JL, Heigenhauser GJ, and Spriet LL.** The effects of training in hyperoxia vs. normoxia on skeletal muscle enzyme activities and exercise performance. *Journal of Applied Physiology: Respiratory, Environmental and Exercise Physiology* 102: 1022–1027, 2007.

116. **Pluim BM, de Hon O, Staal JB, Limpens J, Kuipers H, Overbeek SE, et al.** β_2-agonists and physcial performance: a systematic review and meta analysis of randomized controlled studies. *Sports Medicine* 41: 39–57, 2011.

117. **Pope HG, Wood RI, Rogol A, Nyberg F, Bowers L, and Bhasin S.** Adverse health consequences of performance-enhancing drugs: an Endocrine Society scientific statement. *Endocrine Reviews* 35: 341–375, 2014.

118. **Pottgiesser T, Echteler T, Sottas P-E, Umhau M, and Schumacher YO.** Hemoglobin mass and biological passport for detection of autologous blood doping. *Medicine and Science in Sports and Exercise* 44: 835–843, 2012.

119. **Pottgiesser T, Umhau M, Ahlgrim C, Ruthardt S, Roecker K, and Schumacher YO.** Hb mass measurement suitable to screen for illicit autologous blood transfusions. *Medicine and Science in Sports and Exercise* 39: 1748–1756, 2007.

120. **Powers SK and Dodd S.** Caffeine and endurance performance. *Sports Medicine* 2: 165–174, 1985.

121. **Powers SK, Lawler J, Dempsey JA, Dodd S, and Landry G.** Effects of incomplete pulmonary gas exchange on $\dot{V}O_2$ max. *Journal of Applied Physiology: Respiratory, Environmental and Exercise Physiology* 66: 2491–2495, 1989.

122. **Price M, Moss P, and Rance S.** Effects of sodium bicarbonate ingestion on prolonged intermittent exercise. *Medicine and Science in Sports and Exercise* 35: 1303–1308, 2003.

123. **Price MJ and Simons C.** The effect of sodium bicarbonate ingestion on high-intensity intermittent running and subsequent performance. *Journal of Strength and Conditioning Research* 24: 1834–1842, 2010.

124. **Putukian M, Kreher JB, Coppel DB, Glazer JL, McKeag DB, and White RD.** Attention deficit hyperactivity disorder and the athlete: an American Medical Society for Sports Medicine position statement. *Clinical Journal of Sports Medicine* 21: 392–401, 2011.

125. **Rawson E and Clarkson P.** Scientifically debatable: is creatine worth its weight? *Sports Science Exchange #91,*Volume 16, Number 4, 2003 Gatorade Sports Science Institute, Barrington, Il.

126. **Rawson E, Coni M, and Miles M.** Creatine supplementation does not reduce muscle damage or enhance recovery from resistance exercise. *Journal of Strength and Conditioning Research* 21: 1208–1213, 2007.

127. **Rawson E and Persky A.** Mechanisms of muscular adaptations to creatine supplementation. *International Journal of Sports Medicine* 8: 43–53, 2007.

128. **Rawson ES, Stec MJ, Frederickson SJ, and Miles MP.** Low-dose creatine supplementation enhances fatigue resistance in the absense of weight gain. *Nutrition* 27: 451–455, 2011.

129. **Requena B, Zabala M, and Padial P.** Sodium bicarbonate and sodium citrate: ergogenic aids? *Journal of Strength and Conditioning Research* 19: 213–224, 2005.

130. **Robbins MK, Gleeson K, and Zwillich CW.** Effect of oxygen breathing following submaximal and maximal exercise on recovery and performance. *Medicine and Science in Sports and Exercise* 24: 720–725, 1992.

131. **Robergs RA, Pascoe DD, Costill DL, Fink WJ, Chwalbinska-Moneta J, Davis JA, et al.** Effects of warm-up on muscle glycogenolysis during intense exercise. *Medicine and Science in Sports and Exercise* 23: 37–43, 1991.

132. **Rogers M, Bohlken R, and Beets M.** Effects of creatine, ginseng, and astragalus supplementation on strength, body composition, mood, and blood lipids during strength-training in older adults. *Journal of Sports Science and Medicine* 5: 60–69, 2006.

133. **Roy BD, Bosman MJ, and Tarnopolsky MA.** An acute oral dose of caffeine does not alter glucose kinetics during prolonged dynamic exercise in trained endurance athletes. *European Journal of Applied Physiology* 85: 280–286, 2001.

134. **Rozenek R, Fobel B, and Banks J.** Does hyperbaric oxygen exposure affect high-intensity, short-duration exercise performance? *Journal of Strength and Conditioning Research* 21: 1037–1041, 2007.

135. **Saunders B, Saito T, Klosterhoff, R, Faias de Oliveria L, Barreto G, Perim P et. al.** Open-placebo improves exercise performance in female cyclists. *Public Library of Science ONE* 14: 1–16, 2019.

136. **Shao A and Hathcock JN.** Risk assessment for creatine monohydrate. *Regul Toxicol Pharmacol* 45: 242–251, 2006.

137. **Shrier I.** Special communications: letters to the editor-in-chief. *Medicine and Science in Sports and Exercise* 36: 1832–1833, 2004.

138. **Siegler JC, Marshall PWM, Bray J, and Towlson C.** Sodium bicarbonate supplementation and ingestions timing: does it matter? *Journal of Strength and Conditioning Research* 26: 1953–1958, 2012.

139. **Siegler JC, Midgley AW, Polman RCJ, and Lever R.** Effects of various sodium bicarbonate loading protocols on the time-dependent extracelluar buffering profile. *Journal of Strength and Conditioning Research* 24: 2551–2557, 2010.

140. **Simic L, Sarabon N, and Markovic G.** Does pre-exercise static stretching inhibit maximal muscular performance? A meta-analytical review. *Scandinavian Journal of Medicine and Science in Sports* 23: 131–148, 2013.

141. **Smith-Ryan AE, Fukuda DH, Stout JR, and Kendall KL.** High-velocity intermittent running: -effects of beta-alanine supplementation. *Journal of Strength and Conditioning Research* 26: 2798–2805, 2012.

142. **Sottas P, Robinson N, Rabin O, and Saugy M.** The athlete biological passport. *Clinical Chemistry* 57: 969–976, 2011.

143. **Spriet LL.** Exercise and sport performance with low doses of caffeine. *Sport Medicine* 44 (Suppl 2): S175–S184, 2014.

144. **Spriet LL.** Caffeine and performance. *International Journal of Sport Nutrition* 5 (Suppl): S84–99, 1995.

145. **Stefani R.** Olympic swimsuit gold: the suit or the swimmer in the suit? *Royal Statistical Society* 9: 13–17, 2012.

146. **Stellingwerff T, Glazier L, Watt MJ, LeBlanc PJ, Heigenhauser GJ, and Spriet LL.** Effects of hyperoxia on skeletal muscle carbohydrate metabolism during transient and steady-state exercise. *Journal of Applied Physiology: Respiratory, Environmental and Exercise Physiology* 98: 250–256, 2005.

147. **Taboga P, Beck O, and Grabowski A.** Prosthetic shape, but not stiffness or height, affects the maximum speed of sprinters with bilateral transtibial amputations. *PLoS One* 15: 1–20, 2020.

148. **Tallis J, Duncan MJ, and James RS.** What can isolated skeletal muscle experiments tell us about the effects of caffeine on exercise performance. *British Journal of Pharmacology* 172: 3703–3713, 2015.

149. **Tarnopolsky MA.** Effect of caffeine on the neuromuscular system: potential as an ergogenic aid. *Applied Physiology, Nutrition and Metabolism* 33: 1284–1289, 2008.
150. **Tarnopolsky MA, Atkinson SA, MacDougall JD, Sale DG, and Sutton JR.** Physiological responses to caffeine during endurance running in habitual caffeine users. *Medicine and Science in Sports and Exercise* 21: 418–424, 1989.
151. **Tesch P, Sjodin B, Thorstensson A, and Karlsson J.** Muscle fatigue and its relation to lactate accumulation and LDH activity in man. *Acta Physiologica Scandinavica* 103: 413–420, 1978.
152. **Thacker SB, Gilchrist J, Stroup DF, and Kimsey CD, Jr.** The impact of stretching on sports injury risk: a systematic review of the literature. *Medicine and Science in Sports and Exercise* 36: 371–378, 2004.
153. **Tian G, Fan D, Feng X, and Zhou H.** Triving artificial underwater drag-reduction materials inspired from aquatic animals: progress and challenges. *Royal Society of Chemistry Advances* 11: 3399–3428, 2021.
154. **Trexler ET, Smith-Ryan AE, Stout JR, Hoffman JR, Wilborn CD, Sale C, et al.** International society of sports nutrition position stand: beta-alanine. *Journal of the International Society of Sports Nutrition* 12(30): doi: 10.1186/s12970-015-0090-y, 2015.
155. **Trivedi B and Danforth WH.** Effect of pH on the kinetics of frog muscle phosphofructokinase. *Journal of Biological Chemistry* 241: 4110–4112, 1966.
156. **United States Anti-Doping Agency.** Reasoned decision: United States Anti-Doping Agency vs. Lance Armstrong. http://d3epuodzu3wuis.cloudfront.net/ReasonedDecision.pdf, 2012.
157. **Van Handel P.** Caffeine. In *Ergogenic Aids in Sports,* edited by Williams M. Champaign, IL: Human Kinetics, 1983.
158. **Van Thuyne W, and Delbeke FT.** Distribution of caffeine levels in urine in different sports in relation to doping control before and after the removal of caffeine from the WADA doping list. *International Journal of Sports Medicine* 27: 745–750, 2006.
159. **VanThuyne P, VanEenoo P, and Delbeke F.** Nutritional supplements: prevalence of use and contamination with doping agents. *Nutrition Research Reviews* 19: 147–158, 2006.
160. **Volek J.** What we now know about creatine. *ACSM's Health & Fitness Journal* 3: 27–33, 1999.
161. **Voss S, Thevis M, and Schinkothe T.** Detection of homologous blood transfusion. *International Journal of Sports Medicine* 28: 633–637, 2007.
162. **Warren GL, Park ND, Maresca RD, Mckibans KI, and Millard-Stafford ML.** Effect of caffeine ingestion on muscular strength and endurance: a meta-analysis. *Medicine and Science in Sports and Exercise* 42: 1375–1387, 2010.
163. **Welch H.** Effects of hypoxia and hyperoxia on human performance. In: *Exercise and Sports Sciences Reviews,* edited by Pandolf K. New York, NY: Macmillan, 1987, pp. 191–222.
164. **Welch HG, Bonde-Petersen F, Graham T, -Klausen K, and Secher N.** Effects of hyperoxia on leg blood flow and metabolism during exercise. *Journal of Applied Physiology: Respiratory, Environmental and Exercise Physiology* 42: 385–390, 1977.
165. **Weldon SM and Hill RH.** The efficacy of stretching for prevention of exercise-related injury: a systematic review of the literature. *Manual Therapy* 8: 141–150, 2003.
166. **Weyand P and Bundle M.** Point: Artificial limbs do make artificially fast running speeds possible. *Journal of Applied Physiology* 108: 1011–1012, 2010.
167. **Wilcox A.** *Bicarbonate Loading.* Gatorade Sports Science Institute, Barrington, Il.
168. **Wilcox A.** *Caffeine and Endurance Performance.* Gatorade Sports Science Institute, 1990.
169. **Wilcox A.** Nutritional ergogenics and sport performance. In *The President's Council on Physical Fitness and Sports Research Digest,* edited by Corbin C, and Pangrazi B, Washington, D.C.: Department of Health and Human Services, 1998.
170. **Williams MH, Anderson DE, and Rawson ES.** *Nutrition for Health, Fitness & Sport.* New York, NY: McGraw-Hill, 2017.
171. **Williams MH, Wesseldine S, Somma T, and Schuster R.** The effect of induced erythrocythemia upon 5-mile treadmill run time. *Medicine and Science in Sports and Exercise* 13: 169–175, 1981.
172. **Wilmore J.** Oxygen. In *Ergogenic Aids and Muscular Performance,* edited by Morgan W. New York, NY: -Academic Press, 1972, pp. 321–342.
173. **Wilson GD and Welch HG.** Effects of hyperoxic gas mixtures on exercise tolerance in man. *Medicine and Science in Sports* 7: 48–52, 1975.
174. **Wilson GD, and Welch HG.** Effects of varying concentrations of N_2/O_2 and He/O_2 on exercise tolerance in man. *Medicine and Science in Sports and Exercise* 12: 380–384, 1980.
175. **Wilson GJ, Wilson JM, and Manninen AH.** Effects of beta-hydroxy-beta-methylbutyrate (HMB) on exercise performance and body compostion across levels of age, sex, and training experience: a review. *Nutrition & Metabolism* 5: Article No. 1, 2008.
176. **Witvrouw E, Mahieu N, Danneels L, and -McNair P.** Stretching and injury prevention: an obscure relationship. *Sports Medicine* 34: 443–449, 2004.
177. **World Anti-Doping Agency.** *The 2013 Prohibited List: International Standard.* Switzerland: World Anti-Doping Agency, 2012.
178. **World Anti-Doping Agency** *Athlete biological passport operating guidelines 6th edition.* Switzerland: World Anti-Doping Agency, 2017.
179. **Yang YT and McElligott MA.** Multiple actions of beta-adrenergic agonists on skeletal muscle and adipose tissue. *Biochemical Journal* 261: 1–10, 1989.
180. **Yeo SE, Jentjens RL, Wallis GA, and Jeukendrup AE.** Caffeine increases exogenous carbohydrate oxidation during exercise. *Journal of Applied Physiology: Respiratory, Environmental and Exercise Physiology* 99: 844–850, 2005.
181. **Zanchi NE, Gerlinger-Romero F, Guimaraes-Ferreira L, de Siqueira MA, Felitti V, Lira FS, et al.** HMB supplementation: clinical and athletic performance-related effects and mechanisms of action. *Amion Acids* 40: 1015–1025, 2011.
182. **Zeno SA, Purvis D, Crawford C, Lee C, Lisman P, and Deuster PA.** Warm-ups for military fitness testing: rapid evidence assessment of the literature. *Medicine and Science in Sports and Exercise* 45: 1369–1376, 2013.
183. **Zhang Y, Coca A, Casa DJ, Antonio J, Green JM, and Bishop PA.** Caffeine and diuresis during rest and exercise: a meta analysis. *Journal of Science and Medicine in Sport* 18: 659–574, 2015.

Design element credits: (test tubes): George Doyle/Stockbyte/Getty Images; (scientists using microscope): Digital Vision/Getty Images; (magnifying glass): Kick Images/Photodisc/Getty Images; (runners): Chris Ryan/OJO Images/age fotostock; (scientist using microscope): Ingram Publishing; (lightbulb): Amasterphotographer/Shutterstock

산소 섭취량과 이산화탄소 생성량의 측정

Calculation of Oxygen Uptake and Carbon Dioxide Production

산소 소비량 측정

산소 소비량 측정은 비교적 간단한 과정으로 들이마신 산소량에서 내쉰 산소량을 빼는 방식으로 계산할 수 있다.

(1) 산소 소비량($\dot{V}O_2$) = [들이마신 산소의 양] – [내쉰 산소의 양]

들이마신 산소량(I)은 분당 들이마신 공기량($\dot{V}_I$)과 공기 중 산소의 비율(F)을 곱하여 계산한다. 일반적인 대기 중 산소 비율은 20.93%이며, 이를 소수로 표현하면 0.2093이고, 이는 F_IO_2로 표기된다. 숨을 내쉴 때, 일부 산소가 폐에서 혈액으로 확산되면서 내쉬는 공기 중 산소 비율이 감소한다. 내쉰 공기(E) 속 산소의 비율은 F_EO_2로 나타낸다. 따라서, 내쉰 산소의 양은 내쉰 공기의 총량($\dot{V}_E$)과 F_EO_2의 곱으로 계산할 수 있다. 이를 수식으로 나타내면 다음과 같다.

$$(2)\ \dot{V}O_2 = (\dot{V}_I \cdot F_IO_2) - (\dot{V}_E \cdot F_EO_2)$$

운동 중 FIO_2, FEO_2, $\dot{V}_I$ 및 $\dot{V}_E$ 값은 대부분 운동 생리학 실험실에서 쉽게 측정할 수 있다. 실제 실험에서 FIO_2는 일반적으로 측정되지 않으며, 피험자가 실내 공기를 호흡하는 경우 0.2093의 일정한 값으로 가정된다. F_EO_2는 가스 분석기를 이용하여 측정되며, $\dot{V}_I$와 $\dot{V}_E$는 공기 흐름을 측정할 수 있는 다양한 실험실 장비를 통해 측정할 수 있다. 또한, $\dot{V}_I$와 $\dot{V}_E$는 모두 측정할 필요는 없는데, 이는, $\dot{V}_I$를 측정하면 $\dot{V}_E$를 계산할 수 있으며, 반대로 $\dot{V}_E$를 측정하면 $\dot{V}_I$를 구할 수 있기 때문이다. 이때, $\dot{V}_I$를 이용하여 $\dot{V}_E$를 계산하는 공식은 “Haldane 변환”이라고 하며, 이는 질소(N_2)가 인체 안에서 소비되거나 생성되지 않는다는 원리를 기반으로 한다. 따라서, 들이마신 N_2와 내쉰 N_2량은 동일해야 한다.

$$(3)\ [\dot{V}_I \cdot F_IN_2] = [\dot{V}_EF_EN_2]$$

따라서 $\dot{V}_E$, F_IO_2, F_EO_2 값이 주어지면 $\dot{V}_I$를 계산할 수 있다. 예를 들어, $\dot{V}_I$를 계산해 보면:

$$(4)\ \dot{V}_1 = \frac{(\dot{V}_E \cdot F_EN_2)}{F_IN_2}$$

마찬가지로, $\dot{V}_I$가 측정되었다면 $\dot{V}_E$를 다음과 같은 방식으로 계산할 수 있다.

$$(5)\ \dot{V}_E = \frac{(\dot{V}_1 \cdot F_IN_2)}{F_EN_2}$$

F_IN_2와 F_EN_2 값은 다음과 같은 방식으로 구할 수 있다. 실험 대상자가 실내 공기를 호흡하는 경우, F_IN_2는 0.7904로 일정한 값으로 간주된다. 이제 남은 값은 F_EN_2이다. 공기의 주요 구성 성분은 N_2, O_2 및 이산화탄소(CO_2)이며, 이들의 비율을 합하면 항상 1.0이 되어야 한다(예; $F_ECO_2 + F_EO_2 + F_EN_2 = 1.0$). 따라서, F_EN_2 값은 1에서 F_ECO_2와 F_EO_2의 합을 뺀 값으로 계산할 수 있다(예: $F_EN_2 = 1 - (F_ECO_2 + F_EO_2)$. 내쉰 공기 중 O_2와 CO_2의 비율은 가스 분석기를 이용하여 측정할 수 있으므로, 이를 통해 F_EN_2를 계산할 수 있다.

이산화탄소의 생성량 측정

이산화탄소 생성량($\dot{V}CO_2$)은 $\dot{V}O_2$와 유사한 방식으로 계산되며, 생성된 CO_2의 양은 다음과 같이 계산된다.

(6) $\dot{V}CO_2$ = [내쉰 공기 중 CO_2 양]
– [들이마신 공기 중 CO_2]
또는
(7) $\dot{V}CO_2 = (V_E \cdot F_ECO_2) - (\dot{V}_I \cdot F_ICO_2)$

$\dot{V}CO_2$를 계산하는 과정은 $\dot{V}O_2$를 구하는 과정과 동일하다. 즉, $\dot{V}_E$와 $\dot{V}_I$을 측정하고, F_ECO_2를 가스 분석기를 이용하여 측정해야 한다. 또한, F_IO_2가 일정한 값으로 가정되듯이, F_ICO_2(들이마

신 공기 중 이산화탄소 비율) 역시 일정한 값인 0.0003으로 간주된다.

가스 부피의 표준화

관례에 따라 $\dot{V}O_2$와 $\dot{V}CO_2$는 $L \cdot min^{-1}$(리터/분) 단위로 표현되며, 이를 "STPD"라는 기준 조건으로 표준화한다. STPD는 "표준 온도, 압력 및 건조 상태(standard temperature pressure dry)"의 약자이다. 이와 유사하게, 폐 환기량도 $L \cdot min^{-1}$ 단위로 표현되며, 이는 BTPS라는 기준 조건으로 표준화된다. BTPS는 "체온, 실제 기압 및 포화 상태(body temperature pressure saturated)"를 의미한다. 이러한 기준의 목적은 전 세계 실험실에서 측정된 기체 부피를 비교할 수 있도록 하기 위함이다. 그 이유는 실험실마다 주변 온도와 기압이 다를 수 있기 때문이다. 따라서 기체 부피는 온도와 압력에 따라 변하기 때문에, 특정한 온도와 압력으로 기체 부피를 표준화하는 과정이 필요하다. 예를 들어, 일정한 개수의 기체 분자는 더 높은 온도와 낮은 압력에서 더 큰 부피를 차지하며, 반대로 더 낮은 온도와 높은 압력에서는 더 작은 부피를 차지한다. 즉, 주어진 기체 분자의 개수는 주변 온도와 기압에 따라 부피가 변한다. 이러한 변화는 호흡 가스 교환을 비교하려는 연구자들에게 심각한 문제를 초래할 수 있다. 이는 온도와 기압은 날마다 변하고, 실험실마다 다를 수 있기 때문이다. 따라서, 연구자나 기술자는 온도와 압력 조건을 표준화함으로써, 두 개의 동일한 부피의 기체가 동일한 수의 분자를 포함하고 있음을 확신할 수 있다. 이러한 이유로, 호흡 가스는 기준 온도와 부피로 보정되어야 한다.

기체 부피를 표준 상태로 보정

기체의 부피 보정을 "어떻게" 계산할지 논의하기에 앞서 두 가지 중요한 기체 법칙을 설명할 필요가 있다. 첫 번째는 "샤를의 법칙(Charles's Law)"으로, 온도와 기체 부피는 서로 정비례 관계에 있다는 것이다. 즉, 기압이 일정한 상태에서 기체의 온도가 상승하면 기체의 부피도 증가하고, 온도가 하강하면 부피도 감소하는 비례 관계가 존재한다. 이러한 관계는 수학적으로 다음과 같은 방식으로 표현될 수 있다.

$$(8)\ \frac{T_1}{T_2} = \frac{V_1}{V_2}$$

(T_1: 초기 상태의 온도, T_2: 변화 후의 온도),
(V_1: 초기 상태의 부피, V_2: 변화 후의 부피)

수식 (8)에서 사용되는 온도의 단위는 켈빈(K) 또는 절대온도(A) 스케일이며, 이는 0°C = 273°K로 전환될 수 있다. 예를 들어, 20°C는 (273° + 20°) = 293°K가 된다. 샤를의 법칙을 이용하여 가스 온도 보정을 수행할 때, 수식 (8)을 변형하여 V_2를 구하는 형태로 정리하면 다음과 같다.

$$(9)\ V_2 = \frac{V_1 \cdot T_2}{T_1}$$

잠시 샤를의 법칙을 떠나, 두 번째 기체 법칙인 보일의 법칙(Boyle's Law)을 소개하겠다. 보일의 법칙은 온도가 일정할 때 일정한 부피 내의 기체 분자 수는 압력과 반비례한다고 설명하며, 이는 다음 수식으로 표현된다.

$$(10)\ P_1V_1 = P_2V_2$$

(P_1: 초기 상태의 압력, P_2: 변화 후의 압력),
(V_1: 초기 상태의 부피, V_2: 변화 후의 부피)

다시 한번 수식 (10)을 변형하여 V_2를 구하는 형태로 정리하면 다음과 같다.

$$(11)\ V_2 = \frac{P_1 \cdot V_1}{P_2}$$

수식 (10)과 (11)에서 압력은 mmHg 또는 토르(Torr) 단위로 표현된다. 호흡 가스의 압력을 보정할 때 물의 수증기압도 고려하는 경우가 많다. 이는 수증기압이 온도에만 의존하며, 호흡 가스는 수증기에 의해 포화된 상태이기 때문이다. 가스 부피를 "0" 수증기압(즉, STPD처럼 "건조한" 상태)으로 보정할 때, 주변 온도에서의 수증기압(PH_2O)을 보일의 법칙에서 주변 압력(P_1)에서 빼준다. 이 과정은 다음과 같은 식으로 표현된다.

$$(12)\ V_2 = \frac{V_1(P_1 - PH_2O)}{P_2}$$

결합 보정 계수

이제 샤를의 법칙과 보일의 법칙을 수증기압 보정을 포함하여 하나의 식으로 결합하여 STPD 및 BTPS 조건에 맞게 변환할 수 있다. 먼저, STPD 보정을 고려해 보자.

STPD 보정

실험실에서 실내 온도와 압력 조건에서 측정된 가스 부피는 "주변 온도 · 압력 · 포화 상태(ambient temperature pressure saturated, ATPS)"로 표현된다. 이는 가스 부피가 표준화된 부피가 아니라, 주변 온도와 압력 조건의 영향을 받는 부피임을 의미한다. 앞서 언급한 바와 같이, ATPS 조건은 실험실마다 다를 수 있기 때문에, $\dot{V}O_2$와 $\dot{V}CO_2$의 부피를 STPD로 보정할 필요가 있다. 먼저 STPD로 보정하려면, 온도를 0°C (273°K)로 표준화하고, 압력을 해수면 기준 760 mm Hg로 맞추며, 수증기압을 보정해야 한다. 이를 보다 쉽게 설명하기 위해, 가스 부피 보정 절차를 (1) 온도 보정과 (2) 압력 보정 두 가지 단계로 나누어 설명하겠다.

1단계: 온도 보정

먼저, 온도 보정을 고려하자. 이 보정을 위해 샤를의 법칙을 이용한 수식 (9)를 사용하고, 각 변수는 다음과 같이 정의된다.

$$V_2 = \frac{V_1 \cdot T_2}{T_1}$$

여기서:

V_2 = 표준 온도로 보정된 부피(V_{ST})
V_1 = ATPS 부피(V_{ATPS})
T_1 = 주위 환경에서의 절대온도(273°K + T_a°C)
T_a = 주변 온도
T_2 = 표준 절대온도(273°K)

따라서, ATPS 가스 부피를 V_{ST}로 변환하는 과정은 다음 수식을 사용하여 수행된다.

$$(13)\ V_{ST} = V_{ATPS}\left[\frac{273°K}{(273°K + T_a)}\right]$$

2단계: 기압 및 수증기압 보정

기압과 수증기압을 보정하기 위해 수식 (12)를 사용하며, 각 변수는 다음과 같이 정의된다.

V_1 = ATPS 부피
V_2 = 표준 압력 및 건조 상태로 보정된 부피(V_{SPD})
P_1 = 주변 기압(mm Hg)
P_2 = 표준 기압(760 mm Hg)
PH_2O = 주변 온도에서의 수증기압(다양한 주변 온도에서의 수증기압 목록은 표 A.1 참조)

따라서 ATPS 부피를 V_{SPD}로 수정할 때는 다음 수식을 사용한다.

$$(14)\ V_{SPD} = V_{ATPS}\left[\frac{P_1 - PH_2O}{760\ mm\ Hg}\right]$$

이제, 온도 보정 계수 수식 (13)과 압력 및 수증기압 보정 계수 수식 (14)를 결합하여 하나의 STPD 보정 계수 식을 도출할 준비가 되었다. 수식 (13)과 (14)를 결합하면 다음과 같이 정리할 수 있다.

표 A.1 주변 온도와 수증기압과의 관계

온도(°C)	포화 수증기압(PH_2O), mmHg
18	15.5
19	16.5
20	17.5
21	18.7
22	19.8
23	21.1
24	22.4
25	23.8
26	25.2
27	26.7

$$(15)\ V_{STPD} = V_{ATPS}\left[\frac{273°K}{(273°K + T_a)}\right]\left[\frac{(P_1 - PH_2O)}{760\ mm\ Hg}\right]$$

ATPS 부피를 STPD 부피로 보정하는 과정을 설명하기 위해 다음 예제 문제를 고려해 보자.

주어진 값:

V_{ATPS} = 90.0 L
실험실 온도 = 21°C
주변 기압 = 742 mm Hg
21°C에서의 수증기압(표 A.1 참조) = 18.7 mm Hg

위의 예제 조건과 수식 (15)를 사용하여 STPD 보정을 다음과 같이 계산할 수 있다.

$$V_{STPD} = 90\left[\frac{273°K}{(273°K + 21°K)}\right]\left[\frac{742 - 18.7}{760}\right]$$
$$= 79.5\ L\ STPD$$

중요한 점은, 들이마신 가스 부피가 측정되었을 때, 해당 가스의 상대 습도가 100%가 아니라면, 수식 (15)를 수정해야 한다는 것이다. 이를 수정하기 위해, 상대 습도(RH, 소수 형태로 표현됨)를 주변 온도에서의 수증기압에 곱하여 적용한다. 예를 들어, RH = 80%라면, 수정 값은 0.8 × PH_2O를 사용해야 한다

BTPS 보정

앞에서 언급했듯이 모든 폐 환기량은 BTPS 조건으로 보정되며, 이 과정은 STPD 보정 과정과 유사하지만, 두 가지 차이점이 있다. (1) 표준 온도가 273°K가 아닌 310°K이다(예: 310° = 273°K + 37°C[정상적인 심부 온도]). 이 보정은 체온이 일반적으로 주변 온도보다 높기 때문에 기체 부피가 증가하는 현상을 고려하기

위해 필요하다. (2) 수식 (14) 중 P_1에서 체온에서의 수증기압을 빼준다. 이 보정은 체온에서의 수증기압이 일반적으로 주변 환경에서의 PH_2O보다 크기 때문이다(예: 체온 37°C에서의 PH_2O = 47 mm Hg).

따라서 ATPS에서 BTPS로 보정하는 과정은 다음 수식을 사용하여 수행된다.

$$(16)\ V_{BTPS} = V_{ATPS}\left[\frac{310°K}{(273°K + T_a)}\right]\left[\frac{P_1 - PH_2O}{P_1 - 47}\right]$$

다음 조건을 사용하여 V_{ATPS}를 V_{BTPS}로 변환하는 예제 계산을 고려해 보자.

실험실 온도 = 20°C
주변 기압 = 752 mm Hg
20°C에서 PH_2O = 17.5 mm Hg
V_{ATPS} = 60 L

따라서

$$V_{BTPS} = 60\left[\frac{310°K}{273°K + 20°K}\right]\left[\frac{752 - 17.5}{752 - 47}\right]$$
$$= 65.4 \text{ L BTPS}$$

연습문제

1. 주어진 조건에서 $\dot{V}O_2$와 $\dot{V}CO_2$를 계산하라:

   $\dot{V}_E$ (ATPS) = 100 L · min^{-1}
   F_EO_2 = .1768
   F_ECO_2 = .0351
   F_IO_2 = .2093, F_ICO_2 = .0003으로 가정함
   주변 온도 = 21°C
   기압 = 749 mm Hg

2. 1번 문제에서 산출된 $\dot{V}O_2$와 $\dot{V}CO_2$ 값으로 호흡교환율(R)을 계산하라.

3. 주어진 조건에서 V_{BTPS}와 V_{STPD}를 계산하라:

   V_{ATPS} = 45.3 L
   실험실 온도 = 19°C
   주변 기압 온도 = 746 mm Hg
   체온 = 37°C

정답

1. $\dot{V}O_2$ = 2.73 L · min^{-1}
   $\dot{V}CO_2$ = 3.54 L · min^{-1}
2. R = 1.15
3. V_{BTPS} = 50.19 L
   V_{STPD} = 40.65 L

영양소 섭취 기준: 에너지 필요 추정량

Dietary Reference Intakes: Estimated Energy Requirements

30세 남성과 여성의 에너지 필요 추정량(Estimated Energy Requirements, EER)
미국 국립학술원 의학연구소 식품영양위원회

신장 (m [in])	PAL (신체 활동 수준)[b]	체중(BMI[c] 18.5 kg/m^2 기준, kg [lb])	체중(BMI 24.99 kg/m^2 기준, kg [lb])	EER, 남성(kcal/일)[d]		EER, 여성(kcal/일)[d]	
				BMI 18.5 kg/m^2 기준	BMI 24.99 kg/m^2 기준	BMI 18.5 kg/m^2 기준	BMI 24.99 kg/m^2 기준
1.50 (59)	비활동적(Sedentary)	41.6 (92)	56.2 (124)	1,848	2,080	1,625	1,762
	저활동적(Low Active)			2,009	2,267	1,803	1,956
	활동적(Active)			2,215	2,506	2,025	2,198
	매우 활동적(Very Active)			2,554	2,898	2,291	2,489
1.65 (65)	비활동적(Sedentary)	50.4 (111)	68.0 (150)	2,068	2,349	1,816	1,982
	저활동적(Low Active)			2,254	2,566	2,016	2,202
	활동적(Active)			2,490	2,842	2,267	2,477
	매우 활동적(Very Active)			2,880	3,296	2,567	2,807
1.80 (71)	정적 활동(Sedentary)	59.9 (132)	81.0 (178)	2,301	2,635	2,015	2,211
	저활동적(Low Active)			2,513	2,884	2,239	2,459
	활동적(Active)			2,782	3,200	2,519	2,769
	매우 활동적(Very Active)			3,225	3,720	2,855	3,141

[a]30세 미만일 경우 매년 여성은 7 kcal/일, 남성은 10 kcal/일을 더함. 30세 초과 시 매년 여성은 7 kcal/일, 남성은 10 kcal/일을 뺌.

[b]PAL = 신체 활동 수준(Physical Activity Level).

[c]BMI = 체질량지수(Body Mass Index).

[d]다음 회귀식으로 산출(이중 표식수 데이터 기반):

- 성인 남성: EER = 662 − 9.53 × 나이(년) + PA × (15.91 × 체중[kg] + 539.6 × 신장[m])
- 성인 여성: EER = 354 − 6.91 × 나이(년) + PA × (9.36 × 체중[kg] + 726 × 신장[m])

여기서 PA는 신체 활동 수준의 계수를 나타냄.

신체 활동 수준(PAL)의 PA 계수

- PA = 1.0: PAL ≥ 1.0 < 1.4 (비활동적)
- PA = 1.12: PAL ≥ 1.4 < 1.6 (저활동적)
- PA = 1.27: PAL ≥ 1.6 < 1.9 (활동적)
- PA = 1.45: PAL ≥ 1.9 < 2.5 (매우 활동적)

출처: *Dietary Reference Intakes for Energy, Carbohydrate, Fiber, Fat, Fatty Acids, Cholesterol, Protein, and Amino Acids* (2002), 미국 국립학술원 제공.

영양소 섭취 기준: 비타민

Dietary Reference Intakes: Vitamins

영양소 섭취 기준(DRIs): 개인별 권장 섭취량 – 비타민
미국 국립학술원 의학연구소 식품영양위원회

생애 단계 그룹	비타민 A (μg/일)[a]	비타민 C (mg/일)	비타민 D (μg/일)[b,c]	비타민 E (mg/일)[d]	비타민 K (μg/일)	티아민(mg/일)
영아						
0~6개월	400*	40*	5*	4*	2.0*	0.2*
7~12개월	500*	50*	5*	5*	2.5*	0.3*
어린이						
1~3세	**300**	**15**	5*	**6**	30*	**0.5**
4~8세	**400**	**25**	5*	**7**	55*	**0.6**
남성						
9~13세	**600**	**45**	5*	**11**	60*	**0.9**
14~18세	**900**	**75**	5*	**15**	75*	**1.2**
19~30세	**900**	**90**	5*	**15**	120*	**1.2**
31~50세	**900**	**90**	5*	**15**	120*	**1.2**
51~70세	**900**	**90**	10*	**15**	120*	**1.2**
>70세	**900**	**90**	15*	**15**	120*	**1.2**
여성						
9~13세	**600**	**45**	5*	**11**	60*	**0.9**
14~18세	**700**	**65**	5*	**15**	75*	**1.0**
19~30세	**700**	**75**	5*	**15**	90*	**1.1**
31~50세	**700**	**75**	5*	**15**	90*	**1.1**
51~70세	**700**	**75**	10*	**15**	90*	**1.1**
>70세	**700**	**75**	15*	**15**	90*	**1.1**
임신부						
14~18세	**750**	**80**	5*	**15**	75*	**1.4**
19~30세	**770**	**85**	5*	**15**	90*	**1.4**
31~50세	**770**	**85**	5*	**15**	90*	**1.4**
수유부						
14~18세	**1200**	**115**	5*	**19**	75*	**1.4**
19~30세	**1300**	**120**	5*	**19**	90*	**1.4**
31~50세	**1300**	**120**	5*	**19**	90*	**1.4**

참고 사항

표의 **굵은 글씨**는 권장 섭취량(RDA), 일반 글씨 뒤에 *는 충분 섭취량(AI)을 나타냄. RDA와 AI는 개인 섭취 목표로 사용될 수 있음. 권장 섭취량은 집단 내의 거의 모든 개인(97~98%)의 영양 요구를 충족하도록 설정된다. 건강한 모유 수유 영아의 경우, 충분 섭취량(AI)은 평균 섭취량을 기준으로 한다. 다른 생애 단계와 성별 그룹의 AI는 해당 그룹의 모든 개인의 요구를 충족할 것으로 추정되지만, 데이터 부족이나 데이터의 불확실성으로 인해 이 섭취량이 충족하는 개인의 비율을 정확히 명시하기 어렵다.

[a]비타민 A는 레티놀 활성 당량(RAE) 기준. 1 RAE = 1 μg 레티놀, 12 μg β-카로틴, 24 μg α-카로틴, 또는 24 μg β-크립토크산틴. 식이 프로비타민 A 카로티노이드의 RAE(레티놀 활성 당량)는 레티놀 당량(RE)의 두 배에 해당하지만, 이미 형성된 비타민 A의 RAE는 RE와 동일하다.

[b]비타민 D는 콜레칼시페롤 기준. 1 μg 콜레칼시페롤 = 40 IU 비타민 D.

[c]충분한 햇빛 노출이 없을 경우.

[d]알파-토코페롤(α-tocopherol): 알파-토코페롤에는 천연 식품에서 유일하게 발견되는 형태인 RRR-α-토코페롤과, 강화 식품 및 보충제에 존재하는 알파-토코페롤의 2R-입체이성질체 형태(RRR-, RSR-, RRS-, RSS-α-토코페롤)가 포함된다. 그러나 강화 식품 및 보충제에서도 발견되는 알파-토코페롤의 2S-입체이성질체 형태(SRR-, SSR-, SRS-, SSS-α-토코페롤)는 포함되지 않는다.

영양소 섭취 기준(DRIs): 개인별 권장 섭취량 – 비타민
미국 국립학술원 의학연구소 식품영양위원회

생애 단계 그룹	리보플라빈 (mg/일)	나이아신 (mg/일)[e]	비타민 B_6 (mg/일)	엽산 (μg/일)[f]	비타민 B_{12} (μg/일)	판토텐산 (mg/일)	비오틴 (μg/일)	콜린 (mg/일)[g]
영아								
0~6개월	0.3*	2*	0.1*	65*	0.4*	1.7*	5*	125*
7~12개월	0.4*	4*	0.3*	80*	0.5*	1.8*	6*	150*
어린이								
1~3세	**0.5**	**6**	**0.5**	**150**	**0.9**	2*	8*	200*
4~8세	**0.6**	**8**	**0.6**	**200**	**1.2**	3*	12*	250*
남성								
9~13세	**0.9**	**12**	**1.0**	**300**	**1.8**	4*	20*	375*
14~18세	**1.3**	**16**	**1.3**	**400**	**2.4**	5*	25*	550*
19~30세	**1.3**	**16**	**1.3**	**400**	**2.4**	5*	30*	550*
31~50세	**1.3**	**16**	**1.3**	**400**	**2.4**	5*	30*	550*
51~70세	**1.3**	**16**	**1.7**	**400**	**2.4**[h]	5*	30*	550*
>70세	**1.3**	**16**	**1.7**	**400**	**2.4**[h]	5*	30*	550*
여성								
9~13세	**0.9**	**12**	**1.0**	**300**	**1.8**	4*	20*	375*
14~18세	**1.0**	**14**	**1.2**	**400**[i]	**2.4**	5*	25*	400*
19~30세	**1.1**	**14**	**1.3**	**400**[i]	**2.4**	5*	30*	425*
31~50세	**1.1**	**14**	**1.3**	**400**[i]	**2.4**	5*	30*	425*
51~70세	**1.1**	**14**	**1.5**	**400**	**2.4**[h]	5*	30*	425*
>70세	**1.1**	**14**	**1.5**	**400**	**2.4**[h]	5*	30*	425*
임신부								
14~18세	**1.4**	**18**	**1.9**	**600**[j]	**2.6**	6*	30*	450*
19~30세	**1.4**	**18**	**1.9**	**600**[j]	**2.6**	6*	30*	450*
31~50세	**1.4**	**18**	**1.9**	**600**[j]	**2.6**	6*	30*	450*
수유부								
14~18세	**1.6**	**17**	**2.0**	**500**	**2.8**	7*	35*	550*
19~30세	**1.6**	**17**	**2.0**	**500**	**2.8**	7*	35*	550*
31~50세	**1.6**	**17**	**2.0**	**500**	**2.8**	7*	35*	550*

참고 사항
[e]나이아신 당량(NE) 기준. 1 mg 나이아신 = 60 mg 트립토판. 0-6개월: 나이아신 당량 아닌 나이아신 자체 기준.
[f]식이 엽산 당량(DFE) 기준. 1 DFE = 1 μg 식이 엽산 = 0.6 μg 강화식품 엽산 또는 보충제(음식과 함께 섭취) = 0.5 μg 공복 섭취 엽산 보충제
[g]콜린의 충분 섭취량(AI)은 설정되었으나 생애 주기 모는 난계에서 식이 콜린 섭취가 필요하다는 데이터를 평가하기 어려움. 일부 단계에서는 내생적 합성으로 충분할 수 있음.
[h]50세 이상에서 식품 기반 비타민 B_{12} 흡수 장애(10~30%) 가능성 때문에 강화식품 또는 보충제를 통한 섭취 권장.
[i]엽산과 신경관 결손 관련 증거로 인해 가임기 여성은 보충제나 강화식품을 통해 400 μg 엽산을 추가 섭취할 것을 권장.
여성들은 임신이 확인되고 산전 관리를 시작할 때까지, 일반적으로 신경관 형성의 중요한 시기인 착상 전 기간이 끝난 이후까지, 보충제나 강화 식품으로부터 400 μg을 계속 섭취할 것을 권장.

출처: 미국 국립학술원, Dietary Reference Intakes for Energy, Carbohydrates, Fiber, Fat, Fatty Acids, Cholesterol, Protein, and Amino Acids (Macronutrients) (2005).

부록 D

영양소 섭취 기준: 미네랄 및 원소

Dietary Reference Intakes: Minerals and Elements

영양소 섭취 기준(DRIs): 개인별 권장 섭취량 – 영양소 식품영양위원회, 미국 국립학술원 의학연구소
미국 국립학술원 의학연구소 식품영양위원회

생애 단계 그룹	칼슘(mg/일)	크롬(μg/일)	구리(μg/일)	불소(mg/일)	요오드(μg/일)	철분(mg/일)	마그네슘(mg/일)
영아							
0~6개월	210*	0.2*	200*	0.01*	110*	0.27*	30*
7~12개월	270*	5.5*	220*	0.5*	130*	**11**	75*
어린이							
1~3세	500*	11*	**340**	0.7*	**90**	**7**	**80**
4~8세	800*	15*	**440**	1*	**90**	**10**	**130**
남성							
9~13세	1300*	25*	**700**	2*	**120**	**8**	**240**
14~18세	1300*	35*	**890**	3*	**150**	**11**	**410**
19~30세	1000*	35*	**900**	4*	**150**	**8**	**400**
31~50세	1000*	35*	**900**	4*	**150**	**8**	**420**
51~70세	1200*	30*	**900**	4*	**150**	**8**	**420**
>70세	1200*	30*	**900**	4*	**150**	**8**	**420**
여성							
9~13세	1300*	21*	**700**	2*	**120**	**8**	**240**
14~18세	1300*	24*	**890**	3*	**150**	**15**	**360**
19~30세	1000*	25*	**900**	3*	**150**	**18**	**310**
31~50세	1000*	25*	**900**	3*	**150**	**18**	**320**
51~70세	1200*	20*	**900**	3*	**150**	**8**	**320**
>70세	1200*	20*	**900**	3*	**150**	**8**	**320**
임신부							
14~18세	1300*	29*	**1000**	3*	**220**	**27**	**400**
19~30세	1000*	30*	**1000**	3*	**220**	**27**	**350**
31~50세	1000*	30*	**1000**	3*	**220**	**27**	**360**
수유부							
14~18세	1300*	44*	**1300**	3*	**290**	**10**	**360**
19~30세	1000*	45*	**1300**	3*	**290**	**9**	**310**
31~50세	1000*	45*	**1300**	3*	**290**	**9**	**320**

참고 사항

굵은 글씨는 권장 섭취량(RDA), 일반 글씨 뒤의 *는 충분 섭취량(AI)을 나타낸다. 권장 섭취량(RDAs)과 충분 섭취량(AIs)은 개인의 섭취 목표로 모두 활용될 수 있다. RDA는 해당 그룹에서 거의 모든 개인(97~98%)의 요구량을 충족하도록 설정된다. 건강한 모유 수유 영아의 경우 AI는 평균 섭취량을 나타낸다. 다른 생애 단계와 성별 그룹의 AI(충분 섭취량)는 해당 그룹 내 모든 개인의 요구를 충족한다고 간주되지만, 데이터 부족이나 불확실성으로 인해 이 섭취량이 충족하는 개인의 비율을 정확히 명시하기는 어렵다.

출처: *Dietary Reference Intakes for Calcium, Phosphorous, Magnesium, Vitamin D, and Fluoride (1997); Dietary Reference Intakes for Thiamin, Riboflavin, Niacin, Vitamin B_6, Folate, Vitamin B_{12}, Pantothenic Acid, Biotin, and Choline (1998); Dietary Reference Intakes for Vitamin C, Vitamin E, Selenium, and Carotenoids (2000); Dietary Reference Intakes for Vitamin A, Vitamin K, Arsenic, Boron, Chromium, Copper, Iodine, Iron, Manganese, Molybdenum, Nickel, Silicon, Vanadium, and Zinc (2001); and Dietary Reference Intakes for Water, Potassium, Sodium, Chloride, and Sulfate (2004). These reports may be accessed via http://www.nap.edu. 2004, the National Academy of Sciences.*

영양소 섭취 기준(DRIs): 개인별 권장 섭취량 – 영양소 식품영양위원회, 미국 국립학술원 의학연구소
미국 국립학술원 의학연구소 식품영양위원회

생애 단계 그룹	망간 (mg/일)	몰리브덴 (μg/일)	인 (mg/일)	셀레늄 (μg/일)	아연 (mg/일)	칼륨 (g/일)	나트륨 (g/일)	염소 (g/일)
영아								
0~6개월	0.003*	2*	100*	15*	2*	0.4*	0.12*	0.18*
7~12개월	0.6*	3*	275*	20*	**3**	0.7*	0.37*	0.57*
어린이								
1~3세	1.2*	**17**	**460**	**20**	**3**	3.0*	1.0*	1.5*
4~8세	1.5*	**22**	**500**	**30**	**5**	3.8*	1.2*	1.9*
남성								
9~13세	1.9*	**34**	**1250**	**40**	**8**	4.5*	1.5*	2.3*
14~18세	2.2*	**43**	**1250**	**55**	**11**	4.7*	1.5*	2.3*
19~30세	2.3*	**45**	**700**	**55**	**11**	4.7*	1.5*	2.3*
31~50세	2.3	**45**	**700**	**55**	**11**	4.7*	1.5*	2.3*
51~70세	2.3*	**45**	**700**	**55**	**11**	4.7*	1.3*	2.0*
>70세	2.3*	**45**	**700**	**55**	**11**	4.7*	1.2*	1.8*
여성								
9~13세	1.6*	**34**	**1250**	**40**	**8**	4.5*	1.5*	2.3*
14~18세	1.6*	**43**	**1250**	**55**	**9**	4.7*	1.5*	2.3*
19~30세	1.8*	**45**	**700**	**55**	**8**	4.7*	1.5*	2.3*
31~50세	1.8*	**45**	**700**	**55**	**8**	4.7*	1.5*	2.3*
51~70세	1.8*	**45**	**700**	**55**	**8**	4.7*	1.3*	2.0*
>70세	1.8*	**45**	**700**	**55**	**8**	4.7*	1.2*	1.8*
임신부								
14~18세	2.0*	**50**	**1250**	**60**	**12**	4.7*	1.5*	2.3*
19~30세	2.0*	**50**	**700**	**60**	**11**	4.7*	1.5*	2.3*
31~50세	2.0*	**50**	**700**	**60**	**11**	4.7*	1.5*	2.3*
수유부								
14~18세	2.6*	**50**	**1250**	**70**	**13**	5.1*	1.5*	2.3*
19~30세	2.6*	**50**	**700**	**70**	**12**	5.1*	1.5*	2.3*
31~50세	2.6*	**50**	**700**	**70**	**12**	5.1*	1.5*	2.3*

남성의 체지방률 추정: 상완 삼두근, 흉부, 견갑하부 피부 두께의 합

Percent Fat Estimate for Men: Sum of Triceps, Chest, and Subscapula Skinfolds

피부 두께 합(mm)	22세 미만	23~27세	28~32세	33~37세	38~42세	43~47세	48~52세	53~57세	57세 이상
8~10	1.5	2.0	2.5	3.1	3.6	4.1	4.6	5.1	5.6
11~13	3.0	3.5	4.0	4.5	5.1	5.6	6.1	6.6	7.1
14~16	4.5	5.0	5.5	6.0	6.5	7.0	7.6	8.1	8.6
17~19	5.9	6.4	6.9	7.4	8.0	8.5	9.0	9.5	10.0
20~22	7.3	7.8	8.3	8.8	9.4	9.9	10.4	10.9	11.4
23~25	8.6	9.2	9.7	10.2	10.7	11.2	11.8	12.3	12.8
26~28	10.0	10.5	11.0	11.5	12.1	12.6	13.1	13.6	14.2
29~31	11.2	11.8	12.3	12.8	13.4	13.9	14.4	14.9	15.5
32~34	12.5	13.0	13.5	14.1	14.6	15.1	15.7	16.2	16.7
35~37	13.7	14.2	14.8	15.3	15.8	16.4	16.9	17.4	18.0
38~40	14.9	15.4	15.9	16.5	17.0	17.6	18.1	18.6	19.2
41~43	16.0	16.6	17.1	17.6	18.2	18.7	19.3	19.8	20.3
44~46	17.1	17.7	18.2	18.7	19.3	19.8	20.4	20.9	21.5
47~49	18.2	18.7	19.3	19.8	20.4	20.9	21.4	22.0	22.5
50~52	19.2	19.7	20.3	20.8	21.4	21.9	22.5	23.0	23.6
53~55	20.2	20.7	21.3	21.8	22.4	22.9	23.5	24.0	24.6
56~58	21.1	21.7	22.2	22.8	23.3	23.9	24.4	25.0	25.5
59~61	22.0	22.6	23.1	23.7	24.2	24.8	25.3	25.9	26.5
62~64	22.9	23.4	24.0	24.5	25.1	25.7	26.2	26.8	27.3
65~67	23.7	24.3	24.8	25.4	25.9	26.5	27.1	27.6	28.2
68~70	24.5	25.0	25.6	26.2	26.7	27.3	27.8	28.4	29.0
71~73	25.2	25.8	26.3	26.9	27.5	28.0	28.6	29.1	29.7
74~76	25.9	26.5	27.0	27.6	28.2	28.7	29.3	29.9	30.4
77~79	26.6	27.1	27.7	28.2	28.8	29.4	29.9	30.5	31.1
80~82	27.2	27.7	28.3	28.9	29.4	30.0	30.6	31.1	31.7
83~85	27.7	28.3	28.8	29.4	30.0	30.5	31.1	31.7	32.3
86~88	28.2	28.8	29.4	29.9	30.5	31.1	31.6	32.2	32.8
89~91	28.7	29.3	29.8	30.4	31.0	31.5	32.1	32.7	33.3
92~94	29.1	29.7	30.3	30.8	31.4	32.0	32.6	33.1	33.4
95~97	29.5	30.1	30.6	31.2	31.8	32.4	32.9	33.5	34.1
98~100	29.8	30.4	31.0	31.6	32.1	32.7	33.3	33.9	34.4
101~103	30.1	30.7	31.3	31.8	32.4	33.0	33.6	34.1	34.7
104~106	30.4	30.9	31.5	32.1	32.7	33.2	33.8	34.4	35.0
107~109	30.6	31.1	31.7	32.3	32.9	33.4	34.0	34.6	35.2
110~112	30.7	31.3	31.9	32.4	33.0	33.6	34.2	34.7	35.3
113~115	30.8	31.4	32.0	32.5	33.1	33.7	34.3	34.9	35.4
116~118	30.9	31.5	32.0	32.6	33.2	33.8	34.3	34.9	35.5

출처: Jackson, A. S., and Pollock, M. L., "Practical Assessment of Body Composition," *Physician and Sportsmedicine* 13(5): 85. Minneapolis, MN: McGraw Hill Healthcare Group, 1985.

여성의 체지방률 추정: 상완 삼두근, 복부, 상장골부 피부 두께의 합

Percent Fat Estimate for Women: Sum of Triceps, Abdomen, and Suprailium Skinfolds

피부 두께 합(mm)	18~22세	23~27세	28~32세	33~37세	38~42세	43~47세	48~52세	53~57세	57세 이상
8~12	8.8	9.0	9.2	9.4	9.5	9.7	9.9	10.1	10.3
13~17	10.8	10.9	11.1	11.3	11.5	11.7	11.8	12.0	12.2
18~22	12.6	12.8	13.0	13.2	13.4	13.5	13.7	13.9	14.1
23~27	14.5	14.6	14.8	15.0	15.2	15.4	15.6	15.7	15.9
28~32	16.2	16.4	16.6	16.8	17.0	17.1	17.3	17.5	17.7
33~37	17.9	18.1	18.3	18.5	18.7	18.9	19.0	19.2	19.4
38~42	19.6	19.8	20.0	20.2	20.3	20.5	20.7	20.9	21.1
43~47	21.2	21.4	21.6	21.8	21.9	22.1	22.3	22.5	22.7
48~52	22.8	22.9	23.1	23.3	23.5	23.7	23.8	24.0	24.2
53~57	24.2	24.4	24.6	24.8	25.0	25.2	25.3	25.5	25.7
58~62	25.7	25.9	26.0	26.2	26.4	26.6	26.8	27.0	27.1
63~67	27.1	27.2	27.4	27.6	27.8	28.0	28.2	28.3	28.5
68~72	28.4	28.6	28.7	28.9	29.1	29.3	29.5	29.7	29.8
73~77	29.6	29.8	30.0	30.2	30.4	30.6	30.7	30.9	31.1
78~82	30.9	31.0	31.2	31.4	31.6	31.8	31.9	32.1	32.3
83~87	32.0	32.2	32.4	32.6	32.7	32.9	33.1	33.3	33.5
88~92	33.1	33.3	33.5	33.7	33.8	34.0	34.2	34.4	34.6
93~97	34.1	34.3	34.5	34.7	34.9	35.1	35.2	35.4	35.6
98~102	35.1	35.3	35.5	35.7	35.9	36.0	36.2	36.4	36.6
103~107	36.1	36.2	36.4	36.6	36.8	37.0	37.2	37.3	37.5
108~112	36.9	37.1	37.3	37.5	37.7	37.9	38.0	38.2	38.4
113~117	37.8	37.9	38.1	38.3	39.2	39.4	39.6	39.8	39.2
118~122	38.5	38.7	38.9	39.1	39.4	39.6	39.8	40.0	40.0
123~127	39.2	39.4	39.6	39.8	40.0	40.1	40.3	40.5	40.7
128~132	39.9	40.1	40.2	40.4	40.6	40.8	41.0	41.2	41.3
133~137	40.5	40.7	40.8	41.0	41.2	41.4	41.6	41.7	41.9
138~142	41.0	41.2	41.4	41.6	41.7	41.9	42.1	42.3	42.5
143~147	41.5	41.7	41.9	42.0	42.2	42.4	42.6	42.8	43.0
148~152	41.9	42.1	42.3	42.4	42.6	42.8	43.0	43.2	43.4
153~157	42.3	42.5	42.6	42.8	43.0	43.2	43.4	43.6	43.7
158~162	42.6	42.8	43.0	43.1	43.3	43.5	43.7	43.9	44.1
163~167	42.9	43.0	43.2	43.4	43.6	43.8	44.0	44.1	44.3
168~172	43.1	43.2	43.4	43.6	43.8	44.0	44.2	44.3	44.5
173~177	43.2	43.4	43.6	43.8	43.9	44.1	44.3	44.5	44.7
178~182	43.3	43.5	43.7	43.8	44.0	44.2	44.4	44.6	44.8

출처: Jackson, A. S., and Pollock, M. L., "Practical Assessment of Body Composition," *Physician and Sportsmedicine* 13(5): 85. Minneapolis, MN: McGraw Hill Healthcare Group, 1985.

운동, 일상생활 활동, 가사 작업의 대사 당량(MET)

MET Equivalents for Exercise, Activities of Daily Living, and Household Chores

운동	METs
자전거 타기(Bicycling)	**METs**
산악 자전거, 일반	8.5
자전거 타기, 시속 10 mph 미만, 여가, 출퇴근 또는 레저 목적	4.0
자전거 타기, 출퇴근, 자율 속도	6.8
자전거 타기, 흙길 또는 농로, 보통 속도	5.8
자전거 타기, 일반	7.5
자전거 타기, 여가, 시속 5.5 mph	3.5
자전거 타기, 여가, 시속 9.4 mph	5.8
자전거 타기, 시속 10~11.9 mph, 여가, 느리게, 낮은 강도	6.8
자전거 타기, 시속 12~13.9 mph, 여가, 보통 강도	8.0
자전거 타기, 시속 14~15.9 mph, 레이싱 또는 여가, 빠르게, 높은 강도	10.0
자전거 타기, 시속 16~19 mph, 레이싱/드래프팅 아님, 또는 시속 19 mph 초과 드래프팅, 매우 빠르게, 일반 레이싱	12.0
자전거 타기, 시속 20 mph 초과, 레이싱, 드래프팅 아님	15.8
자전거 타기, 시속 12 mph, 앉아서 브레이크 후드나 핸들바 드롭에 손 위치, 80 rpm	8.5
자전거 타기, 시속 12 mph, 서서 브레이크 후드에 손 위치, 60 rpm	9.0
체중 운동 및 서킷 트레이닝(Calisthenics & Circuit Training)	**METs**
팔굽혀펴기, 윗몸일으키기, 턱걸이, 점핑잭: 높은 강도	8.0
팔굽혀펴기, 윗몸일으키기, 턱걸이, 런지: 보통 강도	3.8
윗몸일으키기, 복부 크런치: 낮은 강도	2.8
낮은 또는 보통 강도, 일반(예: 허리 강화 운동), 바닥에서 올라갔다 내려가기 반복	3.5
서킷 트레이닝, 보통 강도	4.3
서킷 트레이닝, 케틀벨 포함, 최소 휴식과 함께 약간의 유산소 동작, 일반, 높은 강도	8.0
줄넘기, 일반	11.0
줄넘기, 빠른 속도, 분당 120~160회	12.3
줄넘기, 보통 속도, 분당 100~120회, 일반, 두 발 점프, 기본 바운스	11.8
줄넘기, 느린 속도, 분당 100회 미만, 두 발 점프, 리듬 바운스	8.8
로잉, 고정식 에르고미터, 일반, 높은 강도	6.0

운동	METs
로잉, 고정식, 일반, 보통 강도	4.8
로잉, 고정식, 100 W, 보통 강도	7.0
스키 머신, 일반	6.8
운동 에르고미터(Exercise Ergometers)	**METs**
고정식 자전거, 일반	7.0
고정식 자전거, 30~50 W, 매우 낮은 또는 낮은 강도	3.5
고정식 자전거, 90~100 W, 보통에서 높은 강도	6.8
고정식 자전거, 101~160 W, 높은 강도	8.8
고정식 자전거, 161~200 W, 높은 강도	11.0
고정식 자전거, 201~270 W, 매우 높은 강도	14.0
고정식 자전거, 51~89 W, 낮음에서 보통 강도	4.8
고정식 자전거, RPM/스핀 바이크 수업	8.5
엘립티컬 트레이너, 보통 강도	5.0
계단 트레드밀 에르고미터, 일반	9.0
저항 및 근력 트레이닝(Resistance & Strength Training)	**METs**
저항 트레이닝(중량 운동 - 프리 웨이트, 나틸러스, 또는 유니버설형 장비), 파워 리프팅 또는 보디빌딩, 높은 강도	6.0
저항 트레이닝(중량 운동), 스쿼트, 느린 또는 폭발적 강도	5.0
저항 트레이닝(중량 운동), 여러 동작, 8~15회 반복, 가벼운 저항	3.5
달리기 및 조깅(Running & Jogging)	**METs**
달리기, 시속 4 mph(마일당 15분)	6.0
달리기, 시속 5 mph(마일당 12분)	8.3
달리기, 시속 6 mph(마일당 10분)	9.8
달리기, 시속 7 mph(마일당 8.5분)	11.0
달리기, 시속 8 mph(마일당 7.5분)	11.8
달리기, 시속 9 mph(마일당 6.5분)	12.8
달리기, 시속 10 mph(마일당 6분)	14.5
달리기, 시속 11 mph(마일당 5.5분)	16.0
달리기, 시속 12 mph(마일당 5분)	19.0
달리기, 시속 13 mph(마일당 4.6분)	19.8
달리기, 시속 14 mph(마일당 4.3분)	23.0
수영 및 수상 활동(Swimming & Water Activities)	**METs**
스노클링	5.0
서핑(보드 또는 바디 서핑), 일반	3.0
서핑(보드 또는 바디 서핑), 경쟁적	5.0
패들보드, 서서	6.0
랩 수영, 자유형, 빠르게, 높은 강도	9.8
랩 수영, 자유형, 크롤, 천천히, 가벼운 또는 보통 강도	5.8
수영, 배영, 일반, 훈련 또는 대회	9.5
수영, 배영, 여가	4.8

운동	METs
수영, 평영, 일반, 훈련 또는 대회	10.3
수영, 평영, 여가	5.3
수영, 접영, 일반	13.8
수영, 크롤, 빠른 속도, 약 75야드/분, 높은 강도	10.0
수영, 크롤, 중간 속도, 약 50야드/분, 높은 강도	8.3
수영, 호수, 바다, 강	6.0
수영, 여가, 일반(랩 수영 아님)	6.0
수영, 횡영(사이드스트로크), 일반	7.0
수영, 싱크로나이즈	8.0
수영, 물에서 발차기, 빠르고 높은 강도	9.8
수영, 물에서 발차기, 보통 강도, 일반	3.5
튜빙, 강에서 떠다니기, 일반	2.3
워터 에어로빅, 수중 체조	5.5
워터 폴로	10.0
워터 발리볼	3.0
수중 조깅	9.8
수중 걷기, 낮은 강도, 느린 속도	2.5
수중 걷기, 보통 강도, 보통 속도	4.5
수중 걷기, 높은 강도, 빠른 속도	6.8
래프팅, 카약, 카누, 급류	5.0
걷기(Walking)	**METs**
걷기, 시속 2.5 mph, 평지, 단단한 표면	3.0
걷기, 시속 2.5 mph, 내리막길	3.3
걷기, 시속 2.8~3.2 mph, 평지, 보통 속도, 단단한 표면	3.5
걷기, 시속 3.5 mph, 평지, 빠르게, 단단한 표면, 운동 목적	4.3
걷기, 시속 2.9~3.5 mph, 오르막길, 경사 6~15%	5.3
걷기, 시속 2.9~3.5 mph, 오르막길, 경사 6~15%	8.0
걷기, 시속 4.0 mph, 평지, 단단한 표면, 매우 빠른 속도	5.0
걷기, 시속 4.5 mph, 평지, 단단한 표면, 매우 매우 빠른 속도	7.0
걷기, 시속 5.0 mph, 평지, 단단한 표면	8.3
걷기, 시속 5.0 mph, 오르막길, 경사 3%	9.8
다양한 스포츠(Various Sports)	**METs**
양궁, 사냥 목적 아님	4.3
배드민턴, 경쟁적(Taylor 코드 450)	7.0
배드민턴, 사회적 경기(싱글 및 더블)	5.5
농구, 경기(Taylor 코드 490)	8.0
농구, 비경기, 일반(Taylor 코드 480)	6.0
농구, 일반	6.5
농구, 심판(Taylor 코드 500)	7.0

운동	METs
농구, 슛 연습	4.5
농구, 훈련 및 연습	9.3
농구, 휠체어	7.8
당구	2.5
볼링(Taylor 코드 390)	3.0
볼링, 실내, 볼링장	3.8
크로켓	3.3
다트, 벽 또는 잔디	2.5
미식축구, 경쟁적	8.0
미식축구, 터치/플래그, 일반(Taylor 코드 510)	8.0
미식축구, 터치/플래그, 낮은 강도	4.0
미식축구 또는 야구, 공 주고받기	2.5
프리스비 놀이, 일반	3.0
프리스비, 얼티밋	8.0
골프, 일반	4.8
골프, 클럽을 들고 걷기(*Retired code*)	
골프, 클럽을 들고 걷기	4.3
골프, 미니골프 또는 드라이빙 레인지	3.0
체조, 일반	3.8
해키 색 놀이	4.0
핸드볼, 일반(Taylor 코드 520)	12.0
핸드볼, 팀 경기	8.0
필드 하키	7.8
아이스 하키, 일반	8.0
아이스 하키, 경쟁적	10.0
승마, 일반	5.5
말 관련 작업(먹이 주기, 물주기, 마구간 청소 등)	4.3
말 안장 올리기, 청소, 털 손질	4.5
승마, 속보	5.8
승마, 구보 또는 질주	7.3
승마, 걷기	3.8
승마, 장애물 넘기	9.0
말 마차 운전, 서거나 앉은 자세	1.8
말편 던지기 놀이(Quoits)	3.0
무술(예: 유도, 주짓수, 가라테, 태권도), 느린 속도, 초보 연습	5.3
무술, 보통 속도	10.3
저글링	4.0
킥볼	7.0
라크로스	8.0
론볼링/보치 볼, 야외	3.3

운동	METs
오리엔티어링	9.0
패들볼, 경쟁적	10.0
패들볼, 일반(Taylor 코드 460)	6.0
폴로, 승마	8.0
라켓볼, 경쟁적	10.0
라켓볼, 일반(Taylor 코드 470)	7.0
암벽등반, 암벽 오르기, 높은 난이도	7.5
암벽등반, 암벽 오르기/횡단, 낮거나 보통 난이도	5.8
암벽등반, 래펠(하강)	5.0
럭비, 유니온, 팀 경기, 경쟁적	8.3
럭비, 터치, 비경쟁적	6.3
셔플보드	3.0
스케이트보드, 일반, 보통 강도	5.0
스케이트보드, 경쟁적, 높은 강도	6.0
롤러스케이트(Taylor 코드 360)	7.0
인라인 스케이팅, 시속 14.4 km (9.0 mph), 여가 속도	7.5
인라인 스케이팅, 시속 17.7 km (11.0 mph), 보통 속도, 운동	9.8
인라인 스케이팅, 시속 21.0~21.7 km (13.0~13.6 mph), 빠른 속도, 운동	12.3
인라인 스케이팅, 시속 24.0 km (15.0 mph), 최대 강도	14.0
축구, 경쟁적	10.0
축구, 캐주얼, 일반(Taylor 코드 540)	7.0
소프트볼 또는 야구, 빠른 또는 느린 피치, 일반(Taylor 코드 440)	5.0
소프트볼, 연습	4.0
소프트볼, 심판	4.0
소프트볼, 투구	6.0
탁구(Taylor 코드 410)	4.0
태극권 및 기공, 일반	3.0
태극권 및 기공, 앉아서, 낮은 강도	1.5
테니스, 일반	7.3
테니스, 복식(Taylor 코드 430)	6.0
테니스, 복식	4.5
테니스, 단식(Taylor 코드 420)	8.0
테니스, 공 치기, 비경기, 보통 강도	5.0
트램폴린, 여가	3.5
트램폴린, 경쟁적	4.5
배구(Taylor 코드 400)	4.0
배구, 경쟁적, 체육관	6.0
배구, 비경쟁적, 6~9인 팀, 일반	3.0

일상생활 활동	METs
자기관리 활동	**METs**
잠자리 준비, 일반, 서 있는 자세	2.3
화장실에 앉기, 서거나 쪼그려서 배변하기	1.8
목욕, 앉은 자세	1.5
옷 입기, 옷 벗기, 서거나 앉은 자세	2.5
식사, 앉은 자세	1.5
말하며 식사하기 또는 식사만 하기, 서 있는 자세	2.0
약 복용하기, 앉거나 서 있는 자세	1.5
개인 위생 관리, 손 씻기, 면도하기, 양치질, 화장하기, 앉거나 서 있는 자세	2.0
머리 손질하기, 서 있는 자세	2.5
다른 사람이 머리나 손톱 관리해주기, 앉은 자세	1.3
샤워하기, 수건으로 닦기, 서 있는 자세	2.0

가사 작업	METs
타인 돌보기(Caring for Others)	**METs**
앉아서 아이와 놀기, 가벼운 강도, 활동적인 시간만	2.2
서서 아이와 놀기, 가벼운 강도, 활동적인 시간만	2.8
걷거나 뛰며 아이와 놀기, 보통 강도, 활동적인 시간만	3.5
걷거나 뛰며 아이와 놀기, 높은 강도, 활동적인 시간만	5.8
걷기, 15파운드(약 7 kg) 이상의 아이를 안고	3.0
걷기, 15파운드 미만의 아이를 안고	2.3
서서 아이를 안고 있기	2.0
유아 돌보기, 일반	2.5
아이 돌보기, 앉거나 무릎 꿇고(옷 입히기, 목욕, 머리 손질, 먹이기, 가벼운 아이 들기 포함), 가벼운 강도, 일반	2.0
아이 돌보기, 서서(옷 입히기, 목욕, 머리 손질, 먹이기, 가끔 아이 들기 포함), 보통 강도	3.0
노인 돌보기, 장애가 있는 성인, 활동적인 시간만	
아이와 함께 누워 있기	1.5
모유 수유, 앉거나 누운 자세	2.0
앉아서 동물과 놀기, 가벼운 강도, 활동적인 시간만	2.5
서서 동물과 놀기, 가벼운 강도, 활동적인 시간만	2.8
걷거나 뛰며 동물과 놀기, 가벼운 강도, 활동적인 시간만	3.0
걷거나 뛰며 동물과 놀기, 보통 강도, 활동적인 시간만	4.0
걷거나 뛰며 동물과 놀기, 높은 강도, 활동적인 시간만	5.0
서서 개 목욕시키기	3.5
동물 돌보기, 가정용 동물, 일반	2.3
노인 돌보기, 장애가 있는 성인, 목욕, 옷 입히기, 침대에서 내리고 올리기, 활동적인 시간만	4.0
노인 돌보기, 장애가 있는 성인, 먹이기, 머리 빗기, 가벼운 강도, 활동적인 시간만	2.3

가사 작업	METs
실내 가사 작업(Indoor Household Chores)	**METs**
청소, 카펫이나 바닥 쓸기, 일반	3.3
청소, 바닥 쓸기, 느린 속도, 가벼운 강도	2.3
청소, 바닥 쓸기, 느린 속도, 보통 강도	3.8
청소, 중노동 또는 큰 청소(예: 자동차 세차, 창문 청소, 차고 정리), 보통 강도	3.5
청소, 걸레질, 서서, 보통 강도	3.5
창문 청소, 창문 닦기, 일반	3.2
걸레질, 서서, 가벼운 강도	2.5
바닥 닦기, 서서 천천히 걷기, 전기 광택기 사용	4.5
여러 가사 작업을 동시에, 가벼운 강도	2.8
여러 가사 작업을 동시에, 보통 강도	3.5
여러 가사 작업을 동시에, 높은 강도	4.3
집 또는 캐빈 청소, 일반, 보통 강도	3.3
먼지 닦기 또는 가구 광택, 일반	2.3
주방 활동, 일반(예: 요리, 설거지, 청소), 보통 강도	3.3
청소, 일반(정리하기, 린넨 교체, 쓰레기 버리기), 가벼운 강도	2.5
설거지, 서서 또는 일반(서거나 걷는 작업 구분 없음)	1.8
설거지, 식탁 정리, 걷기, 가벼운 강도	2.5
진공 청소기 돌리기, 일반, 보통 강도	3.3
요리 또는 음식 준비, 보통 강도	3.5
요리 또는 음식 준비—서 있거나 앉아서, 혹은 일반적인 상태(서 있거나 걷는 동작으로 구분되지 않음)	2.0
음식을 서빙하거나 식탁 준비, 암시적 걷기 또는 서기 포함	2.5
요리 또는 음식 준비, 걷기	2.5
가정용 동물 먹이 주기	2.5
식료품 정리하기(예: 식료품 들기, 쇼핑 카트 없이 쇼핑하기), 짐 나르기	2.5
식료품 물건 계단으로 옮기기	7.5
음식 쇼핑, 쇼핑 카트 유무 상관없이 서거나 걷기	2.3
비음식 쇼핑, 쇼핑 카트 유무 상관없이 서거나 걷기	2.3
다림질	1.8
뜨개질, 바느질, 선물 포장, 가벼운 강도, 앉은 자세	1.3
재봉틀로 바느질하기	2.8
세탁, 옷 접기, 옷걸이에 걸기, 세탁기/건조기에 옷 넣기, 여행가방 챙기기, 손 빨래 서 있는 상태를 포함하며, 가벼운 노력	2.0
세탁, 빨래 널기, 손빨래, 보통 강도	4.0
세탁물 정리, 빨래 모으기, 옷 정리, 암시적 걷기 포함	2.3
침대 정리, 린넨 교체	3.3
가구 또는 가정용품 이동, 상자 나르기	5.8
가벼운 짐 옮기기	5.0
방 정리	4.8
손으로 바닥 문지르기, 욕실/욕조 청소, 보통 강도	3.5

가사 작업	METs
손으로 바닥 문지르기, 욕실/욕조 청소, 가벼운 강도	2.0
손으로 바닥 문지르기, 욕실/욕조 청소, 높은 강도	6.5
차고, 보도 또는 집 외부 쓸기	4.0
서서 가벼운 짐을 들어 포장/정리하거나 차량에 물건 싣기, 보통 강도	3.5
식물에 물 주기	2.5
집안에서 모닥불 만들기	2.5
가정용 물품 계단 위로 옮기기, 상자나 가구 나르기	9.0
서서 가벼운 강도의 작업(전구 교체 등)	2.0
걷기, 보통 강도 작업(문 잠그기, 창문 닫기 등)	3.5
정원 및 야외 작업	**METs**
나무 옮기기/쌓기, 목재 운반/적재, 가벼운~보통 강도	3.3
나무 옮기기/쌓기, 목재 운반/적재, 보통 강도	5.5
나무 쪼개기, 보통 강도	4.5
나무 쪼개기, 높은 강도	6.3
가벼운 덤불 정리, 정원 다듬기, 보통 강도	3.5
덤불/땅 정리, 가지 운반, 손수레 작업, 높은 강도	6.3
모래밭 파기, 모래 삽질	5.0
삽질, 정원 채우기, 퇴비 작업, 가벼운~보통 강도	3.5
삽질, 정원 채우기, 퇴비 작업, 보통 강도	5.0
삽질, 정원 채우기, 퇴비 작업, 높은 강도	7.8
트랙터 운전	2.8
큰 나무 베기	8.3
나무 베기, 중소형 크기	5.3
정원 가꾸기, 대형 전동 공구 사용, 정원 갈기, 전기톱 사용	5.8
화분 이용 원예, 60세 이상 고령자	2.3
운동(Calisthenic), 가벼운~보통 강도, 일반(예: 허리 운동), 바닥에서 올라갔다 내려가기	3.5
서킷 트레이닝, 보통 강도	4.3
서킷 트레이닝, 케틀벨 포함, 유산소 동작, 최소 휴식, 높은 강도	8.0
자갈 깔기	6.3
산니 찗기	5.0
잔디 깎기, 일반	5.5
잔디 깎기, 승용 잔디깎기(Taylor 코드 550)	2.5
잔디 깎기, 손으로 미는 잔디깎기(Taylor 코드 570)	6.0
잔디 깎기, 보통~높은 강노, 전동 잔디깎기	5.0
잔디 깎기, 가벼운~보통 강도, 전동 잔디깎기(Taylor 코드 590)	4.5
제설기 작동, 걷기	2.5
씨앗 심기, 화분 옮기기, 식물 옮겨심기, 가벼운 강도	2.0
묘목, 관목 심기, 몸을 굽히는 자세, 보통 강도	4.3
작물 심기 또는 정원 가꾸기, 몸을 굽히는 동작, 중등도 강도	4.3

가사 작업	METs
나무 심기	4.5
잔디 또는 잎 쓸기, 보통 강도	3.8
눈 제거용 갈퀴 사용, 잔디 쓸기(Taylor 코드 600)	4.0
눈삽으로 지붕 치우기	4.0
제설기 타기	3.0
잔디나 낙엽 자루에 담기	4.0
흙이나 진흙 삽질	5.5
손으로 눈 치우기, 보통 강도	5.3
손으로 눈 치우기(Taylor 코드 610)	6.0
손으로 눈 치우기, 높은 강도	7.5
관목이나 나무 다듬기, 수동 커터 사용	4.0
관목이나 나무 다듬기, 전동 커터 사용, 낙엽 블로어 사용, 잔디 가장자리 다듬기, 중등도 강도	3.5
잔디에 비료를 뿌리거나 씨를 뿌리기, 밀어서 사용하는 살포기 사용	3.0
잔디나 정원에 물 주기, 서 있거나 걷는 상태에서	1.5
정원 잡초 제거, 가벼운~보통 강도	3.5
정원 잡초 제거(Taylor 코드 580)	4.5
정원 잡초 제거, 괭이 사용, 보통~높은 강도	5.0
정원 가꾸기, 일반, 보통 강도	3.8
나무에서 과일 따기, 과일/채소 수확, 보통 강도	3.5
나무에서 과일 따기, 과일 줍기, 과일/채소 수확, 사다리를 타고 과일 따기, 격렬한 강도	4.5
걷거나 서 있는 동작을 포함—마당 정리, 가벼운 강도, 꽃이나 채소 따기	3.3
걷기, 정원 도구 모으기	3.0
수레나 휠바로 밀기	5.5
야드 정리, 가벼운 강도	3.0
야드 정리, 보통 강도	4.0
야드 정리, 높은 강도	6.0

출처: Ainsworth B, Haskell W, Herrmann S, Meckes N, Bassett D, Tudor-Locke C, et al. 2011 compendium of physical activity: a second update of codes and MET values. *Medicine and Science in Sports and Exercise*, 43: 1575~1581, 2011(https://sites.google.com/site/compendiumofphysicalactivities/home).

허용 가능한 다량 영양소 분포(acceptable macronutrient distribution range) 탄수화물, 지방, 단백질의 섭취량 범위로, 적절한 양의 비타민과 미네랄을 제공하고 제2형 당뇨병 및 심장병과 같은 식단 관련 만성 질환의 발병 위험을 줄인다.

순응(acclimation) 반복되는 환경 스트레스에 대한 반응으로 발생하는 변화로 기존 항상성 시스템의 기능이 향상을 가져온다. 일반적으로 적응은 며칠에서 몇 주 내에 일어나는 빠른 생리적 적응을 의미한다.

순화(acclimatization) 환경의 변화(예: 열 노출)에 대한 유기체(예: 인간)의 점진적이고 장기적인 적응으로 기존의 항상성 시스템의 기능을 개선하는 결과를 가져온다. 순화(acclimatization)는 순응(acclimation)과 비슷한 용어이지만 순화(acclimatization)는 환경스트레스에 노출된 후 수개월에서 수년 내에 발생하는 점진적인 생리적 적응을 설명하는 데 자주 사용된다.

아세틸조효소 A (Acetyl-CoA) 해당과정 또는 지방산 또는 아미노산의 산화에 의해 생성된 피루브산염으로부터 형성된 두 개의 탄소 분자. 아세틸조효소 A는 구연산 회로에 들어가 산화를 거쳐 전자전달계에서 전자를 재방출할 수 있다.

산증(acidosis) 혈중 수소 이온 농도의 비정상적인 증가(동맥 pH가 7.35 미만).

산(acid) 수소 이온을 용액으로 내보낼 수 있는 화합물.

말단비대증(acromegaly) 뇌하수체에서 성장호르몬이 과다 분비되어 발생하는 질환으로 턱, 코, 손가락 등 사지가 비대해지는 것이 특징이다.

액틴(actin) 근육 수축을 가능하게 하는 마이오신과 함께 작용하는 근육의 구조 단백질.

활동 전위(action potential) 뉴런이나 근육세포에서 세포막의 극성이 빠르게 역전되었다가 다시 회복되는 전기적 사건 실무율.

활성화에너지(activation energy) 화학반응을 시작하는 데 필요한 에너지로 *activation energy* 또는 *energy of activation*이라고도 한다.

적응(adaptation) 스트레스가 많은 상황에서 항상성을 유지하는 능력이 향상되는 세포 또는 기관 시스템의 구조와 기능의 변화를 의미

아데노신 2인산(adenosine diphosphate, ADP) 무기 인산염과 결합하여 ATP를 형성하는 분자

아데노신 3인산(adenosine triphosphate, ATP) 세포가 세포 활동을 위한 에너지를 방출하기 위해 합성하고 사용하는 고에너지 인산 화합물

아데닐산 고리화효소(adenylate cyclase) 세포막에서 발견되는 효소로 ATP를 순환성 AMP로 전환하는 촉매 역할을 한다.

충분 섭취량(adequate intakes, AI) RDA 표준을 설정하기에 정보가 충분하지 않은 경우 영양소 섭취에 대한 권장량.

아디포카인(adipokines) 지방세포에서 생성되는 세포 신호 분자로, 아디포카인이 혈액으로 방출되면 몸 전체의 여러 조직에 영향을 미치는 호르몬이 된다.

아디포넥틴(adiponectin) 포도당 조절 및 지방산 산화를 포함한 여러 가지 대사 과정을 조절하는 단백질 호르몬

부신피질(adrenal cortex) 부신의 바깥쪽 부분으로 코르티솔, 알도스테론, 안드로겐과 같은 코르티코스테로이드 호르몬을 합성하고 분비한다.

부신피질자극호르몬(adrenocorticotrophic hormone, ACTH) 뇌하수체 전엽에서 분비되어 부신피질을 자극하는 호르몬.

유산소성(aerobic) 산소가 있는 상태.

구심성 섬유(afferent fibers) 신경 정보를 중추신경계로 전달하는 신경 섬유(감각 섬유).

주동근(agonist) 원하는 방향으로 팔다리를 움직이게 하는 근육.

공기오염 지수(air quality Index, AQI) 대기환경법에 의해 규제되는 5가지 주요 대기 오염 물질인 지상 오존, 미세먼지, 일산화탄소, 이산화황, 이산화질소에 대한 공기질을 측정하는 지표.

알도스테론(aldosterone) 전해질 균형 조절에 관여하는 코르티코스테로이드 호르몬.

알칼리증(alkalosis) 혈중 이온 농도가 비정상적으로 증가하여 동맥 pH가 7.45 이상으로 상승하는 상태.

알파 수용체(alpha receptor, α-receptor) 선택된 조직의 세포막에 위치한 아드레날린 수용체의 하위 유형.

폐포 환기량(alveolar ventilation, V_A) 폐의 폐포 부위에 도달하는 가스의 양.

폐포(alveoli) 폐에 위치한 미세한 공기 주머니로, 호흡 기체와 혈액 사이에 가스 교환이 일어나는 곳.

알츠하이머병(alzhimer's disease) 기억 상실 및 기타 여러 인지 장애를 특징으로 하는 진행성 신경 퇴행성 질환.

무월경(amenorrhea) 월경이 없는 상태.

5'-아데노신 일인산 활성화 단백질 인산화효소(5'adenosine monophosphate-activated protein kinase, AMPK) 운동 중 근육 섬유 인산염/에너지 수준의 변화로 인해 활성화되는 중요한 신호 분자. AMPK는 운동 중 포도당 섭취와 지방산 산화를 자극하여 근육의 수많은 에너지 생성 경로를 조절하고 지방산 산화 및 미토콘드리아 생성과 관련된 전사인자를 활성화하여 근육 유전자 발현 조절과도 관련이 있다.

단백동화 스테로이드(anabolic steroid) 남성호르몬 테스토스테론과 유사한 특징을 가지며 단백동화 또는 성장을 촉진한다.

무산소성(anaerobic) 산소가 없는 상태.

무산소성 역치(anaerobic threshold) 혈중 젖산염 농도가 급격하고 체계적으로 증가하는 산소 소비 수준을 설명하기 위해 일반적으로 사용되는 용어. *젖산 역치*라고도 한다.

해부학적 사강(anatomical dead space) 가스 교환에 참여하지 않는 폐(즉, 전도성 기도)의 총 부피.

안드로겐 스테로이드(androgenic steroid) 남성 호르몬의 특성을 가진 화합물로 남성적인 특징과 관련이 있다.

안드로겐(androgen) 남성 성호르몬으로 고환에서 합성되고 부신피질에서 분비량이 조절된다. 남성화 효과가 있는 스테로이드이다.

빈혈(anemia) 혈액 내 적혈구(RBC) 또는 헤모글로빈의 총량이 감소하여 혈액의 산소 운반 능력이 저하되는 것을 의미한다.

안지오텐신 I 및 II (angiotensin I and II) 신장에서 생성되는 효소 레닌과 폐의 전환 효소의 작용에 의해 단백질(안지오텐시노겐)이 절단되어 형성된 폴리펩타이드.

신경성 식욕부진(anorexia nervosa) 충분한 양의 영양소를 섭취하지 못해 급격한 체중 감소를 특징으로 하는 섭식 장애.

길항근(antagonist) 주동근의 반대 작용을 하는 근육.

뇌하수체 전엽(anterior pituitary) 난포자극호르몬, 황체형성호르몬, 부신피질자극호르몬, 갑상선자극호르몬, 성장호르몬 및 프로락틴을 분비하는 뇌하수체의 앞부분.

항이뇨호르몬(antidiuretic hormone, ADH) 뇌하수체 후엽에서 분비되는 호르몬으로 신장의 수분 보유를 촉진 .

대동맥 소체(aortic bodies) 대동맥의 궁에 위치하며 동맥 내 산소 포화도의 변화를 감지한다.

응용 연구(applied research) 실용적인 문제를 해결하기 위해 고안된 연구가 응용연구로 분류된다.

암 에르고미터(arm ergometer) 사이클 에르고미터와 유사한 기능을 하지만 피험자가 다리 대신 팔을 사용한다는 점이 다르다.

동맥(arteries) 동맥혈을 심장에서 멀리 운반하는 큰 혈관.

세동맥(arerioles) 모세혈관과 연결되는 동맥의 작은 가지.

관절 연골(articular cartilage) 관절에서 뼈의 끝을 덮고 있는 연골.

죽상동맥경화증(atherosclerosis) 동맥 내벽에 지방 플라크가 쌓여 동맥이 좁아지는 질환.

대기압(atmospheric pressure) 해당 지점 위의 공기의 무게로 인해 지표면에 가해지는 하강력.

아데노신 3인산 효소(ATPase) ADP를 ADP + P_i + 에너지로 분해할 수 있는 효소.

ATP-PC 체계(ATP-PC system) 근육에 저장된 ATP와 인산크레아틴을 사용하여 ADP를 재인산화하는 대사 경로. 이 경로는 운동을 시작할 때와 단기간의 고강도 운동 중에 사용된다.

방실결절(atrioventricular node, AV 결절) 심장의 심실 중격에 위치한 특수한 근육 조직 덩어리로, 심방에서 심실로 심장 자극을 전달.

자가분비 신호(autocrine signaling) 세포가 화학적 전달물질을 생성하여 세포 외액으로 방출할 때 발생하는 신호로, 신호를 생성하는 세포에 작용한다. 자율신경전달물질은 세포에서 방출되는 화학적 메신저를 의미한다.

자가 수혈(autologous transfusion) 개인이 자신의 혈액을 수혈받는 것을 의미한다.

자율 신경계(autonomic nervous system) 내장 기관의 작용을 제어하는 신경계의 일부.

자율 조절(autoregulation) 장기가 신진대사율에 맞게 혈류를 조절하는 기전.

축삭(axon) 뉴런 세포체에서 신경 자극을 전달하는 신경 섬유.

염기(bases) 물에서 이온화되어 수산화 이온(OH^-) 또는 수소 이온과 결합할 수 있는 다른 이온을 방출하는 화합물.

기초 연구(basic research) 생물학의 기초적인 주제를 체계적으로 연구.

B세포(B-cells) 췌장의 인슐린을 혈액으로 분비하여 조직에서 포도당과 아미노산의 흡수를 증가시키는 세포.

베타 산화(beta oxidation) 유리지방산을 분해하여 아세틸조효소 A를 형성하는 과정.

베타 수용체(beta receptors) 세포막에 위치한 아드레날린 수용체. 주로 에피네프린과 일부 노르에피네프린과 결합한다.

생체에너지학(bioenergetics) 세포 ATP 생산과 관련된 화학적 과정.

생물학적 제어 시스템(biological control system) 생물체의 세포 또는 기관 시스템 내에서 항상성을 유지할 수 있는 제어 시스템.

혈액 증강(blood boosting) 적혈구를 추가로 주입하여 혈액의 헤모글로빈 농도를 증가시키는 데 적용되는 용이. 의학적으로는 *유도성 적혈구 감소증(induced erythrocythemia)*이라고 한다.

혈액 도핑(blood doping) 혈액 충전을 *확인.*

혈액 저장(blood packing) 혈액 충전을 *확인.*

보어 효과(Bohr effect) 혈액 pH 감소로 인해 산소 헤모글로빈 해리 곡선이 오른쪽으로 이동하는 현상. 산소에 대한 친화력이 감소한다.

서맥(bradycardia) 안정 시 심박수가 분당 60회 미만인 경우.

뇌유래신경영양인자(brain-derived neurotrophic factor, BDNF) 해마 및 기타 신체 조직에서 생성되는 신경세포 성장과 가소성을 촉진하는 뉴로카인(뇌 호르몬)으로, 신경세포의 성장과 가소성을 촉진한다.

뇌간(brain stem) 중뇌, 폰, 수질을 포함하는 뇌의 부분.

완충(buffer) pH 변화에 저항하는 화합물.

폭식증(bulimia) 섭식 및 강제 역류가 특징인 섭식 장애.

대량 흐름(bulk flow) 고압 영역에서 저압 영역으로 분자의 질량 이동을 의미.

악액질(cachexia) 질병으로 인해 골격근과 지방이 손실되는 것을 의미하며 암은 악액질의 흔한 원인이다.

칼시토닌(calcitonin) 칼슘 대사에 중요한 역할을 하며 갑상샘에서 분비되는 호르몬이다.

칼시뉴린(calciunerin) 세포질 칼슘의 증가에 의해 활성화되는 인산 분해 효소로, 운동 훈련의 결과로 발생하는 섬유 성장/재생 및 빠른 섬유에서 느린 섬유 유형으로의 전환을 포함하여 근육의 여러 적응 반응에 관여한다.

칼모듈린(calmodulin) 칼슘과 결합하는 단백질로, 활성 칼모듈린(칼슘과 결합한 칼모듈린)은 지구력 운동 훈련에 대한 근육 적응을 포함한 다양한 세포 신호 경로의 조절에 관여한다.

칼모듈린 의존성 인산화효소(calmodulin-dependent kinase, CaMK) 운동 강도와 관련된 방식으로 운동 중에 활성화된다. PCG-1α의 활성화에 기여함으로써 운동으로 인한 근육 적응에 영향을 미친다. 세포질 칼슘 수치의 증가로 CaMK가 활성화된다.

칼로리 제한(caloric restriction) 체중 감량을 촉진하거나 체중 증가를 방지하기 위해 자발적으로 음식 및/또는 수분 섭취를 자제하는 것을 의미한다.

모세혈관(capillaries) 동맥과 정맥을 연결하는 미세한 혈관으로 혈액/조직 가스 교환이 일어나는 혈관계의 일부이다.

탄수화물 로딩(carbohydrate loading) 근육 글리코겐 저장의 과보상을 달성하기 위해 탄수화물 부하를 증가시키는 과정이다.

심장 가속 신경(cardiac accelerator nerves) 교감 신경계의 일부를 자극하여 방실결절을 자극하여 심박수를 증가시킨다.

심박출량(cardiac output) 단위 시간당 심장이 펌프질하는 혈액의 양으로, 심박수와 1회 박출량을 곱한 곱한 값이다.

심혈관 조절 센터(cardiovascular control center) 심혈관계를 조절하는 수질 부위

경동맥 소체(carotid bodies) 경동맥 안쪽에 위치한 화학수용기로 동맥의 산소 포화도, 이산화탄소 및 pH 변화를 감지한다.

사례 연구(case study) 한 개인에 대한 집중적인 연구.

카테콜아민(catecholamines) 에피네프린, 노르에피네프린, 도파민을 포함한 유기 화합물.

세포 접착 분자(cell adhesion molecules) 세포 부착 과정에서 다른 세포 또는 세포 외 기질과의 결합에 관여하는 세포 표면에 위치한 세포 접착 단백질의 하위 집합.

세포체(cell body) 신경세포의 체세포, 즉 신경세포의 주요 부분으로 핵을 포함한다.

세포막(cell membrane) 세포를 둘러싸고 있는 이중 지질막으로 근육세포에서는 *근섬유막*이라고 한다.

세포 신호(cell signaling) 세포 활동을 관장하고 세포 행동을 조정하는 통신 체계. 세포 신호는 세포의 직접 접촉을 포함하여 수많은 신호 경로를 통해 발생할 수 있다.

세포 호흡(cell respiration) 세포에서 산소를 소비하고 이산화탄소를 생성하는 과정(즉, 생체 에너지학).

중심 명령(central command) 대뇌 피질 자극에 의한 심혈관 또는 폐 시스템의 조절.

중추피로(central fatigue) 신경근 접합부 앞에 위치한 중추 피로 인자는 근육의 힘 생성 능력을 감소시킨다.

중추신경계(central nervous system, SNS) 뇌와 척수로 구성된 신경계의 부분.

소뇌(cerebellum) 운동 중 골격근의 미세 조정에 관여하는 뇌의 부분.

대뇌(cerebrum) 두개강 상부를 차지하며 운동 피질을 포함한다.

화학삼투압가설(chemiosotic hypothesis) 미토콘드리아에서 ATP의 유산소적 형성을 설명하는 기전.

시트르산회로(citric acid cycle) 크렙스 주기 또는 트리카르복실산 주기라고도 하며 미토콘드리아에 위치한 주요 대사 경로. 구체적으로 구연산 순환은 탄수화물, 지방 및 단백질에서 추출한 아세틸조효소 A의 산화를 통해 사용 가능한 에너지를 활용하는 데 사용되는 일련의 화학반응이다. 아세틸조효소 A의 산화는 궁극적으로 이산화탄소와 아데노신 삼인산(ATP) 형태의 화학 에너지를 생성한다.

클로(CLO) 의류의 단열 품질을 설명하는 단위.

보체계(complement system) 선천 면역 체계의 일부로 감염에 대한 두 번째 방어선을 형성한다. 보체계를 구성하는 20개 이상의 단백질은 혈액과 조직에 고농도로 존재한다. 신체가 외부 물질(예: 박테리아)에 노출되면 보체계가 활성화되어 외부물질을 공격한다.

단축성 작용(concentric action) 근육이 활성화되고 짧아지는 경우를 의미한다.

전도(conduction) 서로 접촉하는 따뜻한 물체에서 차가운 물체로 열이 이동하는 것으로 신경 자극의 전달과 관련해서도 사용될 수 있다.

전도성(conductivity) 전도에 대한 능력.

제어센터(control center) 수용체로부터 정보를 수신하고 처리하는 신체 내 구조.

대류(convection) 가열된 분자의 순환을 통해 한 물체에서 다른 물체로 열이 전달되는 현상.

코리 회로(cori cycle) 근육과 간 사이에서 젖산염과 포도당의 순환.

코르티솔(cortisol) 부신피질에서 ACTH의 자극에 의해 분비되는 당질코르티코이드.

상반조절(counter-regulatory) 인슐린과 글루카곤은 서로 반대되는 작용을 하기 때문에 종종 대응 조절 호르몬이라고 불린다.

결합 반응(coulped reactions) 에너지가 필요한 반응을 "구동"하기 위해 에너지를 해방하는 화학반응을 연결하는 것.

임계 파워(critical power) 피로 없이 유지할 수 있는 특정 하위 최대 파워.

사이클 에르고미터(cycle ergometer) 작업량을 정확하게 측정할 수 있는 고정식 자전거.

고리형 AMP (cyclic AMP) 아데닐레이트 시클라제의 작용을 통해 ATP에서 생성되는 물질로 세포의 여러 화학 과정을 변화시킨다.

사이토카인(cytokine) 호르몬 메신저는 면역계 내의 다른 세포와의 통신을 촉진하여 면역 체계를 조절하는 역할을 한다.

세포질(cytoplasm) 핵을 둘러싸고 있는 세포의 내용물. 근육세포에서는 *근형질*이라고 한다.

일일 기준치(daily value) 영양소 기준치는 영양 성분 표시에서 사용되는 기준.

지연성 근통증(delayed-onset muscle soreness, DOMS) 운동 시합 후 12~24시간 후에 발생하는 근육통.

수상 돌기(dendrites) 신경세포 본체로 활동 전위를 전달하는 신경 섬유의 일부.

환원 헤모글로빈(deoxyhemoglobin) 산소와 결합하지 않은 헤모글로빈.

종속 변수(dependent variable) 독립 변수에 반응하여 변화하는 변수.

당뇨병(diabetes mellitus) 인슐린 부족으로 인한 고혈당 수치를 특징으로 하는 질환. 제1형 당뇨병 환자는 인슐린 의존성인 반면, 제2형 당뇨병 환자는 인슐린 저항성이다.

디아실글리세롤(diacylgltcerol) 막 결합 인지질인 포스파티딜이노시톨에서 파생된 분자로 단백질 인산화효소 C를 활성화하고 세포 활성을 변화시킨다.

횡격막(diaphragm) 호흡을 담당하는 주요 호흡 근육. 돔형으로 흉강과 복강을 분리하는 역할을 한다.

이완기(diastole) 수축 사이에 심장이 채워지는 기간(즉, 심장이 쉬는 단계).

이완기 혈압(diastole blood pressure) 이완기 동안의 동맥 혈압.

영양소 섭취 기준(dietary reference intakes, DRI) 1989년 농촌진흥청 개정의 일환으로 만들어진 영양소 권장량의 틀.

확산(diffusion) 고농도 영역에서 저농도 영역으로 분자의 무작위 이동.

직접 열량측정법(direct calorimetry) 열 발생량을 직접 측정하여 신체의 대사율을 직접 측정하는 방법.

투여(dose) 특정 효과 또는 반응을 내기 위해 처방된 약물 또는 운동의 양.

이중 맹검 연구 설계(double-blind research design) 피험자와 연구 책임자가 실험 처리 순서를 알지 못하는 실험 설계.

더블 프로덕트(double product) 심박수와 수축기 혈압을 곱한 값으로 심장의 활동량을 추정할 수 있다.

동적(dynamic) 등장성 근육 작용을 의미.

동적 스트레칭(dynamic stretching) 제어된 움직임이 포함된 스트레칭.

월경통(dysmenorrhea) 통증을 수반하는 월경.

호흡곤란(dyspnea) 숨이 가쁜 느낌("산소 부족"이라고도 함)을 의미한다.

신장성 작용(eccentric action) 근육이 활성화되고 힘이 생성되지만 근육이 길어질 때 발생.

효과(effect) 운동량(예: 주 3일, 하루 40분씩 70% $\dot{V}O_2$ max에서)에 따른 변수(예: $\dot{V}O_2$ max)의 변화.

효과기(effector) 구심성 섬유의 자극에 반응하는 효과 기관 또는 신체 부위(예: 금단 반사의 골격근).

원심성 섬유(efferent fibers) 중추신경계에서 말초로 신경 정보를 전달하는 신경 섬유(운동섬유)

심전도(electrocardiogram, ECG 또는 EKG) 심장 주기 동안 심근에서 발생하는 전기적 변화를 기록한 기록.

전자전달계(electron transport chain) 미토콘드리아에서 산화적 인산화를 담당하는 일련의 시토크롬을 연결.

에너지흡수반응(endergonic reaction) 에너지가 필요한 반응.

내분비샘(endocrine gland) 관이 없는 분비샘으로 혈액이나 간질액으로 직접 생성물을 생산하고 분비.

내분비 신호(endocrine signaling) 세포가 혈액으로 화학 신호(호르몬)를 방출하여 혈액을 통해 신체의 모든 조직으로 전달될 때 발생. 그러나 호르몬이 결합할 수 있는 수용체를 가진 세포만 반응한다.

내분비계(endocrine system) 호르몬(내분비 신호)을 혈액으로 방출하여 조직으로 순환시켜 조직의 활동에 변화를 일으키는 시스템.

내분비학(endocrinology) 호르몬을 연구하는 학문.

근내막(endomysium) 근육 섬유를 둘러싼 결합 조직의 안쪽 층.

종판 전위(end-plate potential, EPP) 나트륨 유입에 의한 막 영역의 탈분극.

효소(enzymes) 활성화 에너지를 낮추고 화학반응을 촉매하는 단백질. 효소는 대부분의 대사 경로의 속도를 조절한다.

역학(epidemiology) 건강과 질병의 패턴과 결정 요인을 연구하는 학문.

간질(epilepsy) 근육 발작으로 나타나는 신경학적 장애.

근외막(epimysium) 근육을 둘러싼 결합 조직의 바깥층.

에피네프린(epinephrine, E) 부신수질에서 합성되는 호르몬으로 *아드레날린*이라고도 한다.

운동 후 초과 산소 섭취량(EPOC) "excess post-exercise oxygen consumption"의 약자로, 흔히 *산소 부채*라고도 한다.

흥분성 시냅스 후 전위(EPSP) 신경전달물질에 의한 시냅스 후 막의 점진적인 탈분극.

운동 보조제(ergogenic aid) 운동 능력 향상에 도움이 되는 물질, 기기 또는 절차(예: 혈액 도핑)를 의미한다.

에르고미터(ergometer) 운동량을 측정하기 위한 기기.

에르고미트리(ergometry) 운동량을 산출하기 위한 인체공학적 측정.

적혈구 증가증(erythrocythemia) 혈액 내 적혈구 수가 증가.

적혈구생성 촉진인자(erythropoietin, EPO) 적혈구 생성을 촉진하는 호르몬.

필수 아미노산(essential amino acids) 체내에서 합성할 수 없는 필수 아미노산으로 반드시 식단을 통해 섭취해야 한다.

에너지 필요 추정량(estimated energy requirement, EER) 정해진 연령, 성별, 체중, 키, 신체 활동 수준을 가진 건강한 성인이 건강하게 에너지 균형을 유지할 것으로 예측되는 평균 식이 에너지 섭취량이다.

에스트로겐(estrogens) 에스트라디올과 에스트론을 포함한 여성 성호르몬. 주로 난소에서 생성되며 부신피질에서도 생성된다.

증발(evaporation) 물이 액체 형태에서 증기 형태로 바뀌는 것으로 열을 제거한다.

근거 기반 현상 작용(evidence-based practice) 의학에서 질병을 가장 잘 치료하는 방법에 대한 정보에 입각한 결정을 내리기 위해 이용 가능한 모든 연구 증거를 평가하는 과정.

운동(exercise) 체력 향상 또는 유지를 목표로 계획된 신체 활동.

운동 경제성(exercise economy) 수평 달리기(평평한 트레드밀에서 달리는 것 등)의 에너지 비용을 측정하는 것을 의미한다.

운동 역학(exercise epidemiology) 앉아서 생활하는 행동과 신체 활동이 건강과 질병의 위험을 결정하는 데 미치는 역할을 조사하는 역학의 한 분야.

운동 면역학(exercise immunology) 운동, 심리, 환경이 면역 기능에 미치는 영향을 연구하는 학문.

운동 유발성 근경련(exercise-induced muscle cramps) 근육 운동 중에 발생하는 근육 경련.

에너지방출반응(exergonic reaction) 에너지를 방출하는 화학 반응.

운동성 열사병(exertional heat stroke) 더운 환경에서 운동으로 인해 체온이 상승하여 발생하는 열사병.

실험 연구(experimental research) 실험 변수를 조작하는 작업이 포함된다.

신전근(extensors) 팔다리를 펴는 근육, 즉 관절의 각도를 늘리는 근육.

세포 외 소포(extracellular vesicles) 세포가 세포 외 공간으로 분비하는 지질 결합 구조물.

혈관 외 유출(extravasation) 혈액 순환에서 간질/세포 외 공간으로 백혈구가 이동하는 것을 의미한다.

FAD "Flavin adenine dinucleotide"의 약자로 생체에너지학에서 전자 운반체 역할을 한다.

근다발(fasciculi) 근육을 구성하는 작은 다발.

속근 섬유(fast-twitch fibers) 골격근에서 발견되는 여러 유형의 근육 섬유 중 하나이며, Type II 섬유라고도 하며 산화 능력이 낮지만 해당 작용 능력이 높은 것이 특징이다.

피로(fatigue) 근육 수축이 반복되는 동안 힘의 출력이나 힘을 유지할 수 없는 상태이며, 휴식을 취하면 피로가 회복된다.

여성 운동선수의 3가지 증후군 질환(female athlete triad) 무월경, 섭식 장애, 골 무기질 손실이 복합적으로 나타나는 증후군.

굴근(flexors) 팔다리의 굴곡을 유발하는 근육, 즉 관절의 각도를 감소시키는 근육 그룹이다.

난포자극호르몬(follicle-stimulating hormone, FSH) 뇌하수체 전엽에서 분비되는 호르몬으로 여성의 난포 발달과 남성의 정자 생성을 자극하는 호르몬이다.

유리지방산(free fatty acid, FFA) 글리세롤과 결합하여 트리글리세라이드를 형성하는 지방의 일종으로 에너지원으로 사용된다.

자유 라디칼(free radicals) 외부 궤도에 짝을 이루지 않은 전자를 포함하는 반응성이 높은 분자이다.

G 단백질(G protein) 세포막 표면의 호르몬-수용체 상호작용과 세포 내부의 후속 사건 사이의 연결고리 역할을 한다.

이득(gain) 제어 시스템이 달성할 수 있는 보정의 양을 나타낸다.

글루카곤(glucagon) 췌장에서 생성되는 호르몬으로 혈당과 유리지방산 수치를 증가시킨다.

당질코르티코이드(glucocorticoids) 탄수화물, 지방, 단백질 대사에 영향을 미치는 부신피질에서 생성되는 호르몬 그룹 중 하나이다.

포도당신생합성(gluconeogenesis) 아미노산, 젖산염, 글리세롤 및 기타 짧은 탄소 사슬 분자로부터 포도당을 합성하는 과정이다.

포도당(glucose) 혈액을 통해 운반되어 조직에서 대사되는 당단류이다.

포도당 중합체(glucose polymer) 여러 개의 단당류 분자가 서로 연결된 복잡한 당 분자를 포함한다.

혈당 지수(glycemic index) 탄수화물을 함유한 식품에 각 식품이 혈당을 얼마나 증가시키는지에 따라 숫자를 부여하는 지수이다.

글리코겐(glycogen) 탄수화물을 저장하는 수단으로 세포에서 합성되는 포도당 중합체.

글리코겐 분해(glycogenolysis) 글리코겐을 포도당으로 분해하는 과정.

글리코겐 정상화(glycogen normalization) 근육 글리코겐의 정상적인 양을 유지하기 위해 일상적인 식단에서 섭취하는 탄수화물의 양을 조절한다.

해당과정(glycolysis) 포도당이 피루브산 또는 젖산염으로 분해되는 세포질 내 대사 경로이다.

골지 힘줄 기관(Golgi tendon organ, GTO) 골격근과 직렬로 위치한 긴장 수용체이다.

단계적 운동 테스트(graded exercise test) 점진적 운동부하 테스트를 *참조*하라.

성장호르몬(growth hormone, GH) 뇌하수체 전엽에서 합성 및 분비되는 호르몬으로 성장기 골격과 연조직의 성장을 촉진한다. 또한 신체의 에너지 저장소 동원에도 관여한다.

성장판(growth plate) 골단판(epiphyseal plate)이라고도 하며 어린이의 긴 뼈 끝 근처에 있는 조직으로 성장을 조절하고 향후 뼈의 길이를 결정한다.

예비 심박수(heart rate reserve, HRR) 사람의 안정 시 심박수와 최대 심박수의 차이이다.

위험비(hazard ratio) 참조 그룹과 비교한 개인 그룹의 사망 위험 추정치이다(즉, 참조 그룹의 평균 사망 위험).

심박수 변이(heart rate variability) 심전도 추적을 사용하여 R-R 시간 간격으로 측정한 심장 박동 사이의 시간 변화를 의미한다.

열 탈진(heat exhaustion) 증상으로는 심한 발한, 빠른 맥박, 현기증, 메스꺼움 등이 있으며, 탈수와 관련이 있으며 열사병으로 발전할 수 있다. 서늘하거나 그늘진 곳으로 이동하여 다리를 올리고 누운 자세로 눕힌 후 수분과 냉기를 제공해야 한다.

열충격 단백질(heat shock proteins) 세포 스트레스에 반응하여 세포에서 생성되는 중요한 스트레스 단백질 계열이다. 열충격 단백질은 합성 후 항상성 교란으로부터 세포를 보호할 수 있다.

열 실신(heat syncope) 더위 속에서 운동 중 또는 운동 후에 갑자기 어지럽거나 실신하는 증상으로 혈압 강하와 관련이 있으며 과도한 갈증, 피로감, 두통, 메스꺼움, 구토를 동반할 수 있다. 시원한 장소로 이동하고 수분을 섭취해야 한다.

조혈(hematopoiesis) 신체가 혈액 세포를 형성하는 과정.

헤모글로빈(hemoglobin) 적혈구의 헴 함유 단백질로 조직에 산소를 운반하는 역할을 한다. 헤모글로빈은 적혈구 내에서 약한 완충제 역할도 한다.

고강도 인터벌 트레이닝(high intensity interval training, HIIT) 최대 유산소 능력 또는 그에 가까운 수준으로 운동을 수행하는 트레이닝 방식이다.

항상성(homeostasis) 일정한 내부 환경의 유지.

항온동물(homeotherms) 내부 온도를 상당히 일정하게 유지하는 동물이다.

동종 수혈(homologous transfusion) 같은 종류의 혈액을 사용하지만 다른 기증자의 혈액을 사용하는 수혈이다.

호르메시스(hormesis) 잠재적으로 해로운 스트레스(예: 화학 물질 또는 환경 요인)를 저용량에서 중간 용량으로 투여하면 세포나 유기체에 유익한 적응 효과를 가져오는 과정을 의미한다.

호르몬(hormone) 내분비선에서 합성 및 방출되어 혈액을 통해 표적 기관으로 운반되는 화학 물질이다.

수소 이온(hydrogen ion) 용액 내의 유리 수소 이온으로 용액의 pH를 낮추는 결과를 초래한다.

고압 챔버(hyperbaric chamber) 절대 압력이 대기압보다 높아지는 챔버.

고산소증(hyperoxia) 흡입하는 산소 농도가 일반적 대기 농도인 21%를 초과할 때를 의미.

증식(hyperplasia) 특정 근육 내의 총 근육 섬유 수가 증가하는 것을 의미한다.

고열(hyperthermia) 운동과 환경으로 인한 열 손실이 열 부하를 따라가지 못해 체온이 상승하는 것으로, 열 질환과 관련이 있다.

비대(hypertrophy) 세포 크기가 커지는 것을 의미한다.

저혈당증(hypoglycemia) 혈당 낮은 상태.

저나트륨혈증(hyponatremia) 일반적으로 수분 과다 섭취와 나트륨 부족으로 인해 혈중 나트륨 농도가 낮아지는 생명을 위협하는 상태.

시상하부 소마토스타틴(hypothalamic somatostatin) 시상하부에서 생성되는 호르몬으로, 소마토스타틴의 방출은 성장호르몬을 포함한 다른 호르몬의 분비를 억제한다.

시상하부(hypothalamus) 항상성을 유지하기 위해 많은 생리적 기능을 통합하는 뇌 구조로, 뇌하수체 후엽에서 분비되는 호르몬의 분비 부위이며 뇌하수체 전엽 분비를 조절하는 호르몬도 분비한다.

저체온증(hypothermia) 열 손실이 열 생산보다 커서 체온이 떨어지는 상태로, 임상적으로 35°C 미만의 체온으로 정의된다.

저산소증(hypoxia) 산소가 상대적으로 부족한 상태(예: 고도에서).

저산소증 유도인자-1 (hypoxia inducible factor-1, HIF-1) 고도에서 경험하는 낮은 이산화탄소는 저산소증 유도인자-1 (HIF-1)이라는 스트레스 단백질의 세포 수치를 거의 즉각적으로 증가시킨다.

IGF-1/Akt/mTOR 신호 경로(IGF-1/Akt/mTOR signaling pathway) 저항성 운동으로 인한 근육 성장(즉, 단백질 합성)의 조절에 중요한 역할을 하는 경로이다. 수축 활동(즉, 근육 스트레칭)은 활성 근육 섬유에서 IGF-1의 분비를 자극하며, 이는 자가분비/주변분비 신호 분자로 작용하여 막 수용체에 결합하고 근육 단백질 합성을 촉진하는 일련의 분자 이벤트를 시작한다. IGF-1이 근육 막의 수용체에 결합하면 중요한 신호 전달 인산화효소인 Akt가 활성화된다. 활성화된 Akt는 *포유류 라파마이신 타겟*(mTOR)이라는 또 다른 하단부 인산화효소를 활성화하여 번역 효율을 개선함으로써 단백질 합성을 촉진한다.

면역(immunity) 신체에 이질적인 환경 요인으로부터 신체를 보호하기 위해 신체에서 사용되는 모든 메커니즘을 의미한다. 면역은 선천적 면역 체계와 후천적 면역 체계의 정밀한 조율에 의해 이루어진다.

점진적 운동 부하 테스트(incremental exercise test) 시간이 지남에 따라 작업 속도를 점진적으로 증가시키는 운동 테스트이다. 점진적 운동 부하 테스트는 피험자의 최대 산소 섭취량 또는 젖산 역치를 측정하는 데 사용된다.

인크레틴(incretins) 음식 섭취 시 위장관의 내분비 세포에서 분비되는 호르몬으로, 혈당이나 아미노산 수치 상승에 따른 인슐린 반응을 예측하고 증강한다.

독립 변수(independent variable) 조사자가 조작하는 변수.

간접 열량측정법(indirect calorimetry) 산소 소비량, 이산화탄소 생산량, 질소 배출량을 기준으로 열 또는 에너지 생산량을 간접적으로 추정하는 열량측정법이다.

유도성 적혈구 빈혈(induced erythrocythemia) *혈액 도핑* 또는 *혈액 증강*이라고도 하며 혈액을 주입하여 적혈구(헤모글로빈) 농도를 상승시키는 것을 의미한다.

염증(inflammation) 피부의 상처, 손상된 세포 또는 기타 자극을 통해 몸에 들어오는 박테리아 등 유해한 자극에 대한 복잡한 생물학적 반응의 일부이다. 국소 염증의 임상적 징후는 손상된 조직 주변의 발적, 부기, 열, 통증이다.

무기물(inorganic) 탄소(C)를 포함하지 않는 물질.

무기인산염(inorganic phosphate) 세포 대사를 촉진하는 물질로, 에너지가 방출될 때 ADP와 함께 ATP에서 분리되어 전자 수송 사슬에서 ATP를 형성하는 데 사용된다.

이노시톨 3인산(inositol triphosphate, IP_3) 세포막 결합 인지질인 포스파티딜이노시톨에서 파생된 분자로, 세포 내 저장소에서 칼슘 방출을 유발하고 세포 활동을 변화시킨다.

인슐린(insulin) 혈당과 아미노산 농도 상승에 반응하여 랑게르한스섬의 베타 세포에서 분비되는 호르몬으로, 두 가지 모두의 조직 흡수를 증가시킨다.

인슐린유사성장인자(insulin-like growth factors) 성장호르몬에 반응하여 간 및 기타 조직에서 방출되는 성장 촉진 펩타이드의 그룹이다.

개재판(intercalated discs) 세포가 다른 세포와 연결되는 심장 근육세포의 부분.

중간 섬유(intermediate fibers) 적당히 빠른 수축 속도로 높은 힘을 생성하지만 상대적으로 많은 수의 미토콘드리아를 가진 근육 섬유 유형(IIa형).

간헐적 단식(intermittent fasting, IF) 깨어 있는 시간 중 정해진 시간 동안 음식 및/또는 음료 섭취를 제한하는 칼로리 제한 방식.

세포내분비 신호(intracrine signaling) 세포 내에서 작용하는 호르몬. 스테로이드 호르몬은 세포 내(대부분 핵) 수용체를 통해 작용하므로 인트라크라인으로 간주된다. 이와 대조적으로 펩타이드 또는 단백질 호르몬은 일반적으로 세포 표면에 존재하는 수용체에 결합하여 내분비, 자가분비 또는 주변분비로 작용한다.

이온(ion) Na^+, Cl^-와 같이 전자의 과잉으로 인해 양전하 또는 음전하를 띠는 원자나 작은 분자.

억제성 시냅스 후 전위(inhibitory postsynaptic potential, IPSP) 시냅스 후 막을 역치에서 먼쪽으로 이동시키는 전위.

철분 결핍(iron deficiency) 빈혈의 일종으로, 산소 운반에 필수적인 적혈구에 철분의 부족, 식이 철분의 부족, 장에서 철분 흡수가 억제되거나 대변으로 철분이 과다 배설되어 발생

과민성(irritability) 특정 조직이 자극(예: 신경 및 근육)에 반응할 수 있도록 하는 특성.

이소시트르산 탈수소효소(isocitrate dehydrogenase) 크렙스 회로의 속도를 조절하는 효소로 ATP에 의해 억제되고, ADP와 P_i에 의해 자극된다.

등척성 작용(isometric action) 근육의 길이가 짧아지지 않으면서 장력이 발생하는 활동. 움직임이 발생하지 않으므로 *정적 수축*(static contraction)이라고도 한다.

등양적 수축(isovolumetric contraction) 심장의 판막이 닫히고 심근이 수축할 때 좌심실내 압력이 증가하는 현상.

등양적 이완(isovolumetric relaxion) 심장의 판막이 닫히고 심근이 이완할 때 좌심실의 압력이 감소하는 현상.

근접분비 신호(juxtracrine signaling) 두 세포의 세포질을 연결하는 세포막을 가로지르는 접합부를 통해 직접 접촉하는 인접한 두 세포 사이에서 발생하는 세포 신호의 일종.

킬로칼로리(kilocalorie, kcal) 1 kg의 물을 1°C 올리는 데 필요한 열량과 같은 에너지 소비량의 척도로 1,000 cal와 같으며 Kcal 대신 cal로 표기하기도 한다.

운동감각(kinesthesia) 관절의 위치와 움직임 속도에 대한 정보에서 얻은 움직임에 대한 인식.

크렙스 회로(Krebs cycle) (시트르산회로 또는 트리카르복실산 회로라고도 함) 미토콘드리아에 위치하는 주요한 대사 경로로 탄수화물, 지방, 단백질에서 형성된 아세틸조효소 A의 산화를 통해 사용 가능한 에너지를 생성하는 일련의 화학반응. 아세틸조효소 A의 산화는 궁극적으로 이산화탄소와 아데노신3인산(ATP) 형태의 화학에너지를 생성한다.

젖산(lactate) 포도당 대사의 최종 생성물로 3개의 탄소를 가진 분자.

젖산 역치(lactate threshold) 운동 부하 검사 중 혈중 젖산염 농도가 급격히 증가하는 시점.

측낭(lateral sac) 말단 시스터나(terminal sictenae) *참조*.

렙틴(leptin) 지방세포에서 분비되는 호르몬으로 시상하부의 "섭식 중추"에 직접적인 영향을 미치고 말초 조직에 작용하여 인슐린 민감도를 향상시킨다.

류신(leucine) 가지사슬/필수아미노산. 골격근에서 mTOR 활성화에 주요한 역할을 할 수 있음.

백혈구(leukocytes, white blood cell) 박테리아와 같은 외부인자를 인식하고 제거하는 세포.

저강도 신체 활동(light physical activity) 1.6~2.9 MET의 에너지 소비가 필요한 신체 활동.

리파아제(lipase) 중성지방을 유리지방산과 글리세롤로 분해하는 효소.

지방 분해(lipolysis) 지방 조직의 중성지방을 지방산과 글리세롤로 분해하여 대사작용를 위해 조직세포에 전달.

저에너지 식단(low-energy diet) 24시간 동안 신체가 소비하는 에너지보다 하루에 더 적은 에너지를 공급하는 식단이다.

황체호르몬(luteinizing hormone) "간질세포 자극호르몬"이라고도 하며, 황체호르몬의 급증은 월경 주기에 배란을 자극한다. 또한 남성의 테스토스테론의 생성을 자극한다.

림프구(lymphocytes) 림프에 존재하는 백혈구의 하위 집합으로 B세포, T세포 및 자연 살해 세포를 포함한다.

다량영양소(macronutrients) 물, 탄수화물, 지방, 단백질 등 신체가 최적의 기능을 발휘하기 위해 다량으로 필요한 영양소.

대식세포(macrophages) 외부에서 침입한 박테리아를 애워싸서 제거하는 포식세포. 대식세포는 선천적 면역체계로 간주된다.

주요 무기질(major minerals) 칼슘, 인, 칼륨, 황, 나트륨, 염화물, 마그네슘과 같은 주요 식이 무기질.

최대 산소 섭취량(maximal oxygen uptake, $\dot{V}O_2$ max) 트레드밀 또는 사이클 에르고미터와 같은 격렬한 동적 운동 중 측정되는 인체의 산소 섭취량의 최대 비율로 최대 심박출량과

최대 동정맥산소차에 의해 결정된다.

평균 동맥압(**mean arterial pressure**) 심장주기 동안 동맥에서 측정되는 평균 압력.

멜라닌세포자극호르몬(**melanocyte-stimulating hormone, MSH**) 뇌하수체에서 생성되는 호르몬 집단을 설명.

중배엽(**mesomorphy**) 근육형 체형 또는 체지방량 측면을 특징짓는 인체의 체형 분류 중 하나이다.

대사당량(**metabolic equivalent, MET**) 휴식 시 에너지 소비량을 나타내는 표현으로, 3.5 mL/kg^{-1}/min^{-1} 또는 1 kcal/kg^{-1}/hr^{-1}로 표기한다.

대사작용(**metabolism**) 세포에서 일어나는 모든 세포 반응의 총합으로 분자의 합성(동화 반응)과 분자의 분해(이화 반응)를 초래하는 화학적 경로를 포함한다.

전이(**metastasis**) 암세포가 신체의 한 부위에서 다른 부위로 퍼지는 것.

미량영양소(**micronutrients**) 비타민, 무기질 등 신체가 최적의 기능을 발휘하기 위해 미량으로 필요한 영양소.

미네랄코르티코이드 또는 알도스테론(**mineralcorticoid, aldosterone**) 부신피질에서 분비되어 나트륨과 칼륨을 조절한다.

미토콘드리아(**mitochondrion**) 산소를 활용하여 ATP를 생성하는 세포 소기관으로 크렙스 회로, 전자전달체계, 지방산 회로를 위한 효소를 가지고 있다.

혼합 정맥혈(**mixed venous blood**) 상지와 하지 양쪽의 정맥혈이 섞이며, 우심실에서 완전히 합쳐진다.

중강도 지속 트레이닝(**moderate intensity continuous training, MICT**) 최대하 강도에서 지속적으로 수행하도록 처방된 운동

중강도 신체 활동(**moderate physical activity**) 에너지 소비량이 3~6 METs인 신체 활동

분자생물학(**molecular biology**) 유전자의 구조와 기능을 연구하는 생화학의 한 분야.

운동 피질(**motor cortex**) 대뇌피질의 한 부분으로 운동신경의 축삭이 뇌의 하부, 척수와 연결되어 자발적인 움직임을 조절한다.

운동 뉴런(**motor neuron**) *알파운동 뉴런*이라고도 하며, 골격근을 자극하는 체성신경이다.

운동 단위(**motor unit**) 단일 운동 뉴런과 이에 자극받는 모든 근섬유를 의미하며, "실무율(all of none)"로 반응한다.

근육 작용(**muscle action**) 단축성 수축, 신장성 수축 등 근육의 움직임을 설명하는 데 사용되는 용어이다.

근위축(**muscle atrophy**) 근섬유의 단면적 감소로 인한 근육량이 감소되는 현상.

근방추(**muscle spindle**) 골격근 섬유와 평행하게 위치하는 근육 이완 수용기로서, 캡슐 부분은 구심성 섬유로 싸여있고, 추내근 섬유는 수축하는 동안 캡슐의 길이를 조절한다.

근지구력(**muscular endurance**) 최대하 강도에서 근육이 반복적으로 수축할 수 있는 능력.

심근(**myocardium**) 혈액을 심장에서 뿜어내는 수축력을 제공하며, 지속적인 산소 공급이 요구되어 미토콘드리아가 많은 근육이다.

근원섬유(**myofibrils**) 가늘고 굵은 필라멘트 형태의 근육의 일부분으로, 수축 단백질의 반복적인 패턴으로 인해 골격근의 줄무늬 형태를 나타낸다.

마이오글로빈(**myoglobin**) 산소와 결합하는 근육내의 단백질로, 낮은 산소 분압 환경에서 산소를 방출하며 모세혈관에서 미토콘드리아까지의 산소 확산을 돕는다.

마이오카인(**myokine**) 근육(muscle) + 사이토카인(cytokine)의 합성어. 내분비기관인 근육이 수축할 때 소량 생산되는 작은 신호분자.

마이오신(**myosin**) 근원섬유 중 굵은 섬유로 십자형가교를 통해 액틴과 결합하고, ATP를 해리하여 장력을 발생시킨다.

니코틴아마이드 아데닌 다이뉴클레오타이드(**nicotinamide adenine dinucleotide, NAD**) 수소 및 수소와 연관된 에너지를 전달하는 조효소로, 크렙스 회로 단계에서 NAD는 기질 에너지를 전자전달계로 전달한다.

자연 살해 세포(**natural killer cells**) 박테리아, 바이러스, 암세포, 기타 외부인자를 제거할 수 있는 "살인자"이기 때문에 선천 면역체계에서 중요한 부분이다.

음성 피드백(**negative feedback**) 혈당이 높아지면 인슐이 분비되어 혈당을 낮추는 것처럼 자극의 크기를 줄이는 조절 체계이다.

순 효율(**net efficiency**) 운동량을 안정 시보다 많이 소비한 에너지 소비량을 나눈 수학적 비율.

신경 구동력(**neural drive**) 중추신경계에서 활성화되어 근섬유로 전달되는 원심성 신경출력의 크기.

신경내분비학(**neuroendocrinology**) 내부환경의 자율조절 작용에 있어 신경계와 내분비계의 역할을 연구하는 학문.

뉴런(**neuron**) 세포체로 정보를 전달하는 수상돌기와 근육, 신경, 샘에서 정보를 받는 축삭으로 구성된 신경세포.

신경전달물질(**neurotransmitter**) 뉴런이 서로 소통하는 데 사용되는 화학 물질로, 시냅스 전반에 걸쳐 세포로 신호를 전달하는 화학 물질이다.

호중구(**neutrophils**) 박테리아의 식균 작용에 참여하는 수명이

짧은 백혈구.

핵인자 카파 B (nuclear factor kappa B, NFκB) 전사 활성화제로서 자유 라디칼 매개 손상으로부터 근육 섬유를 보호하는 여러 항산화 효소의 발현을 촉진한다.

질소 균형(nitrogen balance) 단백질 섭취 및 체내 대사와 관련하여 일정 기간(예: 하루, 일주일 등) 동안 얻거나 잃은 질소의 순량을 의미.

비필수 아미노산(nonessential amino acids) 체내 세포에서 합성되며 식단에서 꼭 섭취할 필요가 없는 아미노산이다.

비실험 변수(nonexperimental variable) 비실험 연구는 실험 변수의 조작을 포함하지 않으므로 이러한 조사는 종종 설명적 연구, 사례 연구 또는 상관관계 조사가 있다.

노르에피네프린(norepinephrine, NE) 신경절 후 신경 종말과 부신수질에서 분비되는 호르몬이자 신경전달물질이다.

정상적혈구증(normocythemia) 정상 적혈구 농도.

정상산소증(normoxia) 정상 산소 포화도

핵(nucleus) 세포의 DNA 대부분을 포함하는 핵막 결합 소기관.

영양소(nutrients) 신체 기능에 필요한 물질로, 많은 영양소가 생명에 필수적이다.

영양(nutrition) 영양소와 영양소의 작용, 상호작용 및 건강한 신체에 대한 기여에 관한 과학적 연구

1회 반복 최대 중량(one-repetition maximum) 근육 또는 근육군이 생성할 수 있는 최대 힘을 의미하며, 일반적으로 1회 반복 최대 근력으로 표현된다.

개방회로 폐활량측정법(open-circuit spirometry) 간접적인 열량 측정 절차로 흡기 또는 호기 환기량을 측정하여 산소 소비량과 이산화탄소 생성량을 계산한다.

유기물(organic) 탄소를 포함하는 물질

골다공증(osteoporosis) 대뇌피질 뼈의 손실로 인한 골밀도 감소로, 고령 여성에게 흔하며 골절과 관련이 있으며 에스트로겐, 운동, Ca^{++} 요법을 통해 상태를 교정할 수 있다.

과부하(overload) 추가적인 적응을 위해 운동의 부하(강도)를 증가시킬 필요성을 설명하는 훈련의 원칙.

오버트레이닝(overtraining) 과도한 훈련으로 스트레스가 누적되어 운동선수의 훈련 수행능력이 저하되고 장기적으로 운동 능력이 저하되는 경우.

산화(oxidation) 분자나 원소로부터 전자를 제거함.

산화적 인산화(oxidative phosphorylation) 산소가 최종 전자 수용체인 전자전달체계를 따라 에너지가 전달되면서 무기 인산염(P_i)이 ADP에 결합하는 미토콘드리아 과정

산소 부채(oxygen debt) 운동 후 산소 소비량 증가(EPOC *참조*), 크레아틴 인산염의 대체, 포도당으로의 젖산염 재합성, 체온, 카테콜아민, 심박수, 호흡 등과 관련이 있다.

산소 결핍(oxygen deficit) 운동을 시작할 때 산소 섭취가 지연되는 것을 의미한다.

산화 헤모글로빈(oxyhemoglobin) 산소와 결합한 헤모글로빈으로 1.34 ml의 산소는 1 g 헤모글리빈과 결합할 수 있음.

p38 mitogen-activated kinase p38은 지구력 운동 중 근섬유에서 활성화되는 중요한 신호 분자로 PGC-1α을 활성화하여 미토콘드리아 생성에 기여할 수 있다.

췌장(pancreas) 외분비샘과 내분비샘을 모두 포함하고 있으며, 외분비 분비물에는 소장에서 음식을 소화하는 효소와 중탄산염, 내분비 분비물에는 혈액으로 방출되는 인슐린, 글루카곤, 소마토스타틴이 있다.

주변분비 신호(paracrine signaling) 세포에서 발생된 신호가 주변 세포에 국소적으로 작용하여 세포 반응을 일으킬 때 발생한다.

부교감신경(parasympathetic nervous system) 자율 신경계의 일부분으로 아세틸콜린을 후신경절 신경말단에서 분비함.

분압(partial pressure) PO_2, PCO_2, PN_2와 같이 단일 기체가 전체 기압 중 일부분을 차지하는 비율.

미세먼지(particulate matter, PM) 공기에서 발견되는 미세한 입자 및 초미세먼지.

경사도(percent grade) 트레드밀의 경사도를 측정하는 방법으로 sine 각도를 통해 계산된다.

근주막(perimysium) 골격근 섬유의 근막을 둘러싸고 있는 결합조직.

주기화(periodization) 운동수행력을 향상시키기 위해 시간이 지남에 따라 운동량과 강도를 전략적으로 변경하는 체계적인 훈련 방식.

주기적 영양(periodized nutrition) 운동수행력 향상을 위한 근글리코겐 저장량을 최대화하기 위해 탄수화물 공급과 경기 전 주기적으로 영양을 공급하는 것을 의미한다.

말초피로(peripheral fatigue) 근육의 힘 생성 능력이 손상되는 것으로 신경근 접합부 후에 위치하는 요소. *근육피로*라고도 한다.

말초신경계(peripheral nervous system, PNS) 척수와 뇌 외부에 위치한 신경계의 일부분.

퍼옥시좀 증식자–활성화 수용체 감마 공활성제-1α (peroxisome proliferator-activated receptor-gamma coactivator 1α, PGC-1α) 지구력 운동에 의해 활성화되는 중요한 신호 분자로 세포에서 미토콘드리아 생성을 조절하는 마스터 조절자로 간주된다.

산도(pH) 용액의 산도를 측정하는 값으로, 7이 중성인 수소 이온

의 음의 로그$_{10}$으로 계산되며, 7 이상이면 염기성, 7 이하이면 산성을 나타낸다.

식세포(**phagocytes**) 박테리아와 같은 이물질을 제거하는 세포이다.

인산크레아틴(**phosphocreatine**) 골격근에 존재하는 화합물로 ADP에서 ATP를 재합성하는 데 사용된다.

포스포디에스테라아제(**phosphodiesterase**) 주기적 AMP를 분해하는 효소로, 아데닐레이트 고리화효소의 호르몬 자극의 효과를 조절한다.

포스포프룩토키나아제(**phosphofructokinase, PFK**) 세포질 내 ADP, P_i 및 ATP 수준에 반응하여 해당 작용의 속도를 제한하는 효소이다.

포스포리파제 C (**phospholipase C**) 세포막 결합 효소는 포스파티딜이노시톨을 이노시톨 삼인산과 디아실글리세롤로 가수분해하여 세포 내 활성에 변화를 가져오는 역할을 한다.

신체 활동(**physical activity, PA**) 생활, 업무, 놀이, 운동과 관련된 모든 유형의 인간 움직임을 특징으로 한다.

체력(**physical fitness**) 심혈관 기능, 근력 및 유연성의 건강한 수준을 설명하는 광범위한 용어로, 체력은 수행되는 활동에 따라 달라진다.

신체적 비활동(**physical inactivity, PI**) 개인이 신체적으로 비활동적인 사람으로 분류되면 권장되는 신체 활동량을 수행하지 않는 것을 의미한다.

뇌하수체(**pituitary gland**) 뇌의 시상하부 밑에 있는 분비샘으로, 앞부분은 다른 내분비선을 조절하는 수많은 호르몬을 생산 및 분비하고, 뒷부분은 시상하부에서 생산된 호르몬을 분비한다.

위약(**placebo**) 약물 연구와 같은 실험 연구에서 시험 대상 물질에 대한 주관적인 반응을 통제하기 위해 사용되는 불활성 물질이다.

흉막(**pleura**) 흉벽 안쪽과 폐에 붙어 있는 얇은 세포막으로, 흉강에서 폐의 움직임을 촉진하는 액체를 분비한다.

활성화 후 강도증대(**postactivation potentiation, PAP**) 피로를 느끼지 않는 일련의 최대 이하 근육 수축 후에 발생하는 근력 생성의 증가를 의미한다.

뇌하수체 후엽(**posterior pituitary gland**) 시상하부에서 생산하는 옥시토신과 항이뇨 호르몬을 분비하는 뇌하수체의 일부분이다.

파워(**power**) 작업 속도, 단위 시간당 작업량으로, P = W/t로 계산된다.

시각 교차 전방 시상하부(**preoptic-anterior hypothalamus, POAH**) 뇌의 작은 영역이며 신체의 온도 조절기 역할을 하며 체온조절을 담당한다. 온도 수용체의 정보에 반응하여 체온조절 메커니즘을 활성화한다.

점진적 저항 운동(**progressive resistance exercise, PRE**) 근육이 점차 증가하는 저항에 대항하여 운동해야 하는 훈련 프로그램으로, 과부하 원리를 구현한 것이다.

프로락틴(**prolactin**) 뇌하수체 전엽에서 분비되는 호르몬으로, 유방에서 모유 생산을 증가시킨다.

고유수용성 신경근 촉진(**proprioceptive neuromuscular facilitation, PNF**) 등척성 수축이 정적 스트레칭이 선행되는 기술이다.

고유수용기(**proprioceptors**) 신체의 위치와 움직임에 대한 정보를 제공하는 수용체로, 근육과 관절, 귀 안쪽의 세반고리관에 위치하고있다.

단백질 인산화효소 C (**protein kinase C**) 디아실글리세롤에 의해 활성화되어 세포 내 단백질의 활성화를 유도하는 두 번째 메신저 시스템의 일부이다.

폐순환(**pulmonary circuit**) 심혈관계의 일부분으로 우심실의 혈액이 폐를 순환하여 좌심방으로 돌아오는 현상을 의미한다.

폐 호흡(**pulmonary respiration**) 폐의 환기(호흡)를 의미하는 용어이다.

복사(**radiation**) 에너지의 복사 과정으로, 한 물체의 표면에서 다른 물체의 표면으로 온도 구배에 의존하지만 물체 간의 접촉이 필요하지 않은 에너지 교환이다(예: 태양에서 지구로 열이 전달되는 과정).

수용기(**receptor**) 신경계에서 수용체는 환경의 에너지 형태에 민감한 구심성 뉴런(또는 구심성 뉴런에 부착된 특수 세포)의 특수한 부분이며, *수용체*는 특정 호르몬이나 신경전달물질과 결합할 수 있는 세포 표면의 고유 단백질을 의미한다.

상호억제(**reciprocal inhibition**) 신근(작용제)이 수축하면 굴근(길항제)에 대한 운동 뉴런의 반사적 억제가 일어나고, 그 반대의 경우도 마찬가지이다.

권장 섭취량(**recommended dietary allowances, RDAs**) 대다수의 사람들의 건강과 관련된 영양 표준이다. 어린이와 성인을 위한 단백질, 비타민, 미네랄에 대한 기준이 존재한다.

환원(**reduction**) 전자를 얻는 것을 의미한다.

중복성(**redundancy**) 두 개 이상의 호르몬 또는 세포 신호가 동일한 생물학적 작업을 수행하며, 그중 하나를 제거해도 다른 요인의 영향은 최소화되는 것을 의미한다.

상대적 산소 섭취량(**relative $\dot{V}O_2$**) 단위 체중당 표시되는 상대적 산소 섭취량(예. $ml \cdot kg^{-1} \cdot min^{-1}$)

방출 호르몬(releasing hormone) 신경세포에서 뇌하수체 전엽으로 분비되는 시상하부 호르몬은 뇌하수체에서 호르몬 분비를 조절하는 호르몬을 방출한다.

레닌(renin) 신장의 특정한 세포에서 분비되는 효소로, 안지오텐시노겐을 안지오텐신 I으로 전환한다.

반복(repetition) 단일 운동 "세트" 내에서 운동이 반복되는 횟수이다.

최대 반복 횟수(repetition maximum, RM) 주어진 반복 횟수 동안 들어 올릴 수 있는 무게이다.

잔기량(residual volume, RV) 최대 호기 후 폐에 남아있는 공기의 부피.

호흡(respiration) 외부 호흡은 폐와 환경 사이에서 산소와 이산화탄소가 교환되는 것을 말하며, 내부 호흡은 세포(미토콘드리아)에서 산소를 사용하는 것을 의미한다.

호흡 보상(respiratory compensation) 혈장 중탄산염(HCO_3^-)에 의한 혈액 내 과도한 완충과 그에 따른 CO_2 배출을 위한 환기량 증가를 의미한다.

호흡교환율(respiratory exchange ratio, R) CO_2 생성량과 산소 소비량의 비율로, 정상 상태 운동 시 기질 활용도를 나타내며 1.0 값은 100% 탄수화물 대사, 0.7은 100% 지방 대사를 나타낸다.

안정 시 막전위(resting membrane potential, RMP) 세포막 사이의 전압차로서 이온들의 농도와 세포막 투과성과 관련이 있다.

휴식 간격(rest interval) 인터벌 트레이닝 프로그램에서 한 세트 사이의 시간이다.

가역성(reversibility) 훈련 효과의 일시적인 특성을 설명하는 훈련의 원칙으로, 훈련이 중단되면 훈련에 대한 적응력이 상실된다.

도약 전도(saltatory conduction) 슈반 세포로 둘러싸인 수초 신경세포에서 촉진되는 랑비에르결절에서 탈분극을 통한 빠른 신경전달 방식이다.

근섬유막(sarcolemma) 근섬유를 둘러싸고 있는 세포막.

근절(sarcomeres) Z판의 근섬유에 있는 반복적인 수축단위.

근감소증(sarcopenia) 노화와 관련된 근육량 감소를 말하며, 주로 근육 위축으로 발생하지만 근섬유 손실로 인해 발생할 수도 있다.

근소포체(sarcoplasmic reticulum) 근세포의 근섬유를 감싸고 있는 막 모양의 구조로 종말수초나 측낭에 위치하며 근수축에 필요한 칼슘이온을 저장한다.

위성세포(satellite cells) 골격근 섬유에 인접하여 발견되는 미분화 세포로, 기존 근육 섬유와 융합하여 근비대에 기여할 수 있다. 또한, 근육 손상 후 이러한 세포가 분화하여 새로운 근섬유를 형성할 수도 있다.

슈반 세포(Schwann cell) 말초 신경 섬유를 둘러싸고 수초를 형성하는 세포이다.

2차 전달자(second messenger) 호르몬 또는 신경전달물질과 같은 "1차 전령 수용기" 사이의 상호작용으로 세포 활동을 변형시켜 세포내 칼슘이온 또는 순환성 AMP 분자를 증가시킨다.

좌식 행동(sedentary behavior, SB) 1.5 MET의 에너지 소비를 특징으로 하는 모든 깨어 있는 행동이다.

2차 위험요인(secondary risk factor) 주요 위험요인이 있을 때 관상동맥질환의 위험을 증가시키는 연령, 성별, 인종, 체지방, 행동양식 등을 의미한다.

감각신경(sensor) 특정 변수의 변화를 감지할 수 있는 체내의 수용체.

세트(set) 특정 운동을 수행하는 횟수(반복 횟수)가 포함된 운동의 기본 단위로, 예를 들어 100파운드로 5회씩 3세트를 수행하는 방식이다.

성 스테로이드(sex steroids) 부신피질과 생식선에서 분비되는 안드로겐과 에스트로겐 호르몬을 의미한다.

가짜 재주입(sham reinfusion) 혈액 도핑실험이 끝날 때 정맥에 바늘을 연결하지만 피험자에게 혈액을 재주입하지 않는 실험적 처치이다.

가짜 혈액 채취(sham withdrawal) 혈액 도핑실험을 시작할 때 정맥에 바늘을 꽂았지만 실제 채혈은 하지 않는 실험적 처치이다.

동방결절(sinoatrial node, SA node) 심장의 우심방에 위치한 특수 조직으로, 심장 박동을 시작하기 위한 전기 충격을 생성하는 역할을 한다. 정상적이고 건강한 심장에서 SA 결절은 심장의 박동조율기 역할을 한다.

크기 원리(size principle) 가장 작은 운동 뉴런에서 시작하여 점점 더 큰 운동 뉴런으로 점진적으로 운동 단위를 동원하는 것이다.

슬라이딩 필라멘트 모델(sliding filament model) 얇은 필라멘트(액틴)가 두꺼운 필라멘트(마이오신)를 지나 미끄러지는 근육 수축 이론을 설명한다.

지근 섬유(slow-twitch fibers) 천천히 수축하고 장력이 상대적으로 낮지만 반복 자극에 대한 지구력이 뛰어난 근섬유 유형으로, 미토콘드리아, 모세혈관, 미오글로빈을 많이 함유하고 있다.

소마토스타틴(somatostatin) 시상하부에서 생성되어 뇌하수체 전엽에서 성장호르몬 분비를 억제하는 호르몬이며, 랑게르한스 섬의 세포에서 분비되어 장 활동을 감소시킨다.

공간가중(spatial summation) 신경세포 여러 부위에 동시에 입력되는 수많은 입력이 막전위의 변화를 일으키는 효과이다.

비열(specific heat) 신체 조직 1 kg을 1°C 올리는 데 필요한 열에너지의 양을 의미한다.

특이성(specificity) 조직의 적응이 수행된 훈련의 유형에 따라 달라진다는 훈련의 원리로, 예를 들어 심한 저항 훈련을 하면 근육이 비대해지지만 지구력 훈련을 하면 미토콘드리아 수가 증가하는 원리이다.

폐활량 측정(spirometry) 다양한 폐활량을 측정하는 방법이다.

스프린트 인터벌 트레이닝(sprint interval training, SIT) 최대 유산소 능력 이상의 강도로 운동을 수행하는 인터벌 트레이닝 방식이다.

정적 스트레칭(static stretching) 근육을 늘려 10~30초 동안 자세를 유지하는 스트레칭으로, 동적인 동작을 수반하는 동적 스트레칭과 대조된다.

항정상태(steady state) 조직(신체)이 시간이 지남에 따라 기능할 수 있도록 환경적 요구와 그 요구를 충족하기 위한 생리적 시스템의 반응 사이에서 균형을 이루려는 조절체계이다.

보행 수(step counts) 주어진 시간 동안 걸은 걸음 수를 계산하며, 일반적으로 하루를 기준으로 측정되고 만보계, 스마트워치, 웨어러블 장비 등으로 모니터링되는 경우가 많다..

스테로이드(steroids) 테스토스테론, 에스트로겐, 코르티솔, 알도스테론 호르몬을 포함하는 콜레스테롤에서 파생된 지질의 일종이다.

스트레스 단백질(stress proteins) 다양한 스트레스(예: 고온)에 반응하여 세포에서 생성되는 단백질 군을 의미한다. 스트레스 단백질의 가장 중요한 계열 중 하나는 열충격 단백질이다.

1회 박출량(stroke volume) 심실이 1회 수축에 박출하는 혈액의 양.

강산(strong acids) 물에 녹으면 완전히 이온화되어 수소 이온과 음이온을 생성하는 산이다.

강염기(strong bases) 물에 녹으면 완전히 이온화되어 OH^-와 그 양이온을 생성하는 염기(알칼리성 물질)이다.

가중(summation) 한 번의 경련에 비해 근육의 긴장을 증가시키는 반복적인 자극을 의미한다.

초과 보상(supercompensation) 운동으로 인한 근글리코겐 고갈과 탄수화물 섭취 증가에 따라 근글리코겐 함량이 정상 수준 이상으로 증가하는 것을 의미한다.

초과 최대 강도 운동(supramaximal intensity exercise) 최대 유산소 능력을 초과하는 운동 강도이다.

스윙 레버-암 모델(swinging lever-arm model) 근수축 중 골격근의 교차 다리 움직임을 설명하는 데 사용되는 이론적 모델.

교감 신경계(sympathetic nervous system) 신경절 후 신경 종말에서 노르에피네프린을 방출하는 자율 신경계의 일부분이다; 에피네프린은 부신수질에서 발출된다.

교감 신경 억제(sympatholysis) 골격근에서 생성된 대사산물이 조직을 확장하고 교감 신경계에 의한 혈관 수축을 극복하는 생리적 효과이다.

교감 신경작용제(sympathomimetic) 교감 신경계에서 분비되는 에피네프린 또는 노르에피네프린의 효과를 모방하는 물질.

시냅스(synapses) 한 뉴런의 전기적 활동이 다른 뉴런의 전기적 활동에 영향을 미치는 신경세포(뉴런) 사이의 접합점.

국제단위체계(system international, SI) 과학 분야의 측정 단위를 국제적으로 표준화하는 데 사용되는 단위체계.

수축기(systole) 심장주기 중 심실이 수축하는 수축기.

수축기 혈압(systolic blood pressure) 심장 주기 중 측정되는 최대 동맥압.

테이퍼링(tapering) 선수들이 경기 전 며칠 동안 훈련량을 줄이기 위해 사용하는 훈련방법.

목표 심박수 범위(target heart rate range, THR range) 최대 유산소 능력을 향상시킬 수 있는 최적의 운동 강도를 설명하는 심박수 범위로, 최대 심박수의 70~85%에 해당한다.

T세포(T-cells) 골수에서 생성되는 면역 세포의 일종으로 (1) 킬러 T세포(세포 독성 T세포라고도 함), (2) 조력 T세포, (3) 조절 T세포의 세 가지 주요 유형이 있다.

시간가중(temporal summation) 서로 다른 시간에 발생하는 두 개 이상의 자극이 더해져 발생하는 막전위의 변화(즉, 입력이 합산되어 단일 자극으로 인한 전위 변화보다 더 큰 전위 변화를 생성하는 경우).

밀단 시스터나(terminal cisternae) 근육의 탈분극 시 방출되는 칼슘 이온과 같은 기로세관 근처의 소포체의 말단 부분으로, 측낭이라고도 한다.

테스토스테론(testosterone) 고환에서 생성되는 스테로이드 호르몬으로 생식 조직, 정자 및 이차 성징의 성장과 발달에 관여한다.

강축(tetanus) 강도 높은 자극에 반응하여 근육에 발생하는 가장 높은 장력을 의미한다.

온도 수용체(thermoreceptors) 온도 변화를 감지하는 자유 신경 종말이다.

갑상샘(thyroid gland) 목에 위치한 내분비선으로, 신진대사율을 증가시키는 트리요오드티로닌(T_3)과 티록신(T_4)을 분비한다.

갑상선자극호르몬(thyroid-stimulating hormone, TSH) 뇌하수체 전엽에서 분비되는 호르몬으로, 갑상샘을 자극하여 티록신과 트리요오드티로닌의 분비를 증가시킨다.

티록신(thyroxine) 갑상샘에서 분비되는 호르몬으로, 요오드 원자를 4개 함유하고 있으며, 대사작용을 자극하고 다른 호르몬의 작용을 촉진한다.

1회 호흡량(tidal volume) 한 번의 호흡에 들이마시거나 내뱉는 공기의 양을 의미한다.

시간 제한 식사(time-restricted feeding, TRF) 24시간 동안 지정된 시간대에만 칼로리 섭취를 제한하여 칼로리 중립 식단을 유지하는 식음료 섭취 방식이다.

상한 섭취량(tolerable upper intake levels, UL) 일반 인구의 거의 모든 개인에게 건강에 악영향을 미칠 위험이 없는 일일 평균 영양소 섭취량 중 가장 높은 수준이다. 섭취량이 UL 이상으로 증가하면 부작용의 잠재적 위험이 증가할 수 있다.

총 폐활량(total, lung, capacity, TLC) 폐가 담을 수 있는 공기의 총량으로, 폐활량과 잔여 용적의 합이다.

미량원소(trace elements or minerals) 철, 아연, 구리, 요오드, 망간, 셀레늄, 크롬, 몰리브덴, 코발트, 비소, 니켈, 불소, 바나듐 등 식이미네랄이다.

이행 연구(translational research) 기초 연구 결과를 사용하여 질병을 치료하거나 인류의 건강을 증진하기 위한 새로운 치료법을 개발하는 응용 연구의 한 범주를 의미한다.

가로세관(transverse tubule) 근육으로 활동 전위를 전달하는 근육막의 확장, 함입으로 근수축에 필요한 칼슘을 저장하고 있는 말단 시스티나를 탈분극시킨다.

트리요오드티로닌(triiodothyronine) 요오드 원자 3개(T_3)가 포함된 갑상샘에서 분비되는 트리요오드티로닌 호르몬으로 신진대사율을 자극하고 다른 호르몬의 작용을 촉진한다.

트로포마이오신(tropomyosin) 액틴 결합 부위를 덮어 마이오신이 액틴과 결합하는 것을 막는 단백질이다.

트로포닌(troponin) 액틴과 트로포마이신과 관련된 단백질로 칼슘에 결합하여 액틴 위의 트로포마이오신의 움직임을 유발하여 마이오신 십자형가교가 액틴과 결합하여 수축을 유도한다.

종양(tumors) 신체에 있는 암세포의 집합체이다.

경련(twitch) 근육에 단일 자극을 가한 후 나타나는 반응

Type I 근섬유(type I fibers) 많은 양의 산화효소를 포함하고 있어 피로에 대한 저항력이 높다.

Type IIa 근섬유(type IIa fibers) 근섬유 IIb형과 I형 섬유 중간의 형태로 쉽게 피로해지는 특성을 갖는다.

Type IIx 근섬유(type IIx fibers) 미토콘드리아 수가 상대적으로 적고 유산소대사 능력이 제한적이며 지근섬유보다 피로에 대한 저항력이 낮다.

미주신경(vagus nerve) 주요 부교감 신경이다.

가변 저항 운동(variable-resistance exercise) 운동수행 중 전 범위에 걸쳐 저항이 변하는 저항성 트레이닝이다.

정맥(veins) 혈액을 받아 심장으로 되돌려 보내는 혈관.

환기(ventilation) 외부 호흡으로, 폐로 들어오고 나가는 공기의 이동(예: 폐 또는 폐포 환기).

환기 역치(ventilatory threshold, Tvent) 운동 부하 검사 중 폐환기, 이산화탄소 배출량이 급격히 증가하기 시작하는 "지점".

정맥 모세혈관(venules) 혈액을 정맥으로 운반하는 작은 혈관.

전정 기관(vestibular apparatus) 세반고리관으로 구성된 감각기관으로, 균형을 유지하는 데 필요한 신체 위치에 대한 정보를 제공한다.

격렬한 신체 활동(vigorous physical activity) 6 MET를 초과하는 신체 활동.

폐활량(vital capacity, VC) 1회 호흡 시 폐에 들어가고 나오는 공기의 양으로 호기와 흡기량의 합 및 1회 호흡량과 같다.

비타민(vitamins) 신체의 다양한 대사 과정에 관여하는 유기 물질로 생명 유지에 필수적인 영양소이다.

산소 섭취 예비량($\dot{V}O_2$ reserve) 안정 시 산소 섭취량과 최대 산소 섭취량의 차이를 의미한다.

습구 흑구 온도(wet-bulb globe temperature, WBGT) 건구(dry-bulb), 습구(wet-bulb), 검은글로브(black-globe) 온도가 통합되어 나타낸 열 스트레스 지수.

풍속냉각지수(wind chill index) 노출된 피부에서 발생하는 개인의 체온 저하에 대한 바람의 영향을 설명하는 지수.

일(work) 힘과 그 힘이 이동하는 거리의 곱을 구한다($W = F \times D$).

운동 간격(work interval) 인터벌 훈련에서 운동시간과 휴식시간의 간격을 의미한다.

찾아보기

ㄱ

가로세관 • 187
가변 저항 운동 • 518
가역성 • 318
가중 • 204
간접 열량측정법 • 30
간질 • 550
간헐적 단식 • 579
갈색 지방세포 • 468
감지기 • 41
갑상샘 • 105
갑상선자극호르몬 • 109
강도 • 421
강산 • 280
강염기 • 280
강축 • 204
개방회로 폐활량측정법 • 30
개재판 • 215
경계성 적혈구증 • 621
경동맥 소체 • 268
경련 • 203
경사도 • 29
고강도 신체 활동 • 368
고강도 인터벌 트레이닝 • 511
고리형 AMP • 107
고밀도 지단백질 • 455
고산소증 • 586
고압 챔버 • 619
고열 • 597
고유수용기 • 166
고유수용성 신경근 촉진 • 529
고체온 • 303
고혈당 • 381
고혈압 • 380
골다공증 • 411
골지 힘줄 기관 • 168
공간가중 • 166
공기오염 지수 • 608
과부하 • 318
과형성 • 348
관절 연골 • 547
교감 신경계 • 178
교감 신경 모방 • 626
교감 신경 억제 • 235
구심성 섬유 • 158
구연산나트륨 • 286
국제 단위계 • 25
굴근 • 185
권장 섭취량 • 451
근감소증 • 551
근거 기반 현장 적용 • 15
근내막 • 186
근방추 • 167
근섬유막 • 186
근속 • 186
근외막 • 186
근원섬유 • 187
근육 손실 • 206
근육 위축 • 356
근육 작용 • 202
근이영양증 • 206
근절 • 187
근접분비 신호 • 44
근주막 • 186
근지구력 • 344
근형질세망 • 187
글루카곤 • 117
글리코겐 • 57
글리코겐분해 • 57
글리코겐 정상화 • 562
급성 염증 • 145
기울기 • 420
기저막 • 186

기초 연구 • 14
길항근 • 347

ㄴ

난포자극호르몬 • 109
남성화 • 119
내분비계 • 42
내분비샘 • 109
내분비 신호 • 45
내분비학 • 104
노르에피네프린(NE) • 113
노화 • 206
뇌간 • 174
뇌유래신경영양인자 • 180
뇌하수체 • 109
뇌하수체 전엽 • 109
뇌하수체 후엽 • 109
뉴런 • 158
느린 수축 섬유 • 200

ㄷ

다량영양소 • 442
다이아실글리세롤 • 108
단계적 운동 테스트 • 87
단백동화 스테로이드 • 119
단백질 인산화효소 C • 108
단축성 작용 • 202
당뇨병 • 118, 206
당질코르티코이드 • 115
대기압 • 586
대뇌 • 173
대동맥 소체 • 268
대량 흐름 • 248
대류 • 296
대사당량 • 31
대사작용 • 50
대사 조절 • 442
대사 증후군 • 387
대식세포 • 142
더블 프로덕트 • 238
도약 전도 • 159
독립 변수 • 14
동맥 • 212
동방결절 • 220
동적 • 202
동적 스트레칭 • 527
동종 수혈 • 621
등양적 수축 • 217
등양적 이완 • 218
등척성 작용 • 202

ㄹ

레닌 • 115
렙틴 • 117
류신 • 352
리파아제 • 93
림프구 • 142

ㅁ

마이오글로빈 • 261
마이오신 • 187
마이오카인 • 124
만성 염증 • 145
말단비대증 • 112
말단 시스터나 • 187
말초신경계 • 158
말초피로 • 486
멜라닌세포자극호르몬 • 109
면역 • 141
모세혈관 • 212
목표 심박수(THR) 범위 • 427
무기 • 50
무기인산 • 58
무산소성 • 60
무산소 역치 • 88
무월경 • 537
미네랄코르티코이드 • 115
미량 무기질 • 448

미량영양소 • 442
미량 원소 • 448
미세먼지 • 607
미주신경 • 224
미토콘드리아 • 50

ㅂ

반복 • 515
방실결절 • 220
방출 호르몬 • 109
백색 지방세포 • 467
백혈구 • 142
베이지색 지방세포 • 468
베타 • 114
베타산화 • 67
베타-알라닌 • 286
변이성 • 420
보어 효과 • 260
보체계 • 144
보행 수 • 423
복사 • 296
부교감 신경계 • 178
부신피질 • 113
부신피질자극호르몬 • 109
부작용 • 421
분압 • 254
분자생물학 • 50
비대 • 518
비실험적 연구 • 13
비열 • 297
비타민 • 445
비필수 아미노산 • 443
빈도 • 421
빈혈 • 575
빠른 수축 섬유 • 201

ㅅ

사례 연구 • 13
사이클 에르고미터 • 26
사이토카인 • 142
산 • 280
산소 부족 • 82
산소 부채 • 83
산증 • 280
산화 • 53
산화적 인산화 • 64
산화 헤모글로빈 • 259
상대적 산소 섭취량 • 32
상반 조절 • 117
상한 섭취량 • 451
상호 억제 • 176
생물학적 제어 시스템 • 41
생체에너지학 • 50
서맥 • 322
성 스테로이드 • 115
성장판 • 547
성장호르몬 • 109
세동맥 • 212
세정맥 • 212
세트 • 515, 520
세포내분비 신호 • 44
세포막 • 50
세포 신호 전달 • 44
세포 외 소포체 • 12
세포 접착 분자 • 150
세포체 • 158
세포 호흡 • 245
소뇌 • 173
소마토스타틴 • 110, 117
수소 이온 • 280
수용체 • 114
수중 체중 측정법 • 461
수축기 • 216
수축기 혈압 • 218, 219
순응 • 44, 309
순화 • 309
순환 수송 • 245
순 효율 • 34

슈반 세포 • 159
스윙 레버-암 모델 • 188
스테로이드 • 104, 119
스트레스 단백질 • 47
스프린트 인터벌 트레이닝 • 513
슬라이딩 필라멘트 모델 • 188
습구 흑구 온도 • 600
시각 교차 전방 시상하부 • 295
시간 • 421
시간가중 • 165
시간 제한 식사 • 579
시냅스 • 159
시상하부 • 110
시트르산회로 • 63
식세포 • 142
신경 구동력 • 346
신경근 접합부 • 187
신경내분비학 • 104
신경성 식욕부진증 • 538
신경전달물질 • 164
신근 • 185
신장성 작용 • 202
신체 비활동 • 368
신체 활동 • 367
실험적 연구 • 13
심근 • 214
심박수 변이 • 227
심박출량 • 212
심장 가속 신경 • 224
심전도 • 221
심혈관 조절 센터 • 220

ㅇ

아데노신 2인산 • 58
아데노신 3인산 • 58
아데닐산 고리화효소 • 107
아디포넥틴 • 117
아디포카인 • 117
아세틸조효소 A • 65
악액질 • 402
안드로겐 • 120
안정 시 막전위 • 159
안지오텐신 I • 115
안지오텐신 II • 115
알도스테론 • 115
알츠하이머병 • 385
알카리증 • 280
알파 • 114
암 • 206
암 에르고미터 • 27
액틴 • 187
억제성 시냅스 후 전위 • 166
에너지방출반응 • 51
에너지 적정 비율 • 452
에너지 필요 추정량 • 452
에너지흡수반응 • 51
에르고메트리 • 26
에르고미터 • 26
에스트로겐 • 118
에피네프린(E) • 113
연결반응 • 52
열사병 • 597
열 실신 • 597
열 충격 단백질 • 47
열 탈진 • 597
염기 • 280
염증 • 145
영양 • 441
영양소 • 441
영양소 섭취 기준 • 451
예비 산소 섭취량 • 425
예비 심박수 • 425
오버트레이닝 • 506
온도 수용체 • 299
완충제 • 283
용량 • 420
운동 • 367
운동 간격 • 511

운동 감각 • 166
운동 경제성 • 510
운동 뉴런 • 169, 187
운동 단위 • 169, 187
운동 면역학 • 148
운동 보조제 • 615
운동선수 생물학적 여권 • 624
운동 유발성 근경련 • 597
운동 피질 • 173
운동 후 초과 산소 섭취량 • 84
원심성 섬유 • 158
월경통 • 538
위성세포 • 186
위약 • 20, 615
위험비 • 368
유기 • 50
유도된 적혈구 증가증 • 621
유리지방산 • 93
유산소성 • 60
유형 • 421
음성 피드백 • 42
응용 연구 • 14
이노시톨 삼인산 • 108
이소시트르산탈수소효소 • 72
이온 • 280
이완기 • 216
이완기 혈압 • 218, 219
이중 맹검 연구 설계 • 615
이행 연구 • 14
인구 역학 • 367
인구 운동 역학 • 367
인산크레아틴 • 59
인슐린 • 105
인슐린-유사성장인자 • 109
인크레틴 • 105
일 • 25
일일 기준치 • 452
임계 파워 • 510

ㅈ

자가분비 신호 • 45
자가 수혈 • 621
자연 살해 세포 • 142
자유 라디칼 • 488
자율 신경계 • 178
자율 조절 • 235
잔기량 • 251
저강도 신체 활동 • 368
저나트륨혈증 • 573
저밀도 지단백질 • 455
저산소증 • 586
저산소증 유도인자-1 • 589
저에너지 식이 • 470
저체온증 • 312, 601
저혈당증 • 563
적응 • 43
적혈구생성인자 • 622
적혈구생성 촉진인자 • 590
전도 • 296
전도성 • 159
전신 가스 교환 • 245
전신밀도 • 461
전이 • 382
전자전달체계 • 63
전정 기관 • 172
점진적 운동 부하 테스트 • 87
점진적 저항 운동 • 519
정맥 • 212
정상산소증 • 586
정적 스트레칭 • 527
젖산 역치 • 88
젖산염 • 60
제어센터 • 41
조혈 • 142
종속 변수 • 14
종양 • 402
종판 전위 • 188
좌식 행동 • 368

주기적 영양 • 560
주기화 • 522
주동근 • 347
주변분비 신호 • 45
주요 무기질 • 448
죽상동맥경화증 • 370
중간 섬유 • 201
중강도 신체 활동 • 368
중복적 • 123
중심 명령 • 241
중추신경계 • 158
중추피로 • 484
중탄산나트 • 286
증발 • 296
지단백질 • 455
지방 분해 • 93
지속 트레이닝 • 511
지연성 근육통 • 525
직접 열량측정법 • 30
질소(N) 균형 • 567

ㅊ

철분 결핍 • 575
체력 • 367
초과 보상 • 561
초과 최대 강도의 운동 • 513
총 폐용량 • 251
최대 반복 횟수 • 520
최대 산소 섭취량 • 87
최대 효과 • 420
축삭 • 158
충분 섭취량 • 451
췌장 • 105
측낭 • 192

ㅋ

카테콜아민 • 113
칼로리 제한 • 579
칼모듈린 • 125
칼모듈린 의존성 인산화효소 • 332
칼시뉴린 • 332
칼시토닌 • 113
코르티솔 • 109
코리 회로 • 97
크기 원리 • 171
클로 • 604
킬로칼로리 • 29

ㅌ

탄수화물 로딩 • 562
테스토스테론 • 118
테이퍼링 • 531
트로포닌 • 192
트로포마이오신 • 192
트리요오드티로닌 • 112
티록신 • 112

ㅍ

파워 • 26
평균 동맥압 • 218
평균 필요량 • 451
폐순환 • 214
폐포 • 246
폐포 가스 교환 • 245
폐포 환기량 • 251
폐 호흡 • 245
폐활량 • 251
폐활량 검사 • 251
포도당 • 57
포도당신생합성 • 84
포도당 중합체 • 564
포스포디에스테라제 • 108
포스포리파아제 C • 108
포스포프룩토키나아제 • 72
폭식증 • 538
풍속냉각지수 • 602
프로락틴 • 109
피로 • 483

필수 아미노산 • 443
필수 영양소 • 442

ㅎ

항상성 • 40, 158
항온동물 • 293
항이뇨호르몬 • 111
항정상태 • 40
해당과정 • 60
해부학적 사강 • 251
핵 • 50
헤모글로빈 • 259
혈관 외 유출 • 150
혈당 지수 • 455
혈액 도핑 • 621
혈액 저장 • 621
혈액 증상 • 621
호르메시스 • 44
호르몬 • 104
호중구 • 142
호흡 • 245
호흡곤란 • 405
호흡교환율 • 91
호흡 보상 • 289
혼합 정맥혈 • 212
화학삼투가설 • 69
확산 • 245
환기 • 245
환기 역치 • 265
환원 • 53
환원 헤모글로빈 • 259
활동 전위 • 163
활성화에너지 • 54
활성화 후 강도증대 • 204
황체형성호르몬 • 109
횡격막 • 249
효과기 • 42
효과(반응) • 420
효력 • 420
효소 • 53
휴식 간격 • 514
흉막 • 246
흥분성 • 159
흥분성 시냅스 후 전위 • 164

A

acceptable macronutrient distribution ranges, AMDRs • 452
acclimation • 309
acclimatization • 309
acetyl-CoA • 65
acid • 280
acidosis • 280
ACTH • 109
activation energy • 54
acute inflammation • 145
AD • 385
adenosine diphosphate, ADP • 58
adenosine triphosphate, ATP • 58
adequate intakes, AIs • 451
ADH • 111
aerobic • 60
afferent fiber • 158
agonist • 347
air quality index, AQI • 608
alklosis • 280
alveolar gas exchange • 245
alveolar ventilation, $\dot{V}_A$ • 251
alveoli • 246
AMPK • 331, 332
anaerobic • 60
anaerobic threshold • 88
anatomical dead space • 251
AND • 17
antagonist • 347
aortic bodies • 268
applied research • 14
atmospheric pressure • 586
ATPase • 59

ATP-PC system • 60
autocrine signaling • 45
autologous transfusion • 621
autonomic nervous system • 178
AV node • 220

B

basal lamina • 186
base • 280
basic research • 14
beige adipicyte • 468
beta oxidation • 67
bioenergetics • 50
biological control system • 41
blood boosting • 621
blood packing • 621
Bohr effect • 260
brain derived neurotrophic factor, BDNF • 180
brain stem • 174
brown adipocyte • 468
buffer • 283
bulk flow • 248

C

cachexia • 402
CaMK • 332
carbohydrate loading • 562
carotid bodies • 268
cell adhesion molecules • 150
cell body • 158
cell membrane • 50
cellular respiration • 245
central command • 241
cerebellum • 173
cerebrum • 173
chemiosmotic hypothesis • 69
chronic inflammation • 145
circulatory transport • 245
citric acid cycle • 63
clo • 604
CNS • 158
complement system • 144
conductibility • 159
conduction • 296
control center • 41
convection • 296
Cori cycle • 97
coupled-reaction • 52
critical power • 510
cycle ergometer • 26
cytokine • 142

D

DAG • 108
delayed-onset muscle soreness, DOMS • 525
deoxyhemoglobin • 259
dependent variable • 14
diaphragm • 249
diastole • 216
Dietary Reference Intakes, DRIs • 451
diffusion • 245
direct calorimetry • 30
double product • 238
DV • 452
dynamic stretching • 527

E

effectors • 42
efferent fiber • 158
electron transport chain • 63
endergonic reaction • 51
endocrine signaling • 45
endomysium • 186
end plate potential, EPP • 188
enzyme • 53
epidemiology • 367

epilepsy • 550
epimysium • 186
EPOC • 84
ergometer • 26
ergometry • 26
erythropoietin, EPO • 590
essential amino acid • 443
essential nutrient • 442
estimated average requirements, EARs • 451
estimated energy requirement, EER • 452
evaporation • 296
evidence-based practice • 15
excitatory postsynaptic potential, EPSP • 164
exercise • 367
exercise epidemiology • 367
exercise immunology • 148
exercise-induced muscle cramps • 597
exergonic reaction • 51
experimental research • 13
extensor • 185
extracellular vesicles, EV • 12

F

FAD (flavin adenine dinucleotide) • 53
fascicle • 186
fatigue • 483
FFAs • 93
flexor • 185
FSH • 109

G

GH • 109
gluconeogenesis • 84
glucose • 57
glycemic index, GI • 455
glycogen • 57
glycogen normalization • 562
glycogenolysis • 57
glycolysis • 60
Golgi tendon organ, GTO • 168

H

heat exhaustion • 597
heat shock proteins • 47
heat stroke • 597
heat syncope • 597
hematopoiesis • 142
hemoglobin • 259
high-density lipoproteins, HDLs • 455
high-intensity interval training, HIIT • 511
homeostasis • 40
homeotherms • 293
homologous transfusion • 621
HRR • 425
HRV • 227
hydrogen ion • 280
hyperoxia • 586
hyperplasia • 348
hyperthermia • 597
hypertrophy • 518
hypothermia • 601
hypoxia • 586
hypoxia inducible factor-1, HIF-1 • 589

I

IGF • 109
immunity • 141
independent variable • 14
indirect calorimetry • 30
induced erythrocythemia • 621
inflammation • 145
inhibitory postsynaptic potential, IPSP • 166
inorganic • 50
intercalated discs • 215
intracrine signaling • 44
ion • 280

IP_3 • 108
irritability • 159
isocitrate dehydrogenase • 72
isovolumetric contraction phase • 217

J

juxtacrine signaling • 44

K

kcal • 29
kinesthesia • 166

L

lactate • 60
lactate threshold • 88
lateral sac • 192
leukocytes • 142
LH • 109
lipase • 93
lipoprotein • 455
low-density lipoproteins, LDLs • 455
low-energy diet • 470

M

macronutrient • 442
macrophages • 142
major mineral • 448
maximal effect • 420
mean arterial pressure • 218
metabolic equivalent, MET • 31
metabolism • 50
metastasis • 382
micronutrient • 442
mitochondria • 50
moderate intensity-continuous-training, MICT • 511
molecular biology • 50
motor cortex • 173
motor neuron • 169
motor unit • 169, 187
MSH • 109
muscle action • 202
muscle atrophy • 356
muscle spindle • 167
muscular endurance • 344
myoglobin • 261
myokine • 124

N

NAD (nicotinamide adenine dinucleotide) • 53
natural killer cell • 142
net efficiency • 34
neucleus • 50
neuroendocrinology • 104
neuromuscular junction, NMJ • 187
NF-κB • 332
nonessential amino acid • 443
nonexperimental research • 13
normoxia • 586
NOT • 17
nutrition • 441

O

open-circuit spirometry • 30
OR • 17
organic • 50
overtraining • 506
oxidation • 53
oxidative phosphorylation • 64
oxygen deficit • 82
oxyhemoglobin • 259

P

PA • 367
paracrine signaling • 45
parasympathetic nervous system • 178

partial pressure • 254
particulate matter, PM • 607
percent grade • 29
perimysium • 186
periodized nutrition • 560
PGC-1α • 332
phagocyte • 142
phosphocreatine, PC • 59
phosphofructokinase, PFK • 72
physical fitness • 367
P_i • 58
PKC • 108
placebo • 20
pleura • 246
post-activation potentiation, PAP • 204
potency • 420
power • 26
preoptic-anterior hypothalamus, POAH • 295
progressive resistance exercise, PRE • 519
proprioceptive neuromuscular facilitation, PNF • 529
proprioceptor • 166
pulmonary respiration • 245

R

radiation • 296
recommended dietary allowance, RDA • 451
reduction • 53
redundant • 123
relative $\dot{V}O_2$ • 32
renin • 115
repetition • 515
repetitions maximum, RM • 520
residual volume, RV • 251
respiration • 245
respiratory compensation • 289
respiratory exchange ratio, R • 91
resting membrane potential • 159
rest interval • 514

S

saltatory conduction • 159
SA node • 220
sarcolemma • 186
sarcomere • 187
sarcopenia • 551
sarcoplasmic reticulum • 187
Schwann cells • 159
sensor • 41
set • 515, 520
side effects • 421
size principle • 171
slope • 420
specific heat • 297
spirometry • 251
sprint interval training, SIT • 513
static stretching • 527
steady state • 40
strong acid • 280
strong base • 280
supramaximal intensity exercise • 513
sympathetic nervous system • 178
sympatholysis • 235
synapse • 159
systemic gas exchange • 245
systole • 216

T

T_3 • 112
T_4 • 112
tapering • 531
temporal summation • 165
terminal cisternae • 187
thermoreceptor • 299
tidal volume, VT • 251
tolerable upper intake levels, ULs • 451
total lung capacity, TLC • 251
transverse tubules • 187

TSH • 109
Tvent • 265

V

$\dot{V}O_2$ max • 87
$\dot{V}O_2R$ • 425
variability • 420
variable-resistance exercise • 518
ventilation • 245
vestibular apparatus • 172
vital capacity, VC • 251
vitamin • 445

W

Wet Bulb Globe Temperature, WBGT • 600
white adipocyte • 467
whole-body density • 461
work interval • 511

기타

ATP-PC 체계 • 60
G 단백질 • 107
HDL 콜레스테롤 • 455
LDL 콜레스테롤 • 455
System International units, SI 단위 • 25
T세포 • 147
Type I 섬유 • 200
type IIa 섬유 • 201
type IIx 섬유 • 201
1회 박출량 • 224
1회 호흡량 • 250
1-RM(1-repetition maximum) • 344
2차 전달자 • 108
5'-아데노신 일인산 활성화 단백질 인산화효소 • 331, 332
α • 114
β • 114